Cardiologia
CONDUTAS TERAPÊUTICAS

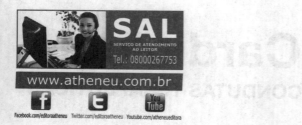

Cardiologia
CONDUTAS TERAPÊUTICAS

Editores

Ari Timerman
Elizabete Silva dos Santos
Amanda Guerra de Moraes Rego Sousa

ENCARTE com Imagens em Cores

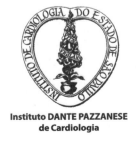

Instituto DANTE PAZZANESE
de Cardiologia

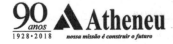

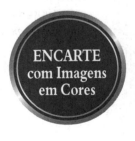

EDITORA ATHENEU

São Paulo	Rua Jesuíno Pascoal, 30 Tel.: (11) 2858-8750 Fax: (11) 2858-8766 E-mail: atheneu@atheneu.com.br
Rio de Janeiro	Rua Bambina, 74 Tel.: (21) 3094-1295 Fax: (21) 3094-1284 E-mail: atheneu@atheneu.com.br
Belo Horizonte	Rua Domingos Vieira, 319, conj. 1.104

PRODUÇÃO EDITORIAL: Sandra Regina Santana
CAPA: Equipe Atheneu
Observação: Esta obra inclui Encarte Colorido

DCIP-BRASIL. CATALOGAÇÃO NA PUBLICAÇÃO
SINDICATO NACIONAL DOS EDITORES DE LIVROS, RJ

T48c
Timerman, Ari
    Cardiologia : condutas terapêuticas / Ari Timerman, Elizabete Silva dos Santos, Amanda Guerra de Moraes Rego. – 1. ed. - Rio de Janeiro: Atheneu, 2018.
: il.

    Inclui bibliografia
    ISBN 978-85-388-0909-8

    1. Cardiologia. 2. Sistema cardiovascular - Doenças. 3. Coração – Doenças. I. Santos, Elizabete Silva dos. II. Rego, Amanda Guerra de Moraes. III. Título.

18-51565   CDD: 616.1
                                             CDU: 616.1

Meri Gleice Rodrigues de Souza - Bibliotecária CRB-7/6439

01/08/2018 07/08/2018

TIMERMAN, A.; SANTOS, E. S.; SOUSA, A. G. M. R
Cardiologia - Condutas Terapêuticas

© EDITORA ATHENEU
São Paulo, Rio de Janeiro, Belo Horizonte, 2018

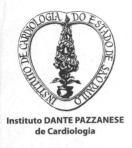

SOBRE OS EDITORES

Ari Timerman
Diretor da Divisão Clínica do Instituto Dante Pazzanese de Cardiologia. Diretor da Divisão de Pós-Graduação do Instituto Dante Pazzanese de Cardiologia junto à Universidade de São Paulo. Doutor em Cardiologia pela Faculdade de Medicina da Universidade de São Paulo.

Elizabete Silva dos Santos
Coordenadora do Centro de Treinamento e Emergência do Instituto Dante Pazzanese de Cardiologia. Doutora em Cardiologia pela Faculdade de Medicina da Universidade de São Paulo.

Amanda Guerra de Moraes Rego Sousa
Coordenadora da Pós-Graduação do Instituto Dante Pazzanese de Cardiologia junto à Universidade de São Paulo. Vice-Diretora do Instituto de Ensino e Pesquisa do Hospital do Coração. Livre-Docente pela Universidade de São Paulo.

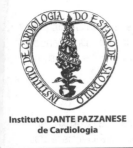

SOBRE OS COLABORADORES

Abílio Augusto Fragata Filho
Doutor em Saúde Pública pela Universidade de São Paulo. Diretor do Serviço de Cardiologia Clínica do Instituto Dante Pazzanese de Cardiologia (IDPC). Médico Responsável pelo Laboratório de Doença de Chagas do IDPC.

Adriana Bertolami Manfredi
Médica da Seção de Dislipidemias do Instituto Dante Pazzanese de Cardiologia (IDPC). Médica Responsável pela Polissonografia do IDPC.

Akash Kuzhiparambil Prakasan
Médica da Seção de Cirurgia Vascular do Instituto Dante Pazzanese de Cardiologia. Membro da Sociedade de Angiologia e Cirurgia Vascular (SBACV) – SP.

Alcino Pereira de Sá Filho
Cardiologista do CentroCardio. Coordenador de Cardiologia do Hospital Getúlio Vargas, em Teresina (PI).

Alexandre Antonio Cunha Abizaid
Diretor do Serviço de Cardiologia Invasiva do Instituto Dante Pazzanese de Cardiologia. Livre-Docente da Universidade de São Paulo. Doutor em Medicina pela Escola Paulista de Medicina da Universidade Federal de São Paulo.

Alexandre Pieri
Médico do Pronto-Socorro do Instituto Dante Pazzanese de Cardiologia. Mestre e Doutor em Neurologia Vascular pela Escola Paulista de Medicina da Universidade Federal de São Paulo.

Almir Sérgio Ferraz
Doutor em Cardiologia pela Universidade de São Paulo. Coordenador do Laboratório de Avaliação Cardiopulmonar do Instituto Dante Pazzanese de Cardiologia. Professor Convidado da Disciplina de Cardiologia da Faculdade de Medicina do ABC.

Álvaro Avezum Júnior
Professor Livre-Docente pela Universidade de São Paulo (USP). Professor Responsável pela Disciplina de Pesquisa e Medicina Cardiovascular: Planejamento, Execução e Avaliação do Curso de Doutorado do Programa de Pós-Graduação: Medicina/Tecnologia e Intervenção em Cardiologia (USP – Instituto Dante Pazzanese de Cardiologia – IDPC). Diretor da Divisão de Pesquisa do IDPC.

Ana Carolina Porrio de Andrade Medeiros
Cirurgiã-Dentista Responsável pelo Serviço de Odontologia do Hospital Auxiliar de Cotoxó do Hospital das Clínicas da Faculdade de Medicina da Universidade de São Paulo. Cirurgiã-Dentista da Seção de Odontologia do Instituto Dante Pazzanese de Cardiologia. Especialista em Pacientes com Necessidades Especiais

Ana Luiza Paulista Guerra
Médica da Seção de Cardiopatia e Gravidez do Instituto Dante Pazzanese de Cardiologia. Médica Responsável pelo Pós-Operatório de Cardiopatias Congênitas do Instituto Dante Pazzanese de Cardiologia.

Anna Paula Romero de Oliveira
Médica Infectologista no Instituto Dante Pazzanese de Cardiologia.

André Arpad Faludi
Doutor em Cardiologia pela Faculdade de Medicina da Universidade de São Paulo. Médico Chefe da Seção de Dislipidemias do Instituto Dante Pazzanese de Cardiologia.

André Feldman
Médico da Unidade de Terapia Intensiva do Instituto Dante Pazzanese de Cardiologia (IDPC). Especialista em Cardiologia e Terapia Intensiva pela Sociedade Brasileira de Cardiologia (SBC) e Associação de Medicina Intensiva Brasileira (AMIB). Médico Responsável pelo Serviço de Procura de Órgãos e Tecidos do IDPC.

Andrea Cláudia Leão de Sousa Abizaid
Médica-Chefe da Seção de Ultrassom Intravascular. Doutora pela Faculdade de Ciências Médicas da Universidade de São Paulo.

Angela Rúbia Cavalcanti Neves Fuchs
Chefe da Seção de Condicionamento Físico do Instituto Dante Pazzanese de Cardiologia. Doutora em Ciências pela Universidade Federal de São Paulo. Especialista em Cardiologia pela Sociedade Brasileira de Cardiologia.

Antônio Carlos Mugayar Bianco
Diretor do Serviço Médico-Hospitalar do Instituto Dante Pazzanese de Cardiologia. Médico Responsável pela Unidade de Pós-Operatório de Adulto do Instituto Dante Pazzanese de Cardiologia. Doutor em Ciências Médicas pela Universidade de São Paulo.

Antônio Massamitsu Kambara
Médico-Chefe da Seção de Radiologia do Instituto Dante Pazzanese de Cardiologia.

Auristela Isabel Oliveira Ramos
Chefe da Seção de Valvopatias do Instituto Dante Pazzanese de Cardiologia. Doutora em Ciências pela Faculdade de Medicina da Universidade de São Paulo.

Bruno Pereira Valdigem
Médico Assistente da Seção Médica de Eletrofisiologia Clínica e Arritmias Cardíacas do Instituto Dante Pazzanese de Cardiologia. Membro Especialista do Departamento de Estimulação Cardíaca da Sociedade Brasileira de Cirurgia Cardiovascular (SBCCV), Sociedade Brasileira de Cardiologia (SBC) e Sociedade Brasileira de Arritmias Cardíacas (SOBRAC). Doutor em Ciências pela Universidade Federal de São Paulo. Médico do Hospital Israelita Albert Einstein.

Carlos Augusto Cardoso Pedra
Doutor em Ciências pela Faculdade de Medicina da Universidade de São Paulo. Chefe da Seção de Intervenções em Cardiopatia Congênitas do Instituto Dante Pazzanese de Cardiologia. Diretor de Intervenções em Cardiopatias Congênitas da Sociedade Brasileira de Hemodinâmica e Cardiologia Intervencionista (SBHCI), 2012-2013.

Carlos Daniel Magnoni
Cardiologista/Nutrólogo Mestre pela Escola Paulista de Medicina da Universidade Federal de São Paulo. Médico do Serviço de Nutrologia e Nutrição do Instituto Dante Pazzanese de Cardiologia.

Carlos Gun
Coordenador das UTIs do Instituto Dante Pazzanese de Cardiologia. Presidente da Comissão de Residência Médica do Instituto Dante Pazzanese de Cardiologia. Professor Titular e Chefe da Disciplina de Cardiologia da Faculdade de Medicina da Universidade Santo Amaro (UNISA)

Carlos Thiene Cunha Pachón
Médico Assistente do Serviço de Eletrofisiologia Marcapassos e Arritmias Dr. Pachón (SEMAP).

Carolina M. Nogueira Pinto
Médica da Seção de Cardiogeriatria do Instituto Dante Pazzanese de Cardiologia.

Celso Amodeo
Médico Cardiologista e Nefrologista Chefe da Seção de Hipertensão e Nefrologia do Instituto Dante Pazzanese de Cardiologia.

Cely Saad Abboud Medeiros
Médica Infectologista. Mestre em Ciências. Chefe da Seção de Infectologia do Instituto Dante Pazzanese de Cardiologia (IDPC). Presidente das Competências em Controle de Infecção Hospitalar do IDPC.

Clarisse Kaoru Ogawa Índio do Brasil
Médica Cardiologista Chefe da Seção de Coronariopatias do Instituto Dante Pazzanese de Cardiologia (IDPC). Doutora em Cardiologia pelo Programa de Pós-Graduação da Universidade de São Paulo – IDPC.

Claudia da Silva Fragata
Doutora em Cardiologia pela Universidade de São Paulo. Especialista em Eletrofisiologia Clínica e Invasiva pela Sociedade Brasileira de Arritmias Cardíacas (SOBRAC). Médica Assistente da Seção de Eletrofisiologia do Instituto Dante Pazzanese de Cardiologia.

Claudia Felicia Gravina Taddei
Doutora em Ciências pela Faculdade de Medicina da Universidade de São Paulo. Médica Assistente da Seção de Eletrofisiologia do Instituto Dante Pazzanese de Cardiologia.

Cristiane Kovacs
Nutricionista-Chefe do Ambulatório de Nutrição Clínica do Instituto Dante Pazzanese de Cardiologia. Mestre em Ciência pela Escola Paulista de Medicina da Universidade Federal de São Paulo. Especialista em Nutrição Clínica pelo Grupo de Apoio Nutrição Enteral Parenteral e Nutrição em Cardiologia pela Sociedade de Cardiologia do Estado de São Paulo (SOCESP).

Dalmo Antonio Ribeiro Moreira
Doutor em Cardiologia pela Faculdade de Medicina da Universidade de São Paulo. Chefe da Seção de Eletrofisiologia e Arritmias do Instituto Dante Pazzanese de Cardiologia.

Daniel Branco de Araújo
Médico da Seção de Dislipidemias do Instituto Dante Pazzanese de Cardiologia. Doutor em Cardiologia pelo Instituto do Coração da Faculdade de Medicina da Universidade de São Paulo.

Daniel Silva Chamié de Queiroz
Cardiologista Intervencionista do Serviço de Cardiologia Invasiva do Instituto Dante Pazzanese de Cardiologia. Diretor do Laboratório de Tomografia de Coerência Óptica do *Cardiovascular Research Center*, em São Paulo (SP).

Diandro Marinho Mota
Médico do Pronto-Socorro do Instituto Dante Pazzanese de Cardiologia

Dimytri Alexandre de Alvim Siqueira
Doutor em Medicina. Especialista em Cardiologia pela Sociedade Brasileira de Cardiologia (SBC) e em Hemodinâmica e Cardiologia Intervencionista pela Sociedade Brasileira de Hemodinâmica e Cardiologia Intervencionista (SBHCI). Chefe da Seção de Intervenção em Valvopatias Adquiridas do Instituto Dante Pazzanese de Cardiologia.

Dorival Julio Della Togna
Médico-Chefe da Seção Hospitalar de Valvopatias do Instituto Dante Pazzanese de Cardiologia.

Edileide de Barros Correia
Especialista em Cardiologia pela Sociedade Brasileira de Cardiologia (SBC). Chefe da Seção de Miocardiopatias do Instituto Dante Pazzanese de Cardiologia.

Eduardo Adalberto Jaccoud
Médico da Seção de Valvopatias do Instituto Dante Pazzanese de Cardiologia.

Eduardo Jorge de Almeida Pimenta
Médico Ginecologista da Seção de Cardiopatia e Gravidez do Instituto Dante Pazzanese de Cardiologia. Ultrassonografista e especializado em cardiologia fetal.

Eduardo Polzini Faludi
Médico Residente da Seção de Dislipidemias do Instituto Dante Pazzanese de Cardiologia. Médico cardiologista do Hospital Alemão Osvaldo Cruz.

Elizabeth Regina Giunco Alexandre
Graduação em Medicina pela Faculdade de Medicina do ABC. Especialização em Cardiologia pelo Instituto Dante Pazzanese de Cardiologia (IDPC). Médica da Seção de Coronariopatia do IDPC.

Enrique Indalécio Pachón Mateos
Médico da Associação do Sanatório Sírio e do Serviço de Eletrofisiologia Marcapassos e Arritmias Dr. Pachón (SEMAP).

Fábio Bruno da Silva
Médico-Chefe da Seção de Cardiopatia e Gravidez do Instituto Dante Pazzanese de Cardiologia. Mestre em Saúde Pública pela Faculdade de Saúde Pública da Universidade de São Paulo.

Fábio Henrique Rossi
Médico da Seção Médica de Cirurgia Vascular do Instituto Dante Pazzanese de Cardiologia. Doutor em Medicina pela Universidade de São Paulo.

Fausto Feres
Diretor Geral do Instituto Dante Pazzanese de Cardiologia. Doutor em Cardiologia pela Faculdade de Medicina da Universidade de São Paulo.

Felicio Savioli Neto
Médico-Chefe da Seção de Cardiogeriatria do Instituto Dante Pazzanese de Cardiologia. Doutor em Ciências pela Faculdade de Medicina da Universidade de São Paulo.

Flávio Antonio de Oliveira Borelli
Doutor em Medicina pela Universidade de São Paulo. Médico-Assistente da Seção de Hipertensão e Nefrologia do Instituto Dante Pazzanese de Cardiologia. Médico-Coordenador do Serviço de Cardiologia da Rede D'Or São Luiz – Unidade Hospital Brasil.

Francisco Faustino A. C. França
Chefe do Setor de Tele-Eletrocardiograma do Instituto Dante Pazzanese de Cardiologia.

Francisco Flávio Costa Filho
Médico da Divisão de Pesquisa do Instituto Dante Pazzanese de Cardiologia.

Gabriella Avezum de Angelis

Cirurgiã-Dentista da Seção de Odontologia Instituto Dante Pazzanese de Cardiologia. Mestre em Saúde Pública pela Faculdade de Saúde Pública da Universidade de São Paulo. Especialista em Endodontia pela Universidade Metodista, em São Bernardo do Campo (SP).

Gabriela Medeiros Pereira da Silva

Medica da Seção de Cardiogeriatria do Instituto Dante Pazzanese de Cardiologia.

Gabriela Menichelli Medeiros Coelho

Médica Estagiária da Seção de Biologia Molecular do Instituto Dante Pazzanese de Cardiologia. Médica Cardiologista do Hospital Beneficência Portuguesa de São Paulo

Galo Alfredo Maldonado

Médico Cardiologista Intervencionista do Instituto Dante Pazzanese de Cardiologia e do Hospital do Coração.

Giuseppe Sebastian Dioguardi

Especialista em Cardiologia pela Sociedade Brasileira de Cardiologia (SBC). Especialista em Medicina do Exercício e Esporte pela Sociedade Brasileira de Medicina do Exercício e do Esporte (SBMEE) e da Associação Médica Brasileira (AMB). Doutor em Ciências pelo Programa de Pós-Graduação da Universidade de São Paulo – Instituto Dante Pazzanese de Cardiologia.

Guilherme D´Andrea Saba Arruda

Médico Assistente da Unidade de Terapia Intensiva de Pós-Operatório de Cirurgia Cardíaca do Instituto Dante Pazzanese de Cardiologia. Médico Coordenador da Unidade de Terapia Intensiva do Hospital São Luiz – Unidade Anália Franco. Especialista em Cardiologia pela Sociedade Brasileira de Cardiologia (SBC) e em Medicina Intensiva da Associação de Medicina Intensiva Brasileira (AMIB).

Gustavo Bernardes de Figueiredo Oliveira

Especialista em Cardiologia pela Sociedade Brasileira de Cardiologia (SBC) e Associação Médica Brasileira (AMB). Especialista em Medicina Intensiva pela Associação de Medicina Intensiva Brasileira (AMIB). Doutor em Ciências pelo Programa de Pós-Graduação da Universidade de São Paulo – Instituto Dante Pazzanese de Cardiologia.

Helio Maximiano Magalhães

Ex- Diretor Geral do Instituto Dante Pazzanese de Cardiologia

Henri Paulo Zatz

Médico Endocrinologista da Seção de Dislipidemia do Instituto Dante Pazzanese de Cardiologia. Especialista pela Sociedade Brasileira de Endocrinologia e Metabologia (SBEM).

Ibraim Masciarelli Francisco Pinto

Diretor do Serviço de Diagnóstico Complementar do Instituto Dante Pazzanese de Cardiologia (IDPC). Médico Responsável pela Seção de Tomografia e Ressonância Magnética do IDPC.

Idelzuita Leandro Liporace
Médica Assistente do Setor de Anticoagulação Oral do Instituto Dante Pazzanese de Cardiologia. Especialista em Cardiologia e Ecocardiografia pela Sociedade Brasileira de Cardiologia (SBC).

Isabela Cardoso Pimentel Mota
Nutricionista do Serviço de Nutrição do Instituto Dante Pazzanese de Cardiologia

Jaime da Conceição Padeiro Júnior
Médico da Seção de Cardiopatias Congênitas do Instituto Dante Pazzanese de Cardiologia.

João Manoel Rossi Neto
Doutor em Cardiologia pela Faculdade de Medicina da Universidade de São Paulo. Médico Responsável pela Seção de Disfunção Ventricular e pela Seção de Transplante Cardíaco Ambulatorial do Instituto Dante Pazzanese de Cardiologia.

José Carlos Pachón Mateos
Professor do Programa de Pós-Graduação da Universidade de São Paulo – Instituto Dante Pazzanese de Cardiologia. Diretor do Serviço de Arritmias, Eletrofisiologia e Marcapasso do Hospital do Coração.

José Eduardo Moraes Rego Sousa
Chefe do Laboratório de Hemodinâmica do Hospital do Coração. Livre-Docente em Cardiologia pela Escola Paulista de Medicina da Universidade Federal de São Paulo.

José Ribamar Costa Júnior
Chefe da Seção de Intervenção Coronária do Instituto Dante Pazzanese de Cardiologia. Doutor em Cardiologia pela Universidade de São Paulo. Cardiologista Intervencionista do Hospital do Coração.

Juan Carlos Pachón Mateos
Doutor em Medicina pela Universidade de São Paulo. Médico Cardiologista e Arritmista Clínico Especialista em Estimulação Cardíaca Artificial.

Karen Cunha Pachón
Médica do Instituto Dante Pazzanese de Cardiologia.

Kleber Rogerio Serafim
Médico da Seção de Eletrofisiologia e Arritmias do Instituto Dante Pazzanese de Cardiologia.

Larissa de Freitas Flosi
Graduação em Medicina pela Faculdade de Medicina de São José do Rio Preto. Residência Médica em Ginecologia e Obstetrícia pela Faculdade de Medicina da Universidade de São Paulo (USP). Ex-Preceptora do Programa de Residência Médica em Obstetrícia da Faculdade de Medicina da USP.

Lilia Timerman
Doutora em Ciências da Saúde pelo Departamento de Cardiopneumologia da Faculdade de Medicina da Universidade de São Paulo. Mestre em Saúde Pública pela Faculdade de Saúde Pública da USP. Especialista em Odontologia para Pacientes com Necessidades Especiais.

Lisia Miglioli Galvão
Médica do Instituto Dante Pazzanese de Cardiologia.

Lily Emilia Montalván Rabanal Teixeira
Médica da Seção de Cardiopatias Congênitas do Instituto Dante Pazzanese de Cardiologia.

Lúcia Romero Machado
Pós-Graduanda da Escola Paulista de Medicina da Universidade Federal de São Paulo. Médica da Seção de Valvopatias do Instituto Dante Pazzanese de Cardiologia.

Luciana de Menezes Martins
Médica-Assistente da Seção de Ecocardiografia do Instituto Dante Pazzanese de Cardiologia.

Luciana Uint
Doutora em Patologia pela Escola Paulista de Medicina da Universidade Federal de São Paulo. Médica-Assistente da Seção de Coronariopatias do Instituto Dante Pazzanese de Cardiologia.

Luciana Vidal Armaganijan
Médica da Seção de Eletrofisiologia do Instituto Dante Pazzanese de Cardiologia. Médica Eletrofisiologista do Hospital do Coração.

Luiz Antonio Abdalla
Professor Doutor do Departamento de Clínica Médica da Faculdade de Medicina da Pontifícia Universidade Católica de Campinas. Doutor em Cardiologia pela Faculdade de Medicina da Universidade Estadual de Campinas. Médico da Unidade Coronária do Instituto Dante Pazzanese de Cardiologia.

Luiz Eduardo Mastrocolla
Doutor em Cardiologia pela Faculdade de Medicina da Universidade de São Paulo. Médico da Seção de Provas Funcionais do Instituto Dante Pazzanese de Cardiologia (IDPC). Diretor do Serviço de Reabilitação Cardiovascular do IDPC.

Luiz Fernando Leite Tanajura
Chefe da Seção Clínica de Angioplastia Coronária do Instituto Dante Pazzanese de Cardiologia.

Luiz Minuzzo
Doutor em Medicina pela Universidade de São Paulo – Instituto Dante Pazzanese de Cardiologia (IDPC). Médico-Assistente da Seção Hospitalar de Valvopatias do IDPC.

Luiz Roberto de Moraes
Médico da Seção de Eletrofisiologia e Arritmias do Instituto Dante Pazzanese de Cardiologia.

Magaly Arrais dos Santos
Chefe da Cirurgia Experimental do Instituto Dante Pazzanese de Cardiologia (IDPC). Coordenadora Médica do Centro de Simulação Avançada (CESIA)/IDPC. Coordenadora Médica do Centro de Documentação e Registro Cirúrgico (CEDREC)/IDPC.

Manuel Nicolas Cano
Doutor em Medicina/Tecnologia e Intervenção em Cardiologia pelo Programa de Pós-Graduação da Universidade de São Paulo – Instituto Dante Pazzanese de Cardiologia.

Marcelo Chiara Bertolami
Mestre e Doutor em Saúde Pública pela Faculdade de Saúde Pública da Universidade de São Paulo. Diretor de Divisão Científica do Instituto Dante Pazzanese de Cardiologia.

Marcelo Ferraz Sampaio
Doutor em Ciências pela Faculdade de Medicina da Universidade de São Paulo. Chefe do Laboratório de Farmacogenômica do Instituto Dante Pazzanese de Cardiologia. Diretor Clínico do Hospital Alemão Oswaldo Cruz.

Marcelo Silva Ribeiro
Médico Plantonista da Unidade de Terapia Intensiva de Pós-operatório em Cardiopatias Congênitas do Instituto Dante Pazzanese de Cardiologia (IDPC).

Márcio Gonçalves de Sousa
Médico-Assistente da Seção de Hipertensão Arterial e Nefrologia do Instituto Dante Pazzanese de Cardiologia. Mestrado em Clínica Médica pela Universidade Estadual de Campinas. Doutorado em Cardiologia pelo Instituto do Coração da Faculdade de Medicina da Universidade de São Paulo.

Marco Aurélio Finger
Doutor em Medicina pela Universidade de São Paulo. Médico da Seção de Transplantes do Instituto Dante Pazzanese de Cardiologia.

Maria Aparecida de Almeida e Silva
Médica Cardiologista da Seção de Pediatria do Instituto Dante Pazzanese de Cardiologia (IDPC). Médica Responsável pelo Ambulatório da Criança e Adolescente. Coordenadora do Setor de Primeiro Atendimento do IDPC.

Maria Isabel Del Monaco
Médica-Assistente da Seção de Coronariopatias do Instituto Dante Pazzanese de Cardiologia.

Maria Rita Cardoso Albano
Graduação em Nutrição pela Faculdade de Saúde Pública da Universidade de São Paulo (USP). Mestre em Saúde Pública (Área de Concentração – Nutrição) pela Faculdade de Saúde Pública da USP. Especialização em Fisiologia do Exercício pela Universidade Federal de São Paulo.

Maria Teresa Cabrera Castillo
Médica Cardiologista e Assistente da Unidade Coronária do Instituto Dante Pazzanese de Cardiologia Médica Responsável pela UTI-Clínica do Instituto Dante Pazzanese de Cardiologia

Maria Virgínia Tavares Santana
Chefe da Cardiologia Pediátrica e da Seção de Cardiopatias Congênitas do Instituto Dante Pazzanese de Cardiologia. Doutora em Cardiologia pela Universidade de São Paulo.

Marinella Patrizia Centemero
Médica do Serviço de Cardiologia Invasiva do Instituto Dante Pazzanese de Cardiologia. Doutora em Cardiologia pela Universidade de São Paulo. Especialista pela Sociedade Brasileira de Cardiologia (SBC).

Mario Issa
Cirurgião Cardiovascular Responsável pelo Grupo de Doenças da Aorta do Instituto Dante Pazzanese de Cardiologia. Doutorado em Cardiologia pela Universidade de São Paulo. Membro Especialista em Cirurgia Cardiovascular pela Sociedade Brasileira de Cirurgia Cardiovascular (SBCCV).

Martha Lenardt Sulzbach
Clínica Médica e Endocrinologia pela Universidade Federal de São Paulo. Médica Endocrinologista do Setor de Lipoproteínas do Instituto Dante Pazzanese de Cardiologia.

Michel Batlouni
Livre-Docente de Clínica Médica da Universidade Federal de Goiás. Professor de Pós-Graduação em Cardiologia no Programa de Pós-Graduação da Universidade de São Paulo – Instituto Dante Pazzanese de Cardiologia.

Nabil Ghorayeb
Doutor em Cardiologia pela Faculdade de Medicina da Universidade de São Paulo. Chefe da Seção de Cardiologia do Esporte do Instituto Dante Pazzanese de Cardiologia.

Nádia Marchiori Galassi
Médica Hematologista da Seção de Anticoagulação Oral – Valvopatias do Instituto Dante Pazzanese de Cardiologia.

Nadja Arraes de Alencar Carneiro de França
Médica da Seção de Cardiologia Pediátrica e Cardiopatias Congênitas de Adulto do Instituto Dante Pazzanese de Cardiologia.

Neire Niara Ferreira de Araújo
Doutora em Ciências pelo Programa de Pós-Graduação da Universidade de São Paulo – Instituto Pazzanese de Cardiologia (USP-IDPC). Médica Cardiologista da Seção de Cardiogeriatria do Instituto Dante Pazzanese de Cardiologia. Doutoranda do Programa de Pós-Graduação da USP-IDPC.

Newton Luiz Russi Callegari
Doutor em Medicina Interna pela Escola Paulista de Medicina da Universidade Federal de São Paulo. Especialista em Cardiologia pela Sociedade Brasileira de Cardiologia. Especialista em Geriatria pela Sociedade Brasileira de Geriatria e Gerontologia e pela Associação Médica Brasileira. Médico da Seção de Cardiogeriatria do Instituto Dante Pazzanese de Cardiologia.

Nilo Mitsuru Izukawa
Doutor em Medicina pela Faculdade de Medicina da Universidade de São Paulo. Chefe da Seção de Cirurgia Vascular do Instituto Dante Pazzanese de Cardiologia.

Nisia Lyra Gomes
Médica da Seção Médica de Valvopatias do Instituto Dante Pazzanese de Cardiologia.

Oswaldo Passarelli Júnior
Médico da Seção de Hipertensão e Nefrologia do Instituto Dante Pazzanese de Cardiologia (IDPC).
Médico Responsável pela Seção de MAPA do IDPC.

Paola Emanuela Poggio Smanio
Médica Chefe da Seção de Medicina Nuclear do Instituto Dante Pazzanese de Cardiologia. Chefe da
Seção de Medicina Nuclear do Grupo Fleury. Doutora pela Universidade Federal de São Paulo.

Paulo Alexandre Costa
Médico da Seção de Eletrofisiologia e Arritmias do Instituto Dante Pazzanese de Cardiologia.

Paulo Chaccur
Diretor do Serviço de Cirurgia Cardiovascular do Instituto Dante Pazzanese de Cardiologia. Membro
Titular da Sociedade Brasileira de Cirurgia Cardiovascular (SBCCV).

Paulo de Tarso Jorge Medeiros
Chefe da Seção de Diagnóstico Computadorizado do Instituto Dante Pazzanese de Cardiologia.
Doutorado e Pós-Doutorado pela Faculdade de Medicina da Universidade de São Paulo.

Pedro Silvio Farsky
Médico Assistente da Seção de Coronária Hospitalar do Instituto Dante Pazzanese de Cardiologia.
Doutor em Ciências pela Faculdade de Medicina da Universidade de São Paulo.

Percy Richard Chavez Taborga
Médico Assistente da Seção de Valvopatias e Anticoagulação Oral do Instituto Dante Pazzanese de
Cardiologia (IDPC). Médico Plantonista do Setor de Tele-Eletrocardiograma do IDPC e do Hospital do
Coração.

Priscila Miraldi Dias
Médica Ginecologista e Obstetra da Seção de Cardiopatia e Gravidez do Instituto Dante Pazzanese
de Cardiologia.

Remy Nelson Albornoz Vargas
Chefe da Seção Médica de Marca-Passo e Eletrofisiologia Não Invasiva do Instituto Dante Pazzanese
de Cardiologia.

Renata Alves
Nutricionista Especialista em Nutrição Clínica Funcional. Nutricionista do Ambulatório de Nutrição
do Instituto Dante Pazzanese de Cardiologia. Nutricionista Clínica de Atendimento em Consultório e
Home Care.

Renato Borges Filho
Título de Especialista pela Sociedade Brasileira de Cardiologia e Associação Médica Brasileira. Médico da Seção de Miocardiopatias do Instituto Dante Pazzanese de Cardiologia.

Rica Dodo Delmar Buchler
Chefe da Seção de Provas Funcionais do Instituto Dante Pazzanese de Cardiologia. Doutora em Ciências pela Faculdade de Medicina da Universidade de São Paulo.

Ricardo Alves da Costa
Chefe da Seção de Pesquisa em Intervenção Percutânea do Instituto Dante Pazzanese de Cardiologia.

Ricardo Contesini Francisco
Médico da Seção de Cardiologia do Esporte do Instituto Dante Pazzanese de Cardiologia

Ricardo Fonseca Martins
Médico-Assistente da Seção de Cardiologia Pediátrica e Cardiopatia Congênita de Adulto do Instituto Dante Pazzanese de Cardiologia.

Ricardo Garbe Habib
Médico da Seção de Eletrofisiologia e Arritmias do Instituto Dante Pazzanese de Cardiologia.

Ricardo Pavanello
Doutor em Ciências pela Universidade de São Paulo. Médico da Seção de Coronariopatias do Instituto Dante Pazzanese de Cardiologia. Supervisor da Cardiologia Clínica do Hospital do Coração.

Roberta Delgado
Médica Residente da Seção de Cardiogeriatria do Instituto Dante Pazzanese de Cardiologia.

Roberto Tadeu Magro Kroll
Médico da Seção Hospitalar de Valvopatias do Instituto Dante Pazzanese de Cardiologia.

Robert Chrystian Tsuyoshi Tanaka
Médico Assistente da Unidade de Pós-operatório do Instituto Dante Pazzanese de Cardiologia. Especialista em Medicina Intensiva pela Associação de Medicina Intensiva Brasileira. Especialista em Cardiologia pela Sociedade Brasileira de Cardiologia.

Rodolfo Staico
Doutor pelo Programa de Pós-Graduação da Universidade de São Paulo – Instituto Dante Pazzanese de Cardiologia (USP-IDPC). Chefe da Seção de Angiografia Quantitativa e Banco de Dados do IDPC.

Rodrigo Bellio de Mattos Barretto
Chefe da Seção de Ecocardiografia do Instituto Dante Pazzanese de Cardiologia.

Rodrigo Marques Gonçalves
Médico Cardiolgista da Seção de Dislipidemias do Instituto Dante Pazzanese de Cardiologia. Coordenador do Centro de Simulação Realística do Hospital Samaritano.

Rodrigo Nieckel da Costa
Médico da Seção de Intervenções em Cardiopatias Congênitas do Instituto Dante Pazzanese de Cardiologia.

Rogério Braga Andalaft
Médico Assistente da Seção Médica de Eletrofisiologia Clínica e Arritmias Cardíacas do Instituto Dante Pazzanese de Cardiologia. Médico Assistente do Tele-Eletrocardiograma do Instituto Dante Pazzanese de Cardiologia. *Faculty do Pediatric Advanced Life Support da American Heart Association. Membro da Pediatric and Congenital Electrophysiology Society* (PACES). Médico do Hospital Israelita Albert Einstein.

Romeu Sergio Meneghelo
Doutor em Cardiologia pela Faculdade de Medicina da Universidade de São Paulo. Diretor da Divisão de Diagnóstico e Terapêutica do Instituto Dante Pazzanese de Cardiologia.

Ronald Brewer Pereira Freire
Médico da Seção de Emergências e Terapia Intensiva da Unidade Coronária do Instituto Dante Pazzanese de Cardiologia. Doutor em Medicina pela Faculdade de Medicina da Universidade de São Paulo. Assessor Médico do Serviço de Cardiologia – Métodos Gráficos do Grupo Fleury.

Rosa Elvira Ramos Veiga
Médica da Seção de Valvopatias do Instituto Dante Pazzanese de Cardiologia. Especialização em Cardiologia pela Sociedade Brasileira de Cardiologia.

Roseli Pegorel
Médica da Seção de Cardiogeriatria do Instituto Dante Pazzanese de Cardiologia.

Rui Fernando Ramos
Chefe da Seção de Unidade Coronariana do Instituto Dante Pazzanese de Cardiologia. Doutor em Cardiologia pela Faculdade de Medicina da Universidade de São Paulo.

Samira Kaissar Nasr Ghorayeb
Médica da Seção Hospitalar de Valvopatias do Instituto Dante Pazzanese de Cardiologia.

Samuel Martins Moreira
Médico-Assistente da Seção de Radiologia, Vascular e Intervencionista do Instituto Dante Pazzanese de Cardiologia.

Sérgio Luiz Navarro Braga
Chefe da Seção de Hemodinâmica do Instituto Dante Pazzanese de Cardiologia. Doutor em Ciências pela Faculdade de Medicina da Universidade de São Paulo.

Simone Rolim Fernandes Fontes Pedra
Coordenadora da Área de Ecocardiografia Pediátrica e Fetal e da Unidade Materno-Fetal do Instituto Dante Pazzanese de Cardiologia. Coordenadora da Unidade Fetal do Hospital do Coração. Doutora em Ciências pela Universidade de São Paulo.

Susimeire Buglia
Médica da Seção de Reabilitação Cardiovascular do Instituto Dante Pazzanese de Cardiologia. Médica do Setor de Ergometria do Hospital do Coração.

Tathiane Aquaroni Davoglio
Médica da Seção de Pós-Operatório de Cardiopatias Congênitas do Instituto Dante Pazzanese de Cardiologia.

Tiago Costa Bignoto
Médico da Seção Hospitalar de Valvopatias do Instituto Dante Pazzanese de Cardiologia.

Thiago Ghorayeb Garcia
Especialista em Cardiologia pela Sociedade Brasileira de Cardiologia e Associação Médica Brasileira. Pós-Graduação em Medicina Esportiva pelo CEMAFE da Universidade Federal de São Paulo. Médico da Seção de Cardiologia do Esporte do Instituto Dante Pazzanese de Cardiologia.

Valéria Cristina Leão de Souza
Chefe da Seção de Odontologia do Instituto Dante Pazzanese de Cardiologia. Mestre em Saúde Pública pela Faculdade de Saúde Pública da Universidade de São Paulo. Especialista em Cirurgia e Traumatologia Bucomaxilofacial pela Universidade de Santo Amaro.

Valmir Fernandes Fontes
Responsável pela Seção de Hemodinâmica em Cardiopatias Congênitas do Hospital do Coração.

Victor Abrão Zeppini
Médico Residente da Seção de Cardiogeriatria do Instituto Dante Pazzanese de Cardiologia.

Virginia Braga Cerutti Pinto
Médica da Seção Médica de Eletrofisiologia e Arritmias do Instituto Dante Pazzanese de Cardiologia.

Vivian Lerner Amato
Doutora em Ciências, Área de Concentração Cardiologia, pela Universidade de São Paulo. Médica Chefe da Enfermaria de Coronariopatias do Instituto Dante Pazzanese de Cardiologia.

Viviane Umeda Soares de Souza
Cirurgiã-Dentista da Seção de Odontologia do Instituto Dante Pazzanese de Cardiologia.

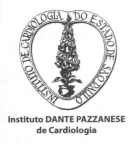

APRESENTAÇÃO

A compreensão mais profunda dos mecanismos das doenças, o desenvolvimento tecnológico e os avanços científicos têm possibilitado um aprimoramento na arte de tratar, com o alívio dos sintomas, o prolongamento da vida e, muitas vezes, a cura da doença.

Neste cenário, insere-se a obra *Cardiologia – Condutas Terapêuticas*, sob os auspícios da Editora Atheneu.

O Instituto Dante Pazzanese de Cardiologia formou o seu corpo clínico tomando como base os médicos que aqui completaram a residência, garantindo uniformidade de pensamentos e ações.

A publicação deste livro é dedicada ao leitor que busca uma obra de caráter prático no manejo das doenças cardiovasculares, tendo como principal objetivo o seu tratamento. Com 117 capítulos sobre temas de grande relevância em diferentes áreas das doenças cardiovasculares, esta obra oferece, aos estudantes de Medicina e médicos, em especial os residentes, fácil acesso aos temas abordados.

Nós, editores, agradecemos à Editora Atheneu, aos colegas autores e a todos aqueles que possibilitaram a realização desta obra, na certeza de que este empreendimento editorial beneficiará, em última análise, os pacientes, razão maior de nosso trabalho.

Os editores

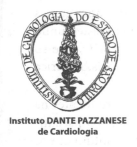

PREFÁCIO

O convite dos editores Ari Timerman, Elizabete Silva dos Santos e Amanda Guerra de Moraes Rego Sousa para escrever o prefácio do primeiro Manual de Residência em Cardiologia do Instituto Dante Pazzanese, intitulado *Cardiologia – Condutas Terapêuticas*, é um privilégio marcante na minha vida. Nunca, na minha trajetória "dantepazzanesiana", tal efeméride tinha sido almejada e nem sonhada. Personagens muito mais marcantes tiveram a honra de fazê-lo nas inúmeras publicações do Instituto Dante Pazzanese de Cardiologia ao longo de seus mais de 60 anos.

A designação para essa tarefa, imagino, justifica-se pela generosidade e amizade que mutuamente conservamos, mas, também, pela feliz trajetória que tive na instituição, devido às oportunidades que me foram oferecidas. Cheguei no começo dos anos 1970, conheci os Drs. Dante Pazzanese e Leovigildo Mendonça de Barros, e passei a conviver muito de perto com o Dr. Adib Jatene, que iniciava sua gestão como diretor geral, e Dr. Eduardo de Sousa. Eles me introduziram precocemente na docência, convidando-me, juntamente do Dr. Ari Timerman, para auxiliá-los a ministrar o curso de Cardiologia para os alunos da Faculdade de Medicina do ABC por 13 anos. Muito cedo, ajudei o Dr. Horácio Arakaki a consolidar a Comissão de Residência Médica, hoje competentemente presidida pelo Dr. Carlos Gun. Auxiliei a Prof. Dra. Amanda Guerra de Moraes Rego Sousa na elaboração e na criação do Mestrado Profissional em Medicina Cardiovascular Associado à Residência Médica no programa de pós-graduação da Universidade de São Paulo/Instituto Dante Pazzanese de Cardiologia, que já está sendo cursado por duas turmas iniciadas em 2017 e 2018, respectivamente.

A coordenação desse programa a mim conferida consolida uma trajetória que me permitiu uma visão holística do nosso programa de Residência Médica ao longo das últimas quatro décadas. Pude vivenciá-la desde o momento em que éramos 18 residentes de primeiro ano e 18 de segundo ano, até os dias de hoje, em que temos um total de 211 residentes de primeiro, segundo, terceiro e quarto anos (em algumas subespecialidades).

Constatei os progressos que atingimos no treinamento dos jovens médicos que procuram o Instituto Dante Pazzanese de Cardiologia para suas formações em Cardiologia, participando da elaboração de trabalhos científicos, e orientando e julgando monografias de iniciação científica dos residentes de primeiro ano. Entretanto, não é meu testemunho ocular que confere à Residência em Cardiologia do instituto grau de excelência. O sucesso profissional de milhares de egressos da residência do Dante espalhados pelo país, América Latina e outros países é a ratificação da minha visão.

Outro dado inconteste e objetivo é o alto índice de aprovação dos nossos residentes na prova de título de especialista da Sociedade Brasileira de Cardiologia. Por 4 anos consecutivos nesta década, o índice de aprovação foi de 100% entre os residentes do instituto que se inscreveram. Atingir tal meta é um invejável prêmio para uma instituição que seguiu ao pé da letra uma das máximas de seu fundador, frequentemente repetida pelo Dr. Adib Jatene: "A instituição pública que não ensina, degenera".

Isso tem sido levado tão a sério que, hoje, o instituto contribui para a formação anual de cerca de 330 graduandos e 330 residentes de outras residências do país por meio de treinamentos de curto período e de quase uma centena de estagiários de 1 ano.

Uma residência de excelência merece ser consolidada com a publicação dos pontos principais de sua programação científica, o que está sendo contemplado no presente manual. Seguramente, há de se supor que a excelência atingida na formação de cardiologistas deve-se muito aos preceptores que, em sua quase totalidade, são egressos da residência médica do instituto e muitos da pós-graduação do Instituto Dante Pazzanese de Cardiologia como entidade associada à Universidade de São Paulo desde 1991.

O presente manual, redigido pelas *expertises* dos preceptores do instituto, é motivo de grande alegria e júbilo. Será consulta obrigatória, não só para aqueles que têm seu treinamento na casa, mas todos os residentes de Cardiologia que querem acessar um texto primoroso e repleto de conteúdo. Constato, finalmente, o imenso progresso que atingimos com esta publicação ao folhear minha cadernetinha de anotações de fórmulas, dosagens, equivalências, valores de exames e condutas que elaborei em meu primeiro ano de residência. Hoje, eu a guardo como relíquia.

Romeu Sergio Meneghelo
Diretor da Divisão de Diagnóstico e Terapêutica do
Instituto Dante Pazzanese de Cardiologia

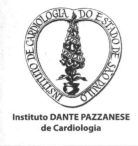

Instituto DANTE PAZZANESE
de Cardiologia

SUMÁRIO

SEÇÃO 1 – INTRODUÇÃO

1 Cenário das doenças cardiovasculares no Brasil e na América do Sul, 3
Diandro Marinho Mota
Francisco Flávio Costa Filho
Álvaro Avezum Júnior

2 Contratilidade: função de bomba do coração, 15
Luiz Minuzzo
Rodrigo Bellio de Mattos Barretto

3 Ciclo cardíaco e dinâmica do sistema circulatório, 27
Luiz Antonio Abdalla
André Feldman
Guilherme D'Andréa Saba Arruda

4 Fisiopatologia da circulação coronária, 37
Daniel Silva Chamié de Queiroz

5 Sintomas e sinais em cardiologia, 47
Michel Batlouni
André Feldman

6 Estratégias para estratificação do risco coronário, 57
Marcelo Chiara Bertolami
Adriana Bertolami Manfredi
André Arpad Faludi

7 *Heart Team:* grupo multidisciplinar para decisões cardiovasculares, 63
José Eduardo Moraes Rego Sousa
Alexandre Antonio Cunha Abizaid
Amanda Guerra de Moraes Rego Sousa

8 Tratamento odontológico em pacientes cardiopatas, 69

Valéria Cristina Leão de Souza
Viviane Cristina Umeda Soares de Souza
Ana Carolina Porrio de Andrade Medeiros
Gabriella Avezum de Angelis
Lilia Timerman

SEÇÃO 2 – HIPERTENSÃO ARTERIAL SISTÊMICA

9 Conceituação de hipertensão arterial, 81

Celso Amodeo

10 Tratamento não medicamentoso da hipertensão arterial, 89

Oswaldo Passarelli Júnior
Márcio Gonçalves de Sousa
Maria Rita Cardoso Albano

11 Hipertensão arterial da tratamento farmacológico, 99

Alcino Pereira de Sá Filho
Celso Amodeo

12 Hipertensão arterial resistente, 107

Celso Amodeo
Alcino Pereira de Sá Filho

13 Tratamento intervencionista, 113

Rodolfo Staico
Luciana Vidal Armaganijan
Celso Amodeo

14 Hipertensão secundária, 125

Flávio Antonio de Oliveira Borelli

15 Emergência hipertensiva, 137

Márcio Gonçalves de Sousa
Oswaldo Passarelli Júnior

SEÇÃO 3 – DISLIPIDEMIAS

16 Hipercolesterolemia, 147

Marcelo Chiara Bertolami
Adriana Bertolami Manfredi
André Arpad Faludi

17 Hipertrigliceridemia, 157

Eduardo Polizini Faludi
André Arpad Faludi
Rodrigo Marques Gonçalves

18 Dislipidemias – grupos especiais, 165

Marcelo Chiara Bertolami
Adriana Bertolami Manfredi
André Arpad Faludi

19 Estatinas nas síndromes coronarianas agudas, 175

Daniel Branco de Araújo

20 Diabetes e doenças cardiovasculares, 179

Martha Lenardt Sulzbach
Henri Paulo Zatz
André Arpad Faludi

21 Síndrome metabólica, 187

Michel Batlouni

22 Prescrição de dietas na hipercolesterolemia e na hipertrigliceridemia, 195

Isabela Cardoso Pimentel Mota
Renata Alves
Cristiane Kovacs
Carlos Daniel Magnoni

SEÇÃO 4 – DOENÇA ARTERIAL CORONÁRIA CRÔNICA

23 Fisiopatologia da insuficiência coronariana aterosclerótica e consequências da isquemia miocárdica, 209

Giuseppe Sebastian Dioguardi
Abílio Augusto Fragata Filho
Michel Batlouni

24 Doença arterial coronária crônica: diagnóstico e tratamento clínico, 223

Ricardo Pavanello
Marcelo Ferraz Sampaio
Gabriela Menichelli Medeiros Coelho

25 Isquemia miocárdica silenciosa, 237

Clarisse Kaoru Ogawa Índio do Brasil
Maria Isabel Del Monaco

26 Depressão no cardiopata e seu tratamento, 245

Luciana Uint

27 O exercício como coadjuvante terapêutico na insuficiência coronária crônica, 257

Romeu Sergio Meneghelo
Angela Rúbia Cavalcante Neves Fuchs

28 Terapia hormonal na menopausa, 271

Elizabeth Regina Giunco Alexandre

29 Tratamento do tabagismo, 277

Márcio Gonçalves de Sousa

30 Importância da identificação da viabilidade miocárdica em pacientes com doença arterial coronária, 285

Pedro Silvio Farsky
Paola Emanuela Poggio Smanio
Ibraim Masciarelli Francisco Pinto

31 Doença arterial coronária crônica: tratamento por intervenção coronária percutânea, 299

Marinella Patrizia Centemero

32 Doença arterial coronária crônica: tratamento por cirurgia de revascularização miocárdica, 309

Vivian Lerner Amato

SEÇÃO 5 – DOENÇA ARTERIAL CORONÁRIA AGUDA

33 Fisiopatologia das síndromes coronárias agudas, 327

Gustavo Bernardes de Figueiredo Oliveira

34 O papel do eletrocardiograma nas síndromes coronárias agudas, 333

Francisco Faustino A. C. França

35 Diagnóstico e estratificação de risco na síndrome coronária aguda sem supradesnivelamento do segmento ST, 353

Elizabete Silva dos Santos

36 Tratamento farmacológico para síndrome coronária aguda sem supradesnivelamento do segmento ST, 365

Ari Timerman

37 Intervenção coronária percutânea na síndrome coronária aguda sem supradesnivelamento do segmento ST, 373

Fausto Feres
Dimytri Alexandre de Alvim Siqueira

38 Infarto agudo do miocárdio com supradesnivelamento do segmento ST: diagnóstico e tratamento imediato, 381

Rui Fernando Ramos
Luiz Antonio Abdalla
Ronald Brewer Pereira Freire
André Feldman

39 Fibrinolíticos no tratamento da síndrome coronária aguda com supradesnivelamento do segmento ST, 391

Luiz Antonio Abdalla
Rui Fernando Ramos

40 Intervenção coronária percutânea na síndrome coronária aguda com supradesnivelamento do segmento ST, 399

Ricardo Alves da Costa
Galo Alfredo Maldonado

41 Medicação antitrombótica e adjuvante na síndrome coronária aguda com supradesnivelamento do segmento ST, 413

Carlos Gun
Maria Teresa Cabrera Castillo
Rui Fernando Ramos

42 Síndrome coronária aguda sem coronariopatia aterosclerótica, 425

Ronald Brewer Pereira Freire
Rui Fernando Ramos

43 Complicações mecânicas do infarto agudo do miocárdio, 441

Maria Teresa Cabrera Castillo

SEÇÃO 6 – EMERGÊNCIAS CARDIOVASCULARES

44 Ressuscitação cardiopulmonar, 449

Elizabete Silva dos Santos

45 Edema agudo de pulmão, 465

Luiz Minuzzo

46 Tratamento da insuficiência cardíaca aguda, 475

João Manoel Rossi Neto
Marco Aurélio Finger

47 Choque cardiogênico, 483

Carlos Gun
André Feldman

48 Dissecção de aorta, 495

Mario Issa

49 Obstrução arterial aguda, 505

Nilo Mitsuru Izukawa
Fábio Henrique Rossi
Akash Kuzhiparambil Prakasan

50 Trombose venosa profunda, 513
Akash Kuzhiparambil Prakasan

51 Embolia pulmonar, 521
Ronald Brewer Pereira Freire
Luiz Minuzzo

52 Acidente vascular cerebral, 531
Alexandre Pieri

53 Síncope, 541
Ricardo Garbe Habib

54 Balão intraórtico, 551
André Feldman

55 Cardioversão elétrica, 559
Elizabete Silva dos Santos

SEÇÃO 7 – CARDIOMIOPATIAS E DOENÇAS DO PERICÁRDIO

56 Fisiopatologia da insuficiência cardíaca: ativação neuro-humoral, 569
Abílio Augusto Fragata Filho

57 Insuficiência cardíaca: conceito, diagnóstico e classificação, 573
Edileide de Barros Correia

58 Doença de Chagas, 581
Abílio Augusto Fragata Filho

59 Cardiomiopatia dilatada, 589
Edileide de Barros Correia

60 Tratamento clínico da cardiomiopatia hipertrófica, 595
Abílio Augusto Fragata Filho

61 Tratamento intervencionista da cardiomiopatia hipertrófica, 603

61.1 Tratamento percutâneo, 605
Manuel Nicolas Cano

61.2 Tratamento cirúrgico da cardiomiopatia hipertrófica, 623
Paulo Chaccur

62 Tratamento da insuficiência cardíaca crônica, 629
Edileide de Barros Correia

63 Prescrição de exercício na insuficiência cardíaca crônica, 637

Almir Sérgio Ferraz
Rica Dodo Delmar Buchler

64 Pericardite, 649

Renato Borges Filho

SEÇÃO 8 – VALVOPATIAS

65 Febre reumática, 661

Dorival Julio Della Togna
Roberto Tadeu Magro Kroll
Tiago Costa Bignoto

66 Diagnóstico e manejo clínico das valvopatias mitrais, 669

Auristela Isabel Oliveira Ramos
Nisia Lyra Gomes
Tiago Costa Bignoto

67 Diagnóstico e manejo clínico das valvopatias aórticas, 677

Lúcia Romero Machado
Tiago Costa Bignoto

68 Indicação cirúrgica das valvopatias, 685

Dorival Julio Della Togna
Roberto Tadeu Magro Kroll
Samira Kaissar Nasr Ghorayeb

69 Endocardite infecciosa nas valvopatias, 693

Auristela Isabel Oliveira Ramos
Tiago Costa Bignoto

70 Fibrilação atrial nas valvopatias, 699

Eduardo Adalberto Jaccoud
Tiago Costa Bignoto
Auristela Isabel Oliveira Ramos

71 Anticoagulação oral em cardiologia, 703

Idelzuita Leandro Liporace
Nádia Marchiori Galassi
Percy Richard Chavez Taborga

72 Trombose de próteses, 717

Rosa Elvira Ramos Veiga
Tiago Costa Bignoto
Auristela Isabel Oliveira Ramos

SEÇÃO 9 – CARDIOPATIAS CONGÊNITAS

73 Diagnóstico e tratamento das principais cardiopatias congênitas acianogênicas, 725

Maria Aparecida de Almeida e Silva

74 Diagnóstico e tratamento das principais cardiopatias congênitas cianogênicas, 737

Maria Virgínia Tavares Santana

75 Cardiologia fetal, 763

Simone Rolim Fernandes Fontes Pedra
Luciana de Menezes Martins

76 Insuficiência cardíaca em lactentes e crianças, 773

Maria Aparecida de Almeida e Silva
Jaime da Conceição Padeiro Júnior

77 Arritmias cardíacas na infância, 787

Rogério Braga Andalaft
Bruno Pereira Valdigem

78 Crises hipoxêmicas, 807

Maria Aparecida de Almeida e Silva

79 Tratamento da hipertensão arterial pulmonar, 821

Maria Virgínia Tavares Santana
Ricardo Fonseca Martin

80 Cardiopatia congênita no adulto, 827

Nadja Arraes de Alencar Carneiro de França

SEÇÃO 10 – CARDIOPATIA E GRAVIDEZ

81 Aconselhamento sobre gravidez para as cardiopatas, 845

Fábio Bruno da Silva
Larissa de Freitas Flosi
Priscila Miraldi Dias

82 Condutas em gestantes portadoras de valvopatias, 851

Fábio Bruno da Silva
Larissa de Freitas Flosi

83 Hipertensão e gestação, 857

Fábio Bruno da Silva
Priscila Miraldi Dias

84 Medicamentos na gestante cardiopata, 863

Fábio Bruno da Silva
Eduardo Jorge de Almeida Pimenta

SEÇÃO 11 – CARDIOGERIATRIA

85 O envelhecimento e o sistema cardiovascular, 881

Felicio Savioli Neto
Helio Maximiano Magalhães
Roberta Delgado

86 Hipertensão arterial em idosos, 889

Neire Niara Ferreira de Araújo
Gabriela Medeiros Pereira da Silva

87 Doença arterial coronariana crônica no idoso, 899

Claudia Felicia Gravina Taddei
Carolina M. Nogueira Pinto

88 Terapêutica não cardiovascular de suporte para o idoso, 911

Newton Luiz Russi Callegari
Roseli Pegorel

89 Peculiaridades da farmacologia no idoso, 921

Felicio Savioli Neto
Victor Abrão Zeppini

SEÇÃO 12 – ARRITMIAS

90 Conduta nas bradiarritmias: doença do nódulo sinusal, 933

Dalmo Antonio Ribeiro Moreira
Claudia da Silva Fragata
Paulo Alexandre Costa
Luiz Roberto de Moraes

91 Bloqueios atrioventriculares, 949

Dalmo Antonio Ribeiro Moreira
Kleber Rogerio Serafim
Paulo Alexandre Costa
Claudia da Silva Fragata

92 Taquicardias supraventriculares, 963

Virginia Braga Cerutti Pinto

93 Fibrilação atrial, 985

Dalmo Antonio Ribeiro Moreira
Paulo Alexandre Costa
Kleber Rogerio Serafim
Ricardo Garbe Habib

94 Fibrilação atrial – tratamento intervencionista, 997

Luciana Vidal Armaganijan
Dalmo Antonio Ribeiro Moreira

95 Arritmias ventriculares, 1007

Bruno Pereira Valdigem
Rogério Braga Andalaft

96 Morte súbita e sua prevenção, 1017

Paulo de Tarso Jorge Medeiros
Dalmo Antonio Ribeiro Moreira

SEÇÃO 13 – MARCA-PASSO

97 Marca-passo cardíaco provisório e definitivo, 1035

José Carlos Pachón Mateos
Juan Carlos Pachón Mateos
Remy Nelson Albornoz Vargas
Karen Cunha Pachón

98 Marca-passo e ressincronizador na insuficiência cardíaca, 1053

Juán Carlos Pachón Mateos
José Carlos Pachón Mateos
Remy Nelson Albornoz Vargas

99 Desfibrilador cardíaco implantável, 1067

José Carlos Pachón Mateos
Enrique Indalécio Pachón Mateos
Carlos Thiene Cunha Pachón

SEÇÃO 14 – CARDIOLOGIA DO ESPORTE

100 Atividade física não supervisionada no adulto saudável, 1081

Luiz Eduardo Mastrocola
Susimeire Buglia
Angela Rúbia Cavalcanti Neves Fuchs

101 Avaliação cardiológica pré-participação do atleta, 1095

Ricardo Contesini Francisco
Thiago Ghorayeb Garcia
Nabil Ghorayeb

102 Arritmias cardíacas em atletas, 1099

Dalmo Antonio Ribeiro Moreira
Giuseppe Sebastian Dioguardi

SEÇÃO 15 – INTERVENÇÃO PERCUTÂNEA

103 Tratamento farmacológico na intervenção coronária percutânea, 1117

Amanda Guerra de Moraes Rego Sousa
Andrea Cláudia Leão Sousa Abizaid
Luiz Fernando Leite Tanajura

104 Métodos auxiliares à cinecoronariografia I – ultrassom intracoronário monocromático e por radiofrequência e tomografia de coerência óptica, 1125

Alexandre Antonio Cunha Abizaid
Daniel Silva Chamié de Queiroz
José Ribamar Costa Júnior.

105 Métodos auxiliares à cinecoronariografia II – angiografia coronária quantitativa, 1151

Ricardo Alves da Costa
Sérgio Luiz Navarro Braga
José Eduardo Moraes Rego Sousa

106 Métodos auxiliares à cinecoronariografia III – reserva fracionada do fluxo coronário, 1167

Daniel Silva Chamié de Queiroz
Rodolfo Staico

107 *Stents* farmacológicos, 1195

José Ribamar Costa Júnior
José Eduardo Moraes Rego Sousa

108 Implante de *stent* nas artérias carótidas e vertebrais, 1201

Manuel Nicolas Cano
Antônio Massamitsu Kambara

109 Intervenção percutânea na doença das artérias aorta, ilíacas e renais, 1215

Antônio Massamitsu Kambara
Samuel Martins Moreira
Manuel Nicolas Cano

110 Intervenção percutânea nas cardiopatias congênitas, 1223

Rodrigo Nieckel da Costa
Marcelo Silva Ribeiro
Valmir Fernandes Fontes
Carlos Augusto Cardoso Pedra

111 Intervenção percutânea nas valvopatias, 1235

Dimytri Alexandre de Alvim Siqueira
Sérgio Luiz Navarro Braga

SEÇÃO 16 – INTERVENÇÃO CIRÚRGICA

112 Cuidados pré-operatórios e operatórios em paciente de transplante cardíaco, 1249

João Manoel Rossi Neto
Paulo Chaccur

113 Cuidados no pós-operatório imediato e complicações em crianças, 1261

Ana Luiza Paulista Guerra
Lily Emilia Montalván Rabanal Teixeira
Tathiane Aquaroni Davoglio

114 Pós-operatório imediato de cirurgia cardíaca e complicações em adultos, 1273

Antônio Carlos Mugayar Bianco
Robert Chrystian Tsuyoshi Tanaka

115 Controle glicêmico no paciente internado, 1303

Martha Lenardt Sulzbach
Gustavo Bernardes de Figueiredo Oliveira

116 Infecção em pós-operatório de cirurgia cardíaca, 1313

Cely Saad Abboud Medeiros
Lisia Miglioli Galvão
Anna Paula Romero de Oliveira

117 Procedimentos híbridos, 1323

Magaly Arrais dos Santos
Alexandre Antonio Cunha Abizaid
Auristela Isabel Oliveira Ramos

Índice Remissivo, 1331

SEÇÃO 1

INTRODUÇÃO

SEÇÃO 1

INTRODUÇÃO

Cenário das doenças cardiovasculares no Brasil e na América do Sul

Diandro Marinho Mota
Francisco Flávio Costa Filho
Álvaro Avezum Júnior

> **Palavras-chave:** Doenças cardiovasculares; Riscos cardiovasculares; AVC; IAM; DVC; INTERHEART; INTERSTROKE; FRICAS.

INTRODUÇÃO

Nas últimas décadas, o desenvolvimento social e humano na América do Sul vem apresentando mudanças importantes. Observam-se três grandes transições demográficas: primeiro, a recente desaceleração do crescimento populacional, caindo, em 2006, para uma taxa de 1,2% ao ano. Em segundo lugar, a urbanização, com quase 90% da população vivendo em áreas urbanas. Desvantagens sociais e econômicas nas zonas rurais e centros com menor população estimulam a migração para áreas urbanas, em busca de emprego e melhores condições de vida. O envelhecimento constitui o terceiro fator importante, uma vez que a medida que a população envelhece, a proporção entre adultos produtivos e idosos diminui, bem como a capacidade de suporte financeiro a este grupo.

Devido à urbanização, tem ocorrido redução na mortalidade por doenças infecciosas, levando ao aumento da expectativa de vida. No entanto, a urbanização trouxe também mudanças desfavoráveis e proeminentes, como o aumento das taxas de tabagismo, estresse, sedentarismo e dietas inadequadas (ricas em gordura e calorias). Por conseguinte, devido à interação entre o ambiente e a suscetibilidade genética, as modificações provocadas pela urbanização resultaram em aumento dos fatores de risco cardiovascular, como hipertensão, obesidade, dislipidemia e *diabetes mellitus*. Estes fatores de risco, por sua vez, contribuem para o aumento da doença cardiovascular (DCV), como o infarto agudo do miocárdio (IAM) e o acidente vascular cerebral (AVC).

PREVALÊNCIA DOS PRINCIPAIS FATORES DE RISCO CARDIOVASCULAR NA AMÉRICA DO SUL

A maior parte do impacto das DCV no mundo vêm dos países em desenvolvimento. Fatores de risco, como obesidade abdominal, *diabetes mellitus*, dislipidemia e hipertensão arterial, estão claramente associados ao desenvolvimento de DCV, levando à ocorrência de IAM e AVC. A seguir, são apresentadas

INTRODUÇÃO

informações referentes a tais fatores de risco obtidos do banco de dados da Organização Mundial da Saúde (OMS), baseados em inquéritos locais.

Tabagismo

De acordo com dados da OMS, as taxas de tabagismo na América do Sul aproximam-se de 35% entre os homens e 25% entre as mulheres, mostrando que uma alta proporção de pessoas neste subcontinente estão sob risco aumentado de desenvolver DCV, doenças respiratórias e câncer, relacionados ao tabagismo (Tabela 1.1).

Tabela 1.1. Tabagismo* nos países da América do Sul.

País	Tabagismo e produtos do tabaco[†]			
	Homens		Mulheres	
	%	IC95%	%	IC95%
Argentina	34,6	31,1-38,1	24,6	21,7-27,5
Bolívia	35,8	27,9-43,8	29,8	26,3-33,4
Brasil	20,3	-[‡]	12,8	-[‡]
Chile	42,6	34,0-51,1	33,3	27,9-38,6
Equador	23,9	20,7-27,0	5,4	4,3-6,5
Paraguai	33,4	29,6-37,3	14,9	12,7-17,1
Uruguai	36,6	32,2-41,0	25,8	22,1-29,6
Venezuela	33,4	27,5-39,3	27,8	21,8-33,8

* Tabagismo no momento da pesquisa, diariamente ou não; † inclui cigarro, charuto, cachimbo etc.; † não disponível. Fonte: adaptado dos dados da OMS referentes à Epidemia Global de Tabaco, 2008.

Obesidade

As mudanças dietéticas e o aumento do sedentarismo são considerados os principais fatores que contribuem para o aumento progressivo do sobrepeso e da obesidade, especialmente em grupos de baixa renda, cujo rendimento financeiro está melhorando, acompanhando o aumento da ingesta de alimentos ricos em gordura, carboidratos e calorias. O consumo destes alimentos tem aumentado em detrimento de grãos, frutas e legumes. A maioria das populações aborígenes das Américas mudou sua dieta e os padrões de atividade física para se ajustar a um modelo de país industrializado. Atualmente, a maior parte de sua dieta deriva de alimentos ocidentais, e seu estilo de vida é caracterizado por sedentarismo. Sob tais circunstâncias, esta população desenvolveu altas taxas de obesidade, resistência à insulina e *diabetes mellitus* tipo 2. É imprescindível, atualmente, definir a combinação certa de alimentos/nutrientes, e educar e intervir no estilo de vida, para otimizar o processo de nutrição e saúde, na maioria das regiões da América do Sul.

O aumento dramático na prevalência da obesidade parece ser maior nos grupos de baixa renda dos países pobres. Segundo dados da OMS, as taxas de sobrepeso e obesidade na América do Sul variam entre 40 e 65%, para homens, e entre 28% e 72%, para mulheres, revelando a verdadeira característica de epidemia de obesidade na região (Tabela 1.2).

Diabetes mellitus

O número de pessoas com *diabetes mellitus* está aumentando concomitantemente ao crescimento demográfico, ao envelhecimento, à urbanização e ao aumento da prevalência de obesidade e sedentarismo.

Estima-se que, em 2030, o número de pessoas com *diabetes mellitus* acima de 64 anos de idade seja superior a 82 milhões, em países em desenvolvimento, e 48 milhões, nos países desenvolvidos. Mesmo que a prevalência de obesidade se mantenha estável até 2030 – o que parece improvável –, espera-se que o número de pessoas com *diabetes mellitus* seja maior do que o dobro da atualidade, como consequência do envelhecimento da população e da urbanização. A prevalência de diabetes na América do Sul variou de 1,9% a 4,6% em 2000. A acentuada diferença nas taxas de *diabetes mellitus* entre os países sul-americanos reflete diferentes níveis de urbanização e de transição epidemiológica (Tabela 1.3).

Tabela 1.2. Taxas de sobrepeso e obesidade (índice de massa corporal > 25) em países sul-americanos.

País	Ano	Sobrepeso e obesidade (%)*	
		Homens	Mulheres
Argentina	2003	44,1	28,3
Bolívia	2003	48,2	39,2
Brasil	2003	41,1	40
Chile	2003	62,2	57,7
Colômbia	2004	39,9	40,4
Paraguai	1991	64,5	71,8
Peru	2000	63,2	64,1
Uruguai	1998	57	49

*Os dados são provenientes de inquéritos que variam entre as regiões analisadas (zona rural ou urbana ou ambas). Fonte: adaptado dos Dados Mundiais de Índice de Massa Corpórea. OMS, 2008.

Tabela 1.3. Prevalência de diabetes em 2000 e número estimado de casos em 2030 na América do Sul.

País	Prevalência em milhões (%)	
	2000	2030
Argentina	1,4 (3,9)	2,4 (5,0)
Bolívia	0,2 (2,5)	0,56 (4,0)
Brasil	4,5 (2,7)	11,3 (5,0)
Chile	0,49 (3,3)	1,04 (5,2)
Colômbia	0,88 (2,1)	2,42 (3,9)
Equador	0,34 (2,7)	0,92 (4,9)
Guiana	0,19 (2,4)	0,36 (5,4)
Paraguai	0,1 (1,9)	0,32 (3,2)
Peru	0,75 (2,9)	1,96 (5,3)
Suriname	0,09 (2,2)	0,2 (4,6)
Uruguai	0,15 (4,6)	0,22 (5,6)
Venezuela	0,58 (2,4)	1,6 (4,4)
Total	9.670.000	23.300.000

Fonte: adaptado de Wild S, Roglic G, Green A, et al. Global prevalence of diabetes: estimates for the year 2000 and projections for 2030. Diabetes Care. 2004;27(5):1047-53.

Hipertensão

A hipertensão é um importante fator de risco para o desenvolvimento de DCV. Além da idade e do sexo, que estão diretamente associados à doença, outros fatores, como etnia e nível socioeconômico, influenciam no curso da hipertensão. Apesar da complexa composição demográfica da população da América do Sul, poucos estudos examinaram o problema. Estes estudos não são escassos, porém não são comparáveis, em virtude dos diferentes critérios e métodos empregados. Taxas de hipertensão na América do Sul podem variar de país para país, devido a diferentes níveis de transição epidemiológica. Os dados disponíveis sugerem que, em alguns países, a prevalência da hipertensão seja de aproximadamente de 20% e, em outros, por volta de 30% (Tabela 1.4).

Tabela 1.4. Prevalência estimada de hipertensão arterial sistêmica em países sul-americanos.

País	Prevalência		
	Ambos os sexos (IC95%)	Sexo masculino (IC95%)	Sexo feminino (IC95%)
Argentina	16,5 (12,8-20,2)	-*	-*
Bolívia	-*	23,5 (20,9-26,1)	17,9 (16-19,8)
Brasil	28	-*	-*
Chile	-*	36,7 (33,1-40,4)	30,8 (27,9-33,7)

* não disponível. IC95%: intervalo de confiança de 95%. Fonte: adaptado dos Dados Mundiais da OMS, 2008.

MORTALIDADE POR DOENÇA CARDÍACA CORONÁRIA E DOENÇA CEREBROVASCULAR NA AMÉRICA DO SUL

A DCV é a principal causa de morte na maior parte da América do Sul, onde a redução prevista de sua prevalência e incidência para as próximas décadas é menor do que em países desenvolvidos, como o Canadá.

O AVC e o IAM são as duas principais causas de morte cardiovascular em todo o mundo. Apesar de mais de dois terços de todas as mortes por AVC ocorrerem em países em desenvolvimento, poucos estudos epidemiológicos têm sido realizados nesta população. Alterações nas tendências de DCV ao redor do mundo podem ser atribuídas a uma redução nas taxas de eventos (controle de fatores de risco e melhorias na prevenção de saúde) e melhorias na letalidade (representada por tratamento efetivo na fase aguda da doença). Embora a maioria dos fatores de risco para as DCV seja geograficamente independente, em especial a atividade física, os hábitos alimentares e o tabagismo, há algumas diferenças na distribuição da doença arterial coronária (DAC) e do AVC entre os países da América do Sul (Tabela 1.5).

Tabela 1.5. Principais causas de morte em países sul-americanos.

País	Principal causa de morte	%*
Brasil	Doença cerebrovascular	9
Colômbia	Violência	13
Argentina	Doença arterial coronária	12
Peru	Infecção respiratória	12
Venezuela	Doença arterial coronária	16
Chile	Doença arterial coronária	11
Equador	Doença arterial coronária	8
Bolívia	Infecção respiratória	9
Paraguai	Doença cerebrovascular	11
Uruguai	Doença arterial coronária	13
Guiana	HIV/AIDS	19

*Porcentagem de mortalidade por todas as causas. Fonte: adaptado da Ficha Técnica de Mortalidade por País em 2006, OMS.

Brasil

No Brasil, de 1983 a 2005, houve redução de 11,8% na taxa de mortalidade por DCV (Tabela 1.6). Em 1983, a principal causa de morte foi a DCV (26% de todas as causas de morte, das quais 7,5% devido à DAC e 8,7% ao AVC). Em 2005, o AVC permaneceu na liderança do *ranking* de morte, sendo responsável por 90.006 óbitos, com diminuição na taxa de mortalidade de 16,4% em relação ao ano de 1983. O infarto do miocárdio foi a segunda causa, sendo responsável por quase 85 mil óbitos e uma taxa bruta de mortalidade de 44,2/100 mil habitantes, com redução de 8,5% desde 1983. Há tendência de aumento na proporção dos óbitos por DCV em relação a todas as causas de morte. A mortalidade por DCV relatada em 2005 aumentou 2,2%, atingindo 28,2% de todas as causas de morte no país.

Tabela 1.6. Mortalidade cardiovascular no Brasil entre 1983 e 2005.

	1983		2005		1983-2005
	%*	Taxa de mortalidade	%*	Taxa de mortalidade	Mudança da taxa de mortalidade (%)
Mortalidade cardiovascular	26	167,6	28,2	147,9	-11,8
Mortalidade cerebrovascular	8,7	56,1	8,9	46,9	-16,4
Mortalidade por doença arterial coronária	7,5	48,3	8,4	44,2	-8,5

Porcentagem de mortalidade por todas ascausas.

Colômbia

A Colômbia tem apresentado redução discreta na mortalidade por DAC entre 1970 (94,9/100 mil para homens e 63.1/100 mil para mulheres) e 2000 (93,4/100 mil para homens e 60,9/100 mil para mulheres). Em 2002, a taxa de mortalidade global por DAC foi de 71,9/100 mil habitantes, correspondendo a 13% de todas as causas de morte. O AVC é a terceira causa de morte na Colômbia, e a tendência é semelhante à da DAC, mas com redução importante de 24% entre os homens, entre 1970 (61,7/100 mil) e 2000 (47,1/100 mil), e de 33% entre as mulheres – 68,0/100 mil, em 1970, para 45,4/100 mil, em 2000. Notadamente, a violência foi a principal causa de morte em 2002.

Argentina

Na Argentina, as duas principais causas de morte em 2002 foram DAC e AVC, responsáveis, respectivamente por 12% e 8% de todas as causas de óbito. As taxas de mortalidade de 1970 a 2000 apresentaram redução de 63% entre os homens (de 182,1/100 mil para 67,4/100 mil) e de 68% entre as mulheres (de 89,2/100 mil para 28,3/100 mil), semelhantes às taxas do Canadá (63%entre homens e 57% entre mulheres).

No entanto, dados mais recentes do OMS revelaram aumento global da mortalidade por DAC em 2002, atingindo 90,3/100 mil habitantes. A taxa de mortalidade por AVC em 2002 foi de 59,7/100 mil habitantes, quase a mesma para homens em 2000 (58,9/100 mil), porém superior à taxa para mulheres no mesmo ano (38,0/100 mil).

Peru

No Peru, as infecções do trato respiratório inferior corresponderam à principal causa de morte (12%) em 2002. A DAC (6%; 39,7/100 mil) e o AVC (5%; 30,2/100 mil) foram responsáveis por 11% de todas as causas de morte no mesmo ano.

Venezuela

Na Venezuela, a DAC foi a principal causa de morte em 2002, responsável por 16% (71,2/100 mil habitantes) de todos os óbitos. Entre 1970 e 2000, a DAC cresceu no país por volta de 14% entre os homens (de 119,7/100 mil para 136,4/100 mil) e 4% entre as mulheres (de 75,2/100 mil para 78,5/100 mil). Dados da OMS mostraram que, em 2002, a taxa de mortalidade por DAC foi de 71,2/100 mil habitantes. O AVC foi a terceira causa de morte (34,6/100 mil), apresentando taxa de mortalidade semelhante à da violência (35,2/100 mil). A mortalidade por AVC no período de 1970 a 2000 apresentou redução de apenas 2% (de 60,2/100 mil para 58,9/100 mil) para homens e 12% (de 56,6/100 mil para 49,8/100 mil) para mulheres.

Chile

O Chile apresentou a segunda maior diminuição de mortalidade por DAC entre 1970 e 2000: 33% entre os homens (de 110,9/100 mil para 74,1/100 mil) e 48% entre as mulheres (de 74,0/100 mil para 38,2/100 mil). A mortalidade por AVC apresentou redução semelhante: 31% para homens (de 91,1/100 mil para 62,8/100 mil) e 49% para mulheres (de 84,6/100 mil para 43,3/100 mil). Em 2002, a mortalidade por DAC foi ainda a mais importante, com taxa de 58,1/100 mil. O AVC apresentou um aumento da taxa de 52,1/100 mil, permanecendo como a segunda causa mais comum de morte.

Equador

O Equador, assim como a Colômbia, apresentou aumento da mortalidade por DCV de 1970 a 2002. A baixa taxa de mortalidade por DCV na década de 1970 nesses países pode ser a razão para este comportamento paradoxal. A mortalidade por DAC entre os homens foi de 32,5/100 mil em 1970 e atingiu 36,7/100 mil em 2000, correspondendo a um aumento de 13%. Entre as mulheres, houve diminuição de 6% no período de 1970 a 2000 (de 22,4/100 mil para 21,2/100 mil).

Os óbitos por AVC diminuíram para ambos os sexos. Para os homens, observou-se redução de 10% (de 39,1/100 mil para 35,4/100 mil) e, para as mulheres, a taxa diminuiu de 37,7/100 mil para 30,0/100 mil (redução de 20%). Em 2002, a mortalidade por DAC atingiu a taxa de 45,5/100 mil, o que correspondeu a 8% de todas as causas de morte, configurando-se como principal causa de óbito neste país. O AVC foi a segunda causa mais comum de morte, com taxa de mortalidade de 34,1/100 mil (6% de todos os óbitos).

Bolívia

As doenças transmissíveis ainda são responsáveis por grande impacto na população boliviana. A principal causa de morte em 2002 foi infecção do trato respiratório inferior (9% de todas as causas de morte) e, em segundo lugar, estiveram as condições adversas ao nascimento (8% de todos os óbitos, com taxa de mortalidade de 45,7/100 mil). A DCV, representada pela DAC (5% do total de óbitos) e pelo AVC (4% de todos os óbitos, com taxa de mortalidade de 36,3/100 mil), foi responsável por 9% de todas as causas de morte.

Paraguai

No Paraguai, a DCV é a principal causa de morte, tendo sido responsável, em 2002, por pelo menos 21% de todos os óbitos, sendo 11% relacionados ao AVC (taxa de mortalidade de 50,2/100 mil) e 10% à DAC (taxa de mortalidade de 45,4/100 mil). A terceira causa esteve ligada às más condições ao nascimento (9% da mortalidade total).

Uruguai

No Uruguai, as principais causas de morte foram DCV e doenças degenerativas. Em 2002, 25% das mortes ocorreram por DCV: 13% relacionados à DAC (117,4/100 mil) e 12% ao AVC (taxa de mortalidade 111,3/100 mil). Câncer de traqueia, brônquio e pulmão, doença de Alzheimer e outras demências, câncer de cólon e reto foram outras causas importantes de morte, demonstrando que tal população atualmente enfrenta doenças de idosos. A expectativa de vida ao nascer está acima de 80 anos para as mulheres e de 70 para os homens.

Guiana

A Guiana é o único país da América do Sul que tem uma doença sexualmente transmissível como a principal causa de morte. A AIDS/HIV causou 19% de todas as mortes em 2002 (taxa de mortalidade de 178,7/100 mil), enquanto o AVC foi responsável por 12% (115,2/100 mil). A terceira causa de morte foi DAC, com 11% de todas as causas de morte (103,5/100 mil). Mesmo com esta incidência alarmante de AIDS/HIV, a DAC e o AVC, juntos, foram responsáveis por 23% do total de óbitos.

PRINCIPAIS PESQUISAS NA ÁREA CARDIOVASCULAR EM PAÍSES DA AMÉRICA DA SUL

Ao longo dos últimos anos, importantes avanços nas áreas de pesquisa epidemiológica têm sido observados nos países sul-americanos. Apesar da necessidade de mais estudos, as evidências científicas disponíveis são suficientes para o planejamento de programas de prevenção cardiovascular.

INTERHEART Latin America

O INTERHEART corresponde a um estudo caso-controle, internacional, desenhado para definir a importância dos fatores de risco convencionais no IAM em diversas regiões do mundo. Como parte deste estudo, 1.237 casos e 1.888 controles da Argentina, Brasil, Colômbia, Chile, Guatemala e México, foram incluídos na análise. Com base nos resultados, fatores como estresse psicossocial persistente, hipertensão arterial sistêmica, *diabetes mellitus*, tabagismo, obesidade abdominal e aumento da relação apolipoproteína B/A-1 estiveram associados ao aumento do risco de IAM. Por outro lado, o consumo diário de frutas e vegetais e a atividade física regular associaram-se a menor risco de IAM. O impacto da obesidade abdominal foi mais relevante em países da América Latina, quando comparado com o do restante do mundo. O risco atribuível à população (RAP) foi de 48,5%, 40,8% e 38,4% para obesidade, dislipidemia e tabagismo, respectivamente. Juntos, tais fatores resultaram em RAP de 77,6% na América Latina. Os resultados observados estão sumarizados nas Tabelas 1.7 e 1.8.

INTERSTROKE

Trata-se de um estudo de caso-controle, multicêntrico, com a primeira fase realizada entre março de 2007 e abril de 2010, envolvendo inicialmente 3.000 casos e 3.000 controles de 22 países, com participação de países sul-americanos, em que os casos eram pacientes com um primeiro AVC. Os pacientes do grupo controle não tinham histórico de AVC e foram pareados com os casos por sexo e idade. Dos primeiros 3.000 casos, 78% (2.337 indivíduos) eram de AVC isquêmico e 22% (663 indivíduos) eram de AVC hemorrágico. Dez fatores de risco foram responsáveis por 90% do risco de AVC, e a hipertensão arterial foi o fator de risco mais importante para todos os subtipos de AVC. O RAP de cada um destes fatores está exposto na Tabela 1.9.

.Tabela 1.7. Razão de chances (RC) de infarto agudo do miocárdio e risco atribuível à população (RAP) por país na América do Sul (INTERHEART Latin America).

Fator de risco	Argentina		Brasil		Chile		Colômbia	
	RC (IC95%)	RAP (IC95%)	RC (IC95%)	RAP (IC95%)	RC (IC95%)	RAP (IC95%)	RC (IC95%)	RAP (IC95%)
ApoB/ApoA-1˙	5,52 (2,8-10,7)	67,6 (51-80,7)	3,3 (1,9-5,8)	57,0 (38,6-73,4)	2,05 (1,4-3,0)	35,2 (19,0-55,8)	2,49 (1,4-4,3)	37,4 (14,2-68,4)
Tabagismo†	2,33 (1,5-3,7)	42,9 (27,9-93,0)	2,4 (1,7-3,4)	40,3 (28,9-52,8)	3,10 (2,3-4,2)	42,0 (33,2-51,4)	1,44 (1,0-2,0)	19,8 (7,2-43,7)
Diabetes	2,73 (1,5-5,1)	13,1 (7,5-21,9)	4,2 (2,5-7,1)	17,0 (12,2-23,1)	2,0 (1,4-2,9)	10,8 (6,1-18,3)	1,74 (1,1-2,7)	7,4 (3,3-15,8)
Hipertensão arterial	2,62 (1,7-4,1)	33,4 (22,7-62,0)	4,4 (3,0-6,3)	43,2 (35,4-51,4)	2,86 (2,1-3,9)	32,0 (24,5-40,8)	2,27 (1,6-3,2)	25,5 (17,3-36,0)
Cintura abdominal	4,22 (2,3-7,8)	58,1 (37-66,0)	2,5 (1,4-4,6)	51,0 (27,2-74,4)	1,26 (0,8-1,9)	16,6 (2,4-61,2)	4,16 (2,7-6,5)	53,5 (38,9-67,5)
Depressão	1,12 (0,7-1,7)	4,0 (0,1-66,9)	1,4 (1-2,2)	10,1 (3,7-24,7)	0,95 (0,7-1,3)	-2,2 (-13,0-8,7)	1,21 (0,9-1,7)	6,2 (0,9-32,5)
Estresse‡	4,17 (1,5-11,3)	41,7 (19,1-68,4)	8,0 (3,7-17,3)	43,8 (25-64,7)	2,19 (1,3-2,8)	12,0 (2,3-44,1)	1,87 (1,1-3,3)	15,4 (2,0-62,3)
Atividade física regular	0,46 (0,3-0,8)	47,5 (26,3-69,7)	0,8 (0,5-1,3)	18,3 (2,3-68,1)	0,82 (0,6-1,2)	14,7 (2,6-52,3)	0,75 (0,5-1,1)	20,4 (4,8-56,5)
Álcool	0,85 (0,6-1,3)	7,8 (0,4-62,9)	0,7 (0,4-1)	27,6 (12-51,8)	1,20 (0,8-1,7)	-16,0 (-50-18,4)	0,92 (0,6-1,5)	6,5 (0,0-97,1)
Frutas/vegetais§	1,10 (0,7-1,9)	-6,7 (-34-20,2)	0,7 (0,4-1)	4,95 (2,2-12,2)	0,54 (0,4-0,8)	12,1 (6,1-18,1)	0,84 (0,6-1,3)	4,8 (-2,8-12,4)

Primeiro vs. terceiro tercil; † nunca vs. atual; ‡ nunca vs. persistente; § consumo diário. ApoB/ApoA-1: apolipoproteína B/A-1. Fonte: adaptado de Lanas F, Avezum A, Bautista LE, et al.; INTERHEART Investigators in Latin America.Risk factors for acute myocardial infarction in Latin America: the INTERHEART Latin American study. Circulation. 2007;115(9):1067-74.

Tabela 1.8. Comparação de fatores de risco cardiovasculares entre a América Latina e outros países, de acordo com o estudo INTERHEART.

Fator de risco	Controle (%)		RC (IC95%)		RAP (IC95%)	
	América Latina	Outros países	América Latina	Outros países	América Latina	Outros países
ApoB/Apo-A1	42,0	32,0	2,31 (1,83-2,94)	3,0 (2,8-3,3)	40,8 (30,3-52,2)	44,2 (41,3-47,1)
Tabagismo	48,1	48,1	2,31 (1,97-2,71)	2,26 (2,1-2,4)	38,4 (32,8-44,4)	35,3 (33,3-37,4)
Diabetes	9,5	7,2	2,59 (2,09-3,22)	3,16 (2,9-3,49)	12,9 (10,3-16,1)	12,2 (11,3-13,1)
Hipertensão arterial	29,1	20,8	2,81 (2,39-3,31)	2,41 (2,3-2,6)	32,9 (28,7-37,5)	22,0 (20,7-23,4)
Obesidade abdominal	48,6	31,2	2,49 (1,97-3,14)	2,22 (2,1-2,4)	48,5 (1,4-13,9)	30,2 (27,4-33,2)
Depressão	28,9	15,8	1,17 (0,98-1,38)	1,60 (1,5-1,7)	4,7 (1,4-13,9)	8,4 (7,3-9,7)
Estresse permanente	6,8	3,9	2,81 (2,07-3,82)	2,10 (1,8-2,4)	28,1 (18,5-40,3)	7,8 (4,6-13,1)
Atividade física regular	22,0	18,9	0,67 (0,55-0,82)	0,70 (0,65-0,76)	28,0 (17,7-41,3)	24,8 (20,6-29,6)
Álcool	19,4	11,9	1,05 (0,86-1,27)	0,78 (0,74-0,84)	-3,2 (-18-11,7)	16,3 (12,7-20,6)
Frutas/vegetais	84,3	83,7	0,63 (0,51-0,78)	0,78 (0,73-0,84)	6,9 (3,35-10,5)	4,1 (2,9-5,3)
Todos combinados	-	-	63 (23,7-168)	71,8 (51,5-100)	88,1 (82,3-93,8)	85,1 (82,9-87,2)

RC: razão de chances; RAP: risco atribuível à população; IC95%: intervalo de confiança de 95%; ApoB/ApoA-1: apolipoproteína B/A-1. Fonte: adaptado de Lanas F, Avezum A, Bautista LE, et al.; INTERHEART Investigators in Latin America. Risk factors for acute myocardial infarction in Latin America: the INTERHEART Latin American study. Circulation. 2007;115(9):1067-74.

Tabela 1.9. INTERSTROKE: risco atribuível populacional dos fatores de risco para acidente vascular cerebral.

Fatores de risco	Risco atribuível populacional %(IC99%)
Hipertensão arterial sistêmica	34,6 (30,4-39,1)
Tabagismo	18,9 (15,3-23,1)
Relação cintura-quadril (tercil 2 *vs.* tercil 1)	26,5 (18,8-36,0)
Dieta inadequada (tercil 2 *vs.* tercil 1)	18,8 (11,2-29,7)
Sedentarismo	28,5 (14,5-48,5)
Diabetes mellitus	5,0 (2,6-9,5)
Ingestão excessiva de álcool	3,8 (0,9-14,4)
Causas cardíacas	6,7 (4,8-9,1)
Razão de apoB para apoA1 (tercil 2 *vs.* tercil 1)	24,9 (15,7-37,1)
Fatores psicossociais	
Estresse	4.6 (2.1–9.6)
Depressão	5.2 (2.7–9.8)

Apo: apolipoproteína; IC99%: intervalo de confiança de 99%. Fonte: adaptado de O'Donnell, Martin J et al.

Em 2014, no Congresso Mundial de Cardiologia, novos resultados do INTERSTROKE foram apresentados, em concordância com os dados obtidos na primeira fase do estudo. Esta segunda fase do estudo incluiu 27.011 pacientes, sendo 13.604 casos (AVC) e 13.407 controles. Foram registrados 10.349 AVC isquêmicos e 3.039 AVC hemorrágicos.

FRICAS

O FRICAS (*Factores de Riesgo Coronario en América del Sur*) foi um estudo caso-controle, projetado para examinar fatores de risco para IAM inicialmente na Argentina, porém outros países, como México, Venezuela e Brasil, foram posteriormente incorporados. Para estudar a relação entre IAM e hipertensão arterial, 939 pacientes com IAM e 949 controles foram analisados no FRICAS. A razão de chances ajustada para IAM relacionado à hipertensão foi de 2,58 (intervalo de confiança de 95% – IC95%: 2,08-3,19). A razão de chances foi de 2,42 (IC95%: 1,88-3,11) quando os indivíduos hipertensos relataram valor máximo de pressão sistólica inferior a 200 mmHg e 4,12 (IC95%: 12,87-5,89,) quando superior a 200 mmHg.

AFIRMAR

O AFIRMAR (*Acute Myocardial Infarction Risk Factor Assessment in Brazil*) foi o maior estudo do tipo caso-controle realizado no Brasil e teve como objetivo avaliar os fatores de risco associados à ocorrência de IAM com supradesnivelamento do segmento ST. Um total de 3.350 pacientes (1.798 casos e 1.552 controles) foram recrutados. A análise multivariada, demonstrada na Tabela 1.10 representa os fatores de risco independentes para a ocorrência de IAM. Destes, o tabagismo (acima de 5 cigarros/dia), valores de glicose ≥ 126 mg/dL, a razão cintura abdominal/quadril ≥ 0,94, baixa renda e baixo nível educacional foram os principais fatores associados à ocorrência de infarto.

INTRODUÇÃO

Tabela 1.10. Resultados do estudo AFIRMAR.

Variável	RC ajustada (IC95%)	Valor de p
Tabagismo atual (≥ 5 cigarros/dia)	4,36 (3,48-5,47)	<0,001
Razão cintura abdominal/quadril ≥ 0,94	3,25 (2,65-3,99)	<0,001
Glicemia ≥ 126 mg/dL	3,02 (2,35-3,88)	<0,001
Hipertensão arterial	2,46 (2,06-2,94)	<0,001
História familiar de DAC	2,07 (1,73-2,46)	<0,001
LDL-colesterol entre 100-120mg/dL	2,00 (1,53-2,62)	<0,001
Tabagismo atual (< 5 cigarros/dia)	1,97 (1,24-3,13)	0,004
Razão cintura abdominal/quadril entre 0,90 e 0,93	1,77 (1,36-2,30)	<0,001
LDL-colesterol >120 mg/dL	1,76 (1,31-2,37)	<0,001
Viúvo	1,73 (1,20-2,49)	0,003
Casado	1,63 (1,23-2,18)	<0,001
Diabetes mellitus	1,55 (1,15-2,09)	0,004
Raça branca	1,51 (1,22-1,88)	<0,001
Tabagismo (abstinente)	1,40 (1,13-5,47)	0,002
Uso de álcool (< 2 dias/semana)	0,78 (0,64-0,95)	0,012
Uso de álcool (3 a 7 dias/semana)	0,65 (0,49-0,85)	0,002
Renda familiar entre R$ 600,00-1.200,00 e Ensino Médio completo	0,70 (0,51-0,97)	0,031
Renda familiar entre R$ 600,00-1.200,00 e Ensino Superior	0,70 (0,54-0,91)	0,008
Renda familiar > R$ 1.200,00 e Ensino Superior	0,77 (0,60-0,99)	0,040

RC: razão de chances; IC95%: intervalo de confiança de 9

CONHECIMENTO DA POPULAÇÃO QUANTO A FATORES DE RISCO

O programa Prevenção, conduzido no Brasil e coordenado pela Sociedade Brasileira de Cardiologia (SBC), em 2006 e 2007, teve como objetivo reforçar a importância dos fatores de risco cardiovasculares à população brasileira. A fim de se avaliarem a qualidade e o nível de conhecimento dos fatores de risco, uma pesquisa foi realizada com a população brasileira, o que, possivelmente, reflete o conhecimento da população sul-americana em geral. Para tal, um questionário envolvendo 32 perguntas foi aplicado a 2012 indivíduos. Interessantemente, o tabagismo foi reconhecido como o principal fator relacionado à DCV (31%), seguido por estresse/depressão (23%), hipertensão arterial (18%), dislipidemia (10%), diabetes melito (5%) e causa desconhecida (19%). Estes resultados demonstraram que quase 70% da população brasileira não correlaciona tabagismo com DCV e 82%, 90% e 95% não relacionam hipertensão arterial, dislipidemia e *diabetes mellitus* à DCV, respectivamente, confirmando o baixo índice de conhecimento dos fatores de risco, conforme observado na tabela 1.11.

Tabela 1.11. Conhecimento da população brasileira quanto aos fatores de risco cardiovasculares.

Fator de risco	Conhecimento (%)
Tabagismo	31
Estresse/depressão	23
Hipertensão arterial	18
Dislipidemia	10
Diabetes melito	5
Obesidade/sobrepeso	13
Causa desconhecida	19

DESAFIOS PARA A PESQUISA CLÍNICA NA AMÉRICA DO SUL E PERSPECTIVAS

A fim de melhor se planejarem as estratégias de prevenção cardiovascular na América do Sul, é necessário melhorar a documentação da incidência e da prevalência dos fatores de risco, e a morbidade e a mortalidade por DCV, visto que tais informações são em grande parte indisponíveis. Isso permite uma avaliação confiável do ônus da DCV e projeções realistas do curso da epidemia de DCV, já projetado para os países em desenvolvimento.

Durante as últimas duas décadas, a América Latina tem contribuído cada vez mais para a investigação clínica. Há uma necessidade urgente de entender como as mudanças sociais em países de baixa, média e alta renda podem levar a um aumento da DCV, a fim de desenvolver estratégias que mitiguem estes processos.

Neste contexto, importante avanço vem sendo obtido por meio do estudo PURE (*Prospective Urban and Rural Epidemiological Study*), coordenado pelo Dr. Salim Yusuf, no *Population Health Research Institute*, no Canadá. Trata-se de um estudo de coorte, composto por 225 mil indivíduos, com o objetivo de mais de 9 a 12 anos de seguimento, rastreamento de mudanças de estilos de vida, fatores de risco e doenças crônicas em áreas urbanas e rurais de 25 países, estando Argentina, Brasil, Chile e Colômbia entre eles. O estudo foi desenhado para testar, com segurança, a hipótese de má adaptação ao avaliar: (a) se mudanças sociais influenciam nos estilos de vida e nos fatores de risco; (b) se isto leva a altos níveis de obesidade, diabetes, escore INTERHEART e de DCV; e (c) a contribuição relativa de fatores de nível comunitário (crescente mecanização e acesso aos cuidados de saúde) e individual (estilo de vida) para variações dos fatores de risco e taxas de DCV.

Se ignorada, a DCV, na América do Sul, conhecerá um aumento drástico nos próximos anos, com impacto negativo substancial sobre a saúde da população devido à morte, à invalidez e ao uso de recursos de saúde. A investigação eficaz e a colaboração internacional podem aumentar a capacidade de pesquisa e desenvolvimento, contribuindo para melhorias nos cuidados de saúde cardiovascular nos países sul-americanos.

BIBLIOGRAFIA

Avezum A, Guimaraes HP, Brasileiro AL, et al. Population awareness on cardiovascular risk factors: a developing country experience. In: European Congress of Cardiology 2007. Viena: European Heart Journal; 2007. p. 686.

Ciruzzi M, Pramparo P, Rozlosnik J, et al. Hypertension and the risk of acute myocardial infarction in Argentina. The Argentine Factores de Riesgo Coronario en America del Sur (FRICAS) Investigators. Prev Cardiol. 2001;4(2):57-64.

Lanas F, Avezum A, Bautista LE, et al.; INTERHEART Investigators in Latin America. Risk factors for acute myocardial infarction in Latin America: the INTERHEART Latin American study. Circulation. 2007;115(9):1067-74.

Lavados PM, Hennis AJ, Fernandes JG, et al. Stroke epidemiology, prevention, and management strategies at a regional level: Latin America and the Caribbean. Lancet Neurol. 2007;6(4):362-72.

Ounpuu S, Anand S, Yusuf S. The impending global epidemic of cardiovascular diseases. Eur Heart J. 2000;21(11):880-3.

Piegas LS, Avezum A, Pereira JC, et al.; AFIRMAR Study Investigators. Risk factors for myocardial infarction in Brazil. Am Heart J. 2003;146(2):331-8.

Rodriguez T, Malvezzi M, Chatenoud L, et al. Trends in mortality from coronary heart and cerebrovascular diseases in the Americas: 1970-2000. Heart. 2006;92(4):453-60.

Rueda-Clausen CF, Silva FA, López-Jaramillo P. Epidemic of overweight and obesity in Latin America and the Caribbean. Int J Cardiol. 2008;125(1):111-2.

Wild S, Roglic G, Green A, et al. Global prevalence of diabetes: estimates for the year 2000 and projections for 2030. Diabetes Care. 2004;27(5):1047-53.

14 | INTRODUÇÃO

World Health Organization (WHO). Mortality health statistics 2006. Geneve: WHO; 2006. Disponível em: http://www.who.int/gho/publications/world_health_statistics/whostat2006_erratareduce.pdf

Yusuf S, Hawken S, Ounpuu S, et al.; INTERHEART Study Investigators. Effect of potentially modifiable risk factors associated with myocardial infarction in 52 countries (the INTERHEART study): case-control study. Lancet. 2004;364(9438):937-52.

Yusuf S, Reddy S, Ounpuu S, et al. Global burden of cardiovascular diseases: part I: general considerations, the epidemiologic transition, risk factors, and impact of urbanization. Circulation. 2001;104(22):2746-53.

Yusuf S, Vaz M, Pais P. Tackling the challenge of cardiovascular disease burden in developing countries. Am Heart J. 2004;148(1):1-4.

2

Contratilidade: função de bomba do coração

Luiz Minuzzo
Rodrigo Bellio de Mattos Barretto

> **Palavras-chave:** Contratilidade; Bomba cardíaca; Fração de ejeção; Débito cardíaco; Volume sistólico.

INTRODUÇÃO

O coração como bomba

O coração é um órgão situado dentro da caixa torácica ocupando o mediastino médio. É formado por dois lados distintos, sendo que o coração esquerdo bombeia sangue para os órgãos e tecidos, e o coração direito bombeia sangue para os pulmões. Possui quatro câmaras distintas: dois átrios, que recebem o sangue por meio do sistema venoso, e dois ventrículos, que bombeiam o sangue pelo sistema arterial para todo o organismo. É composto por três tipos de fibras musculares: atriais, ventriculares e especializadas (excitatórias e condutoras). O músculo cardíaco é estriado, semelhante ao esquelético; no entanto, age como um sincício, que são fibras conectadas em série e em paralelo, uma com as demais. Suas membranas apresentam junções comunicantes permeáveis, que permitem a difusão de íons, que movem-se por meio de discos intercalados. Ao receber um estímulo, excita todas as demais células, por meio do potencial de ação que passa entre as fibras e seus discos intercalados (Figura 2.1). O coração é composto por dois sincícios (atrial e ventricular). O potencial de ação, ao atingir a junção átrio-ventrículo, encontra um tecido fibroso e, aí, é conduzido por um sistema especializado em condução (nó atrioventricular – AV).

Potencial de ação miocárdico

O potencial de membrana em repouso da célula miocárdica é negativo (- 90 mV) em seu interior, sendo primariamente determinado pela razão de potássio entre as membranas interna e externa (equação de Nernst).

O potencial de ação é uma despolarização temporária da membrana celular. É causada por alterações transitórias na condutância desta membrana a cargas iônicas, especialmente o íon sódio, por meio de abertura e fechamento de canais íons específicos. Na fase 0, ocorre despolarização rápida, sendo mediada pela entrada de sódio para dentro das células (abertura dos canais de sódio). Na fase 1, ocorrem inativação dos canais de sódio e abolição da entrada de sódio. Na fase 2 (*plateau*), ocorre lenta entrada de cálcio, havendo perda de potássio pelos canais voltagem-dependentes. Nesta fase, os canais de sódio estão fechados. Na fase 3, com a cessação da corrente de cálcio e um aumento da corrente de potássio, completa-se a repolarização, com o retorno ao potencial de repouso. Na fase 4, ocorre restauração dos níveis de sódio e potássio, por meio da bomba de Na+/K+ ATPase (Figura 2.2).

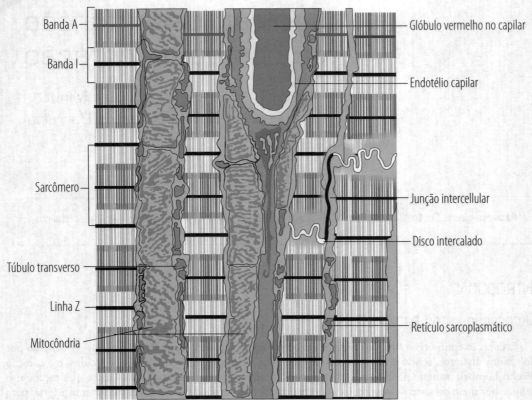

Figura 2.1. Diagrama de uma eletromiografia de músculo cardíaco. Ver figura colorida no encarte

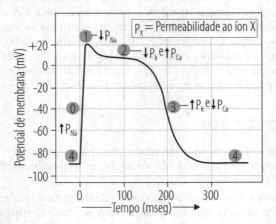

Figura 2.2. Potencial de ação miocárdico.

A contração e o relaxamento sincronizado das células musculares cardíacas proveem as forças necessárias para o bombeamento de sangue pela circulação sistêmica e pulmonar. A seguir, descrevem-se os principais mecanismos que influenciam na atuação da bomba cardíaca.

☑ Características mecânicas básicas da bomba cardíaca

O sistema cardiovascular consiste do coração, dos vasos sanguíneos e do sangue. Sua função primordial é transportar substâncias, que podem ser categorizadas em: materiais que entram no organismo pelo meio externo (por exemplo, oxigênio e nutrientes); materiais que circulam entre as células do corpo (por exemplo, hormônios e anticorpos); e produtos que devem ser eliminados do organismo (por exemplo, calor e gás carbônico), por meio de uma circulação arterial, que atua por um diferencial de níveis pressóricos e retorna à circulação central, pelo sistema venoso, salientando que a troca de materiais entre o sangue e o líquido intersticial ocorre através dos capilares e da microcirculação.

☑ Fatores que influenciam e/ou regulam o débito cardíaco

O débito cardíaco (DC) é caracterizado pela quantidade de sangue, em litros, bombeado pelos ventrículos a cada minuto, sendo uma variável de extrema importância, pois ajusta-se às necessidades metabólicas de cada momento do sistema cardiovascular. Como exemplo, em um indivíduo adulto, pode passar uma média 5,5 L/minuto a até 15L/minuto em situações de exercícios extenuantes. É regulado pelo sistema autonômico e hormonal, no qual operam em alterações na frequência cardíaca (FC) e no volume sistólico (VS). Assim, em um indivíduo cuja FC é de 70 batimentos por minuto e sendo o VS em repouso de cerca de 70 mL/minuto, seu DC será de 4,9 L/minuto. A fórmula utilizada é: DC= VS × FC/1000.

Alterações no DC por condições fisiológicas são produzidas pela FC, pelo VS ou por ambos. A FC é controlada primariamente pelo sistema nervoso autônomo, com sua elevação pela estimulação simpática, e por sua redução pela estimulação parassimpática (ação cronotrópica). O VS é determinado, em parte pelo sistema nervoso autônomo, fazendo com que o simpático estimule a contração das fibras musculares miocárdicas com maior força e o parassimpático estimule estas mesmas fibras com o efeito contrário. Quando a força de contração aumenta no limiar do comprimento da fibra, a maioria do sangue que normalmente permanece nos ventrículos é expelida, ou seja, ocorre a ejeção ventricular sistólica (ação inotrópica). A força de contração do músculo cardíaco depende da pré-carga e da pós-carga, fatores estes que, dependentes da relação tensão/encurtamento, atuam no controle da pressão arterial, conforme esquematizado na Figura 2.3 e no Quadro 1.1.

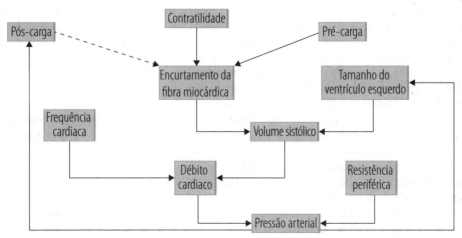

Figura 2.3. Fatores que controlam o débito cardíaco. Fonte: Boitano S, Barman SM, Brooks HL, et al. Ganong's review of medical physiology. 24. ed. New York: McGraw-Hill; 2016.

Quadro 2.1. Características fisiológicas das fases de enchimento e ejeção ventriculares.

Enchimento ventricular	Retorno venoso – fluxo de sangue ao coração
	Volume sistólico final (residual): quantidade de sangue deixada no ventrículo esquerdo, após a sístole anterior
	Lusitropismo: capacidade de enchimento cardíaco (relação pressão-volume diastólico final)
Ejeção ventricular	Impedância aórtica: capacidade da aorta de receber sangue do coração
	Volume diastólico final: quantidade de sangue no ventrículo no início da sístole
	Inotropismo: capacidade do coração para ejetar sangue (relação pressão-volume sistólico final)

☑ Fontes de energia e a energia necessária para a atividade miocárdica

Para uma função cardíaca adequada, é necessário um suprimento adequado de energia química, na forma de adenosina trifosfato (ATP). Os substratos pelos quais o ATP é formado dependem da ingesta alimentar: após uma refeição com predomínio de carboidratos, o coração metaboliza glicose e piruvato. Entretanto, nos intervalos entre as refeições, metaboliza ácidos graxos livres, triglicérides e cetonas. Em exercícios extenuantes, pode utilizar lactato produzido pelos músculos esqueléticos. A escolha do substrato também depende do fenótipo metabólico do músculo cardíaco, no qual corações fetais e de recém-nascidos adquirem seu ATP da glicose e do lactato, e, em poucas semanas após o nascimento, deriva dos ácidos graxos –semelhante ao que ocorre em adultos. Vale salientar que o glicogênio é armazenado em células miocárdicas como suprimento de reserva para condições de aumento do estímulo simpático.

Quando um indivíduo se encontra em condições anaeróbicas, a energia cardíaca, proveniente da glicólise e do fosfato de creatinina, é adequada para sustentar uma demanda metabólica apropriada por alguns minutos.

☑ Ciclo cardíaco

A função mecânica do coração depende dos níveis pressóricos e volumétricos, e dos fluxos sanguíneos que ocorrem durante o ciclo cardíaco, que é definido por uma sequência de eventos mecânicos e elétricos, os quais, por sua vez, ocorrem a cada batimento do coração. Os eventos elétricos precedem os mecânicos e são resultantes da entrada de Ca^{2+} nos miócitos durante o potencial de ação.

O eletrocardiograma (ECG) pode ser correlacionado com os eventos mecânicos. A onda P precede a contração atrial; durante o segmento PR, aparentemente não há atividade elétrica ao ECG. Durante esse tempo, não há condução no nó AV e no sistema de condução ventricular. O complexo QRS precede a contração ventricular, e a onda T de repolarização ventricular precede ao relaxamento ventricular. Desta forma, o sangue é pressurizado pela contração ventricular e ejetado dentro da circulação durante a sístole. A fase de relaxamento miocárdico é seguida pelo enchimento ventricular durante a diástole. Assim, os eventos mecânicos do ciclo cardíaco ocorrem em cinco fases:

1. Diástole ventricular: durante o maior tempo desta fase, os átrios e os ventrículos estão relaxados. As valvas AV (mitral e tricúspide) estão abertas, e os ventrículos enchem-se passivamente.
2. Sístole atrial: durante esta fase, uma quantidade adicional de sangue é bombeada para os ventrículos.
3. Contração ventricular isovolumétrica: a contração inicial aumenta a pressão ventricular, fechando as valvas AV. O sangue é pressurizado durante esta fase.
4. Ejeção ventricular: as valvas semilunares (aórtica e pulmonar) abrem-se quando a pressão ventricular excede a pressão nas artérias aorta e pulmonar. Na sequência, ocorre a ejeção ventricular do sangue (sístole ventricular).
5. Relaxamento isovolumétrico: as valvas semilunares fecham-se quando os ventrículos relaxam-se, levando à redução de suas pressões. As valvas AV abrem-se quando estas pressões estão abaixo das pressões atriais. Assim, os átrios enchem-se ao longo da sístole ventricular, permitindo rápido enchimento ventricular, até o início do próximo período diastólico. Na Figura 2.4 observam-se os

eventos mecânicos cardíacos fisiológicos durante o ciclo cardíaco e sua correlação com o ventrículo esquerdo; na Figura 2.5, sua representação em um corte longitudinal do coração, com o fluxo de sangue através das câmaras e valvas cardíacas; e, na Figura 2.6, está a curva pressão-volume durante o período de um ciclo cardíaco.

Função ventricular

O VS é determinado por três fatores: pré-carga, pós-carga e contratilidade. A pré-carga ventricular é o volume diastólico final advindo pelo retorno venoso. A pós-carga ventricular é a soma dos fatores que se opõem à ejeção do sangue durante a sístole ventricular. A contratilidade é a força intrínseca da contração muscular relacionada ao estado bioquímico das células.

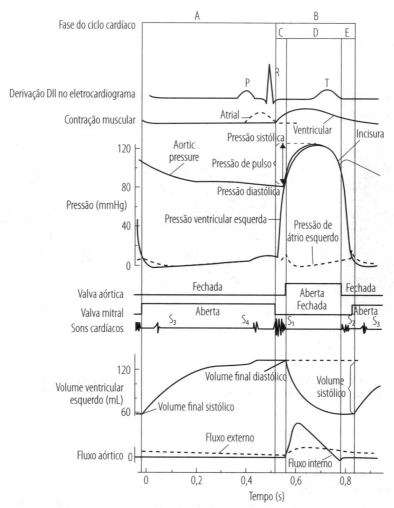

Figura 2.4. Fases do ciclo cardíaco: (A) diástole e (B) sístole – esta dividida em três períodos: (C) contração isovolumétrica, (D) ejeção e (E) relaxamento isovolumétrico.

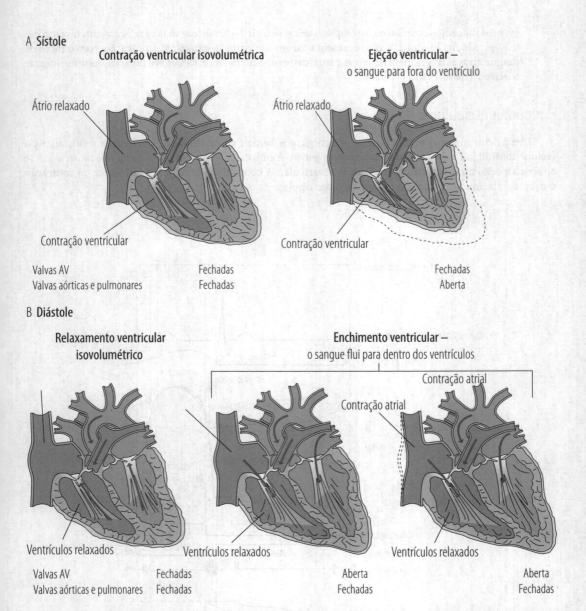

Figura 2.5. Representação esquemática das cinco fases do ciclo cardíaco. AV: atrioventricular. Fonte: Boitano S, Barman SM, Brooks HL, et al. Ganong's review of medical physiology. 24. ed. New York: McGraw-Hill; 2016. Ver figura colorida no encarte

Pré-carga

É aumentada por conta de muitos fatores: volume de sangue circulante aumentado; contração muscular esquelética rítmica, com propulsão do sangue para o coração, devido à presença de valvas unidirecionais no sistema venoso; inspiração profunda, que diminui a pressão intratorácica e aumenta a pressão abdominal, promovendo retorno venoso ao tórax; e sístole atrial e venoconstrição, que reduz o agrupamento venoso e promove o retorno do sangue à circulação central (Figura 2.7).

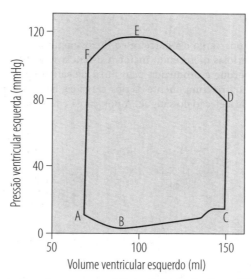

Figura 2.6. Curva da relação pressão-volume em um ciclo cardíaco. Fonte: Berne RM, Levy MN, Koeppen BM, et al. Physiology – the cardiovascular system: sixteen the cardiac pump. Mosby; 2007.

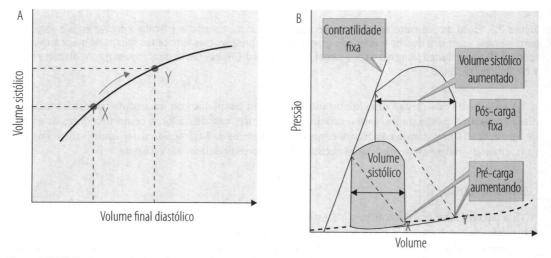

Figura 2.7. Efeito do aumento da pré-carga sobre a *performance* ventricular. (A) O aumento do volume diastólico final do ponto X ao Y aumenta o volume sistólico, devido à maior força de contração ventricular, via mecanismo de Frank-Starling. (B) O aumento da pré-carga desloca o ponto de pressão/volume diastólico final para a direita do ponto X ao Y. O aumento da pressão sistólica ventricular esquerda e o volume sistólico resultam do aumento da força de contração ventricular. Fonte: KibbleJD, Halsey CR. Medical physiology: the big picture. New York: McGrawHill, 2009.

A pré-carga também pode ser rapidamente elevada com o paciente em posição de Trendelenburg, bem como com o uso de substâncias vasoativas e a reposição volêmica–intervenções estas que aumentam o DC.

Pós-carga

O maior componente da pós-carga é a barreira ao fluxo sanguíneo, produzida pela circulação, com as artérias pequenas e as arteríolas oferecendo maior resistência vascular. A pressão sanguínea é usada como índice de pós-carga, porque é produzida pelo fluxo de sangue por meio da resistência vascular. Além da resistência vascular, outro componente da pós-carga é a baixa complacência dos ventrículos ou dos grandes vasos, que impede a ejeção do sangue. A pós-carga é representada por uma curva, conforme representada na Figura 2.8.

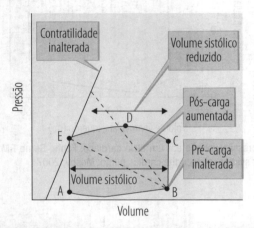

Figura 2.8. Efeito da pós-carga na *performance* ventricular. Linhas tracejadas indicam o declive da pós-carga, que torna-se mais acentuada quando o ventrículo desenvolve mais pressão, mas fornece um volume de maior impedância oposta ao fluxo sanguíneo (aumento da pós-carga). Fonte: Kibble JD, Halsey CR. Medical physiology: the big picture. New York: McGrawHill, 2009.

A redução da pós-carga é uma importante abordagem terapêutica no tratamento da insuficiência cardíaca congestiva, por exemplo, com o uso de medicamentos vasodilatadores, como inibidores de enzima de conversão da angiotensina ou bloqueadores dos receptores da angiotensina, que inibem os efeitos neuro-hormonais mal adaptativos da angiotensina II sobre o remodelamento cardíaco.

Contratilidade

É o terceiro fator que determina o VS e sua intrínseca força de contração miocárdica, sob condições de carga definidas. A Figura 2.9, identifica vários fatores que atuam sobre a contratilidade.

A contratilidade também pode ser aumentada por substâncias denominadas "inotrópicas positivas", das quais as catecolaminas são os exemplos fisiológicos mais importantes. Por outro lado, medicamentos sintéticos, denominados simpaticomiméticos, foram desenvolvidos para atuarem na melhora da contratilidade. Entre estes, incluem-se a dobutamina, a dopamina e o isoproterenol.

É importante relatar que a contração e o relaxamento cardíacos dependem da interação de seis proteínas, cujas características e propriedades estão descritas resumidamente no Quadro 2.2.

A contração muscular é o encurtamento das miofibrilas, que ocorre quando os filamentos grossos e finos deslizam um sobre o outro, por meio da ligação repetitiva das cabeças da miosina à actina, da flexão das moléculas de miosina em seus pontos de articulação, da ligação entre as moléculas e do relaxamento da molécula de miosina antes da ligação da actina novamente. Este movimento repetitivo é parecido com um ciclista atravessando uma ponte (*cross-bridge*). Assim, considera-se que o filamento grosso passa sobre o filamento fino como um pequeno trinco.

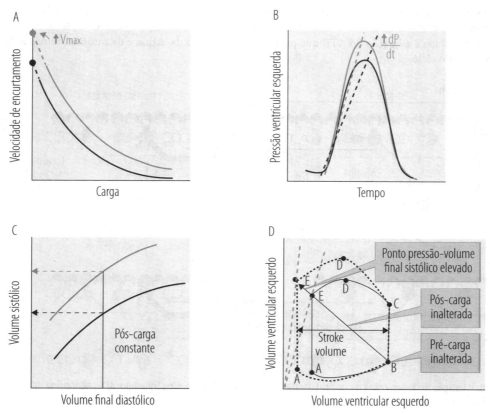

Figura 2.9. Representações do aumento da contratilidade ventricular. (A) Aumento da velocidade do encurtamento muscular em carga zero (Vmax) em músculo isolado. (B) Aumento da taxa de desenvolvimento de pressão no ventrículo esquerdo (dP/dt). (C) Deslocamento à esquerda na curva de Frank-Starling. (D) Elevação do ponto de pressão sistólica final/volume sistólico. Fonte: Kibble JD, Halsey CR. Medical physiology: the big picture. New York: McGrawHill, 2009.

Quadro 2.2. Proteínas contráteis do coração.

Proteína	Localização	Peso molecular	Propriedades bioquímicas
Miosina	Filamento fino	500.000	Hidrólise do ATP; interage com actina
Actina	Filamento grosso	42.000	Ativa miosina ATPase; interage com miosina
Tropomiosina	Filamento grosso	70.000	Modula interação actina-miosina
Troponina C	Filamento grosso	17.000	Ligação ao cálcio
Troponina I	Filamento grosso	30.000	Inibe interação actina-miosina
Troponina T	Filamento grosso	38.000	Liga troponina ao filamento grosso

ATP: adenosina trifosfato.

O mecanismo de *cross-bridge* é complexo, mas pode ser resumido em quatro passos, com a utilização de ATP (Figura 2.10). Inicia-se com a actina e a miosina no estado dissociado e a cabeça da miosina estando ligada a uma molécula de ATP:

1. O primeiro passo é a hidrólise da ligação fosfato de alta energia de ATP, para formar adenosina difosfato (ADP) e fosfato inorgânico (Pi), energizando, assim, a molécula de miosina.
2. O segundo passo é a formação do complexo actina-mosina activo (*cross-bridge*).

3. O terceiro passo é a dissociação do ADP e do Pi da cabeça da miosina, que permite sua flexão em seu ponto de articulação. A cabeça de miosina permanece ligada e flexionada até a quarta etapa.
4. A quarta etapa é a ligação do ATP, que permite a dissociação da actina e da miosina, retornando ao início do ciclo.

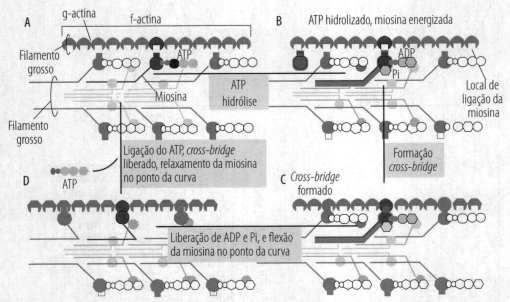

Figura 2.10. Interação actina-miosina na contratilidade miocárdica. ATP: adenosina trifosfato; ADP: adenosina difosfato; Pi: fosfato inorgânico.

AVALIAÇÃO DO CORAÇÃO COMO BOMBA CARDÍACA

O coração se apresenta como um órgão com grande complexidade em seu funcionamento e também sob influência de diversos fatores para seu desempenho.

Na prática diária, esta avaliação, seja do coração em si, bem como dos fatores que o influenciam, faz parte da rotina de diagnóstico dos pacientes cardiopatas, sendo tais informações de extrema importância para o tratamento.

A análise destes dados do "coração como bomba" e dos fatores que o regulam pode ser realizada de forma invasiva, com medidas diretas de relações pressóricas e estimativas de volumes ventriculares, como obtidos nos laboratórios de hemodinâmica e com uso de cateteres, como o de Swan-Ganz em unidades de terapia intensiva. Entretanto, exames não invasivos constituem a principal ferramenta na investigação das funções cardíacas.

As medidas de volumes ventriculares, com a consequente estimativa da fração de ejeção, isto é, a relação do volume ejetado de uma câmara sobre o maior volume desta são os principais dados utilizado para a avaliação da condição do coração na prática clínica. A medida da fração de ejeção do ventrículo esquerdo é uma importante variável na estimativa de morbidade e de mortalidade em praticamente todas as cardiopatias, servindo também como um índice na modificação de conduta terapêutica. Dentre os métodos de imagem não invasivos, a ecocardiografia, a cintilografia miocárdica, a ressonância magnética, e a tomografia computadorizada permitem a mensuração deste parâmetro.

Também é possível, por meio da ecocardiografia, realizar medidas do DC por meio da medida dos volumes ejetados dos ventrículos, pela técnica do Doppler associada à informação morfológica do coração obtida das imagens habitualmente bidimensionais destes (Figura 2.11).

2 | CONTRATILIDADE: FUNÇÃO DE BOMBA DO CORAÇÃO | **25**

A

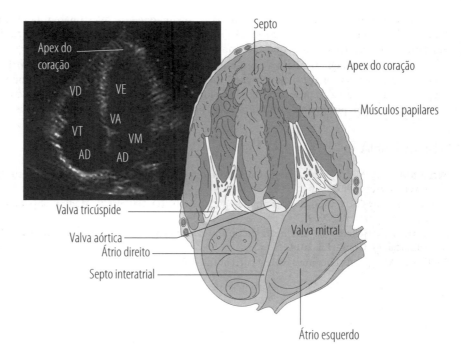

B

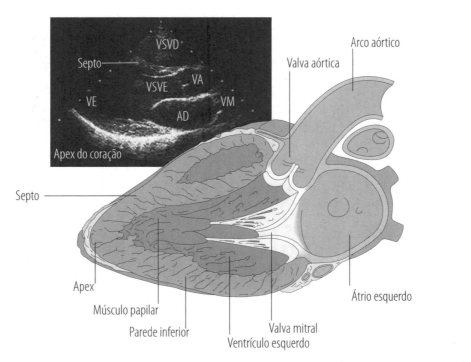

Figura 2.11. Avaliação do coração como bomba cardíaca: ecocardiograma. VD: ventrículo direito; VT: valva tricúspide; AD: átrio direito; VE: ventrículo esquerdo; AD: átrio direito; VM: valva mitral; VA; valva aórtica; VSVD: via de saída do ventrículo direito: VSVE: via de saída do ventrículo esquerdo. Ver figura colorida no encarte

Além desses dados volumétricos, há ainda a possibilidade de se estimarem também parâmetros de contratilidade com medidas de deformação miocárdica, que possibilitam aferir o grau de contratilidade miocárdica nos diversos vetores que ocorrem no coração.

Dentre os fatores que regulam a pré e a pós-carga, é possível, na primeira, por meio de manometria venosa central ou com imagem da veia cava, estimar a volemia, que é o principal componente da mesma. Na pós-carga, a medida de pressão arterial (de forma invasiva ou não invasiva), bem como as medidas de resistência vascular, por meio de outras técnicas não invasivas, permite também analisar este parâmetro.

BIBLIOGRAFIA

Berne RM, Levy MN, Koeppen BM, et al. Physiology - the cardiovascular system: sixteen the cardiac pump. Local: Mosby; 2007.

KibbleJD, Halsey CR. Cardiovascular physiology. In: KibbleJD, Halsey CR. Medical physiology: the big picture. Local: McGrawHill, 2009.

Mohrman DA, Hellerby LJ. The heart pump. In: Mohrman DA, Hellerby LJ. Cardiovascular physiology. 8. ed.Local: McGraw-Hill; 2014.

Smith TW, Morgan JP. Literature review current through.

Ciclo cardíaco e dinâmica do sistema circulatório

Luiz Antonio Abdalla
André Feldman
Guilherme D'Andréa Saba Arruda

Palavras-chave: Sistema cardiovascular; Sistema nervoso autônomo; Ciclo cardíaco; Débito cardíaco; Circulação sistêmica.

INTRODUÇÃO

O coração consiste em duas bombas separadas: um coração direito, que bombeia o sangue através dos pulmões, e um coração esquerdo, que bombeia o sangue por meio dos órgãos periféricos. O átrio funciona, principalmente, como uma bomba fraca, que auxilia a impulsionar o sangue para o ventrículo. O ventrículo, por sua vez, fornece a principal força para propelir o sangue por meio das circulações pulmonar e periférica.

O coração é formado por dois sincícios distintos: o atrial e o ventricular. Normalmente, os potenciais de ação podem ser conduzidos do sincício atrial para o ventricular somente por meio de um sistema de condução especializado, o feixe atrioventricular (AV). Os eventos cardíacos que ocorrem desde o início de um batimento cardíaco até o início do batimento seguinte denominam-se "ciclo cardíaco".

O entendimento do clico cardíaco auxilia na compreensão de diversas situações que afetam o coração, como, por exemplo, as valvopatias, bem como uma melhor avaliação semiológica do paciente.

FASES DO CICLO CARDÍACO

Podemos dividir didaticamente o ciclo cardíaco em sete fases: sístole atrial, contração ventricular isovolumétrica, ejeção ventricular rápida, ejeção ventricular reduzida, relaxamento ventricular isovolumétrico, enchimento ventricular rápido e enchimento ventricular reduzido (diástase).

Na análise do ciclo cardíaco, devemos analisar as curvas de pressão (Figura 3.1) em conjunto com o eletrocardiograma (ECG), que serve como um marcador de tempo/evento.

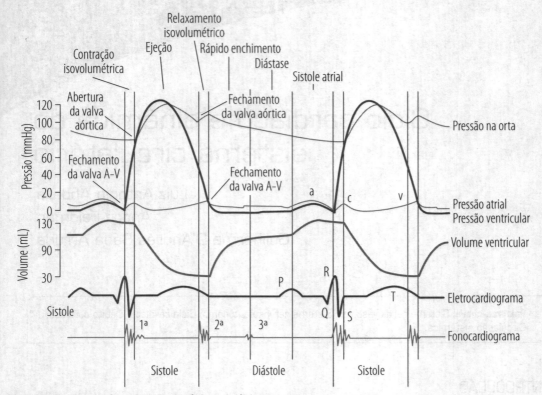

Figura 3.1. Ciclo cardíaco: eventos mecânicos e elétricos. Ver figura colorida no encarte

Sístole atrial

É o momento da contração dos átrios. É precedida pela onda P do ECG, que sinaliza a despolarização dos átrios. A contração do átrio esquerdo (AE) causa aumento da pressão atrial esquerda. Na medida em que esse aumento é refletido para as veias, existe o registro do pulso venoso, denominado "onda A". O ventrículo esquerdo (VE) se relaxa durante essa fase com a valva mitral aberta, enchendo-se de sangue ainda antes da sístole atrial. A sístole atrial é responsável por ejetar o sangue de maneira ativa, levando a um aumento adicional do volume ventricular. A quarta bulha (B4) não é audível em adultos normais e, quando presente, coincide com a contração atrial. O som é consequência da contração atrial contra um ventrículo pouco complacente, na tentativa de enchê-lo.

Contração ventricular isovolumétrica

Esta fase se inicia durante o complexo QRS, que representa a ativação elétrica dos ventrículos. Quando o VE se contrai, a pressão ventricular esquerda começa a se elevar. No momento em que a pressão ventricular esquerda ultrapassa a pressão atrial esquerda, a valva mitral se fecha. O fechamento das valvas AV produz a primeira bulha cardíaca (B1), que pode ser desdobrada, já que a mitral se fecha um pouco antes da tricúspide. A particularidade, nesta fase, ocorre porque a pressão ventricular aumenta de forma acentuada, mas o volume ventricular permanece constante, afinal, todas as valvas estão fechadas (a valva aórtica permanece fechada a partir do ciclo anterior).

Ejeção ventricular rápida

Nessa parte do ciclo, existe o aumento progressivo da pressão ventricular até o momento em que supera a pressão aórtica, culminando na abertura da valva aórtica. O sangue é então impulsionado pelo gradiente de pressão existente entre o VE e a raiz da aorta. A maior parte do débito sistólico é ejetada durante a ejeção ventricular rápida. Consequentemente, a pressão aórtica aumenta como resultado do grande volume que é ejetado para o interior da aorta. Durante essa fase, acontece o enchimento atrial, com o aumento gradativo da pressão atrial esquerda através do retorno de sangue, que é procedente da circulação pulmonar. O final dessa fase coincide com o final do segmento ST (ou com começo da onda T) no ECG e da contração ventricular.

Ejeção ventricular reduzida

Nesse período, os ventrículos começam a se repolarizar, correspondendo ao começo da onda T no ECG. Assim, a pressão ventricular cai, já que os ventrículos não estão mais se contraindo. O sangue continua a ser ejetado do VE para a aorta, porém com intensidade menor. A pressão atrial esquerda continua a aumentar, pois o sangue retorna ao coração esquerdo, oriundo dos pulmões.

Relaxamento ventricular isovolumétrico

Este momento se inicia após os ventrículos estarem completamente repolarizados, sendo marcado pelo final da onda T no ECG. Pelo relaxamento do VE, a pressão ventricular esquerda diminui de maneira acentuada. Dessa forma, quando a pressão do VE cai abaixo da pressão da aorta, a valva aórtica se fecha pouco antes da valva pulmonar, gerando o som da segunda bulha (B2). A inspiração retarda o fechamento da valva pulmonar e causa o desdobramento da B2. Consequentemente, durante a inspiração, a valva pulmonar se fecha nitidamente após a valva aórtica. O desdobramento após a inspiração resulta da diminuição da pressão intratorácica e do aumento do retorno venoso (RV) para o coração direito. Este aumento do RV gera incremento do volume diastólico final do ventrículo direito (VD) e também aumento do débito sistólico ventricular, justificado pelo mecanismo de Frank-Starling, prolongando o tempo de ejeção ventricular direita, que retarda o fechamento da valva pulmonar em relação à valva aórtica. No momento do fechamento da valva aórtica, existe um entalhe na curva de pressão, denominada "incisura dicrótica" (Figura 3.2).

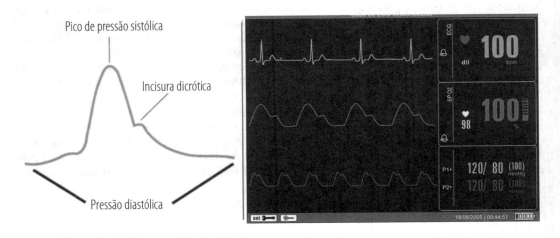

Figura 3.2. Representação da incisura dicrótica. Ver figura colorida no encarte

INTRODUÇÃO

Como as valvas estão novamente fechadas, o sangue não pode ser ejetado pelo VE, impedindo que ele se encha de sangue. Desse modo, durante esta fase, o volume ventricular é constante (isovolumétrico).

Enchimento ventricular rápido

Quando a pressão ventricular cai para seu nível mais baixo (pouco abaixo da pressão atrial esquerda), a valva mitral se abre, o VE começa a se encher do sangue proveniente do AE, e o volume ventricular rapidamente aumenta. No entanto, a pressão ventricular permanece baixa, pois o ventrículo ainda está relaxado e complacente. O rápido fluxo de sangue dos átrios para os ventrículos produz a terceira bulha cardíaca (B3), que é considerada normal em crianças, mas não é audível em adultos normais. Em pacientes mais idosos, a B3 pode traduzir sobrecarga de volume, como ocorre, por exemplo, na insuficiência cardíaca congestiva e na insuficiência mitral ou tricúspide severa. Durante esta fase e para o restante do ciclo cardíaco, a pressão aórtica diminui, enquanto o sangue vai da aorta para a árvore arterial, para as veias e volta para o coração.

Enchimento ventricular reduzido

O enchimento ventricular reduzido, ou diástase, é a fase mais longa do ciclo cardíaco e inclui a parte final do enchimento ventricular, que ocorre com velocidade mais lenta do que a fase anterior. O fim da diástase marca o fim da diástole quando o volume ventricular é igual ao diastólico final.

É importante ressaltar que alterações da frequência cardíaca (FC) modificam o tempo disponível para a diástase. Em um eventual aumento da FC, existe redução do tempo para o enchimento ventricular, tendo como consequência a redução do volume diastólico final. Seguindo o efeito cascata, existirá também a redução do débito sistólico. Este raciocínio é baseado no mecanismo de Frank-Starling.

CIRCULAÇÃO: FLUXO, PRESSÃO E RESISTÊNCIA

A circulação transporta nutrientes, remove produtos de excreção, desloca hormônios e mantém um ambiente apropriado para as células. A pequena circulação, ou circulação pulmonar, leva o sangue venoso do VD aos pulmões, para as trocas gasosas. A grande circulação, ou circulação sistêmica, carrega o sangue oxigenado do VE para a aorta, que, assim, distribui para todo o organismo.

Suas partes funcionais são as artérias, que transportam sangue sob alta pressão até os tecidos; as arteríolas, que têm o esfíncter pré-capilar capaz de ocluir ou dilatar completamente o vaso, controlando o fluxo em cada leito tecidual; os capilares de paredes finas e permeáveis, que permitem as trocas de substâncias com os tecidos, para manter a homeostase; as vênulas, que coletam o sangue e gradualmente coalescem em veias, que são os condutos de retorno ao coração sob baixa pressão.

A velocidade do fluxo sanguíneo para cada tecido é precisamente controlada por suas necessidades metabólicas. Quando estão ativos, os tecidos necessitam de até 20 a 30 vezes o nível do fluxo em repouso. Para isso, além do aumento do débito cardíaco (DC), os microvasos de cada tecido promovem a abertura dos capilares, de acordo com a demanda de oxigênio, a disponibilidade de nutrientes e o acúmulo de produtos da excreção.

O fluxo sanguíneo é determinado pela diferença de pressão (ΔP) entre duas extremidades de um vaso e pela resistência vascular (R), ou seja, Fluxo sanguíneo $\Delta P/R$. A diferença de pressão faz o sangue deslocar-se das regiões de alta para as de baixa pressão, e um aumento da pressão arterial (PA), ao mesmo tempo, fortalece o impulso do sangue e provoca distensão vascular, diminuindo a resistência e tendo como principal determinante o diâmetro do vaso, além das influências das ramificações e da viscosidade sanguínea.

SISTEMA ARTERIAL *VERSUS* VENOSO

A distensibilidade das artérias possibilita que elas acomodem o débito pulsátil do coração. A pressão de pulso (PP), que é a diferença entre a PA sistólica (PAS) e a diastólica (PAD), é maior quanto maior o débito sistólico e quanto menor a complacência arterial. Em um adulto jovem, temos a PAS em torno de 120 mmHg e a PAD de 80 mmHg, tendo 40 mmHg de PP. As pulsações arteriais diminuem devido à resistência vascular e chegam quase a zero no momento em que o sangue passa pelos capilares, o que propicia um fluxo sanguíneo regular e contínuo pelos tecidos, evitando que o sangue flua apenas durante a sístole.

Em idosos, a PP aumenta até duas vezes, porque a arteriosclerose endurece as artérias, tornando-as não complacentes. Na estenose aórtica, a PP diminui, em virtude do baixo débito, e, na insuficiência aórtica, há um aumento da PP devido à queda da PAD no retorno imediato do sangue para o VE, como também na persistência do canal arterial, quando o sangue reflui para a artéria pulmonar.

Nas veias, a complacência é 24 vezes maior que na artéria correspondente, por elas serem oito vezes mais distensíveis e terem volume três vezes maior. Por esta razão, as veias têm a função de um grande reservatório de sangue, que é utilizado sempre que necessário, evitando um colapso circulatório após perdas de até 20% do volume.

A união das veias forma a veia cava superior e veia cava inferior, que desembocam no átrio direito (AD) do coração. Assim, denomina-se pressão venosa central (PVC) a pressão no AD, que possui valor próximo de zero, podendo se elevar na insuficiência cardíaca, o que leva ao acúmulo de sangue nas veias e, consequentemente, de líquido no terceiro espaço (edema, ascite e derrame pleural).

As veias dos membros inferiores possuem válvulas unidirecionais para facilitar o RV ao coração, impedindo seu refluxo. Para vencer a pressão gravitacional, o sangue é ejetado pela "bomba venosa" a cada contração muscular, o que permite a variação da pressão venosa nos pés de +90 mmHg em um indivíduo em pé, imóvel, para +20 mmHg, andando. A incompetência destas válvulas com o avançar da idade pode tornar as veias varicosas de formas sinuosas e dilatadas (Figura 3.3).

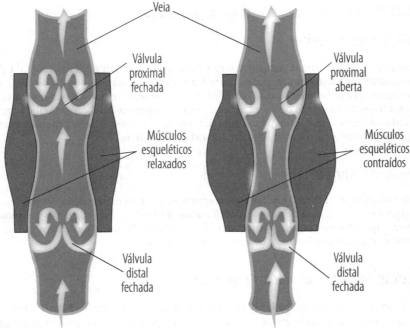

Figura 3.3. Representação do retorno venoso.

REGULAÇÃO NEURAL DA CIRCULAÇÃO E CONTROLE DA PRESSÃO ARTERIAL

A regulação neural abrange, principalmente, o controle das funções globais e, dentre estas, estão a redistribuição sanguínea para diferentes áreas do corpo, a otimização do bombeamento cardíaco e o controle quase instantâneo da PA.

Sistema nervoso autônomo

O sistema nervoso autônomo (SNA) é quem rege este controle neural, sobretudo o sistema nervoso simpático. A inervação simpática abrange quase todos os vasos, exceto capilares, esfíncteres pré-capilares e a maioria das metarteríolas. Este controle minucioso dos vasos permite que a estimulação simpática aumente a resistência vascular periférica das pequenas artérias e arteríolas, reduzindo o fluxo tecidual, ao mesmo tempo em que contrai o músculo liso das grandes veias. Estas duas ações agem redistribuindo o volume de sangue dos grandes vasos em direção ao coração, aumentando o RV e regulando a função cardiovascular. A inervação simpática também interfere no coração, de modo a produzir um efeito cronotrópico e inotrópico positivo, aumentando também a PA.

O controle parassimpático é mais restrito ao coração e utiliza, basicamente, o nervo vago, além de desempenhar ação cronotrópica negativa acentuada e inotrópica negativa mais discreta.

Centro cardiovascular

É modulado por áreas em toda substância reticular, tendo o hipotálamo como potente região de excitação e inibição. O centro é dividido em três principais áreas: uma vasoconstritora, na região superior, de onde saem fibras simpáticas para a medula; uma vasodilatadora, que inibe função das fibras vasoconstritoras; e outra sensorial, a qual recebe informações químicas e pressóricas do nervo vago e glossofaríngeo. Este centro é responsável por manter o tônus vasomotor, estimular a liberação de norepinefrina e epinefrina pelas adrenais, regular a constrição vascular, e modular o cronotropismo e o inotropismo cardíacos, permitindo controle quase instantâneo da PA.

Mecanismos reflexos para manutenção da pressão arterial

☑ Reflexo barorreceptor

Funciona como um sistema regulador e responde, principalmente, às variações da PA, sendo pouco útil para seu controle a longo prazo, porque os receptores se reajustam a cada 2 dias. Estes receptores de estiramento sensíveis à pressão estão concentrados no seio carotídeo e seio aórtico e, uma vez sensibilizados, enviam a informação ao centro cardiovascular. Se houver hipertensão, o centro inibe a área vasoconstritora e estimula a área vasodilatadora parassimpática, levando à vasodilatação arteriolar e ao cronotropismo e inotropismo negativos. Se houver hipotensão, o efeito é inverso.

☑ Reflexo da hipóxia

O reflexo funciona de forma similar aos barorreceptores, porém os receptores são sensíveis à diminuição de oxigênio e ao acúmulo de gás carbônico e íons hidrogênio. Esta condição química é alcançada em situações de hipotensão avançada porque somente abaixo de 80 mmHg é que os quimiorreceptores são sensibilizados, e a informação chega ao centro cardiovascular.

☑ Reflexos atriais e da artéria pulmonar

São receptores de estiramento localizados em áreas de baixa pressão. Estes receptores detectam aumentos simultâneos de pressão em áreas normalmente hipotensas, e isto produz um reflexo paralelo aos barorreceptores e aumenta o controle da PA.

☑ Reflexo de volume

A sobrecarga de volume estira átrios e causa vasodilatação das arteríolas aferentes do rim, aumentando a taxa de filtração glomerular e o volume do filtrado. Ainda, outros sinais atriais inibem a liberação do hormônio vasopressina pelo hipotálamo, diminuindo a reabsorção de água livre pelos túbulos renais, aumentando o volume de líquido excretado na urina e diminuindo a PA. Este mecanismo é otimizado pela liberação do peptídeo natriurético atrial.

☑ Reflexo de Bainbridge

É o reflexo atrial na FC. Além da sobrecarga de volume estirar o nó sinusal e já causar aumento da FC, a sensibilização de outros receptores atriais levam a informação até o centro cardiovascular e produzem efeitos cronotrópico e inotrópico positivos. O objetivo deste reflexo é evitar a sobrecarga de volume nas veias, nos átrios e na circulação pulmonar.

☑ Resposta isquêmica do sistema nervoso central

A isquemia cerebral do centro cardiovascular é um estímulo direto, que causa uma resposta tão intensa quanto a capacidade máxima de bombeamento cardíaco, e isto acontece porque, com o baixo fluxo sanguíneo, o acúmulo de gás carbônico é facilitado, levando a uma estimulação potente das áreas vasomotoras simpáticas, podendo ocluir vasos e interromper a produção de urina. É uma das últimas tentativas de restabelecer níveis pressóricos adequados e só atua em níveis abaixo de 60 mmHg.

☑ Reação de Cushing

A pressão aumentada do líquido cefalorraquidiano comprime por completo o cérebro, inclusive as artérias cerebrais. Isto inicia a resposta isquêmica do sistema nervoso central e aumenta a PA. Esta pressão é aumentada até que o fluxo seja restabelecido e a isquemia acabe.

DÉBITO CARDÍACO E RETORNO VENOSO

O DC é o volume de sangue que o coração bombeia a cada minuto, e o RV é o volume que flui das veias para o AD a cada minuto. Para homens jovens e saudáveis, o DC no repouso fica em torno de 5,6 L/minuto e, para mulheres, 4,9 L/minuto. Metabolismo basal, exercício físico, idade e dimensões do corpo são fatores afetam diretamente o DC. O índice cardíaco, por sua vez, é o DC por metro quadrado de área da superfície corporal.

O principal controlador do DC é o RV. O coração apresenta um mecanismo intrínseco que permite que ele bombeie todo o sangue que retorna ao AD, conhecido como lei de Frank-Starling. O RV depende da resistência vascular periférica total, logo conclui-se que, quando esta resistência está acima do normal, o DC diminui, e vice-versa. Temos a seguinte equação: DC/ PA aórtica/resistência periférica total

Existem dois mecanismos que podem melhorar a eficácia de bomba do coração: a regulação nervosa, por meio da estimulação simpática e inibição parassimpática; e a hipertrofia miocárdica, que atua no aumento da força de contração.

Débitos cardíacos patologicamente altos e baixos

Existem estados patológicos que aumentam o DC por reduzirem a resistência periférica total. Entre eles, temos fístulas arteriovenosas, hipertireoidismo, anemia e beribéri.

A diminuição do DC pode ocorrer devido a causas cardíacas que lesam o miocárdio e reduzem o bombeamento (valvopatias, miocardite e hipóxia) ou por causas não cardíacas, que reduzem o RV. As causas não cardíacas são volume sanguíneo diminuído, dilatação venosa aguda e obstrução de veias.

A pressão intratorácica também influi nas curvas do DC. Esta pressão normalmente é de -4 mmHg. Quando ela aumenta para -2 mmHg, por exemplo, é necessária uma pressão atrial direita adicional de +2

34 | INTRODUÇÃO

mmHg para superar a pressão intratorácica aumentada. Tais variações cíclicas ocorrem fisiologicamente durante a respiração, mas também pode ocorrer um aumento patológico da pressão cardíaca externa, que é o que acontece no tamponamento cardíaco, necessitando de altas pressões de enchimento, para que o DC seja mantido.

Análise quantitativa do retorno venoso

Se o fluxo sanguíneo for interrompido, a pressão em qualquer parte da circulação é a mesma e é denominada "pressão média de enchimento circulatório" (Pes). Quanto maior for esta pressão, maior é o RV. Quando a pressão atrial direita aumenta e se iguala à Pes, não há RV. Esse retorno também é inversamente proporcional à resistência ao RV. A resistência ocorre nas veias e, quando ela aumenta, o sangue começa a se acumular, mas a pressão venosa não se eleva significativamente, pois as veias são muito distensíveis. Assim, o aumento da pressão venosa não é muito eficaz na superação da resistência, e o fluxo para o AD diminui.

O RV pode ser calculado pela seguinte fórmula: RV = (Pes – Pad)/ RRV, onde Pes é a pressão de enchimento, Pad a pressão atrial direita e RRV é a resistência ao RV.

O aumento súbito do volume sanguíneo em aproximadamente 20% aumenta o DC em até três vezes o valor normal. Este débito aumentado permanece por poucos minutos, pois alguns mecanismos compensatórios começam a atuar: ocorre aumento da pressão capilar e o líquido começa a transudar para fora dos capilares, o que normaliza o volume sanguíneo; a pressão aumentada nas veias faz com que elas se distendam, e que o sangue se acumule nos reservatórios de sangue venoso, como o fígado e o baço, o que reduz a pressão sistêmica média. O excesso de fluxo sanguíneo causa aumento regulatório da resistência ao RV.

FLUXO SANGUÍNEO NOS MÚSCULOS ESQUELÉTICOS

Durante o exercício muito intenso, o fluxo sanguíneo em um atleta bem treinado pode aumentar até 25 vezes em relação ao repouso, acompanhando um aumento significativo do DC. Deste modo, para que a atividade física ocorra, é preciso haver reajustes corporais.

Inicialmente, sinais são enviados do encéfalo para o centro cardiovascular, estimulando uma descarga simpática pelo corpo, enquanto, simultaneamente, os sinais parassimpáticos no coração são atenuados. Por consequência, a FC e a força de bombeamento aumentam consideravelmente. As arteríolas da circulação periférica são contraídas, com exceção daquelas que estão nos músculos em atividade, que sofrem efeitos vasodilatadores locais. Além disso, as paredes musculares das veias são intensamente contraídas, favorecendo o aumento do RV. Estes efeitos contribuem para a elevação significativa do DC e da PA, que pode variar de 20 mmHg a 80 mmHg.

CIRCULAÇÃO CORONÁRIA

O fluxo sanguíneo coronário representa cerca de 4 a 5% do DC total durante o repouso. Quando há atividade física, este fluxo pode ser até seis vezes maior. Durante as fases do ciclo cardíaco, nota-se que o fluxo sanguíneo capilar coronário é menor na sístole, diferente do que ocorre no resto do corpo, pois o músculo ventricular, principalmente o esquerdo, comprime os vasos intramusculares, enquanto se contrai. Já na diástole, o fluxo aumenta, pois o músculo cardíaco está relaxado. Da mesma forma, o plexo de artérias subendocárdicas tem seu fluxo reduzido pela compressão do músculo ventricular no período da sístole.

Controle do fluxo sanguíneo coronariano

Assim como ocorre em outros tecidos do corpo, o fluxo coronariano é regulado de acordo com a atividade cardíaca. O metabolismo aumentado requer um suprimento de oxigênio adicional, e isto só é possível graças ao maior fluxo sanguíneo. Embora haja esse potente estímulo para a vasodilatação coronária, permanece incerto o papel do oxigênio com relação ao tônus arteriolar. A adenosina, subproduto da degradação do ATP, em baixas concentrações de oxigênio, causa vasodilatação de vasos muito pequenos. No entanto, estudos *in vivo* já demonstraram que ela não é fundamental na regulação do fluxo coronariano. Os canais de potássio sensíveis ao ATP também podem modular as respostas de autorregulação coronária e são vistos como um mecanismo atrativo para explicar o que acontece, tendo em vista que outros candidatos à regulação do fluxo, como a própria adenosina, o óxido nítrico, a bradicinina e as prostaglandinas, são, em última instância, afetados pelo bloqueio desta via principal.

Além do controle pelo metabolismo, há a participação do sistema nervoso. As artérias coronárias são inervadas pelas fibras simpáticas e vagais. A acetilcolina, liberada pelos nervos vagos, normalmente provoca vasodilatação coronária. Quando ocorre ativação simpática, o tônus coronário é modulado pela liberação de norepinefrina dos nervos simpáticos do miocárdio e pela norepinefrina e epinefrina da circulação. Esta estimulação pode causar vasoconstrição coronária na presença de receptores alfa ou vasodilatação, quando predominam os receptores beta. Quando ocorre estimulação nervosa de maneira errônea, rapidamente os fatores metabólicos assumem a atividade e modulam a regulação coronariana.

CONSIDERAÇÕES FINAIS

O entendimento do ciclo cardíaco e de toda a dinâmica circulatória é de fundamental importância para a compreensão de várias situações clínicas, como valvopatias, choque cardiogênico e suas repercussões clínicas, facilitando a conduta médica.

BIBLIOGRAFIA

Berne RM, Levy MN. Cardiovascular physiology. 8. ed. St Louis: Mosby; 2001.

Braunwald E, Fauci AS, Kasper DL. Medicina Interna de Harrison. 18. ed. Rio de Janeiro: McGraw-Hill; 2013.

Guyton AC, Hall JE. Tratado de Fisiologia Médica. 12. ed. Rio de Janeiro: Elsevier; 2011.

Koeppen BM, Stanton BA. Berne & Levy: fisiologia. 6. ed. Rio de Janeiro: Elsevier; 2009.

Simith JJ, Kampine JP. Circulatory physiology. 3. ed. Baltimore: William & Wilkins; 1990.

4

Fisiopatologia da circulação coronária

Daniel Silva Chamié de Queiroz

> **Palavras-chave:** Artéria coronária; Resistência vascular; Microcirculação; Endotélio; Fisiologia coronária; Estenose; Fluxo; Autorregulação; Hiperemia.

INTRODUÇÃO

Em passado não muito distante, os vasos sanguíneos eram percebidos como estruturas inertes, estáticas e inanimadas. Ao longo das últimas quatro décadas, acumulou-se conhecimento acerca das funções exercidas pelas células que compõem a parede vascular, tanto em estados saudáveis como patológicos. A riqueza e a complexidade das interações entre os diferentes tipos celulares no contexto da fisiopatologia vascular se tornaram aparentes, permitindo crescente entendimento das bases moleculares, que ditam a compatibilidade da superfície endotelial e o sangue circulante, dos aspectos de regulação do tônus vasomotor, e dos mecanismos de disfunção celular nos estados patológicos.

No presente capítulo, são revistos os conceitos fundamentais da fisiologia coronária. Para isto, são analisados a estrutura anatômica dos vasos coronários normais, a biomecânica dos fluidos por meio da circulação coronária, os aspectos envolvidos na regulação do fluxo sanguíneo coronário e o impacto de estenoses coronárias sobre o fluxo sanguíneo miocárdico.

CONSIDERAÇÕES ANATÔMICAS

Estrutura básica de vasos normais

Artérias normais apresentam estrutura trilaminar determinada pela presença de três camadas principais – as camadas íntima, média e adventícia. A camada íntima é a mais interna e forma a interface entre o sangue e o subendotélio. É separada da camada média pela lâmina elástica interna. A camada média é composta predominantemente por células musculares lisas vasculares, circundadas por matriz extracelular. A lâmina elástica externa separa as camadas média e adventícia. Esta última, composta por tecido conjuntivo frouxo, possui diversos tipos celulares, incluindo fibroblastos e mastócitos. A adventícia contém microvasos, que formam os *vasa vasorum* de vasos maiores, e terminações nervosas, que participam da regulação vasomotora.

38 | INTRODUÇÃO

A microvasculatura, composta por arteríolas, capilares e vênulas, possui estrutura mais simples. As arteríolas musculares possuem camada muscular bem desenvolvida, importante para o controle do fluxo sanguíneo coronário para o miocárdio. Os capilares consistem em células endoteliais em forma de anel, apostas a uma lâmina basal subjacente. Os capilares não possuem uma camada média bem estruturada. Em seu lugar, têm um tipo modificado de célula muscular lisa – os pericitos – que circundam as células endoteliais capilares de forma irregular e descontínua. As vênulas pós-capilares são as menores vênulas, formadas pela união de vários capilares, com paredes muito porosas. Servem como porta de saída para leucócitos, que deixam a circulação para participar de respostas inflamatórias regionais. As vênulas musculares possuem uma a duas camadas de células musculares lisas e já não permitem troca de fluidos intersticiais.

Camada íntima

Usualmente descrita como uma camada única de células endoteliais, possui estrutura muito mais complexa e heterogênea. A lâmina de células endoteliais da camada íntima encontra-se aposta contra uma membrana basal, que reveste a lâmina elástica interna. A membrana basal subendotelial consiste de uma camada de tecido conjuntivo especializado sintetizado pelas próprias células endoteliais. À semelhança da maioria dos tecidos conjuntivos, a membrana basal subendotelial é rica em colágeno, cuja forma principal é uma espécie não fibrilar – o colágeno tipo IV. A membrana basal contém ainda laminina (uma molécula heterotrimérica, que se liga ao colágeno tipo IV e a outras proteínas especializadas da membrana basal, para formar uma estrutura achatada e lisa), fibronectina (uma glicoproteína de adesão que se liga a moléculas de integrina na superfície abluminal das células endoteliais, fixando o endotélio à membrana basal) e outras moléculas de matriz extracelular.

As células endoteliais possuem diversos mecanismos reguladores da homeostase vascular e representam uma das únicas superfícies, seja de fontes naturais ou sintéticas, capazes de manter o sangue em estado líquido, mesmo durante contato prolongado. Esta incomparável compatibilidade com o sangue deriva, em parte, da expressão de moléculas do proteoglicano de heparan sulfato em sua superfície. À semelhança da heparina, o heparan sulfato serve como cofator para a antitrombina III, causando mudanças conformacionais, que permitem a este inibidor ligar-se a trombina e inativá-la. As células endoteliais também contêm trombomodulina, que pode exercer propriedades antitrombóticas por ativar as proteínas S e C. As células endoteliais sintetizam e regulam a liberação do fator de von Willebrand (vWf). Quando a membrana basal é exposta em situações de injúria endotelial (por exemplo: durante intervenção coronária percutânea), o vWf pode ligar-se à superfície das glicoproteínas Ib e promover formação de trombo mural. Em situações nas quais trombos começam a se formar, as células endoteliais normais podem produzir ativadores do plasminogênio do tipo tissular e uroquinase. Estas enzimas catalisam a ativação do plasminogênio para formar a enzima fibrinolítica plasmina.

Com o envelhecimento, as artérias humanas desenvolvem uma camada íntima mais complexa, que contém células musculares lisas e formas fibrilares de colágeno intersticial (tipos I e III). As células musculares lisas são as responsáveis por produzir estes componentes da matriz extracelular. A presença de uma camada íntima mais complexa – chamada por patologistas de "espessamento intimal difuso" – caracteriza a maioria das artérias de humanos adultos. Alguns locais da árvore arterial tendem a desenvolver íntimas mais espessas, mesmo na ausência de aterosclerose. Um exemplo é o segmento proximal da artéria coronária descendente anterior, que habitualmente possui um "acolchoado" de células musculares lisas mais bem desenvolvido do que em outros territórios arteriais. O espessamento intimal difuso não necessariamente caminha *pari passu* com o acúmulo lipídico, e pode ocorrer em indivíduos sem carga substancial de ateroma.

O endotélio tem papel preponderante na regulação do tônus vasomotor. Além de produzir prostaciclinas (potentes agentes vasodilatadores e antitrombóticos), o endotélio regula a produção de óxido nítrico. Este vasodilatador dependente do endotélio é produzido de forma enzimática. A óxido nítrico sintase (NOS, do inglês *nitric oxide synthase*), uma forma enzimática constitutiva, mas regulável, é responsável pela produção basal de óxido nítrico. Esta forma enzimática pode produzir grandes quantidades de óxido nítrico em locais de inflamação, importante para os mecanismos de defesa. A NOS também é regulada pelo estresse de cisalhamento, contribuindo para o mecanismo de vasodilatação fluxo-mediada. Além de seus efeitos vasomotores, o óxido nítrico pode inibir a agregação plaquetária, limitar a adesão leucocitária ao endotélio e reduzir a transcrição de uma gama de produtos de genes endoteliais importantes na deflagração de inflamação.

Camada média

A camada média de artérias elásticas difere substancialmente daquela encontrada nas artérias musculares e arteríolas. A camada média de artérias elásticas possui uma estrutura organizada de camadas únicas de células musculares lisas entremeadas por lâminas de tecido elástico. O número de camadas varia conforme o nível da artéria elástica na árvore arterial em diferentes espécies. As artérias musculares tendem a ter uma estrutura muito menos organizada, com células musculares lisas "empilhadas" umas sobre as outras e entremeadas por uma matriz colágena de tecido conjuntivo, sem a orientação em anéis do tecido elástico bem organizado de artérias elásticas maiores. Em artérias normais, a camada média contém pouquíssimas células, em adição às células musculares lisas.

Camada adventícia

A adventícia é a terceira e a mais externa camada vascular, e consiste de tecido conjuntivo, fibroblastos, mastócitos, *vasa vasorum* e terminações nervosas. Estudos recentes mostraram que a adventícia funciona como um compartimento dinâmico para tráfego de células para o interior e o exterior da parede arterial. Participa no crescimento e no reparo da parede vascular, e media comunicação entre células endoteliais vasculares e células musculares lisas e seu ambiente tissular local.

A adventícia também é o local onde a formação e a regressão de microvasos (*vasa vasorum*) que penetram e nutrem as camadas média e íntima são controladas. Contém vasos linfáticos e terminações nervosas autonômicas, e promove um papel fundamental no controle do tamanho do lúmen vascular, por regular o tônus da musculatura lisa medial e os fenômenos de remodelamento negativo (interno) ou positivo (externo). Artérias que experimentam alterações no fluxo sanguíneo passam por mudanças dinâmicas de calibre. Cronicamente, sofrem remodelamento geométrico em seu diâmetro, com expansão da artéria em direção ao tecido conjuntivo que a reveste. Como a adventícia forma a interface entre a parede vascular e o tecido conjuntivo circunjacente, as células da adventícia participam do processo de remodelamento, por produzirem ou ativarem enzimas que degradam a matriz extracelular, permitindo expansão do vaso para acomodar o fluxo cronicamente aumentado.

Além disso, a adventícia contém populações residentes de macrófagos, células T, células B, mastócitos e células dendríticas, que conduzem importantes funções imunes inatas em resposta a antígenos externos.

Evidências mais recentes sugerem que a adventícia funciona como um nicho para células-tronco progenitoras na parede vascular, que podem responder à injúria arterial.

A adventícia contém abundantes quantidades de fator tissular, um potente pró-coagulante não expressado pelo endotélio ou células musculares lisas da íntima ou da média. Esta localização estratégica previne que o fator tissular provoque coagulação do sangue sob condições habituais. No entanto, quando a injúria arterial permite contato do sangue com a adventícia, a coagulação é ativada, para coibir o vazamento de sangue para o espaço extravascular.

FISIOLOGIA DA CIRCULAÇÃO CORONÁRIA

Conceitos gerais

O fluxo de sangue através das artérias coronárias humanas é pulsátil, com componentes fásicos sistólico e diastólico. Apesar da maior força propulsora durante a sístole, a compressão sistólica dos vasos coronários intramurais promove redução no fluxo sistólico médio arterial, em comparação ao fluxo diastólico. O fluxo diastólico ocorre durante a fase de relaxamento miocárdico, com aumento abrupto acima dos níveis sistólicos e declínio gradual, paralelo àquele da pressão aórtica diastólica. O volume sanguíneo coronário intramural muda a cada batimento cardíaco, com o miocárdio atuando como um circuito de capacitância para acomodar as mudanças de volume geradas pela contração muscular. O fluxo venoso coronário ocorre predominantemente durante a sístole, sendo praticamente ausente durante a diástole.

As características pulsáteis do fluxo arterial e venoso, descrevendo o coração como uma bomba, dependem da complacência intramiocárdica. A capacidade da bomba como reservatório tem seu fluxo de entrada controlado pelas arteríolas de resistência, enquanto o fluxo de saída é regulado pelas vênulas musculares intramurais. A resistência capilar intramiocárdica, por sua vez, influencia ambas nas respostas arteriais e venosas, mas, predominantemente, atua em concerto com a resistência de saída (vênulas musculares intramurais).

Regulação do fluxo sanguíneo coronário e resistência

Assim como em qualquer leito vascular, o fluxo sanguíneo para o miocárdio depende da pressão de perfusão e da resistência oferecida em seu trajeto (Figura 4.1A). Aproximadamente 75% da resistência coronária total ao fluxo sanguíneo ocorre no sistema arterial.

O sistema arterial coronário pode ser didaticamente dividido em três níveis, que operam de forma interligada e, em série, para regulação da resistência e do fluxo sanguíneo coronário: artérias epicárdicas de condutância (R1), leito pré-arteriolar (R2) e vasos arteriolares e capilares intramiocárdicos (R3) (Figura 4.1B).

Os vasos epicárdicos de condutância (R1) normais de humanos têm calibre que varia tipicamente de 0,3 a 5,0 mm, e fornecem resistência desprezível ao fluxo sanguíneo, até que obstruções ateroscleróticas comprometam o lúmen vascular. Durante a sístole, o volume de sangue pode aumentar cerca de 25%, à medida que o fluxo anterógrado da aorta entra pelos vasos epicárdicos e o fluxo retrógrado é eliminado do interior dos vasos intramiocárdicos pela contração muscular. A energia elástica da parede arterial durante

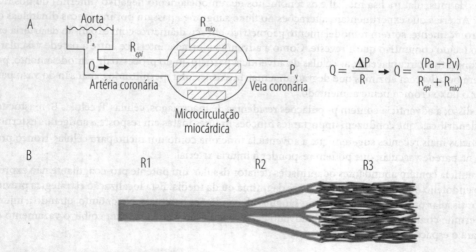

Figura 4.1. Regulação do fluxo coronário e resistência. (A) O fluxo sanguíneo miocárdico é determinado pela diferença de pressão na circulação coronária proximal (arterial) e distal (venosa) ao leito miocárdico, e pela resistência ao longo da circulação coronária (nos vasos epicárdicos e microcirculação). (B) Divisão esquemática do sistema arterial coronário, de acordo com os diferentes níveis de resistência para controle do fluxo miocárdico. R1 representam as artérias epicárdicas de condutância; R2, os vasos pré-arteriolares; e R3, os vasos arteriolares e o leito capilar intramiocárdico. Pa: pressão aórtica; Pv: pressão venosa; Q: fluxo sanguíneo coronário; R: resistência ao fluxo coronário; R_{epi}: resistência ao fluxo através do leito arterial coronário epicárdico; R_{mio}: resistência ao fluxo através da microcirculação coronária.
Ver figura colorida no encarte

a sístole é transformada em energia cinética, que impulsiona o sangue no início da diástole. Como grande parte da parede vascular é representada pela camada média muscular – que responde a mudanças na pressão aórtica e modula o tônus coronário em resposta a estímulos vasodilatadores dependentes do endotélio, substâncias vasoativas circulantes e neuroestímulo –, a atividade condutora do sangue fica prejudicada na presença de doença da parede arterial.

As arteríolas pré-capilares (R2) (100 a 500 μm de diâmetro) são vasos de resistência, que conectam a circulação epicárdica aos capilares miocárdicos e contribuem com aproximadamente 25 a 35% da resistência coronária total, atuando como o principal sítio de controle do fluxo sanguíneo coronário. A função de resistência pré-arteriolar mantém a pressão de perfusão na origem das arteríolas pré-capilares dentro de uma faixa de pressão autorregulada.

Os vasos arteriolares pré-capilares distais (< 100 μm de diâmetro) são o principal sítio de regulação metabólica do fluxo sanguíneo coronário. O tônus arteriolar distal é modulado por estímulos neurogênicos e produtos vasoativos locais, e responde por 40 a 50% da resistência total ao fluxo coronário.

A densa rede de vasos capilares miocárdicos (cerca de 4.000 capilares por mm²) assegura que cada miócito fique posicionado adjacente a um capilar. Os capilares não se encontram uniformemente patentes, uma vez que os "esfíncteres" pré-capilares regulam o fluxo de acordo com as necessidades locais do miocárdio. Diversas condições, como hipertrofia ventricular esquerda, isquemia miocárdica e *diabetes mellitus*, podem prejudicar a resistência microcirculatória (R3), atenuando sobremaneira o aumento absoluto máximo no fluxo coronário em situações que gerem aumento na demanda de oxigênio.

O controle da resistência promovida pelo sistema arterial coronário é complexo e heterogêneo, sendo regulado por diversos mecanismos, que incluem metabolismo miocárdico (controle metabólico), controle endotelial, autorregulação, controle miogênico, forças compressivas extra-vasculares e controle neural. Estes diferentes mecanismos de controle do fluxo sanguíneo coronário atuam de forma orquestrada em diferentes níveis do sistema arterial. A vasodilatação das menores arteríolas (< 30 μm) ocorre predominantemente em função do controle metabólico miocárdico. As arteríolas de tamanho intermediário (30 a 60 μm) são o principal sítio de regulação miogênica. As arteríolas de maior calibre (100 a 150 μm) respondem mais à dilatação mediada pelo fluxo. O controle arteriolar da resistência coronária atua de forma integrada, como um sistema de "valvas" funcionais sequenciais. As menores arteríolas dilatam-se durante estresse metabólico miocárdico, resultando em queda da resistência microvascular e aumento da perfusão miocárdica. Em situações em que uma estenose epicárdica promova redução do fluxo e, consequentemente, queda na pressão arteriolar mais proximal, ocorre dilatação miogênica das arteríolas intermediárias, que causa redução incremental na resistência coronária. A redução da resistência arteriolar distal leva ao aumento no fluxo arteriolar proximal, que resulta em aumento do estresse de cisalhamento e ativa a dilatação fluxo-mediada.

Principais mecanismos de regulação do fluxo miocárdico

☑ *Autorregulação*

Premissa básica no controle do fluxo sanguíneo coronário é a relação fundamental, na qual o suprimento miocárdico de oxigênio aumenta e diminui, em resposta às demandas miocárdicas de oxigênio (energia). Alterações súbitas na hemodinâmica sistêmica são, em condições normais, compensadas por mudanças abruptas e transitórias do fluxo sanguíneo coronário, que retornam prontamente ao estado de equilíbrio em repouso, após interrupção da atividade.

Esta capacidade de manter a perfusão miocárdica em níveis constantes, em face de modificações nas pressões de perfusão, é chamada de autorregulação. Em experimentos animais e em humanos, a autorregulação é capaz de manter a pressão de perfusão constante em resposta a uma ampla variação (de 130 a 40 mmHg) na pressão aórtica média. Quando a pressão aórtica extrapola os limites da autorregulação, a queda ou o aumento no fluxo sanguíneo coronário acontecem proporcionalmente. Estenose coronária promove redução da pressão de perfusão distal à lesão. Quando esta redução na pressão de perfusão não é compensada pela dilatação autorregulatória dos vasos de resistência, ocorre isquemia.

☑ Regulação metabólica

Em corações normais, o fluxo sanguíneo coronário está intimamente relacionado com o consumo miocárdico de oxigênio como decorrência de três razões principais: (1) o miocárdio depende quase que completamente de metabolismo aeróbico; (2) como consequência, a extração miocárdica de oxigênio é muito alta, conforme evidenciado pela baixa saturação de oxigênio (25 a 30% em repouso) no sangue que chega ao seio coronário; e (3) os estoques miocárdicos de oxigênio são escassos. Portanto, o aumento na demanda miocárdica de oxigênio necessita de aumento compensatório no fluxo sanguíneo coronário (oferta) para manter as atividades metabólicas do miocárdio inalteradas. Em condições normais, este equilíbrio entre oferta e demanda de oxigênio é alcançado pela liberação de agentes vasodilatadores intrínsecos, em resposta ao aumento na atividade metabólica miocárdica.

☑ Controle neural

O controle neural da circulação coronária complementa os mecanismos metabólicos, endoteliais e de autorregulação. Artérias epicárdicas e arteríolas coronárias são inervadas com fibras simpáticas e parassimpáticas, com extensa rede de receptores adrenérgicos e muscarínicos. Além da acetilcolina e da norepinefrina, neurotransmissores não adrenérgicos e não colinérgicos também podem ter participação no controle do fluxo coronário. Estas substâncias incluem as purinas (ATP), aminas (serotonina e dopamina) e peptídeos (neuropeptídeo Y, peptídeo relacionado ao gene da calcitonina, substância P e peptídeo intestinal vasoativo).

O controle pela estimulação simpática depende do balanço da ativação de receptores alfa e beta, com a vasoconstricção alfa-mediada normalmente compensada pela vasodilatação beta1-mediada. Na presença de antagonistas beta-adrenoceptores, a ativação elétrica das fibras simpáticas resulta em vasoconstricção coronária mediada pelos receptores alfa que predominam. A vasoconstricção alfa-adrenérgica compete com a regulação metabólica. A vasoconstricção alfa-adrenérgica também pode ocorrer como resposta à hipotensão mediada pelo reflexo baroreceptor carotídeo, que produz ativação das fibras simpáticas e inibição da descarga vagal. O aumento resultante no fluxo sanguíneo e no consumo miocárdico de oxigênio é contrabalanceado pela vasoconstricção mediada pelo sistema alfa-adrenérgico. Em pacientes submetidos à intervenção coronária com implante de *stent* no vaso epicárdico, bloqueios seletivos adrenérgicos alfa$_1$ e alfa$_2$ melhoram a vasodilatação e a reserva coronária, por promoverem vasodilatação epicárdica e aumento na velocidade de fluxo, sugerindo que o sistema adrenérgico pode limitar a capacidade vasodilatadora coronária em indivíduos com doença arterial coronária.

☑ Controle miogênico

A musculatura lisa arteriolar reage a um aumento do fluxo e da pressão intraluminal com contração. O consequente aumento na resistência tende a regular o fluxo sanguíneo de volta ao normal, apesar da maior pressão de perfusão. Este mecanismo regulatório é chamado de controle miogênico, importante em alguns leitos vasculares. Embora resposta miogênica esteja presente nas artérias coronárias de resistência, sua contribuição para autorregulação é relativamente pequena.

☑ Forças compressivas extravasculares

Em razão da compressão dos vasos intramiocárdicos durante a sístole cardíaca, a maior parte do fluxo sanguíneo coronário para o miocárdio ocorre durante a diástole. No pico da sístole, é possível detectar-se um fluxo retrógrado nas artérias coronárias, particularmente nas artérias epicárdicas pequenas e intramurais. A força compressiva sistólica tem dois componentes. O primeiro é a pressão intracavitária ventricular sistólica, que é transmitida quase que completamente para o subendocárdio, mas declina a quase zero quando alcança a superfície epicárdica. O segundo – e talvez mais importante – componente é o estreitamento das arteríolas que cursam através da parede ventricular causado pela contração e pela dobradura destes vasos, no momento em que o coração contrai. O efeito da sístole em reduzir a perfusão miocárdica é particularmente importante quando a pressão intraventricular sistólica excede a pressão de perfusão coronária, como pode ser observado nas estenoses aórticas valvares ou subvalvares, na hipertrofia miocárdica importante ou mesmo na insuficiência aórtica grave. As forças compressivas extravasculares podem ser magnificadas quando o tônus vascular coronário está diminuído, seja por efeito de vasodilatação arteriolar ou durante vasodilatação metabólica associada com o exercício.

Influência de estenoses epicárdicas na dinâmica do fluxo coronário

Uma estenose epicárdica significativa promove redução na pressão arterial distal à estenose, ou seja, produz um gradiente de pressão translesional, como consequência da perda de energia cinética do fluxo, à medida que este trafega através da estenose. Este aumento na resistência à passagem do sangue está diretamente relacionado à morfologia e à gravidade da estenose.

De forma geral, este efeito hemodinâmico indesejável pode ser explicado por dois mecanismos que regem a dinâmica de fluidos: (1) atrito viscoso, que resulta em perda de energia à medida que o fluido atravessa a estenose; e (2) forças convectivas, que promovem aceleração do fluido ao entrarem na região estenótica e o tornam turbulento e não laminar na saída do segmento estenótico. Utilizando-se a fórmula simplificada de Bernoulli, a perda de pressão por uma estenose pode ser estimada pela Equação 4.1.

Equação 4.1:

$$\Delta P = fQ + sQ^2$$

ΔP representa a pressão por estenose em mmHg, e Q representa o fluxo por estenose em mL/s. O termo f contabiliza a perda de energia promovida pelo atrito viscoso entre as camadas laminares do fluido, e o termo s reflete a perda de energia quando o fluxo arterial normal é transformado primeiro em um fluxo de alta velocidade e, depois, em um fluxo turbulento não laminar ao sair da estenose. A perda de energia pelo atrito viscoso pode ser estimada por meio da Equação 4.2, enquanto as alterações nas velocidades do fluxo laminar normal podem ser estimadas pela Equação 4.3.

Equação 4.2:

$$f = \frac{8\pi\mu L}{A_{est}^{\ 2}}$$

A_{est} representa a área da seção transversa do vaso no segmento estenótico, μ representa a viscosidade do sangue, e L o comprimento da estenose.

Equação 4.3:

$$s = \left[\frac{\rho}{2}\ \frac{1}{A_{est}} - \frac{1}{A_{norm}}\right]^2$$

r representa a densidade do sangue, A_{est} representa a área da seção transversa do vaso no segmento estenótico e A_{norm} a área da seção transversa no segmento normal do vaso.

Desta forma, a Equação 4.1 pode ser expressa, de forma simplificada como na Equação 4.4.

Equação 4.4:

$$\Delta = \frac{1.8 \bullet Q}{d_{est}^{\ 4}} + \frac{6.1 \bullet Q^2}{d_{est}^{\ 4}}$$

Q representa o fluxo por estenose em mL/s, e d_{est} representa o diâmetro luminal mínimo do segmento estenótico em mm. Depreende-se, portanto, que o elemento determinante mais importante para a queda pressórica por meio de uma estenose é o diâmetro luminal mínimo da estenose (d_{est}). Enquanto a queda no gradiente pressórico é inversamente proporcional à quarta potência do d_{est}, o comprimento do segmento estenótico tem relação linear com o atrito viscoso (Equação 4.3), promovendo impacto apenas modesto sobre a fisiologia coronária. A Figura 4.2 ilustra os fatores que contribuem para queda de pressão translesional por meio de uma estenose.

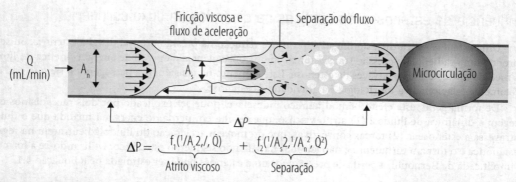

Figura 4.2. Ilustração diagramática da equação de Bernoulli. ΔP: gradiente de pressão; A_s: área luminal mínima no segmento da estenose; A_n: área luminal no segmento normal; L: comprimento da estenose; Q: fluxo; f_1: fator viscoso; f_2: fator de separação do fluxo. Fonte: modificado de: van de Hoef TP, Meuwissen M, Escaned J, et al. Fractional flow reserve as a surrogate for inducible myocardial ischaemia. Nat Rev Cardiol. 2013;10(8):439-52. Erratum in: Nat Rev Cardiol. 2013;10(12):632.

A magnitude da queda na pressão pós-estenótica ou o aumento no gradiente de pressão translesional têm impacto direto sobre o fluxo sanguíneo coronário para o miocárdio. Pelo mecanismo de autorregulação, em resposta à redução na pressão de perfusão e fluxo distal à estenose, a microvasculatura de resistência é dilatada, para compensar o aumento na resistência epicárdica e manter o fluxo regional basal em níveis apropriados para atender à demanda miocárdica de oxigênio. A Figura 4.3 ilustra a relação entre gradiente de pressão translesional, resistência e fluxo coronário.

O conceito de hiperemia coronária

O fluxo sanguíneo coronário para o miocárdio pode ser elevado do seu nível basal para um fluxo máximo, em resposta a estímulos fisiológicos ou farmacológicos. A forma mais básica de recrutamento do fluxo coronário é a hiperemia reativa, em que uma isquemia miocárdica transitória leva à dilatação máxima da circulação coronária, resultando em aumento do fluxo sanguíneo. Hiperemia reativa já se faz presente em oclusões coronárias com duração de apenas 200 milissegundos e atinge seus níveis máximos com oclusões de cerca de 20 segundos. Oclusões mais longas aumentam a duração, mas não a intensidade da resposta hiperêmica. Em situação de hiperemia máxima, o mecanismo de autorregulação encontra-se abolido, uma vez que a microcirculação já está dilatada em sua plenitude. Nesta situação, o fluxo sanguíneo coronário apresenta relação direta com a pressão arterial coronária (Figura 4.3C). Este aspecto é utilizado como fundamento para a realização da reserva de fluxo fracionado (FFR). Três tipos de estímulos podem ser aplicados para produzir hiperemia coronária máxima em humanos: (1) oclusão coronária transitória durante procedimentos de angioplastia coronária (hiperemia reativa); (2) estresse metabólico; e (3) estímulo farmacológico. Discussão mais profunda acerca das opções de estímulo farmacológico e vias de administração para indução de hiperemia máxima durante procedimentos invasivos para quantificação da reserva de fluxo fracionado para o miocárdio é apresentada no capítulo 106.

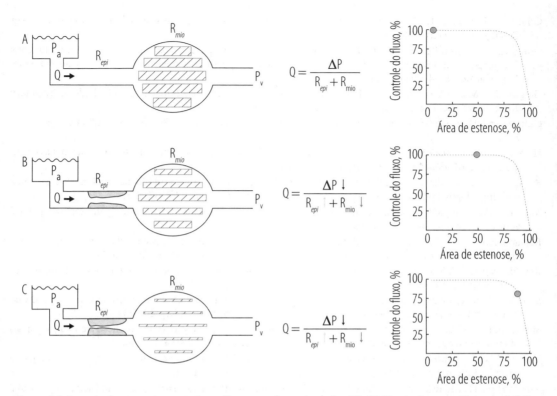

Figura 4.3. Impacto de uma estenose sobre o fluxo sanguíneo miocárdico (Q). (A) Circulação coronária normal. O fluxo miocárdico é determinado pela pressão de perfusão [diferença de pressão entre os compartimentos arterial (pressão aórtica – Pa) e venoso (pressão venosa – Pv)] e as resistências nos leitos epicárdicos (resistência ao fluxo através do leito arterial coronário epicárdico – R_{epi}) e microcirculação (resistência ao fluxo através da microcirculação coronária – R_{mio}). (B) Circulação coronária com presença de estenose promovendo redução de 50% na área luminal da coronária epicárdica. A estenose promove gradiente de pressão translesional, com redução da pressão de perfusão (ΔP) e aumento na resistência epicárdica. Pelo mecanismo de autorregulação, a microcirculação dilata-se para compensar o aumento na resistência epicárdica e manter um fluxo sanguíneo miocárdico normal. (C) Circulação coronária com estenose promovendo redução de 95% na área luminal da coronária epicárdica. Neste momento, a microcirculação já está recrutada (dilatada) em sua capacidade máxima, não mais suficiente para compensar o grande aumento na resistência epicárdica e queda na pressão de perfusão. O resultado é uma redução do fluxo miocárdico, que pode ocorrer mesmo em repouso. R: resistência ao fluxo coronário.

BIBLIOGRAFIA

Chilian WM. Coronary microcirculation in health and disease. Summary of an NHLBI workshop. Circulation. 1997;95(2):522-8.

Di Wang H, Ratsep MT, Chapman A, et al. Adventitial fibroblasts in vascular structure and function: the role of oxidative stress and beyond. Can J Physiol Pharmacol. 2010;88(3):177-86.

Drake TA, Morrissey JH, Edgington TS. Selective cellular expression of tissue factor in human tissues. Implications for disorders of hemostasis and thrombosis. The Am J Pathol. 1989;134(5):1087-97.

Furchgott RF, Zawadzki JV. The obligatory role of endothelial cells in the relaxation of arterial smooth muscle by acetylcholine. Nature. 1980;288(5789):373-6.

Galkina E, Kadl A, Sanders J, et al. Lymphocyte recruitment into the aortic wall before and during development of atherosclerosis is partially L-selectin dependent. J Exp Med. 2006;203(5):1273-82.

Gould KL, Kirkeeide RL, Buchi M. Coronary flow reserve as a physiologic measure of stenosis severity. J Am Coll Cardiol. 1990;15(2):459-74.

Gould KL, Lipscomb K, Hamilton GW. Physiologic basis for assessing critical coronary stenosis. Instantaneous flow response and regional distribution during coronary hyperemia as measures of coronary flow reserve. Am J Cardiol. 1974;33(1):87-94.

Gregorini L, Marco J, Farah B, et al. Effects of selective alpha1- and alpha2-adrenergic blockade on coronary flow reserve after coronary stenting. Circulation. 2002;106(23):2901-7.

Gutterman DD. Adventitia-dependent influences on vascular function. Am J Physiol. 1999;277(4 Pt 2):H1265-72.

Hu Y, Zhang Z, Torsney E, et al. Abundant progenitor cells in the adventitia contribute to atherosclerosis of vein grafts in ApoE-deficient mice. J Clin Invest. 2004;113(9):1258-65.

Korshunov VA, Schwartz SM, Berk BC. Vascular remodeling: hemodynamic and biochemical mechanisms underlying Glagov's phenomenon. Arterioscler Thromb Vasc Biol. 2007;27(8):1722-8.

Majesky MW, Dong XR, Regan JN, et al. Vascular smooth muscle progenitor cells: building and repairing blood vessels. Circu Res. 2011;108(3):365-77.

Rajagopalan S, Dube S, Canty JM Jr. Regulation of coronary diameter by myogenic mechanisms in arterial microvessels greater than 100 microns in diameter. Am J Physiol. 1995;268(2 Pt2):H788-93.

Rey FE, Pagano PJ. The reactive adventitia: fibroblast oxidase in vascular function. Arterioscler Thromb Vasc Biol. 2002;22(12):1962-71.

Sartore S, Chiavegato A, Faggin E, et al. Contribution of adventitial fibroblasts to neointima formation and vascular remodeling: from innocent bystander to active participant. Circu Res. 2001;89(12):1111-21.

Swedenborg J, Mäyränpää MI and Kovanen PT. Mast cells: important players in the orchestrated pathogenesis of abdominal aortic aneurysms. Arterioscler Thromb Vasc Biol. 2011;31(4):734-40.

Tieu BC, Lee C, Sun H, et al. An adventitial IL-6/MCP1 amplification loop accelerates macrophage-mediated vascular inflammation leading to aortic dissection in mice. J Clin Invest. 2009;119(12):3637-51.

van de Hoef TP, Meuwissen M, Escaned J, et al. Fractional flow reserve as a surrogate for inducible myocardial ischaemia. Nat Rev Cardiol. 2013;10(8):439-52. Erratum in: Nat Rev Cardiol. 2013;10(12):632.

Wagner DD, Marder VJ. Biosynthesis of von Willebrand protein by human endothelial cells: processing steps and their intracellular localization. J Cell Biol. 1984;99(6):2123-30.

Zengin E, Chalajour F, Gehling UM, et al. Vascular wall resident progenitor cells: a source for postnatal vasculogenesis. Development. 2006;133(8):1543-51.

Sintomas e sinais em cardiologia

Michel Batlouni

André Feldman

> **Palavras-chave:** Sintomas e sinais; Dor torácica; Dispneia; Palpitações; Edema; cianose.

INTRODUÇÃO

As bases do diagnóstico de qualquer doença são a história clínica e o exame físico, com a identificação adequada dos sintomas e sinais do doente. Os dados obtidos na história clínica têm importância fundamental como instrumental propedêutico. Uma história clínica pormenorizada e um exame físico sistematizado e abrangente continuam a ser parte essencial da abordagem clínica, ensejando, desde o início, boa relação médico-paciente.

Desde o juramento de Hipócrates (460 a.C. a 377 a.C.), a medicina é solenemente definida como a "arte de curar" e, como toda arte, deve ser exercida com competência e dedicação. A arte deve estar presente desde a primeira consulta, ao escutar com atenção o relato dos males que afligem o paciente; ao interpretar os dados coletados, alicerçados nos conhecimentos científicos acumulados; e, como corolário, na arte de orientar o paciente para que supere o difícil momento de angústia que o acomete.

Os exames complementares especializados do aparelho cardiovascular, laboratoriais e de imagem contribuíram importantemente para o diagnóstico mais completo e a avaliação mais precisa do comprometimento do coração e dos vasos. Enfatize-se, entretanto, que, mesmo com o extraordinário desenvolvimento destes exames, que aperfeiçoaram os métodos diagnósticos em todas as áreas da medicina, o exame clínico adequado permanece fundamental neste processo.

No raciocínio diagnóstico, são importantes todos os elementos de identificação, antecedentes pessoais e familiares, hábitos de vida, condições socioeconômicas e culturais do paciente. Os sintomas e sinais mais frequentes nas cardiopatias são dor torácica, dispneia, tosse e expectoração, hemoptise, palpitações, edema, sopros cardíacos, cianose, astenia, síncope ou desmaio, e alterações do sono.

DOR TORÁCICA

A dor torácica pode estar relacionada a diferentes estruturas intra ou extratorácicas, sem necessariamente apresentar relação com o aparelho cardiovascular. Sua origem pode ser pleural, esofágica, gástrica, aórtica, mediastinal ou na própria parede torácica. As dores relacionadas ao coração e à aorta podem ser de origem isquêmica, pericárdica ou vascular.

As características da dor torácica devem ser criteriosamente investigadas, pois, na maioria dos casos, permitem a identificação de sua origem isquêmica, ou não, e a orientação adequada sobre a prioridade dos exames complementares a serem solicitados e sua sequência. Estas características incluem localização da dor, tipo, irradiação, início, duração, intensidade, fatores desencadeantes ou agravantes, fatores atenuantes, manifestações concomitantes, periodicidade e ritmicidade.

A localização da dor isquêmica do coração, decorrente da hipóxia celular por desequilíbrio entre oferta e consumo de oxigênio, é frequentemente a região retroesternal, podendo ser também mais à direita ou à esquerda do esterno.

A irradiação da dor pode ocorrer para os membros superiores e ombros (predominantemente à esquerda), regiões cervicais, dorso, maxilar inferior e região epigástrica. Em geral, a dor miocárdica isquêmica irradia-se para o hemitórax esquerdo e região ulnar do membro superior esquerdo, podendo atingir a região submandibular.

O caráter da dor isquêmica do coração é comumente de tipo constritivo, com sensação de aperto no tórax ou região retroesternal, por vezes descrita como opressão, peso, queimação ou sufocação, acompanhada da colocação da mão fechada do paciente sobre a face anterior do tórax (sinal de Levine).

A duração da dor isquêmica transitória (angina de peito) é de 1 a 3 minutos, ocasionalmente 5, raramente ultrapassando 10 minutos. Na angina instável, a dor é mais prolongada, podendo chegar a 20 minutos ou mais e, além deste tempo, no infarto agudo do miocárdio.

Angina de peito pode ser definida como um desconforto no peito ou em área subjacente associada à isquemia miocárdica, porém não à necrose. Angina significa aperto, não dor. Assim, o desconforto da angina frequentemente não é descrito como dor literalmente, porém, como sensação desagradável de pressão, compressão, constrição e estrangulamento.

A intensidade do esforço, associada à precipitação da angina, pode variar de um dia para o outro e durante o dia em um mesmo paciente, porém uma história cuidadosa pode explicar esse fenômeno. O limiar anginoso é mais baixo pela manhã, do que em outros períodos do dia. Quando o episódio doloroso tem a mesma característica, porém é mais intenso e prolongado, o diagnóstico de infarto agudo do miocárdio deve ser considerado.

A intensidade da dor varia de acordo com a magnitude do comprometimento miocárdico, tanto isquêmico como necrótico. Pode ser leve, apenas sensação de peso ou desconforto na região torácica anterior, de curta duração, até dor forte, continuada, acompanhada de sudorese fria, palidez, tontura e sensação de condição grave ou de morte iminente.

Fatores desencadeantes ou agravantes

A dor da angina de peito é desencadeada, em geral, pelo aumento do trabalho cardíaco, comumente esforço físico, que ultrapassa o limiar da reserva de fluxo coronariano, mas também por taquicardia, frio intenso, refeições copiosas e emoções. Convém lembrar que a assim chamada dor anginosa primária, associada geralmente ao espasmo coronariano, mesmo sem lesões significativas das artérias coronárias, pode ocorrer em repouso, sem causa aparente.

Fatores atenuantes

A dor anginosa é de curta duração, não mais que 3 minutos, alivia-se com o repouso e, mais prontamente, com o uso de nitratos via sublingual (nitroglicerina 0,3 a 0,6 mg; dinitrato de isossorbida 5 a 10 mg;

e propatilnitrato 10 mg). A persistência da dor, inalterada em sua intensidade por período superior a 5 a 10 minutos, sugere a possibilidade de angina instável. A dor precordial intensa e duradoura, acompanhada frequentemente de náuseas, vômitos e sudorese fria, é mais indicativa de infarto agudo do miocárdio.

A acurácia dos exames diagnósticos complementares relacionados à dor torácica depende do contexto clínico. Em pacientes crônicos, estáveis à descrição das características da dor pelo paciente é o melhor preditor diagnóstico: sensibilidade 78% a 94%; especificidade 50% a 91%.

Em relação às doenças cardiovasculares, especificamente, devem ser incluídos na anamnese os antecedentes familiares, sobretudo os principais fatores de risco para doenças cardiovasculares.

DOR DE ORIGEM PERICÁRDICA

A dor da pericardite apresenta características clínicas bem definidas, que, por si só, podem levar ao diagnóstico correto. Sua localização é preferencialmente retroesternal, junto à borda esquerda, com irradiação para regiões cervicais e dorso. Pode ser muito intensa, do tipo constritivo, peso, opressão, ou queimação, contínua, com duração de várias horas, sem relação com esforços, Agrava-se com a respiração, com o decúbito dorsal e a movimentação do tronco. A dor alivia-se quando o paciente inclina o tórax para a frente e na posição genupeitoral.

DOR DE ORIGEM AÓRTICA

Os aneurismas de aorta habitualmente não se associam a quadro doloroso, porém o aneurisma dissecante dessa artéria desencadeia dor intensa, lancinante, de início abrupto, contínua, na região retroesternal, irradiada para pescoço, região interescapulovertebral, ombros e/ou toda a face anterior do tórax.

DOR DE ORIGEM PSICOGÊNICA

A dor de origem psicogênica é provavelmente a mais frequente das dores precordiais, e a que exige anamnese mais cuidadosa para diferenciá-la das dores precordiais orgânicas. É dor surda, moderada ou fraca, duradoura, sem relação com esforços, acompanhada de ansiedade e hipersensibilidade no precórdio e sóe ter caráter suspiroso, aliviando quando o paciente consegue inspirar profundamente. Alivia também com ansiolíticos e antidepressivos e, principalmente, com a informação do médico sobre a inexistência de cardiopatia.

DISPNEIA

Dispneia, um dos principais sintomas de doença cardíaca ou pulmonar, varia desde a percepção do ato respiratório, que não se completa até o distúrbio respiratório intenso e estressante. Dispneia pode ocorrer após exercício extenuante em indivíduos bem condicionados e após exercícios apenas moderados, em pessoas saudáveis, porém não habituadas à prática de atividade física (dispneia do descondicionamento). Assim, a dispneia deve ser considerada anormal quando ocorre em repouso ou em nível de atividade física não esperado a causá-la. Dispneia associa-se a uma grande variedade de doenças do coração e pulmões, parede torácica, músculos respiratórios e ainda com ansiedade.

A dispneia da insuficiência ventricular esquerda (IVE) apresenta características que se relacionam a tempo de duração, evolução, relação com esforço e postura adotada pelo paciente. A análise de sua relação com esforços deve levar em conta as atividades habitualmente exercidas pelo paciente. Deste modo, um trabalhador braçal tem um conceito de exercício pesado diferente de uma pessoa de vida sedentária.

Os dados anamnésicos possibilitam reconhecer os seguintes tipos de dispneia: de esforço, de decúbito (ortopneia), paroxística noturna, periódica ou de Cheyne-Stokes e edema pulmonar agudo.

A dispneia de esforço é o tipo mais comum na IVE; conforme sua denominação, aparece quando o paciente executa esforço físico. A evolução da dispneia de esforço na IVE caracteriza-se por ser de rápida

INTRODUÇÃO

progressão, passando dos grandes aos médios e pequenos esforços em período de tempo relativamente curto. Este tipo de evolução a diferencia da dispneia que ocorre nas enfermidades pulmonares e nas anemias, condições nas quais a dispneia se agrava lentamente ou é estacionária. A dispneia de esforço sugere a presença de doença orgânica, como IVE ou doença pulmonar obstrutiva crônica, enquanto a dispneia que se manifesta em repouso pode ocorrer também em paciente com pneumotórax, embolismo pulmonar, edema pulmonar, ou neurose/ansiedade.

A dispneia que ocorre somente em repouso e não se manifesta com exercício é quase sempre funcional e associada com a sensação de dificuldade em prover ar suficiente aos pulmões, claustrofobia e respirações profundas ou suspirosas. Nas crises de pânico, a dispneia acompanha-se de hiperventilação.

A dispneia de decúbito surge quando o paciente assume a posição deitada. Para melhorar, o paciente eleva a cabeça e o tórax, usando dois ou mais travesseiros. Às vezes, inconscientemente, adota o decúbito elevado para dormir. Em fase mais avançada, quando a dispneia se torna muito intensa, o paciente é forçado a sentar-se na beira do leito (ortopneia), com as pernas para fora, quase sempre fletindo a cabeça para frente, para ajudar o trabalho da musculatura acessória da respiração. A dispneia de decúbito pode acompanhar-se de broncoespasmo, com tosse, expectoração, sufocação e opressão torácica. A pressão elevada nas veias e capilares pulmonares provoca transudação de líquido para o espaço intersticial, resultando em congestão pulmonar. A presença de sibilos durante a crise dispneica, aliviada por bronco dilatadores, caracteriza a chamada asma cardíaca.

A dispneia paroxística ocorre com mais frequência à noite, justificando, por isso, a denominação de dispneia paroxística noturna. Sua característica principal consiste no fato de o paciente acordar com intensa dispneia, acompanhada de sufocação, tosse seca e opressão torácica, obrigando-o a sentar-se na beira do leito ou levantar-se.

Na insuficiência cardíaca crônica, dispneia é expressão clínica de hipertensão venosa pulmonar e capilar, edema intersticial, alveolar e congestão pulmonar, em consequência de IVE, além de aumento do fluxo sanguíneo proveniente do leito esplâncnico e membros inferiores. Esta condição manifesta-se, inicialmente, 2 a 4 horas após o paciente deitar-se e acompanha-se de tosse, sibilos e sudorese. A dispneia paroxística noturna melhora, em geral, em 15 minutos ou pouco mais, após o paciente sentar-se.

A dispneia periódica ou de Cheyne-Stokes caracteriza-se por períodos de apneia, seguidos de movimentos respiratórios, superficiais a princípio, mas que se tornam cada vez mais profundos, até chegar a um máximo; depois, diminuem paulatinamente de amplitude, até uma nova fase de apneia, cíclica e repetidamente. As pausas de apneia têm duração variável de 15 a 30 segundos ou mais.

O edema pulmonar agudo manifesta-se por dispneia intensa, de início rápido, com tosse e expectoração espumosa, branca ou rosada e frequentemente sibilos.

A classificação da *New York Heart Associaton* (NYHA) escalona a intensidade da dispneia em quatro classes (Quadro 5.1).

Quadro 5.1. Classificação da *New York Heart Associaton*, de acordo com a intensidade da dispneia.

Classe	Descrição
I	Ausência de sintomas (dispneia) durante atividades cotidianas. A limitação para esforços é semelhante à esperada para indivíduos normais
II	Sintomas desencadeados por atividades cotidianas
III	Sintomas desencadeados por atividades menos intensas que as cotidianas ou aos pequenos esforços
IV	Sintomas em repouso

TOSSE E HEMOPTISE

Tosse é um dos mais frequentes sintomas cardiovasculares, originado de hipertensão venosa pulmonar, edema pulmonar, intersticial e alveolar, infarto pulmonar e/ou compressão da árvore traqueobrônquica. A tosse da IVE causada pela congestão pulmonar e, por isto, habitualmente associada à dispneia, é seca e predominantemente noturna, às vezes espumosa. A tosse que ocorre no paciente com dispneia paroxística noturna secundária à falência ventricular precede a dispneia; ao contrário, a tosse associada à doença pulmonar alivia-se após o paciente expectorar (mais do que especificamente ao sentar-se). No edema pulmonar agudo, a expectoração é espumosa e, por vezes, rósea. Isto se deve ao fato de o líquido que inunda os alvéolos conter plasma e hemácias. A congestão pulmonar torna este órgão alvo frequente para infecções bacterianas. A presença de expectoração mucopurulenta, amarelada ou esverdeada levanta suspeita de infecção broncoalveolar e a necessidade de tratamento adequado.

A expectoração sanguinolenta em pacientes cardíacos pode resultar de edema pulmonar agudo, ruptura de vasos endobronquiais dilatados e necrose hemorrágica dos alvéolos (infarto pulmonar). A história clínica é fundamental para o diagnóstico etiológico da hemoptise. Episódios recorrentes de sangramentos menores ocorrem em pacientes com bronquite crônica, bronquiectasias, tuberculose e estenose mitral. Hemoptise associada a dispneia sugere estenose mitral. neste caso, a hemoptise é precipitada por elevações súbitas da pressão do átrio esquerdo com o esforço e atribuível à ruptura de pequenas veias pulmonares ou broncopulmonares anastomosadas.

A expectoração hemoptoica pode ser devida: (1) escape das células sanguíneas (hemácias) nos alvéolos de vasos congestionados nos pulmões (edema pulmonar); (2) ruptura de vasos endobrônquicos dilatados que formam canais colaterais entre os sistemas venoso pulmonar e brônquico (estenose mitral); (3) infarto pulmonar, "necrose e hemorragia nos alvéolos"; (4) tuberculose; (5) pequenas lesões da mucosa traqueobrônquica produzida por tosse excessiva de qualquer causa; (6) bronquiectasias; e (7) adenocarcinoma pulmonar.

EDEMA

Edema consiste no acúmulo anormal de líquido, proveniente do fluxo sanguíneo no compartimento extracelular intersticial ou nas cavidades serosas (tórax, pleura, pericárdio, abdome e bolsa escrotal). O edema cardíaco é geralmente simétrico.

História de edema dos membros inferiores mais acentuado à tarde é característica de insuficiência cardíaca ou insuficiência venosa crônica bilateral. Em pacientes com insuficiência cardíaca avançada, síndrome nefrótica, hepatopatia e doenças carenciais, pode manifestar-se anasarca (edema generalizado). Neste tipo de edema, o acúmulo de líquido não se restringe ao tecido subcutâneo, porém acumula-se também nas cavidades serosas. O peso corpóreo pode aumentar em até 10%, mesmo sem evidência de fóvea na pele.

O edema é constituído de uma solução aquosa de sais e proteínas do plasma, e sua composição varia conforme a causa. O edema pode ser mole ou transudato, constituído somente por água e eletrólitos. Pode também ser duro ou exsudato, constituído de água e proteínas. O exsudato é geralmente inflamatório e causa dor, calor e rubor. Em presença de valvopatia tricúspide e pericardite constritiva, a ascite é proporcionalmente mais significativa que o edema das extremidades.

Pacientes com edema cardíaco apresentam usualmente história de dispneia aos esforços, dispneia paroxística noturna ou ortopneia. Ao exame físico, terceira e/ou quarta bulhas, pressão jugular venosa elevada, refluxo hepatojugular, cianose periférica, pressão de pulso reduzida e extremidades frias.

A fisiopatologia do edema cardíaco envolve os seguintes fatores que regulam o intercâmbio de líquido em nível capilar, entre o compartimento intravascular e o interstício: aumento da pressão hidrostática, que tende a expulsar água e eletrólitos do interior da luz vascular; diminuição da pressão coloidosmótica das proteínas circulantes que se opõem à pressão hidrostática e induzem a retenção de líquido no interior da luz vascular; aumento da permeabilidade vascular (capilar); diminuição da drenagem linfática; retenção de sódio e água pelos rins.

Edema periorbital e facial é característico de síndrome nefrótica, glomerulonefrite aguda, mixedema, hipoproteinemia ou edema angioneurótico. O edema restrito a uma extremidade é normalmente devido à trombose venosa ou ao bloqueio linfático desta extremidade. No edema hepático, a dispneia é infrequente, exceto em presença de ascite significativa e história de abuso alcoólico. Associa-se frequentemente com ascite, pressão venosa pulmonar normal ou baixa e pressão arterial diminuída, sinais de hepatopatia crônica e de encefalopatia.

SOPRO CARDÍACO

O sangue flui de modo contínuo e em uma única direção dentro das cavidades cardíacas, graças às valvas que as separam. Quatro valvas servem de "porta", abrindo-se e fechando-se de modo a impedir que o sangue retorne de uma cavidade cardíaca a outra, nesta sequência: veia, átrio, ventrículo e artéria. Quando o sangue não flui de modo adequado dentro do coração, devido a algum defeito nas valvas cardíacas, ocorrem os sopros. O sopro cardíaco é identificado durante o exame clínico pela ausculta. Os sopros sistólicos são causados por estenose das valvas aórticas ou pulmonar e por insuficiência das valvas mitral e tricúspide; os sopros diastólicos ocorrem por estenose das valvas mitral e tricúspide, ou por insuficiência das valvas aórtica e pulmonar.

Algumas condições podem causar o aparecimento de sopro cardíaco temporário, sem relação com as valvopatias, a saber: febre, anemia, hipertireoidismo e gestação. Os sopros patológicos ocorrem secundariamente a uma doença do coração. Nas crianças, se dão por doenças congênitas, enquanto nos adultos surgem após doenças adquiridas durante a vida, como febre reumática, endocardite infecciosa ou calcificação da valva pela idade.

Até 50% das crianças sem problemas cardíacos podem apresentar sopro no coração, que, em geral, desaparece espontaneamente com o crescimento. Esse sopro benigno é sempre sistólico e de baixa intensidade, tornando-se mais intenso em decúbito horizontal e desaparecendo, ou quase, quando o paciente senta ou em posição ereta. O cardiologista experiente consegue, apenas pelo exame clínico, estabelecer as características e a origem do sopro cardíaco e sua relevância diagnóstica.

PALPITAÇÕES

Designa-se palpitação a percepção desagradável ou incômoda dos batimentos cardíacos, expressa popularmente de diferentes maneiras: falhas, batimentos fortes ou fora do tempo, paradas, golpes, pulo no coração, entre outras. Palpitações são devidas a contrações cardíacas mais intensas, com braquicardia ou taquicardia, com ritmo de base regular ou não, pausas compensadoras ou estado hipercinético. Podem ocorrer em pacientes com cardiopatia orgânica ou com distúrbios funcionais, e também em indivíduos normais, associadas a exercícios físicos intensos e emoções, mudanças posturais bruscas, substâncias arritmogênicas, como o café, chá forte, Coca-Cola, tabaco, hormônios tireoideanos, catecolaminas e aminofilina.

Palpitação é sintoma muito comum na prática clínica, porém pouco específico. A sensação de golpes no coração relaciona-se, na maioria das vezes, à extrassistolia, com a impressão de que o coração para e volta a pulsar, típica de pausa extrassistólica. O batimento pós-extrassistólico, em geral mais vigoroso, é percebido como um golpe no precórdio.

A definição do início, da duração e da intensidade da palpitação é importante na prática clínica. Fatores desencadeantes e de alívio também devem ser pesquisados, como esforço físico, condições vagotônicas, mudanças posturais, uso de fármacos e estresse psíquico. As palpitações podem ocorrer durante atividade física, tanto aeróbica como anaeróbica, distúrbios emocionais (estresse) e alterações do ritmo cardíaco, em presença de cardiopatia. As palpitações de esforço, como o próprio nome diz, são desencadeadas e mantidas pela atividade física e desaparecem em pouco tempo com o repouso. Em cardiopatas, as palpitações de esforço têm o mesmo significado que a dispneia de esforço e, com frequência, ocorrem simultaneamente.

As palpitações resultantes de alteração do ritmo cardíaco são descritas pelos pacientes por diversas expressões e frequentemente permitem o diagnóstico pelo médico atento à história clínica. Extrassístoles são habitualmente descritas como falha dos batimentos cardíacos seguidas de pausa compensadora e batimentos pós-extrassistólicos mais intensos. Disparos do coração de curta duração indicam, em geral, salva de extrassístoles. A taquicardia sinusal tem comumente início súbito e fim gradual, enquanto a taquicardia paroxística tem tanto início quanto fim súbitos. A sensação de que o coração bate lentamente é característica de bradicardia por doença do nó sinusal, bloqueio atrioventricular, uso de medicação bradicardisante – sobretudo em associação (digital, betabloqueadores, amiodarona, propafenona, diltiazem e verapamil).

As palpitações podem originar-se de cardiopatias, como arritmias, insuficiência cardíaca, miocardiopatia, hipertensão arterial, prolapso da válvula mitral e doença do nó sinusal, bem como de doenças não cardíacas: anemia, infecção, hipertiroidismo, consumo excessivo de álcool, tabaco, café, além de esforço físico, emoções, estresse e síndrome do pânico.

SÍNCOPE E DESMAIO

Síncope é definida como perda súbita e momentânea da consciência e do tônus postural, causada por hipofluxocerebral, seguida de recuperação espontânea, geralmente sem sequela neurológica. As manifestações clínicas relacionam-se à intensidade e à rapidez em que ocorrem as alterações hemodinâmicas. A redução significativa do fluxo sanguíneo cerebral, por 6 a 8 segundos, é suficiente para causar síncope. O mesmo ocorre quando há redução da pressão arterial sistólica a 60 mmHg ou queda de 20% da oferta de oxigênio ao cérebro. Nem sempre o quadro clínico ocorre em sua forma completa (queda rápida da pressão arterial e da frequência cardíaca, respiração irregular), podendo ser parcial a perda da consciência (pré-síncope ou lipotímia).

A avaliação diagnóstica de paciente que sofreu desmaio inclui a análise das características do episódio, como sintomas podrômicos, tempo de duração, ocorrência ou não de convulsão, mordedura da língua, incontinência urinária e retal, sudorese fria e palidez. Além disso, postura corpórea, exercício físico, estado alimentar e temperatura ambiente, mudança súbita na posição do corpo e medicação em uso devem ser considerados.

A maioria das crises sincopais, vasovagais ou síndrome cardiodepressiva, ocorre com o indivíduo em posição ereta e acompanha-se de hipotensão postural. O episódio sincopal pode iniciar-se com sintomas podrômicos: astenia, tontura, palidez e sudorese, arritmias, precordialgia, paresias e vertigem, ou sem quaisquer sintomas prévios. A pressão arterial cai rapidamente, a frequência cardíaca diminui, e a respiração torna-se irregular. No período pós-sincopal o paciente pode recuperar-se completamente ou apresentar confusão mental, cefaleia, tonturas e mal estar geral (Quadro 5.2).

A síncope neurocardiogênica ou vasovagal, também designada desmaio, é induzida por emoção ou estresse ortostático e, geralmente, com sintomas podrômicos sugestivos de ativação autonômica vagal, como sialorreia, sudorese fria, náuseas, dor epigástrica, palidez cutânea. Síncope neuromediada é frequente (58% dos casos) seguida pela de origem cardíaca (23%); a causa permanece indeterminada em 18% dos casos.

As síncopes neurogênicas são as mais comuns. Resultam da redução da perfusão cerebral. A recuperação é, em geral, rápida (segundos ou minutos), quando o paciente se deita. É provável que o mecanismo da síndrome neurogênica seja consequente ao desvio de sangue para os músculos por queda da resistência vascular periférica (vasodilatação). O tono simpático apresenta inibição generalizada, e a atividade vagal aumenta; devido a isso, a síncope neurogênica é habitualmente designada sincope "vasovagal".

A hipotensão postural ocorre por queda significativa da pressão arterial, quando o paciente se levanta do leito ou poltrona, após muito tempo em posição deitada ou sentada, e adota a posição ortostática. Pode ocorrer após enfermidade prolongada, desequilíbrio hidroeletrolítico, depleção de sódio e potássio, e grandes varizes nos membros inferiores. Na atualidade, uma causa frequente de hipotensão ortostática relaciona-se ao uso de medicamentos anti-hipertensivos, principalmente os bloqueadores adrenérgicos. A alcalose respiratória associada à hiperventilação ocorre principalmente em mulheres jovens, ansiosas, com respiração suspirosa acentuada e frequente.

A síncope cardíaca é, em geral, de início rápido, sem aura e não associada com movimentos convulsivos, incontinência urinária ou estado confusional. Pode ser de origem psicogênica (emoções ou medo

54 | INTRODUÇÃO

Quadro 5.2. Classificação das síncopes, segundo seu mecanismo fisiopatológico principal.

Síncopes reflexas (neuromediadas)	Síncope vasovagal	Mediada por estresse ortostático
		Mediada por estresse emocional (dor, medo e sensações desagradáveis)
	Síncope por hipersensibilidade do seio carotídeo	Tosse
	Síncope situacional	Espirro
		Pós-miccional
		Pós-exercício
		Pós-prandial
		Estimulação gastrintestinal
	Neuralgia do glossofaríngeo	
Hipotensão ortostática	Falência autonômica primária	Falência autonômica pura, atrofia multissistêmica e parkinsonismo
	Falência autonômica secundária	neuropatia diabética, amiloidose, pós-exercício, pós-prandial, fármacos e álcool
	Depleção volumétrica	Hemorragia, diarreia e doença de Addison
Arritmias cardíacas como causa primária	Doença do nó sinusal, incluindo bradicardia e taquicardia	
	Doença do sistema de condução atrioventricular – falha de marca-passo cardíaco	
	Taquicardia paroxística supraventricular e ventricular	
	Síndromes hereditárias (QT longo ou curto, síndrome de Brugada)	
	Medicação arritmogênica	
Cardiopatias estruturais	Doença cardíaca valvar obstrutiva	
	Isquemia/ infarto do miocárdio	
	Miocardiopatia obstrutiva	
	Mixoma atrial	
	Doença pericárdica, tamponamento cardíaco	
	Embolia pulmonar, hipertensão pulmonar	

intensos) ou por redução aguda transitória do fluxo sanguíneo cerebral. Na maioria das vezes, o episódio sincopal se inicia com sensação de fraqueza, tonturas, sudorese e palidez; outras vezes, ocorre subitamente, sem manifestações prodrômicas. No período pós-sincopal pode haver confusão mental, cefaleia, tonturas, mal-estar ou recuperação do paciente sem qualquer manifestação clínica. As causas mais frequentes de síncope cardíaca são episódios de Stokes-Adams – assistolia transitória, bloqueio atrioventricular avançado ou outras arritmias cardíacas associadas, QTc prolongado ou não, estenose aórtica e miocardiopatia hipertrófica.

CIANOSE

A cianose, bem como o edema, é tanto sintoma como sinal físico. Pele e membranas mucosas apresentam coloração azulada resultante do aumento da hemoglobina reduzida ou de pigmentos anormais de hemoglobina no sangue.

A cianose é designada central quando se manifesta por saturação arterial de oxigênio reduzida, devido a *shunt* direita-esquerda do sangue ou distúrbio da função pulmonar. A cianose periférica é comumente secundária à vasodilatação cutânea, devido ao baixo débito ou à exposição ao frio (ar ou água). Se a cianose periférica restringir-se a uma única extremidade, deve-se suspeitar de obstrução arterial ou venosa. Cianose localizada em ambas as mãos sugere fenômeno de Raynaud.

A cianose tipo central é a mais comum e torna-se aparente com uma concentração capilar média de 5 g/dL de hemoglobina reduzida, ou de 1,5 g/dL de meta-hemoglobina. Pode ocorrer nas seguintes condições: (1) diminuição da tensão de oxigênio na atmosfera, como nas grandes altitudes; (2) distúrbios da ventilação pulmonar; obstrução das vias aérea pelo aumento da resistência, como na asma brônquica, bronquite crônica, enfisema pulmonar, doença pulmonar obstrutiva crônica, atelectasia pulmonar, fármacos bloqueadores neuromusculares ou depressores do centro respiratório; (3) distúrbios da difusão: aumento da espessura da membrana alveolocapilar, principalmente congestão e fibrose pulmonar; (4) transtorno da perfusão por cardiopatias congênitas, insuficiência ventricular direita grave e embolia pulmonar; (5) *shunt* direita-esquerda nas cardiopatias congênitas. A cianose central diminui ou desaparece com a inalação de oxigênio. Meta-hemoglobinemia é causa rara de cianose congênita familiar na ausência de cardiopatia congênita.

A cianose periférica ocorre na estase venosa ou pela redução do calibre dos vasos da microcirculação, com perda de oxigênio ao nível da rede capilar. Sua causa mais comum é vasoconstrição generalizada por exposição ao ar frio e/ou à água gelada. As causas mais frequentes são insuficiência cardíaca congestiva, obstáculo na circulação de retorno (flebite ou flebotrombose), ou colapso periférico. A cianose periférica atenua-se ou desaparece com o teste da água quente e a elevação do membro cianótico.

FADIGA

Fadiga é sintoma inespecífico, comum, tanto em pacientes com cardiopatia e diversas outras doenças, como em indivíduos normais. É definida como indisposição para realizar tarefas, e não apenas como fraqueza ou cansaço muscular. Nos pacientes com circulação sistêmica comprometida, como na insuficiência cardíaca, a fadiga pode estar associada à fraqueza muscular em consequência de débito cardíaco baixo e má oxigenação dos músculos esqueléticos.

Em cardiopatas, a fadiga pode estar associada ao uso de medicamentos como alfa e betabloqueadores adrenérgicos, tratamento anti-hipertensivo vigoroso, diurese excessiva, hipocalemia e hiponatremia com depleção do volume intravascular e psicotrópicos em doses elevadas. São outras causas de fadiga: anemia, mixedema, depressão psíquica e desnutrição.

BIBLIOGRAFIA

Chagas AP, Ferreira JF. Interpretação dos sinais e sintomas. In: Lopes AC. Tratado de clínica médica. 3. ed. São Paulo: Roca; 2016. p.293-5.

Fang JC, O'Gara PT. O histórico e o exame físico: uma abordagem baseada em evidências. In: Bonow RO, Mann DL, Zipes DP, et al. Braunwald, tratado de doenças cardiovasculares. 9. ed. Rio de Janeiro: Elsevier; 2013. p. 113-32.

Pazin-Filho A, Schmidt A, Maciel BC. Semiologia cardiovascular: inspeção, palpação e percussão. Medicina, Ribeirão Preto. 2004;37:227-39.

Porto CC. Sistema cardiovascular. In: Porto CC. Semiologia médica. 7. ed. Rio de Janeiro: Guanabara Koogan; 2014. p. 429-602.

Simel DI. Abordagem do paciente: anamnese e exame clínico. In: Goldman L, Ausiello D. Cecil - tratado de medicina interna. 24. ed. Rio de Janeiro: Elsevier; 2014. p.28-33.

6

Estratégias para estratificação do risco coronário

Marcelo Chiara Bertolami
Adriana Bertolami Manfredi
André Arpad Faludi

> **Palavras-chave:** Doença cardiovascular; Aterosclerose; Fatores de risco coronário; Estratificação de risco cardiovascular; Escores para estratificação de risco cardiovascular; Prevenção cardiovascular.

INTRODUÇÃO

A doença aterosclerótica cardiovascular permanece como a principal causa de morte em todo o mundo e, de acordo com a estimativa da Organização Mundial da Saúde (OMS), em rápida progressão nos países em desenvolvimento, particularmente no Brasil. A associação entre o aumento da disponibilidade de alimentos calóricos e ricos em gordura, o aumento do poder de compra e o baixo desenvolvimento sociocultural contribui para a epidemia de obesidade e, consequentemente, para a prevalência de diabetes, hipertensão arterial e dislipidemia. Paralelamente, o envelhecimento populacional abre espaço para os efeitos tardios das doenças crônico-degenerativas e aumenta a janela de oportunidade para a manifestação das síndromes coronárias agudas. Em conjunto, estes elementos têm contribuído para criação de novo perfil de risco na população brasileira.

Felizmente, os maiores fatores de risco que contribuem para o desenvolvimento da doença cardiovascular aterosclerótica foram descritos em estudos epidemiológicos, enquanto estudos clínicos randomizados têm demonstrado os benefícios da redução de fatores de risco elevados. Entretanto, uma das questões mais desafiadoras na medicina clínica permanece: se, quando e como melhor tratar indivíduos com apenas um fator de risco cardiovascular. Vários conceitos têm auxiliado na identificação de estratégias para esta questão:

→ A doença cardiovascular se desenvolve durante toda a vida como resultado de influências combinadas de fatores relacionados a estilo de vida, gatilhos ambientais e suscetibilidade genética.

→ A doença cardiovascular clinicamente manifesta geralmente é antecipada pela presença de um fator de risco e da aterosclerose subclínica. Tal evolução ao longo do tempo fornece uma janela de oportunidade para prevenção/intervenção. A longa latência da doença cardiovascular significa que as medidas preventivas também podem variar ao longo da vida.

→ A prevenção cardiovascular é mais bem efetivada pela combinação da prevenção baseada na população, da prevenção primária em indivíduos de alto risco e da prevenção secundária naqueles com doença cardiovascular estabelecida. A exata proporção alocada a cada uma destas três medidas varia dependendo do risco cardiovascular absoluto médio (e de sua distribuição) em determinada comunidade e dos recursos de saúde disponíveis.

→ Quanto aos indivíduos que apresentam alto risco cardiovascular, este varia entre pessoas com taxas idênticas de um determinado fator de risco, com base nas taxas de outros fatores de risco, enfatizando a origem multifatorial da doença cardiovascular. Assim, a combinação das informações sobre diferentes taxas de fatores de risco cardiovascular em determinado indivíduo, utilizando-se um ou mais algoritmos de predição, é a melhor estratégia para acessar a probabilidade de que este indivíduo venha a experimentar um evento cardiovascular em curto ou longo prazo. A probabilidade do desenvolvimento da doença cardiovascular é referida como o risco absoluto de aparecimento de um evento em determinado período de tempo.

→ Para emprego mais eficiente de recursos de saúde, a intensidade de redução do fator de risco, em determinado indivíduo, durante certo período, deve ser ajustada de acordo com o risco absoluto do desenvolvimento de eventos cardiovasculares para aquele determinado período. Deste modo, a escolha de intervenções durante diferentes períodos em pessoas diferentes, pode variar. Esta estratégia, conhecida como estratificação de risco, facilita a identificação de candidatos de alto risco para o desenvolvimento da doença cardiovascular, que apresentam múltiplos fatores de risco marginais, e quantifica o risco absoluto em pessoas com apenas um fator de risco, reduzindo, consequentemente, alarmes desnecessários. Ela também informa sobre o número necessário para tratar para prevenir um evento cardiovascular com determinada opção de tratamento, facilitando a escolha entre várias alternativas terapêuticas. Além disto, este processo pode auxiliar no monitoramento da resposta individual a medidas terapêutico-preventivas em função da melhora de seu escore de risco multivariável.

→ A avaliação do risco cardiovascular é um dos vários degraus do manejo deste risco, sendo crítico para a comunicação do risco para os pacientes e familiares. A decisão final de tratar ou não determinado indivíduo e de qual a melhor forma de tratamento é baseada em outros fatores, além do escore de risco, como o juízo clínico, as ideias e preferências do paciente, e a realidade do sistema local de saúde.

→ O consenso que tem evoluído entre especialistas é a noção de que indivíduos são mais bem servidos se o risco cardiovascular absoluto é o foco do tratamento, em vez da prática do tratamento de fatores de risco individuais. Diretrizes têm sugerido que os clínicos tratem o indivíduo como um todo, e não apenas seus fatores de risco individuais.

Um evento coronário agudo é a primeira manifestação da doença aterosclerótica em pelo menos metade dos indivíduos que apresentam esta complicação. Na metade deles, este evento é fatal antes mesmo do atendimento médico. As únicas ferramentas para reverter esta estimativa e reduzir a mortalidade cardiovascular são educar a todos e tratar os que estão em risco aumentado. Desta forma, a identificação dos indivíduos assintomáticos que estão mais predispostos é crucial para a prevenção efetiva com a correta definição das metas terapêuticas individuais. A estimativa do risco de doença aterosclerótica resulta da somatória do risco associado a cada um dos fatores de risco mais a potenciação causada por sinergismos entre alguns destes fatores. Diante da complexidade destas interações, a atribuição intuitiva do risco frequentemente resulta em subestimação ou superestimação dos casos de maior ou menor risco, respectivamente. Para contornar tal dificuldade, diversos algoritmos têm sido criados baseados em análises de regressão de estudos populacionais, por meio dos quais a identificação do risco é aprimorada substancialmente.

Ferramentas auxiliares têm sido desenvolvidas, com o intuito de aumentar a sensibilidade da detecção do risco cardiovascular. Algoritmos clínicos, atividade inflamatória sistêmica e identificação por exames de imagem de doença aterosclerótica silenciosa são as que mais se destacam em estado atual do conhecimento.

São vários os escores clínicos criados com a intenção de tornar acessível a estimativa do risco cardiovascular nos consultórios médicos, com a utilização de características clínicas e laboratoriais de fácil aquisição. Em seguida, são abordados alguns dos mais utilizados.

FRAMINGHAM RISK SCORE

O *Framingham Risk Score* (FRS) é um dos escores clínicos mais utilizados em todo o mundo e que, no modelo mais difundido, estima o risco absoluto de morte súbita e infarto agudo do miocárdio em 10 anos para homens e mulheres. Compõem a equação os fatores de risco: idade, sexo, colesterol total, lipoproteína de alta densidade-colesterol (HDL-colesterol), pressão arterial sistólica e diastólica, e tabagismo. Por ser o primeiro escore de risco e por suas repetidas validações, o FRS tem sido incorporado a diversas diretrizes ao longo dos anos.

Ainda assim, apesar do avanço do tratamento multicausal do FRS, sua capacidade de detecção do alto risco reflete necessariamente as características dos pacientes arrolados em seu ensaio original. Assim, novos fatores de risco, como síndrome metabólica e mudança do perfil geral de risco nas mulheres e nos jovens, fazem com que ocorra subestimação nestas populações. Portanto, apesar do avanço no uso de algoritmos clínicos idealizado com o FRS é preciso ter em mente que seu valor preditivo pode variar consideravelmente entre populações ou em uma mesma população ao longo do tempo.

REYNOLDS RISK SCORE

O *Reynolds Risk Score* (RRS) foi concebido com a finalidade de corrigir a subestimação para mulheres obtida com o FRS. As variáveis identificadas no modelo foram: idade, pressão sistólica, concentração plasmática de hemoglobina glicosilada nos casos das pacientes diabéticas, tabagismo, concentração plasmática de colesterol total, HDL-colesterol e PCR, medida por método de alta sensibilidade, bem como história familiar de infarto agudo do miocárdio antes de 60 anos de idade. Posteriormente, o RRS foi estendido à população masculina.

PROSPECTIVE CARDIOVASCULAR MÜNSTER STUDY

O *Prospective Cardiovascular Münster Study* (PROCAM) foi iniciado em 1979 com a intenção de reproduzir o modelo Framingham na população europeia. A discrepância das populações ficou claramente estabelecida na comparação entre o risco predito pelo FRS e a incidência de eventos nas coortes PROCAM e MONICA (*Multinational MONItoring of trends and determinants in CArdiovascular disease*). O FRS superestimou o risco em duas vezes em relação aos eventos observados.

Do seu modelo, foram identificadas as seguintes variáveis: idade, concentração plasmática de lipoproteína de baixa densidade-colesterol (LDL-colesterol), HDL-colesterol e triglicerídeos, tabagismo, *diabete mellitus*, história familiar de infarto agudo do miocárdio e pressão arterial sistólica. O escore originado nesta análise estima o risco de eventos coronários em 10 anos.

ASSESSING CARDIOVASCULAR RISK TO SCOTTISH INTERCOLLEGIATE GUIDELINES NETWORK/SIGN TO ASSIGN PREVENTATIVE TREATMENT

O *Assessing Cardiovascular Risk to Scottish Intercollegiate Guidelines Network/SIGN to Assign Preventative Treatment* (ASSIGN) foi concebido pelo *SIGN group on risk estimation* utilizando dados da coorte SHHEC (*Scottish Heart Health Extended Cohort*). Foram escolhidos como desfechos: morte súbita, e eventos cerebrovasculares e coronários em 10 anos, e, entre as variáveis para predição do risco, foi incluída deprivação social. O novo conceito buscou aperfeiçoar a estimativa do risco, levando em consideração a condição socioeconômica, cuja associação com risco de síndrome coronária aguda está bem estabelecida.

A mensuração da condição socioeconômica foi estabelecida em um índice oficial do governo escocês, o *Scottish Index of Multiple Deprivation* (SIMD), utilizado na estimativa de risco de doença cardiovascular pelo ASSIGN, junto dos seguintes fatores de risco clássicos: idade, sexo, história familiar, *diabetes mellitus*, cigarros consumidos por dia, pressão arterial sistólica, colesterol total e HDL-colesterol.

QRESEARCH CARDIOVASCULAR RISK ALGORITHM

O escore QRESEARCH Cardiovascular Risk Algorithm (QRISK) foi desenvolvido com intuito de extrapolar os conceitos do ASSIGN e validá-los em todo o Reino Unido, comparando-o ao FRS. O desfecho considerado foi o primeiro evento diagnosticado de doença cardiovascular (incluindo infarto do miocárdio, doença coronária, acidente vascular encefálico isquêmico e isquemia transitória), tendo sido considerados os fatores de risco idade, sexo, tabagismo, pressão arterial sistólica, razão entre a concentração plasmática de colesterol total e de HDL-colesterol, índice de massa corporal, história familiar de doença coronária em parente de primeiro grau com menos de 60 anos de idade, classificação SIMD estendida para todo Reino Unido e uso atual de medicação anti-hipertensiva.

SYSTEMATIC CORONARY RISK EVALUATION

À semelhança do QRISK, o Systematic Coronary Risk Evaluation (SCORE) foi criado com a finalidade de unificar, desta vez para toda a Europa, a ferramenta de estimativa de risco cardiovascular. Ele é empregado pela European Guidelines for Management of Dyslipidaemias.

O SCORE estima o risco de morte em 10 anos para eventos de causa aterosclerótica, incluindo infarto do miocárdio, acidente vascular encefálico e aneurisma de aorta. Foram obtidas duas equações: uma para regiões da Europa com alta incidência e outra com baixa incidência de doença cardiovascular. Este trabalho progrediu recentemente para a validação do SCORE em cada um dos países que o utilizam.

Com a finalidade de tornar o algoritmo acessível aos distintos serviços de saúde, dois modelos foram desenvolvidos em paralelo, um deles utilizando concentração plasmática de colesterol total e outro utilizando a razão entre as concentrações plasmáticas de colesterol total e HDL-colesterol.

POOLED COHORT EQUATIONS

A diretriz americana sobre dislipidemias publicada em 2013, que reuniu a American College of Cardiology e a American Heart Association, empregou, pela primeira vez, a estratificação de risco que utiliza dados de um conjunto de estudos epidemiológicos, entre eles os de Framingham. Sugere que indivíduos livres de doença aterosclerótica significativa que apresentem risco calculado por este método acima de 7,5% recebam tratamento com estatina.

APLICABILIDADE DOS ESCORES À POPULAÇÃO BRASILEIRA

Não se dispõe de estudo nacional que permita a produção de algoritmo para estimativa de risco e nem mesmo a calibração de escores desenvolvidos em outras populações para a nossa. Dessa forma, as diretrizes brasileiras têm sempre empregado escores internacionais para definição do risco cardiovascular em nossa população.

Atualização da Diretriz Brasileira sobre Dislipidemias e Prevenção da Aterosclerose

Dentre os diversos algoritmos existentes, a Atualização da Diretriz Brasileira de Dislipidemias e Prevenção da Aterosclerose, do Departamento de Aterosclerose da Sociedade Brasileira de Cardiologia (SBC) recomenda a utilização do Escore de Risco Global (ERG) oriundo do Estudo de Framingham. O ERG estima o risco de infarto do miocárdio, acidente vascular cerebral ou insuficiência cardíaca, fatais ou não fatais, ou insuficiência vascular periférica em 10 anos, devendo ser utilizado na avaliação inicial entre os indivíduos que não foram enquadrados nas condições de muito alto ou alto risco apresentadas a seguir, podendo ser encontrado em: http://www.zunis.org/FHS_CVD_Risk_Calc_2003.htm ou pelo obtido no *site* do Departamento de Aterosclerose da SBC ou pelos sistemas Android ou IOS.

ESTRATIFICAÇÃO DO RISCO CARDIOVASCULAR EM PACIENTES SEM TRATAMENTO HIPOLIPEMIANTE

Esta atualização não utiliza os fatores agravantes, que foram recomendados em diretrizes anteriores, para reclassificação do risco cardiovascular.

Risco muito alto

Indivíduos que apresentem doença aterosclerótica significativa (coronária, cerebrovascular, vascular periférica e aneurisma de aorta abdominal), com ou sem eventos clínicos, ou obstrução ≥ 50% em qualquer território arterial.

Alto risco

1. São considerados de alto risco os indivíduos em prevenção primária:
2. Portadores de aterosclerose na forma subclínica documentada por método diagnóstico: ultrassonografia de carótidas com presença de placa; índice tornozelo-braquial < 0,9; escore de cálcio coronário > 100 ou presença de placas ateroscleróticas na angiotomografia de coronárias.
3. Doença renal crônica definida por taxa de filtração glomerular < 60 mL/minuto e em fase não dialítica.
4. Aqueles com concentrações de LDL-colesterol ≥ 190 mg/dL.
5. Presença de *diabete mellitus* tipo 1 ou 2, e com LDL-colesterol entre 70 e 189 mg/dL e presença de Estratificadores de Risco (ER) ou Doença Aterosclerótica Subclínica (DASC).

Definem-se ER e DASC, no diabetes, como:

→ ER: idade ≥ 48 anos no homem e ≥ 54 anos na mulher; tempo de diagnóstico do diabetes > 10 anos; história familiar de parente de primeiro grau com doença cardiovascular prematura (< 55 anos para homem e < 65 anos para mulher); tabagismo (pelo menos um cigarro no último mês); hipertensão arterial sistêmica; síndrome metabólica (de acordo com a *International Diabetes Federation*); presença de albuminúria > 30 mg/g de creatinina e/ou retinopatia; taxa de filtração glomerular < 60 mL/minuto.

→ DASC: ultrassonografia de carótidas com espessura íntima/média > 1,5 mm ou presença de placa; índice tornozelo-braquial < 0,9; escore coronário de cálcio > 10; presença de placas ateroscleróticas na angiotomografia de coronárias.

→ Pacientes com LDL-colesterol entre 70 e 189 mg/dL, do sexo masculino com risco calculado pelo ERG > 20% e nas mulheres > 10%.

Risco intermediário

Indivíduos com ERG entre 5 e 20%, no sexo masculino, e entre 5 e 10%, no sexo feminino, ou ainda os diabéticos sem os critérios de DASC ou ER já listados.

Baixo risco

Pacientes do sexo masculino e feminino com risco em 10 anos < 5%, calculado pelo ERG.

ESTRATIFICAÇÃO DE RISCO EM PACIENTES EM USO DE ESTATINAS

Os escores de risco para avaliação do risco cardiovascular devem ser utilizados na avaliação inicial, naqueles indivíduos que não se enquadram nas situações de alto e muito alto risco, e que não estejam recebendo terapia modificadora de lipídeos. No entanto, aqueles sob terapêutica hipolipemiante não podem ter sua estratificação de risco e determinação das metas estabelecidas. Esta atualização propõe a utilização de um fator de correção para o colesterol total para o cálculo do ERG em pacientes sob terapia hipolipemiante. Assim, em pacientes em uso de estatina, deve-se multiplicar o colesterol total por 1,43, como utilizado em alguns ensaios clínicos que tomam por base a redução média de 30% do colesterol total com estatinas. Isto se aplica a maior parte dos pacientes que usam doses moderadas de estatinas. A utilização deste fator de correção tem limitações e pode subestimar o colesterol total basal nos pacientes utilizando estatinas potentes e em doses altas, ou combinações de fármacos, e não considera a variabilidade na resposta individual ao tratamento, nem os efeitos do tempo de exposição ao tratamento na atenuação do risco. Porém, como o colesterol é classificado em faixas, o impacto do fator de correção é atenuado.

O escore de risco é dinâmico, pois o controle dos fatores de risco por meio de intervenções não farmacológicas ou farmacológicas reduz o risco calculado do paciente. O ERG orienta que, na vigência de medicamentos hipolipemiantes, mesmo que o valor absoluto de LDL-colesterol alcançado seja muito menor do que a meta atual preconizada pelo ERG, a dose e a intensidade de tratamento não devem ser modificadas.

Apesar da diminuição do escore de risco calculado após as intervenções terapêuticas, o ERG reforça a importância da manutenção das medidas não farmacológicas e farmacológicas, em especial o uso da estatina de alta potência.

BIBLIOGRAFIA

Alexandre AS, Sposito AC. Análise crítica da estratificação de risco cardiovascular. Rev Soc Cardiol Estado de São Paulo. 2011;21(2):2-8.

Catapano AL, Graham I, De Backer G, et al.; ESC Scientific Document Group. 2016 ESC/EAS Guidelines for the Management of Dyslipidaemias. Eur Heart J. 2016;37(39):2999-3058.

Goff DC Jr, Lloyd-Jones DM, Bennett G, et al; American College of Cardiology/American Heart Association Task Force on Practice Guidelines 2013 ACC/AHA Guideline on the Assessment of Cardiovascular Risk: a report of the American College of Cardiology/American Heart Association Task Force on Practice Guidelines. Circulation. 2014;129(25 Suppl II):S49-73. Erratum in: Circulation. 2014;129(25 Suppl 2):S74-5.

Sociedade Brasileira de Cardiologia (SBC). Departamento de Aterosclerose. Atualização da Diretriz Brasileira de Dislipidemias e Prevenção da Aterosclerose. Arq Bras Cardiol. 2017;109(1):1-76.

Stone NJ, Robinson JG, Lichtenstein AH, et al. ; American College of Cardiology/American Heart Association Task Force on Practice Guidelines. 2013 ACC/AHA Guideline on the Treatment of Blood Cholesterol to Reduce Atherosclerotic Cardiovascular Risk in Adults: a report of the American College of Cardiology/American Heart Association Task Force on Practice Guidelines. J Am Coll Cardiol 2014; 63 (25 Pt B):2889-934. Erratum in: J Am Coll Cardiol. 2014 Jul 1;63(25 Pt B):3026.

Vasan RS, Kannel WB. Strategies for cardiovascular risk assessment and prevention over the life course: progress amid imperfections. Circulation. 2009;120(5):360-3.

Heart Team: grupo multidisciplinar para decisões cardiovasculares

José Eduardo Moraes Rego Sousa
Alexandre Antonio Cunha Abizaid
Amanda Guerra de Moraes Rego Sousa

Palavras-chave: *Heart Team*; Doenças cardiovasculares; Doença arterial coronária; Cirurgia de revascularização miocárdica; TAVI.

CONCEITUAÇÃO E OBJETIVOS

O conceito de *Heart Team* tem se tornado tema de crescente interesse no manejo das doenças cardiovasculares.

Há muitos anos, a abordagem baseada em consenso de equipe multidisciplinar é considerada importante, ou até fundamental, em outras especialidades médicas, como a Oncologia e a área de Transplantes, mas somente agora, no século 21, é que ela se firma como estratégia de destaque na Medicina Cardiovascular, especialmente para o manejo das cardiopatias complexas.

Sua importância, por exemplo, na Cardiologia Intervencionista, tornou-se quase imperiosa, após a publicação dos resultados do estudo SYNTAX (*SYNergy Between Percutaneous Coronary Intervention with TAXUS and Cardiac Surgery*) e com a introdução do implante transcateter de válvula aórtica (TAVI).

Além disto, os recentes avanços técnicos no campo da intervenção cardiovascular (percutânea ou cirúrgica) e tecnológicos, com o desenvolvimento e a aprovação de novos instrumentais, aliados à extensa publicação de resultados positivos de estudos clínicos randomizados e de grandes registros, ampliaram o leque de opções terapêuticas, permitindo o tratamento de doenças antes consideradas inabordáveis, pelo risco de complicações periprocedimento.

Estas evoluções tornaram possível também a existência de diferentes opções terapêuticas úteis, incluindo as híbridas, para uma mesma doença, levando à necessidade de individualização da indicação, com base nas diversas características do paciente, incluindo suas comorbidades e preferências.

O fundamento para a implementação do *Heart Team* é permitir planejamento para procedimentos, os mais adequados possíveis, além de manejo apropriado dos pacientes, após a alta, o que deve inclusive ter influência favorável nos desfechos clínicos. Seu conceito envolve também maior participação do próprio paciente e de seus familiares, na decisão terapêutica final.

Embora não existam estudos específicos que comprovem cientificamente seu benefício, a percepção do *Heart Team* tem feito com que sua atuação seja considerada classe de recomendação I, pela *European Society of Cardiology* (ESC) e pela *American College of Cardiology*.

INTRODUÇÃO

Na Tabela 7.1, podem-se observar potenciais benefícios na formação e na implementação das decisões do *Heart Team*, em instituições de saúde.

Tabela 7.1. Potenciais benefícios da adoção do *Heart Team* para abordagem multidisciplinar das doenças cardiovasculares.

Benefícios potenciais	Paciente	Clínico	Sistema de Saúde
Maior conhecimento da doença	X	X	-
Melhor compartilhamento das decisões	X	X	-
Melhor qualidade de vida	X	X	-
Maior conformidade com as diretrizes	-	-	X
Menores taxas de readmissão	X	-	X
Permanência hospitalar mais curta	X	-	X
Menor tempo para a decisão	-	-	X
Menor custo	-	-	X

Fonte: adaptado de Coleywright M, Mack MJ, Holmes DR Jr, et al. A call for an evidence-based approach to the Heart Team for patients with severe aortic stenosis. J Am Coll Cardiol. 2015;65(14):1472-80.

O *Heart Team* é composto pelas diversas especialidades envolvidas no manejo do paciente. Geralmente fazem parte do grupo um cardiologista clínico, um cardiologista intervencionista e um cirurgião cardíaco. Além deles, devem participar igualmente especialistas em métodos de imagem (ecocardiografistas e radiologistas, por exemplo), anestesistas, intensivistas, entre outros.

Um fenômeno favorável é, hoje, a disponibilidade praticamente universal, das salas híbridas, que acomodam e facilitam a operacionalização de diferentes ações e de distintos profissionais, inclusive simultaneamente, o que favorece a sinergia necessária às equipes e aos procedimentos multidisciplinares. Nestas salas, são realizadas, muitas vezes, intervenções percutâneas e cirúrgicas em um mesmo procedimento.

Os procedimentos híbridos são menos invasivos, permitem diminuir as taxas de complicações maiores e o tempo da internação, bem como os custos dos procedimentos.

O hibridismo quer contemplar, por assim dizer, "o melhor dos dois mundos": enquanto a intervenção percutânea, sendo menos invasiva, permite diminuir as taxas de complicações, o tempo de internação e os custos, a abordagem cirúrgica possibilita maior completude do tratamento. Com o procedimento híbrido, podem ser alcançadas as vantagens (as virtudes) de ambas as intervenções (menos invasividade com a maior completude possível), minimizando os desfechos negativos.

ATUAÇÃO DO *HEART TEAM* NA REVASCULARIZAÇÃO DO MIOCÁRDIO

A cirurgia de revascularização miocárdica (CRM) foi o tratamento de escolha para pacientes com doença arterial coronária (DAC) complexa, por algumas décadas. Estudos dos anos 1970 e 1980, como o CASS, principalmente, demonstraram superioridade da cirurgia em relação ao tratamento clínico, em especial nos subgrupos de pacientes multiarteriais, nos portadores de lesão no tronco da coronária esquerda e naqueles com disfunção ventricular, nos quais se verificou redução dos eventos cardíacos maiores, em especial da mortalidade cardiovascular. Posteriormente, metanálise de sete estudos, comparando CRM e tratamento clínico, publicada em 1994 por Yussuf et al, reforçou os benefícios alcançados pela revascularização cirúrgica nesses cenários de DAC avançada.

Naturalmente, as evoluções do tratamento clínico voltado à DAC foram notáveis, nas décadas seguintes, mas, na ocasião destes estudos, a terapêutica medicamentosa era basicamente representada pelos nitratos e betabloqueadores, e pouquíssima intervenção voltava-se para a mudança do estilo de vida.

A introdução dos *stents* coronários, ao final da década de 1980, e dos *stents* farmacológicos, uma década após, associada às importantes melhorias do arsenal de fármacos, voltados ao controle da isquemia e da agregação plaquetária, além da terapêutica medicamentosa avançada para o controle dos fatores de risco (hipertensão arterial sistêmica, dislipidemias, diabetes) mudou diametralmente o panorama do chamado tratamento clínico. Este ainda inclui as mudanças do estilo de vida, com rigoroso controle de peso corporal, sedentarismo, hábito de fumar, e estresse imposto pelo trabalho e pelas rotinas diária.

Esta associação de *stents* e, depois, de *stents* farmacológicos, ao tratamento clínico otimizado, permitiu a ampliação das indicações do tratamento percutâneo, que se tornou opção preferencial, em muitas situações outrora encaminhadas para CRM. O embasamento científico para esta ampliação foi dado por diversos estudos clínicos randomizados, que tiveram grande impacto na prática, entre eles: o ARTS, o ARTS 2, o SYNTAX e o EXCEL (*Evaluation of XIENCE versus Coronary Artery Bypass Surgery for Effectiveness of Left Main Revascularization*).

O estudo SYNTAX, publicado em 2009, randomizou 1.800 pacientes com DAC complexa, representada por pacientes com doença triarterial e/ou lesão de tronco de coronária esquerda, para *stent* farmacológico de primeira geração (Taxus®) ou CRM. A seleção destes pacientes, por protocolo, exigia sempre a presença de um pequeno *Heart Team*, composto por um cardiologista intervencionista e um cirurgião cardíaco, em cada centro participante, sendo que os dois precisavam considerar os casos elegíveis para ambas as formas de revascularização miocárdica. Só assim o caso era aceito para sorteio para receber uma das duas técnicas de revascularização propostas.

Como ferramenta de trabalho para o *Heart Team*, de cada centro participante do estudo SYNTAX, e para homogeneização dos critérios de análise, foi criado um escore anatômico, que leva o nome do próprio estudo, e indica a complexidade das lesões e do acometimento coronário global pela DAC, definindo o grau de complexidade de cada caso, que era, então, alocado em um dos três grupos, chamados, respectivamente, de baixa, intermediária ou alta complexidade, conforme a somatória das variáveis anatômicas consideradas.

Em 2016, houve a publicação dos achados do estudo EXCEL, que comparou, em 1.905 pacientes com lesão de tronco de coronária esquerda, com complexidade anatômica baixa ou intermediária (pelo escore SYNTAX), os resultados da revascularização miocárdica pela CRM ou pelo implante de *stent* farmacológico de segunda geração (Xience®). Para este estudo, os casos também foram selecionados após discussão do caso por um *Heart Team*. Em 3 anos de evolução, não houve diferenças estatisticamente significantes entre as duas formas de tratamento, no que diz respeito aos eventos cardíacos e cerebrovasculares maiores.

Em suma, com as diferentes opções terapêuticas disponíveis e suas evoluções ao longo do tempo, as decisões tornaram-se difíceis e exigentes. No momento atual, grande parte dos pacientes com DAC têm ao menos dois tratamentos possíveis, entre as três modalidades terapêuticas: tratamento clínico otimizado, implante de *stents* farmacológicos de segunda ou de terceira gerações e CRM. Desta forma, o papel do *Heart Team* é fundamental nas decisões do manejo de pacientes com DAC, em especial daqueles com acometimento mais avançado.

A configuração do *Heart Team* moderno, para abordagem dos casos com DAC, deve incluir, ao menos, o grupo clássico, formado por um cardiologista clínico, um cardiologista intervencionista e um cirurgião cardíaco. Além da avaliação das lesões em si, devem ser levadas em consideração idade, presença de isquemia, comorbidades, e as próprias preferências do paciente e de seus familiares.

Outra possibilidade que vem ganhando destaque nos últimos anos são os procedimentos híbridos em pacientes com DAC complexa. O racional para estes procedimentos vem do conhecimento de que o maior benefício do tratamento cirúrgico se obtém com o implante de pelo menos um enxerto arterial (de mamária ou radial) para a artéria descendente anterior e de que o benefício dos enxertos venosos para as demais coronárias é semelhante ao obtido com os *stents* farmacológicos.

Desta forma, a proposta de procedimento híbrido realiza-se por meio de uma minitoracotomia esquerda, seguida da anastomose da artéria mamária esquerda para a descendente anterior, e o tratamento das demais coronárias com *stents* farmacológicos de segunda ou terceira geração.

Embora não existam estudos que comprovem os benefícios da abordagem híbrida, há diversas séries de casos que mostram diminuição de morbidade, quando se compara esta abordagem à da cirurgia

66 | INTRODUÇÃO

convencional com revascularização de todos os territórios. Constata-se também, em favor dos procedimentos híbridos, redução do tempo de internação.

HEART TEAM E O IMPLANTE TRANSCATETER DE VÁLVULA AÓRTICA (TAVI)

Idealizada e realizada por Cribier, em 2002, o TAVI é uma alternativa segura, eficaz e menos invasiva, em relação à cirurgia de troca valvar aórtica. É considerada indicação Classe I, Nível de Evidência B, para pacientes inoperáveis, e Classe IIa, Nível de Evidência B, para os casos de alto risco operatório.

A seleção de pacientes deve ser realizada por equipe multidisciplinar, entre os casos de estenose grave da valva aórtica.

O estudo PARTNER, publicado em 2010, foi uma das primeiras fontes de evidências. Randomizou pacientes para receberem TAVI ou tratamento padrão (permitindo-se inclusive a valvoplastia com o balão, quando necessária), em casos inoperáveis. Sendo o objetivo primário a mortalidade por qualquer causa, observaram-se 45% de redução deste desfecho no grupo TAVI, que apresentou, adicionalmente, diminuição de 64% do desfecho combinado, incluindo mortalidade e reinternação, além de menores taxas de sintomas no primeiro ano de evolução. Por outro lado, o grupo TAVI mostrou maior ocorrência de acidente vascular encefálico e maiores taxas de complicações vasculares.

Já a coorte A do estudo PARTNER, com seus resultados publicados em 2011, randomizou pacientes de alto risco operatório (escore STS > 10) para troca valvar cirúrgica ou TAVI. Considerando-se a mortalidade em 1 ano (desfecho primário), verificou-se sua menor ocorrência no grupo TAVI; mas a diferença entre os dois tratamentos não exibiu significância estatística. Houve ainda, mais eventos vasculares no tratamento transcutâneo, mas, por outro lado, o grupo cirúrgico exibiu taxa mais elevada de sangramentos maiores e de fibrilação atrial na evolução.

O *Corevalve US Pivotal Trial*, publicado em 2014, confirmou a diminuição de mortalidade em pacientes de alto risco cirúrgico submetidos ao TAVI, quando comparado à cirurgia.

Recentemente, para pacientes de risco operatório intermediário, TAVI e cirurgia têm mostrado resultados iniciais semelhantes nos dois grupos.

Em todos estes estudos, o papel do *Heart Team* foi de capital importância. Para este tipo de tomada de decisão, no grupo, devem constar, além do cardiologista clínico, do cardiologista intervencionista e do cirurgião cardíaco, um ecocardiografista, um radiologista especialista em imagens cardíacas obtidas pelos diversos métodos, um intensivista e, também, desejavelmente, um enfermeiro e um assistente social.

As decisões iniciam-se pela definição da melhor estratégia terapêutica para o doente, incluindo a melhor via de acesso; a escolha da prótese e da sua dimensão mais adequada; a forma de sedação; e os aspectos relevantes para o acompanhamento clínico.

Nos Estados Unidos, a participação do *Heart Team* é considerada tão relevante e valorizada que em várias situações está associada ao reembolso pelas agências financeiras reguladoras dos procedimentos em saúde, ou seja, se a decisão terapêutica não for tomada pelo consenso de um *Heart Team*, não há reembolso do procedimento.

No Instituto Dante Pazzanese de Cardiologia, em São Paulo (SP), foi criado oficialmente, em 2011, o *Heart Team* institucional, para as decisões em doenças estruturais adquiridas do coração. Todos os casos candidatos aos tratamentos mencionados são levados à reunião periódica deste grupo, que é constituído por cardiologistas clínicos, intervencionistas e intensivistas, além de cirurgiões cardíacos, ecocardiografistas, radiologistas especialistas em imagens cardiovasculares e tratamento endovascular e anestesista. A contribuição deste grupo tem sido relevante e fundamental para as baixas taxas de desfechos negativos, permitindo, inclusive, a introdução de novos instrumentos, com a segurança desejável e necessária.

OUTRAS SITUAÇÕES CARDIOVASCULARES DE ATUAÇÃO DO *HEART TEAM*

O papel do *Heart Team* também tem se mostrado relevante no âmbito das doenças estruturais congênitas do coração, particularmente nas de maior complexidade, em que a cooperação de profissionais experientes constitui a pedra de toque dos bons resultados. As decisões do grupo vão desde o momento ideal para realização das intervenções, se indicadas, até a escolha da melhor estratégia de tratamento: cirúrgica, por intervenção percutânea ou híbrida, não sem estipular o planejamento de seguimento destes casos, em ambulatórios especializados, para otimização dos resultados tardios.

Tal abordagem multidisciplinar tem assegurado não só maior sobrevida, como também melhor qualidade de vida para estes doentes, garantindo-lhes inserção social, no mundo do estudo e do trabalho, e transformando-os em indivíduos realizados e úteis para a sociedade.

Outras afecções cardiovasculares também exigem a presença de um *Heart Team*, para a garantia da melhor abordagem individualizada dos casos e a obtenção de resultados mais promissores, no longo prazo. São, por exemplo, as situações de programação de acompanhamento de transplantados; aqueles com refratariedade aos tratamentos medicamentosos, como os não responsivos à terapêutica maximizada para a correção das dislipidemias, da hipertensão arterial sistêmica e os refratários aos anticoagulantes convencionais, entre outros.

Em muitas dessas situações, o *Heart Team*, além de ser constituído pelos cardiologistas especialistas nos tratamentos clínicos praticados, necessita ser integrado por intervencionistas (como os que praticam a denervação renal para a abordagem da hipertensão arterial sistêmica refratária); neurologistas e hematologistas (nas situações de fibrilação atrial em pacientes com alto risco hemorrágico); e até por geneticistas, médicos ou não (nos casos de refratariedade aos medicamentos habituais em doses máximas, por exemplo).

Outros profissionais da saúde (enfermeiros, farmacêuticos, psicólogos, nutricionistas, fisioterapeutas etc.) também podem ter papel relevante nas ações do *Heart Team* e suas presenças, às vezes, são essenciais para abordagem integral e humanizada dos pacientes e de seus familiares, garantindo os bons desfechos almejados.

CONCLUSÕES

Indiscutivelmente, o papel do *Heart Team* já está bem estabelecido no século 21, influenciando particularmente decisões complexas, que devem envolver também a preferência do paciente e de sua família.

No entanto, ainda não se usufrui da situação ideal, em todos os hospitais, como seria de se desejar. A maioria deles ainda não possui *Heart Team* constituído e, por tal motivo, e à medida que sua importância e sua necessidade fiquem patentes, é esperado um aumento exponencial da formação destas equipes nas diversas áreas da Medicina Cardiovascular.

O conceito, a constituição ideal e a forma otimizada de trabalho conjunto dos grupos multidisciplinares dos *Heart Teams* ainda é um tópico que espera amadurecimento crescente, à medida que as experiências e os resultados sejam conhecidos e possam ser apreciados e aquilatados.

Acredita-se, porém, que esta é forma ideal de abordagem de casos complexos e que, assim, será possível oferecer tratamentos cada vez mais individualizados, eficientes e humanizados, com excelente balanço entre benefícios e riscos, além de custos otimizados.

BIBLIOGRAFIA

Adams DH, Popma JJ, Reardon MJ, et al. Transcatheter aortic-valve replacement with a self-expanding prosthesis. N Engl J Med. 2014;370(1719):1790-8.

Coylewright M, Mack MJ, Holmes DR, et al. A call for an evidence-based approach to the heart team for patients with severe aortic stenosis. J Am Coll Cardiol. 2015;65(14):1472-80.

Holmes DR, Rich JB, Zoghbi WA, et al. The Heart Team of Cardiovascular Care. J Am Coll Cardiol. 2013;61(9):903-7.

Kaneko T, Davidson MJ. Use of the hybrid operating room in cardiovascular medicine. Circulation. 2014;130(11):910-17.

68 | INTRODUÇÃO

Leon MB, Smith CR, Mack M, et al. Transcatheter aortic-valve implantation for aortic stenosis in patients who cannot undergo surgery. N Engl J Med. 2010;363(17):1597-607.

Leon MB, Smith CR, Mack MJ, et al. Transcatheter or surgical aortic-valve replacement in intermediate-risk patients. N Engl J Med. 2016;374(17):1609-20.

Serruys PW, Morice MC, Kappetein P. et al. Percutaneous coronary intervention versus coronary-artery bypass grafting for severe coronary artery disease. N Engl J Med. 2009;360(10):961-72.

Smith CR, Leon MB, Mack MJ, et al. Transcatheter versus surgical aortic-valve replacement in high-risk patients. N Engl J Med. 2011;364(23):2187-98.

Stone GW, Sabik JS, Serruys PW, et al. Everolimus-eluting stents or bypass surgery for left main coronary artery disease. N Engl J Med. 2016;375(23):2223-35.

8

Tratamento odontológico em pacientes cardiopatas

Valéria Cristina Leão de Souza
Viviane Cristina Umeda Soares de Souza
Ana Carolina Porrio de Andrade Medeiros
Gabriella Avezum de Angelis
Lilia Timerman

> **Palavras-chave:** Endocardite infecciosa; Anticoagulante oral; Profilaxia antibiótica; Cardiopatia; Cirurgia oral.

INTRODUÇÃO

Neste capítulo, são abordados protocolos de atendimento odontológico da Seção de Odontologia do Instituto Dante Pazzanese de Cardiologia nas mais diversas afecções cardíacas.

VALVOPATIAS

Pacientes portadores de valvopatias, expostos a bacteremias, seja por sangramento espontâneo ou por procedimentos odontológicos, tornam-se predispostos à endocardite infecciosa (EI). Nestes casos, há indicação de terapêutica medicamentosa profilática previamente a intervenções odontológicas. O risco de bacteremias de origem bucal parece estar relacionado à extensão do traumatismo dos tecidos moles, produzido pelo tratamento odontológico, e ao grau de doença inflamatória local preexistente.

Manobras eficazes de higienização bucal, monitorização da saúde bucal e intervenção imediata sobre qualquer possibilidade de risco de infecção são primordiais neste grupo de pacientes. O acompanhamento, com exames e tratamento odontológico periódico, é fundamental para erradicação de eventuais focos infecciosos.

Protocolo de atendimento odontológico

No IDPC, os pacientes com valvopatias são encaminhados à Seção de Odontologia, no pré-operatório de cirurgia cardíaca, para avaliação odontológica e posterior liberação cirúrgica. O exame odontológico consta de anamnese, exame físico e radiográfico. A radiografia panorâmica (Figura 8.1) é solicitada de rotina, como exame complementar na investigação das regiões do periápice dentário e de todo tecido ósseo que o circunda, detectando lesões ou infecções que ali possam se localizar, principalmente quando isentas de sintomatologia clínica. Ela fornece informações diagnósticas adicionais e de grande valia no planejamento e no registro da progressão do tratamento.

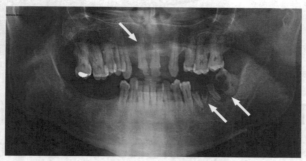

Figura 8.1. Radiografia panorâmica evidenciando alguns focos de infecção (setas).

O planejamento odontológico visa eliminar focos infecciosos bucais, como cáries, doença periodontal, raízes residuais, necrose pulpar, periapicopatias (Figuras 8.2 e 8.3), que aumentam as chances de bacteremia transitória, podendo provocar EI no paciente suscetível e, ainda, comprometer o pós-operatório do paciente.

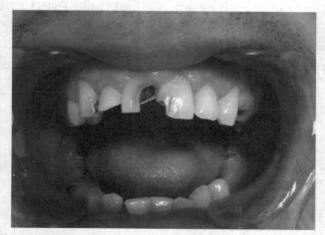

Figura 8.2. Cárie dentária. Ver figura colorida no encarte

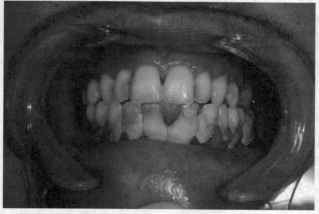

Figura 8.3. Cálculo dentário (tártaro). Ver figura colorida no encarte

Os pacientes desdentados totais também podem desenvolver bacteremia significativa por ulcerações causadas por próteses antigas ou novas mal adaptadas. Assim, devem-se aconselhar enfaticamente os pacientes, principalmente aqueles pertencentes ao grupo de risco (alto ou moderado), a visitas periódicas para reavaliação da adaptação da prótese muco-suportada.

As últimas diretrizes da *American Heart Association* (AHA) quanto à indicação de profilaxia antibiótica para EI (PAEI) em procedimentos odontológicos, publicadas em 2007, simplificaram a conduta profilática e reduziram suas indicações (Quadro 8.1). No entanto, esta não é uma diretriz adequada à realidade de países onde há elevado número de casos de doença valvar reumática, doença periodontal e cárie, como o Brasil. No IDPC, foi realizado um protocolo pelas Seções de Odontologia e Valvopatia, sugerindo, como modelo padrão, considerar também o grupo de moderado risco (Quadro 8.2), das diretrizes publicadas em 1997 para receber profilaxia antibiótica. Em termos práticos, deve-se providenciar a profilaxia antibiótica para portadores de valvopatias com risco importante de EI.

Quadro 8.1. Condições cardíacas consideradas de alto risco para a endocardite infecciosa, nas quais a profilaxia antibiótica é recomendada previamente aos procedimentos odontológicos.

	Endocardite infecciosa prévia
Prótese de válvula cardíaca	DCC • Cianótica não reparada • Completamente reparada por prótese, posicionada cirurgicamente ou por cateter, operada há menos de 6 meses com defeitos residuais no local ou próximo da prótese
	Transplante de estruturas cardíacas que desenvolvam valvopatias

DCC: doenças cardíacas congênitas. Fonte: *American Heart Association*, 2007.

Quadro 8.2. Condições cardíacas associadas à endocardite infecciosa.

Alto risco: profilaxia sempre recomendada	• Prótese valvar cardíaca • Endocardite bacteriana prévia • Cardiopatia congênita cianogênica • *Shunt* sistêmico pulmonar cirúrgico
Risco moderado: profilaxia recomendada	• Malformações cardíacas congênitas acianogênicas • Disfunção valvar adquirida (febre reumática, por exemplo) • Cardiomiopatia hipertrófica • Prolapso da valva mitral com regurgitação e/ou folhetos espessados
Baixo risco (risco igual ao da população geral): profilaxia não recomendada	• Comunicação interatrial tipo *ostium secundum* • Após cirurgia para correção de comunicação interatrial, comunicação interventricular ou persistência do canal arterial (sem *shunt* residual após 6 meses) • Revascularização miocárdica prévia • Prolapso da valva mitral sem regurgitação

Fonte: *American Heart Association*, 1997.

A Diretriz Brasileira de Valvopatias, da Sociedade Brasileira de Cardiologia, de 2011, e a I Diretriz Interamericana de Valvopatias, também de 2011, reforçam esta conduta, optando-se por também manter a PAEI, diferentemente do proposto pelas outras diretrizes, incluindo valvopatia reumática, prolapso da válvula mitral (PVM) com insuficiência e valvopatia aórtica degenerativa ou de origem bicúspide. É de extrema importância salientar que o julgamento clínico é imperativo sobre qualquer protocolo estabelecido.

A profilaxia antibiótica deve ser administrada em uma única dose antes do procedimento odontológico (Quadro 8.3). Com uma dose única de 2 g de amoxicilina 1 hora antes do procedimento, a concentração sérica atingida por um período de 6 a 14 horas é superior à concentração inibitória mínima para muitos patógenos circulantes no sangue. Se o paciente, inadvertidamente, não fez uso do antibiótico ou a medicação não foi administrada antes do procedimento, como em situações de urgências, muito frequentes na clínica odontológica, a dosagem pode ser administrada até 2 horas após o procedimento.

Quadro 8.3. Protocolo terapêutico de profilaxia antibiótica para endocardite infecciosa antes de procedimentos dentários.

Via de administração	Medicação	Dose única – 30 a 60 minutos antes do procedimento	
		Criança (mg/kg)	Adulto
Oral	Amoxicilina	50	2 g
Oral (alergia à penicilina)	Clindamicina	20	600 mg
	Cefalexina	50	2 g
	Azitromicina ou claritromicina	15	500 mg
Parenteral (IV ou IM)	Ampicilina	50	2 g
	Cefazolina ou ceftriaxone	50	1 g
Parenteral (IV ou IM) (alergia à penicilina)	Clindamicina	20	600 mg
	Cefazolina ou ceftriaxone	50	1 g

IV: via intravenosa; IM: via intramuscular. Fonte: American Heart Association, 1997 e 2007; Diretriz Brasileira de Valvopatias, SBC 2011.

A AHA, em 2007, recomendou que a profilaxia antibiótica da EI fosse realizada previamente a todos os procedimentos odontológicos que envolvessem manipulação do tecido gengival, ou da região periapical dos dentes, ou perfuração da mucosa oral.

ANTICOAGULAÇÃO ORAL

Na Odontologia, a principal complicação da terapêutica anticoagulante oral é a hemorragia, sendo suas determinantes a intensidade do efeito da hipocoagulação, as características do doente, a utilização concomitante de fármacos que interferem na hemostasia e a duração da terapêutica. Apesar de o risco hemorrágico ser o principal efeito colateral desta terapêutica, este não deve ser isolado de seu efeito benéfico potencial, que é a redução do tromboembolismo.

Os anticoagulantes mais frequentemente utilizados na prática clínica são heparina não fracionada (HNF), heparina de baixo peso molecular (HBPM) e varfarina sódica.

O exame mais utilizado, nas práticas clínica e hospitalar, para o controle da anticoagulação oral é o tempo de protrombina (TP) com a Razão Normalizada Internacional (RNI). O nível adequado do RNI para se obter anticoagulação adequada e segura, para maioria das indicações, está no intervalo de 2,0 a 3,0. Acredita-se que, neste intervalo, seja possível alcançar, simultaneamente, o mínimo de risco hemorrágico e trombótico.

O tratamento odontológico em pacientes submetidos à anticoagulação oral é ainda muito controverso, uma vez que devem ser pesados os riscos de sangramento apresentados e os riscos de tromboembolismo que eles possam vir a desenvolver, em caso de suspensão do tratamento, especialmente em portadores de próteses valvares mecânicas. Alguns autores recomendam a manutenção da terapia; outros, sua suspensão; e outros, ainda, a hospitalização e s substituição do tratamento por heparina. Em Odontologia, não existem casos bem documentados de hemorragia séria após cirurgia oral em pacientes medicados com varfarina, com níveis de RNI dentro do intervalo terapêutico. Pelo contrário, estão descritas complicações embólicas sérias, algumas ocasionando fatalidades, após suspensão da terapêutica.

Na Seção de Odontologia do IDPC não se interrompe sistematicamente a medicação anticoagulante oral, necessária para o controle dos fenômenos tromboembólicos, porém evita-se o tratamento odontológico em pacientes com RNI acima de 3,5. Já nos pacientes internados que recebem anticoagulação plena, por heparina, os procedimentos odontológicos invasivos são realizados com a suspensão da dose de heparina prévia à extração dentária, solicitada junto à equipe médica.

Protocolo de atendimento odontológico

Com RNI estável na faixa terapêutica (de 2 a 3,5), não suspender o anticoagulante oral em procedimentos cirúrgicos odontológicos, como extrações dentárias, cirurgia periodontal, raspagem periodontal, cirurgia parendodôntica e implantes unitários.

A verificação da RNI é recomendada segundo a diretriz da *Bristish Society for Haematology*, de 2007, 72 horas antes do procedimento cirúrgico odontológico. Normalmente, no ambulatório do IDPC, os pacientes realizam o exame no mesmo dia ou um dia antes da cirurgia odontológica.

Quando necessária profilaxia antibiótica para EI, não há necessidade de alterar o regime do anticoagulante, a não ser que se faça uso de antibioticoterapia. Neste caso, a RNI deve ser mensurada 2 a 3 dias após o início da medicação antibiótica, para avaliar e controlar a interação medicamentosa com o anticoagulante.

Usar métodos hemostáticos locais para minimizar o risco de sangramento pós-operatório de cirurgias odontológicas em pacientes anticoagulados, entre eles: agentes antifibrinolíticos (Transamin ou Ipsilon), macerados ou em solução para serem usados em forma de bochechos, adesivos biológicos (Colagel ou Beriplast®), hemostáticos absorvíveis (Gelfoam®, Surgicel® e Hemospon) e procedimentos mecânicos, como sutura oclusiva com fio não reabsorvível, tamponamento com gaze e compressa com gelo local (Figura 8.4).

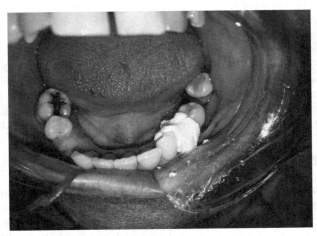

Figura 8.4. Curativo local com ácido tranexâmico. Ver figura colorida no encarte

Não devem ser prescritos medicamentos anti-inflamatórios não esteroidais e ácido acetilsalicílico (AAS) para pacientes que fazem uso de anticoagulantes orais, porque eles aumentam o risco hemorrágico do tratamento, porém, sem alterar significativamente o valor do RNI; quando necessário, prescrever corticoide.

No pós-operatório, o analgésico de escolha é a dipirona.

Pacientes em uso de novos anticoagulantes orais, que sejam submetidos a procedimentos odontológicos com baixo risco de sangramento, não devem ter os medicamentos descontinuados. Em relação aos procedimentos mais invasivos e com maior probabilidade de sangramento, não há evidências suficientes para embasar a continuidade ou a interrupção do uso dos anticoagulantes, sendo as recomendações baseadas em análise de aspectos como efeitos de cada medicamento, ou terapia dupla para cada tipo de procedimento dentário (análise caso a caso com avaliação de risco-benefício), e características farmacológicas das medicações (curta meia-vida e rápido início de ação). Assim, em pacientes recebendo novo anticoagulante oral, dabigatrana ou rivaroxaban, e que não tenham comorbidades que aumentem o risco de sangramento, submetidos a procedimentos odontológicos, não há, via de regra, necessidade de suspensão dos medicamentos. Nos casos em que a suspensão do anticoagulante oral seja indicada, ou pelo porte e risco de sangramento do procedimento cirúrgico, ou pelas comorbidades do paciente, ele deve ser descontinuado por 24 horas antes do procedimento. Nos pacientes com *clearance* de creatinina abaixo de 50 mL/minuto, a dabigatrana deve ser suspensa 48 horas antes do procedimento. A reintrodução do medicamento após o procedimento cirúrgico odontológico deve ocorrer entre 24 e 48 horas após o procedimento – tempo necessário para a formação de coágulo estável.

Em cirurgias odontológicas extensas, como múltiplas extrações dentárias, implantes com levantamento de seio maxilar e enxertos, traumas bucomaxilofaciais nos pacientes com alto e moderado risco para tromboembolismo, entrar em contato com o médico cardiologista. A Seção de Anticoagulação do IDPC sugere as seguintes recomendações: suspender o anticoagulante oral 5 dias antes do procedimento odontológico; iniciar HNF 10.000U (alto risco) ou 5.000U (moderado risco), via subcutânea (SC), a cada 12 horas, ou HBPM 100U/kg (alto risco) ou 3.000U (moderado risco), SC, a cada 12 horas; suspender a heparina 12 horas antes do procedimento odontológico; reiniciar com heparina no primeiro pós-operatório (se não houver risco aumentado de sangramento); reiniciar o anticoagulante oral no mesmo dia ou no primeiro dia pós-operatório (se não houver risco aumentado de sangramento); manter a heparina até 24 horas após o RNI, retornar à faixa terapêutica.

Em caso de urgência, com sangramento pós-extração dentária, recomenda-se o seguinte protocolo: anestesia local; remoção da sutura e do coágulo mal formado com curetagem do alvéolo; irrigação com soro fisiológico 0,9% e antifibrinolítico; curativo local com antifibrinolítico macerado intra-alveolar ou sob a sutura; nova sutura com fio não reabsorvível (nylon 4,0 ou seda 4,0); aplicação de adesivo biológico; e reforço das orientações pós-operatórias.

O plano de tratamento odontológico deve ter como enfoque principal o atendimento multidisciplinar dos pacientes cardiopatas, por meio de estreita relação de troca de informações entre o cardiologista e o cirurgião-dentista, e o correto planejamento dos procedimentos clínicos a serem executados.

Recomenda-se, assim, a manutenção da anticoagulação oral em pacientes que serão submetidos a procedimentos odontológicos, quando se encontram dentro da faixa terapêutica (RNI 2,0 a 3,0; se com próteses valvares mecânicas, RNI 2,5 a 3,5). O risco de sangramento após procedimentos dentários em pacientes anticoagulados é mínimo, podendo ser controlado por meio de medidas locais adequadas.

CORONARIOPATIAS

Os pacientes portadores de doença arterial coronariana (DAC) e que necessitam de tratamento odontológico constituem grupo especial, por múltiplos aspectos. Trata-se de afecção que, durante o procedimento odontológico, pode apresentar complicações graves, como a manifestação de arritmias, angina instável, crises hipertensivas e até mesmo infarto agudo do miocárdio. A seguir, algumas recomendações quanto ao uso de anestesia local e cuidados nesse grupo de pacientes em uso de medicação antiplaquetária.

Terapia antiplaquetária com ácido acetilsalicílico

Alguns estudos afirmam que há necessidade de interromper a terapia com ácido acetilsalicílico (AAS) por 7 a 10 dias antes de procedimentos cirúrgicos orais menores, como exodontias, por exemplo, devido ao risco de sangramento. Outras pesquisas recomendam a não suspensão do uso do AAS, pois o paciente corre grande risco de eventos trombóticos.

Medeiros et al. realizaram estudo no IDPC com 63 pacientes com DAC e em uso de AAS 100 mg diários, e que necessitavam de extração dentária. Os pacientes foram divididos em dois grupos: com suspensão do AAS 7 dias antes da exodontia e sem suspensão da medicação. Não houve diferença estatisticamente significante com relação à quantidade de sangramento após exodontia entre os dois grupos avaliados.

Deste modo, na Seção de Odontologia do IDPC, não se suspende o uso de AAS antes das intervenções cirúrgicas e, quando necessários, métodos hemostáticos locais são suficientes para controlar o sangramento, não existindo relato de casos de pacientes com episódios de hemorragia trans ou pós-operatórios.

Terapia antiplaquetária dupla: ácido acetilsalicílico e clopidogrel

A terapia antiplaquetária dupla nos pacientes com DAC e, principalmente, em portadores de *stents* farmacológicos aumenta o risco hemorrágico durante procedimentos cirúrgicos odontológicos, e a suspensão destes expõe o paciente a eventos trombóticos. Pacientes portadores de DAC, em uso de terapia antiplaquetária dupla com AAS e clopidogrel apresentam maior quantidade de sangramento, mas que pode ser controlado com medidas hemostáticas locais, não sendo necessária a suspensão da terapia antiplaquetária para extração de até três dentes.

Na Seção de Odontologia do IDPC, não se suspende a dupla terapia para extração dentária. Esta recomendação baseia-se em evidências disponíveis na literatura, bem como na experiência clínica.

Anestésicos locais

Ainda é muito controverso, na literatura, o uso de anestésicos locais com vasonconstritor, principalmente em coronariopatas. Durante o tratamento odontológico, o risco de evento coronário está relacionado à ansiedade, à presença ou não de dor e aos fatores de risco de doença cardiovascular de cada paciente.

Quanto maior o risco clínico de um paciente, mais importante torna-se o controle eficaz da dor e da ansiedade. Durante o estresse provocado pela dor, catecolaminas endógenas (adrenalina e noradrenalina) são liberadas de seus locais de armazenamento para o sistema cardiovascular, em um nível aproximadamente 40 vezes maior que na situação em repouso. Assim, é importante reduzir a liberação endógena de catecolaminas durante o tratamento odontológico. Por outro lado, um anestésico local sem vasoconstritor produz anestesia pulpar de menor duração que o mesmo medicamento com vasoconstritor.

As doses de vasoconstritor utilizadas em Odontologia são muito baixas. A média das doses de adrenalina intramuscular ou endovenosa (na concentração de 1:100.000 ou 1:10.000) empregada no tratamento de anafilaxia ou da parada cardíaca é de 0,5 mg a 1 mg, enquanto que um tubete anestésico com adrenalina contém apenas 0,018 mg. Esta dose oferece muitas vantagens e poucas desvantagens, sendo contraindicada, em Odontologia, em casos bastante específicos, como hipertensão grave não tratada ou não controlada (pressão arterial acima de 200/115 mmHg); doença cardiovascular grave, como menos de 6 meses após infarto do miocárdio, menos de 6 meses após acidente vascular cerebral, recente revascularização cirúrgica do miocárdio, angina do peito instável, arritmias cardíacas refratárias – apesar do tratamento adequado –, e insuficiência cardíaca congestiva não tratada ou não controlada; *diabetes mellitus* não controlado; hipertireoidismo não controlado; feocromocitoma; sensibilidade aos sulfitos; pacientes tomando antidepressivos tricíclicos, compostos fenotiazínicos ou betabloqueadores não seletivos; e usuários de drogas ilícitas.

Estudo realizado no IDPC com 54 pacientes coronariopatas submetidos à exodontia sob anestesia local, com ou sem vasoconstritor, divididos em dois grupos, em que todos os pacientes foram também submetidos à monitoração eletrocardiográfica com Holter por 24horas, à Doppler-ecocardiografia realizada antes e após a intervenção odontológica, e à dosagem dos marcadores bioquímicos antes e 24 horas após exodontia, não demonstrou ocorrência de isquemia miocárdica (depressão do segmento ST > 1,0 mm), e não foram observadas outras variáveis sinalizadoras de isquemia miocárdica, como precordialgia, arritmias e insuficiência mitral – em ambos os grupos. Concluiu-se que exodontia praticada sob o uso de anestesia com adrenalina 1:100.000 não implica riscos isquêmicos adicionais quando realizada com boa técnica anestésica e manutenção do tratamento farmacológico prescrito pelo cardiologista.

Estudo do Instituto do Coração do Hospital da Clínicas, realizado com 62 pacientes submetidos a tratamento restaurador com anestesia local, com ou sem epinefrina 1:100.000, com monitorização da pressão arterial e eletrocardiografia dinâmica por 24 horas, também não evidenciou diferença em relação ao comportamento da pressão arterial, da frequência cardíaca, da evidência de isquemia e de arritmias entre os dois grupos. O uso do vasoconstritor mostrou-se seguro dentro dos limites do estudo.

Portanto, para uma analgesia adequada, o protocolo de atendimento para este grupo é de uso de anestésico local com adrenalina 1:100.000 na rotina da clínica odontológica, com exceção das contraindicações absolutas já mencionadas.

CARDIOPATIAS CONGÊNITAS

Protocolo de atendimento odontológico

Quando a criança é internada na Seção de Pediatria do IDPC, o médico solicita uma avaliação odontológica, que consiste em anamnese, exame físico intraoral e radiografia panorâmica. Realizam-se adequação do meio bucal, restaurações, raspagem periodontal, exodontias, aplicação de selantes e flúor com profilaxia antibiótica, conforme sugere a AHA, quando indicada para eliminar os focos infecciosos. Posteriormente, a criança é liberada para a correção do defeito cardíaco.

Realiza-se o tratamento odontológico das crianças com cardiopatias corrigidas e crianças colaborativas no ambulatório. Nos casos de crianças com o comportamento agitado, cardiopatias complexas com riscos de cianose e indicação cirúrgica com brevidade, o tratamento odontológico é realizado com anestesia geral em centro cirúrgico.

TRANSPLANTE CARDÍACO

Pacientes transplantados necessitam de cuidados no período de pré e pós-transplante, com monitoramento periódico, prevenindo aparecimento de novos focos infecciosos bucais. Manter controle de placa bacteriana e acompanhar o aparecimento de lesões bucais provocadas pelo uso do imunossupressor são de suma importância.

No IDPC, os pacientes com cardiomiopatias, em fila de transplante cardíaco, são encaminhados à Seção de Odontologia, para eliminarem os focos infecciosos bucais, já que qualquer infecção crônica pode se tornar aguda e transformar em possível fonte de bacteremia e septicemia, comprometendo o pós-operatório deste grupo de pacientes.

O protocolo odontológico pré-transplante cardíaco consiste em: anamnese, exame físico e radiográfico (panorâmico) solicitado de rotina; raspagem periodontal e instruções de higiene oral; exodontias de raízes residuais, dentes com impossibilidade de restauração imediata, terceiro molar semi-incluso, dentes com necrose pulpar e lesão periapical com prognóstico duvidoso; e adequação do meio bucal e restaurações.

Conforme o protocolo médico/odontológico do IDPC, nos procedimentos com risco de sangramento, realiza-se profilaxia antibiótica, nos casos de miocardiopatia hipertrófica e/ou associadas a valvopatias, de acordo com protocolo da AHA, e após o transplante cardíaco, devido à imunossupressão.

Outra condição importante é a miocardiopatia associada à fibrilação atrial, em uso de anticoagulante oral. Nestes casos, os procedimentos cirúrgicos odontológicos podem ser realizados com segurança, sem a suspensão da medicação enfatizando o uso de métodos hemostáticos locais.

Pacientes transplantados podem apresentar variedade de lesões bucais, devido à ação direta do medicamento ou em consequência da imunossupressão induzida pela medicação. A alteração mais conhecida, causada pelos imunossupressores e bloqueadores dos canais de cálcio, é a hiperplasia gengival, que ocorre em aproximadamente 30% a 50% dos pacientes transplantados, podendo ser encontrados também língua saburrosa, língua fissurada, xerostomia, candidíase, herpes simples e doenças linfoproliferativas – esta última pode evoluir para linfoma.

O crescimento gengival prejudica a higiene oral dos pacientes e está mais associado ao uso da ciclosporina como imunossupressor. Existem relatos de casos em que, após a troca da ciclosporina pelo tacrolimus e com controle de placa bacteriana, houve regressão do crescimento gengival causado pela ciclosporina, sem a necessidade de gengivectomia, demonstrando menor efeito colateral do tacrolimus em alterações bucais. Porém, no caso de herpes simples e candidíase, que são doenças oportunistas presentes na maioria dos pacientes em uso de imunossupressor, torna-se necessário o monitoramento da condição bucal.

Como protocolo da Odontologia, o tratamento deve ser individualizado, conforme o estado de saúde em que o paciente se encontra. Os procedimentos básicos de higiene oral devem ser reforçados, como prevenção de candidíase oral. É importante que ocorra um trabalho como uma equipe multidisciplinar durante o pré e o pós-transplante, permitindo a melhor condição de saúde do paciente. A fase de estabilidade pós-transplante é o período ideal para o retorno do tratamento odontológico, que não pode ser realizado. Geralmente, neste período, já se conseguiu um controle de rejeição, com níveis de imunossupressão mais baixos.

BIBLIOGRAFIA

Costantinides F, Rizzo R, Pascazio L, et al. Managing patients taking novel oral anticoagulants (NOAs) in dentistry: a discussion paper on clinical implications. BMC Oral Health. 2016;16:5.

Lotufo RF, Bacal F, Sekiguchi RT, et al. Transplante cardíaco: integrando o conceito da promoção de saúde bucal na conduta médica. In: Serrano Jr. CV, Oliveira MC, Lotufo RF, et al. Cardiologia e odontologia – uma visão integrada. São Paulo: Santos, 20017. v. 1, p. 151-9.

McCormick NJ, Moore JG. Haemostasis. Part 1: The management of post-extraction haemorrhage. Dent Update. 2014;41(4):290-2, 294-6.

Medeiros FB. Extração dentária em pacientes com doença arterial coronariana em terapia antiplaquetária dual [tese de doutorado]. São Paulo: Universidade de São Paulo, Faculdade de Odontologia; 2014.

Medeiros FB, de Andrade AC, Angelis GA, et al. Bleeding evaluation during single tooth extraction in patients with coronary artery disease and acetylsalicylic acid therapy suspension: a prospective, double-blinded, and randomized study. J Oral Maxillofac Surg. 2011; 69(12):2949-55.

Perry DJ, Noakes TJ, Helliwell PS; British Dental Society. Guidelines for the management of patients on oral anticoagulants requiring dental surgery. Br Dent J. 2007;203(7):389-93.

Neves RS, Neves ILI, Giorgi DMA, et al. Efeitos do uso de adrenalina na anestesia local odontológica em portador de coronariopatia. Arq Bras Cardiol. 2007;88(5):545-51.

Souza VC, Andrade J, de Angelis GA, et al. Efeitos cardiovasculares da anestesia local com vasoconstritor durante exodontia em coronariopatas. Arq Bras Cardiol. 2007;88(5):507-13.

Tarasoutchi F, Montera MW, Grinberg M, et al. Diretriz Brasileira de Valvopatias – SBC 2011/I Diretriz interamericana de Valvopatias – SIAC 2011. Arq Bras Cardiol. 2011;97(5/1):1-67.

Timerman L, Souza VC, Angelis GA, et al. Tratamento odontológico em portadores de valvopatias. In: Meneghelo ZM, Ramos AI. Lesões das valvas cardíacas: do diagnóstico ao tratamento. São Paulo: Atheneu, 2007. v. 1. p. 333-42.

Wilson W, Taubert KA, Gewitz M, et al.; American Heart Association Rheumatic Fever, Endocarditis, and Kawasaki Disease Committee; American Heart Association Council on Cardiovascular Disease in the Young; American Heart Association Council on Clinical Cardiology; American Heart Association Council on Cardiovascular Surgery and Anesthesia; Quality of Care and OutcomesResearch Interdisciplinary Working Group. Prevention of Infective Endocardites. From the American Heart Association. A Guideline from the American Heart Association Rheumatic Fever, Endocarditis, and Kawasaki Disease Committee, Council on Cardiovascular Surgery and Anesthesia, and the Quality of Care and Outcomes Researsh Interdiciplinary Working Group. Circulation. 2007 Oct 9;116(15):1736-54. Erratum in: Circulation. 2007;116(15):e376-7.

SEÇÃO 2

HIPERTENSÃO ARTERIAL SISTÊMICA

9

Conceituação de hipertensão arterial

Celso Amodeo

> **Palavras-chave:** Hipertensão arterial, Medida casual, Monitorização ambulatorial da pressão arterial, Pressão central, Pressão braquial, Estratificação do risco cardiovascular.

INTRODUÇÃO

Antes de se conceituar a hipertensão arterial (HA), é preciso definir o que é pressão arterial (PA). Apesar do sistema circulatório não ser composto por vasos rígidos e nem o sangue ser um líquido homogêneo com fluxo laminar, a PA é definida, do ponto de vista hemodinâmico, como o produto do débito cardíaco (DC) pela resistência periférica (RPT). Em outras palavras, a PA é a força exercida na parede dos vasos, momento a momento. Assim, todos os fatores que interferem no DC e na RPT podem modificar a PA. O DC sofre a influência da volemia, da força de contração ventricular e da frequência cardíaca, enquanto a RPT depende do mecanismo de regulação da resistência das arteríolas que, por sua vez, é influenciado pelo balanço do sódio, do cálcio e do potássio na parede dos vasos, pelo sistema renina-angiotensina-aldosterona, pelos barorreceptores do seio carotídeo, do arco aórtico e do átrio direito, por neurotransmissores, como a epinefrina e a norepinefrina, por outros hormônios, como o antidiurético, o adrenocorticotrófico (ACTH), pelo cortisol, pelas prostaglandinas, pelo óxido nítrico e pelo sistema calicreína-cinina.

CONCEITO DE HIPERTENSÃO ARTERIAL

De acordo com a 7ª Diretriz Brasileira de Hipertensão, publicada em 2016, a HA é definida como uma condição clínica multifatorial caracterizada por elevação sustentada dos níveis pressóricos ≥ 140 e/ou 90 mmHg. Frequentemente, associa-se a distúrbios metabólicos, alterações funcionais e/ou estruturais de órgãos-alvo, sendo agravada pela presença de outros fatores de risco, como dislipidemia, obesidade abdominal, intolerância à glicose e *diabetes melittus* (DM). Mantém associação independente com eventos como morte súbita, acidente vascular cerebral (AVC), infarto agudo do miocárdio (IAM), insuficiência cardíaca (IC), doença arterial periférica (DAP) e doença renal crônica (DRC) – fatal e não fatal.

Entretanto, o conceito de HA mudou muito nos últimos anos. A Organização Mundial da Saúde (OMS), em 1978, definiu a HA como "uma doença caracterizada por uma elevação crônica da pressão

82 | HIPERTENSÃO ARTERIAL SISTÊMICA

arterial sistólica e/ou pressão arterial diastólica". Até a década passada, a OMS ainda definia a HA como níveis de pressão iguais ou superiores a 160/95 mmHg. O epidemiologista inglês Goeffrey Rose popularizou a definição HA como o nível de PA no qual o tratamento traria mais benefícios do que prejuízos. Esta definição depende de características individuais, como a presença de lesão de órgão-alvo, de outros fatores de risco, de comorbidades associadas e do tratamento. Foram realizados, ao longo desses anos, grandes inquéritos epidemiológicos e, principalmente, repetidos ensaios terapêuticos, que mudaram a visão do cardiologista em relação a este distúrbio. A determinação do risco ao qual o paciente está submetido tornou-se obrigatória, para que se tenha o prognóstico correto de uma doença cardiovascular. Isto quer dizer que a associação de outros fatores de risco à PA elevada agrava em muito a classificação de risco adicional à HA do paciente, consistindo em um motivo para que seu nível de pressão seja avaliado por este novo conhecimento.

Assim, atualmente, a definição de HA passa obrigatoriamente pelo conhecimento da classificação de risco adicional do paciente. A Figura 9.1 classifica o paciente com HA por meio da relação do nível de PA com a presença de fatores de risco adicionais, a presença de lesão de órgãos-alvo e de comorbidades.

	PAS 130-139 ou PAD 85-89	HAS estágio 1 PAS 140/159 ou PAD 90-99	HAS estágio 2 PAS 160/179 ou PAD 100-109	HAS estágio 3 PAS ≥ 180 ou PAD 1≥ 100
Sem fator de risco	Sem risco adicional	Risco baixo	Risco moderado	Alto risco
1-2 fatores de risco	Risco baixo	Risco moderado	Alto risco	Alto risco
≥ 4 3 fatores de risco	Risco moderado	Alto risco	Alto risco	Alto risco
Presença de LOA, DCV, DRC ou DM	Alto risco	Alto risco	Alto risco	Alto risco

Figura 9.1. Estratificação de risco do paciente hipertenso, de acordo com fatores de risco adicionais, presença de lesão em órgão-alvo e de doença cardiovascular ou renal. PAS: pressão arterial sistólica; PAD: pressão arterial diastólica; HAS: hipertensão arterial sistólica; LOA: lesão em órgão-alvo; DCV: doença cardiovascular; DRC: doença renal crônica; DM: *diabetes mellitus*. Fonte: adaptado de Malachias MV, Souza WK, Plavnik FL, et al. 7a Diretriz Brasileira de Hipertensão Arterial. Arq Bras Cardiol. 2016;107(3 Supl. 3):1-83.

A conceituação utilizada implica a consideração dos seguintes aspectos: o diagnóstico da doença depende de medidas de PA, que apresentam variabilidade; essas medidas são consideradas elevadas, com relação a um determinado padrão de normalidade; esta elevação é dita crônica, sem maiores especificações de tempo.

AFERIÇÃO DA PRESSÃO ARTERIAL: VARIABILIDADE DA MEDIDA

A primeira determinação da PA foi feita por via intra-arterial em animal, no ano de 1730, por Hales, na Inglaterra. Hoje em dia, esta técnica invasiva se destina no ser humano unicamente à investigação. As medidas usuais de PA, quer seja para uso clínico ou quer seja para uso epidemiológico, dependem de aparelhos portáteis, que utilizam o método indireto de medida, inventado por Scipione Riva Rocei, em 1898, baseado na oclusão do fluxo da artéria braquial por um manguito pneumático, ligado a um manômetro de mercúrio. Este manômetro pode ser do tipo aneroide ou de coluna de mercúrio.

Em 1905, Nicolai Korotkoff mostrou ser possível ouvir os ruídos produzidos quando o manômetro era esvaziado. A ausculta dos ruídos, com o auxílio de um estetoscópio aplicado sobre a artéria braquial durante a deflação do manguito pneumático, permitiu a caracterização de "fases" destes ruídos, cujo início e fim podem ser usados para avaliar a PA sistólica (PAS) e a diastólica (PAD). Assim, considera-se hoje que o primeiro aparecimento dos sons ao se fazer a deflação do manguito constitui boa aproximação da PAS. O ponto em que os sons desaparecem (fase V) é usualmente tomado como a PAD, por ser este ponto de identificação mais confiável e mais reprodutível. Discute-se se a fase IV (abafamento dos sons) deva ser adotada como melhor aproximação da PAD, mas, em geral, esta fase só tem sido usada para tal fim na gravidez ou em crianças, quando os ruídos podem se prolongar até o zero da escala.

Como toda medida, a PA pode variar em função de flutuações verdadeiras ou aparentes. As primeiras se devem à variação intraindividual, quer durante as 24 horas, quer durante o decorrer de períodos mais longos de tempo, em função de estímulos fisiológicos intrínsecos (sono, febre, exercício e dor, por exemplo) ou ambientais (frio, calor e ruído, dentre outros). Devido a esta variabilidade, discute-se a necessidade da medição da PA em condições de repouso ("medidas basais") ou mesmo a monitorização da PA nas 24 horas. No entanto, para fins práticos, são utilizadas as medidas "casuais".

As flutuações aparentes são erros de medida que podem estar relacionadas:

1. Com o aparelho, por má conservação, falta de calibração, vazamentos, entre outros.
2. Com o observador, por hipoacusia, uso do manguito inapropriado ao tamanho do braço, ou mal colocado; por compressão da artéria braquial pela campânula do estetoscópio; por escolha de dígitos terminais preferenciais, por vícios adquiridos de longa data e insuficiência de treinamento; por esvaziamento muito rápido ou muito lento do manguito, dentre outros erros de técnicas.
3. Com o paciente, pois, muito embora nem todos sejam, *per se*, erros de medida, já que decorrem de alterações verificáveis no paciente, o potencial para vício deriva de não se ter em conta a existência das seguintes condições, dentre outras: obesidade (sem a devida correção do tamanho do mangui-to); presença de arritmias cardíacas; existência de artérias muito rígidas em idosos – uma condição às vezes referida como pseudo-hipertensão; uso de medicamentos vasodilatadores, betabloquea-dores e inibidores adrenérgicos; uso de estimulantes, em particular fumo e café; tensão relacionada à medida ("hipertensão do avental branco"); e exercício físico ou alimentação recentes.

Em função da variabilidade da medida, a maioria dos estudos epidemiológicos, embora dependa de medidas "casuais", tenta reduzir a ocorrência de vícios de aferição mediante o uso de técnicas padroniza-das para o treinamento do observador, com a confecção de protocolos detalhados de aferição da PA; do emprego de esfigmomanômetros modificados, automáticos ou não, que possibilitem reduzir o vício do observador (por exemplo, *random-zero* ou o da *London School of Hygiene & Topical Medicine*, com ou sem modificações); e da manutenção e calibração frequentes dos esfigmomanômetros, qualquer que seja o tipo (aneroide ou de mercúrio).

Como toda medida, a PA pode apresentar o fenômeno da regressão à média, devido a erro de medida ou à variabilidade fisiológica. Assim, ao reexaminar um determinado entrevistado, a PA pode baixar em função de flutuações casuais e assumir posição mais próxima da média verdadeira. Isto tem colocado em debate o número de medidas que devam ser feitas em uma mesma ocasião, bem como, ao longo de um determinado período de tempo, antes de se considerar que exista uma elevação "crônica" da PA. Assim, a OMS preconiza que, exceto em emergências, sejam feitas, ao menos, três medidas em duas ocasiões dife-rentes, sob condições controladas, isto é, de acordo com um protocolo, para minimizar vícios de aferição, antes de se considerar um paciente hipertenso.

PRESSÃO ARTERIAL "NORMAL" E "ANORMAL"

A definição de HA comporta, por outro lado, uma comparação com um padrão de normalidade e anormalidade. A PA é uma variável contínua. Excetuando populações primitivas para as quais a PA, quer a PAS quanto a PAD, não se eleva com a idade, nas demais populações nota-se elevação com a idade, desde o nascimento. Assim, nos diversos estudos de prevalência, a PAS eleva-se continuamente com a idade, mostrando tendência a se estabilizar nos grupos etários mais velhos, sendo maior para homens do que para mulheres, nos grupos mais jovens e, inversamente, sendo maior nas mulheres mais velhas do que para homens da mesma idade. Por sua vez, a PAD também se eleva com a idade até a quinta década, quando tende a atingir um máximo, estabilizando-se depois ou vindo a declinar.

Assim, não existe um critério de corte que possa ser decorrente da distribuição da variável pressão nas populações. Qualquer definição de "normalidade" ou de "anormalidade" é arbitrária e adota critérios operacionais que dependem do conhecimento do risco de morbidade e de mortalidade por complicações da doença por estudos longitudinais e por investigações da eficácia da intervenção médica (farmacológica ou não) sobre o prognóstico.

A medida da PA realizada no consultório (pressão casual: PAS ≥ 140 mmHg e/ou PA diastólica ≥ 90 mmHg) é utilizada para rastreamento, diagnóstico e tratamento da hipertensão. Estudos mostraram que valores de medidas casuais a partir de 115/75 mmHg se relacionam diretamente com o aumento do risco de um evento cardiovascular, como, por exemplo, o desenvolvimento da doença coronária aguda ou crônica. Entretanto, sabe-se atualmente que tal medida casual é falha, e que outros componentes da medida de PA ao longo do dia e da noite permitem estratificação mais adequada do risco cardiovascular dos pacientes. Medidas da PA fora do ambiente do consultório, por meio da monitorização ambulatorial da PA (MAPA), da automedida da PA (AMPA) e da medida residencial da PA (MRPA) têm sido cada vez mais utilizadas para o auxílio no diagnóstico e no controle da HA. A AMPA e a MRPA possuem a limitação de não permitirem a avaliação da PA com o sono e o despertar.

A MAPA é o método que registra de forma indireta e intermitente a PA durante 24 horas ou mais, enquanto o paciente realiza suas atividades habituais. Com a MAPA, é possível identificar a média da PA em 24 horas, na vigília e no sono. Também podemos avaliar a variabilidade da PA nestes períodos, a redução ou não da PA com o sono, e a elevação da PA com o processo de despertar. Todas estas variáveis apresentam melhor potencial que a medida casual na estratificação do risco cardiovascular. Em pacientes acima de 60 anos com HA sistólica isolada, a PAS durante o sono é melhor preditor de risco cardiovascular que a PAS de vigília.

O comportamento normal fisiológico da PA é a redução das PAS e PAD durante o sono, quando comparado com as pressões de vigília. Com a MAPA, é possível observar esse comportamento fisiológico de descenso da PA com o sono. Questiona-se a reprodutibilidade desse achado na MAPA, mas o padrão de ausência, atenuação ou ascensão pressórica durante o sono é observado mais comumente em indivíduos afrodescendentes, situações com aumento da atividade simpática e presença de comorbidades, como DM e doença renal. A ausência do descenso fisiológico da PA associa-se a vários desfechos clínicos relevantes, como a hipertrofia ventricular esquerda, doença cerebrovascular, microalbuminúria e maior velocidade na progressão da DRC. A cada 5% de diminuição no descenso da PA com o sono, existe aumento de 20% na mortalidade cardiovascular, independente da PAS e PAD nas 24 horas. A atenuação do descenso da PA com o sono (queda menor que 10% na PA) e a ascensão da PA com o sono também se relacionam com maior risco cardiovascular. Tais relações foram observadas também em indivíduos normais.

Outro parâmetro avaliado pela MAPA é a ascensão da PA com o despertar, que tem associação direta com maior incidência de eventos cardiovasculares. Existe um pico de incidência de IAM, AVC e morte súbita no período da manhã. Possivelmente, neste período, há aumento da atividade simpática, que poderia interferir na estabilidade de placas vulneráveis coronárias.

Kario et al. verificaram associação contínua independente entre a ascensão matinal e os eventos cerebrovasculares. Estudo realizado no Instituto Dante Pazzanese de Cardiologia, em São Paulo (SP), evidenciou a associação da ascensão matinal com a mortalidade geral, reforçando achados anteriores de que a ascensão da PA com o despertar possa ser um parâmetro a mais na avaliação do risco cardiovascular. Entretanto, mais estudos são necessários para a determinação correta dos valores de normalidade desta variável pressórica na avaliação deste risco cardiovascular.

Considerando-se as evidências da superioridade da MAPA em predizer risco cardiovascular associado com variações da PA, diferentes diretrizes têm recomendado o uso da MAPA nas seguintes condições: suspeita de hipertensão do avental branco (Grau de Recomendação I; Nível de Evidência A); avaliação de normotensos no consultório com lesão de órgão-alvo (Grau de Recomendação I; Nível de Evidência

A); avaliação da eficácia terapêutica anti-hipertensiva (Grau de Recomendação IIa; Nível de Evidência B); avaliação de sintomas principalmente de hipotensão arterial (Grau de Recomendação I; Nível de Evidência D).

A MAPA auxilia também na identificação dos pacientes com a hipertensão do avental branco e da hipertensão mascarada, condições que também se relacionam com o risco cardiovascular.

Hipertensão do avental branco

A hipertensão do avental branco ocorre quando há valores anormais na medida da PA no consultório (≥ 140/90 mmHg) e valores normais de PA pela MAPA durante o período de vigília (≤ 130/85 mmHg) (Quadro 9.1). Efeito do avental branco refere-se à diferença entre a medida da PA no consultório e a média da MAPA na vigília, sem alteração na classificação da PA pela medida casual. Considera-se hipertensão do avental branco quando tal diferença é superior a 20 mmHg para PAS e 10 mmHg para a PAD. A prevalência do efeito do avental branco na população adulta varia entre 18 e 60%. Pode estar associada a componente familiar, ocorrendo mais em brancos, mulheres, idosos, pacientes com sobrepeso e obesos. As lesões de órgãos-alvos são menos prevalentes na hipertensão do avental branco.

Quadro 9.1. Diagnóstico da hipertensão do avental branco e mascarada.

	Consultório (mmHg)	MAPA vigília (mmHg)
Hipertensão do avental branco	≥ 140/90	< 130/85
Hipertensão mascarada	< 140/90	> 130/85

MAPA: monitorização ambulatorial da pressão arterial.

Hipertensão mascarada

A hipertensão mascarada ocorre quando há valores normais na medida da PA no consultório (< 140/90 mmHg) e valores anormais da PA pela MAPA durante o período de vigília (> 130/85 mmHg).

Em média, a prevalência da hipertensão mascarada é de 13% na população geral. Deve ser pesquisada em indivíduos com PA normal ou limítrofe, nos hipertensos controlados, mas com sinais de lesões de órgãos-alvos, histórico familiar positivo para hipertensão arterial sistólica, risco cardiovascular alto e medida casual fora do consultório anormal. Metanálises indicam que a incidência de eventos cardiovasculares é cerca de duas vezes maior do que em normotensos verdadeiros.

Hipertensão sistólica isolada

Hipertensão sistólica isolada é definida como comportamento anormal da PAS com PAD normal. A hipertensão sistólica isolada e a pressão de pulso são fatores de risco importantes para doença cardiovascular em pacientes de meia-idade e idosos.

CONCEITO MODERNO E FUTURISTA DE HIPERTENSÃO ARTERIAL

As curvas de PA apresentam diferenças na dependência dos pontos da árvore arterial em que elas são aferidas. Existem diferenças entre os pontos periféricos e centrais, de tal forma que a PAS é muito mais alta na artéria braquial do que nas artérias centrais, enquanto a PAD e a pressão média diferem apenas discretamente. Uma elevação na pressão central, sobretudo na PAS, aumenta a pós-carga do ventrículo esquerdo, ocasionando importante aumento do trabalho cardíaco, estímulo este que leva ao processo de hipertrofia do ventrículo esquerdo e suas eventuais consequências, como IC e isquemia miocárdica.

86 | HIPERTENSÃO ARTERIAL SISTÊMICA

Estudos clínicos e epidemiológicos têm demonstrado a maior importância da PAS sobre a PAD e a média na avaliação do risco cardiovascular, principalmente na população adulta mais idosa. Entretanto, a literatura ainda é controversa, principalmente no que se refere à pressão de pulso e à PAS nas artérias centrais e periféricas, mesmo quando PAD e PAS parecem ser iguais.

Tais diferenças podem incorrer em erros interpretativos quando se analisam o consumo de oxigênio pelo miocárdio e a hipertrofia ventricular esquerda, bem como os efeitos vasodilatadores de diferentes fármacos.

Os primeiros estudos hemodinâmicos realizados por cateterismo em animais demonstraram que as pressões na aorta ascendentes são bem semelhantes às pressões dentro do ventrículo esquerdo, mas que ambas são diferentes daquelas medidas pressóricas obtidas na artéria braquial e radial. Tais diferenças foram atribuídas às ondas de reflexão e à elasticidade dos vasos, principalmente em adultos jovens, durante taquicardia e manobras fisiológicas, como a manobra de Valsalva. Outros estudos mostraram diferenças entre a aorta ascendente e as artérias dos membros superiores em indivíduos idosos, especialmente quando apresentavam taquicardia e/ou hipotensão, ou quando estavam sob terapia com vasodilatadores. Recentemente, Roman et al. demonstraram a maior correlação de risco cardiovascular com a pressão na aorta ascendente em comparação com a pressão obtida na artéria braquial.

A obtenção da PA central pode ser realizada por métodos não invasivos por meio de novas técnicas que têm proporcionado grande entusiasmo na avaliação da pressão central na prática clínica. Dois principais métodos estão disponíveis no momento: (1) tonometria de aplanação, que estima a pressão central por registro indireto não invasivo (registro da pressão sobre a parede arterial por um transdutor); e (2) aplicação de funções de transferência generalizadas para estimativa indireta das ondas de pressão aórtica central, obtidas por medidas feitas por tonometria na artéria braquial. Entretanto, os dois tipos de metodologia apresentam erros relacionados à calibração da onda de pressão central obtida pela medida oscilométrica da artéria periférica, o que demonstra fatores limitantes, mas não restritivos, à aplicação clínica em diferentes populações. A despeito destas limitações, alguns estudos recentes em populações específicas têm sugerido que a avaliação da pressão central pode trazer novas perspectivas e dados adicionais para a estratificação cardiovascular em HA.

O estudo clínico CAFE comparou os efeitos do tratamento com diferentes anti-hipertensivos em associação sobre a PA periférica e central (Figuras 9.2 e 9.3). Na obtenção da pressão central, foram utilizadas a metodologia de transferência de função e a tonometria de aplanação da artéria radial, evidenciando-se que a redução da PA central traz maior diminuição de risco cardiovascular, além da verificada com as medidas de PA periférica (artéria braquial). Também, o estudo mostrou que diferentes fármacos anti-hipertensivos podem ter respostas diferentes sobre a PA central. Apesar destes dados, o valor prognóstico das medidas de pressão central aórtica em grandes estudos clínicos permanece desconhecido. Ainda são necessárias adaptações na metodologia para a medida mais precisa da PA central, mas, quando isso for possível, dados de grandes estudos epidemiológicos e ensaios clínicos devem responder se a otimização da avaliação e da redução do risco cardiovascular, que se relaciona ao aumento da PA, serão factíveis por análise da PA nos vasos onde a lesão de órgãos-alvo ou os eventos ocorrem, especialmente em nível de artérias centrais (aorta e carótidas).

Outros aspectos que impactam diretamente no conceito de hipertensão são os obtidos da MAPA.

Atualmente, com o conhecimento adquirido da relação de risco cardiovascular com vários momentos da medida da PA com a MAPA, já é possível se estabelecer risco cardiovascular com os valores médios da PAS e PAD obtidos nas 24 horas do dia, no período de vigília e no período de sono. Também, o grau de elevação da PA com o despertar apresenta possibilidade de estratificação do risco cardiovascular no hipertenso, podendo, no futuro, modificar a conceituação de HA, não mais baseada na medida casual da PA, mas na avaliação das médias pressóricas obtidas pela MAPA, em diferentes momentos do dia.

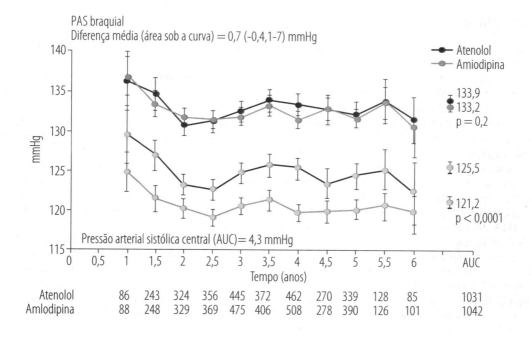

Figura 9.2. Pressão arterial sistólica braquial e central com tratamento com diferentes anti-hipertensivos. PAS: pressão arterial sistólica; AUS: *area under the curve*. Fonte: Circulation. 2006.

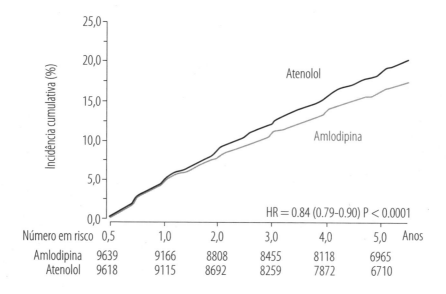

Figura 9.3. Desfechos combinados, segundo o estudo CAFE. Fonte: Circulation. 2006.

BIBLIOGRAFIA

Amodeo C, Guimarães GG, Picotti JC, et al. Morning blood pressure surge is associated with death in hypertensive patients. Blood Press Monit. 2014;19(4):199-202.

Benetos A, Rudnichi A, Safar M, et al. Pulse pressure and cardiovascular mortality in normotensive and hypertensive subjects. Hypertension.1998;32(3):560-4.

Brandão A,Amodeo C, Nobre F. Hipertensão. Rio de Janeiro: Elservier; 2012

Breithaupt-Grogler K, Belz G. Epidemiology of arterial stiffness. Pathol Biol. 1999;47:604-13.

Franklin SS, Khan SA, Wong ND, et al. Does the relation of blood pressure to coronary heart disease risk change with aging? Framingham Heart Study. Circulation. 2001;103(9):1245-9.

Franklin SS, Khan SA, Wong ND, et al. Is pulse pressure useful in predicting risk for coronary heart disease? The Framingham Heart Study. Circulation. 1999;100(4):354-60.

James PA, Oparil S, Carter BL, et al. 2014 Evidence-Based Guideline for the Management of High Blood Pressure in AdultsReport From the Panel Members Appointed to the Eighth Joint National Committee (JNC 8). JAMA. 2014;311(5):507-20. Erratum in: JAMA. 2014;311(17):1809.

Kario K, Pickering TG, Umeda Y, et al. Morning Surge in Blood Pressure as a Predictor of silente and clinical cerebrovascular disease in elderly hypertensives: a Prospectivy Study. Circulation. 2003;107(10):1401-6.

Malachias MV, Souza WK, Plavnik FL, et al. 7a Diretriz Brasileira de Hipertensão Arterial. Arq Bras Cardiol. 2016;107(3 Supl. 3):1-83.

Mancia G, Fagard R, Narkiewicz K, et al. 2013 ESH/ESC Guidelines for the management of arterial hypertension: The Task Force for the management of arterial hypertension of the European Society of Hypertension (ESH) and of the European Society of Cardiology (ESC). Eur Heart J. 2013;34(28):2159-219.

Nobre F. Valores de Pressão Arterial para o Diagnóstico e Metas: Análise Crítica das Diretrizes mais recentes. Rev Soc Cardiol Estado de São Paulo. 2015;25(1):19-22.

O'Rourke MF, Frohlich ED. Pulse pressure: is this a clinically useful risk factor? Hypertension. 1999;34:372-4.

10

Tratamento não medicamentoso da hipertensão arterial

Oswaldo Passarelli Júnior
Márcio Gonçalves de Sousa
Maria Rita Cardoso Albano

> **Palavras-chave:** Dieta; Tabagismo; Alcool, Sistema renina-angiotensina-aldosterona; Sistema nervoso simpático, Hipertensão arterial; Tratamento não medicamentoso.

INTRODUÇÃO

Um estilo de vida saudável é a pedra angular para a prevenção da hipertensão arterial (HA). Estudos clínicos demonstraram que o efeito anti-hipertensivo do tratamento não medicamentoso é equivalente ao de uma monoterapia, podendo efetivamente retardar o início do tratamento medicamentoso ou substituí-lo, bem como diminuir o número e as doses de fármacos anti-hipertensivos. Além do efeito anti-hipertensivo, pode também ser eficaz na redução do risco cardiovascular de outras comorbidades. O estilo de vida faz parte da avaliação clínica da população em geral, especialmente de hipertensos, que frequentemente se apresenta com associação de outros fatores de risco. O tratamento não medicamento oferece uma alternativa de baixo custo e baixo risco para prevenção e o tratamento da HA, e, diante de pacientes hipertensos, uma terapia coadjuvante.

Existem oito medidas que devem ser verificadas na população hipertensa – algumas no sentido restritivo e outras no sentido de implementação (Quadro 10.1). Existem cinco que apresentam potência anti-hipertensiva (Quadro 10.2) e outras três, embora não apresentem potência anti-hipertensiva, são relevantes por estarem associadas à diminuição do risco cardiovascular.

A potência anti-hipertensiva das mudanças do estilo de vida é motivo de controvérsia, pelo fato de a qualidade metodológica dos estudos clínicos ser questionada e as intervenções de mudanças do estilo de vida serem heterogêneas, fazendo que exista uma dificuldade para o esclarecimento da real eficácia anti-hipertensiva de cada medida, além da adesão ser difícil e, frequentemente, parcial. Sua potência anti-hipertensiva em conjunto é estimada em 5 a 10 mmHg da pressão arterial sistólica (PAS).

Quadro 10.1. Variáveis da mudança do estilo de vida.

Restrição do sal
Redução da obesidade
Redução da ingesta de álcool
Cessação do tabagismo
Controle do estresse
Redução de alimentos com elevado teor de gordura
Dieta Dash
Exercício físico

Dash: *Dietary Approaches do Stop Hypertension.*

Quadro 10.2. Variáveis com potência anti-hipertensiva.

Restrição do sal
Redução da obesidade
Redução da ingesta de álcool
Dieta DASH
Exercício físico

Dash: *Dietary Approaches do Stop Hypertension.*

SAL E HIPERTENSÃO ARTERIAL

A ingestão excessiva de sal está associada ao aumento gradual da PA, tanto em crianças já a partir de 8 anos de idade, como em adultos. O estudo INTERSALT (*The International Study of Salt and Blood Pressure*) demonstrou forte correlação entre o consumo excessivo de sal e a elevação progressiva da PA, que foi de 0,4 mmHg por ano, para um consumo médio de sal de 6 g/dia. O consumo médio da população brasileira é estimado em 11,4 g/dia. Populações que consomem pouco sal têm menor prevalência de HA, e a PA não se eleva com a idade, além de apresentar vários benefícios para o bem-estar das pessoas. Os benefícios atribuídos à restrição de sódio seriam: diminuição da pressão arterial; menos complicações cardiovasculares ao longo da vida; menor elevação da pressão arterial com o envelhecimento; diminuição da hipertrofia ventricular esquerda (HVE); e algumas evidências de efeitos benéficos em pacientes com asma e/ou osteoporose.

O efeito da restrição de sódio é maior na população idosa, diabética, de etnia negra e portadores de doença renal. Diante do fato de que a restrição de sal pode ativar o sistema renina-angiotensina e se relacionar com maior incidência de eventos cardiovasculares, principalmente em homens, existe controvérsia em relação ao efetivo benefício das dietas com baixo teor de sódio. As evidências a favor da restrição de sal podem ser classificadas como epidemiológicas, experimentais, observacionais e intervencionistas.

As evidências experimentais do efeito anti-hipertensivo da dieta hipossódica existem em número muito elevado. No estudo TONE (*Trial of Nonpharmacologic Interventions in the Elderly*), em que os idosos hipertensos tiveram as medicações anti-hipertensivas suspensas, os pacientes foram divididos em quatro grupos e acompanhados por 30 meses: (1) redução no consumo de sal; (2) redução de peso corpóreo; (3) ambos os tratamentos; e (4) grupo controle. O grupo tratado com dieta hipossódica reduziu em 50% o retorno a níveis de hipertensão, quando comparado ao controle.

Estudos observacionais demonstraram associação direta entre a intensidade do consumo de sal e a PA. Law et al. observaram que o efeito anti-hipertensivo máximo da dieta hipossódica somente foi atingido após 8 semanas. Outros estudos que não demonstraram efeitos da restrição de sal sobre a PA submeteram os indivíduos a um período de tratamento menor do que 8 semanas. No entanto, o tempo necessário de restrição salina para se observarem efeitos na PA ainda é muito controverso. O estudo DASH (Dietary Approaches to Stop Hypertension), com três níveis diferentes de ingestão de sódio, demonstrou relação linear consistente entre HA e consumo de sódio, tanto em hipertensos como normotensos. Recente metanálise da Cochrane de 35 estudos clínicos demonstrou que cada redução de 100 mmol do sódio urinário de 24 horas correspondeu a uma redução da PAS/PAD de 5,4/2,8 mmHg, na população hipertensa, e de 2,4/1,0 mmHg, na população normotensa. O quanto desta redução se transforma em redução de eventos cardiovasculares, particularmente redução de mortalidade, é ainda controverso.

TABAGISMO

O tabagismo é a principal causa de morte evitável no mundo, responsável por mais de 5 milhões de mortes anualmente ou 12% de todas as mortes. A doença cardiovascular causa um terço das mortes atribuíveis ao tabaco. Aproximadamente dois terços dos fumantes regulares morrerão de doenças relacionadas ao tabaco, perdendo em média 10 anos de vida quando comparados a não fumantes. Globalmente, a mortalidade atribuída ao tabaco cresce e tem migrado dos países desenvolvidos para aqueles em desenvolvimento. Projeta-se, para 2030, que a mortalidade pela exposição ao tabaco alcance mais de 8 milhões anualmente. Reduzir o uso de tabaco deve ser a estratégia principal de prevenção primária e secundária das doenças cardiovasculares.

O fumo causa aumento agudo da PA e da frequência cardíaca, que persiste por até 15 minutos após a inalação de cada cigarro, sendo provavelmente mediado pela nicotina que age como um agonista adrenérgico, promovendo a liberação local e sistêmica de catecolaminas (dopamina, norepinefrina e vasopressina). Paradoxalmente, alguns estudos epidemiológicos têm demonstrado que os níveis pressóricos entre os tabagistas são os mesmos ou até menores que indivíduos não tabagistas.

Estudos usando a monitorização ambulatorial da pressão arterial (MAPA) mostraram que fumantes não tratados, tanto normotensos como hipertensos, apresentaram valores pressóricos elevados, comparados a não fumantes. Journath et al. demonstraram que fumantes hipertensos têm um perfil de risco cardiovascular pior que os não fumantes, apesar de tratamento otimizado. Foram coletados dados sobre tabagismo, controle da PA, dislipidemia, diabetes, HVE e microalbuminúria, a partir de registros de 4.424 pacientes consecutivos de 189 médicos. Hipertensos tratados que fumavam tinham microalbuminúria significativamente mais frequente que não fumantes, 26,2% *vs.* 20,5% (p < 0,05) e maior proporção de fumantes estava menos controlada (PAD ≥ 90 mmHg), 32,7% *vs.* 25,0% (p < 0,01). Fumantes do sexo masculino apresentaram maior prevalência de HVE (25,7% *vs.* 20,1; p < 0,05), microalbuminúria (29,7% *vs.* 24,7%; p < 0,01) e maior proporção de indivíduos com PAS não controlada (≥ 140 mmHg; 72,8% *vs.* 68,9%; p < 0,01). Um aumento da prevalência de HVE e de microalbuminúria foi independentemente associado com o tabagismo. Concluiu-se que fumantes com hipertensão tratada mostraram maior proporção de HVE (homens), microalbuminúria e pior controle da PAD que os não fumantes, refletindo menos adesão ao tratamento medicamentoso em fumantes ou que fumar prejudica os efeitos farmacológicos de medicamentos anti-hipertensivos. Desse modo, hipertensos em uso de medicação, quando fumantes, tiveram pior prognóstico cardiovascular, gerando informação importante na estratificação de risco cardiovascular.

O tratamento do tabagismo está descrito detalhadamente no capítulo 29.

OBESIDADE

A relação entre obesidade e hipertensão é sabida desde o início do século 20. Sua relação com a incidência de doenças cardiovasculares foi estabelecida em 1983, quando foram publicados os resultados do estudo Framinghan, no qual, em um acompanhamento de 26 anos, houve correlação entre o grau de obesidade e a incidência de doenças cardiovasculares, especialmente em mulheres, revelando-se um fator de risco independente.

A obesidade se associa à incidência aumentada de várias entidades clínicas, como diabetes, HA e dislipidemia, aumentando potencialmente o risco de doenças cardiovasculares, com aumento da morbidade e redução da expectativa de vida. Estudos observacionais demonstraram que o ganho de peso se associa à elevação pressórica sistólica e diastólica. Estudos clínicos revelaram que a redução de peso se associa à diminuição pressórica na maior parte dos pacientes hipertensos, e estudos epidemiológicos sugerem que aproximadamente 75% do risco para hipertensão é atribuído ao excesso de peso. A redução de peso, além de ser um dos mecanismos mais eficazes para a redução pressórica, também aumenta a resposta pressórica à restrição de sódio e aos medicamentos anti-hipertensivos. A obesidade tem forte associação com a apneia do sono, e esta é um fator agravante para a elevação pressórica e causa de refratariedade do tratamento farmacológico.

O estudo clínico DEW-IT (*Diet, Exercise, and Weight Loss Intervention Trial*) demonstrou que uma intervenção do estilo de vida, em pacientes hipertensos com excesso de peso, pode reduzir significativamente a PA, ajudando o controle pressórico de pacientes hipertensos em uso de fármacos anti-hipertensivos. Nesse estudo, houve redução da PA média nas 24 horas, de 9,5 mmHg da PAS e de 5,3 mmHg na PAD, ou seja, redução pressórica equivalente à monoterapia. Em metanálise de 25 estudos clínicos randomizados, na qual se verificou a influência da perda de peso na PA, houve redução de 1,05 mmHg na PAS e de 0,92 mmHg na PAD para cada redução de 1 kg.

Pelo fato de o tecido adiposo visceral estimulara atividade simpática e o sistema renina-angiotensina--aldosterona, e promover a resistência à insulina, a obesidade é frequente na população portadora de HA resistente e causa de resistência à ação anti-hipertensiva dos fármacos, sendo fundamental sua abordagem para o tratamento. A redução de peso na população com sobrepeso/obesidade é a medida mais eficaz para prevenir e tratar a HA, sendo recomendados, por todas as diretrizes internacionais, um peso saudável (índice de massa corporal entre 18,5-24,9) e uma circunferência abdominal < 94 cm para homens e < 80 cm para mulheres, com o objetivo de prevenir a hipertensão na população não hipertensa e reduzir a PA na população hipertensa. A estratégia de redução de peso deve ter abordagem multiprofissional que inclui reeducação alimentar e aumento da atividade física. A avaliação de especialistas para o tratamento da obesidade deve ser considerada, quando necessário.

EXERCÍCIO FÍSICO

Estudos epidemiológicos demonstraram que a atividade física aeróbica regular pode ser benéfica na prevenção e no tratamento da HA, além de reduzir o risco cardiovascular e a mortalidade. Desta maneira, a detecção do sedentarismo deve fazer parte da avaliação da população hipertensa. Como fator de risco isolado, atribui-se ao sedentarismo a responsabilidade de 5 a 13% dos casos de hipertensão. Dados recentes de metanálise demonstraram que um treinamento aeróbico foi capaz de reduzir a PA em 7/5 mmHg em pacientes portadores de HA estágios 1 e 2. O estudo de Framinghan constatou que quanto maior for a atividade física, menores são a morbidade e a mortalidade. No estudo INTERHEART, verificou-se que a atividade física regular foi um dos fatores que se associaram a proteção do risco cardiovascular para a doença coronária aguda, junto da ingestão diária de frutas e vegetais, e do consumo regular de álcool.

Em metanálise envolvendo 54 estudos clínicos para verificação do efeito do exercício aeróbico na PA, encontrou-se redução pressórica de 3,84 mmHg na PAS e de 2,72 mmHg na PAD, independentemente da redução de peso. A redução pressórica foi maior nos indivíduos hipertensos, quando comparados com os não hipertensos, com redução da PA com várias formas de exercício. A atividade física regular na população não hipertensa age como uma das medidas de prevenção primária da HA, especialmente na população que apresenta níveis pressóricos dentro da faixa chamada de pré-hipertensão, na população com antecedentes familiares de hipertensão, sendo igualmente fundamental na população com sobrepeso/obesidade.

A atividade física pode ser dividida em aeróbica e anaeróbica; a primeira é uma atividade de baixa resistência, sendo recomendada como forma preferencial para prevenção e atenuação da HA. Deve-se sempre submeter os pacientes hipertensos, que desejem participar de um programa de atividade física regular, a uma avaliação clínica prévia.

Em todo programa de atividade física regular, devem-se levar em conta a duração, a frequência e a intensidade do exercício físico. A frequência recomendada é de 30 minutos ao dia de atividade física moderada, de forma contínua ou acumulada, de 5 a 7 dias na semana. Devem ser considerados: o número de fatores de risco associados; a presença de lesões em órgãos-alvo ou doenças cardiovasculares; e o nível da PA, quando não controlada, sendo o ideal que a atividade física seja precedida de um teste ergométrico e em uso de seus medicamentos regulares. O uso de fármacos anti-hipertensivos não impede a realização de um programa de atividade física regular; porém, os pacientes hipertensos que têm seus níveis pressóricos não controlados devem antes controlá-los, para que exista uma maior segurança, e só iniciarem a atividade física com a PA controlada. A atividade física deve ser individualizada e, para que exista adesão por parte do paciente, deve haver motivação, estando esta associada ao prazer por parte de quem o executa.

ESTRESSE

Existem relatos da associação do estresse com o desenvolvimento e a progressão da aterosclerose na população geral. Há evidências científicas de que a exposição crônica ao estresse induz a liberação excessiva adrenérgica pela ativação do sistema simpático, e que a redução do estresse, associada à dieta saudável e atividade física regular, diminui a PA.

Resultados de metanálise demonstraram que indivíduos com resposta exacerbada ao estresse tinham 21% mais chance de desenvolverem HA comparados com os indivíduos que tinham resposta baixa, demonstrando a relação entre estresse e HA.

Abordagens seguras e eficazes não medicamentosas para o tratamento da HA são importantes e de interesse da saúde pública. Técnicas de manejo do estresse por meio de relaxamento, coordenando a resposta fisiológica caracterizada por um declínio do consumo de oxigênio e a redução da frequência respiratória e cardíaca, são seguras e eficazes para a redução da PA, diminuem o custo do tratamento medicamentoso, possuem poucos efeitos adversos, e aumentam a adesão ao tratamento. Algumas destas técnicas são: ioga, alguns estágios da hipnose e meditação.

Uma metanálise com 75 estudos clínicos randomizados de tratamento do estresse por meio de técnicas de relaxamento demonstrou, em pacientes hipertensos, que o nível da PA inicial foi um importante fator preditivo da resposta anti-hipertensiva; quanto maior o nível pressórico maior a redução pressórica. Um período diário de 10 minutos, durante 8 semanas, foi eficaz para promover redução da PA. Em pacientes hipertensos no qual o estresse for um componente relevante, a técnica de relaxamento deve ser considerada para ser incorporada ao tratamento

ÁLCOOL

Inúmeras evidências epidemiológicas demonstraram relação linear entre consumo de álcool, PA e prevalência de HA. A prevalência de hipertensão secundária ao consumo de álcool varia de 5 a 11%, em estudos com diferentes populações, e suscita a ideia de uma causa potencialmente tratável de hipertensão, devendo ser meta na abordagem a todo paciente hipertenso. O mecanismo pelo qual a ingestão de álcool promove a elevação da PA é ainda controverso, parecendo estar relacionado com alterações fisiológicas reversíveis neuronais e hormonais, e não com alterações estruturais. Nenhum estudo foi idealizado para verificar a correlação entre a redução do consumo do álcool e a redução de eventos cardiovasculares.

Dados do estudo NHANES (*National Health and Nutrition Examination Survey*), que contou com 18.162 adultos, no qual se correlacionaram a ingesta de álcool e a prevalência de hipertensão, concluíram que esta foi menor entre os consumidores leves infrequentes ou regulares, e maior entre os infrequentes pesados e regulares moderados e pesados. Acrescente-se ao fato que essa associação persiste, mesmo após os ajustes de importantes fatores de confusão, como idade, raça, sexo, índice de massa corporal, tabagismo, atividade física e ingesta de sódio e potássio. A avaliação destes estudos demonstrou também que não importa o tipo de bebida, e sim a quantidade de álcool ingerido.

Estudos epidemiológicos prospectivos têm demonstrado que pessoas consumidoras de baixas a moderadas quantidades de álcool têm um risco reduzido para doença coronária, acidente vascular ence-

HIPERTENSÃO ARTERIAL SISTÊMICA

fálico e todas as causas de mortalidade, quando comparadas a abstêmios e consumidores de grandes quantidades, com resultados de "curvas em J" e "U" nos diferentes grupos e desfechos embora, conforme a elevação da PA que tenham com o consumo do álcool, este potencial benefício possa ser anulado. Metanálise demonstrou que com redução de 67% no consumo de álcool reduziu-se a PAS em 3,31 mmHg e a PAD em 2,04 mmHg. O consumo do álcool é um fator de risco para o desenvolvimento e a manutenção da HA, frequentemente negligenciado. Indivíduos hipertensos consumidores de álcool devem ser orientados a um consumo máximo de 30 g ao dia de etanol (sexo masculino) e de 15 g ao dia (sexo feminino). Indivíduos abstêmios não devem ser estimulados ao uso, pois deve-se levar em consideração o risco do alcoolismo.

ASPECTOS NUTRICIONAIS

A adoção de medidas nutricionais adequadas associadas a fatores como atividade física pode atrasar ou prevenir com segurança e eficácia da hipertensão em indivíduos não hipertensos e hipertensos grau 1, e contribuir para a redução da PA nos hipertensos em tratamento medicamentoso, de forma a reduzir o número e a quantidade de fármacos anti-hipertensivos. Além da diminuição da PA, as alterações do estilo de vida contribuem para o controle de outros fatores de risco cardiovascular em situações clínicas, como diabetes. Entretanto, para isso, são necessárias mudanças comportamentais. O desenvolvimento de programas de saúde pública seria importante para estimular estas ações.

Com relação à restrição de sal, verifica-se, na população, um consumo diário elevado de 9 a 12 g de sal em muitos países. Considerando que 1 g de sal possui 400 mg de sódio, o valor total consumido de sódio seria de, aproximadamente, 3.600 a 4.800 mg. Na Tabela 10.1, pode-se verificar a quantidade de sódio de alguns alimentos.

Tabela 10.1. Quantidade de sódio (Na) em 100 g do alimento.

Alimento	Quantidade de Na (mg)
Bacalhau salgado	13585
Empada de frango	771
Linguiça	1432
Queijo Minas Frescal	31
Azeitona	1567
Pão francês	648

Fonte: Tabela Brasileira de Composição dos Alimentos (TACO). Campinas: Universidade Estadual de Campinas; 2011. Disponível em: http://www.nepa. unicamp.br/taco/tabela.php?ativo=tabela

Reduzir esse valor de sal para cerca de 5 g de sal/dia (2.000 mg de sódio), segundo a 7ª Diretriz de Hipertensão, proporcionaria um efeito modesto de redução de PA (1 a 2 mmHg) em indivíduos normotensos e um efeito mais pronunciado (2 a 8 mmHg) em hipertensos. O efeito da restrição de sódio pode ser verificado em maior grau em indivíduos da raça negra, idosos, indivíduos portadores de *diabetes mellitus* ou síndrome metabólica ou, ainda, doença renal crônica.

Recomenda-se, então, evitarem-se os produtos conservados em salmoura (picles e azeitonas, por exemplo), embutidos (salsicha, linguiça, mortadela, salame, presunto entre outros), molhos prontos, salgadinhos industrializados, bebidas isotônicas, temperos prontos e caldos concentrados. Devem-se recomendar o preparo da refeição com pouco sal e a utilização de ervas aromáticas, como orégano, alecrim e manjericão, além da não colocação do saleiro à mesa.

Com relação aos substitutos do sal, o chamado sal *light* apresenta redução parcial do teor de sódio, e sua utilização deve ser monitorada na presença de insuficiência renal devido ao seu conteúdo de cloreto de potássio. Quanto aos outros tipos de sais, como, por exemplo, o sal do Himalaia, deve-se ficar atento à ausência do iodo em sua composição, o que poderia provocar distúrbios tireoidianos, apesar de sua quantidade menor em sódio.

OBESIDADE

Verificam-se alterações da PA em crianças com sobrepeso a partir de 8 anos de idade. A gordura visceral é considerada um fator de risco para a hipertensão, e reduções de peso e da circunferência abdominal correlacionam-se com reduções da PA e melhora metabólica.

Pacientes com peso acima do ideal, índice de massa corporal acima de 25 kg/m^2 para adultos e 27 kg/m^2 para idosos (acima de 60 anos), devem ser estimulados a seguir planos alimentares mais equilibrados com redução calórica associados a atividades físicas permitidas. A circunferência abdominal deve estar situada abaixo de 80 cm para mulheres e abaixo de 94 para homens. A redução de peso reduz o nível da PA em torno de 5 a 20 mmHg para cada 10 kg de peso perdido.

Entre os planos alimentares, de maior impacto nos níveis pressóricos, pode-se citar a *Dietary Approaches do Stop Hypertension* (Dash) que preconiza o consumo de frutas, hortaliças, laticínios com baixo teor de gordura, além do consumo de cereais integrais, frango, peixe, oleaginosas, com diminuição do consumo de carne vermelha, doces e bebidas com açúcar. Devido à presença de potássio, cálcio, magnésio, fibras e quantidade reduzida de colesterol, de gordura total e saturada com um equilíbrio de macro e micronutrientes, esta dieta é considerada ideal e permite redução expressiva da PA.

A dieta do Mediterrâneo, analisada em vários estudos, tem também efeito protetor cardiovascular (consiste do consumo de frutas, hortaliças, cereais integrais, peixe, oleaginosas, azeite de oliva e ingesta moderada de vinho).

A dieta vegetariana (predominância de alimentos de origem vegetal com pequena inclusão ou até exclusão de carnes, laticínios, ovos e peixes) parece, igualmente, estar associada a valores mais baixos de PA.

CONSUMO DE ÁLCOOL

O consumo regular de álcool aumenta a PA em indivíduos hipertensos tratados. O consumo ocasional pode não causar prejuízo, mas o consumo excessivo está associado com PA mais elevada, com risco elevado para acidente vascular cerebral. A dose limite para homens hipertensos que bebem deve ser de 20 a 30 g/dia de etanol, que equivale a 100 mL de bebida destilada, 300 mL de vinho ou 700 mL de cerveja. Para mulheres hipertensas, o consumo de álcool não deve ultrapassar a 15 g/dia de etanol.

CONSUMO DE CAFÉ E CHÁ VERDE

O café, apesar de seu alto conteúdo em cafeína proporcionar efeito pressor agudo, por apresentar polifenóis pode resultar em redução da PA, desde que o consumo esteja limitado a quantidades pequenas e moderadas.

O chá verde é rico em polifenóis, em especial, as catequinas; mas, por possuir cafeína, deve ser consumido em doses pequenas para permitir um efeito redutor de PA.

CHOCOLATE AMARGO

O chocolate com pelo menos 70% de cacau pode promover discreta redução da PA devido às altas concentrações de polifenóis.

CONSUMO DE ALHO

Devido a presença de bioativos, como a alicina (encontrada no alho cru) e a S-alil-cisteína (alho processado), verifica-se uma discreta diminuição da PA e, por isto, tem se indicado uma suplementação com as várias formas de alho.

ÁCIDO GRAXO INSATURADO

Os ácidos graxos ômega 3, provenientes dos óleos de peixe (eicosapentaenóico – EPA e docosaexaenóico – DHA) estão associados à redução modesta da PA. Estudos recentes indicam que a ingestão ≥ 2 g ao dia de EPA + DHA reduz a PA, e que doses menores reduziriam apenas a PAS. O consumo de ácidos graxos monoinsaturados também tem sido associado à redução da PA.

LATICÍNIOS E VITAMINA D

A ingestão de laticínios com baixo teor de gordura está associada à diminuição da PA, devido à presença de vários componentes, como cálcio, potássio e peptídeos bioativos.

Em relação à vitamina D, alguns estudos relacionam níveis séricos baixos de vitamina D com uma maior elevação da PA; mas estudos com suplementação desta vitamina não resultaram em uma diminuição da PA.

Todas estas recomendações, quando adotadas, permitiriam estilo de vida mais saudável, com melhoria da qualidade de vida.

CONSIDERAÇÕES FINAIS

As mudanças do estilo de vida, por prevenir ou retardar a instalação da hipertensão, são recomendações que devem ser feitas a todas as pessoas, independentemente de sexo, raça, idade e presença de comorbidades. Nos pacientes que necessitam utilizar fármacos anti-hipertensivos, o tratamento não medicamentoso é fundamental para aumentar a eficácia medicamentosa, sendo sua não utilização uma causa de refratariedade ao tratamento farmacológico.

A adesão é um grande desafio, pois consome tempo, contraria hábitos de vida, e exige esforço e persistência, embora seja custo-efetiva. A relação médico-paciente é fundamental para a implementação destas mudanças. Dentro do contexto atual da assistência médica, elas são pouco abordadas pelos médicos, daí a necessidade de uma equipe multiprofissional para sua implementação. O sucesso e a adesão ao tratamento da HA depende fundamentalmente do grau de comprometimento que médico e paciente apresentam em relação à doença, e da existência de uma equipe multiprofissional.

BIBLIOGRAFIA

Cook NR, Appel LJ, Whelton PK. Sodium intake and all-cause mortality over 20 years in the trials of hypertension prevention. J Am Coll Cardiol. 2016;68(15):1609-17.

Kaplan NM. Evidence in favor of moderate dietary sodium reduction. Am J Hypertens. 2000;13(1 Pt 1):8-13.

Malachias MV, Souza WK, Plavnik FL, et al. 7ª Diretriz Brasileira de Hipertensão Arterial. Arq Bras Cardiol. 2016;107(3 Supl. 3):1-83.

Mancia G, Fagard R, Narkiewicz K, et al. 2013 ESH/ESC Guidelines for the management of arterial hypertension. Journal of Hypertension. 2013;31(7):1281-357.

Martoinez-Gonzalez MA, Bes-Rastrollo M. Dietary patterns, Mediterranean diet, and cardiovascular disease. Curr Opin Lipidol. 2014;25(1):20-6.

Miller ER, Erlinger TP, Young DR, et al. Results of the diet, Exercise, and Weight Loss Intervention Trial (DEW-IT). Hypertension. 2002;40(5):612-8.

Nassem S, Ghazanfar H, Assad S, et al. Role of sodium-restricted dietary approaches to control blood pressure in pakistani hypertensive population. J Pak Med Assoc. 2016;7(7):837-42.

Neter EN, StamBe, Kok FJ, et al. Influence of weight reduction on blood pressure: a meta-analysis of randomized controlled trials. Hypertension. 2003;42(5):878-84.

Rigotti NA, Clair C. Managing tobacco use: the neglected cardiovascular disease risk factor. Eur Heart J. 2013;34(42):3259-67.

Sacks FM, Svetkey LP, Vollmer WM, et al. Effects on blood pressure of reduced dietary sodium and dietary approaches to stop hypertension (DASH) diet. DASH-Sodium Collaborative Research Group. N Engl J Med. 2001;344:3-10.

Samadian F, Dalili N, Jamalian A. Lifestyle modifications to prevent and control hypertension. IJKD. 2016;10(5):237-63.

Stewart SW. Alcohol use and cardiovascular diseases preventive services. J Cardiovascular Risk. 2003;10(3):221-5.

Hipertensão arterial da tratamento farmacológico

Alcino Pereira de Sá Filho
Celso Amodeo

> **Palavras-chave:** Hipertensão arterial; Tratamento farmacológico: inibidores da ECA; Bloqueadores dos canais de cálcio; Vasodilatadores; bloqueadores dos receptores AT1; Betabloqueadores; Alfabloqueadores.

INTRODUÇÃO

O tratamento farmacológico da hipertensão arterial sistêmica (HAS) teve início há mais de 60 anos. Desde então, o arsenal terapêutico tem se expandido de forma exponencial. Como regra, a redução da pressão arterial per si é a grande responsável pela diminuição do risco cardiovascular, independente da classe terapêutica empregada, embora estudos recentes tenham revelado um possível menor benefício com betabloqueadores (BB), quando comparado aos demais anti-hipertensivos. Bloqueadores de ação central e vasodilatadores também carecem de estudos robustos que comprovem a redução de morbimortalidade com seu emprego.

Para que um medicamento seja considerado no tratamento da HAS, ele deve obedecer aos seguintes critérios: ser eficaz por via oral; ser bem tolerado; poder ser usado no menor número de tomadas ao dia; ser iniciado com as menores doses efetivas; e, finalmente, poder ser usado em associação.

As medicações hoje disponíveis no Brasil para tratamento da HAS primária são diuréticos, inibidores da enzima conversora de angiotensina (IECA), bloqueadores dos receptores AT_1 da angiotensina II, bloqueadores de canais de cálcio (BCC), BB, medicamentos de ação central, vasodilatadores diretos, alfabloqueadores e inibidores diretos da renina.

DIURÉTICOS

Foram os primeiros medicamentos eficazes disponíveis por via oral. O diurético tiazídico hidroclortiazida (HCTZ) e seus similares (clortalidona e indapamida – sulfonamidas não tiazídicos) têm sido as medicações mais amplamente empregadas na HAS. Seu mecanismo de ação inicial baseia-se na diminuição da reabsorção de sódio e na redução do volume circulante e, tardiamente, atua na redução da resistência periférica. Apesar da HCTZ ser o diurético mais amplamente empregado, sua meia-vida mais curta, quando comparada à clortalidona, compromete sua potência anti-hipertensiva, em especial no período noturno. O uso de diuréticos de alça na hipertensão (no Brasil, está disponível a furosemida) deve ser reservado para pacientes com *clearance* de creatinina < 30 mg/dL/m. Diuréticos poupadores de potássio (amilorida e triantereno) são utilizados em associação com tiazídicos ou diuréticos de alça, com o objetivo de prevenir a hipocalemia. Os efeitos colaterais desta classe de medicamentos são dose-dependentes. Os mais frequentes são: hiponatremia, hipocalemia, hipomagnesemia, hiperuricemia, tolerância reduzida à glicose, dislipidemia, hipotensão ortostática e disfunção erétil. O uso da espironolactona, de modo geral, é reservado como quarta opção em hipertensão resistente. No entanto, em situações de hipertensão com comprovada participação da aldosterona no mecanismo de aumento de pressão arterial, a espironolactona pode ser utilizada mais precocemente.

INIBIDORES DA ENZIMA DE CONVERSÃO DA ANGIOTENSINA I

Em 1962, na Faculdade de Medicina da Universidade de São Paulo, em Ribeirão Preto, Ferreira et al. isolaram um peptídeo do veneno da jararaca e demonstraram seu efeito hipotensor vasodilatador por inibição da enzima conversora de angiotensina. Desde então, o conhecimento e o emprego desta classe de medicamentos têm sido ampliados em todo o mundo. O mecanismo de ação é a redução de angiotensina II circulante, inibindo sua ação vasoconstrictora e a degradação da bradicinina. O efeito hipotensor ocorre de forma mais pronunciada em pacientes com níveis elevados de renina (jovens e não negros). Além de sua ação sistêmica sobre o sistema renina angiotensina tissular, uma das principais ações que diferencia os IECA dos demais anti-hipertensivos é sua ação vasodilatadora na arteríola eferente, com consequente redução da pressão intraglomerular e da proteinúria, advindo daí sua função nefroprotetora, sendo esperado um declínio de 25 a 30% na função renal nas primeiras semanas e posterior recuperação em pacientes com insuficiência renal leve à moderada.

O efeito colateral mais frequente dos IECA é a tosse (11,5%), sendo, por vezes, necessária a interrupção do tratamento. Outros efeitos colaterais encontrados com uso dessa classe de medicamentos são broncoespasmo, hipercalemia, angioedema e deterioração da função renal. São contraindicados na estenose de artéria renal bilateral ou em paciente com estenose em rim único e em qualquer período da gravidez , devendo ser empregados com cautela nas mulheres em idade fértil.

BLOQUEADORES DOS RECEPTORES AT1 DA ANGIOTENSINA II

A ativação do receptor AT_1 da angiotensina II promove vasoconstrição, ativação simpática, proliferação celular, elevação da aldosterona circulante e reabsorção de sódio renal. O bloqueio deste receptor opõe-se a estes efeitos, promovendo queda da resistência periférica dose-dependente, com consequente redução da pressão arterial. A grande vantagem desta classe de medicamentos, quando comparada aos IECA, é o menor potencial de causar tosse e angioedema, uma vez que não há interferência no metabolismo da bradicinina. Estudos em hipertensão têm comparado diretamente IECA *vs.* BRA com pouca diferença nos desfechos clínicos. São mais bem tolerados que os IECA, porém ainda se observa pequeno porcentual de tosse e angioedema. As contraindicações e os cuidados em seu emprego são os mesmos indicados ao uso dos IECA.

BLOQUEADORES DOS CANAIS DE CÁLCIO

São uma classe heterogênea, divididos em dois grupos: diidropiridínicos (DHP) (nifedipino, anlodipino, felodipino, lercanidipino, manidipino, levanlodipino e nitrendipino) e não diidropiridínicos (NDHP) (diltiazem e verapamil). BCC-DHP têm ação predominantemente vasodilatadora; os NDHP atuam deprimindo a condução atrioventricular e a contratilidade miocárdica, promovendo também vasodilatação. Diferem também quanto à farmacocinética, principalmente quanto à meia-vida plasmática, havendo BCC de tão longa duração quanto 50 horas (anlodipino) e de menor duração (nifedipina cápsulas: 2 a 6 horas).

Os BCC-DHP de segunda e terceira gerações têm maior ação vasodilatadora e menor ação antiarrítmica e depressora do miocárdio que a nifedipina (primeira geração). No rim induzem vasodilatação da arteríola aferente, aumentando o fluxo intraglomerular. O uso de BCC-NDHP na hipertensão torna-se preferencial na intolerância aos DHP ou quando se objetiva o tratamento antiarrítmico, podendo ainda ser utilizados, de forma não usual, em associação com BCC-DHP com o objetivo de otimizar o efeito anti-hipertensivo. Do ponto de vista da farmacodinâmica, observa-se melhor resposta anti-hipertensiva em idosos e negros. Um dos efeitos colaterais mais comuns é o edema de membros inferiores, sendo geralmente vespertino, tempo e dose-dependente, não anulado pelo uso de diuréticos, podendo ser atenuado pelo uso concomitante de IECA ou de BRA. Outros efeitos colaterais observados são cefaleia e *flushing*.

BETABLOQUEADORES

Apesar de terem sido os medicamentos mais amplamente utilizados na HAS, nos últimos anos tem-se demonstrado menor volume de evidências quando se trata de redução de desfechos clínicos cardiovasculares, em especial na prevenção primária de infarto e na redução da incidência de acidente vascular encefálico. Assim como os BCC, é uma classe heterogênea, tendo em comum o bloqueio dos receptores beta-adrenérgicos, diminuindo catecolaminas circulantes, bloqueando parcialmente o eixo renina-angiotensina e o débito cardíaco inicialmente.

A cardiosseletividade é o principal diferencial desta classe. Mais recentemente surgiram novos BB com alto grau de cardiosseletividade, mantendo sua ação nos receptores beta-1, encontrados no miocárdio (redução da frequência e do débito cardíaco), mas reduzindo seu bloqueio beta-2, encontrados no músculo liso (pulmões e vasos), promovendo broncoconstrição e vasoconstrição. Em ordem crescente de cardiosseletividade de BB disponíveis no Brasil, tem-se como exemplos o atenolol, o metoprolol, o bisoprolol e o nebivolol, lembrando que há redução da cardiosseletividade com o aumento da dose. A lipossolubilidade também está relacionada à biodisponibilidade e aos efeitos colaterais. Um exemplo clássico é propranolol, o BB mais lipossolúvel, penetrando, dessa forma, na barreira hematoencefálica, o que o torna em um excelente medicamento para enxaqueca e tremor essencial, porém está muito relacionado a pesadelos, depressão e confusão mental. O efeito vasodilatador também está relacionado diretamente aos efeitos metabólicos dos BB. O aumento da resistência periférica diminui a disponibilidade de glicose nos tecidos, ativa os mecanismo de contrarregulação e aumenta, portanto, a resistência insulínica. Estes efeitos deletérios são evidenciados principalmente em relação ao atenolol. Por sua vez, BB vasodilatadores, como carvedilol e nebivolol, são desprovidos destes efeitos.

As contraindicações aos BB são: broncoespasmo, edema agudo de pulmão, insuficiência cardíaca descompensada (relativa), gravidez (relativa) e insuficiência arterial periférica (relativa com o advento dos BB vasodilatadores).

Os efeitos colaterais mais comuns com o uso de BB são: fadiga, broncoespasmo, ganho de peso, piora da resistência insulínica, elevação de triglicérides e redução da lipoproteína de alta densidade (HDL) e novos casos de diabetes.

A suspensão desta classe de medicamentos deve ser realizada de forma gradativa, para evitar efeito rebote com a sua retirada abrupta.

VASODILATADORES DIRETOS

Assim como os nitratos, os vasodilatadores diretos produzem vasodilatação atuando diretamente na musculatura lisa arterial, levando à redução da resistência vascular periférica. A hidralazina é uma das representantes desta classe de medicamentos, sendo preterida em função da taquicardia reflexa induzida por seu uso, em especial com o advento de outros medicamentos vasodilatadores (IECA e BCC). Tem este efeito colateral minimizado pelo uso concomitante de BB. Pode ser utilizada na gravidez. Um efeito colateral temido, porém autolimitado após suspensão da medicação, é a síndrome lúpus-*like*. Anorexia, náuseas,

HIPERTENSÃO ARTERIAL SISTÊMICA

vômitos e diarreia podem ocorrer. O minoxidil consiste em outro vasodilatador direto que, em função de sua potente ação, tem sido mais frequentemente utilizado em pacientes cujo arsenal terapêutico tenha se esgotado. Em função de taquicardia reflexa e retenção hídrica, deve ser utilizado concomitante com diuréticos e BB. O efeito colateral mais comum, regredindo após a suspensão da medicação, é o hirsutismo. Os nitratos completam o grupo de vasodilatadores diretos, atuando principalmente sobre a pressão sistólica, praticamente inalterando a pressão diastólica, sendo usado na hipertensão arterial em idosos.

ALFA-AGONISTAS DE AÇÃO CENTRAL

Atuam inibindo os receptores alfa-2A, inibindo a atividade simpática sem nenhuma mudança significativa no débito cardíaco e no fluxo renal. A clonidina tem seu início de ação após 30 minutos, com pico ocorrendo após 2 a 4 horas, e duração de efeito após 8 a 12 horas. Seus efeitos colaterais mais comuns incluem sedação e boca seca; porém, pode ocorrer hepatite autoimune.

Metildopa tem seu pico de ação após 4 horas, sendo que seus efeitos podem durar até 24 horas. Seu efeito colateral mais frequente é a sedação, porém tem sido descrita uma série de reações autoimunes, fato que tem limitado seu uso quase que exclusivamente à gravidez, dado seu perfil de segurança na gestação. A suspensão desta classe de medicamentos deve ser realizada de forma gradativa, para evitar efeito rebote com sua retirada abrupta.

INIBIDOR DIRETO DA RENINA

Tem como único representante o alisquireno. O bloqueio da renina inibe a formação de angiotensina I e angiotensina II, resultando em queda da pressão arterial. Em monoterapia, tem potência semelhante aos demais anti-hipertensivos. São medicamentos bem tolerados, podendo apresentar como efeitos colaterais tosse, hipercalemia e *rush* cutâneo. Importante notar que a associação de alisquireno com BRA ou IECA produz efeito aditivo na redução da pressão arterial; mas estudos de redução de morbimortalidade com esta associação não encontraram benefícios, não sendo ela recomendada. Seu uso não está autorizado na gravidez.

A Tabela 11.1 revela os anti-hipertensivos disponíveis no Brasil e suas doses habituais.

Além dos níveis tensionais, na individualização do tratamento, devem ser levados em consideração fatores como idade e grupo étnico, comorbidades associadas, bem como acesso aos medicamentos, número de tomadas diárias, eventos adversos e efeito sinérgico em terapia combinada .

A monoterapia pode ser a estratégia anti-hipertensiva inicial para pacientes com HAS estágio 1, com risco cardiovascular baixo e moderado. A maioria dos pacientes necessita de mais de um medicamento para que sejam atingidas as metas. Por este motivo, os pacientes com HAS estágio 1 e com risco cardiovascular alto ou muito alto, ou com doença cardiovascular associada, e aqueles com estágio 2 ou 3, com ou sem outros fatores de risco cardiovasculares associados, devem ser considerados para o uso de combinação de fármacos. Via de regra, quando os níveis tensionais encontrados estão 20 mmHg da pressão sistólica e/ou 10 mmHg acima da meta terapêutica definida, a terapia combinada torna-se necessária (Figuras 11.1 e 11.2).

Outra grande discussão é sobre qual medicamento deve ser utilizado como primeira escolha no início do tratamento. A Diretriz Europeia de Hipertensão, no Quadro 11.1, apresenta as indicações iniciais preferenciais, de acordo com a comorbidade ou o grupo étnico.

Tabela 11.1. Anti-hipertensivos orais utilizados no Brasil.

Classe terapêutica	Duração da ação (horas)	Dose (mg)
Diuréticos		
Hidroclortiazida	12-18	12,5-25
Clortalidona	24-72	12,5-25
Indapamida	24	1,25-2,5
Furosemida	4-6	20-480
Espironolactona	8-12	25-100
Amilorida	24	2,5-10
IECA		
Captopril	6-12	50-150
Enalapril	18-24	10-40
Ramipril	24	5-20
Benazepril	24	10-40
Lisinopril	24	20-40
Perindopril	24	4-16
Bloqueadores dos canais de cálcio		
Amlodipino	30-50	2,5-10
Nifedipino	06	20-120
Felodipino	11-16	2,5-10
Lercanidipino	24	10-20
Nitrendipino	12	10-40
Levanlodipino	35-60	2,5-05
Manidipino	24	10-20
Diltiazem	2-5	90-480
Verapamil	3-7	120-480
Betabloquedores		
Atenolol	24	25-100
Bisoprolol	24	2,5-20
Carvedilol	12	6,25-50
Succinato de metoprolol	24	50-200
Nebivolol	24	2,5-10
Propranolol	24	40-240
Vasodilatadores diretos		
Hidralazina	8-12	50-200
Mononitrato de isossorbida	8-12	40-120
Minoxidil	12	2,5-80
Alfa-agonistas de ação central		
Metildopa	8-12	500-3000
Clonidina	8-12	0,100-0,900
Inibidor direto da renina		
Alisquireno	24	150-300

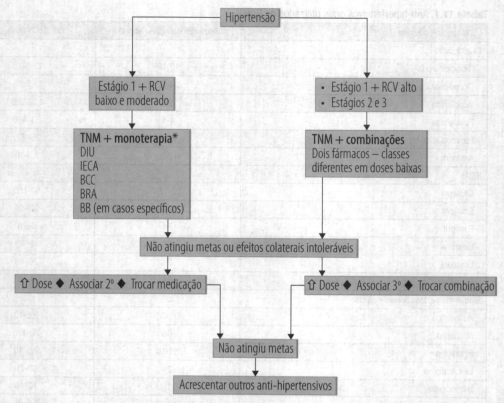

Figura 11.1. Fluxograma para tratamento da hipertensão arterial sistêmica. RCV: risco cardiovascular; TNM: tratamento não medicamentoso; DIU: diurético; IECA: inibidor da enzima conversora da angiotensina; BCC: bloqueador dos canais de cálcio; BRA: bloqueador dos receptores da angiotensina; BB: betabloqueadores. Fonte: adaptado de Malachias MV, Souza WK, Plavnik FL, et al. 7a Diretriz Brasileira de Hipertensão Arterial. Arq Bras Cardiol. 2016;107(3 Supl. 3):1-83.

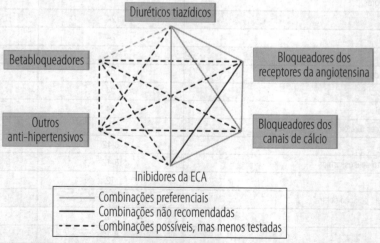

Figura 11.2. Esquema preferencial de associações de medicamentos, de acordo com os mecanismo de ação e sinergia. Fonte: adaptado de Mancia G1, De Backer G, Dominiczak A, et al.; ESH-ESC Task Force on the Management of Arterial Hypertension. 2007 ESH-ESC Practice Guidelines for the Management of Arterial Hypertension: ESH-ESC Task Force on the Management of Arterial Hypertension. J Hypertens. 2007;25(9):1751-62.

Quadro 11.1. Recomendações da Diretriz da *European Society of Cardiology* para hipertensão arterial sistêmica.

Condição clínica	Medicamento
HVE, lesão de órgão-alvo assintomática	
Ateroclerose assintomática	IECA e BCC,
Microalbuminúria, disfunção renal	IECA e BRA
Evento clínico cardiovascular prévio	
Infarto agudo do miorcárdio	BB, IECA e BRA
Angina instável	BB e BCC
Insuficiência cardíaca congestiva	Diurético, BB, IECA, BCC e antagonistas mineralocorticoide
Aneurisma de aorta	BB
Prevenção da fibrilação atrial	BRA, IECA, BB ou antagonistas Mineralocorticoide
Fibrilação atrial-controle de frequência cardíaca	BB e BCC- NDHP
Insuficiência renal crônica/proteinúria	IECA e BRA
Doença arterial obstrutiva periférica	IECA e BCC
Hipertensão sistólica isolada (idoso)	Diurético e BCC
Síndrome metabólica	IECA, BRA e BCC
Diabetes mellitus	IECA e BRA
Gravidez	Metildopa, BB e BCC
Negros	Diurético e BCC

HVE: hipertrofia ventricular esquerda; IECA: inibidores da enzima de conversão da angiotensina; BCC: bloqueadoress dos canais de cálcio; BRA: bloqueadores dos receptores da angiotensina; BB: betabloquqeadores; NDHP: não diidropiridínicos.

BIBLIOGRAFIA

Alviar CL, Devarapally S, Nadkarni GN, et al. Efficacy and safety of dual calcium channel blockade for the treatment of hypertension: a meta-analysis. Am J Hypertens. 2013;26(2):287-97.

Apperloo AJ, de Zeeuw D, de Jong PE. A short-term antihypertensive treatment-induced fall in glomerular filtration rate predicts long-term stability of renal function. Kidney Int. 1997;51(3):793-7.

Asayama K, Satoh M, Murakami Y, et al. Cardiovascular Risk with and without antihypertensive drug treatment in the Japanese general population: participant-level metanalysis. Hypertension 2014;63:1189-197.

Bangalore S, Kumar S, Messerli FH. Angiotensin-converting enzyme inhibitor associated cough: deceptive information from the Physicians' Desk Reference. Am J Med. 2010;123(11):1016-30.

Bangalore S, Parkar S, Grossman E, et al. A meta-analysis of 94,492. Patients with hypertension treated with beta-blockers to determine the risk of new-onset diabetes mellitus. Am J Cardiol. 2007;100(8)1254-62.

Bangalore S, Steg G, Deedwania P, et al. β-Blocker use and clinical outcomes in stable outpatients with and without coronary artery disease. JAMA. 2012;308(13):1340-9.

Bradley H, Wiysonge CS, Volmink JA, et al.. How strong is the evidence for the use of beta-blockers as first-line therapy for hypertension? Systematic review and meta-analysis. J Hypertens. 2006;24(11):2131-41.

Brewster LM, van Montfrans GA, Kleijnen J. Systematic review: antihypertensive drug therapy in black patients. Ann Intern Med. 2004;141(8):614-27.

Ernst ME, Carter BL, Goerdt CJ, et al. Comparative antihypertensive effects of hydrochlorthiazide and chlorthalidone on ambulatory and office blood pressure. Hypertension. 2006;47(3):352-8.

Ferreira SH, Corrado AP, Rocha e Silva M. Potenciação do efeito hipotensor da bradicinina por inibição da enzima bradicininolitica plasmática. Cienc e Cult. 1962;14:238.

Izzo JL Jr, Weir MR. Angiotensin-converting enzyme inhibitors. J Clin Hypertens (Greenwich). 2011;13(9):667-75.

Malachias MV, Souza WK, Plavnik FL, et al. 7a Diretriz Brasileira de Hipertensão Arterial. Arq Bras Cardiol. 2016;107(3 Supl. 3):1-83.

ONTARGET Investigators, Yusuf S, Teo KK, et al. Telmisartan, Ramipril, or Both in Patients at High Risk for Vascular Events. N Engl J Med 2008;358:1547-59.

Musini VM, Fortin PM, Bassett K, et al. Blood pressure lowering efficacy of renin inhibitors for primary hypertension. Cochrane Database Syst Rev. 2008;(4):CD007066.

Parving HH, Brenner BM, McMurray JJ, et al.; ALTITUDE Investigators. Cardiorenal end points in a trial of aliskiren for type 2 diabetes. N Engl J Med. 2012;367(23):2204-13.

Piepho RW, Beal J. An overview of antihypertensive therapy in the 20th century. J Clin Pharmacol. 2000;40(9):967-77.

Stokes GS, Bune AJ, Huon N, et al. Long-term effectiveness of extended-release nitrate for the treatment of systolic hypertension. Hypertension. 2005;45(3):380-4.

Thomopoulos C, Parati G, Zanchetti A. Effects of blood pressure lowering on outcome incidence in hypertension: 1. Overview, meta- analyses, and meta-regression analyses of randomized trials. J Hypertens. 2014;32(12):2285-95.

Zhu Z, Zhu S, Liu D, et al. Thiazide-like diuretics attenuate agonist-induced vasoconstriction by calcium desensitization linked to Rho kinase. Hypertension. 2005;45(2):233-9.

Williams B, Lacy PS, Thom SM, et al.; CAFE Investigators; Anglo-Scandinavian Cardiac Outcomes Trial Investigators; CAFESteering Committee and Writing Committee. Differential impact of blood pressure-lowering drugs on central aortic pressure and clinical outcomes: principal results of the Conduit Artery Function Evaluation (CAFE) study. Circulation. 2006;113(9):1213-25.

Hipertensão arterial resistente

Celso Amodeo
Alcino Pereira de Sá Filho

Palavras-chave: Hipertensão resistente; Fisiopatologia; Estilo de vida; Sal; Exercícios; Pressão arterial; Anti-hipertensivos; Fatores de risco cardiovascular.

DEFINIÇÃO DE HIPERTENSÃO ARTERIAL RESISTENTE E RISCO CARDIOVASCULAR

A hipertensão arterial resistente (HAR), corresponde à pressão arterial (PA) que permanece acima da meta pressórica por pelo menos 3 meses, apesar do uso de classes de fármacos anti-hipertensivos, em doses otimizadas, incluindo preferencialmente um diurético. Pacientes com a PA controlada em uso de quatro ou mais fármacos também devem ser considerados portadores de HAR. Tanto a hipertensão sistólica quanto a diastólica podem ser resistentes, sendo a primeira mais prevalente.

A HAR é também dividida em verdadeira e pseudorresistente – esta última decorrente da não adesão ao tratamento, de medidas inadequadas da PA, do uso de doses ou esquemas terapêuticos não apropriados, ou da presença do efeito do avental branco.

Hipertensos resistentes que controlaram sua PA têm 50% maior risco de eventos cardiovasculares do que aqueles que nunca tiveram HAR. Já hipertensos resistentes que não controlam sua PA apresentam risco cardiovascular três vezes maior do que os indivíduos que nunca tiveram HAR (Figura 12.1).

PREVALÊNCIA DA HIPERTENSÃO ARTERIAL RESISTENTE

De acordo com o primeiro posicionamento brasileiro sobre HAR, produzido pelo Departamento de Hipertensão da Sociedade Brasileira de Cardiologia (SBC), sua exata prevalência ainda não esta estabelecida. Estima-se que essa condição atinja 12 a 15% dos hipertensos. A análise dos dados do *National Health and Nutrition Examination Survey* (NHANES) no período de 2003 a 2008 mostrou que 12,8% dos hipertensos em uso de anti-hipertensivos nos Estados Unidos foram certificados como HAR.

Dentre as prováveis causas de resistência ao tratamento da hipertensão, destacam-se maior sensibilidade ao sal, hipervolemia (decorrente de maior ingestão de sódio, doença renal parenquimatosa ou inadequada terapêutica diurética), substâncias exógenas (anti-inflamatórios não hormonais, corticosteroides, contraceptivos orais, simpatomiméticos, quimioterápicos, antidepressivos, imunodepressores, descongestionantes

HIPERTENSÃO ARTERIAL SISTÊMICA

nasais, anorexígenos, álcool e cocaína) e causas secundárias de hipertensão (com ênfase no hiperaldosteronismo primário, apneia obstrutiva do sono, doença renal parenquimatosa e estenose de artéria renal).

São características predominantes nos pacientes com HAR: idade mais avançada, afrodescendentes, obesidade, hipertrofia ventricular esquerda, *diabetes mellitus*, nefropatia crônica, síndrome metabólica, aumento da ingestão de sal e menor atividade física. Ressalte-se que o efeito do avental branco está presente em cerca de 30% dos pacientes com HAR.

ROTEIRO DE INVESTIGAÇÃO DO HIPERTENSO RESISTENTE

A princípio, a HAR é abordada para se excluir a pseudorresistência. Nesse sentido, devem-se observar as principais causas de pseudorresistência, à saber: técnica inadequada de aferição da PA, baixa adesão ao tratamento, pseudo-hipertensão e efeito do avental branco (Figura 12.2). A MAPA é o exame de eleição para confirmação do inadequado controle pressórico, porém, caso não disponível, a monitorização residencial da PA (MRPA) ou a automedida da PA (AMPA) podem colaborar.

Lesões em órgãos-alvo e comorbidades associadas devem ser investigadas pela realização de exames especializados, pois influenciam na estratificação de risco cardiovascular e são marcadores de prognóstico.

Dentre as causas de pseudorresistência, a má adesão é o grande desafio. Inércia terapêutica, prescrição de doses insuficientes ou medicações não sinérgicas e má relação médico-paciente devem ser observadas, bem como a procura por agentes que possam interferir no controle pressórico. Caso a meta a ser atingida não seja alcançada em 6 meses, a internação por curto período deve ser considerada.

TRATAMENTO DA HIPERTENSÃO ARTERIAL RESISTENTE

Não medicamentoso

Medidas não medicamentosas que interfiram no estilo de vida do hipertenso devem ser implementadas, tais como: redução de sal na dieta, perda de peso, prática de exercícios físicos regulares e moderação no consumo de álcool.

☑ *Sal*

O consumo elevado de sal na dieta comprovadamente aumenta a resistência à terapia anti-hipertensiva. Pacientes idosos, afrodescendentes ou com função renal diminuída são especialmente mais sensíveis ao sal. Pacientes hipertensos resistentes, em geral, são particularmente mais sensíveis ao sal. Embora seja muito difícil a redução no consumo de sal (3,0 a 4,0 g de sal/dia) ela é imprescindível no tratamento de pacientes com HAR.

☑ *Álcool*

Há uma relação direta entre a quantidade de álcool consumida e os níveis pressóricos, de tal forma que o consumo excessivo de álcool contribui de forma importante para a dificuldade no controle da PA. Homens que consomem quantidade excessiva de álcool (> 4 doses/dia) têm 50% mais chance de apresentar PA fora da meta.

☑ *Obesidade*

A obesidade está associada com a estimulação do sistema nervoso simpático, a retenção de sal e a apneia obstrutiva do sono. Associa-se à elevação dos níveis pressóricos e à resistência ao tratamento anti-hipertensivo, e a diminuição do peso reduz a PA de forma significativa. Assim, a perda de peso deve ser sempre almejada em indivíduos com HAR que apresentem sobrepeso ou obesidade.

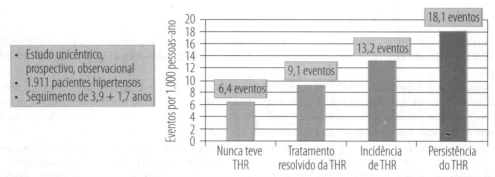

Figura 12.1. Tratamento da hipertensão resistente e risco cardiovascular. Fonte: adaptado de Tsioufis C, Kasiakogias A, Kordalis A, et al. Dynamic resistant hypertension patterns as predictors of cardiovascular morbidity: a 4-year prospective study. J Hypertens. 2014;32(2):415-22. THR: tratamento da hipertensão resistente.

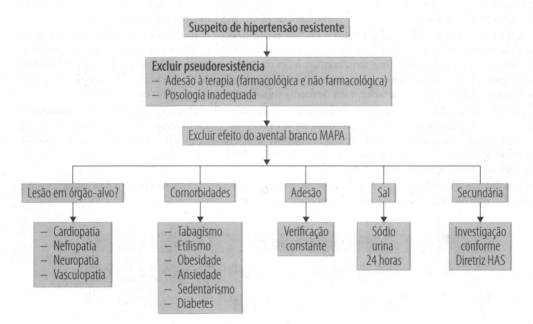

Figura 12.2. Roteiro de avaliação da hipertensão arterial resistente. MAPA: monitorização ambulatorial da pressão arterial; HAS: hipertensão arterial sistêmica.

☑ Atividade física

Existe importante benefício da prática regular de atividade física na redução da PA. A prática de exercícios físicos aeróbicos tem efeito direto na redução da PA e melhora o perfil metabólico. Exercícios resistidos também parecem exercer efeito benéfico sobre a PA, devendo complementar as atividades aeróbicas. Pacientes hipertensos resistentes devem ser encorajados a realizar atividade física leve à moderada após avaliação médica.

Tratamento medicamentoso

O objetivo do tratamento medicamentoso é atingir metas pressóricas de consultório de 130/80 mmHg; na MAPA 24 horas de 125/75 mmHg (ideal), podendo ser tolerável 130/80 mmHg; e MRPA de 130/80 mmHg.

O esquema anti-hipertensivo na HAR verdadeira é iniciado com pelo menos três fármacos com ações sinérgicas em doses otimizadas para cada perfil de paciente. Falta de adesão ao tratamento e uso de outros medicamentos que possam influenciar no controle pressórico devem sempre ser investigados antes da modificação do esquema posológico em pacientes que não controlam a PA.

A combinação de um fármaco que bloqueie o sistema renina-angiotensina-aldosterona (SRAA), podendo ser utilizado um inibidor da enzima conversora da angiotensina (IECA) ou um bloqueador do receptor da angiotensina II (BRA) AT1, associado a um antagonista de canais de cálcio (ACC) diidropiridínico de ação prolongada e um diurético tiazídico, costuma ser bastante eficaz e ter boa tolerância clínica. Esta é considerada a melhor combinação tripla, sendo a mais eficaz e sinérgica na busca da meta pressórica preconizada.

A expansão volumétrica parece ser o mecanismo fisiopatológico mais frequente nessa população. Diuréticos tiazídicos de ação prolongada são recomendados. A clortalidona, por ter uma potência anti-hipertensiva maior que a hidroclorotiazida, além de meia-vida plasmática estimada entre 45 e 60 horas, sendo preferencialmente recomendada para os portadores de HAR com função renal preservada.

Vários medicamentos anti-hipertensivos podem ser utilizados como quarto fármaco, sem que até o momento tenham sido realizados quaisquer estudos comparativos entre eles que demonstrem superioridade – tanto em potência anti-hipertensiva quanto em proteção cardiovascular. A adição de bloqueadores dos receptores mineralocorticoides ao tratamento medicamentoso convencional é a estratégia de quarto fármaco com maior evidência e reduz a PA de forma significativa em pacientes com HAR.

A escolha de medicamentos adicionais à combinação quádrupla é empírica e deve ser individualizada (Figura 12.3). A internação não é recomendada para a investigação da hipertensão arterial secundária ou otimização terapêutica, porém é estratégia que pode ser utilizada quando disponível, se, após 6 meses de otimização terapêutica, não se tiver a meta pressórica preconizada, constituindo uma alternativa de verificação da adesão e da restrição de sódio.

Cronoterapia é uma estratégia coadjuvante em pacientes em uso de três fármacos e que estejam com a PA fora de controle antes da associação de um quarto agente.

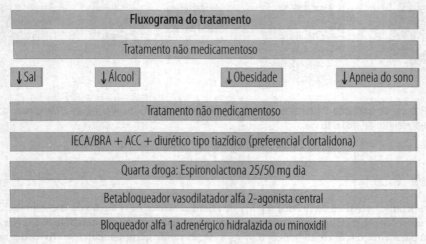

Figura 12.3. Roteiro para o tratamento da hipertensão arterial resistente. IECA/BRA: inibidores da enzima conversora da angiotensina/bloqueadores de receptores da angiotensina; ACC: antagonista dos canais de cálcio.

A adesão pode ser implementada com a simplificação do esquema terapêutico pela utilização de combinações medicamentosas fixas. Mesmo que a meta pressórica não seja atingida, devemos perseguir o valor pressórico mais próximo possível do objetivo preconizado.

NOVOS TRATAMENTOS

A falta de evidências sobre a melhor terapêutica na HAR levou ao desenvolvimento de novos tratamentos que estão sendo testados, prioritariamente, em pacientes com má resposta ao tratamento inicial farmacológico. Estes novos procedimentos no tratamento da HAR são abordados no Capítulo 13, "Tratamento Intervencionista".

BIBLIOGRAFIA

Calhoun DA, Jones D, Textor S, et al. Resistant hypertension: diagnosis, evaluation, and treatment. A scientific statement from the American Heart Association Professional Education Committee of the Council for High Blood Pressure Research. Hypertension. 2008;51(6):1403-19

Daugherty SL, Powers JD, Magid DJ, et al. Incidence and prognosis of resistant hypertension in hypertensive patients. Circulation. 2012;125(13):1635-42

Departamento de Hipertensão Arterial da Sociedade Brasileira de Cardiologia pelos autores. O posicionamento brasileiro sobre hipertensão arterial resistente. Arq Bras Cardiol. 2012;99(1).

Pimenta E, Calhoun DA. Resistant hypertension: incidence, prevalence and prognosis. Circulation. 2012;125(13):1594-6

Pimenta E, Calhoun DA. Treatment of resistant hypertension. J Hypertens. 2010;28(11):2194-5

Sander GE, Giles TD. Resistant hypertension: concepts and approach to management. Curr Hypertens Rep. 2011;13(5):347-55

13

Tratamento intervencionista

Rodolfo Staico
Luciana Vidal Armaganijan
Celso Amodeo

Palavras-chave: Hipertensão arterial sistêmica, Hipertensão resistente, Denervação renal, Ablação renal, Barorreflexo, Estimulação carotídea, Terapia de ativação de barorreflexo

INTRODUÇÃO

A hipertensão arterial sistêmica (HAS) é um grave problema de saúde pública e constitui importante causa de morbidade e mortalidade cardiovasculares no Brasil e no mundo. Apesar dos avanços terapêuticos, apenas cerca de 30% dos pacientes atingem os níveis pressóricos recomendados. A redução da pressão arterial sistêmica comprovadamente reduz a incidência de doença arterial coronariana, insuficiência cardíaca e acidente vascular cerebral, além de reduzir as taxas de óbito. Neste contexto, a chamada "hipertensão arterial resistente" (HAR), constatada em 10 a 30% dos pacientes hipertensos, surge como entidade de difícil controle clínico e de alta relevância global. Seu tratamento, fundamentado na fisiopatologia da doença, exige a adoção de medidas não farmacológicas, envolvendo adequação do estilo de vida, concomitante à terapia medicamentosa apropriada, combinada, individualizada e amplamente respaldada na literatura. A hiperativação crônica do sistema nervoso autônomo simpático, importante na gênese, na manutenção e no agravamento da HAR, embasou o surgimento e o desenvolvimento de estratégia intervencionista na tentativa de controle dos níveis pressóricos, com potencial benefício para os pacientes adequadamente selecionados. Assim, assumiu-se a possibilidade da prática de denervação simpática renal (DSR) percutânea. O impulso e as críticas a ensaios clínicos importantes e recentes, marcadamente nos últimos 7 anos, são evidentes e notáveis. O mais recentemente publicado, *SYMPLICITY HTN-3* (*Renal Denervation in Patients with Uncontrolled Hypertension*), um estudo clínico multicêntrico, prospectivo, randomizado e controlado com procedimento simulado, fornece informações relevantes, todavia passíveis de análise crítica pormenorizada, evitando-se, assim, conclusões taxativas e definitivas. Diversos dispositivos foram e estão sendo desenvolvidos, com o objetivo de otimizar a segurança e a eficácia do método e facilitar tecnicamente a realização do procedimento. Novas possibilidades de tratamento invasivo, como estimulação de barorreceptores, ainda necessitam de mais evidências para aplicabilidade clínica em grande escala. Enfim, o tratamento clínico por meio de fármacos e as mudanças no estilo de vida são os principais e indissolúveis pilares no controle da HAS. A abordagem intervencionista deve ser adotada como terapêutica adjunta naqueles pacientes resistentes ao tratamento padrão.

DENERVAÇÃO SIMPÁTICA RENAL PERCUTÂNEA

Fundamentos

A maioria dos hipertensos resistentes sem causas secundárias para HAS apresenta hiperatividade do sistema nervoso simpático (SNS) e, consequentemente, aumento da resistência vascular sistêmica, redução do fluxo sanguíneo renal, aumento da retenção de sódio e remodelamento tanto cardíaco como vascular (Figura 13.1). Há várias evidências demonstrando a correlação entre hiperatividade simpática e pior prognóstico em hipertensos, nefropatas crônicos e portadores de insuficiência cardíaca, incluindo hipertrofia ventricular esquerda, vasculopatia, progressão de insuficiência renal e risco aumentado de mortalidade cardiovascular. Compreendidos os mecanismos fisiopatológicos, é plausível esperar-se diversos efeitos benéficos da DSR. Recentes publicações demonstraram pequenas reduções da resistência vascular renal associadas à melhora da hemodinâmica central em pacientes hipertensos submetidos à DSR. Dados preliminares sugerem também redução da atividade de renina, sabidamente envolvida na fisiopatologia da insuficiência cardíaca e da HAS.

O sistema nervoso autonômico, particularmente o SNS, está envolvido na fisiopatologia da HAS. Em associação ao sistema renina-angiotensina-aldosterona (SRAA), a hiperatividade do SNS constitui um dos principais responsáveis pelo desenvolvimento e pela manutenção da elevação crônica da pressão arterial.

O sistema nervoso autonômico renal é composto pelas vias simpáticas eferente e aferente. A via eferente inicia-se no centro autonômico hipotalâmico e atinge os rins através dos gânglios simpáticos (de T10 a L3). Os nervos pós-ganglionares renais acompanham o trajeto da artéria renal, atravessam o hilo e se dividem em pequenas ramificações, que penetram nas regiões cortical e justaglomerular. Na vasculatura renal, os nervos localizam-se na camada adventícia das artérias renais a uma distância do endotélio – geralmente, de 0,5 a 2,5 mm. Na maior parte das vezes, suas ramificações são mais acentuadas no segmento distal. Estudos anatomopatológicos demonstram que os nervos simpáticos renais estão dispostos de modo helicoidal nas artérias renais (Figura 13.2). A estimulação eferente neural renal resulta em cascata de efeitos nos rins. A liberação de renina pelas células justaglomerulares aumenta a produção de angiotensina II, que, por sua vez, resulta em vasoconstrição, efeitos tróficos e reabsorção de sódio e água. Como resultado da vasoconstrição, o fluxo sanguíneo e a taxa de filtração glomerular (TFG) são reduzidos. Estes efeitos estão direta ou indiretamente envolvidos na patogênese da HAS (Figura 13.1).

As fibras nervosas simpáticas renais aferentes originam-se principalmente na pelve renal. Mecanorreceptores detectam o estiramento (relativo a alterações na pressão hidrostática), e quimiorreceptores detectam a isquemia renal. Os corpos celulares dos nervos aferentes renais encontram-se nos gânglios da raiz dorsal ipsilateral e, a partir daí, transmitem os sinais ascendentes para o sistema nervoso central. A ativação aferente renal promove a liberação de vasopressina e ocitocina pela neuro-hipófise, elevando a atividade simpática dos rins, do coração e dos vasos sanguíneos (Figura 13.1).

Com base no mecanismo fisiopatológico da HAS, intervenções terapêuticas foram desenvolvidas com o objetivo de promover inibição ou bloqueio da atividade do SNS e, consequentemente, controle dos níveis pressóricos. A secção de nervos simpáticos renais, por meio da simpatectomia lombar cirúrgica, demonstrou resultados satisfatórios na redução pressórica e na melhora da sobrevida. Entretanto, essa técnica cirúrgica tem morbimortalidade elevada e causa efeitos adversos graves, como hipotensão postural, síncope, incontinência urinária e impotência sexual, motivo pelo qual foi abandonada na década de 1960, quando surgiram novas alternativas farmacológicas para tratamento da HAS. O reconhecimento dos nervos renais como potencial alvo para tratamento da HAS inspirou pesquisadores a desenvolverem técnicas para abordagem percutânea, com o intuito de reduzir a sinalização simpática entre os rins e o sistema nervoso central. Em abril de 2003, foi patenteado, nos Estados Unidos, o conceito *"renal nerves stimulation method and apparatus for treatment of patients"*. Atualmente, 14 anos após, inúmeros estudos clínicos foram concluídos, e outros permanecem em andamento na área da DSR.

A DSR percutânea surgiu, então, como terapia adjunta na redução da pressão arterial em portadores de HAR.

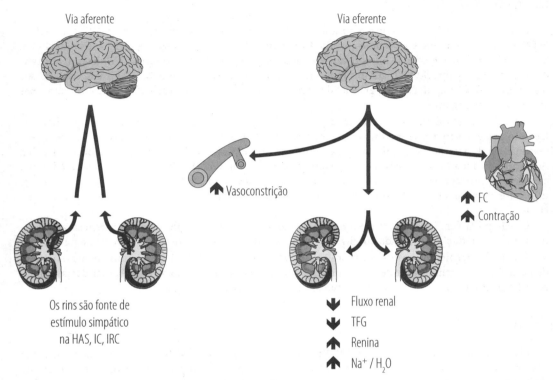

Figura 13.1. Relação entre sistema nervoso simpático e rins, coração e vasos. As fibras aferentes simpáticas conectam os rins ao sistema nervoso central, enquanto a ativação simpática eferente resulta em aumento da secreção de renina, reabsorção de sódio e fluidos, vasoconstrição periférica, redução do fluxo sanguíneo renal e da taxa de filtração glomerular, e aumento da contratilidade e da frequência cardíacas (FC). HAS: hipertensão arterial sistêmica; IC: insuficiência cardíaca; IRC: insuficiência renal crônica; TFG: taxa de filtração glomerular.

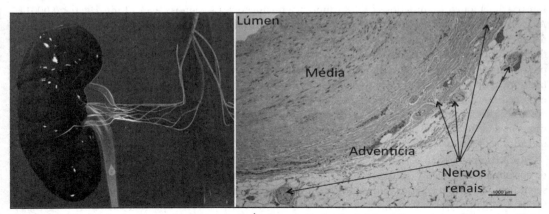

Figura 13.2. Disposição dos nervos simpáticos renais. À esquerda, ilustração da inervação renal simpática com as fibras aferentes e eferentes, dispondo-se de modo helicoidal ao longo da artéria renal e aumento das ramificações na porção distal. À direita, corte histológico demonstrando os nervos renais localizados na camada adventícia da artéria renal.
Ver figura colorida no encarte

Ensaios clínicos

☑ SYMPLICITY HTN-1

O primeiro estudo que avaliou a segurança e a eficácia da DSR por via percutânea foi o SYMPLICITY HTN-1, descrito em 2009. O estudo incluiu 45 pacientes com HAR (pressão arterial média de 177 ± 20/101 ± 15 mmHg e média de 5,1 anti-hipertensivos) submetidos à ablação simpática bilateral, utilizando-se o sistema Symplicity*. Os autores reportaram redução da pressão arterial ≥ 10 mmHg em 92% dos pacientes. Redução significativa e gradual dos níveis pressóricos foi observada a partir do primeiro mês até 12 meses de seguimento.

Um caso de dissecção da artéria renal e um caso de pseudoaneurisma femoral foram relatados. Dezoito pacientes foram submetidos à angiografia após 1 mês e, em 14 indivíduos, realizou-se angior-ressonância da artéria renal, aos 6 meses de seguimento, sem evidência de danos à anatomia vascular. A função renal manteve-se estável durante todo o acompanhamento. Cinco pacientes considerados não elegíveis ao procedimento, por razões relacionadas à anatomia desfavorável para intervenção, foram utilizados como controle. Nesses, houve aumento gradual da pressão arterial durante o seguimento clínico.

O seguimento em longo prazo em um grupo maior de pacientes (n = 153), com as mesmas características, mostrou redução sustentada dos níveis pressóricos aos 24 meses e sem efeitos adversos significativos.

Apesar dos resultados positivos e promissores, o SYMPLICITY HTN-1 incluiu um pequeno número de pacientes, sem grupo controle adequado, e não teve um desenho randomizado. Apesar dessas limitações, foi o estudo inicial que despertou interesse para investigações subsequentes.

☑ SYMPLICITY HTN-2

Os resultados do SYMPLICITY HTN-1 foram confirmados no SYMPLICITY HTN-2, no qual 106 pacientes com pressão arterial sistólica (PAS) ≥ 160 mmHg (≥ 150 mmHg em casos de diabéticos do tipo 2) não controlados com o uso de três ou mais anti-hipertensivos foram randomizados para dois grupos: tratamento com DSR ou controle. Antes da randomização, 60% dos pacientes estavam em uso de pelo menos cinco anti-hipertensivos (média de 5,2 ± 1,5 no grupo DSR e de 5,3 ± 1,8 no grupo controle). O desfecho primário foi a avaliação das mudanças na pressão arterial após 6 meses de seguimento. Redução da PAS ≥ 10 mmHg ocorreu em 84% dos pacientes tratados com DSR e em 35% dos pacientes no grupo controle (p < 0,0001). Comparando os grupos, houve redução significativa da pressão arterial naqueles submetidos à DSR (diferença média entre os grupos de 33/11 mmHg; p < 0,0001). A ocorrência de eventos adversos pós-procedimento foi rara e incluiu um caso de pseudoaneurisma de artéria femoral, um caso de queda acentuada de pressão arterial requerendo redução do número de anti-hipertensivos, um caso de infecção do trato urinário, aumento do tempo de hospitalização para avaliação de parestesia em um paciente e um caso de dor lombar tratada com analgésicos com melhora após 1 mês. Sete (13%) dos 52 pacientes submetidos à DSR apresentaram bradicardia durante o procedimento, requerendo atropina em alguns casos. A função renal, avaliada por TFG, cistatina C e creatinina sérica, permaneceu inalterada em ambos os grupos aos 6 meses de seguimento. Exames de imagem da artéria renal realizados aos 6 meses identificaram um caso de progressão de lesão aterosclerótica sem necessidade de tratamento.

Após completarem o período de 6 meses de seguimento, 35 pacientes do grupo controle tiveram opção de se submeterem a DSR (grupo *crossover*) e foram acompanhados por mais 6 meses. Aos 12 meses de seguimento do grupo DSR, os valores de PAS média foram significativamente inferiores aos valores basais (-28,1 ± 24,9 mmHg; p < 0,001), sustentando os resultados observados ao 6 meses (-31,7 ± 23,1 mmHg; p = 0,16). No grupo *crossover*, significativa redução da média da PAS também foi observada 6 meses, após a DSR em relação à medida inicial (-23,7 ± 27,5 mmHg; p < 0,001). Assim como na PAS, queda da pressão arterial diastólica (PAD) foi observada nos grupos intervenção (p < 0,001) e *crossover* (p < 0,001).

☑ *SYMPLICITY HTN-3*

O SYMPLICITY HTN-3 é um estudo multicêntrico, prospectivo, randomizado, cego e controlado com procedimento simulado, que teve como objetivo avaliar a eficácia e a segurança da DSR em pacientes com HAR. Os objetivos primários do estudo visaram: (1) analisar as diferenças na PAS mensurada no consultório, 6 meses após a randomização; e (2) detectar a ocorrência de complicações adversas maiores. O estudo envolveu 535 pacientes randomizados para o tratamento com DSR ou para o grupo procedimento simulado (angiografia renal sem aplicação de radiofrequência) em 87 centros dos Estados Unidos. Bhatte et al. causaram polêmica revelando que, após 6 meses, a redução da PAS foi semelhante nos dois grupos (p < 0,001 para ambas as mudanças relativas aos níveis pressóricos pré-DSR), com diferença entre eles de apenas -2,39 mmHg a favor da DSR. Além disso, uma diferença pré-especificada na PAS aferida pela monitorização ambulatorial da pressão arterial (MAPA) de 24 horas de apenas 2 mmHg não foi atingida. Assim, os desfechos primário e secundário de eficácia da DSR no SYMPLICITY HTN-3 não foram cumpridos. Os resultados contradizem a maioria dos dados de DSR publicados previamente. Entretanto, após a divulgação dos resultados, inúmeras pesquisar foram realizadas, na tentativa de esclarecimento. Várias possíveis explicações baseadas em irregularidades/problemas no cumprimento do protocolo de pesquisa foram identificadas. Como exemplos, citamos: desenho/condução do estudo inapropriados; população distinta, incluindo afro-americanos; adesão medicamentosa não confirmada/alteração nas prescrição durante seguimento; regressão à média; efeito Hawthorne; efeito placebo; atividade simpática não avaliada pré e pós-procedimento; heterogeneidade e experiência dos operadores; técnica, incluindo baixo número de aplicações de radiofrequência e não abrangendo os quatro quadrantes das artérias renais. Provavelmente, a técnica mal empregada foi determinante fundamental para os resultados negativos do estudo, umas vez que as demais possibilidades estão equalizadas entre os dois grupos, em decorrência da randomização. Porém, se a técnica não foi empregada de maneira correta, não foi realizada DSR e, consequentemente, os resultados observados foram relativos à comparação entre dois grupos submetidos a procedimentos simulados.

☑ *Metanálise*

Uma metanálise procurou determinar a eficácia e a segurança da DSR em pacientes com HAR. Os estudos foram estratificados de acordo com seu desenho (controlados *vs.* não controlados) e analisados por meio de modelos de efeitos aleatórios. Dois ensaios clínicos randomizados, um estudo observacional com grupo controle e nove estudos observacionais sem grupo controle foram identificados. Nos ensaios clínicos randomizados, observou-se redução da média da PAS e da PAD aos 6 meses de 28,9 mmHg (intervalo de confiança de 95% – IC95% -37,2 mmHg - -20,6 mmHg) e 11 mmHg (IC95% -16,4 mmHg - -5,7 mmHg), respectivamente, em relação aos pacientes tratados com medicamentos anti-hipertensivos (p < 0,0001 para ambas). Nos estudos não controlados, houve redução da média da PAS e da PAD aos 6 meses de 25 mmHg (IC95% -29,9 mmHg - -20,1 mmHg) e 10 mmHg (IC95% -12,5 mmHg - -7,5 mmHg), respectivamente, em relação aos valores pré-DSR (p < 0,00001 para ambas) (Figura 13.3). Não houve diferença no efeito da DSR relacionada aos cinco diferentes cateteres de radiofrequência utilizados nos estudos. Complicações relacionadas ao procedimento incluíram um caso de dissecção da artéria renal e quatro pseudoaneurismas femorais. Os autores concluíram que: (1) a DSR resulta em redução substancial da média da pressão arterial aos 6 meses de seguimento em pacientes com HAR; (2) a diminuição da pressão arterial é consistente, independente do desenho do estudo e do cateter empregado; e (3) ensaios clínicos randomizados maiores e com seguimento em longo prazo são necessários para confirmar a eficácia e a segurança sustentadas da DSR.

Não respondedores à denervação simpática renal

A taxa de não respondedores ao tratamento com DSR (definido como redução da PAS < 10 mmHg, 6 meses após o procedimento) varia de 8 a 37% nos principais estudos clínicos. As causas deste achado ainda não são completamente compreendidas; entretanto, algumas hipóteses podem ser formuladas com base

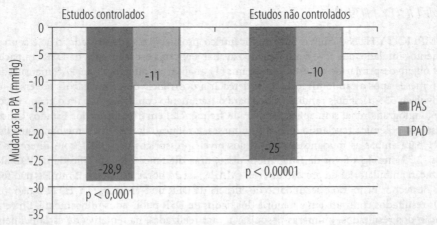

Figura 13.3. Redução da média da pressão arterial no seguimento de 6 meses de pacientes submetidos à denervação simpática renal em metanálise envolvendo ensaios clínicos randomizados e estudos não controlados. PAS: pressão arterial sistêmica; PAD: pressão arterial diastólica.

no conhecimento da fisiopatologia da HAS e do procedimento de DSR. Dentre elas, incluem-se a significativa variabilidade de dispositivos e técnicas, incluindo energia utilizada, número de eletrodos e duração da ablação; a real relevância da hiperatividade simpática na fisiopatologia da HAR, visto que essa é uma doença multifatorial e que, em alguns casos, a contribuição do SNS pode não ser tão importante para a expressão da doença; a seleção inapropriada de pacientes, incluindo os portadores de pseudorresistência e HAS secundária; e condições relacionadas ao paciente, como aderência inadequada ao tratamento farmacológico e falha na mudança de estilo de vida.

Portanto, para que o resultado da DSR seja satisfatório, a seleção adequada dos pacientes e a avaliação das condições nas quais estes estão inseridos são fundamentais. O candidato ideal pode ser descrito, resumidamente, como o paciente com níveis pressóricos gravemente elevados a despeito de terapêutica medicamentosa otimizada e com anatomia renal favorável, na qual a DSR possa ser seguramente empregada e, consequentemente, resulte em queda significativa da pressão arterial.

Impacto da denervação simpática renal na qualidade de vida

Em recente publicação, Armaganijan et al. demonstraram os efeitos da DSR na qualidade de vida de dez pacientes portadores de HAR. O questionário *EuroQol-5 Dimensions* (EQ-5D-5L) foi aplicado antes da ablação e aos 3 meses de seguimento.

Antes do procedimento, o valor médio atribuído ao estado de saúde foi de 37,5 ± 22,7, com melhora significativa aos 3 meses (70,5 ± 20,9; p = 0,01) (Figura 13.4). A melhora do estado de saúde foi resultado da redução dos problemas relacionados às dimensões de mobilidade, atividades usuais, dor/desconforto e ansiedade/depressão. A magnitude da redução da pressão arterial não se associou à melhora da qualidade de vida em todos os pacientes. Por outro lado, aqueles que experimentaram redução do número de anti-hipertensivos relataram melhora do estado de saúde após a DSR.

Estes resultados foram consistentes com aqueles publicados por Lambert et al., que avaliaram os efeitos da DSR na qualidade de vida em 40 pacientes submetidos à ablação percutânea da atividade simpática renal. Os questionários *36-Item Short Form Health Survey* (SF-36) e Inventário de Depressão de Beck II foram aplicados antes da ablação e aos 3 meses de seguimento. Os autores demonstraram reduções de 16 ± 4 mmHg e de 6 ± 2 mmHg na PAS e na PAD, respectivamente, e melhora da qualidade de vida decorrente de aumento da vitalidade, função social, emoção e saúde mental, além de redução de sintomas de tristeza, cansaço e melhora da libido.

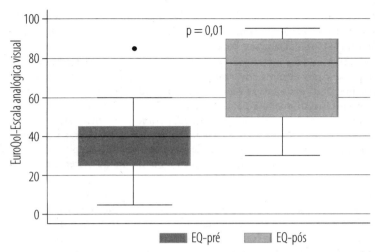

Figura 13.4. *Box plot* demonstrando diferença estatisticamente significante no estado de saúde antes e após a denervação simpática renal.

Custo-efetividade da denervação simpática renal

Os resultados dos estudos clínicos permitem afirmar que a DSR é segura e possivelmente eficaz no tratamento adjunto da HAR. Entretanto, a utilização desse importante avanço tecnológico está associada a aumento de custos, fato que não deve ser desconsiderado. Estudos de custo-efetividade buscaram avaliar o custo desta intervenção em relação a seus benefícios.

Utilizando-se como perspectiva as taxas de acidente vascular cerebral, infarto do miocárdio, insuficiência cardíaca, doença renal crônica terminal e sobrevida, Geisler et al. demonstraram redução substancial da probabilidade de ocorrência desses eventos em 10 anos e durante o tempo de vida nos pacientes submetidos a DSR (risco relativo de acidente vascular cerebral: 0,70/0,83; infarto do miocárdio: 0,68/0,85; doença arterial coronária: 0,78/0,90; insuficiência cardíaca: 0,79/0,92; doença renal crônica em estágio avançado: 0,72/0,81). A sobrevida mediana foi de 18,4 anos para DSR e de 17,1 anos para o tratamento clínico. Os autores concluíram que a DSR resulta em economia de U$ 31.460 por *quality-adjusted life-year* (QALY).

Em outro estudo, a relação custo-efetividade da DSR foi avaliada separadamente em homens e mulheres de diferentes idades. Utilizando-se o modelo de Markov, a eficácia da DSR foi definida como redução do risco de doenças, eventos ou morte relacionados à HAS. Quando comparado com tratamento clínico otimizado, a DSR resultou em ganho de 0,98 QALY em homens e de 0,88 QALY em mulheres e um custo adicional de €2.589 e €2.044, respectivamente. Uma vez que a taxa de custo-efetividade incremental aumentou com a idade, a DSR consistentemente rendeu mais QALY a custos mais baixos nos grupos etários de menor idade (< 78 anos em homens e < 76 anos em mulheres), demonstrando que a ablação precoce gera melhor relação custo-efetividade.

Recomendações para denervação simpática renal

Os pacientes considerados elegíveis para DSR, segundo os principais consensos mundiais sobre HAS, são os que possuem as seguintes características: PAS ≥ 160 mmHg (≥ 150 mmHg em portadores de diabetes tipo 2); em uso de pelo menos três anti-hipertensivos em doses máximas toleradas, incluindo um diurético; com mudança de estilo de vida; excluídas as causas de HAS secundária; e excluída pseudorresistência (média pressórica das 24 horas em MAPA > 130 mmHg ou média pressórica em vigília > 135 mmHg). Com base nos critérios de exclusão dos estudos HTN, os seguintes critérios são recomendados a fim de otimizar a segurança do procedimento: TFG > 45 mL/min/1,73m²; e anatomia favorável das artérias renais, definida como diâmetro > 4 mm, extensão > 20 mm, ausência de estenose significativa (> 50%) ou de intervenção prévia (angioplastia por balão ou *stent*).

Apesar de nenhum estudo ter investigado os efeitos da DSR em pacientes intolerantes ao tratamento medicamentoso, a presença de eventos adversos graves foi realçada nas diretrizes da *European Society of Cardiology* (ESC) sobre DSR, nas quais se recomenda a individualização nesse contexto. De forma geral, as diretrizes europeias sugerem que, em pacientes com HAS grave, após otimização da terapêutica medicamentosa e comportamental, e exclusão de condições como pseudorresistência e causas secundárias ou reversíveis de HAS, a DSR pode ser considerada. As diretrizes brasileiras mencionam os resultados positivos da ablação da artéria renal no contexto de HAR, porém não há posicionamento quanto à sua indicação, referindo-se à "falta de estudos que mostrem a possibilidade de reprodução dos resultados e a melhor divulgação da técnica".

Com base na importância do SNS na fisiopatologia da HAS, a DSR surgiu como estratégia terapêutica adjunta em hipertensos resistentes ao tratamento farmacológico. Efeitos benéficos foram confirmados em diversos estudos clínicos, com redução sustentada dos níveis pressóricos, o que se refletiu em melhora da qualidade de vida; porém, o ensaio com procedimento simulado SYMPLICITY HTN-3 não atingiu o desfecho de eficácia, embora várias limitações e críticas possam ser inferidas a ele. Estudos de custo-efetividade também demonstraram resultados favoráveis da DSR.

As diretrizes recomendam que, em pacientes com hipertensão arterial grave, após otimização da terapêutica medicamentosa e comportamental, e exclusão de condições como pseudorresistência e causas secundárias ou reversíveis de hipertensão, a ablação da atividade renal pode ser considerada. Dessa forma, enfatiza-se a seleção adequada de pacientes, para a obtenção de resultados positivos.

ESTIMULAÇÃO ELÉTRICA DE BARORRECEPTORES CAROTÍDEOS

Barorreceptores

Os barorreceptores são mecanoceptores localizados no seio carotídeo e no arco aórtico, responsáveis pela detecção de variações no fluxo sanguíneo e na pressão arterial, e modulam a pressão arterial por meio do sistema nervoso autônomo.

O barorreflexo é considerado um dos maiores contribuintes na homeostase circulatória e conhecido desde as civilizações mais antigas, as quais utilizavam a massagem vigorosa do seio carotídeo para induzir tontura. No século 19, foi documentado efeito redutor na pressão arterial e na frequência cardíaca por estímulo de barorreceptores. O mecanismo foi elucidado em pesquisas nas últimas décadas. De forma resumida, no seio carotídeo, existem barorreceptores sensíveis a estiramentos; a distensão do seio pelo pulso arterial, que é diretamente proporcional à pressão arterial, leva à despolarização dos neurônios, gerando uma mensagem aferente. Essa mensagem é levada ao núcleo do trato solitário na medula e nos nervos glossofaríngeos. Do núcleo, diversas vias eferentes são moduladas. A mais importante envolve a regulação autonômica do coração, da musculatura vascular e dos rins, por meio de nervos parassimpáticos eferentes e vias nervosas simpáticas. Além disso, um aumento na pressão arterial leva à contrarregulação na resistência vascular periférica e à modulação na liberação de renina.

Diversas formas de HAS de difícil controle compartilham de raízes originadas no SNS, incluindo HAS essencial grave, HAS relacionada à obesidade, síndrome da apneia e hipopneia obstrutiva do sono, e doença parenquimatosa renal crônica. Nestes fenótipos em particular, que são resistentes ao tratamento padrão, o início e a manutenção da hipertensão arterial é mediada, pelo menos em parte, pela ativação aumentada do sistema simpático.

Partindo desse princípio, foi proposta a estimulação artificial dos barorreceptores carotídeos como meio de atenuação da hipertensão arterial sustentada mediada pela ativação simpática. O mecanismo da estimulação elétrica dos nervos aferentes do barorreflexo funciona como uma simulação de aumento da pressão arterial para o cérebro, que, como resposta, agiria reduzindo a atividade simpática, e, então, reduzindo a pressão arterial (Figura 13.5).

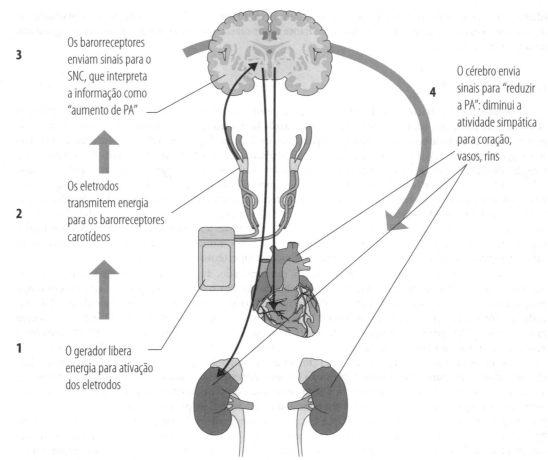

Figura 13.5. Mecanismo de ação da estimulação elétrica dos nervos aferentes do barorreflexo funciona como uma simulação de aumento da pressão arterial (PA) para o cérebro, que, como resposta, age reduzindo a atividade simpática e, então, reduzindo a pressão arterial (PA). SNC: sistema nervosa central.

Dispositivos

Os dispositivos responsáveis por esse mecanismo foram desenvolvidos experimentalmente na área da fisiologia durante os anos 1950. Na década seguinte, surgiu o interesse clínico no uso da estimulação do seio carotídeo como tratamento adjunto da angina. Somente depois, essa abordagem terapêutica foi direcionada para o tratamento da HAS. Em 2004, Lohmeier et al. testaram o implante cirúrgico de um equipamento para estimulação do barorreflexo em ambas as carótidas de cães, o qual reduziu a pressão arterial e a frequência cárdica de forma sustentada.

O sistema Rheos™ (CVRx Inc., MS, Estados Unidos) consiste em um gerador de pulso interno programável e dois eletrodos implantáveis, um para cada seio carotídeo, o qual libera pulsos retangulares com intensidades entre 0,0 e 7,5 V. O estímulo na parede vascular na região do seio carotídeo leva à excitação das fibras nervosas da camada adventícia e média arterial, diretamente abaixo da carótida. O caráter temporal dos impulsos elétricos pode ser ajustado em termos de duração, frequência e agrupamento.

O implante cirúrgico do sistema é feito por incisão longitudinal bilateral no pescoço, expondo a bifurcação carotídea. O eletrodo é posicionado em distintos locais da bifurcação e testado várias vezes para

122 | HIPERTENSÃO ARTERIAL SISTÊMICA

identificar o sítio mais apropriado ao implante definitivo. O gerador de pulso interno é implantado no subcutâneo e os fios tunelizados até ele, semelhante a um marca-passo cardíaco, e pode ser programado de forma transcutânea.

Ensaios clínicos

O estudo multicêntrico DEBuT-HT (*The Rheos Device-Based Therapy of Hypertension*), publicado em 2010, incluiu pacientes com HAS refratária não controlada, em uso de, no mínimo, três classes de anti-hipertensivos. Os indivíduos foram acompanhados por até 2 anos. A pressão arterial média foi de 179/105 mmHg, e a frequência cardíaca foi de 80 bpm, com mediana de cinco anti-hipertensivos. Após 3 meses de terapia com dispositivo, a pressão sanguínea média foi reduzida em 21/12 mmHg. Este resultado foi mantido em 17 pacientes que completaram 2 anos de seguimento, com redução média de 33/22 mmHg. Efeitos adversos significativos, como hipotensão arterial sintomática, bloqueios cardíacos ou bradicardias acentuadas, não foram evidenciados, denotando um perfil de segurança favorável do dispositivo. Os autores concluíram que o dispositivo Rheos reduziu de forma sustentável a pressão arterial em indivíduos hipertensos resistentes com múltiplas comorbidades que recebiam numerosos medicamentos, conformando opção terapêutica individualizada segura para indivíduos hipertensos resistentes.

O primeiro estudo multicêntrico, prospectivo, randomizado, duplo-cego e controlado com procedimento simulado (*Rheos Pivotal Trial*) teve como objetivo avaliar o controle da pressão arterial em longo prazo em hipertensos resistentes. A terapia de ativação do barorreflexo com o dispositivo Rheos™ foi aplicada em 265 pacientes, os quais receberam o implante do dispositivo em 49 centros. Os pacientes foram randomizados (2:1) para dois grupos, e o dispositivo foi implantado em ambos. O grupo A (181 pacientes) recebeu a estimulação desde o começo, e o grupo B (84 pacientes) só iniciou a estimulação 6 meses após o implante. Os resultados, publicados em 2011, mostraram benefício significativo para os desfechos: eficácia sustentada, segurança da terapia de ativação de barorreflexo e segurança dos dispositivos. Ao final de 12 meses, 88% dos pacientes mantiveram queda sustentada da pressão arterial (p < 0,001). Entretanto, o estudo não atingiu resultados esperados em relação à queda inicial da pressão arterial, apesar de 42% dos pacientes do grupo A e 24% do grupo B apresentarem valores médios de pressão arterial < 140/90 mmHg (p < 0,005). Intercorrências relacionadas ao procedimento (18%) superaram a previsão de 14%, considerando-se séries históricas de implantes de marca-passos e desfibriladores. Resultados finais expressaram redução média da PAS de 44 mmHg aos 12 meses e 81% dos pacientes respondedores (redução na PAS > 10mmHg), sendo que 63% destes alcançaram a meta de pressão arterial pré-especificada.

Atualização dos resultados em 322 pacientes foi publicada em 2012. Dentre esses pacientes, 76% foram classificados como respondedores à terapia de ativação de barorreceptores. A PAS/PAD reduziu, em média, 35/16 mmHg. Entre os respondedores, e 55% alcançaram a meta de PAS (< 140 mmHg ou < 130 mmHg em diabéticos ou renais crônicos). O número de medicações foi reduzido e manteve-se ao longo do estudo. A redução da pressão arterial foi mantida no seguimento de 22 a 53 meses.

A segunda geração do dispositivo, denominada sistema BAROSTIM NEO™ (CVRx, MN, Estados Unidos) foi lançada em 2011. Diferenciais incluem incisão cirúrgica menor, bateria mais duradoura e eletrodo único com ponta de 2 mm. A estimulação unilateral, fundamentada em estudos prévios que sugeriram suficiente resposta na redução da pressão arterial, tornou o procedimento menos invasivo e permitiu longevidade maior da bateria (Figura 13.6).

Estudo com 30 pacientes iniciado em fevereiro de 2011 constatou média de PAS/PAD pré-implante do dispositivo de 172 ± 20/100 ± 14 mmHg. A resposta na redução da pressão arterial aos 3 e 6 meses foi comparável aos resultados obtidos com o sistema Rheos™. O tempo cirúrgico reduziu significativamente, de 3 horas com Rheos™ para 97 ± 29 minutos com o BAROSTIM NEO™.

A estimulação elétrica do seio carotídeo reduziu a pressão arterial em um subgrupo de pacientes com HAR, mantendo a função fisiológica do barorreflexo sem sintomas sugestivos de disautonomia. Os mecanismos que levam à redução da pressão arterial por meio da estimulação de barorreceptores ainda são motivos de debates e estudos. As evidências atuais demonstram panorama favorável em termos de segurança e eficácia; todavia, estudos maiores e bem conduzidos são necessários para consolidar os resultados. Companhias continuam empenhadas na melhoria dos dispositivos com a finalidade de minimizar efeitos adversos e complicações periprocedimento. Deve-se aguardar o progresso técnico e científico para incorporar a terapia de ativação de barorreceptores na prática clínica.

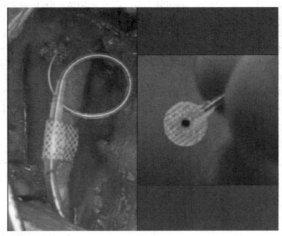

Figura 13.6. Sistema BAROSTIM NEO™. À esquerda, visão de campo cirúrgico mostrando o eletrodo implantado no seiocarotídeo. À direita, destaque para a ponta do eletrodo de apenas 2 mm. Ver figura colorida no encarte

BIBLIOGRAFIA

Armaganijan L, Staico R, Abizaid A, et al. Unilateral renal artery sympathetic denervation may reduce blood pressure in patients with resistant hypertension. J Clin Hypertens (Greenwich). 2013;15(8):606.

Armaganijan L, Staico R, Moraes A, et al. Renal denervation using an irrigated catheter in patients with resistant hypertension: a promising strategy? Arq Bras Cardiol. 2014;102(4):355-63.

Atherton DS, Deep NL, Mendelsohn FO. Micro-anatomy of the renal sympathetic nervous system: a human-postmortemhistologicstudy. Clin Anat. 2012;25:628-33.

Bakris GL, Nadim MK, Haller H, et al. Baroreflex activation therapy provides durable benefit in patients with resistant hypertension: results of long-term follow-up in the Rheos Pivotal Trial. J Am Soc Hypertens. 2012;6(2):152-8.

Bhatt DL, Kandzari DE, O'Neill WW, et al. A controlled trial of renal denervation for resistant hypertension. N Engl J Med. 2014;370(15):1393-401.

Brandt MC, Reda S, Mahfoud F, et al. Effects of renal sympathetic denervation on arterial stiffness and central hemodynamics in patients with resistant hypertension. J Am Coll Cardiol. 2012;60(19):1956-65.

Davis MI, Filion KB, Zhang D, et al. Effectiveness of renal denervation therapy for resistant hypertension: A systematicreview and meta-analysis. J Am Coll Cardiol. 2013;62(3):231-41.

DiBona GF. Neural control of the kidney: past, present, and future. Hypertension. 2003;41(5):621-4.

Esler MD, Krum H, Sobotka PA, et al. Renal sympathetic denervation in patients with treatment-resistant hypertension (the symplicity htn-2 trial): a randomized controlled trial. Lancet. 2010;376(9756):1903-9.

Geisler BP, Egan BM, Cohen JT, et al. Cost-effectiveness and clinical effectiveness of catheter-based renal denervation for resistant hypertension. J Am Coll Cardiol. 2012;60(14):1271-7.

Grassi G, Trevano FQ, Seravalle G, et al. Baroreflex function in hypertension: consequences for antihypertensive therapy. Prog Cardiovasc Dis. 2006;48(6):407-15.

Heusser K, Tank J, Engeli S, et al. Carotid baroreceptor stimulation, sympathetic activity, baroreflex function, and blood pressure in hypertensive patients. Hypertension. 2010;55(3):619-26.

Lambert GW, Hering D, Esler MD, et al. Health-related quality of life after renal denervation in patients with treatment-resistant hypertension. Hypertension. 2012;60(6):1479-84.

Mahfoud F, Cremers B, Janker J, et al. Renal hemodynamics and renal functionaftercatheter-based renal sympathetic denervation in patients with resistant hypertension. Hypertension. 2012;60(2):419-24.

Mancia G, Parati G, Zanchetti A. Electrical carotid baroreceptor stimulation in resistant hypertension. Hypertension. 2010;55(3):607-9.

Menne J, Jordan J, Linnenweber-Held S, et al. Resistant hypertension: baroreflex stimulation as a new tool. Nephrol Dial Transplant. 2013;28(2):288-95.

Scheffers IJ, Kroon AA, de Leeuw PW. Carotid baroreflex activation: past, present, and future. Curr Hypertens Rep. 2010;12(2):61-6.

Stella A, Zanchetti A. Functional role of renal afferents. Physiol Rev 1991;71(3):659-82.

Ukena C, Cremers B, Ewen S, et al. Response and non-response to renal denervation: Who is the ideal candidate? EuroIntervention. 2013;9 Suppl R:R54-7.

14

Hipertensão secundária

Flávio Antonio de Oliveira Borelli

> **Palavras-chave:** Hipertensão secundária; Hiperaldosteronismo primário; Feocromocitoma; Coarctação de aorta; Síndrome da apneia obstrutiva do sono; Hipertensão renovascular; Doença parenquimatosa renal; Drogas ilícitas; Hipertiroidismo hipotireoidismo; Hiperparatireoidismo.

INTRODUÇÃO

A hipertensão arterial secundária, cuja prevalência varia segundo a causa diagnosticada, deve sempre ser investigada em populações selecionadas. Seu diagnóstico precoce permite redução expressiva de lesão aos órgãos-alvo e, em alguns casos, a cura, modificando a morbidade e a mortalidade cardiovascular. A identificação destas populações está intimamente relacionada ao grau de conhecimento de quem investiga e à capacidade em investigar que cada centro tem à sua disposição. A busca pela causa está apoiada em uma sequência de investigação que tem seu início na suspeita clínica e termina com o emprego de ferramentas específicas, permitindo não apenas a confirmação diagnóstica, mas também o melhor modo de tratamento.

A Figura 14.1 ilustra de modo didático o passo a passo na investigação da hipertensão arterial de difícil controle utilizada na Seção de Hipertensão Arterial do Instituto Dante Pazzanese de Cardiologia, permitindo, de modo prático, a busca pelo diagnóstico das causas de secundarismo.

CAUSAS DE HIPERTENSÃO ARTERIAL SECUNDÁRIA

Hiperaldosteronismo primário

O aldosteronismo primário é a causa mais comum de hipertensão arterial mineralocorticoide. Sua origem está na excessiva e autônoma produção de aldosterona, hormônio produzido na zona glomerulosa do córtex da adrenal por ação da enzima aldosintase, que está ligada ao gene CYP11B2 do cromossomo 8 e é regulada por ação da angiotensina II, do potássio, do sódio e do hormônio adrenocorticotrófico. O adenoma é a causa mais frequente de hiperaldosteronismo, sendo a hiperplasia uni ou bilateral a menos frequente. Carcinomas ou formas genéticas, apesar de infrequentes, também podem ser responsáveis pela instalação da doença.

HIPERTENSÃO ARTERIAL SISTÊMICA

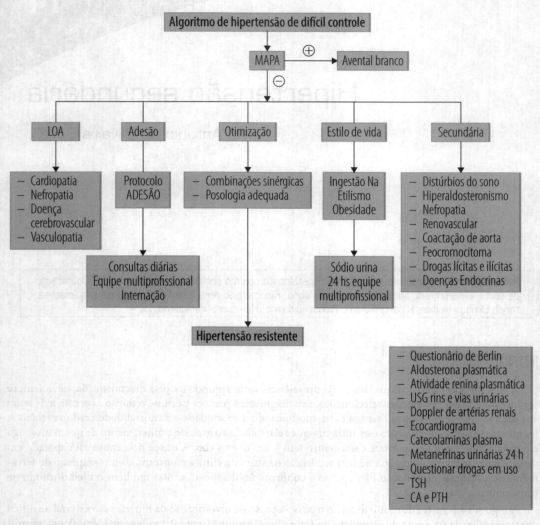

Figura 14.1. Algoritmo da hipertensão arterial de difícil controle utilizado no Instituto Dante Pazzanese de Cardiologia. MAPA: monitorização ambulatorial da pressão arterial; LOA: lesão de órgão-alvo; Na: sódio; USG: ultrassom; TSH: hormônio estimulante da tireoide; CA: cálcio; PTH: paratormônio.

Informações recentes mostram quão importante é a participação da aldosterona no desenvolvimento da síndrome metabólica e da hipertensão arterial de difícil controle, seja por piora da metabolização da insulina ou pela disfunção do endotélio vascular.

O excesso na produção de aldosterona promove piora funcional das células pancreáticas beta, assim como na sensibilidade do músculo esquelético à ação da insulina e na alta produção de adiponectinas pró-inflamatórias. Evidências indicam que as alterações cardiovasculares e renais estão associadas à ação da aldosterona em seus receptores mineralocorticoides. O bloqueio destes receptores promove melhora na função do endotélio, contribuindo para uma melhor resposta ao tratamento da hipertensão arterial e de todas as doenças relacionadas.

☑ Prevalência

Considerada no passado forma rara de hipertensão secundária, com taxa de prevalência na ordem de 1%, na atualidade sabe-se que este valor chega a 22%, com o envolvimento dos hipertensos refratários e os normocalêmicos.

☑ Diagnóstico

É recomendada, em portadores de hipertensão resistente, a avaliação de rotina para aldosteronismo primário, visto que, em 20% desta população, há prováveis portadores. Ainda que a hipocalemia fosse originalmente descrita como um componente obrigatório do aldosteronismo clássico, estudos recentes demonstraram que pacientes portadores de hipertensão arterial e aldosteronismo geralmente têm níveis séricos de potássio normais. O exame mais comum é a relação aldosterona plasmática e atividade de renina plasmática (AP/ARP). São sugeridos como prováveis portadores aqueles cujos valores sejam ≥ 20 ou 30 ng/dL:ng/mL/hora. Esta técnica tem alta sensibilidade, mas pode apresentar alta frequência de falso-positivos. Na presença de valores da atividade de renina plasmática muito baixa, a relação está falsamente elevada. Esse é um quadro encontrado em portadores de hipertensão arterial com renina baixa. Na tentativa de minimizar este erro, alguns laboratórios usam como valores mínimos de atividade de renina e aldosterona plasmática 0,5 ng/mL/hora e 15 ng/dL, respectivamente.

Em casos duvidosos, utiliza-se o teste de supressão. A hipocalemia deve ser corrigida pelo menos 4 semanas antes da medida da aldosterona plasmática, pois níveis baixos de potássio suprimem a liberação de aldosterona. Alguns medicamentos, como antagonistas da aldosterona e diuréticos poupadores de potássio, podem falsamente aumentar a aldosterona plasmática. A confirmação do hiperaldosteronismo requer demonstração da falta de supressão da secreção de aldosterona com a expansão de volume (infusão de solução salina ou sobrecarga de sal na dieta) ou com o bloqueio do sistema renina angiotensina aldosterona, usando um inibidor do eixo. Isto pode ser demonstrado após sobrecarga salina e não supressão da aldosterona plasmática para valores menores que 5 a 6 ng/dL. Após a sobrecarga, urina de 24 horas é coletada, para mensuração do valor de aldosterona excretada. Em pacientes que ingerem mais que 200 mEq de sódio por dia, a sobrecarga salina adicional não é necessária. Aldosterona urinária ≥ 12 mg/24 horas é considerada positiva para hiperaldosteronismo primário. Como alternativa, pode-se utilizar a expansão do volume com solução salina infundido por 4 horas; se a aldosterona plasmática não for suprimida para < 10 ng/dL, o aldosteronismo está confirmado. Tanto a tomografia como a ressonância magnética podem ser utilizadas na identificação de adenoma ou de hiperplasia, porém a ausência de um tumor visível à tomografia não exclui possível microadenoma. Imagens funcionais obtidas pela cintilografia de adrenal baseiam-se na afinidade existente entre o colesterol marcado com iodo ou selênio radioativo (I131e Se75) e podem ser armas na detecção dos adenomas, podendo diferenciá-los das hiperplasias nodulares em até 90% dos casos. A coleta de amostra de sangue na veia suprarrenal é necessária para confirmar a lateralização na secreção de aldosterona nos casos suspeitos de adenoma, cuja imagem não é esclarecedora.

☑ Tratamento

A ressecção unilateral geralmente corrige a produção excessiva de aldosterona e a perda de potássio. A resposta da pressão arterial ao tratamento cirúrgico é vista em jovens em uso de poucos anti-hipertensivos no pré-operatório, hipertensão de curta duração e história familiar de hipertensão, e valores da relação aldosterona renina no pré-operatório elevados. O tratamento clínico nos casos com hiperplasia é realizado com bloqueadores do receptor de aldosterona em doses iniciais de 25 mg/dia, mas em alguns casos pode chegar a 100 mg/dia.

Hipertensão renovascular

A hipertensão renovascular (HRV), secundária à estenose unilateral ou bilateral da artéria renal ou de um de seus ramos, é desencadeada e mantida por isquemia do tecido renal.

HIPERTENSÃO ARTERIAL SISTÊMICA

Há relação inversa entre a busca da cura e a duração da hipertensão, isto é, quanto mais precoce e preciso o diagnóstico, maiores são as possibilidades de sucesso dos possíveis métodos de intervenção.

A elevada prevalência de aterosclerose na sociedade contemporânea contribui de modo expressivo para o desenvolvimento de estenoses nas artérias renais, e 90% dos casos terão na doença aterosclerótica seu maior fator causal. Lesões ateroscleróticas costumam apresentar progressão mais acentuada, e até 16% dos casos podem evoluir para oclusão em um período de até 52 meses após o diagnóstico, alcançando 39% dos casos, sobretudo se a obstrução inicialmente detectada for maior que 75% à luz do vaso. Estima-se que a prevalência de HRV seja de 1% na população em geral e até 20 a 30% em populações encaminhadas e estudadas em centros de referência.

Naturalmente, deve ser lembrado que a aterosclerose não é a única causa de estenose das artérias renais. A displasia fibromuscular, em particular na população mais jovem e do sexo feminino, deve ser considerada. Tal constatação pode ter consequências práticas, pois, enquanto nos portadores de ateroscle-rose, a placa geralmente é mais fibrosa e tem localização mais ostial e proximal, na lesão fibrodisplásica, as obstruções têm situação mais distal.

☑ Diagnóstico

Três são as etapas sugeridas e que permitem tornar a investigação mais custo-efetiva: (1) a seleção apropriada da população, (2) os exames que permitem uma avaliação anatômica e funcional da estenose, e (3) os métodos utilizados na correção do defeito anatômico e funcional. Tais procedimentos descrevem o roteiro que melhor permite o estudo de provável hipertensão de etiologia renovascular. O Quadro 14.1 e a Tabela 14.1 fornecem propostas para essa investigação, tornando-a mais custo-efetiva.

Quadro 14.1. Diretrizes da *American College of Cardiology*/American Heart Association (ACC/AHA) para Classe I para atriagem de estenose de artéria renal.

Características clínicas	Nível de Evidência
Início de hipertensão < 30 anos	B
Início de hipertensão severa > 55 anos	B
Hipertensão acelerada	C
Hipertensão resistente	C
Hipertensão maligna	C
Azotemia ou piora da função renal após o IECA ou BRA	B
Rim atrófico de causa não esclarecida ou discrepância de tamanhos entre os dois de 1,5 cm	B
Edema pulmonar súbito não esperado (especialmente em pacientes azotêmicos)	B

IECA: inibidores da enzima conversora da angiotensina; BRA: bloqueadores dos receptores da angiotensina.

Tabela 14.1. Testes para detecção de hipertensão renovascular.

Tipo	Sensibilidade (%)	Especificidade (%)
Atividade de renina plasmática	57	66
Atividade de renina plasmática com captopril	73-100	72-100
Urografia excretora sequenciada	74-100	86-88
Renograma radioisotópico	74	77
Renograma com captopril	92-94	95-75
Renina nas veias renais	62-80	60-100
Ultrassom com Doppler	84-91	95-97
Angiograma digital	88	90
Angiorressonância	90-95	95

Embora a arteriografia renal seja o padrão-ouro para o diagnóstico da estenose de artéria renal, co-morbidades como *diabetes mellitus*, fumo e dislipidemia são frequentemente parte da história da doença renovascular, aumentando a chance de perda da função renal. Esta constatação determina uma constante busca pela melhor metodologia, considerando o menor risco e a maior custo-efetividade, melhorando o diagnóstico e oferecendo melhor conhecimento dos parâmetros que possam indicar, ou não, intervenções. São raros os estudos existentes na literatura médica que avaliam, em uma mesma população, isoladamente ou em associação, a sensibilidade e a especificidade, assim como o valor preditivo positivo e negativo dos mais diferentes métodos diagnósticos para estenose de artéria renal em possíveis portadores de HRV. Em recente publicação, Borelli et al. avaliaram a sensibilidade e a especificidade, assim como o valor preditivo positivo e negativo dos exames não invasivos mais utilizados para o diagnóstico de estenose da artéria renal comparados ao padrão-ouro. Concluíram que a tomografia e o Doppler das artérias renais mostra-ram qualidade e grande possibilidade no diagnóstico de estenose da artéria renal, com vantagem para o segundo, pois não há necessidade do uso de meio de contraste na avaliação de uma doença que, frequen-temente, ocorre em diabéticos e associa-se à disfunção renal e à disfunção ventricular esquerda grave. A seguir, são detalhados os exames mais pertinentes nesse rastreamento, sabendo-se que seus resultados estão intimamente relacionados ao treinamento de quem os realiza.

Doppler de artérias renais

Este método, que combina ultrassonografia bidimensional com Doppler pulsado colorido, permite visualizar os vasos renais e, ao mesmo tempo, determinar o espectro de velocidades do fluxo sanguíneo na artéria renal, determinando alterações produzidas por estenoses hemodinamicamente importantes. Os principais critérios para o diagnóstico são o pico sistólico de velocidade do fluxo renal ≥ 160 cm/segundo, e a relação dos picos sistólicos de velocidade na artéria renal e na aorta (relação AR/Ao) $\geq 3,0$. Utilizando--se estes critérios, é possível identificar estenose $\geq 60\%$, com sensibilidade de 88% e especificidade de 95%.

Cintilografia renal com DTPA-Tc-99mm (ácido dietileno-triamino pentacético marcado com tecnécio-99)

A suspeição da presença de estenose significativa de artéria renal é feita a partir da presença dos seguin-tes parâmetros: assimetria na contrastação de um dos rins, observada na fase de perfusão; menor concen-tração em um dos rins, da fase de acúmulo; queda da função global em, ao menos, 20% em relação ao basal; aumento do tempo necessário para completar o ciclo (t ½) para mais de 6 minutos; assimetria significativa de função entre os rins; prolongamento da fase excretora em pelo menos um dos rins; curva renal mos-trando demora na chegada, menor acúmulo do radiofármaco e excreção mais lenta, podendo ser em platô.

É importante que se leve em consideração que a qualidade do exame, assim como a confiabilidade dos resultados, está diretamente relacionada à integridade do parênquima renal. Este fato nem sempre está presente na população com estenose de artéria renal em que a disfunção renal é vista com muita frequência.

Angiotomografia dos rins e artérias renais

Com um tomógrafo de múltiplos detectores, podem-se combinar diferentes elementos, de modo a garantir a composição de imagens com diferentes espessuras e diversos volumes de cortes. A aquisição dos dados tomográficos é iniciada pelo registro de um simples localizador, para identificar o posicionamento do segmento a ser estudado e, após a definição da área de interesse específica a ser documentada, obtém-se imagens acompanhadas da injeção de 1,50 mL/kg de peso de meio de contraste, na velocidade de, pelo menos, 3,50 mL por segundo. Após a aquisição, os dados são transferidos para uma estação de trabalho, na qual se realiza o pós-processamento, permitindo a reconstrução da anatomia do paciente em diferentes planos (Figura 14.2).

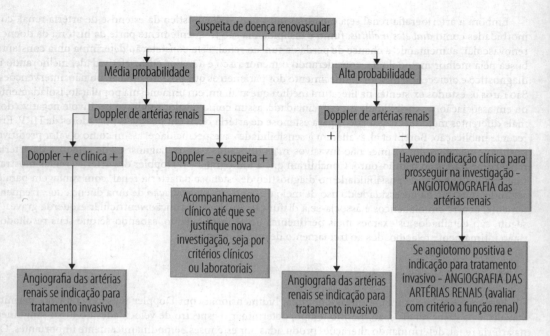

Figura 14.2. Fluxograma na investigação da doença renovascular.

☑ *Tratamento*

A ideia que se tinha no passado de que promover o tratamento mecânico da estenose, de modo percutâneo ou por cirurgia, permitiria um melhor controle da hipertensão arterial, hoje está restrita a situações bem definidas. Estudos recentes demonstraram a total falta de respaldo científico para o tratamento intervencionista em situações que não estejam relacionadas à perda da função renal, ao edema agudo de pulmão e a quando a dificuldade no controle da pressão arterial pode promover lesão irreversível de órgãos nobres, como o coração e o cérebro. Está bem definido que, na maioria nos portadores de estenose de artéria renal por fibrodisplasia e arterite de Takayasu, o tratamento intervencionista está indicado. Nas lesões fibrodisplásicas, os resultados mostram melhora ou cura de hipertensão arterial em um porcentual bastante elevado – cerca de 90% dos casos –, pois trata-se de uma população mais jovem e com pouco comprometimento dos órgãos-alvo. Por outro lado, nas estenoses de artéria renal de etiologia aterosclerótica, os resultados não são tão convincentes. O tempo de evolução de uma hipertensão arterial preexistente, a lesão de órgãos-alvo, a idade avançada e as comorbidades associadas fazem a diferença do sucesso terapêutico pós-intervenção. Assim, excetuando-se indicações precisas, o tratamento clínico ainda é a primeira opção terapêutica nesta população.

☑ *Feocromocitoma*

É uma forma incomum de hipertensão arterial e deve ser considerada nos pacientes com hipertensão arterial de difícil controle e naqueles com sintomas ou sinais sugestivos de liberação adrenérgica. São tumores neuroendócrinos da medula adrenal ou de paragânglios extra-adrenais (paragangliomas). Sua prevalência oscila entre 0,1 e 0,6%, e sua incidência pode ser estimada em 1,55-8/milhão de indivíduos/ano.

Ocorre entre a terceira e quarta décadas de vida, porém, em 10% dos casos, está presente na infância, sem distinção entre os sexos. Pode estar associado a síndromes genéticas familiares (aproximadamente

20% dos casos), com predomínio da de von Hippel-Lindau, da neoplasia endócrina múltipla tipos 2A e 2B, neurofibromatose tipo 1 e paragangliomas, com pelo menos genes de suscetibilidade (RET, VHL, NF1, SDHB, SDHD e SDHC). Geralmente, o tumor é unilateral, mas pode ser bilateral (síndromes familiares), múltiplo e extra-adrenal, benigno ou maligno (5 a 26% dos casos).

☑ Diagnóstico

A hipertensão paroxística ocorre em 30% dos casos e pode ser desencadeada por exercícios, estresse, evacuação, micção, indução anestésica, exames radiológicos contrastados, palpação abdominal, dilatação uterina durante a evolução da gestação, e pelo uso de algumas substâncias, como antidepressivos tricíclicos, histamina e opiáceos. É sustentada em 50 a 60% dos casos. Os paroxismos são acompanhados principalmente de cefaleia (60 a 90%), sudorese (55 a 75%) e palpitações (50 a 70%).

O melhor exame para o diagnóstico é a dosagem de metanefrinas plasmáticas livres. As medidas de metanefrinas urinária e catecolaminas plasmáticas mostraram igual sensibilidade e maior especificidade. O teste de supressão realizado quando os exames laboratoriais não forem elucidativos está baseado na utilização de clonidina 0,200 mg com dosagem de catecolaminas 1 hora antes e 2 horas após a ingestão do fármaco. Para o diagnóstico topográfico dos tumores e, eventualmente, de metástases, os métodos de imagens recomendados são tomografia computadorizada e ressonância magnética, ambas com sensibilidade próximas a 100% para tumores adrenais e mapeamento de corpo inteiro, com metaiodobenzilguanidina, com sensibilidade de 56% (tumores malignos) a 85%, e alta especificidade. O Octreoscan®, o mapeamento ósseo e a tomografia por emissão de pósitrons (PET), com diferentes marcadores, podem ser decisivos quando os exames de localização anteriores são negativos ou na investigação de doença maligna.

☑ Tratamento

O tratamento preferencial é cirúrgico. No pré-operatório, são usados alfabloqueadores (prazosin, doxazocin e dibenzilina), combinados ou não a outros agentes, como inibidores da enzima conversora, bloqueadores dos canais de cálcio, betabloqueadores (após alfabloqueio efetivo) e alfametiltirosina (Demser®) – esta última principalmente em tumores inoperáveis.

Para a intervenção cirúrgica, recomendam-se controle prévio dos níveis de pressão arterial e reposição volêmica. Em crises agudas e durante a cirurgia, o nitroprussiato de sódio e os antiarrítmicos são agentes frequentemente utilizados. O acompanhamento do paciente é essencial para a detecção de recorrências ou de metástases.

Síndrome da apneia obstrutiva do sono

A síndrome da apneia obstrutiva do sono (SAOS) se caracteriza pela presença de obstrução parcial ou total das vias aéreas superiores durante o sono, resultando em pausas respiratórias de, no mínimo, 10 segundos (apneia), redução transitória e incompleta do fluxo de ar em pelo menos 50% do fluxo basal (hipopneia), desaturação da oxiemoglobina, despertares frequentes e sonolência diurna. A apneia obstrutiva do sono está fortemente associada a hipertensão arterial, doença cardíaca, acidente vascular encefálico e morte súbita noturna. Aproximadamente 50 a 60% de seus portadores possuem hipertensão arterial, e em torno de 50% dos hipertensos têm SAOS. Tal associação é forte nos hipertensos de difícil controle.

Os mecanismos de hipertensão arterial induzidos pela apneia do sono não estão, até o momento, totalmente esclarecidos. A rigidez arterial secundária à excitação repetida e intermitente aumenta os níveis circulantes de vasoconstritores, como norepinefrina e endotelina, além da ativação simpática.

132 | HIPERTENSÃO ARTERIAL SISTÊMICA

☑ Diagnóstico

A suspeita clínica é realizada quando houver presença de ronco alto, cansaço diurno, sonolência diurna acentuada e capacidade de concentração prejudicada. Achados como obesidade, circunferência do pescoço aumentada, insuficiência cardíaca e hipertensão pulmonar podem ajudar na seleção desta população. O diagnóstico é feito com a polissonografia mostrando índice de apneia/hipopneia ≥ 5 por hora.

☑ Tratamento

O tratamento é visto sob dois aspectos: o impacto do tratamento da SAOS sobre a hipertensão arterial e o tratamento da hipertensão arterial sobre a SAOS. O tratamento da SAOS com o uso de pressão positiva contínua na via aérea (CPAP) mostra importante redução da pressão arterial e da atividade simpática durante o sono. Seus efeitos crônicos são menos claros, pela escassez de estudos longitudinais controlados e pela falta do uso da monitorização da pressão arterial nas 24 horas. A clonidina tem sido usada nessas populações, por sua capacidade de suprimir os movimentos oculares rápidos e, consequentemente, reduzir a ocorrência das apneias e hipoxemia relacionadas.

Doença parenquimatosa renal

A íntima relação entre hipertensão arterial e rim faz da hipertensão arterial causa ou consequência da doença renal. A hipertensão arterial, se não tratada adequadamente, pode, no transcorrer de sua evolução, promover danos renais das mais variadas magnitudes. Oscilando desde um quadro de lesão renal de natureza microvascular caracterizado por evolução lenta e pouco agressiva, nefroesclerose benigna, ou por lesão vascular grave caracterizada por necrose fibrinoide, denominada nefroesclerose maligna, estas duas situações evoluem para insuficiência renal terminal, porém em momentos diferentes da doença hipertensiva.

As doenças parenquimatosas renais são consideradas as principais causas de hipertensão secundária. São representadas por glomerulopatias, doença renal policística, nefropatia por refluxo e tubulointersticiais, entre outras. Assim, se necessário, a identificação de uma causa, se houver, faz a diferença no tratamento do paciente hipertenso com acometimento primário dos rins.

Sua prevalência varia de acordo com o comprometimento renal existente, o que explica o motivo pelo qual pacientes em fase terminal ou dialítica de insuficiência renal crônica são quase em sua totalidade portadores de hipertensão arterial.

A retenção de sódio e a ativação do sistema renina-angiotensina-aldosterona são consideradas os mais importantes mecanismos envolvendo a elevação da pressão arterial em indivíduos com doença renal. A ativação do sistema nervoso simpático também tem seu papel. A concentração de catecolaminas plasmáticas está elevada e o simpático, bastante ativado.

☑ Diagnóstico

Indicadores renais e sistêmicos de disfunção renal devem ser procurados. Exame de urina, proteinúria quantitativa, avaliação da função renal e imagens renais são armas poderosas no diagnóstico e no acompanhamento dessa população. Alguns exames sorológicos específicos permitem avançar no diagnóstico e são solicitados conforme a suspeita clínica feita para o caso. A detecção precoce de lesão renal é muito importante e, em determinadas, situações, lança-se mão da biópsia renal para, com o diagnóstico correto, estabilizar ou retardar a perda da função renal.

☑ Tratamento

Sendo a hipertensão arterial o principal fator de evolução da doença renal e de perda da função dos rins, tratá-la corretamente pode fazer toda a diferença na morbidade cardiovascular e no retardo da progressão da insuficiência renal. Agentes inibidores do eixo renina-angiotensina-aldosterona são mais eficazes que outras classes, principalmente nos diabéticos. É inquestionável que outras medidas de suporte necessitam ser usadas, assim como a associação de fármacos para o efetivo controle da pressão arterial, pois esta é uma população de alto e muito alto risco cardiovascular, e o sucesso terapêutico está no uso da combinação de fármacos e na adoção de medidas dietéticas adequadas.

Coartação da aorta

Caracteriza-se pela presença de constrição da aorta em qualquer local de sua extensão. Define-se como coartação importante aquela com gradiente ≥ 20 mmHg no local da constrição. É causa de insuficiência cardíaca e hipertensão arterial em crianças e adultos jovens, sendo mais comum após a origem da subclávia esquerda. É mais prevalente no sexo masculino, e sua correção precoce guarda relação direta com o controle adequado da hipertensão arterial.

Sintomas de insuficiência cardíaca, angina do peito e hemorragia cerebral inexplicada podem estar presentes nos casos mais graves. O exame físico revela a presença de hipertensão arterial em membros superiores, com pressão sistólica no mínimo 10 mmHg maior na artéria braquial em relação à artéria poplítea. A ausência ou a diminuição dos pulsos pediosos pode também representar indício da coartação. A ausculta pode revelar sopro sistólico interescapular, proveniente do local da coartação, e também sopro sistólico amplo, em toda a parede torácica, em virtude de dilatação das artérias intercostais colaterais. A angiorressonância e a tomografia contrastada são exames cuja certeza diagnóstica nos permite indicar o tratamento definitivo. O tratamento é sempre intervencionista, podendo ser realizado por procedimento endovascular em indivíduos mais jovens e crianças, ou cirurgia, nos casos de hipoplasia do arco aórtico e/ou necessidade de ressecção da coartação.

Hipotireoidismo, hipertireoidismo e hiperparatireoidismo

Tanto o hipotireoidismo quanto o hipertireoidismo são condições responsáveis pelo aparecimento de hipertensão arterial. Na primeira, a hipertensão arterial pode estar presente em 40% de seus portadores. Caracteriza-se pela presença de queda de cabelo, ganho de peso e fraqueza muscular, além de níveis elevados de hormônio estimulante da tireoide (TSH) com queda acentuada dos níveis de T4 livre.

Uma vez corrigido o hipotireoidismo e persistindo níveis elevados de pressão arterial, está indicado o uso de fármacos anti-hipertensivos. O hipertireoidismo é suspeito quando há presença de hipertensão sistólica isolada ou sisto-diastólica, acompanhada de sintomas como intolerância ao calor, perda de peso, palpitações, exoftalmia, tremores e taquicardia. Encontram-se níveis baixos de TSH e elevados de T4 livre.

A correção da doença geralmente é responsável pelo controle da pressão arterial. Suspeita-se de hiperparatireoidismo em pacientes com hipertensão arterial, litíase renal, osteoporose, letargia e depressão. O diagnóstico geralmente é feito pela dosagem plasmática de cálcio e PTH.

Hipertensão, fármacos e drogas

Os medicamentos e drogas relacionadas ao aparecimento ou agravamento da hipertensão arterial podem ser visualizados no Quadro 14.2.

134 | HIPERTENSÃO ARTERIAL SISTÊMICA

Quadro 14.2. Medicamentos e drogas relacionados ao aparecimento ou agravamento da hipertensão arterial.

Classe de medicamentos	Efeito sobre a pressão arterial e frequência	Ação sugerida
Imunossupressores		
Ciclosporina e tacrolimus	Intenso e frequente	Inibidor da enzima conversora de angiotensina e antagonista de canal de cálcio (nifedipino/anlodipino). reavaliar opções
Glicocorticoide		
Anti-inflamatórios não esteroides		
Inibidores da ciclo-oxigenase 1 e 2	Eventual, muito relevante com uso contínuo	Observar função renal e informar efeitos adversos
Anoxígenos/sacietógenos		
Anfepramona e outros	Intenso e frequente	Suspensão ou redução de dose
Sibutramina	Moderado, mas pouco relevante	Avaliar a redução da pressão arterial obtida com a redução de peso
Vasoconstritores, incluindo derivados do Ergot	Variável, mas transitório	Usar por período determinado
Hormônios		
Eritropoietina humana	Variável e frequente	Avaliar hematócrito e dose semanal
Anticoncepcionais orais	Variável, prevalência de hipertensão até 5%	Avaliar a substituição do método com especialista
Terapia de reposição estrogênica (estrogênios conjugados e estradiol)	Variável	Avaliar risco e custo-benefício
Hormônio de crescimento	Variável, uso cosmético	Suspensão
Antidepressivos		
Inibidores da monoaminoxidase	Intenso, infrequente	Abordar como crise adrenérgica
Tricíclicos	Variável e frequente	Abordar como crise adrenérgica. Vigiar interações medicamentosas
Drogas ilícitas e álcool		
Anfetamina, cocaína e derivados	Efeito agudo, intenso. Dose-dependente	Abordar como crise adrenérgica
Álcool	Variável e dose-dependente. Muito prevalente	Veja tratamento não medicamentoso

BIBLIOGRAFIA

Bloch MJ, Basile J. Short-term treatment of sleep apnea with nocturnal continuous positive airway pressure does not improve blood pressure in patients with well controlled hypertension. J Clin Hypertens(Greenwich). 2006;8(9):673-5.

Borelli FA, Pinto IM, Amodeo C, et al. Avaliação da Sensibilidade e Especificidade dos Exames não Invasivos no Diagnóstico da Estenose de Artéria Renal. Arq Bras Cardiol. 2013;10(5):423-33.

Calhoun DA. Is there an unrecognised epidemic of primary aldosteronism? (Pro) Hypertension. 2007;50(3):447-53.

Calhoun DA. Management of hyperaldosteronism and hypercortisolism. In: Hypertension Primer: the essentials of high blood pressure: basic science, population science, and clinical management. Izzo JL, Sica D, Black HR (editors). Philadelphia: Lippincott Williams & Wilkins; 2008. p. 564-7.

Cooper CJ, Murphy TP, Cutlip DE, et al. Stenting and medical therapy for atherosclerotic renal-artery stenosis. New Engl J Med. 2014;370(1):13-22.

Eisenhofer G, Borsntein SR, Brouwers FM, et al. Malignant pheochromocytoma: current status and initiatives for future progress. Endocr Relat Cancer. 2004;11(3):42336.

Flemons WW. Obstructive sleep apnea. N Engl J Med. 2002;347(7):498-504

Hirsch AT, Haskal ZJ, Hertzer NR, et al.; American Association for Vascular Surgery; Society for Vascular Surgery; Society for Cardiovascular Angiography and Interventions; Society for Vascular Medicine and Biology; Society of Interventional Radiology; ACC/AHA Task Force on Practice Guidelines; American Association of Cardiovascular and Pulmonary Rehabilitation; National Heart, Lung, and Blood Institute; Society for VascularNursing; TransAtlantic Inter-Society Consensus; Vascular Disease Foundation. ACC/AHA 2005 guidelines for the management of patients with peripheral arterial disease (lower extremity, renal, mesenteric, and abdominal aortic): executive summary a collaborative report from the American Association for Vascular Surgery/Society for Vascular Surgery, Society for Cardiovascular Angiography and Interventions, Society for Vascular Medicine and Biology, Society of Interventional Radiology, and the ACC/AHA Task Force on Practice Guidelines (Writing Committee to Develop Guidelines for the Management of Patients With Peripheral Arterial Disease) endorsed by the American Association of Cardiovascular and Pulmonary Rehabilitation; National Heart, Lung, and Blood Institute; Society for Vascular Nursing; TransAtlantic Inter-Society Consensus; and Vascular Disease Foundation. J Am Coll Cardiol. 2006;47(6):1239-312.

Godart F, Labrot G, Devos P, et al. Coarctation of the aorta: Comparison of aortic dimensions between conventional MR imaging 3D MR angiography, and convetional angiography. Eur Radiol. 2002;12(8):2034-9.

Lenders JW, Eisenhofer G, Manelli M, et al. Phaeochromocytoma. Lancet 2005;366(9486):665-75.

Levey GS, Klein I. Catecholamine-thyroid hormone interactions and the cardiovascular manifestations of hyperthyroidism. Am J Med. 1990;88(6):642-6.

Lim ST, Rosenfield K. Renal Artery Stent Placement: Indications and Results. Curr Interv Cardiol Rep. 2000;2(2):130-9.

Luft FC. Hypertensive nephrosclerosis: update. Curr Opin Nephrol Hypertens 2004;13(2):147-54.

Neumann J, Ligtenberg G, Klein II, et al. Sympathetic hyperactivity in chronic kidney disease: pathogenesis, clinical relevance, and treatment. Kidney Int. 2004;65(5):1568-76.

Pickering TG. The role of laboratory testing in the diagnosis of renovascular hypertension. Clin Chem. 1991;37(10 Pt 2):1831-7.

Ritz E, Adamczak M, Zeier M. Kidney and hypertension – causes. Herz 2003;28(8):663-7.

Rossi GP, Bolognesi M, Rizzoni D, et al. Vascular remodeling and duration of hypertension predict outcome of adrenalectomy in primary aldosteronism patients. Hypertension. 2008;51(5):1366-71.

Saito I, Ito K, Saruta T. Hypothyroidism as a cause of hypertension. Hypertension. 1983;5(1):112-5.

Stowasser M, Gordon MD. Primary aldosteronism. Best Pract Res Clin Endocrinol Metab. 2003;17(4):591-605.

Webb GD, Smallhorn JF, Therrien J, et al. Congenital heart disease. In: Braunwald E, Zipes D, Libby P (eds.). Heart Disease. Philadelphia: Elsevier; 2005. p.1532-35.

Emergência hipertensiva

Márcio Gonçalves de Sousa
Oswaldo Passarelli Júnior

> **Palavras-chave:** Hipertensão arterial; Pressão arterial; Crise hipertensiva; Urgências hipertensivas; Emergências hipertensivas.

INTRODUÇÃO

Estima-se que exista no mundo ao redor de 1 bilhão de indivíduos portadores de hipertensão arterial (HA) e que aproximadamente 1% desta população, em algum momento de sua vida, possa apresentar elevação acentuada da pressão arterial (PA), caracterizando uma crise hipertensiva, com ou sem lesão aguda e progressiva em órgão-alvo. Não existe, até o momento, consenso quanto a um ponto de corte em relação ao valor pressórico anormal, nem estudos comparativos que tenham demonstrado com evidência científica como definir estas entidades, que se apresentam de maneira heterogênea na prática clínica. As diferentes diretrizes internacionais na área da HA pouco abordam esta matéria, devido à diversidade conceitual, à falta de estudos clínicos e à heterogeneidade de apresentação, ficando uma abordagem individualizada, na maior parte das vezes, a critério do médico especialista, conforme sua experiência clínica. A HA apresenta custos médicos e socioeconômicos elevados, estimando-se que 25% de todos os pacientes atendidos em serviços de emergência sejam por elevação pressórica acentuada.

Urgências e emergências hipertensivas surgiram como propostas para uma classificação operacional das crises hipertensivas, em 1993, pelo *V Joint National Committee on Detection, Evaluation and Treatment of High Blood Pressure*. No momento, três terminologias podem representar a mesma entidade clínica. O termo "crise hipertensiva", consagrado pelo uso; a terminologia "crise hipertensiva", porém, subdividida em urgências e emergências hipertensivas; e, por fim, a utilização apenas da terminologia "urgências e emergências hipertensivas" – tendência atual.

Urgências hipertensivas são situações em que há elevação pressórica acentuada aguda (definida arbitrariamente como elevação pressórica diastólica ≥ 120 mmHg) sem lesão em órgãos-alvo de forma aguda e progressiva.

Emergências hipertensivas são situações em que há elevação pressórica acentuada aguda (definida arbitrariamente como uma elevação pressórica diastólica ≥ 120 mmHg), porém com lesão em órgãos-alvo de forma aguda e progressiva.

O valor pressórico considerado elevado é empírico, com menor referência em relação à PA sistólica, em consequência de sua maior variabilidade. Existem determinadas condições clínicas que devem ser consideradas emergências hipertensivas apesar de valores pressóricos inferiores aos citados pela definição, como eclâmpsia, dissecção aguda da aorta e glomerulonefrite em crianças. Outro fator importante e de difícil avaliação é a velocidade da elevação pressórica: quanto mais rápida, maior a probabilidade de não haver adaptação ao mecanismo de autorregulação pressórica. Também é importante que a redução pressórica seja cautelosa, evitando-se queda abrupta da PA, pelo risco de complicações, como hipoperfusão e isquemia cerebral, lesão miocárdica e renal.

A finalidade desta mudança de paradigma é valorizar a repercussão hemodinâmica, e não apenas o valor da PA. Não há, até o momento, consenso, e inúmeras são as classificações de emergências hipertensivas: algumas são verdadeiras emergências hipertensivas, outras são emergências médicas e a elevação pressórica é um fator coadjuvante, sem comprovação de que a administração de fármacos anti-hipertensivos mude sua história natural.

O tratamento farmacológico das emergências hipertensivas depende do tipo de lesão em órgão-alvo, variando desde uma não intervenção até uma intervenção extremamente cautelosa na PA. Em situações como a falência do ventrículo esquerdo, encefalopatia hipertensiva e dissecção aguda da aorta, a redução pressórica deve ser imediata e agressiva. A maioria das sugestões nesta área é baseada na experiência pessoal de especialistas, pela falta de estudos clínicos randomizados, comparando um tratamento mais agressivo *vs.* um mais conservador, devendo a decisão clínica ser individualizada.

Como classificação das emergências hipertensivas, citam-se: encefalopatia hipertensiva, dissecção aguda da aorta, edema agudo do pulmão com falência ventricular esquerda, hemorragia intracerebral/hemorragia subaracnoide, angina instável, infarto agudo do miocárdio, lesão renal aguda rapidamente progressiva e eclâmpsia/pré-eclâmpsia grave/síndrome HELLP.

PSEUDOCRISE HIPERTENSIVA

Infelizmente, o termo "urgência" tem sido utilizado para conduzir tratamento agressivo e exagerado em vários pacientes com hipertensão acentuada não complicada. Pacientes geralmente com queixas de cefaleia, dor torácica atípica, estresse psicológico agudo e síndrome de pânico, associados à PA elevada, não caracterizam emergência hipertensiva.

A história de HA é de relevante importância, pois fornece o nível pressórico habitual, o controle prévio, a medicação utilizada, o grau de adesão e a história pregressa de comprometimento dos orgãos-alvo. Os sintomas e sinais que surgem deste comprometimento em muito auxiliam no diagnóstico. Da mesma forma, o questionamento sobre o uso de substâncias simpaticomiméticas é muito importante, sejam elas lícitas (inibidores do apetite, descongestionantes nasais e outras) ou ilícitas, como a cocaína. Caso o paciente esteja impossibilitado de fornecer estas informações, deve-se tentar obtê-las de familiares ou conhecidos.

AVALIAÇÃO CLÍNICA DAS URGÊNCIAS HIPERTENSIVAS

Realizar uma história clínica dirigida para HA é fundamental. Os sintomas relatados advêm da disfunção do órgão-alvo atingido e dos sinais das alterações nos sistemas cardiovascular, cerebral e renal. No início, a PA deve ser medida nos dois braços, de preferência em um ambiente calmo e repetidas vezes, até a estabilização (no mínimo, três medidas). Dados da PA usual do paciente e o que pode ter desencadeado este aumento (ansiedade, ingestão de sal e dor), comorbidades, uso de fármacos anti-hipertensivos ou que possam aumentar a PA (anti-inflamatórios não hormonais, corticoides, simpatomiméticos e álcool) devem ser investigados. Os exames complementares são solicitados de acordo com as alterações encontradas no exame clínico, e dois exames devem ser realizados de rotina: fundo de olho e eletrocardiograma (ECG). O primeiro para avaliar as alterações na papila e retina, pois as hemorragias e os exsudatos algodonosos de retina e o edema de papila são facilmente visíveis pelo oftalmoscópio. O segundo informa a existência de doenças cardiovasculares atuais e pregressas.

Uma abordagem sistematizada pode auxiliar na verificação da presença de lesão de órgão-alvo aguda ou progressiva:

→ Sistema cardiovascular: dor ou desconforto no tórax, abdome ou dorso; dispneia, fadiga e tosse. Devem-se verificar frequência cardíaca, ritmo, alteração de pulso, presença de galope, sopros (cardíacos e vasculares) e estase jugular, além de congestão pulmonar, abdominal e periférica. Exames, de acordo com o quadro clínico e a disponibilidade, devem ser solicitados, como ECG, radiografia de tórax, ecocardiograma, marcadores de necrose miocárdica, hemograma com plaquetas, lipoproteína de baixa densidade (LDH), angiotomografia e ressonância magnética (RM). O paciente deve ser submetido à monitorização eletrocardiográfica e à oximetria de pulso.

→ Sistema nervoso: tontura, cefaleia, alteração de visão, audição ou fala, nível de consciência ou coma, agitação, delírio ou confusão, défices focais, rigidez de nuca e convulsão podem estar presentes. Exames como tomografia de crânio, RM cerebral e punção lombar podem ser necessários.

→ Sistema renal e geniturinário: podem acontecer alterações no volume ou na frequência miccional ou no aspecto da urina, hematúria, edema, desidratação, massas e sopros abdominais. Os exames laboratoriais necessários são urina I, creatininemia, ureia sérica, sódio, potássio, cloro e gasometria.

CONDUTA NAS URGÊNCIAS HIPERTENSIVAS

O tratamento da urgência hipertensiva deve ser iniciado após um período de observação clínica em ambiente calmo, condição que ajuda a afastar casos de pseudocrise hipertensiva (tratados somente com repouso ou uso de analgésicos ou benzodiazepínicos). Não existem evidências científicas de que a administração de fármacos anti-hipertensivos por via intravenosa ou sublingual diminua o risco cardiovascular e mude a história natural da doença, sendo, desta maneira, controversa a preconização de redução pressórica imediata, bem como a orientação de que muitas diretrizes recomendam de redução pressórica em 24 horas. Nesses casos, como não existe lesão aguda e progressiva em órgãos-alvo, nem evidência de risco de vida imediato pela elevação pressórica acentuada e, na maioria dos pacientes, existe falta de adesão ao tratamento farmacológico e ao estilo de vida saudável, a otimização com reintrodução dos fármacos anti-hipertensivos por via oral é a conduta mais racional. A abordagem clínica deve ser feita em ambulatório, sem necessidade de tratamento hospitalar, de preferência com associação de medicamentos, agendando nova avaliação de maneira precoce, em um prazo máximo de 7 dias, o que nem sempre é possível, especialmente em serviços públicos, comprometendo a abordagem desta população e a adesão ao tratamento medicamentoso.

Estima-se que o risco absoluto de infarto agudo do miocárdio ou acidente vascular encefálico nesse grupo seja pequeno. O estudo *VA Cooperative Trial*, randomizado, placebo-controlado, avaliou 143 pacientes com PA diastólica entre 115 a 130 mmHg e demonstrou que nenhum evento cardiovascular ocorreu nos primeiros 3 meses, em ambos os grupos (placebo e tratamento).

Porém, apesar das evidências negativas na redução abrupta nas urgências hipertensivas, captopril, clonidina e betabloqueador são os anti-hipertensivos orais utilizados para reduzir gradualmente a PA em 24 a 48 horas, sendo uma orientação de segurança ao médico emergencista (Tabela 15.1). O uso de gotas de cápsulas de nifedipina de liberação rápida deve ser proscrito no tratamento das urgências hipertensivas, por não ser seguro nem eficaz, além de provocar reduções rápidas e acentuadas da PA, o que pode resultar em isquemia tecidual. O uso de nifedipina tem, atualmente, uma discutível aplicação em pré-eclâmpsia.

Tabela 15.1. Anti-hipertensivos por via oral na urgência hipertensiva.

Medicamento	Classe	Dose (mg)	Início da ação	Duração
Captopril	IECA	6,5-50	15 minutos	4-6h
Clonidina	Alfa-agonista	0,1-0,15	30 minutos-1 hora	6-8h
Nifedipina	BCC	5-10	5-15 minutos	3-5h

CONDUTAS NAS EMERGÊNCIAS HIPERTENSIVAS

Estabelecido o diagnóstico de emergência hipertensiva, identificado o órgão-alvo comprometido e a repercussão hemodinâmica do mesmo e pelo risco de vida eminente, o tratamento preconizado é a administração precoce de fármacos anti-hipertensivos, para promover redução entre 20 e 25% da PA média na primeira hora. Atingida a PA diastólica entre 100 e 110 mmHg, devem-se manter estes níveis entre a segunda e a sexta hora, exceto nos aneurismas dissecantes agudos da aorta. Devem-se ainda utilizar fármacos anti-hipertensivos por via intravenosa, por meio de bombas de infusão contínua e com monitorização pressórica rigorosa. A meta é PA 135/85 mmHg em 24 a 48 horas.

No Quadro 15.1, apresentam-se as principais diferenças entre a urgência e emergência hipertensiva.

Quadro 15.1. Diferenças no diagnóstico, no prognóstico e na conduta na urgência e na emergência hipertensivas.

Urgência	Emergência
Nível pressórico elevado acentuado	Nível pressórico elevado acentuado
Sem lesão em órgão-alvo aguda e progressiva	Com lesão em órgão-alvo aguda e progressiva
Fármaco oral	Fármaco parenteral
Sem risco iminente de vida	Com risco iminente de vida
Retorno ambulatorial precoce (7 dias)	Internação em UTI

UTI: unidade de terapia intensiva.

ENCEFALOPATIA HIPERTENSIVA

A encefalopatia hipertensiva é uma emergência hipertensiva cerebrovascular, caracterizada pela tríade de HA acentuada, por alterações do nível de consciência e, frequentemente, papiledema. Diante da suspeita clínica, deve-se realizar tomografia computadorizada para diagnóstico diferencial com tumores, hemorragias cerebrais ou intoxicações exógenas.

O tratamento com o nitroprussiato de sódio deve ser imediato, apesar de o medicamento aumentar a pressão intracerebral. Este efeito colateral é compensado pela redução pressórica sistêmica.

Posologia: nitroprussiato de sódio (Nipride), 0,25 a 10 µg/kg/minutos. Evitar doses acima de 4 µg/kg/minuto.

Preparo: uma ampola de 50 mg em 200 mL de soro glicosado a 5%. Iniciar com 5 mL/hora. Titular de acordo com os parâmetros clínicos.

DISSECÇÃO AGUDA DA AORTA

O tratamento farmacológico independe do tipo de dissecção, e a meta pressórica a ser atingida é uma exceção dentro das emergências hipertensivas – o mais precoce e mais baixa possível. O tratamento ideal inclui a associação de betabloqueador (reduz a frequência cardíaca, a contratilidade miocárdica e a PA) com o nitroprussiato de sódio, pela rapidez e pela potência anti-hipertensiva. Os pacientes com aneurisma dissecante agudo da aorta do tipo A devem ser encaminhados para cirurgia (exceto na vigência de comorbidades que contraindiquem o tratamento cirúrgico), e os do tipo B, mantidos em tratamento clínico.

Posologia: betabloqueador adrenérgico – metoprolol 5 mg, endovenoso, acrescentando 5 mg, a cada 10 minutos, até o máximo de 15 mg; nitroprussiato de sódio (Nipride) – 0,25 a 10 µg/kg/minuto.

Preparo: uma ampola de 50 mg em 200 mL de soro glicosado a 5%. Iniciar com 5 mL/hora. Titular de acordo com os parâmetros clínicos.

EDEMA AGUDO DE PULMÃO COM FALÊNCIA VENTRICULAR ESQUERDA

A elevação pressórica aguda e a incapacidade do músculo cardíaco em elevar seu débito diante da pós-carga aumentada podem desencadear o edema agudo de pulmão. O tratamento inclui a redução do volume circulante com diurético de alça por via intravenosa, associado a fármacos vasodilatadores venosos e arteriais (predominantemente venosos), dos quais os preconizados são o nitroprussiato de sódio (preferencial) ou a nitroglicerina. Esta última nos casos associados à insuficiência coronariana.

Posologia: furosemida 40 mg, endovenoso (repetir se necessário); nitroprussiato de sódio ou nitroglicerina.

ACIDENTE VASCULAR ENCEFÁLICO

O manejo da PA na fase aguda da doença cerebrovascular é controverso, com alguns estudos mostrando benefícios e outros resultados neutros. A diretriz da *European Society of Hypertension/European Society of Cardiology* (ESH/ESC), de 2013, não recomenda a intervenção com fármacos anti-hipertensivos na primeira semana, independente do valor da PA, embora recomende julgamento clínico diante de valores pressóricos muito elevados. A diretriz da *American Heart Association* (AHA) para controle pressórico dos pacientes portadores de acidente vascular encefálico isquêmico ou hemorrágico recomenda administrar fármacos anti-hipertensivos quando a PA média for igual ou superior a 130 mmHg ou a PA sistólica for igual ou superior a 220 mmHg. Para níveis pressóricos mais baixos, devem-se utilizar apenas fármacos anti-hipertensivos se houver comorbidades.

Acidente vascular encefálico hemorrágico

Para pacientes com PA sistólica entre 150 e 220 mmHg e sem contraindicação para o tratamento, a redução aguda da PA sistólica para 140 mmHg é segura e pode ser eficaz para melhorar o desfecho funcional (Grau de Recomendação: IIa; Nível de Evidência: B). Devem ser feitas redução em 1 hora com infusão endovenosa de anti-hipertensivos e monitorização da PA a cada 5 minutos (Grau de Recomendação: I; Nível de Evidência: A).

Para pacientes com PA sistólica maior que 220 mmHg, considerar a redução agressiva da PA com infusão endovenosa contínua e monitoramento frequente da PA (Grau de Recomendação: IIb; Nível de Evidência: C).

Acidente vascular encefálico isquêmico

Para pacientes sem indicação de terapia trombolítica e PA inicial maior que 220/120 mmHg, não se deve reduzir a PA em mais de 15 a 20%, mantendo-se a PA diastólica em 100 a 110 mmHg nas primeiras 24 horas.

O nível ideal de PA a ser obtido não é conhecido, mas existe consenso de que não se deve instituir tratamento anti-hipertensivo durante o atendimento inicial, a menos que a PA sistólica seja maior que 220 mmHg ou PA diastólica maior que 120 mmHg (Grau de Recomendação: I; Nível de Evidência: C).

Para pacientes com indicação de terapia trombolítica e PA inicial maior que 185/110 mmHg, considerar a possibilidade de utilização de trombolítico após controle da PA e reduzir a PA para menor que 185/105 mmHg por, no mínimo, nas primeiras 24 horas após trombolítico (Grau de Recomendação: I; Nível de Evidência: B).

SÍNDROME CORONARIANA AGUDA

As síndromes coronarianas agudas frequentemente acompanham-se de níveis pressóricos elevados, em virtude de maior liberação de catecolaminas e ativação do sistema renina-angiotensina. No entanto, nem todos os pacientes com síndrome coronariana aguda e hipertensão são considerados hipertensos. A sedação e a analgesia podem reduzir os níveis pressóricos, evitando o uso desnecessário de fármacos anti-hipertensivos, inclusive com efeitos deletérios. Não havendo contraindicações, os betabloqueadores são utilizados de rotina e devem-se aguardar seus efeitos anti-hipertensivos antes da utilização de outros fármacos anti-hipertensivos. Nos casos em que a PA se mantém elevada, associa-se a nitroglicerina. Sua ação vasodilatadora coronariana e venosa justifica seu uso e sugere doses mais elevadas para a redução do tônus arterial periférico. Seu uso não deve excluir a terapêutica com outras intervenções comprovadas de redução de mortalidade, como betabloqueador ou inibidor da enzima de conversão da angiotensina, estando contraindicada se houver uso recente de inibidores da fosfodiesterase 24 a 48 horas prévias (Grau de Recomendação: I; Nível de Evidência: B).

Posologia: nitroglicerina – 5 a 100 µg/minuto, por via endovenosa.

Preparo: uma ampola de 50 mg em 250 mL de soro fisiológico a 0,9%.

Iniciar com 3 mL/hora, acrescentando progressivamente 3 mL, de acordo com os parâmetros clínicos.

PRÉ-ECLÂMPSIA E ECLÂMPSIA

Serão discutidas no Capítulo 83 deste manual.

Os principais anti-hipertensivos utilizados por via intravenosa estão discriminados no Quadro 15.2.

Quadro 15.2. Anti-hipertensivos por via endovenosa.

Diagnóstico	Conduta farmacológica (EV)
Aneurisma dissecante da aorta	Nitroprussiato (0,25-10 µg/kg/minuto) Metoprolol (5-15 mg)
Edema agudo do pulmão	Furosemida (40 mg) Nitroprussiato (0,25-10 µg/kg/minuto)
Hemorragia intracerebral	Nitroprussiato (0,25-10 µg/kg/minuto) Metoprolol (5-15 mg)
Infarto agudo do miocárdio Angina instável	Nitroglicerina (5-100 µg/minuto) Nitroprussiato (0,25-10 µg/kg/min)
Eclâmpsia	Sulfato de magnésio 4-6 g em 100 mL Hidralazina 10-20 mg a cada 6 horas

EV: endovenoso

BIBLIOGRAFIA

Cherney D, Straus S. Management of patients with hypertensive urgencies and emergencies. J Gen Intern Med. 2002;17(12):937-45.

Chonabian AV, Bakris GL, Black HR, et al.; Joint National Committee on Prevention, Detection, Evaluation, and Treatment of High Blood Pressure. National Heart, Lung, and Blood Institute; National High Blood Pressure Education Program Coordinating Committee.

Hypertension. Seventh report of the Joint National Committee on Prevention, detection, evaluation, and treatment of high blood pressure. Hypertension. 2003;42(6):1206-52.

Goldstein LB. Blood pressure management in patients with acute ischemic stroke. Hypertension. 2004;43(2):137-41. Erratum in: Hypertension. 2004;43(5):e35.

Hemphill JC 3rd, Greenberg SM, Anderson CS, et al.; American Heart Association Stroke Council; Council on Cardiovascular and Stroke Nursing; Council on Clinical Cardiology. Guidelines for the Management of Spontaneous Intracerebral Hemorrhage: a Guideline for Healthcare Professionals From the American Heart Association/American Stroke Association. Stroke. 2015;46(7):2032-60.

Jauch EC, Saver JL, Adams HP Jr et al.; American Heart Association Stroke Council; Council on Cardiovascular Nursing; Council on Peripheral Vascular Disease; Council on Clinical Cardiology. Guidelines for the early management of patients with acute ischemic stroke: a guideline for healthcare professionals from the American Heart Association/American Stroke Association. Stroke. 2013;44(3):870-947.

Malachias MV, Souza WK, Plavnik FL, et al. 7a Diretriz Brasileira de Hipertensão Arterial. Arq Bras Cardiol. 2016;107(3 Supl. 3):1-83.

Mancia G, Fagard R, Narkiewicz K, et al. 2013 ESH/ESC guidelines for the management of arterial hypertension:the Task Force for the Management of Arterial Hypertension of the European Society of Hypertension (ESH) and of the European Society of Cardiology (ESC). Eur Heart J. 2013;34(28):2159-219.

Praxedes JN, Santello JL, Amodeo C, et al. Encontro multicêntrico sobre crises hipertensivas. Rev Soc Bras Hipertens. 2001; 4:23-41.

Shayne PH, Pitts SR. Severely increased blood pressure in the emergency department. Ann Emerg Med. 2003;41(4):513-29.

Varon J, Marik EP. The diagnosis and management of hypertensive crises. Chest. 2000; 118:214-27.

Effects of treatment on morbidity in hypertension. Results in patients with diastolic blood pressure averaging 115 through 129 mmHg. JAMA. 1967;202(11):1028-34.

Vidt D. Emergency room management of hypertensive urgencies and emergencies. J Clin Hypertens (Greenwich). 2001;3(3):158-64.

Zampaglione B, Pascale C, Marchisio M, et al. Hypertensive urgencies and emergencies. Hypertension. 1996;27(1):144-7.

SEÇÃO 3

DISLIPIDEMIAS

SEÇÃO 3

DISLIPIDEMIAS

16

Hipercolesterolemia

Marcelo Chiara Bertolami
Adriana Bertolami Manfredi
André Arpad Faludi

Palavras-chave: Perfil lipídico; Colesterol; Hipercolesterolemia; Dislipidemia; Estatinas; Resinas; Ezetimiba; Inibidores da PCSK9.

INTRODUÇÃO

Para o tratamento adequado de uma dislipidemia, impõe-se o diagnóstico prévio de seu tipo. As variáveis frequentemente mensuradas, que fazem parte do perfil lipídico, incluem colesterol total (CT), triglicerídeos (TG) e lipoproteína de alta densidade-colesterol (HDL-c), além do cálculo da lipoproteína de baixa densidade-colesterol (LDL-c) pela fórmula de Friedewald: LDL-c = CT − (HDL-c + TG/5). O TG/5 corresponde ao colesterol ligado à lipoproteína de muito baixa densidade-colesterol (VLDL-c). Porém, esta fórmula não deve ser empregada quando nível de TG ≥ 400 mg/dL.

Tradicionalmente segue-se a orientação de que o perfil lipídico deve ser determinado em sangue coletado após 12 horas de jejum. Recentemente, diretrizes nacionais e internacionais deixaram de fazer esta recomendação, passando a facultar a coleta de sangue em qualquer momento do dia, independentemente do jejum alimentar. Tal medida facilita a avaliação do perfil lipídico em crianças, portadores de diabetes e idosos, que têm dificuldade em manter jejum prolongado. Ainda, as taxas de TG pós-prandiais têm mostrado melhor correlação com o risco cardiovascular do que as coletadas em jejum. Se as taxas lipídicas forem adequadas no sangue coletado sem jejum, o médico pode usá-las como base para programar sua conduta. Se, entretanto, as taxas de TG forem muito elevadas (> 440 mg/dL), ele pode solicitar nova coleta – agora após jejum de 12 horas.

Outra opção quando os TG forem muito elevados é a utilização da não HDL-c como meta de tratamento. A não HDL-c representa a fração do colesterol contido nas lipoproteínas plasmáticas circulantes (exceto a HDL), ou seja, nas lipoproteínas aterogênicas. Ele é estimado subtraindo-se o valor da HDL-c do CT, a saber: não HDL-c = CT − HDL-c.

A classificação comumente empregada das dislipidemias é a laboratorial, que tem base no perfil lipídico:

→ Hipercolesterolemia isolada ou pura: aumento unicamente do colesterol sérico (em geral decorrente do aumento da LDL-c).

→ Hipertrigliceridemia isolada ou pura: aumento único dos TG séricos.

148 | DISLIPIDEMIAS

→ Hiperlipidemia mista: aumento concomitante do colesterol e dos TG.

→ Baixa HDL-c: com ou sem aumento das outras frações (LDL-c e/ou TG).

Estabelecido o diagnóstico de hipercolesterolemia, caracterizada por aumento da LDL-c, antes de iniciar a terapêutica, é importante a diferenciação entre hipercolesterolemia primária (decorrente de causa hereditária reconhecida ou não) ou secundária (decorrente de doença de base ou do uso de medicamentos). O Quadro 16.1 mostra as principais causas secundárias de hipercolesterolemia. O tratamento das hipercolesterolemias secundárias objetiva controlar a causa desencadeante da alteração lipídica, enquanto o tratamento das hipercolesterolemias primárias é dirigido diretamente para a alteração lipídica.

Quadro 16.1. Hipercolesterolemias secundárias a doenças ou a medicamentos.

Doença/medicamento	Alterações lipídicas
Hipotireoidismo	Aumento do colesterol total e, às vezes, do triglicerídeo, e diminuição da HDL-c
Síndrome nefrótica	Aumento de colesterol total e triglicerídeo, redução da HDL-c nas formas graves
Icterícia obstrutiva	Pode causar aumento acentuado do colesterol total
Corticosteroides	Aumento do colesterol total e dos triglicerídeos
Anabolizantes	Aumento do colesterol total e dos triglicerídeos
Isotretinoína	Aumento do colesterol total e dos triglicerídeos

HDL-c: lipoproteína de alta densidade-colesterol.

TRATAMENTO DAS HIPERCOLESTEROLEMIAS

O principal objetivo do tratamento das hipercolesterolemias é a prevenção (primária ou secundária) da doença aterosclerótica (coronária, cerebral e periférica). O tratamento, para a obtenção de resultados desejáveis, deve ser mantido indefinidamente.

A decisão para o início da terapia medicamentosa das dislipidemias depende dos fatores descritos a seguir.

Risco cardiovascular do paciente

Em pacientes de muito alto ou alto risco cardiovascular, o tratamento da dislipidemia deve incluir medicamentos já em associação com as modificações do estilo de vida a serem propostas. Para aqueles de risco moderado ou baixo, o tratamento é iniciado apenas com as medidas de mudança do estilo de vida, com a associação, em uma segunda etapa, de medicamentos, se necessário, para obtenção das metas definidas da LDL-c. O tempo de reavaliação após a implantação das medidas de modificações do estilo de vida pode ser de 3 a 6 meses. As metas de redução lipídica na prevenção da aterosclerose e suas complicações dependem do risco cardiovascular do paciente a ser tratado (Tabela 16.1). Esse risco é avaliado pela situação individual de risco. Para mais detalhes, vide Capítulo 6, "Estratégias para estratificação do risco coronário".

Tabela 16.1. Metas terapêuticas absolutas e redução porcentual de lipoproteína de baixa densidade-colesterol (LDL-c) e não HDL-c para pacientes com ou sem uso de estatinas.

Risco	Sem estatinas	Com estatinas	
	Redução (%)	Meta de LDL-c (mg/dL)	Meta de não HDL-c (mg/dL)
Muito alto	> 50	< 50	< 80
Alto	> 50	< 70	< 100
Intermediário	30-50	< 100	< 130
Baixo	> 30	< 130	< 160

A *Atualização da Diretriz Brasileira sobre Dislipidemias e Prevenção da Aterosclerose* inclui a recomendação, além do alcance das metas absolutas, do uso preferencial de medicamentos nas doses utilizadas nos grandes ensaios clínicos e que demonstraram benefício clínico. Esquematicamente, os regimes terapêuticos podem ser classificados de acordo com sua intensidade em reduzir porcentualmente a LDL-c (Tabela 16.2).

Tabela 16.2. Intensidade do tratamento hipolipemiante.

	Intensidade do tratamento		
	Baixa	**Moderada**	**Alta**
Redução de LDL-c esperada com dose diária, %	< 30	30% a < 50	≥ 50
Exemplos, doses diárias em mg	Lovastatina: 20 Sinvastatina: 10 Pravastatina: 10-20 Fluvastatina: 20-40 Pitavastatina: 1	Lovastatina: 40 Sinvastatina: 20-40 Pravastatina: 40-80 Fluvastatina: 80 Pitavastatina: 2-4 Atorvastatina: 10-20 Rosuvastatina: 5-10	Atorvastatina: 40-80 Rosuvastatina: 20-40 Sinvastatina: 40 Ezetimiba: 10

LDL-c: lipoproteína de baixa densidade-colesterol.

Tipo de dislipidemia presente

O tipo de dislipidemia presente define a escolha da classe terapêutica. Os medicamentos hipolipemiantes costumam ser divididos nos que agem predominantemente sobre as taxas séricas de colesterol e naqueles que agem predominantemente nas taxas de TG.

TRATAMENTO DIETÉTICO E MUDANÇAS DE ESTILO DE VIDA

O tratamento das hipercolesterolemias sempre deve incluir adequações do estilo de vida; modificações da alimentação e controle do peso, procurando atingir valores apropriados para o indivíduo; prática regular de atividade física; abandono do fumo e redução do estresse emocional.

As medidas farmacológicas são associadas às mudanças no estilo de vida, quando estas não forem suficientes para alcançar as metas do tratamento.

RECOMENDAÇÕES ALIMENTARES

A redução da gordura total da alimentação, particularmente das saturadas (para menos de 10% do total calórico) é alcançada por meio da redução da ingestão de gorduras de origem animal (carnes, leite e derivados), vegetal (polpa de coco, óleo de dendê e banha de coco) e da forma trans (gorduras vegetais hidrogenadas, presentes em coberturas ou recheios de biscoitos, sorvetes de massa e em certas margarinas). Recomenda-se sua substituição pelos ácidos graxos insaturados, principalmente os monoinsaturados (ácido oleico), presentes no azeite de oliva, óleo de canola e, em menor quantidade, no óleo de soja. Deve ser estimulada, também, a ingestão regular de legumes, verduras, frutas e cereais. O consumo de peixes é recomendado, pelo elevado conteúdo de ácidos graxos ômega 3 e por ser fonte proteica com baixo teor de ácidos graxos saturados. Em situações de mais alto risco, como os portadores de doença aterosclerótica significativa, a redução da porcentagem de gorduras saturadas deve ser para menos de 7% do valor calórico total.

Recomenda-se a redução do colesterol da dieta para menos de 200 mg ao dia. O colesterol é encontrado apenas em alimentos de origem animal. Reduzir a ingestão de colesterol significa restringir o consumo de vísceras (fígado, miolo e miúdos), leite integral e seus derivados (queijo, manteiga e creme de leite),

150 | DISLIPIDEMIAS

biscoitos amanteigados, *croissants*, folheados, sorvetes cremosos, embutidos (salsicha, linguiça, bacon e torresmo), frios (presunto, salame e mortadela), pele de aves e frutos do mar. Uma gema de ovo contém aproximadamente 225 mg de colesterol, o que ultrapassa isoladamente a recomendação de consumo máximo diário de colesterol.

O uso de fibras (20 a 30 g ao dia), particularmente as hidrossolúveis (recomendação em torno de 6 g/dia), representadas pelas gomas (derivados de leguminosas, aveia e cevada) e pela pectina (originada das frutas), também deve ser feito. As fibras insolúveis na água também são empregadas com o intuito de produzir maior plenitude gástrica, levando o paciente a comer menos. São representadas por hemicelulose (grãos), lignina (hortaliças) e celulose (trigo).

Os fitosteróis, também chamados de esteróis vegetais, são componentes naturais dos óleos vegetais comestíveis, como o óleo de girassol e de soja, e estão presentes na alimentação em pouca quantidade. Em nosso meio, o aumento destes compostos na alimentação e, consequentemente, no intestino, onde eles competem com o colesterol pela absorção pelas vilosidades intestinais, pode ser obtido pela inclusão de alimentos enriquecidos com sitosterol (creme vegetal 1,6 a 2 g ao dia). Recentemente, dispomos, também, de cápsulas de sitosterol (650 mg ou 800 mg por cápsula). O sitosterol pode auxiliar na redução da LDL-c em torno de 10% – particularmente, se associado a outras correções alimentares.

RECOMENDAÇÃO DE ATIVIDADE FÍSICA

A atividade física deve ser praticada de forma regular, com exercícios aeróbicos (que são auxiliares na redução da glicemia, no controle da pressão arterial, do peso corporal e redução dos TG, mas pode, também, auxiliar na redução da LDL-c e no aumento da HDL-c).

É recomendada a avaliação médica prévia ao início de qualquer atividade física. A atividade mais facilmente executada é a caminhada, de intensidade leve a moderada, e praticada de forma regular.

TRATAMENTO MEDICAMENTOSO

Para o tratamento correto das hipercolesterolemias com medicamentos, deve-se inicialmente conhecer intimamente os fármacos, sabendo suas indicações, doses, mecanismos de ação, efeitos colaterais, metabolismo e excreção, bem como possíveis interações medicamentosas. É de grande importância que o uso de medicamentos seja associado ao tratamento não medicamentoso (mudança de estilo de vida).

Os medicamentos disponíveis para o tratamento das dislipidemias podem ser didaticamente divididos naqueles que têm ação predominante sobre o colesterol e naqueles que agem principalmente sobre os TG. Observe-se que todos podem influir sobre todo o perfil lipídico, mas têm ação preferencial predominante. Os que têm ação preferencial sobre a LDL-c são as estatinas, as resinas que se ligam aos sais biliares (colestipol, colesevelam e colestiramina, sendo que apenas esta última é disponível no Brasil) e os que reduzem a absorção intestinal de colesterol (ezetimiba). Os que reduzem preferencialmente os TG são a niacina (ácido nicotínico), os fibratos e o óleo de peixe (rico em ácidos graxos ômega 3). Em seguida, são descritas as principais características desses fármacos.

INIBIDORES DA 3-HIDROXI-3-METILGLUTARIL-COENZIMA A (HMG-CoA) REDUTASE (ESTATINAS)

Estatinas

Atualmente são os medicamentos mais importantes na prevenção cardiovascular, em função de múltiplos estudos clínicos que mostraram sua capacidade de reduzir as taxas séricas de LDL-c e prevenir eventos coronários em diferentes situações de risco.

No Brasil dispõe-se de lovastatina, sinvastatina, pravastatina, fluvastatina, atorvastatina, rosuvastatina e pitavastatina. Todas têm bom perfil de tolerabilidade e se diferenciam por sua potência em reduzir a LDL-c. A rosuvastatina é a mais potente, seguida da atorvastatina e da pitavastatina que se equivalem em potência. Seu mecanismo de ação se faz na competição com a enzima-chave na síntese do colesterol, a 3-hidroxi-3-metilglutaril-coenzima A (HMG-CoA) redutase. Com menos colesterol disponível para as funções celulares, as células abrem novos receptores de membrana (receptores B/E) que captam maior número de partículas de LDL e de VLDL da circulação, levando à redução das taxas séricas de colesterol e dos TG (embora estes últimos sejam menos afetados pelas estatinas). Devem ser utilizadas diariamente, e aquelas de menor tempo de ação (lovastatina, sinvastatina, pravastatina e fluvastatina) devem ser consumidas preferencialmente à noite, quando o organismo produz mais colesterol. As que têm maior vida média (atorvastatina, rosuvastatina e pitavastatina) podem ser consumidas a qualquer hora do dia e têm maior ação sobre a trigliceridemia, se tomadas durante o dia, quando o indivíduo se alimenta. Sempre são levados em consideração, para a prescrição destes fármacos, além da potência de modificação do perfil lipídico, suas vias de metabolização e eliminação, bem como o potencial de interação e a disponibilidade na rede pública.

A redução da LDL-c varia entre as estatinas, sendo essa diferença fundamentalmente relacionada à dose inicial, conforme Figura 16.1. A cada vez que se dobra a dose de qualquer uma destas estatinas, a redução média adicional da LDL-c é de 6 a 7 % em relação à LDL-c basal.

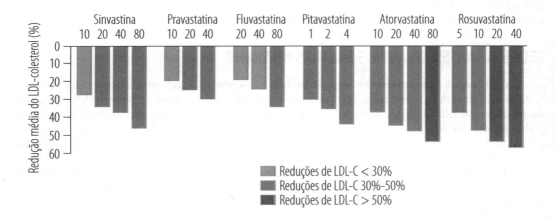

Figura 16.1. Reduções da lipoproteína de baixa densidade-colesterol (LDL-c) por meio das estatinas e as doses disponíveis no mercado nacional.

Os efeitos colaterais das estatinas não são comuns, e o de maior potencial de gravidade é a agressão muscular, que raramente pode culminar em rabdomiólise e morte. Os efeitos sobre a musculatura podem levar a queixas musculares, como dores, fraqueza e câimbras, que podem atingir até 20% dos usuários de estatinas. Podem ocorrer aumentos da creatinofosfoquinase (CPK) sem qualquer queixa muscular – daí a importância da monitorização regular desta enzima. O aumento da taxa sérica de CPK acima de dez vezes o limite superior da normalidade, mesmo na ausência de qualquer sintoma muscular, é critério para suspensão do produto. Outros efeitos colaterais possíveis são intolerância gástrica, flatulência, prurido, hepatotoxicidade e exantema cutâneo. Há discussão sobre quais as doses das estatinas a serem empregadas, pois há quem defenda a utilização de doses máximas, enquanto outros sugerem a menor dose necessária para a obtenção da meta de LDL-c preconizada para o caso. Devem ser observadas potenciais interações desses fármacos com outros medicamentos, além de algumas situações que predispõem ao aparecimento do comprometimento muscular, como hipotireoidismo descontrolado, insuficiência renal, idosos, diabéticos, infecções agudas, entre outras.

INIBIDOR DA ABSORÇÃO INTESTINAL DE COLESTEROL (EZETIMIBA)

A ezetimiba age reduzindo a absorção intestinal do colesterol, por inibir o transportador ativo do colesterol da luz do intestino (proveniente da alimentação e, em maior parte, da síntese hepática, que chega ao intestino pela bile) para o enterócito, o NPC1L1. Como os quilomícrons e remanescentes que chegam ao fígado contêm menor quantidade de colesterol, as células hepáticas expõem mais receptores B/E, retirando mais LDL e VLDL da circulação. Ao mesmo tempo, as células também aumentam sua síntese de colesterol. O balanço destas duas ações determina a capacidade do medicamento em reduzir a LDL-c. Excepcionalmente, a ezetimiba tem sido recomendada para uso isolado. Em geral, a redução da colesterolemia com seu uso é da ordem de 18 a 20%, mas existem os hipo e os hiperabsorvedores, e, nestes últimos, a ação do medicamento é mais efetiva. Por este mecanismo, entende-se por que a associação de uma estatina à ezetimiba potencializa a ação dos dois produtos, levando a reduções mais amplas da colesterolemia. A associação da ezetimiba a qualquer estatina em sua menor dose é capaz de levar a reduções da LDL-c semelhantes às obtidas com a dose máxima da mesma estatina. A ezetimiba isolada constitui opção terapêutica em pacientes que apresentam intolerância às estatinas. A ezetimiba associada a doses toleradas de estatina é uma alternativa em pacientes que apresentem efeitos adversos com doses elevadas de estatina.

Este fármaco, embora seja absorvido no intestino e tenha ação sistêmica, é praticamente destituído de efeitos colaterais. Sua dose é única, de 10 mg ao dia tomada a qualquer hora do dia. Em comparação com monoterapia com sinvastatina, o estudo IMPROVE-IT (*IMProved Reduction of Outcomes: Vytorin Efficacy International Trial*) mostrou redução significativa de eventos cardiovasculares após síndrome coronária aguda com o uso da associação estatina e ezetimiba.

SEQUESTRANTES DE ÁCIDOS BILIARES (RESINAS)

A colestiramina é a única resina disponível no Brasil. Sua ação se faz no intestino, pois não é absorvida e, assim, não tem ação sistêmica. Ela interage com os sais biliares e o colesterol presentes na bile, diminuindo sua absorção. Esta diminuição do ciclo entero-hepático do colesterol leva a menor oferta de colesterol para o fígado, que responde com aumento da transformação de colesterol em sais biliares e aumento da expressão de receptores B/E nos hepatócitos, mas também com elevação da síntese hepática de colesterol. O resultado é a redução discreta da colesterolemia. O maior problema para o uso regular da colestiramina é a obstipação intestinal que ela produz, eventualmente associada a aumento do meteorismo e náuseas. As doses recomendadas são de 4 g ao dia (um pacotinho) até 24 g ao dia (esta dose praticamente é impossível de se conseguir manter, particularmente entre idosos), dissolvidos em um copo de água ou suco.

Ela pode produzir redução da absorção de vitaminas lipossolúveis (A, D, E e K) e de ácido fólico, sendo aconselhada a suplementação nas crianças e, eventualmente, em adultos. Seu uso prolongado pode levar a hipoprotrombinemia por deficiência de vitamina K, que pode ser prevenida ou revertida pela administração oral ou parenteral desta vitamina. A colestiramina interfere na absorção de diversos medicamentos e vitaminas lipossolúveis. Deve ser administrada uma hora antes ou quatro horas depois da tomada de outros medicamentos. Pode ocorrer aumento dos TG sob ação desse produto, daí a recomendação de que seja evitada na presença de hipertrigliceridemia. Pode ser indicada em qualquer idade, mas é a medicação de preferência em crianças e em mulheres em idade gestacional, sem contracepção confiável e até mesmo durante a gravidez e período de amamentação.

FIBRATOS

Excepcionalmente, os fibratos são empregados para tratamento das hipercolesterolemias, uma vez que sua ação se faz principalmente sobre os TG e, em alguns pacientes, podem produzir aumento da LDL-c. Sua associação com estatinas pode levar à maior frequência de miosite e de rabdomiólise, devendo ser empregada criteriosamente. O genfibrozil é contraindicado para esta associação, uma vez que aumenta muito a chance de miopatia com qualquer estatina.

NIACINA OU ÁCIDO NICOTÍNICO

Tem ação maior sobre a trigliceridemia, mas é capaz de reduzir a LDL-c em 5% a 25%.

INIBIDORES DA PRÓ-PROTEÍNA CONVERTASE SUBTILISINA/KEXINA TIPO 9 (PCSK-9)

Recentemente introduzidos no mercado nacional, estes medicamentos têm mostrado capacidade de produzir importantes reduções da LDL-c isoladamente, ou em associação à terapia máxima com estatinas (com ou sem associação com ezetimiba).

Sabe-se que a funcionalidade e o número de receptores de LDL (LDL-r) expressos na superfície dos hepatócitos constituem fatores determinantes dos níveis plasmáticos de LDL. A LDL circulante se liga aos LDL-R na superfície do hepatócito, libera seu conteúdo para o endossoma, e, posteriormente, o receptor é reciclado de volta à superfície do hepatócito, para captar mais partículas de LDL do plasma. Em condições normais, o LDL-R refaz este ciclo aproximadamente 150 vezes, até que seja degradado. A pró-proteína convertase subtilisina/kexina tipo 9 (PCSK-9) é uma enzima que desempenha um papel importante no metabolismo lipídico, modulando a densidade de LDL-R. Sintetizada no núcleo celular e secretada pelos hepatócitos, liga-se aos LDL-R na circulação, favorecendo sua degradação. Estudos realizados em animais e mutações em seres humanos demonstraram que o ganho de função da PCSK9 ocasionava aumento da degradação dos LDL-R, com elevações dramáticas nas concentrações de LDL. Em contrapartida, mutações com perda de função da PCSK9 têm o efeito oposto: aumentam a densidade do LDL-R na superfície dos hepatócitos, com consequente aumento da remoção de partículas de LDL e redução da LDL-c. Assim, a inibição da PCSK9 previne a ligação do LDL-R à PCSK9 e a subsequente degradação lisossomal do LDL-R, aumentando a densidade de receptor na superfície do hepatócito e a depuração das partículas circulantes de LDL.

Dois inibidores da PCSK9 totalmente humanos foram aprovados no Brasil para comercialização em 2016: o alirocumabe e o evolocumabe. Ambos são aplicados por meio injeção subcutânea – o alirocumabe a cada 2 semanas, na dose de 75 mg ou 150 mg, enquanto o evolucumabe com injeção de 140 mg, duas vezes por mês, ou 420 mg, uma vez ao mês.

Essa classe farmacológica reduz de forma bastante intensa as concentrações de LDL-c em comparação ao placebo (redução média de 60%).

Estudo realizado com evolocumabe demonstrou benefícios significativos também em outras lipoproteínas pró-aterogênicas, com redução de 52% na fração não HDL-c, 47,3% na Apolipoproteína-B, 12,6% nos TG, 25,5% na Lp(a) e aumento da HDL-c e da Apolipoproteína-A1 de 7% e 4,2%, respectivamente. O alirocumabe apresentou resposta semelhante no perfil lipídico, com redução significativa na não HDL-c de 52,3%, Apolipoproteína-B de 54%, Lp(a) de 25,6%, TG de 17,3% e elevação de HDL-c e Apolipoproteína-A1 de 4,6% e 2,9%, respectivamente (p<0,001 para todas as comparações).

Quanto à indicação dos inibidores da PCSK9 (evolocumabe e alirocumabe) no tratamento das dislipidemias, a *Atualização da Diretriz Brasileira sobre Dislipidemias e Prevenção da Aterosclerose* recomenda a utilização somente em pacientes com risco cardiovascular elevado. Foram adotadas as orientações do *National Institute for Health and Care Excellence* (NICE) tendo como base as taxas de LDL-c quando elevadas (Quadro 16.2), a despeito do uso de dose máxima tolerada de hipolipemiantes ou quando sua utilização é limitada por intolerância..

O uso dos inibidores da PCSK9 em geral é seguro e bem tolerado. É descrita ocorrência de nasofaringite, náuseas, fadiga e aumento da incidência de reações no local da injeção (vermelhidão, prurido, edema ou sensibilidade/dor).

O evolocumabe mostrou-se capaz de levar à redução de eventos cardiovasculares no estudo FOURIER (*Evolocumab and Clinical Outcomes in Patients with Cardiovascular Disease*), que envolveu mais de 27.500 pacientes, sem efeitos colaterais significativos, mesmo em pacientes que atingiram taxas de LDL-c abaixo de 25 mg/dL em uso do medicamento. Parte da população envolvida no estudo FOURIER fez parte do EBBINGHAUSS, que mostrou não haver alterações cognitivas com o uso do anticorpo monoclonal, mes-

154 | DISLIPIDEMIAS

mo em pacientes com taxas muito baixas de LDL-c. Já o ODYSSEY OUTCOMES, com o alirocumabe, avaliará os desfechos cardiovasculares em mais de 18 mil pacientes pós-síndrome coronária aguda, com resultados previstos para 2018.

Quadro 16.2. Condições clínicas e taxas de lipoproteína de baixa densidade-colesterol (LDL-c) para indicação dos inibidores da pró-proteína convertase subtilisina/kexina tipo 9.

	Sem DCV	Com DCV	
		DCV de alto risco*	DCV de muito alto risco†
Hipercolesterolemia não familiar ou dislipidemia mista	Não recomendado em qualquer nível de LDL-c	Recomendado somente se LDL-c persistentemente > 160 mg/dL	Recomendado somente se LDL-c persistentemente > 140 mg/dL
Hipercolesterolemia familiar heterozigótica	Recomendado somente se LDL-c persistentemente > 200 mg/dL	Recomendado somente se LDL-c persistentemente > 140 mg/dL	

Definida pela história de síndrome coronária aguda (como infarto do miocárdio ou angina instável necessitando hospitalização), revascularização coronária ou de outro território arterial, doença cardíaca crônica, acidente vascular cerebral isquêmico e doença arterial periférica; † definida por evento cardiovascular recorrente ou evento cardiovascular em mais de um leito vascular. DCV: doençacardiovascular.

ASSOCIAÇÃO DE MEDICAMENTOS

Todos os fármacos descritos podem ser utilizados em associação, buscando-se, com isso, somar atividades diferentes de dois ou mais produtos. Entretanto, ainda faltam evidências de que a associação de fármacos possa realmente levar à maior proteção cardiovascular. A associação de medicamentos pode ser empregada em algumas situações:

Para aumentar o efeito sobre determinada fração do perfil lipídico. Por exemplo: LDL-c è estatina + ezetimiba e destes com resina e/ou niacina e, se necessário, inibidor da PCSK9.

Para diminuir outra fração lipídica que o primeiro produto não conseguiu levar às metas. Por exemplo: estatina para a LDL-c e um fibrato e/ou niacina para os TG e/ou a HDL-c ou não HDL-c.

Em pacientes que não toleram doses maiores de determinado produto para obtenção das metas, a associação da maior dose tolerada do primeiro medicamento com um segundo (ou mais) pode levar à obtenção das metas desejadas.

Não se discute que o emprego dos medicamentos, uma vez indicado, deve ser feito indefinidamente, pois os benefícios se acumulam com o passar dos anos, além de maiores reduções da colesterolemia se associarem a mais benefícios na prevenção cardiovascular.

Deve-se sempre ter em mente a possibilidade do aparecimento de efeitos colaterais, que podem ou não produzir sintomas. Assim, além do cuidadoso monitoramento clínico, recomenda-se a determinação das enzimas hepáticas (principalmente da transaminase glutâmico pirúvica – TGP, por ser a mais sensível) e da muscular (CPK), antes de se iniciar o uso do produto e periodicamente, particularmente se houver mudança de dose ou associação de outros medicamentos. São critérios para suspensão dos medicamentos: sintomas musculares intoleráveis e, na ausência de sintomas, o aumento das transaminases acima de três vezes o limite superior da normalidade ou da CPK acima de dez vezes o limite superior da normalidade.

CONCLUSÃO

As dislipidemias representam importante fator de risco para a gênese e o desenvolvimento da aterosclerose e suas complicações. Sua frequência faz com que sejam objeto comum de consultas com médicos clínicos, cardiologistas, endocrinologistas, ginecologistas, geriatras e pediatras. Diante disto, seu diagnóstico e tratamento corretos são armas fundamentais no combate à alta prevalência das doenças cardiovasculares, que têm ocorrido no mundo moderno.

BIBLIOGRAFIA

Cannon CP, Blazing MA, Giugliano RP, et al. Ezetimibe added to statin therapy after acute coronary syndromes. N Engl J Med. 2015;372(25):2387-97.

Giannini SD, Forti N, Diament J. Hipolipemiantes I. Ação predominante na hipercolesterolemia. In: Batlouni M, Ramires JA. Farmacologia e terapêutica cardiovascular. 2a ed. São Paulo: Atheneu; 2004. p. 473-95.

Navarese EP, Kolodziejczak M, Kereiakes DJ, et al. Proprotein convertase subtilisin/kexin type 9 monoclonal antibodies for acute coronary syndrome: a narrative review. Ann Intern Med. 2016;164(9):600-7.

Sabatine MS, Giugliano RP, Keech AC, et al. Evolocumab and clinical outcomes in patients with cardiovascular disease inhibition. N Engl J Med. 2017;376:1713-22.

Santos RD, Santos RD, Gagliardi AC, et al. I Diretriz sobre o Consumo de Gorduras e Saúde Cardiovascular. Arq Bras Cardiol. 2013;100(1 Suppl 3):1-40.

Saxon DR, Eckel RH. Statin Intolerance: a literature review and management strategies. Prog Cardiovasc Dis. 2016;59(2):153-64.

Sociedade Brasileira de Cardiologia. Departamento de Aterosclerose. Atualização da Diretriz Brasileira sobre Dislipidemias e Prevenção da Aterosclerose. Arq Bras Cardiol. 2017;109;2(Supl.1):1-76.

Sociedade Brasileira de Cardiologia. Departamento de Aterosclerose. IV Diretriz Brasileira sobre Dislipidemias e Prevenção da Aterosclerose. Arq Bras Cardiol. 2007;88(Suppl 1):2-19.

Xavier HT, Izar MC, Faria Neto JR, et al. V Diretriz Brasileira de Dislipidemias e Prevenção da Aterosclerose. Arq Bras Cardiol. 2013;101(4 Suppl 1):1-20.

17

Hipertrigliceridemia

Eduardo Polizini Faludi
André Arpad Faludi
Rodrigo Marques Gonçalves

Palavras-chave: Triglicerídeos; Hipertrigliceridemia; Dislipidemia; Lipoproteínas de muito baixa densidade; Quilomícrons; Pancreatite; Fibratos; Niacina; Ácidos graxos ômega 3.

INTRODUÇÃO

A hipertrigliceridemia, definida como a elevação dos níveis séricos de triglicerídeos, é a expressão do aumento de lipoproteínas de muito baixa densidade (VLDL), quilomícrons ou ambas.

No preparo do paciente para a realização das dosagens do perfil lipídico, são recomendados: manter o estado metabólico estável e a dieta habitual. O jejum não é necessário para realização do colesterol total, lipoproteínas de baixa densidade-colesterol (HDL-colesterol) e das apolipoproteínas (Apo-AI e Apo-B), pois o estado pós-prandial não interfere na concentração destas partículas. O período de jejum de 12 horas não representa o estado metabólico normal, visto que não se fica constantemente neste tempo sem se alimentar. Como já está bem sedimentado na literatura, valores aumentados de triglicerídeos no pós--prandial representam um maior risco para eventos cardiovasculares.

Os valores de referência para indivíduos maiores de 20 anos de idade do perfil lipídico com e sem jejum de 12 horas, segundo a Atualização da Diretriz Brasileira de Dislipidemia e prevenção da Aterosclerose, de 2017, são descritos na Tabela 17.1.

A concentração de triglicerídeos sofre um incremento quando coletado sem jejum. A elevação dos triglicerídeos no estado pós-prandial é indicativa de maior risco cardiovascular. Pacientes idosos, diabéticos e crianças se beneficiam do fim do jejum, evitando hipoglicemias secundárias ao jejum prolongado. Em algumas situações clínicas específicas em que a concentração de triglicerídeos encontra-se muito elevada (> 440 mg/dL), nova coleta de amostra para o perfil lipídico deve ser solicitada pelo médico ao paciente com jejum de 12 horas, entre elas: doença cardiovascular aterosclerótica precoce e história de hiperlipidemia genética familiar. O médico avalia o resultado do perfil lipídico do paciente de acordo com a indicação do exame, o estado metabólico e a estratificação de risco.

Estudos epidemiológicos, clínicos e laboratoriais demonstram que a hipertrigliceridemia é um fator de risco independente da doença aterosclerótica e, frequentemente, associa-se com concentrações baixas de HDL-colesterol, partículas de lipoproteína de baixa densidade-colesterol (LDL-colesterol) pequenas e den-

158 | DISLIPIDEMIAS

Tabela 17.1. Valores de referência do perfil lipídico com e sem jejum.

Lipídeos	Com jejum (mg/dL)	Sem jejum (mg/dL)	Categoria referencial
Colesterol total	< 190		Desejável
HDL-colesterol	> 40		Desejável
Triglicerídeos	< 150	< 175	Desejável
			Categoria de risco
LDL-colesterol	< 130		Baixo
	< 100		Intermediário
	< 70		Alto
	< 50		Muito alto
Não HDL-colesterol	< 160		Baixo
	< 130		Intermediário
	< 100		Alto
	< 80		Muito alto

Fonte: adaptado de Faludi AA, Izar MCO, Saraiva JFK, Chacra APM, Bianco HT, Afiune A Neto, et al. Atualização da Diretriz Brasileira de Dislipidemias e Prevenção da Aterosclerose – 2017. Arq Bras Cardiol. 2017;109(2 Supl 1):1-76. Erratum in: Arq Bras Cardiol. 2017;109(5):499.

sas, estados pró-trombóticos e hipercoagulabilidade, obesidade, intolerância à glicose e diabetes, e situações reconhecidamente como pró-aterogênicas. A hipertrigliceridemia pode ser primária (de origem genética ou familiar) ou secundária (dependente de estilo de vida inadequado, certas doenças, ou uso de medicamentos). As causas secundárias são as mais frequentes e, na avaliação das hipertrigliceridemias, elas devem ser afastadas, pois podem ser a causa exclusiva ou contribuir, em associação à causa genética, para a elevação da concentração sérica de triglicerídeos. As hipertrigliceridemias podem ser consequentes a doenças (diabetes, intolerância à glicose, obesidade e insuficiência renal crônica), medicamentos (diuréticos, betabloqueadores destituídos de atividade simpaticomimética intrínseca, anticoncepcionais, estrógenos administrados por via oral, corticosteroides, ciclosporinas e inibidores da protease) e hábitos de vida inadequados (etilismo e ingestão excessiva de carboidratos). A terapia hipolipemiante sem controle adequado de possíveis causas secundárias reduz as chances de resultados desejados. Controlada a causa secundária, o tratamento inicial inclui modificações do estilo de vida, orientação dietética e prática de atividade física.

Na dieta, indicam-se restringir a ingestão de carboidratos simples e abolir o consumo de álcool. Pacientes obesos ou com sobrepeso devem receber dieta hipocalórica, com a finalidade de atingir e manter o peso ideal. Pacientes com hipertrigliceridemias importantes e quilomícrons circulantes devem restringir a ingestão de gordura total.

Recomenda-se a prática de exercícios físicos aeróbicos, três a seis vezes por semana, com duração média de 40 minutos. A frequência cardíaca durante o exercício físico aeróbico deve se situar entre 60 e 80% da frequência cardíaca máxima observada no teste ergométrico. No Quadro 17.1, estão descritos os impactos das modificações do estilo de vida nas taxas séricas de triglicerídeos.

Quadro 17.1. Impacto da modificação de hábitos alimentares e estilo de vida sobre a trigliceridemia.

Intervenção não medicamentosa	Magnitude	Nível de evidência
Redução de peso	+++	A
Redução da ingestão de bebidas alcóolicas	+++	A
Redução de ingestão de açúcares simples	+++	A
Redução da ingestão de carboidratos	++	A
Substituição (parcial) ácidos graxos saturados por mono e poli-insaturados	++	B
Aumento da atividade física	++	A

Se as modificações do estilo de vida não trouxerem resultados desejados na redução de triglicerídeos, deve-se introduzir a terapêutica farmacológica. No Instituto Dante Pazzanese de Cardiologia, pacientes controlados com terapêutica dietética e farmacológica, ao abandonarem a dieta, pioram o perfil lipídico.

Com relação aos triglicerídeos, a quinta diretriz considera que pacientes com valores > 500 mg/dL devem receber terapia apropriada para redução do risco de pancreatite, e aqueles com valores entre 150 e 499 mg/dL devem receber terapia individualizada, com base no risco cardiovascular e nas condições associadas.

Os medicamentos que reduzem preferencialmente os triglicerídeos incluem fibratos, ácido nicotínico e derivados, e ácidos graxos ômega 3.

FIBRATOS

Os fibratos são considerados os fármacos de primeira escolha no tratamento da hipertrigliceridemia. São altamente eficazes, reduzem os triglicerídeos e a VLDL-colesterol (35 a 55%), elevam a HDL-colesterol (10% a 25%), e têm efeitos variáveis na redução do colesterol total e da LDL-colesterol. Aproximadamente um terço dos pacientes experimentou elevação da LDL-colesterol, e um terço reduziu suas concentrações com os fibratos, enquanto o outro terço permaneceu inalterado.

Os principais mecanismos pelos quais os fibratos reduzem as concentrações de triglicérides são diminuição da síntese hepática de triglicerídeos e aumento do catabolismo das VLDL secundário ao aumento da atividade da lipase lipoproteica (LLP), decorrente da ação nos receptores nucleares conhecidos como PPAR (sigla de *peroxisome proliferator activator receptor*). A ativação desses receptores – PPAR-alfa – no fígado reduz a produção de Apo-C-III (inibidora da LLP) e aumenta a produção da LLP (Figura 17.1).

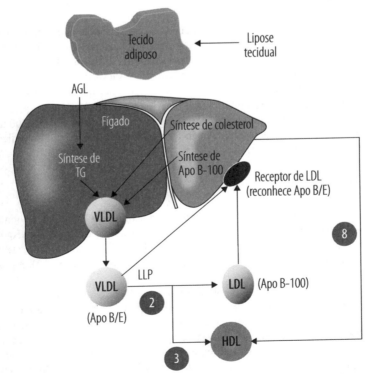

Figura 17.1. Mecanismo de ação dos fibratos. AGL: ácidos graxos livres; TG: triglicerídeos; VLDL: lipoproteínas de muito baixa densidade; LLP: lipase lipoproteica; HDL: lipoproteínas de alta densidade; LDL: lipoproteínas de baixa densidade.

160 | DISLIPIDEMIAS

São medicamentos bem tolerados e os efeitos colaterais mais frequentes incluem intolerância digestiva (epigastralgia, diarreia ou obstipação), dores musculares, prurido, cefaleia e leucopenia. Não devem ser utilizados em mulheres grávidas ou durante o período de aleitamento. São excretados por via renal e devem ser utilizados com cautela e controle rigoroso da função renal em pacientes com insuficiência renal.

A associação com estatinas deve ser feita com cuidado, pelo fato de aumentar a chance de toxicidade musculoesquelética e miopatia. Tem-se utilizado esta associação com relativa frequência; no entanto, deve-se ter cautela, com controle clínico rigoroso na identificação de efeitos adversos e exames laboratoriais de rotina (enzimas hepáticas e musculares). A rabdomiólise e a morte descritas com o uso simultâneo de estatinas com o genfibrozil tornam proibitiva esta associação.

Na Tabela 17.2, estão expostos os principais fibratos e as respectivas doses e efeitos sobre o perfil lipídico.

Tabela 17.2. Dose dos fibratos e alterações lipídicas (porcentagens médias).

Fármaco	Dosagem (mg/dia)	↓ TG (%)	↑ HDL-colesterol (%)	↓ LDL (%)
Bezafibrato	200-600	30-60	7-11	Variável
Bezafibrato retard	400	30-60	7-11	Variável
Gemfibrozila	600-1.200	30-60	7-11	Variável
Gemfibrozila retard	900	30-60	7-11	Variável
Etofibrato	500	30-60	7-11	Variável
Fenofibrato	160-250	30-60	7-11	Variável
Ciprofibrato	100	30-60	7-11	Variável

Efeito dependente da dose utilizada e do valor inicial dos TG.; HDL: lipoproteínas de alta densidade; LDL: lipoproteínas de baixa densidade.

Em metanálise com 18 estudos e 45.058 participantes, constatou-se que a terapia com fibratos reduziu o risco relativo de eventos cardiovasculares em 10% e eventos coronários em 13%, sem benefício em mortalidade cardiovascular. Análises retrospectivas destes estudos indicaram haver benefício maior quando foram selecionados pacientes com triglicerídeos plasmáticos elevados (> 204 mg/dL) e HDL-colesterol baixo (< 34 mg/dL). No entanto, esta informação requer confirmação em estudos prospectivos.

Os fibratos são indicados no tratamento da hipertrigliceridemia endógena quando houver falha das medidas não farmacológicas. Quando os triglicerídeos forem muito elevados (> 500 mg/dL), eles são recomendados inicialmente, junto das medidas não farmacológicas e no tratamento da dislipidemia mista, com predomínio de hipertrigliceridemia.

ÁCIDO NICOTÍNICO

O ácido nicotínico pertence ao grupo das vitaminas do complexo B. Inibe a atividade das lipases tissulares hormônio-sensíveis, reduz a liberação de ácidos graxos para o fígado e, consequentemente, reduz a disponibilidade de matéria-prima para a síntese hepática de VLDL. Por outro lado, eleva a HDL-colesterol por estímulo da síntese e da secreção de HDL nascente e da Apo A-I (Figura 17.2). A posologia diária varia entre 2 e 6 g.

A redução dos níveis séricos de LDL-colesterol, triglicerídeos e VLDL-colesterol é da ordem de 30%, e o aumento de HDL-colesterol é significativo. Apesar do baixo custo e da elevada eficácia, as apresentações de liberação rápida são responsáveis pela ocorrência de frequentes efeitos colaterais: rubor facial ou generalizado, alterações gastrintestinais (náuseas e epigastralgia), aumento das transaminases hepáticas, hiperglicemia, hiperuricemia e, mais raramente, aumento da incidência de arritmias atriais, eritema e urticária. As preparações de liberação programada têm melhor tolerância e, diferentemente das formulações de liberação lenta, não induzem à toxicidade hepática. As monitorizações das enzimas hepáticas, da glicemia e do ácido úrico devem ser realizadas antes de iniciar o tratamento e 3 a 6 meses após o ajuste

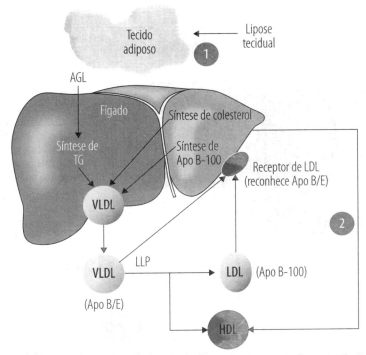

Figura 17.2. Mecanismo de ação do ácido nicotínico. AGL: ácidos graxos livres; TG: triglicerídeos; VLDL: lipoproteínas de muito baixa densidade; LLP: lípase lipoproteica; HDL: lipoproteínas de alta densidade; LDL: lipoproteínas de baixa densidade.

da posologia. O ácido nicotínico de ação prolongada deve ser utilizado na dose inicial de 500 mg ao dia, administrado à noite, aumentando gradativamente até a dose máxima de 2.000 mg ao dia. Deve ser ingerido com refeições leves e de baixo teor de gordura, na tentativa de reduzir a ocorrência de rubor facial. A ingestão de aspirina, na dose de 500 mg ao dia, 30 minutos antes da tomada do ácido nicotínico, pode aliviar o rubor facial, uma vez que este efeito colateral é mediado pela liberação de prostaglandinas. Em indivíduos diabéticos os níveis glicêmicos devem ser rigorosamente monitorizados.

O *Coronary Drug Project*, realizado na década de 1970, demonstrou que o tratamento com niacina em sua forma cristalina pode reduzir a incidência de eventos cardiovasculares. Em formulações mais toleráveis, como as formas estendidas, o tratamento com niacina reduziu a espessura média-íntima mesmo em pacientes em uso de estatinas. No entanto, em dois estudos clínicos recentes, a adição de niacina ao tratamento eficaz com estatinas, com ou sem ezetimiba, para meta de LDL-colesterol < 70 mg/dL, não adicionou benefício algum. Em ambos os estudos, a taxa de interrupção do tratamento por efeitos colaterais foi cerca de 25%. Assim, não há evidência de benefício com este fármaco em indivíduos com LDL-colesterol controlada.

ÁCIDOS GRAXOS ÔMEGA 3

Os ácidos graxos ômega 3 reduzem os níveis séricos de triglicerídeos por meio da inibição da síntese da VLDL, da diminuição da produção de Apo-B-100 e do aumento do catabolismo das VLDL (Figura 17.3).

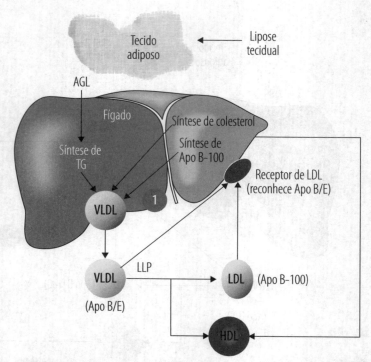

Figura 17.3. Mecanismo de ação dos ácidos graxos ômega 3. AGL: ácidos graxos livres; TG: triglicerídeos; VLDL: lipoproteínas de muito baixa densidade; LLP: lípase lipoproteica; HDL: lipoproteínas de alta densidade; LDL: lipoproteínas de baixa densidade.

Comercialmente, são disponíveis em cápsulas de 500 e 1.000 mg, contendo 180 e 360 mg de ácido eicosapentaenóico (EPA) e 120 e 240 mg de ácido docosaexaenoico (DHA), respectivamente. Não devem ser utilizados rotineiramente no tratamento das hipertrigliceridemias, e os resultados satisfatórios são obtidos apenas após o uso de doses elevadas (10 a 20 g ao dia). Frequentemente, associam-se estes medicamentos aos fibratos em pacientes portadores de hipertrigliceridemias importantes.

Outra fonte de ácidos graxos ômega 3 é o óleo de krill. Processado do krill da Antártida (*Euphausia superba*), um crustáceo semelhante ao camarão da superordem Eucarida, encontrado nos mares do Sul, o óleo de krill é uma fonte singular de EPA e DHA, pois a maior parte dos ácidos graxos ômega 3 ocorre naturalmente em fosfolípides e não na forma de triglicerídeos, com uma razão da biodisponibilidade dos ácidos graxos ômega 3 de krill para os ácidos graxos ômega 3 marinhos da ordem de 2:1. Por ser hidrossolúvel apresenta melhor digestibilidade, minimizando o odor residual de peixe. Ainda, o krill não tem o risco de contaminação por mercúrio. Estudo realizado com indivíduos com valores limítrofes ou elevados de triglicerídeos que receberam óleo de krill de 1,0 a 4,0 g ao dia por período de 6 semanas mostrou redução de 18,6 a 19,9 mg/dL, enquanto com 0,5 g a redução foi de 13,3 mg/dL.

BIBLIOGRAFIA

Berga K, Musa-Veloso K, Harwood M, et al. Krill oil supplementation lowers triglycerides without increasing low-density lipoprotein cholesterol in adults with borderline high or high triglyceride levels. Nutr Res. 2014;34(2):126-33.

Boden WE, Probstfield JL, Anderson T, et al. Niacin in patients with low HDL cholesterol levels receiving intensive statin therapy. N Engl J Med. 2011;365(24):2255-67.

Clofibrate and niacin in coronary heart disease. JAMA. 1975;231(4):360-81.

Executive Summary of The Third Report of The National Cholesterol Education Program (NCEP). Expert Panel on Detection, Evaluation, And Treatment of High Blood Cholesterol In Adults (Adult Treatment Panel III). JAMA. 285(19):2486-97.

Haynes R, Jiang L, Hopewell JC, et al. HPS2-THRIVE randomized placebo-controlled trial in 25 673 high-risk patients of ER niacin/laropiprant: trial design, pre-specified muscle and liver outcomes, and reasons for stopping study treatment. Eur Heart J. 2013;34(17):1279-91.

Jun M, Foote C, Lv J, et al. Effects of fibrates on cardiovascular outcomes: a systematic review and meta-analysis. Lancet. 2010;375(9729):1875-84.

Langsted A, Freiberg JJ, Nordestgaard BG. Fasting and nonfasting lipid levels: influence of normal food intake on lipids, lipoproteins, apolipoproteins, and cardiovascular risk prediction. Circulation 2008;118(20):2047-56.

Xavier HT, Izar MC, Faria Neto JR, et al. V Diretriz Brasileira de Dislipidemias e Prevenção da Aterosclerose. Arq Bras Cardiol. 2013;101(4Suppl I):1-22.

Dislipidemias – grupos especiais

Marcelo Chiara Bertolami
Adriana Bertolami Manfredi
André Arpad Faludi

Palavras-chave: Dislipidemias; Colesterol; Prevenção da aterosclerose; Hipercolesterolemia; Estatinas; Grupos especiais; Lipídeos; Hipotireoidismo; Doenças renais; Transplante.

DISLIPIDEMIAS EM GRUPOS ESPECIAIS

A importância das dislipidemias como fator de risco para a aterosclerose e suas complicações está perfeitamente definida e é indiscutível. Numerosos estudos de intervenção randomizados e com número expressivo de participantes trouxeram importantes evidências para o embasamento do tratamento das alterações lipídicas nas mais diversas situações. Entretanto, alguns grupos populacionais não contam com estudos exclusivos, mas foram abordados em estudos menores e/ou participaram como subgrupos de grandes estudos. Este capítulo aborda estes grupos, tentando trazer recomendações para a conduta na lida diária com estes indivíduos.

CRIANÇAS E ADOLESCENTES

A doença cardiovascular se manifesta geralmente no adulto, entretanto, o processo aterosclerótico se inicia precocemente e pode ser acelerado na presença de fatores de risco ou de doenças que se associam à doença cardiovascular precoce. A identificação das crianças em risco para aterosclerose permite intervenção precoce, na tentativa de diminuir o processo aterosclerótico, retardando ou mesmo prevenindo a doença cardiovascular.

O perfil lipídico deve ser realizado em todos os indivíduos a partir dos 10 anos de idade. O perfil lipídico obtido antes desta idade não apresenta boa correlação com o perfil futuro, da idade adulta. Assim, não são incomuns crianças que apresentam hiperlipidemia na infância e que se tornam adultos normolipidêmicos e vice-versa. No entanto, a presença de dislipidemias em familiares é associada com maior frequência a um futuro adulto portador de dislipidemia. O perfil lipídico pode ser determinado a partir dos 2 anos de idade, particularmente nas crianças que têm parentes de primeiro grau (pai, mãe ou irmãos) com diagnóstico de doença coronária prematura (< 55 anos para os parentes de primeiro grau do sexo masculino ou < 65 anos para as mulheres), ou de dislipidemias importantes, ou as que apresentam outros fatores de risco, como tabagismo, obesidade, diabetes, hipertensão arterial, entre outros, em uso de medicações ou que sejam portadoras de doenças que cursam com dislipidemia (HIV e hipotireoidismo), ou na presença de manifestações clínicas de dislipidemias (xantelasmas, xantomas, arco corneal, dores abdominais recorrentes e pancreatites).

Vários estudos correlacionam a obesidade com mudanças ateroscleróticas mais extensas na infância, e há evidências de que índice de massa corporal (IMC) elevado na infância aumenta o risco para doença cardiovascular no adulto. Como consequência da obesidade infantil, fatores de risco, como hipertensão arterial, hiperinsulinemia, altos níveis de triglicerídeos, baixos níveis de lipoproteína de alta densidade-colesterol (HDL-c) e diabetes, estão sendo observados com mais frequência na infância. Preocupa a tendência mundial de aumento da prevalência de obesidade infantil, acompanhada da síndrome metabólica. Esta é caracterizada por perfil lipídico que apresenta aumento das taxas de triglicerídeos e diminuição das de HDL-c, em geral com lipoproteína de baixa densidade-colesterol (LDL-c) aceitável. Salienta-se que, para estas crianças, o tratamento deve envolver mudanças do estilo de vida, com cuidados alimentares, prática regular de atividade física e, basicamente, perda de peso, com raros casos necessitando farmacoterapia. Eventualmente, para os casos mais graves de hipertrigliceridemia, os fibratos podem ser empregados, bem como o ácido nicotínico.

Deve-se atentar para a presença de dislipidemias hereditárias. A hipercolesterolemia familiar caracteriza-se por níveis elevados de LDL-c e níveis de triglicerídeos normais. História familiar de colesterol elevado ou doença cardiovascular prematura ajuda a estabelecer o diagnóstico. A hipercolesterolemia familiar deve ser tratada de forma precoce, para evitar suas complicações que ocorrem em fases iniciais da vida. Recomendam-se, para o tratamento, sempre as medidas de modificação do estilo de vida, reservando o uso de medicamentos hipolipemiantes, para as que não respondem apenas ao tratamento não farmacológico (em geral quando a LDL-c se mantém acima de 190 mg/dL), em geral após os 10 anos de idade (para alguns, após os 8 anos) e com observação cuidadosa sobre os possíveis efeitos colaterais. Nos casos de hipercolesterolemia familiar com taxas muito elevadas de LDL-c, o tratamento medicamentoso pode ser iniciado em crianças ainda mais jovens. Existem evidências de que o tratamento da hipercolesterolemia familiar iniciado precocemente é capaz de retardar a evolução da aterosclerose avaliada pelo espessamento das artérias carótidas.

Já a hiperlipidemia familiar combinada é um termo geral para outras dislipidemias hereditárias, que se apresentam com níveis aumentados de triglicerídeos e/ou colesterol total, geralmente em associação com níveis baixos de HDL-c. É a dislipidemia mais frequentemente observada na infância, está fortemente associada à síndrome metabólica e pode ser consequência da obesidade.

Todas as crianças com LDL-c > 130 mg/dL devem ser acompanhadas. A primeira opção deve ser o tratamento não farmacológico, compreendendo dieta com baixos teores de gordura saturada e de colesterol, e pelo menos 60 minutos por dia de atividade física moderada à intensa. No caso de dislipidemia associada à obesidade, o tratamento deve ser direcionado à perda de peso e à atividade física. O uso de fármacos deve ser reservado para crianças de alto risco, com mais de 10 anos de idade, com níveis de colesterol persistentemente elevados, apesar de mudanças no estilo de vida. Os medicamentos mais indicados para esta faixa etária são as resinas (no Brasil, está disponível apenas a colestiramina), pois têm ação somente no intestino, não sendo absorvidas para a circulação sistêmica. No entanto, sua capacidade hipocolesterolemiante é discreta e, na maioria das vezes, é necessário o emprego de estatinas e, eventualmente, em associação com a ezetimiba ou inibidores da pró-proteína convertase subtilisina/kexina tipo 9 (PCSK9). As duas últimas opções ainda não foram aprovadas oficialmente para uso em crianças, exceto para os casos de hipercolesterolemia homozigótica.

MULHERES EM IDADE FÉRTIL

A terapia com estatinas deve ser evitada em mulheres em idade fértil e sem contracepção adequada ou que desejem engravidar. Durante o período gestacional e de aleitamento, o único produto liberado para uso é a colestiramina. Os fibratos podem ser utilizados durante a gravidez, quando na presença de hipertriglicericemia muito importante, com risco de pancreatite, uma vez que esta apresenta alta mortalidade materna e fetal. Entretanto, o tratamento mais seguro e recomendado nestas situações é a plasmaferese.

MULHERES APÓS A MENOPAUSA

Está contraindicado o tratamento com reposição estrogênica com vistas à melhora do perfil lipídico e à proteção cardiovascular, uma vez que, ao contrário, apesar dos benefícios sobre o perfil lipídico, ela leva a aumento do risco cardiovascular. Nas mulheres em prevenção primária com indicações ginecológicas para terapia de reposição hormonal (controle de sintomas vasomotores e/ou osteoporose), sugere-se a terapia por período limitado, especialmente na presença de fatores de risco cardiovascular. Nas mulheres que apresentam alto risco cardiovascular ou que já se encontram em prevenção secundária, a terapia de reposição hormonal é contraindicada. Naquelas que vêm usando a terapia de reposição hormonal e sofrem evento cardiovascular, ela deve ser interrompida.

Embora não existam, até o momento, estudos clínicos avaliando os hipolipemiantes exclusivamente em mulheres, os dados mostram, particularmente com relação às estatinas, que o sexo feminino tem benefício semelhante ao observado nos homens, o que garante sua utilização nas mulheres para prevenção primária e secundária das complicações ateroscleróticas.

IDOSOS (> 65 ANOS)

Entre idosos portadores de dislipidemias, devem ser pesquisadas cuidadosamente situações que cursam com dislipidemia secundária, como hipotireoidismo, *diabetes mellitus*, insuficiência renal, síndrome nefrótica, bem como se a alteração lipídica pode ser dependente de algum medicamento que vem sendo utilizado (exemplos: corticoides, amiodarona e diuréticos).

Para os idosos em prevenção secundária, valem as mesmas orientações que para todos os adultos.

Para a prevenção primária, deve-se, para decidir o início ou não de tratamento, considerar a idade biológica, e não apenas a cronológica. Em pacientes que já têm limitação importante da qualidade de vida e/ou do tempo estimado de vida, o tratamento pode não ser justificado. Para aqueles com boa qualidade de vida e/ou boa perspectiva de anos de vida pela frente, o tratamento medicamentoso é indicado, uma vez que fornece os mesmos benefícios que para os mais jovens.

SÍNDROMES CORONÁRIAS AGUDAS

Após o início de episódio de síndrome coronária aguda (SCA), o perfil lipídico tende a se modificar, com ocorrência de hipertrigliceridemia e diminuição da LDL-c e da HDL-c após cerca de 24 horas do início do quadro. Somente depois de cerca de 3 meses é que o perfil lipídico tende a retornar aos valores de antes do evento. Muitas evidências têm se acumulado com o uso de estatinas nas SCA em doses altas e precocemente. Discute-se se os benefícios iniciais dependem exclusivamente dos efeitos pleiotrópicos das estatinas. Depois da alta hospitalar, a estatina deve ser mantida em longo prazo, procurando-se manter a LDL-c abaixo de 50 mg/dL.

Embora ainda não exista consenso sobre como se deve atuar nas SCA em relação ao emprego das estatinas, com base nas informações disponíveis na literatura, podem ser propostas as seguintes conclusões e recomendações:
- → A tolerabilidade das estatinas nas SCA é boa e semelhante à observada em pacientes crônicos.
- → Todo paciente que se apresenta em SCA deve tomar estatina potente em alta dose, o mais precocemente possível, a não ser que existam contraindicações formais, como hipotireoidismo descontrolado ou doença hepática aguda.
- → As taxas de LDL-c diminuem significativamente, passadas as primeiras 24 horas do início do evento agudo, e demoram cerca de 3 meses para retornar aos valores prévios. Diante disto, recomen-

168 | DISLIPIDEMIAS

da-se a coleta de material para determinação do perfil lipídico assim que o paciente adentra o pronto-socorro, quando é coletado sangue para outras determinações rotineiras da fase aguda.

→ Se o paciente já utiliza medicação hipolipemiante quando é internado por SCA, deve-se manter a medicação em uso, uma vez que a suspensão da estatina pode produzir piora da disfunção endotelial e da inflamação, com consequente incremento da morbidade e da mortalidade. Caso a medicação anteriormente empregada tenha menor potência e/ou era tomada em baixa dosagem, recomenda-se substituição por uma estatina potente em alta dose (embora faltem evidências que corroborem esta indicação).

→ Discute-se se os pacientes que já apresentam a LDL-c dosado antes de decorridas 24 horas da internação abaixo de 50 mg/dL (em uso de estatina ou não) terão benefício com o tratamento ou sua intensificação, mas, em geral, ele é recomendado.

→ Sempre incluir as estatinas entre os medicamentos de alta hospitalar, a fim de aumentar a aderência em curto e longo prazos e, com isto, diminuir a incidência de desfechos cardiovasculares entre esses pacientes, que são de alto risco para novos eventos.

→ Procurar comprovar se as taxas de LDL-c estão adequadas para a prevenção secundária (abaixo de 50 mg/dL) antes da alta. Caso isso não ocorra, podem ser associados à estatina medicamentos que auxiliem na redução da LDL-c, como a ezetimiba, a colestiramina ou a niacina. Entretanto, com exceção da ezetimiba, faltam evidências de que essas associações são capazes de trazer benefícios na diminuição de eventos cardiovasculares.

→ Passados os 3 meses da alta após o evento agudo, solicitar a determinação do perfil lipídico, para adequar o tratamento, se necessário, à obtenção da meta de LDL-c para a prevenção secundária (< 50 mg/dL). Se a LDL-c estiver acima desta taxa, a sugestão é trocar por estatina mais potente ou aumentar a dose, se possível e, se necessário, associar medicamentos (ezetimiba, colestiramina ou ácido nicotínico). Caso o valor de LDL-c esteja muito abaixo da meta (< 50 mg/dL), embora não haja consenso, pode-se sugerir redução da dose para empregar-se a menor dose necessária para a obtenção da meta.

Aguardam-se dados que possam evidenciar se o tratamento adjunto tendo como alvo a HDL-c será capaz de complementar a terapia precoce e intensiva com estatinas, reduzindo ainda mais o risco após um episódio de SCA.

DIABETES MELLITUS

Nos portadores de diabetes, as dislipidemias habitualmente encontradas são hipertrigliceridemia, redução da HDL-c e aumento do volume de partículas de LDL pequenas e densas. As taxas absolutas de LDL-c, no entanto, são similares nos diabéticos e na população em geral. Apesar disso, a redução da colesterolemia, por meio do tratamento com estatinas em diabéticos tipo 2, tem se mostrado arma importante para a prevenção da doença aterosclerótica e deve ser considerada em pacientes em prevenção primária, sendo sempre utilizada naqueles em prevenção secundária.

Os estudos com fibratos em populações diabéticas não foram capazes de mostrar benefícios claros. No entanto, podem ser usados em casos de hipertrigliceridemias muito importantes ou em associação às estatinas, para melhora do perfil lipídico. Quanto à niacina, não há estudos específicos em portadores de diabetes e, apesar deste produto poder levar à piora do controle glicêmico, pode estar indicado particularmente quando a taxa sérica de HDL-c for baixa.

OBESIDADE

A obesidade é, hoje, uma epidemia mundial e tem sido associada a maior risco de dislipidemia, doença arterial coronária, acidente vascular cerebral isquêmico, *diabetes mellitus* tipo 2 e apneia do sono, que aumentam de forma constante com a elevação do IMC. Recente metanálise observou aumento de 29% da incidência de doença arterial coronária para cada aumento de cinco unidades do IMC. O risco é agravado pela coexistência comum de outros fatores associados, como hipertensão arterial sistêmica, dislipidemia e resistência à insulina.

A obesidade é uma consequência natural da má nutrição e do sedentarismo, e piora o metabolismo lipídico nos indivíduos geneticamente predeterminados. A obesidade central é a principal causa de resistência à insulina associada ao padrão da dislipidemia aterogênica, caracterizada por aumento das lipoproteínas ricas em triglicerídeos, decréscimo pós-prandial dos níveis de HDL-c e aumento das partículas de LDL densas e pequenas.

O ponto-chave no tratamento da obesidade é a perda de peso, que ajuda na redução, tanto da morbidade como do risco de mortalidade cardiovascular subjacente. A perda de 10 kg de peso está associada à diminuição da pressão arterial em aproximadamente 10 mmHg; diminuição do colesterol total em 10%; diminuição da LDL-c em 15%; diminuição do nível de triglicerídeos em 30%; melhora da glicemia de jejum em 50%; e melhora da HDL-c em 8%.

No entanto, é difícil manter a perda de peso, e as taxas de recaída são elevadas. Por isto, o uso adjuvante de medicações tem sido proposto – entre elas o orlistate e a sibutramina. Os pacientes que se beneficiam do tratamento antiobesidade são aqueles com IMC > 30 kg/m² ou 27 a 29,9 kg/m², com comorbidades como hipertensão, diabetes, dislipidemia, apneia obstrutiva do sono e síndrome metabólica. O orlistate é um inibidor da lipase gastrintestinal, que, ao bloquear parcialmente a hidrólise de triglicerídeos, diminui, de forma significativa, a circunferência da cintura, a pressão arterial, o colesterol total e a LDL-c, além de reduzir a resistência à insulina, embora não tenha efeito sobre a HDL-c e os triglicerídeos. Os principais efeitos adversos são, em geral, gastrintestinais (fezes gordurosas e oleosas, urgência fecal, manchas oleosas e incontinência fecal), por isto é recomendado evitar esse medicamento em pacientes com má absorção crônica e colestase. A sibutramina, uma monoamina da recaptação da serotonina de ação central, aumenta a saciedade e facilita o gasto energético, aumentando a termogênese. Reduz a circunferência da cintura, diminui os triglicerídeos e o ácido úrico, além de aumentar a HDL-c. Em diabéticos, melhora a hemoglobina glicada. No entanto, aumenta a frequência cardíaca e pode também elevar a pressão arterial, estando contraindicada em pacientes com hipertensão não controlada e doença cardiovascular ou cerebrovascular, por apresentar aumento de risco de infarto do miocárdio e acidente vascular cerebral não fatais.

As estatinas são os hipolipemiantes de escolha no tratamento da dislipidemia na obesidade. Conforme evidenciado em vários ensaios clínicos, as estatinas reduzem os níveis de LDL-c e elevam os níveis HDL-c; aumentam o tamanho da partícula de LDL; e reduzem o risco cardiovascular associado, além de terem efeitos benéficos sobre a lipemia pós-prandial. Como na obesidade existe aumento de triglicerídeos, a associação de estatina com fibrato ajuda reduzir os níveis de triglicerídeos (cerca de 20% a 30%) e também aumenta a HDL-c (5% a 10%), estimulando a expressão da Apolipoproteína A-1 e A-2, e diminuem a LDL-c. Em pacientes que não conseguem atingir a meta de LDL-c na monoterapia com estatina, a combinação com ezetimiba é uma opção terapêutica, já que reduz a LDL-c em cerca de 23% e aumenta significativamente os níveis de HDL-c. Metformina também pode ser utilizada para o tratamento da obesidade, na tentativa de melhorar o perfil lipídico e reduzir o peso corporal. Também merecem especial atenção as integrinas (liraglutida e exenatida), que diminuem os níveis de triglicerídeos e têm efeito anorexígeno, contribuindo para a perda de peso. Nos indivíduos obesos mórbidos e também nos obesos com doença cardiovascular, a cirurgia bariátrica tem impacto significativo na perda de peso (cerca de 50% do peso inicial), sendo uma forma eficaz e com técnica cirúrgica segura. Entre os resultados associados a esta cirurgia destaca-se a melhora da pressão arterial, da glicemia, das concentrações de lipídeos e da qualidade de vida.

SÍNDROME METABÓLICA

Os portadores de síndrome metabólica têm risco aumentado do aparecimento de eventos cardiovasculares e de diabetes (caso este ainda não esteja presente). O perfil lipídico destes pacientes é semelhante ao dos diabéticos e obesos, pela provável influência da resistência à insulina, substrato comum a todas essas situações.

DISLIPIDEMIAS

O melhor tratamento hipolipemiante para esses pacientes é com estatinas, levando à redução da LDL-c e de eventos cardiovasculares, como mostrado em análises de subgrupos de vários estudos de intervenção com estes fármacos.

DOENÇA RENAL CRÔNICA

A insuficiência renal crônica (IRC) costuma cursar com hipertrigliceridemia acentuada, redução das taxas de HDL-c e aumento das de ipoproteína (a) (Lp(a)). No entanto, o perfil lipídico varia conforme a gravidade do comprometimento renal, do tratamento dialítico ou do transplante. O achado primário na doença renal crônica e em pacientes em diálise é a hipertrigliceridemia. A concentração de colesterol total às vezes é normal ou baixa, talvez, em parte, em decorrência da desnutrição observada em alguns pacientes. Cerca de 40% a 50% dos pacientes com doença renal crônica em estágio final da doença têm triglicerídeos > 200 mg/dL. A elevação das taxas de triglicerídeos decorre da diminuição da depuração, uma vez que a alteração da composição dos triglicerídeos circulantes e, talvez, mais tarde, as reduções das atividades das lipases lipoproteica e hepática podem contribuir para a diminuição da remoção de triglicerídeos. Todavia, ainda não foi bem compreendido o motivo pelo qual a atividade da lipase lipoproteica está reduzida na insuficiência renal avançada. Número significativo de estudos, em pacientes com doença renal crônica ou em fase terminal da doença renal, evidenciou que baixos valores de colesterol total sérico estão associados ao aumento da mortalidade. Isso provavelmente reflete o efeito negativo da desnutrição e da inflamação crônica na mortalidade.

O tratamento da hipertrigliceridemia da IRC em geral é dificultado pela pouca resposta às medidas não farmacológicas e à limitação de que os fibratos, além de poderem comprometer a função renal, também podem ter a chance de levar, com maior frequência, a efeitos colaterais nesses pacientes. Se tiverem que ser usados, doses baixas devem ser empregadas (por exemplo: bezafibrato 200 mg ao dia ou genfibrozil 600 mg ao dia).

Os benefícios do tratamento com as estatinas parecem depender da fase em que é iniciado o tratamento, com os dados sugerindo que quando ele é iniciado precocemente, em fases iniciais (não dialíticas da IRC), pode trazer benefícios importantes. No entanto, quando iniciado tardiamente (em pacientes dialíticos), não parece haver benefício com o tratamento. Estudo recentemente divulgado mostrou, em população portadora de IRC (dois terços não dialíticos), que o tratamento com sinvastatina associada à ezetimiba, em comparação com placebo, foi capaz de reduzir o desfecho primário composto por eventos ateroscleróticos maiores (morte coronária, infarto agudo do miocárdio, acidente vascular cerebral não hemorrágico ou necessidade de revascularização de qualquer tipo).

Salienta-se que a insuficiência renal mesmo inicial deve ser considerada como fator de risco para a intoxicação com fibratos e estatinas, podendo levar, em casos extremos, à rabdomiólise.

Os pacientes que apresentam redução da função renal e necessitam de estatinas ou fibratos demandam cuidados especiais: deve-se evitar o uso de genfibrozil e da pravastatina, que, por apresentarem excreção renal, podem não ser bem toleradas por estes pacientes.

Com relação à síndrome nefrótica, tanto a hipercolesterolemia como a hipertrigliceridemia têm sido descritas, mas, em geral, predomina a primeira. Nos portadores de síndrome nefrótica, o tratamento hipocolesterolemiante costuma ser muito pouco ou nada efetivo, somente ocorrendo melhora do perfil lipídico quando a proteinúria é reduzida pelo tratamento específico ou pela regressão espontânea.

Há evidências ainda não comprovadas de que o tratamento da dislipidemia nas fases iniciais da agressão renal pode levar à melhor evolução e até à melhora da função renal. De qualquer forma, pacientes com doença renal crônica apresentam alto risco cardiovascular e devem ser investigados e tratados com hipolipemiantes, com a finalidade de prevenir a doença cardiovascular.

Todo indivíduo portador de doença renal crônica deve, portanto, ser avaliado quanto à presença de dislipidemias, e sua dislipidemia deve ser tratada conforme a meta indicada ao seu risco de eventos cardiovasculares. Para este fim, o intervalo entre a sessão de diálise e a coleta das amostras deve ser de, no mínimo, 12 horas.

HIPOTIREOIDISMO

A dislipidemia do hipotireoidismo é caracterizada pelo aumento das concentrações plasmáticas da LDL-c. Nos indivíduos com hipotireoidismo e obesidade, observa-se hipertrigliceridemia. As alterações nos lipídeos plasmáticos ocorrem tanto no hipotireoidismo manifesto clinicamente, como na forma subclínica. A adequada reposição hormonal corrige a dislipidemia induzida pelo hipotireoidismo. No entanto, mesmo após reposição hormonal alguns indivíduos permanecem dislipidêmicos, demonstrando a coexistência da dislipidemia primária. Por isso, após reposição hormonal, deve-se refazer o perfil lipídico para avaliar a necessidade de tratamento adicional. O tratamento com estatinas não está contraindicado nesses indivíduos. No entanto, atenção especial deve ser dada à monitorização da miotoxicidade após início das estatinas nos pacientes com hipotireoidismo não tratado, pois eles sofrem risco aumentado de miosite. Em geral, prefere-se primeiro corrigir o hipotireoidismo e, posteriormente, iniciar o tratamento hipolipemiante, caso ele ainda seja necessário.

HEPATOPATIAS

As hepatopatias que cursam com colestase podem produzir intensa hipercolesterolemia. As hepatopatias agudas ou em atividade são contraindicação para o uso de estatinas. Com relação às doenças hepáticas não colestáticas crônicas e à cirrose hepática, não há contraindicação à terapia de prevenção com estatinas. Atualmente, é comum o achado de esteatose hepática de diferentes graus, descrita em ultrassom abdominal, com ou sem elevação das transaminases e da gama-GT, particularmente em obesos, hipertrigliceridêmicos, diabéticos ou portadores da síndrome metabólica. A melhora do perfil lipídico induzida pelas correções dietéticas e/ou hipolipemiantes, em geral, leva à melhora ou até ao desaparecimento desse quadro.

Em casos de surgimento de icterícia, elevação de bilirrubina direta, aumento do tempo de protrombina ou elevação da transaminase (que previamente era normal) acima de três vezes o limite superior da normalidade, a estatina deve ser suspensa. A estatina também deve ser suspensa na ocasião do surgimento de nova doença hepática, quando não for possível excluí-la como agente causal. Em humanos, a elevação de transaminases ocorre em 0,5% a 2% dos casos com diferentes estatinas, geralmente nos primeiros 3 meses de uso, e é um efeito dose-dependente. Elevação de mais de três vezes o limite superior da normalidade ocorre em raros casos. Em pacientes que apresentam elevação de enzimas hepáticas com estatinas, frequentemente observa-se melhora dos níveis, com redução da dose ou ausência de nova elevação, com a reintrodução da mesma medicação após período de suspensão ou troca por outra estatina. Falência hepática provocada por estatinas ocorre muito raramente, e sua existência é questionada. Na prática clínica, o efeito adverso mais frequentemente relatado é o fenômeno conhecido como "transaminite", no qual as taxas séricas das enzimas hepáticas são aumentadas na ausência de real hepatoxicidade. Este efeito de classe é usualmente assintomático, reversível e relacionado a doses mais altas das estatinas. Têm surgido na literatura relatos de que o tratamento com a ezetimiba é capaz de reduzir a concentração hepática de triglicerídeos, levando à melhora do fígado gorduroso de origem não alcoólica.

AIDS

Estudos sugerem que a infecção pelo vírus HIV e a exposição à terapia antirretroviral estão relacionados ao desenvolvimento precoce de fatores de risco tradicionais para doenças cardiovasculares. A maior sobrevida apresentada atualmente pelos pacientes com AIDS, em decorrência de terapia antirretroviral altamente ativa (HAART, do inglês *highly active anti-retroviral therapy*), acarretou a manifestação da doença cardiovascular nesta população. Paralelamente, foram identificados efeitos colaterais metabólicos associados a esta terapia, principalmente os inibidores de protease, que incluem as dislipidemias.

As dislipidemias têm sido associadas à AIDS em pacientes que fazem uso da terapia antirretroviral de forma isolada ou associada à lipodistrofia e à resistência insulínica, manifestando-se geralmente pela redução de HDL-c e pela elevação dos triglicerídeos, da não HDL-c e da Lp(a). Desta forma, a combina-

172 | DISLIPIDEMIAS

ção do aumento da sobrevida e do perfil aterogênico, decorrentes do HAART, torna necessária a terapia preventiva nos indivíduos soropositivos ou portadores da AIDS.

A *Atualização da Diretriz Brasileira sobre Dislipidemias e Prevenção da Aterosclerose*, da Sociedade Brasileira de Cardiologia (SBC), recomenda a avaliação do perfil lipídico e do risco aterosclerótico destes pacientes, por meio do escore de risco global de Framingham, antes mesmo da instituição do HAART.

A avaliação do perfil lipídico é indicada para os indivíduos estratificados como de baixo risco cardio-vascular, com valores lipídicos dentro dos limites desejáveis e sem terapia antirretroviral, a cada 2 anos, enquanto que, para os pacientes com indicação de terapia antirretroviral, recomenda-se reavaliação 1 mês após o início da medicação e, no seguimento, a cada 3 meses.

De acordo com o perfil lipídico e a estratificação de risco, é indicado o tratamento. Inicialmente, deve ser estimulada a adoção de estilo de vida saudável, com ênfase para interrupção do tabagismo, que é mais prevalente nesta população do que em geral, e, caso necessário, é indicado tratamento medicamentoso hipolipemiante.

Quando indicado pela primeira vez o HAART, devem-se escolher medicações que cursem com perfil lipídico mais favorável, como é o caso do atazanavir e darunavir. Para pacientes já em tratamento, a troca do esquema antirretroviral em decorrência de alterações do perfil lipídico deve ser avaliada e considerada juntamente do risco do descontrole viral. As classes de fármacos disponíveis para o tratamento do HIV são os inibidores da transcriptase reversa nucleosídeos, os inibidores da transcriptase reversa não nucleosí-deos, os inibidores da protease e os inibidores de fusão. Os inibidores da transcriptase reversa não nucleo-sídeos (ITRNN) estão associados ao aumento da HDL-c e do colesterol total. Os inibidores da trancriptase reversa nucleosídeos (ITRN) são heterogêneos na ação sobre o metabolismo dos lipídeos e dependem da interação com outros antirretrovirais. Os inibidores da protease estão associados à elevação de colestero total e de triglicerídeos. Níveis elevados de triglicerídeos > 1.000 mg/dL podem ser encontrados após o uso de inibidores da protease. Além disso, os inibidores da protease podem mostrar efeito direto no tecido adiposo e provocar resistência à insulina, contribuindo para o desenvolvimento de lipodistrofia e síndrome metabólica.

Em geral, as mudanças de estilo de vida não são suficientes para o adequado controle lipídico. Nes-tes casos, as estatinas são a terapia indicada inicialmente; entretanto, deve-se ter especial atenção às interações medicamentosas. Medicamentos antirretrovirais, destacando os inibidores de protease, com-partilham os mesmos sítios de metabolização hepática de algumas estatinas, que são preferencialmente metabolizados pelo CYP P450 3A4. A coadministração de estatina e inibidores de protease pode levar à maior concentração sérica da estatina e a potenciais efeitos colaterais, incluindo rabdomiólise. Portanto, deve ser dada preferência para estatinas que atuem em sítios de metabolização distintos, como a pravas-tatina e a fluvastatina, e evitar aquelas com metabolização exclusiva pelo CYP P450 3A4, como a sin-vastatina. A atorvastatina, por ser parcialmente metabolizada pelo CYP P450 3A4, pode ser usada com cautela, e existem dados favoráveis, porém limitados até o presente, com a rosuvastatina, metabolizada principalmente no CYP P450 2C19. É recomendado que o tratamento seja iniciado com a menor dose possível de estatina, e o aumento de dose seja progressivo e acompanhado para a eventual ocorrência de eventos adversos.

Os fibratos são indicados quando os níveis de triglicerídeos estão acima de 500 mg/dL pelo maior risco de pancreatite aguda. Os fibratos mais frequentemente usados são o fenofibrato e o genfibrozil, que são metabolizados pelo CYP4a e não apresentam interação com os antirretrovirais. Terapia combinada usando estatinas e fibratos é recomendada para dislipidemias mistas graves e, nestes casos, recomenda-se rigoroso monitoramento de toxicidade muscular, por avaliação de sintomas de miopatia e dosagens de creatinofosfoquinase (CPK). A associação de qualquer estatina com genfibrozil é contraindicada.

Outros hipolipemiantes podem ser usados em associação quando os níveis lipídicos adequados não são atingidos. A niacina pode ser usada para o controle da LDL-c e triglicerídeos, apesar de existirem poucos dados. A aspirina pode ser usada 30 minutos antes da niacina para reduzir os sintomas de *flushing* cutâneo. As resinas de troca não são indicadas pelo risco de má absorção dos antirretrovirais. Os ácidos graxos ômega 3 apresentaram bons resultados na diminuição dos triglicerídeos, mas precisam ser empregados em altas doses, o que muitas vezes não é tolerado. A ezetimiba pode ser usada com menor risco de interação medicamentosa.

PERIOPERATÓRIO

Para todos os pacientes com indicação para o uso de estatina, ela deve ser mantida ou, então, iniciada, independentemente da natureza do procedimento cirúrgico proposto. Nos pacientes coronariopatas ou com alto risco cardiovascular, o tratamento com estatinas pode reduzir complicações aterotrombóticas no perioperatório de intervenções vasculares.

No perioperatório de cirurgia cardíaca, metanálises demonstram fortes evidências de que as estatinas reduzem mortalidade precoce, acidente vascular cerebral, fibrilação atrial e insuficiência renal, mesmo se iniciada após o procedimento cirúrgico. Já em cirurgia não cardíaca, como cirurgia vascular, a descontinuação em longo prazo da estatina aumenta o risco cardíaco perioperatório, podendo aumentar a liberação de troponina no pós-operatório, assim como a incidência de infarto agudo do miocárdio e morte cardiovascular. Em contrapartida, seu uso em curto prazo reduz significantemente isquemia pós-operatória e morte. Apesar de o efeito protetor das estatinas poder ser estendido a pacientes de risco intermediário no perioperatório de cirurgia não cardíaca, mais estudos são necessários para confirmar esta evidência.

ATLETAS

O sedentarismo aumenta o risco de desenvolvimento de doenças cardiovasculares e *diabetes mellitus*, assim como de outras doenças que se manifestam com alterações de marcadores inflamatórios plasmáticos. Alguns estudos sugerem que a atividade física proporciona proteção contra obesidade, embora outros afirmem que a atividade física, embora benéfica, não elimina os riscos cardiovasculares. O exercício físico proporciona melhor atividade dos processos enzimáticos envolvidos no metabolismo dos lipídeos, especificamente na atividade da lipase lipoproteica, a qual determina maior catabolismo das lipoproteínas ricas em triglicerídeos e, portanto, menor formação de partículas de LDL-c aterogênicas e elevação da HDL-c, assim como aumento da lecitina-colesterol aciltransferase (LCAT) e diminuição da atividade da lipase hepática, ambas favorecendo a formação das subfrações HDL3, que promove maior proteção cardiovascular.

TRANSPLANTE CARDÍACO

A presença de dislipidemia após transplante cardíaco está associada à maior incidência de doença vascular do enxerto. Portanto, apesar da falta de evidências, o tratamento com estatinas deve ser indicado nos indivíduos com transplante cardíaco e dislipidemia. Nestes casos, deve-se monitorar o risco de toxicidade muscular, devido à interação das estatinas com a ciclosporina e outros imunossupressores.

Numerosos fatores contribuem para a elevação da incidência de dislipidemia em pacientes submetidos a transplante, entre eles aumento da ingesta calórica após a cirurgia, uso de imunossupressores (especialmente ciclosporina, corticoide e inibidores da proliferação) e anti-hipertensivos, e associação com fatores de risco, como *diabetes mellitus* e insuficiência renal. Após o transplante cardíaco, ocorre aumento das taxas de colesterol total, LDL-c e triglicerídeos em cerca de 60% a 83% dos pacientes, iniciando-se, em geral, 2 semanas após o transplante e atingindo um platô em 3 meses. Em vista disso, pacientes que não possuíam dislipidemia antes do transplante podem desenvolvê-la, tornando-se mais suscetíveis à doença vascular do enxerto. A terapia imunossupressora com glicocorticoides leva ao aumento de colesterol total, triglicerídeos e lipoproteína de muito baixa densidade-colesterol (VLDL-c), além de aumentar o tamanho e a densidade das partículas de LDL. Já o uso de sirolimus e ciclosporina, inibidor da proliferação e inibidor da calcineurina, respectivamente, também pode provocar dislipidemia.

O tratamento da hiperlipidemia de pacientes submetidos ao transplante cardíaco não difere da terapêutica em pacientes não submetidos ao transplante, exceto pela necessidade de substituições de fármacos

174 | DISLIPIDEMIAS

diante de possíveis interações farmacológicas com a terapia imunossupressora. Além disso, é necessária a ênfase no controle do peso e do *diabetes mellitus*.

DOENÇAS REUMÁTICAS AUTOIMUNES

Doenças reumáticas autoimunes estão associadas a maiores índices de mortalidade e morbidade cardiovascular. Esta associação se deve ao aumento da prevalência de fatores de risco convencionais para aterosclerose, ao uso de fármacos com potencial efeito aterogênico, como corticoides, e à participação da anormalidade inflamatória e autoimune no processo aterogênico e na trombogênese. Várias doenças reumáticas autoimunes associam-se à manifestação precoce da aterosclerose. As mais estudadas são lúpus eritematoso sistêmico, artrite reumatoide, síndrome antifosfolípeos, esclerose sistêmica progressiva, síndrome de Sjögren e vasculite sistêmica primária. Recomenda-se, para esses pacientes, atenção especial ao estilo de vida e ao controle dos fatores de risco. Caso seja necessário o uso de fármacos hipolipemiantes, sua utilização deve ser regida pelas mesmas normas recomendadas para as populações não portadoras de doenças autoimunes.

CONCLUSÃO

As dislipidemias constituem um dos mais importantes fatores de risco para a aterosclerose e suas complicações. O tratamento adequado das dislipidemias é capaz de reduzir o risco cardiovascular. Para que este tratamento possa resultar nesse benefício, ele precisa ser individualizado e adaptado a cada situação particular do paciente. Esta revisão abordou dislipidemias em situações específicas, que exigem cuidados especiais em seu manejo, para obtenção dos melhores resultados.

BIBLIOGRAFIA

Aarão AR, Sposito AR, Sousa FT, Aguiar Filho GB, Bertolami MC. Estatinas nas síndromes coronárias agudas. Arq Bras Cardiol. 2011;97(4):350-6.

Aronow WS, Frishman WH. Management of hypercholesterolemia in older persons for the prevention of cardiovascular disease. Cardiol Rev. 2010;18(3):132-40.

Calderon RM, Cubeddu LX, Goldberg RB, Schiff ER. Statins in the treatment of dyslipidemia in the presence of elevated liver aminotransferase levels: a therapeutic dilemma. Mayo Clin Proc. 2010;85(4):349-56.

Chauhan V, Vaid M. Dyslipidemia in chronic kidney disease: managing a high-risk combination. Postgrad Med. 2009;121(6):54-61.

Faludi AA, Izar MC, Saraiva JF, et al. Atualização da Diretriz Brasileira sobre Dislipidemias e Prevenção da Aterosclerose. Arq Bras Cardiol. 2017;109:1-76

Giuliano IC, Caramelli B, Pellanda L, et al. Departamento de Aterosclerose da Sociedade Brasileira de Cardiologia. I Diretriz de Prevenção da Aterosclerose na Infância e na Adolescência. Arq Bras Cardiol. 2005;85 Suppl 6:1-36.

Murphy SA, Cannon CP, Blazing MA, et al. Reduction in Total Cardiovascular Events With Ezetimibe/Simvastatin Post-Acute Coronary Syndrome: The IMPROVE-IT Trial. J Am Coll Cardiol. 2016;67(4):353-61.

Sposito AC, Caramelli B, Fonseca FA, et al. Departamento de Aterosclerose da Sociedade Brasileira de Cardiologia. IV Diretriz Brasileira sobre Dislipidemias e Prevenção da Aterosclerose. Arq Bras Cardiol. 2007;88 Suppl 1:2-19.

Xavier HT, Izar MC, Faria Neta JR, et al. V Diretriz Brasileira de Dislipidemias e Prevenção da Aterosclerose. Arq Bras Cardiol. 2013;101(4Supl.1):1-22.

19

Estatinas nas síndromes coronarianas agudas

Daniel Branco de Araújo

Palavras-chave: Estatinas; Dislipidemia; Infarto do miocárdio; Hiperlipidemia; Aterosclerose.

INTRODUÇÃO

A doença cardiovascular é a principal causa de morte no Brasil e na maioria dos países ocidentais. É sabido que as estatinas diminuem a morbimortalidade de doenças cardiovasculares, tanto na prevenção primária quanto na secundária.

A aterosclerose é a principal causa de síndromes coronarianas agudas (SCA) e os lípides têm grande importância em sua gênese, participando por meio de múltiplos mecanismos.

HIPERLIPIDEMIA E ATEROSCLEROSE

Deficiência na reserva coronariana

A hiperlipidemia reduz tanto a vasodilatação dependente como a independente do endotélio.

Disfunção endotelial

A disfunção endotelial precede as manifestações clínicas em pacientes com hiperlipidemia. Pode se associar a uma placa coronariana vulnerável e predispor à SCA por dois mecanismos: dilatação insuficiente e constrição paradoxal dos vasos de resistência e epicárdicos.

Inflamação da placa

Há relação entre hiperlipidemia e adesão de leucócitos no endotélio intacto, seguindo-se resposta inflamatória, destruição acelerada do revestimento das placas, exposição do fator tecidual, formação de trombos e, como consequência, SCA.

Cascata de coagulação

Pacientes hipercolesterolêmicos têm aumento de atividade plaquetária quando comparados a normocolesterolêmicos, o que facilita a formação de trombos que propiciam a SCA.

ESTATINAS NAS SÍNDROMES CORONARIANAS AGUDAS

As estatinas são a principal medicação disponível para redução da lipoproteína de baixa densidade-colesterol (LDL-colesterol). Seu uso contínuo reduz a morbidade e a mortalidade cardiovascular decorrente da doença aterosclerótica. A administração das estatinas demonstrou ser efetiva em estudos clínicos de prevenção primária e secundária, sendo benéficas tanto em pacientes de baixo quanto de alto risco.

Esta classe de hipolipemiante reduz a incidência de eventos cardiovasculares em pacientes com graus variados de dislipidemias e tem propiciado reduções de novos eventos coronarianos em pacientes com SCA.

A utilização em longo prazo de medicamentos redutores de colesterol, principalmente as estatinas, apesar de não serem consideradas agentes anti-isquêmicos, tem mostrado redução da mortalidade por infarto recorrente e de re-hospitalização nos pacientes sobreviventes às SCA.

Apesar de serem medicamentos utilizados para o tratamento da hiperlipidemia, a redução do colesterol não pode ser considerado o único mecanismo de ação para justificar todos os benefícios alcançados ao longo dos anos em estudos de prevenção primária e secundária. Os possíveis mecanismos responsáveis por tais benefícios incluem o efeito da redução de lipoproteínas e um efeito independente da redução do colesterol (efeitos pleiotrópicos).

Os possíveis mecanismos responsáveis por estes benefícios incluem o efeito da redução de lipoproteínas e um efeito independente da redução do colesterol sobre a função endotelial – as estatinas melhoram a vasodilatação dependente do endotélio mediada pelo fluxo sanguíneo, aumentando a biodisponibilidade de óxido nítrico. Também estabilizam a placa, melhoram seu remodelamento, diminuindo a tendência à ruptura, e modulam a resposta inflamatória na parede vascular, além de diminuírem a formação de coágulos, reduzindo a aderência das plaquetas à placa rota, por via extrínseca da cascata de coagulação (Figura 19.1).

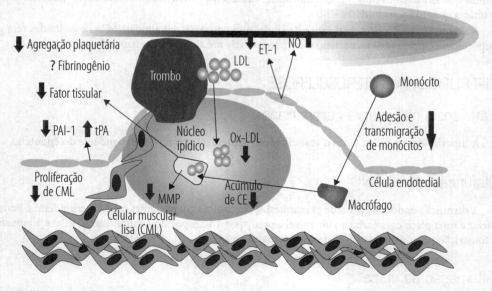

Figura 19.1. Efeitos pleiotrópicos das estatinas. ET1: endotelina 1; NO: óxido nítrico; PAI: inibidor do ativador tissular do plasminogênio; tPA: ativador do plasminogênio tissular; CML: célula muscular lisa; MMP: metaloproteinases; LDLox: lipoproteína de baixa densidade oxidado; CE: colesterol esterificado.

Apesar de todos os benefícios demonstrados pelos estudos com estatinas, as SCA constituem grupo especial de tratamento.

Baseado em estudos angiográficos e patológicos, a ruptura ou a fissura da placa foi determinada como gatilho para trombose coronária, que é a causa da SCA na maioria dos casos.

Quando se analisa a fisiopatologia da placa vulnerável, ela, geralmente, contém uma grande quantidade de lipídios, acúmulo de macrófagos e uma capa fibrosa fina.

Os mediadores que contribuem para a vulnerabilidade da placa podem ser divididos em fatores intrínsecos e extrínsecos. Os extrínsecos são realmente o gatilho para a ruptura da placa e incluem estresse circunferencial, tensão de cisalhamento hemodinâmica, vasoespasmo e um ambiente pró-trombótico. Fatores intrínsecos são responsáveis pela suscetibilidade à ruptura da placa ou causá-lo diretamente. Fatores intrínsecos incluem o tamanho e a composição do núcleo lipídico, neovascularização, erosão/fissura endotelial, espessura fina da capa fibrosa, inflamação, aumento dos níveis de enzimas de degradação de matriz, um número reduzido de células musculares lisas e baixo conteúdo de colágeno, remodelação positiva e calcificação.

O tempo após o início dos sintomas e as doses de estatina ainda não estão devidamente estabelecidos; porém, seu início deve se dar entre o primeiro e o quarto dia após o evento isquêmico, e doses elevadas de estatinas potentes parecem trazer maior vantagem. Pacientes indicados para intervenção percutânea e angioplastia podem experimentar benefício adicional quando a dose de estatina for administrada até 12 horas antes do procedimento.

CONDUTA

Segundo a atualização da *Diretriz Brasileira de Dislipidemias e Prevenção da Aterosclerose*, publicada em 2017, o tratamento hipolipemiante efetivo deve ser iniciado precocemente na presença de SCA e não deve ser descontinuado se o paciente estiver em uso de estatinas. Aumento de mortalidade foi descrito em registros de não prescrição ou descontinuidade de estatinas nas primeiras 24 horas do infarto agudo do miocárdio. Outros estudos mostraram que o uso precoce de estatinas em dose alta diminui marcadores de lesão miocárdica em intervenções percutâneas de SCA, reduz nefropatia induzida por contraste e desfechos cardiovasculares pelo tratamento iniciado na fase aguda das SCA com estatinas de alta efetividade ou pela combinação de estatina com ezetimiba. A diminuição da inflamação, e não apenas da LDL-colesterol, está relacionada com melhor sobrevida livre de desfechos cardiovasculares. O tratamento com estatinas deve ser iniciado precocemente, ou mantido, naqueles que já as utilizam, e as metas terapêuticas de LDL-c e não lipoproteína de alta densidade-coleserol (não HDL-colesterol) devem ser, respectivamente, <50mg/dL e <80mg/dL

Alguns cuidados devem ser observados na administração destes medicamentos:

→ Não administrar estatinas a pacientes com SCA de etiologias não ateroscleróticas (por exemplo, infarto agudo do miocárdio por uso de drogas, como cocaína, e anemia, entre outras).

→ Não suspender a terapia hipolipemiante com estatina em pacientes que faziam uso deste medicamento antes do episódio agudo.

→ A dosagem do colesterol nas primeiras 24 horas após o evento isquêmico tem por finalidade avaliar o estado lipídico do paciente – o colesterol geralmente diminui após esse período. No entanto, 80% dos pacientes com SCA têm seus níveis de colesterol elevados.

→ A prescrição da estatina deve ser mantida durante a internação e após a alta do paciente por tempo indeterminado.

Os benefícios das estatinas devem ser acompanhados por mudanças no estilo de vida, pois, nessa fase, o paciente está mais suscetível a aceitar e a seguir o tratamento proposto.

BIBLIOGRAFIA

Araujo DB, Bertolami MC, Ferreira WP, et al. Pleiotropic Effects With Equivalent Low-density Lipoprotein Cholesterol Reduction: Comparative Study Between Simvastatin and Simvastatin/Ezetimibe Coadministration. Journal of Cardiovascular Pharmacology. 2010:55(1):1-5.

Grundy SM, Cleeman JI, Merz CN, et al.; National Heart, Lung, and Blood Institute; American College of Cardiology Foundation; American Heart Association. Implications of recent clinical trials for the National Cholesterol Education Program Adult Treatment Panel III Guidelines. Circulation. 2004;110(2):227-39.

Jones PH, Plana JC. Uso de estatinas em síndromes coronarianas agudas: mecanismos responsáveis pelos resultados finais. Curr Atheros Rep. 2001;3:270-80.

Martinez LR, Santos RD. Estatinas na prevenção secundária: quando indicar e quanto usar? Rev Soc Cardiol Estado de São Paulo. 2004;14:1031-4.

Sposito AR, Aguiar Filho GB, Aarão AR, et al. Estatinas nas Síndromes Coronarianas Agudas. Arq Bras Cardiol. 2011;97(4):350-6.

Ostadal P. Statins as first-line therapy for acute coronary syndrome? Exp Clin Cardiol. 2012;17(4):227-36.

Xavier HT, Izar MC, Faria neto JR, et al. V Diretrizes Brasileiras sobre Dislipidemias e Prevenção da Aterosclerose. Arq Bras Cardiol. 2013;101(4 Supl.1):1-20.

20

Diabetes e doenças cardiovasculares

Martha Lenardt Sulzbach
Henri Paulo Zatz
André Arpad Faludi

Palavras-chave: Diabetes; Doença cardiovascular; Fatores de risco; Metas glicêmicas; Complicações em órgão-alvo; Revascularização do miocárdio.

INTRODUÇÃO

A doença cardiovascular (DCV) é a maior causa de morbidade e mortalidade nos indivíduos com *diabetes mellitus* (DM), sendo responsável pelos maiores custos diretos e indiretos relacionados ao DM. As doenças associadas com o DM tipo 2 (DM2), como hipertensão e dislipidemia, são fatores de risco para DCV, assim como o próprio diabetes é um fator independente. Os benefícios do controle individual dos fatores de risco para a DCV são bem conhecidos e, quando as metas são atingidas conjuntamente, o benefício é ainda maior.

CONTROLE GLICÊMICO

O controle glicêmico no diabetes é parte essencial do tratamento da doença, para evitar complicações agudas, como cetoacidose diabética, estado hiperosmolar não cetótico e complicações macro e microvasculares futuras.

O alvo recomendado para a maioria dos pacientes com diabetes tipo 1 ou 2 (não gestacional) é hemoglobina glicada (HbA1c) abaixo ou em torno de 7%. Este alvo demonstrou diminuição de complicações microvasculares e, em longo prazo, diminuição de complicações macrovasculares.

Tanto no tipo 1 (DM1), quanto no 2, é bem estabelecido que o controle intensivo dos níveis de glicemia desde o diagnóstico reduz o aparecimento de doença microvascular (retinopatia e nefropatia). Apesar da evidente prevenção de doença microvascular, deve-se atentar para a DCV no DM – principal causa de mortalidade nestes pacientes.

O DCCT (*Diabetes Control and Complications Trial*), estudo prospectivo do controle intensivo do DM1 *vs.* controle convencional, mostrou que o controle intensivo diminuiu significantemente as doenças microvascular e neuropática. O EDIC (*Epidemiology of Diabetes Interventions and Complications*), estudo de seguimento desses mesmos indivíduos por 9 anos após o término do DCCT, revelou a persistência dos

180 | DISLIPIDEMIAS

benefícios microvasculares no grupo de tratamento intensivo, apesar do controle glicêmico nesta fase já ser muito parecido com o do grupo convencional.

No DCCT, houve tendência à diminuição do risco de eventos cardiovasculares com o tratamento intensivo. Já no acompanhamento em 9 anos, houve redução de 57% no risco de infarto agudo do miocárdio (IAM) não fatal, acidente vascular cerebral (AVC) ou morte por DCV no grupo de controle intensivo, em comparação com os pacientes do tratamento convencional. Naqueles com DM1, o tratamento intensivo parece ter efeito positivo em longo prazo sobre os eventos cardiovasculares.

O UKPDS (*United Kingdom Prospective Diabetes Study*), estudo desenvolvido para pacientes com DM2 recém-diagnosticado, confirmou que o tratamento intensivo foi associado à diminuição significativa de complicações microvasculares e doença neuropática.

O tratamento intensivo da glicemia tem efeito positivo na DCV naqueles com DM2 recém-diagnosticado como demonstrado no UKPDS, no qual houve 16% de redução de eventos cardiovasculares (IAM não fatal e fatal e morte súbita combinados) no grupo que recebeu tratamento intensivo, porém sem significância estatística (p = 0,052). Após 10 anos de acompanhamento, aqueles randomizados para o tratamento intensivo tiveram reduções significativas no número de IAM (15% naqueles com sulfonilureia ou insulina como tratamento inicial, e 33% com metformina como terapia inicial) e em todas as causas de mortalidade (13 e 27%, respectivamente).

Para avaliar os efeitos do tratamento intensivo sobre a DCV nos indivíduos com DM2, três estudos mostraram resultados relevantes: ACCORD (*Action to Control Cardiovascular Disease*), ADVANCE (*Action in Diabetes and Vascular Disease: Preterax and Diamicron Modified Release Controlled Evaluation*) e VADT (Veterans *Affairs Diabetes Trial*). Eles foram delineados especificamente para avaliar o impacto do tratamento intensivo do DM2 nos desfechos cardiovasculares.

No ACCORD, os participantes tinham DCV conhecida ou dois ou mais fatores de risco para DCV, tendo sido randomizados para tratamento intensivo do diabetes, com objetivo de obter HbA1c < 6% ou tratamento convencional com HbA1c entre 7 e 8%. No tratamento intensivo, houve aumento de mortalidade comparado com o grupo com tratamento convencional (1,42% *vs.* 1,14% ao ano; *hazard ratio* – HR de 1,22; intervalo de confiança de 95% – IC95% 1,01-1,46), com aumento similar nas mortes cardiovasculares. Houve suspensão precoce do estudo devido a este desfecho.

No ADVANCE, o desfecho primário foi a combinação de eventos microvasculares (nefropatia e retinopatia) e eventos cardiovasculares (IAM, AVC e morte por DCV). O tratamento intensivo (HbA1c < 6,5%) reduziu significantemente os desfechos microvasculares sem redução significativa dos desfechos macrovasculares. Não houve diferença significativa na mortalidade cardiovascular em ambos os grupos.

Os desfechos primários avaliados no VADT foram eventos cardiovasculares. Foram randomizados pacientes com DM2 não controlados com HbA1c média de 9,4% para o tratamento intensivo (HbA1c < 6%) ou tratamento convencional com HbA1c no mínimo 1,5% acima do tratamento intensivo. Os desfechos primários não foram significativamente menores no braço intensivo do estudo, porém houve menor mortalidade naqueles com menor grau de aterosclerose na avaliação basal, em comparação com aqueles com doença aterosclerótica mais extensa.

Nesses três estudos, os riscos para atingir os níveis de HbA1c podem sobrepor os potenciais benefícios das complicações microvasculares. A taxa de mortalidade (aumento de 22%) no braço intensivo observada no estudo ACCORD e o esforço para atingir a euglicemia devem ser considerados para traçar as metas dos alvos glicêmicos.

Uma metanálise desses três estudos sugere que a diminuição dos níveis glicêmicos tem modesta (9%), mas estatisticamente significante redução em desfechos cardiovasculares (IAM não fatal, porém sem efeito significativo na mortalidade). Considerando-se estes dados, as recomendações atuais para o controle glicêmico de adultos são HbA1c abaixo de 7%. Entretanto, recomenda-se controle mais intensivo com HbA1c abaixo de 6,5% naqueles com DM recém-diagnosticado, e esta meta pode ser atingida sem o risco de hipoglicemia ou outros efeitos colaterais do tratamento, assim como em indivíduos sem DCV significativa.

O controle glicêmico menos intensivo, com HbA1c abaixo de 8%, tem sido indicado para grupos de indivíduos mais suscetíveis a efeitos adversos decorrentes da terapia intensiva, como aqueles com história de hipoglicemias graves, expectativa de vida limitada, doença microvascular ou macrovascular avançadas, múltiplas comorbidades associadas, falta de aderência ou naqueles com longo tempo de doença com dificuldade de manter o controle, apesar de todas as medidas necessárias como múltiplas doses de insulina. Aqueles com hipoglicemia grave devem receber atenção especial, e, se o alvo glicêmico não puder ser atingido de forma segura (sem hipoglicemias), o tratamento deve ser readequado, com mudança do esquema terapêutico, inclusive com alvo de controle glicêmico menos restrito. A hipoglicemia tem sido associada com aumento de mortalidade, quedas, fraturas, aumento do risco de demência, aumento de eventos cardiovasculares e piora da qualidade de vida.

ESTRATIFICAÇÃO DE RISCO CARDIOVASCULAR NO DIABÉTICO

Segundo as *Diretrizes Brasileiras de Prevenção de Doença Cardiovascular em Pacientes com Diabetes*, de 2017 os diabéticos tipo 1 e 2 são divididos nas categorias de risco cardiovascular, conforme evidenciado nos Quadros 20.1 a 20.4.

Quadro 20.1. Categorias de risco cardiovasculares nos pacientes diabéticos.

Categoria	Taxa de evento cardiovascular em 10 anos	Idade	Condições
Baixo	< 10	Homens < 38 anos Mulheres < 46 anos	Sem fatores de risco, aterosclerose subclínica e doença aterosclerótica clínica
Intermediário	10-20	Homens 38-49 anos Mulheres 46-56 anos	
Alto	20-30	Homens > 49 anos Mulheres > 56 anos Qualquer idade se fatores de risco ou aterosclerose subclínica	Com fatores de risco, aterosclerose subclínica Sem doença aterosclerótica clínica
Muito alto	> 30	Qualquer idade se presença de doença aterosclerótica clínica	Com doença aterosclerótica clínica

Quadro 20.2. Fatores de risco.

Idade > 49 anos, em homens, ou > 56 anos, em mulheres
Duração do diabetes há mais de 10 anos
História familiar de doença coronária prematura (em parentes de primeiro grau < 55 anos, em homens, e < 65 anos, em mulheres)
Presença de síndrome metabólica definida pelo IDF*
Hipertensão tratada ou não tratada
Tabagismo atual (considerado até menos de 1 ano da estratificação)
Taxa de filtração glomerular < 60 mL/min/1.73m
Albuminúria > 30 mg/g de creatinina
Neuropatia cardíaca autonômica
Retinopatia diabética

* Critérios de síndrome metabólica: circunferência abdominal > 90 cm, para homens, e > 80 cm, para mulheres, com triglicerídeos > 150 mg/dL para ambos, lipoproteína de alta densidade < 40 mg/dL, em homens, e < 50 mg/dL, em mulheres, pressão arterial > 130 × 85 mmHg ou tratamento para hipertensão e glicemia de jejum > 100 mg/dL.

182 | DISLIPIDEMIAS

Quadro 20.3. Classificação de aterosclerose subclínica.

Escore de cálcio coronário > 10 U Angston
Espessura íntima-média carotídea > 1,5 mm
Angiotomografia de coronária com placa definida*
Índice tornozelo braquial < 0,9
Aneurisma de aorta abdominal

*Não se recomenda a realização rotineira em pacientes assintomáticos.

Quadro 20.4. Classificação de doença aterosclerótica clínica.

Síndrome coronariana aguda – infarto agudo do miocárdio ou angina instável
Angina estável ou infarto agudo do miocárdio prévio
Acidente vascular cerebral aterotrombótico ou acidente isquêmico transitório
Revascularização coronária, periférica ou de carótidas
Insuficiência vascular periférica ou amputação de membros
Estenose > 50% em qualquer território vascular arterial

AVALIAÇÃO DA DOENÇA CARDIOVASCULAR NO DIABÉTICO

As recomendações atuais para investigação de DCV levam em consideração a presença ou não de evento prévio. Nos pacientes assintomáticos sem eventos prévios com risco intermediário, alto e muito alto risco, é recomendada a realização de um eletrocardiograma (ECG) de repouso anualmente. Não é recomendada a triagem de rotina com teste isquêmico em pacientes diabéticos assintomáticos sem alterações no ECG, mesmo em condições de alto risco cardiovascular, pois não há melhora no desfecho, desde que todos os fatores de risco sejam tratados intensivamente. Apesar de serem identificadas alterações em imagens de perfusão miocárdica em mais de 20% dos pacientes, os desfechos foram praticamente iguais naqueles que foram investigados em relação aos que não foram investigados. Assim, questiona-se o custo--benefício de investigação sistemática da DCV em diabéticos assintomáticos.

A investigação de doença isquêmica coronária deve ser considerada se houver alterações no ECG de repouso em assintomáticos, assim como em pacientes com sintomas típicos ou atípicos (dispneia inexplicada, dor torácica atípica ou desconforto), sinais de doença vascular como AVC ou acidente isquêmico transitório prévios, sopros carotídeos ou escore de cálcio coronário muito alto (> 400). O teste inicial de escolha é o ECG com esforço e deve ser considerado outro teste (ecocardiograma com teste farmacológico, cintilografia do miocárdio, angiotomografia ou ressonância com perfusão cardíaca ao estresse) quando existirem alterações eletrocardiográficas que impossibilitem a análise do ECG ou quando não for possível realizar o exercício físico.

Nos pacientes com risco baixo ou intermediário e sintomas atípicos, pode ser considerada a realização de angiotomografia de coronárias para descartar lesões isquêmicas.

Todos os fatores de risco para DCV devem ser avaliados no mínimo anualmente, como dislipidemia, hipertensão, tabagismo, história familiar de doença coronária prematura e presença de albuminúria.

RECOMENDAÇÕES PARA O TRATAMENTO DO DIABETES

Todas as diretrizes de tratamento do diabetes tipo 2 apresentam consenso quanto à terapia inicial com metformina, atividade física e terapia nutricional. Mudança do estilo de vida que envolve a perda de peso com diminuição da ingestão calórica e atividade física deve ser considerada como parte do tratamento, como demonstrado pelo estudo Look AHEAD (*Action for Health in Diabetes*). A metformina demonstrou diminuição de eventos cardiovasculares e mortalidade, podendo apresentar perda de peso, e tem boa eficácia na redução da HbA1c.

Qualquer outro fármaco pode ser associado a metformina quando não é suficiente para controle glicêmico. A terapia deve ser individualizada de acordo com o mecanismo de ação, a presença de comorbidades, a presença de insuficiência renal, o risco de hipoglicemia, a possibilidade de ganho de peso, eventos adversos e custos. Pode-se introduzir um terceiro fármaco, se necessário, desde que não tenha o mesmo mecanismo de ação de outro utilizado anteriormente.

A insulina pode ser introduzida em qualquer momento nos pacientes com hiperglicemia persistente ou sintomas acentuados de hiperglicemia, apesar do uso de medicamentos orais. A insulina é bastante segura para utilização em pacientes, mesmo com alto risco cardiovascular.

O uso de inibidor de SGLT2 (iSGLT2) em pacientes com doença aterosclerótica estabelecida (muito alto risco cardiovascular) demonstrou benefício cardiovascular, com redução de risco cardiovascular. No estudo EMPA-REG, a empaglifozina reduziu 14% do desfecho composto primário com morte cardiovascular, IAM não fatal e AVC não fatal, além de 38% de redução na mortalidade total. Os estudos para avaliar segurança cardiovascular dos demais iSGLT2 ainda não estão disponíveis.

O agonista de GLP-1 liraglutida também demonstrou benefício quanto a DCV. O estudo LEADER, houve 13% de redução do desfecho composto primário (morte cardiovascular, IAM não fatal e AVC não fatal), 15% na redução de morte por todas as causas e 22% na mortalidade cardiovascular. O semaglutide também demonstrou benefício cardiovascular no estudo SUSTAIN-6 com diminuição de 26% no desfecho composto primário, e a morte por DCV foi semelhante quando comparada com o placebo.

As sulfonilureias são seguras para o uso em pacientes com qualquer risco de DCV, não foram associadas com aumento de mortalidade total ou aumento de IAM como demonstrado por uma metanálise de 47 estudos randomizados e controlados com as principais sulfoniluréias.

Os inibidores da dipeptidil peptidase 4 (IDPP-4) mostraram ser seguros para o uso em pacientes com DCV em estudos de não inferioridade. A saxagliptina foi o único IDPP-4 que demonstrou aumento de hospitalizações por insuficiência cardíaca.

A pioglitazona pode ser utilizada nos pacientes com DCV e demonstrou redução de 16% na incidência de IAM fatal e não fatal, quando comparada com placebo. Houve aumento de descompensação de insuficiência cardíaca e aumento de fraturas ósseas.

RECOMENDAÇÕES PARA CONTROLE DA DISLIPIDEMIA EM DIABÉTICOS

As recomendações para o controle de dislipidemia nos pacientes diabéticos estão contidas nas Tabelas 20.1 e 20.2 e Quadros 20.5 e 20.6. As recomendações para o controle da pressão arterial em diabéticos estão contidas no Quadro 20.7. As recomendações para a utilização de antiplaquetários em pacientes diabéticos estão no Quadro 20.8.

Quadro 20.5. Recomendações do uso de estatina.

Categoria de risco	Tratamento com estatina
Baixo	Opcional*
Intermediário	Recomendado
Alto	Altamente recomendado
Muito alto risco	Obrigatório

* Pode-se utilizar terapia não farmacológica, desde que a lipoproteína de baixa densidade fique abaixo de 100 mg/dL;†para pacientes com LDL > 160 mg/dL, recomenda-se o uso de estatina em qualquer categoria. Fonte: adaptado de: Bertoluci MC, Moreira RO, Faludi A, Izar MC, et al. Brazilian guidelines on prevention of cardiovascular disease in patients with diabetes: a positionstatement from the Brazilian Diabetes Society (SBD), the Brazilian Cardiology Society (SBC) and the Brazilian Endocrinology and Metabolism Society (SBEM). Diabetol Metab Syndr.2017;9:53.

DISLIPIDEMIAS

Tabela 20.1. Alvos de colesterol em diabéticos.

Nível de risco	Sem uso de estatina	Em uso de estatina	
	Redução (%)	LDL-c (mg/dL)	Não HDL-c (mg/dL)
Baixo	30 - 50	< 100	< 130
Intermediário	30 – 50	< 100	< 130
Alto	> 50	< 70	< 100
Muito alto	> 50	< 50	< 80

LDL-c: lipoproteína de baixa densidade-colesterol; HDL-c: lipoproteína de alta densidade-colesterol.

Quadro 20.6. Recomendações paro o controle da dislipidemia.

Recomendações	Grau de Recomendação	Nível de Evidência
O tratamento deve ser intensificado com aumento de dose de estatina ou mudança para estatina mais potente após 3 meses, quando as metas não foram alcançadas	I	A
Nos pacientes diabéticos com muito alto risco cardiovascular, as doses das estatinas devem ser as máximas toleradas e iniciadas o mais rápido possível	I	A
Ezetimiba só deve ser utilizada após a intensificação da dose de estatina	I	A
O uso dos inibidores de PCSK-9 pode ser considerado nos pacientes com risco muito alto, que não atingiram as metas lipídicas, apesar da intensificação do uso da estatina	IIa	B
Em pacientes diabéticos com síndrome coronariana aguda recente, o perfil lipídico deve ser obtido nas primeiras 12 a 24 horas de hospitalização e a terapia com a máxima dose de estatina tolerada deve ser iniciada, independente do perfil lipídico. Reavalia-se o perfil lipídico em 3 meses	I	B
Recomenda-se a investigação de dislipidemia familiar em pacientes com LDL-c > 190 mg/dL	I	C
Em pacientes dialíticos, não é recomendado o início do uso de estatinas, porém, aqueles que já estão em uso de estatinas, devem mantê-lo	III	A
Em diabéticos com hipertrigliceridemia leve a moderada (TG < 400 mg/dL), a combinação de estatina e fibrato não é recomendada para redução do risco cardiovascular, porém, naqueles com TG >204 mg/dL e HDL< 34 mg/dL, pode-se associar fenofibrato	IIa	B

PCSK-9: pró-proteína convertase subtilisina/kexina tipo 9; LDL-c: lipoproteína de baixa densidade-colesterol; TG: triglicerídeos; HDL: lipoproteína de alta densidade.

Tabela 20.2. Expectativa de redução de lipoproteína de baixa densidade (LDL) com o uso de estatina.

Estatina	Média de redução de LDL-c		
	< 30%	30%-50%	> 50%
Sinvastatina, mg	10	20-40	40 + ezetimibe
Pravastatina, mg	10-20	40-80	-
Fluvastatina, mg	20-40	80	-
Atorvastatina, mg	-	10-20	40-80
Pitavastatina, mg	1	2-4	-
Rosuvastatina, mg	-	5-10	20-40
Lovastatina, mg	20	40	-

LDL-c: lipoproteína de baixa densidade-colesterol.

Quadro 20.7. Recomendações para controle da pressão arterial em diabéticos.

Recomendações	Grau de Recomendação	Nível de Evidência
O controle da PA em diabéticos está recomendado, para reduzir eventos cardiovasculares	I	A
É recomendável que, em hipertensos portadores de DM sem doença aterosclerótica, a PA seja < 130/80 mmHg	IIb	B
Em pacientes com DM e doença coronária, não é recomendado reduzir a PA abaixo de 120/70 mmHg	III	B
Em pacientes com DM com mais de 80 anos, a PA sistólica pode ser mantida abaixo de 150 mmHg	IIa	B
Naqueles com albuminúria (> 30 mg/g de creatinina), a PA deve ser < 130 × 80 mmHg	I	A
A combinação de agentes anti-hipertensivos deve ser utilizada se necessário, e recomenda-se a associação de IECA ou BRA com bloqueador de canal de cálcio diidropiridiníco quanto possível	IIa	B
Em monoterapia, podem ser utilizados diuréticos, IECA, BRA ou bloqueadores de canal de cálcio	IIa	B
Os BRA e IECA são recomendados para controle da PA em portadores de DM na presença de proteinúria ou microalbuminúria	I	A
A combinação de IECA com BRA não é recomendada, por aumentar a chance de hipercalemia, a perda de função renal e síncope	III	A

PA: pressão arterial; DM: *diabetes mellitus;* IECA: inibidor da enzima de conversão da angiotensina; BRA: bloqueador do receptor da angiotensina.

Quadro 20.8. Recomendações para uso de antiplaquetários.

Recomendações	Grau de Recomendação	Nível de Evidência
Aspirina geralmente não é recomendada para diabéticos sem doença aterosclerótica (prevenção primária)	III	A
A aspirina pode ser usada em pacientes de alto risco (Quadro 20.1) com mais de 65 anos, com baixo risco de sangramento. A dose recomendada é de 81-100 mg	IIa	B
A aspirina deve ser usada naqueles pacientes diabéticos com muito alto risco cardiovascular, como, por exemplo, naqueles que já tiveram evento cardiovascular prévio	I	A
Nos pacientes com muito alto risco e alergia à aspirina, o clopidogrel pode ser considerado uma alternativa	IIa	B
Recomenda-se a terapia antiplaquetária dupla após 1 ano de síndrome coronária aguda	I	A

CONCLUSÃO

A DCV confere alta morbidade e mortalidade aos pacientes com DM e a prevenção envolve além do controle glicêmico, o controle dos outros fatores de risco.

BIBLIOGRAFIA

ACCORD Study Group, Ginsberg HN, Elam MB, et al. Effects of combination lipid therapy in type 2 diabetes mellitus. N Engl J Med. 2010;362(17):1563-74. Erratum in: N Engl J Med. 2010;362(18):1748.

ADVANCE Collaborative Group, Patel A, MacMahon S, et al. Intensive blood glucose control and vascular outcomes in patients with type 2 diabetes. N Eng J Med. 2008;358(24):2560-72.

Authors/Task Force Members, Rydén L, Grant PJ, et al. ESC Guidelines on diabetes, pre-diabetes, and cardio-vascular diseases developed in collaboration with the EASD: the Task Force on diabetes, pre-diabetes, and cardiovascular diseases of the European Society of Cardiology (ESC) and developed in collaboration with the European Association for the Study of Diabetes (EASD). Eur Heart J. 2013;34(39):3035-87.

Bertoluci MC, Moreira RO, Faludi A, Izar MC, et al. Brazilian guidelines on prevention of cardiovascular disease in patients with diabetes: a positionstatement from the Brazilian Diabetes Society (SBD), the Brazilian Cardiology Society (SBC) and the Brazilian Endocrinology and Metabolism Society (SBEM). Diabetol Metab Syndr. 2017;9:53.

Gazzaruso C, Coppola A, Montalcini T, et al. Screening for asymptomatic coronary artery disease can reduce cardiovascular mortality and morbidity in type 2 diabetic patients. Intern Emerg Med. 2012;7(3):257-66.

Hemmingsen B, Lund SS, Gluud C, et al. Intensive glycemic control for patients with type 2 diabetes: systematic review with meta-analysis and trial sequential analysis of randomized clinical trials. BMJ. 2011;343:d6898.

Introduction. Diabetes Care. 2017;40(Suppl 1):S1-S2.

Santos-Oliveira R, Purdy C, da Silva MP, et al. Haemoglobin A1c levels and subsequent cardiovascular disease in persons without diabetes: a meta-analysis prospective cohorts. Diabetologia. 2011;54(6):1327-34.

Vanhees L, Geladas N, Hansen D, et al. Importance of characteristics and modalities of physical activity and exercise in the management of cardiovascular health in individuals with cardiovascular risk factors: recommendations from the EACPR. Part II. Eur J Prev Cardiol. 2012;19(5):1005-103

Young LH, Wackers FJ, Chyun DA, et al.; DIADInvestigators. Cardiac outcomes after screening for asymptomatic coronary artery disease in patients with type 2 diabetes: the DIAD study: a randomized controlled trial. JAMA. 2009;301:1547-55.

21

Síndrome metabólica

Michel Batlouni

Palavras-chave: Síndrome metabólica; Dieta; Antidiabéticos orais; Anti-hipertensivos; Dislipidemia aterogênica.

INTRODUÇÃO

Descrita originalmente por Gerald Reaven, em 1988, a síndrome metabólica (SM) é uma entidade complexa, que associa a obesidade abdominal à intolerância à glicose, hipertensão arterial e dislipidemia aterogênica. Não há consenso sobre a definição e os critérios diagnósticos da SM, sua importância relativa, bem como sobre os pontos de corte de seus vários componentes.

No conceito da *World Heart Organization* (WHO), em 1998, a resistência à insulina, identificada por uma das seguintes alterações do metabolismo glicídico – glicemia de jejum alterada, teste de tolerância à glicose anormal ou evidência de resistência à insulina pelo índice *Homeostasis Model Assessment* (HOMA) – era pré-requisito para o diagnóstico. Além disso, o diagnóstico de SM requeria a presença de dois dos seguintes fatores de risco: obesidade ou índice de massa corporal (IMC) $\geq$ 30 kg/m², ou relação cintura/quadril > 0,9 para homens e > 0,85 para mulheres, triglicérides $\geq$ 150 mg/dL, pressão arterial $\geq$ 140/90 mmHg ou uso de medicação anti-hipertensiva e excreção urinária de albumina > 20 mcg/minuto. A complexidade desta classificação tornou-a difícil de aplicação prática.

Em 2001, o *National Cholesterol Education Panel* (NCEP) *Adult Treatment Panel* (ATP) III desenvolveu critérios para diagnóstico da SM, nos quais a glicemia não era considerada um fator de risco indispensável. Este conceito foi revisado em 2005, com a inclusão de três fatores de risco facilmente obtidos, e persiste até hoje como o mais utilizado (Quadro 21.1).

Em 2005, a *American Heart Association* (AHA) e o *National Heart Lung and Blood Institute* (NHLBI) revisaram os critérios da SM, mantendo os do NCEP-ATPIII, mais simples de serem aplicados na prática clínica apenas reduzindo o ponto de corte da glicemia de 110 para 100 mg/dL.

Os critérios mais utilizados atualmente são os do NCEP-ATPIII, que inclui variáveis de aplicação simples na prática clínica. O diagnóstico de SM requer a combinação de pelo menos três dos componentes de risco listados no Quadro 21.1. Esta conceituação é também a recomendada pela I Diretriz Brasileira de Diagnóstico e Tratamento da Síndrome Metabólica. Além disso, a SM é considerada estado pró-inflamató-

188 | DISLIPIDEMIAS

rio, frequentemente caracterizado por aumento da proteína C-reativa ultrassensível (PCRus), aumento de citocinas (interleucina 6 – IL-6 e fator de necrose tumoral alfa – TNFα) e estado pró-trombótico (aumento do fibrinogênio e do PAI-I).

A prevalência exata da SM é desconhecida, mas sabe-se que vem aumentando significativamente na maioria dos países, inclusive naqueles em desenvolvimento, provavelmente pela maior frequência de obesidade, uma vez que a SM acompanha paralelamente o aumento da adiposidade abdominal. Admitem-se atualmente cifras de 25% a 40% da população adulta e de 20% a 25% em crianças e adolescentes. A importância da SM relaciona-se ao aumento de duas vezes no risco de morbidade/mortalidade cardiovascular e de cinco vezes na incidência de diabetes subsequente. Em consequência, a SM deve ser considerada problema de saúde pública, impondo estratégias preventivas para reduzir sua incidência e progressão.

Quadro 21.1. Componentes da Síndrome Metabólica, segundo o *National Cholesterol Education Panel* (NCEP) Adult *Treatment Panel* (ATP III).

Componente	Níveis
Obesidade abdominal (circunferência abdominal)	
Homens	> 102 cm
Mulheres	> 88 cm
Triglicerídeos	> 150 mg/dL
HDL-c	
Homens	< 40 mg/dL
Mulheres	< 50 mg/dL
Pressão arterial	≥ 130/85 mmHg
Glicemia de jejum	≥ 110 mg/dL

HDL-c: lipoproteína de alta densidade-colesterol.

TRATAMENTO

A estratégia terapêutica da SM deve incluir orientação sobre a melhora do estilo de vida e o controle individualizado dos fatores de risco associados.

A melhora do estilo de vida, sobretudo em relação à redução de peso e ao aumento da atividade física, é primordial no tratamento otimizado da SM. Estas medidas não farmacológicas induzem a redução da gordura visceral e da circunferência abdominal, melhoram a sensibilidade à insulina, reduzem a glicemia e podem prevenir ou retardar o aparecimento do diabetes tipo 2. Além disso, observam-se redução da pressão arterial e dos triglicérides, e aumento da lipoproteína de alta densidade-colesterol (HDL-c).

Dieta alimentar

A dieta alimentar deve prover redução de peso sustentada de 0,5 a 1,0 kg por semana, até pelo menos 5% a 10% do peso corpóreo inicial, com redução subsequente gradual. É um método prático, que baseia-se no gasto energético total, utilizando-se 20 a 25 Kcal/kg do peso atual/dia. Dentro desses limites, os carboidratos devem representar cerca de 50% das calorias totais, com preferência pelos carboidratos complexos. As gorduras totais, 25% a 30%, com ácidos graxos saturados até 10%, ácidos graxos poli-insaturados até 10% e ácidos graxos monoinsaturados até 20%. Proteínas devem corresponder a 1 g/kg de peso atual ao dia ou até 15% das calorias totais; fibras, 20 a 30 g ao dia; e colesterol menos que 300 mg/dia.

A dieta do Mediterrâneo, que preconiza o uso de hortaliças, leguminosas, frutas e grãos integrais, laticínios com baixo teor de gordura total, gordura saturada e colesterol, alta quantidade de gordura monoinsaturada (azeite de oliva) e ácidos graxos ômega 3, fornece potássio, magnésio e cálcio, constituindo boa opção. Esta dieta associa-se à redução de eventos cardiovasculares. A dieta *Dietary Approaches to Stop Hypertension* (DASH) mostrou-se eficaz na redução da pressão arterial.

O sal de cozinha (cloreto de sódio) deve ser limitado a 6 g ao dia. Evitar alimentos processados, como embutidos, enlatados, conservas, defumados e salgados de pacote. O consumo de bebidas alcoólicas não deve ultrapassar 30 g de etanol ao dia para homens e aproximadamente a metade para as mulheres.

Atividade física

Há relação entre inatividade física e SM. A atividade física deve ser estimulada e adequada ao sexo, à faixa etária e ao condicionamento físico do paciente, contribuindo para redução do peso e também para sua manutenção. Diversos estudos clínicos mostraram que a combinação da redução do peso com aumento da atividade física reduz pela metade a progressão de pré-diabetes para diabetes em um período de diversos anos. Os exercícios recomendados são os aeróbicos moderados, como caminhada, corrida, natação, ciclismo e dança, cinco vezes por semana, com duração média de 30 minutos por dia, totalizando 150 minutos por semana. Igualmente importantes são o controle das situações estressantes e a cessação do tabagismo.

A adoção de dieta adequada, a redução do excesso de peso corpóreo e da gordura visceral, e a atividade física regular são medidas obrigatórias no tratamento da SM.

Tratamento da hipertensão arterial

A utilização de medicamentos anti-hipertensivos, em associação com medidas não farmacológicas, tem como objetivo imediato a redução das cifras pressóricas elevadas. Sendo a SM constituída por vários fatores de risco cardiovascular, deve-se considerar a redução da pressão arterial para cifras $\leq$ 130/85 mmHg. Para pacientes com proteinúria importante (> 1 g/24 horas), a meta deve ser $\leq$ 120/75 mmHg. O objetivo primordial do tratamento medicamentoso na SM é a redução da morbidade e da mortalidade cardiovascular e renal, além de prevenir o agravamento metabólico.

Diversos grandes estudos, randômicos e controlados, mostraram que a redução adequada da pressão arterial resulta em efeitos benéficos na prevenção de acidente vascular cerebral (AVC), eventos coronarianos, insuficiência cardíaca, progressão da nefropatia, progressão para hipertensão mais grave e mortalidade total. Esses benefícios podem ser obtidos com o uso dos medicamentos anti-hipertensivos atualmente disponíveis. Saliente-se que ao término dos estudos que avaliaram o controle da pressão arterial na SM, a maioria dos pacientes estava em uso de associação de anti-hipertensivos. O tratamento medicamentoso da hipertensão na SM obedece aos mesmos princípios do tratamento na ausência de SM. Os anti-hipertensivos de escolha são aqueles que não influenciam negativamente no metabolismo glicídico e/ou lipídico.

☑ *Diuréticos*

São anti-hipertensivos eficazes, com benefício comprovado na redução da morbidade e da mortalidade cardiovascular, inclusive em pacientes diabéticos. Como a retenção de sódio na SM é multifatorial, o uso de diurético frequentemente é necessário para atingir a meta da redução da pressão arterial. Entretanto, devem ser utilizados em doses baixas (hidroclorotiazida ou clortalidona, 12,5 a 25 mg ao dia), que são bem toleradas. As doses altas de diuréticos não acentuam necessariamente o efeito anti-hipertensivo, mas podem induzir distúrbios eletrolíticos, glicídicos e lipídicos. Diversos estudos sugeriram associação entre o uso de tiazídicos e o desenvolvimento de intolerância à glicose e diabetes. Esse efeito colateral pode estar associado à dose do medicamento. Revisão de nove estudos que utilizaram dose baixa (12,5 mg) de hidroclorotiazida ou clortalidona mostrou que os níveis de glicemia não foram diferentes, clínica ou estatisticamente, dos níveis basais De outra parte, foi descrita associação entre hipocalemia e intolerância à glicose, mesmo em indivíduos euglicêmicos. Admite-se que o distúrbio do metabolismo glicídico pelos

DISLIPIDEMIAS

diuréticos resulte da diminuição da sensibilidade periférica à insulina e do consequente aumento de sua secreção. A associação de diurético com inibidor do sistema renina-angiotensina resulta em efeitos terapêuticos sinérgicos com menores reações adversas.

☑ Inibidores da enzima conversora da angiotensina

A angiotensina II ativa o sistema nervoso simpático, o que resulta em distúrbio da secreção de insulina e da captação periférica da glicose. A angiotensina II também inibe o fluxo sanguíneo pancreático e aumenta a resistência à insulina. Os inibidores da enzima conversora da angiotensina (IECA) melhoram diretamente a sensibilidade à insulina primariamente na musculatura esquelética.

IECA são eficazes no tratamento da hipertensão arterial e não provocam efeitos deletérios no metabolismo glicídico e lipídico. Ao contrário, alguns estudos mostraram redução da incidência de novos casos de *diabetes mellitus* tipo 2. Os IECA exercem muitos efeitos benéficos reiteradamente comprovados. Reduzem a morbidade e a mortalidade cardiovascular dos hipertensos com SM e risco alto para doença aterosclerótica e dos pacientes com doenças cardiovasculares. Além disso, retardam o declínio da função renal em pacientes com nefropatia diabética. Entretanto, não está ainda estabelecido se os benefícios dos IECA na prevenção de eventos cardiovasculares em pacientes diabéticos são superiores aos de outros agentes anti-hipertensivos.

O estudo HOPE (*Heart Outcomes Prevention Evaluation Study*) mostrou redução do risco de diabetes de início recente em pacientes em uso de ramipril. Diversos estudos em hipertensos não diabéticos mostraram melhora da sensibilidade à insulina avaliada pelo HOMA.

☑ Bloqueadores dos receptores AT1 da angiotensina II

Além de anti-hipertensivos eficazes, exercem efeitos benéficos na insuficiência cardíaca, reduzem a incidência de AVC, são nefro e cardioprotetores no diabetes tipo 2 com nefropatia estabelecida e reduzem a incidência de novos casos de diabetes. São, em geral, bem tolerados.

☑ Antagonistas dos canais de cálcio

Promovem vasodilatação arteriolar e reduzem a resistência vascular periférica. São anti-hipertensivos potentes, não provocam alterações do metabolismo glicídico e lipídico, e reduzem a morbidade e a mortalidade cardiovascular. Os derivados diidropiridínicos com ação de início rápido e curta duração devem ser evitados, pois provocam estímulo reflexo do sistema nervoso simpático. Os diidropiridínicos de ação prolongada (anlodipino, lacidipino e lercanidipino) exercem efeitos metalólicos neutros. Verapamil (derivado da fenilalquilamina) e diltiazem (derivado benzotiazepínico) exercem efeito antiproteinúrico e retardam a progressão da nefropatia diabética.

☑ Betabloqueadores

A eficácia dos betabloqueadores no tratamento da hipertensão arterial e na redução da morbidade e da mortalidade cardiovascular foi amplamente comprovada em vários estudos. Esses agentes têm indicação preferencial no tratamento da hipertensão associada à doença arterial coronária e a taquiarritmias. De outra parte, os betabloqueadores podem bloquear os receptores beta-2 pancreáticos, diminuir a secreção de insulina e induzir a intolerância à glicose, com aumento do risco para o desenvolvimento de hiperglicemia e diabetes tipo 2, hipertrigliceridemia e redução do HDL-c. Estes efeitos adversos são mais acentuados com os betabloqueadores não seletivos. Os betabloqueadores com propriedade alfabloqueadora e vasodilatadora, como o carvedilol e o nebivolol, podem melhorar a sensibilidade à insulina e o metabolismo lipídico.

Os bloqueadores alfa-adrenérgicos melhoram a resistência à insulina, a tolerância à glicose e o metabolismo lipídico, por aumentarem o tamanho das partículas de lipoproteína de baixa densidade-colesterol (LDL-c). Entretanto, seu uso clínico é limitado pelo potencial de hipotensão postural.

O fluxograma para o tratamento medicamentoso da hipertensão arterial em geral e associada à SM em particular, está representado na Figura 21.1.

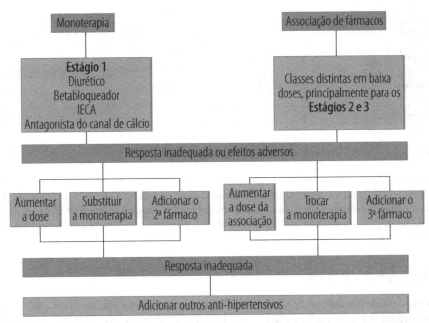

Figura 21.1. Esquema anti-hipertensivo na síndrome metabólica. IECA: Inibidores da enzima conversora da angiotensina.

Considerando que 75% dos pacientes requerem a associação de dois ou três anti-hipertensivos para o controle adequado da pressão arterial, recomenda-se esse esquema desde o início do tratamento, especialmente nos estágios 2 e 3. Nos pacientes com diabetes ou proteinúria acima de 1 g ao dia, o esquema terapêutico deve incluir compulsoriamente um IECA ou um BRA, salvo contraindicação.

Tratamento do *diabetes mellitus* e seus estágios pré-clínicos

Os valores da glicemia para o diagnóstico de *diabetes mellitus* e seus estágios clínicos estão expostos na Tabela 21.1.

Tabela 21.1. Valores da glicemia (mg/dL) para o diagnóstico de *diabetes mellitus* e seus estágios pré-clínicos.

Categoria	Jejum	2 horas após 75 g de glicose	Casual
Glicemia normal	< 110	< 140	< 200
Tolerância diminuída à glicose	> 110 e < 126	≥ 140 e < 200	
Diabete mellitus	≥ 126	≥ 200	≥ 200

Há relação direta e independente entre níveis sanguíneos de glicose e doença cardiovascular. À semelhança de outros fatores de risco, a glicemia é variável contínua de risco. Se os valores da glicemia não forem adequadamente controlados com medidas não farmacológicas, devem ser utilizados agentes

192 | DISLIPIDEMIAS

antidiabéticos, isoladamente ou em associação, com o objetivo de normalizar a glicemia e a hemoglobina glicada. Os antidiabéticos orais disponíveis em nosso meio, classificados de acordo com seu mecanismo de ação, estão apresentados no Quadro 21.2.

Quadro 21.2. Classificação dos medicamentos antidiabéticos via oral, de acordo com seu principal mecanismo de ação.

Aumentam a secreção de insulina (hipoglicemiantes)	Sulfonilureias: glibenclamida, gliclazida, glipizida e glimepirida
	Metiglinidas: nateglinida e repaglinida
Redução da velocidade de absorção de glicídios	Inibidores da alfaglicosidase: acarbose
Redução produção hepática de glicose, aumento sensibilidade à insulina	Biguanidas: metformina
Aumento da utilização periférica de glicose	Glitazonas: roziglitazona e pioglitazona
Redução do metabolismo do hormônio nativo GLP-1, aumento da sensibilidade à insulina	Vidagliptina, stagliptina e saxagliptina
Eliminação fecal de glicose	Forxiga

☑ *Metformina*

O mecanismo farmacológico primário da metformina é a inibição da produção hepática de glicose e, em menor grau, a melhora da sensibilidade da musculatura esquelética à insulina. Segundo a *American Diabetes Association*, é recomendável que indivíduos com alto risco cardiovascular (IMC $\geq$ 30 kg/m², idade $\leq$ 60 anos, hemoglobina glicada $\geq$ 6% e intolerância à glicose e/ou glicemia em jejum alterada) sejam tratados com metformina, além de dieta e de exercício.

☑ *Secretagogos de insulina*

Os secretagogos de insulina (sulfonilureias e meglitinidas) têm sido usados no tratamento do diabetes mellitus, em monoterapia ou em associação, há décadas. As sulfonilureias exercem seus efeitos por estimularem as células betapancreáticas e reduzirem primariamente a glicemia em jejum, com menores efeitos na glicemia pós-prandial. Das várias sulfonilureias introduzidas na clínica, são utilizadas atualmente a glicazida e a glimepirida. A principal reação secundária a estes agentes é a hipoglicemia, principalmente com os de ação prolongada.

As meglitinidas, entre as quais natiglinida e repaglinida, são agentes insulinotrópicos de ação rápida, dependente do nível da glicemia. Os efeitos primordiais ocorrem na redução da glicemia pós-prandial. Esta peculariedade e a curta duração de ação implicam menos episódios de hipoglicemia. Por aumentarem a secreção de insulina pelas células betapanceáticas, função já comprometida no diabetes, estes medicamentos não exercem efeitos protetores nas células beta do pâncreas. Ao contrário, as sulfonilureias podem promover deterioração progressiva no controle da glicemia ao longo do tempo.

☑ *Tiazolidinedionas*

As tiazolidinedionas (TZD), cuja ação é mediada pelos receptores PPAR-gama, melhoram a sensibilidade à insulina, principalmente na musculatura esquelética. Melhoram tanto a glicemia em jejum como a pós-prandial e reduzem a incidência de *diabetes mellitus* tipo 2 em pacientes com SM. Devido à retirada da rosiglitazona do mercado, o único agente disponível dessa classe é a pioglitgazona. As TZD têm limitações em seu emprego clínico, devido ao perfil de efeitos adversos, que incluem aumento de peso e edema periférico e macular, além do potencial para precipitar insuficiência cardíaca.

☑ *Inibidores da DPP*

Esses agentes reduzem a hiperglicemia, por minimizarem o metabolismo do hormônio nativo GLP-1, secretado após ingestão de carboidratos e gorduras. Reduzem mais a hiperglicemia pós-prandial que a de jejum. O risco de hipogliemia é baixo. Entre os agentes dessa classe aprovados para uso clínico e disponíveis em nosso meio incluem-se vildagliptina, sitaglipidina e saxaglipitina.

Tratamento da dislipidemia

A SM associa-se comumente à chamada dislipidemia aterogênica, caracterizada por níveis séricos elevados de triglicerídeos, níveis baixos de HDL-c e predomínio de partículas de LDL-c pequenas e densas. Embora as taxas de LDL-c não constituam um dos critérios diagnósticos da SM, os resultados de estudos clínicos controlados indicam a necessidade de considerar a redução dessa fração lipoproteica como meta primária, simultaneamente com a correção das taxas de HDL-c e de triglicérides. As metas lipídicas a serem alcançadas na SM são as propostas para a prevenção da doença aterosclerótica coronária (Tabela 21.2).

Tabela 21.2. Metas para o tratamento da síndrome metabólica.

	Metas
Pressão arterial, mmHg*	
Sistólica	< 130
Distólica	< 85
Glicemia plasmática, mg/dL	
Jejum	< 100
Pós-prandial	< 140
Hemoglobina glicada, %	< limite superior do método (6%)
Colesterol, mg/dL	
Total	< 200
HDL	> 45
LDL	< 100
Triglicerídeos, mg/dL	< 150
Peso (kg)	Perda sustentada de 5%-10%

* Em presença de proteinúria > 1g/24 horas, a meta deve ser < 125/75 mmHg.

Devido às evidências mais sólidas observadas com o uso de estatinas na redução da morbidade e da mortalidade cardiovascular, estes agentes são considerados como de primeira escolha no tratamento da dislipidemia da SM. Estatinas reduzem acentuadamente o colesterol total e o LDL-c e, de forma menos importante, os triglicerídeos; o aumento do HDL-c é pequeno. Dispõem-se, atualmente, em nosso meio de sinvastatina, atorvastatina e rosuvastatina e pitavastatina. Ezitimiba, inibidor seletivo da absorção do colesterol, também reduz o LDL-c e potencializa significantemente os efeitos das estatinas.

Quando a hipertrigliceridemia é importante e não controlada apenas com dieta e exercício, devem ser utilizados os fibratos (bezafibrato, etofibrato, fenofibrato e ciprofibrato). Estes medicamentos propiciam redução significante da trigliceridemia e elevação do HDL-c. Podem também reduzir as concentrações sanguíneas de LDL, principalmente da fração pequena e densa.

194 | DISLIPIDEMIAS

☑ *Aspirina*

Considerando que a SM se associa a estado pré-trombótico, caracterizado por elevação do fibrinogênio e PAI-1, é racional o uso profilático de ácido acetilsalicílico, especialmente em pacientes com risco cardiovascular > 10% em 10 anos, pelo escore de Framingham.

Crianças e adolescentes

Incluem-se na epidemia de obesidade observada atualmente. Além do aumento do risco de SM persistente na idade adulta, as complicações futuras desta condição podem ser catastróficas, caso não sejam identificados aqueles com maior risco de desenvolver complicações decorrentes do excesso de peso e não sejam instituídas medidas de intervenção preventivas.

BIBLIOGRAFIA

I Diretriz Brasileira de Diagnóstico e Tratamento da Síndrome Metabólica. Arq Bras Cardiol. 2005;84(Suppl I):1-28.

Alberti KG, Eckel RH, Grundy SM, et al. Harmonizing the metabolic syndrome: a joint interim statement of the International Diabetes Federation Task Force on Epidemiology and Prevention: National Heart, Lung, and Blood Institute; American Heart Association; World Heart Federation; International Atherosclerosis Society; and International Association for the Study of Obesity. Circulation. 2009;120(16):1640-5.

Chobanian AV, Bakris GL, Black HR, et al. Seventh Report of the Joint National Committee on Prevention, Detection, Evaluation and Treatment of High Blood Pressure. Hypertension. 2003;42(6):1206-52.

Ford ES. Prevalence of the metabolic syndrome defined by International Diabetes Federation among adults in the U.S. Diabetes Care. 2005;28(11):2745-59.

Grundy SM, Cleeman JI, Daniels SR, et al. Diagnosis and management of the metabolic syndrome and American Heart Association/National Heart, Lung, and Blood Institute Scientific Statement. Circulation. 2005;112(17):2735-52.

Grundy SM, Cleeman JI, Merz NB, et al. Implications of recent clinical trials for the national Cholesterol Education Program Adult Treatment Panel III Guidelines. Circulation. 2004;110(2):227-39. Review.

Haffner S, Taegtmeyer H. Epidemic obesity and the metabolic syndrome. Circulation. 2003;108(3):1541-5.

Isomar B, Almgren P, Tuomi T, et al. Cardiovascular morbidity and mortality associated with the metabolic syndrome. Diabetes Care. 2001;24(4):683-9.

Lakka HM, Laaksonen DE, Lakkata A, et al. The metabolic syndrome and total and cardiovascular disease in middle-aged men. JAMA. 2002;288(21):2709-16.

Nathan DM, Davidson MB, DeFronzo RA, et al. American Diabetes Association. Impaired fasting glucose and impaired glucose tolerance: implications for care. Diabetes Care. 2007;30(3):753-9. Review.

Reaven GM. Role of insulin resistance in human disease (syndrome X): an expanded definition. Annu Rev Med. 1993;44:121-31.

Reaven GM. Role of insulin resistance in human disease. Diabetes 1988;37(12):1595-607.

Swislocki AL, Siegel D, Jialal I. Pharmacotherapy for the metabolic syndrome. Curr Vasc Pharmacol. 2012;10(2):187-205. Review.

Yamaoka K, Tango T. Effects of lifestyle modification on metabolic syndrome: a systematic review and meta-analysis. BMC Med. 2012;10:138-48.

22

Prescrição de dietas na hipercolesterolemia e na hipertrigliceridemia

Isabela Cardoso Pimentel Mota
Renata Alves
Cristiane Kovacs
Carlos Daniel Magnoni

Palavras-chave: Dislipidemias; Cardioprotetores; Nutrição; Ácidos graxos; Recomendações nutricionais.

INTRODUÇÃO

A intervenção nutricional é a primeira medida terapêutica a ser adotada no tratamento das dislipidemias. Até meados da década de 1980, grande ênfase era dada à prescrição de colesterol dietético como determinante da elevação da colesterolemia. A partir da década de 1990, evidências mostraram que os ácidos graxos presentes nos alimentos gordurosos e ricos em dissacarídeos desempenham importante papel na modulação da lipemia, por estimularem ou inibirem a produção hepática de colesterol e de partículas de lipoproteína de muito baixa densidade (VLDL), ricas em triglicerídeos. Com o advento dos alimentos funcionais em nosso meio, nos anos 2000, as dietas para dislipidemia, que eram fortemente restritivas, passaram a ter mais opções de produtos para consumo, auxiliando na adesão ao tratamento alimentar.

Atualmente, compreende-se que o impacto dos ácidos graxos na lipemia varia em razão do grau de saturação, isomeria e tamanho da cadeia carbônica. Outros elementos da dieta – sejam nutrientes (por exemplo, ácidos graxos ômega 3) ou não nutrientes (por exemplo, os fitoesteróis) – podem interferir no metabolismo lipídico sem ainda existir comprovação de impacto em desfechos cardíacos. Neste âmbito, o papel da dieta nos desfechos cardiovasculares tem sido frequentemente associado ao padrão alimentar, e não à inclusão de um alimento ou produto alimentar isoladamente. Além do grau de adesão ao tratamento, a resposta metabólica individual à dieta depende da presença de comorbidades, como obesidade, diabetes, hipotireoidismo, uso de medicamentos hiperlipemiantes, como antirretrovirais e de características genéticas, sendo necessário o levantamento da presença de dislipidemias familiares, menos sensíveis às recomendações nutricionais.

A adesão ao tratamento alimentar é fundamental para o sucesso da intervenção. Preferencialmente, a recomendação nutricional deve ser customizada ao estilo de vida do indivíduo e respeitando, sempre que possível, suas limitações e preferências. As intervenções dietéticas devem despertar o interesse pela correção do estilo de vida, sendo saborosas e socialmente factíveis.

CONDUTA ALIMENTAR NA HIPERCOLESTEROLEMIA

Colesterol dietético

Apesar do efeito do consumo de colesterol permanecer controverso em relação aos eventos cardiovasculares, o consumo de colesterol dietético mostra relação positiva e significativa com o aumento dos níveis de colesterol total (CT) e da lipoproteína de baixa densidade-colesterol (LDL-c), em comparação ao controle, de modo não uniforme em humanos. Também se observa elevação da lipoproteína de alta densidade-colesterol (HDL-c), com heterogenicidade, na vigência de consumo muito elevado de colesterol (> 650 mg ao dia).

O colesterol está presente exclusivamente em alimentos de origem animal (Quadro 22.1). A absorção do colesterol presente no lúmen intestinal ocorre em uma taxa aproximada de 50% do total consumido, sendo uma minoria de pacientes hiperresponsivos, absorvendo quantidades maiores.

Quadro 22.1 Alimentos fonte de colesterol dietético (mg/100g).

Alimento	Colesterol (mg)
Peixes e frutos do mar	
Abadejo grelhado	136
Atum em conserva	53
Camarão cozido	241
Cação cozido	83
Merluza assada	91
Salmão sem pele grelhado	73
Sardinha frita	103
Carne bovina	
Acém cozido	103
Contrafilé sem gordura grelhado	80
Lagarto cozido	56
Miolo alcatra grelhado	92
Fígado grelhado	601
Aves	
Peito de frango sem pele grelhado	89
Coxa de frango com pele assada	145
Sobrecoxa sem pele assada	145
Ovo inteiro	356
Lácteos	
Creme de leite	66
Leite integral	10
Queijo mozarela	80
Queijo Minas Frescal	62
Carne suína	
Pernil suíno assado	110
Lombo assado	103
Toucinho frito	89

Fonte: Núcleo de Estudos e Pesquisas em Alimentação (NEPA). Universidade Estadual de Campinas (Unicamp). Tabela Brasileira de Composição de Alimentos (TACO). 4ª ed. Revisada e ampliada. Campinas (SP): Unicamp; 2011. Disponível em: http://www.cfn.org.br/wp-content/uploads/2017/03/taco_4_edicao_ampliada_e_revisada.pdf

Estudos utilizando ovos como fonte alimentar de colesterol indicam que o colesterol dietético pode elevar a fração HDL-c, além do LDL-c, não alterando a razão LDL-c/HDL Nesses estudos, também se observa evidência de que o colesterol dietético exerce efeito nas subfrações de LDL-c e HDL-c, aumentando o tamanho das partículas e sugerindo menor grau de aterogenicidade.

Em indivíduos dislipidêmicos, com doença coronariana estabelecida, portadores de diabetes ou de síndrome metabólica, o efeito do consumo de dois ou mais ovos por dia não parece estar associado à piora do controle metabólico, se acompanhado por um padrão alimentar com menor teor de gorduras saturadas. Em razão destas evidências, associações internacionais, como *American Heart Association* e *British Heart Association*, aboliram a recomendação máxima de consumo de colesterol dietético em suas últimas diretrizes.

Consumo de gorduras

Cerca de 90% da gordura consumida pela alimentação está na forma de triglicerídeos. Os triglicerídeos são formados por três moléculas de ácidos graxos e uma de glicerol. É a composição de ácidos graxos que determina o efeito metabólico da gordura consumida.

Os ácidos graxos são classificados de acordo com o grau de saturação, isomeria e tamanho da cadeia carbônica. Em relação à saturação, os ácidos graxos podem ser saturados ou insaturados. Os ácidos graxos insaturados, quando possuem uma única dupla ligação na cadeia carbônica, são chamados de monoinsaturados (AGM); quando possuem duas ou mais duplas ligações, são chamados de poli-insaturados.

Apesar de haver forte tendência, com finalidade didática, para generalizar o efeito protetor dos ácidos graxos insaturados e de agressor dos saturados, deve-se considerar que cada ácido graxo exerce efeito particular no metabolismo lipídico, com magnitude distinta entre os demais.

A conduta alimentar atual nas dislipidemias prevê oferta de até 35% das calorias totais da alimentação diária provenientes das gorduras. As dietas pobres em gorduras estão associadas ao aumento dos triglicerídeos e à redução significativa da fração HDL-c, sendo destinados especificamente para quadros de soros lipêmicos com triglicerídeos > 500 mg/ dL, como ocorre na hiperquilomicronemia.

☑ *Ácidos graxos saturados*

Os principais ácidos graxos saturados envolvidos no controle da dislipidemia são os que possuem 12 carbonos ou mais (Quadro 22.2). Os ácidos graxos saturados de cadeia curta (< 8 carbonos) podem interferir no metabolismo lipídico, modulando a ação da 3-hidroxi-3-methyl-glutaril-CoA redutase (HM-G-CoA) redutase no fígado, porém estes ácidos graxos são produzidos pela fermentação bacteriana intestinal, a partir do consumo de fibras solúveis, apresentando efeito hipocolesterolêmico.

De acordo com metanálise de Mensink et al., em 2003, o ácido graxo com maior poder de elevar a colesterolemia é o láurico, presente principalmente no óleo de coco e seus derivados que contenham gorduras. No entanto, resultados de estudos epidemiológicos em regiões sul-asiáticas mostram que essas populações usam habitualmente o coco e o óleo de coco em sua alimentação, sem apresentat maior risco de doenças cardiovasculares. A análise desses achados deve ser criteriosa, pois a causa das doenças cardiovasculares é múltipla, sendo o estilo de vida fator crucial envolvendo uma multidiversidade de fatores, dentre eles, a alimentação. Apesar de utilizarem amplamente o óleo de coco, as populações da Indonésia, por exemplo, mantêm alimentação rica em vegetais e peixes preferencialmente ao consumo exagerado de carnes vermelhas e alimentos industrializados.

Apesar de estudo brasileiro com 40 mulheres obesas não dislipidêmicas mostrar que o óleo de coco não altera a colesterolemia, 1.839 mulheres filipinas foram avaliadas de acordo com o tercil de consumo de óleo de coco (baixo, médio e alto), e este foi associado positivamente ao aumento do CT, LDL-c e HDL-c, proporcional à medida de incremento de consumo.

198 | DISLIPIDEMIAS

Quadro 22.2. Classificação e fonte dos graxos saturados.

Ácidos graxos	Nome do carbono	Número de carbonos	Fonte
De cadeia curta	Acético	C2:0	Maior produto final da fermentação de carboidratos por bactérias no cólon
	Propiônico	C3:0	Produto final da fermentação de carboidratos por bactérias no cólon
	Butírico	C4:0	Gordura do leite e produto final da fermentação de bactérias no cólon
	Valérico	C5:0	Gordura do leite e produto final da fermentação de bactérias no cólon
De cadeia média	Caproico	C6:0	Gordura do leite e produto final da fermentação de bactérias no cólon
	Caprílico	C8:0	Óleo de coco
	Cáprico	C10:0	Óleo de coco
	Láurico	C12:0	Óleo de coco, gordura de palma e manteiga
De cadeia longa	Mirístico	C14:0	Gordura de palmeira, óleo de coco, gordura do leite
	Palmítico	C16:0	Óleo de palmeira e gordura animal (peixe, carne e aves)
	Esteárico	C18:0	Manteiga de cacau e gorduras animais (peixe, carne e aves)
	Araquídico	C20:0	Óleo de amendoim
	Beénico	C22:0	Óleo de amendoim
	Lignocérico	C24:0	Óleo de castanhas

Nenhum alimento contém apenas um único nutriente. No caso dos alimentos que são fontes de gorduras, é a predominância de ácidos graxos que sugere a indicação ou a restrição do alimento na intervenção alimentar. Alimentos de origem animal (carnes, leite e seus derivados) apresentam maior risco para elevação da colesterolemia, pois contêm maior quantidade de ácidos graxos palmítico e mirístico que os alimentos de origem vegetal. Porém, indivíduos que consomem frequentemente (mais que três vezes por semana) alimentos industrializados de origem vegetal, como pães, biscoitos simples, biscoitos recheados e salgadinhos (*snacks*), podem consumir elevada quantidade de ácido palmítico proveniente do óleo de palma e óleo de palmiste que são usualmente utilizados pela indústria de alimentos. Em conjunto com ácido láurico, estes são os ácidos graxos saturados de maior relevância para restrição alimentar. O ácido graxo esteárico, apesar de saturado, apresenta efeito neutro na colesterolemia.

☑ *Ácidos graxos monoinsaturados*

Os AGM são não essenciais quimicamente classificados como ácidos graxos com apenas uma dupla ligação na cadeia carbônica. Na configuração *cis*, os átomos de hidrogênio que estão ligados à dupla ligação estão posicionados na mesma direção, enquanto na configuração *trans*, os átomos de hidrogênio estão alocados em posições opostas.

Cerca de 92% do AGM-*cis* consumidos na dieta estão na forma de oleico. Alguns óleos vegetais, como azeite de oliva (aproximadamente 75%) e óleo de canola (aproximadamente 65%), são as maiores fontes alimentares, seguidos de castanhas e sementes, abacate, gorduras animais e óleo de palma (40% de ácido oleico). Em dietas tipicamente ocidentais, as gorduras animais são a principal fonte de AGM-*cis*.

Esses ácidos graxos podem afetar o risco cardiovascular por interferirem em ampla variedade de marcadores. Quanto ao efeito hipocolesterolêmico, os estudos mostram que substituir os ácidos graxos saturados por AGM reduz significativamente o CT, a LDL-c, a apolipoproteína B100 e a relação CT/HDL-c, enquanto a fração HDL-c, a apolipoproteína AI e os triglicerídeos não apresentam variação significativa.

O azeite de oliva extravirgem, na quantidade de duas colheres de sopa diárias (23 mL), recebeu *Food and Drug Administration* (FDA), em 2004, o *Claim* sobre prevenção de doenças cardiovasculares. Relacionado como corresponsável pelos benefícios da dieta do mediterrâneo, o azeite de oliva extravirgem, além de ácido oleico, possui antioxidantes potentes – entre eles o hidroxitirosol e a oleuropeína, que apresentam efeito na peroxidação lipídica *in vitro*.

☑ *Ácidos graxos poli-insaturados*

Existem duas famílias de ácidos graxos poli-insaturados, chamadas de ômega 6, encontrada em vegetais e óleo vegetais, e ômega 3, incluindo o ácido alfalinolênico (ALA; C18:3), encontrado exclusivamente em vegetais; o ácido eicosapentaenoico (EPA; C20:5) e ácido docosa-hexaenóico (DHA; C22:6), encontrados em peixes e crustáceos. Evidências sugerem que o alto consumo alimentar de ALA, EPA e DHA está associado à redução significativa do risco cardiovascular e da mortalidade por doença arterial coronária, apesar de que dados inconsistentes e contraditórios têm sido reportados em estudos de intervenção utilização suplementos de ômega 3. Os mecanismos propostos para a ação do EPA e DHA pelo consumo de alimentos que são fontes destes nutrientes na saúde cardiovascular são variados e amplos, incluindo efeito antitrombótico, antiarrítmico e efeito redutor dos triglicerídeos sanguíneos.

Com efeito redutor dos níveis de triglicerídeos sanguíneos, a suplementação com EPA e DHA (2 a 4 g) deve ser recomendada para hipertrigliceridemia grave (> 500/dL), na vigência do risco de pancreatite, refratária a medidas não farmacológicas e tratamento medicamentoso com potencial redutor de 25% a 30% dos níveis basais de triglicerídeos.

O ALA (C18:2, ômega 6) é o mais importante ácido graxo poli-insaturado presente na alimentação e apresenta efeito inverso nos níveis de CT e frações, quando substitui os carboidratos da dieta. O ALA está presente nos óleos vegetais de açafrão, algodão, milho, girassol e soja em quantidades expressivas.

☑ *Ácidos graxos* trans

Os ácidos graxos *trans* são ácidos graxos insaturados que contém pelo menos uma dupla ligação na configuração *trans*. São principalmente produzidos via processo industrial, incluindo a hidrogenação parcial de ácidos graxos. Os ácidos graxos *trans* ocorrem também em baixas concentrações em produtos cárneos e leite de animais ruminantes.

Estão relacionados com o aumento do risco cardiovascular, especialmente por aumentarem a concentração plasmática de colesterol e de LDL-c, e por reduzirem a concentração plasmática de HDL-c, além de aumentarem a concentração plasmática de LDL pequenas e densas, partículas reconhecidamente mais aterogênicas.

☑ *Gorduras interesterificadas*

Produzidos industrialmente, as gorduras interesterificadas são frequentemente utilizadas como substitutas das gorduras obtidas pela hidrogenação parcial de óleos, no intuito de reduzir a oferta de ácidos graxos *trans*. Os efeitos metabólicos dos ácidos graxos interesterificados ainda sãoinconclusivos. Em animais e humanos, pode haver aumento dos níveis de CT e frações, sendo necessários estudos adicionais para elucidar a ação deste tipo de gordura no metabolismo.

CONDUTA ALIMENTAR NA HIPERTRIGLICERIDEMIA

Comumente, a hipertrigliceridemia está associada à alimentação inadequada e ao diabetes e/ou à obesidade. É mais frequentemente observada na presença de dietas alimentares, com excesso de calorias, carboidratos simples e gorduras saturadas, bem como em indivíduos com ingestão de bebidas alcoólicas. Neste contexto, a adequação ponderal e a restrição de alimentos que são fontes desses nutrientes e de bebidas alcoólicas possuem grande impacto na trigliceridemia, com Nível de Evidência A.

Atualmente, a Organização Mundial da Saúde limita a ingestão de açúcares até 10% do valor energético total (VET) diário, sendo preferencialmente até 5% do VET – especialmente entre crianças, para prevenção de cárie dentária. A sacarose ou açúcar comum, um dissacarídeo, é o principal carboidrato simples utilizado em nosso meio, porém não somente usado como adoçante; o açúcar está presente na alimentação como ingrediente de alimentos industrializados e também preparados em casa. Outras fontes

200 | DISLIPIDEMIAS

de carboidratos simples (glicose e frutose) são o xarope de milho com alto teor de frutose e açúcar invertido, que são amplamente utilizados na fabricação de produtos alimentícios, como sucos, refrigerantes, biscoitos, geleias, sorvetes, licores e frutas cristalizadas.

O consumo excessivo de carboidratos estimula a síntese de VLDL nascente no fígado, por meio de maior fornecimento de substrato, estimulando o aumento dos triglicerídeos. Na síndrome metabólica, alterações pós-prandiais, como hiperglicemia, hiperinsulinemia e hipertrigliceridemia, também têm se associado ao risco cardiovascular aumentado. Neste sentido, os alimentos que são fontes de carboidratos mais adequados para melhorar o dismetabolismo nutricional pós-prandial incluem aqueles com menor índice glicêmico, menor densidade calórica, maiores teores de fibras e água.

O efeito do etanol sobre os níveis de triglicerídeos é amplamente reconhecido. Metanálise incluindo 42 estudos identificou que, para cada grama de etanol ingerido por dia, há aumento dos triglicerídeos sanguíneos na ordem de 0,19 mg/dL e de 5,69 mg/dL para cada 30 g de etanol consumido por dia, representando aumento de 5,9% dos valores basais do grupo estudado.

ESTRATÉGIAS ALIMENTARES ADJUVANTES NO TRATAMENTO DAS DISLIPIDEMIAS

Alimentos funcionais

Alimentos naturais ou ingredientes, os quais contêm compostos bioativos, que produzem efeitos metabólicos e/ou fisiológicos benéficos à saúde, além das funções nutricionais básicas, clinicamente reconhecidas para bem-estar, prevenção e/ou tratamento de doenças crônicas. Seu consumo deve fazer parte da alimentação habitual, sem necessidade de supervisão médica.

Compostos bioativos ou fitoquímicos

São nutrientes ou compostos químicos presentes em pequenas quantidades nos alimentos, que podem ou não serem absorvidos, e que exercem efeitos benéficos na saúde.

Nutracêuticos

Expressão cunhada pela *Foundation for Innovation in Medicine* em 1990, denomina quaisquer substâncias isoladas, que possam ser consideradas alimentos ou parte deste, e ofereçam benefícios, incluindo prevenção e tratamento de doenças, em uma nova área de pesquisas, por parte da comunidade médico-científica e das indústrias de alimentos e farmacêutica.

Importante ressaltar que, enquanto os alimentos funcionais são aqueles que são benéficos à saúde, sendo ingeridos sob forma natural, os nutracêuticos representam formulações farmacêuticas – na forma de cápsulas, suplementos ou alimentos enriquecidos – de um ou mais componentes isolados de alimentos, administrados para o tratamento específico de uma doença. Podem ser classificados como fibras dietéticas, ácidos graxos poli-insaturados, peptídeos, aminoácidos, minerais, vitaminas e minerais antioxidantes.

☑ *Ácidos graxos ômega 3*

A observação realizada por Bang e Dyerberg, em 1972, relacionou a dieta dos esquimós a uma baixa porcentagem de doença cardiovascular, apesar de consumirem uma dieta hiperlipídica, proveniente dos peixes ricos em ácidos graxos poli-insaturados ômega 3 (nas formas químicas de EPA e DHA). Estes peixes possuem maior teor deste tipo de gordura em sua carne, pois se alimentam de plâncton, ricos em ômega 3 e que estão presentes nas águas geladas da região ártica.

O ômega 3 é um tipo de ácido graxo poli-insaturado assim classificado devido à posição da primeira dupla ligação a partir do radical metil da cadeia carbônica. Além do EPA e do DHA, o ALA também faz parte desta família, sendo considerado essencial, visto que não é sintetizado pelo organismo humano e, a partir dele, os outros dois são formados.

Do seu metabolismo final resultam a formação de tromboxanos A3, leucotrienos B5 e prostaglandinas E3, com ação anti-inflamatória, pois inibem a ativação do sistema imunológico, bloqueiam a formação de citocinas e diminuem a agregação plaquetária.

Apesar dos estudos anteriores indicarem benefício da suplementação de ômega 3 na saúde cardiovascular, estudos atuais não conseguiram comprovar tal efeito, sendo atualmente contraindicada sua suplementação para esta finalidade.

A suplementação de ômega 3 pode ser empregada no tratamento de hipertrigliceridemia refratária ao tratamento convencional. O ALA, precursor do EPA e do DHA, apresenta efeitos biológicos com menor ação para a redução dos níveis plasmáticos de triglicerídeos. Estudos de suplementação entre 2,0 a 4,0 g ao dia demonstraram reduzir de 25% a 30% os triglicerídeos.

Diferentes estudos encontraram relação positiva entre o consumo mais elevado de ômega 3 com a redução de triglicerídeos e das VLDL. Os mecanismos propostos para este efeito são inibição das enzimas ácido fosfatídico fosfo-hidrolase e/ou diacilglicerol acetiltransferase; maior *clearance* dos triglicerídeos pela atividade lipolítica mediada pela lipase lipoprotéica; e menor disponibilidade de ácidos graxos para síntese de triglicerídeos, pela estimulação da betaoxidação, por meio da ativação dos receptores ativados por proliferador de peroxissomo (PPAR-b). Pela característica inflamatória da disfunção endotelial, o ômega 3 também parece exercer proteção contra a oxidação das LDL-c e de membranas celulares, por menor expressão de citocinas inflamatórias e formação de prostaglandinas, leucotrienos e tromboxanos das séries 3 e 5.

A atual dieta ocidental é rica em ácidos graxos poli-insaturados da série ômega 6 e deficiente em ácidos graxos ômega 3, com relação dietética ômega 6:ômega 3 entre 20 a 25:1. Esta relação é muito superior àquela recomendada pela *Food and Agriculture Organization*, que é de 5 a 10:1. Portanto, a recomendação deve se basear na qualidade, e não somente na quantidade, dos ácidos graxos dietéticos.

As fontes alimentares de ômega 3 são peixes como sardinha, atum, salmão e pescadas, e oleaginosas, como nozes, sementes de canola, linhaça e chia. São indicados duas refeições de peixe por semana, além de consumo frequente de fontes vegetais ômega 3 (em torno de 15 g ao dia de linhaça ou chia).

A suplementação de ômega 3 de origem marinha pode ser prescrita por médico ou nutricionista, para pacientes com hipertrigliceridemia grave (> 500 mg/dL), com doses de 3 a 4 g ao dia, e em pacientes de moderado a baixo risco, em 1 g ao dia.

☑ *Fitosteróis e ésteres de esteróis*

Os fitoesteróis são estruturas encontradas apenas nas membranas celulares dos tecidos vegetais, desempenhando funções análogas ao colesterol nos tecidos animais. Sua conformação química é similar à da molécula do colesterol, diferenciada pela presença de um grupo etil ou metil no carbono 24 da cadeia lateral. Dentre os mais de 200 tipos presentes nos alimentos, os fitosteróis mais comuns são o campesterol, o estigmasterol e o betassitosterol (sendo este o mais predominante e extraído dos óleos vegetais); entre os esteróis, são o sitostanol e o campestanol.

Por um processo de esterificação, ocorre formação do sitosterol-éster, que o torna mais solúvel e facilita sua adição a produtos alimentícios, como margarinas, leites e iogurtes.

O mecanismo pelo qual ocorre a redução do colesterol é por competição com o colesterol alimentar na formação das micelas, permitindo maior quantidade de colesterol livre na luz intestinal, para ser excretado nas fezes. Uma vez dentro dos enterócitos, absorvido pelo transportador intestinal Niemann-Pick C1 Like1 (NPC1L1), o fitoesterol é liberado e levado de volta à luz do intestino, por meio dos transportadores *ATP-binding cassette subfamily G* (ABCG5-ABCG8). O fitoesterol também pode formar um cristal insolúvel, ligando-se diretamente ao colesterol.

Uma dieta com boas quantidades e variedades de vegetais fornece cerca de 200 a 400 mg de fitosteróis por dia, com níveis plasmáticos entre 0,3 e 1,7 mg/dL. Entretanto, estudos demonstram que são necessá-

202 | DISLIPIDEMIAS

rios 2 g ao dia de fitosteróis para promover redução entre 5% e 15% da LDL-c, sem interferir nos níveis de HDL-c e triglicerídeos.

Pacientes hipercolesterolêmicos em tratamento com estatinas apresentam diminuição adicional dos níveis plasmáticos, quando suplementados com fitosteróis.

☑ Fibras

As fibras são carboidratos complexos resistentes ao processo digestório, não absorvidos pelo organismo e classificadas em solúveis e insolúveis. As insolúveis promovem a saciedade e contribuem para menor ingestão calórica. São encontradas nos grãos integrais (celulose), nas leguminosas (hemicelulose) e verduras, nos legumes e nas frutas (lignina). Sua recomendação diária é de 15 a 20 g. A solúveis retardam o esvaziamento gástrico e melhoram os metabolismos hepático e periférico das lipoproteínas. Estes efeitos são, principalmente, ocasionados pelas betaglucanas, pela ligação com colesterol, glicose e ácidos biliares no lúmen intestinal, inibindo a absorção e sendo excretadas nas fezes. Além disso, com a ação das bactéricas colônicas presentes no lúmen, as fibras solúveis são fermentadas e aumentam a concentração de ácidos graxos de cadeia curta, livres, elevam a síntese dos ácidos biliares e promovem maior sinalização de receptores para recaptação de LDL-c pelo fígado.

Estão presentes em maior quantidade nos cereais como aveia, cevada, trigo e centeio, além de frutas, leguminosas e cogumelos. O consumo deve ser de 5 a 10 g ao dia.

☑ Polifenóis

Pigmentos naturais, originários dos metabólitos secundários das plantas, com finalidade de proteção contra agentes (raios ultravioletas, poluição, substâncias químicas e patógenos). Suas complexas formas poliméricas e glicosídicas constituem-se de moléculas que possuem estrutura polifenol, ou seja, anéis aromáticos ligados a uma ou mais hidroxilas, e não são facilmente degradadas pelos sucos digestivos.

Seu papel preventivo depende da quantidade e da frequência de consumo, além de biodisponibilidade, que é dependente de metabolização hepática e de microflora intestinal. Desempenham funções antioxidantes, anti-inflamatórias, antiateroscleróticas e antilipidêmicas, pela inibição da expressão da óxido nítrico-sintase induzível (presente em grande quantidade em processos inflamatórios e na resposta imune) e pela diminuição da LDL-c oxidada (fator desencadeante do processo inflamatório subclínico e da formação da placa aterosclerótica), melhorando o perfil lipídico, com a redução dos triglicerídeos, da apolipoproteína B e da relação HDL/LDL. Estão amplamente distribuídos na alimentação em frutas, verduras e legumes, chás, ervas, azeite, mel e vinhos.

☑ Estilbenos

O resveratrol é o mais estudado neste grupo, por reduzir a peroxidação lipídica, os triglicerídeos e as apolipoproteínas, além de inibir a agregação plaquetária e melhorar a sensibilidade à insulina. São encontrados em pequenas quantidades na dieta, em alimentos como uvas e oleaginosas (amendoim e nozes).

☑ Lignana

Estudos experimentais demonstraram redução dos níveis plasmáticos de CT entre 20% e 30% e da LDL-c em torno de 14%, menor formação de placas ateroscleróticas e de estresse oxidativo. Está presente na casca das sementes (linhaça, chia e gergelim), algas, lentilha, hortaliças (alho, aspargos e cenoura), cereais (milho, trigo e cevada) e frutas (ameixa e pêra).

☑ Ácidos fenólicos

Inibem o processo oxidativo (sequestrando os radicais livres e quelando metais) e a agregação plaquetária. São encontrados no café e em frutas como *kiwi*, cereja, mirtilo, ameixas e maçãs (ácido cafeico), nos cereais integrais como o arroz, a aveia e o trigo (ácido ferúlico), chás (ácido gálico) e em frutas vermelhas como amora, framboesa, groselha e morango (ácido protocatequínico e p-hidroxibenzóico).

☑ Flavonoides

Sua principal ação é antioxidante, pela inativação dos radicais livres, tanto na parte hidrofílica, como na lipofílica das células, além de também ser anti-inflamatória, pela diminuição da permeabilidade capilar, das vias da ciclo-oxigenase e da lipo-oxigenase, do fator de necrose tumoral alfa (TNF-a), do fator nuclear kappa B (NFkB) e outras citocinas inflamatórias.

☑ Antocianina

Incorporam-se à membrana celular, protegendo da ação dos radicais livres e diminuindo a ativação de citocinas pró-inflamatórias. Predominantes em frutas do tipo *berries*, como morango, uvas, mirtilo, cerejas e ameixa vermelha, bem como em hortaliças com coloração vermelho-arroxeada (repolho roxo, radicchio, cebola roxa e casca de berinjela).

☑ Flavanóis

Protegem a LDL-c da oxidação, por atuarem diretamente sobre espécies reativas de oxigênio, além de melhorarem o perfil lipídico, pela diminuição dos níveis de triglicerídeos, apolipoproteína B e ácidos graxos livres, elevando a relação HDL/LDL. São deste grupo as catequinas do chá verde da *Camelia sinensis* (epicatequina, epicatequina-3-galato, epigalocatequina, epigalocatequina-3-galato) e as epicatequina e proantocianidinas, que estão em maiores quantidades no cacau (bem como em chocolate amargo), nas uvas (assim como no vinho tinto), nas frutas vermelhas tipo *berries*, no pêssego, no damasco, no caqui, na maçã e na pêra.

☑ Flavonóis

São os mais efetivos para a inibição das vias da ciclo-oxigenase e da lipo-oxigenase (ativadoras do processo pró-inflamatório e da agregação plaquetária). Estão presentes em vários alimentos, nas formas de quercetina e kampferol, sendo mais comuns na *Camelia sinensis* (chá verde e chá preto), no cacau (chocolate), na pêra, maçã, nas frutas vermelhas tipo *berries* (mirtilo, morango, amora, jabuticaba, cereja), na cebola, no alho poró, na berinjela, no brócolis e no vinho tinto.

☑ Isoflavonas

Ação hipocolesterolêmica, com redução da LDL-c e dos triglicerídeos, com elevação da HDL-c. Dadzeína e genisteína são as isoflavonas em maior quantidade nas leguminosas, especialmente na soja. Em cada 1 g de soja, o teor de isoflavona varia entre 2 e 4 mg, sendo recomendados, para efeito hipolipidêmico, 25 g ao dia, recebendo, por essa razão, a denominação "alimento com alegação funcional" ou "*health claim*", da Agência Nacional de Vigilância Sanitária (Anvisa) e da FDA, respectivamente.

BIBLIOGRAFIA

American Dietetic Association (ADA). Position of the American Dietetic Association: phytochemicals and functional foods. J Am Dietetic Assoc. 1999;99:1278-85.

Assunção ML, Ferreira HS, Dos Santos AF, et al. Effects of dietary coconut oil on the biochemical and anthropometric profiles of women presenting abdominal obesity. Lipids. 2009;44(7):593-601.

Bang HO, Dyerberg J. Plasma lipids and lipoproteins in Greenlandic west-coast Eskimos. Acta Med Scand, 192: 85-94, 1972.

Berger S, Raman G, Vishwanathan R, et al. Dietary cholesterol and cardiovascular disease: a systematic review and meta-analysis. Am J Clin Nutr. 2015;102(2):276-94.

Bogdanski P, Suliburska J, Szulinska M, et al. Green tea extracts reduces blood pressure, inflammatory biomarkers, and oxidative stress and improves parameters associated with insulin resistance in obese, hypertensive patients. Nutr Res. 2012;32(6):421-7.

Bosch J, Gerstein HC, Dagenais GR, et al. n-3 fatty acids and cardiovascular outcomes in patients with dysglycemia. N Engl J Med. 2012;367:309-18.

Defelice S. The nutraceutical revolution: its impact on food industry R&D. Trends in Food Science & Technology. 1995;6(1):59-61.

Egert S, Bosy-Westphal A, Seilberl J, et al. Quercetin teduces systolic blood pressure and plasma oxidized low-density lipoprotein cconcentration in overweight subjects with a high-cardiovascular disease risk phenotype: a double-blind, placebo-controlled cross-over study. Br J Nutr. 2009;192(7):1065-74.

Feranil AB, Duazo PL, Kuzawa CW, et al. Coconut oil is associated with a beneficial lipid profile in pre-menopausal women in the Philippines. Asia Pac J Clin Nutr. 2011;20(2):190-5.

Fuller NR, Sainsbury A, Caterson ID, et al. Egg Consumption and Human Cardio-Metabolic Health in People with and without Diabetes. Nutrients. 2015;7(9):7399-420.

Hingenholtz J, Smid EJ. Nutraceutical production with food-grade microorganisms. Current Opinion in Biotechnology. 2002;13:497-507.

Hunter PM, Hegele RA. Functional foods and dietary supplements for the management of dyslipidaemia. Nat Rev Endocrinol. 2017; 13(5):278-288.

Javadi F, Eghtesadi S, Ahmadzadeh A. The effect of quercetin on plasma oxidative status, C-reactive protein and blood pressure in women with rheumatoid arthritis. Int J Prev Med. 2014;5(3):293-3014.

Join FAO/OMS Expert Consultation on Fats and Fatty Acids in Human Nutrition. Interim Summary of Conclusions and Recommendations on Total Fat and Fatty Acids. World Health Organization, 2008. Disponível em: http://www.fao.org/ag/agn/nutrition/docs/Fats%20and%20Fatty%20Acids%20Summary.pdf

Joris PJ, Mensink RP. Role of cis-Monounsaturated Fatty Acids in the Prevention of Coronary Heart Disease. Curr Atheroscler Rep. 2016;18(7):38.

Kitts DD. Bioactive substances in food: Identification and potential uses. Can. J. Physiol Pharmacol. 1994;72:.723-34.

Kuntz S, Kunz C, Herrmann J, et al. Anthocyanins from fruit juices improve the antioxidant status of healthy young female volunteers without affecting anti-inflammatory parameters: results from the randomized, double-blind, placebo-controlled, cross-over ANTHONIA (ANTHOcyanins in Nutrition Investigation Alliance) study. Br J Nutr. 2014;112(6):925-36.

Kwak N Jukesm DJ. Functional foods. Part 2: the impact on current regulatory terminology. Food Control. 2001;12:109-17.

Lipoeto NI, Agus Z, Oenzil F, et al. Dietary intake and the risk of coronary heart disease among the coconut-consuming Minangkabau in West Sumatra, Indonesia. Asia Pac J Clin Nutr. 2004;13(4):377-84.

Lottenberg AM. Importância da gordura alimentar na prevenção e no controle de distúrbios metabólicos e da doença cardiovascular. Arq Bras Endocrinol Metab.2009;53(5):595-607.

Manach C, Mazur A, Scalbert A. Polyphenols and prevention of cardiovascular diseases. Current Opinion in Lipidology. 2005;16(1):77-84.

Manach C, Scalbert A, Morand C, et al. Polyphenols: food sources and bioavailability. Am J Clin Nutr. 2004;79(5):727-47.

Mensink RP, Sanders TA, Baer DJ, et al. The Increasing Use of Interesterified Lipids in the Food Supply and Their Effects on Health Parameters. Adv Nutr. 2016;15;7(4):719-29.

Mensink RP, Zock PL, Kester AD, et al. Effects of dietary fatty acids and carbohydrates on the ratio of serum total to HDL cholesterol and on serum lipids and apolipoproteins: a meta-analysis of 60 controlled trials. Am J Clin Nutr. 2003;77(5):1146-55.

Mutungi G, Ratliff J, Puglisi M, et al. Dietary cholesterol from eggs increases plasma HDL cholesterol in overweight men consuming a carbohydrate-restricted diet. J Nutr. 2008;138(2):272-6.

Nettleton JA, Lovegrove JA, Mensink RP, et al. Dietary Fatty Acids: Is it Time to Change the Recommendations? Ann Nutr Metab. 2016;68(4):249-57.

Núcleo de Estudos e Pesquisas em Alimentação (NEPA). Universidade Estadual de Campinas (Unicamp). Tabela Brasileira de Composição de Alimentos (TACO). 4ª ed. Revisada e ampliada. Campinas (SP): Unicamp; 2011. Disponível em: http://www.cfn.org.br/wp-content/uploads/2017/03/taco_4_edicao_ampliada_e_revisada.pdf

Prasad K. Hypocholesterolemic and antiatherosclerotic effect of flax lignan complex isolated from flaxseed. Atherosclerosis. 2005;179:269-75.

Rimm EG, Williams P, Fosher K, et al. Moderate Alcohol intake and lower risk of coronary heart disease: meta-analysis of effects on lipids and haemostatic factors. BMJ. 1999;319(7224):1523-8.

Roberfroid MB. Concepts and strategy of functional food science: the European perspective. Am J Clin Nutr. 2000;71(6 suppl):1660S-64.

Santos RD, Gagliardi AC, Xavier HT, et al. I Diretriz sobre o consumo de gorduras e saúde cardiovascular. Arq Bras Cardiol. 2013;100(1 suppl. 3):1-40.

Si H, Liu S. Dietary antiaging phytochemicals and mechanisms associated with prolonged survival. J Nutr Biochem. 2014;25(6):581-91.

Tejada S, Pinya S, Del Mar Bibiloni M, et al. Cardioprotective effects of the polyphenol hydroxytyrosol from olive oil. Curr Drug Targets. 2017;18(13):1477-1486.

Tokede OA, Gaziano JM, Djoussé, L. Effects of cocoa products / dark chocolate on serum lipids: a meta-analysis. Eur J Clin Nutr. 2011;65(8):879-86.

Wu JH, Zheng M, Catterall E, et al.. Contribution of Trans-Fatty Acid Intake to Coronary Heart Disease Burden in Australia: A Modelling Study Nutrients. 2017;18:9(1). pii: E77.

Xavier HT, Izar MC, Faria Neto JR, et al. V Diretriz Brasileira de Dislipidemias e Prevenção da Aterosclerose. Arq Bras Cardiol. 2013;101(4 Supl.1):1-20.

Xavier HT. Tratamento das Dislipidemias. In: Xavier HT. Dislipidemias. São Paulo: Elsevier; 2005. p.73-5.

Zhu Y, Ling W, Guo H et al. Anti-inflammatory effect of purified dietary anthocyanin in adults with hypercholesterolemia: a randomized controlled trial. Nutr Metab Cardiovasc Dis. 2013;23(9):843-9.

SEÇÃO 4

DOENÇA ARTERIAL CORONÁRIA CRÔNICA

Fisiopatologia da insuficiência coronariana aterosclerótica e consequências da isquemia miocárdica

Giuseppe Sebastian Dioguardi
Abílio Augusto Fragata Filho
Michel Batlouni

Palavras-chave: Insuficiência coronariana; Isquemia miocárdica; Fluxo coronariano; Miocárdio hibernado; Miocárdio atordoado; Aterosclerose coronária; Trombose coronária; Fisiopatologia; *Angina pectoris*; Infarto do miocárdio; Circulação colateral; Hemodinâmica; Anaerobiose.

INTRODUÇÃO

A insuficiência coronariana é definida como afluxo insuficiente de sangue ao miocárdio. Em condições normais, existe um equilíbrio constante entre demanda de oxigênio pelo miocárdio e oferta de sangue pela circulação coronariana. Quando o equilíbrio se rompe, isto é, quando a oferta de sangue pelo sistema coronariano é insuficiente em relação às necessidades metabólicas, ocorrem insuficiência coronariana e, como consequência, isquemia miocárdica.

FISIOPATOLOGIA DA INSUFICIÊNCIA CORONARIANA ATEROSCLERÓTICA

A cardiopatia isquêmica aterosclerótica tem diferentes tipos de lesões anatomopatológicas que caracterizam diversos estágios da doença, além de manifestar-se de várias formas (aguda ou crônica, sintomática ou assintomática, etc.). Ainda que haja uma fisiopatologia comum determinada pela aterosclerose coronariana subjacente, há também fatores e mecanismos fisiopatológicos próprios dos diferentes tipos de lesões anatomopatológicos e das manifestações clínicas da doença.

As principais causas, mecanismos e fatores determinantes da fisiopatologia da insuficiência coronariana aterosclerótica são: pressão aórtica; fisiologia da circulação coronariana; aterosclerose (tipos anatomopatológicos de lesões ateroscleróticas); fluxo coronariano na aterosclerose (espasmo coronariano e trombose coronariana); reserva de fluxo coronariano; circulação colateral; roubo de fluxo; disfunção endotelial; e tônus vascular.

PRESSÃO AÓRTICA

A pressão de perfusão coronariana depende diretamente da pressão da raiz da aorta e inversamente da resistência coronariana. Quando há obstrução coronariana aterosclerótica hemodinamicamente significativa, o leito coronariano já está dilatado ao máximo, e a pressão aórtica é de vital importância para manter um fluxo sanguíneo adequado. A hipotensão arterial é mal tolerada pelos pacientes com lesões ateroscleróticas coronarianas. O declínio anômalo da pressão arterial poderia explicar a ocorrência ocasional de angina do peito produzida por determinadas arritmias ou pelo uso de vasodilatadores, que induzem a redução acentuada da pressão arterial, especialmente na posição ereta.

FISIOLOGIA DA CIRCULAÇÃO CORONARIANA

Do ponto de vista funcional, o circuito das artérias coronarianas pode ser dividido em dois compartimentos principais: (1) vasos de condutância, que incluem as grandes artérias epicárdicas e seus principais ramos; (2) vasos de resistência, que incluem pré-arteríolas e arteríolas. Os vasos de condutância, de diâmetro maior que 500 μm, não oferecem resistência significativa ao fluxo coronariano, enquanto que nos vasos de resistência ocorre um ajuste, com queda discreta da pressão nas pré-arteríolas e muito acentuada nas arteríolas, onde há, portanto, a maior resistência ao fluxo coronariano, mas absolutamente compatível com as necessidades miocárdicas. As pré-arteríolas têm diâmetro de 100 a 500 mm e são a sede da autorregulação do fluxo coronariano relacionado à pressão. Têm a função de manter o fluxo constante, independentemente das alterações da pressão aórtica. Quando esta aumenta, o mecanismo de autorregulação provoca vasodilatação para reduzir a pressão intracoronariana e, quando ocorre o inverso, há vasoconstrição, e desta forma, o fluxo coronariano se mantém proporcional às necessidades miocárdicas. Este processo aparentemente simples é influenciado por vários mecanismos neuro-humorais e endotélio-mediados. As arteríolas têm diâmetro inferior a 100 mm e são a sede da regulação metabólica do fluxo coronariano; elas se dilatam quando o consumo de oxigênio aumenta e se contraem quando a força de contração miocárdica é reduzida. É importante lembrar que, em condições basais, a extração de oxigênio por miócitos cardíacos é muito elevada (cerca de 70%); segue-se que, se a demanda do fluxo coronariano aumenta devido a um aumento metabólico, este ocorre primeiramente por meio de uma vasodilatação – proporcional e suficiente ao aumento do metabolismo miocárdico. Esta capacidade de incrementar o fluxo coronariano proporcional às necessidades metabólicas é definida como reserva metabólica. O principal mecanismo envolvido é a hidrólise de trifosfato de adenosina (ATP) e a consequente liberação de adenosina, que provoca a vasodilatação. A adenosina não é a única substância envolvida na regulação do fluxo metabólico coronariano, mas é provavelmente a principal. Outros elementos que contribuem para a regulação do fluxo são a inervação coronariana, algumas substâncias vasoativas como as catecolaminas, e outras sintetizadas pelo endotélio, em particular, o óxido do ácido nítrico.

ATEROSCLEROSE: TIPOS DE LESÕES ANATOMOPATOLÓGICAS

As lesões ateroscleróticas, sob o aspecto anatomopatológico, podem genericamente ser classificadas em iniciais, avançadas e complicadas. As lesões iniciais contêm lipoproteínas aterogênicas e macrófagos com material gorduroso, dispersos na íntima e, em alguns lugares, já com discreto espessamento intimal, formando estrias gordurosas. As lesões avançadas e complicadas formam placas focais localizadas na íntima-média das artérias. As placas avançadas dividem-se em fibrosas (predominantemente tecido conjuntivo), ateroscleróticas (contém o ateroma) ou mistas (fibroateroma). O ateroma é definido como o acúmulo de gordura e restos necróticos de localização centro-basal na placa aterosclerótica. As lesões complicadas são as placas avançadas, complicadas por ulceração, trombose, hemorragia ou calcificação exagerada. O tipo de lesão e o grau de obstrução provocam alterações hemodinâmicas, agudas e crônicas, que levam à isquemia miocárdica.

FLUXO CORONARIANO NA ATEROSCLEROSE

O fluxo coronariano encontra-se reduzido quando houver obstrução acima de 50% do diâmetro da luz arterial e torna-se crítico quando a área da secção transversa da luz é comprometida em 80% ou mais. Ainda assim, a autorregulação pode manter fluxo miocárdico suficiente a todas as camadas do coração, em condições de repouso.

À medida que a resistência pela estenose proximal aumenta, a resistência arteriolar autorreguladora diminui proporcionalmente, para compensar e manter um fluxo coronariano adequado. Esta autorregulação regional ou local pode restaurar a tensão de oxigênio tecidual, até que o limite imposto pela dilatação máxima seja atingido. Quando isso ocorre, a reserva coronariana passa a ser limitada pelo fluxo máximo possível por meio da obstrução proximal. A aterosclerose coronariana, que representa uma obstrução rígida, eleva significativamente a resistência proximal e modifica o regime de resistência da rede coronariana.

Com estenoses progressivamente mais acentuadas, desenvolve-se um gradiente de pressão crescente, e a queda da pressão de perfusão por meio da lesão ateromatosa pode ser da ordem de até 50 a 70 mmHg. Nestas condições, pequenos declínios de pressão arterial, que em condições fisiológicas pouco afetam o fluxo coronariano, podem baixar a pressão pós-estenótica a níveis críticos. Em presença de aterosclerose coronariana significativa, o fluxo coronariano é muito sensível às variações da pressão aórtica, e a hipotensão arterial é mal tolerada, exercendo influencia adversa desproporcional na perfusão do miocárdio isquêmico ou potencialmente isquêmico.

A queda de fluxo e pressão por meio de uma estenose isolada pode ser calculada com razoável aproximação utilizando a equação de Hagen-Poiseuille (Equação 23.1).

Equação 23.1
$$F = \Delta P \times \frac{\pi \times 1 \times r^4}{8 \times \eta \times l}$$

onde F é o fluxo.

ΔP é a variação de pressão.

r é o raio do vaso.

η é a viscosidade do sangue.

l é o comprimento do vaso.

Demonstra-se, assim, que o fluxo sanguíneo guarda relação de proporcionalidade com a quarta potência do raio, e suas pequenas diminuições (ou da área transversa) reduzem significativamente o fluxo.

Outro fator importante na determinação do fluxo coronariano na presença de aterosclerose é o ciclo cardíaco. Normalmente, a pressão de perfusão coronariana é dependente da pressão diastólica, pois, na sístole, os vasos intramurais são mecanicamente comprimidos com consequente redução do fluxo sanguíneo. Entretanto, esta distinção não é tão válida na presença de obstrução coronariana. O fluxo em uma artéria com obstrução torna-se menos fásico, à medida que a pressão distal à obstrução diminui, e a pressão sistólica aórtica torna-se relativamente mais importante em determinar a pressão de perfusão miocárdica.

Espasmo coronariano

O espasmo coronariano caracteriza-se por intensa vasoconstrição segmentar de um ou mais vasos coronarianos epicárdicos, determinando oclusão subtotal ou total da luz vascular, com acentuada redução do fluxo sanguíneo e consequente isquemia. O espasmo coronariano e a trombose coronariana são as principais causas das síndromes agudas.

Trombose coronariana

A formação aguda de um trombo em artéria coronariana epicárdica também determina uma oclusão subtotal ou total da luz vascular. Em geral, a trombose ocorre em placa aterosclerótica, com ou sem estenose significativa. A trombose normalmente é resultado de complicação da placa por ruptura, ulceração ou hemorragia intraplaca. É a causa fundamental das síndromes coronarianas agudas.

RESERVA CORONARIANA NA DOENÇA ATEROSCLERÓTICA

O suprimento de sangue pela rede coronariana é muito variável e depende de várias condições. Caso necessário, ele pode aumentar fisiologicamente e a isto se dá o nome de "reserva de fluxo coronariano" que é definida como a razão entre o fluxo sanguíneo coronariano em hiperemia máxima e na condição basal. Ela expressa a capacidade da circulação coronariana em responder a um aumento da demanda de oxigênio, com um correspondente aumento do fluxo sanguíneo. Em indivíduos saudáveis, esta razão está em torno de 3, significando que é possível triplicar o fluxo sanguíneo. O fluxo sanguíneo coronariano é autorregulado, e a extração de oxigênio do sangue está próxima da máxima, quando em repouso. Desta forma, o aporte de sangue ao miocárdio permanece constante, mesmo quando a pressão coronariana distal à estenose arterial diminui. Esta manutenção, todavia, é mantida até determinado limite, no qual a reserva vasodilatadora se esgota ou torna-se insuficiente para enfrentar situações de maior necessidade, levando ao aumento da resistência neste território, o que ocasiona queda na pressão e no fluxo arteriolar, dando origem à isquemia do miócito cardíaco.

CIRCULAÇÃO COLATERAL: DESENVOLVIMENTO E IMPORTÂNCIA CLÍNICA

Um estudo metanalítico evidenciou, em pacientes com doença arterial coronariana e circulação colateral bem desenvolvida, redução de 36% no risco de morte quando comparados a pacientes com circulação colateral de pequena monta. Tanto no infarto como na doença arterial coronária crônica, a isquemia miocárdica tem relação inversa com a capacidade da circulação colateral. É importante salientar que em caso de necessidade, por um processo denominado "vasculogênese" (no caso arteriogênese), vasos colaterais arteriolares pré-formados, por remodelamento positivo, podem aumentar em até 12 vezes seu tamanho original.

ROUBO DE FLUXO CORONARIANO

O suprimento sanguíneo dos vasos colaterais a uma região isquêmica deriva de artérias que já têm uma região própria, ou "nativa" de distribuição. Ocorre, pois, em paralelo com o fluxo a uma região adjacente, que, frequentemente, tem uma grande reserva coronariana.

Tem sido postulado que a dilatação dos vasos de resistência em um leito coronariano, do qual se originam colaterais, pode resultar em fluxo preferencial à região "nativa", não isquêmica, em detrimento do fluxo pela circulação colateral na área isquêmica. O estímulo vasodilatador aumenta o fluxo nas áreas normalmente perfundidas, porque seus vasos de resistência são capazes de sofrer vasodilatação, enquanto exerce pouco ou nenhum efeito sobre a resistência coronariana da área isquêmica dependente das colaterais, na qual a vasodilatação já está presente e, por vezes, é máxima. O aumento do fluxo às áreas miocárdicas normais resulta em queda da pressão de perfusão por meio do segmento arterial proximal, reduzindo, assim, a pressão de perfusão disponível na emergência dos vasos colaterais. O sangue é, então, desviado do leito vascular, que depende dos vasos colaterais para seu suprimento sanguíneo (área isquêmica), originando o chamado "roubo coronariano".

Embora a expressão "roubo coronariano" tenha sido empregada para caracterizar, principalmente, o desvio de fluxo entre artérias coronarianas interligadas por vasos colaterais distais a lesões ateroscleróticas obstrutivas, a competição pode também ocorrer entre uma região suprida por um ramo estenótico e regiões supridas por ramos não estenóticos da mesma artéria coronariana.

DISFUNÇÃO ENDOTELIAL

A disfunção endotelial está presente em todas as fases e os aspectos da aterosclerose, pois congrega praticamente todos os fatores aterogênicos e antiaterogênicos dessa doença. A aterosclerose leva à disfunção endotelial com comprometimento da função vasodilatadora normal (marca característica da disfunção endotelial) devido a um desequilíbrio na liberação de agentes vasodilatadores e vasoconstritores do endotélio. Está demonstrado que a disfunção endotelial, tanto em artérias epicárdicas como na microcirculação coronariana, causa isquemia miocárdica. Além disso, também estão prejudicadas as propriedades antitrombóticas, anti-inflamatórias e antiproliferativas. Recentes estudos associaram a disfunção endotelial também à vulnerabilidade da placa aterosclerótica. Em síntese, a disfunção endotelial tem relação com múltiplos aspectos da aterosclerose, desde a aterogênese e a cardiopatia isquêmica estável, podendo culminar em lesões que podem resultar em síndromes coronarianas agudas

TÔNUS ARTERIAL CORONARIANO

As obstruções ateroscleróticas coronarianas não são fixas, ou seja, a redução da luz do vaso não é constante a ponto de associar-se a uma redução também fixa da reserva coronariana. Além da variação do tônus na área vascular estenosada, também há variações nos vasos de resistência a jusante da obstrução, além de variações do tônus vascular nos ramos colaterais, que contribuem para o fluxo sanguíneo à área isquêmica. Estes fenômenos relacionados ao tônus vascular podem ajudar a explicar situações como as mudanças de limiar isquêmico (observado tanto na clínica como em métodos complementares de análise de isquemia miocárdica e mesmo variações circadianas). Em estudo recente de angiotomografia computadorizada, os autores demonstraram a ocorrência de significativa variabilidade do diâmetro de artérias coronarianas em pacientes com doença isquêmica do coração e concluíram que a causa foi a variação do tônus arterial coronariano

CONSEQUÊNCIAS DA ISQUEMIA MIOCÁRDICA

A isquemia provoca importantes alterações miocárdicas, que se apresentam em uma sequência temporal típica, conhecida como "cascata isquêmica". Inicia-se com alterações bioquímicas e histológicas, seguidas por alterações mecânicas e elétricas, e terminam com manifestações clínicas. Nem sempre, porém, os sintomas ocorrem, pois a isquemia pode ser assintomática, isto é, silenciosa.

A localização mais frequente da isquemia miocárdica é na região subendocárdica. A pressão intramiocárdica mais alta, tanto na sístole como na diástole, a pressão de perfusão mais baixa e a menor reserva vasodilatadora nas camadas mais profundas do ventrículo esquerdo, associadas à anatomia peculiar dos vasos sanguíneos para o endocárdio, contribuem para uma suscetibilidade relativamente maior dessa região à isquemia.

ALTERAÇÕES HISTOLÓGICAS E ULTRAESTRUTURAIS

Importantes alterações ocorrem nas mitocôndrias. Inicialmente, após 30 a 60 segundos de isquemia, observa-se edema. Em 5 minutos, os grânulos começam a desaparecer. Em 20 minutos, observam-se acentuação do edema das mitocôndrias, aumento do tamanho, desaparecimento dos grânulos e perda da densidade da matriz. Após 40 minutos, todas as mitocôndrias estão edemaciadas, com grandes densidades floconosas, e observa-se fragmentação das cristas.

214 | DOENÇA ARTERIAL CORONÁRIA CRÔNICA

A membrana citoplasmática ou sarcolema, após 15 minutos de isquemia, apresenta rupturas focais, facilitando a perda de eletrólitos, cofatores e enzimas. O plasmalema (membrana interna) exibe minúsculos defeitos ou rupturas. As membranas das organelas também apresentam defeitos estruturais. A cromatina nuclear agrega-se perifericamente, após 5 minutos de isquemia. Há degradação dos lisossomos em 10 a 20 minutos de isquemia e, a seguir, ocorrem dilatação e vesiculação do retículo sarcoplasmático, o que compromete o acoplamento eletromecânico. Inicialmente, as miofibrilas se distendem, porque o miocárdio isquêmico hipocinético é continuamente estirado pelo tecido adjacente normal. Após 60 minutos, inicia-se a degradação miofibrilar

LESÕES REVERSÍVEIS E IRREVERSÍVEIS

A hipóxia e a isquemia determinam, inicialmente, uma fase de injúria reversível, com alterações bioquímicas e funcionais mais ou menos profundas, durante a qual as células miocárdicas podem recuperar-se, desde que o fluxo sanguíneo às áreas e a oxigenação adequada sejam restaurados, antes de um limite de tempo crítico. Ultrapassado o "ponto de não retorno", as alterações tornam-se irreversíveis, ainda que se restabeleça um suprimento sanguíneo normal.

Os eventos principais da isquemia reversível no miocárdio do cão podem ser assim sintetizados: (a) redução da tensão de oxigênio tecidual e da pressão parcial de oxigênio do seio venoso coronariano; (b) aumento da glicólise anaeróbica e consequente depleção do glicogênio tecidual; (c) aumento do lactato tecidual; (d) aumento de íons H^+, acidose tecidual; (e) acúmulo de Ca^{++} intracelular; acúmulo de ácidos graxos livres (AGL) no interior das células; (f) alterações da permeabilidade do sarcolema; (g) redução de ATP, difosfato de adenosina (ADP), fosfato de creatinina e nucleosídios de adenina; e (h) níveis de monofosfato de adenosina (AMP), adenosina, hipoxantina e xantina. Nesta fase, a restauração do fluxo sanguíneo às áreas isquêmicas e a oxigenação adequada previnem a morte celular e permitem a recuperação dos miócitos afetados.

A fase irreversível inicia-se após 20 a 25 minutos de isquemia intensa e é caracterizada por depleção acentuada dos fosfatos altamente energéticos, com níveis de ATP muito baixos (< 2 mmol/g) e níveis praticamente nulos de fosfato de creatinina; e alterações ultraestruturais já descritas, atingindo progressivamente mitocôndrias e outras organelas, sarcolema, plasmolema, cromatina nuclear e, por fim, a degradação das miofibrilas.

Após 24 horas, identifica-se necrose à microscopia óptica e, nesta fase, mais constituintes celulares solúveis passam ao fluido extracelular e se difundem na circulação sistêmica. Os fluidos intra e extracelulares tendem ao equilíbrio.

Estudos experimentais não identificam uma linha divisória nítida entre lesões reversíveis e irreversíveis durante isquemia aguda induzida por oclusão coronariana. A irreversibilidade acentua-se a partir de 40 minutos da isquemia e após 3 a 6 horas observa-se uma "frente de onda" de morte celular, das regiões subendocárdicas para as subepicárdicas, de modo que, após 6 horas, a extensão transmural do infarto está estabelecida.

Os eventos críticos que levam à injúria irreversível e à morte celular não estão ainda claramente estabelecidos. Várias hipóteses, frequentemente inter-relacionadas, foram propostas. Alguns estudos sugerem que a incapacidade das mitocôndrias de recuperar a propriedade de sintetizar ATP, mesmo após a restauração do suprimento sanguíneo, seja o fator principal em determinar a viabilidade celular e a irreversibilidade das lesões.

ALTERAÇÕES BIOQUÍMICAS

A isquemia miocárdica desencadeia, quase que instantaneamente, uma complexa série de eventos bioquímicos e histológicos, envolvendo organelas e sistemas subcelulares, ocasionados pela aguda privação de oxigênio e abrupta redução da produção de ATP.

Redução da tensão de oxigênio tecidual

Embora, em condições normais, a extração de oxigênio pelo miocárdio seja elevada (75%), em condições de hipóxia aumenta ainda mais a extração nas zonas isquêmicas. Após a oclusão proximal de uma artéria coronariana, durante os primeiros instantes ainda há suficiente oxigênio armazenado no tecido, como oxiemoglobina e oximioglobina, para manter algum metabolismo aeróbico. Em poucos segundos, porém, o oxigênio disponível é somente o fornecido pela circulação colateral. Em cerca de 30 segundos, a tensão de oxigênio do miocárdio cai a 10% do seu valor basal e, subsequentemente, aproxima-se de zero.

Glicólise anaeróbica

A falta de oxigênio para combinar-se com o hidrogênio, ou os elétrons removidos dos substratos, faz com que todos os elos da cadeia terminal de transporte de elétrons, inclusive o dinucleótido da adenina e flavina (FAD), o dinucleótido da adenina e nicotina (NAD) e os citocromos, tornem-se reduzidos, com a diminuição ou a interrupção simultânea de todas as formas de metabolismo dependentes de oxigênio. A fosforilação oxidativa nas mitocôndrias é bloqueada, e a produção aeróbica de ATP, abolida. Assim, na ausência de oxigênio, o metabolismo energético do miocárdio rapidamente se desvia para a glicólise anaeróbica.

No miocárdio isquêmico, a glicólise anaeróbica torna-se a principal fonte de energia, responsável por mais de 80% dos fosfatos altamente energéticos utilizados pelos miócitos. Entretanto, a glicólise anaeróbica produz apenas três moléculas de ATP por molécula de glicose obtida da glicogenólise, ao invés de 36 moléculas de ATP formadas quando uma molécula de glicose sofre oxidação completa no ciclo de Krebs. Sua capacidade para gerar fosfatos altamente energéticos é, pois, muito inferior às necessidades metabólicas do miocárdio

A glicólise anaeróbica é inicialmente acelerada por ação da enzima fosfofrutoquinase. A estimulação do sistema da fosforilase pelo cálcio pode também ativar a glicólise. Subsequentemente, a velocidade do processo diminui. A lentificação e a interrupção final da glicólise ocorrem quando o ATP tecidual se reduz entre a depleção de ATP a níveis muito baixos e a cessação simultânea da glicólise anaeróbica.

A hipóxia provoca também aumento da atividade de outros sistemas enzimáticos. A captação aumentada da glicose pelo miocárdio isquêmico é facilitada pela elevação da permeabilidade da membrana, porém é grandemente estimulada pela ativação do sistema enzimático da hexoquinase. A estimulação da fosforilasequinase, pelo aumento da concentração do AMP cíclico, resultante da ativação da adenilciclase, facilita a conversão da fosforilase *b* em fosforilase *a*, acelerando a glicogenólise e determinando redução mais rápida do conteúdo de glicogênio do miocárdio.

Acúmulo de lactato

Em condições fisiológicas, o lactato é utilizado pelo miocárdio como substrato, isto é, o coração extrai lactato do sangue arterial. A diferença arteriovenosa do lactato no coração é superior a 1 mg e sua extração, superior a 10%. Isto indica que a concentração de lactato no seio venoso é sempre inferior à sua concentração na raiz da aorta.

Em condições de hipóxia e anaerobiose, porém, diminui-se a extração de lactato pelo miocárdio e aumenta-se sua produção. O miocárdio isquêmico produz mais lactato do que consome. Em consequência, o sangue venoso coronariano contém mais lactato do que o arterial, aumentando o índice seio venoso/ lactato do sangue arterial, que constitui importante evidência metabólica de isquemia miocárdica e de glicólise anaeróbica. Quando a isquemia é induzida por *pacing*, o lactato aumenta no seio venoso coronariano simultaneamente com o aparecimento de dor anginosa e da elevação da pressão diastólica final do ventrículo esquerdo. Em pacientes com coronariopatia aterosclerótica, Herman et al. localizaram áreas isquêmicas do miocárdio determinando a concentração de lactato em diferentes locais do seio venoso coronariano.

Após a oclusão coronariana experimental, os níveis de lactato triplicam em cerca de 30 segundos, elevando-se subsequentemente. O acúmulo de lactato resulta da incapacidade das células miocárdicas utilizarem-no como substrato, da maior produção e do comprometimento de sua remoção, devido à redução do fluxo coronariano. O aumento da produção de lactato resulta basicamente da ativação da glicólise anaeróbica, com acúmulo de piruvato. Como este não pode ser metabolizado, por bloqueio da fosforilação oxidativa, o piruvato é reduzido a lactato, que se acumula como produto final e é expulso pelas células.

Acúmulo de íons H^+ – acidose

A queda da tensão de oxigênio na zona isquêmica provoca acúmulo de íons H^+, porque falta seu principal receptor, que é o oxigênio. O acúmulo de íons H^+, associado ao acúmulo de lactato, determina queda do pH local e acidose intracelular, principalmente quando a capacidade dos sistemas tampões se reduz.

A acidose intracelular contribui para alterar a permeabilidade da membrana celular e o mecanismo da bomba Na^+-K^+, diminuir a contratilidade miocárdica e aumentar a suscetibilidade à fibrilação. Verifica-se, também, refratariedade aos medicamentos antiarrítmicos, inotrópicos e vasodilatadores.

Redução dos fosfatos altamente energéticos

A depressão do metabolismo aeróbico acompanha-se do consumo das reservas de fosfatos altamente energéticos do miocárdio isquêmico, porque a produção destes compostos pela glicólise anaeróbica é insuficiente para compensar a velocidade de sua utilização.

O suprimento da reserva de fosfatos altamente energéticos é de aproximadamente 20 a 22 μmol por grama de tecido, dos quais 8 a 10 mmol são representados pelo fosfato de creatinina, cujos depósitos são os primeiros a serem depletados na hipóxia. O fosfato de creatinina diminui de 8 para 4 mmol por grama de tecido em 15 a 30 segundos e, posteriormente, continua a declinar, atingindo menos de 2 mmol/g após 3 minutos. Quando os depósitos de fosfato de creatinina se reduzem acentuadamente, o ATP da célula também começa a declinar. Dessa maneira, a contração cardíaca é importantemente comprometida ou mesmo abolida em áreas isquêmicas.

Alterações da permeabilidade do sarcolema

A depleção de ATP inibe o transporte ativo através da membrana celular, embora a Na^+ K^+-ATPase possa ainda estar intacta. Ademais, a isquemia provavelmente produz aumento generalizado da permeabilidade da membrana. Durante a isquemia, a célula ganha Na^+, Cl^-, Ca^{++} e água, e perde K^+, Mg^+ e fósforo inorgânico. A perda de K^+ ocorre rapidamente; a de Mg^{++} é mais lenta. Em consequência, ocorrem alterações do potencial de ação transmembrana, edema celular e mitocondrial.

Acúmulo de Ca^{++} intracelular

O Ca^{++} intracelular pode aumentar devido à maior permeabilidade da membrana a este íon e à deficiência de ATP, para assegurar os mecanismos responsáveis pelo efluxo de Ca^{++} da célula e por seu sequestro pelo retículo sarcoplasmático.

Enzimas

Devido também à maior permeabilidade da membrana, há perda celular de creatina fosfoquinase (CPK), transaminase glutâmica-oxalacética (TGO) e desidrogenase lática (DHL).

Ácidos graxos

A queda abrupta dos hidratos de carbono, em especial da glicose, na zona de isquemia, associada à elevação dos níveis lipídicos no sangue arterial, devido ao aumento das catecolaminas circulantes, que liberam ácidos graxos do tecido adiposo, promove maior utilização dos AGL pelo miocárdio, como fonte de energia. Entretanto, sabemos que essa utilização é essencialmente aeróbica, por transformação dos AGL em acetilcoenzima A. Esta via, estando interrompida por falta de oxigênio, há acúmulo de ácidos graxos no interior da célula miocárdica. O acúmulo progressivo de lipídeos no miócito, pela impossibilidade de metabolizar os AGL, leva à diminuição da contratilidade e ao aumento da irritabilidade miocárdica, predispondo à insuficiência cardíaca e à ocorrência de arritmias graves.

ALTERAÇÕES MECÂNICAS E HEMODINÂMICAS

O comprometimento da contratilidade miocárdica ocorre poucos segundos após o início da isquemia. O músculo cardíaco isquêmico pode apresentar contratilidade diminuída (hipocinesia) ou ausente (acinesia) e também movimento paradoxal (discinesia)

Os mecanismos responsáveis pelos distúrbios da contratilidade não estão completamente elucidados. Admitem-se como fundamentais a redução dos níveis de fosfato altamente energéticos e o acúmulo intracelular de íons H^+, que interferem na interação dos íons Ca^{++} com troponina-C. Uma terceira hipótese admite que a degradação tanto do ATP, como do fosfato de creatinina, conduz ao aumento de ânions de fosfato inorgânico (Pi). O Pi reagiria com o cálcio sarcoplasmático, reduzindo a disponibilidade deste íon para os locais de contração.

A diminuição da contratilidade miocárdica reduz a eficiência do coração como bomba e induz a uma série de alterações hemodinâmicas (que podem ser detectadas por diversos métodos de estudo), a saber: diminuição da força e velocidade de contração; redução de desenvolvimento da pressão ventricular esquerda (dp/dt); diminuição da pressão sistólica ventricular; diminuição da velocidade de ejeção e aumento do período de ejeção; redução do volume sistólico; aumento do volume final diastólico; redução do débito cardíaco e da fração de ejeção; aumento da pressão final diastólica do ventrículo esquerdo (Pd_2VE); redução da complacência; e aumento da pressão do átrio esquerdo e da pressão capilar pulmonar.

Em relação às características mecânicas do músculo cardíaco, as seguintes alterações podem ser observadas na isquemia miocárdica: depressão da velocidade máxima de encurtamento da fibra em carga zero (Vmax), redução da tensão máxima desenvolvida isometricamente (Po), redução da extensão de encurtamento da fibra (Dl) e redução da velocidade da alteração do comprimento da fibra (dl/dt).

Assim como a isquemia miocárdica provoca depressão da contratilidade ventricular esquerda, esta, por sua vez, pode acentuar a isquemia. O aumento da Pd_2VE eleva a pressão intramiocárdica que, por aumento da pressão retrógrada, tende a reduzir o fluxo coronariano e acentuar a isquemia, em um verdadeiro círculo vicioso. Os vasodilatadores, especialmente com ação nas arteríolas e nas veias sistêmicas (nitratos), diminuindo a pressão de enchimento do ventrículo esquerdo, podem interromper esse círculo vicioso e reverter o processo.

As observações hemodinâmicas, realizadas durante as crises de angina do peito, demonstram que a depressão concomitante da função ventricular esquerda induz a ocorrência de aumento da Pd_2VE e aumentos da pressão do átrio esquerdo, da pressão capilar pulmonar e da pressão da artéria pulmonar. A causa provável dessas alterações é a redução da complacência ventricular. A isquemia de uma área do miocárdio reduz a distensibilidade de todo o ventrículo, e o mesmo volume diastólico final determina maior pressão no fim da diástole. O aumento do volume de enchimento diastólico pode desempenhar algum papel, porém a redução da complacência é mais importante. Em consequência, podem ocorrer manifestações de insuficiência ventricular esquerda e edema pulmonar.

Clinicamente, durante crises de angina, podem se observar dispneia e fadiga (sintomas que, em muitos casos, são equivalentes da dor anginosa), ritmo de galope atrial ou ventricular, desdobramento paradoxal

DOENÇA ARTERIAL CORONÁRIA CRÔNICA

da segunda bulha, taquicardia, pulso alternante, hipotensão, sopro sistólico no foco mitral (em geral, devido à regurgitação mitral associada à disfunção do músculo papilar) e estertores pulmonares.

ALTERAÇÕES ELÉTRICAS

Alterações do segmento ST, das ondas T e das ondas Q

A isquemia miocárdica altera de modo relevante as propriedades elétricas das células miocárdicas, causando mudanças nas fases de despolarização e repolarização cardíacas. As alterações mais características são as do segmento ST e das ondas T do eletrocardiograma (ECG). Recorde-se que, em termos vetoriais, o vetor resultante de uma corrente elétrica tem sentido que vai de áreas negativas para positivas. Dessa maneira, a cauda do vetor se expressa como onda negativa, enquanto sua cabeça, como onda positiva.

Alterações do segmento ST

Ocorrem na fase da despolarização ventricular. O padrão eletrocardiográfico destas alterações depende da sede e do grau da isquemia. As bases eletrofisiológicas que determinam essas alterações são: o segmento ST encontra-se alterado devido à redução da amplitude do potencial de ação e lentificação da velocidade da fase zero; ao mesmo tempo, ocorre redução da duração do potencial de ação total devido a uma redução das fases 2 e 3. Isto determina, durante a sístole, uma diferença de potencial entre tecido sadio e tecido isquêmico, que gera um fluxo de corrente elétrica em direção a este ultimo.

Na isquemia subendocárdica, estabelece-se uma corrente de lesão cujo vetor se dirige do epicárdio para o endocárdio e, portanto, um eletrodo explorador colocado no tórax registrará uma onda negativa traduzida por infradesnivelamento do segmento ST. Na isquemia aguda transmural, o vetor da corrente de lesão se dirige do endocárdio ao epicárdio e, desta forma, um eletrodo torácico registrará, no ECG, a corrente de lesão como uma onda positiva, traduzida por supradesnivelamento do segmento ST.

Alterações da onda T

Ocorrem na fase de repolarização ventricular. Classicamente, o termo "isquemia" no ECG foi aplicado às anormalidades da onda T. O processo de repolarização das células miocárdicas isquêmicas pode não ser completo e, assim, o potencial transmembrana de repouso poder alcançar apenas -70 mV, ao invés dos -90 mV normais. Este fenômeno determina, durante a diástole, uma diferença de potencial entre os tecidos sadio e isquêmico, que gera um fluxo de corrente no sentido do tecido sadio.

As alterações podem ser observadas tanto na forma aguda da isquemia, em geral associadas a alterações do segmento ST, como em áreas isquêmicas com anormalidades teciduais crônicas. Neste caso, caracterizam-se por serem ondas T negativas e simétricas. Ondas T negativas também permanecem, muitas vezes, por um longo período de tempo, às vezes até indefinidamente, nas derivações que mostram sinais de necrose miocárdica pregressa. Na isquemia aguda, por exemplo na fase precoce de um infarto agudo do miocárdio (isquemia hiperaguda) ou durante uma crise de angina, surgem ondas T positivas, estreitas e pontiagudas, indicativas de isquemia localizada nas camadas subendocárdicas do coração.

Ondas Q de necrose miocárdica

Quando ocorre a necrose de uma região miocárdica, esta não terá mais células eletricamente ativas, ou seja, será eletricamente nula. No ECG, este fenômeno é traduzido pela presença de ondas Q patológicas, de necrose.

MIOCÁRDIO ATORDOADO, MIOCÁRDIO HIBERNADO E PRÉ-CONDICIONAMENTO ISQUÊMICO

A isquemia miocárdica ocorre quando há um desequilíbrio entre o fluxo sanguíneo e as necessidades metabólicas do miócito, sendo a liberação de oxigênio e outros substratos metabólicos insuficiente para gerar a energia necessária para uma determinada atividade. Estas alterações, em grande parte, são maléficas, promovendo a injúria miocárdica, que pode levar à disfunção miocárdica e à morte celular. Entretanto, há mecanismos endógenos destinados à proteção celular. Neste aspecto, três fenômenos podem ser, então, reconhecidos: miocárdio atordoado, miocárdio hibernado e pré-condicionamento isquêmico.

O miocárdio atordoado (*stunning*) foi descrito por Heyndrickx em 1975. Sabe-se, hoje, que, na presença de isquemia aguda seguida de restabelecimento do suprimento sanguíneo, ocorre dano na bomba de cálcio do retículo citoplasmático. Isto resulta em um desacoplamento eletromecânico, levando à disfunção contrátil transitória. Não há dano permanente à célula, e o tempo de retorno ao normal é dependente do grau e da frequência dos períodos de isquemia, variando de poucas horas até mais de 1 dia. Apesar de sua total reversibilidade, esta disfunção contrátil responde pouco a agentes inotrópicos positivos, podendo, eventualmente, levar a consequências hemodinâmicas importantes (choque cardiogênico). Seu mecanismo ainda carece de maiores esclarecimentos; porém, ocorrem na célula liberação de radicais livres, perda da homeostase iônica, depleção de reservas energéticas e modificações no metabolismo celular. Muito embora a isquemia aguda seja um importante mecanismo para o estabelecimento da disfunção miocárdica, a reperfusão pode, momentaneamente, piorar esta disfunção, além de propiciar distúrbios elétricos desencadeadores de arritmias graves. Este componente, relacionado à reperfusão miocárdica, é designado como "injúria de reperfusão". A ocorrência de isquemia/reperfusão do miocárdio é um grave problema clínico, que leva à disfunção miocárdica, podendo chegar à morte dos miócitos. É sabido que episódios de isquemia/reperfusão provocam danos nos fosfolipídeos da membrana, sendo mecanismo importante de lesão da fibra cardíaca. Sugere-se que a desestabilização do sarcolema e o consequente desarranjo nas trocas de cálcio possam ser mecanismos iniciais da lesão focal de injúria do miocárdio. Isto se deve à liberação de radicais livres, além de radicais hidroxila, peróxido de hidrogênio e nitritos, com prejuízos na membrana celular e piora na função sistólica. O tempo de retorno à função normal depende do grau de comprometimento e da frequência destes episódios.

O miocárdio hibernado caracteriza-se por disfunção cardíaca regional decorrente de isquemia crônica, com resultante remodelamento cardíaco, mas sem necrose da fibra cardíaca. Deve-se a processos de adaptação do miocárdio à isquemia crônica, com mudanças no metabolismo do miócito. Este se adapta à produção de energia por mecanismos alternativos (glicólise anaeróbica), permitindo a manutenção da integridade metabólica da célula, mesmo em situação de queda do fluxo sanguíneo. Após a restauração do fluxo coronariano, há normalização da função. Miocárdio hibernado associa-se a alterações no metabolismo do retículo sarcoplasmático, com desequilíbrio nas trocas do íon cálcio. Há diminuição da densidade nuclear e discreto aumento na apoptose dos miócitos da região envolvida. Ocorre ainda perda de proteínas contráteis do sarcômero, mais evidente na região perinuclear, perda significativa do retículo sarcoplasmático que se desorganiza, assim como aumento nas proteínas citoesqueléticas (titina e cardiotina), o que sugere diferenciação de miócitos na região comprometida. Ocorre hipertrofia celular como resposta compensatória induzida por isquemia, apoptose, juntamente de uma série de adaptações moleculares que, embora regionais, são semelhantes às alterações encontradas na insuficiência cardíaca avançada.

Existe correlação entre a intensidade destas alterações da ultraestrutura celular e o tempo de retorno ao normal, após a correção do hipofluxo. Deve-se pensar em miocárdio hibernado em todo paciente com doença arterial coronariana e disfunção sistólica, sendo que, mesmo na presença de ondas q no eletrocardiograma, podem existir "nichos" de miócitos "hibernados" em meio a áreas de fibrose. O miocárdio hibernado é viável, sendo possível demonstrar esta viabilidade por vários exames complementares atualmente disponíveis.

Na doença coronariana acentuada, ocorrem episódios de "atordoamento" miocárdico associados à "hibernação", com repetidas tromboses e lise dos coágulos.

No pré-condicionamento isquêmico, a ocorrência de pequenos e repetidos episódios de isquemia não resulta em dano miocárdico, mas em proteção do miócito contra os danos causados por quadros isquêmicos mais prolongados. Isto se deve às adaptações miocárdicas intrínsecas e à melhor utilização da energia no coração com disfunção crônica, com o intuito de protegê-lo contra danos adicionais após isquemia aguda. Muito embora a comprovação clínica seja difícil, observa-se que, em pacientes com doença coronariana, há diminuição de episódios de angina após o episódio inicial, além de menor incidência de arritmias fatais e maior sobrevida naqueles com angina prévia ao episódio de infarto. O mecanismo pelo qual o pré-condicionamento ocorre ainda não é totalmente claro. Várias hipóteses têm sido propostas, como a liberação de substâncias humorais (adenosina e bradicinina) na corrente sanguínea, proporcionando proteção em outras áreas do organismo. Admite-se também a liberação de eritropoietina, ativação dos canais de potássio, liberação de óxido nítrico e radicais livres, além da liberação de catecolaminas e ativação de inervação simpática para explicar a cardioproteção.

MANIFESTAÇÕES CLÍNICAS

A insuficiência coronariana, por meio do balanceamento entre mecanismos agressores e protetores, pode se manifestar como angina silenciosa, angina propriamente dita, disfunção ventricular e infarto do miocárdio, com consequente fibrose e comprometimento em graus variados do desempenho ventricular, com insuficiência cardíaca e/ou arritmias com origem na região isquêmica perifibrose, podendo evoluir para morte súbita ou por progressiva falência ventricular.

BIBLIOGRAFIA

Anan I, Hongo K, Kawai M, et al. Fluctuant tonus of the coronary arteries possibly documented by repeated multidetector row computed tomography. Research Reports in Clinical Cardiology. 2014;5:327-37.

Batlouni M. Trombose arterial coronária. In: Porto CC. Doenças do coração: prevenção e tratamento. Rio de Janeiro: Guanabara Koogan; 1998. p. 582-91.

Batlouni M. Fisiopatologia da insuficiência coronária. In: Souza JE, Batlouni M, Jatene AD. Insuficiência coronária. S.Paulo: Servier; 1984. p. 47-58.

Braunwald E, Kloner RA. The stunned myocardium: prolonged, postischemic ventricular dysfunction. Circulation. 1982;66(6):1146-9.

Camici PG, Prasad SK, Rimoldi OE. Stunning, hibernation, and assessment of myocardial viability. Circulation. 2008;117(1):103-14.

Canty JM Jr., Suzuki G. Myocardial perfusion and contraction in acute ischemia and chronic ischemic heart disease. J Mol Cell Cardiol. 2012;52(4): 822-31.

Galvagno SM. Emergency pathophysiology: clinical applications for prehospital care. Jackson: Teton NewMedia; 2013.

Gutiérrez E, Flammer AJ, Lerman LO, et al. Endothelial dysfunction over the course of coronary artery disease. European heart journal. 2013;34(41):3175-81.

Hausenloy DJ, Yellon DM. Myocardial ischemia-reperfusion injury: a neglected therapeutic target. J Clin Invest. 2013;123(1):92-100.

Herman MV, Elliott WC, Gorlin R. An electrocardiographic, anatomic, and metabolic study of zonal myocardial ischemia in coronary heart disease. Circulation. 1967;35(5):834-46.

Herrmann J, Kaski JC, Lerman A. Coronary microvascular dysfunction in the clinical setting: from mystery to reality. Eur Heart J. 2012;33(22):2771-82b.

Heyndrickx GR, Millard RW, McRitchie RJ, et al. Regional myocardial functional and electrophysiological alterations after brief coronary artery occlusion in conscious dogs. J Clin Invest. 1975;56(4):978-85.

Hu Q, Suzuki G, Young RF, et al. Reductions in mitochondrial consumption and preservation of high-energy phosphate levels after simulated ischemia in chronic hibernating myocardium. Am J Physiol Heart Circ Physiol. 2009;297(1):H223-32.

Jennings RB. Early phase of myocardial ischemic injury and infarction. The American journal of cardiology. 1969;24(6):753-65.

Kang PM, Haunstetter A, Aoki H, et al. Morphological and molecular characterization of adult cardiomyocyte apoptosis during hypoxia and reoxygenation. Circ Res. 2000;87(2):118-25.

Kelly RF, Cabrera JA, Ziemba EA, et al. Continued depression of maximal oxygen consumption and mitochondrial proteomic expression despite successful coronary artery bypass grafting in a swine model of hibernation. J Thorac Cardiovasc Surg. 2011;141(1):261-8.

Lanza GA, Careri G, Crea F. Mechanisms of coronary artery spasm. Circulation. 2011;124(16):1774-82.

Lanza GA, Crea F. Cardiopatia ischemica. In: Rugarli medicina interna sistemática. Roma: Elsevier; 2004.

Ling LF, Marwick TH, Flores DR, et al. Identification of therapeutic benefit from revascularization in patients with left ventricular systolic dysfunction: inducible ischemia versus hibernating myocardium. Circ Cardiovasc Imaging. 2013; 6(3):363-72.

Matsuzawa Y, Lerman A. Endothelial dysfunction and coronary artery disease: assessment, prognosis, and treatment. Coronary artery disease. 2014;25(8):713-24.

Meier P, Hemingway H, Lansky AJ, Knapp GPitt BSeiler Cet al. The impact of the coronary collateral circulation on mortality: a meta-analysis. Eur Heart J. 2012;33(5):614-21.

Murphy E, Steenbergen C. Mechanisms underlying acute protection from cardiac ischemiareperfusion injury. Physiological Reviews 2008; 88(2): 581-609.

Page B, Young R, Iyer V, et al. Persistent regional downregulation in mitochondrial enzymes and upregulation of stress proteins in swine with chronic hibernating myocardium. Circ Res. 2008;102(1):103-12.

Pfeffer MA, Braunwald E. Ventricular remodeling after myocardial infarction: experimental observations and clinical implications. Circulation. 1990;81(4):1161-72.

Rosano GM, Fini M, Caminiti G, et al. Cardiac metabolism in myocardial ischemia. Heart Fail Rev. 2007;12(3-4):307-17.

Seiler C, Stoller M, Pitt B, et al. The human coronary collateral circulation: development and clinical importance. European heart journal. 2013;34(34):2674-82.

Shah BN, Khattar RS, Senior R. The hibernating myocardium: current concepts, diagnostic dilemmas, and clinical challenges in the post-STICH era. Eur Heart J. 2013; 34(18):1323-36.

Steinberg SF. Oxidative stress and sarcomeric proteins. Circ Res. 2013;112(2):393-405.

Wiggers H, Nielsen SS, Holdgaard P, et al. Adaptation of nonrevascularized human hibernating and chronically stunned myocardium to long-term chronic myocardial ischemia. Am J Cardiol. 2006; 98(12):1574-80.

Doença arterial coronária crônica: diagnóstico e tratamento clínico

Ricardo Pavanello
Marcelo Ferraz Sampaio
Gabriela Menichelli Medeiros Coelho

Palavras-chave: Doença cardiovascular; Doença arterial coronária; Doença arterial coronária crônica; Angina.

INTRODUÇÃO

As doenças cardiovasculares ainda causam o maior número de mortes no mundo. No Brasil, o Departamento de Informática do Sistema Único de Saúde (DATASUS) estima que 30% dos óbitos são de causa cardiovascular. Devido aos fatores de risco (tabagismo, sedentarismo, sobrepeso, hipertensão arterial, dislipidemia e diabetes), além dos genéticos e aqueles associados à idade e ao sexo, a doença arterial coronária (DAC) atingiu proporções epidêmicas.

A DAC tem como uma de suas principais manifestações a angina. Nos Estados Unidos, cerca de 81 milhões de pessoas têm alguma forma de doença cardiovascular, incluindo mais de 10 milhões com angina. Sua prevalência é de 12% a 14% no sexo masculino, e de 10% a 12% em mulheres com idades entre 65 a 84 anos.

Nesse capítulo, são descritos os critérios diagnósticos e o tratamento clínico, farmacológico e não farmacológico, principais ferramentas para o manuseio adequado dos pacientes portadores de DAC crônica (DACC).

DIAGNÓSTICO DA DOENÇA ARTERIAL CORONÁRIA CRÔNICA

O diagnóstico deve contar com história clínica detalhada e exame físico, com objetivo de descartar diagnósticos diferenciais. A seguir, por meio dos exames complementares não invasivos e invasivos, é possível estratificar o risco de cada paciente. Finalmente, baseados nos dados obtidos pelos exames complementares e na estratificação de risco, realiza-se o planejamento terapêutico da DAC.

Dor torácica

A dor torácica pode ter origem no coração ou em outros órgãos e estruturas, como pleura, esôfago, aorta, mediastino, estômago e na própria parede torácica. Em sua avaliação, devem-se considerar locali-

224 | DOENÇA ARTERIAL CORONÁRIA CRÔNICA

zação, irradiação, caráter, intensidade, duração, frequência, fatores desencadeantes/atenuantes e sintomas concomitantes. A investigação da queixa permite distinguir entre dor precordial de origem cardíaca de outros diagnósticos diferenciais de dor torácica (Quadro 24.1). Deve-se sempre ter em mente também outros diagnósticos diferenciais de dor torácica (Quadro 24.2).

Quadro 24.1. Caracterização clínica da dor torácica de causa cardiovascular, segundo a etiologia.

Causa	Características
Isquemia miocárdica crônica	Retroesternal, com limites mal definidos ou difusa; desencadeada por exercícios, com aumento gradativo; cessa em 5 a 15 minutos, com interrupção do exercício. Pode se manifestar como sensação de mal-estar, dor mal definida, opressão ou queimação
Isquemia miocárdica aguda	Retroesternal, em aperto; dura cerca de 2 a 20 minutos. Pode ser desencadeada por exercício, estresse ou mesmo ocorrer no repouso. Melhora espontânea, com repouso e/ou nitrato sublingual. Irradiação para pavilhões auriculares, maxilar inferior, nuca, região cervical, membros superiores, ombros, região epigástrica e região interescapulo vertebral
Pericárdica	Retroesternal, junto do rebordo esternal esquerdo, em peso ou queimação, com irradiação para pescoço e dorso. Contínua (horas a dias); sem relação com exercícios. Piora com respiração, decúbito dorsal, deglutição e com a movimentação do tronco. Atenuada com inclinação dotórax
Aorta	Dor de início súbito, muito intensa, lancinante, retroesternal ou na face anterior do tórax, irradia para o pescoço, região interescapular, ombros, dorso e região lombar. Paciente deita-se, levanta-se, adota diferentes posturas e comprime o tórax

Quadro 24.2. Diagnósticos diferencias não cardíacos de dor torácica.

Costocondrite	Embolia pulmonar	Ansiedade
Fratura de costela	Pneumotórax	Transtorno factício
Artrite	Pneumonia	Simulação
Herpes zóster	Pleurite	Pânico
Cólica biliar	Esofagite	Cólica biliar
Úlcera péptica	Espasmo esofágico	Úlcera péptica
Pancreatite	Colecistite	

Angina

A angina é uma síndrome clínica, caracterizada por dor ou desconforto torácico, epigástrico ou mandibular, irradiado para a região cervical ou membros superiores. É um sintoma desencadeado ou agravado por atividade física ou estresse emocional, que cede com uso de vasodilatadores. Pacientes portadores de DACC com lesões obstrutivas significativas em, pelo menos, uma artéria epicárdica apresentam graus variáveis de angina. Algumas peculiaridades dos sintomas podem nos facilitar a identificação da angina:

→ Forma de apresentação: constritiva, em aperto, desconforto, ou queimação.

→ Localização: precordial, retroesternal, ombro, epigástrio, cervical, hemitórax e dorso.

→ Irradiação: membros superiores (direito, esquerdo ou ambos), ombro, mandíbula, pescoço, dorso e região epigástrica.

→ Duração: segundos, minutos, horas e dias.

→ Fatores desencadeantes: esforço físico, atividade sexual, posição, alimentação, respiração, componente emocional e espontânea.

→ Fatores de alívio: repouso, nitrato sublingual, analgésico, alimentação, antiácido, posição e apneia.

→ Sintomas associados: sudorese, náusea, vômito, palidez, dispneia, hemoptise, tosse, pré-síncope e síncope.

☑ Classificação da angina

Apesar de existirem diversas classificações, a mais utilizada é a divisão em típica, atípica e não cardíaca. De acordo com o aparecimento dos sintomas e de seus eventuais fatores desencadeadores, também pode ser classificada como estável ou instável. A classificação da Sociedade Canadense de Cardiologia talvez seja a mais empregada e difundida. Ela divide os pacientes portadores de angina em quatro classes:

→ **Classe I:** angina ocorre com esforços físicos prolongados e intensos. Atividade física habitual, como caminhar e subir escadas, não provoca angina.
→ **Classe II:** discreta limitação para atividades habituais. Ocorre ao caminhar ou subir escadas rapidamente, após refeições, no frio, ao vento, sob estresse emocional, após caminhar dois quarteirões planos ou ao subir mais de um lance de escadas.
→ **Classe III:** limitação com atividades habituais, como caminhar um quarteirão plano ou subir um lance de escadas.
→ **Classe IV:** incapacidade de realizar qualquer atividade habitual. Os sintomas podem surgir em repouso.

EXAME FÍSICO

O exame físico habitualmente é normal nos pacientes com DAC, mas, quando se realiza o exame na vigência de dor, podem ser detectados sinais como terceira ou quarta bulhas, sopro sistólico mitral e, eventualmente, sinais de congestão pulmonar que indicam falência ventricular esquerda de etiologia isquêmica. A identificação de hipertensão arterial, xantomas, sopro carotídeo ou em membros inferiores aumenta a probabilidade de DAC.

EXAMES COMPLEMENTARES NA DAC

Há grande variedade de exames complementares disponíveis para a realização de diagnóstico e estratificação da DAC. Torna-se essencial conhecer suas características e indicações, a fim de serem evitados excessos em suas solicitações e eventuais erros diagnósticos (Figura 24.1).

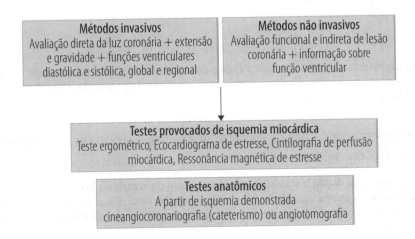

Figura 24.1. Métodos utilizados na avaliação da doença arterial coronária.

Exames não invasivos

A seguir, são discutidos os principais achados e indicações na avaliação não invasiva da DAC, baseados nas principais recomendações da Diretriz de Doença Arterial Coronária Estável, de acordo com Grau de Recomendação e Nível de Evidência (NE).

☑ Eletrocardiograma

Indicado nos pacientes com suspeita de causa cardíaca para dor torácica (Grau de Recomendação I; NE B) e durante um episódio de dor torácica (Grau de Recomendação I; NE B)

☑ Radiografia de tórax

Indicado para pacientes com DAC e sinais ou sintomas de insuficiência cardíaca congestiva (Grau de Recomendação I; NE B), e para aqueles com sinais e sintomas de doença pulmonar (Grau de Recomendação IIa; NE B).

☑ Teste ergométrico

Pacientes com probabilidade intermediária pré-teste de ter obstrução coronariana com base em idade, sexo e sintomas, incluindo aqueles com bloqueio do ramo direito ou depressão < 1 mm do segmento ST no eletrocardiograma (Grau de Recomendação I; NE B).

Pacientes com suspeita de angina vasoespática, após realização de coronariografia para tomada de decisão em lesões intermediárias, e na avaliação de indivíduos assintomáticos com mais de dois fatores de risco (Grau de Recomendação IIa; NE B).

Pacientes com alta ou baixa probabilidade pré-teste de ter DAC, com base em idade, sexo e sintomas, ou na avaliação de risco em cirurgia não cardíaca em pacientes de baixo risco cardiovascular (Grau de Recomendação IIb; NE B).

Pacientes com anormalidades do eletrocardiograma basal: síndrome de pré-excitação ou de Wolff-Parkinson-White, ritmo de marca-passo, depressão do segmento ST > 1 mm no repouso e bloqueio completo de ramo esquerdo, que não tem indicação de realização de teste ergométrico (Grau de Recomendação III).

☑ Ecocardiograma

O ecocardiograma transtorácico, transesofágico ou associado a estresse farmacológico, são ferramentas importantes, tanto para o diagnóstico quanto para a avaliação do prognóstico, em pacientes com DAC, além de auxiliar na formulação de diagnóstico diferencial.

Indicações e recomendações do ecocardiograma transtorácico para o diagnóstico de doença arterial coronária crônica

→ **Grau de Recomendação I:** avaliação inicial da função do ventrículo esquerdo, avaliação da função do ventrículo esquerdo quando há sinais de insuficiência cardíaca ou com mudança do quadro clínico ou exame físico, e na suspeita de complicações, como pseudoaneurisma, aneurismas e insuficiência mitral.

→ **Grau de Recomendação III:** avaliação inicial de pacientes assintomáticos com baixa probabilidade de DACC, ou reavaliação periódica rotineira de pacientes estáveis sem mudança na terapia.

Indicações e recomendações do ecocardiograma transesofágico para o diagnóstico de doença arterial coronária crônica

→ **Grau de Recomendação I:** na estratificação de risco de pacientes com DAC. Com estresse farmacológico, na avaliação de isquemia miocárdica em indivíduos com precordialgia típica estável, que não podem realizar teste ergométrico máximo ou quando o teste ergométrico não é conclusivo. Em indivíduos assintomáticos com teste ergométrico positivo ou duvidoso. Na avaliação pré-operatória de cirurgia não cardíaca de pacientes com três ou mais fatores de risco para DACC, e que não podem se exercitar. Para quantificação da carga isquêmica e para avaliação de isquemia miocárdica na presença de bloqueio do ramo esquerdo. Finalmente, com estresse farmacológico na avaliação de viabilidade miocárdica (miocárdio hibernado) para planejamento de revascularização.

→ **Grau de Recomendação IIa:** na avaliação de reestenose após revascularização em pacientes com recorrência de sintomas típicos, e para diagnóstico de isquemia miocárdica em pacientes selecionados com baixa probabilidade pré-teste.

→ **Grau de Recomendação IIb:** para diagnosticar isquemia miocárdica em pacientes selecionados com alta probabilidade pré-teste.

→ **Grau de Recomendação III:** como substituto do teste ergométrico, em pacientes nos quais a análise eletrocardiográfica é adequada, e na avaliação de rotina em pacientes assintomáticos após revascularização.

Indicações e recomendações do ecocardiograma com estresse para o diagnóstico de doença arterial coronária crônica

Utilizado na avaliação de pacientes com DAC obstrutiva conhecida ou suspeita, tem boa acurácia para pacientes com probabilidade pré-teste intermediária ou alta. Além disso, ajuda na avaliação de prognóstico, impacto de terapias de revascularização e detecção de viabilidade miocárdica. Pode ser especialmente útil em situações que podem gerar falhas diagnósticas no teste ergométrico (alterações em repouso do segmento ST e onda T, bloqueio completo do ramo esquerdo, hipertrofia ventricular esquerda, ritmos ventriculares de marca-passo ou tratamento com digitálicos).

Os diversos métodos para indução de estresse estão descritos no Quadro 24.3. A opção por um determinado método deve ser baseada nos objetivos buscados, condições clínicas associadas e possíveis contraindicações.

Quadro 24.3. Métodos para indução de estresse e suas características.

Métodos para indução	Características
Esforço físico (esteira ou bicicleta ergométrica)	Acurácia diagnóstica de 85% Sensibilidade de 70% na identificação de pacientes com doença uniarterial
Medicamentos vasodilatadores (dipiridamol e adenosina)	Sensibilidade de 38% na identificação de pacientes com doença uniarterial
Estimulantes adrenérgicos (dobutamina)	Acurácia diagnóstica de 83% Sensibilidade de 61% na identificação de pacientes com doença uniarterial Adição de atropina aumenta a acurácia e diminui a porcentagem de testes ineficazes

A ecocardiografia sob estresse não é recomendada para avaliação inicial de pacientes assintomáticos sem DAC estabelecida ou na avaliação periódica de rotina de pacientes estáveis.

→ **Grau de Recomendação I:** para estratificação de risco de pacientes com DACC, na avaliação de isquemia miocárdica em indivíduos com precordialgia típica estável que não podem realizar teste ergométrico máximo ou quando o teste ergométrico não é diagnóstico. Para avaliação de isquemia miocárdica em indivíduos assintomáticos com teste ergométrico positivo ou duvidoso, na avaliação pré-operatória de cirurgia não cardíaca de pacientes com três ou mais fatores de risco para

228 | DOENÇA ARTERIAL CORONÁRIA CRÔNICA

DACC, e que não podem se exercitar. Para avaliação do significado funcional de lesões coronárias no planejamento de angioplastia trasluminal percutânea ou cirurgia de revascularização, ou de isquemia miocárdica na presença de bloqueio do ramo esquerdo ou alterações que impeçam adequada análise eletrocardiográfica de isquemia. Finalmente, na identificação e na quantificação de viabilidade miocárdica.

→ **Grau de Recomendação IIa:** para avaliação de reestenose, após revascularização em pacientes com recorrência de sintomas típicos, e para o diagnóstico de isquemia miocárdica em pacientes selecionados com baixa probabilidade pré-teste.

☑ *Cintilografia de perfusão miocárdica de repouso e estresse*

O emprego da Medicina Nuclear em Cardiologia tem sido crescente e cada vez mais necessário em inúmeras circunstâncias nas quais, mesmo com a avaliação anatômica coronária, o cardiologista não é capaz de optar pela melhor forma de tratamento da DAC. Conforme as recomendações da Sociedade Brasileira de Medicina Nuclear, são descritas, a seguir, as indicações da cintilografia de perfusão miocárdica para avaliação de pacientes com suspeita ou com DAC conhecida.

Pacientes sintomáticos ou com eletrocardiograma sugestivo de isquemia e com probabilidade pré-teste intermediária ou alta.

Pacientes sintomáticos ou com eletrocardiograma sugestivo de isquemia com probabilidade pré-teste baixa incapazes de realizar teste ergométrico, ou com eletrocardiograma não interpretável (bloqueio completo de ramo esquerdo, pré-excitação, uso de medicamentos que interferem no eletrocardiograma ou com o cronotropismo).

Pacientes assintomáticos, mas com alta probabilidade pré-teste de coronariopatia; escore de cálcio entre 100-400 ou > 400 e risco intermediário.

Pacientes em pré-operatório de cirurgia não cardíaca de risco moderado, ou cirurgia vascular com um ou mais fatores de risco e pobre capacidade funcional; fatores de risco clínicos: história prévia de DAC, história de insuficiência cardíaca, história de doença cerebrovascular, *diabetes mellitus*, ou insuficiência renal (creatinina sérica maior que 2 mg/dL).

Na estratificação pré-operatória de cirurgia geral em pacientes com doença cardíaca confirmada (infarto do miocárdio recente – últimos 6 meses, angina instável, insuficiência cardíaca descompensada e doença valvar grave).

Na estratificação pré-operatória de cirurgia geral de risco intermediário ou alto em pacientes com capacidade funcional ≤ 4 METS, ou que seja impossível avaliar a capacidade funcional quando preenchido pelo menos um dos seguintes fatores de risco: história prévia de DAC, história de insuficiência cardíaca, história de doença cerebrovascular, *diabetes mellitus* ou insuficiência renal (creatinina sérica maior que 2 mg/dL).

Após revascularização miocárdica (> 3 meses) em pacientes sintomáticos, ou acima de 5 anos do procedimento.

☑ *Ressonância magnética de coração*

A ressonância magnética pode empregar contraste paramagnético, mas não utiliza radiação ionizante. Permite avaliação da anatomia cardíaca e vascular, da função ventricular e da perfusão miocárdica, além de caracterização tecidual de forma acurada, reprodutível e em um único exame (*one stop shop*). A técnica do realce tardio possibilita a detecção de fibrose e é, hoje, uma ferramenta indispensável na avaliação da viabilidade miocárdica (padrão-ouro nessa avaliação), assim como para a avaliação diagnóstica e prognóstica das cardiomiopatias não isquêmicas. As recomendações para emprego da ressonância magnética encontram-se no Quadro 24.4.

Quadro 24.4. Indicações da magnética na cardiopatia isquêmica.

Avaliação da função ventricular global e segmentar, volumes ventriculares e massa miocárdica. Avaliação da perfusão miocárdica sob estresse com vasodilatadores, detecção e quantificação de fibrose miocárdica, massa infartada e avaliação da viabilidade miocárdica (IA)
Diagnóstico de síndrome coronariana na fase aguda (IB)
Detecção de estenose luminal coronária (IIb B)
Avaliação de patência de enxertos (IIb C)

☑ Angiotomografia coronária

A angiotomografia coronária (angio-TC) fornece dados obtidos por duas técnicas. A primeira é a quantificação da calcificação coronária pelo Escore de Cálcio Coronário (EC), que tem forte correlação com risco de eventos cardiovasculares. O EC é uma boa ferramenta para estratificação de risco cardiovascular, por meio da detecção de aterosclerose subclínica, especialmente em pacientes assintomáticos ou de risco intermediário.

A segunda modalidade é a avaliação anatômica das artérias coronárias, que permite analisar a luz arterial de maneira não invasiva.

Outras técnicas de obtenção de imagem pela angio-TC bastante promissoras, como a análise da reserva de fluxo coronário (RFC) e da perfusão miocárdica, encontram-se em fase de implementação, mas são de grande aplicabilidade na prática clínica.

Indicações da angio-TC (Escore de Cálcio Coronário)

→ **Grau de Recomendação I, NE A:** pacientes assintomáticos de risco intermediário pelo Escore de Risco de Framingham (ERF), 10% a 20% em 10 anos, ou pelo Escore de Risco Global (ERG) – homens: 5% a 20%; mulheres: 5% a 10%, em 10 anos.

→ **Grau de Recomendação IIa, NE B:** pacientes assintomáticos de baixo risco pelo ERF (< 10% em 10 anos) ou pelo ERG (homens ou mulheres: < 5% em 10 anos) e com antecedente familiar de DAC. Pacientes diabéticos assintomáticos de baixo risco.

→ **Grau de Recomendação IIb, NE B:** pacientes com suspeita de síndrome coronariana de baixo risco.

Indicações da angiotomografia das artérias coronárias na doença arterial

→ **Grau de Recomendação I, NE A:** avaliação de DAC em pacientes sintomáticos com probabilidade pré-teste intermediária e com suspeita de DAC se testes de isquemia prévios conflitantes ou inconclusivos, ou sintomas contínuos e testes de isquemia prévios normais ou inconclusivos. Discordância entre a clínica e resultados de testes de isquemia prévios, suspeita de síndrome coronariana aguda de baixo/intermediário risco, eletrocardiograma normal ou não diagnóstico e marcadores de necrose miocárdica negativos.

→ **Grau de Recomendação IIa, NE b:** avaliação da patência de enxertos de revascularização miocárdica em indivíduos sintomáticos com probabilidade pré-teste intermediária. Avaliação pré-operatória de cirurgia cardíaca não coronária (paciente de risco baixo/moderado). Como opção à angiografia invasiva no seguimento de pacientes com doença de Kawasaki ou na diferenciação entre cardiopatias isquêmicas e não isquêmicas.

→ **Grau de Recomendação IIb, NE C:** pacientes sintomáticos com probabilidade intermediária de DAC e com testes de isquemia positivos, pacientes sintomáticos com probabilidade baixa de DAC com testes de isquemia negativos. Na avaliação de reestenose intra-*stent* em indivíduos sintomáticos com probabilidade pré-teste intermediária. Para investigação da dor torácica aguda e no pré-operatória de cirurgia não cardíaca de moderado a alto risco.

230 | DOENÇA ARTERIAL CORONÁRIA CRÔNICA

Exames invasivos

Consideram-se invasivos os exames cujas técnicas de obtenção de imagem necessitem do uso de cateteres ou instrumentais intravasculares. O método mais amplamente utilizado é o cateterismo cardíaco, para avaliação anatômica das artérias coronárias e da função ventricular. O ultrassom intracoronário, a histologia virtual e a tomografia por coerência óptica (TCO) são menos empregados na prática diária em laboratórios de hemodinâmica, mas, sem dúvida, complementam as informações da angiocoronariografia, sendo, muitas vezes, indispensáveis na tomada de decisão.

☑ *Angiocoronariografia*

A angiografia é o método padrão para avaliar a DAC e guiar a intervenção coronária percutânea (ICP). Suas indicações e respectivas recomendações encontram-se descritas a seguir.

→ **Grau de Recomendação I, NE A:** angina estável classe funcional III-IV, em pacientes em classe funcional I-II com fração de ejeção < 50%, ou com isquemia silenciosa. Dor torácica não específica com testes diagnósticos positivos para isquemia ou com testes diagnósticos inconclusivos e hospitalizações repetidas por dor torácica. Pacientes de alto risco em testes não invasivos, independentemente da angina. Angina e sobreviventes de parada cardíaca ou arritmia ventricular grave.

→ **Grau de Recomendação IIa:** diagnóstico incerto após testes não invasivos, nos quais o benefício de um diagnóstico preciso supera os riscos e os custos da cinecoronariografia. Na impossibilidade de se submeter a testes não invasivos por incapacidade física, doença ou obesidade. Profissões de risco, que requerem um diagnóstico preciso e em pacientes com informações prognósticas inadequadas após testes não invasivos.

☑ *Ultrassom intracoronário*

A angiografia é o método padrão para avaliar a DAC e guiar a ICP, embora possa, em alguns casos, não ser definitiva na tomada de decisão. Segmentos arteriais considerados isentos de ateromatose podem exibir o fenômeno de remodelamento positivo. O ultrassom intracoronário permite análise de todas as camadas arteriais, sendo o método mais acurado para análise delas. As indicações e respectivas recomendações para uso do ultrassom intracoronário estão descritas a seguir:

→ **Grau de Recomendação I, NE B:** ultrassom no tratamento da reestenose *intra-stent*.

→ **Grau de Recomendação IIa, NE B:** diagnóstico da DAC; avaliação da gravidade das estenoses coronarianas (tronco da coronária esquerda); avaliação da gravidade de estenoses coronarianas (lesão moderada); detecção de placas instáveis; como método de monitoração de uma ICP (*stent* nas estenoses longas); na monitoração do implante de *stents* eluídos em fármacos.

→ **Grau de Recomendação IIb, NE A:** como método de monitoração pós-ICP (*stents*).

☑ *Histologia virtual*

A imagem obtida pelo ultrassom intracoronário é monocromática, utilizando uma escala de cinza para definir os componentes do vaso e da placa, que pode ser pouco precisa. A histologia virtual é capaz de identificar, por meio de cores (tons de verde, amarelo, branco e vermelho), quatro diferentes constituintes do ateroma: cálcio, tecido fibroso, fibrolipídico e focos de inflamação/necrose. Na Figura 24.2, encontram-se imagens da histologia virtual.

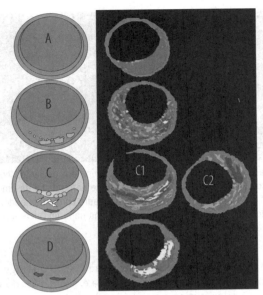

Figura 24.2. Classificação das placas ateroscleróticas pela histologia virtual, com base no modelo proposto por Virmani. (A) Espessamento adaptativo da íntima ou placa fibrosa, placa composta quase exclusivamente de tecido fibroso (< 5% de tecido fibrolipídico, cálcio e/ou área de atividade inflamatória/necrótica). (B) Espessamento patológico da íntima, combinação de tecido fibroso, fibrolipídico (> 5%), e área de atividade inflamatória/necrótica entremeada com pontos de calcificação < 5%. (C) Fibroateroma, capa fibrosa superficial associada à quantidade significativa de áreas inflamatórias/necróticas confluentes (> 5% do volume da placa) circundada por tecido fibroso ou fibrolipídico. Com o propósito de avaliar o risco de desenvolvimento de síndromes coronarianas agudas, os fibroateromas podem ser subdivididos em dois grupos: fibroateroma sem cálcio (C1) – vale ressaltar que a região de atividade inflamatória/necrótica (em vermelho) não se encontra em contato direto com a luz do vaso – e fibroateroma com cálcio (C2) – no qual se nota região calcificada confluente, circundada por zonas de atividade necrótica/inflamatória. Este tipo de ateroma seria o mais frequentemente envolvido na gênese das síndromes coronarianas agudas. (D) Placa fibrocalcificada. Predominantemente tecido fibroso associado ao cálcio (este último presente em > 5% do volume da placa). Área de atividade inflamatória/necrótica < 5% do volume da placa. A presença de camada única ou múltipla de cálcio, bem como sua localização em relação à luz coronariana (superficial vs. profundo), parece também exercer papel importante na caracterização da instabilidade da placa.

Ver figura colorida no encarte

☑ Tomografia por coerência ótica

Para obtenção da imagem, a tomografia óptica utiliza a luz como meio refletido e é capaz de gerar imagens com resolução até dez vezes superior ao ultrassom intracoronário (resolução de até 10 μm). A tomografia óptica é capaz de detectar a presença dos ateromas de capa fina (espessura < 60 mm), lagos lipídicos e até macrófagos, não visibilizados pelo ultrassom (Figura 24.3).

☑ Avaliação da reserva de fluxo coronário

A RFC pode ser definida como o fluxo sanguíneo máximo para o miocárdio na presença de uma determinada estenose coronária, dividido por esse mesmo fluxo se não houvesse estenose. Esse índice representa a fração do fluxo miocárdico máximo normal.

A RFC é determinada dividindo-se a pressão média distal à lesão coronariana pela pressão média em aorta durante a vasodilatação máxima (induzida por papaverina ou adenosina intravenosa). Se a RFC medida é de 0,40 significa que a quantidade máxima de irrigação daquela área do miocárdio atinge apenas 40% do que atingiria se a artéria responsável não tivesse nenhum grau de obstrução.

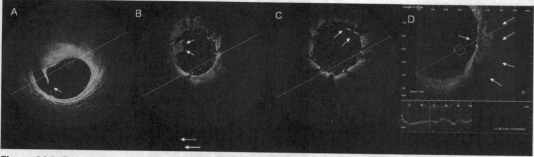

Figura 24.3. Exemplos de achados da tomografia de coerência óptica em pacientes com doença arterial coronária crônica pré e pós-intervenção coronária percutânea. (A) Dissecção no bordo distal de um *stent* recém-implantado. (B) Trombo aderido às hastes de um *stent* implantado em vigência de quadro coronário agudo. (C) Aposição incompleta das hastes do *stent* recém-implantado. (D) Presença de ateroma com fina capa fibrótica, um dos achados nas síndromes coronarianas agudas. Ver figura colorida no encarte

Após intervenção percutânea, a RFC pode aumentar para 0,85, o que significa que o fluxo máximo alcançável para a área de miocárdio suprida por aquela artéria é, agora, 85% do valor atingível se a artéria fosse completamente normal. O valor teórico normal é igual a 1 para quaisquer pacientes e artérias, e o valor de corte é de 0,75.

Portanto, valores < 0,75 indicam isquemia miocárdica, enquanto estenoses associadas com RFC > 0,80 quase nunca se associam com isquemia. As principais aplicações da RFC são nas lesões moderadas, na doença do tronco da coronária esquerda, nas lesões de bifurcação e na doença aterosclerótica difusa.

ESTRATIFICAÇÃO DE RISCO

A estratificação de risco cardiovascular em pacientes portadores de DAC pode empregar diversos escores. Baseado em resultados dos testes não invasivos, é possível quantificar os riscos e estratificar os pacientes em três classes. A Figura 24.4 mostra o algoritmo de diagnóstico e estratificação de risco da DAC.

Risco anual de morte baseado em resultados de testes não invasivos

☑ *Baixo risco (< 1% morte ao ano)*

→ Escore baixo ao teste ergométrico (escore de Duke > 5).
→ Teste normal ou pequenos defeitos de perfusão em repouso ou em teste de imagem com estresse.
→ Contração miocárdica normal ou nenhuma mudança em limitada porção do miocárdio durante teste do ecocardiograma com estresse.

☑ *Moderado risco (1% a 3% morte ao ano)*

→ Leve à moderada disfunção ventricular esquerda em repouso (fração de ejeção de 0,49 a 0,35).
→ Risco intermediário no teste ergométrico (escore de Duke entre 4 e -10).
→ Moderados defeitos de perfusão sem dilatação ventricular esquerda ou captação pulmonar durante teste de imagem com estresse.
→ Defeitos de perfusão limitados, envolvendo dois segmentos e com doses de dobutamina > 10 μg/kg/minuto durante teste de ecocardiograma com estresse.

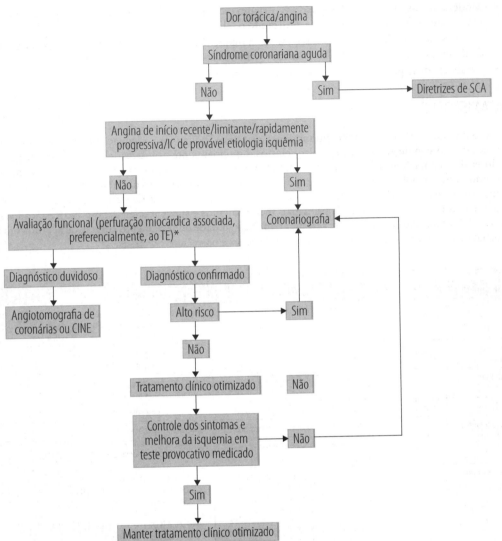

Figura 24.4. Algoritmo de diagnóstico e estratificação da doença arterial coronária. SCA: síndrome coronariana aguda; IC: insuficiência cardíaca; TE: teste ergométrico; CINE: cinecoronariografia.

☑ *Alto risco (> 3% morte ao ano)*

→ Disfunção do ventrículo esquerdo em repouso grave (fração de ejeção < 0,35).
→ Escore de risco elevado ao teste ergométrico (escore de Duke < - 11).
→ Disfunção ventricular esquerda grave ao teste de imagem com estresse (< 0,35).
→ Grandes defeitos de perfusão durante teste de imagem com estresse.
→ Múltiplos defeitos de perfusão de tamanho moderado durante teste de imagem com estresse.
→ Grandes defeitos fixos de perfusão com dilatação do ventrículo esquerdo ou aumento na captação pulmonar, usando a angiografia com radionuclídeos com tálio.

234 | DOENÇA ARTERIAL CORONÁRIA CRÔNICA

→ Moderados defeitos com dilatação do ventrículo esquerdo ou aumento na captação pulmonar durante teste de imagem com estresse, utilizando o tálio.

→ Defeitos em mais de dois segmentos com baixa frequência cardíaca (< 120 bpm) ou com baixa dose de dobutamina (10 μg/kg/minuto) durante teste do ecocardiograma com estresse.

→ Evidência de isquemia extensa durante ecocardiograma com estresse.

TRATAMENTO CLÍNICO

O tratamento da DAC é baseado em mudança de estilo devida (com adequação alimentar e de atividade física) e no uso de antiagregantes plaquetários, hipolipemiantes, bloqueadores beta-adrenérgicos e inibidores da enzima conversora de angiotensina I (IECA). Estas classes de medicamentos apresentaram, em estudos, redução na incidência de infarto agudo do miocárdio aumento da sobrevida. Outros medicamentos podem ser utilizados visando à melhora sintomática e à qualidade de vida, enquanto outros terão impacto na prevenção secundária. Os principais medicamentos e suas características estão destacados no Quadro 24.5. Entretanto, é importante ressaltar a individualidade do tratamento clínico, de acordo com as comorbidades apresentadas, as possíveis contraindicações e os eventos adversos.

Quadro 24.5. Tratamento para reduzir risco de infarto do miocárdio e mortalidade.

Medicamento	Indicação	Benefícios	GR/NE
AAS	Todos os pacientes com DAC	Redução de 33% dos eventos cardiovasculares em portadores de angina estável	IA
Ticlopidina	Se AAS contraindicada; após intervenção com *stent* (30 dias, em associação com AAS)	Melhor que clopidogrel na prevenção secundária de AVC	IB
Clopidogrel		Benefícios semelhantes AAS; perfil de segurança superior ao da ticlopidina	IIaB
Dipiridamol	Não é indicado atualmente em DAC	Sem benefícios	IIIB
Anticoagulantes	Paciente com elevado risco trombótico	Em associação com AAS, redução de mortalidade em casos selecionados	IA
	Alternativa ao AAS em caso de completa intolerância		IIaA
Hipolipemiantes	Primeira opção para prevenção primária e secundária; uso de fibratos para prevenção de doença microvascular em DM tipo 2	Redução de 1% nos níveis séricos de colesterol diminui em 2% a incidência de doença arterial coronária. Metas: Alto risco: LDL-c < 70 mg/dL e não HDL-c < 100 mg/dL Risco intermediário: LDL-c < 100 mg/dL e colesterol não HDL-c < 130mg/dL	IA
	Associação de ezetimiba ou resinas às estatinas quando a meta de LDL-c não é alcançada		IIaC
	Uso de niacina ou ácidos graxos		IIIA
iECA	Todos os pacientes com pelo menos um destes: disfunção ventricular, insuficiência cardíaca, DM	Redução de mortes e eventos primários e secundários. Melhora do perfil hemodinâmico, da perfusão subendocárdica e estabilização da placa aterosclerótica	IA
	Todos os pacientes com DAC		IIaB
Bloqueadores do receptor de angiotensina	Alternativa de intolerância aos IECAs	Sem benefícios adicionais, em comparação aos IECAs. Ausência de sustentação por estudos clínicos	---

GR: Grau de Recomendação; NE: Nível de Evidência; AAS: ácido acetilsalicílico DAC: doença arterial coronária; AVC: acidente vascular encefálico; DM: diabetes mellitus; LDL-c: lipoproteína de baixa densidade-colesterol; HDL-c: lipoproteína de alta densidade-colesterol; IECA: inibidores da enzima conversora de angiotensina.

ESTRATÉGIAS INTERVENCIONISTAS

As estratégias intervencionistas são abordadas nos Capítulos 31 e 32.

BIBLIOGRAFIA

Cesar LA, Ferreira JF, Armaganijan D, et al. Diretriz de Doença Coronária Estável. Arq Bras Cardiol. 2014;103(2Supl.2):1-59.

Costa Jr. JR, Carlier SG, Costa R, et al. Novas modalidades de imagem em cardiologia intervencionista: tomografia óptica, angiografia tridimensional e histologia virtual. Rev Bras Cardiol Invas. 2006;14(2):156-62.

Diretriz de Indicações do Ultra-Som Intracoronariano na Prática Clínica. Arq Bras Cardiol. 2003;81(Suplemento II). Disponível em: http://www.scielo.br/pdf/abc/v81s2/a01v81s2.pdf

Goldman L, Ausiello D. Cecil. Tratado de Medicina Interna. 22a ed. Rio de Janeiro: Elsevier; 2005.

Mattos LA, Lemos Neto PA, Rassi A Jr, et al. Diretrizes da Sociedade Brasileira de Cardiologia – Intervenção Coronária Percutânea e Métodos Adjuntos Diagnósticos em Cardiologia Intervencionista (II Edição – 2008). Arq Bras Cardiol. 2008;91(4 supl.1):1-58.

Moretti MA, Ferreira JFM. Cardiologia Prática. São Paulo: Atheneu; 2010.

Otto C M, Bonow RO. Doença valvar cardíaca. Braunwauld E. Tratado de doenças cardiovasculares. 8a ed. Rio de Janeiro: Saunder Elsevier; 2010. v.2. p. 1625-93.

Porto CC, Porto AL. Semiologia médica. 6a ed. Rio de Janeiro: Guanabara Koogan; 2011.

Task Force Members, Montalescot G, Sechtem U, et al. 2013 ESC guidelines on the management of stable coronary artery disease: the Task Force on the management of stable coronary artery disease of the European Society of Cardiology. Eur Heart J. 2013 ;34(38):2949-3003. Erratum in: Eur Heart J. 2014;35(33):2260-1.

25

Isquemia miocárdica silenciosa

Clarisse Kaoru Ogawa Índio do Brasil
Maria Isabel Del Monaco

Palavras-chave: Isquemia miocárdica silenciosa; Teste ergométrico, Holter; Betabloqueadores; Antagonistas dos canais de cálcio.

INTRODUÇÃO

A isquemia miocárdica silenciosa é definida como a documentação objetiva de isquemia na ausência de angina ou equivalentes anginosos. Isquemia objetiva inclui alteração do segmento ST ao eletrocardiograma, alteração reversível da motilidade regional e defeitos de perfusão em estudos cintilográficos.

Desde a descrição inicial na década de 1970, foi motivo de investigação intensiva, e sua significância clínica está melhor estabelecida atualmente. Sabe-se, hoje, que a isquemia miocárdica silenciosa é a manifestação mais comum da doença arterial coronária (DAC), constituindo o maior componente da carga isquêmica total e, entre os pacientes com esta doença, a presença de episódios isquêmicos assintomáticos detectados pela monitorização eletrocardiográfica ambulatorial (Holter) pode ser preditora de eventos clínicos adversos, como risco aumentado de eventos coronários e morte cardíaca.

Peter F. Cohn classificou a isquemia silenciosa em três categorias:
→ Tipo 1: é a forma menos comum e ocorre em pacientes totalmente assintomáticos sem doença coronária conhecida.
→ Tipo 2: ocorre em pacientes assintomáticos após infarto do miocárdio prévio.
→ Tipo 3: é a forma mais comum e ocorre em pacientes com angina estável crônica ou angina instável, que apresentam episódios isquêmicos sintomáticos e assintomáticos.

FISIOPATOLOGIA

Nenhuma discussão sobre isquemia silenciosa é completa sem a consideração sobre o mecanismo da dor cardíaca. Em relação à ausência de sintomas, ainda não existe um consenso sobre o mecanismo que explique todos os episódios assintomáticos. Considera-se a isquemia silenciosa como resultante de uma combinação variável de alterações dos mecanismos neuronais na percepção da dor como neuropatia

238 | DOENÇA ARTERIAL CORONÁRIA CRÔNICA

autonômica e variações no limiar da dor. A associação entre diabetes e isquemia silenciosa ou infarto do miocárdio sem dor tem sido atribuída à neuropatia autonômica.

Outra área de investigação sugere que a isquemia silenciosa pode ser devida à disfunção cortical cerebral mais do que à disfunção dos nervos periféricos. A ativação frontal cortical parece ser necessária para experimentar dor cardíaca, e algumas evidências indicam que, em pacientes com isquemia silenciosa, impulsos aferentes do coração são sujeitos a um processamento neural anormal.

Outras possíveis causas seriam níveis plasmáticos elevados de beta endorfina, um opiáceo endógeno encontrado em pacientes com infarto assintomático ou durante esforço físico, porém os resultados dos estudos clínicos não são conclusivos. Outra possível explicação para a ausência de dor seria a menor duração ou a menor extensão da isquemia, uma vez que, na sequência temporal das alterações que surgem após a isquemia miocárdica, as alterações bioquímicas e metabólicas são as iniciais, seguidas de anormalidades da contratilidade miocárdica, alterações eletrocardiográficas do segmento ST ou da onda T e, por último, a dor.

DIAGNÓSTICO E PREVALÊNCIA

Pacientes assintomáticos

Um estudo norueguês que incluiu cerca de 2.000 indivíduos do sexo masculino, com idade média de 50 anos, mostrou que, dentre aqueles com teste ergométrico positivo que se submeteram à cinecoronariografia, 69 apresentaram estenose de pelo menos 50% em uma artéria coronária e, destes, 50 (2,7% do total) eram totalmente assintomáticos.

Ao combinar alterações eletrocardiográficas com cintilografia miocárdica alterada utilizando tálio, Fleg et al. relataram aumento progressivo na prevalência de isquemia silenciosa induzida pelo exercício em indivíduos aparentemente saudáveis em estudo longitudinal sobre o envelhecimento em Baltimore: a prevalência era de 2,5% para aqueles abaixo de 60 anos e de mais de 10% para aqueles acima de 70 anos.

O estudo epidemiológico Rancho Bernardo (Park JI et al) avaliou a utilidade de um modelo integrado de escores de teste ergométrico para predizer isquemia miocárdica e isquemia miocárdica silenciosa em 898 adultos (idade média de 55 anos) sem DAC que se submeteram a teste ergométrico e foram acompanhados por 27 anos. Foram avaliadas alteração de ST, incapacidade de atingir a frequência cardíaca alvo, recuperação anormal da frequência cardíaca e incompetência cronotrópica. O número de achados alterados destes quatro parâmetros estava fortemente associado à incidência maior de isquemia miocárdica e isquemia miocárdica silenciosa. Comparado àqueles com resultados normais, os participantes com uma ou duas anormalidades tinham aumento significativo do risco para isquemia miocárdica (*hazard ratio* – HR = 1,79 e 2,34) e isquemia miocárdica silenciosa (HR = 1,80 e 2,64), respectivamente. Participantes com três ou mais achados positivos apresentaram risco ainda maior de isquemia miocárdica (HR = 7,96) e isquemia miocárdica silenciosa (HR = 3,22).

Pacientes com infarto prévio

Em revisão de dados anteriores, Cohn estimou que cerca de 50 mil pacientes ao ano que se tornaram assintomáticos após infarto do miocárdio apresentaram isquemia silenciosa no período inicial de 30 dias após o infarto, baseados nos resultados do teste de esforço. A monitorização eletrocardiográfica por Holter também pode ser utilizada para documentar a ocorrência de isquemia silenciosa. Combinando as duas técnicas, a frequência reportada de isquemia silenciosa varia de 30% a 43%.

Pacientes com angina

Embora já existissem estudos com monitorização por Holter para documentar isquemia em geral, o estudo utilizando Holter para avaliar especificamente os episódios assintomáticos em indivíduos com angina crônica foi o de Schang e Pepine, que documentaram, em pacientes com DAC comprovada e teste ergométrico positivo, alterações isquêmicas transitórias, dos quais 75% eram totalmente assintomáticos. Esses investigadores comprovaram indiretamente que os episódios de alteração do segmento ST correspondiam realmente à isquemia, por meio da redução de sua ocorrência com o uso profilático de nitratos.

Estima-se, atualmente, que o número de pacientes com angina que também apresentam episódios assintomáticos de isquemia é grande, porém a porcentagem exata não é conhecida. Acredita-se que aproximadamente 50% dos pacientes com angina (estável ou instável) apresentam isquemia miocárdica silenciosa na monitorização por Holter, com algumas séries relatando frequências muito maiores.

Diagnóstico

Na população totalmente assintomática sem DAC conhecida, o teste ergométrico é o método mais utilizado, mas os resultados e sua interpretação devem ser correlacionados com a presença dos fatores de risco. Nos pacientes com DAC conhecida (por apresentarem angina, além de episódios de isquemia silenciosa e naqueles com infarto prévio), o teste ergométrico também pode ser utilizado para detecção de isquemia silenciosa, assim como a monitorização eletrocardiográfica ambulatorial (Holter).

Os exames de imagem, como a cintilografia de perfusão miocárdica associada ao estresse físico ou farmacológico, e o ecocardiograma associado ao estresse, podem ser utilizados não só para demonstrar a presença, mas também a extensão da isquemia, e para avaliar a estratificação de risco e o prognóstico da isquemia miocárdica silenciosa.

A cineangiocoronariografia é considerada como o padrão-ouro, pois permite identificar diretamente se as coronárias e seus ramos apresentam estenoses, assim como a magnitude delas. Porém, por ser um procedimento invasivo não isento de riscos, não deve ser usado como método de rastreamento e, além disso, não reflete o estado da perfusão miocárdica.

A angiotomografia computadorizada das coronárias pode demonstrar a morfologia e a extensão da estenose das coronárias, sendo frequentemente utilizada como método para rastreamento de DAC. O alto valor preditivo negativo deste exame tem grande importância clínica, porém apresenta limitações, pois a qualidade das imagens pode ser afetada pela frequência cardíaca, pela respiração e por ruídos, podendo levar a resultados falso-negativos. Outra limitação da angiotomografia é o fato de que uma estenose da artéria coronária identificada pelo exame não significa necessariamente perfusão miocárdica anormal.

Prognóstico

Embora ainda exista alguma controvérsia, evidências sustentam a hipótese de que episódios de isquemia miocárdica, independente de ser sintomática ou não, têm importância prognóstica nos pacientes com DAC. O prognóstico da isquemia miocárdica silenciosa pode ser avaliado de acordo com o grupo a que pertence: aqueles sem história de DAC e aqueles com DAC.

☑ Pacientes sem doença arterial coronária conhecida

Neste grupo, a isquemia miocárdica silenciosa parece estar associada a risco aumentado de eventos clínicos adversos, quando detectada por teste ergométrico, eletrocardiograma com alteração de ST-T ou monitorização eletrocardiográfica ambulatorial.

A isquemia miocárdica silenciosa é particularmente importante quando associada a fatores de risco para DAC. O estudo MRFIT (*Multiple Risk Factor Intervention Trial*), envolvendo 12.866 homens assintomáticos de meia-idade com dois ou mais fatores de risco, mostrou associação significativa entre isquemia miocárdica silenciosa induzida por esforço e mortalidade. Neste estudo, os indivíduos com isquemia miocárdica silenciosa induzida por esforço tiveram risco 3,4 vezes maior para morte cardíaca quando comparados com aqueles sem alterações isquêmicas.

240 | DOENÇA ARTERIAL CORONÁRIA CRÔNICA

A relação entre o risco de DAC em indivíduos com isquemia miocárdica silenciosa também foi encontrada em estudo populacional que avaliou 2.682 homens sem DAC acompanhados por 10 anos. A isquemia miocárdica silenciosa induzida por exercício foi associada com aumento de mortalidade e risco de qualquer evento coronário agudo em 5,9 e 3 vezes, respectivamente, naqueles que também fumavam; 3,8 e 1,9 vezes em indivíduos com hipercolesterolemia; 4,7 e 2,2 vezes em hipertensos.

☑ *Pacientes com doença arterial coronária documentada*

Isquemia detectada por Eco-estresse e o impacto da angina dentro deste grupo foram avaliados em pacientes com DAC estável. A isquemia indutível estava presente em 24% e angina em 17%. Desfecho primário de infarto ou morte por DAC em seguimento de 3,9 anos ocorreram com frequência significativamente maior naqueles com isquemia induzida (21% *vs.* 8%). A presença de angina não afetou significativamente esses desfechos.

Pacientes após infarto

A significância prognóstica da isquemia miocárdica silenciosa é bem estabelecida em sobreviventes de infarto agudo do miocárdio. Vários estudos avaliando o papel do teste ergométrico pré-alta hospitalar em pacientes com infarto mostraram que a isquemia induzida pelo exercício, associada ou não à dor precordial, é preditiva de risco aumentado de eventos coronários e morte cardíaca. No entanto, estes estudos compararam os desfechos de pacientes com e sem isquemia miocárdica silenciosa determinada imediatamente após o infarto do miocárdio.

Um estudo prospectivo avaliou mais de 500 pacientes submetidos à monitorização eletrocardiográfica ambulatorial e cintilografia de estresse com tálio 1 a 6 meses após evento coronário agudo, e a isquemia miocárdica silenciosa estava presente em 75%. Comparados com aqueles com isquemia sintomática, pacientes com isquemia assintomática tiveram defeitos reversíveis menos graves e extensos na cintilografia com tálio, duração do exercício mais prolongada, depressão de ST menos frequentes na monitorização eletrocardiográfica ambulatorial e durante seguimento de 23 meses, e menos eventos cardíacos recorrentes.

Ainda que pacientes com isquemia miocárdica silenciosa estejam sob menos risco que os sintomáticos, a isquemia silenciosa dentro de poucas semanas após o infarto agudo detectado por monitorização por Holter, está associada à taxa de eventos cardíacos duas a quatro vezes maior, comparados com aqueles sem evidência de isquemia.

Pacientes com angina instável

Isquemia miocárdica silenciosa após episódio de angina instável tem sido associada a desfechos clínicos desfavoráveis.

Estudo com pacientes com angina instável com a dosagem de troponina T na admissão, que se submeteram à monitorização contínua do segmento ST por 24 horas, por meio da vetocardiografia, mostrou que um ou mais episódios de depressão de ST estavam associados independentemente com a ocorrência de morte cardíaca ou infarto agudo; a troponina T também estava associada a risco aumentado. A troponina T, combinada com a monitorização contínua de ST, identificou subgrupos: alto risco (ambos positivos), risco intermediário (apenas um positivo) e baixo risco (ambos negativos), para morte ou infarto do miocárdio (25,8%, 3,1% e 1,7%, respectivamente).

Pacientes com angina estável crônica

O risco de eventos coronários e mortalidade cardíaca associados com isquemia miocárdica silenciosa tem sido extensamente documentado em pacientes com DAC estável; sua presença durante monitorização ambulatorial em pacientes com angina estável foi associada a risco aumentado de eventos adversos. Análises de regressão multivariada, comparando parâmetros clínicos, eletrocardiográficos e testes de esforço, mostraram que isquemia miocárdica silenciosa durante monitorização ambulatorial foi o fator prognóstico independente mais importante de desfechos clínicos adversos e de morte cardíaca. O estudo APSIS (*Angina Prognosis Study in Stockholm*) demonstrou que a isquemia ambulatorial, especialmente aquela com duração ≥ 30 minutos durante o período de 24 horas, estava independentemente associada à morte cardiovascular apenas naqueles pacientes com depressão do segmento ST ≥ 2 mm durante o teste ergométrico. Estes dados sugerem que a monitorização ambulatorial e o teste de esforço forneçam informações complementares entre os pacientes com isquemia acentuada durante o exame.

Mecanismos relacionados a prognósticos adversos

A razão precisa do mau prognóstico associado à isquemia miocárdica silenciosa não é conhecida. As hipóteses variam em torno das anormalidades observadas na biópsia miocárdica.

Em modelos animais, foram observados que episódios repetidos de isquemia transitória se associaram com pequenas, mas distintas áreas de necrose subendocárdica.

Estudos em humanos têm demonstrado que a hipocinesia miocárdica está associada a anormalidades do núcleo e da mitocôndria, perda de miócitos e fibrose intersticial aumentada nas áreas subendocárdicas à biópsia miocárdica (obtida durante cirurgia) de áreas supridas pelas artérias coronárias doentes. Estas áreas foram identificadas na ausência de qualquer evidência histológica de infarto do miocárdio.

Alterações estruturais do miocárdio (hipertrofia e aumento do tecido intersticial não muscular) parecem estar associadas com evidências de anormalidades regionais da contratilidade induzidas por isquemia durante o exame.

Assim, é possível que episódios repetidos de isquemia possam levar àfibrose progressiva e ao desenvolvimento de disfunção ventricular. É também concebível que episódios prolongados de isquemia silenciosa levem a arritmias graves, especialmente em pacientes com substrato elétrico para arritmias.

TRATAMENTO

O racional para o tratamento da isquemia miocárdica silenciosa é baseado nas observações quanto ao aumento do risco cardiovascular.

O caminho para o tratamento inclui as seguintes questões:

→ Quais os métodos disponíveis para o tratamento?
→ Os métodos disponíveis são efetivos para a supressão da isquemia?
→ A supressão da isquemia melhora o desfecho clínico?

Não existe, atualmente, um tratamento ideal para a isquemia miocárdica silenciosa , embora várias opções estejam disponíveis.

A proposta ideal para tratar qualquer doença deve ser baseada na fisiopatologia subjacente.

A demanda de oxigênio miocárdica aumentada parece ser a razão primária para o desenvolvimento da isquemia miocárdica silenciosa. Assim, os betabloqueadores e os antagonistas dos canais de cálcio que reduzem a frequência cardíaca (diltiazem ou verapamil) são os agentes terapêuticos de

eleição, uma vez que estes reduzem a demanda de oxigênio miocárdico.

Betabloqueadores

Embora todos os fármacos antianginosos tenham mostrado reduçãona isquemia miocárdica silenciosa, os betabloqueadores parecem ser os mais eficazes, como demonstraram diversos estudos. Os beta-

DOENÇA ARTERIAL CORONÁRIA CRÔNICA

bloqueadores têm também outras potenciais vantagens, incluindo a redução da pressão arterial, quando necessária, e sua eficácia na prevenção secundária após infarto agudo do miocárdio.

Assim, os betabloqueadores devem ser considerados como a terapia de primeira linha para a isquemia miocárdica silenciosa. A eficácia da ação anti-isquêmica dos betabloqueadores pode ser avaliada repetindo a monitorização pelo Holter e titulando a dose até que a isquemia seja suprimida para até 50% ou até que a dose máxima tolerada seja atingida.

Antagonistas dos canais de cálcio

Embora os betabloqueadores produzam a maior redução no número e na duração dos episódios isquêmicos, os antagonistas dos canais de cálcio também são eficazes. Este tipo de fármaco pode ser particularmente eficaz quando a isquemia ocorre sem aumento da frequência cardíaca.

Estudo comparando diltiazem *vs.* placebo mostrou redução do número de episódios de isquemia miocárdica em 40% e a duração em 45%, respectivamente com diltiazem.

Combinação de fármacos

A adição de outro fármaco é necessária quando a monoterapia com betabloqueador não reduz de forma eficaz a isquemia silenciosa. Terapia combinada pode ser utilizada também para reduzir a dose dos medicamentos, diminuindo, desta forma, os efeitos colaterais dose-dependentes e aumentando a aderência. Idealmente, a melhor combinação consiste em utilizar fármacos que eliminam ou reduzem os efeitos indesejáveis de cada um, além de evitar qualquer aumento na demanda de oxigênio miocárdico.

Uma das combinações mais favoráveis consiste em nitratos de longa ação (utilizando um esquema que evite a tolerância) e um betabloqueador de ação prolongada. A combinação de diidropiridínicos de longa ação e um betabloqueador também é eficaz.

Na impossibilidade de usar betabloqueador por intolerância ou contraindicação, uma alternativa aceitável é a combinação de antagonista de cálcio e nitrato de longa duração. Embora todos os antagonistas dos canais de cálcio tenham alguma eficácia em reduzir a isquemia silenciosa, os agentes sem tendência à taquicardia reflexa são os preferidos.

Estatinas

As estatinas seriam indicadas para a isquemia tanto sintomática como assintomática, desde que a causa seja a presença de placas ateroscleróticas, por sua ação sobre a disfunção endotelial resultante da dislipidemia.

Total supressão da isquemia

O pio prognóstico dos pacientes com isquemia miocárdica silenciosa levou ao conceito de supressão da carga isquêmica total, independente da isquemia ser sintomática ou silenciosa. Porém, se a supressão total da isquemia é necessária ou útil para melhorar o prognóstico adverso associado à isquemia miocárdica silenciosa ainda é um assunto controverso e necessita de avaliação de estudos randomizados.

Revascularização miocárdica

Existem poucos dados disponíveis para a indicação de procedimentos de revascularização específica para a isquemia miocárdica silenciosa; porém, tais condutas, quer seja por meio de cirurgia ou de intervenção percutânea, estão indicadas e o tipo de tratamento fica na dependência da anatomia das artérias coronárias e da carga isquêmica, da mesma forma que para os casos de isquemia sintomática.

BIBLIOGRAFIA

Chang C, Ye B, Xie W, et al. The diagnosis of silent myocardial ischemia. Moyion-Frozen (or morphing) myocardial perfusion imaging. Hell J Nucl Med. 2016;19(3):196-9.

Cohn PF, Fox KM, Daly C. Silent myocardial ischemia. Circulation. 2003;108(10):1263-77.

Cohn PF. Silent myocardial ischemia and infarction, 4th ed. New York: Marcel Dekker; 2000.

Deedwania P. Silent myocardial ischemia: prognosis and treatment. Disponível em: http://www.uptodate.com/contents/silent-myocardial-ischemia-prognosis-and-therapy

Exercise electrocardiogram and coronary heart disease mortality in the Multiple Risk Factor Intervention Trial. Multiple Risk Factor Intervention Trial Research Group. Trial. Am J Cardiol. 1985;55(1):16-24.

Fleg JL, Gerstenblit G, Zonderman AB, et al. Prevalence and prognostic significance of exercise-induced silent myocardial ischemia detected by cintigrapy and echocardiography in asymptomatic volunteers. Circulation 1990;81(2):428-36.

Moore T, Witte AP, Chilton R. Myocardial Ischemia: Diagnosis, Treatmentand Prognosis. Disponível em: www.consultant360.com/ content/silent myocardial-ischemia-dignosis-treatment-and-prognosis.

Morrow DA, Gersh BJ. Doença arterial coronária. In: Bonow RO, Mann DL, Zipes DP, et al. Braunwald Tratado de Doença Cardiovascular. 9th ed. Rio de Janeiro: Elsevier; 2013.

Park J, II, Shin SY, Park SK, et al. Usefulness of the integrated score model of treadmill tests to predict myocardial ischemia and silent myocardial ischemia in community-dwelling adults (From the Rancho Bernardo Study). Am J Cardiol. 2015;115(8):1049-55.

Schang SJ Jr, Pepine CJ. Transient asymptomatic ST segment depression during daily activity. Am J Cardiol. 1977;39(3):396-402.

Thaulow E, Erikssen J, Sandik L, et al. Initial clinical presentation of cardiac disease in asymptomatic men with silent myocardial ischemia and angiographically documented coronary artery disease. The Oslo ischemic study. Am J Cardiol. 1993;72(9):629-33.

Zornoff LAM,Cogni AL, Cigogna AC. Conceito e avaliação clínica da doença arterial coronária crônica. In: Serrano Jr CV, Timerman A, Stefanini E. Tratado de Cardiologia SOCESP. Barueri (SP): Manole, 2009.

26

Depressão no cardiopata e seu tratamento

Luciana Uint

Palavras-chave: Depressão; Doenças cardiovasculares; Doença isquêmica do coração; Aterosclerose; Doença cardiovascular; AVC.

INTRODUÇÃO

As doenças cardiovasculares e mentais são grandes desafios para a saúde pública. O estudo *Global Burden of Disease*, realizado em 2010, que avalia e classifica as doenças de acordo com grau de incapacitação pessoal e sobrecarga orçamentária para o sistema nacional de saúde, mostrou que a doença isquêmica do coração ocupa a primeira posição; o acidente vascular cerebral, a terceira; e a depressão maior, a décima primeira, em termos de incapacitação ajustada por anos de vida vividos. Atualmente a depressão maior tem sido considerada um fator de risco independente para o desenvolvimento da doença isquêmica do coração. O aumento do risco de coronariopatia em pacientes portadores de depressão situa-se entre 44% e 56% em relação aos não deprimidos.

A depressão maior figura como um fator de risco independente de morbidade e mortalidade cardiovascular, maior incidência de doença coronária prematura e menor expectativa de vida. A prevalência de depressão maior na população geral situa-se entre 4% e 7%. Caracteriza-se por ser maior em mulheres do que em homens, em uma relação 2:1 – e esta relação pode chegar a 5:2, dependendo da faixa etária considerada. A média de idade do início dos sintomas encontra-se aos 25 anos.

A depressão maior e o transtorno bipolar podem favorecer o desenvolvimento de aterosclerose rapidamente progressiva em jovens, predispondo à doença cardiovascular precoce, mesmo antes dos 30 anos de idade, como foi demonstrado em estudo epidemiológico recente realizado na população americana, que verificou prevalência três vezes maior de doença cardiovascular em jovens portadores de depressão e transtorno bipolar, quando comparados aos não deprimidos. Os mecanismos fisiopatológicos envolvidos incluem hiperatividade do eixo hipotálamo-hipófise-adrenal e do sistema nervoso autônomo simpático, aumento da reatividade plaquetária, diminuição da variabilidade da frequência cardíaca, inflamação vascular, estresse oxidativo e disfunção endotelial. Salienta-se que o tabagismo, o excesso de peso e a falta de atividade física, mais prevalentes nesta população, contribuem para o estabelecimento e a evolução da doença coronária.

DOENÇA ARTERIAL CORONÁRIA CRÔNICA

Após infarto agudo do miocárdio, a prevalência de depressão maior ou de sintomas depressivos é elevada, atingindo cerca de 20% dos acometidos. A presença de depressão pós-infarto está associada a pior prognóstico, aumentando a mortalidade e a incidência de reinfarto.

O diagnóstico de depressão maior é realizado quando há alteração de humor, caracterizado por tristeza ou irritabilidade, e sendo acompanhado por alterações fisiológicas, como transtorno do sono, mudança do apetite ou do desejo sexual, constipação intestinal, perda da capacidade de sentir prazer no trabalho ou com amigos, episódios de choro, ideação suicida, desesperança, e lentidão dos movimentos e, eventualmente, da fala. Tais alterações devem persistir por pelo menos 2 semanas e comprometer a atuação no trabalho e no relacionamento com os familiares. Esta definição bastante abrangente revela que a incidência de depressão nos Estados Unidos em homens é maior do que 12% e, em mulheres, superior a 20%.

Tanto os pacientes como os familiares e acompanhantes reconhecem os sintomas descritos. Porém, há também os sintomas de ansiedade, melancolia, preocupações excessivas, ruminações obsessivas, e sintomas físicos, como dores no corpo e nas articulações, cefaleia, fadiga, falta de energia e transtornos digestivos. Tanto a ansiedade como as dores são mais comuns em mulheres do que nos homens. Nas mulheres, estudo realizado pelo *National Institute of Mental Health* (NIMH) demonstrou que 55% das deprimidas têm ansiedade; no homem, a incidência de ansiedade foi de 28%. A prevalência de sintomas dolorosos foi maior nas mulheres quando comparadas aos homens – 55% e 36%, respectivamente.

Por outro lado, alterações anatômicas do sistema nervoso central como redução dos volumes do córtex pré-frontal, hipocampo e amígdala, além de estruturas dos gânglios da base, têm sido descritas em ambos os sexos na presença de transtorno depressivo.

DEPRESSÃO COMO RISCO PARA A DOENÇA CARDIOVASCULAR

Recentemente, estudo americano realizado por Gonzalez et al. revelou que cerca de dois terços dos pacientes de meia-idade e idosos com critérios diagnósticos de depressão maior apresentam doença cardiovascular como comorbidade. Por outro lado, 20% dos pacientes com doença arterial coronária têm depressão maior, e, destes, até 47% cursam com sintomas depressivos duradouros. Salienta-se que o acompanhamento de pacientes com depressão ou transtornos de ansiedade e sintomas persistentes e prolongados verificou a presença de aterosclerose subclínica expressa como redução da complacência arterial, placas de ateroma em territórios arteriais, hipertensão arterial, sobrepeso e/ou obesidade e hiperglicemia. Tal associação foi duas vezes maior em mulheres do que em homens. Também em metanálise para avaliar fatores de risco cardiovasculares e depressão maior em idosos mostrou associação importante entre depressão, diabetes, doença cardiovascular e acidente vascular cerebral. A presença de depressão maior aumenta o risco de desenvolver diabetes, e a presença de diabetes aumenta a incidência de depressão maior.

ALTERAÇÕES DO EIXO HIPOTÁLAMO-HIPOFISÁRIO

Algumas evidências clínicas sugerem que tanto o cortisol quanto o fator liberador de corticotrofina (CRF) estão envolvidos na depressão. Verificou-se que, no plasma de deprimidos, há elevação dos níveis plasmáticos de cortisol e elevação do hormônio liberador de corticotrofina (CRH) no liquor, além de aumento dos níveis de mRNA de CRH e proteína na área límbica do cérebro. Também, há perda do ritmo circadiano de secreção adrenal e do mecanismo de retroalimentação negativa com o uso de dexametasona, não ocorrendo inibição de CRH em cerca de 50% dos casos. O uso de antidepressivos com remissão da depressão pode reverter este quadro.

Salienta-se ainda que o cortisol apresenta ação hipertensiva e aterogênica, e que ele piora os distúrbios dos metabólicos já presentes na síndrome metabólica, como resistência à insulina ou diabetes, hipertrigliceridemia, obesidade visceral, hipertensão arterial e elevação da frequência cardíaca.

Ademais, níveis elevados de cortisol no período matutino têm sido associados à coronariopatia. Também, níveis elevados de cortisol urinário em pacientes com distúrbio de humor aumentam o risco de síndrome metabólica em 1,84 comparados aos não deprimidos.

Matthews et al. mostraram que a magnitude do aumento da pressão de pulso induzida pelo estresse foi prognóstica do aparecimento de aterosclerose de carótidas em 254 mulheres sadias. Outros estudos também mostraram o impacto da hiper-responsividade simpática sobre o desenvolvimento e a progressão da doença cardiovascular.

Por outro lado, o excesso de cortisol pode comprometer a síntese do fator neurotrófico derivado do cérebro (BDNF), um peptídeo crítico para o crescimento axonal, a sobrevivência dos neurônios e a plasticidade sináptica. Um estudo *post mortem* de pacientes deprimidos que cometeram suicídio mostrou redução dos níveis de BNDF no hipocampo.

DEPRESSÃO, INFLAMAÇÃO E DOENÇA CARDIOVASCULAR

Outro possível mecanismo envolvido na fisiopatologia da depressão é a inflamação. Pacientes acometidos por depressão maior, quando comparados a não deprimidos, exibem todos os sinais de inflamação, e estes incluem níveis plasmáticos elevados de citocinas inflamatórias e seus receptores solúveis, tanto no sangue periférico como no liquor. Apresentam também, elevação dos níveis plasmáticos de proteínas de fase aguda, como a proteína C-reativa (PCR), moléculas de adesão e prostaglandinas. A associação entre marcadores inflamatórios e sintomas de cansaço, distúrbios cognitivos e do sono também foi descrita. O distúrbio do sono e, principalmente, a privação do sono nos deprimidos têm sido associados com elevação dos níveis plasmáticos de interleucina (IL) 6 e ativação do fator nuclear kappa B (NF-kB), um fator de transcrição primária envolvido na iniciação da resposta inflamatória.

Elevações dos níveis plasmáticos de fator de necrose tumoral (TNF) e outras citocinas pró-inflamatórias como PCR, IL-1, IL-6 e fibrinogênio, foram encontradas em pacientes deprimidos. Achados semelhantes também podem ser observados em portadores de síndrome metabólica e em pacientes com doença cardiovascular estabelecida. As citocinas pró-inflamatórias também estão implicadas na aterogênese e, consequentemente, na doença cardiovascular. Lesões do endotélio de vasos coronários resultam em aumento dos níveis de citocinas, como IL-1, IL-6 e TNF-α. Tais citocinas induzem a quimiotaxia de leucócitos, que expõem suas moléculas de adesão, causando a adesão destes ao endotélio. Os macrófagos e as células T, então, invadem a parede vascular e ativam uma cascata de citocinas e a liberação de fatores de crescimento. Os fatores de crescimento promovem proliferação de células na camada íntima do vaso, acelerando o processo de aterosclerose, a rotura de placas de ateroma e as síndromes coronárias agudas.

A ação excessiva e prolongada das citocinas sobre o sistema nervoso central, como ocorre na depressão maior, promove redução da neurogênese, aumento da ativação glutamatérgica, estresse oxidativo e indução de apoptose em astrócitos e oligodendrócitos, causando comprometimento da interação neuronal e da cognição. As citocinas IL-1 e TNF-α reduzem a expressão de BDNF no hipocampo e, consequentemente, a neurogênese nesta região do sistema nervoso central (Figura 26.1).

Em relação à doença cardiovascular, Ridker et al. mostraram que indivíduos do sexo masculino com PCR mais elevada têm maior risco de desenvolver infarto agudo do miocárdio e acidente vascular cerebral do que aqueles com níveis normais. Neste estudo, verificou-se também que os pacientes que estavam no quarto quartil de PCR apresentaram três vezes mais infartos, quando comparados aos pacientes no primeiro quartil, em um acompanhamento de 8 anos. Posteriormente, diversos estudos epidemiológicos e clínicos têm demonstrado a PCR como fator prognóstico de eventos cardiovasculares.

O estudo WISE, realizado em mulheres, mostrou que, quando deprimidas, estas apresentaram níveis plasmáticos de PCR 70% mais elevados e de IL-6 25% superiores do que as pacientes não deprimidas. A presença de depressão foi fator prognóstico de doença cardiovascular estabelecida, cujo risco foi 2,5 vezes superior quando comparada às não deprimidas. Neste estudo, tanto a depressão como os mediadores inflamatórios foram marcadores independentes de doença cardiovascular.

A IL-6 estimula a síntese de proteínas de fase aguda pelo fígado, como a PCR e a proteína amiloide A, presente no soro e o fibrinogênio.

A ativação plaquetária, os fatores de coagulação no plasma e a fibrinólise são cruciais para o desenvolvimento e a progressão da doença cardiovascular. O comprometimento da homeostase destes sistemas

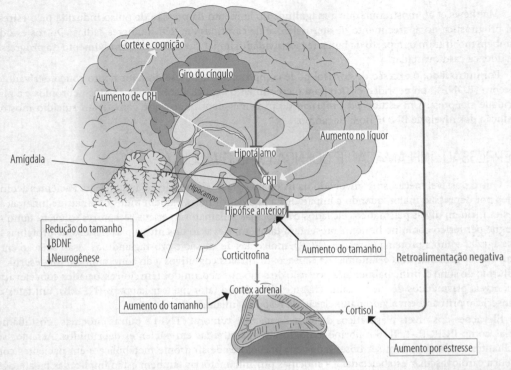

Figura 26.1. Estresse e elevação dos níveis de cortisol observados na depressão maior e participação de diferentes estruturas do sistema nervoso central na depressão maior. CRH: hormônio liberador de corticotrofina; BDNF: fator neurotrófico derivado do cérebro. Ver figura colorida no encarte

envolvidos na coagulação pela depressão pode provocar exacerbação da coagulação, principalmente em indivíduos suscetíveis, promovendo doença vascular de microcirculação e piora da doença cardiovascular já estabelecida, inclusive síndromes coronárias agudas.

Devido às alterações autonômicas, como hiperatividade simpática observada nos pacientes deprimidos, observam-se aumento da viscosidade sanguínea e hemoconcentração com elevação do hematócrito e das proteínas plasmáticas.

A depressão maior e a trombose vascular têm via de sinalização serotoninérgica comum. As monoaminas cerebrais, particularmente a serotonina, são determinantes na gênese dos transtornos de humor e também favorecem a agregação plaquetária.

Cerca de 100% da serotonina corpórea encontra-se nos grânulos densos das plaquetas. A captação, o armazenamento e o metabolismo são similares nas plaquetas e nos neurônios, e os mesmos genes codificam o transporte em ambos os tipos celulares.

Os pacientes com depressão apresentam alterações plaquetárias por alterações do metabolismo de serotonina. Níveis elevados de serotonina plaquetária estão associados à trombose, e a deficiência predispõe a sangramentos. Porém, estudos envolvendo pacientes deprimidos mostraram resultados contraditórios, pois não evidenciaram redução da concentração de serotonina nos grânulos plaquetários.

Acredita-se que alterações do número, da sensibilidade e da funcionalidade dos receptores de serotonina podem estar envolvidas na diátese trombótica observada em pacientes deprimidos.

Modificações dos níveis do inibidor do ativador de plasminogênio-1 (PAI-1), do fator ativador do plasminogênio tecidual (t-PA) e BDNF podem estar presentes e contribuir para a gênese e a evolução da doença aterotrombótica observadas nos deprimidos.

Assim, o aumento da agregação plaquetária na depressão pode ser decorrente da redução da atividade da enzima sintase de óxido nítrico (eNOS) nas plaquetas e nas células endoteliais. Tal redução pode ser decorrente da hiporregulação da eNOS mediada pelo aumento dos níveis de PCR observado na depressão. O aumento da P-seletina, uma molécula de adesão, presente nas plaquetas, e o aumento da atividade da monoamino oxidase também colaboram para o aumento da agregação plaquetária.

Recentemente, verificou-se que a disfunção da via do ativador tecidual do t-PA, poderia estar implicada na depressão maior e na doença cardiovascular. A síntese de t-PA, enzima com ação trombolítica, neuroplástica e apoptótica no tecido cerebral pode ser ativada no estresse, porém pode ser inibida na depressão. A cisão de pró-fator neurotrófico derivado do cérebro (pró-BDNF) em BDNF, um peptídeo importante para neuroplastia cerebral, é regulada pelo t-PA. Também, o PAI-1 participa na regulação do t-PA e níveis elevados de PAI-1 são encontrados em pacientes com depressão maior. Assim observa-se aumento de pró-BDNF e redução de BDNF predispondo à depressão.

O Quadro 26.1 sumariza as alterações fisiológicas observadas na depressão.

Quadro 26.1. Alterações fisiológicas na depressão.

Parâmetros fisiológicos associados à depressão	Tipo de modificação fisiológica	Impacto sobre o sistema vascular ou prognóstico
Ativação Neuro-humoral	Hipercortisolemia Ausência de supressão com dexametasona Aumento dos níveis de norepinefrina no plasma	Aceleração da aterosclerose Hipertensão Aumento da frequência cardíaca
Distúrbios de rítmo cardíaco	Redução da HRV Redução do barorreflexo Aumento da dispersão do QT Aumento da frequência de arritmias ventriculares	Suscetibilidade à arritmia Aumento do risco de morte súbita de origem cardíaca
Inflamação	Elevação da concentração plasmática de moléculas inflamatórias (IL-1, IL-6 e TNF) Elevação das concentrações plasmáticas de proteínas de fase aguda (PCR)	Aceleração da aterosclerose Instabilidade das placas ateroscleróticas Aumento do risco de IAM e AVC
Hipercoagulabilidade	Aumento da ativação e agregabilidade de plaquetas Aumento de fatores de coagulação no plasma	Oclusão trombótica de micro e/ou macro-vasos Aumento do risco de IAM e AVC

HRV: variação da frequência cardíaca; IL: interleucina; TNF: fator de necrose tumoral; PCR: proteína C-reativa; IAM: infarto agudo do miocárdio; AVC: acidente vascular cerebral.

DEPRESSÃO COMO FATOR DE RISCO PARA DESFECHOS CARDÍACOS DESFAVORÁVEIS APÓS INFARTO AGUDO DO MIOCÁRDIO

O estudo multicêntrico INTERHEART verificou que o estresse emocional e a depressão maior figuraram como fatores de risco adicionais para o primeiro infarto agudo, como manifestação inicial de coronariopatia. O estudo comparou 12.461 pacientes com infarto agudo do miocárdio com 14.637 controles pareados em 54 países e comparou fatores de risco convencionais para doença arterial e fatores psicossociais. O excesso de risco atribuído aos fatores habituais foi de 33% e de 9% atribuídos aos fatores psicossociais, particularmente à depressão, mesmo após ajuste quanto à região geográfica e à etnia, permanecendo como importante marcador de risco para evento coronário agudo como infarto do miocárdio. Também, o acompanhamento prospectivo realizado em indivíduos saudáveis mostrou que a presença de depressão concomitante à inclusão do estudo ou nos últimos 12 meses de inclusão aumentou o risco de morte por doença arterial coronária em 2,7 vezes. Também, a presença de depressão maior pode aumentar o risco relativo de desenvolver doença arterial coronária em até duas vezes quando comparada a pacientes sem transtorno de humor. Assim, a depressão afeta de maneira adversa a gênese e a evolução da doença cardiovascular quando já estabelecida, aumentando o risco de eventos cardíacos e a mortalidade cardiovascular. Particularmente, nos pacientes que sofreram infarto agudo do miocárdio, a presença de depressão como comorbidade aumentou o risco de reinfarto não fatal e a mortalidade cardíaca. Em pacientes com doença arterial coronária manifesta e depressão maior concomitante, o risco de morte por doença cardiovascular pode estar aumentado em quatro vezes quando comparado aos eutímicos.

Recentemente, Watkins et al. avaliaram a associação de ansiedade e depressão sobre a mortalidade de todas as causas em pacientes com doença arterial coronária. Foram estudados 934 pacientes homens e mulheres, com idade média de 62 ± 11, que foram diagnosticados com transtorno de humor com a utilização de escalas específicas durante a hospitalização para a realização de cinecoronariografia. Os pacientes foram acompanhados durante 3 anos. Durante o período de avaliação 133 pacientes morreram. A pontuação elevada na escala de ansiedade e depressão aumentou o risco de morte mesmo naqueles com risco já elevado, como idade, insuficiência cardíaca, doença coronária triarterial e doença renal. Nesse estudo, verificou-se que o transtorno de ansiedade isolado ou a presença de depressão elevaram o risco de morte em duas vezes. Porém, a combinação de ambos os transtornos ansiedade e depressão aumentou o risco de morte em aproximadamente três vezes quando comparado aos pacientes sem distúrbios de humor.

Van Melle et al. mostraram recentemente a presença de depressão como comorbidade em pacientes com doença coronária grave estimada pela fração de ejeção de ventrículo esquerdo ou classe Killip pós-infarto, e também que quanto mais extensa a coronariopatia, maior o risco de depressão.

A Figura 26.2 mostra o risco de desfechos cardiovasculares como morte, reinfarto e reinternações por agravamento da doença cardiovascular em pacientes que apresentaram depressão após o primeiro evento cardiovascular. Nota-se que o risco de novo evento foi significativamente maior, sendo até seis vezes superior ao observado em coronarianos sem transtorno de humor.

O impacto prognóstico da depressão após infarto do miocárdio foi recentemente analisado em metanálise realizada por Meijer et al. Dezesseis estudos foram analisados, totalizando 10.175 pacientes pós-infarto. O risco de morte por todas as causas na presença de depressão foi de 1,32 (intervalo de confiança de 95% – IC95% 1,96-1,38; p < 0,001) e de 1,19 (IC95%: 1,14-1,24; p < 0,001) para eventos cardiovasculares. Quando ajustado para a gravidade da doença coronária, o risco foi atenuado, mas ainda significante quando comparado aos não deprimidos.

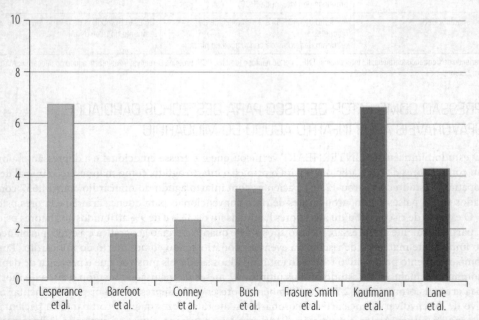

Figura 26.2. Risco de desfechos cardiovasculares em pacientes com depressão. Fonte: modificado da tabela de Joynt KE, Krishnan KR, Connor CM. Cardiovascular Disease and Mood Disorders. In: Charneyu DS, Lewis L, Dwight LE. The physician guide to depression and bipolar disorders. Editors: Dwight LE, Charneyu DS, Lewis L, 2005. p. 241-47.

Outra metanálise envolvendo 10.512 pacientes hospitalizados por infarto agudo do miocárdio provenientes de 16 estudos observacionais também foi realizada. A participação de diversos fatores de risco, como idade, sexo, insuficiência cardíaca, diabetes, depressão e tabagismo sobre a mortalidade cardiovascular, foi analisada. Mulheres com menos de 50 anos tiveram mais risco de morte por todas as causas quando comparadas a homens na mesma faixa etária, enquanto homens apresentam mais risco de morte do que mulheres na presença de depressão (*hazard ratio* – HR 1,4 *vs.* 1,1) ou na presença de baixa fração de ejeção (HR 1,7 *vs.* 1,3). A acurácia prognóstica foi melhor para o sexo masculino neste estudo.

Zuidersma et al. avaliaram a presença de depressão após infarto agudo do miocárdio por meio do Inventário Beck de Depressão para sintomas depressivos e depressão clínica através entrevista internacional diagnóstica em 2704 pacientes 3 meses após o evento agudo. Os pacientes foram acompanhados durante aproximadamente 6 anos, e a mortalidade por todos as causas, mortalidade cardíaca e as reinternações relacionadas à doença cardiovascular foram estimadas. Neste estudo, tanto a presença de sintomas depressivos como o diagnóstico clínico de depressão foram associados à morbidade e à mortalidade cardíaca após infarto. Verificou-se que pacientes com sintomas depressivos significativos (Inventário Beck de Depressão > 12) apresentaram excesso de risco de morte por todas as causas (HR 1,77), de mortalidade cardíaca (HR 2,16) e de reinternação cardíaca (HR 1,49) quando ajustados para os fatores idade, sexo e o diagnóstico clínico de depressão. Também, a presença de depressão clínica resultou em excesso de risco de morte por todas as causas (HR 1,29) e de morte cardíaca (HR 1,12), mas não de reinternação (HR 0,91) quando ajustada para os fatores idade, sexo e Inventário Beck de Depressão > 12. Parte do risco de desfechos desfavoráveis na presença de depressão pode ser explicada pela gravidade da doença coronária e pelos fatores de risco como tabagismo, diabetes, hipertensão arterial, sedentarismo e obesidade, mas ainda persiste o excesso de risco do transtorno do humor *per si*.

Tanto os sintomas depressivos como a depressão clínica comprometem o prognóstico dos pacientes infartados. Recentemente, Wei et al. demonstraram que pacientes com sintomas depressivos após infarto agudo do miocárdio apresentaram isquemia miocárdica induzida por estresse mental, como falar em público, demonstrada por cintilografia de perfusão miocárdica. Tais pacientes não exibiram isquemia induzida por esforço ou por estresse farmacológico. A presença de sintomas depressivos somáticos e cognitivos foi relacionada à maior propensão ao desenvolvimento de isquemia ao estresse mental. Tal isquemia, em pacientes com doença coronariana, tem sido relacionada a novos eventos cardiovasculares e morte.

Grunau et al. acompanharam, durante 8 anos, 4.874 infartados com idade acima dos 66 anos, por meio de revisão de prontuários durante a internação do evento agudo, relatórios de consultas médicas e prescrição de antidepressivos. Identificaram pacientes que desenvolveram depressão após 6 meses (depressão precoce) ou após este período (depressão tardia). O estabelecimento de depressão precoce ou tardia foi associada a maior risco de mortalidade HR 1,34 e 1,79, respectivamente, até 8 anos após o evento agudo. Assim, a depressão foi um fator prognóstico independente de mortalidade em idosos.

DEPRESSÃO NOS PORTADORES DE INSUFICIÊNCIA CARDÍACA

A insuficiência cardíaca, graças à sua evolução crônica e debilitante, pode ser acompanhada por depressão. De fato, em estudo recente conduzido nos Estados Unidos, no Canadá e no continente europeu, a prevalência de depressão variou entre 11% e 42%. Os mecanismos fisiopatológicos envolvidos, como inflamação, ativação neuro-humoral, arritmias e alterações da função plaquetária, contribuem para o desenvolvimento e a progressão tanto da insuficiência cardíaca como da depressão e podem justificar a alta prevalência de sintomas depressivos nos portadores de insuficiência cardíaca. Convém salientar que pacientes deprimidos aderem menos ao tratamento medicamentoso e dietético, e cursam com mais sintomas e limitações para as atividades diárias, quando comparados aos não deprimidos. Também, a depressão pode ser um fator prognóstico independente de desfechos desfavoráveis, como eventos cardíacos, hospitalizações, reinternações e morte. De fato, Fan et al. revisaram nove estudos envolvendo mais de 4.000 pacientes com insuficiência cardíaca e verificaram aumento do risco de morte por todas as causas nos pacientes deprimidos (HR 1,51; IC95% 1,19-1,91) quando comparados aos eutímicos e, principalmente,

DOENÇA ARTERIAL CORONÁRIA CRÔNICA

um risco ainda maior da mortalidade cardiovascular (HR 2;19; IC95% 1,46-3,29) nos pacientes portadores de insuficiência cardíaca e depressão.

Assim, a depressão pode agravar a sintomatologia e o prognóstico da insuficiência cardíaca e, portanto, deve ser identificada e tratada.

DEPRESSÃO APÓS ACIDENTE VASCULAR CEREBRAL

A depressão é comum após acidente vascular cerebral, afetando um terço dos acometidos, e pode manifestar-se a qualquer momento após o evento. O processo é dinâmico e, geralmente, ocorre no primeiro ano após o acidente vascular cerebral. Fatores psicossociais, como dependência, limitações físicas e cognitivas, perda de autonomia e isolamento social, assim como fatores biológicos, como suscetibilidade genética, inflamação, comprometimento da rede neuronal e alterações de neurotransmissores serotoninérgicos, adrenérgicos e dopaminérgicos, estão envolvidos na fisiopatologia da depressão após o acidente vascular cerebral. Os acometidos têm pior prognóstico e evolução clínica, maior comprometimento cognitivo, menor desempenho social, maior utilização de rede de saúde, pior qualidade de vida e maior mortalidade. Metanálise recente, envolvendo 13 estudos, mostrou aumento do risco de morte até 1,5 vez maior quando comparado aos não deprimidos. A associação entre depressão após acidente vascular cerebral e mortalidade é maior em pacientes acometidos com idade menor que 65 anos. Assim, a depressão, se identificada, deve ser prontamente tratada neste grupo de pacientes.

TRATAMENTO DA DEPRESSÃO NO PÓS-INFARTO: INTERVENÇÕES FARMACOLÓGICAS

O SADHART (Sertraline Antidepressant Heart Attack Trial) foi o primeiro estudo realizado com a finalidade de investigar a segurança e a eficácia do tratamento com sertralina em pacientes com doença arterial coronária. Estes pacientes deprimidos e com infarto agudo do miocárdio ou angina instável foram randomizados para receber sertralina, um inibidor seletivo da recaptação de serotonina (ISRS), nas doses 50 a 200 mg ou placebo durante 24 semanas.

O tratamento com sertralina foi seguro e eficaz para o tratamento da depressão e não modificou a função cardíaca. Quanto à eficácia em prevenir eventos cardiovasculares pós-infarto, o grupo sertralina não foi superior ao placebo na prevenção de eventos (morte, infarto do miocárdio, insuficiência cardíaca, acidente vascular cerebral ou angina recorrente). Assim, neste estudo placebo-controlado, o uso de antidepressivo não mostrou benefício cardíacos na prevenção secundária.

Atualmente com aproximadamente 6 anos de evolução, o estudo mostrou relação significativa entre a melhora da depressão durante 24 semanas de tratamento e a sobrevida dos pacientes. Verificou-se que a mortalidade nos pacientes com a melhor resposta foi de 11,5%, naqueles com resposta moderada foi de 22,5% e, nos pouco responsivos, foi de 28,4%.

Também, o ENRICHED (Enhancing Recovery in Coronary Heart Disease) foi um estudo multicêntrico randomizado controlado desenhado para avaliar se o tratamento da depressão em ambiente de baixo suporte social era capaz de reduzir o risco de reinfarto e morte após infarto. Os pacientes foram randomizados para receber tratamento convencional, intervenção medicamentosa ou terapia cognitivo-comportamental (TCC). Os pacientes receberam sertralina durante 1 ano na presença de depressão no grupo de intervenção ou naqueles que não apresentaram melhora de pelo menos 50% (quando aplicado o Inventário Beck de Depressão) após seis sessões de TCC. Não houve diferença significativa entre os grupos quanto à incidência de reinfarto em 29 meses de observação. No grupo intervenção, aqueles com depressão maior, que não responderam à terapêutica medicamentosa, tiveram maior risco de mortalidade tardia, isto é, 6 meses após o infarto. Os pacientes que cursaram com piora da depressão tiveram risco 1,6 vez maior de morrer nos meses subsequentes, quando comparados aos que melhoraram, e de até 2,5 vezes maior, comparado aos que melhoraram significativamente. Tais achados sugerem que os pacientes deprimidos pós-infarto apresentam quadro depressivo mais grave e resistente e, se não tratados adequadamente, têm pior prognóstico e maior mortalidade. Entretanto, os pacientes que responderam ao antidepressivo apresentaram redução de 42% da incidência de morte ou infarto recorrente. Porém, deve-se lembrar que os ISRS apresentam ação específica sobre as plaquetas e maior risco de sangramento, e que este efeito deve ser considerado em pacientes em uso de antiplaquetários e anticoagulantes.

O estudo MIND-IT (*Myocardial Infarction Depression Intervention Trial*), duplo-cego, randomizado, placebo-controlado, foi realizado em 91 pacientes deprimidos pós-infarto que receberam mirtazapina, um ISRS, ou placebo durante 24 semanas. O tratamento não melhorou a evolução da depressão e nem desfechos cardiovasculares, como morte de origem cardíaca, re-hospitalização por reinfarto não fatal, isquemia miocárdica, revascularização, insuficiência cardíaca ou taquicardia ventricular em pacientes pós-infarto durante 18 meses de acompanhamento.

Já o estudo canadense CREATE (*Canadian Cardiac Randomized Evaluation of Antidepressant and Psychotherapy Efficacy*) comparou a eficácia do citalopram, um ISRS, com terapia interpessoal em pacientes com depressão e doença arterial coronária. O citalopram foi superior ao placebo e à terapia interpessoal, em relação à eficácia antidepressiva. O estudo sugere que um antidepressivo ISRS deve ser adicionado ao tratamento clínico específico em pacientes com coronariopatia e depressão maior. Os resultados mostraram que o aumento do risco de eventos cardiovasculares nas primeiras 12 semanas foi similar ao placebo.

Em 2011, o estudo UPBEAT (*Understanding Prognostic Benefits of Exercise and Antidepressant Treatment*) randomizou 200 pacientes com sintomas depressivos importantes para receberem exercícios e sertralina, um ISRS, ou placebo durante 4 meses. Os resultados mostraram que tanto exercício como o uso de sertralina promoveram redução significativa dos sintomas depressivos quando comparados ao placebo. Há evidências de que o tratamento promove reduções dos biomarcadores cardiovasculares, sugerindo que tal efeito é benéfico sobre os desfechos cardiovasculares, assim como sobre a qualidade de vida.

RECOMENDAÇÕES E PARTICULARIDADES DO TRATAMENTO DA DEPRESSÃO NOS PACIENTES CARDIOPATAS

Os ISRS inibem a receptação de serotonina nos neurônios pré-sinápticos, resultando em maior concentração de serotonina na fenda sináptica. A serotonina pode causar vasoconstricção das artérias coronárias e aumento da agregação plaquetária. Podem apresentar interações medicamentosas com os fármacos em uso, secundárias à inibição de isoenzimas do sistema citocromo p450. Os ISRS recomendados para a prescrição em cardiopatas são o citalopram, o escitalopram e a sertralina, pois apresentam menor interação medicamentosa. Os efeitos colaterais cardíacos descritos incluem bradicardia, taquicardia, bloqueio atrioventricular e insuficiência cardíaca, mas são efetivos e apresentam efeitos colaterais cardiovasculares desprezíveis em pacientes não cardiopatas. São seguros na população cardiopata, e seu uso tem sugerido melhor prognóstico após o infarto.

O prolongamento do intervalo QT pode ocorrer com o uso de antidepressivos tricíclicos (ADT), alguns ISRS (particularmente o escitalopram e a fluoxetina) e outros antidepressivos, como a mirtazapina. O escitalopram deve ser utilizado com cautela ou evitado nos pacientes que já apresentam alterações eletrocardiográficas e, principalmente, naqueles que já apresentam prolongamento do intervalo QT e arritmias cardíacas.

A hipotensão postural tem sido mais comum com o uso de ADT, como amtriptilina, nortriptilina, clomipramina e imipramina – estes dois últimos mais utilizados para o tratamento de transtornos ansiosos, como a síndrome do pânico. Também a trazadona e os inibidores da monoamina oxidase (IMAO) podem causar hipotensão postural. Por outro lado, os antidepressivos duais, isto é, inibidores da recaptação da serotonina e norepinefrina (IRSN), podem causar hipertensão pelo aumento da disponibilidade de norepinefrina e também os IMAOs, por inibição da enzima monoamino oxidase e, consequentemente, pela menor degradação de catecolaminas – e, particularmente neste, a crise hipertensiva pode ser secundária à inobservância da dieta, que deve ser seguida restrita em queijos, embutidos, vinho entre outros. Assim, ADT e IMAO devem ser evitados em pacientes com doença cardiovascular.

254 | DOENÇA ARTERIAL CORONÁRIA CRÔNICA

Graças ao baixo risco de interações medicamentosas, ao perfil de efeitos adversos favorável e à ação antiplaquetária, a sertralina é o antidepressivo de escolha para pacientes com doença arterial coronária. Os ISRSs e, potencialmente, os IRSN são seguros e efetivos, e podem ser utilizados nos pacientes com insuficiência cardíaca. Naqueles pacientes com alto risco de arritmias ventriculares, a bupropiona é a medicação mais segura, pois não prolonga o intervalo QT.

Assim, devido ao aumento da mortalidade associada à depressão como comorbidade na doença cardiovascular, o cardiologista necessita diagnosticar e iniciar o tratamento da depressão nestes pacientes. A escolha do antidepressivo deve levar em conta os riscos e os benefícios do medicamento sobre o sistema cardiovascular, bem como as interações medicamentosas potenciais com a terapêutica já em uso (Quadro 26.2). Na presença de refratariedade ao tratamento ou risco de suicídio, o paciente deve ser prontamente encaminhado ao especialista.

Quadro 26.2. Interações medicamentosas entre medicamentos utilizados em cardiologia e antidepressivos.

Medicação	Mecanismo	Fármaco psicotrópico	Efeito clínico adverso
Varfarina	Inibição do sistema enzimático CYP450 pelo fármaco psicotrópico causando diminuição do metabolismo hepático da varfarina	Fluvoxamina, fluoxetinae sertralina	Toxicidade pela varfarina e sangramento
Bloqueadores do receptor de angiotensina II	Inibição do sistema enzimático CYP450 2C9 pelo fármaco psicotrópico	Sertralina	Aumento dos níveis plasmáticos dos bloqueadores de receptores de Angiotensina II
Betabloqueadores (carvedilol, metoprolol, timolol e propranolol), antiarrítmicos tipo 1C (flecainida, mexiletina e propafenona)	Inibição do sistema enzimático CYP450 2D6 pelo fármaco psicotrópico	Bupropiona, fluoxetina e paroxetina (inibidores fortes), e também a duloxetina, sertralina, citalopram e escitalopram	Aumento dos níveis plasmáticos dos β-bloqueadores e dos antiarrítmicos tipo 1C
Bloqueadores de canais de cálcio	Inibição do sistema enzimático CYP450 3A4 pelo fármaco psicotrópico	Fluvoxamina, fluoxetina e sertralina	Aumento dos níveis plasmáticos dos bloqueadores de canais de cálcio

BIBLIOGRAFIA

Arborelius L, Owens MJ, Plotsky PM, et al. The role of corticotrophin-releasing factor in depression and anxiety disorders. J Endocrinol. 1999;160(1):1-12.

Bartoli F, Lillia N, Lax A, et al Depression after stroke and risk of mortality : a systematic review and meta-analysis. Stroke Res Treat. 2013;2013:862978.

Belmaker RH, Agam G. Major depressive disorder. N Engl J Med. 2008;358:55-68.

Blumenthal JA, Sherwood A, Babyak MA, et al. Exercise and pharmacological treatment of depressive symptoms in patients with coronary heart disease:results from UPBEAT (Understanding the Prognostic Benefits of Exercise and Antidepressant Therapy) study. J Am Coll Cardiol. 2012;60(12):1053-63.

Carney RM, Blumenthal J, Burg M, et al. Depression and late mortality after myocardial infarction in the Enhancing Recovery in Coronary Heart Disease (ENRICHED) study. Psychosom Med. 2004;66:466-474.

Cushman M, Arnold AM, Psaty BM, et al. C-reactive protein and the 10-year incidence of coronary heart disease in older men and women: the cardiovascular health study. Circulation. 2005;112(1):25–31.

Fan H, Yu W, Zhang Q, et al. Depression after heart failure and risk of cardiovascular and all-cause mortality: a meta-analysis. Prev Med. 2014;63:36-42.

Gonzalez HM, Tarraf W. Comorbid cardiovascular disease and major depression among ethnic and racial groups in the United States. Int Psychogeriatr. 2013;25(5):833-41.

Grunau GL, Ratner PA, Goldner EM, et al. Is early and late onset depression after acute myocardial infarction associated with long-term survival in older adults? A population-based study. Can J Cardiol. 2006;22(6): 473-478.

Hwang B, Moser DK, Dracup K. Knowledge is insufficient for self-care among heart failure patients with psychological distress. Health Psychol. 2014;33(7):588-96.

Hwang B, Moser DK, Pelter MM, et al. Changes in Depressive Symptoms and Mortality in Patients With Heart Failure: Effects of Cognitive-Affective and Somatic Symptoms. Psychosom Med. 2015;77(7):798-807.

Joynt KE, Krishnan KR, Connor CM. Cardiovascular Disease and Mood Disorders. In: Charneyu DS, Lewis L, Dwight LE,. The physician guide to depression and bipolar disorders. Editors: Dwight LE, Charneyu DS, Lewis L: 2005. p. 241-47.

Kessler RC, Berglund P, Demler O, et al.; National Comorbidity Survey Replication.. The epidemiology of major depressive disorder results from the National Comorbidity Survey Replication (NCS-R). JAMA. 2003;289(23):3095-105.

Kozlovsky N, Matar MA, Kaplan Z, et al. Long-term down-regulation of BDNF mRNA in rat hippocampal CA1 subregion correlates with PTSD-like behavioral stress response. Int J Neuropsychopharmacol. 2007;10(6):741-58.

Leonard BE. The immune system, depression and the action of antidepressants. Prog Neuropsychopharmacol Biol Psychiatry. 2001;25(4):767-80.

Lesperance F, Frasure-Smith N, Koszycki D, et al.; CREATE Investigators. Effects of citalopram and interpersonal psychotherapy on depression in patients with coronary artery disease: the Canadian Cardiac Randomized Evaluation of Antidepressant and Psychotherapy Efficacy (CREATE) trial. J Throm Thrombolysis. 2009;27(4):48-56.

Lespérance F, Frause-Smith N, Talajic M, et al. Five year risk of cardiac mortality in relation to initial severity and one-year changes in depression symptoms after myocardial infaction. Circulation. 2002;105(9):1049-53.

Hansson GK. Inflammation, atherosclerosis, and coronary artery disease. N Engl J Med. 2005;352(16):1685-95.

Matthews KA, Owens JF, Kuller LH, et al. Stress –induced pulse pressure change predicts women´s carotid atheroscherosis. Stroke. 1998;29(8):1525-30.

Meijer A, Conradi HJ, Bos EH, et al. Adjusted prognostic association of depression following myocardial infarction withmortality and cardiovascular events:individual patient data meta-analysis. BJ Psych. 2013;203(2):90-102.

Michaud CM, Murray CJ, Bloom BR. Burden of Disease - Implications for future research. JAMA. 2001;285(5):535-539.

Nezafati MH, Vojdanparast M, Pouya Nezafati P. Antidepressants and cardiovascular adverse events: A narrative review. ARYA A Atheroscler. 2015;11(5):295-304.

Ridker PM, Cushman M, Stampfer MJ, et al. Inflammation, aspirin, and the risk of cardiovascular disease in apparently healthy men. N Engl J Med. 1997;336(14):973-9. Erratum in: N Engl J Med 1997;337(5):356.

Rutledge T, Reis VA, Linke SE, et al. Depression in heart failure: A meta-analytic review of prevalence, intervention effects, and associations with clinical outcomes. J Am Coll Cardiol. 2006;48(8)1527-37.

Serebruany VL, Glassman AH, Malinin AI, et al. Platelet/endothelial biomarkers in depressed patients treated with the selective serotonin reuptake inhibitor sertraline after acute coronary events: the Sertraline AntiDepressant Heart Attack Randomized Trial (SADHART) Platelet Substudy. Circulation. 2003;108(8):939-44. Erratum in: Circulation. 2003;108(25):3165

Silverstein B. Gender difference in the prevalence of clinical depression. The role played by depression with somatic symptoms. Am J Psychiatry. 1999;156(5):480-82.

Towfighi A, Ovbiagele B, Husseini NE, et al. Poststroke Depression: A scientific statement for healthcare professionals from the American Heart Association/American Stroke Association. Stroke. 2017;48:e30-e43.

van Loo HM, van den Heuvel ER, Schoevers RA, et al. Sex dependent risk factors for mortality after myocardial infarction: individual patient data meta-analysis. BMC Medicine. 2014;12:242.

van Melle JP, de Jorge P, Honing A, et al.; MIND-IT Investigators. Effects of antidepressant treatment flowing myocardial infarction. Br J Psychiatry. 2007;190:460-6.

van Melle JP, Jonge P, Ormel J, et al. Relationship between left ventricular dysfunction and depression following myocardial infarction: data from the MIND-IT. European Heart J. 2005;26(24):2650-6.

Watkins LL, Koch GG, Sherwood A, et al. Association of anxiety and depression with all-cause mortality in individuals with coronary heart disease. J Am Heart Assoc. 2013;19:e000068.

256 | DOENÇA ARTERIAL CORONÁRIA CRÔNICA

Wei J, Pimple P, Shah A, et al. Depressive symptoms are associated with mental stress-induced myocardial ischemia after acute myocardial infarction. PLoS ONE 2014;9(7):e102986.

Yusuf S, Hawken S, Ounpuu S, et al. Effect of potencially modifiable risk factors associated with myocardial infarction in 52 countries (the INTERHEART study):case-control study. Lancet 2004;364:937-952.

Zuidersma M, Conradi HJ, van Melle JP, et al Self reported depressive symptoms, diagnosed clinical depression and cardiac morbidity and mortality after myocardial infarction. Int J Cardiol 2013;167:2775-2780.

27

O exercício como coadjuvante terapêutico na insuficiência coronária crônica

Romeu Sergio Meneghelo
Angela Rúbia Cavalcante Neves Fuchs

Palavras-chave: Terapia por exercício; Coronariopatia; Benefícios; Isquemia miocárdica; Métodos.

INTRODUÇÃO

As evidências acumuladas, desde os inquéritos epidemiológicos da era pré-medicina baseada em evidências, até as repetidas metanálises feitas desde o início deste século, consistentemente alertam sobre os benefícios inequívocos do exercício físico regular como coadjuvante terapêutico na insuficiência coronária crônica. Elas são de tal monta que o médico que não o recomenda e não ratifica sua importância em todas as consultas não está realiza a melhor prática médica. Esses benefícios incluem modificações diretas do exercício sobre fatores de risco importantes, como diabetes, hipertensão arterial, dislipidemias, obesidade e sedentarismo. Ao propiciar aumento da capacidade funcional, ocorre expectativa de vida aumentada, sendo evidente a redução da mortalidade cardiovascular em torno de 20% em metanálises de estudos randomizados. A Diretriz de Reabilitação Cardiopulmonar e Metabólica, da Sociedade Brasileira de Cardiologia (SBC), recomenda que a inclusão da atividade física regular no tratamento dos pacientes com doença coronariana é indispensável, ou seja, Classe I e Nível de Evidência A. O Quadro 27.1 resume algumas das ações principais do exercício para doentes cardiopatas.

O termo "exercício físico", empregado neste capítulo, é entendido como uma atividade física regular, planejada, estruturada e repetitiva, visando estimular o organismo para que ocorram adaptações a este estímulo, em sua quase totalidade, propiciando benefícios para a saúde de pessoas saudáveis e também coronariopatas – mesmo os bem idosos. Apenas condições de instabilidade clínica, situações de crises agudas e condições em que os eventuais riscos suplantem estes benefícios constituem contraindicações. Também nos pacientes vale o conceito empregado para pessoas saudáveis: quanto maior a intensidade maior ganho pode ser obtido. Porém, nos doentes, com mais ênfase, a intensidade e demais elementos da prescrição devem ser individualizados, de acordo com as condições clínicas.

258 | DOENÇA ARTERIAL CORONÁRIA CRÔNICA

Quadro 27.1. Benefícios que podem ser obtidos com o exercício na doença coronariana.

Combate o sedentarismo
Reduz da pressão arterial sistêmica
Propicia elevação do HDL-c, diminui o LDL-c e os triglicerídeos
Contribui para a redução do peso corporal
Equilibra a modulação autonômica
Interfere, favoravelmente, na função endotelial
Reduz a resistência à insulina e a evolução para síndrome metabólica
Diminui a atividade de elementos pró-trombóticos
Interfere na esfera emocional, contribuindo na ação antidepressiva
Atua favoravelmente no lusitropismo
Reduz a morbidade e a mortalidade cardiovasculares
Diminui elementos pró-inflamação
Estimula o desenvolvimento de células-tronco
Promove benefícios subagudos do exercício à semelhança de uma dose de medicamento
Reduz os índices de BNP e NT-proBNP na disfunção ventricular
Previne o desenvolvimento de hipertrofia ventricular esquerda nos pacientes com hipertensão arterial
Pode elevar a fração de ejeção e melhorar a função central cardiovascular de pacientes com insuficiência cardíaca

HDL-c: lipoproteína de alta densidade colesterol; LDL-c: lipoproteína de baixa densidade colesterol; BNP: peptídeo natriurético tipo B; NT-proBNP: fragmento N-terminal do pró-peptídeo natriurético tipo B.

PRINCÍPIOS DO TREINAMENTO COM EXERCÍCIOS

Existem alguns princípios do treinamento físico cujo conhecimento é imprescindível para o pleno entendimento de como prescrever o exercício.

PRINCÍPIO DA SOBRECARGA OU DA ADAPTAÇÃO

As modificações determinadas por uma atividade física regular só ocorrem se a sua intensidade for maior do que a que está habituado o indivíduo. Esta adaptação, depois de um determinado tempo com a mesma sobrecarga, estabiliza-se, não ocorrendo adaptações adicionais.

PRINCÍPIO DA PROGRESSÃO

Adaptações adicionais podem ocorrer se houve aumento da intensidade do esforço até que ocorra novamente uma estabilização da adaptação em um patamar acima do anterior, sendo necessária nova progressão.

PRINCÍPIO DA RETROGRESSÃO

As adaptações adicionais, entretanto, são limitadas. Um treinamento intenso e gradativamente crescente pode propiciar, em determinado momento, redução de desempenho, chamado "retrogressão". É o que ocorre na chamada síndrome do supertreinamento (*overtraining*)

PRINCÍPIO DA ESPECIFICIDADE

Este princípio determina que só a musculatura que recebeu a sobrecarga apresenta as modificações determinadas por ela, e nada significativo surge nos músculos que não foram sobrecarregados. Se só os músculos dos membros inferiores foram treinados em uma bicicleta ergométrica, nenhuma capacidade funcional adicional ocorre nos músculos dos membros superiores. Esta especificidade pode afetar também o consumo máximo de oxigênio. Um treinamento de natação intenso pode aumentar o consumo máximo de oxigênio quando medido em teste adaptado de natação, mas tal aumento pode não estar presente em teste cardiopulmonar em esteira. Felizmente, quando se utiliza treinamento com grandes grupos musculares, pode ocorrer um treinamento cardiovascular para exercícios diferentes dos utilizados no treinamento.

PRINCÍPIO DAS DIFERENÇAS INDIVIDUAIS

A resposta ao treinamento apresenta características particulares a cada indivíduo. Se vários indivíduos, com capacidade funcional semelhante, tiverem o mesmo treinamento, serão diferentes os resultados ao final de um período considerado.

PRINCÍPIO DA REVERSIBILIDADE

A redução da intensidade do treinamento ou sua interrupção determinam a redução do desempenho muscular em tempo relativamente curto, como 1 a 2 semanas. Alguns meses bastam para que todo o benefício alcançado seja perdido. Entretanto, se a retomada for feita depois de poucas semanas, o tempo necessário para retorno da capacidade funcional perdida será mais curto do que o inicial.

COMPONENTES ESSENCIAIS DA PRESCRIÇÃO DO EXERCÍCIO

A prescrição do exercício, para que as adaptações possam ocorrer, assemelha-se à prescrição de medicamentos. Devem ser considerados cinco componentes nessa prescrição: frequência, intensidade, duração, modo e progressão.

Frequência

Costuma-se estabelecer a frequência do treinamento em número de vezes por semana, que o exercício é aplicado. O treinamento pode ser prescrito de três a cinco vezes por semana ou de três a sete vezes por semana. Existem relatos indicando que o treinamento maior que cinco vezes por semana tende, com o tempo, a manter níveis de condicionamento semelhantes à prescrição, com frequência de três a cinco vezes por semana, com a desvantagem de aumentar a incidência de lesões osteoarticulares. Programas com frequência inferior a três vezes por semana não são recomendados, pelo menos nas fases iniciais, quando se busca melhor condicionamento, desencadeando o princípio da adaptação. Entretanto, logo após a alta hospitalar, depois de um evento coronário ou procedimentos de revascularização, a frequência de duas vezes por semana pode ser efetiva para aumento da capacidade funcional. Efeitos conhecidos de uma única sessão podem nortear qual a frequência semanal ideal para que eles estejam presentes no treinamento de doentes coronariopatas. Redução dos níveis de triglicerídeos ocorre até 48 horas após uma sessão de treinamento, e a redução da pressão arterial sistêmica dura cerca de 24 horas. O efeito do pré-condicionamento isquêmico, ou seja, a ocorrência de menor grau de isquemia miocárdica, após ter sido realizado um primeiro esforço que a induza, pode durar de 24 a 72 horas. No entanto, no estabelecimento da frequência deve-se ainda levar em conta a disponibilidade do paciente e sua familiaridade com o exercício, que, se não consideradas, podem influenciar negativamente na aderência.

Intensidade

Nos coronariopatas, a intensidade do exercício a ser prescrita deve ficar acima de um mínimo capaz de provocar as adaptações desejadas, porém abaixo daquela capaz de provocar sintomas ou sinais clínicos anormais. A frequência cardíaca, por sua relação estreita com o volume de oxigênio consumido durante uma atividade física e por ser de fácil aferição no esforço, tem sido a variável mais comumente recomendada para estabelecer a intensidade do exercício. Nesses pacientes, não se pode estimar a frequência cardíaca com fórmulas matemáticas, mas a partir de dados de uma prova de esforço sintoma-limitante. Segundo recomendações do *American College of Sports Medicine* (ACSM), que foram corroboradas por diretrizes brasileiras, a intensidade do treinamento pode ser dada pela frequência cardíaca que represente 60% a 85% da frequência pico atingida no teste ergométrico. Nos indivíduos com baixo condicionamento físico e nas fases iniciais de um programa, a intensidade do treinamento está mais próxima de 60% da frequência cardíaca pico; nos de melhor desempenho, e em fases posteriores do treinamento, a intensidade pode estar próxima a 85% da frequência pico atingida no teste de esforço. Aplicação semelhante ocorre quando se considera a chamada reserva da frequência cardíaca estabelecida em teste ergométrico, que leva em consideração também a frequência cardíaca em repouso (Equação 27.1).

Equação 21.7

$$FCT = (FC \text{ pico} - FC \text{ repouso}) \times (0,60 \text{ a } 0,85) + FC \text{ repouso}$$

Onde FCT: frequência cardíaca alvo para o treinamento.
FC pico: frequência cardíaca atingida no pico do teste de esforço.
FCR: frequência cardíaca em repouso antes do esforço do teste ergométrico.

Quando se almeja atingir 60% da frequência pico atingida no teste ergométrico, multiplica-se por 0,60; quando se almejam 85%, por 0,85.

O maior limitador na utilização dessa variável para a prescrição de coronariopatas é o crescente emprego de medicamentos inotrópicos negativos, como os betabloqueadores que reduzem, de modo não previsível, a elevação da frequência cardíaca diante do esforço físico.

☑ *Prescrição com base na Escala de Borg*

A intensidade do exercício pode ser prescrita também pela sensação subjetiva de cansaço diante do esforço, sendo a melhor alternativa quando existem influências de medicamentos e dispositivos, como marca-passos, na elevação da frequência cardíaca durante uma atividade física. Para que esta técnica possa ser efetiva e confiável, são necessárias a detalhada explicação e a certeza do entendimento pleno do paciente.

A correlação entre a sensação subjetiva de cansaço e variáveis fisiológicas, como a frequência cardíaca é bastante estreita. A tabela mais difundida é a de Borg, que tem duas versões. Em sua forma original, a classificação da sensação subjetiva de cansaço é de 6 a 20, e assim foi feita, retirando-se o último algarismo da frequência cardíaca, correspondente ao sintoma de jovens saudáveis submetidos a esforço crescente (Quadro 27.2). A escala modificada classifica a sensação subjetiva de cansaço entre 1 e 10 e, ultimamente, é bastante difundida, porque este intervalo está mais próximo da avaliação subjetiva das pessoas que dele tem vivência desde os bancos escolares. Diante de um teste ergométrico de prescrição sem alterações, é utilizada a escala de Borg original, na escala de 13 a 15, que corresponde a uma intensidade ligeiramente cansativa para cansativa.

Quadro 27.2. Escala de Borg para avaliar a percepção da intensidade do esforço.

6.
7. Muito fácil
8.
9. Fácil
10.
11. Relativamente fácil
12.
13. Ligeiramente cansativo
14.
15. Cansativo
16.
17. Muito cansativo
18.
19. Exaustivo
20.

☑ Prescrição com base nos dados do teste cardiopulmonar de exercício

A monitoração dos valores de ácido lático no sangue periférico durante esforço gradativamente crescente, com intervalos de tempos curtos, no máximo de 1 minuto, como ocorre nos protocolos de teste de esforço do tipo rampa, mostra uma curva semelhante à da Figura 27.1. Nela, observa-se um platô nos minutos iniciais, que é seguido de uma leve elevação e, posteriormente, de um incremento mais intenso. Intensidade de esforço para produzir os efeitos de condicionamento deve ser, pelo menos, igual ao esforço realizado no momento da primeira inclinação. Treinamentos com intensidade acima do segundo ponto de elevação do lactado são suportados apenas por curtos períodos e, acima dele, não se costuma prescrever o exercício com a finalidade de se obter saúde. Estes dois pontos ocorrem nas proximidades do limiar de lactado ventilatório e no chamado ponto de compensação respiratória (PCR), que podem ser obtidos durante teste de exercício cardiopulmonar, determinando que este exame seja o de melhor acurácia, no momento, para indicar os limites do treinamento aeróbico. O limiar de lactado correlaciona-se com o momento em que há aumento do equivalente ventilatório para o oxigênio, ou seja, a relação entre a ventilação e o consumo de oxigênio (VE/VO_2), sem que ocorra aumento do equivalente ventilatório do gás carbônico, ou seja, a relação entre a ventilação e a produção do gás carbônico (VE/VCO_2) (Figura 27.2). O primeiro limiar também pode ser identificado utilizando-se a equação de regressão entre o consumo de oxigênio e a produção de gás carbônico, método denominado "*V-slope*" (Figura 27.3). O "segundo limiar" surge nas proximidades em que há um aumento no equivalente ventilatório do gás carbônico. Esse momento é denominado também de PCR (Figura 27.2). A carga e a frequência cardíaca do momento em que se deu o limiar anaeróbico podem ser utilizadas para a prescrição do limite inferior do exercício e, as do PCR, o limite superior. Recentemente, pelo menos para o treinamento em bicicleta, a frequência cardíaca observada no momento em que a razão de trocas respiratórias (produção de gás carbônico/ consumo de oxigênio) é igual a 1 tem sido a recomendada para um treinamento mais efetivo de *endurance*. Verificou-se, experimentalmente, que o exercício, quando mantido nesta frequência cardíaca, está sendo feito com o maior nível de lactato sanguíneo suportado por longo período. Assim, ele será o mais racional e eficiente possível. Resta saber se o mesmo ocorre para os treinamentos com caminhadas e corridas.

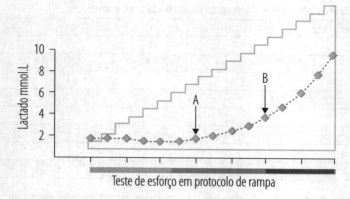

Figura 27.1. Comportamento do ácido lático diante de esforço físico crescente até a exaustão (linha pontilhada). Inicialmente, observam-se valores semelhantes em platô. A partir da seta A, observam-se valores gradativamente crescentes e, a partir da seta B, valores que se incrementam ainda mais acentuadamente. Preconiza-se que o exercício para o condicionamento físico deve ter intensidade capaz de determinar valores de ácido lático observados entre os pontos A e B. Atualmente não é mais indicada a determinação do ácido lático para a prescrição do exercício, na era do teste de exercício cardiopulmonar.

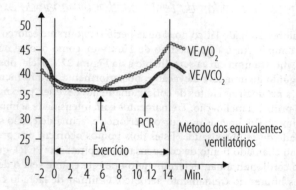

Figura 27.2. Identificação do limiar anaeróbico ventilatório (LA) e do ponto de compensação respiratória (PCR) pelo método dos equivalentes ventilatórios. O LA é identificado no momento em que ocorre elevação dos valores do equivalente ventilatório de oxigênio, relação ventilação/consumo de oxigênio (VE/VO$_2$), depois de um platô. O PCR é identificado no momento em que ocorre um incremento do equivalente ventilatório de gás carbônico, relação ventilação/produção de gás carbônico (VE/VCO$_2$), geralmente após um platô dessa variável.

☑ Teste da Fala (Talk Test)

Proposto a partir do início do século, o Teste da Fala, ou *Talk Test*, assemelha-se à prescrição segundo método de Borg. É um teste muito simples quando o indivíduo, para intensidades crescentes de esforço, responde a pergunta "Você pode falar confortavelmente?" (Quadro 27.3).

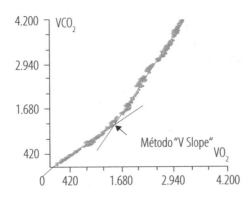

Figura 27.3. Identificação do limiar anaeróbico ventilatório pelo método V-slope. Os pontos do gráfico representam os valores do consumo de oxigênio (VO_2) e produção de gás carbônico (VCO_2) durante teste de exercício cardiopulmonar. Observa-se que, a partir dos valores mais baixos, pode-se obter um segmento de reta, representativo das medidas observadas. O mesmo ocorre a partir dos valores mais elevados. As medidas observadas na intersecção dos dois segmentos de reta identificam o limiar anaeróbico por este método. A frequência cardíaca desse momento é a que se preconiza para identificar o nível mais baixo do treinamento.

Quadro 27.3. Teste da Fala *(Talk Test).*

Você pode falar confortavelmente?

Resposta	Significado fisiológico
Sim	Intensidade abaixo do limiar anaeróbico ventilatório
Mais ou menos (não sei)	Intensidade próxima do limiar anaeróbico ventilatório
Não	Intensidade acima do limiar anaeróbico ventilatório e, possivelmente, acima do ponto de compensação respiratória

Se a resposta é "sim", a intensidade do esforço está abaixo do limiar anaeróbico ventilatório. Se for duvidosa, provavelmente a intensidade do exercício está próxima a do limiar anaeróbico ventilatório. Se for não, ela está acima do limiar e provavelmente acima do PCR.

☑ Prescrição com base na capacidade funcional útil

Na presença de manifestações de anormalidades, a intensidade do esforço deve ser reduzida, para não provocar os sintomas e as anormalidades encontradas no teste ergométrico, ou seja, a prescrição deve ser feita na capacidade funcional útil do paciente. A capacidade funcional de um cardiopata pode ser dividida em três níveis: a capacidade funcional útil, a capacidade funcional limite e a capacidade funcional máxima – que podem ser expressas em unidades metabólicas (MET), quilogrâmetros, quilocalorias, frequência cardíaca ou consumo de oxigênio. Entende-se por capacidade funcional útil o maior nível de esforço que não causa sintomas, alterações clínicas, eletrocardiográficas e hemodinâmicas. A capacidade funcional limite é o nível mínimo de esforço que provoca pelo menos uma alteração, seja ela clínica, eletrocardiográfica, hemodinâmica ou mesmo um sintoma. A capacidade funcional máxima é o nível de esforço suportado pelo indivíduo, independentemente dos sintomas e das alterações clínicas, eletrocardiográficas e hemodinâmicas.

No Instituto Dante Pazzanese de Cardiologia, embora haja um aumento expressivo na duração do teste, utiliza-se protocolo especial para o estabelecimento da capacidade funcional útil. O teste é realizado em bicicleta ergométrica, mesmo ergômetro que é empregado em uma sessão de exercícios, com incrementos de cargas de a cada 25 watts, durando cada estágio 5 minutos – tempo necessário para o estabelecimento de estado estável, na maioria das cargas. A carga e a frequência cardíaca preconizadas para o exercício de recondicionamento são as imediatamente anteriores ao aparecimento de manifestações isquêmicas: angina do peito e/ou infradesnivelamento do segmento ST. Nos indivíduos assintomáticos e sem alterações eletrocardiográficas, a etapa do teste escolhida para a prescrição da carga e da frequência cardíaca é aquela em que o paciente apresenta nível de percepção entre 13 e 15 da escala de Borg, ou seja, entre ligeiramente cansativo e cansativo. Este teste ergométrico de prescrição não tem objetivos diagnósticos e é realizado com uso da medicação do paciente (Figura 27.4).

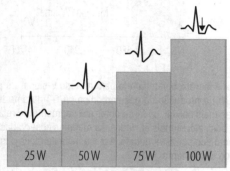

Figura 27.4. Concepção gráfica do teste ergométrico em cicloergômetro visando à prescrição do exercício no nível da capacidade funcional útil. Na carga de 100 watts ocorre infradesnivelamento do segmento ST em paciente com coronariopatia (seta). Nesse caso, os dados obtidos na carga de 75 watts, imediatamente inferior à carga de 100 watts onde surgiu alteração eletrocardiográfica compatível com resposta isquêmica, identificam a capacidade funcional útil. A frequência cardíaca ao final do estágio de 5 minutos e a carga de 75 watts representam a intensidade do exercício a ser prescrito.

Duração

Basicamente, uma sessão de treinamento é dividida em três partes: aquecimento, estímulo e desaquecimento. Tipicamente, o aquecimento e o desaquecimento duram entre 5 e 10 minutos, e a fase de estímulo, quando é aplicada a intensidade prescrita, entre 20 e 40 minutos. Caso seja possível prescrever intensidades maiores, pode-se reduzir o tempo do estímulo para que a adaptação desejada se processe. Se a intensidade puder ser estabelecida em níveis mais baixos, é necessário que o tempo seja maior para o mesmo efeito. Mais recentemente, foi demonstrado que estratégias diferentes podem trazer benefícios quando não se pode dispor do tempo para aplicação contínua do exercício. Uma delas é dividir o tempo de estímulo em duas sessões diárias de 15 minutos e, até mesmo, em três sessões de 10 minutos. O mesmo efeito pode ser obtido, variando-se a intensidade e a duração, desde que o volume do treino seja mantido, ou seja, os gastos energéticos em calorias sejam equivalentes. Resumindo, uma sessão de treinamento deve durar de 30 a 60 minutos.

Modo

Esse componente da prescrição refere-se à maneira como o estímulo deve ser aplicado para se obterem as adaptações desejadas. Existe um grande número de variações possíveis para se aplicar o estímulo, mas, particularmente nos doentes, algumas preferências podem ser mais adequadas para sua segurança, sem prejuízo dos resultados almejados. Basicamente, o estímulo pode ser aplicado de modo contínuo ou de modo intervalado. No modo contínuo, o estímulo é dado sem interrupções e, nos doentes, prefere-se aplicá-lo de modo crescente, até se atingir a intensidade prescrita. O modo intervalado, que também pode ser denominado de fracionado, é caracterizado por períodos de estímulo, na intensidade prescrita, e períodos de recuperação, que preferentemente devem ser ativos, ou seja, continuando-se o exercício com intensidades menores. Esta maneira é muito recomendada para pacientes coronariopatas e apresenta vantagens. O resultado final é semelhante ao que se obteria se o estímulo fosse dado continuamente pelo tempo igual à soma dos diversos tempos em que foi aplicada a intensidade prescrita. Algumas vantagens podem ser destacadas aplicando-se este modo. Consegue-se, especialmente nas fases iniciais, aplicar o estímulo por mais tempo que se conseguiria se ele fosse feito de modo contínuo. Os períodos de menor intensidade pagam dívidas de oxigênio adquiridas, no momento de estímulo anterior, com menor probabilidade de complicações.

Progressão

Uma vez tendo ocorrido as adaptações pela mesma sobrecarga imposta ao longo do tempo, é necessária a sobrecarga adicional, para que o processo adaptativo prossiga. Esse momento pode ser reconhecido pela redução da frequência cardíaca para a carga anteriormente prescrita ou menor sensação subjetiva de cansaço. A progressão pode ser feita com base em novo teste de esforço ou pelo aumento da intensidade da sobrecarga, respeitando-se os limites impostos anteriormente pela capacidade funcional útil. Quando o indivíduo atingir os objetivos propostos, a progressão pode ser interrompida, e a intensidade, ajustada para a manutenção da capacidade funcional desejada.

Não existindo um objetivo específico por parte do indivíduo, podem-se estabelecer os limites da progressão com base nas recomendações da *American Heart Association* (AHA) colocadas no Quadro 27.4, caso a capacidade funcional útil permita segui-las.

Quadro 27.4. Recomendações para o exercício em adultos de 18 a 65 anos pela *American Heart Association* (AHA).

Exercícios de moderada intensidade por 30 minutos, 5 dias na semana ou exercícios vigorosos por 20 minutos, 3 dias na semana
Caminhada forte por 30 minutos, 2 vezes na semana, e corrida por 20 minutos, 2 vezes na semana
Adicionar a uma das recomendações acima exercícios resistidos 2 vezes por semana
Benefícios adicionais podem ser obtidos se os limites mínimos forem ultrapassados

EXERCÍCIOS DE FORTALECIMENTO MUSCULAR

Somente depois de muitos anos após a implantação, difusão e consolidação dos programas de reabilitação, baseados no treinamento físico aeróbico, é que os exercícios de fortalecimento muscular começaram a fazer parte deles. A evidência de sua importância foi consolidada, especialmente, nos pacientes idosos e com insuficiência cardíaca, nos quais os ganhos de massa e força musculares permitem uma melhor qualidade de vida. O controle do diabetes tipo 2 pode ser melhorado com a inclusão desses exercícios. A denominação mais empregada atualmente para se referir a eles é a de "exercícios resistidos" e, como sinônimos: exercícios de força, exercícios com pesos, exercícios localizados, exercícios de resistência muscular localizada ou musculação. Geralmente, estes exercícios são executados em uma sequência de repetições, que são denominadas "séries". A contração muscular pode ser feita de maneira estática ou dinâmica. A contração estática ou isométrica ocorre quando o músculo não se modifica em tamanho, é feita contra uma resistência e não promove movimentação de uma articulação. Ela causa uma súbita redução da seção transversa dos vasos arteriais, pela contração extrínseca que recebem que, juntamente dos metabólitos produzidos, eleva a pressão arterial, promovendo súbita sobrecarga de pressão. Por este motivo, ela não deve ser utilizada em cardiopatas, além de estar associada à sua execução, frequentemente, uma manobra de Valsalva. Já a contração dinâmica, ou isotônica, é uma contração que se faz contra uma resistência, modificando-se o músculo de tamanho e promovendo movimentação da articulação. A elevação pressórica nesse caso é menor, permitindo que esse tipo de contração seja o preferido para doentes. Entretanto, a realização de exercícios resistidos implica em uma combinação de contrações estáticas e dinâmicas. Quando a carga é leve, há um predomínio do componente dinâmico e, quando ela é elevada, predomina o componente estático. A intensidade destes exercícios é medida em porcentuais da resistência máxima, obtida no teste de uma repetição máxima (1 RM). Para executá-lo, pede-se ao paciente que realize o movimento com cargas crescentes, até que ele consiga fazer apenas uma contração sem que existam movimentos compensatórios. É necessário um intervalo de repouso, de pelo menos 2 a 3 minutos, entre as tentativas. Cargas leves são consideradas aquelas que representam 40% a 50% de 1 RM e altas, acima de 70%. A adaptação muscular se faz de modo distinto ao longo do tempo, dependendo da intensidade e do modo de aplicação dos exercícios resistidos. Nos treinamentos com carga leve, quando é possível grande número de repetições, a adaptação causa aumento da resistência muscular, ou seja, a capacidade de o músculo suportar esforços prolongados. Este tipo de treinamento é o preferido quando o objetivo é permitir, por exemplo, que um idoso melhore sua capacidade de carregar compras do supermercado, ficando menos dependente e melhorando sua qualidade de vida. O treinamento com cargas elevadas e com pequeno número de repetições propicia, ao longo do tempo, um aumento de força e não da resistência muscular, o que teria impacto menor na qualidade de vida, além de, necessariamente, ser realizado com alto componente estático, potencialmente perigoso em cardiopatas e hipertensos.

Assim, um treinamento típico com exercícios resistidos deveria obedecer às considerações a seguir. Este tipo de treinamento não deve substituir o treinamento aeróbico, mas ser a ele agregado, pois, isoladamente, o efeito de condicionamento físico aeróbico dos exercícios resistidos é baixo. A intensidade do esforço deve ser baixa, 40% a 50% de uma RM, e o número de repetições não deve ultrapassar 15 por série. Já está demonstrado que mesmo com carga baixa, número elevado de repetições pode causar o que se denomina "fadiga concêntrica muscular" que é acompanhada de elevações pressóricas semelhantes às encontradas quando se realizam exercícios com cargas elevadas. Esta regra permite que não seja necessária a realização de um teste de 1 RM para a prescrição, prática que está sendo abandonada de modo crescente. Por tentativa e erro, podem-se utilizar cargas leves e estabelecer, como prescrição, aquela que depois de 15 repetições determina sensação subjetiva de cansaço muscular entre 13 a 15 na escala de Borg. As recomendações da AHA para pacientes cardíacos é a de que sejam feitas sessões duas ou três vezes por semana, que constem oito a 12 exercícios em uma série, de dez a 15 repetições. Os exercícios recomendados pelo ACSM são pressão de tórax, pressão de ombro, extensão de tríceps, rosca de bíceps, flexão da parte superior das costas, extensão da parte inferior das costas, exercícios abdominais, extensão do quadríceps ou pressão de perna, rosca de pernas e elevação da panturrilha. Os exercícios podem ser feitos com elásticos, pesos de mão e de perna, em aparelhos específicos e em forma de circuito. Recomenda-se que o mesmo grupo muscular não seja trabalhado em dias sucessivos, obedecendo-se o período de recuperação de 1 dia. Cuidados especiais devem ser tomados com os pacientes hipertensos, que devem estar controlados e, se possível, monitorizados de perto, especialmente nas primeiras sessões. Os doentes submetidos à cirurgia de revascularização, com abertura do esterno, pela possibilidade de não consolidação óssea, devem ser cuidadosamente avaliados antes de fazerem exercícios de membros superiores com extensão lateral.

ESTRATIFICAÇÃO DE RISCO PARA O EXERCÍCIO EM CORONARIOPATAS

A doença arterial coronariana oferece risco adicional para a prática de atividade física mais intensa, podendo ocorrer síndrome coronária aguda, insuficiência cardíaca, arritmias potencialmente graves e morte súbita, além de outras complicações. Felizmente, em números absolutos, a incidência de eventos cardíacos durante exercícios adequadamente prescritos é baixa em doentes coronariopatas, mas é mais alta do que na população geral. Exercícios físicos vigorosos podem desencadear morte súbita cardíaca e o infarto do miocárdio, pela ruptura da placa aterosclerótica, desencadeando trombose coronária como mecanismo reparador da injúria. A ruptura da placa pode ocorrer pela maior excursão das artérias coronárias, em decorrência do aumento da frequência cardíaca e da contração, desencadeadas pelo exercício vigoroso. Estas constatações justificam a necessidade de se fazer uma estratificação dos doentes para a adequada prescrição e supervisão, caso ela seja necessária. É da responsabilidade do cardiologista ou do médico capacitado fazê-la. Os pacientes podem ser classificados em risco baixo, intermediário e alto, considerando-se todos os dados disponíveis de anamnese, exame físico e exames complementares – sendo imprescindível o teste ergométrico.

Risco baixo

Os coronariopatas classificados como de baixo risco são os que apresentam teste de esforço normal, sem arritmias e sem manifestações isquêmicas, com função ventricular preservada (fração de ejeção $\geq$ 50%) e com capacidade física $\geq$ 7 MET. Exemplos são os com doença subclínica ou com doença manifesta, submetidos a procedimentos e/ou a medicação que lhes permita ter uma resposta normal ao esforço. A prescrição desses pacientes pode ser feita de acordo com as regras preconizadas para indivíduos normais.

Risco intermediário

Pacientes clinicamente estáveis, mas com alterações isquêmicas não muito intensas ao teste de esforço, manifestadas por dor torácica não limitante e ou infradesnivelamento do segmento ST, podendo ter arritmias ventriculares não complexas e função ventricular não muito deteriorada, como aqueles com fração de ejeção entre 35% e 49%, pertencem a este grupo. A liberação destes pacientes para atividade física regular só pode ser feita por especialista, que tem por obrigação determinar a intensidade do treinamento desse indivíduo. Esta prescrição da intensidade é considerada um ato médico, pois, para se estabelecer a capacidade funcional útil, são necessários amplos conhecimentos especializados de Cardiologia. Idealmente, pelo menos no início, esses pacientes deveriam realizar suas atividades físicas programadas com supervisão, embora isso possa ser dispensável, naqueles que demonstrem ter o necessário entendimento da prescrição para realizarem o exercício.

Risco alto

Pertencem a este grupo pacientes estáveis, mas que se encontram com manifestações isquêmicas com baixas cargas, geralmente com capacidade funcional abaixo de 5 MET, com arritmias complexas e função ventricular comprometida, como fração de ejeção abaixo de 35%. Recomenda-se que esses pacientes, só possam se exercitar em programas de exercício supervisionados e com os limites do exercício também sendo prescritos por médico capacitado. A evolução destes pacientes com melhoria da capacidade funcional poderia reclassificá-los como de risco intermediário e, então, lhes seria permitido o exercício sem supervisão direta.

PROGRAMAS SUPERVISIONADOS *VS.* PROGRAMAS SEM SUPERVISÃO DIRETA

Não há nenhuma dúvida de que, idealmente, programas estruturados de reabilitação que utilizem o exercício e todas as facilidades adicionais para o combate aos fatores de risco devam ser os preferidos para o pleno tratamento do doente com coronariopatia. Entretanto, na prática, utilizá-los para todos os elegíveis é inviável no Brasil, pelo número escasso de programas, pela cobertura muito limitada das fontes pagadoras, pelas dificuldades logísticas, entre outros fatores. Portanto, torna-se imprescindível que o cardiologista que trata dos doentes coronarianos estimule sempre uma vida ativa e a prática de exercício, adquira os conhecimentos necessários para prescrever a intensidade do exercício, e, se possível, transmita informações adicionais que auxiliem o entendimento dos pacientes, visando obter a melhor aderência possível. Outra estratégia possível é o encaminhamento dos pacientes para as academias de ginástica, desde que seja feita a estratificação adequada do risco. Pacientes com risco baixo e intermediário, desde que convenientemente prescritos terão muito baixo risco de realizarem exercícios nesses estabelecimentos. Outra possibilidade é o concurso de um treinador personalizado (educador físico) com os limites do exercício sendo a ele transmitidos. Uma interação rápida e regular entre o educador físico e o médico é outra recomendação adicional, que só traz benefícios ao paciente neste modelo.

REGRAS GERAIS PARA O EXERCÍCIO EM CORONARIOPATAS

Independentemente do programa a ser utilizado, com ou sem supervisão direta, princípios gerais de uma sessão de treinamento devem ser obedecidos e com rigor, tratando-se de doentes coronariopatas. Toda sessão deve incluir aquecimento, estímulo e desaquecimento.

O aquecimento permite a adaptação gradual da circulação ao aumento da demanda imposta pelo exercício e diminui a incidência de lesões osteoarticulares, pelo fato de os músculos aquecidos terem maior facilidade de deslizamento. Ele pode ser feito com baixa intensidade de exercício e durar cerca de 5 a 10 minutos. Na sequência, outro período de 5 a 10 minutos, com intensidade um pouco mais intensa, mas abaixo da intensidade para o estímulo, permite se aproximar da frequência inferior da prescrição.

O estímulo deve envolver grandes grupos musculares. Nesse período é que se procura atingir gradualmente a frequência cardíaca ou seu equivalente prescritos para o treinamento. A maior intensidade preconizada pode ser aplicada de forma contínua ou intervalada. O modo intervalado, que pode ser de 30 segundos, 1, 2, 3 ou mais minutos, da maior intensidade, seguido de período de menor intensidade também, de 1, 2, 3 ou mais minutos, é muito útil em pacientes limitados e nas fases iniciais de um programa em indivíduos sedentários. O tempo total do estímulo deve ser de 15 a 20 minutos.

O desaquecimento consiste na diminuição gradativa do exercício, propiciando manutenção adequada do retorno venoso ao coração. Caso contrário, a interrupção súbita do exercício, especialmente na posição ortostática, faz com que o sangue se acumule nos membros inferiores, pela cessação do efeito de bomba, exercido pela contração muscular, reduzindo o retorno venoso, diminuindo bruscamente o rendimento cardíaco e podendo causar lipotimia.

Os exercícios de flexibilidade, elasticidade muscular e mobilidade articular, também são recomendados. Os alongamentos estáticos, embora ainda controversos para alguns autores, devem ser conduzidos com prudência, com o corpo em posição estável para execução de exercícios apropriados para a idade e as condições do paciente. Cada exercício deve ser mantido por períodos de 10 a 30 segundos até o ponto de enrijecimento ou desconforto.

Modificações da terapêutica, especialmente a introdução ou a retirada de medicamentos com efeitos cronotrópicos, que influenciam na frequência cardíaca no exercício, determinam a reprogramação da prescrição, de preferência e se possível, com a realização de novo teste ergométrico.

Rotineiramente, a cada 6 meses, o paciente é submetido a testes ergométricos, para reprogramação, ou a menor intervalo, quando intercorrências assim o determinam. Quando se observa significativa melhora do condicionamento físico nos pacientes que iniciam com baixa capacidade, recomenda-se, após os primeiros meses de reabilitação, uma reprogramação.

Outra regra ligada ao bom senso e que deve ser rigorosamente obedecida para que se reduzam as possibilidades de eventos indesejáveis é a suspensão da atividade física regular, caso haja algum fator que modifique a situação de segurança estabelecida: infecções, diarreia, indisposição, alterações eventuais do sono, distúrbios hidroeletrolíticos, alterações metabólicas que possam ocorrer, por exemplo, em diabéticos, mudanças bruscas do clima, além de outras, que determinam a não realização do exercício, até que a condição se normalize.

BIBLIOGRAFIA

American College of Sports Medicine. Diretrizes do American College of Sports Medicine para os Testes de Esforço e sua Prescrição. 9a ed. Rio de Janeiro: Guanabara Koogan; 2014.

Baldy GJ, Williams MA, Ades PA, et al. Core Components of Cardiac Rehabilitation/Secondary Prevention Programs: 2007 update: Scientific Statement From the American Heart Association Exercise, Cardiac Rehabilitation, and Prevention Committee, the Council on Clinical Cardiology; the Councils on Cardiovascular Nursing, Epidemiology and Prevention, and Nutrition, Physical Activity, and Metabolism; and the American Association of Cardiovascular and Pulmonary Rehabilitation. Circulation. 2007;115(20):2675-82.

Forjaz CL, Rezk CC, Cardoso Jr CG, et al. Exercícios resistidos e sistema cardiovascular. In: Negrão CE, Pereira Barreto AC, editores. Cardiologia do exercício: do atleta ao cardiopata. 2 ed. Barueri (SP): Manole; 2006. p. 272-85.

Fuchs AR, Meneghelo RS, Stefanini E, et al. Myocardial ischemia in cardiac rehabilitation programs. Braz J Med Biol Res 2009; 42(3): 272-8.

Haskell WL, Lee IM, Pate RP, et al. Physical activity and public health: updated recommendation for adults from American College of Sports Medicine and the American Heart Association. Circulation. 2007;116(9):1081-93.

Lauria RC, Katayama RP, Santos MM, et al. Programa de reabilitação cardiovascular – Fase III. In: Sousa AG, editor. Ciências da Saúde no Instituto Dante Pazzanese de Cardiologia. São Paulo: Atheneu; 2013. Volume Educação Física e Reabilitação Cardiovascular. p.35-61.

Meneghelo RS, Cortez JA. Reabilitação cardíaca: aspectos relacionados aos exercícios físicos. In: Ghorayeb N, Dioguardi GS, editores. Tratado de cardiologia do exercício e do esporte. São Paulo: Atheneu; 2007. p. 539-53.

Meneghelo RS, Ferraz AS, Silva AK. Condicionamento em pacientes pós-revascularização do miocárdio e transplante cardíaco. In: Yazbek Jr P, Sabbag LM, Battistella LR, editors. Tratado de reabilitação. São Paulo: Phorte; 2010. p. 361-87.

Meneghelo RS, Fuchs ARC. Insuficiência coronária crônica: o exercício como coadjuvante terapêutico. In: Timerman A, Bertolami M, Ferreira JF, editores. Manual de cardiologia. São Paulo: Atheneu; 2012. p. 213-21.

Meneghelo RS, Magalhães HM, Smanio PE, et al. Avaliação da Prescrição de exercício pela cintilografia miocárdica na reabilitação de coronariopatas. Arq Bras Cardiol. 2008;91(4):223-8.

Oliveira Filho JA, Salvetti XM, Surantes DM. Reabilitação cardíaca não supervisionada. In: Yazbek Jr P, Sabbag LM, Battistella LR, editores. Tratado de reabilitação. São Paulo: Phorte; 2010. p. 225-54.

Sociedade Brasileira de Cardiologia. Guideline for cardiopulmonary and metabolic rehabilitation: practical aspects. Arq Bras Cardiol. 2006;86(1):74-82.

Sociedade Brasileira de Cardiologia (SBC). Diretriz de Reabilitação Cardíaca. Arq Bras Cardiol. 2005;84(5):431-40.

Sousa AG, Fuchs AR. Educação física e reabilitação cardiovascular. São Paulo: Atheneu; 2013. Coleção Ciências da Saúde.

Williams MA, Haskell WL, Ades PA, et al. Resistance exercise in individuals with and without cardiovascular disease: 2007 update. A scientific statement from the American Heart Association Council on Clinical Cardiology and Council on Nutrition, Physical Activity and Metabolism. Circulation. 2007;116(5):572-84.

28

Terapia hormonal na menopausa

Elizabeth Regina Giunco Alexandre

Palavras-chave: Menopausa; Terapia hormonal; Envelhecimento reprodutivo; Sistema cardiovascular.

INTRODUÇÃO

A menopausa é um evento fisiológico normal e universal, definido como término do período menstrual. É a última menstruação e reflete a perda da função folicular ovariana.

As mulheres constituem mais de 50% da população mundial e são mais longevas, devendo passar mais de um terço de suas vidas na pós-menopausa, razão pela qual se é necessária a compreensão dos mecanismos que modificam o organismo feminino, a partir da interrupção reprodutiva.

Espera-se que, até o ano de 2025, tenhamos 1,1 bilhão de mulheres na pós-menopausa no mundo.

CONCEITUAÇÃO DOS ESTÁGIOS DE ENVELHECIMENTO REPRODUTIVO

Menopausa natural ou espontânea é reconhecida retrospectivamente após 12 meses consecutivos de amenorreia. A idade da menopausa natural varia largamente entre 40 e 58 anos e, no Brasil, estudo populacional observou que a média etária para a população estudada foi de 51,2 anos.

A menopausa secundária pode ser induzida por intervenções médicas como ooforectomia bilateral ou ablação iatrogênica da função ovariana, por quimioterapia ou radiação pélvica.

A transição menopausal definida pelo *Stages of Reproductive Aging Workshop* (STRAW+10) compreende o período em que se iniciam as alterações do ciclo menstrual e hormonais e termina com a menopausa. Neste período ocorrem inicialmente irregularidades do fluxo menstrual e, progressivamente, caminha para o prolongamento do intervalo intermenstrual.

A perimenopausa inicia-se junto à transição menopausal e prolonga-se até 12 meses após a menopausa.

Já menopausa prematura é definida como a ocorrência da parada definitiva da menstruação antes dos 40 anos, como a que ocorre na remoção cirúrgica dos ovários.

272 | DOENÇA ARTERIAL CORONÁRIA CRÔNICA

Menopausa antecipada é a ocorrência da menopausa 2 a 3 anos antes da idade esperada. Está relacionada ao tabagismo, a cirurgias pélvicas extensas que induzem a redução da vascularização ovariana (histerectomia), portadoras do X frágil, doenças autoimunes e mulheres que vivem em grandes altitudes.

Menopausa precoce é definida como o acontecimento da menopausa entre 40 e 45 anos, ocorrendo em 5% das mulheres.

A falência ovariana primária é a perda transitória ou definitiva da função ovariana, caracterizada pelo quadro de amenorreia em mulher abaixo dos 40 anos. Aproximadamente 1% das mulheres com menos de 40 anos de idade têm falência ovariana primária, com consequente disfunção endotelial e início precoce de aterosclerose. Recente metanálise mostrou uma razão de risco de (RC) de 1,61 e intervalo de confiança de 95% (IC95%) de 1,22-2,12 para doença coronária.

ASPECTOS CLÍNICOS

Caracteriza-se clinicamente por uma série de sintomas vasomotores como fogachos e sudorese, que torna-se mais exuberantes nos 2 anos que antecedem e sucedem a menopausa.

Sintomas vasomotores estão associados à ativação do tônus simpático e à redução do tônus parassimpático. Associam-se à elevação da pressão arterial e da frequência cardíaca, e podem elevar o risco cardiovascular durante um episódio de fogachos, notadamente nas mulheres vulneráveis a arritmias.

Os sintomas geniturinários, como secura vaginal, dispareunia e prurido vulvar, ocorrem com muita frequência e se devem à atrofia urogenital resultantes do declínio estrogênico.

Alterações do sono e do humor, como insônia, irritabilidade, depressão, mialgia e artralgia são sintomas frequentes na transição menopausal, podendo persistir na pós-menopausa.

MENOPAUSA E SISTEMA CARDIOVASCULAR

Estrógenos são potentes hormônios vasoativos, que propiciam elasticidade e remodelamento arterial, e regulam a dilatação reativa e a atividade inflamatória local. A deficiência estrogênica após a menopausa gera ativação do sistema renina-angiotensina-aldosterona, a ativação da endotelina e o enfraquecimento da vasodilatação mediada pelo óxido nítrico, gerando um ambiente de estresse oxidativo, que contribui com o processo aterosclerótico.

Após a menopausa, as mulheres passam a apresentar elevação da pressão arterial e doença vascular subclínica, que pode ser observada por meio do espessamento médio-intimal das carótidas, do escore de cálcio coronário, do enrijecimento vascular e do prejuízo da vasodilatação fluxo-mediada. Estas modificações iniciais do sistema vascular na mulher costumam ocorrer após a menopausa, na sexta década de vida e, portanto, mais tardiamente do que nos homens.

Há algum tempo, especula-se sobre a associação entre a presença de fogachos, principalmente em mulheres mais jovens (40 a 53 anos), e disfunção endotelial. As mulheres que apresentam fogachos precocemente têm maior prevalência de aterosclerose subclínica, mesmo quando há bom controle dos fatores de risco. Estudo recentemente publicado, executado com grande precisão técnica, mostrou alteração na dilatação fluxo-mediada da artéria braquial de forma independente dos fatores de risco cardiovasculares e das concentrações endógenas de estradiol apenas entre as mulheres sintomáticas mais jovens. Estes achados apontam para o valor potencial não apenas dos hormônios, mas também dos fogachos, nas mudanças cardiovasculares que ocorrem no início da transição menopausal, sugerindo que eles podem sinalizar disfunção vascular emergente (Figura 28.1).

INDICAÇÕES DA TERAPIA HORMONAL DA MENOPAUSA

O uso de hormônios deve ser parte de uma estratégia terapêutica global, que inclui modificações do estilo de vida e outras medidas preventivas, especialmente o abandono do tabagismo e do abuso de álcool.

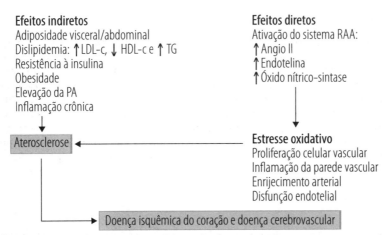

Figura 28.1. Efeito da menopausa sobre o sistema cardiovascular. LDL-c: lipoproteína de baixa densidade-colesterol; HDL-c: lipoproteína de alta densidade-colesterol; TG: triglicérides; PA: pressão arterial; RAA: renina-angiotensina-aldosterona; angio II: angiotensina II.

Após a publicação de estudos observacionais e randomizados nas últimas duas décadas, a terapia de reposição hormonal ficou restrita a:

→ Mulheres com sintomatologia climatérica, como ondas de calor, insônia, irritabilidade, depressão e sem contraindicações à utilização desses hormônios. O tratamento de sintomas vasomotores é a principal indicação, uma vez que os benefícios superam os riscos para a maioria das mulheres saudáveis, abaixo dos 60 anos ou que tiveram a menopausa há menos de 10 anos.

→ Mulheres com útero preservado devem receber a combinação de estrógenos e progestógenos. A associação hormonal está indicada com o intuito de promover a proteção endometrial pelos progestógenos, para evitar a hiperplasia e/ou o câncer endometrial.

→ Mulheres histerectomizadas devem receber apenas estrógenos, sem necessidade de progestógenos.

→ Mulheres com menopausa espontânea ou iatrogênica antes dos 40 anos têm um risco mais elevado para doença cardiovascular e osteoporose e devem receber terapia hormonal, pelo menos até a data presumível da menopausa.

→ Não há qualquer evidência, até o momento, de que a terapia hormonal seja benéfica para portadoras de doenças isquêmicas, no sentido de promover proteção cardiovascular adicional.

→ Estudos clínicos randomizados e estudos observacionais mostraram que a terapia estrogênica isolada pode reduzir o risco de infarto do miocárdio e de mortalidade por todas as causas se iniciada antes de 60 anos ou até 10 anos da menopausa.

→ O risco de tromboembolismo venoso e de acidente vascular cerebral (AVC) isquêmico aumenta com a terapia oral; entretanto, o risco absoluto para AVC é baixo se a terapia for iniciada antes dos 60 anos.

→ Estudos mais recentes sugerem que a utilização de hormônios, em doses baixas, reduz significativamente os sintomas vasomotores, sem elevação de risco cardiovascular.

→ Estudos observacionais e metanálises apontaram risco menor com a terapia transdérmica (0,005 μg), duas vezes por semana, quando comparada com a terapia oral.

TIPOS DE MEDICAMENTOS

Estrógenos naturais

Estão incluídos nesse grupo os estrógenos equinos conjugados e o estradiol nas formulações micronizada ou valerato. Os equinos conjugados são uma mistura de pelo menos dez derivados estrogênicos biologicamente ativos, quimicamente semelhantes e com efeitos comparáveis ao hormônio humano. Constituem a preparação mais utilizada nos Estados Unidos e nos estudos clínicos randomizados. A dose habitual varia entre 0,625 e 0,3 mg/dia. O valerato de estradiol e o estradiol micronizado são utilizados na dose de 1 a 2 mg ao dia. São as preparações mais utilizadas na Europa e podem ser administrados por via oral, transdérmica (adesivos ou gel), vaginal, intranasal ou injetável. A via oral tem a desvantagem do efeito de primeira passagem hepática, promovendo a elevação dos níveis sanguíneos dos fatores pró-coagulantes e de triglicerídeos. A via transdérmica deve ser utilizada em portadoras de hipertensão arterial, diabetes, tendências ao tromboembolismo, colecistopatia, distúrbios digestivos e hipertrigliceridemias.

Progestógenos

Incluem progesterona (hormônio secretado pelos ovários e placenta) e esteroides sintéticos (que mimetizam a ação da progesterona endógena). Os progestógenos transformam o endométrio proliferativo em secretor, impedindo a hiperproliferação endometrial promovida pelo estrógeno. O grau desse antagonismo está relacionado às propriedades antiestrogênicas, dose e duração do tratamento. Os progestógenos são indicados para o tratamento de ciclos menstruais irregulares ou anovulatórios e como terapia hormonal na menopausa, quando combinados com estrógenos.

Alguns cuidados devem ser tomados na administração de progestógenos em cardiopatas, uma vez que estes hormônios têm propriedades androgênicas e de glicocorticoides, podendo atuar desfavoravelmente nesse grupo de pacientes. Inúmeros são os representantes dos progestógenos; o mais testado nos ensaios clínicos é o acetato de medroxiprogesterona.

Tibolona

É um esteroide sintético relacionado à testosterona, mas também com efeito estroprogestogênico. Está indicada para alívio dos sintomas vasomotores, estimula a libido e previne a osteoporose. Não deve ser usado em pacientes com níveis baixos de: lipoproteína de alta densidade-colesterol (HDL-c), pois este fármaco pode reduzi-lo ainda mais. Algumas usuárias podem ter aumento de peso e de pressão arterial.

Fitoestrógenos

São encontrados em plantas e têm atividade e estrutura química semelhante aos estrógenos naturais. Ligam-se aos receptores de estrogênio induzindo a elaboração de produtos gênicos específicos. Não há experiência com essas substâncias no Instituto Dante Pazzanese de Cardiologia.

Inibidores da recaptação da serotonina ou inibidores duais de receptação de serotonina/noradrenalina

São eficazes em reduzir os fogachos e incluem a paroxetina, o escitalopran, a venlafaxina e a desvenlafaxina. A paroxetina, na dosagem de 7,5 mg, é único inibidor aprovado pela *Food and Drug Administration* (FDA) para esta indicação.

Gabapentina e clonidina também têm se mostrado eficazes para o tratamento de fogachos, mas sem aprovação do FDA para esta indicação.

ESQUEMAS DE TRATAMENTO

A indicação da terapia hormonal da menopausa em cardiopatas constitui exceção, em virtude dos resultados dos ensaios clínicos randomizados, principalmente para prevenção secundária, como o HERS (*Heart Estrogen/progestin Replacement Study*) e o ERA (*Estrogen Replacement and Atherosclerosis*), publicados no fim dos anos 1990. No entanto, por vezes, depara-se com pacientes com queixas exuberantes e que requerem tratamento medicamentoso. Nesses casos, inicia-se o tratamento com fármacos não hormonais. Não havendo controle dos sintomas, é iniciada a terapia hormonal em doses baixas. Os principais esquemas terapêuticos incluem:

Estrógenos e progestógenos cíclicos: estrógenos conjugados (0,3 mg ao dia) ou 17β-estradiol (1 mg ao dia por via oral ou 50 µg por via transdérmica) associados à progesterona ou a progestógenos sintéticos, do 15° ao 24° dia do mês. Indicados para mulheres com ciclos irregulares que ainda não menopausaram e com sintomatologia importante.

Estrogênios e progestógenos contínuos: estrógenos conjugados (0,3 mg ao dia) ou 17β-estradiol (1 mg ao dia por via oral ou 50 µg por via transdérmica) associados a progesterona ou progestógenos sintéticos. Indicados para mulheres que não desejam menstruar.

Estrógenos isolados: estrógenos equinos conjugados (0,3 mg ao dia) ou 17β-estradiol (1 mg ao dia por via oral ou 50 µg por via transdérmica). Indicados para mulheres histerectomizadas.

CONTRAINDICAÇÕES

As contraindicações absolutas e relativas ao tratamento hormonal na menopausa encontram-se no Quadro 28.1.

Quadro 28.1. Contraindicações absolutas e relativas ao tratamento hormonal na menopausa.

Contraindicações absolutas	Contraindicações relativas
Trombose/tromboembolismo	História familiar de câncer de mama
Infarto agudo do miocárdio/AVC	História familiar de câncer de endométrio
Hipertensão arterial não controlada	Doença hepática leve
Sangramento genital não esclarecido	Enxaqueca
Câncer de mama	
Câncer de endométrio	
Neoplasias estrogênio-dependentes	
Doença hepática ativa	
Porfiria	
Triglicérides > 400 mg	
Gravidez	

AVC: acidente vascular cerebral

PANORAMA ATUAL DA TERAPIA HORMONAL E RISCO CARDIOVASCULAR

O uso da terapia hormonal na menopausa para prevenção da doença cardiovascular ainda gera grandes controvérsias. Estudos observacionais nos anos 1990, associados a estudos laboratoriais, em animais e *in vitro*, mostravam redução de eventos e de mortalidade cardiovascular em usuárias de terapia hormonal na menopausa, baseados nos efeitos benéficos dos estrógenos sobre o perfil lipídico e as funções vasculares.

Estudos randomizados conduzidos a seguir, como HERS, para testar a hipótese de prevenção secundária, e o WHI (*Women's Health Initiative*), para testar a prevenção primária da doença cardiovascular em usuárias de terapia hormonal na menopausa, mostraram resultados prejudiciais e nulos, respectivamente. No entanto, a reanálise do WHI gerou hipóteses como a de que o início da terapia deveria ser próximo da idade da menopausa, justamente no período mais sintomático da derivação hormonal. Esta teoria ficou conhecida "janela de oportunidade".

Ensaios randomizados e metanálises subsequentes, com a finalidade de comprovar o benefício cardiovascular em mulheres recém-menopausadas, mostraram razoável grau de proteção cardiovascular, quando a terapia hormonal é iniciada no período próximo à menopausa. A duração da terapia, com o objetivo de se avaliarem benefícios cardiovasculares, ainda aguarda dados de futuros estudos.

A melhor forma de promover a proteção cardiovascular consiste no encorajamento de estilo de vida saudável e, se a terapia hormonal for necessária para obter uma qualidade de vida considerável, que se prescreva a terapia hormonal de forma individualizada, baseada na relação de risco/benefício e na apresentação clínica de cada mulher.

BIBLIOGRAFIA

Collins P, Webb CM, de Villiers TJ, et al. Cardiovascular risk assesment in women--an update. Climacteric. 2016;19(4):329-36.

Davis SR, Lambrinoudaki, Lumsden M, et al. Menopause. Nature Rev Dis Primers. 2015;1:1-19.

Harlow SD, Gass M, Hall JE, et al. Executive summary of the Stages of Reproductive Aging Workshop + 10: addressing the unfinished agenda of staging reproductive aging. Menopause. 2012;19(4):387-95.

Lima SM, Botogoski SR, Reis BF. Menopausa o que você precisa saber: Abordagem prática e atual do período do climatério. 2 ed. São Paulo: Atheneu; 2014.

Shifren JL, Gass ML; NAMS Recommendations for Clinical Care of Midlife Women Working Group. The North American Menopause Society recommendations for clinical care of midlife women. Menopause. 2014;2(1):1-5.

Sousa AG, Timerman A, Sousa JE, editors. Tratado sobre doença arterial coronária. São Paulo: Atheneu; 2017.

Thurston RC, Chang Y, Barinas-Mitchell E, et al. Physiologically assessed hot flashes and endothelial function among midlife women. Menopause. 2017;24(8):1-8.

Timerman A, Sousa AG, editores. Condutas terapêuticas do Instituto Dante Pazzanese de Cardiologia. 2 ed. São Paulo: Atheneu; 2014.

29

Tratamento do tabagismo

Márcio Gonçalves de Sousa

> **Palavras-chave:** Cessação do tabagismo; Síndrome de abstinência; Terapia de reposição nicotínica; Pastilha; Goma; Adesivo de nicotina; Bupropiona; Vareniclina; Cigarro eletrônico.

INTRODUÇÃO

Alguns conceitos básicos no tratamento do tabagista devem ser mencionados:
→ Reconhecer o tabagismo como doença (CID F17.2). O fumante é um dependente químico.
→ Entender que não se trata o fumante como se trata um hipertenso ou dislipidêmico, para quem muitas vezes o uso dos medicamentos é suficiente para controlar a doença. O seguimento deve ser intensivo e colaborativo.
→ Parar de fumar é um processo que se inicia quando o paciente compreende que alcançar este objetivo é possível com estratégia adequada, que envolve mudança de hábitos e condicionamentos, e uso temporário de fármacos.
→ O tratamento farmacológico mais que duplica a chance de abstinência.

O tratamento do tabagista envolve dois tipos de intervenção: a não farmacológica e a farmacológica. O primeiro consiste em abordagem e orientação do tabagista. Deve-se levar em consideração que, muitas vezes, o paciente vem ao consultório apenas para uma avaliação pré-operatória e nem sequer pensa (ou, pelo contrário, não deseja) a ideia de tal abordagem. Porém, ela é extremamente efetiva e deve ser praticada.

Na rotina de avaliação do fumante, deve ser realizada a avaliação clínica, com história tabágica, sintomas, comorbidades e anamnese geral; o grau de dependência deve ser estabelecido com o questionário de Fagerström (Figura 29.1); e o grau de motivação, avaliado pela roda da mudança de Prochaska e Di-Clemente:
→ Não contemplado: aquele que não pensa em parar.
→ Contemplado: há conscientização, porém, existe ambivalência. Fumar faz mal, mas é muito prazeroso.

278 | DOENÇA ARTERIAL CORONÁRIA CRÔNICA

Nestes dois primeiros, considera-se o paciente desmotivado na busca da cessação, necessitando abordagem mais laboriosa.

1. Preparado: existe perspectiva de mudança num futuro imediato.
2. Ação: Atitude focada numa estratégia para abstinência.

---

a. Quanto tempo depois de acordar você fuma o primeiro cigarro?
Após 60 minutos (0)
Entre 31 e 60 minutos (1)
Entre 6 e 30 minutos (2)
Nos primeiros cinco minutos (3)

b. Você encontra dificuldades em evitar fumar em locais proibidos, como, por exemplo: igrejas, local de trabalho, cinemas, shoppings etc.?
Não (0)   Sim (1)

c. Qual o cigarro mais difícil de largar de fumar?
Qualquer outro (0)   O primeiro da manhã (1)

d. Quantos cigarros você fuma por dia?
Menos de 10 cigarros (0)
Entre 11 e 20 cigarros (1)
Entre 21 e 30 cigarros (2)
Mais de 30 cigarros (3)

e. Você fuma mais frequentemente nas primeiras horas do dia do que durante o resto do dia?
Não (0)   Sim (1)

f. Você fuma mesmo estando doente a ponto de ficar acamado na maior parte do dia?
Não (0)   Sim (1)

Pontuação:
zero a 4 – dependência leve; 5 a 7 – dependência moderada; 8 a 10 – dependência grave

---

Figura 29.1. Questionário de dependência nicotínica de Fagerström.

A entrevista motivacional (EM) é uma técnica de abordagem focada no fumante, que se propõe a ajudar a resolver as ambivalências relativas ao tabagismo e a mudar o estágio comportamental. Durante ela, deve-se construir um cenário comunicativo entre paciente e profissional de saúde, de modo a criar um ambiente favorável para a verbalização de conflitos, medos e expectativas. Um conjunto de ações (acolhimento, escuta, respeito, compreensão, demonstração de tranquilidade, redução da angústia etc.) é fundamental para compreender o universo ambivalente vivenciado pelo fumante. Os objetivos dessa abordagem visam conscientizar sobre a existência de um problema, desenvolver o comprometimento e estimular a decisão de mudar.

Os princípios dessa entrevista incluem:

→ Expressar empatia: entender os motivos pelo qual o paciente se mantém ligado ao vício sem criticá-lo ou julgá-lo; disposição em aceitar onde o paciente se encontra e quais suas perspectivas, porém, fazendo-o entender que não significa que você concorde; refletir com o paciente sobre os aspectos trazidos.

→ Promover a autoeficácia: aumentar a confiança do paciente em sua capacidade de sucesso com a mudança, mostrar ao paciente que você vê potencial de mudança nele. Acreditar no paciente!

→ Desenvolver discrepâncias: a ambivalência é comum e um estágio no processo de mudança; devem-se desenvolver discrepâncias em favor da interrupção; a ambivalência conduz à discrepância. Use estratégias que ajudem o paciente a identificar discrepâncias e optar pela interrupção do hábito.

29 | TRATAMENTO DO TABAGISMO | **279**

→ Trabalhe a resistência do paciente por meio de conversas de mudança. Procurar na argumentação do paciente se ele deseja parar por algum motivo (dentes mais brancos, odor, família), alguma capacidade (se já parou de fumar por algum tempo), alguma necessidade (de saúde) ou comprometimento.

O que se pode fazer com o paciente desmotivado? Informar riscos à saúde e benefícios em parar (ação de maior impacto), avaliar a relação com o cigarro (ansiedade, depressão, estresse e auto-estima), oferecer informação (inclusive material educativo), diminuir os medos e barreiras que impedem a decisão de mudar, e fortalecer benefícios reconhecidos.

Como mensagens finais desta abordagem ficam as três premissas da entrevista motivacional: colaboração, e não confrontamento; evocação, e não educação ou conselhos; autonomia, e não autoridade.

Em relação ao tratamento farmacológico, a terapia de reposição nicotínica (TRN), a bupropiona e a vareniclina são considerados primeira linha no tratamento do tabagismo recomendado por consensos nacionais e internacionais. Na Tabela 29.1, observa-se a eficácia desses diferentes tratamentos.

Tabela 29.1. Eficácia dos medicamentos para tratamento do tabagismo (monoterapia).

Medicamento	Razão de chance (*odds ratio*)	Taxa de abstinência 6 meses
Goma de nicotina ou pastilha	2,2 (1,5-3,2)	26,1(19,7-33,6)
Adesivos de nicotina	1,9 (1,7-2,2)	23,4 (21,3-25,8)
Bupropiona	2,0 (1,8-2,2)	24,2 (22,2- 26,4)
Vareniclina	3,1 (2,5- 3,8)	33,2 (28,9-37,8)

A escolha é feita considerando-se o grau de dependência (Questionário de Fagerström), tentativas anteriores e contraindicações apresentadas pelos pacientes.

Alguns estudos sugerem que a combinação de medicações pode ser utilizada para melhorar o controle dos sintomas de abstinência; entretanto, devem ser levados em consideração o aumento dos efeitos adversos, a preferência do paciente e o aumento do custo do tratamento. As combinações testadas em modelos randomizados até o momento que se mostraram mais efetivas no tratamento do tabagismo foram o uso de adesivos de nicotina (> 14 semanas) de com outra forma de reposição de nicotina (goma ou *spray*). Outras combinações não foram testadas desta forma, mas, como exemplo, pode-se citar que o uso de adesivo de nicotina com bupropiona é uma associação aprovada pelo *Food and Drug Administration* (FDA), e que estudos clínicos de efetividade da vareniclina em combinação com bupropiona e/ou inibidores da recaptação de serotonina sugerem melhores taxas de sucesso.

Do ponto de vista prático, após realizar a avaliação clínica, o grau de motivação e o grau de dependência à nicotina, deve-se elaborar uma estratégia de prescrição dos medicamentos. O Grupo de Tratamento do Tabagismo do Instituto Dante Pazzanese de Cardiologia entende que o tratamento do fumante deve ser integralmente participativo, isto é, o paciente decide seu tratamento.

São oferecidas várias opções, e é avaliado o grau de dependência, decidindo, em conjunto com o paciente, a melhor estratégia de "guerra". Nos pacientes que possuem alto grau de dependência, a associação de reposição nicotínica mais bupropiona é a primeira opção de tratamento, lembrando-se de excluir possíveis contraindicações. Nos pacientes que consomem menos de 20 cigarros por dia, a estratégia pode ser a mesma, porém pode-se utilizar apenas a reposição nicotínica. Nos pacientes que consomem menos de 20 cigarros e virgens de tratamento, a opção seria a TRN combinada (adesivos de nicotina associados à nicotina via oral), nos pacientes do sexo masculino, e bupropiona associada à nicotina via oral, no sexo feminino. Isto porque alguns estudos sugerem que a TRN isolada em mulheres apresenta resultados inferiores quando comparada à bupropiona e/ou à vareniclina.

Estudos de monoterapia demonstram clara eficácia de vareniclina em relação às outras medicações de primeira linha. Pela falta de disponibilidade de vareniclina na farmácia do Instituto Dante Pazzanese de Cardiologia, ela não tem sido utilizada. Baker et al. demonstraram que a TRN comparada com vareniclina

280 | DOENÇA ARTERIAL CORONÁRIA CRÔNICA

teve taxas semelhantes de abstinência. Dois estudos recentes avaliaram o benefício de combinar vareni-clina com outras farmacoterapias (bupropiona e adesivos de nicotina); ambos falharam em demonstrar benefícios adicionais.

Outras terapias medicamentosas são realizadas com nortriptilina e clonidina, medicamentos de se-gunda linha, como alternativas mais eficazes e mais seguras disponíveis, que ficam como escolha alternati-va. Elas aumentaram as chances de abstinência (risco relativo – RR de 2,03; intervalo de confiança de 95% – IC95% 1,48-2,78; e RR de 1,63; IC95% 1,22-2,18, respectivamente), mas isso foi compensado por um aumento dependente da dose de eventos adversos. A citisina, um agonista parcial de receptor de nicotina não aprovado pelo FDA, demonstrou resultados positivos no tratamento (RR de 3,98; IC95% 2,01-7,87) sem eventos adversos significativos, necessitando mais estudos que comprovem sua real eficácia.

Outras terapias não medicamentosas são as intervenções alternativas como piteiras, acupuntura e hip-nose; contudo, não existem estudos que comprovem a eficácia diante de outras de primeira linha.

Deve-se ressaltar que o uso dos fármacos é fundamental, como também o são a realização de consultas de acompanhamento, e o incentivo na promoção de mudanças de hábitos e de comportamentos. Somente desta forma será possível a obtenção de taxas de sucesso otimizadas.

FARMACOTERAPIA

Nicotina transdérmica

As doses são 21 mg, 14 mg, 7 mg, em adesivos de aplicação transdérmica com substituição diária.

O esquema posológico é utilização de cada apresentação por 4 semanas em média, com redução de dose progressiva. Por exemplo: 21, depois 14, depois 7 mg ao dia.

A aplicação deve ser na parte superior do tórax, região anterior e posterior, e região superior lateral do braço.

São reações Reações adversas: prurido e vermelhidão no local da aplicação, náuseas, enjoo e taquicar-dia, quando em dose excessiva.

Doenças dermatológicas que impeçam aplicação do adesivo, período de 15 dias após episódio de in-farto agudo do miocárdio (relativa), gestação e amamentação são as contraindicações.

Superdosagem (toxicidade) causa náuseas, enjoo, taquicardia e crise hipertensiva.

Nicotina de uso oral – goma ou pastilha de nicotina

As doses são 2 e 4 mg, em goma de mascar ou pastilha, para uso via oral. Usar em momentos de "fis-sura" (vontade intensa de fumar), em substituição aos cigarros (1 a 15 gomas ao dia).

Ingerir um copo de água antes do uso para neutralizar o pH bucal, que pode ser alterado pelo consumo de alimentos e resíduos alimentares, diminuindo a absorção pela mucosa oral.

A goma de nicotina pode causar dor na articulação temporomandibular quando mascada de forma rápida e incessante; e irritação na orofaringe e náuseas, quando mascada de forma rápida e frequente. A pastilha de nicotina pode causar irritação na orofaringe e náuseas, quando mastigada ao invés de deixar que se dissolva na boca, ou pelo uso excessivo.

A goma não é indicada em casos de incapacidade de mascar, úlcera péptica ativa e período de 15 dias após infarto agudo do miocárdio (relativa). Já a pastilha tem contraindicação se úlcera péptica ativa e período de 15 dias após infarto agudo do miocárdio (relativa).

Superdosagem (toxicidade) causa náuseas, enjoo, taquicardia, crise hipertensiva.

Cloridrato de bupropiona (Zyban®, Zetron®, Wellbutrin®) e bupropiona genérica

São comprimidos de liberação prolongada, de 150 mg, para administração via oral.

Esquema posológico é a tomada de um comprimido ao dia por 3 dias; depois, aumentar para um comprimido duas vezes ao dia, com intervalo mínimo de 8 horas entre as doses. Recomenda-se a interrupção do tabagismo entre 7 e 10 dias após o início do medicamento. O tratamento dura 3 meses, podendo ser estendido por 6 meses.

Evitar administração noturna, para evitar eventual insônia.

Boca seca, insônia (sono entrecortado), constipação intestinal, epigastralgia e tontura são as reações adversas.

Contraindicações absolutas são: risco de convulsão (antecedentes de convulsão, epilepsia, convulsão febril na infância, anormalidades conhecidas no eletroencefalograma); alcoolismo; uso de inibidores da monoamina oxidase; doença cerebrovascular; tumor no sistema nervoso central, traumatismo craniano.

A associação de bupropiona com reposição de nicotina, principalmente adesivos, pode elevar a pressão arterial; por esta razão, deve-se avaliar a pressão arterial em todas as consultas.

Superdosagem (toxicidade) pode causar convulsões.

Tartarato de vareniclina (Champix®)

Comprimidos de 0,5 e 1 mg de tartarato de vareniclina para administração por via oral.

Iniciar com 0,5 mg uma vez ao dia. No quarto dia, prescrever 0,5 mg, duas vezes ao dia. No oitavo dia, 1 mg duas vezes ao dia. Prescrever por 12 ou 24 semanas. A terapia com vareniclina não requer cessação imediata do tabagismo. Recomenda-se a interrupção do tabagismo entre 7 e 10 dias após o início do medicamento.

Tomar após refeição com água (entre 350 e 500 mL para menor efeito colateral de náuseas).

O efeito colateral mais esperado com uso desta substância é a náusea (30% dos pacientes). Este efeito é minimizado ingerindo a medicação após as refeições e com um copo de água bem cheio. Menos de 6% dos pacientes suspendem a medicação por este efeito. Outros efeitos referidos em menor proporção são insônia, sonhos anormais (lembrança dos sonhos e conteúdo real) e flatulência, que, em algumas circunstâncias, demandam a redução da dose (1 mg ao dia), mas raramente determinam suspensão da medicação.

Contraindicações a absoluta para pacientes com insuficiência renal terminal, grávidas e mulheres amamentando. Ajuste de dose em paciente com insuficiência renal grave (verificar tabela de ajuste). Precaução no uso em pacientes com histórico de doenças psiquiátricas como depressão grave, transtorno bipolar e síndrome do pânico.

Superdosagem (toxicidade) causa náuseas, enjoo, vômitos.

PERSPECTIVAS

O uso de cigarros eletrônicos atualmente não está recomendado para o tratamento dos tabagismo. A falta de evidências científicas, principalmente de segurança no uso, não sustenta a teoria de redução de riscos. Estudos com *follow-ups* pequenos impedem sua utilização na prática clínica. Diversos estudos estão em andamento para uma resposta mais efetiva.

A vacina antitabágica demonstrou resultados negativos de dois estudos fase III, em 2011, colocando esta forma de tratamento em dúvida. São aguardos mais estudos que possam comprovar sua eficácia.

DOENÇA ARTERIAL CORONÁRIA CRÔNICA

ACOMPANHAMENTO

Os pacientes podem ser seguidos em consultas individuais, em grupo ou por aconselhamento telefônico. Todas as formas são eficazes e dependem da intensidade da abordagem. A terapia de grupo proporciona apoio interpessoal e permite a discussão de conhecimentos coletivos, comportamentais e tentativas prévias. Em uma metanálise de tratamento em grupo, a cessação foi maior no programa em grupo (razão de chance – RC 2,04; IC95% 1,60-2,60) comparado com autoajuda ou tratamento de baixa intensidade.

As consultas médicas periódicas devem ter frequência maior. Recomendam-se consultas semanais no primeiro mês (dependente do fármaco prescrito) e oito consultas dentro de 1 ano.

A determinação da concentração de monóxido de carbono para comprovação da cessação do tabagismo serve como instrumento de controle, porém não é obrigatório. A verificação do peso para prevenção de ganho excessivo relacionado à cessação do tabagismo deve ser feita periodicamente, pois existe ganho ponderal médio de 5 a 8 kg. Qualquer profissional de saúde deve estar habilitado a realizar a abordagem não farmacológica. A presença de grupo multiprofissional para suporte psicológico, nutricional e orientação de atividade física aumenta as taxas de sucesso na cessação do tabagismo. Dados do grupo de tratamento multiprofissional do Instituto Dante Pazzanese de Cardiologia mostram taxas de sucesso de 89% ao final de 8 semanas, quando os pacientes participam de todas as oito sessões previstas e, ao final de 1 ano, de 33%, demonstrando claramente que o acolhimento e seguimento mais intensos são essenciais no controle das recaídas e no sucesso do tratamento.

CONSIDERAÇÕES FINAIS

1. A abordagem PAR (pergunte, aconselhe e referencie) deve ser praticada com mais frequência entre os clínicos. Isso muda as chances de abstinência dos pacientes.
2. Muitos médicos relatam que não sabem ou não se sentem confortáveis em tratar; sendo assim, torna-se necessário melhorar a capacitação dos profissionais, pois muitos tabagistas acabam não recebendo a devida assistência.
3. O sucesso passa pelo comprometimento que todo profissional de saúde deve ter em relação à orientação desta grave doença de difícil, mas totalmente possível tratamento.
4. O uso de medicamentos dobra ou triplica a chance de abstinência.

BIBLIOGRAFIA

2008 PHS Guideline Update Panel, Liaisons, and Staff. A Clinical Practice Guideline for Treating Tobacco Use and Dependence: 2008 Update. US Public Health Service Report. Am J Prev Med. 2008;35(2):158-76.

Baker TB, Piper ME, Stein JH, et al. Effects of Nicotine Patch vs Varenicline vs Combination Nicotine Replacement Therapy on Smoking Cessation at 26 Weeks: A Randomized Clinical Trial. JAMA. 2016;315(4):371-9.

Cahill K, Stevens S, Perera R, et al. Pharmacological interventions for smoking cessation: an overview and network meta-analysis. Cochrane Database Syst Rev. 2013;5:CD009329.

Canadian Agency for Drugs and Technologies in Health. Nicotine Replacement Therapy, Bupropion and Varenicline for Tobacco Cessation: A Review of Clinical Effectiveness. 2016. Disponível em: https://www.ncbi.nlm.nih.gov/pubmedhealth/PMH0086458/

Centers for Disease Control and Prevention (CDC). Identifying and Treating Patients Who Use Tobacco: Action Steps for Clinicians. Atlanta, GA: CDC, US Dept of Health and Human Services; 2016.

Ebbert JO, Croghan IT, Sood A, et al. Varenicline and bupropion sustained- release combination therapy for smoking cessation. Nicotine & Tobacco Research 2009;11:234-9.

Hartmann-Boyce J, McRobbie H, Bullen C, et al. Electronic cigarettes for smoking cessation. Cochrane Database Syst Rev. 2016;9:CD010216.

Lai DTC, Cahill K, Qin Y, et al. Motivational interviewing for smoking cessation. Cochrane Database Syst Rev. 2010 Jan 20;(1):CD006936.

Patel MS, Steinberg MB. In the Clinic. Smoking Cessation. Ann Intern Med. 2016;164(5):ITC33-ITC48.

Reichert J, Araújo AJ, Gonçalves CM, et al. Diretrizes para cessação do tabagismo. J Bras Pneumol. 2008;34(10):845-80.

Rigotti NA, Clair C. Managing tobacco use: the neglected cardiovascular disease risk factor. Eur Heart J. 2013;34:3259-67.

Stead LF, Perera R, Bullen C, et al. Nicotine replacement therapy for smoking cessation. Cochrane Database Syst Rev. 2012;11:CD000146.

Steinberg MB, Greenhaus S, Schmelzer AC, et al. Triple-combination pharmacotherapy for medically ill smokers: a randomized trial. Ann Intern Med. 2009;150(7):447-54.

White AR, Rampes H, Liu JP, et al. Acupuncture and related interventions for smoking cessation. Cochrane Database Syst Rev. 2014;(1):CD000009.

World Health Organization (WHO). WHO Report on the Global Tobacco Epidemic, 2013: The MPOWER Package. Geneva: World Health Organization, 2013.

30

Importância da identificação da viabilidade miocárdica em pacientes com doença arterial coronária

Pedro Silvio Farsky

Paola Emanuela Poggio Smanio

Ibraim Masciarelli Francisco Pinto

> **Palavras-chave:** Doença arterial coronária; Insuficiência cardíaca; Viabilidade miocárdica; Método diagnóstico por imagem; Imagens em medicina nuclear.

INTRODUÇÃO

A doença arterial coronária é a principal causa de insuficiência cardíaca no mundo atual. Em um estudo que reviu mais de 20.000 pacientes com insuficiência cardíaca, determinou-se que, em cerca de 70%, foi a presença de obstruções coronárias que provocou a disfunção ventricular. Esse é um fato relevante, pois abre a possibilidade de recuperar, pelo menos em parte, a contratilidade miocárdica com o uso de procedimentos de revascularização. A eficácia deste resultado, por outro lado, depende da quantidade de fibrose presente na região hipocinética, que, se for muito acentuada, possui prognóstico reservado, bem como custo e risco do procedimento, menos justificáveis. Portanto, é fundamental definir se há ou não viabilidade miocárdica em pacientes com insuficiência cardíaca secundária à doença coronária, pois este dado apresenta impacto relevante no processo de decisão terapêutica para este subgrupo de pacientes. Além de identificar a presença de músculo viável, é fundamental definir a quantidade do miocárdio isquêmico, já que o impacto positivo é maior quanto maior for a proporção do miocárdio viável na área disfuncional.

Diferentes técnicas de imagem têm por objetivo definir a real condição do músculo cardíaco, utilizando-se, para este fim, a resposta funcional a estímulos farmacológicos, tentando analisar a integridade da membrana celular e das mitocôndrias, estudando o metabolismo da glicose e tentando possibilitar a visibilização direta da extensão da área de fibrose e da reserva contrátil. O objetivo deste capítulo é rever, de modo objetivo, alguns destes métodos e discutir a potencial contribuição de tais exames na decisão clínica.

PESQUISA DE VIABILIDADE MIOCÁRDICA PELA DOPPLER-ECOCARDIOGRAFIA

A Doppler-ecocardiografia é uma importante opção diagnóstica, pois permite uma excelente avaliação das funções ventriculares diastólica e sistólica, tanto em repouso como sob estresse, sem utilizar radiação ionizante, com a vantagem adicional de poder ser realizada à beira do leito. Isso torna este exame uma excelente opção para os casos em que os pacientes se encontram acamados ou impossibilitados de se deslo-

286 | DOENÇA ARTERIAL CORONÁRIA CRÔNICA

carem até a sala de exames. Além disso, progressos técnicos recentes oferecem novas formas de se analisar o deslocamento das paredes ventriculares ao longo do ciclo cardíaco, bem como facultaram a análise da perfusão miocárdica pela ecocardiografia, o que amplia as contribuições potenciais deste método.

Algumas informações das imagens em repouso podem ser úteis, pois medidas de espessura diastólica abaixo de 0,6 cm costumam associar-se a pior prognóstico e à pobre resposta funcional pós-revascularização. Esta abordagem, contudo, tem várias limitações, e, por isso, é fundamental empregar formas de potenciar o exame ecocardiográfico. A forma mais habitual de se procurar por miocárdio viável com a Doppler-ecocardiografia compreende a quantificação da contratilidade miocárdica sob a utilização de doses crescentes de dobutamina (até o máximo de 20 mcg/kg/min). Por outro lado, quando o objetivo é definir se há isquemia associada, as doses empregadas podem chegar até 40 mcg/kg/min, muitas vezes com a associação da administração de atropina para assegurar que a frequência cardíaca ultrapasse 85% do nível máximo estimado para a idade do paciente. Frente a este tipo de estímulos, alguns comportamentos são esperados por parte do miocárdio. Pode ocorrer ausência de resposta ou até piora da movimentação regional do ventrículo esquerdo, o que habitualmente indica necrose ou fibrose estabelecida, com baixo potencial de recuperação funcional. É possível que o miocárdio apresente uma melhora da contratilidade no início do exame e ocorra piora progressiva da movimentação da parede estudada, achado que é conhecido como 'resposta bifásica' (melhora inicial com piora subsequente). Isso é mais comumente observado em casos de pacientes com miocárdio viável, porém nutrido por território vascular que apresenta doença obstrutiva significativa. Assim, quando o estímulo da dobutamina começa a exercer seus efeitos, nas doses iniciais, há melhora da resposta do miocárdio, com maior movimentação regional do ventrículo esquerdo. Porém, como a circulação coronária não consegue aumentar o fluxo conforme a demanda de oxigênio por parte do miocárdio aumenta, há progressiva deterioração da mobilidade regional das paredes comprometidas. Essa é a situação que indica um maior potencial de melhora pós-revascularização. Por fim, pode acontecer melhora progressiva da contratilidade regional, mesmo diante de doses mais altas, o que significa que há aporte de oxigênio suficiente para atender mesmo as situações de demanda cardíaca mais elevada. Esses pacientes têm menor possibilidade de se beneficiar de procedimentos de reperfusão miocárdica, uma vez que existe fluxo preservado para a área hipocinética e há a expectativa de que a contratilidade regional se recupere com o passar do tempo. Tais achados são mais habituais em casos de pós-infarto com sucesso da terapia de reperfusão, com disfunção transitória, que se recuperará com o passar do tempo.

Avanços tecnológicos possibilitaram uma melhor caracterização tecidual pela ecocardiografia, o que traz vantagens para a análise de pacientes pós-infarto. Isto decorre do fato de que o feixe ultrassonoro é refletido de forma mais intensa pelo miocárdio cicatrizado do que pelo tecido normal. Essa diferença pode ser potenciada pelo uso da segunda harmônica e de bolhas de contraste. Isso permite uma melhor identificação das regiões viáveis ou não, em especial na fase aguda após infarto do miocárdio, também sem expor o paciente a nenhum tipo de risco.

Por fim, pode-se quantificar pela ecocardiografia a taxa de deformação do miocárdio (*strain rate*), o que faz com que se obtenha melhor avaliação do deslocamento de diferentes segmentos miocárdicos ao longo do ciclo cardíaco. Além disso, a deformação que ocorre durante a sístole correlaciona-se com o grau de integridade da microcirculação, o que reflete a quantidade miocárdica. Isso é realizado com efetividade ainda maior se o exame for feito sob estímulo de dobutamina, pois a sinergia das informações a respeito da condição da microcirculação e da resposta do músculo cardíaco ao agente estressor potencializa a acurácia do exame.

As Figuras 30.1 a 30.3 apresentam alguns dos principais aspectos da Doppler-ecocardiografia na pesquisa da viabilidade miocárdica.

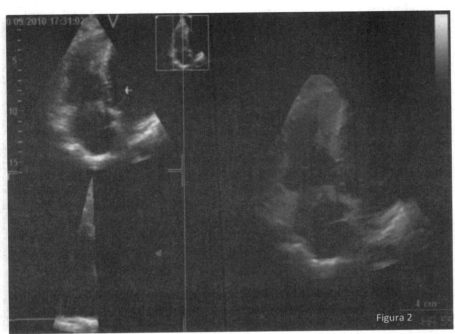

Figura 30.1. A Doppler-ecocardiografia tem a vantagem de possibilitar o registro de imagens que revelam a anatomia e as funções global e regional de ambos os ventrículos. Pelo seu caráter não invasivo e por dispensar o uso de radiação ionizante, o exame tem grande aceitação na pesquisa de viabilidade miocárdica na prática clínica. Ver figura colorida no encarte

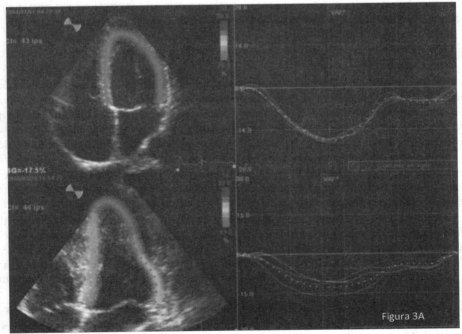

Figura 30.2. A ecocardiografia tridimensional representa um avanço tecnológico que gera imagens com melhor definição da anatomia e da função cardíaca e, por isso, tem sido utilizada para a pesquisa de viabilidade. A associação deste tipo de aquisição com o uso de contraste ultrassonográfico e de segunda harmônica pode fazer com que este tipo de exame tenha grande aceitação prática. Ver figura colorida no encarte

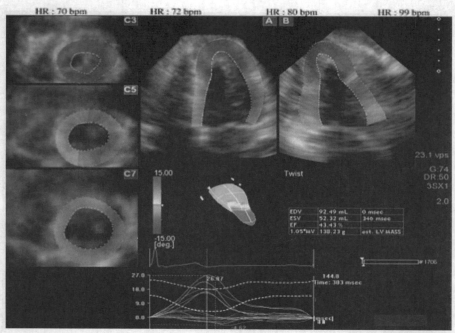

Figura 30.3. Um dos mais relevantes avanços tecnológicos dos últimos anos na ecocardiografia é a utilização de processos que facultem a análise da deformação miocárdica ao longo do ciclo cardíaco, elemento que pode ser mensurado em todas as regiões do coração e que aumenta, de modo especial, a acurácia diagnóstica deste exame (3A). Em virtude disso, surgem ensaios que buscam associar este tipo de imagem a aquisições obtidas com o uso de dobutamina e, caso seja confirmada a expectativa inicial, este exame pode aumentar a contribuição da ecocardiografia tanto no diagnóstico de isquemia como na avaliação de viabilidade miocárdica. Ver figura colorida no encarte

MEDICINA NUCLEAR NA AVALIAÇÃO DA VIABILIDADE MIOCÁRDICA

As imagens em Medicina Nuclear são baseadas na interação de radiofármacos com os miócitos do paciente. Dentre os radiotraçadores disponíveis, destacam-se o tálio e o tecnécio. Habitualmente, os exames de Medicina Nuclear destinados a avaliarem o coração envolvem imagens obtidas com o paciente em repouso e após a realização de estresse físico ou farmacológico, o que facilita o diagnóstico de isquemia e a estimativa da viabilidade, quando necessário. Diante da presença de obstruções hemodinamicamente significativas, haverá captação preservada na fase de repouso e defeitos durante as etapas de esforço. Uma vantagem adicional desta abordagem é que ela também fornece dados relativos à função ventricular nas duas etapas, o que fornece informações prognósticas adicionais relevantes. Também por esta técnica pode-se estimar a taxa de espessamento sistólico no território estudado.

As imagens da cintilografia dependem da captação de radiomarcadores pelo miocárdio, o que varia conforme a perfusão do miocárdio e a integridade da membrana celular e, deste modo, pode-se afirmar que segmentos do miocárdio com captação adequada do radiofármaco são viáveis. Porém, frente a situações nas quais a captação é reduzida, há a necessidade de se proceder a avaliações adicionais, uma vez que ainda pode existir integridade celular, mas o fluxo pode estar reduzido e, desta forma, haverá redução da captação dos elementos radioativos, sem que isto represente a presença de fibrose.

No caso do Tálio 201, se a atividade do território que apresenta o defeito de contração for 50% ou mais da atividade máxima dos territórios normais, o miocárdio será considerado viável. Contudo, nos segmentos com atividade inferior a 50%, pode-se realizar a aquisição tardia, pois se houver redução acentuada do fluxo coronário, o radiomarcador levará mais tempo para atingir a área hipocinética e necessitará de mais tempo para ser eliminado. O uso, portanto, de protocolos de 4 ou 24 horas pode mostrar a presença do Tálio 201 no segmento infartado. O tecnécio pode exibir comportamento semelhante, mas há de se lembrar que este elemento tem meia-vida mais curta, o que pode limitar a acurácia dos resultados.

Outra técnica disponível para a pesquisa de miocárdio viável pela Medicina Nuclear compreende a tomografia por emissão de pósitrons (PET), técnica considerada de excelência para esta finalidade, especialmente por proporcionar informações sobre o fluxo coronário e a atividade metabólica das células cardíacas. Isto decorre do fato de que, com este método, injeta-se glicose marcada com radiotraçadores. Em condições normais, o coração utiliza como substrato metabólico predominantemente ácidos graxos, mas quando há isquemia crônica, existe alteração do metabolismo da célula miocárdica que não mais realiza metabolismo oxidativo, passando a depender exclusivamente da glicólise anaeróbica para manter-se viável. Assim, a diminuição da utilização de ácidos graxos ou o aumento do metabolismo da glicose serve como a assinatura metabólica do miocárdio isquêmico.

Os traçadores mais usados para estudos da perfusão pela tomografia por emissão de pósitrons são: $^{13}NH_3$, ^{82}Rb e $H_2^{15}o$. Os traçadores de perfusão, nitrogênio-13-amônia (meia-vida aproximada de 10 minutos), oxigênio (meia-vida de 127 segundos) e rubídio-82 (meia-vida de 76 segundos), têm sido empregados em alguns centros, porém apenas o rubídio-82 encontra-se disponível em nosso meio. No Brasil, a técnica está disponível desde 2003, sendo que o estudo da perfusão é realizado com tálio-201 ou sestamibi/tetrofosmin marcados com tecnécio-99m.

A procura de viabilidade miocárdica utilizando PET é fundamentalmente feita com FDG marcado com flúor-18, que também é utilizado em estudos oncológicos e cerebrais. A meia-vida física de 110 minutos permite seu transporte do cíclotron em que é produzido para os serviços de Medicina Nuclear onde são empregados, tornando seu uso clínico factível. O diagnóstico de miocárdio disfuncional, porém viável pela PET, que indica pacientes com maior potencial de benefícios após a revascularização, é aquele com metabolismo preservado, mesmo que exista dissociação entre perfusão e metabolismo, isto é, se existe redução da perfusão, mas existem células metabolicamente viáveis, reveladas pela captação do FDG marcado (PET Mismatch). Por outro lado, se as imagens demonstram redução tanto da perfusão como da captação de FDG, isto representa a presença de cicatriz ou fibrose e, possivelmente, um dano miocárdico irreversível.

Importante metanálise publicada por Allman et al. compara a mortalidade em pacientes com e sem viabilidade miocárdica pelos exames de Medicina Nuclear, comparando os casos mantidos em tratamento clínico com aqueles revascularizados. Segundo os resultados apresentados, o índice de óbitos foi superior quando portadores de músculo ainda viável não foram revascularizados. Por outro lado, não há benefício em revascularizar pacientes que não apresentem miocárdio viável. Esses resultados confirmam a relevância deste exame na decisão terapêutica de pacientes com doença coronária e disfunção miocárdica.

As Figuras 30.4 a 30.6 apresentam algumas das formas de pesquisa de viabilidade miocárdica por meio de técnicas de Medicina Nuclear.

RESSONÂNCIA MAGNÉTICA PARA A AVALIAÇÃO DE VIABILIDADE MIOCÁRDICA

A ressonância nuclear magnética forma imagens a partir da interação de potentes campos magnéticos com o núcleo dos átomos de hidrogênio no corpo humano, sendo capaz de fornecer informações anatômicas e funcionais sobre o sistema cardiovascular. Como a resposta dos átomos depende da molécula à qual ele estiver ligado, muitas vezes, é possível realizar avaliações pormenorizadas do sistema cardiovascular, sem o uso dos meios de contraste. Tais imagens podem ser empregadas na pesquisa de viabilidade miocárdica, baseando a decisão clínica na medida da espessura miocárdica. Caso o miocárdio, ao final da diástole, medisse menos de 0,6 cm, não haveria miocárdio viável significativo. Metanálise publicada em 2012 mostrou que esta abordagem tem sensibilidade de 96% (variando de 91 a 98%), porém especificidade de 38% (variando de 23 a 57%), poder preditivo negativo de 85% (variando de 70 a 93%) e poder preditivo positivo de 71% (variando de 49 a 86%).

290 | DOENÇA ARTERIAL CORONÁRIA CRÔNICA

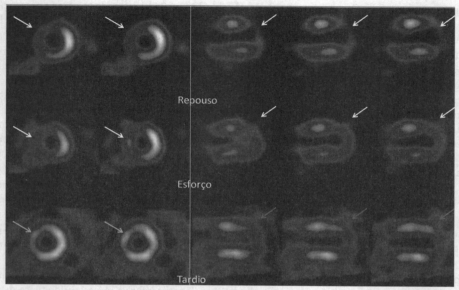

Figura 30.4. A cintilografia do miocárdio com Tálio 201 é uma técnica consagrada para o diagnóstico de isquemia miocárdica, que também pode ser utilizada com sucesso para definir a presença de miocárdio isquêmico, mas viável. Neste exemplo, pode-se notar um exemplo de paciente com defeito de perfusão persistente em repouso e sob estresse (setas brancas). As imagens de redistribuição, obtidas 24 horas após o exame inicial, mostraram aumento da área perfundida, revelando extensão substancial de miocárdio viável na área isquêmica, apesar da presença de necrose estabelecida no ápice do ventrículo esquerdo. Ver figura colorida no encarte

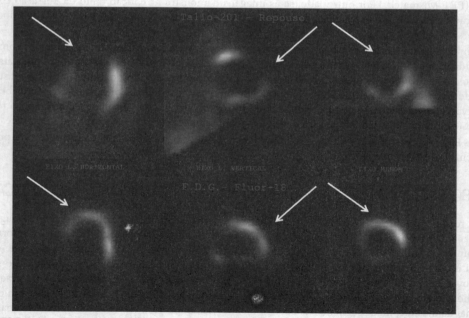

Figura 30.5. A despeito dos bons resultados que o exame com Tálio 201 pode oferecer, a introdução de exames com glicose marcada pela tomografia por emissão de pósitrons (PET) representa um avanço significativo, pois permite identificar zonas de miocárdio com potencial de recuperação funcional, a despeito de acentuada isquemia. Neste exemplo, observa-se paciente no qual o exame com tálio não revelou miocárdio com potencial de recuperação (accina), mas o exame com glicose radioativa facultou a identificação de miocárdio que se beneficiaria de revascularização do miocárdio (abaixo).
Ver figura colorida no encarte

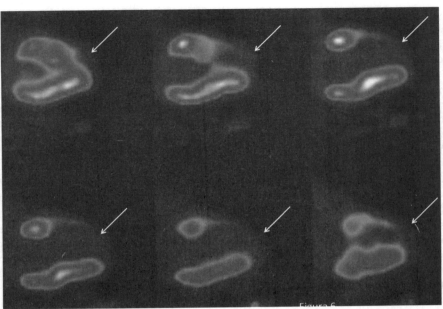

Figura 30.6. Exames com glicose marcada podem, por outro lado, revelar ausência de viabilidade. Neste exemplo, observam-se imagens de paciente que estava evoluindo com quadro de arritmias e insuficiência cardíaca após infarto agudo do miocárdio, que não exibia viabilidade com ausência de atividade metabólica na parede anterior (setas). O paciente foi submetido a aneurismectomia com reconstrução geométrica do ventrículo esquerdo e melhora dos sintomas e controle das arritmias ventriculares. Ver figura colorida no encarte.

Em certas condições, porém, o uso do meio de contraste é fundamental, como para avaliar cardiomiopatias, tumores, processos inflamatórios e exames conduzidos para averiguar a perfusão ou para pesquisar a viabilidade miocárdica. O meio de contraste utilizado em ressonância é baseado em metais que não sofrem nenhum efeito do magnetismo ao qual o corpo se encontra exposto, desta forma modificando os tempos de relaxamento dos locais em que se encontram. Quando presentes, manifestam-se sempre com sinal de alta intensidade (branco), realçando a região por eles marcada.

Trabalhos experimentais e clínicos comprovaram a propriedade da ressonância para apontar áreas de necrose, diferenciando-as de regiões isquêmicas. O metal paramagnético atinge os segmentos necrosados mais tardiamente, mas são retidos neles por mais tempo, o que fornece a tais segmentos uma aparência clara, os quais se destacam do músculo normal, pois mesmo se houver isquemia, o meio paramagnético será lavado e tais porções viáveis permanecerão escuras. Esse tipo de abordagem, no qual se obtém imagens pelo menos 10 minutos após a injeção do metal paramagnético para avaliar se há ou não imagens claras que indiquem dano miocárdico, é conhecido como técnica de realce tardio. Caso a intensidade do sinal aumente em, pelo menos, duas vezes o desvio padrão da média da intensidade de sinal do miocárdio ventricular, considera-se que há realce e, portanto, necrose ou fibrose presente no local. Há consenso também em se afirmar que, quando existe menos de 25% da espessura parietal envolvida, a recuperação da contratilidade mural é mais provável, ao contrário do que acontece quando o contraste era retido em mais do que 75% da espessura mural. Em tais situações, a necrose seria extensa a ponto de tornar a recuperação contrátil pouco provável, mesmo que sejam realizados procedimentos de revascularização. Alguns autores têm proposto a adoção de realce presente em menos de 50% da espessura da região estudada como indicador de prognóstico e potencial de recuperação de contratilidade após a intervenção. A validade deste parâmetro para sugerir melhoria da mobilidade regional mostrou sensibilidade de 95% (variando de 90 a 99%), especificidade de 51% (variando de 25 a 94%), poder preditivo negativo de 90% e poder preditivo positivo de 69%. Esses achados podem ser insuficientes se o objetivo principal da investigação for a determinação se existe ou não miocárdio viável, mas isquêmico, sugerindo que a melhor abordagem seria a realização de exame combinado para definir se há ou não isquemia e viabilidade associada. Isto pode ser alcançado com a realização de estresse farmacológico com Dipiridamol ou Adenosina e quantificando a perfusão do músculo cardíaco em cada região.

Outra possibilidade para tentar identificar o miocárdio viável com a ressonância se dá com o estudo da reserva contrátil do miocárdio ventricular. O procedimento é semelhante ao empregado pela Doppler-ecocardiografia ou pela Medicina Nuclear, tendo o mesmo o objetivo de avaliar a resposta do miocárdio ao estímulo farmacológico, sendo o fármaco mais empregado a dobutamina, com administração de baixas doses. A maior parte dos trabalhos emprega de 5 a 10 mcg/kg/min e define como o aumento de 2 mm na espessura miocárdica ao final de sístole como índice para definir a presença de viabilidade miocárdica.

Uma recente metanálise revelou que esta técnica tem sensibilidade de 81% (variando de 73 a 86%), especificidade de 91% (variando de 84 a 95%), com poder preditivo negativo de 75% (variando de 65 a 83%) e poder preditivo positivo de 93% (variando de 84 a 95%).

Ao contrário do que se observa com o uso da técnica de realce tardio, a utilização desta metodologia destacou-se por indicar regiões em que ainda havia dúvida no sentido de mostrar o potencial para recuperação. Assim, se o segmento avaliado mostra realce tardio presente em cerca de 50% da espessura da parede ventricular em uma extensão significativa, a análise da reserva contrátil do miocárdio pode fornecer informações adicionais relevantes.

Considerando-se as vantagens e limitações de cada uma das opções disponíveis para a ressonância, no Instituto Dante Pazzanese de Cardiologia (IDPC), tem-se utilizado um protocolo combinado, o qual se inicia com séries dinâmicas, sem contraste (cine ressonância), as quais revelam a existência de hipocinesia e possibilitam a medida da espessura do miocárdio na parede comprometida, ao final de diástole. Em seguida, a menos que exista contraindicação, realiza-se a injeção do meio de contraste e obtêm-se imagens 12 minutos após sua administração para avaliar a presença, extensão e intensidade das áreas de realce tardio. Nos casos em que não há hiperintensidade de sinal em mais do que 25% da espessura das paredes comprometidas ou se há realce interessando a mais do que 75% das regiões com defeitos de contração, considera-se a investigação como terminada. Nos demais casos, procede-se à obtenção de imagens cine-ressonância sob a injeção de 5 e 10 mcg/kg/min, com intervalos de três minutos entre elas, para analisar a resposta dinâmica do tecido miocárdico e assim procurar determinar se há ou não miocárdio viável e se o paciente beneficiar-se-ia ou não dos procedimentos de revascularização. Uma abordagem alternativa que vem ganhando popularidade pela simplicidade de realização é a de se iniciar o exame com a realização de estresse farmacológico com 0,56 mcg/kg de dipiridamol ou 140 mcg/kg/min por seis minutos de adenosina, bem como avaliar a perfusão miocárdica em condições de demanda máxima. Em seguida, as séries dinâmicas são realizadas e o estímulo estressor é revertido. Realizam-se, então, as imagens de perfusão em repouso e, após 10 a 12 minutos, obtêm-se os dados de realce tardio. Os resultados desta abordagem, superiores com adenosina, têm-se mostrado muito úteis na prática, com eficácia superponível ao de abordagens por outras técnicas.

As Figuras 30.7 a 30.9 mostram algumas das contribuições da ressonância magnética na avaliação de pacientes com doença coronária e disfunção ventricular.

AVALIAÇÃO DA VIABILIDADE MIOCÁRDICA POR TOMOGRAFIA COMPUTADORIZADA

A tomografia computadorizada utiliza meio de contraste iodado para documentar a condição dos vasos arteriais e venosos, inclusive as artérias coronárias, campo no qual este método apresenta excelentes resultados na prática clínica. Por outro lado, como a farmacocinética do meio de contraste iodado é semelhante àquela dos meios paramagnéticos, alguns investigadores procuraram utilizar a tomografia para este fim. Uma vez que as áreas com necrose e fibrose facilitam a passagem do meio de contraste para o segmento extravascular e retêm este material por mais tempo, isso geraria áreas de realce tardio pelo contraste iodado, semelhantes ao que é observado na ressonância.

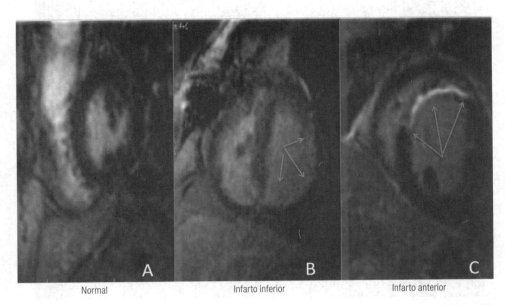

Figura 30.7. A ressonância magnética permite a identificação de necrose miocárdica a partir da identificação da presença de realce tardio na região em que há necrose ou fibrose estabelecida. Neste exemplo, observa-se um caso em que não há necrose e, portanto, não existe realce na fase tardia após a injeção do meio de contraste paramagnético (A). Os outros dois casos pertencem a pacientes que exibiam necrose e realce tardio (setas) após infarto nas paredes inferior e anterior (C).

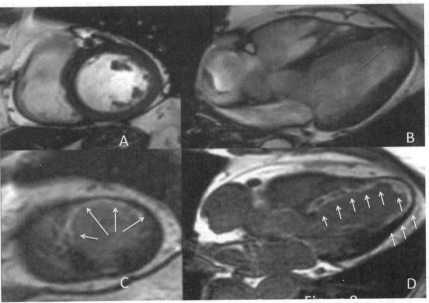

Figura 30.8. Paciente com infarto anterior, evoluindo com episódios de confusão mental, palpitações e dispneia. A ressonância magnética mostrava hipocinesia anterior com trombo no ápice (A, seta aponta trombo), com lesão de microcirculação revelada pela falha de opacificação da parede anterior mesmo em repouso (B, seta). As imagens de realce tardio mostravam extensa necrose anterior identificada pela área de realce tardio (C).

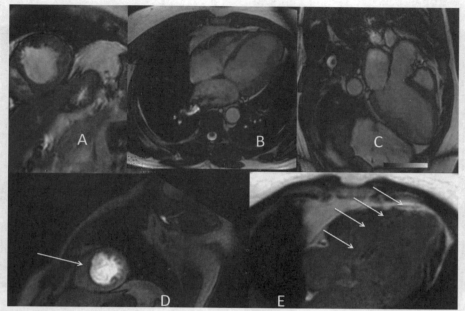

Figura 30.9. Paciente em evolução de infarto anterior (42 dias), submetido à reperfusão com 12 horas após o início da dor, evoluindo com hipocinesia anterior e piora da classe funcional, apresentando dispneia e bulhas hipofonéticas. A ressonância mostrou infarto anterior extenso com sinais de realce tardio e lesão de microcirculação (A, setas) com derrame pericárdico, possibilitando o diagnóstico de Síndrome de Dressler.

Estudos preliminares confirmam a possibilidade de se utilizar a tomografia para este fim e esta técnica tem sido empregada no IDPC. Em 34 pacientes tanto a tomografia como a ressonância foram realizadas, e houve concordância no que se refere à existência e extensão de realce tardio em 24 casos. Naturalmente, pesquisas adicionais devem ser realizadas antes de se proceder à aplicação clínica rotineira deste exame, e alguns fatores, tais como a necessidade de se utilizar radiação ionizante, devem ser considerados. Mas, se tais achados preliminares forem confirmados, a tomografia pode se transformar numa opção interessante para avaliar este tipo de achado, principalmente por facultar a análise da anatomia coronária e da condição do músculo cardíaco concomitantemente.

A Figura 30.10 mostra um exemplo de paciente com análise de viabilidade por tomografia computadorizada.

PERSPECTIVAS CLÍNICAS

Na prática clínica, a Doppler-ecocardiografia é o método mais disponível e, portanto, o mais amplamente utilizado para a pesquisa de viabilidade miocárdica em pacientes com doença coronária e disfunção ventricular. Dentre os índices disponíveis, a medida da espessura parietal ao final de diástole apresenta elevada sensibilidade, porém especificidade reduzida e, na maioria das vezes, técnicas adicionais precisam ser utilizadas. Essa complementação pode ser feita com o uso de estresse farmacológico com dobutamina, que apresenta resultados melhores, em especial no tocante à especificidade. Por outro lado, a utilização de novas técnicas ainda se encontra em fases mais iniciais de utilização clínica, mas parecem ser de grande utilidade, em particular aquelas utilizando strain rate com enorme potencial.

Já as diferentes abordagens utilizando Medicina Nuclear também se comprovam úteis na prática clínica. A imagem com tecnécio ou tálio são mais amplamente disponíveis e, quando comparadas às modalidades de imagem que baseiam sua análise na resposta contrátil ao estímulo farmacológico, percebe-se

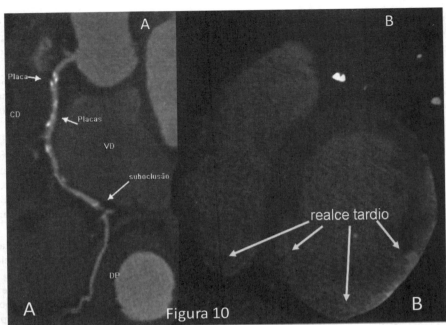

Figura 30.10. Paciente com infarto inferior evoluindo com quadro compatível com baixo débito, submetido à tomografia computadorizada que mostrou extensa aterosclerose, com lesão coronária suboclusiva na porção distal da artéria coronária direita, estendendo-se para a origem de um extenso ramo descendente posterior (A). As imagens obtidas tardiamente (15 minutos), após a injeção do meio de contraste iodado, mostravam realce tardio na parede inferior e em porção significativa do ventrículo direito. Como o comportamento do contraste iodado é semelhante ao do material paramagnético, pode-se concluir que há necrose inferior e do ventrículo direito, a despeito de não haver oclusão arterial que justifica o quadro clínico do paciente.

que a contribuição dos exames é semelhante. No entanto, o melhor desempenho é obtido com o uso de reinjeção de tálio que, contudo, apresenta o inconveniente de ser muito prolongado (até 24 horas) e de expor o paciente a uma dose de radiação mais elevada. Exames com tecnécio apresentam menor resolução espacial e podem não revelar pequenas áreas de necrose que apresentam potencial implicação no diagnóstico. Devido a tais fatores, tem-se dado grande destaque à utilização de exames de PET, em particular com FDG. Este exame apresenta excelentes resultados, com sensibilidade de 92%, especificidade de 63%, poder preditivo positivo de 76% e poder preditivo negativo de 82%. A contribuição mais expressiva que esta técnica fornece é na definição do miocárdio hibernante. Casos tratados de modo conservador apresentam pior prognóstico, com taxas de mortalidade muito elevadas, o que justifica o uso deste exame quando houver dúvida em relação à viabilidade, mesmo após a realização da Doppler-ecocardiografia.

A ressonância magnética apresenta melhor resolução de contraste do que a ecocardiografia e melhor resolução espacial do que a Medicina Nuclear, o que se traduz na maior capacidade de identificar áreas de pequenas necroses e de pequenos defeitos de perfusão, achado que tem valor prognóstico nos casos pós-infarto do miocárdio. O uso de protocolos combinados de pesquisa de isquemia e de realce tardio apresenta os melhores resultados. No IDPC, a análise de 160 pacientes mostrou que, em 98, foram obtidas todas as informações, sem a necessidade da fase de pesquisa de isquemia, que foi fundamental nos outros 62 casos. A capacidade de o exame prever os pacientes que melhorariam a contratilidade regional após o procedimento de revascularização foi de 93% e, nos 72 pacientes que exibiam espessura diastólica inferior a 0,6 cm e realce tardio em mais do que 75% da espessura da parede, não houve melhoria da contratilidade, mesmo nos 34 casos submetidos à revascularização do miocárdio (23 cirurgias, nove intervenções percutâneas).

296 | DOENÇA ARTERIAL CORONÁRIA CRÔNICA

A ressonância apresenta algumas contraindicações particulares, dentre as quais se destaca a impossibilidade de se realizar exames em portadores de marca-passo, desfibriladores ou cardioversores implantados. Além disso, a função renal deve ser avaliada cuidadosamente, pois quando há *clearance* de creatinina menor do que 30, há a possibilidade do desenvolvimento de fibrose nefrogênica sistêmica. Tal doença foi identificada há pouco mais de 15 anos e compreende alterações cutâneas caracterizadas por espessamento e endurecimento cutâneos das extremidades e aumento nas células do tipo fibroblástico da derme, acompanhado de remodelamento do colágeno e de deposição de mucina. Seu curso é fatal na quase totalidade dos pacientes.

Após a publicação do estudo STICH, muitos investigadores passaram a questionar a necessidade de pesquisar viabilidade, uma vez que, dos 1.212 pacientes com disfunção ventricular isquêmica e fração de ejeção do ventrículo esquerdo menor ou igual a 35% incluídos neste trabalho, não houve diferença de mortalidade entre os grupos mantidos clinicamente e revascularizados. Pareceria lícito, portanto, não dar destaque à pesquisa de viabilidade em pacientes com doença coronária e disfunção ventricular. Entretanto, a presença de viabilidade identifica subpopulação com melhor prognóstico quando comparada aos casos com necrose estabelecida.

Por outro lado, Gerber et al. estudaram 144 pacientes com características semelhantes àquelas observadas nos pacientes do estudo STICH e compararam a presença de viabilidade pela ressonância com a evolução clínica dos pacientes, que foram randomizados para tratamentos clínico ou cirúrgico. Ao final de três anos de evolução, os autores encontraram sobrevida livre de eventos e sobrevida livre de eventos cardiovasculares mais favoráveis nos pacientes que apresentavam disfunção contrátil em repouso, mas com miocárdio viável, enquanto que as maiores taxas de óbito foram identificadas nos casos de pacientes com miocárdio viável mantidos em tratamento clínico. Dessa forma, a procura de miocárdio viável em pacientes com doença coronária obstrutiva e disfunção ventricular pode ter impacto decisivo na prática clínica, pois permite que os procedimentos de revascularização sejam realizados nos pacientes que comprovadamente se beneficiariam deste tratamento, por um lado, e que os casos sem miocárdio viável fossem mantidos em tratamento clínico. Portanto, poderia haver ganho na sobrevida do paciente, associado ao uso mais racional de recursos, pois procedimentos invasivos com necessidade de internação hospitalar não seriam realizados nos casos em que tais opções não fossem acompanhadas de dados, atestando o seu potencial efeito positivo, ao mesmo tempo que possibilitam o uso racional de recursos econômicos.

BIBLIOGRAFIA

Allman KC, Shaw LJ, Hachamovitch R, et al. Myocardial viability testing and impact of revascularization on prognosis in patients with coronary artery disease and left ventricular dysfunction: a meta-analysis. J Am Coll Cardiol. 2002;39(7):1151-8.

Bansal M, Jeffriess L, Leano R, et al. Assessment of myocardial viability at dobutamine echocardiography by deformation analysis using tissue velocity and speckle-tracking. JACC Cardiovasc Imag. 2010;3(2):121-31.

Bonow RO. Myocardial viability and prognosis in patients with ischemic left ventricular dysfunction. J Am Coll Cardiol. 2002;39(7):1159-62.

Cornel JH, Bax JJ, Elhendy A, et al. Biphasic response to dobutamine predicts improvement of global left ventricular function after surgical revascularization in patients with stable coronary artery disease: implications of time course of recovery on diagnostic accuracy. J Am Coll Cardiol. 1998;31(5):1002-10.

Cwajg JM, Cwajg E, Nagueh SF, et al. End-diastolic wall thickness as a predictor of recovery of function in myocardial hibernation: relation to rest-redistribution T1-201 tomography and dobutamine stress echocardiography. J Am Coll Cardiol. 2000;35(5):1152-61.

Gerber BL, Rousseau MF, Ahn SA, et al. Prognostic value of myocardial viability by delayed-enhanced magnetic resonance in patients with coronary artery disease and low ejection fraction: impact of revascularization therapy. J Am Coll Cardiol. 2012;59(9):825-35.

Hendel RC, Berman DS, Di Carli MF, et al. ACCF/ASNC/ACR/AHA/ASE/ SCCT/SCMR/SNM 2009 Appropriate Use Criteria for Cardiac Radionuclide Imaging: A Report of the American College of Cardiology

Foundation Appropriate Use Criteria Task Force, the American Society of Nuclear Cardiology, the American College of Radiology, the American Heart Association, the American Society of Echocardiography, the Society of Cardiovascular Computed Tomography, the Society for Cardiovascular Magnetic Resonance, and the Society of Nuclear Medicine. J Am Coll Cardiol. 2009;53(23):2201-29.

Higgins CB, Botvinick EH, Lanzer P, et al. Cardiovascular imaging with nuclear magnetic resonance. Cardiol Clin. 1983;1(3):527-39.

Jones RH, Velazquez EJ, Michler RE, et al. Coronary bypass surgery with or without surgical ventricular reconstruction. N Engl J Med. 2009;360(17):1705-17.

La Canna G, Alfieri O, Giubbini R, et al. Echocardiography during infusion of dobutamine for identification of reversibly dysfunction in patients with chronic coronary artery disease. J Am Coll Cardiol. 1994;23(3):617-26.

Meluzin J, Cerny J, Spinarova L, et al. Prognosis of patients with chronic coronary artery disease and severe left ventricular dysfunction. The importance of myocardial viability. Eur J Heart Fail. 2003;5(1):85-93.

Mollema SA, Delgado V, Bertini M, et al. Viability assessment with global left ventricular longitudinal strain predicts recovery of left ventricular function after acute myocardial infarction. Cir Cardiovasc Imag. 2010;3(1):15-23.

Montant P, Chenot F, Goffinet C, et al. Detection and quantification of myocardial scars by contrast-enhanced 3D echocardiography. Circ Cardiovasc Imag. 2010;3(4):415-23.

Pakkal M, Raj V, McCann GP. Non-invasive imaging in coronary artery disease including anatomical and functional evaluation of ischaemia and viability assessment. Br J Radiol. 2011;84(Spec No 3):S280-95.

Park SM, Hong SJ, Park JS, et al. Relationship between strain rate imaging and coronary flow reserve in assessing myocardial viability after acute myocardial infarction. Echocardiography. 2010;27(8):977-84.

Partington SL, Kwong RY, Dorbala S. Multimodality imaging in the assessment of myocardial viability. Heart Fail Rev. 2011;16(4):381-95.

Pinto IMS, Shiozaki AA, Sousa AG. Identificação de miocárdio viável pela tomografia computadorizada. Rev Soc Cardiol Estado São Paulo. 2012;22(1):17-21.

Romero J, Kahan J, Kelesidis I, et al. CMR imaging for the evaluation of myocardial stunning after acute myocardial infarction: a meta-analysis of prospective trials. Eur Heart J Cardiovasc Imag. 2013;14(11):1080-91.

Sara L, Szarf G, Tachibana A, et al. II Diretriz de Ressonancia Magnetica e Tomografia Computadorizada Cardiovascular da Sociedade Brasileira de Cardiologia e do Colegio Brasileiro de Radiologia. Arq Bras Cardiol. 2014;103(6 Suppl 3):1-86.

Sawada S, Bapat A, Vaz D, et al. Incremental value of myocardial viability for prediction of long-term prognosis in surgically revascularized patients with left ventricular dysfunction. J Am Coll Cardiol. 2003;42(12):2099-105.

Schinkel AF, Bax JJ, Poldermans D, Elhendy A, Ferrari R, Rahimtoola SH. Hibernating myocardium: diagnosis and patient outcomes. Cur Probl Cardiol. 2007;32(7):375-410.

Smanio PE, Watson DD, Segalla DL, Vinson EL, Smith WH, Beller GA. Value of gating of technetium-99m sestamibi single-photon emission computed tomographic imaging. J Am Coll Cardiol. 1997;30(7):1687-92.

Teske AJ, Prakken NH, De Boeck BW, et al. Echocardiographic tissue deformation imaging of right ventricular systolic function in endurance athletes. Eur Heart J. 2009;30(8):969-77.

Travin MI, Bergmann SR. Assessment of myocardial viability. Sem Nucl Med. 2005;35(1):2-16.

Doença arterial coronária crônica: tratamento por intervenção coronária percutânea

Marinella Patrizia Centemero

Palavras-chave: Doença arterial coronária; Intervenção coronária percutânea; *Stents* farmacológicos; Isquemia; Cirurgia de revascularização miocárdica; Diabéticos; Tronco de coronária esquerda; SYNTX escore; Eventos cardíacos.

INTRODUÇÃO

A doença arterial coronária (DAC) é uma das maiores causas de mortalidade geral e cardiovascular. Estima-se que, nos Estados Unidos da América em 2013, um terço dos óbitos foi de origem cardiovascular (30,8%), sendo que a aterosclerose coronária foi responsável por um em cada sete deles, além de causar aproximadamente 750.000 infartos do miocárdio, dos quais 116.793 resultaram em óbito.

Dados obtidos pelo *National Health and Nutrition Examination Survey* (NHANES), no período compreendido entre 2009 e 2012, revelam que a prevalência de DAC é de 6,2% em adultos americanos acima de 20 anos, sendo 7,6% para o sexo masculino e 5,0% para o feminino. Já a prevalência global de infarto agudo do miocárdio (IAM) é de 2,8% em adultos americanos acima de 20 anos, sendo de 4% no sexo masculino e 1,8% no feminino. Projeções de dados sugerem que a prevalência da DAC em 2030 aumentará em aproximadamente 18% em relação a 2013.

O mesmo registro estimou que houve um decréscimo de aproximadamente 44% na mortalidade por DAC atribuível à modificação específica de alguns fatores de risco, tais como: redução do colesterol total (24%), redução da pressão arterial sistólica (20%), diminuição do tabagismo (12%), combate ao sedentarismo (5%) e revascularização para tratamento da DAC crônica (5%).

Entretanto, este melhor controle dos fatores de risco classicamente associados ao desenvolvimento de DAC foi contrabalançado de forma negativa pelo aumento na prevalência de obesidade e diabetes melito, os quais elevaram as taxas de mortalidade em 8 e 10%, respectivamente.

Por fim, pesquisa também revelou que, desde o final da década de 1960, as taxas de mortalidade ajustada por idade estão em declínio, com redução de aproximadamente 60%, e a despeito do crescimento populacional e do envelhecimento progressivo, houve redução da mortalidade anual da ordem de 5% a partir de 1999. As razões são diversas, porém vale ressaltar que tratamentos mais agressivos, como a utilização da intervenção coronária percutânea (ICP), são responsáveis pela redução contínua da letalidade após o IAM. Paralelamente, o risco de óbito por IAM foi reduzido em mais de 50% devido à utilização de aspirina, betabloqueadores, inibidores da enzima de conversão de angiotensina (IECA), bem como dos procedimentos de revascularização e reabilitação cardíaca.

PRINCÍPIOS GERAIS PARA O TRATAMENTO DA DOENÇA ARTERIAL CORONÁRIA

Dois objetivos principais norteiam o tratamento da DAC: reduzir os eventos cardíacos adversos maiores (óbito, IAM e insuficiência cardíaca) e proporcionar uma melhor qualidade de vida ao paciente com redução dos sintomas e aumento da capacidade física nas atividades diárias.

Os princípios gerais que auxiliam na escolha do melhor tratamento (farmacológico isolado/revascularização percutânea ou cirúrgica) devem se basear na presença e severidade dos sintomas, comprovação de isquemia e sua extensão, além de dois outros fatores importantes relacionados ao prognóstico da DAC: extensão do acometimento aterosclerótico e presença de disfunção ventricular esquerda.

Outros fatores que também devem ser considerados são: idade do paciente, capacidade funcional, adesão ao tratamento farmacológico e às mudanças do estilo de vida, presença de comorbidades associadas e preferência individual por determinado tratamento.

INTERVENÇÃO CORONÁRIA PERCUTÂNEA

Após quase 40 anos desde a sua introdução por Gruentzig, a ICP passou por um avanço inigualável, que permitiu a expansão e a aplicação da técnica em situações clínicas e angiográficas cada vez mais desafiadoras, rivalizando com a cirurgia cardíaca no tratamento de pacientes portadores de DAC.

Tal progresso está relacionado à maior experiência dos operadores, que resulta em altas taxas de sucesso e baixo índice de complicações; à introdução de *stents* farmacológicos (SF), que permitiu a grande expansão da técnica por reduzir as taxas de reestenose, ampliando sua aplicação em casos de altas complexidades clínica e anatômica e mantendo a segurança do procedimento; à introdução de técnicas sofisticadas de imagem cardíaca como o ultrassom coronário e a tomografia de coerência óptica, que auxiliam na realização de implante do *stent*, além de dispositivos como a reserva de fluxo fracionada que identifica a presença ou não de isquemia em lesões moderadas e orienta sobre a necessidade de seu tratamento. Paralelamente, a utilização de fármacos antiplaquetários de indiscutível eficácia, como os inibidores da $P2Y_{12}$ (clopidogrel, prasugrel e ticagrelor), tem papel fundamental na prevenção da trombose dos *stents* e dos eventos cardíacos maiores (óbito/IAM), particularmente na síndrome coronária aguda (SCA).

Atualmente, a revascularização percutânea cursa com taxas de sucesso superiores a 95%, baixa ocorrência de trombose com a utilização da nova geração de SF (<1,5%) e de reestenose coronária (<5%). Vale ressaltar que a introdução e a utilização crescente da via radial para a realização de procedimentos percutâneos também reduziram as complicações vasculares e hemorrágicas e a mortalidade, nos casos de SCA, contribuindo para o sucesso e a expansão da técnica.

No entanto, a ICP exige a prescrição da terapia antiplaquetária dupla (aspirina + inibidores da $P2Y_{12}$) por períodos que variam de um a seis ou 12 meses, dependendo do quadro clínico (estável *vs.* agudo) e do tipo de *stent* utilizado (convencional ou farmacológico). Se houver contraindicação para esta terapia devido ao risco elevado de sangramentos, uso concomitante de anticoagulantes orais (presença de fibrilação atrial crônica), necessidade de cirurgias não cardíacas num intervalo de tempo muito precoce (< três meses) ou dúvidas sobre a aderência do paciente ao tratamento, a realização da ICP deve ser discutida e pode ser postergada ou contraindicada. Atualmente, pesquisas envolvendo a utilização de SF específicos, sem polímeros (*Biofreedom: estudo Leaders Free*) ou com hastes muito finas e polímeros bioabsorvíveis (*Synergy*: estudo *EVOLVE Short DAPT*, em andamento), permitem, nas situações especificadas, o encurtamento do período de utilização da terapia antiplaquetária dupla (de um a três meses).

INDICAÇÕES DE REVASCULARIZAÇÃO PERCUTÂNEA NA DOENÇA ARTERIAL CRÔNICA

Na DAC estável, a aplicação da ICP é indiscutivelmente segura e eficaz, com taxas de sucesso do procedimento acima de 95% e risco de mortalidade inferior a 0,5%. Vários estudos demonstraram sua inequívoca vantagem em reduzir os sintomas de angina, melhorar a qualidade de vida dos pacientes e contribuir para a diminuição da isquemia detectada nas provas funcionais não invasivas. Pesquisas demonstram que quanto maior a carga isquêmica, maior o risco do desenvolvimento de eventos cardíacos adversos, como óbito e IAM. Entretanto, a comprovação de que a ICP de fato reduz tais eventos maiores na doença estável ainda não foi demonstrada, ao contrário do que foi extensamente comprovado quando de sua aplicação no tratamento da SCA com ou sem supradesnivelamento do segmento ST. Esse fato decorre da multiplicidade de situações clínicas, fatores de risco, comorbidades associadas e perfis angiográficos (características das lesões), que podem ocorrer no paciente portador de DAC estável, o que torna impossível estabelecer as recomendações para todas as possíveis combinações clínicas e angiográficas presentes neste contexto.

Todavia, a indicação do procedimento deve obedecer alguns princípios básicos que incluem:

→ presença de sintomatologia típica ou equivalente isquêmico;

→ provas funcionais detectoras de isquemia, que devem localizar e quantificar a carga isquêmica, além de avaliar a repercussão desta no desempenho da função ventricular esquerda;

→ cinecoronariografia que demonstre a presença de lesões importantes, maiores do que 70%, e cujas características sejam favoráveis à realização do procedimento percutâneo; na presença de lesões moderadas (40 a 70%), provas funcionais demonstrando a presença de isquemia ou a avaliação invasiva, por meio da reserva de fluxo fracionada, são necessárias;

→ avaliação dos riscos e benefícios do tratamento, principalmente no tocante a dois fatores: alívio dos sintomas (e, consequentemente, melhora da qualidade de vida) e mudança do prognóstico (redução de eventos cardiovasculares maiores como óbito e IAM);

→ experiência do hospital, disponibilidade de SF, opinião de consenso entre clínicos, cardiologistas intervencionistas e cirurgiões ("Heart Team") nos casos mais complexos e a preferência do paciente e seus familiares.

A seguir, serão exploradas algumas das indicações mais relevantes da ICP (e possíveis controvérsias) em pacientes com DAC estável: doença multiarterial, lesões de tronco de coronária esquerda (TCE) e coronariopatia em diabéticos.

Intervenção coronária percutânea no tratamento da doença multiarterial

Desde a década de 1990, inúmeros estudos randomizados compararam a ICP e a cirurgia de revascularização miocárdica (CRM) em pacientes multiarteriais, em geral demonstrando equivalência das duas técnicas em relação à sobrevivência e melhora dos sintomas, porém com menor número de novas revascularizações no grupo cirúrgico.

Metanálise publicada em 2009, envolvendo dez estudos randomizados com utilização de *stents* não farmacológicos, não demonstrou diferenças na mortalidade entre os pacientes tratados por ICP *vs.* CRM, exceto nos diabéticos e naqueles com idade acima de 65 anos, nos quais o tratamento cirúrgico foi superior ao percutâneo.

Uma metanálise de 2014, envolvendo seis estudos randomizados com mais de 6.000 pacientes multiarteriais, tratados por CRM ou ICP (angioplastia com balão, *stents* não farmacológicos e SF), revelou redução significativa de mortalidade, IAM e nova revascularização nos pacientes submetidos à cirurgia, porém com aumento na incidência de acidente vascular encefálico (AVE).

Na atualidade, os resultados da ICP, utilizando os SF *vs.* a CRM na DAC multiarterial, revelam que a diferença entre as duas técnicas é cada vez menor, pois esses *stents* permitem a abordagem de lesões muito complexas com excelentes resultados e taxas de reestenose e trombose bastante reduzidas.

302 | DOENÇA ARTERIAL CORONÁRIA CRÔNICA

Essas afirmações foram comprovadas no estudo SYNTAX, randomizado, multicêntrico, que estabeleceu novos parâmetros e conceitos para a eterna comparação entre as duas técnicas de revascularização (ICP + SF × CRM), dentre os quais destacam-se:

→ a criação de um time multidisciplinar ("*Heart Team*"), envolvendo o cirurgião, o intervencionista e o cardiologista clínico com o objetivo de avaliar a factibilidade e a equivalência da revascularização obtidas pela ICP e CRM de forma individualizada para cada paciente;

→ o desenvolvimento do escore SYNTAX, que combina diversas variáveis anatômicas com o propósito de orientar o "*Heart Team*" a escolher a estratégia mais adequada de revascularização para portadores de DAC complexa (com ou sem envolvimento de TCE), já incorporado às diretrizes europeia e americana;

→ a inclusão de portadores de DAC de alto risco: acometimento triarterial em mais de dois terços dos casos, presença de lesões de TCE (foi o estudo com o maior número de pacientes com este tipo de lesão randomizados para os dois tratamentos), diabéticos em 25% e várias comorbidades associadas como doença pulmonar obstrutiva crônica (DPOC), insuficiência renal crônica (IRC), doença arterial periférica, entre outras.

O objetivo primário de tal estudo foi a não inferioridade da ICP frente à CRM em relação aos eventos cardíacos e cerebrovasculares maiores (ECCVM: óbito por qualquer causa, AVE, IAM e nova revascularização). Ao final de um ano, estes ocorreram em percentual significativamente maior nos pacientes tratados por ICP + SF (17,8% *vs.* 12,4% para CRM; p = 0,002), à custa de um maior número de novas revascularizações no grupo percutâneo (13,5% *vs.* 5,9% para CRM; p < 0,001). Entretanto, as taxas de óbito e IAM foram similares, e o AVE foi significativamente superior no Grupo CRM (2,2% *vs.* 06% para ICP; p = 0,003).

Na análise dos subgrupos estratificados pelo escore SYNTAX, ou seja, considerando a complexidade anatômica das lesões, observou-se, ao final de um ano, que não havia diferenças significativas entre as duas técnicas nos pacientes com escores baixo (0–22) e intermediário (23–32). Entretanto, naqueles com escore alto (≥ 33), a diferença na ocorrência de ECCVM foi significante a favor da CRM.

Especificamente no subgrupo portador de doença triarterial, a CRM demonstrou superioridade comparativamente à ICP+SF, constatada no primeiro ano, com diferenças indiscutíveis a favor da revascularização cirúrgica nos pacientes com escores SYNTAX intermediário e alto.

Por fim, os resultados de cinco anos do estudo SYNTAX, publicados em 2013, confirmaram os achados anteriores e acenderam o debate sobre os nichos de aplicação da ICP com SF na DAC complexa.

Sumarizando seus resultados, as curvas de sobrevivência livre de ECCVM, assim como as taxas de IAM e nova revascularização, foram significativamente favoráveis à CRM. A mortalidade por todas as causas e AVE não diferiram entre ICP+SF e CRM.

A análise dos subgrupos em relação à ocorrência de ECCVM revela: pacientes com baixo escore SYNTAX apresentaram resultados semelhantes para ambas as formas de revascularização; pacientes com lesões de TCE (que serão discutidas em outro tópico) também evoluíram de forma similar com os dois tipos de tratamento, exceto naqueles com escore SYNTAX alto (≥ 33); pacientes multiarteriais com DAC complexa, ou seja, escore SYNTAX intermediário ou alto, apresentaram resultados superiores com a CRM.

Os autores concluem que a CRM é o tratamento padrão para portadores da DAC complexa (escore SYNTAX intermediário/alto) e que a ICP+SF é uma excelente alternativa naqueles com lesões menos complexas (baixo escore SYNTAX) e nos portadores de lesões de TCE, com escore SYNTAX baixo ou intermediário. Portanto, baseando-se nos resultados globais ao final de cinco anos de evolução clínica, sugere-se que a CRM ainda seja o melhor tratamento de revascularização para cerca de metade a dois terços dos pacientes com DAC complexa.

Outros dois grandes estudos observacionais (*New York State registry* e ASCERT) corroboram os dados relativos à menor mortalidade e maior sobrevivência nos pacientes multiarteriais tratados por CRM, particularmente naqueles com DAC severa nos três vasos.

As recomendações da última diretriz europeia no tratamento da DAC crônica estão sumarizadas no Quadro 31.1.

Quadro 31.1. Recomendações das diretrizes europeias (ESC/EACTS 2014) para escolha do tipo de revascularização (intervenção coronária percutânea/cirurgia de revascularização miocárdica) em pacientes com doença arterial coronária estável.

Extensão da DAC	CRM	ICP+SF
1 ou 2 vasos sem DA Px	II b C	I C
1 vaso com DA Px	I A	I A
2 vasos com DA Px	I B	I C ˜
TCE + SYNTAX ≤ 22	I B	I B
TCE + SYNTAX 23-32	I B	II a B
TCE + SYNTAX > 32	I B	III B
3 vasos + SYNTAX ≤ 22	I A	I B
3 vasos + SYNTAX 23-32	I A	III B
3 vasos + SYNTAX > 32	I A	III B

DAC: doença arterial coronária; ICP+SF: intervenção coronária percutânea + *stent* farmacológico; CRM: cirurgia de revascularização miocárdica; TCE: tronco de coronária esquerda. Fonte: Centemero, Abizaid, Sousa (2012).

Intervenção coronária percutânea no tratamento das lesões em tronco de coronária esquerda

Durante muitos anos, embasado nos achados do estudo CASS, a forma preferencial de revascularização recomendada pelas diretrizes americana, europeia e brasileira nos pacientes portadores de lesões significativas em TCE (> 50%) era a CRM. As desvantagens da ICP estavam relacionadas à complexidade anatômica das lesões (acometendo, em metade, a dois terços dos pacientes a bifurcação com envolvimento das artérias circunflexa e descendente anterior), à associação frequente com DAC multiarterial e à possibilidade de reestenose coronária e trombose envolvendo grande área de miocárdio sob risco isquêmico. Entretanto, evidências mais recentes modificaram esse cenário, e serão discutidas a seguir.

Como mencionado no tópico anterior, o estudo SYNTAX incluiu uma coorte de 705 portadores de lesões em TCE (predominantemente de localização distal), que também foram randomizados para os dois tipos de revascularização, ICP+SF (*stent* com eluição de paclitaxel) *vs.* CRM. Na subanálise destes pacientes prevista pelo estudo, algumas informações relevantes vieram à tona:

→ as duas técnicas mostraram resultados semelhantes em relação ao objetivo primário do estudo ao final de um ano (composto por óbito, IAM, AVE e nova revascularização): CRM = 13,7 *vs.* ICP+SF 15,8%; p = 0,44. Especificamente em relação aos componentes individuais do objetivo primário, não ocorreram diferenças significativas entre CRM e ICP+SF em relação à mortalidade (respectivamente, 8,4% *vs.* 7,3%; p = 0,64) ou IAM (respectivamente, 4,1% *vs.* 6,9%; p = 0,14); porém, houve alta incidência de AVE com CRM (respectivamente, 4% *vs.* 1,2%; p = 0,02). Isso sugere que a ICP+SF poderia ser realizada com segurança semelhante à da CRM, embora a necessidade de nova revascularização tenha sido menos frequente naqueles tratados cirurgicamente (respectivamente, 12% *vs.* 20%; p = 0,004);

→ ao final de cinco anos de acompanhamento, os resultados mantiveram-se com taxas de mortalidade e IAM semelhantes nos dois grupos, sendo que a ocorrência de AVE continuou significativamente maior e a necessidade de nova revascularização foi relativamente inferior no grupo cirúrgico.

Com relação à complexidade das lesões, os pacientes classificados no escore SYNTAX baixo e intermediário apresentaram porcentuais semelhantes de eventos cardiovasculares maiores nos dois grupos de tratamento. Entretanto, nos pacientes com anatomia mais complexa (SYNTAX ≥ 33), a cirurgia mostrou vantagem, ao reduzir de forma significativa a necessidade de novos procedimentos de revascularização, além de estar associada a uma menor mortalidade (não significante) quando comparada à ICP+SF (14,1% *vs.* 20,9%; p = 0,11).

DOENÇA ARTERIAL CORONÁRIA CRÔNICA

Outro estudo randomizado envolvendo 600 pacientes com lesão de TCE e randomizados para CRM *vs.* ICP+SF (PRECOMBAT) também demonstrou resultados semelhantes para ocorrência de óbito, infarto e AVE entre as duas técnicas (respectivamente, 4,7% *vs.* 4,4%) em um ano. Diferentemente do SYNTAX, verificou-se uma incidência menor e similar de AVE entre os dois procedimentos (respectivamente, 0,7% *vs.* 0,4%). Esses resultados favoráveis se mantiveram no seguimento de dois anos, inclusive com taxas semelhantes de óbito nos dois grupos.

Uma metanálise de quatro estudos randomizados com 1.611 pacientes comparando CRM × ICP + SF em portadores de lesões em TCE corrobora os resultados descritos com taxas similares de ocorrência de eventos compostos como óbito, IAM, AVE e significativa menor necessidade de nova revascularização e maior taxa de AVE no grupo cirúrgico.

Em vista de tais resultados promissores, duas grandes pesquisas randomizadas foram especificamente desenhadas para comparar as duas técnicas de tratamento neste subgrupo de pacientes: EXCEL E NOBLE.

O EXCEL, estudo multicêntrico, internacional e aberto, incluiu 1.905 portadores de lesões de TCE (>70% por avaliação visual ou > 50% e avaliação por provas funcionais ou ultrassom coronário) de baixa à moderada complexidade (escore SYNTAX ≤ 32), que foram randomizados para ICP + SF (com eluição de everolimus: 948 pacientes) ou CRM (957 pacientes).

O estudo teve como objetivo primário estabelecer a taxa combinada de eventos como óbito por todas as causas, AVE e IAM ao final de três anos de evolução, com poder estatístico para determinar a não inferioridade da ICP+SF, com uma margem de 4,2 pontos percentuais.

Os objetivos secundários maiores incluíram a combinação de eventos como óbito por qualquer causa, AVE e IAM aos 30 dias, bem como o composto de óbito, AVE, IAM e revascularização guiada por isquemia ao final de três anos.

Seus resultados foram bastante expressivos e demonstraram a não inferioridade da revascularização percutânea utilizando SF comparativamente à CRM no tratamento de lesões de TCE, em relação ao objetivo primário do estudo (respectivamente, 15,4% *vs.* 14,7% (p = 0,02 para não inferioridade e p = 0,98 para superioridade).

Quanto aos objetivos secundários, os resultados foram os seguintes: óbito, AVE e IAM aos 30 dias ocorreram em 4,9% no grupo ICP+SF e 7,9% no grupo CRM (p < 0,001 para não inferioridade e p = 0,008 para superioridade); óbito, AVE, IAM e revascularização guiada por isquemia em três anos ocorreu em 23,1% naqueles tratados por ICP+SF e em 19,1% naqueles tratados por cirurgia (p = 0,01 para não inferioridade e p = 0,10 para superioridade).

Vale ressaltar algumas características especiais do EXCEL que o tornam diferente dos outros estudos previamente realizados e do NOBLE, que será discutido a seguir:

→ utilização exclusiva de *stents* com everolimus, notoriamente associados a baixas taxas de trombose definitiva/provável (no estudo ocorreu em 0,7% em três anos de acompanhamento, inferior à taxa de oclusão dos enxertos que ocorreu em 5,4%);

→ utilização do ultrassom coronário foi fortemente recomendada nos pacientes randomizados para ICP+SF para otimização do implante dos *stents*, prática que está associada à melhor sobrevivência livre de eventos cardíacos maiores (no estudo foi utilizado em aproximadamente 80% dos casos);

→ utilização da ecocardiografia transesofágica e epiaórtica foi recomendada para avaliar a aorta ascendente, a valva aórtica e a função ventricular esquerda, contribuindo para as baixas taxas de mortalidade e AVE após CRM;

→ um critério único foi utilizado para detecção de IAM periprocedimento para ambas as técnicas, com o objetivo de evitar viés de interpretação e detectar eventos clinicamente relevantes e com impacto prognóstico: elevação da CKMB acima de 10 vezes o limite superior da normalidade ou elevação de pelo menos cinco vezes da CKMB associada a evidências angiográficas, eletrocardiográficas ou de imagem para diagnóstico de infarto.

Os autores concluem que, em pacientes portadores de lesão em TCE de baixa à moderada complexidade anatômica (escore SYNTAX ≤ 32), a ICP+SF com eluição de everolimus não foi inferior à CRM em relação à ocorrência de óbito, AVE e IAM ao final de três anos. Outros achados do estudo incluíram: a taxa de eventos combinados de óbito, AVE e IAM aos 30 dias foi significativamente menor no grupo percutâneo, atribuída à menor ocorrência de IAM periprocedimento após implante de *stent* comparativamente à CRM (p = 0,008 para superioridade). Neste período, também houve porcentual menor de arritmias complexas, infecções, insuficiência renal e sangramentos com transfusões de sangue no grupo percutâneo.

Por outro lado, no período compreendido entre 30 dias e três anos, eventos específicos ocorreram com maior frequência nos pacientes tratados com SF *vs.* cirurgia: revascularização guiada por isquemia (respectivamente, 12,6% *vs.* 7,5%; p < 0,001) e mortalidade não cardiovascular (3,9% *vs.* 2,3%; p = 0,10), atribuída a infecções ou provável neoplasia. Dessa forma, torna-se necessário um seguimento clínico mais longo (pelo menos cinco anos) para avaliar se outras eventuais diferenças entre as duas técnicas de revascularização surgirão com o decorrer do tempo.

O NOBLE foi um estudo prospectivo, randomizado, multicêntrico, aberto e de não inferioridade que comparou CRM *vs.* ICP+SF em pacientes com lesões ≥ 50% ou com valores de reserva de fluxo fracionada (RFF) ≤ 0,80 em TCE. O objetivo primário do estudo previu a ocorrência de eventos cardíacos e cerebrovasculares maiores (mortalidade por todas as causas, infarto não relacionado ao procedimento, qualquer nova revascularização e AVE) ao final de cinco anos e avaliação da não inferioridade da ICP+SF *vs.* CRM.

Foram incluídos 1.201 pacientes, sendo utilizados *stents* com eluição de biolimus na maioria dos pacientes submetidos à ICP e ao ultrassom coronário periprocedimento para diagnóstico da gravidade da lesão em TCE e otimização do implante dos SF. Devido ao longo tempo de recrutamento e randomização (seis anos), o objetivo primário do estudo foi avaliado em um período médio de evolução de três anos.

Os principais resultados foram os seguintes: as curvas de Kaplan-Meier para ocorrência de eventos cardíacos e cerebrovasculares ao final de cinco anos são significativamente diferentes, com resultados favoráveis à CRM *vs.* ICP+SF (respectivamente, 19% *vs.* 29%), demonstrando que o tratamento cirúrgico foi superior ao percutâneo (p superioridade = 0,0066).

As principais diferenças entre os dois tratamentos relacionaram-se à ocorrência de IAM não relacionado ao procedimento (respectivamente, 2% *vs.* 7%; p = 0,004) e à necessidade de nova revascularização (respectivamente, 10% *vs.* 16%; p = 0,032), particularmente de cirurgia (respectivamente, <1% *vs.* 4%; p = 0,0026). As taxas de AVE foram semelhantes nos dois grupos, embora de forma inesperada, com maior tendência à ocorrência no grupo percutâneo comparativamente ao cirúrgico (respetivamente, 5% *vs.* 2%; p = 0,072).

Portanto, os autores concluem que a CRM é superior à ICP+SF no tratamento de pacientes portadores de lesões em TCE, independente do escore SYNTAX. É interessante observar que o estudo não demonstrou diferenças entre as duas técnicas de revascularização no tocante à ocorrência de IAM periprocedimento aos 30 dias e à mortalidade de origens cardíaca e vascular em um e cinco anos de evolução.

Apesar de avaliarem o mesmo tema, ou seja, a comparação entre os tratamentos percutâneo e cirúrgico na abordagem de lesões em TCE, os estudos EXCEL e NOBLE apresentaram várias diferenças entre si, o que pode explicar seus resultados divergentes e até contraditórios.

Os autores do EXCEL discriminam com mais rigor os critérios de inclusão e exclusão clínicos e anatômicos, dentre os quais destacam-se a avaliação pelo "Heart Team", a utilização do escore SYNTAX para avaliação da complexidade da lesão (excluindo pacientes com anatomia muito complexa: ≥ 33), a exclusão de indivíduos com ICP e cirurgia prévias, CKMB com valores normais no caso da inclusão de pacientes com SCA recente, além de incluir maior número de pacientes em menor tempo de recrutamento. Além disso, é importante ressaltar o critério para diagnóstico de IAM periprocedimento, que é equivalente para as duas técnicas, e o uso de *stents* com eluição de everolimus, sabidamente relacionados a baixas taxas de trombose.

Paralelamente, os objetivos compostos primários também são diversos: óbito por qualquer causa, AVE e IAM aos três anos no EXCEL e óbito por todas as causas, AVE, IAM não relacionado ao procedimento e nova revascularização aos cinco anos de evolução no NOBLE. Entretanto, como a taxa de eventos cardíacos e cerebrovasculares foi inferior ao anteriormente antecipado pelos pesquisadores do NOBLE, a avaliação destes eventos maiores foi alterada para um tempo médio de três anos.

DOENÇA ARTERIAL CORONÁRIA CRÔNICA

Sumarizando os achados de todos esses estudos, chegou-se à conclusão de que a revascularização percutânea com SF é factível, segura e eficaz no tratamento dos portadores de lesões significativas em TCE (excluindo as muito complexas – escore SYNTAX <33), com taxas de mortalidade cardiovascular semelhantes à cirurgia, menor incidência de AVE e outras complicações inerentes ao tratamento cirúrgico e, em geral, maior frequência de nova revascularização quando comparada à CRM.

Intervenção coronária percutânea no tratamento de pacientes diabéticos

Diabéticos representam aproximadamente 25 a 30% de todos os pacientes submetidos a procedimentos de revascularização, cirúrgicos ou percutâneos, a cada ano, com pior evolução quando comparados aos não diabéticos. Até hoje, a questão envolvendo o melhor tratamento disponível para a abordagem destes pacientes é motivo de debate e controvérsia. Desde a publicação do estudo *Bypass Angioplasty Revascularization Investigation* (BARI), a comunidade científica ficou mais atenta quanto à complexidade, tanto clínica como anatômica, desse subgrupo e aos grandes desafios que a ICP (à época representada pela angioplastia com balão) enfrentava nesses pacientes: revascularização incompleta pela dificuldade em abordar alguns tipos de lesões, como doença difusa acometendo vasos de fino calibre e a presença de oclusões totais que levavam a altas taxas de reestenose coronária. Esses fatores, aliados ao alto risco cardiovascular inerente aos diabéticos, comprometeram a evolução clínica tardia e redundaram em maior mortalidade no grupo percutâneo.

Posteriormente, ao longo de quase 20 anos após a publicação do alerta do *National Heart, Blood and Lung Institute* (NHBLI), em setembro de 1995, baseado nos resultados do BARI, vários estudos randomizados, metanálises e estudos de coorte analisaram o desempenho dos diabéticos tratados por meio de cirurgia de revascularização miocárdica ou ICP, com e sem utilização de SF, no contexto da doença coronária multiarterial. Dentre eles, destacam-se três estudos randomizados mais recentes, o CARDia, o SYNTAX e o FREEDOM, que serão discutidos a seguir.

No CARDia, 510 pacientes diabéticos com doença multiarterial ou uniarterial complexa foram randomizados para receber ICP+SF (*stent* com eluição de sirolimus foi utilizado em 70%) ou CRM, constatando-se que, ao final de cinco anos, a ocorrência de óbito, IAM e AVE foi semelhante nos dois grupos (26,6% *vs.* 20,5%; p = 0,11). Entretanto, as taxas de óbito, IAM e AVE e a necessidade de nova revascularização foram significativamente maiores para a ICP (37,5% *vs.* 26%; p = 0,005), levando os autores a concluírem que a realização do tratamento percutâneo nesse subgrupo é segura e factível, apesar de novas intervenções serem necessárias.

No estudo SYNTAX, que incluiu 1.800 portadores de DAC complexa, randomizados para CRM *vs.* ICP+SF (com paclitaxel), 452 pacientes eram diabéticos (25%), com perfil clínico de maior risco, comparativamente aos não diabéticos (porcentual significativamente maior de mulheres, hipertensão arterial, dislipidemia, insuficiência cardíaca, doença vascular periférica e AVE prévio). Apesar disso, a incidência de eventos maiores (óbito, IAM e AVE) foi semelhante para a cirurgia de revascularização miocárdica e ICP ao final de um (10,3% *vs.* 10,1%; p = 0,96) e três anos (16,3% *vs.* 14%; p = 0,53) de evolução. Novos procedimentos foram significativamente mais frequentes nos diabéticos tratados por ICP+SF, tanto no primeiro ano (20,3% *vs.* 6,4%; p < 0,001) como aos três anos de evolução (28% *vs.* 12,9%; p = 0,001).

Sumarizando, os estudos CARDia e SYNTAX, envolvendo quase mil pacientes diabéticos, demonstraram que o tratamento percutâneo (na maioria dos casos com a utilização de SF) tem segurança equivalente à da cirurgia, pois as taxas combinadas de eventos cardíacos maiores foram semelhantes entre as duas técnicas. Ambos também revelaram que a CRM tem como vantagem a menor necessidade de intervenções em curto e médio prazos quando comparada à ICP. Tal fato provavelmente relaciona-se à maior complexidade anatômica das lesões tratadas nos diabéticos, que trazem como consequência taxas mais elevadas de reestenose e revascularização incompleta, mesmo com a utilização de SF. A progressão acelerada da aterosclerose coronária também é um fator que contribui para a necessidade de nova revascularização nesse subgrupo.

Por sua vez, o estudo FREEDOM revelou que o tratamento cirúrgico apresenta resultados superiores aos do tratamento percutâneo com a utilização de *stents* farmacológicos no tratamento de diabéticos portadores de doença coronária complexa. Nessa pesquisa multicêntrica e internacional, que envolveu 140 hospitais, incluindo quatro centros brasileiros (Instituto Dante Pazzanese de Cardiologia – São Paulo, SP; Instituto do Coração do Hospital das Clínicas da Faculdade de Medicina da Universidade de São Paulo – São Paulo, SP; Hospital Universitário da Pontifícia Universidade Católica de Porto Alegre – Porto Alegre, RS; Hospital Cardiológico Costantini – Curitiba, PR), 1.900 pacientes portadores de diabetes com acometimento multiarterial e sem lesão de TCE foram randomizados para cirurgia de revascularização miocárdica ou ICP+SF (sirolimus/paclitaxel).

Ao final de cinco anos (seguimento médio de 3,8 anos), o objetivo primário do estudo, composto de óbito por todas as causas, IAM não fatal e AVE não fatal, ocorreu em 26,6% no grupo ICP/SF *vs.* 18,7% no grupo cirúrgico (p = 0,005), com redução relativa do risco de eventos de 30% a favor da cirurgia de revascularização miocárdica. A revascularização cirúrgica também se associou a menores taxas de IAM (6% *vs.* 13,9%; p < 0,001), porém com incidência mais significativa de AVE (5,2% *vs.* 2,4%; p = 0,03). Também houve redução marginal de mortalidade global nos pacientes tratados pela cirurgia de revascularização miocárdica comparativamente à ICP/SF (10,9% *vs.* 16,3%; p = 0,049).

Após a análise dos resultados desses três grandes estudos envolvendo uma parcela considerável de diabéticos, conclui-se que a cirurgia parece ser o melhor tratamento de revascularização nestes pacientes. Entretanto, essa questão relativa à melhor opção de revascularização no diabético multiarterial parece ser ainda um desafio e provavelmente deve ser individualizada e baseada em características clínicas, anatômicas e fatores logísticos/locais de cada hospital. Paralelamente, outras variáveis, como a fragilidade do paciente, o risco de AVE, a presença de comorbidades associadas (como doença renal e doença pulmonar obstrutiva crônica), a experiência das equipes intervencionista e cirúrgica, além do nível socioeconômico do paciente e sua aderência ao tratamento farmacológico, podem influir nos resultados imediatos e tardios da revascularização escolhida.

Uma metanálise recente de 2013, envolvendo cerca de 3.000 pacientes diabéticos tratados com ICP+SF em estudos randomizados e comparados àqueles tratados por CRM, revela que as taxas de eventos cardíacos maiores foram significativamente menores nos pacientes revascularizados cirurgicamente (16,8% *vs.* 22,5%; p < 0,0001). Isoladamente, a incidência de óbito, IAM e nova revascularização também favoreceu o grupo cirúrgico: óbito (9,7% *vs.* 14%; p = 0,01), IAM (5,9% *vs.* 10,3%; p = 0,23) e nova revascularização (8% *vs.* 17,4%; p = 0,05). Por outro lado, a incidência de AVE foi significativamente menor no grupo ICP+SF: 2,3% *vs.* 3,8%; p = 0,01.

Estudos que realizam análises de sensibilidades demonstram que a CRM é superior à ICP com a utilização de SF de primeira geração, com menor incidência de eventos cardíacos adversos, principalmente em pacientes diabéticos com escore SYNTAX alto. Globalmente, todos os estudos randomizados também revelam maiores taxas de nova revascularização em diabéticos tratados por ICP.

Um resumo das recomendações mais recentes das diretrizes europeias para revascularização em pacientes diabéticos com DAC estável pode ser observado no Quadro 31.2.

Vale ressaltar que antes, durante e depois dos procedimentos de revascularização, sejam percutâneos ou cirúrgicos, o tratamento farmacológico otimizado deve ser instituído para o adequado e rigoroso controle dos fatores de risco. Paralelamente, mudanças no estilo de vida e reabilitação cardiovascular têm papel igualmente importante na prevenção de eventos cardiovasculares maiores, na redução dos sintomas, além de serem custo-efetivas.

Quadro 31.2. Recomendações das diretrizes europeias (ESC/EACTS 2014) para escolha do tipo de revascularização (intervenção coronária percutânea/cirurgia de revascularização miocárdica) em pacientes diabéticos com doença arterial coronária estável.

Pacientes com DAC estável, multiarteriais e/ou com evidência de isquemia devem ser revascularizados com a finalidade de reduzir eventos cardíacos maiores – I A
Em pacientes com DAC estável, multiarterial e risco cirúrgico aceitável, a CRM é preferível à ICP – I A
Pacientes com DAC estável, multiarterial e escore SYNTAX ≤ 22, ICP é alternativa à CRM – II a B
Utilizar *stents* farmacológicos de nova geração para ICP em diabéticos – I A
Em pacientes em uso de metformina, deve-se monitorar os níveis de creatinina dois a três dias após a realização de cinecoronariografia/ICP – I C

ICP: intervenção coronária percutânea; CRM: cirurgia de revascularização miocárdica; DAC: doença arterial coronária.

BIBLIOGRAFIA

Ahn JM, Roh JH, Kim YH, et al. Randomized trial of stents versus bypass surgery for left main coronary artery disease: 5-year outcomes of the PRECOMBAT Study. J Am Coll Cardiol. 2015;65(20):2198-20.

Bonow RO, Mann DL, Zipes DL, et al. Braunwald's heart disease: a textbook of cardiovascular medicine. USA: Saunders, 2012. p.1234-5.

Campos CM, Christiansen EH, Stone GW, et al. The EXCEL and NOBLE trials: similarities, contrasts and future perspectives for left main revascularisation. EuroIntervention. 2015;11(Suppl V):115-9.

Centemero M, Abizaid A, Sousa JE. Estudo FREEDOM: a saga dos diabéticos continua? Rev Bras Cardiol Invasiva. 2012;20(4):351-3.

Farkouh ME, Domanski M, Sleeper LA, et al. Strategies for multivessel revascularization in patients with diabetes. N Engl J Med. 2012;367(25):2375-84.

Kapur A, Hall RJ, Malik IS, et al. Randomized comparison of percutaneous coronary intervention with coronary artery bypass grafting in diabetic patients. 1-year results of the CARDia (Coronary Artery Revascularization in Diabetes) trial. J Am Coll Cardiol. 2010;55(5):432-40.

Mäkikallio T, Holm NR, Lindsay M, et al. Percutaneous coronary angioplasty versus coronary artery bypass grafting in treatment of unprotected left main stenosis (NOBLE): a prospective, randomised, open-label, non-inferiority trial. Lancet. 2016;388(10061):2743-52.

Mohr FW, Morice MC, Kappetein AP, et al. Coronary artery bypass graft surgery versus percutaneous coronary intervention in patients with three-vessel disease and left main coronary disease: 5-year follow-up of the randomised, clinical SYNTAX trial. Lancet. 2013;381(9867):629-38.

Mozaffarian D, Benjamin EJ, Go AS, et al. Heart disease and stroke statistics-2016 update: a report from the American Heart Association. Circulation. 2016;133(4):e38-e360.

Phillips LM, Hachamovitch R, Berman DS, et al. Lessons learned from MPI and physiologic testing in randomized trials of stable ischemic heart disease: COURAGE, BARI 2D, FAME, and ISCHEMIA. J Nucl Cardiol. 2013;20(6):969-75.

Phillips LM, Hachamovitch R, Berman DS, et al. Lessons learned from MPI and physiologic testing in randomized trials of stable ischemic heart disease: COURAGE, BARI 2D, FAME, and ISCHEMIA. J Nucl Cardiol. 2013;20(6):969-75.

Stone GW, Sabik JF, Serruys PW, et al. Everolimus-eluting stents or bypass surgery for left main coronary artery disease. N Engl J Med. 2016;375(23):2223-35.

Windecker S, Kolh P, Alfonso F, et al. 2014 ESC/EACTS Guidelines on myocardial revascularization. The Task Force on Myocardial Revascularization of the European Society of Cardiology (ESC) and the European Association for Cardio-Thoracic Surgery (EACTS). Eur Heart J. 2014;35(37):2541-619.

32

Doença arterial coronária crônica: tratamento por cirurgia de revascularização miocárdica

Vivian Lerner Amato

Palavras-chave: Insuficiência coronária crônica; Cirurgia de revascularização miocárdica; Indicação cirúrgica; Tratamento cirúrgico.

INTRODUÇÃO

A melhor forma de se compreender as indicações de cirurgia como atualmente são realizadas e adotadas pelas diretrizes é conhecer, na ordem cronológica de publicação, as informações no que concerne aos estudos randomizados que compararam o tratamento cirúrgico *vs.* o clínico, para pacientes portadores de doença coronariana crônica, os registros que avaliaram a relação da extensão da área isquêmica com o benefício da revascularização, assim como os principais estudos randomizados que compararam os tratamentos percutâneo e cirúrgico para tais pacientes.

Há poucos estudos contemporâneos com dados robustos que comparam o tratamento clínico com o cirúrgico no que se refere à sobrevida isoladamente, para os quais seriam necessários milhares de pacientes, razão pela qual é possível observar diferenças entre as diretrizes no seu posicionamento quanto às indicações.

TRATAMENTO CIRÚRGICO *VS.* CLÍNICO: ESTUDOS RANDOMIZADOS INICIAIS

Três estudos randomizados, *The Veterans Administration Coronary Artery Bypass Surgery Cooperative Study Group* (VA), *European Coronary Surgery Study* e *Coronary Artery Surgery Study* (CASS), constituíram as bases iniciais para a indicação de cirurgia. O estudo CASS, também com um registro, atualmente apenas de valor histórico, comparou o tratamento clínico *vs.* o cirúrgico para pacientes com angina estável. Foram realizados na década de 1970, logo após o início da cirurgia de revascularização miocárdica com a técnica de anastomose aorta-coronária de pontes de safena (que ocorreu em 1967 na Clínica de Cleveland, nos Estados Unidos). Por seu longo seguimento (de até 22 anos no caso do VA) e grande número de publicações, os estudos trouxeram importantes conhecimentos sobre a história natural da doença coronariana, resultados cirúrgicos e evolução pós-operatória.

310 | DOENÇA ARTERIAL CORONÁRIA CRÔNICA

Houve a randomização de pacientes estáveis, jovens, predominantemente do sexo masculino e com função ventricular preservada (média da fração de ejeção em valores normais). As cirurgias foram realizadas basicamente com enxertos de safena, sendo os enxertos arteriais com artéria torácica interna pouco utilizados (10% dos pacientes), como padronizado na época. O tratamento clínico era basicamente composto por nitratos e betabloqueadores.

Tomados em conjunto, chegou-se à conclusão de que se beneficiavam da opção cirúrgica inicial, em termos de sobrevida, no período de 10 a 12 anos, os pacientes portadores de: lesão de tronco de coronária esquerda maior ou igual a 50%; lesões triarteriais; lesões biarteriais, quando uma das artérias envolvidas fosse a descendente anterior em seu terço proximal.

Observou-se ainda maior benefício do tratamento cirúrgico para pacientes com maiores riscos clínico ou angiográfico. Os pacientes submetidos ao tratamento cirúrgico apresentaram, no acompanhamento, menores taxas de angina.

TRATAMENTO CIRÚRGICO *VS.* CLÍNICO: METANÁLISE

Durante muitos anos, os resultados de tais estudos foram utilizados. Em 1994, importante metanálise foi publicada por Yusuf et al. (2007), reunindo esses três grandes estudos e mais quatro estudos menores. Foram incluídos 2.649 pacientes, randomizados entre 1972 e 1984, sendo 1.324 para tratamento cirúrgico e 1.325 para clínico.

A idade média dos participantes foi de 50,8 anos (±6,9), eram pacientes predominantemente do sexo masculino (96,8%), com função ventricular preservada [fração de ejeção (FE) média de 59,4%±13,1] apenas 7,2% dos pacientes com FE < 40%), 35% com angina de grau avançado (III ou IV) e 59,4% com comprometimento proximal da artéria descendente anterior. Entre os pacientes randomizados para a cirurgia, apenas 9,9% receberam enxertos com artéria torácica interna, e a mortalidade em 30 dias foi de 3,2%.

A proporção de pacientes que migrou do tratamento clínico para o cirúrgico durante o acompanhamento foi de 25% em cinco anos, 33% em sete anos e 41% em dez anos, sendo maior quanto maior a gravidade angiográfica (32% para uni ou biarteriais, 48% para triarteriais e 65% para portadores de lesão de tronco de coronária esquerda em dez anos).

Quando analisado o grupo total (e não por subgrupos angiográficos), observou-se menor mortalidade para o grupo cirúrgico quando comparado ao clínico, aos cinco (10,2% *vs.* 15,8%, razão de risco = 0,61; IC95% 0,48-0,77; p < 0,0001), sete (15,8% *vs.* 21,7%, razão de risco = 0,68; IC95% 0,56-0,83; p < 0,001) e dez anos (26,4% *vs.* 30,5%, razão de risco = 0,83; IC95% 0,70-0,98; p = 0,03). Tais pacientes haviam recebido predominantemente enxertos de safena; portanto, após 10 anos de acompanhamento, as curvas de sobrevida se aproximaram por falência de enxertos e progressão de doença no leito nativo.

Em relação aos vasos acometidos, observou-se diminuição na mortalidade com o tratamento cirúrgico de 68% em cinco anos (p = 0,004) e 33% em 10 anos (p = 0,24), para pacientes portadores de lesão de tronco de coronária esquerda, e de 42% (p = 0,001) em cinco anos e 24% em 10 anos (p = 0,02) para pacientes triarteriais.

Essa metanálise destacou mais uma vez o benefício da cirurgia em cinco anos para pacientes portadores de lesões em terço proximal da artéria descendente anterior, sendo uni ou biarteriais (mortalidade para pacientes mantidos clinicamente de 8,3% *vs.* 14,6%, p = 0,05, sem e com envolvimento proximal desta artéria) ou triarteriais (mortalidade de 14,5% *vs.* 19,1%, p = 0,009).

TRATAMENTO CIRÚRGICO *VS.* CLÍNICO: ESTUDOS OBSERVACIONAIS

Na década de 1990, 20 anos haviam transcorrido desde o início dos primeiros estudos randomizados. O painel havia se modificado totalmente. A população submetida à cirurgia era composta de maior porcentagem de mulheres e idosos, pacientes mais graves, mais frequentemente com disfunção ventricular; no tratamento clínico, o ácido acetilsalicílico era usado sistematicamente, haviam surgido as estatinas, os inibidores da enzima de conversão da angiotensina, os antagonistas de cálcio; a técnica cirúrgica havia se aprimorado e os enxertos arteriais, principalmente a artéria torácica interna, eram rotineiramente utilizados; os cuidados anestésicos e de pós-operatório haviam melhorado; havia surgido também na década de 1980 a possibilidade de tratamento percutâneo. Aqueles resultados ainda poderiam ser aplicados?

Na ocasião, considerava-se, nos Estados Unidos, que novos estudos randomizados não seriam realizados, imaginando-se, na época, que não seria ético randomizar, por exemplo, pacientes triarteriais para tratamento clínico ou cirúrgico (embora isto tenha ocorrido posteriormente). Imaginou-se que novas informações somente seriam provenientes de registros e análises observacionais retrospectivas.

Dentro deste contexto, publicou-se, em 1994, pela "Duke Heart Center", um grande estudo observacional, analisando de forma retrospectiva 9.263 pacientes submetidos à cirurgia de revascularização miocárdica, tratamento percutâneo ou mantidos em tratamento clínico, no período de 1984 a 1990. Pela natureza retrospectiva da análise, as características dos pacientes foram estatisticamente ajustadas para que se tornassem comparáveis. Os resultados comparando tratamentos cirúrgico e clínico estão demonstrados na Figura 32.1 e confirmaram, 20 anos depois, os achados de antigos estudos randomizados, demonstrando a superioridade da cirurgia, em termos de mortalidade, para pacientes triarteriais e biarteriais com lesão grave em terço proximal da artéria descendente anterior.

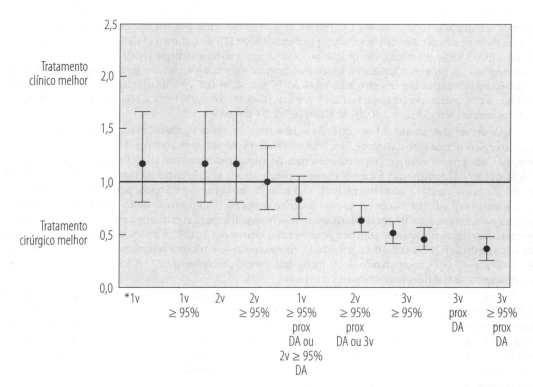

Figura 32.1. Razão de risco. Sobrevida em cinco anos, cirurgia vs. tratamento clínico. Modificado de Mark et al. (1994).*
V: vaso; prox: proximal; DA: artéria descendente anterior.

TRATAMENTO CIRÚRGICO *VS.* CLÍNICO: ESTUDOS RANDOMIZADOS CONTEMPORÂNEOS

Ao contrário do que se previu, conforme mencionado, foram publicados três estudos contemporâneos, nos quais foram comparados o tratamento cirúrgico com o clínico para pacientes com doença coronariana

312 | DOENÇA ARTERIAL CORONÁRIA CRÔNICA

crônica estável. O primeiro estudo, realizado no Brasil, MASS II , analisou pacientes multiarteriais; já o segundo, BARI 2D, avaliou especificamente pacientes diabéticos e o terceiro, STICH, e sua extensão, STICHES, analisaram somente pacientes com disfunção ventricular grave (fração de ejeção menor ou igual a 35%).

Estudo MASS II

Neste estudo, foram randomizados, no período de 1995 a 2000, 611 pacientes multiarteriais, com angina estável e função ventricular preservada, para tratamentos cirúrgico, percutâneo ou clínico. Cerca de 60% dos pacientes apresentavam comprometimento triarterial e 40%, biarterial; aproximadamente 90% apresentavam comprometimento proximal da artéria descendente anterior. O desfecho primário analisado foi a sobrevida livre de eventos (composto de mortalidade, infarto do miocárdio com onda "Q" ou angina refratária com necessidade de revascularização). No grupo percutâneo, 72% dos pacientes receberam *stents* (não revestidos), sendo o restante tratado apenas com balão ou outras técnicas.

Após cinco anos de acompanhamento, não houve diferenças significativas na sobrevida entre os três grupos, 92,1% para o grupo cirúrgico, 88,4% para o grupo percutâneo e 87,6% para o grupo clínico (p = 0,63), ou nas taxas de infarto agudo do miocárdio não fatal. Os eventos do desfecho primário (óbito, infarto com onda "Q" ou nova revascularização), porém, foram menos frequentes no grupo cirúrgico (21,2%), quando comparado ao percutâneo (32,7%) ou clínico (36%), com p = 0,0026, devido principalmente à necessidade de novas intervenções nos grupos percutâneo (32,5%) e clínico (24,2%), quando comparados ao cirúrgico (3,5%). Portanto, em relação ao desfecho primário, a cirurgia mostrou-se superior aos tratamentos clínico ou percutâneo, não havendo diferença significativa entre os dois últimos; risco relativo comparando cirurgia e tratamento clínico de 0,53; IC95%: 0,36–0,77, p = 0,001; risco relativo comparando cirurgia e tratamento percutâneo de 0,24; IC95%: 0,16–0,38, p = 0,0001; risco relativo comparando tratamentos percutâneo e clínico de 0,93; IC95%: 0,67–1,30, p = 0,69.

Após dez anos de acompanhamento, não se observou diferença significativa na sobrevida entre os grupos cirúrgico, percutâneo e clínico (74,9, 75,1 e 69%, respectivamente), com p = 0,089 (embora tenha sido superior nos grupos cirúrgico e percutâneo quando comparados ao clínico). Vale ressaltar que o estudo e o tamanho da amostra não foram planejados para mostrar as diferenças na mortalidade; no entanto, a morte de causa cardíaca ocorreu em 10,8, 14,3 e 20,7% nos grupos cirúrgico, percutâneo e clínico, respectivamente (p = 0,019). Com relação ao desfecho primário (composto de óbito, infarto do miocárdio e angina com necessidade de revascularização), não houve diferença significativa entre os grupos clínico e percutâneo, sendo novamente superior para o grupo cirúrgico (59,1, 42,4 e 33%, respectivamente), razão de risco de 0,43 (IC95%: 0,32–0,58, p < 0,001), comparando-se cirurgia e tratamento clínico; 0,53 (IC95%: 0,39–0,72, p < 0,001), comparando-se cirurgia e tratamento percutâneo; 1,27 (IC95%: 0,99–1,62, p = 0,06), comparando-se tratamentos clínico e percutâneo.

Vale ressaltar que as taxas de infarto do miocárdio foram bastante inferiores para o grupo cirúrgico (10,3%) quando comparadas aos grupos clínico (20,7%) e percutâneo (13,3%), p = 0,01. Necessidade de nova revascularização ocorreu em 7,4% dos pacientes cirúrgicos, 39,4% dos clínicos e 41,9% daqueles submetidos a tratamento percutâneo. Os tratamentos clínico e percutâneo resultaram em risco 2,29 e 1,46 vezes maior, respectivamente, de eventos combinados em relação ao tratamento cirúrgico. Pacientes tratados cirurgicamente estavam aos 10 anos mais frequentemente livres de angina (64%), quando comparados aos grupos clínico (43%) e percutâneo (59%), p < 0,001.

Em conclusão, quando comparado à cirurgia de revascularização miocárdica, o tratamento clínico foi associado a maiores taxas de infarto, revascularizações adicionais, óbito de causa cardíaca e, consequentemente, um risco de eventos combinados 2,29 vezes maior. O tratamento percutâneo foi associado com maiores taxas de revascularizações adicionais e infarto, risco 1,46 vezes maior de eventos combinados. O tratamento cirúrgico foi superior ao clínico no que se refere ao controle de angina. Em 10 anos, esse grupo de pacientes se beneficiou mais com a cirurgia quando comparado aos tratamentos clínico e percutâneo.

É importante lembrar que a publicação de cinco anos do estudo MASS II em 2007 precedeu em cerca de um mês a publicação do COURAGE (Farkouh et al., 2012), que, com uma população angiograficamente menos grave do que a do estudo MASS II (cerca de um terço de pacientes uniarteriais, um terço biarteriais, um terço triarteriais e apenas cerca de um terço com lesão proximal de artéria descendente anterior), comparou a evolução em cinco anos de pacientes submetidos aos tratamentos percutâneo e clínico e não encontrou diferenças entre os dois grupos no desfecho composto de óbito e infarto do miocárdio não fatal. No entanto, deve-se chamar a atenção que, apesar da baixa complexidade clínica e angiográfica, 32,6% dos pacientes clínicos tiveram a necessidade de migrar para a intervenção no curto período médio de 10,8 meses. Embora esses dois estudos diferentes possuam populações distintas, trouxeram consigo a mensagem de que uma fração de pacientes com angina estável e função ventricular preservada pode ser mantida em tratamento clínico sem prejuízo da sobrevida, porém com taxas de eventos superiores aos pacientes submetidos à intervenção cirúrgica ou percutânea.

Estudo BARI 2D

No estudo BARI 2D, foram selecionados 2.368 pacientes portadores de diabetes tipo 2 e doença coronária com indicação para tratamentos cirúrgico ou percutâneo. Em cada grupo separadamente (cirúrgico e percutâneo), os pacientes foram randomizados para se submeterem à revascularização ou permanecerem em tratamento clínico e, a seguir, também randomizados para terapia com sensibilizadores de insulina ou provedores de insulina. Os desfechos primários considerados foram as taxas de óbito e o composto óbito, infarto agudo do miocárdio ou acidente vascular cerebral (eventos cardiovasculares maiores).

Para o grupo total, não houve diferença na sobrevida em cinco anos entre o grupo encaminhado para revascularização (cirúrgica ou percutânea), com 88,3%, e aquele que permaneceu em tratamento clínico (87,8%), p = 0,97, ou entre o grupo sensibilizadores de insulina (88,2%) ou provedores de insulina (87,9%), p = 0,89. Não houve também diferença na sobrevida livre de eventos entre os grupos.

No braço tratamentos percutâneo *vs.* clínico, não houve diferença significativa em cinco anos na sobrevida, 89,2% *vs.* 89,8%, respectivamente, p = 0,48, ou na sobrevida livre de eventos, 77% *vs.* 78,9% respectivamente, p = 0,15.

Já no braço cirurgia *vs.* tratamento clínico, embora também não tenha sido demonstrada diferença significativa na sobrevida em cinco anos, 86,4 *vs.* 83,6% respectivamente, p = 0,33, a sobrevida livre de eventos foi superior para o grupo cirúrgico, 77,6% *vs.* 69,5%, p = 0,01.

Em relação às taxas de infarto agudo do miocárdio ou óbito de origem cardíaca, estas também não diferiram no grupo percutâneo entre os pacientes clínicos e os que foram encaminhados para intervenção. No grupo cirúrgico, as taxas de infarto agudo do miocárdio (10% *vs.* 17,6%, p = 0,003), óbito ou infarto agudo do miocárdio (21,1% *vs.* 29,2%, p = 0,01) e óbito cardíaco ou infarto do miocárdio (p = 0,03) foram inferiores para os pacientes submetidos à revascularização (Figura 32.2).

Deve-se frisar, no entanto, que, apesar de diabéticos, os pacientes deste estudo apresentavam baixa complexidade angiográfica. Entre os pacientes selecionados, apenas 19,4 e 10,3% mostraram lesões proximais em artéria descendente anterior nos grupos cirúrgicos e percutâneo, respectivamente, e 52,4 e 20,3% eram triarteriais nos mesmos grupos.

Em conclusão, em pacientes diabéticos com sintomas controlados, semelhantes aos randomizados neste estudo para o grupo percutâneo, o tratamento clínico otimizado pode ser a primeira opção; em pacientes com doença coronária mais extensa, semelhantes aos randomizados neste estudo para o grupo cirúrgico, a terapêutica cirúrgica inicial apresentou melhores resultados e está indicada.

Estudo STICH (hipótese 1) e STICHES

Até 2011, quando foi publicado o estudo STICH, não havia na literatura um estudo randomizado que comparasse os tratamentos clínico ou cirúrgico para pacientes com disfunção ventricular grave, apenas registros que sistematicamente mostravam melhores resultados para o grupo encaminhado para cirurgia.

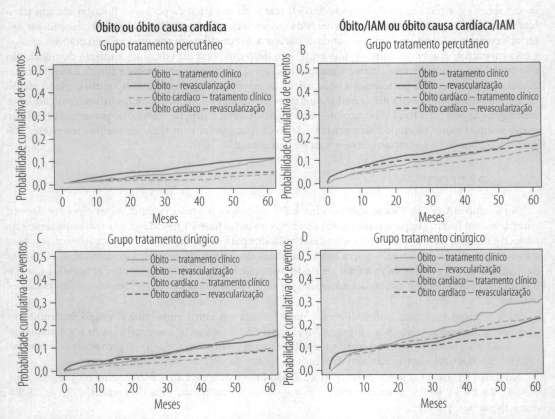

Figura 32.2. (A e B) Grupo percutâneo – sem diferença nas taxas de óbito total, óbito/infarto agudo do miocárdio (IAM) e óbito cardíaco/IAM, entre os grupos clínico e intervenção. (C) Grupo cirúrgico – sem diferença entre as taxas de óbito e óbito cardíaco entre os grupos clínico e intervenção. (D) Grupo cirúrgico – menores taxas de óbito/IAM (p = 0,01) e óbito cardíaco/IAM (p = 0,03) para o grupo intervenção. Modificada de Chaitman B et al. (2009).

Neste estudo, entre julho de 2002 e maio de 2007, 1.212 pacientes com doença coronariana passível de revascularização miocárdica cirúrgica e fração de ejeção menor ou igual a 35% foram randomizados para tratamento cirúrgico (610 pacientes) ou clínico (602 pacientes), bem como foram acompanhados por período médio de 56 meses. O objetivo primário foi a avaliação da taxa de óbito por qualquer causa, e os objetivos secundários incluíram as taxas de óbito de causas cardiovasculares e o composto de óbito por qualquer causa ou hospitalização por causas cardiovasculares.

No período analisado de cinco anos, surpreendentemente, e ao contrário dos achados de registros prévios sobre o tema, não se observou diferença significativa na mortalidade entre os dois grupos, 36% no grupo cirúrgico e 41% no clínico (razão de risco com cirurgia *vs.* tratamento clínico de 0,86; IC95% 0,72-1,04; p = 0,12). No entanto, a mortalidade cardiovascular foi menor para o grupo cirúrgico (28%), quando comparado ao clínico (33%; razão de risco com cirurgia *vs.* tratamento clínico de 0,81; IC95% 0,66-1,00; p = 0,05). O composto de óbito por qualquer causa ou hospitalização por causas cardiovasculares favoreceu o grupo cirúrgico (58%), quando comparado ao clínico (68%; razão de risco com cirurgia *vs.* tratamento clínico de 0,74; IC95% 0,64-0,85; p < 0,001).

Duas análises adicionais foram realizadas neste estudo. A primeira denominada "*as treated*" avaliou 592 pacientes tratados clinicamente no primeiro ano *vs.* 620 tratados com cirurgia também neste período, ou porque foram realmente randomizados para cirurgia ou porque migraram do tratamento clínico para cirurgia no primeiro ano. Em tal análise, houve benefício significativo para cirurgia em relação à mortalidade, razão de risco de 0,70 (IC95% 0,58-0,84; p < 0,001). A segunda denominada "*per protocol*", excluindo os pacientes que migraram do grupo para o qual foram randomizados para o outro grupo, no primeiro ano de acompanhamento (excluiu o "*crossover*"), analisou 537 pacientes no grupo clínico *vs.* 555 do cirúrgico, e novamente houve benefício significativo para cirurgia, com razão de risco de 0,76 (IC95% 0,62-0,92; p = 0,005).

Embora em cinco anos, em relação ao resultado oficial do estudo (intenção de tratar), não tenha sido observado um benefício para cirurgia em termos de sobrevida, foi possível verificar tendência, com as análises adicionais, a se acreditar na superioridade da revascularização cirúrgica para este grupo de pacientes, razão pela qual os autores optaram pelo acompanhamento por cinco anos adicionais. Nesse acompanhamento de 10 anos, denominado STICHES (Hachamovitch et al., 2003), evidenciou-se menor mortalidade para o grupo cirúrgico quando comparado ao clínico (58,9 *vs.* 66,1%, com razão de risco de 0,84, IC95% 0,73-0,97; p = 0,02). A taxa de óbito por causa cardíaca (40,5% *vs.* 49,3%; p = 0,006) e o composto óbito por qualquer causa ou infarto (61,6% *vs.* 67,9%; p = 0,03) ocorreram menos frequentemente no grupo cirúrgico.

Em conclusão, pacientes com disfunção ventricular grave que apresentam perspectiva de sobrevida de dez anos se beneficiam do tratamento cirúrgico. Esses casos devem ser avaliados individualmente, pois apresentam expressiva maior morbimortalidade hospitalar quando submetidos à cirurgia, comparados a pacientes com função ventricular preservada. A influência da análise de isquemia e a viabilidade serão posteriormente comentadas.

TRATAMENTO CIRÚRGICO *VS.* PERCUTÂNEO: ESTUDOS RANDOMIZADOS

Três períodos podem ser considerados nesta análise:

→ Tratamento percutâneo com balão *vs.* cirúrgico – estudos BARI, EAST, GABI, Toulouse, RITA I, ERACI I, MASS I, Lausanne, CABRI, com desfechos primários diversos e que não demonstraram, em períodos de acompanhamento variando de 1 a 13 anos, diferenças na mortalidade ou nas taxas de infarto entre os grupos; as taxas de novas revascularizações foram sempre mais elevadas no grupo percutâneo. No subgrupo de diabéticos do estudo BARI, observou-se melhor sobrevida para o grupo tratado cirurgicamente.

→ Tratamento percutâneo com *stents* não revestidos *vs.* tratamento cirúrgico – estudos SIMA, AWE-SOME, MASS II, ERACI II, SOS, ARTS I, Leipzig (o último com cirurgia sem ser extracorpórea), também com desfechos primários diversos, períodos de acompanhamento que variam de 2,4 a 10 anos e, como no grupo anterior, não demonstram diferenças nas taxas de óbito (com exceção do estudo SOS, no qual em seis anos a mortalidade no grupo percutâneo foi estatisticamente maior) e infarto entre os grupos; novamente as taxas de reintervenções foram superiores no grupo percutâneo.

→ Tratamento percutâneo com *stents* revestidos *vs.* tratamento cirúrgico – estudos CARDia, PRE-COMBAT, SYNTAX (2016), EXCEL, NOBLE e FREEDOM.

No estudo CARDia, foram randomizados, no período de 2002 a 2007, 510 pacientes diabéticos multiarteriais ou com doença uniarterial complexa (definido como comprometimento ostial ou de terço proximal de artéria descendente anterior), para cirurgia de revascularização miocárdica ou tratamento percutâneo (31% com *stents* não revestidos e 69% com *stents* revestidos com Sirolimus). O desfecho primário composto considerado foi o composto óbito, infarto do miocárdio ou acidente vascular cerebral, que ocorreu após acompanhamento de um ano em 10,5% dos pacientes cirúrgicos e 13% daqueles submetidos a tratamento percutâneo, razão de risco de 1,25 (IC95%: 0,75–2,09; p = 0,39). O resultado, porém, não mostrou que o tratamento percutâneo foi não inferior ao tratamento cirúrgico, de acordo com a especificação do estudo (limite superior do intervalo de confiança menor que 1,3), concluindo-se que estudos maiores e de mais longo seguimento seriam necessários.

No estudo PRECOMBAT, 600 pacientes portadores de lesão de tronco de coronária esquerda maior que 50% foram randomizados no período de 2004 a 2009 para tratamentos cirúrgico ou percutâneo com

316 | DOENÇA ARTERIAL CORONÁRIA CRÔNICA

stents revestidos com Sirolimus, em relação ao desfecho composto por óbito, infarto do miocárdio, acidente vascular cerebral ou nova revascularização. Em cinco anos, este desfecho ocorreu em 17,5% dos pacientes tratados com *stents* e 14,3% dos pacientes tratados cirurgicamente (razão de risco de 1,27; IC95% 0,84-1,90; p = 0,26). Não houve diferenças significativas nas taxas de óbito, infarto e acidente vascular cerebral ou no seu composto. As taxas de novas revascularizações foram maiores para o grupo percutâneo. Embora não se tenha verificado diferenças entre os dois grupos, este é considerado um estudo com poder limitado, portanto sugere-se que seus resultados devam ser vistos com cautela.

No importante estudo SYNTAX, iniciado em 2005, foram randomizados 1.800 pacientes portadores de lesão de tronco de coronária esquerda maior que 50% isolado ou associado a lesões coronárias ou portadores de lesões triarteriais, para cirurgia de revascularização miocárdica ou *stent* revestido com paclitaxel, em relação ao desfecho primário composto por óbito, infarto do miocárdio, acidente vascular cerebral ou nova revascularização, durante cinco anos. Foi criado para essa análise o chamado escore SYNTAX, angiográfico, no qual os pacientes são catalogados como de baixa (escore menor ou igual a 22), intermediária (escore de 23 a 32), ou alta (escore maior que 32) complexidade. Com relação ao desfecho primário, foi menos frequente e, portanto, superior para cirurgia, 26 *vs.* 37,3%, p < 0,0001, no período analisado. Não foram observadas diferenças significativas entre cirurgia e tratamento percutâneo no que se refere a óbito (11,4 *vs.* 13,9%, p = 0,10) ou acidente vascular cerebral (3,7 *vs.* 2,4%), p = 0,09. As taxas de infarto do miocárdio foram inferiores para o grupo cirúrgico (3,8 *vs.* 9,7%, p < 0,0001), assim como o composto óbito, infarto e acidente vascular cerebral (16,7 *vs.* 20,8%, p = 0,03) e as taxas de reintervenções (13,7 *vs.* 25,9%, p < 0,0001).

Na análise de subgrupos, não foram observadas, em relação ao desfecho primário, diferenças significativas entre os tratamentos cirúrgico e percutâneo nos pacientes de baixa complexidade angiográfica, tanto para o grupo total (28,6% *vs.* 32,1%; p = 0,43), como para o grupo portador de lesão de tronco de coronária esquerda (31,5% *vs.* 30,4%; p = 0,74) ou para o grupo portador de lesões triarteriais (26,8% *vs.* 33,3%; p = 0,21). Nos pacientes de complexidade intermediária, a cirurgia mostrou-se superior no grupo total (25,8% *vs.* 36%; p = 0,008) e nos portadores de lesões triarteriais (22,6% *vs.* 37,9%; p = 0,0008), não se observando novamente diferenças significativas nos portadores de lesão de tronco de coronária esquerda (32,3% *vs.* 32,7%; p = 0,88). Nos pacientes de maior complexidade angiográfica, a cirurgia mostrou-se superior nos três grupos, total (26,8% *vs.* 44%; p < 0,0001), tronco de coronária esquerda (29,7% *vs.* 46,5%; p = 0,003) e triarteriais (24,1% *vs.* 41,9%; p = 0,0005), levantando-se a hipótese de que pacientes menos complexos angiograficamente podem se beneficiar dos dois tratamentos e que a cirurgia seria reservada para aqueles mais complexos e menos adequados para a abordagem percutânea.

A hipótese levantada no estudo SYNTAX, de que o tratamento percutâneo poderia mostrar-se não inferior à cirurgia para pacientes com lesões de tronco de coronária esquerda de complexidade baixa ou moderada, foi testada em dois estudos recentemente publicados.

No estudo EXCEL, entre 2010 e 2014, 1.905 pacientes portadores de lesão em tronco de coronária esquerda maior ou igual a 70% ou entre 50% e 70% se considerada hemodinamicamente significativa por testes funcionais, com escore SYNTAX baixo ou intermediário (menor ou igual a 32), foram randomizados para revascularização miocárdica cirúrgica (957 pacientes) ou percutânea (948 pacientes, sendo 771 com lesões em bifurcação ou trifurcação), utilizando-se o *stent* farmacológico revestido com Everolimus. Tratou-se de um estudo de não inferioridade, considerando-se a margem de 4,2% em relação ao limite superior do intervalo de confiança. Em relação ao desfecho primário composto de óbito por qualquer causa, infarto do miocárdio ou acidente vascular cerebral em três anos, não foram observadas diferenças significativas entre os dois grupos, 15,4% no grupo percutâneo e 14,7% no grupo cirúrgico, p = 0,98 para superioridade, diferença de 0,7% (diferença de 4% no limite superior do intervalo de confiança). Quanto ao desfecho secundário composto por óbito, infarto ou acidente vascular cerebral em 30 dias, melhores resultados foram observados para o tratamento percutâneo quando comparado à cirurgia, 4,9 *vs.* 7,9%, p = 0,008 para superioridade; em relação ao desfecho composto de óbito, infarto, acidente vascular cerebral ou nova revascularização, não houve diferença significativa entre os grupos, 23,1% no grupo percutâneo e 19,1% no grupo cirúrgico, p = 0,10 para superioridade.

Diferentes resultados foram encontrados no estudo NOBLE, publicado quase que concomitantemente ao estudo EXCEL. Em tal análise, foram randomizados entre 2008 e 2015 1.201 pacientes portadores de lesão de tronco de coronária esquerda maior ou igual a 50%, para cirurgia de revascularização miocárdica (603 pacientes) ou tratamento percutâneo com *stent* farmacológico revestido com Biolimus (598 pacientes, sendo bifurcação em 508 pacientes), embora 11% dos pacientes tenham recebido *stents* de primeira geração. A gravidade angiográfica maior (escore SYNTAX acima de 32) não foi critério de exclusão como no estudo prévio. Foi também um estudo de não inferioridade, sendo considerado que não excedesse razão de risco de 1,35 em relação ao intervalo de confiança. O desfecho primário considerado foi o composto de óbito por qualquer causa, infarto do miocárdio não relacionado a procedimento, nova revascularização ou acidente vascular cerebral em cinco anos, tendo ocorrido em 29% dos pacientes no grupo percutâneo e 19% no cirúrgico, razão de risco de 1,48 (IC95%: 1,11–1,96), excedendo o limite de não inferioridade, demonstrando, portanto, a superioridade do tratamento cirúrgico para esses pacientes (p = 0,0066). Comparando-se o tratamento percutâneo *vs.* o cirúrgico, observou-se, respectivamente: mortalidade por todas as causas, 12 *vs.* 9% (razão de risco de 1,07; IC95%: 0,67–1,72; p = 0,77), infarto agudo do miocárdio não relacionado a procedimento, 7 *vs.* 2% (razão de risco de 2,88; IC95%: 1,40-5,90; p = 0,0040), nova revascularização, 16 *vs.* 10% (razão de risco de 1,50; IC95%: 1,04-2,17; p = 0,032) e acidente vascular cerebral, 5 *vs.* 2% (razão de risco de 2,25; IC95%: 0,93–5,48; p = 0,073).

No estudo FREEDOM, no período de 2005 a 2010, foram randomizados 1.900 pacientes diabéticos multiarteriais (83% triarteriais; lesão de tronco de coronária esquerda excluída), para cirurgia de revascularização miocárdica ou tratamento percutâneo com *stents* farmacológicos (tipo de *stent* a critério do investigador), em relação ao desfecho composto óbito, infarto do miocárdio ou acidente vascular cerebral. Em relação ao desfecho composto, em cinco anos, foi menos frequente no grupo cirúrgico (18,7 *vs.* 26,6%, p = 0,005). A taxa de infarto do miocárdio foi também menor para cirurgia (6 *vs.* 13,9%, p < 0,001), assim como o percentual de óbito (10,9 *vs.* 16,3%, p = 0,049). A taxa de acidente vascular cerebral foi maior para cirurgia (5,2 *vs.* 2,4%, p = 0,03). Essa análise concluiu então que a cirurgia se mostrou superior ao tratamento percutâneo para este grupo de pacientes, embora com maiores taxas de acidente vascular cerebral. Deve-se ressaltar, no entanto, que a mortalidade operatória em 30 dias nesta análise foi bastante baixa para pacientes diabéticos (1,7%), nem sempre reproduzível em todos os centros do mundo.

ISQUEMIA E VIABILIDADE

Não há estudos randomizados que demonstrem o papel do percentual de isquemia e/ou viabilidade em relação ao benefício de revascularização cirúrgica ou percutânea. Há apenas registros retrospectivos ajustados e subanálises de estudos randomizados (com pequenas amostras) que analisaram este tema.

Em registros, tem sido investigada a relação entre o benefício da revascularização em relação ao tamanho da área isquêmica demonstrada em testes funcionais. Hachamovitch et al., em grande registro frequentemente citado, com 10.627 pacientes submetidos à cintilografia com estresse (adenosina ou esforço) entre 1991 e 1997 e seguidos por 1,9±0,6 anos, demonstraram um aumento significativo da taxa de óbito de causa cardíaca, quando pacientes com área isquêmica de tamanhos moderado (acima de 10%) ou extenso (acima de 20%) eram mantidos em tratamento clínico comparado com revascularização (percutânea ou cirúrgica) – números que são adotados pelas diretrizes. Devido à natureza retrospectiva desta análise, os dados foram ajustados para que os pacientes se tornassem comparáveis.

No subestudo nuclear do estudo COURAGE, observou-se diminuição significativa da área isquêmica com intervenção percutânea quando comparado ao tratamento clínico e piora da sobrevida livre de infarto quanto maior a área isquêmica, porém, esta última sem significância estatística após ajuste, ou seja, uma informação apenas geradora de hipótese. No subestudo de viabilidade do estudo STICH, sua presença não foi preditora de melhores resultados com a cirurgia de revascularização miocárdica. Ambos os subestudos apresentam a limitação do pequeno número de pacientes analisados, diminuindo o poder da amostra para as questões colocadas.

Embora adotadas pelas diretrizes e frequentemente utilizadas nas decisões de tratamento, não se dispõe na realidade, no momento, de respostas definitivas a respeito do papel e do peso da constatação de

318 | DOENÇA ARTERIAL CORONÁRIA CRÔNICA

isquemia e/ou viabilidade ou mesmo da sua extensão nas decisões para revascularização. Encontra-se em andamento o estudo *Ischemia Trial*, que será a primeira análise randomizada sobre o tema e deverá fornecer importantes informações sobre este tema.

DIRETRIZES E CRITÉRIOS DE ADEQUAÇÃO

As bases atuais para indicações de revascularização são bastante frágeis; são poucas as análises comparando cirurgia e tratamento clínico e faltam, como já exposto, estudos e informações sobre a relação entre a extensão de isquemia e a revascularização. Por exemplo, a indicação para revascularização cirúrgica para pacientes com lesões de tronco de coronária esquerda maior ou igual a 50% é baseada em estudos da década de 1970, que nunca mais foi reavaliada.

Sociedade Americana de Cardiologia

As indicações de revascularização cirúrgica (RM) ou percutânea (ATC), para melhora da sobrevida, de acordo com o Colégio Americano de Cardiologia e a Sociedade Americana de Cardiologia, incluindo grupo total, pacientes diabéticos e com disfunção ventricular, publicadas em 2012, com classe e nível de evidência constam na Quadro 32.1.

Quadro 32.1. Indicações de revascularização miocárdica (percutânea ou cirúrgica) – adaptado de 2012 ACCF/AHA *Guideline for the Diagnosis and Management of Patients With Stable Ischemic Heart Disease* e *2014 ACC/AHA Focused Update of the Guideline for the Diagnosis and Management of Patients With Stable Ischemic Heart Disease.*

Para melhora da sobrevida: TCE ≥ 50%; RM – I B; ATC – IIa B Baixo risco para procedimento percutâneo – escore SYNTAX ≤ 22 e risco cirúrgico elevado – STS ≥ 5%; ATC – IIb B Risco baixo ou intermediário para procedimento percutâneo – escore SYNTAX ≤ 33 e risco cirúrgico elevado – STS > 2%; ATC – III B Anatomia desfavorável para este procedimento e que sejam bons candidatos para cirurgia de RM
Comprometimento triarterial com ou sem comprometimento proximal da artéria descendente anterior: RM – I B ATC – IIb B
Comprometimento biarterial com comprometimento proximal da artéria descendente anterior: RM – I B ATC- IIb B
Comprometimento biarterial sem comprometimento proximal da artéria descendente anterior: RM – IIa B – com extensa isquemia RM – IIb C – sem isquemia extensa ATC – IIb B
Comprometimento uniarterial – artéria descendente anterior do terço proximal: RM – IIa B – com uso de enxerto de artéria torácica interna esquerda ATC – IIb B
Comprometimento uniarterial – sem doença proximal de artéria descendente anterior: RM – III B ATC – III B
Disfunção ventricular: RM – IIa B – FE 35 a 50% RM – IIb B – FE <35%, sem lesão de TCE ATC – dados insuficientes
Pacientes diabéticos: RM – I B (RM em preferência à ATC para multiarteriais diabéticos), particularmente se a artéria torácica interna puder ser utilizada para artéria descendente anterior
Sobreviventes de morte súbita, com TV presumidamente causada por isquemia: RM – I B ATC – I C

TCE: tronco de coronária esquerda; RM: cirurgia de revascularização miocárdica; ATC: tratamento percutâneo; STS: escore da Sociedade dos Cirurgiões Torácicos.

32 | DOENÇA ARTERIAL CORONÁRIA CRÔNICA: TRATAMENTO POR CIRURGIA DE REVASCULARIZAÇÃO MIOCÁRDICA | 319

A Sociedade Americana de Cardiologia publica periodicamente os "Critérios de Adequação para Revascularização Miocárdica" (percutânea ou cirúrgica). Não se trata de uma diretriz baseada em evidências, e sim de um painel de opinião de especialistas (clínicos, cirurgiões, hemodinamicistas e dos demais métodos diagnósticos), para os quais são oferecidas: anatomia coronária, sintomas (com ou sem medicação otimizada) e resultado dos testes funcionais. Para cada anatomia, atribui-se, por cada especialista, uma nota em relação à adequação de indicação de revascularização (notas um a três, se inadequada; quatro a seis, se incerta e sete a nove, se adequada). Por fim, para cada anatomia, determina-se a média das notas e, portanto, a adequação da indicação de revascularização para melhora de sobrevida ou qualidade de vida. O mesmo é realizado em relação à escolha do método de revascularização (cirúrgico ou percutâneo). A Tabela 32.1 traz a última atualização deste painel em relação à escolha do método de revascularização para pacientes multiarteriais sintomáticos e/ou com testes funcionais com alterações de graus intermediário ou de alto risco.

Tabela 32.1. Método de revascularização – critério de adequação. Adaptado de ACCF/STS/AHA *Appropriate Use Criteria for Coronary Revascularizatio Focused Update* 2012. Adequação apropriada, incerta ou inapropriada; entre parênteses, está a média das notas dos especialistas.

Método de revascularização: doença multiarterial, grau funcional de angina ≥ III (CCS[*1]) e/ou evidência dos achados de risco intermediário ou alto nos testes não invasivos	ATC[*2]	RM[*3]
Dois vasos com artéria DA[*4] com comprometimento proximal	A (7)	A (8)
Três vasos: escore SYNTAX baixo	A (7)	A (9)
Três vasos: comprometimento intermediário ou complexo (comprometimento difuso, presença de oclusão, escore SYNTAX alto)	U (4)	A (9)
TCE isolado	U (6)	A (9)
TCE associado a lesões coronárias uni ou biarteriais, escore SYNTAX baixo	U (6)	A (9)
TCE associado a comprometimento arterial complexo (lesões coronárias triarteriais, presença de oclusões, escore SYNTAX alto)	I (3)	A (9)

*1CCS: grau funcional de angina – Canadian Cardiovascular Society; *2ATC: tratamento percutâneo; RM*3: cirurgia de revascularização miocárdica; DA*4: artéria descendente anterior; A: apropriado; U: incerto; I:inapropriado.

→ Em relação às indicações para melhora de sobrevida, a diretriz da Sociedade Americana de Cardiologia segue estritamente os resultados dos estudos disponíveis, considerando portanto que não há prova de melhora de sobrevida com abordagem percutânea, razão pela qual atribui classe II b ou III para este tratamento em todas as situações nas quais a revascularização é indicada com esta finalidade, com exceção para os casos de risco cirúrgico elevado.

→ Aceita como valor de corte para indicação de tronco de coronária esquerda lesões maiores ou iguais a 50% (classe IB), embora este valor seja derivado de estudos da década de 1970 e nunca mais tenha sido reavaliado.

→ Baseado nos resultados do estudo STICH, seguindo estritamente a publicação, atribui classe II b para pacientes com disfunção ventricular (fração de ejeção menor ou igual a 35%). Estudo STICHES não havia ainda sido publicado, portanto, haverá, com certeza, modificações baseadas em seus resultados.

→ Praticamente não inclui em sua diretriz as subanálises do estudo SYNTAX para os diferentes níveis de escore, já que são análises de subgrupos e apenas geradoras de hipóteses.

→ Os estudos EXCEL e NOBLE não haviam ainda sido publicados. Com estas recentes análises, ocorrerão modificações nas diretrizes no que concerne às lesões de tronco de coronária esquerda.

→ Nos Critérios de Adequação (opinião de especialistas), em relação ao método de revascularização para pacientes sintomáticos ou com evidências de isquemia significativa, são considerados os resultados das subanálises do escore SYNTAX e aceita (considerando adequado) para melhora de sobrevida ou qualidade de vida, por exemplo, o tratamento percutâneo para pacientes biarteriais com comprometimento de artéria descendente anterior ou triarteriais com baixo escore SYNTAX, situações não aceitas na diretriz para melhora de sobrevida.

320 | DOENÇA ARTERIAL CORONÁRIA CRÔNICA

Sociedade Europeia de Cardiologia

As indicações para revascularização (cirúrgica ou percutânea) em angina estável e isquemia silenciosa, de acordo com as "Diretrizes da Sociedade Europeia de Cardiologia de Revascularização Miocárdica", publicadas em 2014, com classe e nível de evidência, estão na Tabela 32.2. As opções pelo tratamento cirúrgico ou percutâneo, de acordo com a mesma sociedade, estão contidas na Tabela 32.3.

Tabela 32.2. Indicações de revascularização miocárdica (percutânea ou cirúrgica) – angina estável ou isquemia silenciosa – adaptado de "2014 *European Society of Cardiology guidelines on myocardial revascularization*".

	Extensão da doença coronária (anatômica e/ou funcional)	Classe de recomendação	Nível de evidência
Para prognóstico	Lesão de tronco de coronária esquerda maior que 50%*[1]	I	A
	Lesão proximal de artéria descendente anterior maior que 50%*[1]	I	A
	Comprometimento biarterial ou triarterial (lesões >50%*) com disfunção ventricular (FE<40%)	I	A
	Artéria derradeira (lesão maior que 50%)*[1]	I	C
	Área isquêmica documentada >10%	I	B
Para sintomas	Qualquer lesão significativa com sintomas limitantes ou não responsivos/intolerante à medicação clínica otimizada	I	A

* com isquemia documentada ou medida de reserva de fluxo (FFR) <0,80 para diâmetros angiográficos entre 50 e 90%.

Tabela 32.3. Recomendações para o método de revascularização – adaptado de "2014 *European Society of Cardiology guidelines on myocardial revascularization*".

Extensão da doença coronária	Cirurgia de RM Classe – nível de evidência	Tratamento percutâneo Classe – nível de evidência
Um ou 2 vasos sem DA proximal	IIb C	I C
Um vaso com DA proximal	I A	I A
Dois vasos com DA proximal	I A	I C
TCE – Escore SYNTAX ≤22	I B	I B
TCE – Escore SYNTAX 23-32	I B	IIa B
TCE – Escore SYNTAX >32	I B	III B
Três vasos – Escore SYNTAX ≤22	I B	I B
Três vasos – Escore SYNTAX 23-32	I B	III B
Três vasos – Escore SYNTAX >32	I B	III B

DA: artéria descendente anterior; TCE: tronco de coronária esquerda.

A Tabela 32.4 apresenta as recomendações de revascularização para pacientes com insuficiência cardíaca congestiva e disfunção ventricular sistólica (fração de ejeção menor ou igual a 35%), conforme Velazquez et al. (2016).

Tabela 32.4. Recomendações de revascularização para pacientes com Insuficiência Cardíaca Congestiva e disfunção sistólica (fração de ejeção menor ou igual a 35%) – Adaptado de "2014 *European Society of Cardiology guidelines on myocardial revascularization*".

Recomendações de revascularização (FE ≤ 35%)	Classe/Nível de evidência
RM para lesões de TCE ou TCE equivalente	IC
RM para multiarteriais com comprometimento de artéria DA para reduzir óbito e hospitalização por causas cardiovasculares	I B
Aneurismectomia de ventrículo esquerdo durante RM pode ser considerada para pacientes com grande aneurisma, se houver risco de ruptura, grande trombo, arritmias com origem no aneurisma	IIa C
RM na presença de miocárdio viável	IIa B
RM com reconstrução de ventrículo esquerdo para pacientes com fibrose em território de artéria DA, especialmente se o índice de VSF de ventrículo esquerdo <70 mL/m² possa ser obtido	IIb B
ATC pode ser indicada se anatomia favorável, presença de miocárdio viável, e cirurgia não é indicada	IIb C

FE: fração de ejeção;RM: cirurgia de revascularização miocárdica; TCE: tronco de coronária esquerda; DA: artéria descendente anterior; VSF: volume sistólico final; ATC: tratamento percutâneo.

A Tabela 32.5 mostra as indicações para pacientes diabéticos (Velazquez et al., 2016).

Tabela 32.5. Recomendações de revascularização para diabéticos. Adaptado de "2014 *European Society of Cardiology guidelines on myocardial revascularization*"

Recomendações	Classe/Nível de evidência
Pacientes estáveis multiarteriais e/ou evidência de isquemia, revascularização para reduzir eventos cardíacos	I B
Pacientes estáveis multiarteriais e risco cirúrgico aceitável, RM é preferível em relação a ATC	I A
Pacientes estáveis multiarteriais e escore SYNTAX ≥ 22, ATC seria considerada como alternativa à RM	IIa B
Uso de enxertos com dupla artéria torácica interna	IIa B

RM: cirurgia de revascularização miocárdica; ATC: tratamento percutâneo.

→ Em relação à melhora da sobrevida, a diretriz europeia incorpora em suas indicações a necessidade de prova isquêmica (embora não haja estudo randomizado sobre o tema) ou a medida de reserva de fluxo (FFR), levando em conta, por exemplo, a fragilidade do corte de 50% para lesões de tronco de coronária esquerda, diferentemente da diretriz americana.

→ Em relação à escolha do método de revascularização, cirúrgico ou percutâneo, de forma radicalmente diferente da diretriz americana, incorpora as análises de subgrupos do estudo SYNTAX (embora sejam apenas geradoras de hipóteses), aceitando o tratamento percutâneo para os pacientes com menor ou mediana gravidade angiográfica, incluindo tronco de coronária esquerda (lembrando que os estudos EXCEL e NOBLE ainda não haviam sido publicados), triarteriais e biarteriais com comprometimento de artéria descendente anterior.

→ Ainda para pacientes com disfunção ventricular, diferentemente da diretriz americana, incorpora os desfechos secundários (combinação óbito e hospitalização por causas cardiovasculares) do estudo STICH, conferindo indicação IB para tais pacientes. A diretriz americana também deverá modificar suas indicações baseadas na publicação do estudo STICHES.

Sociedade Brasileira de Cardiologia

A Sociedade Brasileira de Cardiologia, em sua diretriz mais recente (Diretriz de Doença Coronária Estável – 2014), incorpora em suas orientações os resultados de subgrupos do estudo SYNTAX para pacientes com lesão de tronco de coronária esquerda (Figura 32.3) e multiarteriais (Figura 32.4).

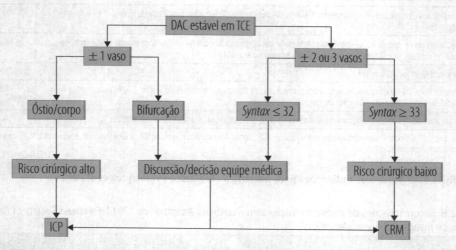

Figura 32.3. Intervenção coronária percutânea ou cirurgia de revascularização miocárdica em doença arterial coronariana envolvendo tronco de coronária esquerda (lesão > 50% com evidência de isquemia em teste funcional; lesão > 70%; ou reserva de fluxo fracionada < 0,80). Reproduzido da Diretriz de Doença Coronária Estável – Sociedade Brasileira de Cardiologia de 2014. DAC: doença arterial coronariana; TCE: tronco de coronária esquerda; ICP: intervenção coronária percutânea; CRM: cirurgia de revascularização miocárdica.

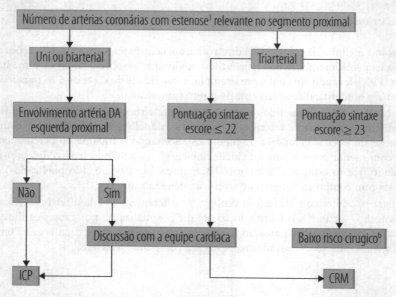

Figura 32.4. Intervenção coronária percutânea ou cirurgia de revascularização miocárdica na doença aterosclerótica coronariana sem envolvimento de tronco de coronária esquerda. [a] ≥ 50% de estenose e comprovação de isquemia, lesão de 90% por dois médicos ou reserva de fluxo fracionada < 0,80. [b] CRM é a opção preferida na maioria dos pacientes. Reproduzido de Diretriz de Doença Coronária Estável – Sociedade Brasileira de Cardiologia de 2014. ICP: intervenção coronária percutânea; CRM: cirurgia de revascularização miocárdica.

A Sociedade Brasileira de Cardiologia, assim como a Sociedade Europeia, adotou a necessidade de comprovação de isquemia para lesões entre 50 e 90%, com testes funcionais ou medida de reserva de fluxo, e como já comentado, incorporou a análise de subgrupos do estudo SYNTAX.

BIBLIOGRAFIA

Ahn JM, Roh JH, Kim Yh, et al. Randomized trial of stents versus bypass surgery for left main coronary artery disease: 5-year outcomes of PRECOMBAT Study. J Am Coll Cardiol. 2015;65(20):2198-206.

Boden WE, O'Rourke RA, Teo KK, et al. Optimal medical therapy with or without PCI for stable coronary disease. N England J Med. 2007;356(15):1503-16.

Bonow RO, Maurer G, Lee KL, et al. Myocardial viability and survival in ischemic left ventricular dysfunction. N Engl J Med. 2011;364(17):1617-25.

Cesar LA, Ferreira JF, Armaganijan D, et al. Diretriz de Doença Coronária Estável da Sociedade Brasileira de Cardiologia. Arq Bras Cardiol. 2014;103(2 Suppl II):1-56.

Chaitman BR, Hardison RM, Adler D, et al. The bypass angioplasty revascularization investigation 2 diabetes randomized trial of different treatment strategies in type 2 diabetes mellitus with stable ischemic heart disease: impact of treatment strategy on cardiac mortality and myocardial infarction. Circulation. 2009;120(25):2529-40.

Farkouh ME, Domanski M, Sleeper LA, et al. Strategies for multivessel revascularization in patients with diabetes. N Engl J Med. 2012;367(25):2375-84.

Fihn SD, Blankenship JC, Alexander KP, et al. 2014 ACC/AHA/AATS/PCNA/SCAI/STS focused update of the guideline for the diagnosis and management of patients with stable ischemic heart disease. Circulation. 2014;130(19):1749-67.

Fihn SD, Gardin JM, Abrams J, et al. 2012 ACCF/AHA/ACP/AATS/PCNA/SCAI/STS guideline for the diagnosis and management of patients with stable ischemic heart disease: executive summary: a report of the American College of Cardiology Foundation/American Heart Association task force on practice guidelines, and the American College of Physicians, American Association for Thoracic Surgery, Preventive Cardiovascular Nurses Association, Society for Cardiovascular Angiography and Interventions, and Society of Thoracic Surgeons. J Am Coll Cardiol. 2012;60(24):e44-e164.

Frye RL, August P, Brooks MM, et al. A randomized trial of therapies for type 2 diabetes and coronary artery disease. N Engl J Med. 2009;360(24):2503-15.

Hachamovitch R, Hayes SW, Friedman JD, et al. Comparison of the short-term survival benefit associated with revascularization compared with medical therapy in patients with no prior coronary artery disease undergoing stress myocardial perfusion single photon emission computed tomography. Circulation. 2003;107(23):2900-6.

Hueb W, Lopes NH, Gersh BJ, et al. Five-year follow up of the medicine, angioplasty, or surgery study (MASS II). A randomized controlled clinical trial of 3 therapeutic strategies for multivessel coronary artery disease. Circulation. 2007;115(9):1082-9.

Hueb W, Lopes NH, Gersh BJ, et al. Ten-year follow up survival of the medicine, angioplasty, or surgery study (MASS II). A randomized controlled clinical trial of 3 therapeutic strategies for multivessel coronary artery disease. Circulation. 2010;122(10):949-57.

Illis Ld, Smith PK, Anderson JL, et al. ACC/AHA 2011 Guideline for Coronary Artery Bypass/Graft Surgery: a report of the American College of Cardiology Foundation/American Heart Association Task Force on Practice Guidelines. Circulation. 2011;124(23):2610-42.

International Study of Comparative Health Effectiveness with Medical and Invasive Approaches (ISCHEMIA). [5 December 2016]. Available at: https://clinicaltrials.gov.

Kapur A, Hall RJ, Malik IS, et al. Randomized comparison of percutaneous coronary intervention with coronary artery bypass grafting in diabetic patients: 1-year results of the CARDia (coronary artery revascularization in diabetes) Trial. J Am Coll Cardiol. 2010;55(5):432-40.

Kolh P, Windecker S, Alfonso F, et al. 2014 ESC/EACTS on Myocardial Guidelines on Myocardial Revascularization. The Task Force on Myocardial Revascularization of the European Society of Cardiology (ESC) and the European Association for Cardio-Thoracic Surgery (EACTS). Eur Heart J. 2014;35(37):2541-619.

Makikallio T, Holm NR, Lindsay M, et al. Percutaneous coronary angioplasty versus coronary artery bypass grafting in treatment of unprotected left main stenosis (NOBLE): a prospective, randomized, open-label, non-inferiority trial. Lancet. 2016;388(10061):2743-52.

Mark DB, Nelson CL, Califf RM, et al. Continuing evolution of therapy for coronary artery disease. Initial results from the era of coronary angioplasty. Circulation. 1994;89(5):2015-25.

Mohr FW, Morice MC, Kappetein PA, et al. Coronary artery bypass graft surgery versus percutaneous coronary intervention in patients with three-vessel disease and left main coronary disease: 5-year follow-up of the randomised, clinical SYNTAX Trial. Lancet. 2013;381(9867):629-38.

Moliterno DJ, Elliott JM, Topol EJ. Randomized trials of myocardial revascularization. Curr Probl Cardiol. 1995;20(3):125-90.

Patel MR, Dehmer GJ, Hirshfeld JW, et al. ACCF/SCAI/ STS/AATS/AHA/ASNC/HFSA/SCCT 2012 Appropriate use criteria for coronary revascularization focused update: a report of the American College of Cardiology Foundation Appropriate Use Criteria Task Force, Society for Cardiovascular Angiography and Interventions, Society of Thoracic Surgeons, American Association for Thoracic Surgery, American Heart Association, American Society of Nuclear Cardiology, and the Society of Cardiovascular Computed Tomography. J Am Coll Cardiol. 2012;59(9):857-81.

Shaw LJ, Berman DS, Maron DJ, et al. Optimal medical therapy with or without percutaneous intervention to reduce ischemic burden: results from the clinical outcomes utilizing revascularization and aggressive drug evaluation (COURAGE) Trial Nuclear Substudy. Circulation. 2008;117(10):1283-91.

Stone GW, Sabik JF, Serruys PW, et al. Everolimus-eluting stents or bypass surgery for left main coronary artery disease. N Engl J Med. 2016;375(23):2223-35.

Velazquez EJ, Lee KL, Deja MA, et al. Coronary-artery bypass surgery in patients with left ventricular dysfunction. N Engl J Med. 2011;364(17):1607-16.

Velazquez EJ, Lee KL, Jones RH, et al Coronary-artery bypass surgery in patients with ischemic cardiomyopathy. N Engl J Med. 2016;374(16):1511-20.

Yusuf S, Zucker D, Peduzzi P, et al. Effect of coronary artery bypass graft surgery on survival: overview of 10-year results from randomized trials by the Coronary Artery Bypass Grafts Surgery Trialists Collaboration. Lancet. 1994;344(8922):563-70.

SEÇÃO 5

DOENÇA ARTERIAL CORONÁRIA AGUDA

SEÇÃO 5

DOENÇA ARTERIAL
CORONÁRIA AGUDA

33

Fisiopatologia das síndromes coronárias agudas

Gustavo Bernardes de Figueiredo Oliveira

Palavras-chave: Fisiopatologia; Síndromes coronárias agudas; Aterotrombose; Inflamação; Placas Vulneráveis; Isquemia; Necrose de cardiomiócitos; Mortalidade.

INTRODUÇÃO

A quase totalidade dos casos de síndromes coronárias agudas (SCA) resulta do mecanismo fisiopatológico denominado "aterotrombose", isto é, aterosclerose coronária estabelecida e complicação aguda por fenômeno de trombose superposta.

Nos casos de infarto agudo do miocárdio (IAM), na era pré-tratamento fibrinolítico, os pacientes eram classificados como tendo IAM com ou sem ondas Q como sinonímias de IAM transmural ou subendocárdico, respectivamente. Esta nomenclatura era baseada nos achados de macroscopia patológica. Recentemente, com os estudos e a aplicabilidade das imagens por ressonância magnética em Cardiologia, a importância da fisiopatologia e a decorrente magnitude da área de necrose miocárdica no cenário de SCA foram estabelecidas. De fato, o eletrocardiograma (ECG) foi determinado como apresentando maior correlação com o tamanho da área do IAM do que o acometimento transmural, e isto ressalta a importância da fisiopatologia e da evolução temporal do fenômeno diante de onda de necrose celular decorrente de isquemia.

As placas ateromatosas instáveis são vulneráveis aos processos de ruptura, fissura ou ulceração e, quando isto ocorre, há exposição de material subendotelial, que promove ativação e agregação plaquetária, geração de trombina e formação do trombo. Como consequência, há redução de seu fluxo sanguíneo (isquemia) ou sua eventual interrupção total, e desbalanço entre oferta e demanda de oxigênio, processo tempo-dependente com eventual necrose de cardiomiócitos.

Neste capítulo, não são discutidos os aspectos diagnósticos por ECG ou por biomarcadores de necrose miocárdica, mas são analisados, de modo objetivo, os dados relacionados à fisiopatologia das SCA. Vale ressaltar que as SCA representam pequena fração do amplo espectro do *continuum* aterosclerótico (Figura 33.1).

PLACAS ATEROMATOSAS, GRAUS DE ESTENOSE E COMPLICAÇÕES

Em estudos de angiografia coronária em casos de IAM, com frequência a lesão culpada apresenta estenose < 50%, e apenas 15% dos casos totais de IAM ocorrem em lesões com graus de estenose > 60% detectadas em exames de cateterismo cardíaco prévios. Ao invés de progressão do crescimento luminal da placa estenótica estável prévia até uma redução crítica, o fenômeno da trombose complica estas placas e causa os episódios agudos de isquemia miocárdica em graus variados e tempo-dependentes, com repercussões clínicas definidas como SCA, incluindo a angina instável (na qual a isquemia não levou à necrose de cardiomiócitos) e os IAM (com necrose estabelecida) com ou sem elevação do segmento ST (Figura 33.2).

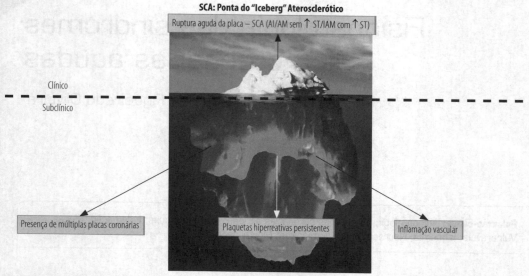

Figura 33.1. Espectro aterosclerótico. SCA: síndrome coronária aguda; AI: angina instável; IAM: infarto agudo do miocárdio. Fonte: adaptado de Goldstein JA. Angiographic Plaque Complexity: The Tip of the Unstable Plaque Iceberg. JACC. 2002;39(9):1464-7.

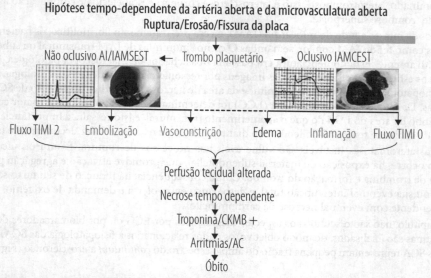

Figura 33.2. Teoria da isquemia e perfusão epicárdica e em microcirculação tempo-dependentes AI: angina instável; IAMSEST: infarto agudo do miocárdio sem elevação do segmento ST; IAMCEST: infarto agudo do miocárdio com elevação do segmento ST; TIMI: *Thrombolysis in Myocardial Infarction*; IC: insuficiência cardíaca. Fonte: modificado de TIMI study group.

Isto não implica em assumir que pequenas placas causem a maioria dos infartos. De fato, as lesões consideradas culpadas no IAM podem ter dimensões razoáveis, porém podem não promover estenose luminal crítica por causa do efeito Glagov (remodelamento vascular com acomodação da placa e redução do grau de obstrução luminal).

As estenoses mais acentuadas e críticas apresentam maior probabilidade de causar infartos em comparação às lesões com estenoses não significantes. Entretanto, como as estenoses menos importantes são mais numerosas do que as lesões críticas no leito vascular coronário, as menos graves causam mais infartos a despeito das mais estenóticas estarem associadas a maior probabilidade individual de causar infartos.

A aterotrombose coronária ocorre em cerca de dois terços dos casos após fratura (ruptura) da capa fibrosa da placa de ateroma e em um terço dos casos em decorrência de erosão superficial da camada íntima, sendo mais frequente em mulheres do que em homens como um mecanismo de morte súbita.

RUPTURA DE PLACA E TROMBOSE SUPERPOSTA

O processo de ruptura da capa fibrosa da placa provavelmente reflete um desequilíbrio entre fatores que incidem sobre a capa fibrosa e a força mecânica da mesma. Formas intersticiais de colágeno formam o substrato de resistência aos mecanismos de "quebra" da barreira oferecida pela capa fibrosa; assim, alterações no metabolismo desta importante proteína, incluindo redução na síntese proteica por células musculares lisas (CML), estão envolvidas na suscetibilidade da placa à ruptura. Citocinas, entre elas o interferon-gama, inibem a síntese de colágeno pelas CML, mas, por outro lado, alguns mediadores liberados pelos grânulos plaquetários durante ativação delas (incluindo fator de crescimento de transformação – TGF-β e fator de crescimento derivado das plaquetas – PDGF) podem estimular a produção do colágeno para reforçar a estrutura da capa fibrosa (Figura 33.3).

Além disso, a degradação aumentada das proteínas da matriz extracelular da capa fibrosa contribui para a vulnerabilidade desta estrutura à ruptura e à trombose superposta. Os macrófagos aumentam a produção de metaloproteinases e enzimas catalíticas de elastina, as quais contribuem também para a lise do colágeno e da elastina arteriais. A estabilidade da capa fibrosa sofre variações regulatórias dinâmicas

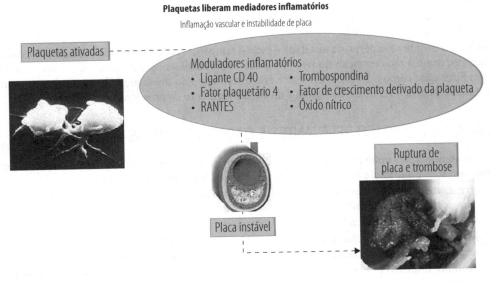

Figura 33.3. Mediadores bioquímicos nas placas vulneráveis em síndrome coronariana aguda. RANTES: regulados na ativação, expressos e secretados por linfócitos T. Fonte: adaptado de Libby P, Theroux P. Pathophysiology of coronary artery disease. Circulation. 2005;111:3481-3488.

330 | DOENÇA ARTERIAL CORONÁRIA AGUDA

em associação com a inflamação exacerbada na íntima e os determinantes desta estabilidade, complicando com a trombose do vaso.

O resultado de síntese de colágeno reduzida e degradação aumentada é o adelgaçamento da capa fibrosa da placa em questão, caracterizando as placas denominadas "ateromas de capa fibrosa fina", extremamente vulneráveis à ruptura e a casos de IAM fatais.

Um acúmulo significante de macrófagos e um grande lago lipídico constituem outro importante aspecto histológico das placas vulneráveis aos fenômenos de instabilização e manifestações clínicas agudas de síndromes isquêmicas do miocárdio. Dessa forma, as forças biomecânicas se concentram nos chamados "ombros" das placas (núcleo lipídico grande torna a parte central da placa mais amolecida), sendo esses os locais comuns de ruptura da capa fibrosa. Macrófagos ativados das regiões centrais das placas produzem citocinas e enzimas degradadoras da matriz, além de regularem a apoptose de CML e produzirem fator tecidual com potente trombogenicidade após as fissuras da placa.

INFLAMAÇÃO E PLACAS VULNERÁVEIS

Evidência recente sugere que múltiplas placas altamente vulneráveis estão presentes no leito vascular coronário. Um fator contribuinte é o processo inflamatório difuso no leito vascular, por vezes, também refletindo um quadro sistêmico, e com identificação de lesões ou placas ateroscleróticas de alto risco de ocorrer ruptura. Análises detalhadas das angiografias coronárias e de angioscopias permitem visibilizar ulcerações ou tromboses em mais de uma lesão simultaneamente e, de fato, os pacientes com SCA que apresentam múltiplas lesões coronárias instáveis estão em maior risco de piores desfechos clínicos.

Atualmente, os exames de imagem avançados do leito vascular coronário têm permitido um conhecimento mais preciso da morfologia das placas que causam o amplo espectro das SCA, incluindo ultrassom coronário, tomografia de coerência óptica, ressonância magnética e angiotomografia coronária, entre outras tecnologias. O remodelamento positivo ou a acomodação compensatória da artéria podem ser observados nas lesões consideradas vulneráveis. De modo concomitante aos outros fenômenos fisiopatológicos, a inflamação precede a SCA e, em geral, pode ser documentada por elevação de vários biomarcadores, particularmente a proteína C-reativa. Desse modo, o impacto na terapêutica é direto, com utilização de procedimentos de revascularização locais em combinação com fármacos com propriedades clínicas comprovadas em estabilização das placas de alto risco para eventos isquêmicos recorrentes e redução da morbimortalidade na vigência de SCA.

Ao final, a trombose superposta instalada e estável também seria determinada por outros mediadores em paralelo, como a concentração do fator tecidual, níveis de fibrinogênio circulante, e níveis de inibidores da fibrinólise como o PAI-1. De fato, haveria uma atenuação do sistema fibrinolítico endógeno nas ações dinâmicas de lise da trombose aguda e limitação/regulação da propagação do trombo.

SUMÁRIO DE ASPECTOS RELEVANTES E DADOS ADICIONAIS

Placas ateromatosas vulneráveis à ruptura se rompem e há exposição de material subendotelial, o que promove ativação e agregação plaquetária, geração de trombina e formação do trombo.

Ocorre interrupção do fluxo sanguíneo com desbalanço entre oferta e demanda de oxigênio e, se persistente, há necrose de cardiomiócitos.

Composição de placas e trombos:

- Mais complexos e irregulares nos casos de IAM com elevação do segmento ST do que os que ocorrem em IAM sem elevação do segmento ST, revelando ruptura ou erosão.
- Trombos brancos contêm plaquetas, fibrina, ou ambos, e vermelhos contêm hemácias, fibrina, plaquetas e leucócitos.

Fissura e ruptura de placa:

- Expressão aumentada de enzimas que degradam matriz extracelular.

- Macrófagos e mastócitos ativados podem produzir estas proteinases.
- Estresse induzido por pressão intraluminal, tônus vasomotor coronário, taquicardia, ruptura de *vasa vasorum* em conjunto produzem erosão da placa na borda da capa fibrosa.

Pressão arterial sistólica, frequência cardíaca, viscosidade sanguínea, atividade do Ativador do plasminogênio tecidual (t-PA) endógeno, níveis do inibidor do ativador do plasminogênio tipo 1 (PAI-1), níveis de cortisol e de epinefrina plasmáticos exibem variações sazonais e circadianas e aumentam em condições de estresse (especialmente no início das manhãs, inverno e em situações de estresse agudo).

Nas síndromes coronárias agudas podem-se observar: aterotrombose; circulação colateral pode atenuar ou prevenir a necrose; trombos oclusivos mantidos promovem injúria transmural da parede ventricular suprida pela artéria relacionada ao IAM e tipicamente produzem elevação persistente do segmento ST.

Alterações histológicas e ultraestruturais envolvem: necrose e coagulação (miofibrilas distendidas, picnose nuclear, congestão vascular e processos de cura por fagocitose de cardiomiócitos necróticos); dano mitocondrial com densidades amorfas e sem calcificação; necrose com bandas de contração (resulta da isquemia-reperfusão) causada por influxo aumentado de cálcio nas células; miocitólise (vacuolização de miócitos); apoptose (fragmentação de células e do DNA, fagocitose – impacto precoce incerto, maior nas fases tardias e remodelamento ventricular após o IAM).

Circulação colateral no IAM é bem desenvolvida em casos com artérias coronárias com obstrução luminal > 75%, hipóxia crônica e hipertrofia do ventrículo esquerdo.

IAM com coronárias angiograficamente "normais" ocorrem mais comumente em jovens, com poucos fatores de risco (tabagismo). Alterações da contratilidade regional podem ser observadas. Disfunção endotelial e placas com obstruções leves, trombose com resolução por lise endógena.

Função ventricular:
- Função sistólica: alterações da contratilidade (dissincronia, hipocinesia, acinesia, discinesia *vs.* hipercinesia compensatória de regiões não acometidas pela necrose).
- Edema/infiltrado celular, seguidos por fibrose.
- Fração de ejeção cai: com 15% de anormalidades na contração segmentar; insuficiência cardíaca com 25% e choque cardiogênico com ≥ 40% de acometimento do miocárdio do ventrículo esquerdo.
- Função diastólica: também alterada no miocárdio isquêmico e infartado. Correlaciona-se com tamanho da área de necrose.
- Regulação circulatória: liberação de citocinas, contribuindo para inflamação sistêmica e instabilidade hemodinâmica.
- Remodelamento do ventrículo esquerdo mais expansão do IAM.
- Dilatação ventricular (aumento de PD2).

BIBLIOGRAFIA

2015 ESC Guidelines for the managementof acute coronary syndromes in patientspresenting without persistent ST-segmentelevation. Task Force for the Management of Acute Coronary Syndromesin Patients Presenting without Persistent ST-Segment Elevationof the European Society of Cardiology (ESC). European Heart Journal. 2016;37:267-315.

Bonow RO, Mann D, Zipes D, et al. Braunwald's Heart Disease. A Textbook of Cardiovascular Medicine, single volume. 9. ed. St. Louis: Saunders, 2011.

Cheruvu PK, Finn AV, Gardner C, et al. Frequency and distribution of thin-cap fibroatheroma and ruptured plaques in human coronary arteries: a pathologic study. J Am Coll Cardiol. 2007;50(10):940-9.

Dzau VJ, Antman EM, Black HR, et al. The Cardiovascular Disease Continuum Validated: Clinical Evidence of Improved Patient Outcomes. Part I: Pathophysiology and Clinical Trial Evidence (Risk FactorsThrough Stable Coronary Artery Disease). Circulation. 2006;114(25):2850-70.

Dzau VJ, Antman EM, Black HR, et al. The Cardiovascular Disease Continuum Validated: Clinical Evidence of Improved Patient Outcomes. Part II: Clinical Trial Evidence(Acute Coronary Syndromes Through Renal Disease)and Future Directions. Circulation. 2006;114(25):2871-91.

Farb A, Burke AP, Tang AL, et al. Coronary plaque erosion without rupture into a lipid core. A frequent cause of coronary thrombosis in sudden coronary death. Circulation. 1996;93:135463.

Goldstein JA. Angiographic Plaque Complexity: The Tip of the Unstable Plaque Iceberg. JACC. 2002;39(9):1464-7.

Libby P, Simon DI. Inflammation and Thrombosis. The Clot Thickens. Circulation. 2001;103(13):1718-20.

Libby P, Theroux P. Pathophysiology of coronary artery disease. Circulation. 2005;111:3481-3488.

Ortiz-Pérez JT, Meyers SN, Lee DC, et al. Angiographic estimates of myocardium at risk duringacute myocardial infarction: validation study usingcardiac magnetic resonance imaging. European Heart Journal. 2007;28:1750-8.

Reimer KA, Jennings RB. The "wavefront phenomenon" of myocardial ischemic cell death. II. Transmural progression of necrosis within the framework of ischemic bed size (myocardium at risk) and collateral flow. Lab Invest. 1979;40(6):633-44.

Reimer KA, Lowe JE, Rasmussen MM, et al. The wavefront phenomenon of ischemic cell death. 1. Myocardial infarct size vs duration of coronary occlusion in dogs. Circulation. 1977;56(5):786-94.

Rioufol G, Finet G, Ginon I, et al. Multiple atherosclerotic plaque rupture in acute coronary syndrome: a three-vessel intravascular ultrasound study. Circulation. 2002;106(7):804-8.

the herart.org. Acute Coronary Syndrome. Disponível em http://emedicine.medscape.com/article/1910735-overview

Santos-Gallego CG, Picatoste B, Badimón JJ. Pathophysiology of acute coronary syndrome. Curr Atheroscler Rep. 2014;16(4):401.

Thygesen K, Alpert JS, Jaffe AS, et al. Third universal definition of myocardial infarction. Circulation. 2012;126(16):2020-35.

Virmani R, Kolodgie FD, Burke AP, et al. Lessons from sudden coronary death: a comprehensive morphological classification scheme for atherosclerotic lesions. Arterioscler Thromb Vasc Biol. 2000;20(5):1262-75.

34

O papel do eletrocardiograma nas síndromes coronárias agudas

Francisco Faustino A. C. França

> **Palavras-chave:** Eletrocardiograma; ECG no infarto do miocárdio; ECG nas síndromes coronárias agudas; ECG na isquemia miocárdica; Eletrocardiograma e ressonância magnética cardíaca; Infarto do miocárdio associado a bloqueio de ramo.

INTRODUÇÃO

O eletrocardiograma (ECG) é o exame complementar para avaliação cardiológica de mais fácil realização, rápido e de baixo custo. Com o avanço na pesquisa no campo da eletrofisiologia cardíaca e de novas técnicas, principalmente da ressonância magnética cardíaca (RMC) contrastada pelo gadolínio, houve importante modificação no raciocínio eletrocardiográfico.

Até hoje, uma das limitações principais do ECG na avaliação de síndromes coronarianas agudas (SCA) é a baixa sensibilidade; já sua especificidade é alta. Nas SCA com supradesnivelamento do segmento ST (SCACST), sua sensibilidade é de cerca de 46% e especificidade de 91%. Nas SCA sem supradesnivelamento do segmento ST (SCASST), os infradesnivelamentos do ST e as alterações de onda T são observados em cerca de 50% dos casos. Além disso, aproximadamente 25% dos pacientes com SCASST e alterações enzimáticas desenvolvem infarto do miocárdio com onda Q. Os restantes 75% apresentam infarto não Q. Assim, cerca de 4% das altas de pacientes em unidades de emergência para avaliação de SCA são indevidas. Salienta-se, ainda, que um terço dos infartos agudos do miocárdio (IAM) não apresenta dor precordial.

O ECG é capaz de fornecer dados importantes sobre diagnóstico, evolução e prognóstico da doença.

Para uma interpretação correta e menor possibilidade de erro, além da avaliação clínica, deve-se seguir uma sequência de análise obrigatória: (1) detecção de ST supradesnivelado ou infradesnivelado; (2) tempo da alteração; (3) presença ou ausência de alterações recíprocas; (4) presença ou ausência de onda Q com análise da profundidade e da duração; (5) tamanho da onda R (r) e progressão da onda R em derivações precordiais; (6) comportamento da onda T; e (7) medida do QTc.

ANATOMOFISIOLOGIA

No tórax, em posição normal, o coração encontra-se com a ponta voltada para a esquerda e apresenta quatro paredes: anterior, septal, lateral e inferior. É importante salientar que o que se considerava como parede posterior hoje, graças à RMC, ficou evidenciado que se trata da parede inferobasal. Na RMC, essas paredes são subdivididas em 17 segmentos, o que permite uma interpretação das áreas comprometidas em uma visão tridimensional e com noção de profundidade (Figura 34.1). Além disso, a distribuição anatômica das artérias coronárias permite, juntamente da RMC, ter uma ideia das áreas irrigadas.

As SCA se caracterizam por alterações dinâmicas na fisiologia da célula miocárdica representadas pelos fenômenos de isquemia, lesão e necrose, nessa sequência de instalação. Estas alterações nada mais são que um desequilíbrio entre a oferta de oxigênio ao miocárdio e o consumo. O grau de desequilíbrio e a sequência destas fases dependem do grau da obstrução coronária, da duração e da intensidade da oferta de oxigênio. Isquemia, lesão e necrose são representadas por vetores cujas direções traduzem fielmente estes fenômenos. Quando há isquemia, ocorrem modificações tanto metabólicas quanto funcionais na região comprometida, produzindo uma repolarização lenta, com aumento da duração do potencial de ação transmembrana. Como a área de isquemia tem recuperação lenta, as cargas das áreas sadias têm repolarização mais rápida, e seu vetor representativo fugirá da área comprometida (relativamente mais negativa), na direção da área recuperada (mais positiva). Quando a isquemia é subepicárdica, o vetor aponta para a porção interna (endocárdio), e a onda T apresenta-se negativa e simétrica (isquemia subepicárdica). Quando atinge apenas o endocárdio, o vetor foge dessa direção para o epicárdio. No ECG de superfície, a representação será uma onda T ampla e simétrica (isquemia subendocárdica). Deve-se lembrar que a cauda do vetor representa a negatividade, e a farpa, a positividade. Assim, dependendo de onde ocorrer a isquemia, se a farpa estiver voltada para o endocárdio e a cauda para o epicárdio (isquemia subepicárdica), a onda T é negativa nas derivações que exploram essa última região. Ao contrário, do outro lado (farpa), distante a quase 180°, pode ser registrada uma onda T positiva (imagem em espelho ou recíproca). Este raciocínio é válido para a representação vetorial de lesão e necrose. Vale ressaltar que a fase inicial de uma SCA começa pela isquemia transitória e apresenta-se ao ECG com onda T hipera-

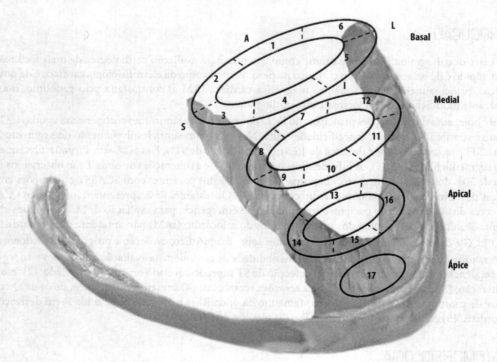

Figura 34.1. Corte anatômico do coração e divisão do ventrículo esquerdo em segmentos basal, medial, apical e ponta (ápice) de acordo com a RMC e distribuição das paredes: A: anterior; L: lateral; S: septal e I: inferior. RMC: ressonância magnética cardíaca.

guda (Figura 34.2). Nesse caso, o ECG de superfície capta uma isquemia subendocárdica, pois é a primeira região a ser atingida. Como esse momento é fugaz, pode não ser registrado e passar despercebido. O processo de isquemia pode atingir o subepicárdio, o subendocárdio ou ser transmural; neste último caso, o padrão tem comportamento de comprometimento subepicárdico. Assim, a representação final de subepicárdica, subendocárdica ou transmural (como subepicárdica) depende da dominância da região comprometida (subendocárdio e/ou subepicárdio).

A lesão é a área intermediária dos três fenômenos e, em geral, instala-se cerca de 20 minutos após o início de uma SCA. Durante a ativação cardíaca, a região lesada despolariza-se com dificuldade, ficando positiva, e a área normal despolariza normalmente e fica negativa. Nessa fase, o vetor de lesão aponta para a área lesada; é o que é representado na lesão no ECG de superfície. Se a lesão atinge o subepicárdio, o vetor aponta para a camada externa e há supradesnivelamento do segmento ST. Se, ao contrário, a área lesada é o subendocárdio, o vetor vira para a camada interna e registra-se infradesnivelamento do segmento ST. Quando ocorre lesão transmural, predomina a lesão subepicárdica. Na presença de corrente de lesão dominante (representada pelo segmento ST), a onda T pode não ser bem visualizada, porque fica mascarada pelo segmento ST. A região oposta (cerca de 180°) vê o desnivelamento do segmento ST ao contrário: infradesnivelamento do segmento ST na lesão subepicárdica (imagem recíproca), em derivação contrária e vice-versa.

A necrose é a área mais interna, sem captação de potencial e é representada no ECG pelos 40 milissegundos iniciais da ativação ventricular. Nas SCA, instala-se a partir da primeira hora, mas, em geral, entre 6 e 12 horas da obstrução coronária. Há o registro de onda Q representando a área não ativada entre 40 e 60 milissegundos. Como a parede laterobasal do ventrículo esquerdo é ativada após 60 milissegundos, necroses que atingem essas áreas podem apresentar diminuição da onda R ou entalhes na onda S, e não há onda Q. Na necrose, as regiões sadias despolarizam normalmente e comportam-se como positivas em relação à negatividade da área necrosada. Portanto, o vetor de necrose foge da área afetada. Em síntese, os vetores de necrose e isquemia fogem da área comprometida, e o vetor de lesão aponta para essa região

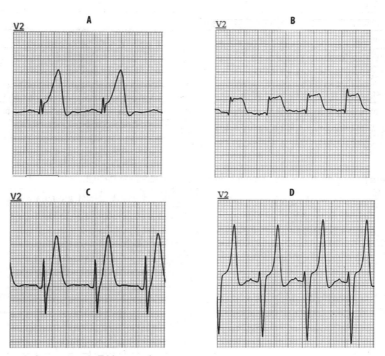

Figura 34.2. Tipos mais frequentes de T hiperaguda.

(Figura 34.3). O Quadro 34.1 mostra as características patológicas da onda Q. Os Quadros 34.2 e 34.3 mostram as classificações topográficas do infarto do miocárdio, e o Quadro 34.4, a nova classificação da área inativa lateral baseada na RMC.

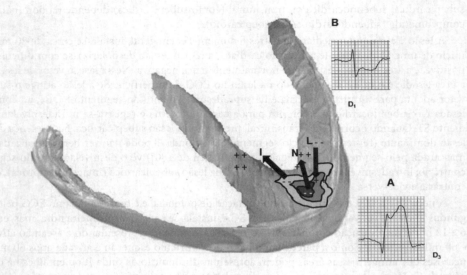

Figura 34.3.

Quadro 34.1. Características de ondas Q patológicas.

• Presença de onda Q em V2, exceto no BDAS (vetor 1 pósteroinferior)
• Presença de Q em V3
• Q ≥ 30 ms exceto situações abaixo
• Q de V4 > 0,02s e > que a onda Q de VS
• Q de aVL > 0,04s ou > 50% da amplitude da onda R
• Q de 03 ≥ 0,04 s , > 1 mm de profundidade ou 25% da amplitude da onda R. A duração é mais importante do que a profundidade
• Q em 01, aVL e/ou V5-V6 na presença de BRE (exceto BRE + BOAS)

BDAS: bloqueio divisional anterossuperior esquerdo; BRE: bloqueio de ramo esquerdo.

Quadro 34.2. Classificação do diagnóstico topográfico das áreas eletricamente inativas*.

Parede (s)	Derivações
Ânterosseptal	V_1, V_2, V_3
Anterior	V_1 a V_4
Ânterolateral	D_1, aVL, V_4, V_5, V_6
Anterior localizada	V_3, V_4 ou $V_3 - V_5$
Lateral alta	D_1, aVL,
Lateral (baixa)	V_5 e V_6
Anterior extensa	D_1, aVL, V_1 a V_6
Inferior	D_2, D_3, aVF
Dorsal	V_1, V_7, V_8
Ínferodorsal	D_2, D_3, aVF, V_1, V_7, V_8
Ínferoláterodorsal	D_2, D_3, aVF, D_1, aVL, V_5, V_6, V_1, V_7, V_8

* Baseada em Myers

Quadro 34.3. Classificação do diagnóstico topográfico das áreas eletricamente inativas baseadas na RMC*.

do IM na RMÁrea	ECG	Área
Septal	Q em V_1-V_2	
Anteromedial	Q (gs ou gr) em AVL/D_1 e as vezes V_2/V_3	
Anteroapical	Q em V_1-V_2 até V_3-V_6	
Anterior extensa	Igual ao anteroapical incluindo D_1, e aVL	
Lateral	Q (gr ou r) em D_1, aVL V_5-V_6 e/ou RS em V_1	
Inferior	Q em D_2, D_3 e aVF	

* Baseada em Bayés de Luna 2006. RMC: ressonância magnética cardíaca.

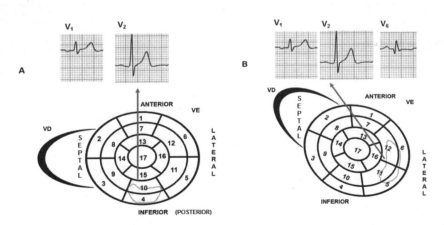

Quadro 34.4. A: esquema antigo da necrose dorsal. B: esquema baseado na RMC. RMC: ressonância magnética cardíaca.

SÍNDROMES CORONÁRIAS AGUDAS

As SCA compreendem dois tipos principais: SCACST e SCASST.

Síndromes coronarianas agudas com supradesnivelamento do segmento ST

A oclusão total de uma artéria coronária provoca alterações epicárdicas que, no ECG de superfície, são representadas pelo desnivelamento positivo do segmento ST em duas ou mais derivações adjacentes. A primeira fase evolutiva nos minutos iniciais da oclusão (cerca de 20 minutos) apresenta uma onda T hiperaguda. Ela pode ser representada por quatro tipos principais (Figura 34.2). Como esta fase é fugaz, pode ser mascarada pela etapa seguinte, que é a do aparecimento da corrente de lesão. Ela se inicia com poucos minutos e pode estabilizar-se em até 12 horas, ou voltar à linha de base em até 72 horas. Nesse período, durante a involução do IAM, a onda T torna-se mais visível, do tipo +/- ainda com o ST supradesnivelado. Com a evolução para a terceira fase, torna-se negativa. Pode normalizar-se dentro de dias, semanas ou meses, ou pode ficar negativa. Os supradesnivelamentos do segmento ST se normalizam em até 2 semanas em 95% dos IAM de parede inferior e em 40% nos de parede anterior. No IAM de parede anteroapical com ST supradesnivelado em tempo superior a 2 semanas, deve-se suspeitar de aneurisma ventricular esquerdo. Considera-se supradesnivelamento do segmento ST a elevação do ponto J em duas derivações contíguas ou mais, devendo-se medir o segmento ST a partir de uma linha reta traçada na borda superior do segmento PR à borda superior do segmento ST, no nível do ponto J (para infradesnivelamento, deve-se medir da borda inferior do segmento PR à borda inferior do segmento ST também no ponto J). O Quadro 34.5 mostra os critérios atuais dos supradesnivelamentos do segmento ST. A análise de ECG seriados fornece dados mais específicos quando surgem dúvidas no grau de desnivelamento do ST. É o caso de um ST pouco supradesnivelado, mas que, com a evolução, aumenta esse desnivelamento. O comportamento do ST pode ser semelhante na angina de Prinzmetal, mas a clínica e os dados enzimáticos farão o diagnóstico diferencial. O aspecto morfológico do ST pode ser côncavo ou convexo (Figura 34.4). Um ST côncavo pode

Quadro 34.5. Critérios de supradesnivelamento de ST e infradesnivelamento de ST no ECG.

Valorização do ST
Supradesnivelado
• ST ≥ 2 mm em V2, V3 > 40 anos, sexo masculino • ST ≥ 2,5 mm em V2, V3 < 40 anos; sexo masculino • ST ≥ 1,5 mm em V2, V3 sexo feminino • ST ≥ 1 mm em outras derivações
Infradesnivelado
• ST ≥ 0,5 mm em V2, V3 • ST ≥ 1 mm em outras derivações

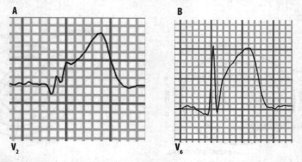

Figura 34.4. Exemplos de ECG de 2 pacientes: A: derivação V_2 com supradesnivelamento de ST côncavo e B: derivação V_6 com supradesnivelamento de ST convexo.

passar a convexo em casos de isquemia prolongada; porém, um ST convexo correlaciona-se com maior área infartada e maior morbidade. Alguns fatores podem dificultar o diagnóstico diferencial e influenciar no grau de desnivelamento do segmento ST, incluindo massa miocárdica, distância dos eletrodos à zona comprometida, imagem recíproca e amplitude do QRS. Obstruções de artéria circunflexa ou de artéria diagonal podem produzir mínima elevação de ST por ser região eletricamente mais silenciosa. O prognóstico dos pacientes que apresentam SCACST depende de vários fatores, dentre eles a intervenção mais precoce do tratamento, principalmente intervenção percutânea ou uso de fibrinolítico. Estudos revelam que algumas características se correlacionam com o tamanho da área infartada: IAM de parede anterior evolui pior que o inferior ou lateral; a soma dos desvios positivos de ST > 1,2 mm relaciona-se com maior gravidade e distorção da porção final do QRS – perda da onda S nas derivações com padrão RS ou ponto J ≥ 50% da amplitude da onda R.

A síndrome de Wellens caracteriza-se por lesão crítica na artéria descendente anterior com padrão eletrocardiográfico, que pode ser semelhante ao de SCACST ou de uma SACSST. Pode se apresentar com pequena elevação de ST ≤ 1 mm na parede anteroapical, ausência de ondas Q, ondas T amplas invertidas de V_1-V_6 sendo mais comum em V_2-V_3, história recente de angina e enzimas normais ou discretamente alteradas; 75% apresentam-se como tipo A, com onda T amplas, negativas e simétricas; e 25% como tipo B, com ST convexo, bifásico e com porção negativa da onda T. Na evolução pode ocorrer reperfusão espontânea e, se a artéria permanece aberta, o quadro involui. Ela pode recluir e evoluir para IAM (Figuras 34.5 e 34.6).

Síndromes coronarianas agudas sem supradesnivelamento do segmento ST

O infradesnivelamento do segmento ST, na presença de dor precordial ou outro sinal ou sintoma cardiológico, constitui sinal de isquemia miocárdica e pode ser consequência de uma SCASST (IAM sem supradesnivelamento de ST ou angina instável). Embora no diagnóstico eletrocardiográfico seja descrito como corrente de lesão subendocárdica, o achado indica evento isquêmico agudo. Os infradesnivelamentos > 0,5 mm em duas derivações contíguas devem ser valorizados e ≥ 1 mm relacionam-se com maior mortalidade, cujo pior valor prognóstico independe do nível elevado de troponina. O ST, na maioria dos

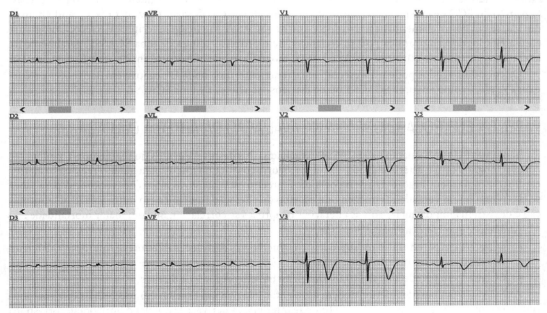

Figura 34.5. Paciente, 44 anos, sexo feminino. Dor precordial. Wellens A.

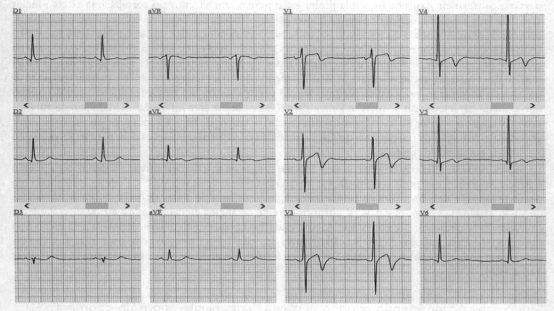

Figura 34.6. Paciente, 50 anos, sexo masculino. Wellens B.

casos, é retificado ou descendente, como no teste ergométrico. O Quadro 34.5 mostra a classificação atual dos infradesníveis de ST. A mortalidade é diretamente proporcional ao grau do infradesnivelamento do segmento ST; infradesníveis > 2 mm e em número maior de derivações correlacionam-se com mortalidade de cerca de 35% no primeiro mês e de 47% em 4 anos. Na SCASST, o diagnóstico às vezes torna-se difícil, devido aos achados eletrocardiográficos de infradesnivelamento do segmento ST por outras causas. O padrão do ECG deve ser sempre confrontado com a clínica e as dosagens enzimáticas. Quando houver dúvida, se um desnivelamento negativo de ST é ou não SCASST (ou imagem recíproca), o ecocardiograma e/ou a cintilografia miocárdica podem esclarecer. Se o processo resulta de uma SCASST, geralmente há alteração segmentar no ecocardiograma ou na cintilografia, o que não ocorre em causas não isquêmicas.

Os episódios agudos podem apresentar, mais raramente, uma onda U negativa em derivações precordiais (V_2 e V_3), como em uma SCACST ou na fase pós-isquêmica de uma SCASST.

PAPEL DA ELETROCARDIOGRAFIA NA AVALIAÇÃO DA ARTÉRIA CULPADA

Tanto nas SCACST quanto nas SCASST, os achados dos desnivelamentos do segmento ST podem ser correlacionados com a artéria culpada. Diversos algoritmos foram criados para guiar o raciocínio eletrocardiográfico na identificação da artéria ocluída. É preciso estar atento às alterações recíprocas para saber se elas representam verdadeiras imagens em espelho ou alteração isquêmica em outra área. Esta informação é de extrema importância, pois as alterações recíprocas se correlacionam com maior mortalidade.

As alterações recíprocas mais típicas são:
- SCACST em parede inferior: supradesnivelamento nas derivações inferiores e infradesnivelamento nas derivações opostas do plano frontal.
- SCACST em parede lateral: infradesnivelamento em precordiais direitas.

As SCACST em parede inferior podem apresentar imagem em espelho em precordiais direitas, pois, como o vetor de lesão aponta para baixo (parede inferior), as derivações do plano horizontal, correspondentes às precordiais direitas, veem a cauda do vetor e, portanto, infradesnivelamento do segmento ST.

Os IAM de parede anteroapical podem apresentar imagem recíproca na parede inferior. Isso pode ocorrer em 40% a 70% dos casos e correlacionar-se com oclusão da artéria coronária descendente anterior. Nos supradesnivelamentos do segmento ST de parede inferior, as alterações recíprocas podem ocorrer em até 56% dos casos.

SÍNDROME CORONARIANA AGUDA COM SUPRADESNIVELAMENTO DO SEGMENTO *VS.* ARTÉRIA CULPADA

Oclusão de artéria coronária descendente anterior

Os supradesnivelamentos do segmento ST que são observados juntamente de suas imagens em espelhos em derivações opostas podem orientar na localização da artéria culpada. Supradesnivelamentos do segmento ST em derivações precordiais V_1-V_3 ou até V_4-V_5 e nas derivações D_1 e aVL são produzidos por oclusão de descendente anterior. Se houver supradesnivelamentos do segmento ST em V_1 com infra de ST em V_6, a oclusão é antes do primeiro ramo septal. Porém, em geral, os supradesnivelamentos do segmento ST da parede anteroapical isolados não servem para identificar o nível da obstrução com precisão. O local da lesão é identificado pelas imagens recíprocas. Quando ocorre supradesnivelamento do segmento ST na parede anterior e a soma dos infradesnivelamentos de ST de D_3 e aVF > 2,5 mm, há grande chance de ser uma oclusão de descendente anterior antes do primeiro ramo diagonal (Figura 34.7). Se a soma dos infradesnivelamentos de ST dessas mesmas derivações for < 0,5 mm ou ainda se o segmento ST for isoelétrico ou com supradesnivelamento do segmento ST, a oclusão encontra-se abaixo da primeira diagonal (Figura 34.8). Infradesnivelamento de ST em precordiais (V_1 até V_6) > 1 mm com ondas T amplas e simétricas e supradesnivelamento do segmento ST > 0,5 em aVR, correlacionam-se com oclusão de desdente anterior proximal ou tronco de coronária esquerda.

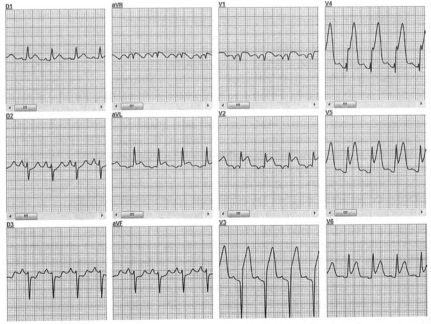

Figura 34.7. Paciente, 47 anos, 59 kg, 169 cm, sexo masculino. SCACSST em parede anterior extensa com imagem recíproca em parede inferior cuja soma do IST > 2,5 mm representando oclusão de DA acima da Dg_1. SCACSST: síndrome coronária aguda com supradesnivelamento de ST. DA: descendente anterior. Dg_1: 1º ramo diagonal.

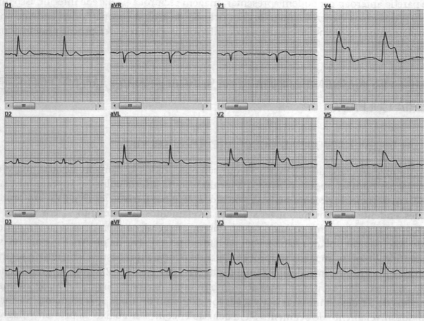

Figura 34.8. Paciente, 68 anos, 85 kg, 178 cm, sexo masculino. SCACSST parede ânteroapical com imagem recíproca em parede inferior cuja soma de infradesnível de ST < 0,5 mm representando lesão de DA abaixo da Dg$_1$. SCACSST: síndrome coronária aguda com supradesnivelamento de ST. DA: descendente anterior. Dg$_1$: 1º ramo diagonal.

Oclusões de artéria coronária direita ou circunflexa

Nos supradesnivelamentos do segmento ST de parede inferior, quando o supradesnivelamento de ST de D$_3$ for maior que o de D$_2$, a artéria culpada provavelmente é a coronária direita, com sensibilidade de 90% e especificidade de 70%. Quando, adicionalmente, há desnivelamento positivo de V1/V4R com a presença de onda T positiva, em geral a obstrução é na porção proximal da coronária direita e relaciona-se com infarto do ventrículo direito, com sensibilidade de 79% e especificidade de 100%. Em geral, este sinal está presente cerca de 12 horas após o IAM. Por outro lado, quando o desnivelamento positivo de D$_2$ for maior que o de D$_3$, a oclusão é provavelmente de circunflexa. Nesse caso, por vezes, observa-se comprometimento de parede lateral. Novamente, o acerto dessa correlação vai depender da imagem em espelho nas derivações opostas.

Nos casos de supradesnivelamentos do segmento ST em parede inferior deve-se procurar pela presença de infradesnivelamento de ST em D$_1$; quando ele ocorre, a lesão, em geral, é na coronária direita (Figura 34.9). Se houver supradesnivelamento do segmento ST em D$_1$, a artéria culpada provavelmente é a circunflexa (Figura 34.10). Quando o ST é isoelétrico em D$_1$ e o supra de ST D$_2$ > D$_3$, a artéria culpada, em geral, é a circunflexa (Figura 34.11). No outro caso, se o supra de ST em D$_2$ não for maior que o de D$_3$, deve-se promover a divisão da soma dos infradesnivelamentos de ST em precordiais direitas pela soma dos supradesnivelamentos de ST em derivações inferiores. Se esse resultado for > 1, a artéria culpada, em geral, é a circunflexa e se < 1, a coronária direita (Figuras 34.12 e 34.13).

As oclusões da coronária direita antes do ramo ventricular direito, além do supradesnivelamento de ST em parede inferior, produzem um ST discretamente supradesnivelado ou isoelétrico em V$_1$-V$_2$. Quando ocorre infradesnivelamento de ST em V$_1$-V$_2$, deve-se proceder à análise da divisão da soma dos supradesnivelamentos do segmento ST da parede inferior e dos infradesnivelamentos de ST em precordiais direitas. Se a relação for < 1, a obstrução localiza-se abaixo do ramo ventricular direito.

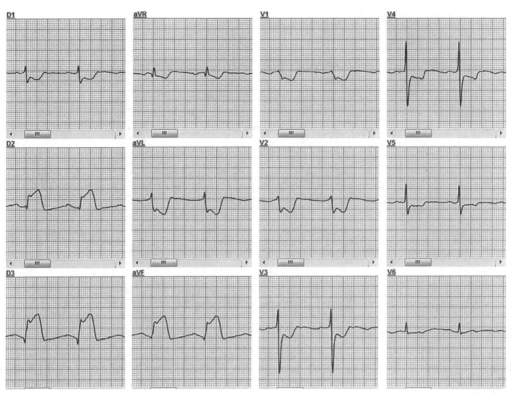

Figura 34.9. Paciente, 57 anos, 78 kg, 170 cm, sexo masculino. SCACSST. Supradesnível de ST em parede inferior com imagem recíproca anterior extensa. Note o infradesnível de ST em D$_1$ correlacionando-se com oclusão de CD. CACSST: síndrome coronária aguda com supradesnivelamento de ST. CD: coronária direita.

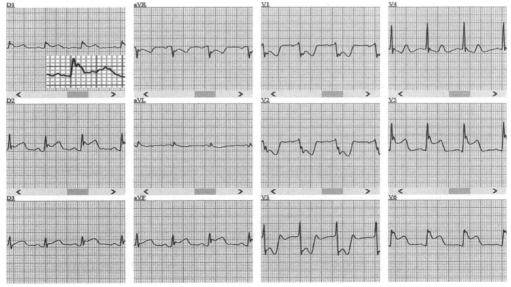

Figura 34.10. Paciente, 60 anos. 72 kg, 160 cm, sexo masculino. SCACSST ínferolateral. Note o SST em D$_1$, V$_5$, V$_6$, e supradesnível de ST D$_2$ > D$_3$ por oclusão de CX. SCCSST: síndrome coronária aguda com supradesnivelamento de ST. CX: circunflexa.

DOENÇA ARTERIAL CORONÁRIA AGUDA

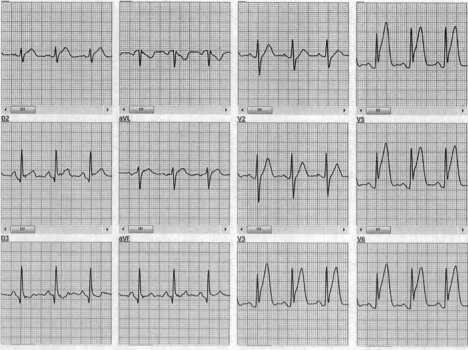

Figura 34.11. Paciente, 45 anos, 75 kg, 175 cm, sexo masculino. SCACSST. SST em D_2, aVF e de V_3 a V_6. ST isoelétrico em D_1 supradesnível de D_2. > D_3 correlacionando-se com oclusão de CX. SCACSST: síndrome coronária aguda com supradesnivelamento de ST. CX: circunflexa.

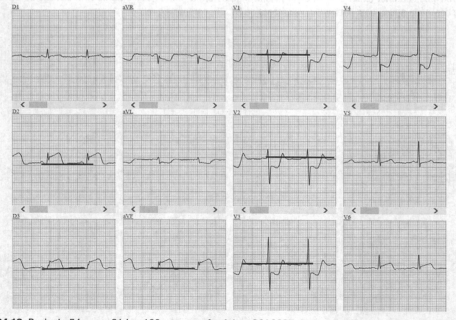

Figura 34.12. Paciente,54 anos, 61 kg, 160 cm, sexo feminino. SCACSST de parede inferior com ST isoelétrico em D_1 e com supradesnível de ST de $D_2 = D_3$. AΣ $V_1 - V_3/D_2$, D_3, aVF > 1 correlacionando-se com oclusão de CX. SCACSST: síndrome coronária aguda com supradesnivelamento de ST. CX: circunflexa.

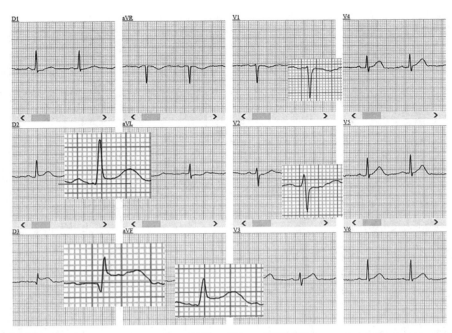

Figura 34.13. Paciente, 55 anos, sexo masculino, 105 kg, 176 cm. SCACSST de parede inferior com imagem recíproca em V_1-V_2. ST isoelétrico em D_1 com supradesnível de ST de D_3 > supradesnível de D_2 e cuja $\Sigma V_1 - V_3/\Sigma D_2$, D_3, aVF < 1 correlacionando-se com oclusão de CD. Fig. SCACSST: síndrome coronária aguda com supradesnivelamento de ST. CD: coronária direita.

Cerca de 10% dos casos de SCA apresentam infradesnivelamento de ST de V_1-V_4 predominante, sem alterações muito significativas em outras derivações. Estes casos têm sido identificados como SCASST, mas, na realidade, podem constituir fases iniciais de uma SCACST. Representam isquemia transmural ou isquemia subendocárdica anterior. O infradesnivelamento de ST em V_1 acompanhado de ondas T negativas em V_1-V_2 ou mais além (Figura 34.14) indica lesão de circunflexa. Por outro lado, um infra de ST menos significativo que o caso anterior nas mesmas derivações, com porção terminal da onda T positiva, principalmente em V_2-V_4, indica lesão de descendente anterior (semelhante ao padrão T de Winter) (Figura 34.15).

SÍNDROME CORONARIANA AGUDA SEM SUPRADESNIVELAMENTO DO SEGMENTO VS. ARTÉRIA CULPADA

Uma das correlações com a artéria culpada mais significativas é a da lesão importante ou da oclusão do tronco da coronária esquerda ou da descendente anterior proximal (acima de S1) associada à lesão proximal de circunflexa com o aparecimento de supradesnivelamento do segmento ST em aVR > 0,5 mm, com sensibilidade de 81% e especificidade de 80%. No entanto, muitos autores consideram > 1 mm como o valor mais adequado. Um supradesnivelamento do segmento ST ≥ 1 em aVR associa-se a aumento de mortalidade hospitalar de seis a sete vezes e se for ≥ 1,5 mm, aumento de mortalidade de duas vezes em um período de 30 dias. Os achados eletrocardiográficos típicos são infradesnivelamento de ST horizontal englobando a onda T em parede inferior e/ou V_4-V_6 e supra de ST em aVR > 0,5 mm. Resultam de isquemia circunferencial ou global e, em geral, ocorrem em mais de seis derivações (Figura 34.16). As causas do supradesnivelamento do segmento ST em aVR incluem, além da já citada, a isquemia da porção basal do septo. Deve-se lembrar que o supradesnivelamento de ST em aVR pode resultar não só de oclusão da descendente anterior proximal ou do troco de coronária esquerda, mas também de doença triarterial, após ressuscitação de parada cardíaca, de lesões de ramos perfurantes septais da coronária direita que irrigam o septo interventricular, de cardiomiopatias e de sobrecarga ventricular esquerda com alterações de repolarização ventricular.

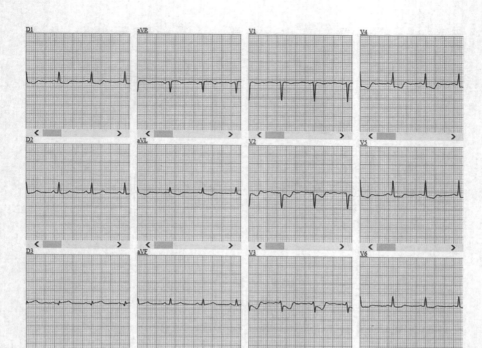

Figura 34.14. Paciente, 73 anos, 62 kg, 159 cm, sexo feminino. SCASSST com onda T negativa mais evidente de V_2 a V_4 por oclusão de CX. SCASSST: síndrome coronária aguda com supradesnivelamento de ST. CX: circunflexa.

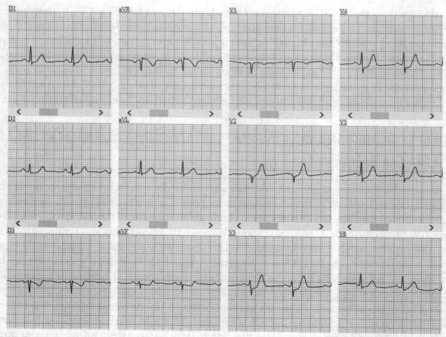

Figura 34.15. Paciente, 58 anos, 123 kg, 174 cm, sexo masculino. SCASSST com infradesnível de ST de V_1 a V_5 por oclusão de DA SCASSST: síndrome coronária aguda sem supradesnivelamento de ST. DA: descendente anterior.

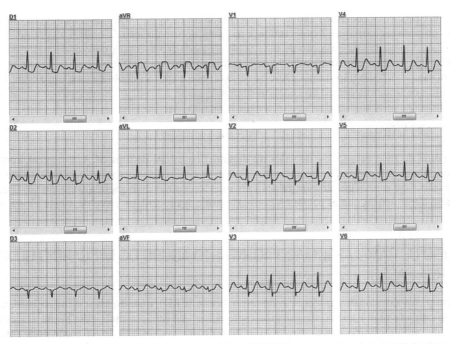

Figura 34.16. Paciente, 52 anos, 76 kg, 165 cm, sexo feminino. SCASSST com supradesnível de aVR de 1,5 mm. Isquemia circunferencial. Artéria culpada: tronco de coronária esquerda. SCASSST: síndrome coronária aguda sem supradesnivelamento de ST.

Infradesnivelamento de ST pouco significativo, entre 1 ou 2 mm em menos de oito derivações com onda R preservada, correlaciona-se com lesão multivaso não proximal.

ONDA T ISQUÊMICA

A isquemia subendocárdica é mais comum na fase hiperaguda das SCA. São positivas, simétricas, de amplitude aumentada, transitórias e geralmente com ST na linha de base ou sem evidência clara do ST, indo do nadir da onda S ao pico da onda T. São mais frequentes em lesões de artéria coronária descendente anterior. Pode ocorrer infradesnivelamento de ST em V_1-V_2 a V_4-V_6.

As ondas T podem ser primárias ou secundárias. As primeiras são simétricas e não dependem da despolarização ventricular. As secundárias estão relacionadas a uma despolarização anormal como ocorre em bloqueios de ramo, pré-excitação ventricular e sobrecargas ventriculares. As ondas T isquêmicas apresentam-se, em geral, achatadas ou negativas (isquemia subepicárdica ao ECG). As ondas T negativas, diagnosticadas como isquemia subepicárdica, representam fase pós-isquêmica e não isquemia aguda. A base desse conceito reside no fato de que a isquemia aguda nunca provoca o aparecimento de onda T negativa sem infradesnivelamento de ST. Assim, uma onda T negativa aparece nas seguintes situações: involução do IAM não Q; após episódio de angina instável (manifestação de artéria aberta); fase evolutiva de SCASST; onda T achatada ou negativa na fase crônica da doença coronária; e após fibrinólise. Como as alterações podem ser reversíveis, o aparecimento de onda T positiva na evolução de uma T previamente negativa pode ser sinal de bom prognóstico (pseudonormalização). A persistência de onda T negativa depende da intensidade da isquemia prévia e da extensão do envolvimento transmural. Salienta-se que a onda T nunca fica negativa na presença de uma crise de angina ou no teste ergométrico e, assim, corrobora o conceito de que a onda T negativa não pode ser considerada com isquemia aguda.

Portanto, processo isquêmico agudo é representado ao ECG por: infradesnivelamento do segmento ST, como no teste ergométrico; T hiperaguda; e na pseudonormalização da onda T. O grau de amplitude de uma onda T negativa na evolução de uma SCACST pode representar intensidade maior da isquemia prévia. Deve-se lembrar que uma onda T pós-isquêmica pode representar isquemia aguda por reobstrução de um vaso com lesão importante. Deve-se ressaltar que o aparecimento de uma nova onda T negativa pode resultar de isquemia dentro do contexto clínico.

O PAPEL DO QTc

A medida do intervalo QTc é de valor no diagnóstico inicial de uma SCA. Em geral, apresenta-se aumentado de forma precoce e até antes que as outras alterações eletrocardiográficas apareçam. QTc com duração > 30 milissegundos em relação ao anterior é sinal de isquemia transmural. O estudo de Rotherdam demonstrou que os pacientes com QTc prolongado tinham risco de morte súbita três vezes maior.

BLOQUEIO DE RAMO ASSOCIADO AO INFARTO AGUDO DO MIOCÁRDIO OU AO USO DE MARCA-PASSO

Os bloqueios divisionais e o bloqueio de ramo direito (BRD), quando associados ao IAM, não constituem dificuldade maior ao seu diagnóstico topográfico. A avaliação mais difícil é na associação com bloqueio de ramo esquerdo (BRE). Nas SCA, o grau de desnivelamento do ST é que pode trazer informações valiosas. Até a atualidade, os critérios mais utilizados são os de Sgarbossa que usa um escore: supra de ST $\geq$ 1 mm em uma ou mais derivações no mesmo sentido do QRS (D_1, aVL, V_5-V_6) e derivações inferiores (quando o SÂQRS não está desviado para a esquerda), com especificidade de 92% e sensibilidade de 73% – 5 pontos; infra de ST $\geq$ 1 mm em uma ou mais derivações em que o QRS é predominante negativo (V_1-V_3), com especificidade de 96% e sensibilidade de 25% – 3 pontos; supra de ST discordante do QRS (V_1-V_3) $\geq$ 5 mm, com especificidade de 92% e sensibilidade de 31% – 2 pontos. Escore $\geq$ 3 tem especificidade de 98% e sensibilidade de 36% para o diagnóstico de SCASST com BRE. A *American Heart Association* (AHA) e o *American College of Cardiology* (ACC) recomendam que, na presença de dados clínicos compatíveis com SCA e associação com BRE supostamente novo, a abordagem deve ser como a de uma SCACST (Figura 34.17).

A associação de IAM com bloqueios divisionais isoladamente, em geral, apresentam evolução sem complicações. Já BRD associado a IAM tem mortalidade de cerca de 12% e o BRE persistente de 36%.

A presença de marca-passo dificulta o diagnóstico eletrocardiográfico de IAM. Os critérios de Sgarbossa utilizados na vigência de BRE podem ser úteis quando os pacientes têm marca-passo implantado. Embora haja dificuldade nessa identificação, este recurso pode ser de ajuda.

ARRITMIAS NAS SÍNDROMES CORONÁRIAS AGUDAS

O ECG desempenha papel importante na identificação de arritmias nas SCA, muitas vezes fatais. Elas estão diretamente relacionadas com o grau de isquemia aguda. Recomenda-se a monitorização contínua do ECG logo na admissão do paciente e durante todo o período de investigação diagnóstica. Quando ocorre a estabilização do quadro clínico entre 12 a 24 horas, pode-se considerar sua suspensão. A monitorização do ECG permite avaliar as variações dos desníveis do ST, além do comportamento da onda T, que pode ter influência no desencadeamento de arritmias cardíacas. Assim, o aparecimento de batimentos ectópicos ventriculares é mais frequente durante isquemia mais longa, podendo correlacionar-se com pior prognóstico. Podem desencadear fibrilação ventricular (FV), levando ao óbito. Contudo, nem toda FV evolui com mau prognóstico pós-reversão. A taquicardia ventricular sustentada na fase aguda do IAM, por exemplo, geralmente ocorre em pacientes com infarto do miocárdio prévio. O ECG é importante para

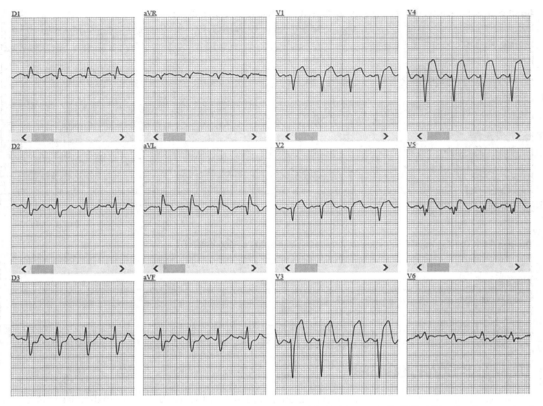

Figura 34.17. Paciente, 61 anos, 84 kg, 163 cm, sexo masculino. SCACSST associada BRE evidenciando corrente de lesão subepicárdica anterior extensa e área eletricamente inativa septal direita. SCACSST: síndrome coronária aguda com supradesnívelamento de ST. BRE: bloqueio de ramo esquerdo.

detectar anormalidades na condução do estímulo, incluindo os diversos tipos de bloqueios atrioventriculares (AV) e bloqueios de ramo. A bradicardia sinusal e os diversos graus de bloqueio AV ocorrem, em geral, nas 2 primeiras horas do IAM de parede inferior, como resultado do tônus vagal aumentado, mas podem aparecer várias horas depois ou até dias. Já nos IAM de parede anteroapical resultam de fibrose miocárdica.

As taquiarritmias são consequência de alterações hemodinâmicas, do tônus autonômico ou de reperfusão. No caso da fibrilação atrial, os fatores desencadeantes incluem aumento da pressão do átrio esquerdo, pericardite ou infarto atrial. Ela se associa com pior prognóstico.

DIAGNÓSTICO DIFERENCIAL

O supra ou o infradesnívelamento do segmento ST pode produzir alterações semelhantes às de uma SCA em outras doenças, principalmente na SCASST. Talvez, por isso, a incidência de SCASST no Sistema Tele-ECG do Instituto Dante Pazzanese de Cardiologia (IDPC) seja menor do que as SCACST, porque a interpretação do ECG depende dos dados clínicos enviados e do resultado das enzimas. O Quadro 34.6 mostra as causas mais frequentes de supradesnívelamento do segmento ST e o Quadro 24.7, as de infra de ST.

350 | DOENÇA ARTERIAL CORONÁRIA AGUDA

Quadro 34.6. Causas mais frequentes de supradesnivelamentos do segmento ST.

Variantes da normalidade e atletas: anomalias do tórax, repolarização precoce, padrão de ST discretamente supradesnivelado com onda T +- em precordiais (parede anterior) dos atletas
Tromboembolismo pulmonar
Pericardites e, às vezes, miopericardites
Hipotermia
Hipercalemia (o QTc encurta e na insuficiência coronária aumenta)
Síndromes de Brugada
Síndrome de Takotsubo
Sinais de ação medicamentosa de fármacos ou por drogas como a cocaína
Sobrecarga ventricular esquerda
Bloqueio de ramo esquerdo

Quadro 34.7. Causas mais frequentes de infradesnivelamentos do segmento ST.

Variante da normalidade: simpaticotonia e hiperventilação
Hipocalemia
Bloqueios de ramo, sobrecargas ventriculares
Prolapso valvar mitral
Sinais de ação medicamentosa: digital e diuréticos

TELE-ELETROCARDIOGRAFIA

A telemedicina aplicada ao ECG propiciou uma mudança na identificação e na análise das SCA, já que estas constituem uma ameaça à vida se não tratadas precocemente. As unidades remotas de atendimento (URA) são constituídas por equipamentos e profissionais técnicos e médicos treinados. Os equipamentos são instalados em hospitais, unidades básicas de saúde, unidades de pronto atendimento, unidades de emergência e outras unidades de saúde. As grandes vantagens são a rapidez, a detecção das alterações eletrocardiográficas e a facilidade de repetições frequentes do exame, permitindo um diagnóstico preciso e o atendimento precoce. Essas características facilitam a tomada de condutas corretas com resultados melhores – isto não só para a fase inicial com redução da mortalidade e melhor prognóstico, como para a evolução em longo prazo. No entanto, o resultado da correta identificação eletrocardiográfica da SCA depende fundamentalmente de uma equipe médica cardiológica bem treinada e com uniformidade nos diagnósticos.

SÍNDROME CORONÁRIA AGUDA COM SUPRADESNIVELAMENTO DO SEGMENTO ST

A SCACST é muito mais facilmente identificada. Quando o ST tem um supradesnivelamento duvidoso e que não preenche os critérios clássicos é o ponto que requer maior atenção na análise pelo cardiologista que interpreta o tele-ECG.

SÍNDROME CORONÁRIA AGUDA SEM SUPRADESNIVELAMENTO DO SEGMENTO ST

A SCASST requer atenção ainda maior, pois sua identificação pode ser difícil, já que inúmeras situações apresentam infra de ST (alterações iônicas e medicamentosas, por exemplo). Seu diagnóstico depende principalmente da apresentação do quadro de dor precordial e de outros sinais e sintomas compatíveis com SCA.

Quando detectado um ECG suspeito de SCA, a equipe médica aciona a central técnica do tele-ECG, que informa sobre a alteração eletrocardiográfica e obtém, do ponto de origem, informações clínicas adicionais do paciente. Orienta ainda para notificar o médico plantonista sobre as alterações encontradas. A condução do caso é de responsabilidade do médico assistente ou plantonista que atende o paciente na origem. Não há interferência da central do tele-ECG sobre a conduta; porém, em alguns casos, pode haver troca de informações e eventual orientação se solicitada pelo médico na outra ponta. Se o diagnóstico eletrocardiográfico de SCA gera dúvida quanto a um supradesnivelamento ou infradesnivelamento do segmento ST, solicita-se a repetição do exame após 10 minutos e, depois, de maneira seriada, até que exames enzimáticos tenham seus resultados. Por vezes, o ECG da SCASST é típico, mas, ocasionalmente, apresenta-se de difícil interpretação. Nesses casos, deve-se realizar análise detalhada dos quadros clínico e enzimático. O tempo médio entre a realização do ECG e o recebimento do laudo é de cerca de 10 minutos.

Nos pacientes que apresentam supradesnivelamento do segmento ST em parede anterior, o padrão eletrocardiográfico pode gerar dúvidas se é realmente SCACST ou aneurisma de ventrículo esquerdo. O contato da equipe médica com o ponto remoto pode melhor avaliar a situação clínica do paciente para a decisão diagnóstica final. Nesses casos, o laudo aponta: "o padrão do ECG pode resultar de SCA em evolução ou de aneurisma de ventrículo esquerdo. Correlacionar com dados clínicos". O padrão do desnivelamento positivo do ST, por si só, não permite exclusão de uma ou das duas situações. Faz parte do sistema de laudos a inclusão dos diagnósticos de SCACST e SCASST. Embora não seja diagnóstico eletrocardiográfico e sim clínico, é importante frisá-lo, para chamar atenção do médico na outra ponta. No laudo eletrocardiográfico, aparecem, ainda, os achados encontrados: corrente de lesão subepicárdica ou subendocárdica; imagem em espelho, se houver; área eletricamente inativa se estiver presente; isquemia subepicárdica ou subendocárdica.

Indicadores operacionais são extremamente importantes em um sistema tele-ECG e incluem tempo porta-ECG; tempo porta-transmissão; tempo primeiro contato médico (PCM)-diagnóstico de SCA; tempo PCM-agulha (fibrinólise); tempo entrada-saída (quando há transferência de paciente); tempo PCM-segunda porta (para pacientes com SCA transferidos para local em que realiza intervenção coronária percutânea); tempo PCM-balão e tempo de operação do equipamento.

BIBLIOGRAFIA

Anderson JL, Adams CD, Antman EM, et al.; American College of Cardiology; American Heart Association Task Force on Practice Guidelines (Writing Committee to Revise the 2002 Guidelines for the Management of Patients With Unstable Angina/Non-ST-Elevation Myocardial Infarction); American College of Emergency Physicians; Society for Cardiovascular Angiography and Interventions; Society of Thoracic Surgeons; American Association of Cardiovascular and Pulmonary Rehabilitation; Society for Academic Emergency Medicine. ACC/AHA 2007 guidelines for the management of patients with unstable angina/non-ST-Elevation myocardial infarction: a report of the American College of Cardiology/American Heart Association Task Force on Practice Guidelines (Writing Committee to Revise the 2002 Guidelines for the Management of Patients With Unstable Angina/Non-ST-Elevation Myocardial Infarction) developed in collaboration with the American College of Emergency Physicians, the Society for Cardiovascular Angiography and Interventions, and the Society of Thoracic Surgeons endorsed by the American Association of Cardiovascular and Pulmonary Rehabilitation and the Society for Academic Emergency Medicine. J Am Coll Cardiol. 2007 Aug 14;50(7):e1-e157.

Barrabés JA, Figueras J, Moure C, et al. Prognostic value of lead aVR in patients with a first non-ST segment elevation acute myocardial infarction. Circulation. 2003;108(7):814-9.

Bayés de Luna A. Clinical electrocardiography. 4. ed. Willey-Blackwell,2012.

Bayés de Luna A, Wagner G, Birnbaum Y, et al.; International Society for Holter and Noninvasive Electrocardiography.. A new terminology for left ventricular walls and location of myocardial infarcts that present Q wave based on the standard of cardiac magnetic resonanse imaging: a statement for healthcare professionals from a comittee appointed by de International Society for Holter and Noninvasive Electrocardiology. Circulation. 2006;114(16):1755-60.

352 | DOENÇA ARTERIAL CORONÁRIA AGUDA

Birnbaum Y, Bayés de Luna A, Fiol M,, et al. Common pitfalls in the interpretation of electrocardiogramas from patients with acute coronay syndromes with narrow QRS : a consensus report. J Electrocardiography. 2012;45(5):463-75.

Cannon CP, Brindis RG, Chaitman BR, et al.; American College of Cardiology Foundation/American Heart Association Task Force on ClinicalData Standards; American College of Emergency Physicians; Emergency Nurses Association; National Association of Emergency Medical Technicians; National Association of EMS Physicians; Preventive Cardiovascular Nurses Association; Society for Cardiovascular Angiography and Interventions; Society of Cardiovascular Patient Care; Society of Thoracic Surgeon. 2013 ACCF/AHA key data elements and definitions for measuring the clinical management and outcomes of patients with acute coronary syndromes and coronary artery disease: a report of the American College of Cardiology Foundation/American Heart Association Task Force on Clinical DataStandards (Writing Committee to Develop Acute Coronary Syndromes and Coronary Artery Disease Clinical Data Standards). Circulation. 2013 Mar 5;127(9):1052-89.

França FF. A tele-eletrocardiografia: uma nova ferramenta no manejo das síndromes coronárias agudas. In: Timerman A, Sousa AG. Condutas terapêuticas do Instituto Dante Pazzanese de Cardiologia. 2. ed. São Paulo: Atheneu, 2015. p. 229-239.

Kenigsberg DN, Khanal S, Kowalski M, et al. Prolongation of the QTc interval is seen uniformly during early transmural ischemia. J Am Coll Cardiol. 2007 Mar 27;49(12):1299-305.

Knotts RJ, Wilson JM, Kim E, et al. Diffuse ST depression with ST elevation in aVR : is this patter specific for global ischemia due to left main coronary artery disease? J Electrocardiol. 2013;46(3):240-8

de Luna AB, Zareba W, Fiol M, et al. Negative T wave in ischemic heart disease: a consensus article. Ann Non-invasive Electrocardiol. 2014;19(5):426-41

Maloy KR, Bhat R, Davis J, et al. Sgarbossa criteria are highly specific for acute myocardial infarction with pacemakers. Western J Emerg Med. 2010;11(4):354-7.

Nicolau JC, Timerman A, Marin-Neto JA, et al. Diretrizes da Sociedade Brasileira de Cardiologia sobre Angina Instável e Infarto Agudo do Miocárdio sem Supradesnível do Segmento ST (II Edição, 2007). Atualização 2013/2014. Arq Bras Cardiol. 2014;102(3Supl.1):1-61.

Nicolau JC, Timerman A, Piegas LS, et al. IV Diretriz da Sociedade Brasileira de Cardiologia sobre tratamento do infarto agudo do miocárdio com supradesnivelamento do segmento ST. Arq Bras Cardiol. 2009;93(6 Supl.2) e179-e264.

Oliveira Jr MT, Canesin MF, Marcolino MD, et al. Diretriz de telecardiologia no cuidado de pacientes com síndrome coronariana aguda e outras doenças cardíacas. Arq Bras Cardiol. 2015;104(5 supl.1):1-26.

Piegas LS, Timerman A, Feitosa GS, et al. V Diretriz da Sociedade Brasileira de Cardiologia sobre tratamento do infarto agudo do miocárdio com supradesnível do segmento ST. Arq Bras Cardiol. 2015;105(2):1-105

III Diretriz da Sociedade Brasileira de Cardiologia sobre análise e emissão de laudos eletrocardiográficos. Arq Bras Cardiol. 2016;106(4Supl. 2):1-22.

Sgarbossa EB1, Pinski SL, Gates KB, et al. Early electrocardiographic diagnosis of acute myocardial infarction in the presence of ventricular-paced rhythm. GUSTO-I investigators. Am J Cardiol. 1996;77(5):42-4.

Smith SW, Whitwam W. Acute coronary syndromes. Emerg Med Clin North Am. 2006;24(1):53-89, vi

Sociedade Brasileira de Cardiologia (SBC). Diretriz da Sociedade Brasileira de Cardiologia sobre angina instável e infarto do miocárdio sem supradesnivelamento do segmento ST. Arq Bras Cardiol. 2007;89(4)e89-e131.

Strauss SM, Kors JA, De Bruin ML, et al. Prolonged QTc interval and risk of sudden cardiac death in a population of older adults. J Am Coll Cardiol. 2006;47(2):362-7.

de Winter RJ, Verouden NJ, Wellens HJ, et al.; Interventional Cardiology Group of the Academic Medical Center. A new sign of proximal LAD oclusion. N Eng J Med. 2008;359(19):2071-3.

Wong CK, Gao W, Stewart RA, et al.; HERO-2 Investigators. The prognostic meaning of the full spectrum of aVF ST-segment changes in acute myocardial infarction. Eur Heart J. 2012;33(3):384-92

Yamaji H, Iwasaki K, Kusachi S, et al. Prediction of acute left main coronary obstruction by 12-lead electrocardiography: ST elevation in lead aVR with less ST segment elevation in lead V(1).. J Am Coll Cardiol 2001;38(5):1348-54.

Zimetbaum PJ, Josephson ME. Current concepts: use of the electrocardiogram in acute myocardial infarction. N Engl J Med. 2003;348(10):933-40.

35

Diagnóstico e estratificação de risco na síndrome coronária aguda sem supradesnivelamento do segmento ST

Elizabete Silva dos Santos

Palavras-chave: Dor torácica; Angina instável; Infarto do miocárdio; Prognóstico; Fatores de risco.

INTRODUÇÃO

A síndrome coronária aguda (SCA) engloba um grupo de entidades que incluem infarto agudo do miocárdio com supradesnivelamento do segmento ST (IAMCST), sem supradesnivelamento do segmento ST (IAMSST) e angina instável (AI). Essas manifestações são motivos frequentes de atendimentos e de admissões nos departamentos de emergências, assim como são importantes causas de morbidade e mortalidade no mundo. Dados epidemiológicos americanos relatam que mais de 12 milhões de pessoas têm doença arterial coronária (DAC) e mais de 1 milhão experimenta um infarto do miocárdio a cada ano, resultando em cerca de 466 mil mortes atribuídas à DAC. A importância do diagnóstico correto está no fato de que muitos pacientes com dor torácica são admitidos sem diagnóstico definido, sendo que em apenas 30% dos casos há a confirmação posterior de SCA; isso eleva significativamente os custos relacionados à doença. Por outro lado, entre aqueles com dor torácica e que recebem alta do departamento de emergência, cerca de 2% a 13% apresentam infarto não diagnosticado. Assim, o diagnóstico de SCA representa grande desafio, especialmente nos pacientes sem sintomatologia clara e sem alterações eletrocardiográficas.

DIAGNÓSTICO

Pacientes que se apresentam com SCA sem supradesnivelamento do segmento ST (SCASST) são diagnosticados como tendo AI ou IAMSST. Estas são condições clinicamente semelhantes, sendo que naqueles com IAMSST há elevação dos marcadores de necrose miocárdica na corrente sanguínea.

Ao chegar ao pronto-socorro, o paciente com dor torácica deve ser categorizado, com base nos dados da história clínica, exame físico e eletrocardiograma (ECG), em baixa, intermediária ou alta probabilidade de os sinais e sintomas representarem uma SCA secundária à DAC obstrutiva (Quadro 35.1).

354 | DOENÇA ARTERIAL CORONÁRIA AGUDA

Quadro 35.1. Probabilidade dos sinais e sintomas representarem uma síndrome coronária aguda secundária à doença arterial coronária.

Característica	Alta probabilidade	Probabilidade intermediária	Baixa probabilidade
História	Dor torácica ou no membro superior esquerdo ou desconforto como principal sintoma, reproduzindo uma angina previamente documentada História já conhecida de doença arterial coronária, incluindo infarto	Dor ou desconforto torácico ou no membro superior esquerdo como sintoma principal Idade > 70 anos Sexo masculino Diabete mellitus	Sintomas isquêmicos prováveis na ausência de qualquer característica de probabilidade intermediária Uso recente de cocaína
Exame físico	Regurgitação mitral transitória, hipotensão, diaforese, edema pulmonar ou estertores	Doença vascular extracardíaca	Desconforto torácico reproduzido pela palpação
Eletrocardiograma	Novo ou presumivelmente novo, desvio transitório do segmento ST (≥1 mm) ou inversão das ondas T em múltiplas derivações precordiais	Ondas Q fixas Depressão do segmento ST de 0,5 a 1 mm ou inversão das ondas T > 1 mm	Achatamento ou inversão das ondas T < 1 mm em derivações com ondas R dominantes ECG normal
Marcadores de necrose miocárdica	Elevação da troponina ou da CKMB	Normais	Normais

ECG: eletrocardiograma; CKMB: isoenzima MB da creatinoquinase.

A obtenção de história clínica detalhada das características da dor torácica auxilia muito no diagnóstico, sendo de grande importância a presença de fatores de risco para DAC, antecedente de infarto prévio e DAC já documentada. As características da dor torácica típica são: dor desencadeada por atividade física, de forte intensidade, que alivia ao repouso ou com uso de nitrato, associada à dispneia, náuseas e vômitos; e irradiação para membro superior esquerdo, mandíbula ou dorso. Apesar desta apresentação típica estar presente em 75% a 85% dos pacientes com SCA, e de aumentar substancialmente a probabilidade de DAC, a manifestação clínica também pode ser atípica, como dispneia, síncope (7%), dor torácica atípica – facada (22%), pleurítica (13%) ou reproduzida pela palpação (7%). Se estes sintomas atípicos apresentam clara relação com o exercício físico ou estresse emocional ou são aliviados imediatamente com uso de nitrato, eles devem ser considerados equivalentes anginosos.

O exame físico em pacientes com SCASST é frequentemente normal. No entanto, a presença de doença vascular extracardíaca como, por exemplo, doença arterial periférica, enfatiza a probabilidade para o diagnóstico de SCA. Menos de 20% dos pacientes apresentam alterações significativas na avaliação inicial. O exame físico deve também auxiliar no diagnóstico diferencial de dor torácica aguda: dissecção aguda da aorta, pericardite e estenose aórtica.

O ECG, isoladamente ou em associação com variáveis clínicas ou marcadores de necrose miocárdica, oferece valiosa informação diagnóstica e prognóstica em SCASST. Idealmente, deve ser realizado nos primeiros 10 minutos da apresentação de pacientes com dor torácica. Apesar de um ECG normal ou inespecífico não excluir SCA, é o melhor teste diagnóstico inicial, por ser rápido, barato e disponível universalmente. A obtenção de traçados seriados aumenta sua sensibilidade para o diagnóstico de SCA. Da mesma forma, há maior acurácia diagnóstica se um ECG prévio é disponível para comparação.

Um traçado eletrocardiográfico durante um episódio de dor torácica é particularmente valioso. Mudanças transitórias do segmento ST (≥ 0,5 mm) que se desenvolvem durante um episódio sintomático em repouso e se resolvem quando o paciente está assintomático sugerem isquemia miocárdica aguda e apresentam alta probabilidade de DAC grave subjacente. A presença de depressão do segmento ST é inicialmente considerada como diagnóstico de AI ou IAMSST, sendo a distinção entre estes dois diagnósticos baseada na detecção dos marcadores de necrose miocárdica. A presença de inversão das ondas T também pode indicar SCASST. Em pacientes com suspeita de SCA, este tipo de alteração eletrocardiográfica em derivações precordiais ≥ 2 mm sugere isquemia aguda, particularmente em decorrência de estenose crítica da artéria coronária descendente anterior. Da mesma forma, ondas Q ≥ 0,04 segundos podem ser sugestivas de infarto prévio e indicar alta probabilidade de DAC significante. A presença de alterações isquêmicas do ECG da admissão identifica pacientes com SCA.

Os marcadores de necrose miocárdica constituem importante ferramenta para o diagnóstico de SCAS-SST. As troponinas cardíacas são consideradas os mais específicos dos marcadores bioquímicos de injúria miocárdica, demonstrando superioridade no diagnóstico de infarto do miocárdio. Em particular, a troponina I e a T são identificadas, sendo associadas a uma sequência específica de aminoácidos, catalogados por genes diferentes daqueles que codificam a sequência de aminoácidos das isoformas do músculo esquelético, o que permitiu que anticorpos monoclonais de reatividade cruzada extremamente baixa pudessem ser desenvolvidos, facilitando o diagnóstico de infarto. Aparecem em uma fase precoce no soro, depois do início dos sintomas (2 a 4 horas), com pico de 12 a 48 horas, permanecendo anormalmente elevada por 5 a 14 dias. Lesões envolvendo um maior número de vasos estão presentes em pacientes com troponina positiva, em comparação com aqueles com troponina negativa. Da mesma forma, desvio do segmento ST no ECG da admissão é significativamente mais presente em pacientes com troponina positiva.

A medida da isoenzima MB da creatinoquinase (CKMB) atividade eleva-se em 4 a 6 horas após o início dos sintomas, com pico em 24 horas, normalizando-se entre 48 a 72 horas. Possui sensibilidade diagnóstica de 93% após 12 horas do início dos sintomas, porém é pouco sensível para o diagnóstico nas primeiras 6 horas de evolução. A análise quantitativa, por meio da dosagem da CKMB massa aumentou a sensibilidade clínica e a especificidade analítica.

Em 2007, uma junta composta pela *European Society of Cardiology* (ESC), *American College of Cardiology* (ACC), *American Heart Association* (AHA) e *World Heart Federation* atualizou e refinou os critérios diagnósticos de IAM do último consenso em 2000, à luz dos mais recentes avanços ocorridos, no que concerne a marcadores séricos, achados eletrocardiográficos de isquemia, alterações em exames por imagem, intervenções ou investigações clínicas. Uma das definições do IAM baseia-se no critério de detecção de elevação dos biomarcadores cardíacos (preferencialmente, a troponina) com no mínimo um valor acima do percentil 99 do limite superior da normalidade, associado à evidência de isquemia miocárdica com, pelo menos, um dos seguintes: (1) sintomas de isquemia; (2) alterações do ECG sugestivas de nova isquemia (nova alteração do segmento ST-T ou novo bloqueio de ramo esquerdo); (3) aparecimento de ondas Q patológicas no ECG; (4) evidência por imagem de perda de nova área de miocárdio viável ou nova alteração regional da contratilidade de uma parede. Clinicamente, a classificação dos diferentes tipos de IAM pode ser da seguinte forma:

- Tipo 1: infarto do miocárdio espontâneo, relacionado à isquemia, em razão de um evento coronariano primário, como erosão de placa e ruptura, fissura ou dissecção.
- Tipo 2: infarto do miocárdio secundário à isquemia graças ao aumento na demanda ou diminuição na oferta de oxigênio, por exemplo, espasmo coronariano, embolia coronariana, anemia, arritmias, crise hipertensiva ou hipotensão.
- Tipo 3: morte súbita cardíaca envolvendo parada cardíaca, muitas vezes, com sintomas sugestivos de isquemia miocárdica e acompanhada, presumivelmente, por nova elevação do segmento ST ou novo bloqueio de ramo esquerdo e evidência de trombo recente por angiografia coronária ou autópsia; porém, ocorrência de morte antes que a coleta da amostra sanguínea pudesse ter sido obtida ou foi realizada em um momento anterior ao aparecimento da elevação dos biomarcadores cardíacos.
- Tipo 4a: infarto do miocárdio associado à intervenção coronária percutânea.
- Tipo 4b: infarto do miocárdio associado à trombose de *stent* documentado por angiografia coronária ou autópsia.
- Tipo 5: infarto do miocárdio associado à cirurgia de revascularização miocárdica.

ESTRATIFICAÇÃO DE RISCO

A estratificação de risco para ocorrência de óbito ou eventos isquêmicos recorrentes deve ser realizada imediatamente na apresentação de pacientes com diagnóstico de SCASST, por meio da análise de variáveis clínicas, eletrocardiográficas e laboratoriais. Além disso, a atualização da avaliação prognóstica em pontos bem definidos no tempo também é necessária: na apresentação ao setor de emergência, para decidir se o paciente deve ou não ser admitido e, se admitido, qual o local mais apropriado para realização dos cuidados médicos (unidade de dor torácica ou unidade coronariana); com 24 a 48 horas após a admissão, para definição do tratamento hospitalar, de acordo com a evolução clínica; na alta hospitalar, para decisão do tratamento ótimo em médio prazo; de 3 a 6 meses após a alta, para selecionar estratégias em longo prazo.

VARIÁVEIS CLÍNICAS

No primeiro contato com o paciente com dor torácica sugestiva de um evento isquêmico coronariano agudo, é possível identificar subgrupos de mais alto risco, tanto em curto como em longo prazos, pelas características dos sintomas, seus antecedentes pessoais e exame físico. Vários fatores clínicos têm sido associados com maior risco de eventos adversos, como avançar da idade, antecedente de *diabetes mellitus*, revascularização miocárdica prévia, evidência de insuficiência cardíaca congestiva, desenvolvimento de angina refratária ou de repouso.

O avançar da idade é considerado variável de risco universal, pois está presente em praticamente todos os modelos de estratificação de risco. Pacientes idosos com DAC apresentam lesões coronárias mais graves, em comparação aos mais jovens, e experimentam resultados mais desfavoráveis.

Antecedente de *diabetes mellitus* em pacientes com SCA leva à mortalidade significativamente maior em 30 dias em comparação com os não diabéticos, havendo interação favorável com o tratamento instituído – em especial, os inibidores de glicoproteína IIb/IIIa.

Com frequência, o tipo de procedimento de revascularização miocárdica prévio é um marcador da gravidade da DAC. Em pacientes submetidos à intervenção coronária percutânea, a DAC subjacente é menos acentuada. Naqueles com cirurgia de revascularização miocárdica, a presença de disfunção ventricular esquerda ou doença de múltiplos vasos é encontrada com mais constância. Consequentemente, pacientes submetidos à intervenção coronária percutânea apresentam prognóstico mais favorável.

Assim como nos pacientes com IAMCSST, naqueles com SCASST, a classificação de Killip-Kimball, avaliando a presença e a gravidade da insuficiência cardíaca, mostrou ser uma variável independente de informação prognóstica, tanto em curto como em longo prazos. Pacientes com maior classe de Killip apresentam mais comumente depressão do segmento ST e elevação dos marcadores de necrose miocárdica. Assim, a presença de insuficiência cardíaca no momento da apresentação está associada com maior mortalidade.

Isquemia recorrente detectada durante a monitorização contínua do segmento ST pode refletir episódios de maior agregação plaquetária. Pacientes com AI e isquemia recorrente apresentam risco maior de infarto do miocárdio ou de morte.

VARIÁVEIS ELETROCARDIOGRÁFICAS

O ECG de 12 derivações na admissão, especificamente, quando presente o desvio do segmento ST (elevação transitória ou depressão do segmento ST), é um importante determinante do risco de morte ou de infarto do miocárdio. A procura do infradesnivelamento do segmento ST $\geq 0,5$ mm é uma maneira prática e de fácil detecção utilizada no departamento de emergência, sendo considerado isoladamente um marcador de pior prognóstico em análise independente. No registro *Thrombolysis in Myocardial Infarction* (TIMI) III de pacientes com AI e IAMSST, depressão recente de, pelo menos, 0,5 mm foi um determinante de resultados adversos.

O risco de eventos adversos eleva-se de modo progressivo com a gravidade da depressão do segmento ST. Da mesma forma, novo bloqueio do ramo esquerdo está associado com elevado risco de morte ou infarto do miocárdio em longo prazo.

Estudo que avaliou a fisiopatologia subjacente da depressão do segmento ST em pacientes com AI demonstrou que a presença desta alteração eletrocardiográfica foi associada, com maior frequência, à doença de múltiplos vasos ou à estenose de tronco da artéria coronária esquerda. Também, o registro de alterações transitórias do segmento ST ≥ 0,5 mm, que ocorre durante um episódio de dor precordial, que é resolvido com repouso, sugere, de forma significativa, isquemia aguda e alta probabilidade de DAC mais grave.

O ECG, isoladamente ou em associação com variáveis clínicas e/ou marcadores de injúria cardíaca, oferece valiosa informação prognóstica complementar em pacientes com SCASST.

BIOMARCADORES PLASMÁTICOS
Troponinas cardíacas

A dosagem da troponina é considerada importante indicador prognóstico, afetando não apenas decisões na triagem inicial no pronto-socorro, mas também na escolha do tratamento médico e na indicação de estratégia invasiva.

Vários estudos investigaram o risco de morte ou de infarto não fatal em diferentes períodos de seguimento após a apresentação clínica no serviço de emergência. Os pesquisadores do estudo FRISC (*FRagmin during InStability in Coronary artery disease*) observaram importante correlação entre elevação da troponina e mortalidade em 5 meses. Stubs et al. mostraram tendência mais frequente de morte ou de infarto entre pacientes com troponina positiva, em relação àqueles com troponina negativa, durante seguimento de 3 anos (29% *vs.* 17%; p = 0,07). Os investigadores do estudo TIMI IIIB encontraram risco aumentado de morte em 42 dias entre pacientes com troponina positiva.

Uma metanálise, que considerou diferentes períodos de seguimento, ajudou a refinar a estimativa do grau de risco associado a elevações da troponina. A maior razão de chances para morte ou infarto, em 30 dias, foi de 2,86 (p < 0,0001) em pacientes com elevação do segmento ST e 4,93 (p < 0,0001) para pacientes sem elevação do segmento ST.

Evidenciou-se a propriedade da troponina cardíaca em detectar necrose miocárdica, na ausência de elevação do segmento ST, e de prever o risco de eventos adversos em ambos os grupos de pacientes.

Proteína C-reativa

Originalmente, a proteína C-reativa (PCR) foi considerada marcador inespecífico de inflamação, mas vários relatos sugerem que também exerce um papel fisiopatológico direto no desenvolvimento e na progressão da aterosclerose.

Estudos têm demonstrado que a elevação da PCR, após episódio de SCA, pode prever o risco de morte precoce e em longo prazo. Pacientes com AI e PCR maior que 3 mg/L na alta hospitalar são admitidos mais frequentemente por eventos cardiovasculares recorrentes no seguimento de 1 ano.

A PCR pode ser dosada por meio de uma técnica padronizada, acessível comercialmente e de alta sensibilidade – a PCR-ultrassensível (PCR-us) –, apresentando pouca variação sazonal ou diurna.

Em pacientes com SCA, pontos de corte diferentes para PCR-us elevada em comparação com pacientes assintomáticos devem ter melhor capacidade preditiva. Na atualidade, não existe ponto de corte definido exclusivo para esse grupo de pacientes, diferentemente daqueles com DAC assintomática.

Apesar dessas evidências, até o momento, o tratamento de pacientes com SCA não tem sido influenciado pelos níveis de PCR.

Peptídeo natriurético cerebral

Em pacientes com SCASST, níveis de peptídio natriurético cerebral (BNP) mais elevados são encontrados naqueles que faleceram em comparação aos que sobreviveram. Em um subestudo do OPUS-TIMI 16, no qual o BNP foi dosado, aproximadamente 40 horas após o início dos sintomas, a incidência de morte e de insuficiência cardíaca em seguimento de 10 meses aumentou entre aqueles com os níveis basais mais elevados. Essa associação foi observada em todas as modalidades de SCA, com ou sem elevação da troponina I cardíaca e naqueles com ou sem insuficiência cardíaca.

No estudo TATICS TIMI-18 (*Treat Angina with Agrastat and Determine Cost of therapy with an Invasive or Conservative Strategy*), demonstrou-se que mulheres com BNP ou PCR elevados beneficiaram-se de intervenção coronária percutânea, mesmo com valores normais de troponina cardíaca.

Em população não selecionada de pacientes com SCA, o nível de BNP acima da média também permaneceu associado à mortalidade em longo prazo, mesmo após ajuste de potenciais fatores confundidores, como idade, classe de Killip-Kimball e fração de ejeção do ventrículo esquerdo.

MODELOS DE ESTRATIFICAÇÃO DE RISCO

Os modelos de estratificação de risco até então publicados foram realizados, na maior parte, em populações altamente selecionadas de ensaios clínicos ou demograficamente diferentes da população brasileira. À medida que ocorre a evolução no tratamento médico ou o surgimento de novas estratégias terapêuticas, adequações de modelos anteriores devem ser realizadas ou novos modelos incorporados, para a análise da persistência de variáveis prognósticas ou incorporação de novas variáveis.

Estratificação de risco de Braunwald

Esta forma de estratificar o risco do paciente com SCASST ilustra a importância das características dos sintomas, do exame físico, das alterações eletrocardiográficas e dos marcadores de necrose miocárdica, para avaliação prognóstica precoce. De forma objetiva, existe uma categorização dos pacientes, conforme os dados de um quadro, em alto, intermediário ou baixo risco, para ocorrência em curto prazo de morte ou infarto (reinfarto). Trata-se de um método simples, no qual a presença de determinada variável enquadraria o paciente em um grupo de risco específico: o paciente de risco intermediário não apresenta nenhuma característica do grupo de alto risco e o de baixo risco, nenhuma característica dos grupos intermediário ou alto.

No ano 2000, a estratificação de risco de Braunwald apresentou uma nova versão, com a inclusão do valor prognóstico dos biomarcadores de injúria cardíaca, associado a história clínica, exame físico e achados eletrocardiográficos no momento da apresentação. Os riscos de morte e de eventos isquêmicos recorrentes foram estimados, categorizando, da mesma forma que a versão original, os pacientes em baixo, intermediário e alto risco para eventos adversos (Quadro 35.2).

Escore de risco PURSUIT

Neste modelo de estratificação de risco, foi avaliada a relação entre as características basais e a ocorrência de morte ou de infarto não fatal em 30 dias. A população estudada correspondeu a 9.461 pacientes do ensaio clínico PURSUIT (*Platelet glycoprotein IIb/IIIa in Unstable angina: Receptor Suppression Using Integrilin (eptifibatide) Therapy*).

A idade foi a variável de maior peso para o risco de morte, seguida da frequência cardíaca. Interações entre diagnóstico da admissão e idade ou frequência cardíaca foram mantidas até o modelo final. Outros importantes fatores de risco foram: sexo (mulheres foram de mais baixo risco que os homens), sintomas de angina prévia nas últimas 6 semanas, pressão arterial sistólica, depressão do segmento ST e sinais de insuficiência cardíaca. Para o desfecho composto de morte ou infarto não fatal, a idade permaneceu como a variável de maior peso.

Um esquema simples para a estimativa do risco de complicações em 30 dias foi desenvolvido, e pontos foram atribuídos para cada variável prognóstica. Com relação à idade e à frequência cardíaca, pontos distintos foram designados, de acordo com o diagnóstico de AI ou de IAM (Quadro 35.3). A soma dos pontos do escore total de cada paciente pode ser convertida na probabilidade do evento adverso.

Quadro 35.2. Risco de morte ou infarto do miocárdio não fatal em curto prazo em pacientes com angina instável ou infarto agudo do miocárdio sem supradesnivelamento do segmento ST.

Variável prognóstica	Alto Risco	Risco intermediário	Baixo risco
	Pelo menos uma das características abaixo deve estar presente	Nenhuma característica de alto risco, mas com alguma das que se seguem	Nenhuma característica de risco intermediário ou alto risco, mas com alguma das que se seguem
História	Sintomas isquêmicos nas últimas 48 horas	Infarto prévio, doença cerebrovascular ou periférica ou cirurgia de RM; uso prévio de AAS	
Característica da dor	Dor prolongada (> 20 minutos) persistente em repouso	Dor prolongada (> 20 minutos) em repouso resolvida, mas com moderada ou alta probabilidade de DAC; angina em repouso (< 20 minutos ou aliviada com repouso ou nitrato sublingual)	Novo episódio de angina classe III ou IV da CCS nas 2 últimas semanas com moderada ou alta probabilidade de DAC
Dados clínicos	Edema pulmonar mais comumente relacionado à isquemia; novo ou piora de sopro sistólico de regurgitação mitral ou estertores; hipotensão, bradicardia, taquicardia; idade > 75 anos	Idade > 70 anos	
ECG	Angina de repouso com mudanças transitórias do segmento ST > 0,05 mV; bloqueio de ramo novo ou presumivelmente novo; TV sustentada	Inversão da onda T > 0,2 mV; ondas Q patológicas	Normal ou não alterado durante episódio de desconforto torácico
Marcadores de necrose miocárdica	Marcadamente elevados (por exemplo cTnI ou cTnT > 0,1 ng/mL)	Discretamente elevados (por exemplo: cTnI ou cTnT > 0,01 ng/mL, porém, < 0,1 ng/mL)	Normal

Uma estimativa de risco, em curto prazo, de morte ou eventos isquêmicos recorrentes em angina instável é complexa, não podendo ser determinada unicamente com dados em um quadro. Porém, os dados deste quadro ilustram uma diretriz geral mais do que um algoritmo rígido. RM: revascularização miocárdica; AAS: ácido acetilsalicílico; DAC: doença arterial coronariana; CCS: Canadian Cardiovascular Society; ECG: eletrocardiograma; TV: taquicardia ventricular; cTnI= troponina I cardíaca; cTnT= troponina T cardíaca.

Escore de risco TIMI

Para o desenvolvimento deste modelo de estratificação de risco, investigou-se a população de 1.957 pacientes do grupo submetido à administração de heparina não fracionada do estudo TIMI 11B. O composto de morte por todas as causas, infarto (ou reinfarto) ou revascularização miocárdica urgente por isquemia recorrente no período de 14 dias foi analisado como desfecho primário.

Sete variáveis foram consideradas para comporem o escore de risco TIMI: idade ≥ 65 anos; antecedente de DAC com lesões obstrutivas ≥ 50%; uso de ácido acetilsalicílico nos últimos 7 dias; presença de três ou mais fatores de risco para DAC; dois ou mais episódios de angina em 24 horas; desvio do segmento ST ≥ 0,5 mm; e elevação dos marcadores de necrose miocárdica.

O escore é calculado, determinando-se o valor de 1 quando uma variável está presente. A simples soma aritmética do número de variáveis presentes constitui o escore de risco TIMI para cada paciente. Os pacientes são, então, categorizados em baixo (zero a 2 pontos), intermediário (3 ou 4 pontos) ou alto risco (5 a 7 pontos) (Figura 35.1).

Quadro 35.3. Modelo de risco PURSUIT.

Idade em anos*	Pontos	
	Apenas morte	Morte ou infarto
50	0	8 (11)
60	2 (3)	9 (12)
70	4 (6)	11 (13)
80	6 (9)	12 (14)
Sexo		
Feminino	0	0
Masculino	1	1
Angina prévia (CCS)		
Sem angina, I ou II	0	0
III ou IV	2	2
Frequência cardíaca, bpm*		
80	0	0
100	1 (2)	0
120	2 (5)	0
Pressão arterial sistólica, mmHg		
120	0	0
100	1	0
80	2	0
Sinais de insuficiência cardíaca		
Não	0	0
Sim	3	2
Depressão do segmento ST		
Não	0	0
Sim	3	1

*Com relação à idade e à frequência cardíaca, pontos distintos foram designados de acordo com o diagnóstico de angina instável ou de infarto do miocárdio (entre parênteses). CCS: *Canadian Cardiovascular Society*.

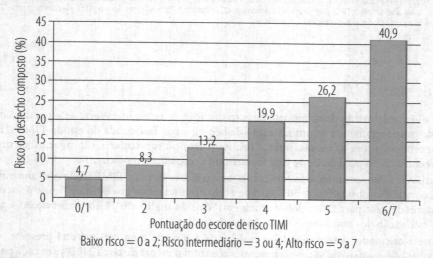

Figura 35.1. Risco de ocorrência do desfecho composto, conforme pontuação do escore de risco Thrombolysis in Myocardial Infarction (TIMI).

Modelo de risco GRACE

Características basais, tratamento no hospital e resultados em 15.007 pacientes foram analisados para desenvolver o modelo de risco GRACE para o desfecho de morte em 6 meses.

Nove variáveis prognósticas foram identificadas, sendo o escore total de um determinado paciente obtido pela soma dos pontos de cada uma das nove variáveis do modelo: idade avançada; história prévia de infarto do miocárdio; história de insuficiência cardíaca; frequência cardíaca na admissão; baixa pressão sistólica na apresentação; níveis séricos elevados de creatinina; elevação dos biomarcadores de necrose miocárdica; depressão do segmento ST; não indicação de intervenção coronária percutânea no hospital.

Com a contagem total obtida pela soma dos pontos auferidos, aplica-se a pontuação final a um nomograma de referência, mostrando o risco correspondente de morte em 6 meses (Quadro 35.4).

Quadro 35.4. score de risco GRACE e nomograma para mortalidade por todas as causas após 6 meses da alta hospitalar.

História clínica	Características encontradas na admissão	Características encontradas durante a hospitalização
1) Idade em anos ≤ 29 ....0 30-39 ....0 40-49 ....18 50-59 ....30 60-69 ....55 70-79 ....73 80-89 ....91 ≥ 90 ....100 2) História de ICC ....24 3) História de infarto do miocárdio...........12	4) Frequência cardíaca (bpm) ≤ 49,9 ....0 50-69,9 ....3 70-89,9 ....9 90-109,9 ....14 110-149,9 ....23 150-199,9 ....35 ≥ 200 ....43 5) Pressão arterial sistólica (mmHg) ≤ 79,9 ....24 80-99,9 ....22 100-119,9 ....18 120-139,9 ....14 140-159,9 ....10 160-199,9 ....4 ≥ 200 ....0 6) Depressão do segmento ST................11	7) Creatinina sérica (mg/dl) 0-0,39 ....1 0,4-0,79 ....3 0,8-1,19 ....5 1,2-1,59 ....7 1,6-1,99 ....9 2-3,99 ....15 ≥ 4 ....20 8) Elevação de enzimas cardíacas..........15 9) Não submetido à ICP no hospital.......14
Pontos 1)_____ 2)_____ 3)_____ 4)_____ 5)_____ 6)_____ 7)_____ 8)_____ 9)_____ Soma dos pontos _____ = Escore de risco total; Riscos de mortalidade_____	Prognóstico de todas as causas de mortalidade em 6 meses após a alta hospitalar	

ICC: insuficiência cardíaca congestiva; ICP: intervenção coronária percutânea.

Escore de risco Dante Pazzanese

O escore de risco Dante Pazzanese foi um estudo prospectivo de 1.027 pacientes com SCASST recrutados no período de 1º de julho de 2004 a 31 de outubro de 2006 em um centro brasileiro de cardiologia. O critério de inclusão foi o diagnóstico de SCASST com sintomas dentro das últimas 48 horas. O desfecho do estudo foi o composto de morte por todas as causas ou infarto (reinfarto) no período de 30 dias. As seguintes variáveis prognósticas foram identificadas: aumento da idade em anos; história prévia de *diabetes mellitus*; antecedente de acidente vascular cerebral; não utilização prévia de inibidor de enzima conversora da angiotensina; elevação da troponina I cardíaca; elevação da creatinina; e depressão do segmento ST ≥ 0,5 mm. A estatística C do modelo foi de 0,78 (intervalo de confiança – IC 0,71-0,84; p < 0,01), sendo este utilizado para o escore de risco Dante Pazzanese.

Para facilitar a utilização do modelo, foi idealizado um escore com pontuações designadas, conforme as respectivas probabilidades de ocorrência do evento combinado. Para o menor valor da probabilidade, foi designado o valor igual a 1; para aqueles que eram duas vezes maior, pontuação 2; aos que eram três vezes maior, pontuação 3 e, assim, por diante. Para as variáveis contínuas, foram definidas faixas com valores de probabilidades próximos de um, duas vezes maior, três vezes maior e, assim, por diante. Desenvolveu-se, então, uma escala de pontuação que pode variar de zero a 30 pontos. Após o somatório final, o escore para cada paciente seria determinado, podendo o risco do evento combinado ser mostrado por meio de um gráfico. No Quadro 35.5, observam-se a representação da pontuação do escore de risco Dante Pazzanese e o nomograma para probabilidade do desfecho combinado.

Para avaliar se a escala de pontuação mediria a probabilidade do evento combinado na população de desenvolvimento, para cada paciente foi calculada sua pontuação. Verificou-se a ocorrência de aumento na probabilidade do evento combinado com o aumento gradativo da pontuação. Em seguida, os pacientes foram categorizados, conforme a pontuação encontrada, em: muito baixo (até 5 pontos), baixo (6 a 10 pontos), intermediário (11 a 15 pontos) e alto risco (16 a 30 pontos) para o evento de morte ou infarto (reinfarto) em até 30 dias. Houve progressivo crescimento na proporção do evento com o aumento do es-

Quadro 35.5. Escore de risco Dante Pazzanese para síndrome coronária aguda sem supradesnivelamento do segmento ST.

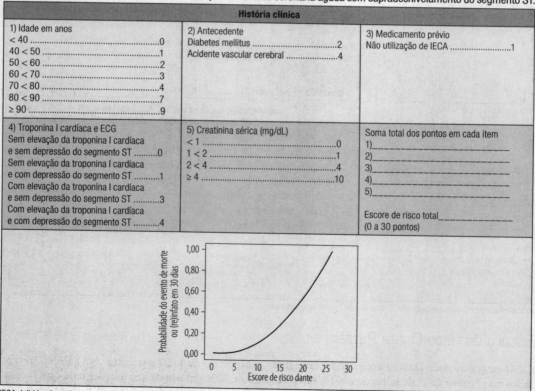

IECA: inibidor da enzima conversora da angiotensina; ECG: eletrocardiograma.

core de risco: até 5 pontos, 2%; 6 a 10 pontos, 6%; 11 a 15 pontos, 15%; e 16 a 30 pontos, 47%. A estatística C para a escala de pontuação foi de 0,74 (IC 0,67-0,81; p < 0,001), demonstrando bom desempenho para discriminar quem terá ou não o evento.

Portanto, com os dados rotineiramente coletados no departamento de emergência, um escore simples de estratificação de risco foi desenvolvido em uma população brasileira com SCASST, sendo de fácil execução, com alto valor preditivo para eventos cardiovasculares. Pode servir de fonte de informações à equipe médica, ao paciente e aos seus familiares, englobando importante avaliação prognóstica.

BIBLIOGRAFIA

Anderson JL, Adams CD, Antman EM, et al. ACC/AHA 2007 Guidelines for the management of patients with unstable angina/non ST-elevation myocardial infarction: a report of the American College of Cardiology/ American Heart Association Task Force on Practice Guidelines (Writing Committee to Revise the 2002 Guidelines for the Management of Patients With Unstable Angina/Non ST-Elevation Myocardial Infarction): developed in collaboration with the American College of Emergency Physicians, the Society for Cardiovascular Angiography and Interventions, and the Society of Thoracic Surgeons: endorsed by the American Association of Cardiovascular and Pulmonary Rehabilitation and the Society for Academic Emergency Medicine. Circulation. 2007;116(7):e148-304.

Antman EM, Cohen M, Bernink PJL, et al. The TIMI risk score for unstable angina/non-ST elevation MI: A method for prognostication and therapeutic decision making. JAMA. 2000;284 7):835-42.

Boersma E, Pieper KS, Steyerberg EW, et al. Predictors of outcome in patients with acute coronary syndromes without persistent ST-segment elevation. Results from an international trial of 9461 patients. The PURSUIT Investigators. Circulation. 2000;101(22):2557-67.

Dallan LA, Timerman A. Síndrome coronária aguda: do pré-hospitalar à sala de emergência. Rev Soc Cardiol Estado de São Paulo. 2010;20(2):251-72.

Eagle KA, Lim MJ, Dabbous OH, et al. A validated prediction model for all forms of acute coronary syndrome: estimating the risk of 6-month postdischarge death in an international registry. JAMA. 2004;291(22):2727-33.

Pesaro AE, Corrêa TD, Forlenza L, et al. Síndromes coronarianas agudas: como fazer um diagnóstico correto na sala de emergência. Einstein. 2007;51(1):80-4.

Santos ES, Minuzzo L, Pereira MP, et al. Registro de síndrome coronariana aguda em um centro de emergências em cardiologia. Arq Bras Cardiol. 2006;87(5):597-602.

Santos ES, Timerman A, Baltar VT, et al. Escore de risco Dante Pazzanese para síndrome coronária aguda sem supradesnivelamento do segmento ST. Arq Bras Cardiol. 2009;93(4):343-51.

Santos ES, Trindade PD, Moreira HG. Tratado Dante Pazzanese de emergências cardiovasculares. São Paulo: Atheneu; 2016.

Stubbs P, Collinson P, Moseley D, et al. Prospective study of the role of cardiac troponin T in patients admitted with unstable angina. Br Med J. 1996;313(7052):262-4.

Yan RT, Yan AT, Granger CB, et al. Usefulness of quantitative versus qualitative ST-segment depression for risk stratification of non-ST elevation acute coronary syndromes in contemporary clinical practice. Global registry of acute coronary events (GRACE) electrocardiogram substudy group. Am J Cardiol. 2008;101(7):919-24.

36

Tratamento farmacológico para síndrome coronária aguda sem supradesnivelamento do segmento ST

Ari Timerman

Palavras-chave: Síndrome coronária sem supradesnivelamento do segmento ST; Oxigênio, nitratos, analgesia, sedação, morfina (sulfato de), meperidina, ansiolíticos, betabloqueadores adrenérgicos, antagonistas dos canais de cálcio, antiplaquetários, AAS, aspirina, ácido acetilsalicílico, tienopiridínicos, clopidogrel, ticlopidina, prasugrel, ticagrelor, antagonistas dos receptores glicoproteicos IIb/IIIa; abciximab, tirofiban, inibidores da enzima conversora da angiotensina, estatinas, bloqueadores dos receptores da angiotensina; antitrombínicos, heparina não fracionada, heparina de baixo peso molecular, enoxaparina, fondaparinux.

INTRODUÇÃO

A erosão ou a rotura da placa aterosclerótica são os mecanismos essenciais que disparam os eventos fisiopatológicos que se exteriorizam clinicamente como angina instável e infarto agudo do miocárdio (IAM) com ou sem supradesnivelamento do segmento ST. Os elementos figurados do sangue bem como os fatores de coagulação são expostos ao contato com o material subendotelial. Isso leva à ativação, à adesão e à agregação plaquetárias, e à geração acelerada de trombina, como mecanismos essenciais da trombose subsequente.

Diferentemente da síndrome coronária aguda (SCA) com supradesnivelamento de ST, em que a abertura da artéria relacionada ao infarto por meio dos agentes fibrinolíticos ou de intervenção coronária percutânea (ICP) primária é o ponto básico da terapêutica, na SCA sem supradesnivelamento de ST, são as medicações antitrombínicas e antiplaquetárias as prescrições essenciais em seu tratamento. Nessa situação, os agentes fibrinolíticos não têm indicação, pois podem transformar uma obstrução parcial da luz arterial em total, por eventual hemorragia intraplaca.

É fundamental a estratificação de risco desses pacientes, que tem finalidade prognóstica e terapêutica (ver Capítulo 35). As classificações de risco mais utilizadas são a de Braunwald, o escore de risco *Thrombolysis in Myocardial Infarction* (TIMI) e o escore de risco GRACE. A de Braunwald é pontual, isto é, basta ter um fator para colocá-la em situação de maior risco (por exemplo, idade acima de 75 anos), enquanto o TIMI é produto da soma de diferentes fatores. O escore GRACE, embora apresente excelente correlação clínica, necessita de uma equação própria para seu manuseio (www.outcomes.org/grace). A decisão final sobre a classificação de risco cabe ao médico assistente; indica-se adotar o pior cenário oferecido por qualquer das formas de classificação.

TRATAMENTO

Medidas gerais

Todo paciente com dor torácica suspeita de SCA deve ficar em observação em unidade de tratamento intensivo, com monitorização contínua do eletrocardiograma (ECG), da pressão arterial e da saturação de oxigênio. Deve-se garantir acesso venoso com a canulação de uma veia. Devem ser obtidos história clínica e exame físico direcionados: fatores de risco para doença aterosclerótica devem ser analisados; avaliar as características da dor, exame cardiológico (sopros e bulhas acessórias), exame pulmonar (estertores) e palpação dos pulsos periféricos (diagnóstico diferencial com dissecção aguda da aorta). Deve-se obter ECG de 12 derivações (eventualmente com derivações acessórias, quando se suspeita de acometimento da parede dorsal ou do ventrículo direito). Devem ser coletadas amostras sanguíneas para se avaliarem o perfil de coagulação, a hemoglobina e as plaquetas, além de marcadores de necrose miocárdica. O ecocardiograma transtorácico deve ser realizado no diagnóstico diferencial com outras doenças, quando houver suspeita clínica de doenças de aorta, doenças do pericárdio, embolia pulmonar e valvopatias e nos casos de complicações decorrentes da SCA, como a descompensação cardíaca aguda, associada ou não à comunicação interventricular ou insuficiência mitral.

Oxigênio e nitratos

Na SCA, ocorre desequilíbrio entre a oferta e o consumo de oxigênio e de nutrientes nas células miocárdicas. O tratamento consiste em aumentar a oferta e/ou reduzir o consumo destes elementos, além de aliviar os sintomas (como a dor) e tentar evitar ou reduzir as complicações; quando estas estão instaladas, deve-se tratá-las. A administração suplementar de oxigênio a 100% por meio de cateter intranasal é prática rotineira durante episódios de dor isquêmica prolongada em repouso, mas é particularmente útil em pacientes com cianose, desconforto respiratório, estertores pulmonares importantes, ou quando a saturação arterial de oxigênio estiver abaixo de 90%.

Os benefícios terapêuticos dos nitratos estão relacionados a seus efeitos na circulação periférica e coronária. Seu efeito vasodilatador periférico reduz o retorno venoso ao coração e o volume diastólico final do ventrículo esquerdo, reduzindo, com isso, o consumo de oxigênio pelo miocárdio. Promovem vasodilatação e aumento da circulação colateral coronária, e inibição da agregação plaquetária, além de aliviar a dor de origem isquêmica. Não existem estudos clínicos controlados que tenham testado os efeitos dos nitratos em desfechos clínicos e mortalidade na angina instável, embora seu uso seja universalmente aceito. Podem ser utilizados por via oral, transdérmica, sublingual e endovenosa, sendo as duas últimas vias as mais utilizadas. O tratamento é iniciado na sala de emergência, administrando-se o nitrato (mononitrato ou dinitrato de isossorbida) por via sublingual; caso não haja alívio rápido da dor, esses pacientes podem se beneficiar com a administração endovenosa de nitroglicerina. Os nitratos estão contraindicados na presença de hipotensão arterial importante (pressão arterial sistólica – PAS < 100 mmHg), infarto de ventrículo direito ou uso prévio de sildenafil ou similares nas últimas 24 horas. Devem ser também evitados em pacientes com significativa bradicardia ou taquicardia. O uso sublingual de nitroglicerina (0,4 mg/comprimido), dinitrato de isossorbida (5 mg/comprimido) ou mononitrato de isossorbida (5 mg/comprimido) não deve ultrapassar três comprimidos, separadas as administrações por intervalos de 5 minutos. A nitroglicerina por via endovenosa é empregada na dose de 10 μg/minuto com incrementos de 10 μg a cada 5 minutos, até obter-se melhora sintomática ou redução da PAS em 10% no normotenso ou de 30% no previamente hipertenso (PAS atingindo 110 mmHg), ou, então, aumento da frequência cardíaca (> 10% da basal). Para se reduzir a tolerância que costuma ocorrer com esse medicamento, quando se estiver utilizando a via oral, podem ser empregadas doses menores e espaçadas (no mínimo 8 horas); já com a via endovenosa, será necessário o incremento periódico das doses administradas. O tratamento endovenoso deve ser mantido por 24 a 48 horas após o último episódio de dor, e sua suspensão deve ser feita de forma gradual (Tabela 36.1).

TRATAMENTO FARMACOLÓGICO PARA SÍNDROME CORONÁRIA AGUDA SEM SUPRADESNIVELAMENTO DO SEGMENTO ST

Tabela 36.1. Nitratos e morfina nas síndrome coronária aguda.

Fármaco	Classe	Via	Dose	Obervação
Nitroglicerina	Nitrato	Sublingual	0,4 mg até 3 vezes	
Dinitrato de isossorbida	Nitrato	Sublingual	5 mg até 3 vezes	
Mononitrato de isossorbida	Nitrato	Sublingual	5 mg até 3 vezes	
Nitroglicerina	Nitrato	Via endovenosa	10-200 mcg/minuto	Nitroglicerina 5 mL (25 mg) + 245 mL soro fisiológico
Morfina	Analgésico/ opioide	Via endovenosa	1-5 mg	Morfina 1 mL (10 mg) + 9 mL água destilada

Analgesia e sedação

A dor precordial e a ansiedade, costumeiramente associadas e presentes nas SCA, geralmente levam à hiperatividade do sistema nervoso simpático. Este estado hiperadrenérgico, além de aumentar o consumo miocárdico de oxigênio, predispõe ao aparecimento de taquiarritmias atriais e ventriculares. Assim, recomenda-se a utilização de analgésicos potentes a pacientes com dor isquêmica, refratária à terapêutica antianginosa. O sulfato de morfina é considerado o analgésico de eleição, sendo administrado por via endovenosa, na dose de 1 a 5 mg, quando a dor não for aliviada com o uso de nitrato sublingual, ou nos casos de recorrência da dor, apesar da adequada terapêutica anti-isquêmica (Tabela 36.1). Estas doses, se necessárias, podem ser repetidas em intervalos de 5 a 30 minutos, monitorando-se a pressão arterial. A administração em pequenos incrementos tem por objetivo evitar efeitos adversos, como hipotensão e depressão respiratória. Devem-se evitar derivados da morfina, a não ser em casos de hipersensibilidade a esta, quando então ela poderá ser substituída pelo sulfato de meperidina em doses fracionadas de 20 a 50 mg por via endovenosa. O emprego de ansiolíticos não deve ser rotineiro, devendo ser reservado para situações especiais.

Betabloqueadores adrenérgicos

Os betabloqueadores inibem competitivamente os efeitos das catecolaminas circulantes. Na angina instável, seus benefícios estão relacionados à ação nos receptores beta-1. Diminuem a frequência cardíaca, a pressão arterial e a contratilidade miocárdica, provocando redução do consumo de oxigênio pelo miocárdio. Sua administração em pacientes com angina instável reduz a progressão para IAM. Recomenda-se o uso rotineiro de betabloqueador oral nos pacientes sem contraindicação, devendo-se iniciar sua utilização com o paciente estável, em doses pequenas, com aumento gradual no sentido de se manter a frequência cardíaca ao redor de 60 bpm. No caso de o paciente apresentar dor isquêmica persistente e/ou taquicardia (não compensatória de um quadro de insuficiência cardíaca), pode-se utilizar a formulação venosa. Os betabloqueadores mais utilizados são o metoprolol e o atenolol (Quadro 36.1). Não se deve administrar esses medicamentos a pacientes com frequência cardíaca abaixo de 50 bpm, PAS abaixo de 90 mmHg, bloqueio atrioventricular de alto grau, asma brônquica, insuficiência ventricular esquerda, angina vasoespástica e em usuários de cocaína. Durante a administração endovenosa, devem ser monitorados, cuidadosamente, a frequência cardíaca, a pressão arterial, o ECG e a ausculta pulmonar.

Antagonistas dos canais de cálcio

Os antagonistas dos canais de cálcio reduzem a contratilidade miocárdica e vascular, a velocidade de condução atrioventricular e a atividade do nó sinusal. Em pacientes com comprometimento da função ventricular esquerda e/ou alterações na condução atrioventricular, estes medicamentos devem geralmente

368 | DOENÇA ARTERIAL CORONÁRIA AGUDA

ser evitados. Em casos de infarto do miocárdio sem supradesnivelamento do segmento ST, existem evidências de que o diltiazem e o verapamil possam ter efeito protetor. Podem ser usados para tentar controlar sintomas isquêmicos refratários em pacientes já em uso de nitratos e betabloqueadores em doses adequadas, ou em pacientes que não toleram o uso destes medicamentos (principalmente nos casos de contraindicação), ou ainda nos casos de angina vasoespástica. Utilizam-se o diltiazen, por via oral 60 mg, três a quatro vezes ao dia, e o verapamil 80 a 120 mg, três vezes ao dia. Não se deve utilizar a nifedipina isoladamente (em especial a de ação rápida), pois aumenta a frequência cardíaca e o consumo de oxigênio miocárdico; mas pode ser administrada na forma de ação prolongada, 10 a 20 mg três vezes ao dia, se o paciente já estiver fazendo uso de betabloqueador.

Quadro 36.1. Betabloqueadores e antagonistas dos canais de cálcio nas síndrome coronária aguda.

Fármaco	Classe	Via	Dose	Observação
Metoprolol	Betabloqueador	Via endovenosa	5 mg até 3 vezes, com intervalo de 5 minutos	Infusão em 2 minutos
Metoprolol	Betabloqueador	Via oral	25-100 mg a cada 12 horas	Iniciar 15 minutos após dose por via endovenosa
Atenolol	Betabloqueador	Via endovenosa	5 mg até 2 vezes, com intervalo de 5 minuto	Infusão em 2 minutos, a cada 5 minutos
Atenolol	Betabloqueador	Via oral	25-50 mg a cada 12 horas	Iniciar 15 minutos, após dose por via endovenosa
Diltiazem	Antagonista do cálcio	Via oral	60 mg a cada 6-8 horas	
Verapamil	Antagonista do cálcio	Via oral	80-120mg a cada 8 horas	

AGENTES ANTIPLAQUETÁRIOS
Ácido acetilsalicílico

A trombose coronária tem papel de destaque no desencadeamento e na progressão dos quadros de SCA, sendo essencial o emprego de antitrombóticos no tratamento desses pacientes com tais síndromes. O ácido acetilsalicílico (AAS) é o antiplaquetário de excelência, devendo ser sempre prescrito, com exceção em casos de alergia (única contraindicação absoluta). Deve-se ter especial atenção nos casos de sangramento ativo, hemofilia e úlcera péptica ativa. O AAS bloqueia a formação de tromboxano A_2 (substância vasoconstritora e pró-trombótica), interferindo no metabolismo do ácido aracdônico e inibindo a formação da ciclo-oxigenase 1, enzima fundamental ao processo de agregação plaquetária. Sua utilização associa-se com redução de óbitos e/ou infartos não fatais. Com o emprego de doses baixas, são raros os efeitos colaterais gastrintestinais. A dose inicial recomendada de 200 mg deve ser mastigada, sendo absorvida por intermédio da via sublingual, para que se obtenham rapidamente altos níveis sanguíneos de AAS, a dose de manutenção em longo prazo é de 100 mg ao dia, embora doses tão baixas quanto 75 mg ao dia sejam também consideradas efetivas (Quadro 36.2).

Derivados tienopiridínicos

A ticlopidina e o clopidogrel são antagonistas da ativação plaquetária mediada pela adenosina difosfato (ADP), que age sobre o receptor P2Y12 plaquetário. Reduzem o nível de fibrinogênio circulante e bloqueiam parcialmente os receptores de glicoproteína (GP) IIb/IIIa, dificultando sua ligação ao fibrinogênio e ao fator de von Willebrand. A ticlopidina tem início de ação entre 12 e 24 horas, na dose de 250 mg duas vezes ao dia e efeito pleno somente após alguns dias (o que limita seu uso no contexto da SCA), além de provocar mais efeitos colaterais (dores abdominais, náuseas, vômitos, neutropenia e/ou trombocitopenia), em comparação ao clopidogrel. A indicação inicial destes fármacos foi como substitutos preferenciais para

36 | TRATAMENTO FARMACOLÓGICO PARA SÍNDROME CORONÁRIA AGUDA SEM SUPRADESNIVELAMENTO DO SEGMENTO ST | 369

Quadro 36.2. Antiplaquetários.

Fármaco	Classe	Via	Dose	Obervação
AAS	Antiplaquetário	Via oral	75-200 mg a cada 24 horas	Primeira dose: 200 mg
Clopidogrel	Antiplaquetário	Via oral	75 mg a cada 24 horas	Primeira dose: 300 mg 600mg se angioplastia
Prasugrel	Antiplaquetário	Via oral	10 mg a cada 24 horas	Primeira dose: 60 mg
Ticagrelor	Antiplaquetário	Via oral	90 mg a cada 12 horas	Primeira dose: 180 mg
Abciximab	Inibidor da glicoproteína IIb/IIIa	Via endovenosa	Bólus: 0,25 mg/kg Infusão: 0,125 µg/kg por 12 horas	ICP planejada
Tirofiban	Inibidor da glicoproteína IIb/IIIa	Via endovenosa	0,4 µg/kg/minuto por 30 minutos Infusão: 0,1 µg/kg/minuto por 48-96 horas	

AAS: ácido acetilsalicílico; ICP: intervenção coronária percutânea.

o AAS, em casos de intolerância ou alergia a este. Entretanto, o maior benefício é a utilização em conjunto do clopidogrel com o AAS o mais precocemente possível nas SCA. Esta associação reduz a incidência de eventos (óbito cardiovascular, IAM e acidente vascular cerebral – AVC). A dose recomendada de clopidogrel é de 300 mg como ataque e 75 mg ao dia como manutenção. Há evidências de que, para pacientes tratados com ICP, a dose de ataque de clopidogrel de 600 mg possa ser mais benéfica. Quando a cinecoronariografia definir indicação de revascularização cirúrgica do miocárdio, o clopidogrel deve ser suspenso pelo menos 5 dias (e idealmente 7 dias) antes do procedimento, para reduzir o risco de sangramento grave. Em condições de emergência, deve-se recorrer à transfusão de plaquetas.

O prasugrel é um pró-medicamento, que, como o clopidogrel, requer a conversão para um metabólito ativo antes de se ligar ao receptor P2Y12 plaquetário, para proporcionar atividade antiplaquetária. A ligação à plaqueta desses dois medicamentos é definitiva. O prasugrel inibe a agregação plaquetária induzida pela ADP mais rapidamente, mais consistentemente e em maior extensão que o clopidogrel. Sua dose de ataque é de 60 mg por via oral e a de manutenção de 10 mg ao dia associado ao AAS. Sua utilização promove redução de óbito cardiovascular, IAM não fatal ou AVC não fatal, quando comparado ao clopidogrel; entretanto, induz a mais sangramento. O benefício clínico líquido (eficácia e segurança) favorece o prasugrel menos em três subgrupos específicos de pacientes: aqueles que tiveram AVC ou ataque isquêmico transitório prévio; os com 75 anos ou mais; aqueles pesando menos de 60 kg.

O ticagrelor é inibidor oral, reversível e de ação direta do receptor P2Y12 da ADP plaquetária, promovendo inibição plaquetária mais pronunciada e de início mais rápido que o clopidogrel. A dose de ataque de 180 mg seguida de 90 mg duas vezes ao dia reduziu óbito cardiovascular, IAM ou AVC e trombose de *stent*, quando comparado com clopidogrel sem aumentar as taxas de sangramento. Com o uso de ticagrelor, ocorre maior incidência de pausas ventriculares acima de 3 segundos, dispneia, aumento do ácido úrico e da creatinina sérica.

Antagonistas dos receptores glicoproteicos IIb/IIIa

Esses medicamentos impedem a ligação do fibrinogênio aos receptores da GP IIb/IIIa ativados, que constituem a via final e obrigatória da ativação plaquetária. Com isso, ocorre o bloqueio da agregação plaquetária e da formação do trombo plaquetário. São utilizados em SCA de alto risco, pois reduzem eventos compostos de óbito, isquemia refratária e reinfarto do miocárdio. Quando se planeja ICP no paciente, dá-se preferência à administração do abciximab, um anticorpo monoclonal que atua como bloqueador não competitivo e irreversível dos receptores de GP IIb/IIIa. A dose recomendada é de 0,25 mg/kg em bólus, seguida da administração de 0,125 µg/kg durante 12 horas. O tirofiban é um derivado sintético,

370 | DOENÇA ARTERIAL CORONÁRIA AGUDA

não peptídeo, de molécula pequena, que age competitivamente no receptor celular IIb/IIIa, impedindo sua ligação ao fibrinogênio. A dose recomendada é de 0,4 µg/kg/minuto por 30 minutos, seguida da dose de manutenção de 0,1 µg/kg/minuto, por 48 a 96 horas. Os bloqueadores GP IIb/IIIa tendem a aumentar o risco de hemorragia. A plaquetopenia é complicação rara, mas importante. Esses medicamentos devem ser utilizados conjuntamente com heparina não fracionada (HNF) ou com enoxaparina.

OUTRAS TERAPIAS

Os inibidores da enzima conversora da angiotensina (IECA) podem atenuar ou até mesmo prevenir o remodelamento ventricular, por sua atuação favorável na otimização da atividade renínica e simpática, diminuindo a resistência vascular sistêmica. Reduzem a incidência posterior de insuficiência cardíaca e de mortalidade em pacientes com doença arterial coronária. Na SCA sem supradesnivelamento do segmento ST, apesar de não haver a comprovação desse benefício, são utilizados por seu possível efeito anti-isquêmico principalmente em pacientes de risco mais elevado, como nos com disfunção ventricular esquerda, hipertensão arterial ou *diabete mellitus*. Os bloqueadores dos receptores da angiotensina podem ser utilizados em substituição aos IECA nessas situações (Quadro 36.3).

Quadro 36.3. Inibidores da enzima conversora da angiotensina (IECA) e bloqueadores dos receptores da angiotensina.

Fármaco	Classe	Via	Dose
Captopril	IECA	Oral	12,5-50mg a cada 8 horas
Enalapril	IECA	Oral	2,5-20mg a cada 12 horas
Valsartana	Bloqueador do receptor da angiotensina	Oral	80-320mg a cada 24 horas
Losartana	Bloqueador do receptor da angiotensina	Oral	25-100mg a cada 24 horas

O uso precoce de estatinas nas SCA sem supradesnivelamento de ST demonstrou redução de eventos isquêmicos recorrentes. Ela pode promover a estabilização da placa pelos chamados efeitos pleiotrópicos, que incluem propriedades anti-inflamatórias, antioxidantes, antiproliferativas celulares e anticoagulantes Não existe unanimidade sobre qual estatina pode ser utilizada e, portanto, sinvastatina, atorvastatina e rosuvastatina podem ser igualmente contempladas (Quadro 36.4).

Quadro 36.4. Estatinas nas síndromes coronarianas agudas.

Fármaco	Classe	Via	Dose	Observação
Sinvastatina	Estatina	Oral	10-40 mg a cada 24 hora	À noite
Atorvastatina	Estatina	Oral	10-8 0mg a cada 24 hora	Qualquer horário
Rosuvastatina	Estatina	Oral	10-40 mg a cada 24 hora	Qualquer horário

Antitrombínicos

A erosão, ou a rotura da placa aterosclerótica, põe em contato os elementos figurados do sangue e os fatores de coagulação com o material subendotelial, levando à ativação, à adesão e à agregação plaquetária, além da geração acelerada de trombina, mecanismos essenciais da trombose subsequente localizada sobre a placa fendida. Esses dois mecanismos (plaquetário e trombínico) atuam de forma sinérgica, potenciando-se mutuamente para a manutenção e a ampliação do processo de trombose. Entre outros efeitos, a trombina (fator II ativado ou IIa) é um potente ativador plaquetário, além de, assim como o fator X ativado (Xa), ter importante participação na cascata de coagulação. Dessa forma, torna-se lógica a necessidade de, junto à terapêutica antiplaquetária, utilizar-se um medicamento antitrombínico, sendo a substância padrão dessa categoria a HNF. O efeito anticoagulante da HNF é dependente de sua ligação específica à antitrombina. O complexo heparina-antitrombina permite o acoplamento simultâneo tanto à trombina como ao fator Xa, ficando esses assim neutralizados. A relação entre a ação na inibição da trombina e do fator Xa é de 1:1. Na SCA sem supradesnivelamento de ST, a dose de ataque é de 60 U/kg (máximo de 4.000 U) e a dose de manutenção é de 12 U/kg/hora (máximo de 1.000 U/hora) no início da infusão, reajustada, quando necessário, para se manter um tempo de tromboplastina parcialmente ativada (TTPa) entre 50 e 70 segundos (ou 1,5 a 2 vezes o valor do controle laboratorial). Quando utilizada na SCA em associação com o AAS, reduz a incidência de óbito e IAM. Deve-se evitar sua utilização em pacientes que sofreram cirurgias cranianas, intraespinais ou oculares recentes, na presença de sangramento ativo, na plaquetopenia e na hipertensão arterial grave (Quadro 36.5).

Quadro 36.5. Antitrombínicos nas síndromes conorárias agudas.

Fármaco	Classe	Via	Dose	Obs
Heparina não fracionada	Antitrombínico	Endovenosa	Bólus: 60 U/kg Infusão: 12 U/kg/hora	Corrigir pelo TTPa (alvo: 50-70 segundos)
Enoxaparina	Antitrombínico	Subcutânea	1 mg/kg, a cada 12 horas Idosos: 0,75 mg/kg, a cada 12 horas Insuficiência renal: 1,0 mg/kg, a cada 24 horas	Dose extra: 0,3 mg/kg por via intravenosa pré-ICP quando última dose > 8 horas
Fondaparinux	Antitrombínico	Subcutânea	2,5 mg, a cada 24 horas	Associar HNF quando ICP planejada

TTPa: tempo de tromboplastina parcial ativada; ICP: intervenção coronária percutânea; HNF: heparina não fracionada.

A HNF pode ser despolimerizada por meio de vários processos físicos e químicos, de forma a se obterem compostos também heterogêneos, porém de mais baixo peso molecular, que recebem o nome genérico de heparinas de baixo peso molecular (HBPM). As HBPM têm como característica comum, embora em grau variável, a capacidade de ligar-se preferencialmente ao fator Xa (e menos ao fator IIa), inativando-o. Como a geração do fator Xa ocorre mais precocemente que a geração de trombina na cascata de coagulação, a inibição do fator Xa tem efeito mais profundo nas etapas mais tardias da coagulação, isto é, a inibição de pequenas quantidades de fator Xa pode prevenir a formação de trombina em escala muito maior. Esta característica confere-lhes a singular capacidade de exercer efeito antitrombótico sem alterar substancialmente (a não ser em altas doses) os testes de coagulação usualmente empregados para monitorar o efeito terapêutico da HNF. Outra diferença marcante deriva do fato de as HBPM não se ligarem às proteínas plasmáticas, nem às superfícies celulares (plaquetas, macrófagos e osteoblastos) e ao endotélio de forma tão intensa como a HNF. Dessa forma, a HBPM, quando administrada por via subcutânea, apresenta maior biodisponibilidade e meia-vida, em relação à HNF, dispensando o controle de TTPa e induzindo menos plaquetopenia. Das HBPM, a enoxaparina tem o perfil mais adequado, com maior relação antifatores Xa/IIa comparada com as outras. Em ensaios clínicos em pacientes com SCA sem supradesnivelamento de ST de risco moderado, a enoxaparina foi a única a demonstrar superioridade em relação à HNF, com redução de óbito, IAM e recorrência de angina. A dose empregada é de 1 mg/kg de peso por dose, administrada por via subcutânea, duas vezes ao dia, por 3 dias. Em pacientes de risco elevado, a enoxaparina não é inferior à HNF, quando associada aos inibidores de GP IIb/IIIa em pacientes que se submetem à ICP precoce. Quando a terapêutica é consistente (utilizando apenas uma das heparinas), ocorre benefício a favor da enoxaparina (redução das incidências de óbito ou de IAM aos 30 dias) com o mesmo nível de sangramento. No sentido de se minimizar o problema de sangramento, a enoxaparina deve ter sua dose de manutenção diminuída em 25% (0,75 mg/kg a cada 12 horas) em idosos, e em 50% em pacientes com *clearance* de creatinina < 30 (1,0 mg uma vez ao dia). Nos pacientes que receberam enoxaparina para tratamento de SCA sem supradesnivelamento de ST e que são enviados para ICP em até 8 horas após a última dose subcutânea, não há necessidade de anticoagulação adicional. Naqueles que vão à ICP entre 8 e 12 horas, uma dose adicional de 0,3 mg/kg por via endovenosa deve ser administrada imediatamente

372 | DOENÇA ARTERIAL CORONÁRIA AGUDA

antes do procedimento. Recomenda-se, também, manter a heparina inicialmente utilizada durante todo o período de heparinização, evitando-se o uso de enoxaparina e HNF concomitante ou alternadamente.

O fondaparinux é um novo medicamento sintético que se liga seletivamente à antitrombina III, promovendo inibição do fator Xa. Na dose de 2,5 mg ao dia, é utilizado na SCA sem supradesnivelamento de ST com efeitos benéficos em óbito, IAM ou isquemia refratária semelhantes à enoxaparina, mas com menores taxas de sangramento. Entretanto, quando for submetido à ICP, o paciente deve receber dose suplementar de HNF, pois o fondaparinux isoladamente associa-se com mais trombos no cateter e piores resultados na ICP.

BIBLIOGRAFIA

Califf RM, Roe MT. Overview of management of non-ST-elevation ACS (NSTE-ACS). In: Califf RM, Roe MT. ACS Essentials. Sudbury: Physicians Press, 2010. p. 67-73.

Cannon CP, Braunwald E. Unstable Angina and non-ST elevation Myocardial Infarction. In: Libby P, Bonow RO, Mann DL, et al. Braunwald's Heart Disease. 8a ed. Philadelphia: Saunders, 2008. p. 1319-51.

Coelho OR, Marsaro EA, Rossi Neto JM. Tratamento das Síndromes Coronárias Agudas sem supradesnivelamento do segmento ST: angina instável e infarto agudo do miocárdio sem supradesnivelamento do segmento ST. In: Serrano CV, Timerman A, Stefanini E. Tratado de Cardiologia SOCESP. 2a ed. São Paulo: Manole, 2009, p. 874-92.

Granger CB, Goldberg RJ, Dabbous O, et al. Predictors of hospital mortality in the global registry of acute coronary events. Arch Intern Med. 2003;163:2345-53.

Nicolau JC, Timerman A, Piegas LS, et al. Diretrizes da Sociedade Brasileira de Cardiologia sobre angina instável e infarto agudo do miocárdio sem supradesnível do segmento ST (II edição, 2007) – atualização 2013/1014. Rio de Janeiro: Sociedade Brasileira de Cardiologia, 2014. Disponível em: http://publicacoes.cardiol.br/consenso/2014/Diretriz_de_IAM.pdf

Serrano Junior CV, Fenelon G, Soeiro AM, et al. Diretrizes brasileiras de antiagregantes plaquetários e anticoagulantes em cardiologia. Arq Bras Cardiol. 2013;101(Supl.3):1-93.

Theroux P, Cairns JA. Non-ST segment elevation acute coronary syndromes: unstable angina and non-ST segment elevation myocardial infarction. In: Yusuf S, Cairns JA, Camm AJ, et al. Evidence-based cardiology. 3a ed. West Sussex UK: Wiley-Blackwell Chichester, 2010. p. 409-43.

Timerman A. Heparinas nas síndromes miocárdicas instáveis com e sem supradesnível do segmento ST. Rev Soc Cardiol Estado de São Paulo. 2010;20(3):364-71.

Timerman A. Síndrome Coronária Aguda sem supradenivelamento do segmento ST. In: Timerman A, Sousa AG. Condutas Terapêuticas do Instituto Dante Pazzanese de Cardiologia. 2a ed. São Paulo: Atheneu, 2014.

Timerman A, Albuquerque DC. Tratamento Farmacológico da Síndrome Coronária Aguda Sem supradesnivel do segmento ST. In: Timerman A, Bertolami MC, Ferreira JF. Manual de Cardiologia. 2a ed. São Paulo: Atheneu, 2012. p. 291-7.

Intervenção coronária percutânea na síndrome coronária aguda sem supradesnivelamento do segmento ST

Fausto Feres

Dimytri Alexandre de Alvim Siqueira

Palavras-chave: Intervenção coronária percutânea; Síndrome coronária aguda sem supradesnivelamento do segmento ST; Coronariografia; Revascularização miocárdica; Farmacologia adjunta à intervenção coronária percutânea.

INTRODUÇÃO

A angina instável e o infarto do miocárdio sem supradesnivelamento do segmento ST, condições unificadas no diagnóstico de síndrome coronária aguda (SCA) sem supradesnivelamento de ST (SCASST), representam importantes causas de morbimortalidade cardiovascular em todo o mundo. Em sua abordagem diagnóstica e terapêutica, a utilização de algoritmos de estratificação de risco e a implementação de regimes antitrombóticos e antiplaquetários potentes desempenham papel fundamental. Nas últimas décadas, à medida que diversos estudos trouxeram novos conhecimentos a respeito da melhor estratégia de tratamento a ser oferecida a pacientes com SCASST, os benefícios da coronariografia e da intervenção coronária percutânea (ICP) tornaram-se ainda mais evidentes. A realização de coronariografia para a definição da anatomia coronária fornece relevante informação prognóstica, auxiliando na tomada da decisão terapêutica, e a ICP em pacientes de alto risco associa-se à redução de eventos cardíacos adversos.

A IMPORTÂNCIA DA CORONARIOGRAFIA

A angina instável e o infarto do miocárdio sem supradesnivelamento de ST são entidades que abrangem amplo espectro de manifestações clínicas, associando-se a prognósticos distintos. Sabe-se que a fisiopatologia das SCA envolve a complexa interação de eventos, como instabilização e ruptura da placa aterosclerótica, ativação e agregação plaquetárias, presença de disfunção endotelial e ocorrência de espasmo coronário. O desbalanço entre oferta e consumo de oxigênio pelo miocárdio – determinado por causas secundárias como sepse, uso de anfetaminas, anemia, hipoxemia, hipertensão grave e outras – também pode resultar em isquemia em pacientes com lesões coronárias obstrutivas até então silentes. De fato, a diversidade clínica e prognóstica das SCA relaciona-se intimamente com a extensão e a gravidade da doença aterosclerótica obstrutiva, conforme observada à coronariografia.

Frequentemente, pacientes acometidos por SCASST apresentam pelo menos uma lesão "culpada" à coronariografia. Tal lesão caracteriza-se angiograficamente pela presença de excentricidade ou por bordos

374 | DOENÇA ARTERIAL CORONÁRIA AGUDA

irregulares, por vezes com sinais sugestivos de ulcerações ou com imagens de falha de enchimento luminal, indicativas de trombo local. O achado de outras lesões com aspecto "instável" não é infrequente e reflete a natureza sistêmica do processo inflamatório, que caracteriza a doença aterosclerótica. Ao contrário do infarto do miocárdio com supradesnivelamento de ST, na SCASST a artéria coronária culpada frequentemente encontra-se pérvia, com fluxo epicárdico normal ou reduzido; eventualmente, oclusão coronária com presença de colaterais pode ser observada. Em indivíduos com diagnóstico clínico de SCASST, a coronariografia revela artérias coronárias normais ou sem lesões obstrutivas em 10% a 20% dos casos, doença univascular em 30% a 35%, acometimento multiarterial (mais de um vaso acometido) em 40% a 50% dos pacientes e lesões de tronco em 5% a 10%. A associação entre a gravidade da doença aterosclerótica e a ocorrência de eventos cardíacos maiores (óbito, infarto e angina recorrente) constitui um dos principais méritos do emprego da coronariografia nas SCASST, ou seja, a capacidade de identificar pacientes sob risco e que necessitam de revascularização miocárdica adicional, seja percutânea ou seja cirúrgica.

INDICAÇÕES DE ESTRATÉGIA INVASIVA EM PACIENTES COM SÍNDROME CORONÁRIA AGUDA SEM SUPRADESNIVELAMENTO DO SEGMENTO ST

Duas estratégias podem ser adotadas em pacientes com SCASST. Entende-se por estratégia invasiva a realização de coronariografia com o intuito planejado de revascularização miocárdica percutânea ou cirúrgica. Após o início de terapia farmacológica, procede-se rotineiramente ao cateterismo, usualmente entre 4 e 48 a 72 horas da admissão. A estratégia conservadora, por outro lado, implica na instituição de terapias anti-isquêmica, antitrombótica e antiplaquetária e no acompanhamento clínico evolutivo dos pacientes durante a mesma internação: a recorrência de sintomas ou a detecção de isquemia miocárdica residual, conforme métodos funcionais não invasivos, determinam a necessidade da coronariografia. Diversos estudos comparativos entre as duas estratégias já foram publicados, incluindo-se metanálises. O somatório das evidências disponíveis suporta a opção pela estratégia invasiva em pacientes com SCASST, em razão da maior redução de eventos cardíacos adversos quando comparada à estratégia conservadora. Deve ser ressaltado que, embora tenham sido historicamente investigadas como antagônicas nestes estudos clínicos, obviamente a estratégia invasiva nem sempre resulta em revascularização e a estratégia conservadora (melhor denominada "invasiva seletiva") usualmente requer a realização de coronariografia e revascularização. A identificação de pacientes que mais se beneficiem de uma ou de outra estratégia é imprescindível, devendo ser baseada em diversos aspectos.

O diagnóstico de SCASST requer, inicialmente, que os sintomas apresentados pelo paciente sejam realmente decorrentes de isquemia miocárdica. Na prática diária, contudo, frequentemente nos deparamos com pacientes com dor atípica ou nos quais a natureza dos sintomas não pode ser facilmente esclarecida. Nestas situações, a ausência de fatores de risco para doença aterosclerótica, de alterações eletrocardiográficas e de marcadores de necrose favorece a escolha de estratégia não invasiva. Por sua vez, a observação de alterações ao eletrocardiograma (infradesnivelamento de ST, principalmente se dinâmico) ou a elevação de marcadores de necrose miocárdica indicam processo trombótico instalado ou em evolução, com isquemia miocárdica consequente. Nestes casos, a estratégia invasiva é reconhecidamente mais benéfica que a conduta conservadora. Assim, a estimativa de risco de eventos cardíacos constitui etapa fundamental na abordagem de pacientes com SCASST, definindo o tipo de estratégia a ser instituído. Diversos escores prognósticos são validados e úteis na identificação de pacientes que requerem a estratégia invasiva. Os escores *Thrombolysis in Myocardial Infarction* (TIMI), GRACE e PURSUIT demonstram boa acurácia para ocorrência de infarto e óbito, e têm sido utilizados no dia a dia, para diferenciação de indivíduos de alto risco. Em essência, a opção por uma ou outra estratégia deve ser sempre individualizada, levando-se em conta dados da história clínica e do exame físico, testes não invasivos, a preferência do paciente e a intensidade dos sintomas (Quadro 37.1).

As recomendações a seguir dizem respeito à estratégia invasiva *vs.* conservadora na SCASST, sendo oriundas de diretrizes nacionais e internacionais.

→ Em pacientes classificados como de alto risco, com base em dados clínicos e laboratoriais, ou mediante a aplicação de escores de risco específicos para SCASST (por exemplo, com idade avançada, doença coronária prévia, vários fatores de risco, depressão do segmento ST, elevação de marcadores de necrose, escore de risco TIMI > 3 etc.), recomenda-se a opção pela estratégia invasiva inicial.

→ Em indivíduos que não se caracterizam como de alto risco, uma estratégia conservadora pode ser adotada, com a realização de testes provocativos de isquemia 24 a 48 horas após os pacientes tornarem-se assintomáticos. A recorrência de sintomas, o surgimento de alterações dinâmicas ao eletrocardiograma ou a elevação posterior de marcadores de necrose durante a internação indicam a necessidade de mudança da estratégia inicial. Da mesma forma, a positivação de testes funcionais não invasivos (teste ergométrico, ecocardiograma de estresse ou cintilografia miocárdica) impõe a realização de coronariografia.

→ Em indivíduos com baixa probabilidade de doença coronária e ausência de marcadores de risco, uma estratégia invasiva não deve ser adotada.

→ Em pacientes com sérias comorbidades que afetem sobremaneira a sobrevida (neoplasias, insuficiência hepática ou respiratória crônica) ou que recusam quaisquer procedimentos de revascularização, a coronariografia não é recomendada.

Quadro 37.1. Parâmetros clínicos e laboratoriais valorizados para a escolha de estratégia em pacientes com síndrome coronária aguda sem supradesnivelamento do segmento ST.

Estratégia invasiva inicial	Estratégia conservadora (invasiva seletiva) inicial
Instabilidade hemodinâmica	Escore de risco baixo
Instabilidade elétrica	Preferência do paciente
Escore de risco alto (TIMI, GRACE, PURSUIT)	Dúvidas quanto à natureza dos sintomas
Elevação de marcadores de necrose miocárdica	
Alterações dinâmicas do segmento ST ao ECG	
Angina refratária a despeito de tratamento clínico	
ICP ou RVM prévias	
Disfunção ventricular esquerda (FE < 40%)	
Insuficiência mitral de grau importante	

TIMI: *Thrombolysis in Myocardial Infarction*; ECG: eletrocardiograma; ICP: intervenção coronária percutânea; RVM: revascularização miocárdica; FE: fração de ejeção.

ASPECTOS TÉCNICOS DA INTERVENÇÃO CORONÁRIA PERCUTÂNEA NAS SÍNDROMES CORONÁRIAS AGUDAS SEM SUPRADESNIVELAMENTO DO SEGMENTO ST

Objetivos e aspectos técnicos específicos caracterizam a ICP na SCASSST, diferenciando-a da intervenção realizada em pacientes com síndromes estáveis. Considerações a respeito do melhor momento para se realizar a intervenção, da utilização de fármacos adjuntos à ICP e sobre como prevenir a ocorrência de sangramentos e complicações vasculares associadas ao procedimento são indispensáveis.

Momento de realização da coronariografia e intervenção coronária percutânea

Embora a implementação de estratégia invasiva em pacientes de alto risco esteja associada à redução de eventos cardíacos adversos, o melhor momento para se realizar a coronariografia e a ICP não está bem estabelecido. Compreende-se que a realização da ICP após o período de "passivação" da placa aterosclerótica está associada a menores índices de complicações da intervenção, como embolização distal de conteúdo necrótico, distúrbios de fluxo, trombose aguda de *stent* e infarto do miocárdio. Assim, postergar a coronariografia, visando obter-se efeito pleno de fármacos antitrombóticos e antiplaquetários, tem como racional a prevenção de eventos isquêmicos peri- e pós-procedimento. Por sua vez, postula-se que

376 | DOENÇA ARTERIAL CORONÁRIA AGUDA

a implementação da estratégia invasiva precoce, ainda nas primeiras horas após a admissão, preveniria a oclusão do vaso culpado e/ou a isquemia miocárdica persistente, que podem ocorrer mesmo com tratamento farmacológico pleno e que se associam à desfavorável evolução para infarto do miocárdio com supradesnivelamento de ST, disfunção ventricular esquerda, arritmias e óbito.

Baseado nos achados de diversos estudos, preconiza-se que em pacientes com SCASST classificados como de alto risco (por exemplo, escore de risco GRACE > 140), a coronariografia pode ser realizada nas primeiras 12 a 24 horas de admissão. É importante ressaltar que pacientes com SCASST com instabilidade hemodinâmica ou choque cardiogênico, instabilidade elétrica ventricular e dor refratária à terapêutica clínica otimizada necessitam de revascularização de urgência. Simplificadamente, as recomendações quanto ao melhor momento para se proceder à coronariografia e ICP encontram-se no Quadro 37.2.

Quadro 37.2. Recomendações a respeito do momento de se implementar a estratégia invasiva em pacientes com SCASST.

Invasiva, urgente (< 120 minutos)	Angina refratária a despeito de terapia antianginosa e antitrombótica máximas (principalmente se associada a infradesnivelamento dinâmico de segmento ST > 2 mm)
	Instabilidade hemodinâmica (choque) ou disfunção ventricular esquerda de instalação aguda
	Arritmias ventriculares sustentadas (taquicardia ventricular e fibrilação ventricular)
Invasiva, precoce (< 24 horas)	Indivíduos sem recorrência de dor após terapias antianginosa e antitrombótica iniciais, porém com indicadores de alto risco (por exemplo: escore de risco GRACE > 140)
Invasiva (< 48-72 horas)	Indivíduos de moderado ou alto risco, que não se enquadram nas definições anteriores, mas que têm indicação de coronariografia após SCASST. O momento ideal para a realização de coronariografia depende ainda de condições específicas locais do serviço de cardiologia intervencionista

FARMACOLOGIA ADJUNTA À INTERVENÇÃO CORONÁRIA PERCUTÂNEA

Os excelentes resultados da ICP no cenário das SCASST refletem a experiência técnica adquirida, a melhoria dos instrumentais utilizados e a instituição de terapias antitrombóticas e antiplaquetárias contemporâneas. Detalhada discussão a respeito do uso dos diferentes inibidores da P2Y12 e de antitrombóticos no contexto da SCASST é abordada nos Capítulos 36 e 103. A seguir, particularidades na utilização de antitrombínicos como fármacos adjuvantes no momento da ICP são ressaltadas.

Heparina não fracionada *vs.* heparinas de baixo peso molecular

A heparina não fracionada (HNF), agente mais comumente utilizado durante a ICP, apresenta grande variabilidade interindividual de seus efeitos antitrombóticos, associando-se a maiores taxas de complicações hemorrágicas quando administrada em altas doses. Tal efeito é ainda mais pronunciado quando não se realiza ajuste de sua dose com o uso concomitante de inibidores de glicoproteína IIb/IIIa. As heparinas de baixo peso molecular (HBPM) foram desenvolvidas para suplantar as limitações de biodisponibilidade e da administração da HNF, e diversos estudos comprovaram sua segurança e eficácia nas SCASST. Em análise *post hoc* de um destes estudos, pacientes em que houve mistura das duas substâncias (*crossover*), com o uso de enoxaparina durante a fase de "passivação" e de HNF por ocasião da ICP, apresentaram maior incidência de sangramentos. Tal situação é comum na prática clínica, quando o paciente com SCASST é encaminhado para coronariografia após o uso de enoxaparina por via subcutânea.

A decisão pelo tipo de antitrombínico a ser administrado durante a ICP torna-se crítica para a prevenção de eventos isquêmicos e hemorrágicos. Embora a intervenção sem necessidade adicional de HBPM possa ser preconizada, com base nos achados do estudo citado, tal decisão deve ser tomada respeitando-se premissas a respeito da dose de enoxaparina previamente administrada, do intervalo decorrido entre a última dose e o momento da ICP, e do número de aplicações desde a internação (idealmente três ou mais, para que níveis terapêuticos do fármaco sejam alcançados). No Instituto Dante Pazzanese de Cardiologia, a opção pela via de acesso radial nestas situações facilita a tomada de decisão, permitindo a administração de HNF para realização da ICP. O risco de sangramento com a mistura dessas substâncias parece restrito principalmente a pacientes submetidos à intervenção pela via femoral.

Fondaparinux e bivalirrudina

Fármacos antitrombóticos com maior perfil de segurança (menores índices de sangramentos) e eficácia comparável (expressa pela redução de eventos isquêmicos) à terapia padrão resultam na redução adicional nas taxas de eventos adversos, com melhora no prognóstico de pacientes acometidos por SCASST. Estudos demonstram que, neste contexto, o fondaparinux, um inibidor do fator Xa, constitui fármaco não inferior à enoxaparina, no que diz respeito à ocorrência de óbito, infarto ou isquemia refratária, associando-se ainda a menores taxas de sangramento maior.

A observação de trombos nos cateteres utilizados para ICP é mais frequente em pacientes submetidos ao tratamento com fondaparinux isoladamente. Desta forma, a administração adicional de HNF durante o procedimento com fondaparinux é recomendada, reduzindo-se o risco de formação de trombos, sem comprometer as vantagens do fármaco.

Considerável interesse vem sendo dispensado também à bivalirrudina, inibidor da trombina ainda não disponível no Brasil. Ensaios clínicos com elevado número de pacientes, tanto em situações de SCA com supradesnivelamento de ST como em SCASST, demonstram que a bivalirudina oferece eficácia comparável à enoxaparina e à HNF, com menores taxas de sangramento maior.

ESCOLHA DA VIA DE ACESSO

O tratamento otimizado de pacientes com SCASST e submetidos à ICP requer o equilíbrio entre a redução de eventos isquêmicos e o não incremento dos eventos hemorrágicos. Neste cenário, no qual os regimes antiplaquetário e antitrombótico são requeridos, complicações vasculares e sangramentos no sítio de acesso femoral são mais comumente observados. Ensaios clínicos apontam para a ocorrência de sangramentos maiores em 3,2% a 9,1% dos pacientes. Estudos recentes apontam que o surgimento destas complicações em pacientes com SCA e submetidos à ICP está relacionado a maiores taxas de eventos cardíacos adversos em curto e em longo prazos. Tal associação é gradativa, linear, de modo que, quanto maior a gravidade do sangramento, maior a taxa de eventos isquêmicos adversos.

As complicações relacionadas ao acesso femoral são responsáveis por significativa parcela dos eventos hemorrágicos ocorridos em pacientes com SCASST tratados com estratégia invasiva. Tais complicações, que incluem hematomas, pseudoaneurismas, fístulas arteriovenosas e hematomas retroperitoneais, são primordialmente influenciadas por variações anatômicas, idade do paciente e presença de obesidade (que são fatores não modificáveis), bem como pela técnica da punção. Dados referentes ao procedimento, como a utilização de introdutores arteriais de maior diâmetro, o uso concomitante de inibidores de glicoproteína IIb/IIIa e o tempo decorrido entre a ICP até a retirada do introdutor são apontados como fatores prognósticos de sangramento intra-hospitalar após intervenção pela via femoral. Nos pacientes nos quais esta via é utilizada, a retirada do introdutor é usualmente realizada algumas horas após a intervenção, o que permite a dissipação dos efeitos da terapia antitrombótica periprocedimento. Em situações de necessidade de manutenção de antitrombóticos ou inibidores de glicoproteína IIb/IIIa, a remoção do introdutor deve ser realizada mais precocemente. A utilização de dispositivos de reparo vascular permite a remoção imediata do introdutor, porém metanálise recente de estudos randomizados não demonstra redução nas taxas de hemorragias e de complicações vasculares.

Diversos aspectos devem ser considerados para a prevenção de sangramentos em pacientes com SCASST submetidos à ICP (Quadro 37.3). A utilização da via transradial constitui um dos principais instrumentos do cardiologista intervencionista para a redução de sangramentos, sendo seus benefícios bem demonstrados. Evidências atuais apontam que a opção por esta via se associa à redução significativa de eventos hemorrágicos e das complicações vasculares, e a menores custos hospitalares, permitindo ainda a deambulação precoce. Evidentemente, a técnica de coronariografia e de ICP por esta via requer

378 | DOENÇA ARTERIAL CORONÁRIA AGUDA

habilidades específicas, estando associada a maior curva de aprendizado quando comparada à via femoral. Espasmos arteriais, insucesso na punção, variações anatômicas e tortuosidades vasculares são os principais obstáculos encontrados em sua realização. Com treinamento apropriado, contudo, taxas de sucesso comparáveis à via femoral podem ser alcançadas, inclusive em casos de maior complexidade (choque cardiogênico, bifurcações, oclusões e multivasculares).

Quadro 37.3. Medidas úteis que previnem a ocorrência de sangramentos em pacientes com síndrome coronária aguda sem supradesnivelamento do segmento ST submetidos à intervenção coronária percutânea (ICP).

Estimar o risco de sangramento
Individualizar o tratamento farmacológico
Ajuste de doses de fármacos baseadas no peso, na idade e na presença de disfunção renal
Acesso radial
Retirada precoce do introdutor femoral
Suspensão de antitrombóticos após o procedimento*
Manter repouso no leito com membro inferior preferencialmente em extensão enquanto durar o regime antitrombótico e antiplaquetário com inibidor de glicoproteína IIb/IIIa pós-procedimento
Vigilância quanto à ocorrência de sangramentos
Suspensão judiciosa de antiplaquetários†
Prescrição criteriosa (e não baseada apenas em valores numéricos) de hemoderivados.

*Exceto em situações específicas, como fibrilação atrial, trombo em ventrículo esquerdo etc. † considerar a gravidade do sangramento vs. o risco potencial de trombose de stent *vs.* isquemia em outro território coronário, analisando-se características anatômicas, resultado angiográfico da intervenção e revascularização completa ou incompleta

REFERÊNCIAS

Anderson J, Adams C, Antman E, et al.; American College of Cardiology; American Heart Association Task Force on Practice Guidelines (Writing Committeeto Revise the 2002 Guidelines for the Management of Patients With Unstable Angina/Non-ST-Elevation Myocardial Infarction); American College of Emergency Physicians; Society for Cardiovascular Angiography and Interventions; Society of Thoracic Surgeons; AmericanAssociation of Cardiovascular and Pulmonary Rehabilitation; Society for Academic Emergency Medicine. ACC/AHA 2007 guidelines for the management of patients with unstable angina/non-ST-elevation myocardial infarction: a report of the American College of Cardiology/American Heart Association Task Force on Practice Guidelines (Writing Committee to revise the 2002 Guidelines for the Management of Patients with Unstable Angina/Non-ST-Elevation Myocardial Infarction): developed in collaboration with the American College of Emergency Physicians, American College or Physicians, Society for Academic Emergency Medicine, Society for Cardiovascular Angiography and Interventions, and Society of Thoracic Surgeons. J Am Coll Cardiol. 2007;50(7):e1-e157. Erratum in: J Am Coll Cardiol. 2008;51(9):974.

Antman EM, Cohen M, Bernink PJ, et al. The TIMI risk score for unstable angina/non-ST elevation MI: A method for prognostication and therapeutic decision making. JAMA. 2000;284(7):835-42.

Boersma E, Pieper KS, Steyerberg EW, et al. for the PURSUIT Investigators. Predictors of outcome in patients with acute coronary syndromes without persistent ST-segment elevation. Results from an international trial of 9461 patients. Circulation. 2000;101(22);2557-67.

Ferguson JJ, Califf RM, Antman EM, et al.; SYNERGY Trial Investigators. Enoxaparin vs unfractionated heparin in high-risk patients with non–ST-segment elevation acute coronary syndromes managed with an intended early invasive strategy: primary results of the SYNERGY randomized trial. JAMA. 2004;292(1):45-54.

Fifth Organization to Assess Strategies in Acute Ischemic Syndromes Investigators, Yusuf S, Mehta SR. Comparison of fondaparinux and enoxaparin in acute coronary syndromes. N Engl J Med. 2006;354(14):1464-76.

Granger CB, Goldberg RJ, Dabbous O, et al.; Global Registry of Acute Coronary Events Investigators. Predictors of hospital mortality in the global registry of acute coronary events. Arch Intern Med. 2003;163(19):2345-53.

Jneid H, Anderson JL, Wright RS, et al. 2012 ACCF/AHA focused update of the guideline for the management of patients with unstable angina/non–ST-elevation myocardial infarction (updating the 2007 guideline and replacing the 2011 focused update): a report of the American College of Cardiology Foundation/American Heart Association Task Force on Practice Guidelines. J Am Coll Cardiol. 2012;60(7):645-81.

Jolly SS, Amlani S, MD, Hamon M, et al. Radial versus femoral access for coronary angiography or intervention and the impact on major bleeding and ischemic events: A systematic review and meta-analysis of randomized trials. Am Heart J. 2009;157(1):132-40.

Kerensky RA, Wade M, Deedwania P, et al.; Veterans Affairs Non-Q-Wave Infarction Stategies in-Hospital (VANQWISH) Trial Investigators. et al. Revisiting the culprit lesion in non-Q-wave myocardial infarction. Results from the VANQWISH trial angiographic core laboratory. J Am Coll Cardiol. 2002;39(9):1456-63.

Mehta SR, Cannon CP, Fox KA, et al. Routine vs selective invasive strategies in patients with acute coronary syndromes: a collaborative meta-analysis of randomized trials. JAMA. 2005;293(23):2908-17.

Mehta SR, Granger CB, Boden WE, et al. Early versus delayed invasive intervention in acute coronary syndromes. N Engl J Med. 2009;360(21):2165-75.

Montalescot G, Cayla G, Collet JP, et al. Immediate vs delayed intervention for acute coronary syndromes: a randomized clinical trial. JAMA. 2009;302(9):947-54.

Nicolau JC, Timerman A, Piegas LS, et al. Guidelines for Unstable Angina and Non-ST-Segment Elevation Myocardial Infarction of the Brazilian Society of Cardiology (II Edition, 2007). Arq Bras Cardiol. 2007;89(4): e89-e131.

O'Donoghue M, Boden WE, Braunwald E, et al. Early Invasive vs Conservative Treatment Strategies in Women and Men With Unstable Angina and Non"ST-Segment Elevation Myocardial Infarction JAMA. 2008;300(1):71-80.

Stone GW, White HD, Ohman EM, et al.; Acute Catheterization and Urgent Intervention Triage strategY (ACUITY) Trial Investigators. Bivalirudin in patients with acute coronary syndromes undergoing percutaneous coronary intervention: a subgroup analysis from the Acute Catheterization and Urgent Intervention Triage strategy (ACUITY) trial. Lancet. 2007;369(9565):907-19.

38

Infarto agudo do miocárdio com supradesnivelamento do segmento ST: diagnóstico e tratamento imediato

Rui Fernando Ramos

Luiz Antonio Abdalla

Ronald Brewer Pereira Freire

André Feldman

Palavras-chave: Infarto agudo do miocárdio com supradesnivelamento do segmento ST; Fibrinolíticos; Intervenção coronária percutânea; Anticoagulantes; Antiplaquetários.

INTRODUÇÃO

O infarto agudo do miocárdio (IAM) é um evento causado pela isquemia miocárdica, com evidencia de lesão miocárdica ou de necrose. Por muitos anos, o diagnóstico de IAM foi estabelecido pelos critérios da Organização Mundial da Saúde de 1979. Trata-se de um critério mais epidemiológico e específico.

O diagnóstico de IAM era confirmado pela presença de dois de três critérios: presença de dor típica prolongada, aparecimento de onda Q patológica no eletrocardiograma (ECG), presença da curva de marcadores de necrose miocádica (marcador creatinoquinase MB – CK - MB atividade).

Com o advento das troponinas, o diagnóstico tornou-se mais clínico, secundário à isquemia miocárdica, levando à necrose do músculo cardíaco. O diagnóstico de IAM foi, então, estabelecido na terceira definição do IAM de 2012, que o caracterizava como detecção da elevação e/ou queda dos valores dos marcadores de lesão miocárdica (MLM), preferencialmente a troponina, com valor acima do percentil 99, associada a sintomas e sinais de isquemia miocárdica; aparecimento de onda Q patológica no ECG; novas alterações do segmento ST/onda T compatíveis com isquemia miocárdica ou novo bloqueio completo de ramos esquerdo no ECG; identificação de trombo intracoronário na coronariografia ou na necropsia; evidência de perda de miocárdio viável ou nova anormalidade regional nos exames de imagem

Assim, o IAM foi classificado em cinco diferentes tipos como mostra o Quadro 38.1.

Quadro 38.1. Classificação de infarto do miocárdio, segundo a terceira redefinição universal.

Tipo	Descrição
1	Infarto do miocárdio espontâneo (ruptura de placa, erosão ou dissecção)
2	Infarto do miocárdio secundário ao desequilíbrio isquêmico (espasmo, embolia, taquiarritmia, hipertensão e anemia)
3	Infarto do miocárdio resultando em morte, sem biomarcadores coletados
4a	Infarto do miocárdio relacionado à intervenção coronariana percutânea
4b	Infarto do miocárdio relacionado à trombose de *stent*
5	Infarto do miocárdio relacionado à cirurgia de revascularização miocárdica

382 | DOENÇA ARTERIAL CORONÁRIA AGUDA

Quando o paciente é atendido com quadro de dor torácica com suspeita de síndrome coronária aguda (SCA), o ECG deve ser realizado, no máximo, em 10 minutos do contato. O ECG é hoje o divisor da conduta médica nos pacientes com SCA. Se o ECG apresenta supradesnivelamento do segmento ST, este paciente recebe o diagnóstico de IAM com supradesnivelamento do segmento ST (IAMCST). Quando não houver supradesnivelamento do segmento ST no ECG, o paciente é diagnosticado com IAM sem supradesnivelamento do segmento ST (IAMSST), se os MLM forem positivos, ou angina instável, se os MLM forem negativos.

Serão discutidos, neste capítulo, o diagnóstico e o tratamento imediato do IAMCST.

QUADRO CLÍNICO

O sintoma clássico de IAMCST é a dor retroesternal, que se irradia para um ou ambos braços, pescoço e dorso. A dor é persistente, geralmente associada a sudorese, náusea, dispneia prolongada (duração superior a 20 minutos), e síncope que não se alivia com o repouso ou com o uso de nitratos. Vale salientar que cerca de 20% dos pacientes com IAMCST apresentam sintomas atípicos e, quanto mais idoso o paciente, maior a probabilidade de apresentação com dor atípica. O IAMCST sem dor é mais comum em mulheres, diabéticos e idosos.

A história deve ser dirigida na suspeita de IAM. Devem-se avaliar característica, duração, similaridade de episódios prévios, fatores desencadeantes, história prévia e fatores de risco para doença arterial coronária (DAC).

A presença de dor precordial típica é a apresentação mais frequente e demanda a realização precoce de um ECG em até 10 minutos de sua admissão. Com o ECG pode ser feito o diagnóstico diferencial de IAMCST ou outro tipo de SCA.

O exame físico geralmente é normal, mas, muitas vezes, permite o diagnóstico de suas complicações. A presença de taquicardia, estertores pulmonares, taquipneia e terceira bulha indica disfunção ventricular esquerda. A turgência jugular, o sinal de Kussmaul e a hepatomegalia indicam acometimento do ventrículo direito associado ao IAMCST.

ELETROCARDIOGRAMA

O ECG em um paciente admitido com suspeita de IAM deve ser interpretado em até 10 minutos de sua apresentação. O ECG é um instrumento de fácil e rápida realização, e baixo custo, o que o torna o principal exame complementar para o diagnóstico de SCA, pois permite diferenciar o IAMCST ou SCA sem supradesnivelamento do segmento ST.

Apesar de sua reduzida sensibilidade na admissão de 50%, sua especificidade é elevada (aproximadamente a 94%), e a realização seriada aumenta sua especificidade para 95%. Quando o supradesnivelamento está acompanhado de sintomas clínicos sugestivos, o ECG apresenta especificidade de 91% e sensibilidade de 46% para diagnóstico de IAMCST. Em casos de mudança no padrão da dor, recomenda-se repetição instantânea do mesmo.

A suspeita clínica, aliada à presença de supradesnivelamento do segmento ST ≥ 1,0 mm em derivações contíguas no plano frontal e de V4-V6, ≥ 2,5 mm nas derivações V2-V3 em homens com menos de 40 anos e ≥ 2,5 mmm em homens com 40 anos ou mais, confirma o diagnóstico. Em mulheres, a elevação do segmento ST ≥ 1,5 mm confirma o diagnóstico de IAMCST. As derivações com supradesnivelamento do segmento ST e sua correlação com a parede cardíaca acometida são mostradas na Figura 38.1.

A depressão do segmento ST nas derivações recíprocas estão presentes em todos os pacientes com acometimento da parede inferior e em 70% dos pacientes com IAMCST de parede anterior .

Cerca 10% a 15% dos pacientes com supradesnivelamento do segmento ST não apresentam IAMCST. Pacientes com IAM prévio podem apresentar elevação crônica do segmento ST, principalmente em pacientes com aneurisma de ventrículo esquerdo após infarto. A repolarização precoce apresenta elevação

≥ 1 mm, sendo altamente prevalente em pacientes abaixo dos 40 anos de idade. Pericardite evolui com supradesnivelamento do segmento ST, sem infradesnivelamento recíproco, e o supradesnivelamento é difuso. Além destas situações, o bloqueio completo de ramo esquerdo (BCRE), a hipertrofia ventricular esquerda, a hipercalemia, a síndrome de pré-excitação, a síndrome de Tako tsubo, síndrome de Brugada e a miocardite são outras causas de supradesnivelamento do segmento ST.

Em pacientes admitidos em unidade coronária recomenda-se a monitorização contínua de traçado eletrocardiográfico. Quando tal condição está indisponível, ECG diário deve ser realizado.

O BCRE novo, associado a quadro clínico de IAM, é considerado um equivalente de IAMCST. No entanto, a incidência de pacientes com IAM que se apresentam com BCRE novo é muito baixa. Assim, a presença de BCRE novo ou presumivelmente novo, por si só, não aumenta o risco de IAM. O aparecimento de BCRE novo e IAM está relacionado à oclusão proximal da artéria descendente anterior antes do primeiro ramo septal, e o quadro clínico geralmente é de insuficiência cardíaca ou de choque cardiogênico associado. Os critérios de Sgarbossa et al. possuem sensibilidade de 36% e especificidade de 96% para o diagnóstico de IAMCST em presença de BCRE.

Arritmias como fibrilação atrial, taquicardia ventricular ou fibrilação ventricular, embora não sejam definidoras de IAM, podem aumentar a suspeita de isquemia miocárdica.

Além da informação diagnóstica, o ECG pode correlacionar-se com o prognóstico. Quanto maior o supradesnivelamento do segmento ST e o número de derivações acometidas com supradesnivelamento do segmento ST, pior o prognóstico do paciente.

Após a reperfusão coronária, o supradesnivelamento do segmento ST deve diminuir ≥ 50% de sua altura em até 90 minutos do início do procedimento, para ser considerada um sucesso. A não diminuição do segmento ST está relacionada à disfunção microvascular persistente e se correlaciona com pior prognóstico. Na ausência de reperfusão, o segmento ST retorna à linha basal gradualmente em várias horas ou dias.

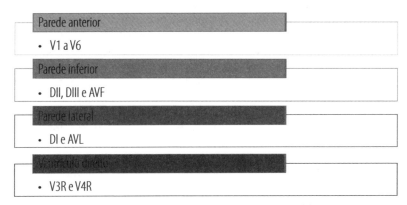

Figura 38.1. Relação entre derivações no eletrocardiograma e parede acometida.

MARCADORES DE LESÃO MIOCÁRDICA

Os MLM são importantes tanto no diagnóstico quanto no prognóstico de pacientes com SCA. Atualmente, os MLM constituintes proteicos da célula muscular e sem função enzimática, têm sido utilizados para este propósito, por apresentarem maior acurácia diagnóstica e prognóstica.

Quando as células miocárdicas são irreversivelmente danificadas, suas membranas celulares perdem a integridade, e as proteínas se difundem no interstício, indo para os linfáticos e capilares. Após a lesão miocárdica, a cinética dos marcadores depende de diversos fatores: o volume do compartimento intracelular das proteínas, o tamanho e peso das moléculas, o fluxo regional linfático e sanguíneo, e a taxa de depuração do marcador. Estes fatores, conjuntamente às características individuais de cada marcador, diferenciam seu desempenho diagnóstico no IAM.

DOENÇA ARTERIAL CORONÁRIA AGUDA

Sabe-se que, pela cinética dos MLM, existe um intervalo de tempo desde o início da necrose miocárdica, até sua detecção em sangue periférico (janela de detecção). No caso das troponinas contemporâneas e a CK-MB, os marcadores mais utilizados na prática clínica, este tempo médio é de 4 a 6 horas.

As troponina I e T são altamente específicas de lesão miocárdica, e sua liberação pelo miocárdio pode ser decorrente do *turnover* das células miocárdicas, da apoptose do miócito, do aumento da permeabilidade dos miócitos, da formação de *blebs* ou da necrose dos miócitos.

A necrose miocárdica secundária à isquemia com liberação de troponina é definida como IAM. A detecção de uma curva com elevação e queda dos níveis de troponina é essencial para o diagnóstico de IAM. A presença de uma curva é importante para o diagnóstico diferencial entre elevação aguda e crônica dos MLM.

É imprescindível ressaltar que não se deve aguardar o resultado dos MLM em um paciente admitido com dor torácica que apresente supradesnivelamento do segmento ST no ECG. Este paciente deve ser encaminhado imediatamente para uma estratégia de reperfusão miocárdica.

O pico do valor do MLM tem relação direta com o prognóstico do paciente. Quanto mais elevado este valor, pior o prognóstico em curto, médio e longo prazos.

Curva ou alteração da troponina (*delta change*)

Com o uso de ensaios cada vez mais sensíveis para dosagem de troponinas, as mudanças absolutas e relativas de seus valores na fase aguda têm sido muito valorizadas para o diagnóstico correto de IAM. Alguns estudos demonstraram que incrementos relativos de 20% a 50% em relação aos valores basais são suficientes para detectar uma curva. Da mesma forma, incrementos absolutos (de uma vez o referencial de cada ensaio) também demonstraram acurácia melhor que a dosagem isolada das troponinas na admissão. Os estudos sugerem que mudanças absolutas sejam superiores a incrementos relativos. No entanto, não existe consenso de qual ponto de corte seja ideal para se considerar IAM; incrementos com as troponinas ultrassensíveis são muito sensíveis para o diagnóstico de lesão miocárdica, mas menos específicos para o diagnóstico do IAM.

Reinfarto é descrito como um IAM que ocorre dentro de 28 dias do infarto incidente. Se ocorrer após 28 dias, é considerado recorrente. Medidas seriadas de troponinas devem ser obtidas (no momento da dor e 3 a 6 horas após), sendo considerado reinfarto um incremento relativo de 20% entre estas medidas.

As troponinas altamente sensíveis (TnAS) aumentaram a sensibilidade diagnóstica e diminuíem sua especificidade para o IAM. São várias as causas cardíacas e não cardíacas que elevam os níveis de troponina.

O diagnóstico de IAM deve ser confirmado somente em pacientes com elevação dos MLM secundária a isquemia miocárdica.

No Quadro 38.2, encontram-se listadas as causas isquêmicas e não isquêmicas de elevação dos níveis de troponina.

CINECORONARIOGRAFIA PRÉVIA À REALIZAÇÃO DE INTERVENÇÃO CORONÁRIA PRIMÁRIA

Em hospitais que possuem laboratório de hemodinâmica disponíveis 24 horas, com equipe experiente e apta a realizar intervenção coronária percutânea primária (ICPp) nos intervalos de tempo preconizados pelas diretrizes, bem como para pacientes atendidos em hospitais que não dispõem deste serviço, porém com infraestrutura para realizar a transferência para centros aptos a realizar o procedimento invasivo dentro dos limites de tempo previstos, esta deve ser a estratégia de reperfusão preferida em pacientes com IAMCST.

Nesse cenário, deve-se realizar, previamente à abordagem percutânea da artéria culpada, uma breve cinecoronariografia, visando excluir envolvimento do tronco da coronária esquerda; quantificar a extensão do acometimento coronário; avaliar a presença de circulação coronária e presença de complicações mecânicas do IAM; e definir qual é a artéria culpada pelo evento agudo. Deve-se realizar o mínimo de projeções angiográficas necessárias para definição da anatomia, em oposição à cinecoronariografia realizada em pacientes eletivos.

A realização de ventriculografia esquerda pode ser postergada para o final do procedimento, após a realização da ICPP, salvo nos casos em que ela possa auxiliar na identificação da artéria culpada.

Em pacientes com disfunção miocárdica e/ou renal graves e naqueles evoluindo com instabilidade hemodinâmica, a ventriculografia esquerda não deve ser realizada.

Quadro 38.2. Causas agudas de elevação de troponinas cardíacas.

Infarto agudo do miocárdio	Dano miocárdico não isquêmico agudo
Síndrome coronária aguda (tipo 1)	Insuficiência cardíaca congestiva
Infarto do miocárdio com supradesnivelamento do ST	Infecção – miocardite
Infarto do miocárdio sem supradesnivelamento do ST	Endocardite
Desequilíbrio demanda/oferta (tipo 2)	Inflamação
Hipertensão ou hipotensão grave	Miocardite
Taquiarritmia	Pericardite
Anemia grave	Neoplasia
Diminuição oferta aguda (síndrome coronária aguda sem ruptura de placa)	Quimioterapia – antineoplásicos
Espasmo coronariano	Trauma
Embolização	Choque elétrico
Drogas ilícitas	Doenças infiltrativas
Cocaína	Cardiomiopatia estresse (Takotsubo)
Anfetaminas/noradrenalina	Exercício extremo
Relacionada ao procedimento (tipos 4 e 5)	Outras causas
Intervenção coronária percutânea	Embolia pulmonar ou hipertensão pulmonar
Cirurgia de revascularização miocárdica	Sepse
	Insuficiência renal
	Acidente vascular cerebral
	Hemorragia subaracnoide

SCA: síndrome coronária aguda. Fonte: adaptado de Newby *et al.* e de Lemos.

TRATAMENTO IMEDIATO

Todo paciente admitido em um pronto-socorro apresentando dor torácica compatível com isquemia miocárdica deve ser avaliado rapidamente, pois a restauração imediata do fluxo arterial coronário é essencial para diminuição da área de lesão miocárdica e para redução da mortalidade em curto e em longo prazos.

Nestes pacientes, obtém-se uma história rápida, realiza-se um ECG o mais rapidamente possível, e solicitam-se exames laboratoriais, como MLM, bioquímica e hemograma. Todo paciente que é admitido com dor torácica isquêmica deve receber o ácido acetilsalicílico na dose de 200 a 300 mg por via oral, desde que não o tenha utilizado nas últimas 12 horas. Além disso, é prescrito também o nitrato sublingual na dosagem 5 mg, o qual pode ser repetido a cada 5 minutos, no máximo três comprimidos, caso a dor não se resolva, sendo realizado novo ECG para se excluir a possibilidade de espasmo coronário.

É imprescindível ressaltar que não se deve aguardar o resultado dos MLM em um paciente admitido com dor torácica que apresentem supradesnivelamento do segmento ST no ECG. Este paciente deve ser encaminhado imediatamente para uma estratégia de reperfusão miocárdica.

Analgésicos

O alívio da dor é de suma importância nestes pacientes, pois ela está associada com ativação simpática a qual causa vasoconstricção e aumenta a sobrecarga do coração. A morfina é o medicamento de eleição, sendo utilizada na dose de 2 a 4 mg endovenosa, a cada 5 a 15 minutos até o alívio da dor, na dose máxima de 30 mg. Os efeitos colaterais incluem náusea, vômitos, hipotensão, bradicardia e depressão respiratória. A hipotensão e a bradicardia respondem à atropina, e a depressão respiratória, ao naloxane. Deve ser administrado com precaução em pacientes com infarto do ventrículo direito, devido à diminuição do retorno venoso. Pode levar estes pacientes ao choque cardiogênico.

Oxigênio

O oxigênio deve ser administrado, entre 2 a 4 L/minuto para os pacientes com dispneia, hipóxia (saturação < 94%) ou insuficiência cardíaca. O uso de rotina em todos os pacientes é atualmente discutível.

ESTRATÉGIA DE REPERFUSÃO

A ICPp é a técnica de reperfusão coronária preferida. Diminui a incidência de óbito, de reinfarto e de acidente vascular cerebral hemorrágico, restaurando o fluxo em mais de 90% dos casos.

A ICPp é indicada em todos os pacientes com IAMCST ou com BCRE novo, com até 12 horas de evolução, que podem ser tratados em até 60 a 90 minutos de sua apresentação.

Além destes, pacientes com evolução superior a 12 horas admitidos com dor ou pacientes que apresentem BCRE novo também devem ser submetidos à ICPp. Estes pacientes apresentam alto risco em curto e em longo prazos, e a reperfusão deve trazer algum benefício. As diretrizes classificam o procedimento neste grupo pacientes como provavelmente benéficos.

Os pacientes com choque cardiogênico devem ser submetidos à ICPp independentemente do tempo de evolução do IAMCST.

Quando a ICPp não puder ser realizada em até 90 minutos da admissão do paciente, a terapia fibrinolítica é indicada, exceto nos pacientes com alguma das seguintes contraindicações: sangramento atual, história de doença cerebrovascular, neoplasia intracerebral, hipertensão arterial sistêmica (> 160/100 mmHg). Vale lembrar que o ideal para o início da infusão da terapia fibrinolítica deve ocorrer em até 30 minutos do primeiro contato médico do paciente (ver capítulo 39).

Diferentes fibrinolíticos já foram avaliados, e cada agente tem seu próprio regime de administração. Por motivos de custo, em nosso meio utiliza-se a estreptoquinase, embora seja menos eficaz que o alteplase (rt-PA) e o tenecteplase. A estreptoquinase é utilizada na dose de 1.500.000 UI infundida em 30 a 60 minutos. O rt-PA deve ser administrado na dose de 100 mg infundida em 90 minutos, sendo 15 mg em bolo, seguidos de 0,75 mg/kg (máximo de 50 mg) em 30 minutos e, então, 0,50 mg/kg (máximo 30 mg) em 60 minutos. A dose total não pode exceder 100 mg por aumentar a incidência de acidente vascular cerebral hemorrágico. O cálculo da dose do rt-PA se aplica somente para pacientes abaixo de 67 kg; acima deste peso, pode-se fazer bolo de 15 mg, seguido da infusão de 50 mg em 30 minutos e de 30 mg em 60 minutos. O tenecteplase é utilizado ajustado ao peso do paciente. Em pacientes com idade ≥ 75 anos, a dose deve ser reduzida à metade (Tabela 38.1).

ANTICOAGULANTES

A heparina não fracionada (HNF) no IAMCST está indicada nas seguintes situações: em associação com a terapia fibrinolítica, na prevenção de trombose mural, nos pacientes não reperfundidos e na ICPp.

38 | INFARTO AGUDO DO MIOCÁRDIO COM SUPRADESNIVELAMENTO DO SEGMENTO ST: DIAGNÓSTICO E TRATAMENTO IMEDIATO | 387

Tabela 38.1. Doses dos fibrinolíticos.

Estreptoquinase	1,5 milhão de unidades EV 30 a 60 minuto
Alteplase	15 mg EV bólus 0,75 mg/kg em 30 minutos (máximo: 50 mg) 0,5 mg/kg em 60 minutos (máximo: 35 mg)
Tenecteplase	Dose EV única 30 mg se < 60 kg 35 mg se 60 a <70 kg 40 mg se 70 a < 80 kg 45 mg se 80 a < 90 kg 50 mg se > 90kg Em pacientes ≥75 anos: metade da dose

EV: via endovenosa.

A HNF não é utilizada em associação com a estreptoquinase rotineiramente; prescreve-se somente HNF após a estreptoquinase quando existe indicação de prevenção de trombose mural nos IAM de grande extensão. Deve ser iniciada 6 horas após o término da infusão da estreptoquinase e monitorada por um coagulograma.

A HNF deve ser sempre associada aos fibrinolíticos fibrino-específicos, como o rt-PA e o tenecteplase, e mantida por 8 dias ou até a alta hospitalar. Nos pacientes com ≥ 67 kg, a HNF é administrada em bolo de 60 U/kg (máximo de 4.000 UI), seguido da infusão de 12 U/kg (máximo de 1000U/hora); nos pacientes abaixo deste peso, administra-se um bolo de 3.000 UI com infusão inicial de 800 UI/hora. A solução utilizada é de 495 mL de soro fisiológico + 5 mL de HNF (25.000 UI), em cada 20 mL existem 1.000 U de heparina. Dosa-se o tempo de tromboplastina parcialmente ativada (TTPa) com 4 a 6 horas e 10 a 12 horas após início da infusão. Se o TTPa com 4 a 6 horas atingir 100 segundos, deve-se desligar a heparina por 60 minutos, e reinicia-se a infusão com nível abaixo do anterior. O TTPa deve ser mantido entre 1,5 e 2 vezes o controle.

Embora não existam estudos randomizados da HNF na ICPp, seu uso é amplamente aceito e recomendado. A HNF pode ser iniciada no pronto-socorro ou no laboratório de hemodinâmica na dose de 5.000 UI endovenosa, mantendo o TCA entre 250 e 300 segundos.

Nos pacientes de alto risco para formação de trombose mural, como aqueles com fibrilação atrial, história de embolia prévia, infarto anterior ou sabidamente portadores de trombo, a HNF é prescrita independente da terapia fibrinolítica, utilizada nas dosagens já descritas e deve ser mantida até anticoagulação oral atingir a faixa terapêutica (Razão Normalizada Internacional entre 2 e 3).

A heparina de baixo peso molecular (HBPM), principalmente a enoxaparina, mostrou benefícios quando associada ao uso de fibrinolíticos, principalmente aos fibrinolíticos fibrinoespecíficos, e também em relação ao placebo. A dose inicial deve ser de 30 mg em bolo endovenoso seguida de 1 mg/kg peso por via subcutânea a cada 12 horas em pacientes com idade inferior a 75 anos. O mais importante, em sua associação com terapia fibrinolítica, é ajustar a dose para os pacientes de com ≥ 75 anos. Neles, não se deve fazer o bolo de 30 mg e deve-se administrar 0,75 mg/kg a cada 12 horas via subcutânea. As duas primeiras doses devem ser, no máximo, de 75 mg em pacientes com peso ≥ 75 kg, independente da idade. Os pacientes com *clearance* de creatinina ≤ 30 mL/minuto devem receber dose única diária de 1 mg/kg. Estas doses foram utilizadas no estudo EXTRACT e mostrou superioridade do uso de enoxaparina quando associada a fibrinolíticos em relação a HNF.

Em relação ao seu uso na ICPp, o estudo que comparou a HBPM com a HNF não apresentou superioridade em seu objetivo primário, é pequeno e não permite conclusões. Sua indicação na ICPp é duvidosa e não é utilizada na prática clínica.

Em pacientes com outra indicação de anticoagulação, pode ser utilizada como trombo de ventrículo esquerdo, e, na fibrilação atrial, até o anticoagulante oral agir adequadamente.

O fondaparinux pode ser utilizado com fibrinolítico e em pacientes não reperfundidos. O estudo OA-SIS-6 avaliou seus benefícios nestes pacientes, mostrando que o fondaparinux foi superior a HNF ou placebo, sem aumentar o risco de sangramento. Em pacientes submetidos à ICPp, apresentou mais trombo em cateter comparado à HNF e seu uso isolado nestes pacientes não é recomendado.

A primeira dose é de 2,5 mg endovenosa e, após, 2,5 mg ao dia por via subcutânea (Figuras 38.3 e 38.4).

Os anticoagulantes devem ser mantidos até a revascularização miocárdica com cirurgia ou intervenção percutânea, ou até a alta hospitalar.

No tratamento imediato do IAMCST, deve-se iniciar a reperfusão coronária o mais rapidamente possível e utilizar terapia antiplaquetária dupla e um anticoagulante nas doses descritas.

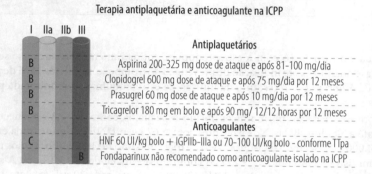

Figura 38.3. Terapia antiplaquetária e anticoagulante na ICPp.

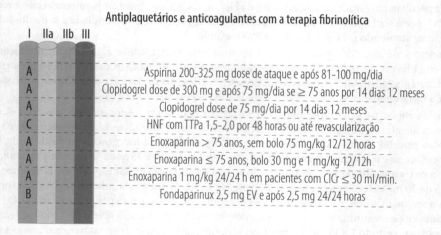

Figura 38.4. Terapia antiplaquetária e anticoagulante com terapia fibrinolítica.

Antiplaquetários

Clopidogrel, prasugrel ou ticagrelor são medicações utilizadas em conjunto com a aspirina no tratamento de pacientes com IAMCST. Em conjunto com os fibrinolíticos, o clopidogrel tem indicação formal (e não prasugrel ou ticagrelor) Já na ICPp o prasugrel e o ticagrelor, por serem mais potentes e de ação mais rápida devem ter preferência comparados com o clopidogrel! (Tabelas 38.2 e 38.3) (Ver Capítulo 41).

A medicação adjuvante (betabloqueador, inibidores de enzima de conversão, bloqueadores dos receptores da angiotensina e estatinas) deve ser iniciada após estabilização do paciente. Isto normalmente ocorre entre 12 a 24 horas de evolução (Ver Capítulo 41).

BIBLIOGRAFIA

Hanna EB, Glancy DL. St segment elevation: diferencial diagnosis, caveats. Cleveland Clinic Journal Medicine. 2015;82(6):373 83.

O'Gara PT. ACC/AHA Guideline for the Management of ST - Elevation Myocardial Infarction . JACC; 2013;61(4):78-140.

Piegas LS, Feitosa G, Mattos LA, et al. IV diretriz sobre tratamento do infarto agudo do miocárdio. Arq Bras Cardiol. 2009;93(6 Supl. 2):e179-e264.

Task Force on the management of ST-segment elevation acute myocardial infarction of the European Society of Cardiology (ESC), Steg PG, James SK, et al. ESC Guidelines for the management of acute myocardial infarction in patients presenting with ST-segment elevation. Eur Heart J. 2012;33(20):2569-619.

Thygesen K, Alpert JS, Jaffe AS, et al. Third universal definition of myocardial infarction. Circulation. 2012;126(16):2020-35.

Fibrinolíticos no tratamento da síndrome coronária aguda com supradesnivelamento do segmento ST

Luiz Antonio Abdalla

Rui Fernando Ramos

Palavras-chave: Infarto agudo do miocárdio; Reperfusão; Microcirculação; Fluxo TIMI; Fibrinolíticos; Pré-hospitalar; Benefícios; Mortalidade; Função ventricular esquerda; Riscos; Hemorragia intracraniana; Sangramentos.

INTRODUÇÃO

O infarto agudo do miocárdio (IAM) espontâneo, ou IAM tipo 1, representa um evento clínico decorrente da ruptura, ulceração, fissura ou erosão de uma placa aterosclerótica com consequente formação de trombo intraluminal em determinada artéria coronária, promovendo a redução do fluxo sanguíneo miocárdico regional ou embolização plaquetária distal com subsequente necrose de cardiomiócitos.

Com os objetivos primordiais de salvamento do miocárdio em risco de lesão irreversível e redução da mortalidade, torna-se fundamental a rápida lise do trombo oclusivo, para promover a restauração completa e sustentada do fluxo coronário epicárdico, assim como, na microcirculação miocárdica, como mostra a Figura 39.1. De fato, ao longo das últimas décadas, as taxas de letalidade precoce em pacientes com IAM foram reduzidas significantemente (Figura 39.2), com a maior disponibilidade e a administração precoce dos agentes fibrinolíticos, principalmente em pacientes atendidos rapidamente após o início dos sintomas.

A utilização de agentes fibrinolíticos para a recanalização da artéria relacionada ao infarto é a estratégia de reperfusão mais utilizada no tratamento do IAM e está incorporada na prática clínica há anos. É o tratamento de escolha nos pacientes elegíveis, sempre que a reperfusão mecânica (intervenção coronária percutânea primária – ICPp) não puder ser realizada em tempo hábil, isto é, dentro de 120 minutos do primeiro contato médico e, no cenário pré-hospitalar, nas primeiras horas dos sintomas, e quando o tempo para transporte for maior do que 30 minutos e a equipe de atendimento pré-hospitalar for capacitada.

Na ausência de contraindicações, a terapêutica fibrinolítica é recomendada e benéfica (Classe I; Nível de Evidência A) nos pacientes com IAM que possam ser tratados dentro das primeiras 12 horas após o início dos sintomas e que apresentem, no eletrocardiograma, um supradesnivelamento do segmento ST > 0,1 mV nas derivações periféricas e V4-V6, e ST ≥ 2 mm nas derivações V2-V3, ou bloqueio completo de ramo esquerdo (BCRE) novo. Ficou amplamente demonstrado que a utilização da terapia fibrinolítica preserva a função ventricular esquerda e promove a diminuição da mortalidade e da extensão do infarto, particularmente nos casos de maior risco. A metanálise FTT (*Fibrinolytic Therapy Trialists*) demonstrou que, quanto mais precoce a administração do fibrinolítico, melhores os resultados obtidos. À medida que aumenta o tempo de evolução, reduzem-se os benefícios, que deixam de ser significativos após 12 horas do início dos sintomas. Aproximadamente 50 mortes são evitadas em cada mil pacientes tratados com até 1 hora de evolução do IAM; se o tratamento ocorre entre 2 e 6 horas de evolução, 26 óbitos são evitados em 1.000 pacientes tratados e, no intervalo de 7 e 12 horas, são evitados 12 óbitos. Comparando-se o tratamento fibrinolítico na primeira hora, com 50 vidas salvas em 1.000 tratados, com aqueles entre 6 e 12 horas, com cerca de 12 vidas salvas por 1.000 pacientes tratados, verifica-se a necessidade de estratégias específicas para a administração mais precoce possível da terapia fibrinolítica. É razoável e admissível aplicar este tratamento àqueles pacientes cujos sintomas têm a duração entre 12 e 24 horas desde que continuem com sintomas de isquemia e com elevação do segmento ST no eletrocardiograma.

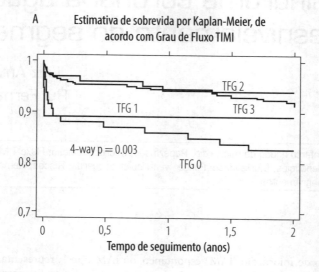

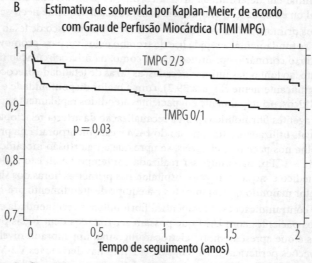

Figura 39.1. A. Correlações entre fluxo TIMI epicárdico e mortalidade – *Timi flow grade* (TFG) – Grau de Fluxo Timi 0: ausência de fluxo e TFG 3: fluxo adequado. B. Correlação entre grau de perfusão miocárdica (*Myocardial perfusion grade* (MPG) e mortalidade – TIMI-MPG 0: ausência de perfusão em microcirculação e TIMI-MPG 3: perfusão em microcirculação adequada. Fonte: Gibson CM, et al.

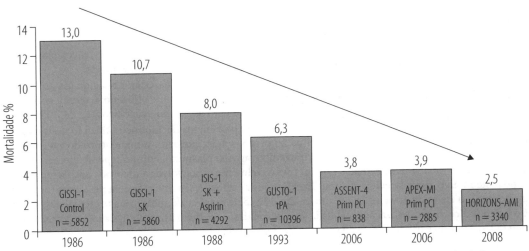

Figura 39.2. Taxas de letalidade precoce em estudos clínicos randomizados em infarto agudo do miocárdio com supradesnivelamento do segmento ST. SK: estreptoquinase; tPA: ativador tissular do plasminogênio; Prim PCI: intervenção coronária percutânea primária. Fonte: Frans Van de Werf.

Idade avançada (≥ 75 anos) não deve ser considerada contraindicação para a terapia fibrinolítica, porém, a hipertensão arterial sistêmica grave e doenças associadas que aumentam o risco de hemorragia intracraniana precisam ser bem avaliadas antes de se decidir por este tratamento neste grupo de pacientes (Tabela 39.1).

As principais contraindicações ao emprego de fibrinolíticos relacionam-se à possibilidade de serem precipitadas hemorragias.

Tabela 39.1. Contraindicações relativas e absolutas dos fibrinolíticos no infarto agudo do miocárdio com supradesnivelamento do segmento ST.

Contraindicações absolutas	Contraindicações relativas
História prévia de qualquer sangramento intracraniano	História de HA crônica grave e não controlada
Lesão vascular cerebral conhecida (ex.: malformação arteriovenosa)	PAS > 180 mmHg ou PAD > 111 mmHg
Neoplasia intracraniana maligna (primária ou metastática)	AVC isquêmico > 3 meses e outras doenças cerebrais não citadas nas contraindicações absolutas
AVC isquêmico < 3 meses (exceto os casos < 4,5 horas)	Demência
Traumatismo craniano ou facial significativo < 3 meses	Uso atual de antagonistas da vitamina K: quanto maior o INR, maior o risco de sangramento
Sangramento interno ativo (exceto menstruação)	Trauma recente ou cirurgia de grande porte nas últimas 3 semanas
Cirurgia intracraniana ou espinal dentro de 2 meses	Ressuscitação cardiopulmonar traumática ou prolongada (> 10 minutos)
Hipertensão grave não controlada (sem resposta à terapia de emergência)	Punção vascular não compressível
Suspeita de dissecção de aorta	Sangramento interno recente (dentro de 2 a 4 semanas)
(Para SK) Uso prévio de SK nos últimos 6 meses ou reação alérgica prévia	Úlcera péptica ativa
Redução da expectativa de vida (coma, sepse, neoplasia)	Gravidez

SK: Estreptoquinase; AVC: Acidente vascular cerebral; HA: Hipertensão arterial; PAS: Pressão arterial sistólica; PAD: Pressão arterial diastólica.

Entretanto, a relação risco-benefício é sempre favorável ao seu emprego, e nunca deve ser motivo para não reperfundir um paciente com IAM, a não ser na presença de uma contraindicação absoluta, quando, então, será necessário o encaminhamento para reperfusão mecânica caso disponível.

No Brasil, dispomos de três fibrinolíticos: estreptoquinase (SK), alteplase (rt-PA) e tenecteplase (TNK--tPA). Os fibrinolíticos fibrino-específicos devem ser os preferidos, quando disponíveis.

Os fibrinolíticos mais modernos restabelecem o fluxo sanguíneo na artéria relacionada ao IAM em cerca de 55% a 60% dos casos. A patência arterial obtida depende do agente utilizado. É menor com a utilização de fibrinolíticos não fibrino-específicos (SK) e maior com os fibrino-específicos (rt-PA e TNK-tPA).

A SK é produzida pelo *Streptococcus* hemolítico e foi o primeiro fibrinolítico utilizado no tratamento do IAM. Tem como principal atributo seu baixo preço, sendo, por isto, o mais utilizado no momento em nosso país. Não é específico para o fibrinogênio e ativa o plasminogênio independentemente de sua associação com fibrina. Os pacientes podem invariavelmente desenvolver anticorpos anti-Streptococcus e, por este motivo, deve-se evitar sua reutilização após a primeira semana até cerca de 2 anos (anticorpos neutralizam o efeito da nova infusão e aumentam o risco de reações alérgicas). Sua principal desvantagem é o baixo índice de recanalização total da artéria coronária, com fluxo Thrombolysis *in Myocardial Infarction* (TIMI-3; índice usado para avaliar o grau de fluxo coronário após estratégia de reperfusão e que varia de zero a 3) em torno de 33%.

O rt-PA é fibrino-específico, tem meia-vida curta, necessita de infusão contínua em regime acelerado (90 minutos) e é ajustado por peso. Deve ser associado com o uso da heparina não fracionada (HNF) endovenosa para aumentar a taxa de perviabilidade da artéria relacionada ao IAM e reduzir o risco de reoclusão. Como desvantagens, o rt-PA tem custo superior ao da SK e apresenta risco de hemorragia intracraniana discretamente maior.

A TNK-tPA é um congênere da rt-PA, considerado o mais moderno e eficaz fibrinolítico, por sua alta fibrino-especificidade e forma de administração em bolo endovenoso único. Em pacientes com idade ≥ 75 anos, deve ser utilizado na metade da dose preconizada.

As complicações hemorrágicas, embora raras, podem ser de extrema gravidade, principalmente quando localizadas no parênquima cerebral. São menos frequentes com a SK do que com os fármacos fibrino--específicos.

Por serem agentes fibrino-específicos, a rt-PA e a TNK-tPA são mais eficazes em restabelecer a perfusão pós-infarto. A TNK-tPA tem como vantagem a administração em bolo único, o que facilita seu uso no tratamento pré-hospitalar e diminui os erros de dosagem, mais frequentes com a rt-PA, e que costumam levar a um aumento da morbimortalidade. O fluxo TIMI-3 alcançado com os fibrinolíticos específicos situa-se em torno de 60% com ambos os agentes. A hemorragia intracerebral é um pouco mais frequente, com estes fibrinolíticos em torno de 0,9% e da SK de 0,6%.

CONDUTA

Assim que o diagnóstico de IAM é confirmado pelo quadro clínico e alterações eletrocardiográficas, o tratamento com reperfusão está indicado. Nunca este tratamento deve ser retardado para se aguardar a confirmação diagnóstica dada pelos marcadores de lesão miocárdica.

A administração do fibrinolítico está indicada naqueles hospitais que não dispõem de Serviço de Hemodinâmica e ICPp (hospitais de atendimento primário), bem como naqueles em que estas facilidades não estão disponíveis no momento do atendimento. Observar que o retardo máximo recomendado para se proceder à intervenção com cateter (tempo porta-balão) é de 90 minutos para os pacientes candidatos à reperfusão mecânica. Os melhores resultados com a administração intravenosa (tempo porta-agulha) de um fibrinolítico são obtidos quando usados dentro de 30 minutos. Independentemente da técnica de reperfusão empregada, quanto maior o retardo para o tratamento, pior o resultado (maior extensão da necrose miocárdica, complicações e óbitos). Os benefícios com o emprego intravenoso são maximizados com o uso imediato, o restabelecimento de um fluxo adequado da artéria responsável e a perfusão do miocárdio na área do infarto.

O fibrinolítico a ser usado depende da disponibilidade da farmácia hospitalar (Tabela 39.2). O de melhor perfil é o TNK-tPA, por ser administrado em bolo e apresentar maior patência e menor taxa de hemorragias, seguida da rt-PA e, finalmente, da SK. As características dos fibrinolíticos estão listadas na Tabela 39.3.

Os pacientes submetidos à terapia fibrinolítica com sucesso devem ser submetidos a estudo hemodinâmico rapidamente, de 3 a 24 horas após termino da fibrinolítico. Estes pacientes submetidos à ICP durante hospitalização evoluem com menor taxa de reinfarto e menor mortalidade em 2 anos.

Tabela 39.2. Modo de utilização dos fribinolíticos disponíveis no país.

Estreptoquinase (SK)	Dose total de 1.500.000 UI diluídas em 100 ml de soro fisiológico 0,9% infundidas IV, em 30 a 60 minutos.
Alteplase (rt-PA)	Bolo inicial de 15 mg, seguido de 0,75 mg/Kg (máximo de 50 mg) em 30 minutos e então, 0,50 mg/Kg (máximo de 35 mg) em 60 minutos. A dose total não deve exceder 100 mg.
Tenecteplase (TNK-tPA)	Dose administrada em um único bolo IV baseado no peso: • 30 mg se < 60 kg • 35 mg entre 60-69 kg • 40 mg entre 70-79 kg • 45 mg entre 80-89 kg • 50 mg se ≥ 90 kg

Tabela 39.3. Comparação de agentes fibrinolíticos aprovados no Brasil.

Agente fibrinolítico	Fibríno especificidade	Antigenicidade	Taxa de patência em 90 minutos (TIMI 2 ou 3)
Estreptoquinase (SK)	Não	Sim	60% a 68%
Alteplase (rt-PA)	Sim ++	Não	73% a 84%
Tenecteplase (TNK-tPA)	Sim ++++	Não	85%

READMINISTRAÇÃO DE FIBRINOLÍTICOS

Na presença de reinfarto após reperfusão coronária com sucesso (regressão do supradesnivelamento do segmento ST ≥ 70% após infusão de terapia fibrinolítica), novo quadro de dor torácica e nova elevação do segmento ST, ou BCRE no eletrocardiograma, a readministração de fibrinolíticos pode ser realizada, especificamente se a reperfusão mecânica não estiver disponível em tempo hábil. Nesses casos, entretanto, a SK não deve ser repetida em um intervalo entre 5 dias a 2 anos a partir de sua última administração, pois a produção de anticorpos após exposição a produtos da SK pode persistir por até 10 anos. Os agentes fibrino-específicos rt-PA e TNK não induzem a formação de anticorpos e, dessa forma, podem ser readministrados em caso de recorrência de obstrução independentemente do tempo de sua última dose. Vale ressaltar que a readministração de fibrinolíticos pode aumentar as complicações hemorrágicas, se realizada em período de tempo inferior a 24 horas entre as doses. A readministração de fibrinolíticos em pacientes com falha de resposta clínica e de resolução do segmento ST não é recomendada, devido ao elevado risco de sangramento e à baixa possibilidade de sucesso na segunda tentativa. Recomenda-se a viabilização de ICP de resgate nesses pacientes.

IBRINÓLISE PRÉ-HOSPITALAR

Apesar de contraindicações relativamente frequentes, limitações em termos de efetividade observadas por taxas variáveis e baixas de reperfusão, e risco inerente de sangramentos, a terapia fibrinolítica permanece como modalidade de reperfusão relevante, particularmente no ambiente pré-hospitalar, quando a reperfusão mecânica não for disponível em tempo adequado.

Vários estudos demonstraram que a utilização de fibrinolítico pré-hospitalar pode reduzir o intervalo de tempo do início dos sintomas até o tratamento específico, com ênfase no tratamento mais precocemente iniciado na hora-ouro para a reperfusão. Os pacientes tratados no cenário pré-hospitalar atingiram resolução do segmento ST mais rapidamente, além de menos desfechos clínicos adversos, incluindo menor mortalidade (Figura 39.3), quando comparados com aqueles que receberam terapia fibrinolítica no âmbito hospitalar.

A fibrinólise pré-hospitalar foi comparada com a ICPp em pacientes admitidos precocemente no estudo STREAM (*STrategic Reperfusion Early After Myocardial infarction*). A estratégia com TNK e antitrombóticos, baseada em recomendações de diretrizes vigentes (aspirina, clopidogrel e enoxaparina), resultou em eficácia similar à da ICPp, em pacientes com até 3 horas do início dos sintomas e que não puderam ser tratados com ICCp dentro de 60 minutos do primeiro atendimento médico. O desfecho combinado de óbito, choque, reinfarto e acidente vascular cerebral aos 30 dias foi menor, mas sem diferença estatística significante, no braço fármaco-invasivo. Estes resultados foram também respaldados pelo recente estudo FAST-MI (*French registry of Acute ST-elevation and non-ST-elevation Myocardial Infarction*), com menor mortalidade em 5 anos e uma abordagem fármaco-invasiva em comparação à ICPp clássica.

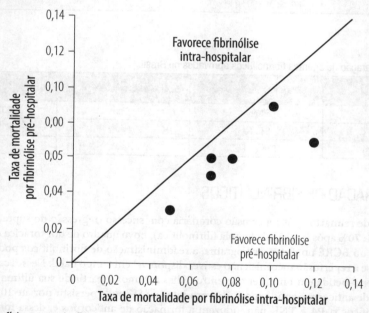

Figura 39.3. Benefícios em redução de mortalidade com a terapia fibrinolítica pré-hospitalar versus intra-hospitalar.
Fonte: Morrison LJ, et al.

BIBLIOGRAFIA

Antman EM, Morrow DA, McCabe CH, et al. Enoxaparin versus unfractionated heparin with fibrinolysis for ST-elevation myocardial infarction. N Engl J Med. 2006;354(14):1477-88.

Armstrong PW, Gershlick AH, Goldstein P, et al. Fibrinolysis or primary PCI in ST-segment elevation myocardial infarction. N Engl J Med. 2013;368(15):1379-87.

Cannon CP, McCabe CH, Gibson CM, et al. TNK-tissue plasminogen activator in acute myocardial infarction: results of the Thrombolysis in Myocardial Infarction (TIMI) 10A dose-ranging trial. Circulation. 1997;95(2):351-6.

Chen ZM, Jiang LX, Chen YP, et al. Addition of clopidogrel to aspirin in 45,852 patients with acute myocardial infarction: randomised placebo-controlled trial. Lancet. 2005;366(9497):1607-21.

Gibson CM, Cannon CP, Murphy SA, et al. Relationship of the TIMI myocardial perfusion grades, flow grades, frame count, and percutaneous coronary intervention to long-term outcomes after thrombolytic administration in acute myocardial infarction. Circulation. 2002;105(16):1909-13.

Gibson CM, Cannon CP, Murphy SA, et al. Relationship of TIMI myocardial perfusion grade to mortality after administration of thrombolytic drugs. Circulation. 2000;101(2):125-30.

Kushner FG, Hand M, Smith SC, et al. 2009 focused updates: ACC/AHA guidelines for the management of patients with ST-elevation myocardial infarction (updating the 2004 guideline and 2007 focused update) and ACC/AHA/SCAI guidelines on percutaneous coronary intervention (updating the 2005 guideline and 2007 focused update): a report of the American College of Cardiology Foundation/American Heart Association Task Force on Practice Guidelines. J Am Coll Cardiol. 2009;54(23):2205-41.

Llevadot J, Giugliano RP, Antman EM. Bolus fibrinolytic therapy in acute myocardial infarction. JAMA. 2001;286(4):442-9.

Morrison LJ, Verbeek PR, McDonald AC, et al. Mortality and prehospital thrombolysis for acute myocardial infarction: a meta-analysis. JAMA. 2000; 283(20):2686-92.

Patrick T, O'Gara, Frederick GK, et al. 2013 ACCF/AHA Guideline for the Management of ST-Elevation Myocardial Infarction: Executive Summary: A Report of the American College of Cardiology Foundation/American Heart Association Task Force on Practice Guidelines. J Am Coll Cardiol. 2013;61(4):485-510.

Piegas LS, Timerman A, Feitosa GS, et al. V Diretriz da Sociedade Brasileira de Cardiologia sobre Tratamento do Infarto Agudo do Miocárdio com Supradesnível do Segmento ST. Arq Bras Cardiol. 2015;105(2):1-105.

Squire IB, Lawley W, Fletcher S, et al. Humoral and cellular immune responses up to 7.5 years after administration of streptokinase for acute myocardial infarction. Eur Heart J. 1999;20(17):1245-52.

Thygesen K, Alpert JS, Jaffe AS, et al. Third universal definition of myocardial infarction. Eur Heart J. 2012;33(20):2551-67.

Windecker S, Kolh P, Alfonso F, et al. 2014 ESC/EACTS Guidelines on myocardial revascularization. The Task Force on Myocardial Revascularization of the European Society of Cardiology (ESC) and the European Association for Cardio-Thoracic Surgery (EACTS). Eur Heart J. 2014;35(37):2541-619.

Yusuf S, Mehta SR, Chrolavicius S, et al. Effects of fondaparinux on mortality and reinfarction in patients with acute ST-segment elevation myocardial infarction: the OASIS-6 randomized trial. JAMA. 2006;295 (37):1519-30.

40

Intervenção coronária percutânea na síndrome coronária aguda com supradesnivelamento do segmento ST

Ricardo Alves da Costa
Galo Alfredo Maldonado

> **Palavras-chave:** Intervenção coronária percutânea; Síndrome coronária aguda com supradesnivelamento do segmento ST; Infarto agudo do miocárdio; *stent* farmacológico; *stent* não farmacológico.

INTRODUÇÃO

A reperfusão coronária de emergência está indicada nas primeiras horas após o diagnóstico de infarto agudo do miocárdio (IAM) com supradesnivelamento do segmento ST (IAMCST), uma vez que impacta significativamente na sobrevida do paciente. A intervenção coronária percutânea (ICP), na vigência do IAMCST, constitui a estratégia de reperfusão primária preferencial, em comparação com a abordagem não invasiva com trombolítico, uma vez que o tratamento invasivo tem sido associado à maior taxa de recanalização do vaso-alvo e a menores taxas de reoclusão e de sangramento, além da melhora na função ventricular e do aumento da sobrevida, tanto na fase inicial como na tardia. De maneira geral, a ICP de emergência ou "primária" objetiva restabelecer, de forma precoce (até 12 horas do início dos sintomas), o fluxo luminal anterógrado da artéria coronária identificada como culpada do evento agudo, por meio de desobstrução mecânica do vaso. A eficácia da ICP está diretamente relacionada ao intervalo entre o início dos sintomas/apresentação clínica e o momento da reperfusão bem-sucedida do vaso-alvo, sendo maior o benefício obtido nos primeiros 90 minutos, a partir do início dos sintomas. Além da recanalização do vaso coronário, a normalização do fluxo epicárdico e da perfusão miocárdica também se faz necessária, pois impacta diretamente no sucesso do procedimento e no prognóstico clínico. No cenário de IAMCST, a ICP também é considerada em diferentes abordagens terapêuticas, como a ICP de resgate e a estratégia fármaco-invasiva.

IMPACTO DA REPERFUSÃO

De maneira geral, a intervenção primária está associada à maior eficácia na obtenção de fluxo *Thrombolisys in Myocardial Infactrion* (TIMI) 3 ao final do procedimento (> 90%) e ao menor risco de hemorragia intracraniana, em comparação à terapia fibrinolítica. Mesmo assim, muitos pacientes com IAMCST apresentam-se tardiamente ao hospital. Em vários registros de mundo real, a demora entre o início dos

400 | DOENÇA ARTERIAL CORONÁRIA AGUDA

sintomas até a chegada ao hospital foi relativamente comum, sendo que um retardo importante pode ser observado em um terço até metade dos casos. Os principais fatores identificados foram: sexo feminino, idade avançada, baixo nível socioeconômico e início dos sintomas no período noturno.

A relação entre o tempo da apresentação clínica (ou atendimento médico inicial) até o início da reperfusão do vaso coronário, comumente chamado de tempo "porta-balão", em pacientes com IAMCST, tem sido bem documentada e é importante fator prognóstico de mortalidade já na fase hospitalar. De acordo com os dados do *National Registry of Myocardial Infarction* (NRMI) 3 e 4, entre 1999 e 2002, 29.222 pacientes com IAMCST foram tratados com ICP primária < 6 horas da apresentação inicial ao hospital. Longos tempos porta-balão foram significativamente associados à maior mortalidade nas fase hospitalar: 3%, 4,2%, 5,7% e 7,4% para tempo porta-balão < 90 minutos, 91 a 120 minutos, 121 a 150 minutos e > 150 minutos, respectivamente. No geral, pacientes com tempo porta-balão > 90 minutos tiveram aumento significativo da mortalidade quando comparados àqueles com tempo < 90 minutos (*odds ratio* – OR = 1,42). De modo semelhante, em análise de 4.548 pacientes arrolados nos estudos CADILLAC (*Controlled Abciximab and Device Investigation to Lower Late Angioplasty Complications*) e HORIZONS-AMI (*Harmonizing OuOCTmes with Revascularization and Stents in Acute Myocardial Infarction*), o tempo porta-balão < 90 minutos foi associado à taxa de mortalidade significativamente menor em 12 meses de acompanhamento, comparativamente ao tempo porta-balão mais longo (3,1% *vs.* 4,3%; *hazard ratio* – HR = 0,72; intervalo de confiança de 95% – IC95% 0,52-0,99). Já o impacto na mortalidade muito tardia foi evidenciado em estudo de Terkelsen et al., no qual as taxas de mortalidade, no acompanhamento de 3,4 anos, foram 15,4% para tempo porta-balão ≤ 60 minutos, 23,3% para 61 a 120 minutos, 28,1% para 121 a 180 minutos e 30,8% para 181 a 360 minutos (p < 0,001).

INTERVENÇÃO PERCUTÂNEA PRIMÁRIA

Em metanálise envolvendo 2.606 pacientes tratados com ICP *vs.* fibrinolítico, a ICP esteve associada a 34% de redução relativa na mortalidade aos 30 dias (4,4% *vs.* 6,5%; p = 0,02), assim como reduções significativas no desfecho combinado de morte e novo IAM não fatal (13,4% *vs.* 23,9%; p = 0,01) e acidente vascular cerebral (AVC) (0,7% *vs.* 2%; p = 0,007). Em 2003, outra metanálise, envolvendo 7.739 pacientes, incluídos em 23 estudos randomizados, demonstrou que os pacientes tratados com ICP primária apresentaram melhor evolução quanto à mortalidade (5% *vs.* 7%; p = 0,0003), IAM recorrente não fatal (3% *vs.* 7%; p < 0,0001) e AVC (1% *vs.* 2%; p = 0,0004), sendo o benefício independente da classe do fibrinolítico utilizado.

Com relação à abordagem da ICP, o estudo Stent-PAMI (*Stent Primary Angioplasty in Myocardial Infarction*) comparou ICP primária com e sem implante de *stents* em 900 pacientes. Nesse estudo, o uso de *stents* reduziu, de forma significativa, tanto as taxas de reestenose como os índices de reoclusão do vaso aos 6 meses. No entanto, não houve diferenças significativas em termos de mortalidade, novo IAM ou AVC. Importante ressaltar que, nesse estudo, demonstrou-se que o implante primário de *stents* coronários foi seguro, eficaz e reduziu, de forma significativa, a necessidade de revascularização da lesão-alvo (RLA), comparativamente à angioplastia com balão. Em metanálise mais recente, incluindo 13 estudos randomizados, os autores corroboraram tais resultados, e o implante de *stent* esteve associado à menor mortalidade aos 30 dias (p = 0,02) e 12 meses (p = 0,03) quando comparado à angioplastia com balão em pacientes de alto risco, incluindo o choque cardiogênico.

O impacto dos *stents* farmacológicos (SF) *vs.* não farmacológicos (SNF) no IAMCST foi avaliado em vários estudos. Em análise prévia envolvendo 3.605 pacientes incluídos em 11 estudos randomizados, não se observou diferença quanto à mortalidade (4,1% *vs.* 4,4%), reinfarto (3,1% *vs.* 3,4%) ou trombose do *stent* (1,6% *vs.* 2,2%) ao final de 2 anos; já a RLA foi significativamente reduzida com os SF de primeira geração (5,1% *vs.* 12%; risco relativo – RR = 0,36; IC95% 0,28-0,47; p < 0,001). Similarmente, a ocorrência de RLA foi significativamente reduzida com o SF de primeira geração liberador de paclitaxel cs. SNF (4,5% *vs.* 7,4%; p = 0,003) no estudo HORIZONS-AMI, e tal benefício foi mais pronunciado na presença de fatores prognósticos de recorrência (diabetes, vaso de pequeno calibre e/ou lesões longas) (19,8% *vs.* 8,1%;

p = 0,003). Ademais, metanálise recentemente reportada por Palmerini et al., incluindo 12.453 pacientes em 22 estudos randomizados, demonstrou resultados superiores com os SF *vs.* SNF na redução da RLA. Ademais, o SF de segunda geração liberador de everolimus esteve associado a menor ocorrência de morte/IAM (OR = 0,65; IC95% 0,46-0,90) e morte cardíaca/IAM (OR = 0,63; IC95% 0,42-0,92) aos 12 meses. No seguimento muito tardio (2 a 5 anos), observaram-se resultados semelhantes, além de reduções significativas nas taxas de trombose do *stent* com o SF de segunda geração liberador de everolimus *vs.* SNF e *vs.* SF de primeira geração Taxus, nas fases subaguda, tardia e muito tardia.

TRANSFERÊNCIA PARA INTERVENÇÃO CORONÁRIA PERCUTÂNEA E ESTRATÉGIAS FÁRMACO-INVASIVAS

Dados os potenciais benefícios da ICP primária, diferentes estudos avaliaram o potencial benefício de diferentes estratégias terapêuticas visando a a abordagem percutânea mesmo naqueles pacientes com IAMCST primariamente atendidos em centros sem serviço de cardiologia invasiva.

TRANSFERÊNCIA PARA INTERVENÇÃO CORONÁRIA PERCUTÂNEA PRIMÁRIA

O estudo PRAGUE (*Primary Angioplasty After Transport of Patients from General Community Hospitals to Catheterization Units With/Without Emergency Thrombolysis Infusion*) foi o primeiro que mostrou vantagem significativa para pacientes que se apresentaram < 6 horas do início dos sintomas (110 a 120 minutos) e foram transferidos para ICP primária em < 2 horas, quando comparada à terapia trombolítica isolada ou terapia trombolítica durante transporte para ICP, principalmente à custa da redução da incidência de reinfarto (1% *vs.* 10% *vs.* 7%; p < 0,03), o que impactou no desfecho combinado de morte, reinfarto ou AVC aos 30 dias (8% *vs.* 23% *vs.* 15%; p < 0,02, respectivamente). Já o DANAMI-2 (*Danish Multicenter Randomized Trial on Thrombolytic Therapy Versus Acute Coronary Angioplasty in Acute Myocardial Infarction*) foi interrompido prematuramente, com 1.550 pacientes com apresentação < 12 horas (104 a 107 minutos) incluídos, em decorrência das vantagens observadas com a estratégia percutânea *vs.* a terapia fibrinolítica. Nesse estudo, a ICP primária, com transferência para centro com tratamento invasivo < 2 horas, teve 40% de redução do RR no desfecho combinado de morte, reinfarto ou AVC, sobretudo pela redução significante de IAM recorrente, mas não houve vantagens em relação à mortalidade. O estudo PRAGUE-2, que comparou trombólise local com transferência para ICP (< 2 horas), foi interrompido precocemente pela mortalidade excessiva observada nos pacientes tratados com trombolíticos com mais de 3 horas de evolução do IAM. No geral, o desfecho combinado de morte, IAM recorrente ou AVC aos 30 dias foi menor com a ICP (8,4% *vs.* 15,2%; p < 0,003). Nos pacientes com < 3 horas de início dos sintomas, as taxas de mortalidades foram semelhantes (7,3% *vs.* 7,4%); no entanto, considerando apenas os pacientes com 3 a 12 horas de evolução, foi evidenciada taxa de mortalidade de 15,3% no grupo trombólise e de 6% no grupo ICP (p < 0,02). De maneira geral, a análise dos estudos sobre o assunto mostra que a transferência dos pacientes para ICP primária é segura, porém a eficácia de tal estratégia parece ser dependente do tempo ideal de transporte. Mesmo assim, estes resultados sugerem que os pacientes que se apresentam dentro de 2 a 3 horas do início dos sintomas do IAM deveriam receber fibrinolíticos, quando não há a possibilidade de transferência para ICP primária em até 120 minutos. De forma contrária, se tempo de apresentação > 3 horas a partir do início dos sintomas, a transferência se mostra benéfica, especialmente em pacientes de alto risco, como idosos, aqueles com IAM extensos ou com comprometimento hemodinâmico.

Já nos pacientes apresentando-se após 12 horas do início dos sintomas, a realização de rotina de ICP não está estabelecida. Mesmo assim, em estudo comparativo, pacientes com IAM apresentando-se entre 12 e 48 horas submetidos à estratégia invasiva tiveram redução significativa da extensão do infarto em comparação com pacientes tratados conservadoramente (8% *vs.* 13%; p < 0,001). Em outra análise, em pacientes apresentando-se entre 12 e 24 horas e evoluindo de forma estável, a estratégia invasiva esteve associada à menor mortalidade aos 12 meses (9,3% *vs.* 17,9%; p < 0,0001).

ESTRATÉGIAS FÁRMACO-INVASIVAS

Denomina-se ICP facilitada a terapia farmacológica planejada antes da angioplastia primária (< 2 horas), no intuito de manter a artéria coronária culpada patente na chegada ao laboratório de hemodinâmica. Estudos anteriores usaram fibrinolíticos, inibidores da glicoproteína IIb/IIIa, antitrombóticos ou a combinação deles. O maior estudo sobre o tema, o ASSENT-4 PCI (*Assessment of the Safety and Efficacy of a New Treatment Strategy with Percutaneous Coronary Intervention*), envolveu pacientes com IAMCST com menos de 6 horas de duração e submetidos à ICP primária entre 1e 3 horas da admissão hospitalar. Os pacientes receberam tenecteplase com dose completa ou placebo antes do cateterismo. A ICP facilitada foi associada a aumento significativo do desfecho primário de morte, insuficiência cardíaca ou choque cardiogêncio dentro de 90 dias (19% *vs.* 13%; RR = 1,39; IC95% 1,11-1,74). Dessa forma, o estudo foi interrompido prematuramente, em decorrência do alto índice de mortalidade no grupo tenecteplase. Em 2006, metanálise incluiu seis estudos de ICP facilitada com terapia fibrinolítica, envolvendo cerca de 3.000 doentes. Quase a totalidade deles era dos estudos ASSENT-4 e PACT (*Plasminogen-activator Angioplasty Compatibility Trial*), e os resultados foram similares aos do ASSENT-4.

Outra estratégia de ICP facilitada é a administração combinada de inibidor da glicoproteína IIb/IIIa e fibrinolítico em dose reduzida. No entanto, dois estudos randomizados, FINESSE (*Facilitated Intervention with Enhanced Reperfusion Speed to Stop Events*) e BRAVE (*Bavarian Reperfusion Alternatives Evaluation*), não mostraram benefícios clínicos significativos. No FINESSE, 2.452 pacientes com IAMCST foram randomizados para receber abciximabe e metade da dose de reteplase antes da angioplastia. Todos os pacientes receberam heparina não fracionada (HNF) ou enoxaparina antes da ICP. Não houve diferença estatística no desfecho primário de mortalidade por todas as causas, fibrilação ventricular, choque cardiogênico ou insuficiência cardíaca. Além do mais, a terapia combinada foi associada à maior taxa de hemorragia intracraniana e ao aumento significativo dos índices de sangramentos maior e menor. Dessa forma, com base nos estudos publicados, a ICP facilitada deveria ser evitada, em decorrência da elevação da incidência de eventos adversos, incluindo mortalidade.

Ao contrário da ICP facilitada, em que a cateterização é realizada dentro de 2 horas da fibrinólise, a ICP adjunta é realizada entre 2 e 24 horas, parecendo ser benéfica e segura. O TRANSFER-AMI (*Trial of Routine ANgioplasty and Stenting after Fibrinolysis to Enhance Reperfusion in Acute Myocardial Infarction*) foi um estudo que randomizou 1.059 pacientes com IAMCST de alto risco, que se apresentaram ao hospital sem suporte de hemodinâmica e que foram tratados com tenecteplase dentro de 2 horas do início da dor precordial. Esses pacientes foram randomizados para transferência de urgência (dentro de 6 horas) para sala de cateterismo ou para cuidados padrão de unidade coronária. O tempo médio de cateterismo depois da fibrinólise foi de 3 horas, para o grupo de transferência de urgência, e de 33 horas, para o grupo de cuidados padrão. Aos 30 dias, o desfecho composto de morte, reinfarto, insuficiência cardíaca, isquemia recorrente grave ou choque foi menor para o grupo de ICP de urgência (11% *vs.* 17,2%; OR = 0,64; IC95% 0,47-0,87). Outros estudos, como o NORDISTEMI (*NORwegian study on DIstrict treatment of ST-elevation myocardial infarction*) e o GRACIA-1 (*GRupo de Análisis de la Cardiopatía Isquémica Aguda*), mostraram algoritmo semelhante ao do TRANSFER-AMI, e seus resultados foram favoráveis ao grupo de ICP precoce.

Recentemente, o estudo STREAM (*Strategic Reperfusion Early after Myocardial Infarction*) avaliou 1.892 pacientes que se apresentaram com IAMCST < 3 horas do início dos sintomas, mas com impossibilidade de submeter-se à ICP primária dentre 60 minutos após o primeiro contato médico, sendo randomizados para fibrinólise (tenecteplase) seguida de coronariografia entre 6 e 24 horas *vs.* ICP primária, de acordo com a prática local. Em caso de falência da fibrinólise, a ICP de resgate poderia ser realizada dentre 90 minutos após a terapêutica fibrinolítica. Também, a realização de coronariografia de urgência no grupo alocado inicialmente para fibrinólise era permitida a qualquer momento em casos de instabilidade hemodinâmica ou elétrica, piora da isquemia, ou elevação do segmento ST sustentada ou progressiva no eletrocardiograma, necessitando de ICP imediata. O tempo entre o início dos sintomas e o ínicio da terapia de reperfusão foi de 100 minutos no grupo fibrinólise *vs.* 178 minutos no grupo ICP primária (p <

0,001). No grupo fibrinólise, 36% pacientes necessitaram ICP de resgate ou urgência, a qual foi realizada 2,2 horas após a terapia inicial; já o estudo angiográfico no restante dos pacientes (64%) foi realizado em torno de 17 horas após a terapia inicial. A taxas de fluxo TIMI 3 à coronariografia pré-ICP foram maiores no grupo fibrinólise (59% *vs.* 21%; p < 0,001), mas semelhantes ao final do procedimento (91% *vs.* 92%; p = 0,41). Aos 30 dias, o desfecho primário (morte, choque cardiogênico, insuficiência cardíaca ou reinfarto) foi similar nos dois grupos (12,4% *vs.* 14,3%; p = 0,21). No geral, o grupo fibrinólise teve mais AVC hemorrágico (1% *vs.* 0,2%; p = 0,04); entretanto, tal diferença desapareceu após o ajuste da dose de tenecteplase (50% da dose nominal) nos pacientes idosos (≥ 75 anos). Tais resultados sugerem que a estratégia fármaco-invasiva pode ser efetiva em pacientes apresentando-se dentro de 3 horas do início dos sintomas em serviços de saúde, sem acesso à revascularização percutânea primária em até 60 minutos.

INTERVENÇÃO PERCUTÂNEA PÓS-FIBRINÓLISE

Existem várias circunstâncias em que a ICP pode suceder a fibrinólise, a saber: ICP de resgate, por aparente falha de terapia fibrinolítica; ICP de urgência, para tratar reoclusão ou instabilidade hemodinâmica pós-fibrinólise; ICP facilitada, na qual o fibrinolítico ou o inibidor da glicoproteína IIb/IIIa é administrado antes da ICP, de forma planejada; ICP adjunta, em que a intervenção é realizada em algumas horas após fibrinólise; e ICP eletiva precoce, quando a ICP é realizada dentro de poucos dias após fibrinólise, por isquemia recorrente ou prova isquêmica positiva.

A falência primária da fibrinólise é definida como a oclusão persistente da artéria relacionada ao IAM (fluxo TIMI graus zero ou 1) no estudo angiográfico realizado após 90 minutos. Como a angioplastia não é realizada rotineiramente após terapia fibrinolítica, a falência primária é mais suspeitada pela persistência dos sintomas clínicos, pela piora de dor precordial, pela instabilidade hemodinâmica ou pelos marcadores eletrocardiográficos de isquemia persistente. As diretrizes de manejo de IAMCST da *American College of Cardiology/ American Heart Association* (ACC/AHA) estabelecem a falha da fibrinólise quando não há redução do supradesnivelamento de ST à eletrocardiografia > 50% ao final de 90 minutos, e tal procedimento tem-se mostrado benéfico no acompanhamento tardio.

Por último, a ICP também se mostrou benéfica em pacientes com contraindicação à fibrinólise apresentando-se < 12 horas do início dos sintomas.

TROMBOASPIRAÇÃO

A carga trombótica, em pacientes com quadro clínico de IAMCST submetidos à ICP primária ou de resgate, é considerada fator determinante de desfechos clínicos negativos. A embolização distal frequentemente decorre da manipulação mecânica no momento da intervenção percutânea, seja na insuflação do balão ou no implante do *stent*. Dessa forma, o uso de dispositivos de aspiração teoricamente reduziria o fenômeno de *no-reflow*, embolização de trombo e outras complicações trombóticas. Nos últimos anos, os cateteres de tromboaspiração manual se tornaram dispositivos muito comumente utilizados para trombectomia, uma vez que são fáceis de manejar, e demonstraram eficácia e segurança em estudos iniciais, com amostra relativamente reduzida de pacientes. Entretanto, o impacto clínico, ao longo dos últimos anos, mudou, considerando os resultados dos novos estudos multicêntricos em larga escala e randomizados, que não demonstraram benefício do uso rotineiro destes dispositivos durante a ICP primária.

Em relação à trombectomia mecânica, poucos estudos testaram o desempenho, a eficácia e a segurança destes dispositivos no tratamento do IAMCST. O maior deles é o estudo AIMI (*AngioJetRheolytic Thrombectomy In Patients Undergoing Primary Angioplasty for Acute Myocardial Infarction*), no qual 480 pacientes foram randomizados para ICP primária isolada ou com aspiração mecânica. Este estudo não mostrou vantagem da tromboaspiração mecânica isolada e, além disso, houve incremento das taxas de mortalidade no grupo que utilizou o sistema AngioJet˜ (Boston Scientific, Natick, Estados Unidos), seguido de ICP primária (4,6% *vs.* 0,8%; p = 0,02). Mais recentemente, esses dispositivos foram comparados com os cateteres de aspiração manual, em estudo prospectivo e randomizado com 201 pacientes com IAMCST. Após

404 | DOENÇA ARTERIAL CORONÁRIA AGUDA

3 anos de acompanhamento, não houve diferença no desfecho combinado de morte de origem cardíaca, IAM recorrente ou revascularização do vaso-alvo (RVA) (22% de tromboaspiração mecânica *vs.* 18,6% de tromboaspiração manual; p = 0,35). Em metanálise que incluiu 26 estudos randomizados controlados (n = 11.780), não houve redução significativa em termos de mortalidade (RR = 0,86; IC95% 0,73-1,02), reinfarto (RR = 0,62; IC95% 0,31-1,32) ou RVA (RR = 0,89; IC95% 0,75-1,05) com a tromboaspiração manual comparativamente à ICP primária isolada em 12 a 24 meses.

O conceito de tromboaspiração ganhou novo impulso com a publicação do estudo TAPAS (*Thrombus Aspiration during Percutaneous coronary intervention in Acute myocardial infarction Study*), de centro único, que envolveu 1.071 pacientes com IAMCST submetidos a ICP primária com ou sem cateter de aspiração manual. Houve melhora da perfusão miocárdica e da redução de mortalidade após 12 meses de acompanhamento nos pacientes submetidos à tromboaspiração manual (3,6% *vs.* 6,7%; p = 0,02). Houve ainda redução do desfecho combinado de morte e IAM não fatal após tromboaspiração manual (5,6% *vs.* 9,9%; p = 0,009). Após o estudo TAPAS, foi publicado o TASTE (*Thrombus Aspiration in ST-Elevation Myocardial Infarction in Scandinavia*), multicêntrico, randomizado e em larga escala, que envolveu 7.244 pacientes com IAMCST submetidos à ICP primária, com ou sem tromboaspiração manual. O desfecho primário foi a mortalidade por todas as causas em 30 dias e ocorreu em 2,8% dos pacientes tratados com tromboaspiração e em 3% dos pacientes do outro grupo (RR = 0,94; IC95% 0,72-1,22; p = 0,63). Além disso, as taxas de internação por IAM recorrente em 30 dias foram de 0,5% e 0,9% (RR = 0,61; IC95% 0,34-1,07; p = 0,09) e as taxas de trombose de *stent* foram de 0,2% e 0,5% (RR = 0,47; IC95% 0,20-1,02; p = 0,06) nos grupos com ou sem tromboaspiração manual, respectivamente. No acompanhamento de 12 meses, o TASTE evidenciou mortalidade de 5,3% no grupo de tromboaspiração e de 5,6% no grupo de ICP primária isolada (p = 0,57), reinternação por IAM de 2,7% nos dois grupos (p = 0,81), e trombose de *stent* de 0,7% e 0,9% (p = 0,51), respectivamente. A taxa de desfecho combinado envolvendo morte por qualquer causa, reinternação por IAM ou trombose de *stent* foi de 8% e 8,5% (RR = 0,94; IC95% 0,80-1,11; p = 0,48). Não houve diferença no tocante às taxas de AVC ou complicações neurológicas durante internação hospitalar. Uma grande crítica a esse estudo foi a baixa quantidade de eventos (abaixo do esperado), o que diminuiu o poder do estudo em detectar redução da mortalidade. Mais recentemente, o TOTAL (*Randomized Trial of Routine Aspiration ThrOmbecTomy With PCI Versus PCI ALone in Patients With STEMI Undergoing Primary PCI*) trouxe uma resposta definitiva para o papel da tromboaspiração de rotina na prática diária dos pacientes com IAMCST. Tratou-se de estudo internacional, multicêntrico, controlado, randomizado, envolvendo 10.732 pacientes, cujo desfecho primário foi composto de morte de causa cardiovascular, IAM recorrente, choque cardiogênico e classe funcional IV da *New York Heart Association* em 180 dias. O desfecho de segurança foi AVC em 30 dias. O desfecho primário no estudo TOTAL ocorreu em 6,9% dos pacientes no grupo submetido à tromboaspiração e em 7% dos pacientes do outro grupo (RR = 0,99; IC95% 0,85-1,15; p = 0,86). As taxas de óbito cardiovascular (3,5% *vs.* 3,5%; RR = 0,90; IC95% 0,73-1,12; p = 0,34) e o desfecho primário mais trombose de *stent* ou RVA (9,9% *vs.* 9,8%; RR = 1,00; IC95% 0,89-1,14; p = 0,95) foram similares. AVC em 30 dias ocorreu apenas em 33 pacientes (0,7%) no grupo submetido à tromboaspiração e em 16 pacientes (0,3%) no grupo controle (RR = 2,06; IC95% 1,13-3,75; p = 0,02). Dessa forma, a tromboaspiração de rotina após 30 dias resultou na não redução do risco de morte cardiovascular, IAM recorrente ou trombose de *stent*. Os resultados de 12 meses desse estudo foram publicados recentemente. A falta de benefício do procedimento de tromboaspiração persistiu após tal período, com o desfecho de segurança de AVC ocorrendo em 1,2% dos pacientes no grupo tromboaspiração e em 0,7% no grupo controle (RR = 1,66; IC95% 1,10-2,51; p = 0,015). Mesmo assim, a realização de tromboaspiração pode ser benéfica em casos selecionados, com elevada carga trombótica, na qual a recanalização do vaso mostra-se subótima ou falha.

REVASCULARIZAÇÃO COMPLETA *VS.* INCOMPLETA

Uma série de estudos avaliou o impacto da revascularização completa *vs.* "incompleta" (artéria culpada apenas) na vigência do IAMCST em pacientes multiarteriais submetidos à ICP primária. De maneira geral, a revascularização completa esteve associada a melhores resultados, principalmente pela menor necessidade de nova revascularização ao longo do seguimento clínico tardio. No estudo PRAMI (*Preventive Angioplasty in Acute Myocardial Infarction*), 465 pacientes foram randomizados após ICP com sucesso da lesão culpada para tratamento subsequente imediato das lesões com estenose > 50% *vs.* sem tratamento adicional. Ao final de 23 meses, a revascularização completa esteve associada a melhores resultados em termos do desfecho combinado de morte cardíaca, reinfarto ou angina refratária (desfecho primário) (HR 0,35; IC95% 0,21-0,58; p < 0,001), morte cardíaca/IAM (HR = 0,36; IC95% 0,18-0,73; p = 0,004), IAM não fatal (HR = 0,32; IC95% 0,13-0,75; p = 0,009), angina refratária (HR = 0,35; IC95% 0,18-0,69; p = 0,002) e nova revascularização (HR = 0,30; IC95% 0,17-0,56; p < 0,001), mas sem diferença significativa em termos de morte cardíaca (HR = 0,34; IC95% 0,11-1,08; p = 0,07) e morte não cardíaca (HR = 1,10; IC95% 0,38-3,18; p = 0,86). A seguir, o CvLPRIT (*Complete Versus Lesion-Only Primary PCI Trial*) avaliou o impacto da revascularização completa *vs.* da lesão culpada apenas em 296 pacientes com estenoses não culpadas > 70%. Seguindo o protocolo, o tratamento das lesões não culpadas nos pacientes randomizados para revascularização completa foi realizado no próprio procedimento índice (73%) ou em procedimento estagiado antes da alta hospitalar (27%), e a mediana de tempo de internação foi de 3 dias. Ao final de 12 meses, o desfecho combinado primário (morte por todas as causas, IAM recorrente, insuficiência cardíaca ou revascularização guiada por isquemia) foi significantemente reduzido com a revascularização completa (10% *vs.* 21,2%; HR = 0,45; IC95% 0,24-0,84; p = 0,009); entretanto, o estudo não tinha poder estatístico para mostrar diferenças significativas nos desfechos individuais. Mesmo assim, observaram-se menores taxas de morte cardíaca (1,3% *vs.* 4,8%; p = 0,11), insuficiência cardíaca (2,7% *vs.* 6,2%; p = 0,14) e nova revascularização, considerando-se tanto o primeiro evento adverso (4,7% *vs.* 8,2%; p = 0,20) como todos os eventos (5,3% *vs.* 11%; = 0,07) no grupo submetido à revascularização completa. Já no estudo DANAMI-3/PRIMULTI (*Primary PCI in Patients With ST-elevation Myocardial Infarction and Multivessel Disease: Treatment of Culprit Lesion Only or Complete Revascularization*), 627 pacientes foram randomizados para ICP da lesão culpada apenas *vs.* revascularização completa guiada por isquemia (reserva de fluxo fracionado – RFF). Pelo protocolo, todas lesões não culpadas com estenose > 50% em vasos com diâmetro ≥ 2 mm eram avaliadas por RFF, em procedimendo estagiado realizado aproximadamente 2 dias após o procedimento índice, antes da alta hospitalar, sendo a ICP indicada se RFF ≤ 0,80. Ao final de 27 meses, o desfecho primário (morte por todas as causas, IAM não fatal, ou revascularização das artérias não culpadas guiada por isquemia) foi significativamente menor no grupo submetido à revascularização completa (13% *vs.* 22%; HR = 0,56; IC95% 0,38-0,83; p = 0,004), à custa, principalmente, da redução na revascularização guiada por isquemia (5% *vs.* 17%; HR = 0,31; IC95% 0,18-0,53; p < 0,0001). Por último, o estudo Compare-Acute (*Comparison Between FFR Guided Revascularization Versus Conventional Streategy in Acute STEMI Patients With MVD*) comparou as estratégias de revascularização completa guiada for RFF no procedimento índice *vs.* revascularização da artéria culpada apenas em 885 pacientes. Ao final de 12 meses, o desfecho primário (morte por todas as causas, IAM, revascularização ou AVC) foi significativamente menor no grupo submetido à revascularização completa guiada por RFF (HR = 0,35; IC95% 0,22-0,55; p < 0,001), à custa, principalmente, das menores taxas de revascularização observadas (6,1% *vs.* 17,5%; HR = 0,32; IC95% 0,20-0,54). Metanálise incluindo sete estudos randomizados evidenciou menor taxa de eventos cardíacos adversos maiores (ECAM) (RR = 0,61; IC95% 0,45-0,81; p <0,001), com a estratégia de revascularização completa, devido à redução significativa na revascularização de urgência (RR = 0,46; IC95% 0,29-0,70; p < 0,001); entretanto, não se observou diferença significativa nos riscos de morte ou IAM (RR = 0,69; IC95% 0,42-1,12; p = 0,14), sangramento maior (RR = 0,83; IC95% 0,41-1,71; p = 0,62) e nefropatia induzida por contraste (RR = 0,94; IC95% 0,42-2,12; P = 0,82).

Tais resultados sugerem o benefício clínico tardio da revascularização completa em pacientes submetidos à ICP primária com doença multiarterial e lesões não culpadas significativas/isquêmicas, mas não existe consenso em relação ao tempo ideal para a realização da ICP dessas lesões não culpadas. Em estudo de Politi et al., 263 pacientes submetidos à ICP primária com doença multiarterial (estenose das lesões culpadas > 70%) foram randomizados para ICP da artéria culpada apenas *vs.* revascularização completa no mesmo procedimento *vs.* revascularização completa em procedimento estagiado (aproximadamente 2 meses após o procedimento índice). No seguimento clínico tardio (2,5 anos), o grupo submetido à revas-

406 | DOENÇA ARTERIAL CORONÁRIA AGUDA

cularização incompleta apresentou piores resultados, em termos de ECAM, e nova revascularização em comparação aos grupos submetidos à revascularização completa no mesmo procedimento ou em procedimento estagiado (ECAM = 50% vs. 20% vs. 23,1%; p < 0,001; nova revascularização = 33,3% vs. 12,3% vs. 9,2%; P < 0,001, respectivamente); no entanto, não se observou diferença significativa entre os grupos que realizaram revascularização completa em diferentes momentos (p = 0,82 e p = 0,47 para ECAM e nova revascularização, respectivamente).

CHOQUE CARDIOGÊNICO

A estratégia invasiva, buscando a revascularização miocárdico do vaso culpado e, pontencialmente, de vasos não culpados com doença coronária significativa, é recomendada nos casos de IAMCST evoluindo com falência cardíaca e choque cardiogênico irrespectivamente do tempo de apresentação. Vários estudos demonstraram os benefícios de tal estratégia em comparação ao tratamento conservador, com impacto significativo em termos de mortalidade. No entanto, a ICP de rotina no vaso culpado > 24 horas após o início dos sintomas não é recomendada.

TERAPÊUTICA ANTITROMBÓTICA NA SÍNDROME CORONÁRIA AGUDA

Ácido acetilsalicílico

A eficácia do AAS durante as primeiras 24 horas do IAMCST foi demonstrada inicialmente no ISIS-2 (*Second International Study Of Infarct Survival*). Nesse estudo, o uso de AAS isoladamente esteve associado à redução significante da mortalidade cardiovascular, da ordem de 23%. Já quando associado à terapia fibrinolítica (estreptoquinase), a redução foi da ordem de 42%. Segundo as diretrizes internacionais mais recentes, uma dose inicial de 160 a 325 mg de AAS deve ser prescrita para o paciente com síndrome cornária aguda (SCA), incluindo IAMCST. Como prevenção secundária, é recomendado que o AAS seja mantido indefinidamente, com dose de 75 a 162 mg por dia. O CURRENT-OASIS 7 (*Clopidogrel and Aspirin Optimal Dose Usage to Reduce Recurrent Events–Seventh Organization to Assess Strategies in Ischemic Syndromes*) avaliou o impacto de diferentes doses de AAS em pacientes com SCA. Quando comparadas doses altas de AAS (300 a 325 mg por dia) a doses menores (75 a 100 mg ao dia), não foi evidenciada diferença significante entre os dois grupos no desfecho primário de morte cardiovascular, IAM ou AVC até 30 dias de acompanhamento. No entanto, a utilização de doses altas de AAS esteve associada a aumento significante das taxas de sangramento menor.

Antagonistas dos receptores P2Y12

☑ *Clopidogrel*

Resultados de dois ensaios clínicos randomizados, o COMMIT/CCS-2 (*ClOpidogrel and Metoprolol in Myocardial Infarction Trial*) e CLARITY-TIMI 28 (*CLopidogrel as Adjunctive ReperfusIon TherapY – Thrombolysis In Myocardial Infarction Study* 28), respaldaram o uso do tienopiridínico clopidogrel no IAMCST. No estudo COMMIT/CCS-2, 45.582 pacientes foram divididos para receber clopidogrel ou não dentro das primeiras 24 horas do início dos sintomas. Nessa análise, o desfecho composto de morte, IAM ou AVC foi significativamente mais baixo no grupo que recebeu clopidogrel, quando comparado ao grupo que não recebeu clopidogrel. Já o PCI-CLARITY (*Percutaneous Coronary Intervention-Clopidogrel as Adjunctive Reperfusion Therapy*), um subestudo do CLARITY-TIMI 28, consistiu em 1.863 pacientes submetidos à ICP que receberam clopidogrel na admissão hospitalar ou após angiografia. Os resultados desse estudo demonstraram que o grupo de pacientes que tomou clopidogrel mais precocemente obteve redução significante do desfecho primário de morte cardiovascular, IAM ou AVC em contraposição àqueles com administração de clopidogrel após a angiografia (3,6% *vs.* 6,2%; OR = 0,54; IC95% 0,53-0,98), e que a administração precoce não esteve associada a incremento das taxas de sangramento menor ou maior.

Quanto à dose de ataque de clopidogrel no IAMCST, subanálise do estudo HORIZONS-AMI revelou que a dose de 600 mg, comparativamente à de 300 mg, foi fator prognóstico independente de baixas taxas de ECAM (HR = 0,72; IC95% 0,53-0,98), sem que fosse observado aumento significativo do número de sangramento maior com essa dose. No estudo CURRENT-OASIS 7, os pacientes submetidos à ICP, que receberam 600 mg de dose de ataque de clopidogrel, seguida de 150 mg por 6 dias e de 75 mg de manutenção após 7 dias, obtiveram redução significativa da taxa do desfecho primário, quando comparados àqueles que receberam 300 mg de clopidogrel como dose de ataque e 75 mg como dose de manutenção (3,9% *vs.* 4,5%; HR = 0,86; IC95% 0,74-0,99).

☑ *Prasugrel*

Foi no TRITON-TIMI 38 (*TRial to assess Improvement in Therapeutic OuOCTmes by optimizing platelet inhibitioN with prasugrel–Thrombolysis In Myocardial Infarction* 38) que um novo tienopiridínico, o prasugrel, demonstrou sua eficácia no IAMCST. Cerca de 3.534 pacientes com IAMCST foram randomizados para receber clopidogrel ou prasugrel, que foi prescrito com dose de ataque de 60 mg e manutenção de 10 mg por dia, enquanto clopidogrel foi administrado com dose de ataque de 300 mg e 75 mg por dia de manutenção. No acompanhamento médio de 15 meses, o desfecho composto de morte cardiovascular, IAM não fatal e AVC foi significativamente menor com o prasugrel se comparado ao clopidogrel (10% *vs.* 12,4%; HR = 0,79; IC95% 0,65-0,97). A taxa de trombose de *stent* definitiva ou provável (pelos critérios do ARC) também foi reduzida com prasugrel (1,6% *vs.* 2,8%). Digno de nota é o fato de que a dose de ataque de clopidogrel utilizada nesse estudo foi de 300 mg e não 600 mg, o que pode ter impactado, de maneira negativa, no braço do estudo tratado com clopidogrel. Com relação ao sangramento, os seguintes fatores prognósticos foram identificados na população geral do estudo: idade > 75 anos, peso < 60 kg, e AVC prévio. Os pacientes com estas características não devem receber esse fármaco, mesmo na vigência de IAMCST.

☑ *Ticagrelor*

Esse é um novo fármaco antagonista reversível do receptor não tienopiridínico P2Y12, o qual não necessita de processo de conversão metabólica para um componente ativo. Foi no estudo PLATO que o ticagrelor foi testado, comparativamente ao clopidogrel, na prevenção de eventos cardiovasculares em 18.624 pacientes com SCA, incluindo 7.544 pacientes (35%) com IAMCST. A dose de ataque de ticagrelor foi de 180 mg, seguida de 90 mg duas vezes por dia; já a dose de ataque de clopidogrel foi de 300 mg ou 600 mg, seguida de 75 mg por dia. De maneira geral, os resultados favoreceram o ticagrelor, que esteve associado a reduções significativas da ocorrência de mortalidade total e trombose de *stent*, mesmo que as taxas de AVC e de hemorragia intracraniana tenham sido um pouco elevadas em comparação ao clopidogrel. Digno de nota é o fato de que a análise pré-especificada evidenciou interação entre o efeito do tratamento e a região geográfica, com resultado aparentemente menos expressivo na América do Norte, comparativamente às outras regiões.

DURAÇÃO DA TERAPÊUTICA ANTIPLAQUETÁRIA DUPLA

A duração ideal da terapêutica antiplaquetária dupla (TAD) com AAS e tienopiridínico após ICP no IAM permanece controversa. Estudos como CREDO (*Clopidogrel for the Reduction of Events During Observation*), CURE (*Clopidogrel in Unstable angina to prevent Recurrent Events*) e PCI-CURE (*Percutaneous Coronary Intervention-Clopidogrel in Unstable angina to prevent Recurrent Events*), subestudo do estudo CURE, que envolveram basicamente pacientes com síndrome coronária aguda com supradesnivelamento do segmento ST (SCASSST), sugeriram benefícios da terapia prolongada até 9 ou 12 meses. No entanto, tal

ANTITROMBÍNICOS

A HNF é administrada rotineiramente durante ICP primária. O tempo de coagulação ativada (TCA) durante ICP usualmente deve ser > 350 segundos. Com o uso concomitante de inibidor da glicoproteína IIb/IIIa, o regime de heparina deve ser menos agressivo e o TCA-alvo deve estar entre 200 e 250 segundos. A HNF pós-procedimento de ICP não é recomendada de rotina, pois não há evidências de que previna eventos recorrentes, além de estar relacionada a complicações vasculares. Até o momento, não existem evidências científicas que corroborem o uso de rotina da heparina de baixo peso molecular durante ICP primária. Quanto aos inibidores diretos da trombina (bivalirudina), foi demonstrada superioridade em relação à HNF em conjunto com inibidor da glicoproteína IIb/IIIa de rotina no estudo HORIZONS-AMI, com diminuição significativa do sangramento maior e da mortalidade associada.

BIBLIOGRAFIA

Ali A, Cox D, Dib N, et al.; AIMI Investigators. Rheolytic thrombectomy with percutaneous coronary intervention for infarct size reduction in acute myocardial infarction: 30-day results from a multicenter randomized study. J Am Coll Cardiol. 2006;48(2):244-52.

American College of Emergency P, Society for Cardiovascular A, Interventions, O'Gara PT, et al. 2013 ACCF/AHA guideline for the management of ST-elevation myocardial infarction: a report of the American College of Cardiology Foundation/American Heart Association Task Force on Practice Guidelines. J Am Coll Cardiol. 2013;61(4):e78-140.

Andersen HR, Nielsen TT, Rasmussen K, et al.; DANAMI-2 Investigators. A comparison of coronary angioplasty with fibrinolytic therapy in acute myocardial infarction. N Engl J Med. 2003;349(8):733-42.

Antithrombotic Trialists C. Collaborative meta-analysis of randomised trials of antiplatelet therapy for prevention of death, myocardial infarction, and stroke in high risk patients. BMJ. 2002;324(7329):71-86. Erratum in: BMJ 2002;324(7330):141.

Armstrong PW, Gershlick AH, Goldstein P, et al.; Team SI. Fibrinolysis or primary PCI in ST-segment elevation myocardial infarction. N Engl J Med. 2013;368:1379-87.

Assessment of the Safety and Efficacy of a New Treatment Strategy with Percutaneous Coronary Intervention (ASSENT-4 PCI) investigators. Primary versus tenecteplase-facilitated percutaneous coronary intervention in patients with ST-segment elevation acute myocardial infarction (ASSENT-4 PCI): randomised trial. Lancet. 2006;367(9510):569-78.

Bohmer E, Hoffmann P, Abdelnoor M, et al. Efficacy and safety of immediate angioplasty versus ischemia-guided management after thrombolysis in acute myocardial infarction in areas with very long transfer distances results of the NORDISTEMI (NORwegian study on DIstrict treatment of ST-elevation myocardial infarction). J Am Coll Cardiol. 2010;55(2):102-10.

Brodie BR, Gersh BJ, Stuckey T, et al. When is door-to-balloon time critical? Analysis from the HORIZONS-AMI (Harmonizing Outcomes with Revascularization and Stents in Acute Myocardial Infarction) and CADILLAC (Controlled Abciximab and Device Investigation to Lower Late Angioplasty Complications) trials. J Am Coll Cardiol. 2010;56(5):407-13. Erratum in: J Am Coll Cardiol. 2010;56(14):1168.

Cantor WJ, Fitchett D, Borgundvaag B, et al.; TRANSFER-AMI Trial Investigators. Routine early angioplasty after fibrinolysis for acute myocardial infarction. N Engl J Med. 2009;360(26):2705-18.

Chandrasekhar J, Marley P, Allada C, et al. Symptom-to-Balloon Time is a Strong Predictor of Adverse Events Following Primary Percutaneous Coronary Intervention: Results From the Australian Capital Territory PCI Registry. Heart, Lung & Circulation. 2016.

Chen ZM, Jiang LX, Chen YP, et al.; COMMIT (ClOpidogrel and Metoprolol in Myocardial Infarction Trial) collaborative. Addition of clopidogrel to aspirin in 45,852 patients with acute myocardial infarction: randomised placebo-controlled trial. Lancet. 2005;366(9497):1607-21.

Collet JP, Montalescot G, Le May M, et al. Percutaneous coronary intervention after fibrinolysis: a multiple meta-analyses approach according to the type of strategy. J Am Coll Cardiol. 2006;48(7):1326-35.

Dangas G, Mehran R, Guagliumi G, et al.; HORIZONS-AMI Trial Investigators. Role of clopidogrel loading dose in patients with ST-segment elevation myocardial infarction undergoing primary angioplasty: results from the HORIZONS-AMI (harmonizing outcomes with revascularization and stents in acute myocardial infarction) trial. J Am Coll Cardiol. 2009;54(15):1438-46.

De Luca G, Dudek D, Sardella G, et al. Adjunctive manual thrombectomy improves myocardial perfusion and mortality in patients undergoing primary percutaneous coronary intervention for ST-elevation myocardial infarction: a meta-analysis of randomized trials. Eur Heart J. 2008;29(24):3002-10.

De Luca G, Stone GW, Suryapranata H, et al. Efficacy and safety of drug-eluting stents in ST-segment elevation myocardial infarction: a meta-analysis of randomized trials. Int J Cardiol. 2009;133(2):213-22.

De Luca G, Suryapranata H, Stone GW, et al. Coronary stenting versus balloon angioplasty for acute myocardial infarction: a meta-regression analysis of randomized trials. Int J Cardiol. 2008;126(1):37-44.

Deng SB, Wang J, Xiao J, et al. Adjunctive manual thrombus aspiration during ST-segment elevation myocardial infarction: a meta-analysis of randomized controlled trials. PLoS One. 2014;9(11):e113481.

Elgendy IY, Wen X, Mahmoud A, et al. Complete Versus Culprit-Only Revascularization for Patients With Multi-Vessel Disease Undergoing Primary Percutaneous Coronary Intervention: An Updated Meta-Analysis of Randomized Trials. Catheter Cardiovasc Interv. 2016;88(4):501-5.

Ellis SG, Tendera M, de Belder MA, et al.; FINESSE Investigators. Facilitated PCI in patients with ST-elevation myocardial infarction. N Engl J Med. 2008;358(21):2205-17.

Engstrom T, Kelbaek H, Helqvist S, et al.; DANAMI-3—PRIMULTI Investigators. Complete revascularisation versus treatment of the culprit lesion only in patients with ST-segment elevation myocardial infarction and multivessel disease (DANAMI-3-PRIMULTI): an open-label, randomised controlled trial. Lancet. 2015;386(9994):665-71.

Fernandez-Aviles F, Alonso JJ, Castro-Beiras A, et al.; GRACIA (Grupo de Análisis de la Cardiopatía Isquémica Aguda) Group. Routine invasive strategy within 24 hours of thrombolysis versus ischaemia-guided conservative approach for acute myocardial infarction with ST-segment elevation (GRACIA-1): a randomised controlled trial. Lancet. 2004;364(9439):1045-53.

Fernandez-Rodriguez D, Alvarez-Contreras L, Martin-Yuste V, et al. Does manual thrombus aspiration help optimize stent implantation in ST-segment elevation myocardial infarction? World J Cardiol. 2014;6:1030-7.

Frobert O, Lagerqvist B, Olivecrona GK, et al.; TASTE Trial. Thrombus aspiration during ST-segment elevation myocardial infarction. N Engl J Med. 2013;369(17):1587-97. Erratum in: N Engl J Med. 2014;371(8):786.

Gershlick AH, Khan JN, Kelly DJ, et al. Randomized trial of complete versus lesion-only revascularization in patients undergoing primary percutaneous coronary intervention for STEMI and multivessel disease: the CvLPRIT trial. J Am Coll Cardiol. 2015;65(10):963-72.

Gierlotka M, Gasior M, Wilczek K, et al. Reperfusion by primary percutaneous coronary intervention in patients with ST-segment elevation myocardial infarction within 12 to 24 hours of the onset of symptoms (from a prospective national observational study [PL-ACS]). AM J Cardiol. 2011;107(4):501-8.

Grines CL, Cox DA, Stone GW, et al. Coronary angioplasty with or without stent implantation for acute myocardial infarction. Stent Primary Angioplasty in Myocardial Infarction Study Group. N Engl J Med. 1999;341(26):1949-56.

Grzybowski M, Clements EA, Parsons L, et al. Mortality benefit of immediate revascularization of acute ST-segment elevation myocardial infarction in patients with contraindications to thrombolytic therapy: a propensity analysis. JAMA. 2003;290(14):1891-8.

Henriques JP, Zijlstra F, Ottervanger JP, et al. Incidence and clinical significance of distal embolization during primary angioplasty for acute myocardial infarction. Eur Heart J. 2002;23(14):1112-7.

Hochman JS, Lamas GA, Buller CE, et al.; Occluded Artery Trial I. Coronary intervention for persistent occlusion after myocardial infarction. N Engl J Med. 2006;355:2395-407.

Hochman JS, Sleeper LA, Webb JG, et al.; SHOCK Investigators. Early revascularization and long-term survival in cardiogenic shock complicating acute myocardial infarction. JAMA. 2006;295(21):2511-5.

Hochman JS, Sleeper LA, Webb JG, et al. Early revascularization in acute myocardial infarction complicated by cardiogenic shock. SHOCK Investigators. Should We Emergently Revascularize Occluded Coronaries for Cardiogenic Shock. N Engl J Med. 1999;341(9):625-34.

Ioannidis JP and Katritsis DG. Percutaneous coronary intervention for late reperfusion after myocardial infarction in stable patients. Am Heart J. 2007;154(6):1065-71.

Jolly SS, Cairns JA, Yusuf S, et al. Randomized trial of primary PCI with or without routine manual thrombectomy. N Engl J Med. 2015;372(15):1389-98.

Jolly SS, Cairns JA, Yusuf S, et al.; TOTAL Investigators. Outcomes after thrombus aspiration for ST elevation myocardial infarction: 1-year follow-up of the prospective randomised TOTAL trial. Lancet. 2016;387(10014):127-35.

Juarez-Herrera U, Jerjes-Sanchez C, RENASICA II Investigators. Risk factors, therapeutic approaches, and in-hospital outcomes in Mexicans with ST-elevation acute myocardial infarction: the RENASICA II multicenter registry. Clin Cardiol. 2013;36(5):241-8

Kastrati A, Mehilli J, Schlotterbeck K, et al.; Bavarian Reperfusion Alternatives Evaluation (BRAVE) Study Investigators. Early administration of reteplase plus abciximab vs abciximab alone in patients with acute myocardial infarction referred for percutaneous coronary intervention: a randomized controlled trial. JAMA. 2004;291(8):947-54.

Keeley EC, Boura JA, Grines CL. Primary angioplasty versus intravenous thrombolytic therapy for acute myocardial infarction: a quantitative review of 23 randomised trials. Lancet. 2003;361(9351):13-20.

Kocka V, Tousek P. Manual aspiration thrombectomy devices use in coronary interventions in 2016. Expert Rev Med Devices. 2016;13:243-51.

Lagerqvist B, Fröbert O, Olivecrona GK, et al. Outcomes 1 year after thrombus aspiration for myocardial infarction. N Engl J Med. 2014;371(12):1111-20.

Levine GN, Bates ER, Blankenship JC, et al. 2011 ACCF/AHA/SCAI Guideline for Percutaneous Coronary Intervention: a report of the American College of Cardiology Foundation/American Heart Association Task Force on Practice Guidelines and the Society for Cardiovascular Angiography and Interventions. Circulation. 2011 ;124(23):e574-651. Erratum in: Circulation. 2012;125(8):e412. Dosage error in article text.

McDermott K, Maynard C, Trivedi R, et al. Factors associated with presenting >12 hours after symptom onset of acute myocardial infarction among Veteran men. BMC Cardiovasc Disord. 2012;12:82.

McNamara RL, Wang Y, Herrin J, et al.; NRMI Investigators. Effect of door-to-balloon time on mortality in patients with ST-segment elevation myocardial infarction. J Am Coll Cardiol. 2006;47(11):2180-6.

Mehta SR, Tanguay JF, Eikelboom JW, et al.; CURRENT-OASIS 7 trial investigators. Double-dose versus standard-dose clopidogrel and high-dose versus low-dose aspirin in individuals undergoing percutaneous coronary intervention for acute coronary syndromes (CURRENT-OASIS 7): a randomised factorial trial. Lancet. 2010;376(9748):1233-43.

Mehta SR, Yusuf S, Peters RJ, et al.; Clopidogrel in Unstable angina to prevent Recurrent Events trial (CURE) Investigators. Effects of pretreatment with clopidogrel and aspirin followed by long-term therapy in patients undergoing percutaneous coronary intervention: the PCI-CURE study. Lancet. 2001;358(9281):527-33.

Menon V, Pearte CA, Buller CE, et al. Lack of benefit from percutaneous intervention of persistently occluded infarct arteries after the acute phase of myocardial infarction is time independent: insights from Occluded Artery Trial. Eur Heart J. 2009;30(2):183-91.

Palmerini T, Biondi-Zoccai G, Della Riva D, et al. Clinical outcomes with drug-eluting and bare-metal stents in patients with ST-segment elevation myocardial infarction: evidence from a comprehensive network meta-analysis. J Am Coll Cardiol. 2013;62(6):496-504.

Politi L, Sgura F, Rossi R, et al. A randomised trial of target-vessel versus multi-vessel revascularisation in ST-elevation myocardial infarction: major adverse cardiac events during long-term follow-up. Heart. 2010;96(9):662-7. Erratum in: Heart. 2014;100(4):350.

Ribeiro S, Gaspar A, Rocha S, et al. Predictors of pre-hospital delay in patients with ST-segment elevation myocardial infarction. Revista Portuguesa de Cardiologia. 2010;29:1521-32.

Rochon B, Chami Y, Sachdeva R, et al. Manual aspiration thrombectomy in acute ST elevation myocardial infarction: New gold standard. World J Cardiol. 2011;3(2):43-7.

Sabatine MS, Cannon CP, Gibson CM, et al.; Clopidogrel as Adjunctive Reperfusion Therapy (CLARI-TY)-Thrombolysis in Myocardial Infarction (TIMI) 28 Investigators. Effect of clopidogrel pretreatment before percutaneous coronary intervention in patients with ST-elevation myocardial infarction treated with fibrinolytics: the PCI-CLARITY study. JAMA. 2005;294(10):1224-32.

Sardella G, Mancone M, Bucciarelli-Ducci C, et al. Thrombus aspiration during primary percutaneous coronary intervention improves myocardial reperfusion and reduces infarct size: the EXPIRA (thrombectomy with export catheter in infarct-related artery during primary percutaneous coronary intervention) prospective, randomized trial. J Am Coll Cardiol. 2009;53(4):309-15.

Sardella G, Mancone M, Canali E, Di Roma A, Benedetti G, Stio R, Badagliacca R, Lucisano L, Agati L and Fedele F. Impact of thrombectomy with EXPort Catheter in Infarct-Related Artery during Primary Percutaneous Coronary Intervention (EXPIRA Trial) on cardiac death. The Am J Cardiol. 2010;106(5):624-9.

Schomig A, Mehilli J, Antoniucci D, et al.; Beyond 12 hours Reperfusion AlternatiVe Evaluation (BRAVE-2) Trial Investigators. Mechanical reperfusion in patients with acute myocardial infarction presenting more than 12 hours from symptom onset: a randomized controlled trial. JAMA. 2005;293(23):2865-72.

Shehata M. Angiographic and Clinical Impact of Successful Manual Thrombus Aspiration in Diabetic Patients Undergoing Primary PCI. Int J Vasc Med. 2014;2014:263926.

Smits PC, Abdel-Wahab M, Neumann FJ, et al.; and Compare-Acute I. Fractional Flow Reserve-Guided Multivessel Angioplasty in Myocardial Infarction. N Engl J Med. 2017;376(13):1234-44.

Steinhubl SR, Berger PB, Mann JT 3rd, et al.; CREDO Investigators. Clopidogrel for the Reduction of Events During Observation. Early and sustained dual oral antiplatelet therapy following percutaneous coronary intervention: a randomized controlled trial. JAMA. 2002;288(19):2411-20. Erratum in: JAMA. 2003;289(8):987

Stone GW, Lansky AJ, Pocock SJ, et al. HORIZONS-AMI Trial Investigators. Paclitaxel-eluting stents versus bare-metal stents in acute myocardial infarction. N Engl J Med. 2009;360(19):1946-59.

Stone GW, Parise H, Witzenbichler B, et al. Selection criteria for drug-eluting versus bare-metal stents and the impact of routine angiographic follow-up: 2-year insights from the HORIZONS-AMI (Harmonizing Outcomes With Revascularization and Stents in Acute Myocardial Infarction) trial. J Am Coll Cardiol. 2010;56(19):1597-604.

Stone GW, Witzenbichler B, Guagliumi G, et al. HORIZONS-AMI Trial Investigators. Bivalirudin during primary PCI in acute myocardial infarction. N Engl J Med. 2008;358(21):2218-30.

Svilaas T, Vlaar PJ, van der Horst IC, et al. Thrombus aspiration during primary percutaneous coronary intervention. N Engl J Med. 2008;358(9628):557-67.

Terkelsen CJ, Sørensen JT, Maeng M, et al. System delay and mortality among patients with STEMI treated with primary percutaneous coronary intervention. JAMA. 2010;304(7):763-71.

Thune JJ, Hoefsten DE, Lindholm MG, Mortensen LS, Andersen HR, Nielsen TT, Kober L, Kelbaek H; Danish Multicenter Randomized Study on Fibrinolytic Therapy Versus Acute Coronary Angioplasty in Acute Myocardial Infarction I. Simple risk stratification at admission to identify patients with reduced mortality from primary angioplasty. Circulation. 2005;112:2017-21.

Valente S, Lazzeri C, Mattesini A, et al. Thrombus aspiration in elderly STEMI patients: a single center experience. Int J Cardiol. 2013;168(3):3097-9.

Van't Hof AW, Liem A, Suryapranata H, et al. Angiographic assessment of myocardial reperfusion in patients treated with primary angioplasty for acute myocardial infarction: myocardial blush grade. Zwolle Myocardial Infarction Study Group. Circulation. 1998;97(23):2302-6.

Van't Hof AW, Liem A, Suryapranata H, et al. Clinical presentation and outcome of patients with early, intermediate and late reperfusion therapy by primary coronary angioplasty for acute myocardial infarction. Eur Heart J. 1998;19:118-23.

Vink MA, Patterson MS, van Etten J, et al. A randomized comparison of manual versus mechanical thrombus removal in primary percutaneous coronary intervention in the treatment of ST-segment elevation myocardial infarction (TREAT-MI). Catheter Cardiovasc Interv. 2011;78(1):14-9.

412 | DOENÇA ARTERIAL CORONÁRIA AGUDA

Vlaar PJ, Svilaas T, van der Horst IC, et al. Cardiac death and reinfarction after 1 year in the Thrombus Aspiration during Percutaneous coronary intervention in Acute myocardial infarction Study (TAPAS): a 1-year follow-up study. Lancet. 2008;371(9628):1915-20.

Wald DS, Morris JK, Wald NJ, et al.; PRAMI Investigators. Randomized trial of preventive angioplasty in myocardial infarction. N Engl J Med. 2013;369(12):1115-23.

Wallentin L, Becker RC, Budaj A, et al.; PLATO Investigators, Freij A, Thorsén M. Ticagrelor versus clopidogrel in patients with acute coronary syndromes. N Engl J Med. 2009;361(11):1045-57.

Weaver WD, Simes RJ, Betriu A, et al. Comparison of primary coronary angioplasty and intravenous thrombolytic therapy for acute myocardial infarction: a quantitative review. JAMA. 1997;278(23):2093-8. Erratum in: JAMA 1998;279(23):1876.

Widimsky P, Budesinsky T, Vorac D, et al.; Investigators PSG. Long distance transport for primary angioplasty vs immediate thrombolysis in acute myocardial infarction. Final results of the randomized national multi-centre trial--PRAGUE-2. Eur Heart J. 2003;24:94-104.

Widimsky P, Groch L, Zelizko M, et al. Multicentre randomized trial comparing transport to primary angioplasty vs immediate thrombolysis vs combined strategy for patients with acute myocardial infarction presenting to a community hospital without a catheterization laboratory. The PRAGUE study. Eur Heart J. 2000;21:823-31.

Wijeysundera HC, Vijayaraghavan R, Nallamothu BK, et al. Rescue angioplasty or repeat fibrinolysis after failed fibrinolytic therapy for ST-segment myocardial infarction: a meta-analysis of randomized trials. J Am Coll Cardiol. 2007;49(4):422-30.

Windecker S, Kolh P, Alfonso F, et al. [2014 ESC/EACTS Guidelines on myocardial revascularization]. Kardiol Pol. 2014;72:1253-379.

Wiviott SD, Braunwald E, McCabe CH, et al.; TRITON-TIMI 38 Investigators. Prasugrel versus clopidogrel in patients with acute coronary syndromes. N Engl J Med. 2007 Nov 15;357(20):2001-15.

Yusuf S, Zhao F, Mehta SR, et al.; Clopidogrel in Unstable Angina to Prevent Recurrent Events Trial Investigators. Effects of clopidogrel in addition to aspirin in patients with acute coronary syndromes without ST-segment elevation. N Engl J Med. 2001;345(7):494-502. Erratum in: N Engl J Med 2001;345(20):1506. N Engl J Med 2001;345(23):1716.

Zahn R, Schuster S, Schiele R, et al. Comparison of primary angioplasty with conservative therapy in patients with acute myocardial infarction and contraindications for thrombolytic therapy. Maximal Individual Therapy in Acute Myocardial Infarction (MITRA) Study Group. Catheter Cardiovasc Interv. 1999;46(2):127-33.

41

Medicação antitrombótica e adjuvante na síndrome coronária aguda com supradesnivelamento do segmento ST

Carlos Gun
Maria Teresa Cabrera Castillo
Rui Fernando Ramos

Palavras-chave: Síndrome coronária aguda com supra/tratamento; Síndrome coronária aguda/terapia medicamentosa adjuvante.

INTRODUÇÃO

A síndrome coronária aguda (SCA) é uma doença muitas vezes de alto risco, com quadro clínico muito heterogêneo que corresponde à angina instável e à infarto agudo do miocárdio (IAM) sem supradesnivelamento do segmento ST (IAMST) ou com supradesnivelamento do segmento ST (IAMCST). Devido ao seu quadro clínico variável, é muito importante que se avalie e estratifique adequadamente seu risco para eventos adversos, para que seja adequadamente tratada. Neste capítulo, será abordado o tratamento adjuvante na SCA com supradesnivelamento do segmento ST.

OXIGENOTERAPIA

A oxigenoterapia, na SCA, estaria indicada porque a isquemia miocárdica prolongada pode levar ao aparecimento de hipoxemia, a alterações da relação ventilação-perfusão, devido ao aumento da pressão diastólica final do ventrículo esquerdo, e à formação de edema intersticial e/ou alvéolo pulmonar.

Tem sido utilizada em todos os pacientes admitidos com SCA, mas, recentemente, reavaliando-se os estudos, notou-se que os dados são conflitantes e que seu uso pode ser até deletério. Por isto, preconiza-se o uso da oxigenoterapia atualmente somente em pacientes hipoxêmicos (saturação de oxigênio < 90%).

Em casos de hipoxemia grave, deve-se monitorar saturação sanguínea de oxigênio pela oximetria de pulso ou pela determinação da gasometria arterial, administrando-se oxigênio, conforme estes resultados. Estudo randomizado está sendo realizado para avaliar o papel da oxigenoterapia em presença de SCA.

414 | DOENÇA ARTERIAL CORONÁRIA AGUDA

ANALGESIA E SEDAÇÃO

O paciente com SCA geralmente apresenta quadro hiperadrenérgico secundário à presença de dor e ansiedade. Esta descarga adrenérgica aumenta a necessidade de oxigênio pelo miocárdio e o risco de taquiarritmias ventriculares.

A utilização de analgésicos potentes, principalmente em presença da dor isquêmica que não cede imediatamente à utilização de medicamentos anti-isquêmicos, é indicada. O sulfato de morfina é considerado o medicamento de eleição nesta situação, sendo utilizado por via endovenosa (EV) na dose inicial de 2 a 4 mg, diluída, podendo ser repetida em intervalos de 15 minutos, com dose máxima de 25 a 30 mg, monitorando a possível ocorrência de efeitos colaterais, como náuseas, vômitos, hipotensão, bradicardia e depressão respiratória. Hipotensão e bradicardia geralmente respondem à atropina (0,5 a 1,5 mg EV) e à depressão respiratória ao uso de naloxane (0,1 a 0,2 mg EV a cada 15 minutos).

Na presença de IAM de parede inferior, deve-se ter cautela com o uso de morfina e seus derivados, pelo grande potencial de ocasionar hipotensão arterial grave e refratária.

Evidências recentes sugerem possível interação entre o uso da morfina e a diminuição da atividade antiplaquetária dos inibidores do receptor P2Y12, reduzindo a atividade deles, embora não se tenha comprovado aumento de eventos cardiovasculares maiores nestes casos.

Estudos epidemiológicos e análise retrospectiva de estudos clínicos randomizados demonstraram que usuários de anti-iflamatórios não esteroides, que são inibidores seletivos da ciclo-oxigenase (COX-2), aumentam o risco de morte, reinfarto, ruptura cardíaca, hipertensão arterial sistêmica, insuficiência renal e insuficiência cardíaca. Portanto, estes fármacos são contraindicados em portadores de evento coronariano agudo.

O emprego rotineiro de ansiolíticos é muitas vezes dispensável e deve ser reservado para situações especiais. Dados da literatura demonstram que, com a administração de diazepam em pacientes com IAMCST e ansiedade, a frequência cardíaca ou dor torácica não diferiram quando comparados ao uso de placebo. Desta forma, o uso rotineiro de ansiolíticos não é recomendado.

NITRATOS

Seus benefícios terapêuticos estão relacionados com os efeitos na circulação periférica e coronária. O efeito venodilatador, diminuindo o retorno venoso ao coração e o volume diastólico final do ventrículo esquerdo, reduz o consumo de oxigênio pelo miocárdio. Além da vasodilatação das artérias coronárias, normais e ateroscleróticas, os nitratos promovem aumento da circulação colateral coronária, inibição da agregação plaquetária e aumento do fluxo preferencial para o subendocárdio – região com maior sofrimento nos processos isquêmicos agudos.

O tratamento é iniciado na sala de emergência, com a administração do nitrato sublingual, no máximo três doses em intervalos de 5 minutos. Caso não haja alívio rápido da dor, a administração EV da nitroglicerina deve ser iniciada, na dose de 5 a 10 mcg/minuto, titulada para 10 mcg/minuto a cada 5 a 10 minutos, até o alívio dos sintomas ou queda de 10 mmHg dos níveis pressóricos sistólico ou surgimento de efeitos colaterais (cefaleia e/ou principalmente hipotensão arterial importante).

O tratamento EV deve ser mantido por 24 a 48 horas após o último episódio de dor e sua suspensão deve ser gradual.

Os nitratos estão contraindicados na presença de hipotensão arterial importante (pressão arterial sistólica – PAS < 100 mmHg) ou uso de medicamentos para disfunção erétil nas últimas 24 a 48 horas, em pacientes com frequência cardíaca acima de 100 bpm ou abaixo de 50 bpm, e em presença de suspeita de infarto de ventrículo direito. Seu benefício é principalmente como antianginoso

AGENTES ANTIPLAQUETÁRIOS

A agregação plaquetária tem efeito preponderante no desencadeamento e na manutenção da SCA. Assim, o uso de antiplaquetários tem benefício comprovado no tratamento desses pacientes e sua utilização é indicada por sua eficácia comprovada e sua relação de custo-efetividade.

Atualmente, utiliza-se terapia antiplaquetária dupla em todos os portadores de SCA.

Ácido acetilsalicílico

O ácido acetilsalicílico (AAS) é, sem dúvida, o antiplaquetário oral mais estudado. Age na cadeia do ácido araquidônico, bloqueando a COX e a produção de tromboxana A2 pelas plaquetas, que é um potente pró-agregante plaquetário e vasoconstritor.

No IAMCST, seus benefícios são diminuição de reinfarto e de morte. Existem poucas contraindicações ao uso de AAS, destacando-se as seguintes: hipersensibilidade conhecida, úlcera péptica ativa, discrasia sanguínea ou hepatopatia grave.

O AAS é indicado em todos os pacientes com SCA, o mais rápido possível após o diagnóstico, na dose inicial de 150 a 300 mg.

Deve ser utilizado em todos os pacientes com IAMCST independentemente da estratégia de reperfusão coronária utilizada. A terapia deve ser mantida indefinidamente, na dose diária de 81 a 100 mg ao dia.

Recomendação classe IA: uso de AAS 150 a 300 mg na dose de ataque na admissão e, após, na dose de manutenção de 81 a 100 mg ao dia em todos pacientes, independentemente da estratégia de tratamento e por tempo indeterminado.

Derivados tienopiridínicos

São fármacos antagonistas da ativação plaquetária mediada pela adenosina difosfato (ADP), que agem bloqueando o receptor P2Y12 plaquetário. Além disso, reduzem o nível de fibrinogênio circulante e bloqueiam parcialmente os receptores da glicoproteína IIb/IIIa, dificultando sua ligação ao fibrinogênio e ao fator de von Willebrand. A indicação inicial deste fármaco foi como substituto do AAS, em casos de intolerâncias ou alergia. A ticlopidina foi o primeiro tienopiridínico utilizado no tratamento da SCA e associado ao AAS na intervenção coronária percutânea (ICP). Entretanto, é muito pouco prescrito atualmente, devido ao longo tempo entre o início de ação e seu efeito pleno, além da maior incidência de efeitos colaterais. Atualmente, os tienopiridínicos mais utilizados são o clopidogrel, o prasugrel e o ticagrelor.

☑ *Clopidogrel*

O uso dos inibidores do receptor P2Y12 em associação ao AAS está consagrado como terapia eficaz tanto na SCA sem supradesnivelamento do segmento ST (SCASST) como no IAMCST. Sua eficácia na SCASST foi comprovada no estudo CURE, que comparou o uso isolado do AAS *vs.* a associação AAS e clopidogrel. O braço clopidogrel diminuiu a incidência de desfechos na SCASST, principalmente devido a diminuição da incidência de IAM. Dois estudos randomizados compararam o uso do clopidogrel associado à AAS *vs.* AAS isolado em pacientes com IAMCST. O estudo CLARITY randomizou pacientes com idade ≤ 75 anos e todos receberam terapia fibrinolítica. O grupo clopidogrel mostrou redução significativa de 36% do desfecho combinado de oclusão da artéria relacionada ao infarto no dia do estudo hemodinâmico, morte por qualquer causa e infarto recorrente, com baixa taxa de sangramentos em ambos os grupos. O resultado positivo deveu-se à presença de maior número de artérias pérvias no dia do estudo hemodinâmico. O estudo COMMIT/CCS-2 (*The Clopidogrel and Metoprolol in Myocardial Infarction Trial/Second Chinese Cardiac Study*) avaliou o papel da associação AAS e clopidogrel *vs.* AAS isolado no IAMCST, mostrando diminuição significativa de mortalidade em 30 dias de 7% no grupo que utilizou a associação dos medicamentos. Neste estudo, 50% dos pacientes receberam terapia fibrinolítica, e apenas 5% foram submetidos à ICP. O tempo de tratamento foi de 28 dias. No estudo CURRENT-OASIS 7, pacientes com SCA e programação de ICP, dos quais 29% eram portadores de IAMCST, tiveram a dose alta de clopidogrel (dose de ataque de 600 mg, seguida de 150 mg ao dia, por 7 dias, e manutenção com 75 mg ao dia) comparada à dose padrão (300 mg na dose de ataque e 75 mg ao dia). Este estudo mostrou redução significativa do desfecho primário em pacientes submetidos à ICP por redução de infarto não fatal e trombose de *stent*, porém à custa de aumento do sangramento maior não fatal.

416 | DOENÇA ARTERIAL CORONÁRIA AGUDA

A dupla antiagregação plaquetária com clopidogrel deve ser iniciada de forma precoce, pois o uso da dose de ataque 6 horas ou mais, antes da ICP, reduz a mortalidade hospitalar destes pacientes.

Em pacientes com indicação de ICP primária ou de urgência, a dose de ataque deve ser de 600 mg e, após, de 75 mg.

Em pacientes com IAMCST que receberam terapia fibrinolítica, a dose de ataque não deve ser utilizada em pacientes com idade ≥ 75 anos, devido ao risco de sangramento.

O tempo de uso do medicamento deve ser de 12 meses, independente do tratamento recebido (clínico, percutâneo ou cirúrgico) após episódio de SCA, especialmente preconizada em pacientes submetidos à ICP com implante de *stents* farmacológicos.

Quando ocorrer indicação de cirurgia de revascularização miocárdica (CRM) ou cirurgia não cardíaca em pacientes em uso do clopidogrel, o fármaco deve ser suspenso pelo menos 5 dias antes do procedimento, devido ao risco de sangramento grave perioperatório. Em condições de emergência, deve-se recorrer à transfusão de plaquetas.

Vale salientar que não há demonstração de que o uso da terapia antiplaquetária guiada por métodos de agregabilidade plaquetária seja superior que a terapia antiplaquetária sem monitoração. Portanto, esta estratégia não deve ser utilizada de rotina.

☑ *Prasugrel*

O prasugrel, um tienopiridínico de terceira geração, que é hidrolisado no trato gastrintestinal, apresenta mais rápido início de ação e maior potência na inibição plaquetária quando comparado ao clopidogrel. Atinge pico plasmático 30 minutos após sua administração, além de apresentar menor interação com medicações metabolizadas pelo citocromo P450

O estudo TRITON-TIMI 38 randomizou portadores de SCA, sem uso recente de clopidogrel, com ICP planejada e após conhecimento da anatomia coronária. Cerca de 26% dos pacientes eram portadores de IAMCST, sendo que 74% eram portadores de SCASST. Os pacientes foram randomizados para AAS mais clopidogrel (dose ataque de 300 mg e seguida de 75 mg ao dia) ou prasugrel (dose de ataque 60 mg, seguida de 10 mg ao dia) após realização da cinecoronariografia, e o seguimento médio foi de 14,5 meses. O objetivo primário de eficácia do estudo foi: óbito cardiovascular, reinfarto e acidente vascular cerebral (AVC). O grupo tratado com prasugrel apresentou redução de 19% no objetivo composto (risco relativo – RR = 0,81; 12,1% *vs.* 9,9%; p < 0,001), em comparação com o grupo clopidogrel. Com relação aos desfechos secundários de eficácia, o grupo tratado com prasugrel apresentou 24% de redução de IAM (RR = 0,76; 9,5% *vs.* 7,3%; p < 0,001), 34% de diminuição da necessidade de revascularização urgente (RR = 0,76; 3,7% *vs.* 2,5%; p < 0,001) e 52% de redução de trombose de *stent* (RR = 0,48; 2,4% *vs.* 1,1%; p < 0,001).

A análise dos desfechos de segurança mostrou aumento de 32% na incidência de sangramento grave no grupo prasugrel, não relacionado com a CRM, quando avaliado pelo escore de sangramento *Thrombolysis in Miocardial Infarction* (TIMI) (RR = 1,32; 1,8% *vs.* 2,4%; p = 0,03), 52% de aumento de sangramento com risco de vida (RR = 1,52; 0,9% *vs.* 1,4%; p = 0,01), além de um aumento significativo de sangramentos fatais (RR = 4,1; 0,1% *vs.* 0,4%; p < 0,002).

Neste estudo, o subgrupo de pacientes com acidente isquêmico transitório (AIT) ou AVC mostrou resultado inferior no grupo prasugrel em relação ao clopidogrel (RR = 1,54; p = 0,04), e neutro em indivíduos com idade ≥ 75 anos e < 60 kg. Subanálise do estudo evidenciou resultados favoráveis ao prasugrel em pacientes diabéticos, com IAMCST e naqueles submetidos à CRM.

Análise específica do subgrupo de pacientes com IAMCST do estudo TRITON submetidos à ICP primária mostrou superioridade do prasugrel em relação ao clopidogrel. As incidências do desfecho composto de óbito cardiovascular, reinfarto ou AVC em 30 dias e 15 meses, nos grupos prasugrel e clopidogrel, foram, respectivamente, 6,5% *vs.* 9,5% (p < 0,002) e 10% *vs.* 12,4% (p = 0,022). O prasugrel também foi superior ao clopidogrel em relação à trombose de *stent* (1,6% *vs.* 2,8%; p = 0,023) aos 15 meses de seguimento. Neste estudo, a dose de ataque do clopidogrel foi administrada após a realização da cinecoronariografia, e a dose de ataque de clopidogrel de 300 mg pode ter contribuído para as diferenças na eficácia

41 | MEDICAÇÃO ANTITROMBÓTICA E ADJUVANTE NA SÍNDROME CORONÁRIA AGUDA COM SUPRADESNIVELAMENTO DO SEGMENTO ST | **417**

e segurança. Com relação ao sangramento, o grupo prasugrel apresentou aumento de 32% (p = 0,03) no risco de sangramento maior pelo escore TIMI.

Quanto à posologia, recomenda-se a dose de ataque de 60 mg, seguida da dose de manutenção de 10 mg uma vez ao dia. O prasugrel é contraindicado em pacientes com AVC ou AIT prévio, e pode ser utilizado na dose de 5 mg em pacientes com baixo peso ou idosos, embora esta dose não tenha mostrado benefício clínico

O prasugrel deve ser utilizado durante 12 meses, salientando-se a necessidade de suspensão de 7 dias antes de qualquer procedimento cirúrgico

Derivados da ciclopentiltriazolopirimidina

☑ *Ticagrelor*

O ticagrelor, uma ciclopentiltriazolopirimidina com meia-vida de cerca de 12 horas, ao contrário dos tienopiridínicos, exerce bloqueio reversível dos receptores P2Y12 e não depende da metabolização hepática para o início de sua ação. Com estas características, o ticagrelor exerce efeito antiagregante plaquetário mais intenso, rápido e consistente em relação ao clopidogrel. No estudo PLATO, pacientes com SCA de risco intermediário e alto, com intenção de serem submetidos à ICP em até 24 horas do início dos sintomas, foram randomizados para receber ticagrelor (180 mg dose de ataque seguida por 90 mg a cada 12 horas) ou clopidogrel (300 ou 600 mg de dose de ataque seguida por 75 mg ao dia de manutenção). O objetivo primário de eficácia foi óbito por causas vasculares, reinfarto não fatal ou AVC em 12 meses; o objetivo primário de segurança foi a ocorrência de sangramento grave pelo escore PLATO de sangramento. Aproximadamente 64% dos pacientes foram submetidos à ICP e 10% à CRM, permanecendo os demais em tratamento clínico. Este estudo mostrou redução significativa de 16% na incidência do desfecho primário composto de eficácia (RR = 0,84; 9,8% *vs.* 11,7%; p < 0,001) no grupo ticagrelor. Nas análises isoladas, evidenciaram-se reduções significativas nas incidências de IAM (RR = 0,84; 5,8% *vs.* 6,9%; p = 0,005), óbitos por causas vasculares (RR 0,79; 4,0% *vs.* 5,1%; p < 0,001), não havendo diferenças significativas em relação à incidência de AVC (p = 0,22). Adicionalmente, observou-se redução significativa de 22% na mortalidade por todas as causas (RR = 0,78; 4,5% *vs.* 5,9%; p < 0,001). Em relação ao objetivo de segurança, não se observou diferença significativa na incidência de sangramento grave avaliada tanto pelo escore PLATO de sangramento (*hazard ratio* – HR = 1,04; p = 0,43) quanto pelo TIMI (HR = 1,03; p = 0,57). Apesar de não haver diferença na incidência de sangramento fatal (HR = 0,87; p = 0,66) ou na necessidade de transfusões (HR = 1; p = 0,96), o uso de ticagrelor foi associado ao aumento significativo na incidência de sangramento intracraniano fatal (0,1 *vs.* 0,01; p = 0,02) e na incidência de sangramento grave não relacionado à CRM (4,5% *vs.* 3,8%; p = 0,03). Houve aumento significativo na ocorrência de dispneia (RR 1,84; 13,8% *vs.* 7,8%; p < 0,001), efeito relacionado ao aumento na adenosina circulante com o uso do ticagrelor Também houve aumento na incidência de bradicardia transitória, com elevação significativa na ocorrência de pausas ventriculares maiores que 3 segundos nos primeiros 7 dias (5,8% *vs.* 3,6%; p = 0,01), mas que perde tal significância após 30 dias de utilização do medicamento (2,1% *vs.* 1,7%; p = 0,52). As pausas raramente foram associadas a sintomas e não houve diferença entre os grupos quanto à necessidade de implante de marca-passo, à ocorrência de síncope ou ao bloqueio cardíaco.

Recomenda-se que o ticagrelor, em sua fase de manutenção, seja utilizado em associação ao AAS em dose máxima de 75 a 100 mg. Nos pacientes com IAMCST ou bloqueio completo de ramo esquerdo, submetidos à ICP primária, ocorreu redução significante de trombose definitiva de *stent*, infarto do miocárdio e mortalidade por qualquer causa, semelhante ao resultado global do estudo.

Recomenda-se a dose de ataque de 180 mg, seguida da dose de manutenção de 90 mg, duas vezes ao dia. Não são necessários ajustes de dose em tratamento de idosos, nem para pacientes com alteração da função renal. No entanto, não há informações disponíveis em pacientes em programa de hemodiálise, e não é recomendada sua administração neste grupo de pacientes.

418 | DOENÇA ARTERIAL CORONÁRIA AGUDA

A eficácia e a segurança do prasugrel e do ticagrelor ainda não foram estudadas em pacientes com IAMCST que receberam fibrinolíticos. Por isso, não devem ser utilizados neste grupo de pacientes, até a realização de um estudo.

INIBIDORES DA GLICOPROTEÍNA IIB/IIIA

Esta classe de medicamentos bloqueia a via final comum da agregação plaquetária, independentemente do estímulo inicial. A ativação dos receptores da glicoproteína IIb/IIIa constitui o mecanismo final e obrigatório de agregação plaquetária, em consequência de alteração morfológica sofrida pelo receptor, que aumenta sua afinidade para ligar-se à molécula de fibrinogênio, elemento que funciona como ponte de ligação entre as plaquetas. Este processo denomina-se "agregação plaquetária".

O abciximabe é um anticorpo monoclonal que atua como bloqueador não competitivo e irreversível dos receptores de glicoproteína IIb/IIIa. Tem meia-vida plasmática curta de 5 a 10 minutos, pois a molécula rapidamente se liga aos receptores plaquetários. Sua meia-vida biológica é de 6 a 12 horas após a injeção de bólus isolado. A dose recomendada é de 0,25 mg/kg em bólus, seguida de 0,125 µg/kg/minuto durante 12 horas.

Por outro lado, o tirofiban é um derivado sintético, não peptídeo, de molécula pequena, que possui, em sua estrutura molecular, a sequência arginina-glicina-aspartato (RGD), sítio de reconhecimento das integrinas, e está presente nas proteínas adesivas do tipo fibrinogênio, fator de von Willebrand e vetronectina, entre outras. O tirofiban age competitivamente no receptor celular IIb/IIIa, impedindo sua ligação ao fibrinogênio. A dose recomendada é de 25 µg/kg administrada em bólus em 3 minutos, seguida de 0,15 µg/kg/minuto durante 12 horas.

Os primeiros estudos com o uso de inibidores da glicoproteína IIb/IIIa mostraram significativa diminuição na incidência de reinfarto, tanto no cenário da ICP primária, quanto no de trombolíticos. Nos pacientes submetidos à ICP primária, não se notou aumento das complicações hemorrágicas, mas, nos pacientes que utilizaram fibrinolíticos, as complicações hemorrágicas foram importantes e, atualmente, esta associação está abandonada.

Após o uso rotineiro da dupla antiagregação plaquetária e com o advento da ICP com *stent*, o papel das glicoproteínas IIb/IIIa no tratamento dos pacientes com SCA diminuiu. Atualmente, sua utilização é praticamente uma indicação na sala de hemodinâmica e está relacionada a carga trombótica e a complicações durante procedimento (*no reflow* e dissecção coronária).

TERAPIA ANTICOAGULANTE

A terapia anticoagulante é essencial no tratamento dos pacientes com SCA. Ao inibir a síntese e/ou a atividade da trombina, reduzem-se a formação do trombo e, consequentemente, os eventos relacionados à formação dele. Em associação à terapia antiplaquetária, seu efeito é mais pronunciado e benéfico do que quando utilizado isoladamente. Existem várias classes de anticoagulantes, cada uma com mecanismo de ação diferente. Todas podem ser utilizadas nas SCA, cada uma com sua peculiaridade.

A heparina não fracionada (HNF) possui afinidade semelhante para a inibição dos fatores Xa e IIa, e a heparina de baixo peso molecular (HBPM) possui maior afinidade para a inibição do fator Xa em relação ao fator IIa. O fondaparinux inibe apenas o fator Xa.

Heparina não fracionada

A HNF possui importante variabilidade de ação e estreita faixa terapêutica. É um anticoagulante que deve ser utilizado quando o paciente será internado por pouco tempo e é encaminhado rapidamente para o laboratório de hemodinâmica. Em pacientes com IAMCST, mostrou-se benéfica em estudos prévios à era da terapia fibrinolítica e ao uso da aspirina

Estudos que avaliaram o uso da HNF associado a AAS e fibrinolíticos não demonstraram redução significativa de desfechos clinicamente relevantes. No entanto, nestes estudos, o regime de administração da HNF foi subcutâneo (SC) e com atrasos de 4 a 12 horas para seu início, após a terapia fibrinolítica. O uso de HNF, associada ao uso de terapia fibrinolítica, está bem estudado e pode ser recomendado; os estudos mostraram maior incidência de sangramento. Em relação à ICP primária, embora não existam estudos específicos, é o anticoagulante mais utilizado.

A via preferencial de administração é a EV, sendo a meta terapêutica um tempo de tromboplastina parcialmente ativada (TTPa) entre 50 e 70 segundos, o que corresponde a um valor de 1,5 a 2,5 vezes acima do normal. Recomenda-se bólus inicial de 60 UI/kg (máximo 4.000 UI) seguido de infusão contínua 12 a 15 UI/kg/hora (máximo 1.000 UI/hora no início da infusão) por 24 a 48 horas, para os pacientes submetidos a fibrinolítico. O controle do TTPa deve ser realizado a cada 6 horas e, após atingir a faixa terapêutica, realizar o TTPa a cada 24 horas. É importante acompanhar diariamente o hematócrito e as plaquetas para avaliação de hemorragias e plaquetopenia. A protamina é o antídoto da HNF e deve ser utilizada na dose de 1 mg EV para cada 1.000 UI de HNF. Além da possibilidade do uso de antídoto, seu efeito anticoagulante é eliminado poucas horas após a interrupção do uso.

Para pacientes submetidos à cinecoronariografia com intenção de realizar ICP primária, a dose de HNF é de 70 a 100/kg EV em bólus, quando não se planeja a utilização de glicoproteína IIb/IIIa. Quando a utilização de glicoproteína IIb/IIIa é planejada, a dose é de 50 a 70 UI/kg EV em bólus.

Heparina de baixo peso molecular

A HBPM é derivada de cadeias de polissacarídeos da HNF que sofreram um processo de despolimerização enzimática. Isso conferiu a esta classe uma capacidade de ligar-se preferencialmente ao Fator Xa e menor afinidade ao fator II. Além disso, as HBPM não se ligam às proteínas plasmáticas nem às superfícies celulares (plaquetas, macrófagos e osteoblastos) e ao endotélio de forma tão marcante quanto a HNF. Assim, quando administrada por via subcutânea, apresenta maior disponibilidade e maior meia-vida.

A enoxaparina, quando comparada à HNF em pacientes com SCA submetidos à ICP, mostrou em metanálise benefício marginal com diminuição de morte/IAM em 30 dias (10,0% *vs*. 11,0%; OR = 0,90; intervalo de confiança de 95% – IC95% 0,81-0,99). Em pacientes submetidos à ICP, os benefícios foram ainda maiores (OR = 0,68; IC95% 0,57-076; p < 0,001).

No IAMCST, os dados da enoxaparina são melhores com fibrinolítico fibrinoespecíficos, e os dados mais robustos são provenientes do estudo ExTRACT-TIMI 25 (*Thrombolysis Reperfusion for Acute Myocardial Infarction Treatment – ExTRACT – Thrombolysis in Myocardial Infarction*). Este estudo incluiu 20.506 pacientes com até 6 horas de evolução do IAM que receberam terapia fibrinolítica. Eles foram randomizados para receber HNF por, no mínimo, 48 horas, ou enoxaparina por 8 dias ou até a alta hospitalar. O regime de enoxaparina foi de 30 mg em bólus EV, administrado 15 minutos antes ou até 30 minutos após o início da fibrinólise, seguido de injeção subcutânea de 1,0 mg/kg a cada 12 horas, respeitando o máximo de 100 mg para as duas primeiras doses. Nos pacientes com idade ≥ 75 anos, não foi administrado o bólus, e a dose de enoxaparina foi ajustada para 0,75 mg/kg a cada 12 horas, respeitando o máximo de 75 mg para as duas primeiras doses. Nos pacientes com *clearance* de creatinina (ClCr) < 30mL/minuto, a dose foi ajustada para 1,0 mg/kg a cada 24 horas. A HNF foi administrada em bólus EV de 60 UI/kg, com máximo de 4.000 UI, seguido por infusão contínua de 12 UI/kg/hora (máximo de 1.000 UI/hora, inicialmente). Os resultados mostraram redução significativa de 17% no risco relativo para ocorrência de óbito ou infarto não fatal em 30 dias no braço enoxaparina. Na análise de segurança, houve aumento significativo de 53% no risco relativo de sangramentos maiores no braço enoxaparina, porém sem aumento significativo na ocorrência de sangramento intracraniano. Nas avaliações pré-especificadas de benefício clínico líquido, em que se analisaram conjuntamente a ocorrência de óbito, IAM não fatal, AVC com sequelas graves, sangramento maior não fatal ou hemorragia intracraniana, os resultados foram significativamente favoráveis à enoxaparina.

A utilização da enoxaparina EV em pacientes com IAMCST submetidos à ICP primária foi avaliada no estudo ATOLL. Foram randomizados 910 pacientes para receber enoxaparina na dose de 0,5 mg/kg

420 | DOENÇA ARTERIAL CORONÁRIA AGUDA

endovenosa ou HNF 70 a 100 UI/kg EV em pacientes sem uso de glicoproteína IIb/IIIa e 50 a 70 UI/kg naqueles que receberam glicoproteína IIb/IIIa. A dose de HNF foi ajustada pelo tempo de coagulação ativado (TCA) durante a realização do procedimento. Nesse estudo, não houve diferença significativa no objetivo composto de óbito, infarto, falha na realização do procedimento ou sangramento maior em 30 dias (p = 0,063).

Em metanálise com seis estudos, que avaliou a enoxaparina com HNF em 27.131 pacientes com IAMCST, o desfecho clínico composto de óbito, infarto não fatal ou sangramento maior não fatal em 30 dias foi reduzido significativamente em 16% nos pacientes tratados com enoxaparina.

Em pacientes com SCA, a dose da enoxaparina é de 1 mg/kg a cada 12 horas. Caso o paciente seja encaminhado para estudo hemodinâmico em até 8 horas da última dose da medicação, o exame deve ser realizado sem uso adicional de medicação; entre 8 e 12 horas, dever ser adicionado 0,3 mg/kg para realização do exame.

Em pacientes com IAMCST que receberam a terapia fibrinolítica, a dose é idade-dependente. Pacientes com idade < 75 anos devem receber 30 mg EV seguidos de 1 mg/kg a cada 12 horas (máximo 100 mg nas duas primeiras doses) até a alta ou 8 dias. Em pacientes com idade ≥ 75 anos, não se deve fazer dose de ataque, e a dose é de 0,75 mg/kg a cada 12 horas (máximo de 75 mg nas duas primeiras doses). Em pacientes com ClCr entre 15 e 30 mL/minuto, 1 mg/kg/dia (dose única).

Fondaparinux

O fondaparinux é um pentassacarídeo sintético que se liga seletivamente à antitrombina, com a inibição indireta do fator Xa. Devido à sua discreta interação com componentes do plasma, possui ação previsível e pouca variabilidade individual. Apresenta boa biodisponibilidade SC, atinge seu pico plasmático em 2 horas, tem meia-vida de 17 horas e excreção renal (contraindicado se ClCr < 20 mL/minuto), não induz trombocitopenia e não necessita de monitoramento da ação sobre a cascata de coagulação.

A eficácia do fondaparinux no IAMCST foi avaliada no estudo OASIS-6 e comparou o uso do fondaparinux 2,5 mg EV na primeira dose, seguida de 2,5 mg SC ao dia *vs.* um grupo controle (placebo ou HNF). O objetivo primário do composto de óbito e reinfarto foi, significativamente, menor: 16% no grupo fondaparinux em relação ao grupo HNF ou placebo em 30 dias. O benefício do estudo ocorreu no braço fondaparinux *vs.* placebo (11,2% *vs.* 14,0%; HR 0,79; p < 0,05); no braço fondaparinux *vs.* HNF, não houve diferença entre os grupos. No grupo de pacientes submetidos à ICP primária, ocorreu excesso de trombose de cateter-guia e de complicações coronarianas relacionadas ao procedimento. Assim, o fondaparinux é contraindicado para pacientes submetidos à ICP primária.

Betabloqueadores

Os betabloqueadores são fármacos que reduzem a frequência cardíaca, a pressão arterial, o inotropismo cardíaco e o consumo de oxigênio pelo miocárdio, melhorando a perfusão miocárdica.

Em pacientes com IAMCST, o uso dos betabloqueadores foi estabelecido por evidências de redução de mortalidade de 10% a 15% na era pré-fibrinolítica. O estudo COMMIT/CCS2 avaliou o uso do betabloqueador EV seguido de betabloqueador oral *vs.* o uso do betabloqueador oral e não mostrou diferença na mortalidade precoce entre os dois grupos (7,7% *vs.* 7,7%). Porém, observou-se diminuição de 22% nos óbitos secundários a arritmias à custa do aumento de 29% de óbitos secundários ao choque cardiogênico no grupo que utilizou o betabloqueador endovenoso. Estes eventos ocorreram principalmente nos primeiros dias e nos pacientes que evoluíram em Killip > 1.

Após este estudo, o uso de betabloqueador EV passou a ser limitado a pacientes de baixo risco, não devendo ser utilizados em pacientes com maior risco de desenvolver choque cardiogênico. Os fatores de riscos mais importantes para o aparecimento do choque cardiogênico são: idade ≥ 70 anos, pressão arterial sistólica menor que 120 mmHg, frequência cardíaca maior que 110 bpm ou classificação de Killip

> 1, além de outras contraindicações, como bloqueio atrioventricular de qualquer grau, asma ou doença pulmonar com broncoespasmo, que também devem ser consideradas.

Mais recentemente, o estudo CAPRICORN demonstrou que pacientes com disfunção ventricular esquerda pós-IAM tratados com carvedilol apresentaram redução significativa de reinfarto e morte súbita, quando comparados ao placebo.

O uso do betabloqueador em pacientes pós-IAM está preconizado por 3 anos e deve ser mantido por tempo superior em portadores de disfunção ventricular esquerda.

Nos pacientes com IAMCST, o betabloqueador EV deve ser reservado para casos selecionados basicamente com quadros de isquemia persistente, hipertensão e/ou taquicardia (não relacionada à descompensação cardíaca), independente da administração concomitante de fibrinolíticos ou da realização de ICP primária, respeitando-se suas contraindicações.

- Posologia do uso oral dos betabloqueadores:
- Propranolol: 40 a 80 mg a cada 8 horas.
- Atenolol: 50 a 100 mg ao dia.
- Metoprolol: 50 a 100 mg a cada 12 horas.
- Carvedilol: 3,125 mg a 25 mg a cada 12 horas.

INIBIDORES DA ENZIMA CONVERSORA DA ANGIOTENSINA

Em pacientes com IAMCST, os estudos foram realizados em pacientes de alto risco cardiovascular, com disfunção ventricular esquerda e/ou sinais clínicos de insuficiência cardíaca. Mostrou-se ser bem tolerado, associado com redução de mortalidade em 30 dias. O benefício ocorreu principalmente na primeira semana.

Os inibidores da enzima conversora da angiotensina (IECA) foram mais efetivos nos subgrupos de maior risco, como nos portadores de disfunção ventricular esquerda sintomática, infarto de parede anterior, taquicardia e antecedente de infarto prévio. Existem fortes evidências de que devem ser mantidos indefinidamente após IAMCST neste grupo de pacientes.

Existe uma série de diferenças entre os IECA no que se refere à duração de ação, ao metabolismo, à excreção e à capacidade de inibição da enzima conversora da angiotensina tecidual, as quais podem ser importantes na efetividade e na dosagem destes fármacos. Na escolha de um IECA, é recomendável que se dê preferência aos que tenham demonstrado redução da morbidade e da mortalidade nos grandes estudos clínicos, ou seja, captopril, enalapril, ramipril, lisinopril e tandolapril.

As contraindicações absolutas para o uso de IECA são: estenose bilateral da artéria renal, gravidez e antecedente de angioedema durante uso prévio do agente. Outras contraindicações incluem hipotensão arterial sintomática, incluindo hipotensão da primeira dose e hipotensão persistente. Os pacientes que apresentam maior risco são os idosos, os previamente hipotensos (pressão arterial sistólica < 90 mmHg) e os portadores de insuficiência cardíaca.

Um dos efeitos adversos mais comuns é a disfunção renal e pode ocorrer discreto aumento da creatinina sérica, principalmente em pacientes idosos e/ou com insuficiência cardíaca grave, insuficiência renal prévia e hiponatremia. A suspensão do agente só está indicada se o paciente evoluir com hiperpotassemia acentuada (potássio sérico > 5,5 mEq/L). Tosse seca, de caráter persistente, ocasionalmente paroxística, pode surgir entre 1 semana e 6 meses após o início da terapia, e desaparecer em até 1 semana após a interrupção. Se a tosse for muito frequente, é necessária a suspensão definitiva do IECA e sua substituição por um bloqueador seletivo dos receptores tipo I da angiotensina II.

Angioedema é raro, mas muito grave, ocorrendo frequentemente nas primeiras horas após a ingestão da primeira dose do IECA. O edema é de rápida evolução e localizado no nariz e/ou na orofaringe.

BLOQUEADORES DA ALDOSTERONA

O estudo EPHESUS avaliou o eplerenone, um agente altamente seletivo, com baixa afinidade para receptores de progesterona e androgênio. Foi testado em pacientes com disfunção ventricular esquerda após IAMCST. O estudo foi interrompido precocemente com aproximadamente 16 meses de seguimento devido a diminuição significativa na mortalidade por qualquer causa (15%; p = 0,008), morte súbita (21%; p = 0,03) e óbito cardiovascular (17%; p = 0,005) no grupo tratado em relação ao placebo. Esses benefícios ocorreram tanto em pacientes submetidos à terapêutica de reperfusão como naqueles tratados conservadoramente. O eplerenone não é comercializado no Brasil, e o único antagonista da aldosterona disponível em nosso meio é a espironolactona, que foi avaliada no estudo RALES e mostrou redução significativa de mortalidade em pacientes com insuficiência cardíaca crônica classes funcionais III e IV.

Portanto, recomenda-se, em pacientes com IAMCST sem disfunção renal e hipercalemia, que apresente fração de ejeção ≤ 40% e quadro clínico e/ou radiológico compatível com insuficiência cardíaca, a utilização de um bloqueador da aldosterona, que deve ser iniciado o mais precocemente possível e mantido por tempo indefinido.

ESTATINAS

Nas primeiras 24 horas após o início dos sintomas, a dosagem do perfil lipídico pode fornecer valores muito próximos dos que antecederam a SCA. Após este período, são observadas reduções da lipoproteína de baixa densidade-colesterol (LDL-c) e da lipoproteína de alta densidade-colesterol (HDL-c), que retornam gradativamente aos seus valores iniciais nos próximos 30 dias. Desse modo, o ajuste das metas lipídicas, particularmente do LDL-c, só é possível após esse período. Evidências científicas apontam para o benefício no uso de estatina em pacientes que iniciaram terapia nas primeiras 24 horas de evolução, independentemente dos níveis lipídicos dosados na admissão e da escolha de estatinas potentes em dose máxima. O estudo MIRACL, realizado em pacientes com SCA, com níveis médios de LDL-c de 124 mg/dL na hospitalização, mostrou redução do risco relativo de evento coronariano com a atorvastatina 80 mg ao dia. Com relação à precocidade da introdução da estatina, registro sueco mostrou redução de 25% na mortalidade em 12 meses pós-IAM nos pacientes que iniciaram terapia nas primeiras 24 horas quando comparados aos demais. A suspensão de estatinas em indivíduos admitidos com SCASST deve ser evitada, devido ao aumento expressivo da resposta inflamatória sistêmica e da mortalidade. Apesar de não ser a condição ideal, pacientes que não foram adequadamente tratados com estatinas na fase aguda ainda assim podem se beneficiar de sua utilização após a alta hospitalar. O estudo PROVE-IT demonstrou, em pacientes com SCASST, que a terapia intensiva de redução lipídica com estatinas com atorvastatina, iniciada em média 10 dias após o evento agudo, promoveu maior proteção contra morte ou eventos cardiovasculares, em relação ao regime menos intensivo obtido com o uso da pravastatina. Portanto, o uso de estatinas potentes em doses máximas está indicado para os indivíduos com SCA, iniciando-se a terapêutica na admissão hospitalar. Após os primeiros 30 dias, a terapia hipolipemiante deve ser ajustada para adequar a uma meta terapêutica de LDL-c < 70 mg.

O uso de anti-inflamatórios, magnésio e lidocaína não deve ser feito em pacientes com SCA.

BIBLIOGRAFIA

Fox KA, Mehta SR, Peters R, et al. Benefits and risks of the combination of clopidogrel and aspirin in patients undergoing surgical revascularization for non-ST-elevation acute coronary syndrome: the Clopidogrel in Unstable angina to prevent Recurrent ischemic Events (CURE) Trial. Circulation. 2004;110(10):1202-8.

Giraldez RR, Nicolau JC, Corbalan R, et al. Enoxaparin is superior to unfractionated heparin in patients with ST elevation myocardial infarction undergoing fibrinolysis regardless of the choice of lytic: an ExTRACT-TIMI 25 analysis. Eur Heart J. 2007;28(13):1566-73.

Mehta SR, Tanguay JF, Eikelboom JW, et al. Double-dose versus standard-dose clopidogrel and high-dose versus low-dose aspirin in individuals undergoing percutaneous coronary intervention for acute coronary syndromes (CURRENT-OASIS 7): a randomised factorial trial. Lancet. 2010;376(9748):1233-43.

Montalescot G, van't Hof AW, Lapostolle F, et al; ATLANTIC Investigators. Prehospital ticagrelor in ST-segment elevation myocardial infarction. N Engl J Med. 2014;371(11):1016-27.

Montalescot G, Zeymer U, Silvain J, et al. Intravenous enoxaparin or unfractionated heparin in primary percutaneous coronary intervention for ST-elevation myocardial infarction: the international randomised open-label ATOLL trial. Lancet. 2011;378(9792):693-703.

Murphy SA, Gibson CM, Morrow DA, et al. Efficacy and safety of the low-molecular weight heparin enoxaparin compared with unfractionated heparin across the acute coronary syndrome spectrum: a meta-analysis. Eur Heart J. 2007;28(17):2077-86.

O'Gara PT, Kushner FG, Ascheim DD, et al. 2013 ACCF/AHA Guideline for the Management of ST-Elevation Myocardial Infarction a report of the American College of Cardiology Foundation/American Heart Association Task Force on Practice Guidelines. J Am Coll Cardiol. 2013;61(4):e78-140.

Piegas LS, Timerman A, Feitosa GS, et al. V Diretriz da Sociedade Brasileira de Cardiologia sobre Tratamento do Infarto Agudo do Miocárdio com Supradesnível do Segmento ST. Arq Bras Cardiol. 2015;105(2):1-105.

Roffi M, Patrono C, Collet JP, et al. 2015 ESC Guidelines for the management of acute coronary syndromes in patients presenting without persistent ST-segment elevation: Task Force for the Management of Acute Coronary Syndromes in Patients Presenting without Persistent ST-Segment Elevation of the European Society of Cardiology (ESC). Eur Heart J. 2016;37(3):267-315.

Sabatine MS, Cannon CP, Gibson CM, et al. Addition of clopidogrel to aspirin and fibrinolytic therapy for myocardial infarction with ST-segment elevation. N Engl J Med. 2005;352(12):1179-89.

Scirica BM, Cannon CP, Emanuelsson H, et al. The incidence of Brady arrhythmias and clinical Brady arrhythmic events in patients with acute coronary syndromes treated with ticagrelor or clopidogrel in the PLATO (Platelet Inhibition and Patient Outcomes) trial: results of the continuous electrocardiographic assessment substudy. J Am Coll Cardiol. 2011;57(19):1908-16.

Steg G, James SK, Atar D, et al. ESC Guidelines for the management of acute myocardial infarction in patients presenting with ST-segment elevation. Eur Heart J. 2012;33(20): 2569-619.

Steg PG, James S, Harrington RA, et al. Ticagrelor versus clopidogrel in patients with ST-elevation acute coronary syndromes intended for reperfusion with primary percutaneous coronary intervention: a Platelet Inhibition and Patient Outcomes (PLATO) trial subgroup analysis. Circulation. 2010;122(21):2131-41.

Wallentin L, Becker RC, Budaj A, et al. PLATO Investigators. Ticagrelor versus clopidogrel in patients with acute coronary syndromes. N Engl J Med. 2009;361(11):1045-57.

Wiviott SD, Braunwald E, McCabe CH, et al. TRITON-TIMI 38 Investigators. Prasugrel versus clopidogrel in patients with acute coronary syndromes. N Engl J Med. 2007;357(20):2001-15.

42

Síndrome coronária aguda sem coronariopatia aterosclerótica

Ronald Brewer Pereira Freire
Rui Fernando Ramos

Palavras-chave: Infarto agudo do miocárdio; Espasmo coronário; Dissecção coronária; Embolia; Cocaína; Metanfetaminas; Cardiomiopatia; Síndrome X; Takotsubo.

INTRODUÇÃO

O infarto agudo do miocárdio (IAM) na ausência de lesão obstrutiva coronária (MINOCA, do inglês *myocardial Infarction with no obstrutive coronary atherosclerosis*) é, atualmente, uma síndrome clínica distinta caracterizada pela evidência de um IAM, na presença de coronárias normais ou em portadores de estenose coronária ≤ 50% da luz da artéria na coronariografia. Sua prevalência varia de 1% a 14%, com a média de 6%, diferindo amplamente entre os estudos. Os pacientes com MINOCA são mais jovens, apresentam idade em torno de 55 anos em média e 40% são do sexo feminino.

A apresentação clínica destes pacientes e a presença de fatores de risco para doença cardiovascular são as mesmas em relação àqueles com IAM e lesões obstrutivas coronárias. As alterações eletrocardiográficas e os marcadores de lesão miocárdica se manifestam como nos casos de IAM por doença aterosclerótica, troponina elevada não necessariamente é um marcador de IAM, mas reflete lesão miocárdica.

Para confirmar o diagnóstico de MINOCA, deve ser realizada a cineangiocoronariografia. Na presença de uma coronariografia com lesões < 50% da luz da artéria coronária, o ultrassom intracoronário pode mostrar erosão endotelial ou remodelamento positivo com ruptura da placa, confirmando o diagnóstico. Provavelmente, no futuro, será indicada a realização de um exame de imagem intracoronário (ultrassom ou tomografia de coerência óptica – TCO) em pacientes com IAM e ausência de lesões significativas.

Quando a angiografia não permite fazer o diagnóstico da causa, o ecocardiograma pode ajudar. O ecocardiograma pode mostrar cardiomiopatia de Takotsubo, doença valvar e trombo intracardíaco.

A ressonância magnética cardíaca (RMC) é um exame muito importante no diagnóstico de MINOCA. A presença do realce tardio com gadolínio permite identificar seu mecanismo isquêmico (embolia e ruptura placa), a cardiomiopatia e a miocardite.

CAUSAS

O IAM sem obstrução coronária possui muitas causas, que podem envolver vasos epicárdicos ou a microcirculação coronária.

Espasmo da artéria coronária

O endotélio coronário possui papel crucial no espasmo coronário, e sua disfunção permite a vasoconstrição. O óxido nítrico é a principal substância vasodilatadora, e a deficiência de sua atividade tem sido demonstrada em artérias com espasmo. O espasmo da artéria coronária pode ocorrer em segmentos localizados, dois ou mais segmentos ou até mesmo espasmo multifocal da árvore coronária. Entre os pacientes com MINOCA, a prevalência do espasmo coronário varia de 3% a 95% nos estudos, e isto tem sido atribuído a diferentes estímulos e definições de espasmo. A ponte miocárdica é uma causa improvável de MINOCA, mas é uma predisposição ao espasmo de coronária. Em pacientes com ponte miocárdica na angiografia coronária e IAM, o espasmo deve ser pesquisado e o teste provocativo, considerado. Os nitratos e os bloqueadores de canais de cálcio são efetivos no tratamento do espasmo coronário, e os bloqueadores dos canais de cálcio comprovadamente diminuem a taxa de eventos cardíacos nestes pacientes. A angina vasoespástica se caracteriza por recorrência de eventos ao repouso, que responde aos nitratos, especialmente se associado a alterações transitórias do eletrocardiograma (ECG).

Trombose coronária

A formação de um trombo intracoronário pode causar obstrução responsável por um IAM, e a lise espontânea deste trombo pode explicar o angiograma normal. Distúrbios da coagulação causando hipercoagulabilidade, reposição de estrogênio, excesso de inibidor do plasminogênio plasmático e tabagismo podem levar à trombose coronária. Presença de trombofilias hereditárias, como aumento da atividade do fator VII, fator V de Leiden, deficiência de proteína S e proteína C e antitrombina, é mais prevalente em pacientes com MINOCA. No entanto, parece que estas trombofilias isoladamente não são a causa de IAM, enquanto que associadas à disfunção endotelial facilitariam o aparecimento do IAM.

O tabagismo ativa a hemostasia causando deficiência no sistema fibrinolítico endógeno, levando à lise insuficiente de um coágulo. Está associado à redução do ativador tecidual do plasminogênio, e inibe a liberação de óxido nítrico derivado das plaquetas e sua biodisponibilidade.

Embolia da artéria coronária

A embolização no sistema coronário pode levar a MINOCA, e, usualmente, os êmbolos estão localizados em ramos da coronária esquerda. O envolvimento mais comum da artéria coronária esquerda é devido ao fluxo preferencial para o seu território determinado pela morfologia da válvula aórtica. Sua incidência é de 10% a 13% em estudos de autópsias.

A embolia coronária deve ser suspeitada também em portadores de doença valvar, fibrilação atrial, cardiomiopatia dilatada com trombo apical, endocardite infecciosa, mixoma atrial, endocardite, introdução de ar ou deslocamento de placa de cálcio durante cirurgia cardíaca.

Devemos lembrar que muitas placas ateroscleróticas se expandem para fora do vaso, ocorrendo o chamado "remodelamento positivo", deixando a luz do vaso pérvia, sem obstrução visível na angiografia coronária. A ruptura e a trombose parcial destas placas (ricas em colesterol), assim como a erosão endotelial podem ser a causa da formação de coágulos e êmbolos na luz coronária, com embolização distal. Embolia distal coronária também pode ocorrer em portadores de aneurisma coronário com presença de trombo. O ultrassom intracoronário pode avaliar a presença de trombos no aneurisma. Nestes casos, a avaliação intraluminal do vaso pode confirmar o diagnóstico.

Microcirculação

A disfunção microvascular, também conhecida como "síndrome X" ou "angina com coronárias normais", caracteriza-se pela presença de isquemia transitória, alteração eletrocardiográfica na ausência de doença obstrutiva coronária e/ou espasmo coronário. Em torno de 25% dos pacientes com síndrome coronária aguda e doença não obstrutiva coronária possuem evidência de doença microvascular, embora a elevação dos níveis de troponina seja infrequente nestes casos.

Dissecção espontânea da artéria coronária

Em pacientes com síndrome coronária aguda, a dissecção coronária ocorre em 3% a 4% quando avaliados pela TCO. Nas mulheres, a incidência aumenta e varia de 8,7% a 24%, principalmente na presença de IAM com supradesnivelamento do segmento ST. Antes da era dos exames intracoronários achava-se que a dissecção coronária tinha sua maior incidência no período periparto. Atualmente, sabe-se que a incidência da dissecção coronária no período periparto é baixa – cerca de 3% dos casos.

O exercício intenso (particularmente os isométricos) e estresses emocionais podem desencadear a dissecção coronária. O quadro clínico é semelhante ao da síndrome coronária aguda ou IAM.

A coronariografia é um exame inadequado para o diagnóstico da dissecção coronária, pois é bidimensional. É possível fazer o diagnóstico da dissecção coronária tipo I, mas esta não é a manifestação mais frequente na angiografia. O ultrassom intracoronário e a TCO são os exames de escolha para avaliar estes pacientes.

O tratamento clínico é o mais comum e inclui terapia antiplaquetária dupla, betabloqueadores, estatina (se o paciente apresentar dislipidemia) e inibidor de enzima de conversão da angiotensina, na presença de disfunção ventricular esquerda. A intervenção coronária percutânea em dissecções proximais pode ser uma opção, além da cirurgia de revascularização miocárdica, em casos de dissecção do tronco da coronária esquerda.

Drogas ilícitas

O uso de drogas ilícitas, como cocaína ou metanfetaminas, pode induzir ao espasmo coronário causando o IAM, na ausência de lesões coronárias.

☑ Cocaína

A cocaína é um alcaloide derivado das folhas da *Erythroxylum coca* encontrada nos Andes, onde os habitantes costumam mascá-las para obter uma sensação de bem-estar. Além do incalculável dano pessoal e social causado por seu uso, os usuários de cocaína estão expostos a vários problemas no sistema nervoso central, pulmonar, gastrintestinal e cardiovascular, agudos ou crônicos, reversíveis ou não, que podem resultar na morte.

Seus efeitos deletérios no coração ocorrem de duas maneiras: devido à potencialização da ação das catecolaminas por diminuição de sua recaptação na terminação nervosa, resultando na elevação da frequência cardíaca, da pressão arterial, da contratilidade miocárdica e vasoconstrição coronária; por inibição dos canais de sódio, diminuindo a contratilidade miocárdica e a capacidade de relaxamento do miocárdio, com queda da fração de ejeção e vasodilatação arterial. Estes efeitos podem aparecer imediatamente após o consumo da droga.

A Figura 42.1 resume os efeitos da cocaína sobre os receptores dopaminérgicos e os canais de sódio.

Atualmente, a isquemia miocárdica e o IAM são as complicações cardíacas mais estudadas nos usuários de cocaína.

A isquemia miocárdica secundária à cocaína é resultante do aumento da demanda de oxigênio, da importante vasoconstrição das artérias coronárias, da disfunção endotelial, do aumento da agregação plaquetária e da formação de trombos. Os usuários de cocaína, que são portadores de doença arterial coronária e que também são dependentes do tabaco, têm maior risco de apresentar evento isquêmico agudo.

DOENÇA ARTERIAL CORONÁRIA AGUDA

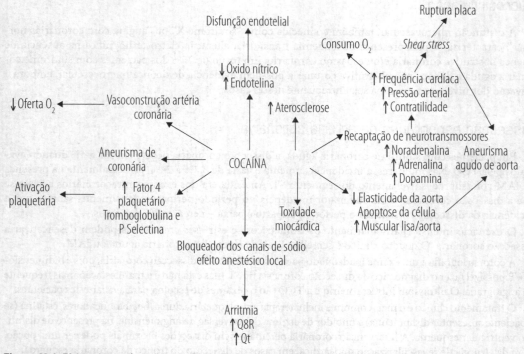

Figura 42.1. Efeitos da cocaína sobre os receptores dopaminérgicos e os canais de sódio.

A dor torácica é responsável por 40% das visitas às unidades de emergência. Dados do estudo COCHPA (*COCaine Associated CHest PAin*) demonstraram que a incidência de IAM em indivíduos que procuraram o pronto atendimento com dor torácica, após o consumo de cocaína, foi de 6%. As queixas mais frequentemente relatadas foram: dor torácica subesternal (76%), desconforto respiratório (62%), sensação de aperto/pressão (55%) e sudorese (48%).

O relatório do *Third National Health and Nutrition Examination Survey* (*NHAMES*), que avaliou 10.085 adultos com idade entre 18 e 45 anos, demonstrou que cerca de 25% dos IAM não fatais foram atribuídos ao uso frequente da cocaína. O risco de ocorrer um infarto é 24 vezes mais elevado nos primeiros 60 minutos após o consumo da droga. Não há correlação entre a quantidade, a via de administração ou a frequência do uso, com a ocorrência do IAM. O quadro clínico do IAM nestes pacientes não difere daquele secundário à aterosclerose em relação à localização, à intensidade e ao tempo de duração da dor, independente da presença de fatores de risco tradicionais para aterosclerose.

A cocaína atinge o seu pico de ação dependendo da via de administração, como apresentado no Quadro 42.1.

Quadro 42.1. Pico de ação dependendo da via de administração da cocaína.

Rota	Fórmula	Início de ação	Pico de efeito	Duração
Inalação	Crack	8 segundos	2-5 minutos	10-20 minutos
Intranasal	Cocaína HCl	2- 5 minutos	5-10 minutos	30 minutos
Intravenoso	Cocaína HCl	2 segundos	2-5 minutos	10-20 minutos
Oral	Cocaína HCl	10 minutos	30-60 minutos	60 minutos.

A maioria dos pacientes é jovem, tabagista, com história de uso repetido de cocaína. Cerca de 50% deles não apresentam lesão arterial coronária na cineangiocoronariografia.

Em jovens atendidos em serviço de emergência queixando-se de dor torácica não traumática, a pesquisa clínica e laboratorial da cocaína deve fazer parte da investigação. Os testes para identificação da cocaína e seus metabólitos podem ser realizados no sangue, urina, cabelo, saliva, mecônio ou líquido amniótico. A identificação do metabólito benzoilecgonina na urina deve ser o teste inicial e pode ser positivo até 48 horas após o consumo da droga. Embora necessária, a pesquisa dos metabólitos da cocaína para o diagnóstico da intoxicação requer autorização do paciente.

O ECG encontra-se alterado em 56% a 84% dos indivíduos que se apresentam com dor torácica. Na avaliação inicial, em torno de 43% dos indivíduos apresentam supradesnivelamento do segmento ST e 41% têm inversão da onda T. A sensibilidade do ECG para o diagnóstico de IAM neste grupo de pacientes é baixa (36%), a especificidade é de 90%, o valor preditivo positivo é de 18% e o valor preditivo negativo é de 96%. Esta limitação do ECG nesta população deve-se à alta incidência de repolarização ventricular precoce encontrada nos jovens e à presença de hipertrofia ventricular esquerda.

A creatinoquinase (CK-total), a mioglobina e a isoenzima MB da creatinoquinase (CKMB) não são os marcadores de lesão miocárdica ideais nestes pacientes, pois se encontram elevados em 50% dos usuários, mesmo na ausência de isquemia miocárdica, em razão da presença de rabdomiólise. O marcador de lesão miocárdica ideal para o diagnóstico do IAM é a troponina.

O tratamento destes pacientes difere um pouco do tratamento de pacientes com isquemia miocárdica aguda de outras causas.

Estudos realizados em cães intoxicados por cocaína demonstraram que a utilização prévia de benzodiazepínicos preveniu a elevação da pressão arterial sistêmica, da frequência cardíaca, do aparecimento de acidemia e de hipertermia. Por outro lado, quando comparada a utilização de benzodiazepínico, de nitroglicerina ou de ambos, a associação de lorazepan e nitroglicerina proporcionou maior alívio da dor torácica. Acredita-se que o benefício dos benzodiazepínicos seja secundário à redução da ansiedade. O diazepam pode ser administrado na dose de 5 mg intravenoso (IV) a cada 5 minutos ou lorazepam na dose de 1 mg IV a cada 5 a 10 minutos, até a sedação.

A nitroglicerina ou os nitratos aliviam a dor precordial em metade dos pacientes, por diminuírem a vasoconstrição coronária. A nitroglicerina sublingual pode ser utilizada a cada 5 minutos, no máximo de três doses. Se não houver resposta ao nitrato sublingual, o uso de nitroglicerina IV deve ser feito. O uso de verapamil em humanos e experimentalmente em cães atenuou os efeitos adrenérgicos da cocaína; porém, como não tem indicação no tratamento de IAM de outras causas, seu uso é limitado neste grupo de pacientes.

A fentolamina, um antagonista alfa utilizado predominantemente no tratamento de crise hipertensiva em portadores de feocromocitoma, diminui a isquemia em usuários de cocaína. Por outro lado, por ter meia-vida curta e efeitos colaterais, seu uso é limitado. A fentolamina é administrada em bólus IV na dose de 1 mg a 2,5 mg, a cada 5 a 15 minutos, conforme necessário. Em estudo prospectivo, observacional, realizado em indivíduos adultos não usuários de cocaína, a dose de 2 mg/kg de cocaína foi administrada por via intranasal antes da realização de uma cinecoronariografia. A cocaína elevou a frequência cardíaca, a pressão arterial e a resistência vascular coronariana, além de ter reduzido o diâmetro da artéria coronária em 13%. O diâmetro da artéria coronária retornou à linha de base com a administração de fentolamina.

O uso de terapia antiplaquetária e anticoagulante não foi estudado neste grupo específico de pacientes. Por se tratar de uma síndrome coronária aguda, deve ser prescrita da mesma maneira como o é no IAM de outras etiologias.

Os betabloqueadores têm papel bem definido em pacientes com isquemia aguda de outras causas. No entanto, em usuários de cocaína, podem levar à estimulação adrenérgica alfa sem oposição e desencadear uma vasoconstrição arterial coronária, resultando em isquemia e IAM. Estudos em humanos com propranolol demonstraram exarcebação na vasoconstrição coronária, da mesma forma que o esmolol aumentou os níveis de pressão arterial. Embora o labetalol e o carvedilol bloqueiem tanto o receptor alfa como o beta, o labetolol não reverteu a vasoconstrição após uso de cocaína e aumentou os níveis pressóricos em pa-

430 | DOENÇA ARTERIAL CORONÁRIA AGUDA

cientes com feocromocitoma, assim como o carvedilol, na dose de 25 mg, aumentou os níveis pressóricos nestes pacientes. Por outro lado, na dose de 50 mg, houve redução dos níveis pressóricos e da frequência cardíaca. Em razão dos resultados conflitantes encontrados em diversos estudos, tem sido questionada a contraindicação de betabloqueadres. A maioria dos especialistas não recomenda a prescrição deles neste grupo de pacientes e adverte para os possíveis malefícios da utilização concomitante de betabloqueadores e cocaína.

Outras medicações, como estatinas, inibidores de enzima de conversão e diuréticos, não foram estudadas, mas, aparentemente, não interagem com a droga, podendo ser utilizadas.

Complicações pós-infarto, como arritmias ventriculares, ocorrem em 4% a 43% dos pacientes hospitalizados; insuficiência cardíaca congestiva em 5% a 7%; e óbito em 2%. Esta baixa incidência de complicações se dá idade dos pacientes, e a maioria delas ocorre nas primeiras 12 horas de internação. Cerca de 60% dos pacientes que recebem alta hospitalar retornam com novo episódio de dor torácica e continuam utilizando cocaína.

Está bem estabelecido que o consumo de cocaína associado ao etanol e/ou ao tabaco provoca maiores danos ao coração do que quando utilizada de forma isolada. Estima-se que 75% dos indivíduos que consomem cocaína o fazem associado ao uso do álcool, e esta associação eleva o risco de morte súbita em até 25 vezes. Tal associação forma o composto cocaetileno, metabólito ativo da cocaína na presença de etanol. Possui efeitos mais potentes e mais prolongados sobre a frequência cardíaca e leva a alterações eletrocardiográficas mais proeminentes. O cigarro também induz a vasoconstrição das artérias coronárias e, desta maneira, exacerba este efeito da cocaína.

Metanfetaminas

As metanfetaminas (ou os estimulantes tipo anfetaminas) são substâncias sintéticas com atividade estimulante central e periférica. São utilizadas como anorexígeno, causam euforia e têm efeitos alucinógenos. Atualmente, existem em torno de 14 precursores metabólicos da anfetamina e metanfetaminas disponíveis no mercado. A anfetamina mais utilizada atualmente é o *ecstasy*, muito utilizado por jovens em festas prolongadas.

As anfetaminas são agonistas indiretos da monoaminoxidase, liberando norepinefrina, dopamina e serotonina dos terminais pré-sinápticos no sistema nervoso central e periférico. A metanfetamina é utilizada clinicamente para o tratamento da obesidade e do défice de atenção. São drogas psicoestimulantes, que produzem insônia e euforia; melhoram o humor, o estado de alerta, a fadiga e as tonturas; e aumentam o desejo sexual. Em um nível periférico, aumentam tanto os níveis pressóricos sistólicos como os diastólicos. No Quadro 42.2, apresenta-se seu pico de ação, dependendo da via de administração.

As anfetaminas agem no aparelho cardiovascular de maneira semelhante à cocaína. Quando utilizadas em altas doses, elevam a pressão arterial sistêmica, e desencadeiam taquicardia sinusal e arritmias. A isquemia miocárdica, o IAM e as cardiomiopatias têm sidos diagnosticados, tanto aguda como cronicamente. Estudo que avaliou, retrospectivamente, pacientes admitidos após uso de metanfetamina na emergência mostrou que 25% apresentavam quadro compatível com síndrome coronária aguda. A intoxicação por metanfetamina está associada à morte súbita. O desenvolvimento de cardiomiopatia nos usuários ocorre de maneira independente da forma utilizada – seja por via oral, injetável ou inalatória. Pode ser irreversível e, geralmente, ocorre em jovens que a utilizam para tratamento da obesidade ou da depressão, acon-

Quadro 42.2. Pico de ação da metanfetamina, dependendo da via de administração.

Rota	Início de ação	Pico de efeito	Duração
Inalação	Segundos	30 minutos	12-34 horas
Intranasal	5 minutos	30 minutos	12-34 horas
Intravenoso	Segundos	30 minutos	12-34 horas
Oral	20 minutos	2-3 horas	12-34 horas

tecendo devido à fibrose e à necrose miocárdica. Os vasos coronários geralmente não apresentam lesões significativas, mas têm vasoespasmo. O tratamento da insuficiência cardíaca é o mesmo utilizado para o tratamento da insuficiência cardíaca secundária a outras causas, e a interrupção da droga é mandatória.

Na literatura, há poucos casos de IAM atribuídos ao uso de anfetaminas. O provável mecanismo do IAM é o vasoespasmo, devido ao excesso de catecolaminas. O tratamento destes pacientes é semelhante ao dos pacientes que apresentam IAM após uso de cocaína.

A disfunção valvar pode ser secundária aos efeitos serotoninérgicos, e a dissecção aórtica pode ocorrer devido ao vasoespasmo e aos efeitos hipertensivos. O uso injetável predispõe ao aparecimento de endocardite.

A suspeita de intoxicação por anfetamina deve ser feita em todo indivíduo diaforético, hipertenso, taquicárdico, com agitação grave e com psicose. Estes pacientes devem ser sedados com diazepam, na dose de 5 mg a 10 mg IV, ou lorazepan, na dose de 4 mg IV. Estas doses podem ser repetidas a cada 10 minutos, até atingir a sedação; altas doses cumulativas podem ser necessárias. O droperidol (10 mg) ou haloperidol (10 mg) podem ser associados ao benzodiazepínicos, quando estes não forem suficientes. Em presença de hipertensão arterial grave, refratária ao uso dos sedativos, deve ser prescrito nitroprussiato de sódio ou fentolamina. O uso de betabloqueadores deve ser evitado. O controle da hipertermia deve ser realizado com sedação agressiva, bloqueadores neuromusculares, infusão de volume e resfriamento. Antipiréticos não apresentam efeito nestes pacientes, pois a hipertermia é secundária à atividade muscular.

☑ Cardiomiopatia de Takotsubo

A cardiomiopatia de Takotsubo foi descrita pela primeira vez em 1983, em um paciente internado no Japão, com o diagnóstico de IAM, que apresentava configuração sistólica ventricular esquerda semelhante à de um de tipo armadilha usada para capturar polvo. A armadilha tem um fundo redondo e um pescoço estreito (Figura 42.2).

A cardiomiopatia de Takotsubo foi incorporada à classificação da *American Heart Association* (AHA) como cardiomiopatia em 2006 e, na base de dados do *National Center for Biotechnology Information* (NCBI), em 2008. Estudo utilizando o *Nationwide Inpatient Sample Discharge Records* em 2008 relatou incidência de 0,02% de cardiomiopatia de Takotsubo em todas as hospitalizações nos Estados Unidos e de aproximadamente 2% dos casos de síndrome coronária aguda.

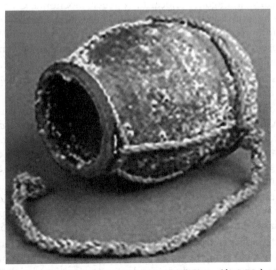

Figura 42.2. Armadilha usada para a captura do polvo, que, por semelhança, dá nome à cardiomiopatia de Takotsubo.

432 | DOENÇA ARTERIAL CORONÁRIA AGUDA

O banco de dados da *National Library of Medicine* (MeSH) define cardiomiopatia de Takotsubo como "uma disfunção apical transitória do ventrículo esquerdo ou 'balonamento' acompanhado de inversão de onda T no ECG".

A cardiomiopatia de Takotsubo acomete preferencialmente as mulheres, que são responsáveis por 80% a 100% dos casos em algumas séries. Ocorre tipicamente no período pós-menopausa, com idade média variando de 62 a 76 anos, podendo também ser observada em mulheres abaixo dos 50 anos (5% a 11% dos casos) e na pré-menopausa. Devido à idade avançada destas pacientes, a presença de comorbidades (hipertensão arterial sistêmica, dislipidemia e/ou tabagismo) é frequente.

A característica comum aos casos primários e secundários é o aumento de catecolaminas e da atividade simpática.

O papel das catecolaminas aparece como central na fisiopatologia da cardiomiopatia de Takotsubo. Isto tem levado alguns investigadores a renomear a cardiomiopatia de Takotsubo para "cardiomiopatia de estresse", apoiada em evidências de estudos clínicos e modelos animais.

Estudos clínicos têm demonstrado níveis extremamente elevados de catecolaminas nestes pacientes, sendo frequentemente identificado um evento emocionalmente estressante como desencadeador do quadro. As concentrações plasmáticas de adrenalina e noradrenalina são significativamente mais elevadas nestes pacientes, em relação às observadas em pacientes com IAM grave.

A epinefrina em doses baixas e médias é um agente inotrópico positivo, mas, para as doses mais elevadas, torna-se um agente inotrópico negativo, por meio dos receptores $\beta 2AR$. A ativação destes receptores $\beta 2AR$ e a subsequente ativação de uma via inotrópica negativa talvez funcionem como protetores do coração contra a sobrecarga de catecolaminas. Analisando a fisiopatologia, de acordo com as fases pré-clínica e clínica da doença, pode-se sugerir que a condição não é apenas uma hipocinesia apical estática que simplesmente aumenta, mas uma condição dinâmica, que se altera com o evoluir da doença.

Os pacientes se apresentam com dor torácica de característica anginosa e dispneia de início súbito. O quadro pode evoluir com sinais e sintomas de falência ventricular esquerda, edema agudo de pulmão, choque cardiogênico, síncope, arritmias e até parada cardiorrespiratória.

A característica marcante dessa síndrome é a associação com um evento estressante identificável, que varia desde um evento de ordem emocional, sem componente físico, até um estresse físico intenso, como cirurgia de grande porte, trauma ortopédico, exacerbação de doença pulmonar obstrutiva crônica e infecções (Quadro 42.3).

Na ausência de um teste diagnóstico único, os critérios da *Mayo Clinic* (Quadro 42.4) procuraram incorporar de forma sucinta as principais características que permitem diferenciar a cardiomiopatia de Takotsubo da síndrome coronária aguda, miocardite e feocromocitoma. Os critérios foram desenvolvidos para serem aplicados na admissão do paciente, mas é necessária a avaliação com exames de imagem seriados, para demonstrar a presença da disfunção ventricular esquerda transitória. A ausência de lesão arterial coronária em presença da anormalidade de mobilidade da parede ventricular esquerda torna a cardiomiopatia de Takotsubo, atualmente, um diagnóstico de exclusão.

A compreensão da fisiopatologia da cardiomiopatia de Takotsubo é limitada neste momento, sendo estes critérios suscetíveis de mudanças e evolução ao longo do tempo.

O padrão eletrocardiográfico não é diagnóstico, mas é frequentemente caracterizado por mudanças evolutivas frequentes. Em uma série da *Mayo Clinic*, com 105 pacientes com cardiomiopatia de Takotsubo, 33% dos pacientes apresentavam supradesnivelamento do segmento ST, 33% somente alterações da onda T e os outros não apresentavam alterações eletrocardiográficas importantes. A alteração eletrocardiográfica nestes pacientes não guarda correlação com a função ventricular esquerda e nem com o prognóstico. Não houve diferenças significativas em relação à apresentação clínica.

A presença de infradesnivelamento de ST em aVR na ausência de elevação do segmento ST em V1 identificava cardiomiopatia de Takotsubo com 91% de sensibilidade, 96% de especificidade e 95% de acurácia. A formação de ondas Q é incomum e, quando elas aparecem, são transitórias.

Ainda que estas características eletrocardiográficas possam ajudar na diferenciação com síndrome coronária aguda, muitas delas estão também presentes nesta entidade e na síndrome de Wellens, denotando comprometimento proximal grave de artéria descendente anterior (Figuras 42.3 e 42.4).

Quadro 42.3. Correlação entre características morfológicas, clínicas e de exclusão para cardiomiopatia de Takotsubo.

Chave diagnóstica	Achados	Achados
Anormalidade de mobilidade de paredes, em geral, estende-se além da alteração segmentar vista na SCA	Clássico: hipocinesia apical e médio-apical ou discinesia com ou sem envolvimento de ventrículo direito Variantes: apenas acometendo os segmentos médio-ventriculares e envolvendo segmentos basais (cardiomiopatia de Takotsubo reverso/invertido)	Estes padrões podem sugerir cardiomiopatia de Takotsubo, mas devem ser acompanhados por uma avaliação coronária, para excluir doença coronária multiarterial Casos mais leves de cardiomiopatia de Takotsubo podem, ocasionalmente, encaixar-se em um território coronário, especialmente se houver limitação para aquisição da imagem de ventrículo esquerdo
Evidência de injúria miocárdica		
Elevação de biomarcador	Tipicamente, elevação discreta	Magnitude similar vista no IAMSST
Mudanças no ECG	Apresentação frequente: elevação de ST	Deve ser tratada como SCA até comprovado o contrário, para exclusão de obstrução coronária por meio da angiografia
	Padrão clássico: ondas T invertidas e simétricas em derivações anteriores com intervalo QT prolongado	Este padrão pode ser visto em lesão crítica de descendente anterior
Características clínicas		
Mulheres na pós-menopausa		Diagnóstico é feito em apenas 2% das mulheres na menopausa, que apresentam clínica de SCA, que se impõe como diagnóstico diferencial
Presença de fator "estressor"		Acima de um terço dos casos de cardiomiopatia de Takotsubo não tem um fator estressor identificável. SCA também pode ser precipitada pelos mesmos fatores estressores
Chaves de exclusão		
Obstrução coronária suficiente para explicar anormalidades de mobilidade de parede		Cardiomiopatia de Takotsubo e SCA têm sido relatadas juntas em alguns trabalhos. A chave para o diagnóstico de cardiomiopatia de Takotsubo é a incapacidade de explicar o grau das mudanças de anormalidade de parede baseadas na anatomia coronária
Miocardite	Critérios de ressonância cardíaca podem ser úteis na diferenciação entre miocardites, cardiomiopatia de Takotsubo e SCA	Além de miocardites, outras condições podem apresentar cardiomiopatia transitória (cardiomiopatia induzida por taquicardia, cardiomiopatia periparto e outras anormalidades endócrinas, como tireotoxicose, devem ser consideradas)
Feocromocitoma	Achados cardíacos indistinguíveis de cardiomiopatia de Takotsubo. O diagnóstico de feocromocitoma não deve ser esquecido. Níveis de catecolaminas devem ser mensurados em casos selecionados, nos quais não existe explicação para a anormalidade regional de mobilidade da parede – cardiomiopatia de Takotsubo-like	

SCA: síndrome coronária aguda; IAMSST: infarto agudo do miocárdio sem supradesnivelamento do ST; ECG: eletrocardiograma.

Quadro 42.4. Critérios diagnósticos da *Mayo Clinic*.

Hipocinesia ou discinesia transitória dos segmentos médio-ventriculares com ou sem envolvimento apical. As anormalidades de mobilidade de parede se estendem além do território de um único vaso coronário. Gatilho "estressor" é frequente, mas nem sempre presente
Ausência de doença coronária obstrutiva ou evidência angiográfica de ruptura aguda de placa*
Novas anormalidades eletrocardiográficas (qualquer elevação do segmento ST e/ou inversão de onda T) ou discreta elevação da troponina cardíaca
Ausência de feocromocitoma† e miocardites†

* É possível que um paciente com aterosclerose coronariana obstrutiva também possa desenvolver cardiomiopatia de Takotsubo. No entanto, isso é muito raro na literatura, talvez porque tais casos são diagnosticados como síndrome coronária aguda; † em ambas as circunstâncias acima, o diagnóstico do cardiomiopatia de Takotsubo deve ser realizado com cautela e um gatilho estressor evidente deve ser procurado.

434 | DOENÇA ARTERIAL CORONÁRIA AGUDA

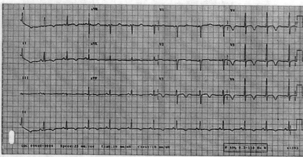

Figura 42.3. Eletrocardiograma de entrada mostrando inversão difusa de onda T e discreto prolongamento do intervalo QT (QTc = 470mseg).

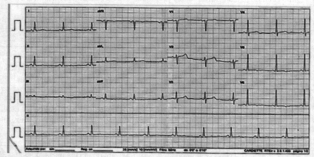

Figura 42.4. Eletrocardiograma no 45° dia de evolução mostrando normalização de T em D1, aVL, V1, V2 e V3 e melhora evidente em V4, V5 e V6.

Consistente com os achados eletrocardiográficos, a cardiomiopatia de Takotsubo está associada à elevação de marcadores de lesão miocárdica. O padrão de elevação da troponina difere consideravelmente nestes pacientes em relação aos pacientes com síndrome coronária aguda. Os níveis de pico são modestos – 60 vezes o limite superior de normalidade (LSN), oposto a 400 vezes o LSN na presença de síndrome coronária aguda, e similar ao encontrado no IAM sem supradesnivelamento de ST.

Níveis de peptídeo natriurético cerebral (BNP) estão usualmente mais elevados na cardiomiopatia de Takotsubo do que na síndrome coronária aguda, e a relação de BNP para o pico de troponina pode diferenciar as duas entidades. Os níveis de BNP e pro-BNP podem se correlacionar com a extensão da disfunção miocárdica, mas não com os parâmetros hemodinâmicos, e podem permanecer elevados por meses depois do evento agudo.

As típicas anormalidades de mobilidade de parede na cardiomiopatia de Takotsubo são claramente demonstradas na ventriculografia esquerda. O padrão clássico de hipocinesia, acinesia ou discinesia apical e médio-apical dos segmentos estendem-se além de uma única distribuição coronária epicárdica, sendo, talvez, a mais útil característica de diagnóstico. Embora este seja um aspecto importante da cardiomiopatia de Takotsubo, existem potenciais armadilhas. Por exemplo, a oclusão transitória ou persistente de descendente anterior dominante pode produzir um padrão de anormalidade de mobilidade regional, que mimetiza o "balonamento apical". Assim, é essencial avaliar cuidadosamente a anormalidade de parede regional no território das três maiores artérias coronárias epicárdicas, para distinguir a forma clássica da cardiomiopatia de Takotsubo de um IAM de território da descendente anterior ou atordoamento. A presença de disfunção sistólica da parede lateral na projeção oblíqua da ventriculografia esquerda é uma característica útil de diferenciação entre cardiomiopatia de Takotsubo e IAM de parede anterior. A realização seriada do ecocardiograma é útil e recomendável, para demonstrar a recuperação da função ventricular esquerda, além de poder revelar obstrução da via de saída do ventrículo esquerdo, que pode ocorrer por função basal hiperdinâmica e mobilidade alterada da válvula mitral (Figuras 42.5).

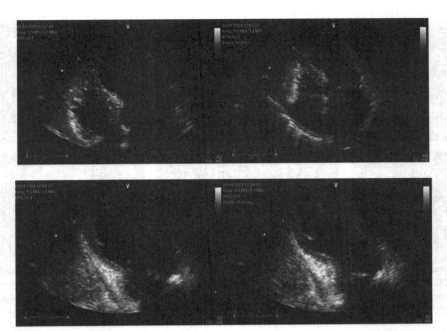

Figura 42.5. Imagens ecocardiográficas de planos apicais 4C e 2C, ao final da diástole e da sístole. Observa-se anormalidade contrátil nos segmentos médio e apical (balonamento), característico da cardiomiopatia de Takotsubo.

O resultado direto do processo inflamatório é o aparecimento de edema, orientando, assim, a realização da biópsia endomiocárdica. A área de edema usualmente corresponde à área de anormalidade de mobilidade regional e não pode ser diferenciada de edema secundário de outras causas, como miocardite. Para fazer esta diferenciação, a utilização do realce tardio pelo gadolínio por meio da RMC é recomendável, ainda que miocardite sem alteração de gadolínio possa ocorrer. Outro indicador do papel que a inflamação desempenha na cardiomiopatia de Takotsubo é a pequena associação entre edema de parede e derrame pericárdico.

A análise da anormalidade de mobilidade de parede na RMC por meio da sequência de cinecoronariografia é o componente crítico para o diagnóstico da cardiomiopatia de Takotsubo e seus diferentes subtipos. Isto é considerado crítico para o diagnóstico, porque o mais relevante critério é o de reversibilidade de anormalidades de mobilidade regional de ventrículo esquerdo, que se estendem além de um território coronário. No que se refere à identificação dos diferentes subtipos, tem se observado que os casos de cardiomiopatia de Takotsubo com acometimento dos segmentos médio-ventriculares têm mais sintomas de falência ventricular, provavelmente pela maior frequência de regurgitação mitral reversível nestes subgrupos – característica facilmente vista na cineangiocoronariografia.

A presença de realce tardio é provavelmente o aspecto mais estudado na área de RMC e cardiomiopatia de Takotsubo. Inicialmente, acreditava-se que a falta de realce tardio era condição necessária para o diagnóstico de cardiomiopatia de Takotsubo. Nos casos de IAM, o realce tardio está sempre presente em algum grau e, na miocardite, 88% dos pacientes apresentam grau irregular de realce tardio.

Em concordância com esses achados de realce tardio em pacientes com cardiomiopatia de Takotsubo, Rolf et al. realizaram múltiplas biópsias endomiocárdicas de áreas com anormalidades segmentares com e sem realce tardio, mostrando, de forma significativa, maior conteúdo de colágeno-1 na matriz extracelular em áreas com realce tardio em comparação a áreas sem realce tardio. Estas concentrações de colágeno se normalizavam após a recuperação funcional. Assim, o aumento da matriz extracelular, como um achado de fibrose transitória, pode ser responsável pelo realce tardio observado em pacientes com cardiomiopatia de Takotsubo (Figuras 42.6 e 42.7).

436 | DOENÇA ARTERIAL CORONÁRIA AGUDA

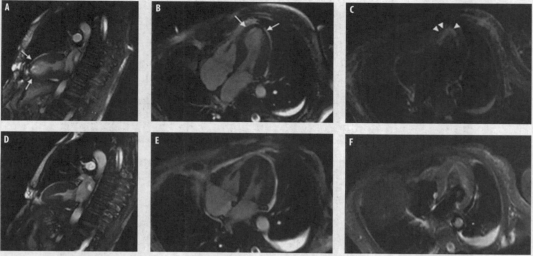

Figura 42.6. Fase aguda (A, B, C) e seguimento (D, E, F). Ressonância magnética cardíaca de paciente com cardiomiopatia de Takotsubo. Observe o "balonamento apical" (setas) tal como visualizado durante a sístole no eixo longo e curto, bem como o edema (ponta de seta). Imagens de seguimento mostram reversibilidade completa dos achados.

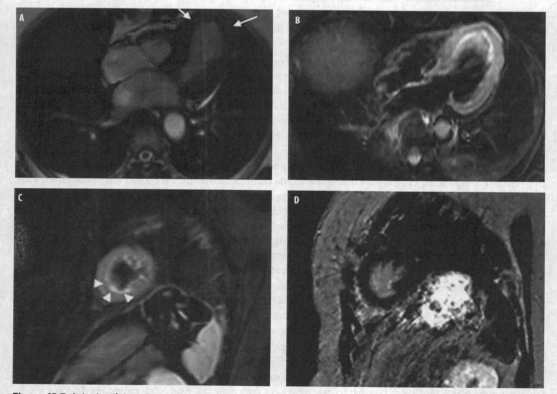

Figura 42.7. Achados típicos da cardiomiopatia de Takotsubo. Cinessequência (A) mostra "balonamento" apical durante a sístole (setas). Recuperação da inversão com T1 curto em sequência de quatro câmaras (B) em eixo curto. (C) Planos mostram edema de parede na mesma área (triângulos). Finalmente, sequência de inversão da recuperação em eixo curto (D) 10 minutos após injeção de gadolínio mostra ausência de realce tardio.

A realização de angiografia coronária na fase aguda, com elevação do segmento ST no ECG e sintomas sugestivos de síndrome coronária aguda, impõe-se para excluir oclusão coronária. A coronariografia pode ser completamente normal, mas a presença de doença arterial coronária não exclui o diagnóstico de cardiomiopatia de Takotsubo. Na verdade, o IAM tem sido proposto como fator de estresse para o desenvolvimento posterior de cardiomiopatia de Takotsubo. Entretanto, o diagnóstico de cardiomiopatia de Takotsubo na presença de doença coronária significativa deve ser feito de forma cuidadosa e requer a integração do quadro clínico, da anatomia coronária e da imagem cardíaca. A recomendação é que a anatomia coronária seja definida em pacientes com suspeita de cardiomiopatia de Takotsubo, usando angiografia não invasiva em casos em que o cateterismo não possa ser considerado seguro ou factível (Figuras 42.8 e Figura 42.9).

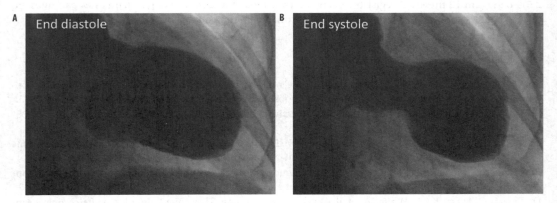

Figura 42.8. Ventriculografia com "balonamento" apical, em diástole (A) e em sístole (B).

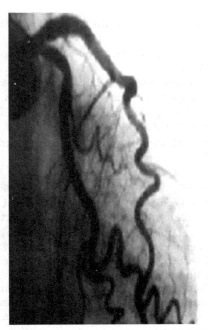

Figura 42.9. Angiografia da artéria coronária esquerda, revelando padrão de normalidade.

438 | DOENÇA ARTERIAL CORONÁRIA AGUDA

No momento não há terapias específicas para cardiomiopatia de Takotsubo, mas a falha em reconhecer e tratar um de seus diagnósticos diferenciais pode ser potencialmente catastrófica. O tratamento baseia-se em dar suporte às suas principais complicações, como a disfunção ventricular e o choque cardiogênico, lançando mão de todo arsenal de medicamentos e, em casos selecionados, de suporte mecânico, aguardando a recuperação da função do ventrículo esquerdo.

PROGNÓSTICO

O prognóstico de pacientes com MINOCA é variável e depende da causa. Metanálise de oito estudos sugere uma mortalidade entre 0,95% (intervalo de confiança de 95% – IC95% 0,5%-1,3%) e 4,7% (IC95% 2,6%-6,9%) em 12 meses. O registro coreano de IAM mostra a mesma evolução para estes pacientes em relação àqueles com IAM com doença arterial coronária em uma ou duas artérias.

BIBLIOGRAFIA

Agewall S, Beltrame JF, Reynolds HR et al.; WG on Cardiovascular Pharmacotherapy. ESC working group position paper on myocardial infarction with non-obstructive coronary arteries. Eur H J. 2017;38(3):143-53.

Baylen CA, Rosemberg H.A. Review of the acute subjective effects of MDMA/ecstasy. Addiction. 2006;101(7):933-47.

Bybee KA, Kara T, Prasad A, et al. Systematic review: Transient left ventricular apical ballooning: A syndrome that mimics ST-segment elevation myocardial infarction. Ann Intern Med. 2004;141(11):858-65.

Eitel I, Behrendt F, Schindler K, et al. Differential diagnosis of suspected apical ballooning syndrome using contrast-enhanced magnetic resonance imaging. Eur Heart J. 2008;29(21):2651-9.

De Ferrari GM, Fox KAA, White JA, et al. Outcomes among non-ST-segment elevation acute coronary syndromes patients with no angiographically obstructive coronary artery disease: obsevations from 37101 patients. Eur Heart Journal. 2014;3(1):37-45.

Finkel JB, Marhefka GD. Rethinking Cocaine Associated Chest pain and Acute Coronary Syndromes. Mayo Clin Proc. 2011;86(12)1198-07.

Frishman WH, Del Vechio A, Sanal S, et al. Cardiovascular Manifestations of Substance Abuse Part 1: Cocaine. Heart Dis. 2003;5(3):187-200.

Gianni M, Dentali F, Grandi AM, et al. Apical ballooning syndrome or takotsubo cardiomyopathy: A systematic review. Eur Heart J. 2006;27:1523-9.

Kardasz I, Caterina de R. Myocardial infarction with normal coronary arteries :a conundrun with multiple aetiologies and variable prognosis: na update. J Intern Med. 2007;261:330-48.

Kohan AA, Levy Yeyati E[1], De Stefano L et al.. Usefulness of MRI in takotsubo cardiomyopathy: a review of the literature. Cardiovasc Diagn Ther. 2014;4(2):138-46.

Lange RA, Hillis D. Cardiovascular complications of cocaine use. N Eng J Med. 2001;345(5):351-7. Erratum in: N Engl J Med 2001;345(19):1432.

Leurent G, Larralde A, Boulmier D, et al. Cardiac MRI studies of transient left ventricular apical ballooning syndrome (takotsubo cardiomyopathy): A systematic review. Int J Cardiol. 2009;135(2):146-9.

Lyon AR, Rees PS, Prasad S, et al. Stress (Takotsubo) cardiomyopathy: A novel pathophysiological hypothesis to explain catecholamine-induced acute myocardial stunning. Nat Clin Pract Cardiovasc Med. 2008;5(1):22-9.

Maron BJ, Towbin JA, Thiene G, et al.; American Heart Association; Council on Clinical Cardiology, Heart Failure and Transplantation Committee; Quality of Care and Outcomes Research and Functional Genomics and Translational BiologyInterdisciplinary Working Groups; Council on Epidemiology and Prevention. Contemporary definitions and classification of the cardiomyopathies: An American Heart Association Scientific Statement from the Council on Clinical Cardiology, Heart Failure and Transplantation Committee; Quality of Care and Outcomes Research and Functional Genomics and Translational Biology Interdisciplinary Working Groups; and Council on Epidemiology and Prevention. Circulation. 2006;113(14):1807-16.

Mccord J, Jneid H, Hollander JE, et al.; American Heart AssociationAcute Cardiac Care Committee of the Council on Clinical Cardiology. Management of Cocaine Associated Chest Pain and Myocardial Infarction : A Scientific Statement from the American Heart association Acute Care Committee of the Council on clinical Cardiology . Circulation. 2008;117(14):1897-07.

Pasuphaty S, Air T, Dreyer RP,. et al. Systematic review of patients presenting With Suspected Myocardial Infarction and Nonobstrutive Coronary Arteries. Circulation. 2015;131:8612-870.

Pilgrim TM, Wyss TR. Takotsubo cardiomyopathy or transient left ventricular apical ballooning syndrome: A systematic review. Int J Cardiol. 2008;124:283-92.

Prasad A, Dangas G, Srinivasan M, et al. Incidence and angiographic characteristics of patients with apical ballooning syndrome (takotsubo/stress cardiomyopathy) in the HORIZONS-AMI trial: An Analysis from a Multicenter, International Study of ST-elevation Myocardial Infarction. Catheter Cardiovasc Interv. 2014;83(3):343-8.

Scantlebury DC; Prasad A. Diagnosis of Takotsubo Cardiomyopathy – Mayo Clinic Criteria. Circulation J. 2014;78(9):2129-39.

Schwartz BG, Rezkalla S, Kloner RA. Cardiovascular Efects of Cocaine. Circulation. 2010;122(24):2558-69.

Sharkey SW, Lesser JR, Menon M, et al. Spectrum and significance of electrocardiographic patterns, troponin levels, and thrombolysis in myocardial infarction frame count in patients with stress (tako-tsubo) cardiomyopathy and comparison to those in patients with ST-elevation anterior wall myocardial infarction. Am J Cardiol. 2008;101(12):1723-8.

Sharkey SW, Windenburg DC, Lesser JR, et al. Natural history and expansive clinical profile of stress (tako-tsubo) cardiomyopathy. J Am Coll Cardiol. 2010;55(4):333-41.

Tsuchihashi K, Ueshima K, Uchida T, et al.; Angina Pectoris-Myocardial Infarction Investigations in Japan. Transient left ventricular apical ballooning without coronary artery stenosis: A novel heart syndrome mimicking acute myocardial infarction: Angina Pectoris-Myocardial Infarction Investigations in Japan. J Am Coll Cardiol. 2001;38(1):11-8.

Yip A, Saw J.Spontaneous coronary artery dissection – A review. Cardiovasc Diagn Ther. 2014;5(1):37-48.

43

Complicações mecânicas do infarto agudo do miocárdio

Maria Teresa Cabrera Castillo

Palavras-chave: IAM; Infarto agudo do miocárdio; Evento isquêmico agudo; Fibrilação ventricular; Choque cardiogênico; Balão de contrapulsação intra-aórtico (BIA).

INTRODUÇÃO

O infarto agudo do miocárdio (IAM) é uma das principais causas de óbito no Brasil. Estatísticas do Sistema Único de Saúde (SUS) revelam que cerca de 61.500 pessoas faleceram primariamente por IAM. Aproximadamente 50% a 60% destes óbitos ocorrem na primeira hora após o início do evento isquêmico agudo, em sua maioria decorrentes de fibrilação ventricular. Porém, a maioria dos óbitos intra-hospitalares relacionados ao IAM é causada por choque cardiogênico, em decorrência de grave disfunção sistólica do ventrículo esquerdo (VE). As complicações mecânicas decorrentes do IAM são catastróficas e advêm de fissura ou ruptura aguda do miocárdio atrial e/ou ventricular. As estruturas que podem ser acometidas incluem: parede livre ventricular (mais frequentemente o VE), septos interatrial e interventricular, músculos papilares, cordoalhas tendíneas e valvas. Embora não haja consenso, as estimativas da prevalência destas complicações variam entre 5% e 10% dos casos de IAM. O impacto na morbimortalidade se caracteriza pela progressiva deterioração hemodinâmica, com manifestações clínicas de insuficiência cardíaca, edema pulmonar, choque cardiogênico e, no caso da perfuração de parede livre ventricular, tamponamento cardíaco. A taxa global de mortalidade varia entre 50% e 80% durante a primeira semana, caso a terapêutica adequada não seja instituída de forma rápida e completa. De fato, estas complicações são responsáveis por cerca de 15% a 35% de todos os óbitos por IAM. Torna-se de grande importância reconhecer seu diagnóstico, para se instituir a terapêutica o mais precocemente possível, na tentativa de reduzir a morbimortalidade destes pacientes.

INCIDÊNCIA, FISIOPATOLOGIA E DIAGNÓSTICO

As complicações mecânicas estão relacionadas à quantidade de miocárdio suscetível ao processo necrótico. Pelo fato de a parede livre do VE representar a maior massa de miocárdio vulnerável, a perfuração deste segmento é a causa mais frequente de complicações mecânicas, ou seja, três a dez vezes mais do que

DOENÇA ARTERIAL CORONÁRIA AGUDA

outras complicações mecânicas. O septo interventricular representa a subsequente estrutura de massa miocárdica suscetível à necrose isquêmica e perfuração. A ruptura de músculo papilar é menos frequente. Um sumário dos dados referentes à incidência das três complicações mecânicas maiores, associadas às principais características dos pacientes, ao exame físico e aos dados angiográficos está demonstrado no Quadro 43.1. Os principais achados diagnósticos, incluindo mecanismos fisiopatológicos básicos e taxas de mortalidade com tratamento clínico isolado, ou intervenção cirúrgica, estão demonstrados no Quadro 43.2.

Quadro 43.1. Sumário das respectivas incidências e características clínicas referentes às principais complicações mecânicas pós-infarto agudo do miocárdio.

Variáveis	Ruptura de parede livre ventricular	Ruptura de septo interventricular	Ruptura de músculo papilar
Incidência	0,8%-6,2%, trombólise farmacológica não reduz o risco; dados sugerem redução de risco com angioplastia primária	1%-3% sem terapia de reperfusão; 0,2%-0,34% na era trombolítica; 3,9% em casos de choque cardiogênico	< 1% (músculo posteromedial da valva mitral mais frequentemente acometido)
Idade média, anos	69	63	65
IAM anterior, %	50	66	25
Evolução temporal	1-7 dias, sem terapia de reperfusão; 2-7 dias, com trombólise	3-7 dias, sem reperfusão; dentro de 24 horas, com trombólise	1-14 dias
Infarto prévio, %	25	25	30
Extensão de DAC e grau de obstrução da ARI	Doença uniarterial (mais provável); completa obstrução da ARI	Doença multiarterial (mais provável); completa obstrução da ARI	Doença uniarterial (mais provável); completa obstrução da ARI
Sopro cardíaco (novo)	25%	90%, holossistólico, intenso	50%, proto-meso/ holossistólico, suave
Frêmito presente	Não	Sim	Raro

DAC: doença arterial coronária; ARI: artéria relacionada ao infarto. Fonte: adaptado de Mann D, Zipes D, Libby P, et al. Heart disease: a textbook of cardiovascular medicine. 6th ed. Philadelphia: W.B. Saunders, 2001; e Birnbaum Y, Fishbein MC, Blanche C, et al. Ventricular septal rupture after myocardial infarction. N Engl J Med. 2002;347(18):1426-32.

Quadro 43.2. Sumário dos achados diagnósticos, mecanismos fisiopatológicos básicos e taxas de mortalidade com tratamentos clínico ou cirúrgico, referentes às principais complicações mecânicas no pós-infarto agudo do miocárdio.

Variáveis	Ruptura de parede livre ventricular	Ruptura de septo interventricular	Ruptura de músculo papilar
Eco-Dopplercardiografia	Derrame pericárdico; imagens hiperecogênicas no pericárdio; visualização da ruptura; colapso diastólico do VD	Visualização do defeito septal ventricular; *shunt* esquerda-direita através do septo interventricular; sobrecarga de VD	VE hiperfuncionante; músculo papilar ou corda tendínea rota; prolapso de folheto valvar; insuficiência mitral grave
Cateter de Swan-Ganz	Equalização das pressões diastólicas entre câmaras cardíacas	Aumento ("salto") na saturação de oxigênio do átrio direito para o VD; ondas "V" gigantes	Ausência do "salto" na saturação de oxigênio do átrio direito para o VD; ondas C-V gigantes; níveis altos de pressão capilar pulmonar "em cunha"
Mortalidade clínica, %	90	90	90
Mortalidade cirúrgica	Relatos de casos (11,8%-62%)	50%	40%-90%

VD: ventrículo direito; VE: ventrículo esquerdo. Fonte: Fonte: adaptado de Mann D, Zipes D, Libby P, et al. Heart disease: a textbook of cardiovascular medicine. 6th ed. Philadelphia: W.B. Saunders, 2001; e Birnbaum Y, Fishbein MC, Blanche C, et al. Ventricular septal rupture after myocardial infarction. N Engl J Med. 2002;347(18):1426-32.

TERAPÊUTICA

Um resumo da terapêutica recomendada está descrito na no Quadro 43.3.

Quadro 43.3. Sumário da terapêutica recomendada.

Manejo clínico pré-cirúrgico
Oxigênio: sob cateter nasal, 2-4 L/minuto; sob máscara, 6-8 L/minuto; CPAP, BPAP; intubação endotraqueal com ventilação mecânica
Nitroglicerina: 50 mg diluídos em 250 mL de soro fisiológico 0,9% ou soro glicosado 5%, iniciando com 10-20 µg/minuto IV se PAS ≥ 100 mmHg, e titula-se com 10-20 µg/minuto a cada 5-10 minutos, conforme resposta clínica. Dose máxima ~500 mg/dia. Lembrar interação positiva com outros vasodilatadores, diuréticos e morfina, e interação negativa com heparina não fracionada IV. Contraindicação absoluta se PAS < 90-100 mmHg, bradicardia acentuada (< 50 bpm), taquicardia (> 100 bpm), suspeita de infarto de VD e em casos de uso de citrato de sildenafil nas últimas 24 horas
Nitroprussiato de sódio: 50 mg diluídos em 250 mL de soro glicosado 5%, iniciando com 0,5 µg/kg/minuto IV, e titula-se com aumentos a cada 5-10 minutos, conforme resposta clínica, até 10 µg/kg/minuto. Lembrar interação positiva com outros vasodilatadores, diuréticos e morfina. Evitar uso prolongado ou doses elevadas. Contraindicações absolutas são semelhantes às da nitroglicerina. Administração cautelosa em pacientes com insuficiência renal
Sulfato de morfina: 10 mg diluídos em 10 mL de água destilada, iniciando com 2-4 mg IV, administrados lentamente, com incrementos de 2 mg a cada 5-15 minutos. Dose máxima de 50 mg/dia
Furosemida: 1-2 mg/kg. Após controle dos quadros de congestão/edema pulmonar, ajusta-se para comprimidos de 40 mg VO, 2-3 vezes ao dia. Dose máxima de 160 mg/dia
Captopril: se PAS ≥ 100 mmHg, função renal normal e estável, níveis séricos de potássio normais, ausência de hiperssensibilidade a IECA, inicia-se com 6,25 mg VO a cada 8 horas, titulando com aumentos gradativos até a máxima dose tolerada
Dobutamina: se PAS entre 70-100 mmHg, sem sinais de choque, inicia-se com 3-5 µg/kg/minuto IV, titulando até 10-20 µg/kg/minuto, conforme resposta clínica, evolução dos parâmetros hemodinâmicos pelo cateter de Swan-Ganz e efeitos colaterais
Dopamina: se PAS entre 70-100 mmHg, com sinais de choque, inicia-se com 2-5 µg/kg/minuto, via IV, titulando até 10-15 µg/kg/minuto, conforme reposta clínica, evolução dos parâmetros hemodinâmicos pelo cateter de Swan-Ganz e efeitos colaterais
Norepinefrina: se PAS < 70 mmHg, com sinais de choque, inicia-se com 0,5 µg/minuto, via IV, titulando até 20-30 µg/minuto, conforme resposta clínica, evolução dos parâmetros hemodinâmicos pelo cateter de Swan-Ganz e efeitos colaterais
BIA, cateter de Swan-Ganz, monitorização da pressão sistêmica com cateter intra-arterial, sinais vitais, oximetria de pulso, monitorização contínua do ritmo cardíaco, balanço hídrico, medidas adicionais conforme critério clínico
Tratamento cirúrgico: reparo das lesões mecânicas, associado ou não à revascularização coronariana, conforme indicação anatômica

CPAP: pressão positiva contínua nas vias aéreas; BPAP: dois níveis de pressão positiva nas vias aéreas; PAS: pressão arterial sistólica; IV: via intravenosa; VD: ventrículo direito; VO: via oral; IECA: inibidores da enzima conversora da angiotensina; BIA: balão intraórtico.

MANEJO CLÍNICO PRÉ-CIRÚRGICO

O tratamento definitivo é a correção cirúrgica dessas complicações mecânicas, obviamente quando passíveis de correção. A intervenção deve ser precoce nos casos de instabilidade hemodinâmica, apesar do uso de medicamentos inotrópicos e/ou vassopresores e balão intra-aórtico (BIA). Nos casos de estabilização com as medidas clínico-farmacológicas (oxigenação, uso de medicamentos drogas vasodilatadores e/ou inotrópicos) e suporte mecânico (BIA), o procedimento cirúrgico pode ser efetuado algumas horas após, porém o mais breve possível – as medidas de estabilização são consideradas apenas de suporte e não devem retardar a intervenção cirúrgica de lesões passíveis de correção. Cirurgias postergadas por períodos prolongados elevam a morbimortalidade decorrente de progressiva deterioração hemodinâmica, infecções, síndrome de angústia respiratória do adulto (SARA), extensão do infarto e insuficiência renal aguda.

MANUTENÇÃO ADEQUADA DE OXIGENAÇÃO

A maioria dos pacientes com diagnóstico clínico de complicação mecânica evolui com diferentes graus de congestão e edema pulmonar. Nestes, a suplementação de oxigênio deve ser instituída, principalmente nos casos com taxas de saturação arterial ($SatO_2$) < 90%. Conforme a gravidade, deve-se adminis-

444 | DOENÇA ARTERIAL CORONÁRIA AGUDA

trar oxigênio por cateter nasal (2 a 4 L/minuto) ou máscara (6 a 8 L/minuto) oferecendo máxima fração inspirada de oxigênio (FiO_2). Havendo necessidade, deve-se utilizar pressão positiva contínua nas vias aéreas (CPAP) ou dois níveis de pressão positiva nas vias aéreas (BPAP). Nos pacientes com insuficiência respiratória grave e sinais iminentes de fadiga muscular respiratória, depressão do nível de consciência, pouca colaboração ou tolerabilidade à ventilação não invasiva, distúrbios metabólicos, hemorragia e/ou secreções em vias aéreas, instabilidade hemodinâmica não responsiva às medidas básicas e, nas situações em que não ocorrerem restabelecimento e manutenção da $SatO_2$ acima de 90% ou houver rápida deterioração da insuficiência respiratória, o paciente deve ser sedado, intubado e ventilado adequadamente.

TERAPIA FARMACOLÓGICA

Na ruptura do septo interventricular (*shunt* esquerda-direita com sobrecarga de volume ao ventrículo direito – VD – e hiperemia pulmonar ativa) e do músculo papilar (regurgitação mitral aguda e hiperemia pulmonar passiva), o aumento da pressão venocapilar pulmonar pode evoluir para edema pulmonar.

O uso de vasodilatadores predominantemente venosos (nitroglicerina) ou mistos (nitroprussiato de sódio) depende dos níveis da pressão arterial sistêmica. A dilatação no território venoso reduz a pré-carga do VD, diminuindo o volume de sangue direcionado aos pulmões. A dilatação no território arterial mediada predominantemente pelo nitroprussiato de sódio reduz a pós-carga do VE e o volume do fluxo regurgitante pela valva mitral rota, melhorando o débito cardíaco. Na ruptura do septo interventricular, a redução da pós-carga do VE diminui o *shunt* esquerda-direita.

O sulfato de morfina está indicado em todos os pacientes com congestão pulmonar. Por suas propriedades, é o analgésico de escolha em pacientes com IAM: produz sedação, alivia a dor e diminui o consumo de oxigênio pelo miocárdio.

Os diuréticos de alça devem ser utilizados em todos os casos de congestão pulmonar decorrentes de falência ventricular esquerda ou de complicações mecânicas. Devem ser iniciados com furosemida via endovenosa, as doses devem ser ajustadas e mantidas com furosemida por via oral.

Inibidores da enzima de conversão da angiotensina (IECA) são indicados em pacientes com insuficiência cardíaca, inclusive naqueles com complicações mecânicas. Inicia-se com captopril na dose diária de 6,25 a 12,5 mg, por via oral, e aumentando-se gradativamente de acordo com a tolerabilidade do paciente.

Os agentes inotrópicos e vasopressores estão indicados nos casos de hipotensão arterial sintomática, ou seja, quando associada a sinais de hipoperfusão tecidual (choque cardiogênico). A dose deve ser titulada até uma pressão arterial média atingir perto de 70 a 75 mmHg. O aumento da pós-carga promovido por estes fármacos pode elevar significativamente a pressão intraventricular esquerda. Consequentemente, nas rupturas do septo interventricular e do músculo papilar, pode haver aumento do *shunt* esquerda-direita e do volume regurgitante mitral, respectivamente, piorando as alterações hemodinâmicas preexistentes. Estes fármacos devem ser utilizados de forma criteriosa, em doses suficientes para obter resposta clínica adequada, sem, contudo, aumentar os riscos de efeitos colaterais.

AVALIAÇÃO HEMODINÂMICA E ANGIOGRÁFICA

Nos pacientes com hipotensão arterial grave, choque cardiogênico ou em uso de agentes vasopressores e/ou inotrópicos, a monitorização da pressão intra-arterial aumenta a acurácia na determinação dos níveis pressóricos sistêmicos. A suspeita clínica de complicação mecânica deve ser confirmada pela ecocardiografia, exame que permite uma melhor avaliação dos parâmetros anatômicos e hemodinâmicos.

Sempre que possível, realizar o cateterismo cardíaco. A angiografia coronariana e a ventriculografia esquerda permitem avaliar a extensão da doença coronariana, a função do VE, a gravidade da insuficiência mitral aguda e a localização da ruptura de septo interventricular (anteroapical, ínfero-basal, posterobasal). O diagnóstico de ruptura do músculo papilar não pode ser feito pelo cateterismo cardíaco. Nestes casos, a ecocardiografia à beira do leito é fundamental como fonte das seguintes informações: anatomia detalhada das estruturas do aparelho valvar, gravidade da insuficiência valvar (mais comumente a mitral) e possíveis complicações mecânicas associadas (diagnóstico diferencial com a ruptura de septo interventricular). Nos casos de ruptura da parede livre ventricular, frequentemente associada ao tamponamento cardíaco com deterioração hemodinâmica súbita e atividade elétrica sem pulso, não há tempo suficiente para a cateterização coronariana. Nestas situações, o diagnóstico clínico deve ser confirmado pela ecocardiografia, e a pericardiocentese deve ser realizada imediatamente, visando à estabilização clínica, até a correção cirúrgica definitiva.

BALÃO INTRA-AÓRTICO

Uma das medidas de estabilização clínica inicial inclui o uso do BIA, que reduz a pós-carga do VE, diminuindo o volume do *shunt* esquerda-direita e o volume de sangue regurgitante ao átrio esquerdo. Por outro lado, promove aumento da pressão diastólica final na raiz da aorta, propiciando elevação da pressão de perfusão coronariana. Assim, ocorrem incremento no débito cardíaco (20% a 30%), redução do consumo de oxigênio e melhora da função hemodinâmica global, contribuindo para a estabilização clínica do paciente durante o preparo para a cirurgia.

TRATAMENTO CIRÚRGICO

A intervenção cirúrgica permanece como o tratamento de escolha para as três complicações mecânicas mais graves no pós-IAM. A correção não deve ser postergada além do tempo mínimo suficiente para preparo pré-operatório. A correção da ruptura de parede livre ventricular é feita por infartectomia e fechamento – técnica de sutura direta ou com o uso de *patch* de pericárdio autológo, heterológo (bovino) ou de Dacron. A correção da ruptura de septo interventricular é feita pela área de miocárdio infartada, o que minimiza a disfunção ventricular pós-operatória. O material necrótico e friável das margens do septo e da parede ventricular é retirado para reduzir os riscos de deiscência de sutura, hemorragia pós-operatória e defeito septal residual. O fechamento da porção rota do septo e da parede ventricular é realizado com uso de *patch*, reduzindo a tensão nas bordas das suturas e preservando a geometria e a função cardíaca. A correção cirúrgica da insuficiência mitral aguda por ruptura de músculo papilar e/ou de cordoalha tendínea envolve plastia mitral, quando as condições anatômicas forem favoráveis, ou implante de prótese valvar mitral. Em todas as complicações mecânicas, o tratamento cirúrgico é realizado visando à correção das lesões mecânicas e à adequada proteção miocárdica. A circulação extracorpórea deve ser com hipotermia moderada e cardioplegia com sangue frio. Nos pacientes com doença obstrutiva multiarterial ou com estenose do tronco da coronariana esquerda, a revascularização cirúrgica, quando realizada simultaneamente com a correção das complicações mecânicas, mostrou resultados favoráveis de sobrevida imediata e em longo prazo.

BIBLIOGRAFIA

II Diretrizes sobre Tratamento do Infarto Agudo do Miocárdio. Arq Bras Cardiol. 2015;105 (Supl 2):1-105.

Antman EM, Anbe DT, Armstrong PW, et al.; American College of Cardiology/American Heart Association Task Force on PracticeGuidelines (Writing Committee to Revise the 1999 Guidelines for the Management of PatientsWith Acute Myocardial Infarction). ACC/AHA Guidelines for the Management of Patients With ST-Elevation Myocardial Infarction. Executive Summary: A Report of the American College of Cardiology/American Heart Association Task Force on Practice Guidelines (Writing Committee to Revise the 1999 Guidelines for the Management of Patients With Acute Myocardial Infarction). Circulation. 2004;110(5):588-636.

Birnbaum Y, Fishbein MC, Blanche C, et al. Ventricular septal rupture after myocardial infarction. N Engl J Med. 2002;347(18):1426-32.

Chevalier P, Burri H, Fahrat F, et al. Perioperative outcome and long-term survival of surgery for acute post-infarction mitral regurgitation. Eur J Cardiothorac Surg. 2004;26(2):330-5.

DOENÇA ARTERIAL CORONÁRIA AGUDA

Crenshaw BS, Granger CB, Birnbaum Y, et al. for the GUSTO-I Trial Investigators. Risk Factors, angiographic patterns, and outcomes in patients with acute ventricular septal defect complicating acute myocardial infarction. Circulation. 2000;101(1):27-32.

Davis N, Sistino JJ. Review of ventricular rupture: key concepts and diagnostic tools for success. Perfusion. 2002;17(1):63-7.

Departamento de Informática do SUS (DATASUS). Estatísticas de mortalidade geral no Brasil. Brasília, DF: DATASUS. Disponível em: http://www.datasus.gov.br

Eagle KA, Guyton RA, Davidoff R, et al.; American College of Cardiology; American Heart Association Task Forceon Practice Guidelines; American Society for Thoracic Surgery and the Society of Thoracic Surgeons. ACC/AHA 2004 Guideline Update for Coronary Artery Bypass Graft Surgery: Summary Article: A Report of the American College of Cardiology/American Heart Association Task Force on Practice Guidelines (Committee to Update the 1999 Guidelines for Coronary Artery Bypass Graft Surgery). Circulation. 2004;110(9):1168-76.

Iemura J, Oku H, Otaki M, et al. Surgical strategy for left ventricular free wall rupture after acute myocardial infarction. Ann Thorac Surg. 2001;71(1):201-4.

Kirklin JW, Barrott-Boyes BG. Cardiac surgery. 2. ed. New York: Churchill Livingstone, 1993.

Mann D, Zipes D, Libby P, et al. Heart disease: a textbook of cardiovascular medicine. 6th ed. Philadelphia: W.B. Saunders, 2001.

Menon V, Webb JG, Hillis LD, et al. Outcome and profile of ventricular septal rupture with cardiogenic shock after myocardial infarction: a report from the Shock Trial Registry. J Am Coll Cardiol. 2000;36(3 Suppl A):1110-6.

Murday A. Optimal management of acute ventricular septal rupture. Heart. 2003;89(12):1462-6.

Slater J, Brown RJ, Antonelli TA, et al. Cardiogenic shock due to cardiac free-wall rupture or tamponade after acute myocardial infarction: a report from the Shock Trial Registry. J Am Coll Cardiol. 2000;36(3 SupplA):1117-22.

SEÇÃO 6

EMERGÊNCIAS CARDIOVASCULARES

44

Ressuscitação cardiopulmonar

Elizabete Silva dos Santos

> **Palavras-chave:** Parada cardíaca; Desfibrilação; Fibrilação ventricular; Assistolia; Atividade elétrica sem pulso; Ressuscitação cardiopulmonar; Compressão torácica externa; Ventilação; Cuidados pós-ressuscitação; Suporte Básico de Vida; Suporte Avançado de Vida.

INTRODUÇÃO

A parada cardiorrespiratória (PCR) é uma situação dramática pela gravidade e pelos elevados índices de morbidade e de mortalidade. Esforços para estabelecer um padrão e a uniformidade para seu tratamento são realizados, sendo a ressuscitação cardiopulmonar (RCP) um conjunto de ações organizadas, que aumentam as chances de uma vítima sobreviver a uma PCR.

A estimativa sobre o número de paradas cardíacas súbitas, fora do hospital, é muito variável. Na Europa, cerca de 700 mil pessoas sofrem uma parada cardíaca súbita a cada ano e, nos Estados Unidos, estima-se que sejam 460 mil pessoas. Pode-se considerar algo em torno de 170 mil a 200 mil PCR ao ano no Brasil, sendo metade dos casos ocorrendo em ambiente hospitalar, e a outra metade em ambientes como residências, *shopping*, aeroportos, estádios etc.

Estudos têm relatado taxas de sobrevivência muito baixas, variando de 1 a 6%. Três revisões sistemáticas de parada cardíaca súbita extra-hospitalar relataram sobrevida até a alta do hospital de 5 a 10%, entre aqueles tratados pelos serviços médicos de emergências (SME), e de 15%, quando o distúrbio do ritmo subjacente foi a fibrilação ventricular (FV). A análise de um registro nacional americano de parada cardíaca intra-hospitalar relatou sobrevivência de 17%.

Para a abordagem deste problema mundial de saúde pública, a *American Heart Association* recomenda o uso de cadeias de sobrevivência distintas, que identifiquem as diferentes vias de cuidados aos pacientes que sofrem uma parada cardíaca no hospital ou no ambiente extra-hospitalar (Figura 44.1).

Na parada cardíaca intra-hospitalar, fazem parte da cadeia: vigilância e prevenção; reconhecimento e acionamento do SME; RCP imediata de alta qualidade; rápida desfibrilação e suporte avançado de vida e cuidados pós-PCR. Já na parada cardíaca extra-hospitalar, fazem parte da cadeia: reconhecimento e acionamento do SME; RCP imediata de alta qualidade; rápida desfibrilação; serviços médicos básicos e avançados de emergências; suporte avançado de vida e cuidados pós-PCR.

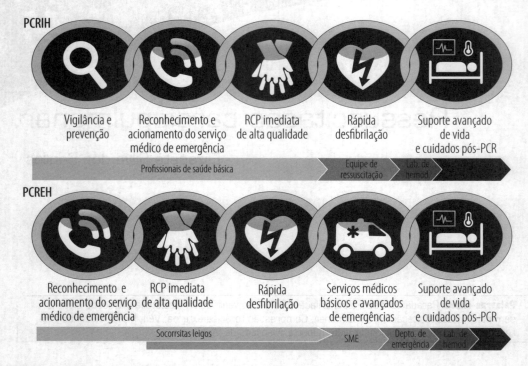

Figura 44.1. Corrente de sobrevivência no adulto. PCRIH: parada cardiorrespiratória intra-hospitalar; RCP: ressuscitação cardiopulmonar; PCR: parada cardiorrespiratória; PCREH: parada cardiorrespiratória extra-hospitalar; SME: serviço médico de emergência; UTI: unidade de terapia intensiva. Fonte: adaptado de Guimarães HP, FAHA, Equipe do Projeto de Destaques das Diretrizes da AHA, coordenadores. Destaques da American Heart Association 2015: Atualização das Diretrizes de RCP e ACE. Washinton, DC: American Heart Association, CPR & ECC; 2015. Disponível em: https://eccguidelines.heart.org/wp-content/uploads/2015/10/2015-AHA-Guidelines-Highlights-Portuguese.pdf.

FATORES IMPORTANTES

Tempo para reconhecimento da parada cardiorrespiratória e atendimento imediato

Vários estudos demonstram os benefícios da RCP imediata, os efeitos negativos na demora no início da RCP de alta qualidade com desfibrilação precoce quando necessária, e a relação inversa entre a sobrevivência e o tempo de início das manobras de ressuscitação. Para cada minuto sem RCP, a sobrevivência a uma parada cardíaca súbita em FV testemunhada diminui em 7 a 10%. Quando a RCP é feita por um circunstante, antes da chegada da equipe de emergência, a redução na sobrevida é mais gradativa e gira em torno de 3 a 4% a cada minuto, desde a parada cardíaca até a desfibrilação. Está demonstrado que o Suporte Básico de Vida (SBV) duplica ou triplica a sobrevivência a uma parada cardíaca súbita testemunhada até a administração da desfibrilação.

Desse modo, os sistemas de saúde devem avaliar seus protocolos de atendimento às vítimas de parada cardíaca, a fim de minimizar os intervalos de resposta entre o acionamento e a chegada da equipe de atendimento, bem como o treinamento dos profissionais da regulação médica (responsáveis pelas unidades de suporte avançado) no reconhecimento de situações como respiração agônica (*gasping*) e parada cardíaca. Estes profissionais devem recomendar as compressões torácicas para as vítimas não responsivas e que não estejam respirando normalmente, porque a maioria está em PCR. Quando o intervalo entre o acionamento do SME e a chegada da equipe de Suporte Avançado de Vida em Cardiologia (SAVC) é menor do que 5 a 6 minutos, ocorre significativo aumento da sobrevivência.

Compressões torácicas

Apesar de sabidamente conhecida como de fundamental importância no SBV e no SAVC, vários estudos qualitativos mostram que as compressões torácicas, mesmo quando realizadas por socorristas treinados de forma sistemática, têm desempenho que não atende às diretrizes, tanto no atendimento pré-hospitalar quanto no intra-hospitalar. A baixa qualidade da RCP é um fator que contribui para resultados desfavoráveis.

As atuais recomendações para compressões torácicas são:
- → Compressões torácicas "eficazes", que são essenciais para promover o fluxo sanguíneo durante a RCP.
- → São consideradas eficazes as compressões fortes e rápidas (100 a 120 por minuto, com profundidade de, no mínimo, 5 cm, mas não mais do que 6 cm), permitindo que o tórax retorne completamente após cada compressão, utilizando tempos aproximadamente iguais de compressão e relaxamento. Isso permite o retorno venoso para o coração e a perfusão arterial coronária, que são necessários para uma RCP eficaz. Para otimizar as compressões torácicas, o socorrista deve comprimir a metade inferior do esterno da vítima, na região central (média) do tórax, entre os mamilos, colocando a região hipotenar de uma das mãos sobre o esterno e a região hipotenar da outra mão sobre a primeira, para que as mãos fiquem sobrepostas e paralelas (Figura 44.2);
- → Minimizar as interrupções das compressões torácicas, com relação compressão/ventilação de 30/2.

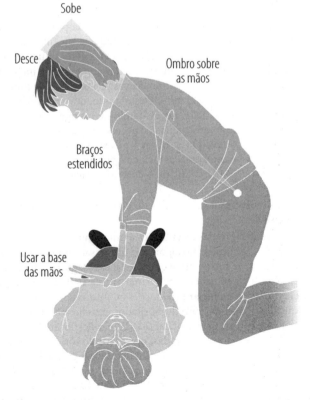

Figura 44.2. Compressão torácica externa. Fonte: adaptado de: Luciano PM, Matsuno AK, Moreira RSL, et al. A. Suporte básico de vida. Rev Soc Cardiol Estado de São Paulo. 2010;20(2):230-8.

452 | EMERGÊNCIAS CARDIOVASCULARES

Ventilações

Durante a RCP, o objetivo da ventilação é manter a oxigenação adequada, mas ainda não se sabe com certeza qual o volume corrente ideal, a frequência respiratória e a fração inspirada de oxigênio necessária.

As atuais recomendações de ventilação em RCP são:

→ Durante os primeiros minutos da parada cardíaca por FV, as compressões torácicas são mais importantes que a ventilação, pois a pressão parcial de oxigênio permanece alta no sangue dos vasos pulmonares e no coração por vários minutos após a parada cardíaca. Isso reforça o papel das compressões torácicas em promover fluxo sanguíneo e oferta de oxigênio aos tecidos, principalmente miocárdico e cerebral.

→ Durante a RCP, há grande redução de fluxo sanguíneo para os pulmões. A partir daí, uma relação ventilação/perfusão adequada pode ser mantida com volume corrente e frequência respiratória mais baixa do que o normal. A hiperventilação, seja por muitas ventilações ou por volume-minuto elevado, é desnecessária e prejudicial, pois aumenta a pressão intratorácica, reduz o retorno venoso para o coração e diminui o débito cardíaco e a sobrevida.

→ Apenas o volume corrente suficiente para confirmar a elevação do tórax inicial deve ser ofertado.

→ Alteração da sequência da RCP: C-A-B (Compressão torácica externa, Abertura das vias aéreas, ventilação Boca a boca), em vez de A-B-C (Abertura das vias aéreas, ventilação Boca a boca, Compressão torácica externa). Assim, as diretrizes de RCP recomendam uma nova sequência de "compressões torácicas, primeiro", com a RCP sendo executada se o adulto não estiver respondendo, nem respirando ou não respirando normalmente. Após a primeira série de compressões torácicas, a via aérea é aberta, e o socorrista aplica duas ventilações.

A ventilação com bolsa-válvula-máscara durante o atendimento da PCR é aceitável, embora, em certas situações, é necessário o uso de dispositivo avançado. Pode ser realizada por meio da intubação orotraqueal ou por via supraglótica (máscara laríngea, tubo esofagotraqueal ou tubo laríngeo). A intubação orotraqueal é considerada o método ideal para o tratamento das vias aéreas durante a PCR. Entretanto, tentativas de intubação orotraqueal por profissionais inexperientes aumentam a incidência de traumatismos orofaríngeos, interrupções na RCP, hipoxemia por tentativas prolongadas de intubação e dificuldade de reconhecimento do correto posicionamento do tubo. Deste modo, deve ser realizada apenas por médicos treinados e com mínima interrupção da RCP, necessitando de laringoscopia correta e visibilização direta da glote. Após a realização da intubação orotraqueal, é necessária a confirmação do posicionamento do tubo, sem interromper as compressões, devendo-se observar a expansão torácica bilateral, aliada à ausculta de sons pulmonares em ambos os hemitóraxes, associada à ausência de ruídos em epigástrio. O uso de capnografia quantitativa em forma de onda confirma o correto posicionamento do tubo e reconhece precocemente seu deslocamento.

As recomendações atuais para o SBV estão ilustradas no algoritmo da Figura 44.3, para leigos, e na Figura 44.4, para profissionais de saúde.

Para os socorristas leigos, a simplificação das orientações é uma tentativa de priorizar as compressões torácicas e minimizar as interrupções, resumidas no algoritmo universal, simplificado na Figura 44.3. Antes de avaliar a vítima, o socorrista deve se certificar de que o local está seguro, evitando acidentes e novas vítimas. Se o socorrista estiver sozinho e se deparar com uma vítima não responsiva, o socorrista deve acionar o serviço de emergência (para providenciar orientações quanto às compressões torácicas e a solicitação da equipe de suporte avançado); conseguir um desfibrilador externo automático (DEA), se possível; e retornar ao local em que a vítima estiver, para realizar a RCP e a desfibrilação, se necessária. A RCP deve dar ênfase em compressões torácicas fortes e rápidas, no centro do tórax, ou seguir as instruções do atendente ou operadores do SME. O socorrista leigo não treinado deve seguir apenas com as compressões torácicas (sem a realização de ventilação), até a chegada da equipe de suporte avançado. Se o DEA estiver disponível, deve seguir as orientações do desfibrilador de "Ligar – Analisar – Choque", se orientando pelo aparelho, até que uma equipe de suporte avançado chegue e assuma o comando. Os profissionais de saúde treinados devem seguir o algoritmo da Figura 44.4.

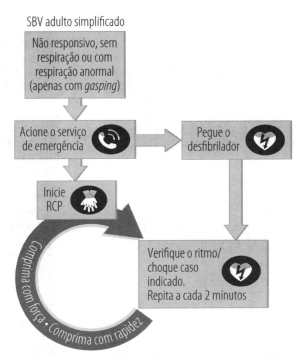

Figura 44.3. Algoritmo de Suporte Básico de Vida (SBV) Adulto para leigos. RCP: ressuscitação cardiopulmonar. Fonte: adaptado de Berg RA, Hemphill R, Abella BS, et al. Part 5: Adult basic life support: 2010 American Heart Association Guidelines for Cardiopulmonary Resuscitation and Emergency Cardiovascular Care. Circulation. 2010;122 (Suppl 3):S685-S705.

As quatro modalidades de PCR são: FV, taquicardia ventricular (TV) sem pulso, Assistolia e Atividade elétrica sem pulso (AESP).

Após a identificação do ritmo cardíaco, pode-se agrupar a PCR em duas modalidades: ritmos que devem receber desfibrilação, que são FV e TV sem pulso; e ritmos sem indicação de desfibrilação, que correspondem à AESP e à assistolia.

Os ritmos com indicação de desfibrilação correspondem a 80% dos casos de morte súbita, sendo a FV o ritmo mais frequente em adultos com PCR extra-hospitalar, tendo como a mais frequente etiologia a síndrome coronária aguda. São ritmos que apresentam melhor prognóstico se tratados precocemente.

Para a realização da desfibrilação, o socorrista deve estar atento à segurança do procedimento. Devem ser verificados: se todos os socorristas estão afastados do paciente; o correto posicionamento das pás; a aplicação de força adequada das pás sobre o tórax; o uso de gel condutor apropriado; e a desconexão das fontes de oxigênio ao paciente.

Após o choque, o início da RCP deve ocorrer imediatamente e prosseguir pelos próximos 2 minutos. A carga de desfibrilação varia de acordo com o tipo de desfibrilador. Nos desfibriladores bifásicos, a energia utilizada deve ser entre 120 e 200 J, conforme a recomendação do fabricante. Caso não haja conhecimento da carga recomendada, utilizar a maior carga disponível. No caso de desfibriladores monofásicos, a carga deve ser de 360 J. No caso do paciente manter-se em PCR após o primeiro choque, são necessárias a aquisição de acesso para infusão de medicamentos (intravenosa periférica ou intra-óssea), recomendando-se o tratamento adequado das vias aéreas; a monitorização eletrocardiográfica; e a identificação de causas potencialmente reversíveis. Esta sequência de atendimento está esquematizada na Figura 44.5.

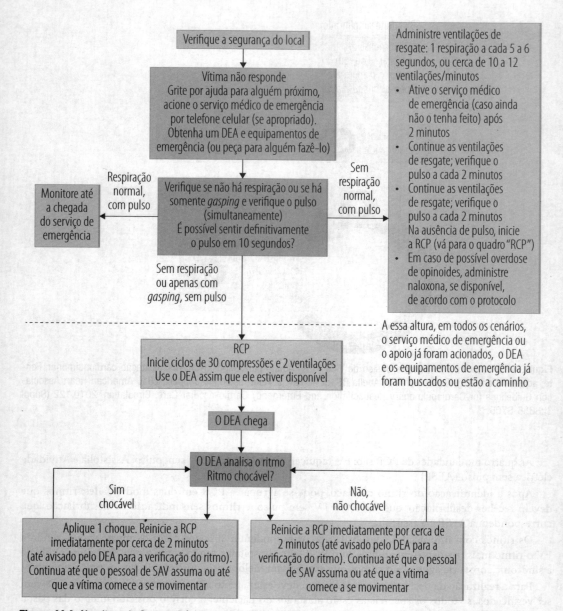

Figura 44.4. Algoritmo de Suporte Básico de Vida (SAV) Adulto para profissionais da saúde. DEA: desfibrilador externo automático; RCP: ressuscitação cardiopulmonar.

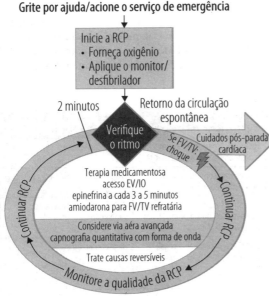

Qualidade da RCP
- Comprima com força (> 2 pol [5 cm]) e rapidez (100 a 120 min.) e aguarde o retorno total do tórax.
- Minimize interrupções nas compressões.
- Evite ventilação excessiva.
- Alterne a pessoa que aplica as compressões a cada 2 minutos.
- Se sem via aérea avançada, relação compressão-ventilação de 30:2.
- Capnografia quantitativa com forma de onda
  - Se $PETCO_2$ < 10 mmHg, tente melhorar a quantidade da RCP. A incapacidade de se obter um $PETCO_2$ superior a 10 mmHg por copnografia em forma de onda após 20 minutos de RCP pode ser considerado um componente de uma abordagem para decidir quando terminar os esforços de ressuscitação, porém não deve ser utilizado isoladamente.
- Pressão intra-arterial
  - Se a pressão na fase de relaxamento (diastólica) < 20 mmHg, tente melhorar a quantidade da RCP.

Retorno da circulação espontânea (RCE)
- Pulso e pressão arterial.
- Aumento abrupto prolongado no $PETCO_2$ (normalmente ≥ 40 mmHg).
- Variabilidade espontânea da pressão arterial com monitorização intra-arterial.

Energia do choque
- **Bifásico:** recomendação do fabricante (120 a 200 J); se desconhecida, usar máximo disponível. As segunda carga e as subsequentes devem ser equivalentes, podendo ser consideradas cargas mais altas.
  Monofásica: 360 J.

Terapia medicamentosa
- **Dose EV/IO de epinefrina:** 1 mg a cada 3 a 5 minutos.
- **Dose EV/IO de amiodorama:** Primeira dose: *bolus* de 300 mg. Segunda dose: 150 mg.

Via aérea avançada
- Via aérea avançada supraglótica ou intubação endotraqueal.
- Capnografia com forma de onda para confirmar e monitorar a posicionamento do tubo ET.
- 8 a 10 ventilações por minuto, com compressões torácicas contínuas.

Causa reversíveis
- Hipovolemia
- Hipóxia
- Hidrogênio (acidose)
- Hipo/hipercalemia
- Hipotermia
- Tensão no tórax pneumotórax.
- Tamponamento cardíaco
- Toxinas
- Tromboembolismo pulmonar
- Trombose coronária

Figura 44.5. Algoritmo de Suporte Avançada de Vida em Cardiologia (SAVC). RCP: ressuscitação cardiopulmonar; FV: fibrilação ventricular; TV: taquicardia ventricular; EV: via endovenosa; IO: intraósseo; $PETCO_2$: pressão parcial do dióxido de carbono exalado; RCE: retorno da circulação espontânea; ET: endotraqueal.

456 | EMERGÊNCIAS CARDIOVASCULARES

A identificação de qualquer atividade elétrica diferente de FV/TV sem pulso caracteriza um ritmo não passível de desfibrilação. O ritmo de AESP se dá pela presença de ritmo cardíaco relativamente organizado, geralmente proveniente de causas reversíveis, sendo importante o tratamento específico, representados pela forma simples de memorização dos 5Hs e 5Ts (Quadro 44.1). A causa mais comum de AESP é a hipovolemia, cujo tratamento da causa específica se baseia na administração de volume intravenoso.

Quadro 44.1. Os 5Hs e 5Ts para causas reversíveis de parada cardíaca.

Condição	Indicadores no ECG e no monitor	Indicadores no histórico e no exame físico	Possíveis intervenções eficazes
Hipovolemia	Complexo QRS estreito Taquicardia	Histórico, sinais de desidratação e colabamento das jugulares	Infusão de volume
Hipóxia	Bradicardia	Cianose, gasometrias e problemas com vias aéreas	Oxigenação e ventilação
H+ (acidose)	Complexo QRS de menos amplitude	Diabetes, insuficiência renal, acidose metabólica preexistente e hipoventilação	Bicarbonato de sódio e ventilação
Hipercalemia	Ondas T em tenda (apiculadas) Ondas P baixa amplitude Alargamento QRS AESP de onda sinusal	Diabetes, insuficiência renal, diálise recente, fístulas para diálise e medicamentos	Bicarbonato de sódio Diálise
Hipocalemia	Ondas T baixa amplitude Ondas U proeminentes Alargamento QRS QT alongado Taquicardia de complexo longo	Perda anormal de potássio, desnutrição e uso de diurético	Reposição de potássio
Hipotermia	Ondas J ou de Osborne	Exposição ao frio e baixa temperatura central	Reaquecimento
Tensão no tórax (pneumotórax)	Complexo QRS estreito Bradicardia	Desvio de traqueia contralateral e estase jugular unilateral	Descompressão com agulha e drenagem de tórax
Tamponamento cardíaco	Complexo estreito Taquicardia	Turgência jugular bilateral	Pericardiocentese
Toxinas: tricíclicos, digoxina, betabloqueadores e bloqueadores de canais de cálcio	Diversos efeitos sobre eCG, predominantemente, prolongamento de QT	Evidência de uso de medicamentos Exame neurológico	Antídotos de acordo com síndrome tóxica
Tromboembolismo pulmonar	Complexo estreito Taquicardia	Histórico, trombose venosa em membros	Considerar trombólise
Trombose coronária – síndromes coronárias agudas	ECG 12 derivações anormal Ondas Q Alterações de segmento ST Inversão de onda T	Histórico	Considerar trombolise ou intervençãoo coronária percutânea

ECG: eletrocardiograma; AESP: atividade elétrica sem pulso.

A modalidade de PCR em assistolia é geralmente resultante da degeneração tardia da FV, ou de estados de hipoxemia prolongada, acidose ou necrose miocárdica. É o ritmo de PCR com pior prognóstico, com taxa de 7% de alta hospitalar. Deve-se estar atento ao diagnóstico diferencial com FV fina e realizar medidas que auxiliem em sua diferenciação. Neste sentido, a primeira recomendação é a busca por problemas técnicos, como cabos e eletrodos desconexos. Em seguida, em virtude de a amplitude do traçado da FV no monitor ser dependente das reservas de adenosina trifosfato (ATP) do miocárdio, o aumento do ganho (amplitude) impõe-se. Finalmente, deve-se alterar a derivação do monitor do desfibrilador, já que o eixo elétrico resultante pode estar perpendicular ao eixo da monitorização, o que geraria um ritmo aparentemente isoelétrico.

O objetivo principal das intervenções farmacológicas em PCR é facilitar o retorno e a manutenção de ritmos cardíacos organizados passíveis de gerar pulso central. Estão associadas ao aumento das taxas de retorno à circulação espontânea (RCE), embora não tenham mostrado melhora na sobrevivência em longo prazo com boa capacidade funcional neurológica.

A prioridade de acesso para infusão de medicamentos na PCR é a via intravenosa periférica. O medicamento deve ser infundido em bolo, seguido de *flush* de 20 mL de soro fisiológico e elevação do membro puncionado por cerca de 10 a 20 segundos. A segunda opção de acesso é a via intraóssea, que pode ser estabelecida de forma rápida, segura e efetiva. Todos os medicamentos e fluidos podem ser administrados tanto pela via intravenosa quanto pela intraóssea. O acesso venoso central não é necessário na maioria das tentativas de ressuscitação e pode causar interrupções na RCP, bem como complicações durante sua inserção, como laceração vascular, hematomas, entre outras.

A adrenalina (epinefrina) é o vasopressor de escolha, devendo ser administrada na dose de 1 mg/dose a cada 3 a 5 minutos durante a RCP. Sua utilização é baseada nos efeitos alfa-adrenérgicos, como o aumento das pressões de perfusão coronária e cerebral. Porém, a dosagem e a segurança dos efeitos beta-adrenérgicos são controversas, devido ao aumento do trabalho miocárdico e à redução da perfusão subendotelial.

A vasopressina é um vasopressor periférico não adrenérgico, com efeito vasoconstrictor coronário e renal. O uso combinado de vasopressina e epinefrina não oferece nenhuma vantagem em comparação ao uso da dose padrão de epinefrina em PCR. Uma dose única de vasopressina de 40 UI é recomendada em substituição à primeira ou à segunda dose de adrenalina, nos serviços onde a utilização desse medicamento já faz parte do tratamento.

A amiodarona é o antiarrítmico de eleição para PCR em FV/TV sem pulso não responsiva à RCP, desfibrilação elétrica e terapia vasopressora. A administração deve ser feita de modo intercalado com vasopressor, sendo a dose inicial de 300 mg intravenosa em bolo, seguida por uma segunda dose de 150 mg, se necessária. Essa terapia apresentou aumento da sobrevivência à admissão hospitalar, quando comparada com placebo ou lidocaína, mas sem evidência para alta hospitalar.

O uso de lidocaína deve ser considerado caso a amiodarona não esteja disponível. A dose inicial recomendada apenas para ritmos de FV/TV sem pulso é de 1,0 a 1,5 mg/kg, seguida por uma segunda dose que deve ser a metade da primeira, caso haja necessidade.

O sulfato de magnésio, que não deve ser administrado de rotina na RCP, é recomendado em FV/TV sem pulso na suspeita de hipomagnesemia ou em TV com padrão eletrocardiográfico de torção de pontas. A sequência de atendimento do SAVC em vítimas de PCR, de acordo com a modalidade de PCR, é apresentada na Figura 44.6.

O RCE após PCR caracteriza o sucesso do atendimento realizado e o início de uma nova fase de cuidados para o tratamento do estado denominado "síndrome pós-parada cardíaca". Esta síndrome complexa apresenta altas taxas de mortalidade hospitalar, variando entre 63 a 90%, e necessita de atendimento precoce e intensivo. Após o RCE, a gravidade dessas desordens depende da intensidade do insulto isquêmico, da causa da PCR e do estado de saúde prévio do paciente. Os cuidados dispensados após PCR são um componente essencial do SAVC e ganharam destaque na diretriz da *American Heart Association* (AHA), de 2010 (Figura 44.7).

As metas iniciais dos cuidados pós-parada cardíaca são: otimizar a função cardiopulmonar e a perfusão de órgãos vitais; transportar a vítima de PCR para unidade hospitalar capaz de realização de cineangiocoronariografia e angioplastia; controlar de maneira direcionada a temperatura corporal; realizar abordagem diagnóstica (precoce) e terapêutica neurológica; identificar e tratar as causas da PCR, além de prevenir sua recorrência.

Os objetivos subsequentes são: controle direcionado da temperatura corporal; identificação e tratamento de síndromes coronárias agudas; adequada ventilação mecânica, se necessária; redução do risco de falência múltipla de órgãos; avaliação de variáveis independentes do prognóstico; e promoção de reabilitação multiprofissional.

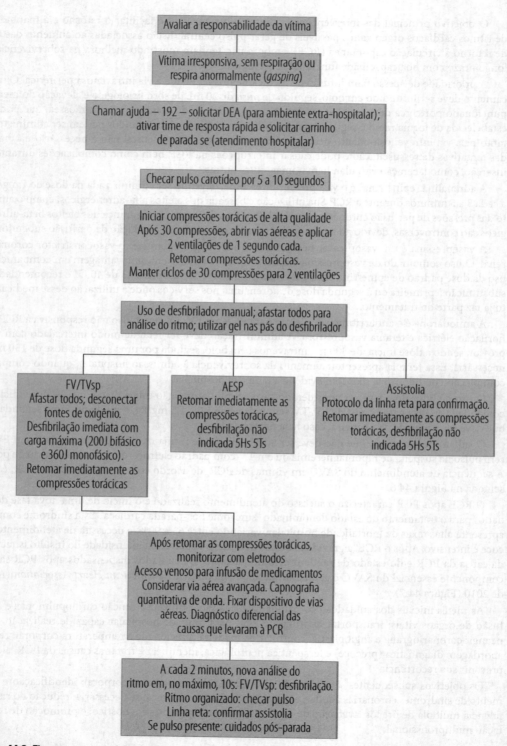

Figura 44.6. Fluxograma central do atendimento do Suporte Avançado de Vida. DEA: desfibrilador externo automático; FV/TVsp: fibrilação ventricular/taquicardia ventricular sem pulso; AESP: atividade elétrica sem pulso; PCR: parada cardiorrespiratória.

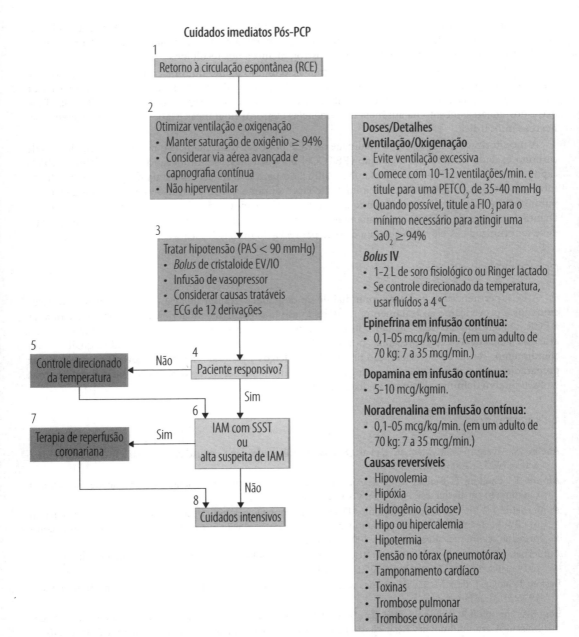

Figura 44.7. Algoritmo de cuidados pós-parada cardiorrespiratória (PCR). RCE: retorno à circulação espontânea; PAS: pressão arterial sistólica; EV: endovenoso; IO: intraósseo; ECG: eletrocardiograma; IAM: infarto agudo do miocárdio; SSST: supradesnivelamento do segmento ST; PETCO$_2$: pressão parcial do dióxido de carbono exalado; FiO$_2$: fração inspirada de oxigênio; SaO$_2$: saturação de oxigênio.

No caso de FV ou TV sem pulso refratárias ao tratamento considerar como causa potencial a síndrome coronária aguda. Estudos demonstram benefícios com estratégias de reperfusão precoce. Porém, a terapêutica trombolítica durante a RCP não demonstrou melhora nos resultados.

Em estudos de parada cardíaca extra-hospitalar, o infarto agudo do miocárdio foi documentado em quase 50% de pacientes adultos. A cinecoronariografia precoce deve ser realizada caso haja suspeita de isquemia coronária como causa precipitante da PCR, já que esta é responsável por 65 a 70% das PCR extra-hospitalares, mesmo na ausência de evidências eletrocardiográficas e laboratoriais, de isquemia ou necrose miocárdica.

A monitorização fisiológica da qualidade de RCP pode ser realizada pela quantificação de dióxido de carbono exalado no final da expiração ($PETCO_2$) em pacientes sob intubação traqueal, detectado pela capnografia quantitativa – método também utilizado para a avaliação contínua do posicionamento do tubo e do RCE. A principal determinante da $PETCO_2$ durante a RCP é a transferência de sangue para os pulmões, que é diretamente relacionado ao débito cardíaco adquirido durante as compressões torácicas. Diante de valores de $PETCO_2$ continuamente abaixo de 10 mmHg, a técnica de RCP está inadequada e deve ser otimizada. A elevação abrupta de seus para 35 a 40 mmHg indica RCE.

CONCLUSÃO

A PCR permanece m problema mundial de saúde pública. Apesar de avanços nos últimos anos relacionados à prevenção e ao tratamento, muitas são as vidas perdidas anualmente no Brasil, relacionadas à PCR. O atendimento de PCR, tanto fora como dentro do ambiente hospitalar, é um desafio em que a arte e a ciência devem estar presentes, pois o sucesso da RCP está diretamente relacionado à qualidade do atendimento. Tendo como orientação os algoritmos, leigos e profissionais da área da saúde devem estar preparados para esta longa jornada, em que o diagnóstico precoce, a rapidez e a eficiência das manobras de RCP podem definir o prognóstico dos pacientes.

BIBLIOGRAFIA

Abella BS, Alvarado JP, Myklebust H, et al. Quality of cardiopulmonary resuscitation during in-hospital cardiac arrest. JAMA. 2005;293(3):305-10.

Ahrens T, Schallom L, Bettorf K, et al. End-tidal carbon dioxide measurements as a prognostic indicator of outcome in cardiac arrest. Am J Crit Care. 2001;10(6):391-8.

Aufderheide TP, Pirrallo RG, Yannopoulos D, et al. Incomplete chest wall decompression: a clinical evaluation of CPR performance by EMS personnel and assessment of alternative manual chest compression-decompression techniques. Resuscitation. 2005;64(3):353-62.

Aufderheide TP, Sigurdsson G, Pirrallo RG, et al. Hyperventilation-induced hypotension during cardiopulmonary resuscitation. Circulation. 2004;109(16):1960-5.

Baskett P, Nolan J, Parr M. Tidal volumes which are perceived to be adequate for resuscitation. Resuscitation. 1996;31(3):231-4.

Berg RA, Hemphill R, Abella BS, et al. Part 5: Adult basic life support: 2010 American Heart Association Guidelines for Cardiopulmonary Resuscitation and Emergency Cardiovascular Care. Circulation. 2010;122 (Suppl 3):S685-S705.

Böttiger BW, Arntz HR, Chamberlain DA, et al. TROICA Trial Investigators; European Resuscitation Council Study Group. Thrombolysis during resuscitation for out-of-hospital cardiac arrest. N Engl J Med. 2008;359(25):2651-62.

Braun O, McCallion R, Fazackerley J. Characteristics of midsized urban EMS systems. Ann Emerg Med. 1990;19(5):536-46.

Bulut S, Aengevaeren WR, Luijten HJ, et al. Successful out- of-hospital cardiopulmonary resuscitation: what is the optimal in- hospital treatment strategy? Resuscitation. 2000;47(2):155-61.

Callaway CW, Soar J, Aibiki M, et al. Part 4: Advanced Life Support: 2015 nternational Consensus on Cardio-pulmonary Resuscitation and Emergency Cardiovascular Care Science with Treatment Recommendations. Circulation. 2015;132(suppl 1):S84-S145.

Carvalho AC, Moreira RS, editores. Treinamento de emergências cardiovasculares da Sociedade Brasileira de Cardiologia: leigos (TECA l). Barueri (SP): Manole; 2013.

Centers for Disease Control and Prevention (CDC). State-specific mortality from sudden cardiac death--United States, 1999. Morb Mortal Wkly Rep. 2002;51(6):123-6.

Cobb LA, Fahrenbruch CE, Walsh TR, et al. Influence of cardiopulmonary resuscitation prior to defibrillation in patients with out-of-hospital ventricular fibrillation. JAMA. 1999;281(13):1182-8.

Guimarães HP, FAHA, Equipe do Projeto de Destaques das Diretrizes da AHA, coordenadores. Destaques da American Heart Association 2015: Atualização das Diretrizes de RCP e ACE. Washinton, DC: American Heart Association, CPR & ECC; 2015. Disponível em: https://eccguidelines.heart.org/wp-content/up-loads/2015/10/2015-AHA-Guidelines-Highlights-Portuguese.pdf

Ditchey RV, Lindenfeld J. Failure of epinephrine to improve the balance between myocardial oxygen supply and demand during closed-chest resuscitation in dogs. Circulation. 1988;78(2):382-9.

Dorian P, Cass D, Schwartz B, et al. Amiodarone as compared with lidocaine for shock-resistant ventricular fibrillation. N Engl J Med. 2002;346(16 Suppl I):884-90.

Engdahl J, Abrahamsson P, Bang A, et al. Is hospital care of major importance for outcome after out-of- hospital cardiac arrest? Experience acquired from patients with out-of-hospital cardiac arrest resuscitated by the same Emergency Medical Service and admitted to one of two hospitals over a 16-year period in the munic-ipality of Goteborg. Resuscitation. 2000;43(3):201-11.

Engdahl J, Holmberg M, Karlson BW, et al. The epidemiology of out-of-hospital' sudden cardiac arrest. Resus-citation. 2002;52(3):235-45. Review.

Geocadin RG, Buitrago MM, Torbey MT, et al. Neurologic prognosis and withdrawal of life support after resus-citation from cardiac arrest. Neurology. 2006;67(1):105-8.

Gonzalez MM, Timerman S, Gianotto-Oliveira R, et al. I Diretriz de Ressuscitação Cardiopulmonar e Cuida-dos Cardiovasculares de Emergência da Sociedade Brasileira de Cardiologia. Arq Bras Cardiol. 2013;101(2 Suppl III):1-221.

Handley AJ. Teaching hand placement for chest compression--a simpler technique. Resuscitation. 2002;53(1):29-36

Herlitz J, Bahr J, Fischer M, et al. Resuscitation in Europe: a tale of live European regions. Resuscitation. 1999;41(2):21-31.

Herlitz J, Ekstrom L, Wennerblom B, et al. Lidocaine in out-of-hospital ventricular fibrillation. Does it improve survival? Resuscitation. 1997; 33(3):199-205.

Holmberg M, Holmberg S, Herlitz J. Effect of bystander cardiopulmonary resuscitation in out-of-hospital cardi-ac arrest patients in Sweden. Resuscitation. 2000;47(1):59-70.

Kern KB, Hilwig RW, Berg RA, et al. Importance of continuous chest compressions during cardiopulmonary re-suscitation: improved outcome during a simulated single lay-rescuer scenario. Circulation. 2002;105(5):645-9.

Keuper W, Dieker HJ, Brouwer MA, et al. Reperfusion therapy in out-of-hospital cardiac arrest: current insights. Resuscitation. 2007;73(2):189-201.

Kundra P, Dey S, Ravishankar M. Role of dominant hand position during external cardiac compression. Br J Anaesth. 2000;84(4):491-3.

Larsen MP, Eisenberg MS, Cummins RO, et al. Predicting survival from out-of-hospital cardiac arrest: a graphic model. Ann Emerg Med. 1993;22(11):1652-8.

Liberman M, Lavoie A, Mulder D, et al. Cardiopulmonary resuscitation: errors made by pre-hospital emergency medical personnel. Resuscitation. 1999;42(1):47-55.

Lindner KH, Strohmenger HU, Ensinger H, et al. Stress hormone response during and after cardiopulmonary resuscitation. Anesthesiology. 1992;77(4):662-8.

Luciano PM, Matsuno AK, Moreira RSL, et al. A. Suporte básico de vida. Rev Soc Cardiol Estado de São Paulo. 2010;20(2):230-8.

Maca J, Kula R, Jahoda J, et al. Thrombolysis and cardiac arrest. Bratisl Lek Listy. 2010;111 (11):619-24.

MacDonald RD, Mottley JL, Weinstein C. Impact of prompt defibrillation on cardiac arrest at a major international airport. Prehosp Emerg Care. 2002;6(1):1-5.

Manz M, Pfeiffer D, Jung W, et al. Intravenous treatment with magnesium in recurrent persistent ventricular tachycardia. New Trends in Arrhythmias. 1991;7:437-42.

Michael JR, Guerci AD, Koehler RC, et al. Mechanisms by which epinephrine augments cerebral and myocardial perfusion during cardiopulmonary resuscitation in dogs. Circulation. 1984; 69(4): 822-35.

Morrison LJ, Kierzek G, Diekema DS, et al. Part 3: Ethics: 2010 American Heart Association Guidelines for Cardiopulmonary Resuscitation and Emergency Cardiovascular Care. Circulation. 2010;122(18 Suppl III):S665-75.

Neumar RW, Otto CW, Link MS, et al. Part 8: Adult Advanced Cardiovascular Life Support: 2010 American Heart Association Guidelines for Cardiopulmonary Resuscitation and Emergency Cardiovascular Care. Circulation. 2010;122(18 Suppl III):729-67.

Nichol G, Valenzuela T, Roe D, et al. Cost effectiveness of defibrillation by targeted responders in public settings. Circulation. 2003;108(6):697-703.

Olasveengen TM, Sunde K, Brunborg C, et al. Intravenous drug administration during out--of-hospital cardiac arrest: a randomized trial. JAMA. 2009;302(20):2222-9.

Peberdy MA, Callaway CW, Neumar RW, et al. Part 9: Post-Cardiac Arrest Care: 2010 American Heart Association Guidelines for Cardiopulmonary Resuscitation and Emergency Cardiovascular Care. Circulation. 2010;122(18 Suppl III): S768-86.

Peberdy MA, Kaye W, Ornato JP, et al. Cardiopulmonary resuscitation of adults in the hospital: a report of 14720 cardiac arrests from the National Registry of Cardiopulmonary Resuscitation. Resuscitation. 2003;58(3):297-308.

Sanders AB, Kern KB, Otto CW, et al. End--tidal carbon dioxide monitoring during cardiopulmonary resuscitation: a prognostic indicator for survival. JAMA. 1989;262(10):1347-51.

Sans S, Kesteloot H, Kromhout D. The burden of cardiovascular diseases mortality in Europe. Task Force of the European Society of Cardiology on Cardiovascular Mortality and Morbidity Statistics in Europe. Eur Heart J. 1997;18(12):1231-48.

Santos ES, Trindade PD, Moreira HG. Tratado Dante Pazzanese de Emergências Cardiovasculares: São Paulo: Atheneu; 2016.

Spöhr F, Arntz HR, Bluhmki E, et al. International multicentre trial protocol to assess the efficacy and safety of tenecteplase during cardiopulmonary resuscitation in patients with out-of-hospital cardiac arrest: the Thrombolysis in Cardiac Arrest (TROICA) Study. Eur J Clin Invest. 2005;35(5):315-23.

Stiell IG, Hebert PC, Wells GA, et al. Vasopressin versus epinephrine for inhospital cardiac arrest: a randomised controlled trial. Lancet. 2001;358(9276):105-9.

Sunde K, Pytte M, Jacobsen D, et al. Implementation of a standardised treatment protocol for post resuscitation care after out-of-hospital cardiac arrest. Resuscitation. 2007;73 (1):29-39.

Swor RA, Jackson RE, Cynar M, et al. Bystander CPR, ventricular fibrillation, and survival in witnessed, unmonitored out-of-hospital cardiac arrest. Ann Emerg Med. 1995;25(6):780-4.

Travers AH, Perkins GD, Berg RA, et al. adult basic life support and automated external defibrillation 2015. international consensus on cardiopulmonary resuscitation and emergency cardiovascular care science with treatment recommendations. Circulation. 2015;132(16 Suppl I):S51-83.

Tzivoni D, Banai S, Schuger C, et al. Treatment of torsade de pointes with magnesium sulfate. Circulation. 1988;77(2):392-7.

Valenzuela TD, Roe DJ, Cretin S, et al. Estimating effectiveness of cardiac arrest interventions: a logistic regression survival model. Circulation. 1997;96(10):3308-13.

Wenzel V, Krismer AC, Arntz HR, et al. A comparison of vasopressin and epinephrine for out-of-hospital cardiopulmonary resuscitation. N Engl J Med. 2004;350(2):105-13.

Wik L, Hansen TB, Fylling F, et al. Delaying defibrillation to give basic cardiopulmonary resuscitation to patients with out-of-hospital ventricular fibrillation: a randomized trial. JAMA. 2003; 289(11):1389-95.

Wik L, Kramer-Johansen J, Myklebust H, et al. Quality of cardiopulmonary resuscitation during out-of-hospital cardiac arrest. JAMA. 2005; 293(3):299-304.

Yakaitis RW, Otto CW, Blitt CD. Relative importance of α and β adrenergic receptors during resuscitation. Crit Care Med. 1979;7(7):293-6.

Yannopoulos D, McKnite S, Aufderheide TP, et al. Effects of incomplete chest wall decompression during cardiopulmonary resuscitation on coronary and cerebral perfusion pressures in a porcine model of cardiac arrest. Resuscitation. 2005;64(3):363-72

Edema agudo de pulmão

Luiz Minuzzo

> **Palavras-chave:** Edema agudo de pulmão; Insuficiência cardíaca aguda; Insuficiência respiratória aguda; Edema pulmonar cardiogênico; Ventilação não invasiva.

INTRODUÇÃO

O edema agudo de pulmão (EAP) caracteriza-se pelo extravasamento de transudato do leito capilar pulmonar para o espaço intersticial, cujo deslocamento depende de diferença das pressões hidrostática e oncótica, bem como da permeabilidade capilar. Na fase seguinte, os vasos linfáticos removem o ultrafiltrado do espaço intersticial, retornando-os para o sistema circulatório (teoria de Starling).

Do ponto de vista fisiopatológico, o EAP classifica-se em cardiogênico e não cardiogênico. O primeiro ocorre devido ao aumento da pressão hidrostática dos capilares pulmonares, geralmente acima de 18 mmHg, secundário a uma cardiopatia (por exemplo, estenose mitral). É importante ressaltar um caso particular de EAP, denominado hidrostático, em que ocorre elevação abrupta da pressão arterial, caracterizando-se como crise hipertensiva. Neste capítulo, daremos ênfase ao EAP cardiogênico.

O segundo tipo de EAP é chamado de não cardiogênico, ocorrendo como um processo secundário ao aumento da permeabilidade capilar às proteínas plasmáticas, com extravasamento do intravascular para o extravascular, levando ao acúmulo de líquido no espaço intersticial (Figura 45.1).

HISTÓRIA CLÍNICA

Pacientes com EAP apresentam-se com dispneia intensa, geralmente de rápida progressão; sensação de afogamento; ansiedade intensa; sudorese profusa e tosse, acompanhada ou não de secreção pulmonar. Esses sintomas refletem um grau de hipóxia importante, com aumento do tônus simpático.

A presença de dor torácica deverá alertar o clínico para a possibilidade do diagnóstico de síndrome coronária aguda, com isquemia miocárdica importante ou dissecção aguda da aorta com regurgitação aórtica grave, quadros que podem precipitar o EAP cardiogênico.

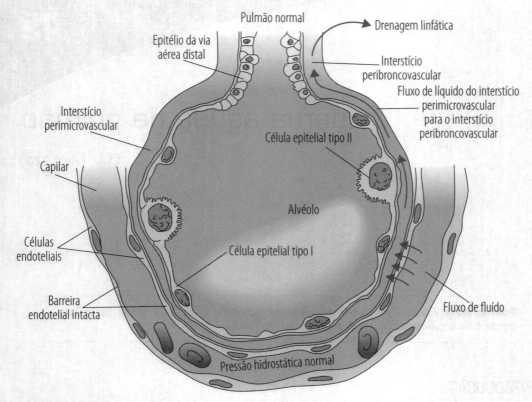

Figura 45.1. Movimento de fluidos no edema agudo de pulmão. Ver figura colorida no encarte

EXAME FÍSICO

Taquicardia e taquipneia são os achados mais proeminentes. Hipertensão é um achado frequente; no entanto, a hipotensão ocorre em pacientes com disfunção severa de ventrículo esquerdo, levando ou não ao choque cardiogênico, apresentando alguns sinais clínicos evidentes, tais como perfusão periférica lenta e extremidades frias. O paciente também pode evoluir, em casos mais graves, com alteração do estado mental, como confusão ou agitação psicomotora.

A ausculta pulmonar revelará estertores crepitantes em, no mínimo, 2/3 inferiores de ambos os pulmões, com presença ou não de sibilos.

Além da taquicardia presente, há também a presença de terceira bulha e/ou hiperfonese da segunda bulha e distensão venosa jugular. Sopros cardíacos podem identificar uma causa primária para o quadro clínico (estenose ou insuficiência das valvas mitral e aórtica). Se houver falência de ventrículo direito envolvido, o paciente apresentará hepatomegalia, refluxo hepatojugular e edema periférico.

DIAGNÓSTICO DIFERENCIAL

Várias patologias podem se apresentar com quadros semelhantes aos de EAP, entre elas: síndrome do desconforto respiratório agudo, asma, pneumonias de várias etiologias, choque cardiogênico, doença pulmonar obstrutiva crônica, infarto agudo do miocárdio, tromboembolismo pulmonar, além de EAP de outras etiologias (altas altitudes e neurogênico), que não serão abordadas neste manual.

ACHADOS LABORATORIAIS

É necessária a mensuração de eletrólitos, tais como sódio, potássio e magnésio. Hipocalemia e hipomagnesemia ocorrem em pacientes com insuficiência cardíaca, devido ao uso de diuréticos. Hipercalemia ocorre em nefropatas, principalmente aos não aderentes à hemodiálise.

O hemograma completo pode evidenciar anemia e leucocitose, com ou sem desvio à esquerda em pacientes com infecção ou sepse.

A oximetria de pulso rotineiramente estará com saturação de O_2 reduzida, que, em conjunto com a apresentação clínica, a radiografia de tórax e a gasometria arterial, auxiliará na decisão de qual dispositivo deve-se utilizar para a manutenção da saturação de oxigênio em níveis adequados: ventilação não invasiva (CPAP ou BIPAP), oxigênio suplementar (Figura 45.2) ou necessidade de ventilação mecânica invasiva.

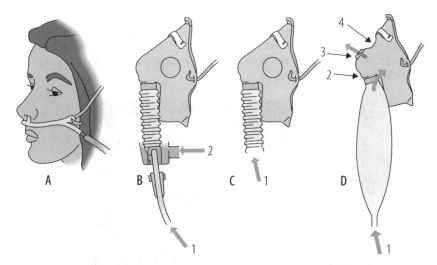

Figura 45.2. Tipos mais comuns de oxigenoterapia suplementar. (A) Cateter nasal; (B) Máscara de Venturi (1 – fonte de O_2 a 100% de acordo com FiO_2 desejada, 2 – entrada de ar ambiente); (C) Máscara de aerossol (1 – oxigênio do nebulizador); (D) Máscara com reservatório (1 – reservatório com O_2 a 100%, 2 – membrana unidirecional para inalação, 3 – membrana unidirecional para exalação, 4 – entrada de ar ambiente de segurança). Ver figura colorida no encarte

Desse modo, na gasometria arterial, observa-se normalmente hipoxemia com hipercapnia.

PEPTÍDEO NATRIURÉTICO E NT-PRÓ-PEPTÍDEO NATRIURÉTICO

A presença de peptídeo natriurético (BNP) e NT-pró-BNP em quantidades elevadas denota estresse das paredes atriais e ventriculares, dilatação de câmaras cardíacas e/ou aumento das pressões intracavitárias.

Levando-se em consideração uma população inteira, níveis de NT-pró-BNP abaixo de 300 pg/mL têm um alto valor preditivo negativo para falência cardíaca. Por outro lado, a maioria dos pacientes com falência cardíaca apresenta níveis de BNP acima de 400 pg/mL.

Na avaliação dos níveis desses marcadores, algumas condições clínicas devem ser levadas em consideração, tais como em pacientes renais, nos quais os níveis de ambos marcadores estão elevados rotineiramente. Em obesos, ao contrário, os mesmos níveis plasmáticos apresentam-se menos elevados, quando comparados aos não obesos.

Por fim, BNP e NT-pró-BNP podem apresentar-se elevados em outras condições, tais como doença arterial coronária, valvopatias, hipertensão pulmonar e sepse.

EXAMES COMPLEMENTARES

Eletrocardiograma

O eletrocardiograma (ECG) pode mostrar alterações compatíveis com aumento de câmaras cardíacas, quadros isquêmicos agudos ou ainda arritmias atriais e/ou ventriculares, as quais, eventualmente, poderão ser a causa principal de EAP. Exemplos de achados eletrocardiográficos são: taquicardia ventricular, fibrilação atrial com alta resposta ventricular e bradicardias severas como o bloqueio atrioventricular total (BAVT). Todas essas arritmias podem comprometer o débito cardíaco, devendo o clínico realizar a sua reversão o mais rapidamente possível, seja com medicamentos ou com a colocação de marca-passo endovenoso, no caso do BAVT.

Radiografia de tórax

As características radiológicas específicas geralmente são: congestão pulmonar bilateral, em região peri-hilar, além de cefalização de trama vascular (Figura 45.3). Derrame pleural também pode estar presente. É importante salientar que essas alterações descritas podem demorar até 12 horas para serem visualizadas após o início do quadro clínico.

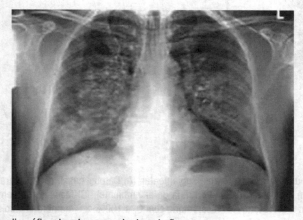

Figura 45.3. Imagem radiográfica de edema agudo de pulmão.

Ecocardiograma

O ecocardiograma é útil à beira do leito para avaliação da função ventricular e de possíveis valvopatias. Em mãos experientes, pode também estimar a pressão capilar pulmonar. É um exame mandatório quando a história clínica, o exame físico e a radiografia de tórax não definem a etiologia do EAP.

Cateter de artéria pulmonar (Swan Ganz)

A medida da pressão de oclusão da artéria pulmonar (POAP), com a cateterização da artéria pulmonar, é considerada o padrão-ouro na definição do tipo fisiopatológico do edema pulmonar. Valores da POAP acima de 18 mmHg sugerem edema pulmonar cardiogênico ou hidrostático. Apesar disso, inúmeros estudos indicam que não há benefício no uso rotineiro do cateter de Swan Ganz para determinar o diagnóstico ou o tratamento de um paciente com lesão pulmonar aguda ou síndrome do desconforto respiratório agudo. Assim, a cateterização da artéria pulmonar deve ser considerada quando não se consegue definir o tipo fisiopatológico de edema pulmonar apenas com o uso da avaliação clínica, radiografia de tórax, BNP e ecocardiograma.

Segundo o *ESC Guidelines for the diagnosis and treatment of acute and chronic heart failure* de 2012, o cateter de artéria pulmonar deverá ser utilizado nas seguintes situações:

- pacientes refratários ao tratamento farmacológico;
- pacientes que se mantêm persistentemente hipotensos com drogas vasoativas;
- incerteza na pressão de enchimento ventricular esquerdo;
- pacientes considerados para cirurgia cardíaca.

Tratamento

A abordagem terapêutica deverá ser intensiva e rápida, com o objetivo de melhorar a sintomatologia, delimitar as complicações e evitar medidas invasivas como ventilação mecânica ou cateteres centrais (Swan Ganz).

Nesse sentido, a terapêutica seguirá quatro linhas principais:

- suporte ventilatório;
- redução do retorno venoso pulmonar (pré-carga);
- redução da resistência vascular sistêmica (pós-carga);
- suporte inotrópico, se necessário.

☑ *Suporte ventilatório*

O objetivo básico do suporte ventilatório é a manutenção da oximetria de pulso acima de 90%. Porém, se o paciente está hemodinamicamente instável e/ou apresenta sinais evidentes de desconforto respiratório, não deve-se retardar a intubação traqueal seguida da ventilação mecânica invasiva.

- Ventilação com pressão de suporte não invasiva (CPAP ou BIPAP): vários estudos demonstraram que a utilização desses dispositivos reduz o tempo de internação hospitalar e o custo hospitalar, principalmente, a necessidade de ventilação mecânica invasiva.
- Ventilação mecânica invasiva: deverá ser utilizada quando medidas de suporte ventilatório não invasivos não tiverem efeito, ou seja, pacientes persistem hipoxêmicos (saturação de O_2 abaixo de 90%), com sinais clínicos de desconforto respiratório como tiragem intercostal, agitação psicomotora, letargia, fadiga e sudorese, ou ainda, quando apresentam-se hemodinamicamente instáveis.

☑ *Redução do retorno venoso pulmonar (pré-carga)*

Diuréticos

Os diuréticos de alça são os medicamentos considerados pilares no tratamento do EAP, pois agem reduzindo a pré-carga, por meio de diurese intensa e efetiva, assim como por venodilatação.

O fármaco de escolha é a furosemida, na dose de 20 a 40 mg por via endovenosa (EV), podendo-se repetir esta dose a cada 20 a 30 minutos.

Sulfato de morfina

O sulfato de morfina é utilizado há muitos anos, principalmente devido ao efeito de ser ansiolítico, além de reduzir a resistência vascular sistêmica. No entanto, estudos recentes questionam o seu uso devido a efeitos colaterais como náuseas, vômitos e risco elevado de depressão respiratória que poderia superar os efeitos benéficos. Tais riscos elevariam a necessidade de intubação traqueal e aumentaria o tempo de internação hospitalar. A dose preconizada é de 2 a 4 mg EV a cada 5 a 15 minutos, não excedendo a dose total de 10 mg. Uma alternativa seria o uso de um benzodiazepínico como o lorazepam na dose de 0,5 mg EV.

470 | EMERGÊNCIAS CARDIOVASCULARES

Nitroglicerina

A nitroglicerina é mais efetiva, previsível e de ação mais rápida para a redução da pré-carga. Pode ser inicialmente utilizada por via sublingual, na dose de 0,4 mg, enquanto faz-se a preparação endovenosa. Esta deverá ser iniciada na dose de 10 µg/min. e aumentar 10 µg/min. a cada cinco a dez minutos, com o intuito de reduzir os níveis pressóricos elevados, que é muito comum nestes pacientes. A dose máxima é de 200 µg/min., porém, se houver melhora clínica, se a frequência cardíaca aumentar mais que 10% da inicial ou a pressão arterial sistólica atingir 90 mmHg, recomenda-se não aumentar a dose. Cuidado com pacientes que utilizaram inibidores de fosfodiesterase nas últimas 24 a 48 horas (sildenafil, vardenafil e tadalafil), pois podem apresentar hipotensão refratária.

Nesiritide

Nesiritide é um recombinante humano do BNP que reduz a pressão capilar pulmonar, a pressão da artéria pulmonar, a pressão do átrio direito e a resistência vascular sistêmica e, ao mesmo tempo, aumenta o volume sistólico. Sua ação faz-se por meio da redução da renina plasmática, aldosterona, norepinefrina e endotelina, além de diminuir a ectopia e taquicardia ventriculares. A dose recomendada é de 2 µ/kg em bólus intravenoso, seguida por infusão contínua de 0,015 a 0,030 µ/kg/min. Sua utilização está indicada em situações em que a terapia com diuréticos e nitrato não tenham o efeito desejado, mediante um paciente que necessita de vasodilatação efetiva. Sua maior limitação é o seu alto custo. Não temos experiência com esse medicamento em nosso serviço.

☑ *Redução da resistência vascular sistêmica (pós-carga)*

Nitroprussiato de sódio

O nitroprussiato de sódio é um medicamento que reduz tanto a pré- quanto a pós-carga, esta última associada a um aumento do débito cardíaco. Apresenta rápido início de ação com grande efetividade. Portanto, o paciente deverá ter sua pressão arterial rigorosamente mensurada em curto espaço de tempo.

Deve-se evitá-lo em pacientes isquêmicos, pois poderá ocorrer desvio do fluxo sanguíneo da região isquêmica para a normal (síndrome do roubo da coronária). Não utilizá-lo por tempo maior que 72 a 96 horas, em decorrência de possível intoxicação por tiocianato ou cianeto, principalmente em pacientes com disfunção hepática ou renal. A dose inicial é de 0,5 µ/kg/min., ajustando-se a cada dez minutos, até uma dose máxima de 10 µ/kg/min., se necessário.

Inibidores da enzima de conversão da angiotensina

Os inibidores da enzima de conversão da angiotensina (IECA) são um medicamento considerado pilar do tratamento da insuficiência cardíaca congestiva, que deverão ser utilizados tão breve quanto possível em pacientes com EAP. Para uso em emergência, preconiza-se o enalapril 1,25 mg EV ou captopril 25 mg via sublingual. Medicamentos como o enalapril (10 a 20 mg/dia, dose inicial), captopril 37,5 a 75 mg/dia, dose inicial), ramipril (5 mg/dia, dose inicial), entre outros, podem ser utilizados.

Bloqueadores dos receptores da angiotensina

Semelhante aos IECA, os bloqueadores dos receptores da angiotensina (BRA) têm efeitos benéficos em pacientes com insuficiência cardíaca congestiva. São inúmeros fármacos no mercado para uso o mais precoce possível: losartana (dose de 25 a 50 mg/dia, dose inicial), valsartana (40 a 80 mg/dia, dose inicial), olmesartana (80 mg/dia, dose inicial), entre outros.

Catecolaminas

O suporte inotrópico é utilizado quando não há sucesso no controle dos níveis pressóricos e no aumento do débito cardíaco com os fármacos citados, ou seja, falha na redução da pré e pós-carga.

Dobutamina

A dobutamina é um beta-1 antagonista por excelência, com mínima atividade em receptores alfa. Tem efeito inotrópico positivo, com leve efeito cronotrópico, e na vasodilatação periférica, os quais levam a um aumento do débito cardíaco. Deve-se evitá-la em pacientes com pressão arterial sistólica menor que 80 mmHg, devido ao seu efeito vasodilatador. Deve ser iniciada na dose de 2,5 µ/kg/min., com aumento gradual até 20 µ/kg/min., se tolerável.

Dopamina

Os efeitos da dopamina são dose-dependente, ou seja, em baixas doses de 0,5 a 5 µ/kg/min., estimulam receptores dopaminérgicos (vasodilatação esplâncnica e renal, com aumento da diurese); em doses de 5 a 10 µ/kg/min., estimulam receptores beta adrenérgicos do miocárdio (aumento da contratilidade e frequência cardíaca) e de 15 a 20 µ/kg/min., estimulam os alfa-receptores adrenérgicos (vasoconstrição periférica, com aumento da pressão arterial, sem atuação no débito cardíaco).

Norepinefrina

A norepinefrina é um agente catecolaminérgico que estimula primariamente os alfa-receptores, aumentando significativamente a pós-carga e reduzindo o débito cardíaco, com potencial aumento de isquemia miocárdica. Deve ser reservada para pacientes com hipotensão profunda. Após melhora da pressão arterial, iniciar fármacos para melhorar o débito cardíaco.

Inibidores da fosfodiesterase

Os inibidores da fosfodiesterase aumentam os níveis intracelulares de monofosfato de adenosina cíclico (AMPc), levando a um efeito inotrópico positivo no miocárdio, vasodilatação periférica (reduz pós--carga) e redução na resistência vascular pulmonar (reduz pré-carga).

O fármaco milrinone é utilizado na dose de ataque de 50 µ/kg, que deve ser realizada em dez minutos, seguida de manutenção com infusão contínua de 0,375 a 0,750 µ/min.

Sensibilizadores de cálcio (levosimendana)

A levosimendana atua desenvolvendo a sensibilidade da troponina C ao cálcio intracelular, sem aumento no consumo de oxigênio pela célula. Traz aumento na contratilidade miocárdica semelhante ao atingido pelo uso da dobutamina e do milrinone.

A dose inicial deverá ser de 12 a 24 µ/kg, infundidos durante 10 minutos, seguida de infusão contínua de 0,1 µ/kg/min. A dose e a duração do tratamento devem ser individualizadas de acordo com o quadro clínico do paciente e com a sua resposta. Em caso de hipotensão e/ou taquicardia acentuadas, reduzir a dose ou suspender a medicação.

Balão intra-aórtico

O balão intra-aórtico (BIA) foi idealizado para pacientes em choque cardiogênico, e pode atualmente ser utilizado para estabilização hemodinâmica antes do tratamento definitivo. Atua reduzindo a pós-carga (deflação do BIA) e melhora o fluxo coronário durante a diástole (inflação do BIA). Apresenta algumas contraindicações, tais como dissecção aguda de aorta, coagulopatia severa e estenose aórtica severa.

Ultrafiltração

É o método de escolha para remoção de líquidos, particularmente útil em nefropatas com dificuldade de diurese intensa, a qual é necessária para a melhora clínica rápida dos pacientes em EAP.

No algoritmo da Figura 45.4, descreve-se passo a passo como conduzir o tratamento do EAP.

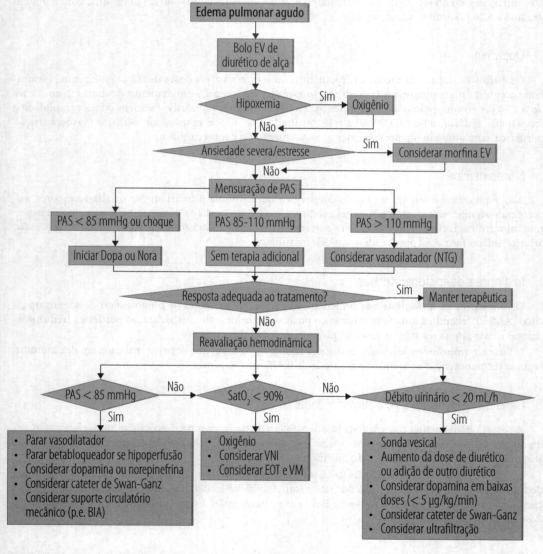

Figura 45.4. Resumo da terapêutica utilizada no edema agudo de pulmão. EV: endovenoso; PAS: pressão arterial sistólica; Dopa: Dopamina; Nora: Norepinefrina; NTG: nitroglicerina; SatO$_2$: saturação de oxigênio; BIA: balão intra-aórtico; VNI: ventilação não invasiva; EOT: entubação orotraqueal; VM: ventilação mecânica.

CONCLUSÃO

O EAP é uma emergência clínica que apresenta altas taxas de complicações e mortalidade, se não abordado com rapidez e eficácia.

No tratamento desses pacientes, é importante a distinção entre o EAP cardiogênico e o não cardiogênico. Para essa finalidade, serão utilizadas informações clínicas, laboratoriais, radiológicas, ecocardiográficas e por meio de monitorização invasiva. Além das medidas gerais, suporte ventilatório adequado, medidas para redução da pré- e da pós-carga e suporte inotrópico serão empregados. Pacientes em choque cardiogênico poderão se beneficiar de suporte circulatório (BIA) e os nefropatas, de ultrafiltração. Após a estabilização clínica, aqueles que apresentarem doenças estruturais (por exemplo, valvopatias) deverão ser encaminhados para a correção percutânea ou cirúrgica.

Na alta hospitalar, deverão ser fornecidas orientações precisas sobre dieta, mudanças de estilo de vida e uso de medicamentos para o controle dos fatores de risco, com o intuito de evitar novas ocorrências.

BIBLIOGRAFIA

Collins SP, Mielniczuk LM, Whittingham HA, et al. The use of noninvasive ventilation in emergency department patients with acute cardiogenic pulmonary edema: a systematic review. Ann Em Med. 2006;48(3):260-9.

Gray A, Goodacre S, Newby DE, et al. N Engl J Med. 2008;359:142-51.

http://emedicine.medscape.com/article/157452-overview

Masip J, Roque M, Sánchez B, et al. Non-invasive ventilation in acute cardiogenic pulmonary edema. Systematic review and meta-analysis. JAMA. 2005;294(24):3124-30.

McMurray JJ, Adampoulos S, Anker SD, et al. ESC Guidelines for the diagnosis and treatment of acute and chronic heart failure 2012: The Task Force for the Diagnosis and Treatment of Acute and Chronic Heart Failure 2012 of the European Society of Cardiology. Developed in collaboration with the Heart Failure Association (HFA) of the ESC. Eur Heart J. 2012;33(14):1787-847.

Ware LB, Matthay MA. Acute pulmonary edema. N Engl J Med. 2005;353(26):2788-96.

Winck JC, Azevedo LF, Costa-Pereira A, et al. Efficacy and safety of non-invasive ventilation in the treatment of acute cardiogenic pulmonary edema – a systematic review and meta-analysis. Critical Care. 2006;10(2):1-18.

Winck JC, Azevedo LF, Costa-Pereira A, et al. Efficacy and safety of non-invasive ventilation in the treatment of acute cardiogenic pulmonary edema- a systematic review and meta-analysis. Crit Care. 2006;10(2):1-18.

Tratamento da insuficiência cardíaca aguda

João Manoel Rossi Neto
Marco Aurélio Finger

Palavras-chave: Insuficiência cardíaca aguda; Edema pulmonar; Congestão pulmonar; Choque cardiogênico; Síndrome cardiorrenal.

DEFINIÇÃO, INCIDÊNCIA, ETIOLOGIA E FISIOPATOLOGIA

A insuficiência cardíaca aguda (ICA) pode ser definida como piora gradual ou rápida ou de início recente dos sinais e sintomas da IC que necessitam de terapia urgente.

A ICA se apresenta mais frequentemente como descompensação em paciente com IC crônica, em aproximadamente 80% dos casos, enquanto o restante tem IC de início recente e pode ou não ter a fração de ejeção (FE) reduzida. A descompensação pode ocorrer em decorrência de fatores precipitantes (como infecção, hipertensão arterial sistêmica, alterações do ritmo cardíaco ou não aderência ao tratamento). Por outro lado, a ICA de início recente pode ser causada por disfunção miocárdica aguda primária (isquemia, toxicidade, inflamação), insuficiência valvar aguda ou tamponamento cardíaco. Pacientes com IC e FE preservada ou quase normal têm a mesma probabilidade de serem internados quanto aqueles com FE reduzida. Já indivíduos com ICA podem se apresentar hemodinamicamente estáveis (pressão arterial sistólica (PAS) entre 90 e 140 mmHg), hipertensos (PAS > 140 mmHg) e em menor número. Em torno de 8% dos pacientes se apresentam hipotensos (PAS < 90 mmHg), sendo associados a um pior prognóstico, especialmente quando sinais e sintomas de hipoperfusão estão presentes. Em hospitais terciários, quase 70% dos pacientes atendidos no pronto-socorro necessitarão do uso de medicamentos inotrópicos.

No Brasil, o número de hospitalizações por IC tem diminuído, porém com taxas crescentes de mortalidade hospitalar nos últimos anos. O motivo para a redução das internações por IC não está esclarecido, porém maior mortalidade demonstra algumas situações em que apenas populações mais graves são hospitalizadas, podendo haver troca da ICA por outras doenças menos onerosas aos hospitais, ou podendo haver um tratamento incorreto da ICA no pronto-socorro, que leva à alta hospitalar precoce e sem estratificação de risco, com alta morbimortalidade e reinternações frequentes.

A ICA é uma síndrome clínica complexa que varia muito em relação ao quadro clínico e à fisiopatologia. O conceito de que a ICA é uma síndrome fisiopatológica tem sido relacionado ao fato de que ainda não foi identificado um processo comum que leva à ICA. Está bem estabelecido que possa haver etiologias

EMERGÊNCIAS CARDIOVASCULARES

únicas ou múltiplas para a ICA, incluindo isquemia, hipertensão, arritmias, anomalias valvulares, insuficiência renal e iatrogenia. Independentemente da etiologia, a apresentação clínica mais comum inclui congestões pulmonar e sistêmica.

DIAGNÓSTICO

O diagnóstico da ICA pode ser fácil quando os sinais e sintomas clássicos estão presentes, ou pode apresentar desafios se a sintomatologia não for tão exacerbada. Neste último caso, é necessária a utilização de exames subsidiários que possam ajudar no diagnóstico, tais como eletrocardiograma, radiografia de tórax e dosagem dos peptídeos natriuréticos (NT-pró-BNP ou BNP), principalmente para exclusão de um quadro de ICA (valor preditivo negativo, ou seja, ICA é improvável se BNP < 100 pg/mL ou NT-pró-BNP < 300 pg/mL).

A congestão pulmonar é definida pelo aumento na pressão de enchimento ventricular esquerdo ou da pré-carga e se reflete no aumento da pressão capilar pulmonar (PCP). A manifestação clínica típica é edema pulmonar com dispneia intensa, taquipneia, taquicardia e hipoxemia. A congestão pulmonar pode ser o resultado de um aumento abrupto da PA, e é o reflexo do aumento na resistência vascular sistêmica (RVS) ou pós-carga. A congestão sistêmica pode resultar em distensão venosa jugular, edema periférico e aumento no peso do corpo. Quando o débito cardíaco está reduzido na ICA, ela se caracteriza por hipoperfusão tecidual com extremidades frias e potencial de lesão em órgãos-alvo (por exemplo, no rim, levando à insuficiência renal).

CLASSIFICAÇÃO

A forma mais rápida e precisa para identificar o paciente que se apresenta ao pronto-socorro com síndrome de ICA é utilizando um esquema de classificação para a atribuição de perfis clínicos. Os pacientes podem ser classificados de acordo com sinais e sintomas de congestão: "úmido" (com congestão pulmonar) ou "seco" (sem congestão pulmonar), bem como pela presença de hipoperfusão periférica: "quente" (perfusão adequada) ou "frio" (perfusão inadequada). As combinações entre esses grupos ajudam a guiar o tratamento (A: quente & seco, B: quente & úmido; C: frio & úmido e L: frio & seco), conforme a figura 46.1.

Por outro lado, nos pacientes com ICA e infarto agudo do miocárdio, também pode ser utilizada a classificação de Killip e Kimball: classe I sem clínica de IC; classe II IC com estertores crepitantes e galope (B_3); classe III IC com edema agudo de pulmão e classe IV IC em choque cardiogênico.

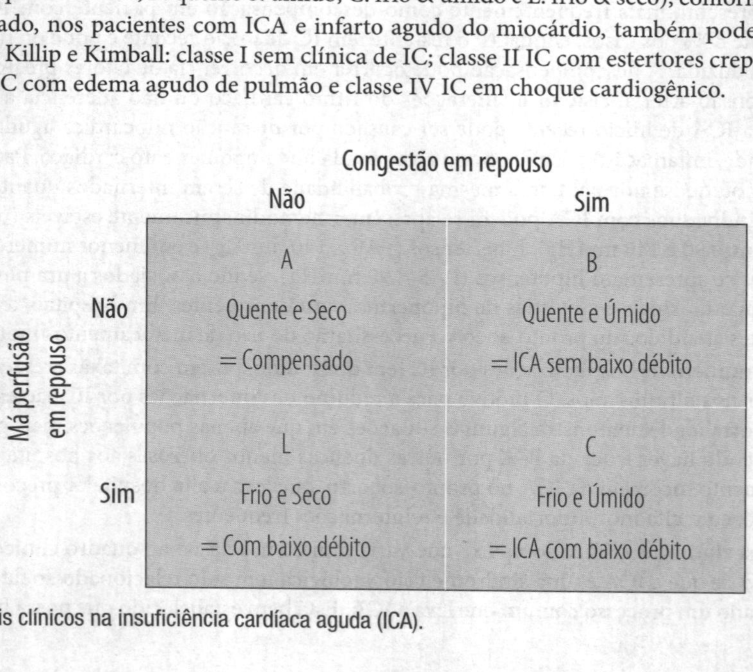

	Congestão em repouso	
	Não	Sim
Não (Má perfusão em repouso)	A Quente e Seco = Compensado	B Quente e Úmido = ICA sem baixo débito
Sim (Má perfusão em repouso)	L Frio e Seco = Com baixo débito	C Frio e Úmido = ICA com baixo débito

Figura 46.1. Perfis clínicos na insuficiência cardíaca aguda (ICA).

Outra classificação identifica, no mínimo, seis quadros clínicos que descrevem o paciente hospitalizado com IC, bem como os fatores clínicos e etiológicos e a intervenção terapêutica mais adequada (Quadro 46.1).

Quadro 46.1. Classificação clínica da insuficiência cardíaca aguda.

Clínica	Comentários	Terapêutica
Descompensação aguda de IC crônica	História progressiva de piora da IC crônica, evidência de congestões pulmonar e sistêmica	Diuréticos de alça, vasodilatadores
ICA com hipertensão ou crise hipertensiva	PAS > 140 mmHg, congestão pulmonar predominante, função sistólica geralmente preservada	Diuréticos de alça, vasodilatadores
ICA com edema pulmonar	Início súbito de desconforto importante respiratório, podendo ser o resultado de descompensação aguda de uma IC crônica ou ICA com hipertensão ou crise hipertensiva	Diuréticos de alça, vasodilatadores e morfina
Síndrome coronária aguda e ICA	15 a 25% dos pacientes com síndrome coronariana aguda têm sinais e sintomas de IC	Reperfusão coronária (trombolíticos ou intervenção percutânea), antiplaquetários, anti-isquêmicos, anticoagulantes
Choque cardiogênico	Frequentemente devido a infarto agudo do miocárdio; hipoperfusão, apesar da correção da pré-carga, oligúria ou anúria são comuns	Inotrópicos, diuréticos com ou sem vasodilatadores, suporte mecânico (balão intra-aórtico etc.)
IC aguda direita isolada	Pode ser devido a hipertensão pulmonar, infarto do ventrículo direito, embolia pulmonar, anormalidades valvares, evidência de congestão sistêmica com pulmões limpos	Nitratos, prostaciclinas, antagonistas da endotelina, inibidores da fosfodiesterase ou qualquer combinação para pacientes selecionados; reperfusão para infarto de ventrículo direito.

IC: insuficiência cardíaca; ICA: insuficiência cardíaca aguda; PAS: pressão arterial sistólica.

TRATAMENTO

Na última década, a pesquisa para terapia na ICA foi caracterizada por desapontamentos nos resultados de grandes estudos farmacológicos nas fases dois e três, incluindo agentes sensibilizadores de cálcio, antagonistas da endotelina, vasopressina e adenosina. Por esse motivo, o tratamento farmacológico da ICA não mudou muito nos últimos anos, e as taxas de eventos adversos permanecem mais elevadas do que na IC crônica.

Os objetivos do tratamento da ICA são: redução da congestão, correção de anormalidades hemodinâmicas, alívio dos sintomas e, se possível, redução da morbidade e mortalidade a longo prazo (Figura 46.2).

- Medidas gerais com repouso durante a descompensação aguda; emprego rotineiro de oxigenoterapia suplementar, com o objetivo de manter a saturação de O_2 adequada ($\geq$ 90%); pressão positiva (VNI) para pacientes com congestão pulmonar que não responderam às medidas iniciais ou edema agudo de pulmão; restrição hídrica de 600 a 700 mL/m² de superfície corporal/dia, buscando um balanço hídrico negativo inicial, até que se alcance um estado normovolêmico; ingestão de sódio de, no máximo, 6,0 g/dia, podendo ser modificada de acordo com o sódio plasmático; ingestão proteico-calórica que satisfaça às necessidades e seja adequada às comorbidades.
- Diuréticos: os diuréticos de alça (principalmente furosemida) são agentes de primeira linha para o tratamento da sobrecarga de volume, com a ultrafiltração reservada somente àqueles que não respondem à terapia farmacológica:
  - diuréticos por via endovenosa para todos os pacientes com congestão pulmonar e/ou sistêmica; associação de diuréticos de alça e tiazídicos em pacientes com resistência aos diuréticos;
  - o uso da furosemida por via endovenosa pode ser em intervalo de quatro em quatro horas ou em infusão contínua nas situações de resposta não satisfatória ou de grave congestão sistêmica. Deve-se realizar a infusão contínua com dose inicial de 10 mg/h, com aumentos de 10 a 20 mg, precedidas por infusão de 10 mg em bólus.
- Vasodilatadores: em pacientes com pressão arterial normal ou elevada, são usados para corrigir a hemodinâmica e reverter a redistribuição do volume central (Quadro 46.2).

478 | EMERGÊNCIAS CARDIOVASCULARES

Quadro 46.2. Vasodilatadores endovenosos.

Vasodilatador	Indicação	Dose	Efeito colateral	Outros
Nitroglicerina	IC aguda, quando pressão arterial adequada	Começar com 10 a 20 µg/min. até 200 µg/min.	Hipotensão, cefaleia	Tolerância com uso contínuo
Dinitrato de isossorbida	IC aguda, quando pressão arterial adequada	Começar com 1 a 10 mg/h	Hipotensão, cefaleia	Tolerância com uso contínuo
Nitroprussiato	Crise hipertensiva, choque cardiogênico associado com inotrópicos	0,3 a 5 µg/kg/min.	Hipotensão, toxicidade ao cianeto	Medicamento fotossensível

IC: insuficiência cardíaca.

Inotrópicos endovenosos e inodilatadores estão associados a efeitos adversos frequentes e são reservados para pacientes com hipotensão e sinais de perfusão inadequada (Quadro 46.3):

* dobutamina pode acelerar a resposta ventricular em pacientes com fibrilação atrial;
* em pacientes recebendo betabloqueadores, as doses de dobutamina devem ser elevadas para restaurar os efeitos inotrópicos positivos, chegando até 15 a 20 µg/kg/min.; estudos têm sugerido que a manutenção dos betabloqueadores na descompensação aguda não aumenta a mortalidade, os quais devem ser suspensos em situações de choque cardiogênico com hipotensão e bradicardia importante, asma ativa ou presença de bloqueios atrioventriculares avançados.

Quadro 46.3. Inotrópicos positivos endovenosos.

Medicamento	Bólus	Infusão
Dobutamina	Não	2 a 20 µg/kg/min. em pacientes com betabloqueadores (β+)
Dopamina	Não	3 a 5 µg/kg/min.: inotrópico (β+) > 5 µg/kg/min.: vasopressor (α+)
Milrinona	25 a 75 µg/kg em 10 a 20 minutos	0,375 a 0,75 µg/kg/min.
Enoximone	0,25 a 0,75 µg/kg	1,25 a 7,5 µg/kg/min.
Levosimendana	Não	0,1 µg/kg/min. (0,05 até 0,2)*
Norepinefrina	Não	0,2 a 1,0 µg/kg/min.
Epinefrina	Bólus: 1 mg na ressuscitação endovenosa e pode ser repetido em três a cinco minutos; via endotraqueal não é favorável	0,05 a 0,5 µg/kg/min.

*: dose recomendada atualmente.

CHOQUE CARDIOGÊNICO

A definição clínica de choque cardiogênico é: diminuição do débito cardíaco e evidência de hipóxia tecidual na presença de volume intravascular adequado. Choque cardiogênico é a principal causa de óbito após o infarto agudo do miocárdio, com taxas de mortalidade de até 70 a 90%, na ausência de cuidados técnicos agressivos por equipe altamente experiente.

O diagnóstico de choque cardiogênico pode ser feito à beira do leito, observando-se o seguinte:

* hipotensão (PAS inferior a 90 mmHg ou diminuição da PA média em 30 mmHg);
* ausência de hipovolemia;
* sinais clínicos de má perfusão tecidual (por exemplo, oligúria, cianose, extremidades frias, atividade mental alterada).

É uma emergência médica que requer o início da terapia de reanimação antes que o choque danifique de forma irreversível os órgãos vitais. A chave para um bom resultado é a abordagem organizada, com diagnóstico rápido e início imediato da terapia farmacológica para manter a PA e o débito cardíaco. Todos os pacientes necessitam de admissão em ambiente de cuidados intensivos. Os principais critérios para admissão em unidade de tratamento intensivo são: necessidade de intubação, sinais e sintomas de hipoperfusão, saturação de O_2 < 90%; uso de musculatura acessória para respiração, frequência respiratória > 25 mrpm, frequência cardíaca < 40 ou > 130 bpm e PAS < 90 mmHg.

Restauração precoce e definitiva do fluxo sanguíneo coronário é a intervenção mais importante para pacientes com choque cardiogênico por isquemia miocárdica.

A correção dos distúrbios eletrolíticos e ácido-base, tais como hipocalemia, hipomagnesemia e acidose, é essencial no choque cardiogênico.

A colocação de uma linha central pode facilitar a reposição volêmica, proporcionar acesso vascular para infusões múltiplas e permitir a monitorização invasiva da pressão venosa central, a qual também pode ser usada para guiar a reposição volêmica.

Todos os pacientes com choque cardiogênico necessitam de acompanhamento hemodinâmico, suporte para garantir o volume da pré-carga suficientemente adequado e suporte ventilatório.

Oxigenação e proteção das vias aéreas são críticos; intubação e ventilação mecânica são comumente necessárias. No entanto, apesar da ventilação com pressão positiva poder melhorar a oxigenação, pode também comprometer o retorno venoso e a pré-carga para o coração. Em qualquer caso, o paciente deve ser tratado com o oxigênio de alto fluxo.

Dopamina, noradrenalina e adrenalina são medicamentos vasoconstritores que ajudam a manter a pressão arterial adequada durante a hipotensão e a preservar a pressão de perfusão para otimizar o fluxo sanguíneo em vários órgãos. A PA média necessária para perfusão adequada esplâncnica e renal (PA média de 60 ou 65 mmHg) é baseada nos índices clínicos de função do órgão. A administração de fármacos vasopressores está associada com aumento das concentrações de lactatos sistêmico e regional. O uso de epinefrina é recomendado apenas em pacientes que não respondem aos agentes tradicionais. Os efeitos indesejáveis são: aumento da concentração de lactato, potencial de isquemia do miocárdio, desenvolvimento de arritmias e redução no fluxo esplâncnico.

Se o paciente permanece hipotenso, apesar de doses moderadas de dopamina, um vasoconstritor direto pode ser administrado:

- norepinefrina é iniciada na dose de 0,5 µg/kg/min e titulada para manter uma PA média de 60 mmHg;
- a dose de norepinefrina pode variar de 0,2 a 1,5 µg /kg/min;
- doses de norepinefrina tão elevadas, como 3,3 µg/kg/min, já foram utilizadas.

Os dispositivos de assistência ventricular esquerda, percutâneos ou não, são capazes de fornecer suporte completo hemodinâmico a curto prazo e podem ser utilizados como ponte para transplante. Em nosso meio, o dispositivo de assistência ventricular mais utilizado é o balão intra-aórtico (BIA), que reduz a pós-carga ventricular esquerda sistólica e aumenta a pressão de perfusão coronária diastólica, elevando o débito cardíaco e melhorando o fluxo sanguíneo das artérias coronárias. O BIA é eficaz para a estabilização inicial dos pacientes com choque cardiogênico. No entanto, não é uma terapia definitiva, estabiliza pacientes, de modo que as intervenções definitivas de diagnóstico e terapêutica possam ser realizadas.

OUTRAS SITUAÇÕES

Síndrome cardiorrenal

Quando a injúria renal aguda decorre de disfunção cardíaca aguda, é denominada síndrome cardiorrenal do tipo 1. Tanto os diuréticos como a restrição de sódio na dieta são cruciais para o tratamento da congestão em pacientes com IC. Ultrafiltração teve seu papel incerto após a publicação do estudo CARRESS (indicação classe IIb, nível de evidência B).

Cirurgia de transplante de coração

A cirurgia de transplante de coração é indicada na IC refratária na dependência de medicamentos inotrópicos, de suporte circulatório e/ou ventilação mecânica, VO_2 pico ≤ 10 mL/kg/min. no teste cardiopulmonar, na doença isquêmica com angina refratária sem possibilidade de revascularização, na arritmia ventricular refratária e em pacientes em classe funcional III ou IV em otimização terapêutica.

Dispositivos de assistência ventricular

Os dispositivos de assistência ventricular são empregados no tratamento do choque cardiogênico e na manutenção da condição circulatória em pacientes com IC refratária ao tratamento medicamentoso. Nas diretrizes internacionais, têm indicação para terapia destino nos pacientes com contraindicação ao transplante de coração nos pacientes selecionados.

Novos agentes

Os novos medicamentos que estão em investigação são: omecamtiv mecarbil (ativador da miosina cardíaca – inotrópico), istaroxime (luso-inotrópico), SR33805 (potente bloqueador dos canais de cálcio), ularitide (peptídeo natriurético e diurético), S100A1 (inotrópico), JTV519 (FKBP12.6 – inotrópico), estabilizadores RyR2 (antiarrítmico e inotrópico) e serelaxina (recombinante humano da relaxina 2 – vasodilatador).

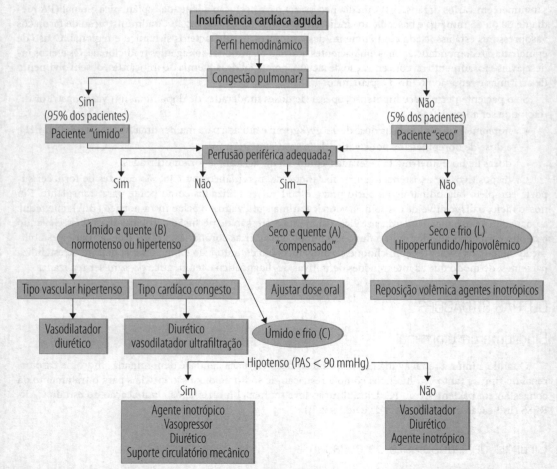

Figura 46.2. Tratamento baseado no perfil hemodinâmico da insuficiência cardíaca aguda (ICA). Adaptado de Ponikowski et al. (2016). PAS: pressão arterial sistólica.

BIBLIOGRAFIA

Ammirati E, Oliva F, Cannata A, et al. Current indications for heart transplantation and left ventricular assist device: a practical point of view. Eur J Intern Med. 2014;25(5):422-9.

Barreto ACP, Tavares M, Canesin M. Suporte avançado de vida em insuficiência cardíaca (SAVIC). Barueri: Manole; 2014.

Braunwald E. Heart failure. JACC Heart Fail. 2013;1(1):1-20.

Johnson FL. Pathophysiology and etiology of heart failure. Cardiol Clin. 2014;32(1):9-19.

Montera MW, Pereira SB, Colafranceschi AS, et al. Sumário de atualização da II Diretriz Brasileira de Insuficiência Cardíaca Aguda 2009/2011. Arq Bras Cardiol. 2012;98(5):375-83.

Ponikowski P, Voors AA, Anker SD, et al. 2016 ESC Guidelines for the diagnosis and treatment of acute and chronic heart failure. Rev Esp Cardiol (Engl Ed). 2016;69(12):1167.

Yancy CW, Jessup M, Bozkurt B, et al. 2013 ACCF/AHA guideline for the management of heart failure: a report of the American College of Cardiology Foundation/American Heart Association Task Force on Practice Guidelines. J Am Coll Cardiol. 2013;62(16):e147-239.

47

Choque cardiogênico

Carlos Gun
André Feldman

> **Palavras-chave:** Choque cardiogênico; Isquemia miocárdica; IAM; IAMSST; Infarto agudo do miocárdio; Cardiomiopatia.

DEFINIÇÃO

Choque cardiogênico é um estado de reduzida perfusão tissular causado pela incapacidade primária do coração em fornecer débito cardíaco adequado às necessidades metabólicas do organismo, excluindo-se os estados de redução de volume intravascular.

ETIOLOGIA

Geralmente, o choque cardiogênico é uma importante complicação secundária à isquemia miocárdica. Em pacientes com infarto agudo do miocárdio (IAM) grave, estudos de autópsia sugerem que, em até 80% dos casos de choque cardiogênico, existe extensa lesão de tecido miocárdico, em geral, acima de 40%. Causas menos frequentes (menos de 1% dos casos) incluem cardiomiopatia (dilatadas ou hipertróficas), disfunção miocárdica secundária (hipertensiva, valvopatias), miocardite, lesão por agentes citotóxicos, tamponamento cardíaco, obstrução de via de saída de ventrículo esquerdo, lesão cardíaca traumática e arritmias. O Quadro 47.1 exibe as principais causas de choque cardiogênico.

EPIDEMIOLOGIA

O choque cardiogênico é uma complicação que ocorre em 5 a 10% dos pacientes com IAM com elevação do segmento ST (IAMSST). Cursa com elevada mortalidade, entre 70 e 80% nos pacientes sem terapia de reperfusão e de 30 a 50% naqueles submetidos à reperfusão. A letalidade associa-se primariamente à disfunção orgânica múltipla desencadeada pelo déficit perfusional. O estudo GUSTO-I, com 41.000 pacientes acometidos por IAM e tratados com terapia fibrinolítica, observou que o estado de choque estava presente em apenas 0,8% dos pacientes no momento da admissão hospitalar, ao passo que 5,3% dos pacientes o desenvolveram ao longo da internação. Observou-se que 50% dos pacientes com choque cardiogênico, o faziam nas primeiras 24 horas iniciais após o infarto.

EMERGÊNCIAS CARDIOVASCULARES

Quadro 47.1. Causas de choque cardiogênico.

Infarto agudo do miocárdio	Grande perda de miocárdio ventricular esquerdo (>40%)	
	Disfunção do ventrículo direito	
	Aneurisma do ventrículo esquerdo	
	Defeitos mecânicos	Ruptura ou disfunção dos músculos papilares
		Ruptura da parede livre do ventrículo esquerdo
		Ruptura do septo interventricular
Miocardite		
Síndrome de Takotsubo		
Tromboembolismo pulmonar		
Tamponamento cardíaco		
Estágio final de cardiomiopatias		
Insuficiência valvar aguda		
Cirurgia cardíaca		
Contusão miocárdica		
Obstrução da via de saída do ventrículo esquerdo	Cardiomiopatia hipertrófica obstrutiva	
	Estenose aórtica	
Obstrução da via de entrada do ventrículo esquerdo	Mixoma atrial esquerdo;	
	Estenose mitral	

FISIOPATOLOGIA

A fisiopatologia do choque cardiogênico é complexa e não pode ser atribuída somente à perda da função do ventrículo esquerdo, sendo também resultante de alterações circulatórias gerais. A isquemia induz uma importante depressão da contratilidade miocárdica, com redução progressiva do índice cardíaco e queda da pressão arterial. Instala-se um círculo vicioso, com subsequente comprometimento da perfusão coronária e sistêmica, intensificação da disfunção miocárdica e isquemia tissular, acidose láctica e, culminando finalmente, com necrose tissular e óbito.

Em suas fases iniciais, ocorre uma vasoconstricção compensatória, seguida por uma vasodilatação patológica, ligada ao desenvolvimento de inflamação sistêmica, que também provocará alteração na permeabilidade vascular e extravasamento de fluidos para o interstício. No estudo SHOCK, cerca de 20% dos pacientes com choque cardiogênico pós-IAM apresentaram características de inflamação sistêmica, tais como febre, leucocitose, padrão hiperdinâmico de circulação e baixa resistência vascular sistêmica. Essa condição, quando presente, está associada à maior gravidade e mortalidade.

DIAGNÓSTICO

Critérios clínicos

O diagnóstico de choque cardiogênico geralmente é feito com base nos parâmetros clínicos, sem obrigatoriamente o auxílio da monitorização hemodinâmica invasiva. Encontram-se implicados com seu diagnóstico:
- Pressão arterial sistólica <90 mmHg por um período superior a 30 minutos, ou necessidade de vasopressores para manter uma pressão arterial ≥90 mmHg.
- Congestão pulmonar ou pressões de enchimento do ventrículo esquerdo elevadas.

- Sinais de má perfusão de órgãos com, no mínimo, um dos seguintes critérios – alteração do estado mental, pele fria e pegajosa, oligúria e aumento no lactato sérico.

Critérios hemodinâmicos

Os critérios hemodinâmicos para estabelecer o diagnóstico de choque cardiogênico são representados pela associação de índice cardíaco menor que 2,2 L/minuto/m², na ausência de terapia farmacológica; ou inferior a 1,8 L/minuto/m² na vigência de terapia inotrópica, associado à pressão capilar pulmonar ≥15 mmHg.

A inserção dos cateteres de Swan-Ganz e a monitorização invasiva da pressão arterial são procedimentos que podem ajudar na conduta dos pacientes com choque cardiogênico. Nas seguintes situações, os seguintes dispositivos podem ser úteis: pacientes com hipotensão arterial sistêmica progressiva irresponsiva à administração de fluidos, ou quando a administração de fluidos é contraindicada; pacientes com suspeita de complicações mecânicas relacionadas ao IAM, caso não seja possível realização de ecocardiograma.

Exame físico

Os achados físicos espelham: alterações morfofuncionais cardíacas – ritmo de galope com terceira ou quarta bulhas, taquicardia e sopros cardíacos; hipoperfusão sistêmica – pulsos finos, pele fria e pegajosa, perfusão capilar lentificada, hipotensão arterial e torpor; congestão sistêmica (edemas periférico, escrotal e sacral, hepatomegalia, ascite e turgescência jugular); congestão pulmonar (estertores pulmonares, taquipneia e edema agudo de pulmão).

No estudo GUSTO-I, dados obtidos no exame clínico do paciente foram associados à maior mortalidade em 30 dias, independentemente das variáveis hemodinâmicas:
- Oligúria – chances de óbito de 2,25; intervalo de confiança (IC) de 95%: 1,61–3,15.
- Pele fria e úmida – chances de óbito de 1,68; IC95%: 1,15–2,46.
- Alteração do nível de consciência – chances de óbito de 1,68; IC95%: 1,19–2,39.

Ecocardiograma

A ecocardiografia tornou-se exame de primeira linha no diagnóstico dos estados de choque, em especial da etiologia cardiogênica, permitindo ao cardiologista e intensivista realizar a exclusão de outras causas que podem confundir o diagnóstico clínico, bem como quantificar a disfunção ventricular e a possível etiologia. Trata-se de exame ultrassonográfico por acesso transtorácico e transesofágico, ambos de baixo risco e custo-efetivos, permitindo rápida impressão diagnóstica que direciona o tratamento do paciente.

Finalmente, o diagnóstico do choque cardiogênico inclui, além da análise da contratilidade miocárdica e dos parâmetros de função ventricular, a realização de cálculos hemodinâmicos que permitem estimar o índice cardíaco, a resistência vascular sistêmica e pulmonar, além de pressões de enchimento ventriculares, auxiliando assim a terapêutica médica.

Mueller et al. (1991) demonstraram que a estimativa visual subjetiva da fração de ejeção do ventrículo esquerdo é uma boa alternativa para os métodos ecocardiográficos convencionais de avaliação da fração de ejeção. Esse método subjetivo permite que o médico de cuidados intensivos avalie rapidamente a função sistólica global do ventrículo esquerdo na Unidade de Terapia Intensiva e determine a necessidade de terapia inotrópica.

Cinecoronariografia e angioplastia

A cinecoronariografia e angioplastia representam mais do que um procedimento diagnóstico. No entanto, é uma medida terapêutica que visa à reperfusão e deve ser realizada com brevidade, uma vez estabelecido o diagnóstico de choque cardiogênico de etiologia isquêmica.

ESTRATIFICAÇÃO DE RISCO

O desenvolvimento de choque cardiogênico nos pacientes com IAM relaciona-se com múltiplos fatores, tais como idade, infarto de parede anterior, hipertensão arterial, *diabetes mellitus*, doença vascular periférica, insuficiência renal, acidente vascular encefálico, infarto do miocárdio prévio, presença de doença arterial coronária multiarterial, bloqueio de ramo esquerdo, e com parâmetros na admissão como pressão arterial sistólica, frequência cardíaca e classificação funcional de Killip.

Classificação de Killip

Sistema de classificação desenvolvido por Killip e Kimball em 1967. É o mais difundido para caracterizar os pacientes com insuficiência cardíaca após um IAM (Quadro 47.2).

Quadro 47.2. Classificação de Killip-Kimball.

Grupo	Aspecto clínicos	Frequência (%)	Mortalidade (%_
I	Sem sinais de congestão pulmonar	40-50	6
II	B3, estertores pulmonares bibasais	30-40	17
III	Edema agudo de pulmão	10-15	38
IV	Choque cardiogênico	5-10	81

CLASSIFICAÇÃO HEMODINÂMICA DE FORRESTER

Em 1970, Swan et al. desenvolveram o cateter de artéria pulmonar e o uso desse dispositivo se difundiu. Após um período inicial de grande indicação e utilização, atualmente, sua indicação tem sido pesada frente a ocorrência de efeitos indesejáveis, com redução drástica em suas indicações. A monitorização hemodinâmica invasiva em pacientes com insuficiência cardíaca aguda é injustificada, contudo seu uso no choque cardiogênico pode estar indicado em algumas situações clínicas. Os critérios de Forrester avaliam a congestão pulmonar (oclusão da artéria pulmonar com pressão superior a 18 mmHg) e a hipoperfusão sistêmica (índice cardíaco inferior a 2,2 L/minuto/m^2). Utilizando os dados obtidos, os critérios estratificam os pacientes em quatro grupos, conforme Quadro 47.3.

Quadro 47.3. Classificação de Forrester.

Grupo	Características hemodinâmicas	Mortalidade (%)
I	POAP < 18 mmHg e IC >2,2 L/minuto/m^2	3
II	POAP > 18 mmHg e IC >2,2 L/minuto/m^2	9
III	POAP < 18 mmHg e IC <2,2 L/minuto/m^2	23
IV	POAP > 18 mmHg e IC <2,2 L/minuto/m^2	51

PAOP: pressão de oclusão da artéria pulmonar; IC: índice cardíaco.

TRATAMENTO

A abordagem terapêutica do choque cardiogênico será, didaticamente, dividida em tópicos, porém as medidas devem ser executadas concomitantemente. É inquestionável que o objetivo terapêutico principal no choque cardiogênico de origem isquêmica é a reperfusão coronária. Portanto, nada deverá retardar a tentativa de restabelecimento de um fluxo coronariano adequado.

Medidas iniciais

O paciente deve estar em uma terapia intensiva, pois o choque persistente poderá cursar com disfunção orgânica múltipla, sendo necessárias outras abordagens terapêuticas. Genericamente, a terapia é similar àquela instituída aos pacientes críticos e visa à manutenção dos equilíbrios hemodinâmico, metabólico, ácido básico e hidroeletrolítico. Em última análise, o principal objetivo é estabilizar a oxigenação e a perfusão tissular. Deverão ser administrados medicamentos direcionados ao tratamento de uma síndrome coronária aguda, desde que não apresentem efeitos potenciais em intensificar o estado de choque e a hipotensão arterial. É importante a obtenção da pressão arterial invasiva e a busca de níveis pressóricos adequados, por meio do uso de inotrópicos e, se necessário, vasopressores.

Adequação da volemia

Pacientes com terapia diurética ou vômitos incoercíveis poderão requerer reposição de fluidos, que, por sua vez, deverá ser monitorada pela aferição da pressão capilar pulmonar (PCP), saturação arterial de oxigênio (SaO_2), pressão arterial sistêmica e débito cardíaco. A utilização da PCP isoladamente apresenta-se muito limitada, em função da alteração de complacência ventricular esquerda frequentemente presente em pacientes críticos. A PCP ideal deve ser individualizada e corresponde ao mais baixo valor que resulte em elevação no débito cardíaco, desde que mantida uma SaO_2 em valores superiores a 90%. Os valores em que usualmente se consegue este objetivo no choque cardiogênico se encontram entre 18 e 24 mmHg.

Uma prova de volume pode ser realizada antes da cateterização do coração direito, por meio da administração de 250 mL de solução salina isotônica nos pacientes sem sinais clínicos e radiológicos de congestão pulmonar e que não apresentem quadro de desconforto respiratório.

Revascularização

Na década de 1970, a mortalidade de choque cardiogênico era de 80 a 90%, tendo-se conseguido uma importante melhora após a instituição da reperfusão coronária, principalmente a intervenção coronária percutânea. Atualmente, a mortalidade gira em torno de 30 a 48% nos pacientes submetidos a procedimentos de reperfusão. A revascularização precoce foi a estratégia terapêutica mais importante no SHOCK Trial; contudo, não conseguiu demonstrar seu objetivo primário, ou seja, a superioridade da revascularização precoce sobre a terapia médica nos primeiros 30 dias. Redução significativa na mortalidade só foi identificada evolutivamente. É necessário que se trate oito pacientes com revascularização precoce para que se salve uma vida.

A revascularização precoce é fortemente recomendada pela capacidade de aumentar a sobrevida a longo prazo. No entanto, suas taxas de realização na prática clínica diária são ainda insatisfatórias, variando entre 50 e 70% nos registros.

Embora haja uma correlação direta entre a precocidade da revascularização e o prognóstico dos pacientes com choque cardiogênico, não há uma limitação de tempo para realização nos pacientes com choque cardiogênico. Contudo, há maior benefício quando a reperfusão é realizada mais precocemente.

Cerca de 70 a 80% dos pacientes com choque cardiogênico apresentam doença arterial coronária em múltiplos vasos e cursam com uma mortalidade mais elevada, quando comparados aos portadores de lesão uniarterial. As diretrizes atuais recomendam a realização de angioplastia de múltiplos vasos em comparação à abordagem isolada da artéria culpada, em pacientes com choque cardiogênico. Apesar dessa recomendação, a abordagem multiarterial é realizada em menos de 30% dos pacientes.

Estudos observacionais sugerem queda nos índices de mortalidade com o uso de *stent* na reperfusão primária de pacientes com choque cardiogênico (comparado com angioplastia isolada). Na prática clínica, a angioplastia primária com *stent* diminui a reestenose na artéria culpada. Dados comparativos entre *bare-metal* e *stents* farmacológicos, no choque cardiogênico, são escassos.

Terapia trombolítica

A terapia trombolítica no IAM comprovadamente salva vidas, reduz a área de infarto, preserva a função ventricular esquerda e diminui o risco da ocorrência de choque cardiogênico.

No choque cardiogênico, por sua vez, a terapia trombolítica associa-se a índices relativamente baixos de reperfusão, e há dúvidas sobre o seu real benefício. O choque cardiogênico é um estado de intensa resistência à trombólise, devido a um ambiente bioquímico hostil e à dificuldade de o agente lítico penetrar no trombo, pela queda na pressão arterial e pelo colapso passivo da artéria relacionada à área infartada. Adicionalmente, a acidose que acompanha a hipóxia tissular inibe a conversão do plasminogênio em plasmina, antagonizando a ação trombolítica.

O SHOCK Registry demonstrou a relativa ineficácia da trombólise no choque cardiogênico, visto que os pacientes eleitos para receberem trombolíticos tiveram uma mortalidade muito próxima daqueles que não passaram por esse tratamento. Por essa limitação, o tratamento trombolítico estará indicado no choque cardiogênico apenas na indisponibilidade da terapia de reperfusão percutânea.

Inotrópicos e vasopressores

Inotrópicos e vasopressores são fármacos empregados na tentativa de reverter a hipotensão arterial e melhorar a perfusão tissular. No entanto, devem ser administrados nas menores doses possíveis, pois se associam com um aumento na mortalidade devido a efeitos tóxicos e hemodinâmicos adversos.

Norepinefrina

A norepinefrina atua sobre ambos os receptores alfa-1 e beta-1 adrenérgicos, produzindo uma potente vasoconstrição associada a um discreto aumento no débito cardíaco. É o vasopressor de primeira escolha nos choques séptico e cardiogênico com vasodilatação patológica.

O estudo SOAP II demonstrou, especificamente no subgrupo de pacientes com choque cardiogênico, que o tratamento com norepinefrina levou a uma taxa de sobrevivência significativamente superior àquela obtida nos pacientes tratados com dopamina.

Epinefrina

A epinefrina é um potente ativador do receptor beta-1 adrenérgico e tem efeitos moderados sobre os receptores beta-2 e alfa-1 adrenérgicos. Em baixas doses, a epinefrina aumenta o débito cardíaco por meio de seus efeitos inotrópico e cronotrópico mediados pelo receptor beta-1 adrenérgico. O resultado é um aumento no débito cardíaco, com diminuição na resistência vascular sistêmica e efeitos variáveis sobre a pressão arterial média. Em doses maiores, a epinefrina estimula predominantemente os receptores alfa-adrenérgicos, produzindo um aumento tanto na resistência vascular sistêmica, como no débito cardíaco.

Pode ser associada à norepinefrina em pacientes com doses elevadas desta última e ainda hipotensos e hipoperfundidos. As desvantagens de seu uso incluem arritmias e vasoconstrição esplâncnica em maior grau.

Dopamina

A dopamina é um precursor imediato da noradrenalina, possui a propriedade de interagir com os receptores dopaminérgicos e adrenérgicos. Tem uma variedade de efeitos dose-dependentes. É usada como segunda alternativa à norepinefrina em pacientes com bradicardia (absoluta ou relativa) e a um baixo risco de taquiarritmias. Seus efeitos hemodinâmicos correlacionam-se com a dose administrada:

- Doses entre 1 e 2 µg/kg/minuto – atua predominantemente sobre os receptores dopaminaminérgicos-1 localizados nas artérias renais, mesentéricas e nos leitos vasculares coronários e cerebrais, produzindo vasodilatação seletiva.
- Doses entre 5 e 10 µg/kg/minuto – estimula predominantemente os receptores beta-1 adrenérgicos, com aumento no débito cardíaco, por um aumento primário no volume sistólico e efeitos variáveis sobre a frequência cardíaca.
- Em doses superiores a 10 µg/kg/minuto, tem efeito predominante nos receptores alfa-adrenérgicos, produzindo vasoconstrição com um aumento da resistência vascular sistêmica. No entanto, a resposta dos receptores alfa-adrenérgicos à dopamina é mais fraca do que para a noradrenalina, e a estimulação beta-1 adrenérgica da dopamina, em doses superiores a 2 µg/kg/minuto, pode resultar em taquiarritmias limitantes a seu uso.

A dopamina é considerada um agente de segunda linha em relação à noradrenalina. É usada em pacientes altamente selecionados, quando o risco de taquiarritmias é baixo ou uma bradicardia pode estar induzindo a hipotensão arterial. No estudo SOAP II, associou-se a um aumento de mortalidade no subgrupo de pacientes com choque cardigênico, quando comparada com a noradrenalina. Baixas doses, em geral, 1 a 3 µg/kg/minuto (efeito protetor renal), não demonstraram nenhum benefício clínico no estudo ROSE AHF.

No Instituto Dante Pazzanese, emprega-se uma fórmula que concentra a medicação, evitando a administração de volume em excesso, e que permite saber rapidamente a dose (em mcg/kg/minuto) sendo empregada. Esta fórmula é: peso × 6/5.

Exemplificação: Em paciente de 60 kg, emprega-se a fórmula 60 × 6/5. Seu resultado é 72. Prescreve-se, dessa forma, dopamina de 72 mL diluída em soro até completar 100 mL de solução, neste caso, será diluído em 28 mL. A administração desta solução em mL/h corresponde exatamente à dose em mcg/kg/minuto, ou seja, se a velocidade de infusão for de 5 mL/h, a infusão dada será de 5 mcg/kg/minuto.

Dobutamina

A dobutamina é uma amina simpatomimética sintética com efeito inotrópico e vasodilatador periférico. Tem efeito predominantemente beta-1 adrenérgico, com aumento do inotropismo e cronotropismo. Adicionalmente, possui efeitos mínimos em receptores alfa e beta-2 adrenérgicos, cujo efeito resultante geralmente é vasodilatação por ação direta associada a um efeito reflexo, secundário ao aumento no débito cardíaco. Portanto, o resultado de sua ação consta do aumento do débito cardíaco e diminuição da resistência vascular periférica, sem nenhum efeito ou com uma pequena redução na pressão arterial. Frequentemente, associa-se à noradrenalina quando se requer um maior efeito inotrópico no choque cardiogênico.

Assim como exemplificado com a dopamina, no Instituto Dante Pazzanese, emprega-se uma fórmula matemática para calcular a dose a ser administrada de dobutamina, fornecendo volume reduzido e permitindo saber rapidamente a dose em mcg/kg/minuto A fórmula utilizada é: peso × 6/12,5.

Exemplificação: Em paciente de 60 kg, realiza-se o cálculo 60 × 6/12,5. Seu resultado é 29. Prescreve-se, desta forma, dobutamina de 29 mL diluída em soro até completar 100 mL de solução, neste caso, será diluído em 71 mL. A administração desta solução em mL/h corresponde exatamente à dose em mcg/kg/minuto, ou seja, se a velocidade de infusão for de 5 mL/h, a infusão dada será de 5 mcg/kg/minuto.

Vasopressina

A vasopressina (hormônio antidiurético) age nos receptores V_1a (musculatura lisa vascular), V_1b (glândula pituitária) e V_2 (túbulos coletores renais), exercendo seu efeito vasopressor por um mecanismo não adrenérgico por meio do estímulo nos receptores V_1a. Esse fármaco é usado no tratamento de *diabetes insipidus*, no sangramento por varizes de esôfago e pode também ser útil no tratamento do choque com vasodilatação patológica.

EMERGÊNCIAS CARDIOVASCULARES

É um agente vasopressor de segunda escolha no choque refratário ou pouco responsivo às aminas simpatomiméticas (norepinefirna e epinefrina). Seu uso não altera a mortalidade dos pacientes com choque distributivo, porém, associa-se a uma menor exigência de noradrenalina no tratamento. Os efeitos da vasopressina são dose-dependentes, ou seja, doses mais elevadas mostram-se mais eficazes. No choque cardiogênico refratário, aumenta a pressão arterial sem outros efeitos adversos nos parâmetros hemodinâmicos. No entanto, em doses elevadas, superiores a 0,04 unidades/minuto, surgem efeitos adversos como isquemia miocárdica ou mesentérica, necrose de pele, diminuição do volume sistólico e do débito cardíaco, vasoconstrição pulmonar e hiponatremia.

Inibidores da fosfodiesterase (PDE)

Os inibidores da fosfodiesterase-3 são fármacos não adrenérgicos com efeito inotrópico e ação vasodilatadora. Em muitos aspectos, os seus efeitos são semelhantes à dobutamina, porém com menor incidência de arritmias. Esse grupo de fármacos tem como representantes o inamrinone (anteriormente conhecido como amrinone) e o milrinone.

Os inibidores de fosdiesterase são utilizados no tratamento da insuficiência cardíaca refratária e promovem uma rápida melhora no desempenho hemodinâmico. Entretanto, têm seu uso limitado devido às propriedades vasodilatadoras.

Levosimedan

O Levosimedan tem propriedades vasodilatadoras mediadas pela ativação dos canais de potássio (sensíveis ao ATP) na mitocôndria das células musculares lisas e sensibiliza o aparelho contrátil cardíaco ao cálcio, com consequente aumento na contratilidade. Como visto, atua sem provocar um aumento no cálcio intracelular, o que evita a ocorrência de efeitos adversos, tais como o aumento no consumo de oxigênio pelo miocárdio e a ocorrência de arritmias. Portanto, possui ação inotrópica positiva, propriedades vasodilatadoras com redução da pré- e pós-carga cardíacas, aumento no fluxo sanguíneo coronariano e produz vasodilatação pulmonar. Observa-se resposta em 30 a 60 minutos após o início de sua administração, e seus efeitos persistem por um período mínimo de 24 horas, podendo, contudo, prolongar-se por até nove dias.

Vasodilatadores

Alguns pacientes apresentam pressão arterial limítrofe sem uso de vasopressores e podem tolerar o emprego de vasodilatadores que facilitem a ejeção ventricular por meio da redução de pós-carga. O principal problema relacionado ao uso dessas medicações é a hipotensão arterial sistêmica, que pode amplificar os mecanismos fisiopatológicos do choque.

☑ Nitroprussiato de sódio

É um vasodilatador que atua na vasculatura arterial, reduzindo as resistências vasculares sistêmica e pulmonar, levando à redução da pré-carga por meio da venodilatação. A dose recomendada é de 0,1 a 5 mcg/kg/minuto.

☑ Nitroglicerina

É primeiramente um venodilatador que diminui a pressão arterial, reduzindo a pré-carga e as pressões de enchimento. A dose recomendada varia de 10 a 160 mcg/minuto.

Suporte circulatório mecânico

☑ Balão intra-aórtico

O balão intra-aórtico (BIA) é o dispositivo mecânico mais usado como suporte circulatório. Melhora a pressão diastólica, a perfusão coronária e reduz a pressão diastólica final do ventrículo esquerdo, sem afetar a pressão arterial média (Figura 47.1).

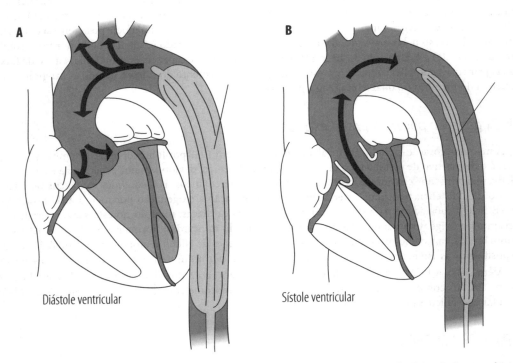

Figura 47.1. (A) Insuflação do balão intra-aórtico na diástole ventricular aumenta a pressão de perfusão coronária. (B) Na sístole ventricular, a desinsuflação auxilia a ejeção ventricular esquerda. Ver figura colorida no encarte

No SHOCK trial, utilizou-se o BIA em aproximadamente 86% dos pacientes com choque cardiogênico e se associou a uma redução significativa na mortalidade hospitalar de 72 para 50%. Contudo, uma metanálise, embora bastante heterogênea, demonstrou um aumento na mortalidade dos pacientes que utilizaram o BIA no momento da reperfusão primária. No estudo IABP-SHOCK II, 600 pacientes com choque cardiogênico pós-IAM e submetidos à revascularização precoce foram randomizados para receber BIA ou tratamento convencional. A mortalidade em 30 dias (desfecho primário) foi similar em ambos os grupos (39,7 versus 41,3%, p=0,69). Também não houve diferença nos desfechos secundários, tais como no lactato sérico, na função renal, no requerimento de catecolaminas ou no tempo de permanência em Unidade de Terapia Intensiva. Além disso, não se identificou nenhum subgrupo com vantagem potencial pelo suporte com BIA. A análise no 12º mês de seguimento confirmou esses resultados, com uma mortalidade de 52% no Grupo do BIA e 51% no Grupo Controle (p=0,91).

Com base nos dados citados, a indicação para suporte com BIA em pacientes submetidos à reperfusão primária foi rebaixada do grau de recomendação I para IIb (nível de evidência B), nas diretrizes da Sociedade Europeia de Cardiologia (ESC) em 2012, e para IIa (nível de evidência B), nas diretrizes americanas (ACC/AHA) de 2013.

EMERGÊNCIAS CARDIOVASCULARES

☑ Dispositivos percutâneos de assistência ventricular

O uso de dispositivos percutâneos de assistência ventricular visa interromper um círculo vicioso entre isquemia, hipotensão e disfunção miocárdica. Os dispositivos percutâneos mais comumente usados incluem a TandemHeart, o Impella 2.5 e o Impella CP.

O Impella 2.5 e o Impella CP são colocados no ventrículo por meio da válvula aórtica, usando-se um cateter arterial. Ambos os dispositivos têm um rotor de fluxo axial que retira sangue do ventrículo esquerdo e, por meio de um cateter (*pigtail*), ejeta na aorta ascendente, acima dos óstios coronarianos. O Impella 2.5 fornece até 2,5 L de fluxo, enquanto que o Impella CP pode fonecer 3,5 L de fluxo. O dispositivo TandemHeart retira sangue do átrio esquerdo por meio de uma cânula nele posicionada em forma trans-septal (acesso pela veia femoral). Esse sangue oxigenado retirado é impulsionado por uma bomba (fora do paciente) e é devolvido na artéria femoral. O dispositivo é capaz de proporcionar 4 a 5 L de fluxo, e suas principais complicações são representadas pelo deslocamento do cateter, hemólise, sangramento e isquemia do membro no qual se realizou a punção.

☑ Oxigenação por membrana extracorpórea

A máquina coração-pulmão artificial foi desenvolvida em 1937 por John Gibbon e, em muitas instituições, é o dispositivo de escolha para uso no choque cardigênico, devido a maior experiência e a um custo relativamente menor em comparação com dispositivos percutâneos. Há, contudo, vantagens potenciais do uso de assistência ventricular percutânea em comparação à oxigenação por membrana extracorpórea (ECMO): capacidade para descomprimir as câmaras cardíacas; redução no estresse da parede e no consumo de oxigênio, visando à recuperação funcional do miocárdio; normalização de parâmetros hemodinâmicos, tais como pressão capilar pulmonar e pressões de enchimento; imitação fisiológica de um dispositivo de assistência ventricular para uso prolongado, permitindo estimar uma resposta ao seu uso.

Além disso, a ECMO necessita de perfusionistas e cursa com um elevado número de complicações potenciais, tais como isquemia em membros inferiores, síndrome compartimental, amputação, acidente vascular encefálico, sangramento maior e infecção.

SITUAÇÕES ESPECIAIS

Infarto de ventrículo direito

Os ramos marginais que suprem o ventrículo direito normalmente se originam na artéria coronária direita, vaso culpado pela maioria dos infartos inferiores. O diagnóstico de infarto do ventrículo direito é, muitas vezes, difícil. A presença de supradesnivelamento de ST em V4R (derivação direita) tem uma sensibilidade de 88% e uma especificidade de 78%, respectivamente, para o diagnóstico.

O infarto do ventrículo direito é responsável pelo desenvolvimento de choque cardiogênico em 5% dos pacientes com IAM e cursa com elevada mortalidade. Os pacientes com infarto do ventrículo direito têm risco três vezes maior para o desenvolvimento de taquiarritmias ventriculares e bloqueio do nódulo atrioventricular, quando comparados com os portadores de um infarto inferior sem o envolvimento do ventrículo direito.

O principal objetivo em seu tratamento é a manutenção de adequada pré-carga do ventrículo direito. Nitratos e diuréticos devem ser evitados. Nos pacientes hipotensos e com bradicardia significativa, deve-se implantar um marca-passo provisório com o objetivo de aumentar a frequência cardíaca.

Os inotrópicos de eleição nesse cenário são a dobutamina e o milrinone. Esses fármacos possuem efeito inotrópico, associado a efeito vasodilatador, periférico e pulmonar. Nos casos com acentuada hipotensão arterial, o uso de um vasopressor como a noradrenalina poderá ser necessário, no sentido de se manter a pressão de perfusão das artérias coronárias.

Distúrbios mecânicos

Os pacientes com complicação mecânica pós-IAM têm maior mortalidade. O advento da estratégia de revascularização miocárdica diminuiu a incidência de complicações mecânicas para menos que 1%.

Insuficiência mitral aguda

A insuficiência mitral aguda pós-IAM cursa com elevada mortalidade. Os fatores de risco para o seu desenvolvimento incluem idade avançada, sexo feminino, infarto na parede anterior e/ou posterior. O SHOCK Trial demonstrou que a presença de insuficiência mitral e a intensidade da regurgitação correlacionam-se com um pior prognóstico. A incidência de insuficiência mitral aguda nesse estudo foi de 8% e, apesar dos pacientes apresentarem uma fração de ejeção média de 38%, sua mortalidade hospitalar foi de 55%.

A terapia é focada no pronto reconhecimento clínico, na rápida confirmação ecocardiográfica, na redução da pós-carga com fármacos vasodilatadores arteriais (se possível) e/ou balão de contrapulsação aórtico, seguida por correção cirúrgica em caráter emergencial.

Comunicação interventricular

Ao contrário da ruptura de músculo papilar, os defeitos do septo ventricular ocorrem com maior frequência nos infartos localizados na parede anterior. Sua incidência é baixa e, na atualidade, acomete 0,2% dos pacientes com IAM. A mortalidade dos pacientes com comunicação intraventricular submetidos a tratamento médico é bastante elevada, ou seja, maior que 50%. A pronta correção cirúrgica confere uma sobrevida elevada aos 30 dias (71 a 100%).

Ruptura de parede livre do ventrículo esquerdo

A ruptura de parede livre do ventrículo esquerdo apresenta evolução clínica dramática, cursando com tamponamento cardíaco ou parada cardíaca em atividade elétrica sem pulso. A ruptura da parede livre ocorre em menos de 3% dos pacientes com IAM, porém responde por mais de 10% da mortalidade dos pacientes com IAM. É um achado necroscópico comum em pacientes com IAM e óbito, extra ou intrahospitalar.

A ruptura da parede livre ocorre em torno do quinto dia de evolução do infarto. A complicação é mais frequente em idosos, no sexo feminino, nos infartos transmurais de parede anterior e em pacientes nos quais ocorreu um retardo na instituição do procedimento de reperfusão. O tratamento consta de medidas de suportes clínico e hemodinâmico e da instituição do procedimento cirúrgico corretivo em caráter emergencial.

BIBLIOGRAFIA

Abbas AE, Fortuin FD, Schiller NB, et al. A simple method for noninvasive estimation of pulmonary vascular resistance. J Am Coll Cardiol. 2003;41(6):1021-7.

Bailey A, Pope TW, Moore SA, et al. The tragedy of TRIUMPH for nitric oxide synthesis inhibition in cardiogenic shock: where do we go from here? Am J Cardiovasc Drugs. 2007;7(5):337-45.

Capomolla S, Pinna GD, Febo O, et al. Echo-Doppler mitral flow monitoring: an operative tool to evaluate day-to-day tolerance to and effectiveness of beta-adrenergic blocking agent therapy in patients with chronic heart failure. J Am Coll Cardiol. 2001;38(6):1675-84.

Chen HH, Anstrom KJ, Givertz MM, et al. Low-dose dopamine or low-dose nesiritide in acute heart failure with renal dysfunction: the ROSE acute heart failure randomized trial. JAMA. 2013;310(23):2533-43.

De Backer D, Biston P, Devriendt J, et al. Comparison of dopamine and norepinephrine in the treatment of shock. N Engl J Med. 2010;362(9):779-89.

De BD, Creteur J, Silva E, et al. Effects of dopamine, norepinephrine, and epinephrine on the splanchnic circulation in septic shock: which is best? Crit Care Med. 2003;31(6):1659-67.

Ganem F, Nunes DBV. Choque cardiogenico. In: Schettino G, Cardosos LF, Mattar Jr J, Ganem F, eds. Paciente crítico: diagnóstico e tratamento. Barueri: Manole; 2006, p. 327-34.

Granger CB, Mahaffey KW, Weaver WD, et al. Pexelizumab, an anti-C5 complement antibody, as adjunctive therapy to primary percutaneous coronary intervention in acute myocardial infarction: the COMplement inhibition in Myocardial infarction treated with Angioplasty (COMMA) trial. Circulation. 2003;108(10):1184-90.

Hochman JS, Buller CE, Sleeper LA, et al. Cardiogenic shock complicating acute myocardial infarction--etiologies, management and outcome: a report from the SHOCK Trial Registry. SHould we emergently revascularize Occluded Coronaries for cardiogenic shocK? J Am Coll Cardiol. 2000;36(3 Suppl A):1063-70.

Hochman JS, Sleeper LA, Webb JG, et al. Early revascularization in acute myocardial infarction complicated by cardiogenic shock. SHOCK Investigators. Should We Emergently Revascularize Occluded Coronaries for Cardiogenic Shock. N Engl J Med. 1999;341(9):625-34.

Holmes DR Jr., Bates ER, Kleiman NS, et al. Contemporary reperfusion therapy for cardiogenic shock: the GUSTO-I trial experience. The GUSTO-I Investigators. Global Utilization of Streptokinase and Tissue Plasminogen Activator for Occluded Coronary Arteries. J Am Coll Cardiol. 1995;26(3):668-74.

Knobel E, Knobem M, Souza JA, et al. Choque cardiogenico. In: Knobel E, ed. Condutas no paciente grave. São Paulo: Atheneu; 2006, p. 447-62.

Leone M, Albanese J, Delmas A, et al. Terlipressin in catecholamine-resistant septic shock patients. Shock. 2004;22(4):314-9.

Moiseyev VS, Poder P, Andrejevs N, et al. Safety and efficacy of a novel calcium sensitizer, levosimendan, in patients with left ventricular failure due to an acute myocardial infarction. A randomized, placebo-controlled, double-blind study (RUSSLAN). Eur Heart J. 2002;23(18):1422-32.

Mueller X, Stauffer JC, Jaussi A, et al. Subjective visual echocardiographic estimate of left ventricular ejection fraction as an alternative to conventional echocardiographic methods: comparison with contrast angiography. Clin Cardiol. 1991;14(11):898-902.

Overgaard CB, Dzavik V. Inotropes and vasopressors: review of physiology and clinical use in cardiovascular disease. Circulation. 2008;118(10):1047-56.

Petersen JW, Felker GM. Inotropes in the management of acute heart failure. Crit Care Med. 2008;36(1 Suppl):S106-11.

Polito A, Parisini E, Ricci Z, et al. Vasopressin for treatment of vasodilatory shock: an ESICM systematic review and meta-analysis. Intensive Care Med. 2012;38(1):9-19.

Reynolds HR, Hochman JS. Cardiogenic shock: current concepts and improving outcomes. Circulation. 2008;117(5):686-97.

Shah P, Cowger JA. Cardiogenic shock. Crit Care Clin. 2014;30(3):391-412.

Souza JA, Knobel E, Erlichman MR, et al. Choque cardigênico. In: Knobel E, Souza JA, Andrei AM, eds. Terapia intensiva em cardiologia. p. 65-75.

Spence N, Abbott JD. Coronary Revascularization in Cardiogenic Shock. Curr Treat Options Cardiovasc Med. 2016;18(1):1.

Thiele H, Ohman EM, Desch S, et al. Management of cardiogenic shock. Eur Heart J. 2015;36(20):1223-30.

Thiele H, Zeymer U, Werdan K. Intraaortic balloon support for cardiogenic shock. N Engl J Med. 2013;368(1):81.

Torgersen C, Dunser MW, Wenzel V, et al. Comparing two different arginine vasopressin doses in advanced vasodilatory shock: a randomized, controlled, open-label trial. Intensive Care Med. 2010;36(1):57-65.

Uriel N, Morrison KA, Garan AR, et al. Development of a novel echocardiography ramp test for speed optimization and diagnosis of device thrombosis in continuous-flow left ventricular assist devices: the Columbia ramp study. J Am Coll Cardiol. 2012;60(18):1764-75.

Via G, Hussain A, Wells M, et al. International evidence-based recommendations for focused cardiac ultrasound. J Am Soc Echocardiogr. 2014;27(7):683.

Zeymer U, Suryapranata H, Monassier JP, et al. The Na(+)/H(+) exchange inhibitor eniporide as an adjunct to early reperfusion therapy for acute myocardial infarction. Results of the evaluation of the safety and cardioprotective effects of eniporide in acute myocardial infarction (ESCAMI) trial. J Am Coll Cardiol. 2001;38(6):1644-50.

48

Dissecção de aorta

Mario Issa

> **Palavras-chave:** Doença da aorta; Dissecção de aorta; Hipertensão arterial; Hipotensão arterial; Infarto agudo do miocárdio; Insuficiência aórtica; Derrame pleural; Operação de Tirone-David.

INTRODUÇÃO

O primeiro caso de dissecção aórtica descrito foi no exame do rei George II da Grã-Bretanha após a sua morte em 1760. A cirurgia para tal condição foi introduzida na década de 1950, por Michael E. DeBakey.

Em 1761, um anatomista italiano, Giovanni Battista Morgagni, descreveu os achados de um paciente com tamponamento cardíaco secundário à ruptura da aorta. René-Théophile-Hyacinthe Laennec, inventor do estetoscópio, utilizou, em 1826, o termo aneurisma dissecante de aorta pela primeira vez.

DEFINIÇÃO

As dissecções de aorta consistem na delaminação de sua parede no sentido longitudinal ao longo da camada média e, em quase todos os casos no seu terço externo, criando uma falsa luz, paralela àquela verdadeira. A aorta torna-se dilatada sem que suas três camadas sejam comprometidas.

EPIDEMIOLOGIA

Nos Estados Unidos, cerca de 15 mil pessoas ao ano são acometidas pelo aneurisma da aorta torácica. Adicionalmente, mais de 47 mil indivíduos por ano morrem vítimas de doenças da aorta, isso é superior ao câncer de mama, Aids, homicídios ou acidentes automobilísticos, fazendo da doença aórtica uma epidemia silenciosa.

O diagnóstico de doença da aorta é muitas vezes subestimado. Muitos inapropriados atribuem a causa do óbito a outras doenças, tais como: infarto agudo do miocárdio, arritmias cardíacas, embolia pulmonar e isquemia mesentérica.

O número de óbitos devido à dissecção ou ruptura da aorta torácica é duas vezes maior do que aqueles atribuídos à ruptura da aorta abdominal.

ETIOPATOGENIA

As dissecções estão associadas, muitas vezes, à hipertensão arterial sistêmica, presente em 80% dos casos, em várias séries. A hipertensão arterial crônica afeta a composição da parede arterial, causando espessamento da íntima, fibrose, calcificação e deposição extracelular de ácidos graxos. Em paralelo, a matriz extracelular sofre degradação acelerada, apoptose e elastólise com hialinização do colágeno. Ambos os mecanismos podem, eventualmente, levar ao rompimento da íntima, na maioria das vezes nas bordas das placas, conforme observado na placa coronária. O espessamento da íntima aumenta, o que compromete ainda mais o fornecimento de nutrientes e oxigênio para a parede arterial. A fibrose na adventícia pode obstruir os vasos que alimentam a parede arterial, bem como pequenos *vasa vasorum* intramurais. Ambos resultam em necrose das células musculares lisas e fibrose das estruturas elásticas da parede do vaso, o que leva à rigidez e vulnerabilidade às forças pulsáteis, criando um substrato para aneurismas e dissecções.

Na sua etiopatogenia, dois fatores estão presentes: anormalidade vascular e alteração pressórica. Duas teorias são aceitas. Na primeira, a lesão primária delas é a laceração da íntima, levando à dissecção intramedial; de acordo com a segunda teoria, ocorre a ruptura dos *vasa vasorum* aórticos, causando hemorragia intramedial e provocando dissecção. Essas alterações explicam o hematoma intramural.

O hematoma intramural e a úlcera penetrante na parede da aorta são considerados lesões pré-dissecção de aorta (Figuras 48.1 e 48.2).

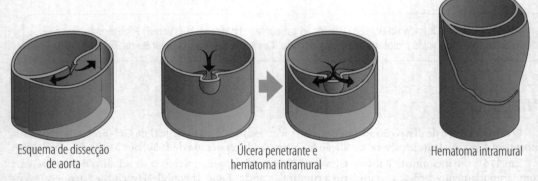

Esquema de dissecção de aorta

Úlcera penetrante e hematoma intramural

Hematoma intramural

Figura 48.1. Representação esquemática da dissecção de aorta e lesões pré-dissecção. Ver figura colorida no encarte

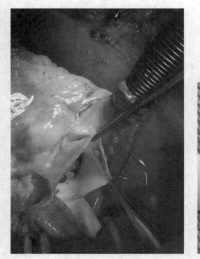
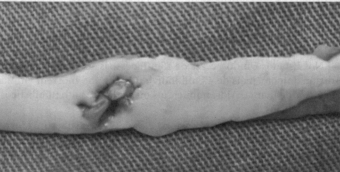

Figura 48.2. Foto cirúrgica de uma úlcera penetrante em aorta ascendente. Ver figura colorida no encarte

CLASSIFICAÇÃO

Existem vários tipos de classificações da dissecção de aorta, sendo a anatômica e a temporal mais utilizadas, pois têm relevância clínica na conduta a ser tomada. A classificação temporal é dividida em: aguda (até duas semanas desde o início dos sintomas) e crônica (após duas semanas do início dos sintomas).

As classificações anatômicas de DeBakey e Stanford são amplamente aceitas e utilizadas tanto nas agudas quanto nas crônicas.

A classificação de Stanford para dissecção de aorta faz a distinção entre os tipos A e B, como mostra a Figura 48.3. O tipo A significa que a dissecção envolve a aorta ascendente, o que não ocorre no B. A classificação de DeBakey subdivide o processo de dissecção: a dissecção tipo I envolve toda a aorta; a dissecção tipo II envolve apenas a aorta ascendente e a tipo III poupa a aorta ascendente e o arco aórtico.

Segundo o *International Registry of Acute Aortic Dissection* (IRAD), 75% das dissecções agudas de aorta são do tipo A, sendo que 60% envolvem toda a aorta e 10 a 15% permanecem confinadas à aorta ascendente. As dissecções agudas tipo B são responsáveis por 25 a 30% dos casos (Figura 48.4).

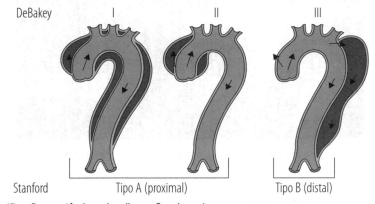

Figura 48.3. Classificações anatômicas das dissecções de aorta. Ver figura colorida no encarte

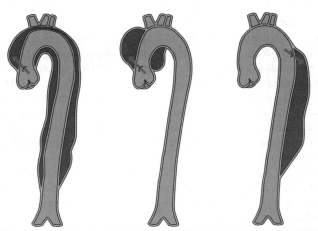

Porcentagem	60%	10 a 15%	25 a 30%
Tipos	DeBakey I	DeBakey II	DeBakey III
	Stanford A	Stanford A	Stanford B
	Proximal	Proximal	Distal

Figura 48.4. Classificação das dissecções de aorta e incidência. Ver figura colorida no encarte

Enquanto a dissecção aguda de aorta tipo A se constitui em uma emergência cirúrgica, na dissecção tipo B, o tratamento clínico é a primeira escolha, na forma não complicada. Na forma complicada, isto é, na presença de dor persistente ou recorrente, hipertensão de difícil controle apesar da medicação completa, sinais de expansão aórtica precoce, má perfusão e sinais de ruptura (hemotórax), a reparação endovascular é a primeira escolha (Figura 48.5).

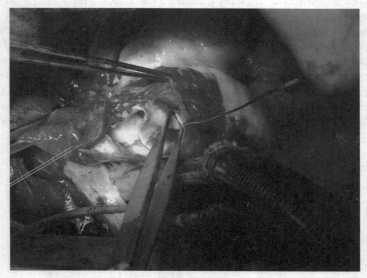

Figura 48.5. Dissecção aguda de aorta tipo A de Stanford, com desinserção da artéria coronária direita. Ver figura colorida no encarte

MANIFESTAÇÕES CLÍNICAS

Dor torácica, hiper ou hipotensão arterial, infarto do miocárdio, insuficiência aórtica e derrame pleural são as manifestações clínicas mais frequentes.

Cerca de 96% dos indivíduos com dissecção aórtica apresentam dor grave com início súbito, que pode ser descrita como uma sensação de rasgar ou punhalada. 17% dos indivíduos sentem a dor migrar quando a dissecção se estende envolvendo outros segmentos da aorta. A localização da dor está associada à localização da dissecção. A dor torácica anterior relaciona-se a dissecções envolvendo a aorta ascendente, enquanto a interescapular (na região dorsal) está associada a dissecções da aorta descendente. Se a dor é de natureza pleurítica, pode sugerir pericardite aguda causada por hemorragia no saco pericárdico. Esta é uma eventualidade particularmente perigosa, sugerindo que o tamponamento agudo do pericárdio pode ser iminente. O tamponamento pericárdico é a causa mais comum de óbito por dissecção aórtica.

Embora a dor possa ser confundida com aquela de um infarto do miocárdio, a dissecção aórtica geralmente não está associada a outros sinais que sugerem infarto do miocárdio, incluindo insuficiência cardíaca, alterações do eletrocardiograma e não melhora ao repouso, exceto nos casos em que algum óstio coronário esteja comprometido.

Indivíduos com dissecção aórtica sem dor apresentam dissecção crônica. A dor, se presente, pode ser por expansão da aorta.

As complicações neurológicas da dissecção aórtica (acidente vascular encefálico e paralisia) ocorrem devido ao envolvimento de uma ou mais artérias que nutrem o cérebro ou a medula espinhal.

Se a dissecção aórtica envolver a aorta abdominal, o comprometimento dos ramos da aorta abdominal será possível, como as artérias renais ou levando à isquemia mesentérica.

HIPER OU HIPOTENSÃO ARTERIAL

Pessoas com dissecção de aorta, muitas vezes, têm história de hipertensão. Durante o evento agudo, a pressão arterial é bastante variável e tende a ser maior em indivíduos com dissecção distal.

A hipotensão acentuada na apresentação é um indicador de prognóstico grave. Pode estar associada com tamponamento pericárdico, insuficiência aórtica grave ou ruptura da aorta. A pseudo-hipotensão (medição falsa da pressão arterial) pode ocorrer devido ao envolvimento do tronco braquicefálico (membro superior direito) ou da artéria subclávia esquerda (membro superior esquerdo).

INFARTO AGUDO DO MIOCÁRDIO

A etiologia do infarto é o envolvimento das artérias coronárias na dissecção. A artéria coronária direita é mais comumente envolvida do que a esquerda. Se o infarto do miocárdio for tratado com terapia trombolítica, a mortalidade aumentará para mais de 70%, principalmente devido ao sangramento no saco pericárdico, causando tamponamento cardíaco.

O diagnóstico diferencial deve ser cuidadosamente realizado, pois a terapia para infarto pode ser letal para a dissecção de aorta.

INSUFICIÊNCIA AÓRTICA

A insuficiência aórtica ocorre em metade a dois terços das dissecções aórticas ascendentes, e o sopro de insuficiência aórtica é audível em cerca de 32% das dissecções proximais. A intensidade do sopro depende da pressão arterial e pode ser inaudível em caso de hipotensão.

Pode haver três mecanismos que provocam a regurgitação aórtica:
* dilatação do anel aórtico;
* avanço da dissecção até a raiz da aorta pode separar as cúspides da valva aórtica;
* ampla ruptura intimal pode promover seu prolapso na via de saída do ventrículo esquerdo, causando uma intussuscepção na valva aórtica.

DERRAME PLEURAL

O derrame pleural ocorre mais frequentemente no hemotórax esquerdo. É devido a uma ruptura transitória da aorta ou a uma reação inflamatória em volta da aorta.

CAUSAS

A hipertensão arterial está presente em 80% dos casos, porém distúrbios do tecido conjuntivo e trauma podem ocasionar uma dissecção de aorta.

A valva aórtica bicúspide pode estar associada em indivíduos com dissecção de aorta.

A síndrome de Marfan é observada em 5 a 9% dos indivíduos com dissecção de aorta. É um defeito genético da fibrilina, principal proteína constituinte das microfibrilas do sistema elástico. Entretanto, em muitos pacientes sem tal síndrome, as causas da elastólise permanecem obscuras.

A dissecção de aorta também pode ser provocada por traumatismo fechado de tórax e iatrogenia, cateterismo cardíaco ou balão intra-aórtico.

Pacientes com histórico de cirurgia cardíaca prévia podem apresentar dissecção de aorta, sobretudo aqueles em que foi realizada intervenção na valva aórtica. Porém, pacientes com cirurgia de revascularização miocárdica prévia têm apresentado dissecção de aorta tardiamente.

FISIOPATOLOGIA

A aorta é composta de três camadas: íntima, média e adventícia. A íntima está em contato direto com o sangue dentro do vaso e consiste principalmente de uma camada de células endoteliais assentadas em uma membrana basal; a média contém tecidos conectivos e musculares, e o vaso é protegido no exterior pela adventícia, compreendendo o tecido conjuntivo.

Na dissecção de aorta, o sangue penetra a íntima e entra na camada média. A pressão alta rasga o tecido do meio ao longo do plano laminado, que divide os dois terços internos e o terço externo do meio de separação. Pode se propagar ao longo de toda a aorta para uma distância variável, anterógrada ou retrógrada. O orifício inicial está, geralmente, próximo à valva aórtica, podendo comprometer o pericárdio, causando hemopericárdio. As dissecções anterógradas podem se propagar até a bifurcação ilíaca da aorta, podendo haver ruptura da aorta ou recanalização na própria luz aórtica, levando a uma aorta de dupla luz, verdadeira e falsa. Dessa forma, pode aliviar a pressão do fluxo sanguíneo e reduzir o risco de ruptura e isquemia dinâmica ou estática de outros órgãos. A ruptura provoca hemorragia em uma cavidade do corpo, e o prognóstico depende da área acometida.

O primeiro evento de dissecção da aorta é uma fenda na sua camada íntima. O sangue penetra na camada média no local dessa fenda, delaminando-a. Sua localização e extensão são variáveis. A separação entre a luz verdadeira e a falsa ocasiona o *flap* intimal. A localização mais frequente de origem da ruptura intimal ocorre na aorta ascendente (65%), depois na aorta descendente (20% a 25%) e, por último, no arco aórtico (5% a 10%).

À medida que o sangue flui pela falsa luz, pode causar orifícios secundários na íntima e o fluxo sanguíneo pode retornar à luz verdadeira.

Em cerca de 13% das dissecções aórticas, não há evidência de ruptura intimal. Nesses casos, o evento inicial pode ser um hematoma intramural (causado por sangramento dentro da média, por ruptura dos *vasa vasorum*). O diagnóstico de hematoma intramural pela aortografia é difícil e geralmente se faz por meio da angiotomografia de aorta.

O hematoma intramural, assim como as úlceras penetrantes da parede da aorta são considerados lesões pré-dissecção e devem ser tratados como tal.

MÉTODOS DIAGNÓSTICOS

Uma história clínica bem coletada pode ser o suficiente para sugerir uma dissecção aguda de aorta, principalmente no que diz respeito à classificação temporal da doença. Entretanto, as bases anatômicas requerem exames de imagem, que habitualmente se complementam.

Um ecocardiograma, de preferência transesofágico, associado à angiotomografia computadorizada contrastada, fornece informações valiosas para classificação anatômica da dissecção aórtica.

RADIOGRAFIA TORÁCICA

A radiografia torácica pode mostrar um alargamento mediastinal, apresentar moderada sensibilidade e baixa especificidade na dissecção de aorta, pois várias outras condições clínicas podem causar aumento de mediastino.

Derrame pleural pode ser visibilizado, sobretudo à esquerda, caso a aorta descendente esteja envolvida.

Outros achados incluem obliteração do botão aórtico, depressão do brônquio de fonte esquerdo, perda da tira paratraqueal e desvio traqueal.

Cerca de 12% a 20% dos indivíduos com dissecção de aorta apresentam uma radiografia torácica 'normal', que não exclui o diagnóstico. Se houver forte suspeita clínica, devem-se utilizar outros métodos de imagem para descartar ou confirmar o diagnóstico, tais como: ecocardiograma, angiotomografia computadorizada contrastada de aorta ou ressonância nuclear magnética.

DÍMERO D

Uma medida de dímero D no sangue inferior a 500 ng/mL pode ser capaz de descartar o diagnóstico de dissecção aórtica, evitando a necessidade de imagens adicionais. Porém, parece aplicar-se apenas às pessoas de baixo risco e se o teste for realizado nas primeiras 24 horas desde o início dos sintomas. A *American Heart Association* não aconselha usar este teste para fazer o diagnóstico.

ECOCARDIOGRAMA TRANSESOFÁGICO

O ecocardiograma transesofágico é um exame rápido, não invasivo, com sensibilidade de até 98% e especificidade de até 97%. É a modalidade de imagem preferida para a suspeita de dissecção aórtica. Avalia a o grau de regurgitação da valva aórtica, quando a aorta ascendente está envolvida, e pode determinar se os óstios das artérias coronárias estão envolvidos. Tem como desvantagem a dificuldade em visibilizar o arco aórtico proximal e a aorta descendente na região abdominal, além de ser um exame operador dependente, no qual requer experiência na interpretação das imagens.

ANGIOTOMOGRAFIA COMPUTADORIZADA DE AORTA

A angiotomografia computadorizada contrastada da aorta é um método diagnóstico por imagem rápido e não invasivo, que fornece imagens tridimensionais da aorta. São reproduzidas imagens, tomando fatias rápidas e finas do tórax e do abdômen em cortes transversais. Para delinear a aorta com a precisão necessária para fazer o diagnóstico adequado, um contraste iodado é injetado em uma veia periférica. O exame possui sensibilidade de 96% a 100% e especificidade de 96% a 100%. As desvantagens incluem a necessidade de contraste iodado e a incapacidade de diagnosticar o local da fenda intimal.

RESSONÂNCIA NUCLEAR MAGNÉTICA

Atualmente, a ressonância nuclear magnética (RNM) é o exame padrão-ouro para o diagnóstico e a avaliação da dissecção da aorta, com sensibilidade de 98% e especificidade de 98%. Um exame de RNM da aorta produz uma reconstrução tridimensional da aorta, permitindo que se determinem a localização da fenda intimal e o envolvimento dos ramos arteriais, bem como se localizem quaisquer orifícios secundários. É um exame não invasivo, não requer o uso de contraste iodado e pode detectar e quantificar o grau de insuficiência aórtica.

Dentre as desvantagens, a RNM tem pouca disponibilidade e está frequentemente localizada apenas em hospitais maiores, e o tempo de realização do exame é longo. É contraindicada em indivíduos com qualquer implante metálico e com *clearance* de creatinina < 60 mL/min./1.73m². Além disso, muitos pacientes apresentam sensação claustrofóbica, enquanto permanecem no tubo de varredura de ressonância magnética.

AORTOGRAFIA

No passado, a aortografia era considerada o exame padrão-ouro para o diagnóstico de dissecção da aorta. Atualmente, foi suprimida por outras técnicas menos invasivas e arriscadas, pois o cateter pode piorar a dissecção caso seja manipulado por profissionais menos experientes.

TRATAMENTO

Na dissecção aguda, a escolha do tratamento depende da sua localização. Para a dissecção do tipo A de Stanford, o tratamento cirúrgico se impõe e é superior ao tratamento médico. Deve ser realizado imedia-

EMERGÊNCIAS CARDIOVASCULARES

tamente após se estabelecer o diagnóstico, pois a mortalidade é de 25% nas primeiras 24 horas se nada for feito. Para as dissecções não complicadas do tipo B de Stanford, a terapêutica médica é a primeira escolha. Na sua forma complicada, com anatomia favorável, o tratamento preferível é endovascular. Quando desfavorável, a cirurgia está indicada.

Para as dissecções crônicas do tipo A de Stanford, devem ser considerados o diâmetro da aorta envolvida, assim como a história familiar, a presença de insuficiência valvar aórtica, o acometimento dos vasos da base, as síndromes genéticas associadas, a expectativa de vida e a experiência da equipe médica.

Nas dissecções crônicas do tipo B de Stanford, com diâmetros ≥6 cm, deve-se intervir por endoprótese ou cirurgia.

A terapêutica clínica deve ser iniciada imediatamente após o diagnóstico, independentemente da perspectiva intervencionista ou cirúrgica. A dissecção da aorta, na maioria dos casos, é emergência hipertensiva, e o controle rigoroso da pressão arterial torna-se prioridade. O objetivo é manter uma pressão arterial média (MAP) de 60 a 75 mmHg, ou a pressão arterial mais baixa tolerada. As diminuições iniciais devem ser de cerca de 20%. A redução da força de cisalhamento (dP/dt) é outra medida a ser instituída.

Tanto na dissecção aguda quanto na crônica, os betabloqueadores são os medicamentos de primeira escolha, associados a potentes vasodilatadores endovenosos, devendo-se ter especial cuidado com a taquicardia reflexa, se utilizados isoladamente.

Os bloqueadores dos canais de cálcio também podem ser utilizados, sobretudo se houver alguma contraindicação para o uso de betabloqueadores.

Caso a hipertensão arterial sistêmica se mantenha refratária, mesmo na vigência de doses máximas de três diferentes classes de agentes anti-hipertensivos, o envolvimento das artérias renais no plano da dissecção da aorta deverá ser considerado. O risco de óbito na dissecção aguda de aorta não tratada será de:

- 25% nas primeiras 24 horas;
- 50% nas primeiras 48 horas;
- 75% na primeira semana;
- 90% no primeiro mês.

TRATAMENTO CIRÚRGICO

O objetivo do tratamento cirúrgico se constitui na ressecção dos segmentos da aorta mais gravemente destruídos e em obliterar a entrada de sangue na falsa luz (tanto na fenda intimal inicial como, eventualmente, em qualquer fenda secundária ao longo do vaso).

O tratamento específico utilizado depende da apresentação da doença, do segmento ou segmentos de aorta envolvidos, do refluxo aórtico, da idade do paciente e da experiência da equipe. Algumas opções de tratamento cirúrgico são:

- substituição da aorta dissecada por um enxerto de Dácron (frequentemente feito de Dácron) quando não há danos à válvula aórtica;
- operação de Bentall DeBono – enxerto de Dácron valvulado (prótese mecânica ou biológica) com reimplante dos óstios coronários;
- operação de Tirone-David – reimplante da valva aórtica no enxerto de Dácron, com reimplante dos óstios coronários, não utilizando-se prótese valvar (Figura 48.6).

O reparo endovascular da aorta torácica, um procedimento cirúrgico minimamente invasivo geralmente combinado com tratamento clínico otimizado, está restrito à aorta descendente, na maioria dos casos.

Uma série de comorbidades podem aumentar o risco cirúrgico de um procedimento na dissecção da aorta. Estas condições incluem:

- idade avançada;
- demora na avaliação pré-operatória (aumento do tempo antes da cirurgia);

- presença de doenças associadas (por exemplo, coronariopatias);
- ruptura da aorta;
- tamponamento cardíaco;
- choque;
- insuficiência renal aguda ou crônica;
- antecedentes de infarto do miocárdio ou acidente vascular encefálicos.

De todos os indivíduos que apresentam dissecção aguda de aorta, 40% evoluem para óbito sem nenhum tratamento instituído, devido à falta de acesso a um hospital em tempo hábil. As causas mais frequentes são: ruptura de aorta, insuficiência aórtica aguda, acidente vascular encefálico e infarto agudo do miocárdio.

Aqueles que conseguem chegar a um hospital, 1 a 2% morrem a cada hora, tornando o diagnóstico e o tratamento rápidos, uma prioridade. Mesmo após o diagnóstico e a cirurgia, de 5 a 20% vão a óbito. Se a cirurgia para aorta ascendente não for indicada, 75% morrem dentro de duas semanas.

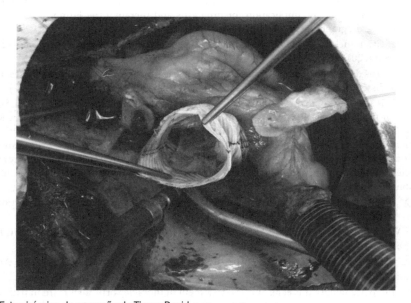

Figura 48.6. Foto cirúrgica de operação de Tirone David. Ver figura colorida no encarte

EVOLUÇÃO TARDIA

O controle da hipertensão arterial sistêmica deve ser rigoroso, pois a maioria dos pacientes apresenta complicações da doença aórtica residual. Deve-se ter como alvo pressão arterial sistólica ≤130 mmHg.

O risco de óbito é superior nos dois primeiros anos após o evento agudo. Aproximadamente 29% dos óbitos tardios após a cirurgia ocorrem devido à ruptura da aorta ainda doente ou de outro aneurisma.

Exames seriados de imagem devem ser realizados para controle, sendo a RNM o exame de escolha, porém a angiotomografia contrastada de aorta pode ser utilizada.

BIBLIOGRAFIA

Asha SE, Miers JW. A systematic review and meta-analysis of D-dimer as a rule-out test for suspected acute aortic dissection. Ann Emerg Med. 2015;66(4):368-78.

Bossone E, Suzuki T, Eagle KA, et al. Diagnosis of acute aortic syndromes: imaging and beyond. Herz. 2013;38(3):269-76.

Catholic Encyclopedia: René-Théophile-Hyacinthe Laennec. 1901. [cited 2018 July 12]. Available at: http://home.newadvent.org/cathen/08737b.htm

Crawford ES, Svensson LG, Coselli JS, et al. Surgical treatment of aneurysm and/or dissection of the ascending aorta, transverse aortic arch, and ascending aorta and transverse aortic arch: factors influencing survival in 717 patients. J Thorac Cardiovasc Surg. 1989;98(5 Pt 1):659-73.

Criado FJ. Aortic dissection: a 250-year perspective. Tex Heart Inst J. 2011;38(6):694-700.

Daily PO, Trueblood HW, Stinson EB, et al. Management of acute aortic dissection. Am Thorac Surg. 1970;10(3):237-47.

Das M, Mahnken AH, Wildberger JE. Dual energy: CTA aorta. In: Seidensticker PR, Hofmann LK. Dual source CT [Imaging permanent dead link]. Heidelberg: Springer Verlag; 2008.

DeBakey ME, Beall AC, Cooley DA, et al. Dissecting aneurysms of the aorta. Surg Clin North Am. 1966;46(4):1045-55.

Erbel R, Oelert H, Meyer J, et al. Effect of medical and surgical therapy on aortic dissection evaluated by transesophageal echocardiography: implication for prognosis and therapy (The European Cooperative Study Group on Echocardiography). Circulation. 1993;87(5):1604-15.

Estrera AL, Miller CC, Kaneko T, et al. Outcomes of acute type A aortic dissection after previous cardiac surgery. Ann Thorac Surg. 2010;89(5):1467-74.

Gutierrez PS. Doenças da aorta torácica: alterações morfológicas e o papel das metaloproteinases na gênese dos aneurismas e dissecções. Rev Soc Cardiol Estado de São Paulo. 2011;21(1):46-53.

Hiratzka LF, Bakris GL, Beckman JA, et al. 2010 ACCF/AHA/ AATS/ACR/ ASA/SCA/SCAI/SIR/STS/SVM Guidelines for the Diagnosis and Management of Patients With Thoracic Aortic Disease: A Report of the American College of Cardiology Foundation/American Heart Association Task Force on Practice Guidelines, American Association for Thoracic Surgery, American College of Radiology, American Stroke Association, Society of Cardiovascular Anesthesiologists, Society for Cardiovascular Angiography and Interventions, Society of Interventional Radiology, Society of Thoracic Surgeons, and Society for Vascular Medicine. Circulation. 2010;121(13):e266-e369.

Isselbacher EM, Cigarroa JE, Eagle KA. Cardiac tamponade complicating proximal aortic dissection. Is pericardiocentesis harmful? Circulation. 1994;90(5):2375-8.

Lansman SL, McCullough JN, Nguyen KH, et al. Subtypes of acute aortic dissection. Ann Thorac Surg. 1999;67(6):1975-8.

Larson EW, Edwards WD. Risk factors for aortic dissection: a necropsy study of 161 cases. Am J Cardiol. 1984;53(6):849-55.

Nakai M, Shimamoto M, Yamasaki F, et al. Surgical treatment of thoracic aortic aneurysm in patients with concomitant coronary artery disease. Jpn J Thorac Cardiovasc Surg. 2005;53(2):84-7.

Nienaber CA, Fattori R, Mehta RH, et al. Gender-related differences in acute aortic dissection. Circulation. 2004;109(24):3014-21.

Pape LA, Tsai TT, Isselbacher EM, et al. Aortic diameter >5.5 cm is not a good predictor of type A aortic dissection observations from the international registry of acute aortic dissection (IRAD).Circulation. 2007;116(10):1120-7.

Richartz BM, Smith DE, Cooper JV, et al. New classification of aortic dissection with improved impact on prognosis. J Am Coll Cardiol. 2002;39(5):A863.

Sheikh AS, Ali K, Mazhar S. Acute aortic syndrome. Circulation 2013;128(10):1122-7.

The Gale Encyclopedia of Medicine. 3rd ed. Detroit: Thomson Gale; 2008.

Ueda T, Shimizu H, Shin H, et al. Detection and management of concomitant coronary artery disease in patients undergoing thoracic aortic surgery. Jpn J Thorac Cardiovasc Surg. 2001;49(7):424-30.

Von Kodolitsch Y, Aydin MA, Loose R, et al. Predictors of aneurysm formation after surgery of aortic coarctation. J Am Cardiol. 2002;39(4):617-24.

White A, Broder J, Mando-Vandrick J, et al. Acute aortic emergencies--part 2: aortic dissections. Adv Emerg Nurs J. 2013;35(1):28-52.

49

Obstrução arterial aguda

Nilo Mitsuru Izukawa

Fábio Henrique Rossi

Akash Kuzhiparambil Prakasan

> **Palavras-chave:** Doenças cardiológicas; Obstrução arterial aguda; OAA; Circulação arterial; Embolia; Trombose; Lesões traumáticas; Fibrinolíticos.

INTRODUÇÃO

Obstrução arterial aguda (OAA) é a diminuição abrupta da circulação arterial, causando risco potencial à viabilidade do membro comprometido.

É uma condição clínica de fácil diagnóstico, mas de difícil tratamento. O sucesso terapêutico está baseado no correto diagnóstico dos diversos estados mórbidos que a acarretam, podendo a incorreção levar a uma série de procedimentos inadequados que, muitas vezes, culminam com a perda do membro. Embolia e trombose são responsáveis por mais de 90% das OAA. Lesões traumáticas ou iatrogênicas também são causas de OAA.

Embolia ocorre, principalmente, por migração na corrente sanguínea de trombos ou fragmentos de placas de aterosclerose com oclusão parcial ou total da luz arterial em um ponto distante de sua sede de origem. As doenças cardiológicas (fibrilação atrial, doenças orovalvulares, infarto do miocárdio e aneurismas ventriculares) são as principais causas de OAA. Aneurismas e doença aterosclerótica periférica também são causas de embolias. Os principais sítios de instalação dos êmbolos são, em ordem decrescente de frequência, a bifurcação da artéria femoral, a artéria poplítea, a aorta e as artérias ilíacas, os vasos dos membros superiores e as artérias viscerais.

Trombose ocorre por obstrução total ou parcial de uma artéria por um trombo formado no local, decorrente de alterações da parede arterial (lesão endotelial) ou de alterações da crase sanguínea (estados de hipercoagulabilidade). A doença aterosclerótica é a principal causa de trombose arterial aguda (aterosclerose obliterante, trombose de aneurisma, dissecção da aorta). Trombofilias, policitemia vera e trombocitoses são as principais causas hematológicas. Oclusão de enxertos arteriais também são causas frequentes de trombose aguda.

A obstrução arterial aguda pode ser devida a lesões traumáticas ou iatrogênicas. No Instituto Dante Pazzanese de Cardiologia, as obstruções arteriais causadas por procedimentos endovasculares ganham particular importância em virtude do grande número de procedimentos diagnósticos e terapêuticos, tanto no território coronariano quanto na árvore arterial periférica. Estima-se entre 0,1% e 0,2% a possibilidade

EMERGÊNCIAS CARDIOVASCULARES

de OAA em procedimentos diagnósticos, e em até 4% nos procedimentos terapêuticos que utilizem *stents*, endopróteses e, mais recentemente, as válvulas cardíacas instaladas via percutânea.

Neste capítulo somente serão abordadas a embolia e a trombose arterial aguda.

FISIOPATOLOGIA DA OBSTRUÇÃO ARTERIAL AGUDA

O primeiro órgão afetado com a isquemia é o sistema nervoso. Ela determina parestesia e paralisia com lesões irreversíveis após 4 a 6 horas de isquemia; em seguida, as células musculares estriadas, configurando fraqueza dos membros afetados; a pele e o tecido celular subcutâneo, com possibilidade de aparecimento de lesões tróficas após tempo prolongado (48 horas); e, finalmente, o tecido ósseo.

Dor é geralmente o primeiro sintoma, sendo usualmente de início súbito, de forte intensidade e comprometendo difusamente o membro afetado. É resistente aos analgésicos comuns, obrigando a utilização de derivados da morfina. Palidez, hipotermia, retardo do reenchimento venoso e ausência de pulsos são sinais clínicos mais comumente encontrados. Presença de parestesia e paralisia são parâmetros que indicam a gravidade e a irreversibilidade iminente do processo em curso, obrigando condutas de emergência. Claudicação intermitente é um sintoma frequentemente relatado pelos pacientes que desenvolvem trombose aguda. Antecedentes de doenças cardíacas (infarto do miocárdio recente, arritmias e valvulopatias) são mais encontrados nos pacientes que apresentam embolia.

O diagnóstico da obstrução arterial aguda é eminentemente clínico, trazendo a anamnese e o exame físico dados suficientes para seu diagnóstico.

A ultrassonografia Doppler e os exames de imagem, como o ultrassom com *duplex*, a angiografia, a angiotomografia e a angiorressonância magnética, auxiliam no diagnóstico diferencial e no planejamento cirúrgico. O estudo arteriográfico permite a análise da árvore vascular, detectando características diferenciais entre a embolia arterial e a trombose (Quadro 49.1).

Quadro 49.1. Diferenças nas imagens arteriográficas entre embolia e trombose arterial aguda.

	Embolia	Trombose
Parede arterial	Lisa	Irregular
Circulação colateral	Ausente	Presente
Imagem da obstrução	Taça invertida	Ponta de lápis

GRAU DE ISQUEMIA

Além do diagnóstico correto do estado mórbido causal da OAA, a análise do grau da isquemia é fundamental ao tratamento adequado. A classificação proposta por Rutherford divide os membros com isquemia aguda em viáveis, com viabilidade ameaçada e inviáveis:

- I – membro viável: sem necessidade de procedimento terapêutico de urgência. Sem parestesia e/ou perda de motricidade. Presença de Doppler arterial audível e enchimento capilar normal.
- IIa – membro potencialmente ameaçado: membro viável com necessidade urgente de tratamento. Parestesia discreta sem perda de motricidade e Doppler arterial frequentemente audível.
- IIb – ameaça imediata de perda de membro: membro viável com necessidade de revascularização de emergência. Presença de parestesia associada à dor isquêmica de repouso e perda moderada da motricidade. Doppler arterial usualmente inaudível.
- III – membro inviável: lesão trófica extensa ou lesões neurológicas irreversíveis antes de qualquer intervenção. Anestesia profunda e paralisia. Doppler arterial inaudível.

DIAGNÓSTICO DIFERENCIAL

Na oclusão aguda de aneurisma de artéria poplítea ou femoral, frequentemente palpa-se tumoração na região do cavo poplíteo ou femoral. O ultrassom *com duplex* auxilia no diagnóstico.

Na *Phlegmasia cerulea dolens*, cianose, dor aguda no membro e edema são sinais e sintomas característicos. Confirmação da trombose venosa profunda (TVP) por ultrassom com *duplex* define o diagnóstico.

Já em casos de dissecção aguda da aorta, é rara a oclusão das artérias ilíacas. Hipertensão arterial, e dor torácica ou lombar são encontradas e relatadas pelos pacientes.

Na insuficiência cardíaca grave, associada à arteriopatia obstrutiva crônica de membros inferiores, quadro clínico sugestivo de OAA pode ser desencadeado, sendo este diagnóstico diferencial de difícil realização.

O diagnóstico diferencial mais comum e, muitas vezes, de difícil realização é entre a embolia e a trombose arterial aguda. Dados clínicos e arteriográficos (Quadro 49.1) auxiliam em sua realização, embora, pela urgência requerida em seu tratamento, impossibilitando exames diagnósticos mais elaborados, seu diagnóstico seja geralmente realizado no intraoperatório.

TRATAMENTO

O tratamento ideal para a OAA deve ter a capacidade de extrair ou dissolver o trombo, restaurar o fluxo arterial rapidamente, e minimizar os riscos de embolização distal, sangramento maior e recorrência de obstrução.

O objetivo inicial do tratamento da OAA é evitar a trombose secundária que ocorre principalmente no sentido proximal ao ponto inicial da obstrução e, assim, impedir a obstrução de pequenos vasos essenciais, para manter o membro viável. Com esse intuito, é realizada a heparinização com dose inicial de 300 U/kg, em bólus, seguida de infusão contínua, com bomba de infusão, objetivando manter o tempo de tromboplastina parcialmente ativada (TTPa) entre 2,5 e 3 vezes o valor basal. A heparinização inicial pode ser postergada quando a conduta cirúrgica for adotada de imediato para utilização de bloqueio epidural (Figura 49.1).

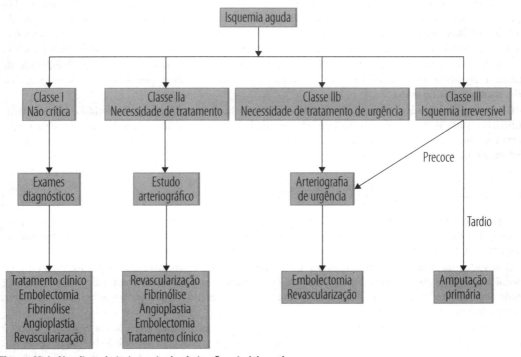

Figura 49.1. Algoritmo de tratamento da obstrução arterial aguda.

Cobertura do membro com cobertores ou enfaixamento com algodão, de maneira suave e sem garroteamento, com o objetivo de diminuir a perda de calor pela pele e analgesia eficaz devem ser utilizados. A imersão do membro acometido em água quente (escalda pé) não é recomendada, por poder promover queimaduras, devido ao comprometimento de base, aliado à percepção menor da temperatura da água.

O estado clínico do paciente e o grau de isquemia norteiam a conduta terapêutica a ser adotada. O paciente com obstrução arterial aguda muitas vezes apresenta comorbidades que tornam seu estado clínico crítico, como insuficiência cardíaca grave, infarto agudo do miocárdio recente, doença vascular periférica preexistente, insuficiência renal e idade avançada, aumentando substancialmente a mortalidade cirúrgica.

TRATAMENTO CONSERVADOR

O tratamento conservador não tem como objetivo a lise imediata ou a retirada do trombo, mas somente evitar sua progressão e a consequente piora da perfusão. Somente deve ser realizado em pacientes que apresentem o membro com isquemia de grau leve ou em pacientes portadores de graves fatores de risco para o procedimento cirúrgico (como insuficiência cardíaca grave). A possibilidade de desenvolvimento de claudicação intermitente limitante como sequela deve ser discutida com o paciente e seus familiares.

É realizado com heparinização endovenosa, em bólus, de 10.000 a 20.000 U de heparina sódica, seguida de infusão contínua de 1.500 U/hora com controle por meio do TTPa (2,5 a 3 vezes o valor basal). A anticoagulação oral deve ser instituída, se não for determinada e corrigida a fonte embolígena ou quando esta não puder ser corrigida.

TRATAMENTO COM FIBRINOLÍTICO

A lise do êmbolo e do trombo secundário na oclusão arterial aguda é o objetivo da fibrinólise. Ela requer, geralmente, um tempo maior que 12 horas para obtenção de um resultado satisfatório, sendo contraindicada em isquemia grave (IIb e III) ou quando houver contraindicação para utilização deste fármaco. Esta modalidade de tratamento é mais utilizada nas oclusões agudas do território fêmoro-poplíteo.

A utilização de um cateter locado próximo do trombo ou intratrombo aumenta a probabilidade de sucesso terapêutico com menores índices de complicações hemorrágicas, por possibilitar o emprego de doses menores dos fármacos.

É importante considerar que o tratamento com fibrinolítico propicia, quando obtido o sucesso terapêutico, o restabelecimento da perviedade arterial imediatamente anterior à oclusão, muitas vezes sendo necessárias outras medidas terapêuticas como anticoagulação, angioplastias com ou sem colocação de *stent*, ou até mesmo procedimentos cirúrgicos.

Fibrinolíticos empregados e dosagem

A estreptoquinase é um fibrinolítico de primeira geração, sendo um ativador do plasminogênio, produzido pelo estreptococo beta-hemolítico. Induz altos índices de reações alérgicas. Pode ser utilizada na dosagem de 5.000 a 8.000 U/hora por meio de um cateter próximo ou intratrombo.

O ativador tecidual do plasminogênio recombinante (rt-PA) é um ativador do plasminogênio com especificidade ao plasminogênio ligado à fibrina, com consequente produção menor de plasmina livre e menor depleção do fibrinogênio plasmático. Apresenta menores índices de reações alérgicas. A dosagem empregada é de 0,05 a 0,1 mg/kg/h.

No tratamento com fibrinólise deve ser realizado controle radiológico em 6 horas e, após, a cada 12 horas, com reposicionamento do cateter quando necessário. Dosagem sérica do fibrinogênio deve ser obtida a cada 6 horas, devendo ser suspenso o tratamento quando o nível deste for menor que 200 mg% ou quando não houver sucesso após 24 horas do início do tratamento. Hematócrito seriado e TTPa também devem ser dosados nos mesmos intervalos de tempo.

Utiliza-se heparinização contínua após a suspensão da fibrinólise, com o intuito de se evitar a retrombose.

Na trombose arterial aguda, pode ser empregado o tratamento endovascular (angioplastias com ou sem colocação de *stent*), após a lise do trombo, e quando a morfologia e a extensão da lesão oclusiva permitirem.

Complicações hemorrágicas podem ocorrer entre 5% e 15%, podendo ser complicações menores, como hematomas no sítio da punção, e maiores, como hemorragia digestiva e hemorragia intracraniana – a mais temida, com incidência entre 1% e 2%.

A trombectomia também pode ser realizada pela técnica endovascular, utilizando-se dispositivos que promovem a aspiração de trombos (*Aspirex*) ou fragmentação dos mesmos (Straub ROTAREX®). Devido ao alto custo desses dispositivos, esta técnica ainda não é largamente utilizada em nosso meio.

TRATAMENTO CIRÚRGICO DA EMBOLIA

As embolias no território aorto-ilíaco, fêmoro-poplíteo, subclávio e braquial devem ser tratadas cirurgicamente, realizando a embolectomia. As embolias nas pequenas artérias (distais da perna e antebraço) podem ser tratadas de forma conservadora.

A embolectomia consiste na retirada do êmbolo impactado em um ponto da árvore arterial por meio da utilização de um cateter, conhecido como cateter de Fogarty. Este cateter tem um balão em sua extremidade, que é insuflado após a passagem através do êmbolo, possibilitando sua retirada quando o dispositivo é puxado para fora da artéria.

Nas embolias de aorta e de artérias ilíacas, as arteriotomias para a introdução do cateter de Fogarty são feitas por meio de incisões na região inguinal e a passagem do cateter no sentido proximal. Nas embolias do território fêmoro-poplíteo, pode-se utilizar a via inguinal ou uma incisão medial infrainguinal, com passagem do cateter pela artéria poplítea. Nas embolias das artérias subclávias, axilares e braquiais, o acesso é realizado pela artéria braquial, por meio de uma incisão medial do braço.

TRATAMENTO CIRÚRGICO DA TROMBOSE ARTERIAL

O tratamento cirúrgico da trombose arterial normalmente exige técnicas mais complexas.

A trombectomia realizada pelo cateter de Fogarty apresenta baixo índice de sucesso, muitas vezes proporcionando piora da isquemia. Quando realizada, deve ser complementada por arteriografia intra-operatória, possibilitando a realização de procedimento complementar (angioplastias e enxertos arteriais) com o custo do aumento da morbidade cirúrgica. O diagnóstico diferencial entre embolia e trombose nem sempre é possível de ser realizado, razão pela qual a trombectomia é, muitas vezes, realizada.

Tratamento clínico inicial deve ser instituído nas tromboses dos territórios aorto-ilíaco, subclávio-axilar e fêmoro-poplíteo, sempre que a isquemia deste membro não for grave e necessitar de um tratamento de urgência. Este tratamento inicial possibilita o estudo mais completo do paciente (avaliação clínica e cardiológica) e do território arterial, para um planejamento cirúrgico adequado com diminuição da morbimortalidade cirúrgica.

A cirurgia na trombose arterial consiste na reconstrução do fluxo arterial por meio de um enxerto homólogo ou sintético, iniciando-se proximalmente em um segmento arterial, com bom fluxo até uma artéria passível de revascularização distalmente ao sítio de oclusão.

O tratamento da obstrução arterial aguda pode ser realizado utilizando concomitantemente as técnicas cirúrgicas convencionais e as técnicas endovasculares. Após a realização da embolectomia, se o estudo arteriográfico de controle visibilizar trombos ou êmbolos residuais em artérias distais, o tratamento fibrinolítico complementar pode ser empregado.

AMPUTAÇÃO PRIMÁRIA

Isquemia irreversível ou descompensação clínica grave, que impeçam o procedimento cirúrgico, podem ser indicação de amputação primária.

A isquemia decorrente da obstrução arterial aguda e a reperfusão após a desobstrução de grandes massas musculares podem determinar alterações metabólicas graves com repercussão local, síndrome compartimental e sistêmica e síndrome do garroteamento.

COMPLICAÇÕES

Síndrome compartimental

Intensidade e tempo prolongado de isquemia determinam edema muscular, que provoca a compressão dos feixes vasculonervosos nos compartimentos musculares, podendo causar lesões neurológicas e musculares irreversíveis. Edema, empastamento do membro revascularizado e presença de dor são indicativos da ocorrência de síndrome compartimental. Cirurgia descompressiva deve ser realizada de emergência, consistindo na incisão da pele e da fáscia inelástica subcutânea na projeção dos compartimentos musculares. Esta cirurgia é denominada fasciotomia.

Síndrome do garroteamento

A lise das células musculares (rabdomiólise) determina acidose metabólica, hiperpotassemia, depressão miocárdica, insuficiência respiratória e insuficiência renal. Hemoglobinúria e alterações laboratoriais (hiperpotassemia, elevação da creatinofosfoquinase e da transaminase glutâmico-oxalacética – TGO) são as alterações patognomônicas desta síndrome. Correção das alterações metabólicas, hidratação vigorosa e estimulação de diurese, por meio da infusão de manitol, devem ser realizadas rapidamente.

PROGNÓSTICO

O prognóstico do salvamento de membro na OAA está relacionado não somente com a gravidade da isquemia, mas também com o tempo decorrido entre o início dos sintomas e a terapêutica instituída. Duração dos sintomas decorrentes de processos obstrutivos das artérias proximais acima de 12 horas duplica a taxa de perda do membro e a taxa de mortalidade. A taxa de mortalidade em pacientes com OAA, apesar de sucesso na restauração do fluxo arterial, varia de 4% a 31%. Descompensação cardiopulmonar e distúrbios metabólicos são as causas mais frequentes de óbito.

BIBLIOGRAFIA

Berridge DC, Kessel DO, Robertson I. Surgery versus thrombolysis for initial management of acute limb ischaemia. Cochrane Database Syst Rev. 2013;(6):CD002784.

Byrne RM, Taha AG, Avgerinos E, et al. Contemporary outcomes of endovascular interventions for acute limb ischemia. J Vasc Surg. 2014;59(4):988-95.

Campbell WB, Ridler BM, Szymanska TH. Two years follow-up after acute thromboembolic leg ischaemia: the importance of anticoagulation. Eur J Vasc Endovasc Surg. 2000;19(2):169-73.

Canova CR, Schneider E, Fischer L, et al. Long-term results of percutaneous thrombo-embolectomy in patients with infrainguinal embolic occlusions. Int Angiol. 2001;20(1):66-73.

de Donato G, Setacci F, Sirignano P, et al. The combination of surgical embolectomy and endovascular techniques may improve outcomes of patients with acute lower limb ischemia. J Vasc Surg. 2014;59(3):729-36

Dormandy JA, Rutherford RB. Management of peripheral arterial disease (PAD). TASC Working Group. Trans-Atlantic Inter-Society Concensus (TASC). J Vasc Surg. 2000;31(1 Pt 2):S1-S296. Review.

Forles TL, De Rose G, Harri KA. Is long-term anticoagulation after acute thromboembolic limb ischemia always necessary? Can J Surg. 2002;45(5):337-40.

Lichtenberg M, Stahlhoff FW, Boese D. Endovascular treatment of acute limb ischemia and proximal deep vein thrombosis using rotacional thombectomy: A review of published literature. Cardiovasc Revasc Med. 2013;14(6):343-8.

Razavi MK, Lee DS, Hofmann LV. Catheter-directed thrombolytic therapy for limb ischemia: current status and controversies. J Vasc Interv Radiol. 2004 Jan;15(1 Pt 1):13-23.

Richards T, Pittathenkal AA, Magee TR, et al. The current role of intra-arterial thrombolysis. Eur J Vasc Endovasc Surg. 2003: 26(2):166-9.

Rutherford RB, Baker JD, Ernst C, et al. Recommended standards for reports dealing with lower extremity ischemia: revised version. J Vasc Surg. 1997;26(3):517-38. Erratum in: J Vasc Surg 2001;33(4):805.

Schrijver AM, de Vries JP, van den Heuvel DA,, et al. Long-term outcomes of cateter-directed thrombolysis for acute lower extremity ocllusion of native arteries and prosthetic by-pass grafts. Ann Vasc Surg. 2016;31:134-42.

Wang JC, Kim AH, Kashyap VS. Open surgical or endovascular revascularization for acute limb ischemia. J Vasc Surg. 2016;63(1):270-8.

50

Trombose venosa profunda

Akash Kuzhiparambil Prakasan

> **Palavras-chave:** Trombose venosa; Diagnóstico de trombose; Tratamento de trombose.

INTRODUÇÃO

As formas mais comuns de apresentação do tromboembolismo venoso são a trombose venosa profunda (TVP) dos membros inferiores e a embolia pulmonar. É uma das enfermidades mais comuns nos países industrializados, afetando cerca de 5% da população durante toda a vida.

A TVP acomete mais comumente as veias da panturrilha, especialmente as veias soleares. Elas são seguidas, em ordem decrescente de frequência, por outras veias da panturrilha, veias femorais, veias ilíacas comuns e veia cava. Acomete mais frequentemente o lado esquerdo, possivelmente relacionada à compressão da veia ilíaca comum esquerda pela artéria ilíaca comum direita (Síndrome de May-Thurner ou de Cockett). A trombose mantém-se restrita às veias de panturrilha em cerca de 80% dos casos, sem propagação proximal. Em aproximadamente 20% dos casos, ocorre progressão proximal para veias poplíteas, femorais ou ilíacas. Se não tratada, cerca de 10% a 20% dos pacientes com trombose proximal manifestam quadro de embolia pulmonar, que tem alta letalidade, não sendo diagnosticada em cerca de 22% dos casos antes da morte.

A alta mortalidade da trombose venosa é determinada, em grande parte, por sua relação com neoplasias, mas, ao se excluir este grupo de pacientes, a trombose venosa ainda tem um risco considerável de morte de aproximadamente 3,6% após 1 mês e cerca de 12,6% após 1 ano.

Homens e mulheres são igualmente acometidos, com taxas discretamente maiores em mulheres, provavelmente devido ao uso de anticoncepcionais, à gravidez e ao puerpério.

A TVP é uma doença multicausal, que necessita da presença de múltiplos fatores de risco para se manifestar. Estes fatores, quando mutuamente presentes, potencializam o risco e, isolados, muito poucos, ou nenhum deles é capaz de causar trombose, principalmente porque seu efeito pode diferir, dependendo da presença ou da ausência de outros fatores de risco.

As causas de trombose venosa podem ser divididas em dois grupos: as hereditárias e as adquiridas (Quadro 50.1).

EMERGÊNCIAS CARDIOVASCULARES

Quadro 50.1. Fatores de risco para desenvolvimento da trombose venosa profunda.

Trombofilias hereditárias	Outras causas e fatores de risco
Mutação do fator V de Leiden	Malignidade
Mutação da protrombina G20210A	Presença de cateter venoso central
Deficiência da proteína S	Cirurgia, especialmente ortopédicas
Deficiência da proteína C	Trauma
Deficiência da antitrombina	Gravidez
	Contraceptivos orais
	Reposição hormonal
	Alguns quimioterápicos (por exemplo: tamoxifen, talidomida, lenalidomida)
	Imobilização
	Insuficiência cardíaca
	Doenças cardíacas congênitas
	Síndrome de anticorpo antifosfolipídeo

	Neoplasias mieloproliferativas
	    Policitemia vera
	    Trombocitemia essencial

	Hemoglobinúria paroxística noturna
	Doença inflamatória intestinal
	Síndrome nefrótica

Um fator de risco para trombose pode ser identificado em mais de 80% dos pacientes com TVP. Em estudo populacional da prevalência de tromboembolismo venoso, 56% dos pacientes tinham três ou mais dos seis fatores de risco pesquisados no momento do evento: > 48 horas de imobilização no mês anterior, admissão hospitalar, cirurgia, malignidade, infecção nos últimos 3 meses ou estavam hospitalizados.

As causas mais frequentes de estados de hipercoagulabilidade hereditários são: mutação do fator V de Leiden e do gene da protrombina, que, juntos, respondem por cerca de 50% a 60% dos casos; deficiência das proteínas C, S e da antitrombina são a maioria dos casos restantes.

FISIOPATOLOGIA

Há mais de um século, Virchow descreveu uma tríade, que é ponto crucial na fisiopatologia da trombose: trauma endotelial, estase venosa e hipercoagulabilidade. Embora a TVP ocorra com frequência em pacientes sem qualquer antecedente ou predisposição, sua incidência é sabidamente maior em algumas situações. Em decorrência do estado de hipercoagulabilidade, diminuição da atividade fibrinolítica e imobilidade, pacientes submetidos a operações e vítimas de traumas têm maior incidência de trombose venosa.

QUADRO CLÍNICO

Grande parte dos pacientes pode ser assintomática. Quando sintomáticos, a dor é o principal sintoma e ocorre em cerca de 50% dos casos. A TVP, dependendo de sua localização, pode causar dor na musculatura posterior da perna, na coxa ou na região inguinal. Nos membros superiores, a dor limita-se ao braço e ao antebraço. Habitualmente, é referida como queimação, cãibra ou sensação de peso, tendo caráter insidioso e intensidade variável, mais branda com o repouso e mais intensa com o esforço.

O exame do membro pode revelar dor em pontos específicos de trajetos venosos à palpação. O sinal da dorsiflexão dolorosa (Homans) é de baixa sensibilidade e especificidade, sendo sua presença ou ausência inexpressivas. Quando presente, o edema unilateral ou assimétrico é o melhor sinal de TVP. Edemas bilaterais estão mais comumente relacionados a doenças sistêmicas – exceção feita à trombose da veia cava inferior. O comprometimento das veias musculares da panturrilha torna a musculatura mais túrgida, fato que é perceptível à palpação da região com o joelho fletido (sinal da bandeira). Manifestações sistêmicas podem ocorrer, como febre baixa e mal-estar inespecífico, além de aumento da temperatura do membro afetado.

Infelizmente, sinais e sintomas da TVP não são confiáveis para o diagnóstico. Em grandes estudos, usando ultrassonografia ou flebografia, a TVP foi confirmada em 50% ou menos dos pacientes com suspeita clínica. Porém, este quadro clínico não deve ser ignorado e geralmente aponta para a presença da doença.

DIAGNÓSTICO

Clínico

Para aumentar a acurácia clínica, Wells et al. desenvolveram um modelo, modificado em 1997 para melhor aplicabilidade clínica, estratificando os pacientes quanto à probabilidade de apresentar TVP, baseado em critérios para os quais deram uma pontuação. Estes critérios foram divididos em três categorias: sintomas e sinais, fatores de risco e diagnóstico diferencial provável (Quadro 50.2).

Quadro 50.2. Modelo clínico modificado para determinação da probabilidade de apresentar trombose venosa proposto por Wells et al.

Características clínicas	Pontuação
Câncer em atividade	1
Paresia, paralisia ou imobilização com gesso dos membros inferiores	1
Imobilização (> 3 dias) ou cirurgia maior (até 4 semanas)	1
Aumento da sensibilidade ao longo das veias do sistema venoso profundo	1
Edema em todo o membro	1
Edema da panturrilha (> 3 cm) em relação à perna normal	1
Edema depressível (cacifo) maior na perna afetada (unilateral)	1
Veias colaterais superficiais	1
Diagnóstico diferencial mais provável	-2

De acordo com o modelo apresentado, os pacientes seriam classificados quanto à probabilidade de apresentar TVP em três grupos: baixa probabilidade, quando o escore é igual a zero ou menor; moderada probabilidade, quando o escore é igual a 1 ou 2; alta probabilidade, quando o escore $\geq$ 3.

Wells et al., em 2003, realizaram nova modificação no modelo de predição, incluindo, entre os fatores de risco, o antecedente de TVP comprovado por exame objetivo. A classificação foi simplificada, e pacientes com escore < 2 eram considerados possivelmente sem TVP, e aqueles com escore $\geq$ 2, possivelmente com TVP.

Laboratorial

D-dímero é o marcador sorológico mais estudado para diagnóstico de TVP. Não é um marcador muito específico para TVP, podendo estar presente em diversas situações como cirurgia recente, trauma, câncer e sepsis. No entanto, é bastante sensível e tem se mostrado útil como um teste coadjuvante no diagnóstico de exclusão.

Imagem

Duplex-scan é atualmente considerado por muitos o novo padrão-ouro para diagnóstico da TVP. Trata-se de exame não invasivo, de baixo custo, com sensibilidade 97% e especificidade de 83%. Tem limitação por ser operador-dependente.

Angiorressonância venosa tem vantagem de ser menos invasiva que a flebografia, permitindo distinção entre a trombose aguda e a crônica. Permite boa avaliação das veias ilíacas e cava inferior, áreas com limitação técnica ao *dúplex-scan*. Aspectos desfavoráveis relacionam-se ao custo e à necessidade de posicionamento prolongado e imóvel do paciente.

Flebografia ainda é considerada o padrão-ouro para o diagnóstico de TVP, porém, atualmente, é pouco utilizada, por tratar-se de método invasivo, que pode provocar reações adversas relacionadas ao uso de contraste iodado.

A Figura 50.1 exibe o algoritmo para o diagnóstico de TVP.

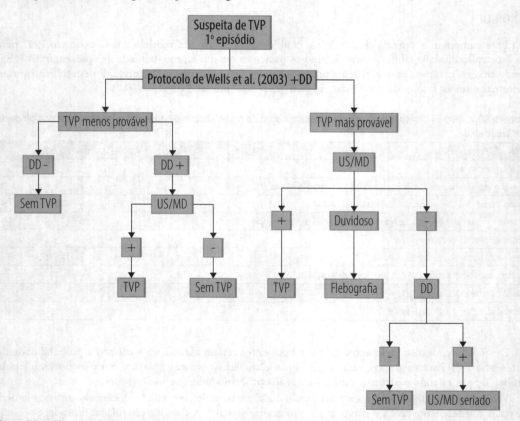

Figura 50.1. Algoritmo para abordagem diagnóstica para trombose venosa profunda (TVP) com utilização de dímero-D (DD) ou ultrassonografia com mapeamento *duplex-scan* (US/MD) e modelo de Wells et al., de 2003.

TRATAMENTO

Na presença de TVP, está indicada a anticoagulação, para bloquear a propagação do trombo, favorecendo à lise e prevenindo a embolia pulmonar. Uma grande quantidade de dados de estudos clínicos fornece recomendação consistente norteando a conduta desta afecção. A heparina sódica não fracionada foi o tratamento de escolha para TVP por muitos anos. Tradicionalmente, é administrada por via endovenosa e seguida pelo uso da varfarina sódica por períodos mais longos. Ambos agentes necessitavam de frequentes ajustes de doses, baseados nos efeitos anticoagulantes, com janela terapêutica pequena. A utilização das heparinas de baixo peso molecular facilitou o tratamento destes pacientes e, recentemente, a utilização de medicamentos inibidores diretos do fator Xa simplificou ainda mais o manejo deste grupo.

Anticoagulação

A heparina não fracionada é uma mistura heterogênea de glicosaminoglicanas, com peso molecular variando entre 5.000 e 40.000. A heparina sódica não dissolve o trombo existente, mas previne a formação de novos trombos. Atua basicamente nos fatores da cadeia intrínseca da coagulação, produzindo potente efeito antitrombínico.

Inicialmente, é administrada na forma de bólus (80 U/kg) e mantida com infusão intravenosa contínua (15 a 20 U kg/hora) monitorada com tempo de tromboplastina parcial ativada (TTPa). O efeito anticoagulante é monitorado a cada 6 horas, para manter o TTPa entre 1,5 e 2,5 vezes o nível de controle. Uma vez atingido níveis estáveis, o teste pode ser realizado diariamente. Devem-se verificar as plaquetas a cada 2 dias.

Existe a possibilidade do uso da heparina não fracionada subcutânea a cada 12 horas com ajuste da dose pelo TTPa (1,5 a 2,5 vezes do tempo inicial).

Heparinas de baixo peso molecular (HBPM) são produzidas por meio da despolimerização e do fracionamento da heparina sódica. São misturas heterogêneas de polissacárides com peso molecular entre 1.000 e 10.000. Diferentes medicamentos estão disponíveis no mercado e, atualmente, cada um deles é considerado um produto separado, com diferentes propriedades farmacológicas e clínicas (Quadro 50.3). Deve-se verificar o número de plaquetas no terceiro e no quinto dia.

Quadro 50.3. Heparinas de baixo peso molecular.

Medicamento	Posologia
Enoxaparina	1 mg/kg a cada 12 horas ou 1,5 mg/kg/dia
Dalteparina	200 UI/kg/dia*
Fraxiparina	0,10 mL para cada 10 kg a cada 12 horas†

* Para pacientes com câncer e aqueles com alto risco de hemorragia ou trombose, considerar duas doses diárias; † > 100 kg: não existem avaliações precisas sobre a dosagem ajustada ao peso em pacientes > 100 kg e < 40 kg.

O sangramento é a principal complicação e pode ocorrer em 5% a 10% dos casos. Além dele, a trombocitopenia é uma temida complicação da heparinoterapia, que pode ser reconhecida entre 5 e 10 após o início do tratamento em cerca de 2% a 20% dos pacientes. Constitui resposta imunológica do tipo antígeno--anticorpo, dose-independente, causada por anticorpos antiplaquetas heparino-induzidos, levando a agregação plaquetária, trombocitopenia e consequentes complicações tromboembólicas. Queda no número de plaquetas além de 30% indica alta probabilidade de se estar diante de trombocitopenia induzida pela heparina, o que requer monitorização cuidadosa destes elementos sanguíneos e suspensão da heparinoterapia. Outras complicações menos frequentes são osteoporose, alopécia, hipoadrenalismo e anafilaxia.

A antivitamina K (AVK), ou varfarina, deve ser iniciada junto da heparina, e a associação deve ser mantida por, ao menos, 5 dias. A Razão Normalizada Internacional (RNI)(RNI) deve ser verificada diariamente, a partir do terceiro dia, e a heparina descontinuada apenas quando a RNI (valores: entre 2 e 3) tenha sido obtida por 2 dias consecutivos; caso contrário, a heparina deve ser mantida até que este objetivo tenha sido alcançado. Na descontinuação do uso da heparina, deve ser mantida a varfarina em dose ajustada.

Pode ser utilizada em dois esquemas: (1) iniciar com 10 mg nos dois primeiros dias, seguidos por 5 mg no terceiro e quarto dias; no terceiro dia, deve-se iniciar ajuste da dose, de acordo com a RNI; (2) iniciar com 5 mg nos primeiros 4 dias; no terceiro dia ajustar a dose de acordo com a RNI.

No tratamento de manutenção, o doente deve retornar em intervalos curtos para o ajuste da RNI, mantendo a dose depois de estabilizado; deve-se realizar controle a cada 4 semanas, aproximadamente. Nos casos de TVP distal com fator desencadeante, o tratamento de manutenção deve ser mantido por 3 meses, se o fator não persistir. Nos demais casos de TVP, deve-se manter a varfarina por 6 meses. Em ambas as situações, quando não existe a persistência dos fatores desencadeantes, é possível descontinuar a varfarina, solicitando ultrassonografia venosa e/ou pletismografia para estabelecer o padrão pós-tratamento. Se persistirem os fatores desencadeantes, deve-se manter varfarina até que os riscos estejam resolvidos.

A complicação mais comum da terapia com varfarina é a hemorragia, com incidência de cerca de 4,3% ao ano em pacientes bem controlados. Seu efeito é revertido pela administração de vitamina K ou de plasma fresco congelado. Outras complicações incluem dermatite, alopecia, reações de hipersensibilidade, náuseas e diarreia.

Os novos anticoaguagulantes orais (NOAC) incluem os inibidores diretos do fator Xa e da trombina (fator IIa). São representados por dabigratana, rivaroxabana, apixabana ou edoxabana, que vêm sendo utilizados com bons resultados. A praticidade do manuseio e a não necessidade de controle laboratorial agregaram valor importante no seguimento destes pacientes. O perfil farmacocinético e farmacodinâmico do medicamento é previsível e dose-dependente, não sendo influenciado por idade, peso ou sexo. A medicação é contraindicada a hipersensíveis à substância ativa ou a quaisquer dos excipientes; a pacientes com sangramento ativo clinicamente relevante; com hepatopatia associada à coagulopatia e risco clinicamente relevante de sangramento, incluindo pacientes cirróticos com Child-Pugh B e C; a gestantes e lactantes (as mulheres em idade fértil devem estar em uso de método contraceptivo adequado); a menores de 18 anos; àqueles com insuficiência renal grave (*clearance* de creatinina < 15 mL/minuto).

Em atualização sobre terapia antitrombótica publicada pelo CHEST em 2016, para pacientes com TVP proximal ou embolia pulmonar, recomenda-se anticoagulação de longo prazo (3 meses) ao invés de ausência de terapia (IB); para pacientes com TVP ou embolia pulmonar sem câncer, indica-se a terapia anticoagulante de longo prazo (os primeiros 3 meses) e sugerem-se dabigatrana, rivaroxabana, apixabana ou edoxabana, ao invés da terapia com AVK (IIB); para os pacientes com TVP ou embolia pulmonar sem câncer não tratados com dabigatrana, rivaroxabana, apixabana ou edoxabana, sugere-se terapia com AVK mais HBPM (IIC); para pacientes com TVP ou embolia pulmonar e câncer ("trombose associada a câncer"), indica-se a terapia anticoagulante de longo prazo (os primeiros 3 meses) e sugere-se HBPM, ao invés de terapia com AVK, dabigatrana, rivaroxabana, apixabana ou edoxabana (IIC); para pacientes com TVP ou embolia pulmonar, e que recebem terapia prolongada, sugere-se a não necessidade de alterar a escolha do anticoagulante após os primeiros 3 meses para extensão do tratamento (IIC); para pacientes com tromboembolismo venoso recorrente e terapia com AVK (no intervalo terapêutico) ou em dabigratana, rivaroxabana, apixabana ou edoxabana, sugere-se mudança para o tratamento, pelo menos temporariamente, com HBPM (IIC); e para pacientes com tromboembolismo venoso recorrente em tratamento com HBPM em longo prazo, sugere-se aumento da dose de HBPM em cerca de um quarto a um terço (IIC).

Trombolítico

Técnicas de trombólise dirigida por cateter visam administrar o agente trombolítico diretamente na proximidade do trombo, usando uma variedade de cateteres especialmente projetados. Uma abordagem transpoplítea retrógrada ipsilateral é adequada na maioria dos casos de TVP ileofemoral. Atualmente, a infusão adjuvante de baixa concentração trombolítica, através de uma veia periférica (geralmente a pediosa), é recomendada nos casos de TVP infragenicular ou poplítea extensa, o que requer a colocação de torniquetes para forçar o trombolítico para as veias profundas.

Cirurgia

A trombectomia venosa é procedimento cada vez menos realizado, sendo indicada em pacientes com quadros graves de trombose, como *phlegmasia cerulea dolens*.

Filtro de veia cava

Pacientes com TVP, que tenham contraindicação de terapia anticoagulante e aqueles com recorrência de embolia pulmonar na vigência de anticoagulação efetiva são candidatos ao implante de filtro de veia cava.

BIBLIOGRAFIA

Carpenter JP, Holland GA, Baum RA, et al. Magnetic resonance venography for the detection of deep venous thrombosis: Comparison with contrast venography and duplex Doppler ultrasonography. Original Research Article J Vasc Surgery. 1993;18(5):734-41

Gloviczki P. Guidelines of the American Venous Forum, 3. ed. London: Hodder Arnold, 2009.

Gordon H. Antithrombotic Therapy and Prevention of Thrombosis, 9th Ed: American College of Chest Physicians Evidence-Based Clinical Practice Guidelines. Chest. 2012;141(2 suppl).

Kearon C, Akl EA, Ornelas J, et al. Update of Antithrombotic Guidelines, American College of Chest Physicians Evidence-Based Clinical Practice Guidelines. Chest. 2016;149(2).

Maffei FH, Caiafa JS, Ramacciotti E, et al.; Grupo de Elaboração de Normas de Orientação Clínica em Trombose Venosa Profunda da SBACV. Normas de orientação clínica para prevenção, diagnóstico e tratamento da trombose venosa profunda (revisão 2005). Salvador: SBACV; 2005

Naess IA, Christiansen SC, Romundstad P, et al. Incidence and mortality of venous thrombosis: a population-based study. J Thromb Haemost. 2007;5(4):692-9.

Wells PS, Anderson DR, Bormanis J, et al. Value of assessment of pretest probability of deep-vein thrombosis in clinical management. Lancet. 1997;350(9094):1795-8.

Wells PS, Anderson DR, Rodger M, et al. Evaluation of D- dimer in the diagnosis of suspected deep-vein thrombosis. N Engl J Med. 2003;349(13):1227-35.

51

Embolia pulmonar

Ronald Brewer Pereira Freire
Luiz Minuzzo

Palavras-chave: Embolia pulmonar; Trombólise; Anticoagulantes; Tomografia computadorizada; hipertensão pulmonar.

INTRODUÇÃO

A embolia pulmonar (EP) constitui emergência cardiovascular relativamente comum. Esta se origina de um conjunto de características próprias pleomórficas e complexas, com apresentações clínicas e gravidades distintas. A origem da oclusão do leito vascular pulmonar tem como expressão aguda básica a instalação de trombose venosa profunda (TVP).

A ocorrência de EP é uma situação clínica comum, de alta prevalência relativa em faixas mais altas de idade e em ambiente hospitalar. Entre pacientes com TVP, 50% deles apresentam sinais de EP à cintilografia pulmonar e, em geral, encontram-se assintomáticos. As manifestações clínicas podem ser inaparentes, dissimuladas ou sugestivas. A clínica isoladamente não fecha diagnóstico, exigindo confirmação objetiva com recursos nem sempre disponíveis nos lugares em que ocorrem. O diagnóstico correto e o tratamento imediato impactam diretamente na mortalidade. Uma vez instituído o tratamento profilático para as recorrências imediatas, a morte por EP é incomum. O arsenal terapêutico disponível atual (anticoagulantes e trombolíticos) trouxe ganhos significativos sobre a morbidade e a mortalidade da doença, ainda que ofereça riscos aos pacientes e exija cuidados específicos.

A repercussão da EP aguda varia de acordo com a carga embólica e da condição cardiopulmonar subjacente do paciente. A EP maciça apresenta como quadro clínico preponderante o colapso circulatório (hipotensão e choque); a EP submaciça é a que apresenta sobrecarga do coração direito, preservando a circulação sistêmica; e a EP de leve ou de baixo risco é a focal, subpleural, sem comprometimento significativo das circulações pulmonar e sistêmica.

EPIDEMIOLOGIA

Dados americanos sugerem que a TVP tenha proporção de 100/100 mil habitantes, sendo que um terço deles apresenta EP, e dois terços apresentam TVP, com mortalidade no primeiro mês após o episódio

EMERGÊNCIAS CARDIOVASCULARES

de, respectivamente, 12% e 6%. No Brasil, estudos epidemiológicos são escassos, e todos baseados em autópsias, revelando a prevalência de EP, que varia de 3,9% a 16,6% – resultados similares aos dos Estados Unidos, onde a prevalência de EP varia de 3,4% a 14,8%; nos países asiáticos, esta prevalência é menor, variando de 2,0% a 4,7%.

FATORES DE RISCO

A clássica tríade de Virchow, que explica a fisiopatologia da trombose intravascular, é composta por três principais mecanismos: estase venosa, lesão local da parede vascular (ruptura da integridade endotelial) e hipercoagulabilidade (ou trombofilia).

A TVP seria, então, o resultado da interação de alguns fatores que encontram ambiente favorável em um indivíduo para sua instalação. A importância do devido reconhecimento dos fatores de risco desta doença está na possibilidade de prevenção (trombo profilaxia) – mais fácil e menos dispendiosa do que diagnosticá-la ou tratá-la. Estima-se que cerca de 80% dos pacientes que desenvolvem TVP têm algum fator de risco identificável, que poderia ter sido abordado precocemente (Quadro 51.1).

Quadro 51.1. Fatores de risco para trombose venosa profunda.

Fatores de risco maiores – risco relativo entre 5 e 20	Intrínsecos	EP prévia
		Idade > 70 anos
	Adquiridos	Cirúrgicos: cirurgia abdominal ou pélvica de grande porte; prótese de quadril ou joelho; necessidade de UTI no pós-operatório; politraumatismo/ trauma medular; neoplasia; AVC com paralisia de membros; quimioterapia; imobilidade > 3 dias; traumatismo de membro superior ou inferior; cirurgia ortopédica de MMII; anestesia geral > 30 minutos
		Trombocitopenia induzida por heparina
		Trombofilias
Fatores de risco menores – risco relativo entre 2 e 4	Intrínsecos	Estados de hipercoagulabilidade herdados
	Adquiridos	Obesidade
		Gravidez ou puerpério
		Terapia estrogênica
		Imobilidade prolongada
		Cirurgia laparoscópica
		Cardiovasculares
		Doenças cardíacas congênitas
		Insuficiência cardíaca congestiva
		Tromboflebite superficial/varizes
		Cateter venoso central

Combinação de fatores apresenta efeito aditivo sobre o risco de EP. EP: embolia pulmonar; UTI: unidade de terapia intensiva; AVC: acidente vascular cerebral; MMII: membros inferiores.

QUADRO CLÍNICO

O diagnóstico clínico de EP aguda está baseado na presença de quadro clínico compatível e a identificação de um ou mais fatores de risco (Tabela 51.1). A maioria dos pacientes com suspeita clínica não tem seu diagnóstico confirmado e, provavelmente, outra condição alternativa será confirmada.

Tabela 51.1. Sinais e sintomas de embolia pulmonar.

Sinais e sintomas	Estudos			
	UPET (n = 327)%	PIOPED (n = 117)%	ICOPER (n = 2.210)%	RIETE (n = 3.391) %
Dispneia	84	73	82	83
Taquipneia	92	70	ND	ND
Dor torácica pleurítica	74	66	49	54
Tosse	53	37	20	ND
Hemoptise	30	13	7	6
Síncope	13	ND	14	16
Crepitações	58	51	ND	ND

UPET: *Urokinase Pulmonary Embolism Trial*; PIOPED: *Prospective Investigation of Pulmonary Embolism Diagnosis*; ICOPER: *International Cooperative Pulmonary Embolism Registry*; RIETE: *Registro Informatizado de la Enfermidad Tromboembólica.*

Não há quadro clínico patognomônico de EP aguda. A utilização de escores de predição clínica auxilia na confecção final do diagnóstico (Quadro 51.2).

Como não há um quadro clínico específico para tromboembolismo pulmonar, faz-se necessário um alto grau de suspeição. Devemos sempre lembrar a possibilidade de tromboembolismo pulmonar agudo diante de alguns cenários clínicos: sintomas torácicos agudos na presença de TVP aguda, antecedentes de TVP, fatores de risco, síncope, pós-operatórios, período periparto ou puerpério; pacientes criticamente enfermos ou com trauma; pacientes com taquiarritmias súbitas e inexplicáveis, principalmente se apresentarem fatores de risco; pacientes com arritmia crônica e que se apresentam com dor pleurítica e hemoptise súbitas; descompensação inexplicável de insuficiência cardíaca ou de pneumopatia crônica; e parada cardiorrespiratória.

O diagnóstico diferencial é feito em relação a: pneumonia, pleurite, pericardite, doença pulmonar obstrutiva crônica, síndrome isquêmica coronariana aguda, artropatias agudas, pneumotórax, acidente vascular cerebral, hipertensão pulmonar primária, condroesternite e fratura de costela.

Quadro 51.2. Regra de predição clínica para tromboembolismo pulmonar (TEP), segundo escore de Wells.

Critérios	Pontuação
Sinais objetivos de TVP (edema e dor à palpação)	3,0
Taquicardia (FC > 100 bpm)	1,5
Imobilização ≥ 3 dias consecutivos (exceto idas ao banheiro) ou cirurgia nas últimas 4 semanas	1,5
TVP ou TEP prévias (com diagnóstico objetivo)	1,5
Hemoptise	1,0
Neoplasia maligna (ativa ou término do tratamento < 6 meses)	1,0
Diagnóstico alternativo menos provável que TEP	3,0

Probabilidade clínica: baixa < 2,0 pontos, moderada de 2,0 a 6,0 pontos; e alta > 6,0 pontos. Pontuação ≤ 4,0 pode ser considerada improvável de EP aguda. Pontuação > 4,0 pode ser considerada provável de EP aguda. FC: frequência cardíaca; TVP: trombose venosa profunda.

EXAMES LABORATORIAIS

Gasometria arterial

Apesar de possível, é incomum EP com valores gasométricos (pressão parcial de oxigênio – PaO_2, pressão parcial de dióxido de carbono – $PaCO_2$ e gradiente alvéolo-arterial) inteiramente normais.

Radiografia de tórax

Os achados mais comuns raramente são conclusivos para o diagnóstico e pode apresentar-se normal. Os achados mais comuns são atelectasias laminares nas bases, elevação da cúpula diafragmática e derrame pleural, geralmente pequeno. Podem-se observar sinais clássicos de oligoemia regional, aumento das artérias pulmonares centrais e opacidade periférica em cunha.

Eletrocardiograma

É incomum o eletrocardiograma (ECG) ser normal e é infrequente o achado do padrão clássico S1-Q-3-T3 descrito para EP aguda. Alteração mais comumente encontrada é a presença de taquicardia sinusal. Outros sinais ao ECG são de sobrecarga do ventrículo direito (VD), além do padrão S1-Q3-T3, principalmente em pacientes com EP maciça, como desvio do eixo QRS para a direita, inversão de onda T nas precordiais de V1 a V3, bloqueio do ramo direito transitório total ou parcial, padrão Qr em V1, onda P pulmonale, onda Q na derivação III, padrão Q3-T3 e taquiarritmias atriais.

Ecocardiograma

O ecocardiograma pode ser ferramenta útil no diferencial de dispneia aguda, dor torácica, colapso cardiovascular e outras situações clínicas, em que a EP é considerada um dos diagnósticos. Da mesma forma, pode ser útil na avaliação prognóstica e na estratificação de risco.

Ainda que apresente baixa sensibilidade para a visualização do êmbolo pulmonar, às vezes pode mostrar um trombo flutuando no átrio direito ou no VD.

Sua principal utilidade é em pacientes hemodinamicamente instáveis com EP maciça, revelando dilatação aguda do VD e a presença de hipertensão arterial pulmonar (diagnóstico presuntivo), permitindo rápida escolha terapêutica para a administração de trombolíticos. O ecocardiograma normal torna bastante improvável a EP com importante repercussão hemodinâmica.

O ecocardiograma transesofágico à beira do leito deve ser considerada ferramenta de primeira escolha, podendo confirmar EP em pacientes em choque ou durante a ressuscitação cardiopulmonar.

Dímero D

O dímero D é um produto da degradação da fibrina, podendo estar elevado na presença de trombos, mas também em outras situações, como no pós-operatório, na gestação, no puerpério, na doença vascular periférica, no câncer, na insuficiência renal, na sepse e em várias doenças inflamatórias, assim como aumenta com a idade, o que limita sua utilidade clínica. Tem alta sensibilidade, mas a especificidade é baixa; deste modo, sua interpretação deve ser criteriosa e em conjunto com a avaliação de probabilidade clínica.

O dímero D é um teste unidirecional; logo, um teste negativo é usado para excluir o diagnóstico. Na presença de paciente com baixa probabilidade clínica pré-teste, um teste negativo para dímero D está associado com probabilidade pós-teste > 5%, não sendo necessários outros testes para excluir a EP. Nos pacientes com probabilidade clínica intermediária, para a exclusão do diagnóstico, somente deve ser valorizado um teste quantitativo utilizando o dímero D pelo método ELISA (valor < 500 µg/L).

Em pacientes com alta probabilidade clínica, outros testes serão necessários para se excluir este diagnóstico com segurança. Nesses pacientes, se o teste for positivo, não acrescentará ajuda no diagnóstico, sendo que outros exames devem ser realizados.

O dímero D deve ser usado somente em pacientes após a avaliação da probabilidade clínica, não deve ser usado naqueles com alta probabilidade clínica, e um teste negativo exclui EP em pacientes com baixa probabilidade clínica, sem a necessidade de exames de imagem adicionais.

EXAMES CONFIRMATÓRIOS

Para confirmar o diagnóstico, podem ser usados métodos diretos e indiretos:

- Métodos diretos: identificação de trombo propriamente dito, como a angiotomografia (angio-TC), a angiorresonância (angio-RM) e a angiografia convencional.
- Métodos indiretos: identificação de sinais que se correlacionam com a presença de tromboembolia – cintilografia pulmonar de ventilação e perfusão.

Cintilografia pulmonar de ventilação e perfusão

Quando normal, apresenta alto valor preditivo negativo (VPN) quando associada à probabilidade clínica (VPN = 97%), assim como valor preditivo positivo (VPP) quando analisado em conjunto com a probabilidade (VPP = 92-99%). Constitui exame de eleição para pacientes sem comorbidades e radiografia normal.

Um exame de cintilografia pulmonar normal é suficiente para afastar o diagnóstico de EP. Já um exame de cintilografia pulmonar com alta probabilidade para EP em um paciente com alta probabilidade clínica é suficiente para confirmar este diagnóstico.

Angiotomografia de artérias pulmonares

A utilização da tomografia computadorizada (TC) com múltiplos detectores no diagnóstico de EP (incluindo a pesquisa de TVP dos membros inferiores realizada por TC) tem alto VPP (96%) em pacientes com alta probabilidade clínica para TEP, assim como também alto VPN (97%) em pacientes de baixa probabilidade clínica. Nos pacientes com probabilidade clínica intermediária, tanto o VPN quanto o VPP alcançam a casa de 92%.

A angio-TC possibilita a avaliação da aorta, do parênquima pulmonar, da caixa torácica e do espaço pleural, permitindo a realização de diagnósticos alternativos nos casos de suspeita de EP.

Os valores preditivos e a acurácia da angio-TC se assemelham bastante àqueles encontrados nos estudos de cintilografia, sendo possível utilizar os mesmos graus de recomendação, principalmente se considerarmos as demais vantagens já mencionadas da angio-TC, além da maior reprodutibilidade do método.

Um exame de angio-TC negativo para EP e TVP em pacientes com baixa probabilidade clínica para EP é suficiente para afastar este diagnóstico. Já um exame de angio-TC positivo para EP ou TVP em um paciente com alta probabilidade clínica é suficiente para confirmar esse diagnóstico.

Angiorressonância magnética

A angio-RM é uma alternativa à angio-TC, pois, por meio deste método, também se pode realizar um estudo angiográfico, assim como outras técnicas, como a perfusão pulmonar, que podem auxiliar no diagnóstico do tromboembolismo venoso. Tem como vantagens principais a ausência de radiação e o meio de contraste utilizado (gadolínio), podendo ser usada em pacientes com alergia a contraste iodado. A angio-RM possibilita a avaliação da perfusão, a quantificação de fluxo nos grandes vasos e a avaliação da função cardíaca. As principais desvantagens do método são a menor resolução espacial, o maior custo, a maior complexidade, a menor disponibilidade e a dificuldade de monitorar pacientes graves no interior do equipamento, devido ao alto campo magnético.

É a principal indicação como método alternativo à angio-TC em pacientes com alergia ao contraste iodado. É um método não invasivo, com baixa morbidade e mortalidade. Por suas limitações, deve ser empregado e limitado aos pacientes instáveis, com contraindicação ao uso de trombolíticos e que podem se beneficiar da trombectomia. Somente deve ser indicada em pacientes estáveis quando os resultados dos exames não invasivos são inconclusivos ou quando há discordância entre os mesmos e a clínica.

TRATAMENTO MEDICAMENTOSO

Anticoagulação na fase aguda

A heparina não fracionada (HNF) por via endovenosa (IV) é efetiva no tratamento de EP, mostrando melhores resultados quando comparada à condição de não tratamento do paciente com EP confirmada, respeitada as suas contraindicações (Quadro 51.3).

Quadro 51.3. Nomograma de dose de heparina não fracionada.

Dose de ataque 80 UI/kg IV em bólus
Dose inicial da infusão contínua 18 UI/kg a cada hora (IV)
Ajuste da infusão por TTPa
Valor medido em TTPa ajuste
< 1,2 × controle 80 UI/kg IV em bólus + aumentar infusão em 4 UI/kg a cada hora
1,2-1,5 × controle 40 UI/kg IV em bólus + aumentar infusão em 2 UI/kg a cada hora
1,6-2.3 × controle – não modificar
2,4–3,0 × controle – diminuir a infusão em 2 UI/kg a cada hora
> 3,0 × controle – parar a infusão por 1 hora + diminuir infusão em 3 UI/ kg a cada hora
Modo de diluição: SG5% / SF0,9% (99 mL) + HNF 5.000 UI (1 mL)
Concentração final: 50 UI/mL
Ajuste de dose: a cada necessidade de mudança, um novo TTPa deve ser solicitado após 6 horas. Uma vez mantido em nível p leno de anticoagulação o TTPa deve ser monitorado a cada 24 horas

IV: via intravenosa; TTPa: tempo de tromboplastina parcialmente ativada; SG: soro glicosado; SF: soro fisiológico; HNF: heparina não fracionada.

Estudos mostraram que a heparina de baixo peso molecular (HBPM) por via subcutânea (SC), com dose calculada de acordo como peso, é tão eficaz quanto a HNF IV com dose ajustada de acordo com os controles de tempo de tromboplastina parcialmente ativada (TTPa). A HBPM apresenta como vantagens maior facilidade de administração (duas aplicações diárias ou em apenas uma, sem prejuízo do efeito anticoagulante ou aumento do risco de sangramentos), e resultados favoráveis em relação à HNF quanto à mortalidade e à ocorrência de sangramentos graves – fatos estes que permitem sua indicação como primeira escolha no tratamento de EP não maciça. Não existem estudos consistentes demonstrando diferenças entre as diversas HBPM no tratamento da EP (Quadro 51.4).

Quadro 51.4. Nomograma de dose de heparina de baixo peso molecular.

Via de administração – SC
Enoxaparina 1 mg/kg a cada 12 horas
ClCr ≥ 30 mL/minuto: não existe recomendação para o ajuste de dose
Monitorizar (clinicamente) aparecimento de sangramento
ClCr < 30 mL/minuto: reduzir em 50% a dose prescrita
Nadroparina 90 UI/kg a cada 12 horas ou 190 UI/kg a cada 24 horas
Dalteparina 120 UI/kg/ a cada 12 horas ou 200 UI/kg a cada 24 horas
Fondaparinux < 50 kg, 5 mg a cada 24 horas; 50 a 100 kg, 7,5 mg a cada 24 horas, e > 100 kg, 10 mg a cada 24 horas

SC: via subcutânea; ClCr: *clearance* de creatinina.

No Quadro 51.5, apresentam-se as indicações de profilaxia com anticoagulante oral.

Quadro 51.5. Indicações de profilaxia com anticoagulação.

Situação clínica	Tempo de ACO
Primeiro episódio de TEV associado a fatores de risco transitórios	3 meses
Primeiro episódio de TEV não provocada	Pelo menos 3 meses
	Se houver baixo risco de sangramento, considerar ACO de longa duração
Segundo episódio de TEV não provocada	A longo prazo
TEV associada a câncer	A longo prazo ou enquanto câncer ativo
TEV associada a trombofilias de alto risco	A longo prazo
TEV associada à heterozigose para fator V Leiden, heterozigose para mutação do gene da protrombina ou hiper-homocisteinemia	Conforme contextos anteriores (estas trombofilias isoladamente não modificam a conduta)

TEV: tromboembolismo venoso; ACO: anticoagulação oral.

Tratamento trombolítico

A mortalidade intra-hospitalar por EP atinge 30% em pacientes que apresentam eventos agudos associados à instabilidade hemodinâmica ou ao choque, de acordo com os maiores registros disponíveis. A presença de disfunção ventricular direita (DVD) é fator prognóstico importante em pacientes com EP, mesmo quando normotensos à apresentação, estando presente em 31% a 6% dos casos. Os dados de três metanálises publicadas nos últimos 5 anos, direcionam a conclusões semelhantes. Quando comparados à heparina, os trombolíticos não apresentam redução significativa na recorrência de EP ou em morte (6,7% *vs.* 9,6%; *odds ratio* – OR = 0,67; intervalo de confiança de 95% – IC95%: 0,40-1,12), assim como não elevam o risco de sangramento importante de forma significativa (9,1% *vs.* 6,1%; OR = 1,42; IC95%: 0,81-2,46), mas revelam aumento significativo em sangramentos menores (22,7% *vs.* 10,0%; OR = 2,63; IC95%: 1,53-4,54). Dessa forma, para o uso de trombolíticos, é necessário estratificar os pacientes com EP de acordo com a presença de instabilidade hemodinâmica (geralmente associada à hipotensão arterial à apresentação) e de DVD. Para este grupo de pacientes instáveis, ainda que as evidências sejam tênues, o uso de trombolíticos, na ausência de contraindicações, é recomendado pela maioria dos consensos internacionais, particularmente devido à alta mortalidade associada a esta situação. Nesses pacientes, o risco de sangramento grave (levando à hemorragia cerebral ou morte), que normalmente chega a 2% a 3%, é claramente superado pelo risco de morte por EP. No Quadro 51.6, apresenta-se o nomograma para administração de trombolítico na EP.

Trombólise é recomendada para pacientes com EP maciça e riscos de sangramento aceitáveis (Classe IIa; Nível de Evidência B). Ela deve ser considerada para pacientes com EP submaciça a critério de julgamento clínico e evidências de prognóstico adverso (nova instabilidade hemodinâmica, piora da insuficiência respiratória, severa DVD ou grande lesão miocárdica) e baixo risco de sangramento (Classe IIb; Nível de Evidência C). A trombólise não é recomendada para pacientes com EP de baixo risco (Classe III; Nível de Evidência B) ou EP submaciça com leve DVD, mínima necrose miocárdica e sem piora (Classe III; Nível de Evidência B). Trombólise não é recomendada para parada cardíaca não diferenciada (Classe III; Nível de Evidência B).

FILTROS DE VEIA CAVA

O uso sistemático de filtros de veia cava em nível terapêutico está recomendado em pacientes com contraindicação ao uso de anticoagulantes ou que apresentem recorrência da EP, apesar do tratamento farmacológico adequado.

Nas Figuras 51.1 e 51.2, apresentam-se algoritmos de decisão terapêutica para pacientes com EP.

Quadro 51.6. Nomograma de uso de trombolíticos na embolia pulmonar.

Droga	Dosagem
Alteplase*	
Inicial	10 mg em 10 minutos
Manutenção	90 mg em 2 horas
Desmoteplase†	
Inicial	125-250 mg/kg em 1-2 minutos
Manutenção	
Reteplase	
Inicial	10 unidades em bólus
Manutenção	10 unidades em bólus 30 minutos após dose inicial
Estreptoquinase*	
Inicial	250.000 unidades em 30 minutos
Manutenção	100.000 unidades/hora em 24 horas
Tenecteplase (ajuste/peso)	
Inicial	
< 60 kg	30 mg em 5-10 segundos
61-70 kg	35 mg em 5-10 segundos
71-80 kg	40 mg em 5-10 segundos
81-90 kg	45 mg em 5-10 segundos
>91kg	50 mg em 5-10 segundos
Manutenção	
Uroquinase*	
Inicial	4.400 unidades/kg em 10 min
Manutenção	4.400 unidades/kg/horaem 12 horas

* Aprovada para uso pelo *Foods and Drugs Administration*; † dose ótima ainda não estabelecida.

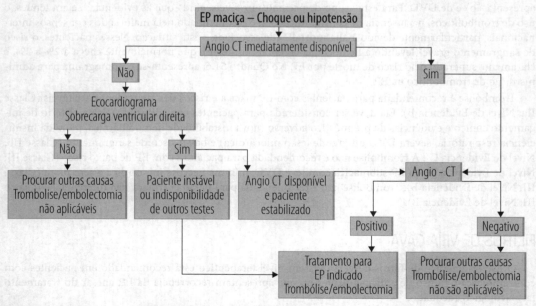

Figura 51.1. Algoritmo de decisão terapêutica para alto risco de embolia pulmonar (EP). Angio-TC: angiotomografia computadorizada.

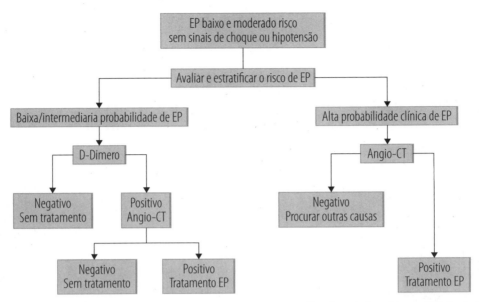

Figura 51.2. Algoritmo de decisão terapêutica para risco baixo/ intermediário de embolia pulmonar (EP). Angio-TC: angiotomografia computadorizada.

BIBLIOGRAFIA

Daley MJ, Lat I. Clinical controversies in thrombolytic therapy for the management of acute pulmonary embolism. Pharmacotherapy. 2012;32(2):158-72.

Douma RA, Mos IC, Erkens PM, et al.; Prometheus Study Group. Performance of 4 clinical decision rules in the diagnostic management of acute pulmonary embolism: a prospective cohort study. Ann Intern Med. 2011;154(11):709-18.

Jaff MR, McMurtry MS, Archer SL, et al.; American Heart Association Council on Cardiopulmonary, Critical Care, Perioperative and Resuscitation; American Heart Association Council on Peripheral Vascular Disease; American Heart Association Council on Arteriosclerosis, Thrombosis and Vascular Biology. Management of massive and submassive pulmonary embolism, iliofemoral deep vein thrombosis, and chronic thromboembolic pulmonary hypertension: a scientific statement from the AmericanHeart Association. Circulation. 2011;123(16):1788-830. Erratum in: Circulation. 2012;126(7):e104. Circulation. 2012;125(11):e495.

Lapner ST, Kearon C. Diagnosis and management of pulmonary embolism. BMJ. 2013;346:f757.

Terra-Filho M, Menna-Barreto SS. Recomendações para o manejo da tromboembolia pulmonar 2010. J BrasPneumol. 2010;36(supl.1):S1-S68.

Torbicki A, Perrier A, Konstantinides S, et al.; ESC Committee for Practice Guidelines (CPG). Guidelines on the diagnosis and management of acute pulmonary embolism: the Task Force for the Diagnosis and Management of Acute Pulmonary Embolism of the European Society of Cardiology (ESC). Eur Heart J. 2008;29(18):2276-315.

52

Acidente vascular cerebral

Alexandre Pieri

> **Palavras-chave:** AVCi; Reconhecimento dos sinais e sintomas; Seleção com tomografia; Terapia de reperfusão cerebral; Prevenção secundária.

INTRODUÇÃO

O acidente vascular cerebral (AVC) é uma doença comum e grave. A cada 6 segundos, uma pessoa apresenta um AVC no mundo, e a mortalidade em 1 ano pode chegar a 40%. Até 50% dos pacientes acometidos têm dificuldade para deambular. O AVC isquêmico (AVCi) é o tipo mais frequente, correspondendo a 85% dos casos. A prevenção por meio do diagnóstico e do controle dos fatores de risco cardiovasculares é o melhor tratamento contra essa doença.

Mesmo com estratégias bem elaboradas de prevenção, milhares de pessoas ainda são atendidas nas emergências com um quadro agudo de AVCi. Para este quadro agudo, a terapia de reperfusão cerebral, com a utilização da medicação trombolítica, é o único tratamento específico e eficaz na reversão de danos neurológicos.

As dificuldades no ambiente pré-hospitalar, aliadas ao medo da hemorragia e conceitos ultrapassados, derivados dos estudos clínicos do século anterior, colaboram para a subutilização do tratamento trombolítico no Brasil. Surge um novo momento em que o time multidisciplinar de emergencistas aprimora seus conhecimentos clínicos e de interpretação dos exames de imagem, e aumenta seu envolvimento na reperfusão cerebral dos pacientes com AVCi.

FISIOPATOLOGIA

O substrato comum do AVCi é a oclusão arterial, que está presente em mais de 80% dos pacientes atendidos em até 4 horas e 30 minutos do início dos sinais e sintomas. Logo após a oclusão arterial, há diferentes graus de comprometimento da perfusão da área assistida por esta artéria. O fluxo sanguíneo cerebral normal é de 55 mL/100 g de cérebro por minuto. Abaixo de 10 mL, o tecido cerebral apresentá morte irreversível em segundos. Porém, nas áreas com graus maiores de fluxo é possível reverter a isquemia evitando o infarto. As artérias colaterais superficiais piais e as profundas, por meio do polígono de Willis, ajudam a preservar a viabilidade tecidual cerebral; porém, a medida que o tempo passa, as chances de reversibilidade diminuem consideravelmente. Cerca de 1,9 milhão de neurônios morrem a cada minuto sem a reperfusão, e, a cada 10 segundos, os benefícios do tratamento trombolítico caem pela metade. O tempo perdido diminui as chances de recanalização e reperfusão, por proporcionar uma maior consistência e extensão do trombo oclusivo. Cada segundo conta para o sucesso da terapia de reperfusão cerebral.

Sequência rápida da reperfusão cerebral

Considerando que o tempo é o maior preditor de sucesso da terapia de reperfusão cerebral, vários protocolos são sugeridos. A iniciativa internacional ANGELS tem desenvolvido ações e ferramentas, visando aumentar o número de pacientes beneficiados com a terapia trombolítica. Uma destas ferramentas, que proporciona abordagem prática e rápida, voltada para o time da emergência, é o mapa de reperfusão cerebral.

Assim como em um mapa, a equipe envolvida no atendimento emergencial segue o passo a passo para o objetivo principal, que é a administração do trombolítico intravenoso. Esta ferramenta de atendimento de fase aguda é composta por uma sequência rápida de 5 itens: (1) reconhecimento dos sinais e sintomas e ação rápida; (2) preparo do paciente; (3) seleção com exame de imagem; (4) infusão do trombolítico e (5) pós-trombólise.

☑ Reconhecimento dos sinais e sintomas e ação rápida

Esta fase ocorre normalmente no ambiente pré-hospitalar e visa transferir o paciente com sinais e sintomas sugestivos de AVC para um serviço de emergência o mais rapidamente possível. A aplicação da avaliação do Sistema de Atendimento Móvel de Urgência (SAMU) é a forma mais simples de se levantar a suspeita de um AVC. Solicita-se ao paciente que sorria, levante os braços e fale uma frase; e se uma destas ações estiver alterada, o paciente deve ser encaminhado imediatamente para um serviço de emergência. Esse encaminhamento deve ser feito preferencialmente pelo SAMU 192 (Figura 52.1).

☑ Preparo do paciente

Nesta fase, são avaliados os diagnósticos diferenciais mais comuns, realizados os cuidados iniciais, e os parâmetros de fase aguda são aferidos e tratados, quando necessário.

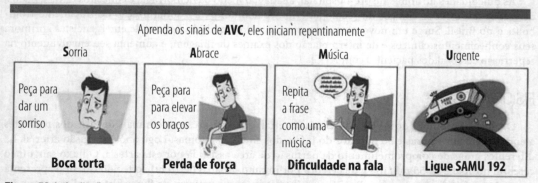

Figura 52.1. Avaliação inicial para reconhecimento dos sinais e sintomas do acidente vascular cerebral (AVC) preconizada pelo Serviço de atendimento Móvel de Urgência (SAMU).

Diagnósticos diferenciais

Os principais diagnósticos diferenciais são: quadro confusional agudo, hipo ou hiperglicemia, crise epiléptica, lesão expansiva, enxaqueca com aura prolongada, neuroinfecção, sepse, hipo ou hipernatremia, insuficiência renal e hepática, esclerose múltipla, neuropatia periférica, síndrome vestibular e intoxicações. Mais de 90% dos pacientes que apresentam um défice neurológico súbito (instalação em menos de 1 minuto) apresentam AVCi como causa e merecem avaliação quanto à elegibilidade para a terapia de reperfusão cerebral.

Parâmetros de fase aguda

Pressão arterial nos não trombolisados: tratar se pressão arterial (PA) sistólica maior que 220 mmHg ou PA diastólica maior que 120 mmHg. Exceção para os casos de síndrome coronariana aguda, edema pulmonar ou outras indicações de redução da pressão arterial.

Pressão arterial nos trombolisados: tratar se PA sistólica maior que 180 mmHg ou PA diastólica maior que 105 mmHg. Evitar hipotensão e manter a pressão abaixo, mas próximo destes níveis (especialmente a sistólica).

Glicemia: manter entre 80 e 140 mg/dL e evitar hipoglicemia.

Temperatura: tratar se maior que 37°C.

Saturação de oxigênio: manter cateter nasal de oxigênio se menor que 95%.

Cuidados pré-infusão

Compõem esses cuidados:
- Monitorização cardiorrespiratória.
- Decúbito elevado a 30°.
- Dois acessos venosos calibrosos, mantendo com soro fisiológico a 0,9%.
- Não se deve administrar outra medicação no mesmo acesso em que o trombolítico é infundido.
- Colher "perfil AVC": hemograma, sódio, potássio, creatinina, ureia, transaminase glutâmico oxalacética, transaminase glutâmico pirúvica, coagulograma, glicemia, marcadores de necrose miocárdica. Não aguardar os resultados para trombolisar, exceto se o paciente fizer uso de varfarina ou tiver discrasia sanguínea.
- Anamnese dirigida com acompanhante.
- Confirmar o tempo de início dos sintomas.
- Encaminhar o paciente imediatamente para tomografia.

☑ Seleção com exame de imagem

O método de imagem de escolha na fase aguda do AVCi é a tomografia de crânio sem contraste. Este método é rápido, seguro e eficaz para afastar sangramentos, hipodensidades definidas ou sinais precoces de isquemia aguda. A tomografia deve estar bem centrada, e o observador fará a comparação entre os hemisférios cerebrais. Para facilitar a interpretação de fase aguda do AVCi são sugeridas três perguntas.

☑ Há sangue na tomografia?

Se houver sangue (Figura 52.2), a sequência rápida é interrompida, e o paciente é excluído da terapia de reperfusão. Quando não houver sangue, a segunda pergunta é feita.

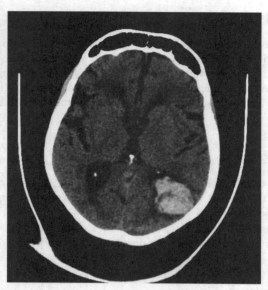

Figura 52.2. Tomografia de crânio com hemorragia lobar (contraindicação para terapia trombolítica).

Há hipodensidade definida?

Se houver hipodensidade definida (Figura 52.3), esta corresponder ao território do quadro clínico atual apresentado pelo paciente, e houver apagamento dos sulcos adjacentes, a sequência rápida é interrompida e a terapia de reperfusão não deve ser realizada. O achado de hipodensidade aguda pode corresponder a um AVCi já instalado ou diagnósticos diferenciais, como tumor ou abscesso cerebral. Independentemente do diagnóstico, há contraindicação para o tratamento. Quando não houver hipodensidade definida, a terceira pergunta é feita.

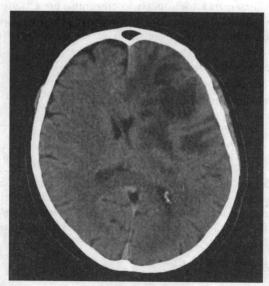

Figura 52.3. Tomografia de crânio com hipodensidade definida (abscesso cerebral com contraindicação para terapia trombolítica).

Há sinais precoces de isquemia?

Os sinais precoces de isquemia mais comumente observados são o apagamento de sulcos e ventrículos, e a perda da diferenciação entre a substância branca e cinzenta na região dos núcleos da base ou córtico subcortical lobar. A terapia de reperfusão está contraindicada se esses achados precoces estiverem presentes em mais de um terço do território da artéria cerebral média. A presença do sinal da artéria cerebral média hiperdensa, como achado isolado, não é uma contraindicação para a terapia de reperfusão cerebral, a despeito das baixas taxas de recanalização e reperfusão nesse caso (Figuras 52.4 a 52.6).

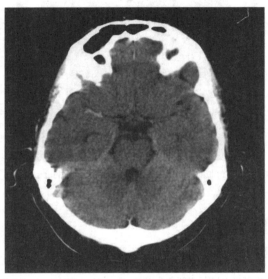

Figura 52.4. Tomografia de crânio com sinal da artéria cerebral média hiperdensa (não é uma contraindicação absoluta para terapia trombolítica).

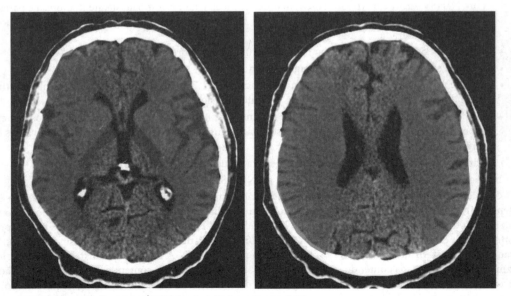

Figura 52.5. Tomografia de crânio. Territórios da artéria cerebral média. Ver figura colorida no encarte

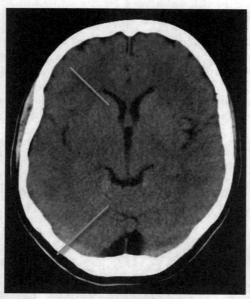

Figura 52.6. Tomografia de crânio com sinais precoces de isquemia em menos de um terço do território da artéria cerebral média direita.

☑ Infusão do trombolítico

Contraindicações

- Tempo de início dos sinais e sintomas > 4 horas e 30 minutos.
- Idade < 18 anos.
- Sintomas muito leves com National Institute of Health Stroke Scale (NIHSS) < 4 ou muito graves, com NIHSS > 25. Se o NIHSS for < 4, mas défice incapacitante como afasia, hemianopsia e paresia de mão, a trombose deve ser feita. Se NIHSS > 25 e item 1a < 3 com tomografia normal, a trombose deve ser considerada.
- Glicemia < 50 ou > 400 mg/dL ou PA > 180×105 mmHg (corrigir e tratar).
- Cefaleia súbita sugestiva de hemorragia subaracnóidea.
- Uso de varfarina e Razão Normalizada Internacional > 1,7 ou heparina e tempo de tromboplastina parcialmente ativada (TTPa) duas vezes o limite superior normal.
- Uso de heparina de baixo peso ou anticoagulante oral não antagonista da vitamina K (nos pacientes em uso de dabigatrana e agente reversor idarucizumabe disponível, este pode ser feito antes da terapia trombolítica).
- Cirurgia de grande porte, hemorragia digestiva ou urinária nos últimos 14 dias

Na Figura 52.7, apresenta-se a escala de AVC do NIHSS.

O único trombolítico aprovado para administração da terapia de reperfusão cerebral intravenosa é a alteplase (rtPA), um fator ativador do plasminogênio tecidual recombinante. Esta medicação é disponibilizada em dois frascos separados, com o pó liofilizado e o diluente. A maioria dos serviços tem a apresentação com diluição padrão de 50 mg em 50 mL. Uma cânula de transferência, que acompanha o kit é usada para transferir o diluente para o frasco com o pó liofilizado. A cânula de transferência é inserida primeiramente no frasco contendo o diluente e, após, no frasco a vácuo, contendo o pó liofilizado. Não é necessário agitar, e a solução obtida é homogênea. A dose recomendada é de 0,9 mg/kg de peso. O bólus inicial é feito com 10% da dose total, e os 90% restantes são infundidos em 1 hora (Figura 52.8)

Infusão do trombolítico	
1a. Nível de consciência	0 = Acordado 1 = Sonolento acorda com pequeno estímulo 2 = Torpor acorda com estímulo doloroso 3 = Comatoso respostas reflexas
1b. Questões mês e idade	0 = Ambas corretas 1 = Uma correta 2 = Nenhuma correta
1c. Ordens	0= Ambas corretas 1= Uma correta 2= Nenhuma correta
2. Movimentação ocular	0 = Normal 1 = paresia sem desvio forçado 2 = Desvio forçado
3. Campos visuais	0 = Normal 1 = Quadrantopsia 2 = Hemianopsia 3 = Cegueira cortical
4. Paresia facial	0 = Normal 1 = Apagamento sulco nasolabial 2 = Paresia de andar inferior face evidente 3 = Paresia andares inferior e superior
5. Membros superiores 45 graus deitado por 10s	0 = Sem queda 1 = Queda sem tocar o leito 2 = Algum esforço contra a gravidade 3 = Não vence a gravidade 4 = Nenhum movimento
6. Membros inferiores 30 graus deitado por 5s	0 = Sem queda 1 = Queda sem tocar o leito 2 = Algum esforço contra a gravidade 3 = Não vence a gravidade 4 = Nenhum movimento
7. Ataxia de membros	0 = Ausente 1 = Presente em 1 membro 2 = Presente em 2 membros
8. Sensibilidade	0 = Normal 1 = Diminuição da sensibilidade 2 = Não sente o toque
9. Melhor linguagem	0 = Sem afasia 1 = Afasia leve a moderada 2 = Afasia grave
10. Disartria	0 = Normal 1 = Leve a moderada 2 = Grave
11. Negligência	0= Normal 1= Uma modalidade sensorial comprometida 2= Mais de uma modalidade:

Comentários

A escala de AVC do NIH está associada a:
Topografia da oclusão arterial, gravidade, extensão e prognóstico do AVC, risco de transformação hemorrágica
*Porém, a pontuação baixa (< 4) ou muito alta (> 25) não constituem contraindicações absolutas para trombólise
Pacientes com NIHSS < 4 e afasia, hemianopsia ou paresias leves, mas que prejudiquem as atividades diárias não devem ser excluídas da trombólise
O mesmo pode ser considerado para pacientes com NIHSS > 25 que não apresentem item 1a > 2 e tomografia normal, especialmente se a janela de oportunidade for < 3 horas sensorial

Figura 52.7. *National Institute of Health Stroke Scale* (NIHSS).

Dose, preparo da droga e infusão

Dose
No AVC isquêmico agudo, a dose recomendada de alteplase (rt-PA) é de 0,9 mg/kg de peso corporal (máximo de 90 mg)[1]
• 10% da dose de 0,9 mg/kg é fornecida como um **bolo intravenoso** inicial
• Os 90% restantes são infundidos por **via intravenosa** por 60 minutos

Peso	Dose total	Bolo	Infusão (60 ml)
50 kg	45 mg	4,5 mg	40,5 mg
60 kg	54 mg	5,4 mg	48,6 mg
70 kg	63 mg	6,3 mg	56,7 mg
75 kg	67,5 mg	6,7 mg	60,8 mg
80 kg	72 mg	7,2 mg	64,4 mg
85 kg	76,5 mg	7,6 mg	68,9 mg
90 kg	81 mg	8,1 mg	72,9 mg
> 100 kg	90 mg	9,0 mg	81,0 mg

Boehringer ingelheim. Actilyse® Summary of product characteristcs.

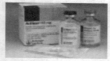
2 frascos + cânula de transferência (introduzir a cânula no frasco com o diluente e depois no frasco com o pó liofilizado – vácuo)

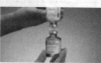
Solução homogênea 50 mg em 50 ml (não agitar)

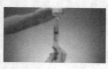
0,9 mg/kg de peso aspirar 10% e infundir em bolo de até 1 minuto

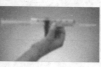
Infundir em 1 hora os 90% restantes em SIC

Figura 52.8. Tabela dose-peso para infusão do alteplase (fator ativador do plasminogênio tecidual recombinante).
Ver figura colorida no encarte

☑ Pós-trombólise

Cuidados após infusão do trombolítico

Devem-se evitar medicação antitrombótica, punção venosa profunda ou sondagem vesical ou nasogástrica nas primeiras 24 horas após infusão do trombolítico.

São necessários: o controle de pressão arterial a cada 15 minutos, por 2 horas, 30 minutos, de 2 a 6 horas e, após 6 horas, a cada hora, até 24 horas após a infusão do trombolítico; controlar a glicemia e a temperatura a cada 4 horas nas 24 horas após a infusão, e controlar a glicemia a cada 30 minutos até o nível-alvo nos pacientes com glicemia > 140 mg/dL na admissão; nas primeiras 24 horas, a escala de AVC do *National Institutes of Health* (NIH) é verificada a cada 6 horas ou se houver piora neurológica. Se piora neurológica e tomografia de crânio com sangramento, devem-se infundir três unidades de plasma, e uma avaliação neurocirúrgica é sugerida. Ainda, uma tomografia de crânio é recomendada após 24 horas do término do trombolítico.

Prevenção secundária

Todo paciente deve ser submetido à investigação etiológica mínima com ecocardiografia transtorácica, ultrassonografia Doppler de carótidas, eletrocardiograma e lipidograma. Apesar da baixa sensibilidade, um Holter de 24 horas à procura de fibrilação atrial paroxística deve ser realizado nos pacientes com suspeita de AVCi cardioembólico de causa desconhecida. Do ponto de vista etiológico, os AVCi são divididos em: doença de grandes artérias, doença de pequenos vasos, cardioembólicos, dissecção arterial, outras causas e indeterminado. O indeterminado é aquele que apresenta mais de uma causa provável, ou criptogênico, em que nenhuma causa é encontrada.

Início do tratamento antitrombótico após terapia trombolítica

Os antitrombóticos não devem ser iniciados antes de 24 horas após a infusão do trombolítico. Após 24 horas, os antiagregantes plaquetários podem ser iniciados. Nos AVCi muito extensos ou com transformação hemorrágica, pode ser conveniente iniciar os antiagregantes após 48 horas. Para os pacientes com fibrilação atrial ou outra fonte cardioembólica, o início da anticoagulação pode seguir o protocolo sugerido pela *European Society of Cardiology* (ESC) em 2016. O tamanho do AVCi na tomografia de crânio e o défice residual dado pela pontuação na escala de AVC do NIH são os parâmetros usados para ponderar o tempo de início da anticoagulação oral. Se não houver lesão na tomografia e não houver défice, o anticoagulante é iniciado 24 horas após infusão do trombolítico. Se o AVCi for pequeno, com pontuação < 8 na escala de AVC do NIH, o anticoagulante é iniciado no terceiro dia após infusão do trombolítico. Se o AVCi é moderado, com pontuação entre 8 e 16 na escala de AVC do NIH, o anticoagulante é iniciado em 6 dias. Se o AVCi é grande (escala de AVC do NIH > 16 ou houver transformação hemorrágica), o anticoagulante é iniciado após 12 dias. Considerando o alto risco de recorrência precoce do AVCi nos pacientes com fibrilação atrial, o tempo de início do anticoagulante pode ser abreviado a critério médico. Por ter apresentado a menor taxa de hemorragia intracraniana entre os não antagonistas da vitamina K, comparados à varfarina e pela meia-vida curta e disponibilidade de agente reversor específico, a dabigatrana é uma opção interessante nesse cenário (Figura 52.9).

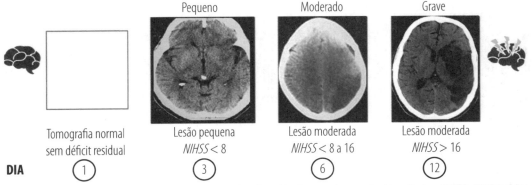

Figura 52.9. Tempo para início do anticoagulante oral após acidente vascular cerebral isquêmico. NIHSS: *National Institute of Health Stroke Scale.*

CONCLUSÃO

O AVCi é uma emergência médica tempo-dependente, em que o sucesso da reperfusão cerebral está na atitude ativa da equipe multidisciplinar.

BIBLIOGRAFIA

Kernan WN, Ovbiagele B, Black HR, et al.; American Heart Association Stroke Council, Council on Cardiovascular and Stroke Nursing, Council on Clinical Cardiology, and Council on Peripheral Vascular Disease. Guidelines for the Prevention of Stroke in Patients With Stroke and Transient Ischemic Attack: A Guideline for Healthcare Professionals From the American Heart Association/American Stroke Association. Stroke. 2014;45(7):2160-236

Kirchhof P, Benussi S, Kotecha D, et al. 2016 ESC Guidelines for the management of atrial fibrillation developed in collaboration with EACTS. Eur Heart J. 2016;37(38):2893-962.

Jauch EC, Saver JL, Adams HP Jr, et al.; American Heart Association Stroke Council; Council on Cardiovascular Nursing; Council on Peripheral Vascular Disease; Council on Clinical Cardiology. Guidelines for the early management of patients with acute ischemic stroke: a guideline for healthcare professionals from the American Heart Association/American Stroke Association. Stroke. 2013;44(3):870-947.

Mutzenbach JS, Pikija S, Otto F, et al. Intravenous thrombolysis in acute ischemic stroke after dabigatran reversal with idarucizumab: a case report. Ann Clin Transl Neurol. 2016;3(11):889-892.

Vosko MR, Bocksrucker C, Drwiła R. Real-life experience with the speci c reversal agent idarucizumab for the management of emergency situations in dabigatran- treated patients: a series of 11 cases. J Thromb Thrombolysis. 16 February 2017.

Síncope

Ricardo Garbe Habib

> **Palavras-chave:** Síncope; Síndrome do roubo vascular; Cardiodesfibrilador implantável; Hipotensão ortostática; Síndrome do QT curto; Síndrome de Brugada, Reflexo de Bezold Jarisch.

INTRODUÇÃO

A síncope é definida como perda transitória da consciência, com impossibilidade de manter o tônus postural, seguida de recuperação espontânea, decorrente de hipoperfusão cerebral global e transitória.

Segundo o estudo de Framingham, que avaliou uma população com seguimento por 26 anos, a síncope ocorre pelo menos uma vez em 3% dos homens e em 3,5% das mulheres, e sua prevalência aumenta progressivamente com a idade.

Pode ser responsável por 3% a 5% das consultas em pronto-socorro, e por 1% a 3% das admissões hospitalares.

Os mecanismos desencadeantes são múltiplos, podendo abranger os mais benignos, como nas neuromediadas, até os de maior mortalidade (de 18% a 33%), que são os associados às cardiopatias estruturais ou arritmias cardíacas.

O diagnóstico diferencial é importante para aliviar a ansiedade dos pacientes e dos familiares, definir a estratégia terapêutica correta, a fim de melhorar a qualidade de vida, e, conforme a causa, diminuir a mortalidade.

CLASSIFICAÇÃO E CAUSAS DE SÍNCOPE

Síncopes reflexas (neuromediadas)

- Síncope vasovagal: mediada por estresse ortostático e estresse emocional (dor, medo e sensações desagradáveis).
- Síncope por hipersensibilidade do seio carotídeo.
- Síncope situacional: tosse eespirro; estimulação gastrintestinal (defecação, dor visceral e deglutição); pós-miccional; pós-exercício; pós-prandial; e outras (tocar instrumento de sopro)
- Neuralgia do glossofaríngeo.

EMERGÊNCIAS CARDIOVASCULARES

Hipotensão ortostática

Falência autonômica: primária (falência autonômica pura, atrofia multissistêmica edoença de Parkinson com falência autonômica), secundária (neuropatia diabética, alcoólica e por amiloidose) e pós-prandial.

- Drogas e álcool.
- Depressão volumétrica aguda: hemorragia, diarreia e doença de Addison.

Arritmias cardíacas como causa primária

- Doença do nó sinusal (incluindo bradicardia e taquicardia).
- Doença do sistema de condução atrioventricular.
- Taquicardias paroxísticas supraventriculares e ventriculares.
- Síndromes hereditárias (por exemplo: síndrome do QT longo ou curto e síndrome de Brugada).
- Mau funcionamento de dispositivos implantáveis (cardiodesfibrilador implantávele marca-passo).
- Medicamentos induzindo pró-arritmias.

Cardiopatia estrutural ou doenças cardiopulmonares

- Doença cardíaca valvar obstrutiva.
- Isquemia/infarto agudo do miocárdio.
- Cardiomiopatia obstrutiva (estenose aórtica ou cardiomiopatia hipertrófica).
- Mixoma atrial.
- Dissecção aórtica aguda.
- Doença pericárdica/tamponamento.
- Embolia pulmonar/hipertensão pulmonar.

Cerebrovascular

☑ *Síndromes do roubo vascular*

Síncope vasovagal

Éo tipo mais comum de síncope neuromediadas. Sua ocorrência está relacionada a um reflexo exacerbado (reflexo de Bezold-Jarisch) que provoca queda da pressão arterial devido à vasodilatação, com ou sem bradicardia importante. Este reflexo é desencadeado por estresse ortostático ou emocional e, geralmente, precedido de pródromos, como náuseas, palidez cutânea e sudorese. Tende a ter história clínica mais prolongada e não estar associada à cardiopatia estrutural.

Síncope cardíaca

Está associada a bloqueios atrioventriculares, taquiarritmias ou dificuldade do coração em aumentar o débito cardíaco em situações de maior demanda, como observado nos casos de miocardiopatia hipertrófica ou estenose aórtica. Geralmente, tem início súbito e ausência de pródromos, podendo ocorrer em posição supina ou durante o exercício. Em alguns casos, a perda da consciência não é completa, podendo estar associada a sudorese, palpitações e dor precordial. A cardiopatia estrutural, as alterações eletrocardiográficas e a história familiar de morte súbita podem sugerir sua ocorrência. Síncope durante a realização de exercício também pode sugerir síncope cardíaca ou síncope desencadeada por arritmias.

Hipotensão ortostática

É definida como queda na pressão arterial sistólica de pelo menos 20 mmHg, ou abaixo de 90 mmHg, com o ortostatismo; pode ser evidenciada quando realizado teste de inclinação ortostática ou em consulta, aferindo a pressão arterial com paciente em decúbito e de pé. Pode ser causada por doença do sistema nervoso autônomo (disautonomia), que se caracteriza principalmente por déficenos mecanismos de vasoconstrição ou, mais frequentemente, por medicações, como vasodilatadores e diuréticos, e depleção volumétrica. Pode ser sintomática ou não. Quando sintomática, os pacientes podem apresentar tontura, visão turva, fadiga, fraqueza, náuseas, palpitações, tremores, alteração cognitiva, estando em posição ortostática.

DIAGNÓSTICO

Na avaliação inicial, o diagnóstico baseia-se em história clínica, exame físico e eletrocardiograma de 12 derivações, incluindo aferição da pressão arterial deitado e, após 3 a 5 minutos, em pé, para diagnosticar hipotensão ortostática. Pacientes que nesta avaliação tiverem forte presunção diagnóstica de síncope neuromediada, com exame físico e eletrocardiograma normais, podem ser tratados e, em caso de dúvida, quando os episódios forem frequentes ou graves, deve-se solicitar avaliação com teste de inclinação ortostática e manobra do seio carotídeo. Se os episódios forem raros ou únicos, não necessitam de outras avaliações. Os pacientes que tiverem evidências de cardiopatia e/ou alterações eletrocardiográficas, devem ir para uma investigação cardiológica completa. No organograma da Figura 53.1, demonstra-se um resumo de avaliação diagnóstica e do tratamento dos pacientes com síncope.

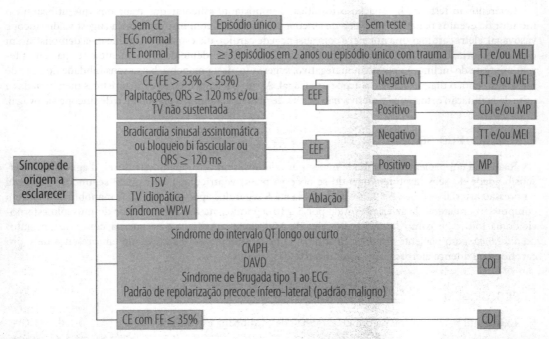

Figura 53.1. Esquema sequencial de avaliação diagnóstica e conduta terapêutica para pacientes com síncope. CE: cardiopatia estrutural; ECG: eletrocardiograma; FE: fração de ejeção; TV: taquicardia ventricular; TSV: taquicardia supraventricular; WPW: Síndrome de Wolff-Parkinson-White; CMPH: cardiomiopatia hipertrófica; DAVD: displasia arritmogênica de ventrículo direito; CDI: cardiodesfibrilador implantável; TT: *tilt-test*; MEI: monitor de eventos implantável; EEF: estudo eletrofisiológico; MP: marca-passo. Fonte: adaptadode Rosanio S, Schwarz ER, Ware DL, et al. Syncope in adults: systematic review and proposal of a diagnostic and therapeutic algorithm. Int J Cardiol. 2013;162(3):149-57.

Eletrocardiograma

Na avaliação de pacientes com síncope, deve-se ter atenção em algumas alterações relevantes, como bradicardia sinusal assintomática (< 50 bpm), bloqueio sinoatrial ou pausa sinusal maior que 3 segundos, bloqueio bifascicular, outras anormalidades da condução intraventricular (duração do QRS ≥ 120 ms), bloqueio atrioventricular de segundo grau Mobitz II, bloqueio atrioventricular de grau avançado ou total, síndrome de QT longo, síndrome de QT curto, pré-excitação ventricular (Wolff-Parkinson-White), sinais de isquemia ou de infarto, síndrome de Brugada e sinais de displasia arritmogênica de ventrículo direito.

Teste de inclinação ortostática

No setor de eletrofisiologia do Instituto Dante Pazzanese de Cardiologia (IDPC), o teste de inclinação ortostática usado para adultos obedece a um protocolo curto com sensibilização. Inicia-se com 5 minutos em decúbito horizontal, para obtenção de pressão arterial e frequência cardíaca basal, com posterior inclinação em 70°por 45 minutos, realizando-se sensibilização com mononitrato de isossorbida 1,25 mg, sublingual, no trigésimo minuto de inclinação. Para os adolescentes e crianças, em virtude de a positividade do exame ser maior, realiza-se, inicialmente, o protocolo sem sensibilização, com inclinação em 70°por 45 minutos. O teste de inclinação nesta faixa etária associa-se a maior número de resultados falso-positivos. O exame é considerado positivo mediante a provocação de síncope. Em geral, há queda significativa da pressão arterial, que é de maneira súbita nas respostas do tipo vasovagal, que podem ser mistas, cardioinibitórias ou vasodepressoras, e queda lenta e gradual da pressão arterial na hipotensão postural. A queda da frequência cardíaca ocorre de maneira diferente, conforme estes tipos de resposta (Figura53.2).

Referente ao teste de inclinação ortostática, é importante salientar que trabalhos que utilizaram o monitor de eventos para o diagnóstico de síncope em pacientes com história clínica sugestiva de síncope vasovagal, eletrocardiograma normal e com ausência de cardiopatia estrutural significativa demonstraram que, na maioria, o diagnóstico da síncope foi vasovagal, independente de previamente estes pacientes terem um teste de inclinação positivo ou negativo, sugerindo, desta maneira, baixa sensibilidade do teste de inclinação para o diagnóstico de síncope vasovagal. Assim paciente com as características mencionadas e teste de inclinação ortostática negativo não exclui, de maneira alguma, o diagnóstico de síncope vasovagal.

Massagem do seio carotídeo

Realizada em pacientes com idade maior que 40 anos, sem cardiopatia estrutural, diagnostica hipersensibilidade do seio carotídeo, quando se observa pausa ventricular maior que 3 segundos, ou queda na pressão arterial sistólica ≥ 50 mmHg medida até 5 segundos após massagem. A manobra consiste em compressão unilateral da artéria carótida por 5 a 10 segundos, na margem anterior do músculo esternocleidomastóideo, próximo da cartilagem cricoide. Massageia-se à direita e à esquerda, com 1 ou 2 minutos de diferença, com paciente em posição supina. O procedimento deve ser evitado em presença de sopro carotídeo ou doença aterosclerótica significativa das artérias.

Ecocardiograma

Exame útil para confirmar a presença ou não de cardiopatia estrutural.

Teste ergométrico

Pode ser utilizado para descartar coronariopatia ou identificar o mecanismo da síncope quando esta ocorre ao esforço, principalmente pela possibilidade de desencadear arritmias ventriculares esforço dependentes, como taquicardia ventricular polimórfica catecolaminérgica, na qual, ao esforço, temos o desencadeamento de taquicardia ventricular polimórfica. Outras afecções nas quais o teste ergométrico pode desencadear síncope são a miocardiopatia hipertrófica e a estenose aórtica, mas, por motivos de segurança, é aconselhável não realizar o teste ergométrico nestes pacientes.

Monitorização eletrocardiográfica

Está indicada para pacientes com história clínica ou alterações eletrocardiográficas que sugerem síncope de origem arrítmica. O tipo de monitorização deve ser escolhido, conforme a gravidade do caso ou a periodicidade da recorrência da síncope. É importante ressaltar que, em casos de maior gravidade, só se deve indicar monitorização domiciliar após excluir causas de síncope de alto risco (Quadro 53.1) como, por exemplo, síndrome de Brugada, pacientes com doença coronária ou cardiopatia estrutural grave. Estes pacientes devem ter avaliação em regime hospitalar.

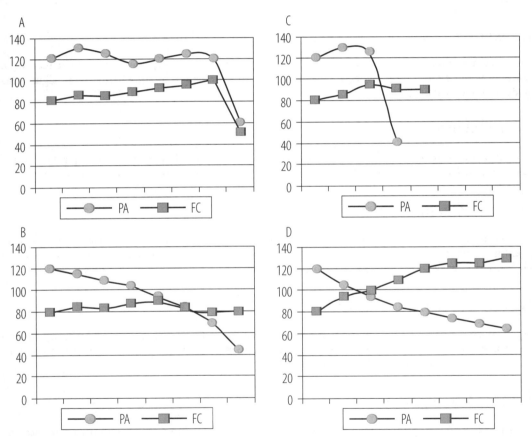

Figura 53.2. Tipos de resposta ao teste de inclinação ortostática. (A) Esquema do padrão de resposta da síncope neurocardiogênica do tipo mista. Na figura são apresentados os comportamentos da pressão arterial sistólica e da frequência cardíaca. Observar, à direita do gráfico, que ocorre subitamente queda significativa de ambas no decorrer do tempo de inclinação a 70°. (B) Esquema do padrão de resposta da síncope neurocardiogênica do tipo vasodepressora. Observa-se, à esquerda do gráfico, queda súbita da pressão arterial, com discreta queda da frequência cardíaca. (C) Esquema do padrão de resposta da hipotensão ortostática. Observa-se queda gradual e progressiva da pressão arterial durante a inclinação em 70°, sem alteração significativa da frequência cardíaca. (D) Esquema do padrão de resposta do teste de mesa inclinada de taquicardia postural ortostática. Ocorre queda gradual e progressiva da pressão arterial em inclinação a 70°, com aumento da frequência cardíaca até 120 bpm. PA: pressão arterial; FC: frequência cardíaca.

EMERGÊNCIAS CARDIOVASCULARES

Quadro 53.1.Síncope de alto risco,que requer hospitalização intensiva.

Cardiopatia estrutural grave ou doença arterial coronária
Síncope ao esforço ou deitado
Palpitações durante a síncope
História familiar de morte súbita
Taquicardia ventricular não sustentada
Bloqueio bifascicular ou complexos QRS $\geq$ 120 milissegundos
Bradicardia inadequada ($<$ 50 bpm) em ausência de fármacos, excluídos os atletas
Síndrome de Brugada ou síndrome do intervalo QT curto ou longo
Sinais de displasia arritmogênica de ventrículo direito
Anemia grave ou distúrbio eletrolítico (importantes comorbidades)

Monitorização eletrocardiográfica hospitalar imediata

Esta tem validade em pacientes de alto risco para arritmias cardíacas e que tiveram episódio recente de síncope. Nestes casos, a monitorização hospitalar por telemetria ou por monitor cardíaco por alguns dias pode ser útil para o diagnóstico.

Holter 24 horas

Baixa probabilidade de diagnóstico, pois geralmente os episódios de síncope são infrequentes. No entanto, pode orientar no sentido da presença de arritmias complexas em pacientes com cardiopatia.

Monitor de eventos externo

Geralmente é mais útil, pois permite diagnóstico eletrocardiográfico mediante a ativação pelo paciente e, em geral, orienta-se utilizar este sistema de 2 até 4 semanas, pois seu registro se faz pela utilização de eletrodos descartáveis. A limitação do exame é a dificuldade do paciente em ativar o gravador.

Monitor de eventos implantável

É utilizado quando a síncope é extremamente infrequente. Sua implantação é subcutânea, podendo registrar eventos por 12 a 18 meses, mediante a ativação pelo paciente ou familiar. O procedimento é invasivo e de maior custo, mas a eficácia diagnóstica chega 90% em 1 ano.

Estudo eletrofisiológico

Este exame é feito primariamente em pacientes visando à avaliação de bradiarritmias e à indução de taquiarritmias, principalmente ventriculares, em pacientes com cardiopatia estrutural ou alterações eletrocardiográficas.

ESTRATIFICAÇÃO DE RISCO

Ao ser admitindo em um pronto-socorro, é importante, na avaliação inicial, identificar quais são os pacientes com maior risco de mortalidade em curto prazo. Para isto, foram criados alguns protocolos de estratificação de risco, considerando-se variáveis simples que, se presentes, estratificam o paciente como de alto risco em um ambiente de pronto-socorro e que, assim, indicam sua internação. Nestas regras de pronto-socorro, além do risco cardiovascular, deve-se estar atento a acidentes, traumas e sangramento de vísceras ocas, como, por exemplo, ruptura de baço ou fígado, e dissecção aórtica. Para o consultório de Cardiologia, utilizam-se escores de estratificação de risco e, por meio destes, avalia-se o prognóstico do paciente em longo prazo, quando se prioriza principalmente a avaliação cardiovascular.

O Quadro 53.2 mostra o resumo dos principais trabalhos com estratificação de risco de curto prazo utilizada nos serviços de emergência.

Quadro 53.2. Principais estudos de estratificação de risco de curto prazo em síncope para serviços de emergência.

Regras	Variáveis	Significado
BOSTON – seguimento de 30 dias	Sinais e sintomas de síndrome coronária aguda Antecedentes de doença cardíaca História familiar de morte súbita Doença cardíaca valvar Sinais de distúrbio de condução Depleção volumétrica Alteração de algum sinal vital por mais de 15 minutos sem necessidade de intervenção como: oxigenoterapia, medicamentos vasoativos, marca-passo temporário Alteração sistema nervoso central	Se uma destas variáveis presente, paciente de alto risco
Rose – seguimento de 30 dias	BNP ≥ 300 pg/mLou bradicardia < 50bpm, sangue oculto nas fezes ou sangramento gastrintestinal, hemoglobina ≤ 90g/L, dor precordial, ondas Q ao ECG (exceção DIII), saturação ≤ 94% em ar ambiente	Se uma destas variáveis presente, paciente de alto risco
SFSR (San Francisco Syncope Rule) – seguimento de 7 dias, validação em 30 dias	História de ICC, hematócrito < 30%, pressão arterial sistólica < 90 mmHg, dispneia eECG alterado	Se uma destas variáveis presente, paciente de alto risco

BNP: peptídeo natriurético tipo cerebral; ECG: eletrocardiograma; ICC: insuficiênciacardíaca congestiva.

TRATAMENTO

Síncope vasovagal

Uma vez estabelecido o diagnóstico, deve-se orientar o paciente sobre a benignidade do quadro, sendo relativamente frequente na população, e, na maioria das vezes, as recidivas são infrequentes. Deve-se orientar evitar situações desencadeadoras observadas na história clínica de cada paciente, como, por exemplo, permanecer em pé por períodos prolongados, e evitar desidratação, modificação ou descontinuação de tratamento com medicamentos vasodilatadores e diuréticos, que podem ser gatilhos do episódio de síncope.

Deve-se esclarecer o paciente para o reconhecimento dos pródromos e, na ocorrência destes, para a adoção da posição supina ou realização de manobras abortivas –as chamadas manobras de contrarresistência. Nestas, o paciente contrai os músculos dos braços e pernas, o que gera aumento do débito cardíaco, melhorando o fluxo cardíaco cerebral, de modo a abortar a síncope. Estas medidas são suficientes para o tratamento da maioria dos pacientes.

Em casos em que a síncope é muito frequente, ou não está relacionada com pródromos (expondo o paciente a risco de lesão corporal), ou quando a síncope ocorre durante a realização de atividades de risco, como dirigir, operar máquinas, praticar esportes, pilotar avião, deve-se adotar estratégia de tratamento mais agressiva, que inclui:

- Expansão volumétrica, com aumento da ingestão de água (2 a 3 L água por dia) e sal (150 a 250 mEq ao dia).
- Programa com exercícios aeróbicos moderados. Estes ajudam a modular a função barorreceptora e aumentam o volume sanguíneo.

548 | EMERGÊNCIAS CARDIOVASCULARES

- *Tilt training:* é realizado no setor de eletrofisiologia do IDPC, mais frequentemente em pacientes com quadro clínico refratário, ou nos motivados. Consiste em um treinamento ortostático, mas a aderência ao tratamento é dificultada pela necessidade de ser realizado diariamente ou pelo menos em dias alternados; caso contrário, implica em recorrência da síncope. A metodologia usada consiste, inicialmente, em realizações diárias de inclinação intra-hospitalar (mesa de teste de inclinação em 70°), sendo sua duração, no primeiro dia, de 10 minutos, com acréscimo de 10 minutos ao dia, até o quinto dia. Se ocorrer síncope, retorna-se imediatamente à mesa. Uma vez tolerados os 50 minutos de inclinação, o paciente é orientado a fazer sessões domiciliares, nasquaisfica em pé com os ombros encostados na parede e tornozelos juntos à distância de 15 cmda parede. Este treinamento deve ser feito em dias alternados por 30 minutos, em lugar seguro, protegido com almofadas e amparado por um familiar. Trabalhos para avaliar o *tilt training* domiciliar não conseguiram demonstrar a mesma eficácia que a observada com o hospitalar, devido à baixa aderência ao tratamento.
- Medicamentos: os mais utilizados foram os betabloqueadores; contudo, trabalhos placebo-controlados não comprovaram a eficácia desses para o tratamento de síncope vasovagal. O maior deles, o POST (*Prevention of Syncope Trial*), avaliou a recorrência de síncope em 1 ano com uso de metroprolol placebo-controlado em 208 pacientes, sendo que a recorrência de síncope foi semelhante nos dois grupos. Porém, houve benefício em maior tempo de recorrência de síncope nos pacientes em uso de metroprolol com idade acima de 42 anos, sugerindo que o uso deste fármaco em pacientes com idade acima de 42 anos pode ter alguma utilidade. Outros fármacos utilizados para o tratamento de síncope vasovagal são fludrocortisona, paroxetina e midodrina (embora esta tenha efeitos mais comprovados, tem uso dificultado por seu custo e por não estar disponível no Brasil). (Quadro 53.3).

A fludrocortisona foi avaliada recentemente no POST II (Second Prevention of Syncope Trial). Este estudo avaliou a recorrência de síncope em 1 ano com fludrocortisona placebo-controlado em 210 pacientes. Observou-se diminuição de recorrência de síncope não significativa (p = 0,066), avaliando os pacientes desde o início do estudo (intensão de tratar); porém, ao avaliar os pacientes após 2 semanas de tratamento, quando a dose do fármaco foi estabilizada em 0,2 mg ao dia após dose inicial de 0,1 mg ao dia, observou-se diminuição significativa da recorrência de síncope no grupo fludrocortizona (p = 0,029).

Em um único trabalho placebo-controlado com 68 pacientes a paroxetina demonstrou recorrência de síncope de 53% com placebo e 18% com paroxetina em tempo de evolução de 25±8 meses.

A midodrina é um fármaco agonista do receptor alfa 1 adrenérgico. Alguns estudos clínicos demonstraram efeitos promissores. É a única medicação relatada na diretriz europeia para síncope vasovagal com indicação IIb. Encontra-se em andamento o estudo POST4 (*Prevention of Syncope Trial 4*), para avaliar o efeito deste fármaco.

Quadro 53.3. Fármacos para tratamento de síncope vasovagal e hipotensão postural.

Fármaco	Grupo farmacológico/ indicação	Dose	Mecanismo de ação	Efeitos colaterais e contraindicações
Fludrocortisona	Mineralocorticoide/ síncope vasovagal e hipotensão postural	Dose inicial 0,1 alvo 0,2 mg/dia, evitar dose > 0,4 mg/dia	Retenção sódio Aumento do volume plasmático	Infecções fúngicas e sistêmicas, HAS e ICC. Hipocalemia e hipomagnesemia
Paroxetina	Inibidor da recaptação da serotonina/síncope vasovagal	Iniciar 10 mg/dia 10 a 60 mg/dia	Efeito não claro	Administração com IMAO
Midodrina	Agonista alfa1 adrenérgico/síncope vasovagal e hipotensão postural	2,5 a 10 mg,3 a 4 vezes/ dia	Aumento do tônus venoso	Hipertensão supina,doença renal aguda, tireotoxicose, feocromocitoma e cardiopatia grave

HAS: hipertensão arterial sistêmica; ICC: insuficiência cardíaca congestiva IMAO: inibidores damonoaminooxidase

Para tratamento da síncope por hipotensão postural, a fludrocortisona e a midodrina têm nível de indicação IIa da diretriz europeia de síncope.

O marca-passo pode ser benéfico em pacientes com síncopes neuromediadas com recorrência frequente, com componente cardioinibitório em registro espontâneo em pacientes com idade superior a 40 anos.

Hipotensão postural

Em pacientes jovens, pode ser devida à disautonomia. Se não tiver história de hipertensão arterial, deve-se recomendar o aumento da ingesta de água e sal, e o uso de midodrina ou fludrocortisona pode ser útil (Quadro 53.3). Nos pacientes idosos diabéticos, os níveis glicêmicos devem ser bem controlados. Deve-se reavaliar a medicação em uso pelo paciente, como vasodilatadores e diuréticos, que podem provocar hipotensão postural. Pode-se recomendar o uso de meias elásticas. Fludrocortisona e midodrina podem ser usadas e, com estes medicamentos, a pressão arterial deve ser monitorizada cuidadosamente em pacientes hipertensos.

Bradiarritmias

Ouso de marca-passo geralmente é recomendado para bradiarritmias sintomáticas, desde que o paciente não esteja em uso de medicação bradicardizante (Figura 53.1).

Arritmias supraventriculares

Quando estas desencadeiam síncope, principalmente em pacientes com síndrome de Wolff-Parkinson-White, indica-se ablação por radiofrequência (Figura 53.1).

Arritmias ventriculares

Em pacientes com síncope e cardiopatia estrutural, uma possível causa pode ser taquiarritmia ventricular. A documentação de taquicardia ventricular ou de fibrilação ventricular pode ser espontânea ou induzida ao estudo eletrofisiológico. Em geral, levam à indicação de cardioversordesfibrilador implantável. Em pacientes no qual este procedimento não é indicado, a terapia com amiodarona é uma opção. Deve-se sempre avaliar antes da implantação de um cardioversordesfibrilador implantávelou medicação antiarrítmica a possibilidade de correção da cardiopatia de base, como revascularização miocárdica em isquêmicos, aneurismectomia em pacientes com aneurisma ventricular, correção de estenose aórtica etc. (Figura 53.1).

BIBLIOGRAFIA

Bloomfield DM. Introduction. A common faint: tailoring treatment for targeted groups of patients with vasovagal syncope. Am J Cardiol. 1999;84(8A):1Q-2Q.

Bloomfield DM. Strategy for the management of vasovagal syncope. Drugs Aging. 2002;19(3):179-202.

Connolly SJ, Sheldon R, Thorpe KE, et al.; VPS II Investigators. Pacemaker therapy for prevention of syncope in patients with recurrent severe vasovagal syncope: Second Vasovagal Pacemaker Study (VPS II): a randomized trial. JAMA. 2003;289(17):2224-9.

Constantino G, Furlan R. Syncope Risk Stratification in the Emergency Departament. Cardiol Clin. 2013;31(1):27-38.

David G, Blanc BJ, Brignole M, et al. The evaluation and treatment of syncope: a handbook for clinical practice.2. ed.London:Futura/Blackwell;2003.

van Dijk N, Quartieri F, Blanc JJ, et al.; PC-Trial Investigators.. Effectiveness of Physical Counterpressure Maneuvers in Preventing Vasovagal Syncope The Physical Counterpressure Manoeuvres Trial (PC-Trial). J Am Coll Cardiol. 2006;48(8):1652-7.

Klen GJ. Síncope. Clin Cardiol. 1997;2:165-341.

Moya A, Brignole M, Menozzi C, et al.; International Study on Syncope of Uncertain Etiology (ISSUE) Investigators. Mechanism of Syncope in Patients With Isolated Syncope and in Patients With Tilt-Positive Syncope; on behalf of the International Study on Syncope of Uncertain Etiology (ISSUE) Investigators. Circulation. 2001;104(11):1261-7.

Raj SR, Coffin ST. Coffina. Medical Therapy and Physical Maneuvers in the Treatment of the Vasovagal Syncope and Orthostatic Hypotension. Prog Cardiovasc Dis. 2013;55(4):425-33.

Rosanio S, Schwarz ER, Ware DL, et al. Syncope in adults: systematic review and proposal of a diagnostic and therapeutic algorithm. Int J Cardiol. 2013;162(3):149-57.

Savage D, Corwin L, McGee DL, et al. Epidemiologic features of isolated syncope: The Framingham study. Stroke.1985;16(4):626-9.

Sheldon R, Connolly S, Rose S, et al.; POST Investigators. Prevention of Syncope Trial (POST): A Randomized, Placebo-Controlled Study of Metoprolol in the Prevention of Vasovagal Syncope. Circulation. 2006;113(9):1164-70.

Sheldon R, Raj SR, Rose MS, et al.; POST 2 Investigators. Fludrocortisone for the Prevention of Vasovagal Syncope A Randomized, Placebo Controlled Trial. J Am Coll Cardiol. 2016;68(1):1-9.

Task Force for the Diagnosis and Management of Syncope; European Society of Cardiology (ESC); European Heart Rhythm Association (EHRA); Heart Failure Association (HFA); Heart Rhythm Society (HRS), Moya A, Sutton R, et al. Guidelines for the diagnosis and management of syncope (version 2009). Eur Heart J. 2009;30(21):2631-71.

54

Balão intraórtico

André Feldman

> **Palavras-chave:** BIA; Balão de contrapulsação intraórtico; Diástole ventricular; Choque cardiogênico; Angina; Isquemia; Arritmias.

INTRODUÇÃO

O balão de contrapulsação intra-aórtico (BIA) é uma das ferramentas de auxílio à ejeção ventricular disponíveis atualmente. Nos últimos anos, emergiu como o dispositivo mais comumente utilizado na prática clínica dos serviços de terapia intensiva.

INDICAÇÕES

As principais indicações para o emprego do BIA podem ser observadas no Quadro 54.1.

ASPECTOS TÉCNICOS

O sistema é composto basicamente por duas partes principais, a saber: um cateter flexível com um lúmen distal, que permite aspiração/infusão e monitorização de pressão, aliado a um balão que permite

Quadro 54.1. Principais indicações de balão intra-aórtico.

Choque cardiogênico (disfunção ventricular esquerda ou complicações mecânicas pós-infarto)
Angina refratária
Síndrome de baixo débito pós-cirurgia cardíaca
Terapia adjunta em pacientes submetidos à angioplastia complicada
Profilaxia em pacientes com lesão grave de tronco de coronária como ponte para cirurgia cardíaca
Isquemia miocárdica refratária aguardando procedimento de revascularização
Arritmias ventriculares refratárias como ponte para tratamento de revascularização

insuflação de gás hélio, cujo volume de enchimento varia de 20 a 50 mL; e um console computadorizado, que permite o ajuste do momento adequado de insuflação ou desinsuflação. A deflagração do balão pode ser feita a partir da onda de pressão ou do eletrocardiograma. O sistema é ajustado para insuflar o balão na diástole ventricular e desinsuflar o balão no período sistólico.

O cateter é inserido, na maioria dos casos, através da via femoral e deve ser posicionado em sua porção distal, no início da aorta descendente, usualmente 1 cm abaixo da origem da artéria subclávia esquerda (Figura 54.1). Outra via possível de inserção de balão é diretamente através da artéria subclávia (via toracotomia).

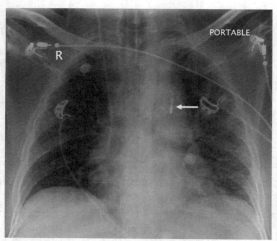

Figura 54.1. Seta indicando ponta radiopaca do balão em seu posicionamento adequado.

EFEITOS HEMODINÂMICOS

O funcionamento adequado do balão permite a otimização de alguns parâmetros hemodinâmicos. A eficácia deste dispositivo depende do ajuste adequado de algumas variáveis do aparelho e características do paciente, como volume de insuflação do balão, diâmetro da raiz da aorta, complacência aórtica, elastância arterial e resistência vascular sistêmica. Apesar desta variabilidade, no Quadro 54.2 estão relacionados alguns efeitos esperados do uso do BIA.

Quadro 54.2. Efeitos desejáveis da utilização do balão intra-aórtico.

Diminuição da pressão sistólica em 20%
Aumento da pressão diastólica em raiz da aorta na ordem de 30% que garante incremento na perfusão coronária
Incremento na pressão arterial média em pacientes em choque por complicação mecânica pós-infarto
Redução na frequência cardíaca em aproximadamente 20%
Decréscimo na pressão capilar pulmonar em 20%
Elevação do débito cardíaco em cerca de 20%

Tais efeitos decorrem da insuflação do balão durante a diástole ventricular, que proporciona a criação de um sistema fechado, cujas extremidades são compostas pela valva aórtica em posição de fechamento completo e pelo balão insuflado. Este sistema apresenta elevada pressão, que impulsiona o sangue pelas vias de saída, como sistema arterial cerebral e artérias coronárias (Figura 54.2A). Durante a sístole ventricular, ocorre a desinsuflação do balão, criando um sistema de aspiração que facilita a ejeção ventricular (Figura 54.2B).

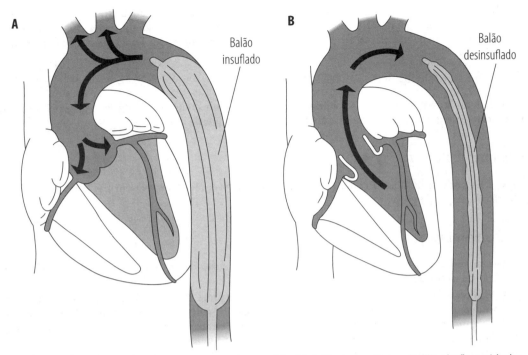

Figura 54.2. (A) Balão insuflado – aumento de perfusão coronária. (B) Balão desinsuflado – facilita ejeção ventricular.
Fonte: http://www.nursingconsult.com

SITUAÇÕES DE EMPREGO POTENCIAL

Como consequência da melhora dos parâmetros hemodinâmicos, o BIA pode ser uma efetiva opção terapêutica, de caráter temporário, em pacientes com comprometimento hemodinâmico significativo, decorrente de isquemia coronária ou atordoamento miocárdico por outra causa.

Isquemia miocárdica refratária

O BIA reduz anormalidades do segmento ST em pacientes com síndrome coronária aguda, sendo efetivo também no tratamento da angina não responsiva a tratamento medicamentoso em pacientes que não são candidatos imediatos à reperfusão percutânea ou cirúrgica.

Choque cardiogênico

O BIA é um dispositivo com boa eficácia em reestabelecer os parâmetros hemodinâmicos em pacientes, sendo útil como ponte para terapia definitiva de sua causa.

Angioplastia de elevado risco

A possibilidade de utilização de BIA profilaticamente em pacientes estáveis ou após síndrome coronária aguda, que serão submetidos à angioplastia de risco elevado, foi avaliada em estudos observacionais pequenos e sujeitos a viéses com resultados favoráveis. Tais estudos foram conduzidos na era pré-*stent* e pré-antiagregação agressiva.

554 | EMERGÊNCIAS CARDIOVASCULARES

No estudo BCIS-1 com 301 pacientes de alto risco, submetidos à utilização de BIA de modo profilático, não se observou melhora nos desfechos clínicos avaliados. Baseado neste estudo, não mais se recomenda a utilização rotineira de BIA eletiva em pacientes estáveis a serem submetidos à angioplastia de risco elevado.

Arritmias ventriculares refratárias

O BIA pode contribuir para a estabilização de pacientes com arritmias refratárias na vigência de isquemia, principalmente naqueles com disfunção ventricular esquerda importante.

Falência ventricular grave

O BIA pode ser utilizado como ponte para uma intervenção definitiva em pacientes com falência ventricular esquerda grave.

Outros empregos

Outras indicações são complicações mecânicas pós-infarto como comunicação interventricular ou insuficiência mitral agudas.

O emprego de BIA profilaticamente previamente à cirurgia de revascularização em pacientes com disfunção ventricular grave mostrou-se uma intervenção benéfica. Uma revisão de 2010 da Cochrane, com seis estudos randomizados, concluiu que esta conduta em pacientes de risco elevado reduz a taxa de mortalidade intra-hospitalar.

Pacientes em choque cardiogênico por infarto de ventrículo direito podem ser beneficiado pelo aumento de pressão de perfusão coronária em situações de refratariedade à terapia empregada.

A diretriz de 2013 de infarto agudo do miocárdio com supradesnivelamento do segmento ST do *American College of Cardiology/American Heart Association* (ACC/AHA) recomenda a utilização de BIA em pacientes com choque cardiogênico que não revertem o quadro após tratamento inicial, regurgitação mitral aguda e instabilidade hemodinâmica associada à isquemia miocárdica relacionada à função ventricular reduzida.

Contraindicações e complicações

Algumas situações não permitem a utilização do BIA e devem ser respeitadas: regurgitação aórtica moderada ou grave, dissecção aórtica ou aneurisma de aorta grave, sepse não controlada e sangramento grave não controlado. Por outro lado, como qualquer procedimento, a inserção de um BIA está sujeita a complicações inerentes a sua passagem ou permanência, quer seja de curto, médio ou mais longo período (Quadro 54.3).

Quadro 54.3. Principais complicações no uso do balão intra-aórtico.

Isquemia vascular do membro inferior	Sangramento no sítio de inserção
Laceração do vaso de inserção	Dissecção do vaso
Embolização distal por colesterol	Acidente vascular encefálico
Infecção de sítio e inserção	Hematoma retroperitoneal
Ruptura de balão	Plaquetopenia
Hemólise	Seroma
Neuropatia periférica	

CUIDADOS COM O PACIENTE

Para reduzir as complicações e potencializar os benefícios do uso do BIA, recomenda-se verificar sua posição no tórax, por meio da radiografia tanto após sua inserção quanto diariamente. O local adequado de seu posicionamento é imediatamente abaixo da artéria subclávia esquerda, o que corresponde ao segundo ou terceiro espaço intercostal esquerdo.

Os pulsos periféricos devem ser checados e a perfusão deve ser avaliada pelo menos três vezes ao dia. Em casos de isquemia periférica, deve-se avaliar risco *vs.* benefício da manutenção do BIA no paciente.

Anticoagulação, quando possível, pode ser utilizada. Heparina de baixo peso molecular em dose plena ou não fracionada na dose de 500 U/hora podem ser utilizadas. A heparinização não se mostrou superior à sua não utilização em estudos com desfechos de mortalidade, não sendo mandatória. Sua utilização pode ser benéfica na redução da incidência de complicações isquêmicas em membros inferiores.

INTERPRETAÇÃO DA CURVA DE PRESSÃO

O momento mais adequado para a insuflação do balão é o período diastólico. Na curva de pressão, esta fração de tempo inicia-se com o aparecimento do nó ou incisura dicrótica, que corresponde ao fechamento da valva aórtica. Ao se insuflar, espera-se que o balão produza um incremento na pressão (pressão diastólica de pico) em relação à pressão sistólica de pico gerada pelo paciente. Em boas condições de funcionamento, este incremento é da ordem de 15 a 20%. Após o ciclo assistido, a desinsuflação promove facilitação da ejeção ventricular, o que leva a uma redução mais pronunciada da pressão diastólica (pressão diastólica final do balão) (Figura 54.3).

A escolha do momento de insuflação ou desinsuflação do balão é fundamental, pois permite um ajuste para otimizar os ganhos de pressão em raiz de aorta e de ejeção ventricular. Pela curva de pressão, devemos avaliar alterações que podem comprometer um funcionamento otimizado, como pode ser visto nos exemplos da Figura 54.4.

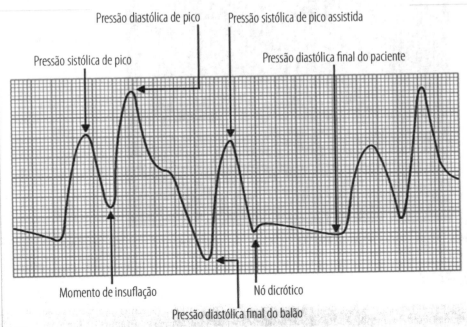

Figura 54.3. Curva de pressão arterial e seus pontos de referência em ciclos assistidos ou não.

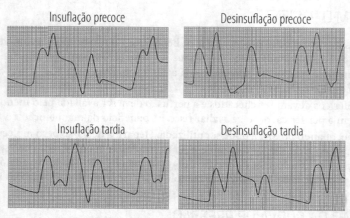

Figura 54.4. Curvas de pressão evidenciando problemas mais comuns quanto ao momento adequado de insuflação ou desinsuflação.

FUNCIONAMENTO DO BALÃO

A Figura 54.5 exemplifica a tela de um console de BIA. Na parte superior, pode-se observar o traçado eletrocardiográfico, que pode servir como parâmetro de escolha para a ciclagem do balão como alternativa à ciclagem por pressão. Observam-se os valores de pressão arterial, na porção lateral direita da figura, e as curvas de pressão em vermelho, no centro da tela. Pelo console do balão, pode-se programar o ajuste para o modo automático, no qual o aparelho seleciona o momento adequado de ciclagem, ou o modo manual, pelo qual o operador seleciona o modo de ciclagem (eletrocardiograma ou curva de pressão), e o momento de insuflação-desinsuflação.

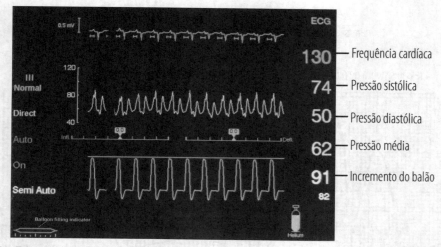

Figura 54.5. Tela de console de um balão intra-aórtico. Ver figura colorida no encarte

BIBLIOGRAFIA

Eagle KA, Guyton RA, Davidoff R, et al.; American College of Cardiology; American Heart Association. ACC/AHA 2004 guideline update for coronary artery bypass graft surgery: a report of the American College of Cardiology/American Heart Association Task Force on Practice Guidelines (Committee to Update the

1999 Guidelines for Coronary Artery Bypass Graft Surgery). Circulation. 2004;110(14):e340-43. Erratum in: Circulation. 2005;111(15):2014.

Laham RJ, Aroesti J. Intraaortic balloon pump counterpulsation. UpToDate. Abril 2013. Disponível em: http://www.uptodate.com/contents/intraaortic-balloon-pump-counterpulsation?source=search_result&-search=intra+aortic+balloon&selectedTitle=1~150

Kushner FG, Hand M, Smith SC Jr, et al. 2009 focused updates: ACC/AHA guidelines for the management of patients with ST-elevation myocardial infarction (updating the 2004 guideline and 2007 focused update) and ACC/AHA/SCAI guidelines on percutaneous coronary intervention (updating the 2005 guideline and 2007 focused update) a report of the American College of Cardiology Foundation/American Heart Association Task Force on Practice Guidelines. J Am Coll Cardiol. 2009;54(23):2205-41. Erratum in: J Am Coll Cardiol. 2009;54(25):2464. J Am Coll Cardiol. 2010;55(6):612. Dosage error in article text.

O'Gara PT, Kushner FG, Ascheim DD, et al.; CF/AHA Task Force. Patrick T. O'Gara, Frederick G. Kushner, Deborah D. Ascheim, et al. 2013 ACCF/AHA Guideline for the Management of ST-Elevation Myocardial Infarction: Executive Summary. Circulation. 2013;127(4):529-55.

Perera D, Stables R, Clayton T, et al.; BCIS-1 Investigators. Long-term mortality data from the balloon pump-assisted coronary intervention study (BCIS-1): a randomized, controlled trial of elective balloon counterpulsation during high-risk percutaneous coronary intervention. Circulation. 2013;127(2):207-12.

Santa-Cruz RA, Cohen MG, Ohman EM. Aortic counterpulsation: a review of the hemodynamic effects and indications for use. Catheter Cardiovasc Interv. 2006;67(1):68-77.

55

Cardioversão elétrica

Elizabete Silva dos Santos

Palavras-chave: Cardioversão elétrica; Desfibrilação; Arritmia cardíaca; Fibrilação atrial; *Flutter* atrial.

INTRODUÇÃO

Nos pacientes com taquiarritmias o retorno para o ritmo sinusal pode ser alcançado por meio de cardioversão química ou elétrica. A cardioversão e a desfibrilação elétricas, desde sua primeira indicação, há mais de 30 anos, são procedimentos terapêuticos utilizados para o tratamento de pacientes com arritmias cardíacas, por meio da passagem de uma descarga de corrente elétrica contínua através do tórax, que circula entre duas pás eletrodos. Continua a ter importante papel na prática clínica diária, especialmente no tratamento da fibrilação atrial.

A cardioversão elétrica (CVE) é a energia deliberada e sincronizada com o pico da onda R do eletrocardiograma, sendo particularmente efetiva no término de arritmias, por mecanismo de reentrada. A desfibrilação elétrica corresponde à liberação do choque não sincronizado durante o ciclo cardíaco.

A descarga elétrica despolariza uma massa de miocárdio, restabelecendo a homogeneidade elétrica e permitindo que o tecido que se despolariza mais rapidamente, que geralmente é o nó sinusal ou outro marca--passo dominante, assuma a automaticidade cardíaca. É um procedimento que, quando realizado por pessoal treinado, pode ter suas complicações evitadas, sendo, desta forma, considerado um procedimento seguro.

O sucesso da CVE depende basicamente da carga liberada para determinada arritmia e da impedância transtorácica, que determina a resistência ao fluxo da corrente elétrica. Para cada modalidade de arritmia, é preconizado um nível mínimo de energia inicial, que pode ser eficaz em sua reversão, tendo maior chance de sucesso quanto maior a energia liberada. O sucesso da CVE é inversamente proporcional à impedância transtorácica, que, no indivíduo adulto, varia de 70 a 80 Ω. A redução da impedância transtorácica está relacionada a vários fatores inerentes, principalmente ao momento do procedimento, como, por exemplo, energia selecionada; tamanho dos eletrodos (pás de cardioversão); qualidade do gel acoplado entre os eletrodos e a pele; distância entre os eletrodos (tamanho do tórax); pressão dos eletrodos sobre o tórax; número e intervalos dos choques deliberados previamente; fase da ventilação. Quando a impedância transtorácica é elevada, um choque de baixa energia não gera corrente elétrica suficiente para o sucesso da cardioversão.

As formas de onda liberada pelo cardioversor também são responsáveis pelo sucesso da CVE. Vários tipos de cardioversores, com formas de onda monofásica, têm sido usados na prática clínica. Cardioversores com formas de onda bifásica têm sido comercializados e aprovados para uso clínico (Figura 55.1).

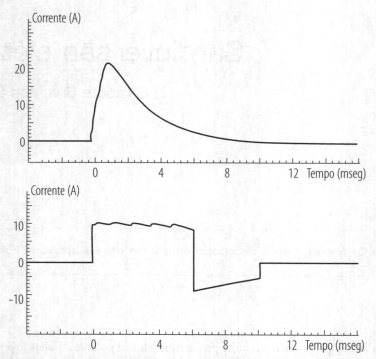

Figura 55.1. Formas de onda de choques. Monofásica (em forma de sino), acima, e bifásica (abaixo).

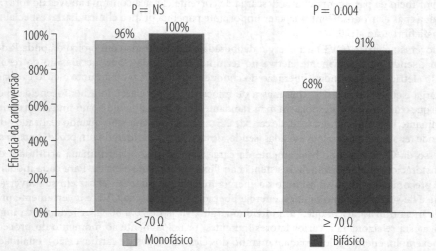

Figura 55.2. Efeito da impedância transtorácica na eficácia da cardioversão elétrica. À esquerda, em pacientes com impedância transtorácica < 70 Ω, choques bifásicos e monofásicos tiveram eficácia cumulativa equivalente. À direita, em pacientes com impedância ≥ 70 Ω, choques bifásicos tiveram significativamente maior eficácia cumulativa do que choques monofásicos. NS: não significante. Fonte: adaptado de Mittal et al. Circulation. 2000;101(11): 1282-87.

Comparando-se a segurança e a eficácia entre a cardioverção elétrica com choques bifásicos ou monofásicos na fibrilação atrial, observou-se que o choque bifásico é mais eficiente especialmente em pacientes com impedância transtorácica elevada (Figura 55.2), podendo causar menos dano no músculo esquelético, possivelmente em decorrência de menor energia liberada.

INDICAÇÕES

Sempre que possível, há vantagem no restabelecimento do ritmo sinusal, seja em pacientes com arritmias agudas ou crônicas. Em pacientes com fibrilação atrial, por exemplo, a restauração do ritmo sinusal recupera em torno de 20% do débito cardíaco, sendo isto, muitas vezes, responsável pela consequente melhora da qualidade de vida e no desempenho do trabalho cardíaco, reduzindo também os riscos de fenômenos tromboembólicos. Na reversão desta modalidade de arritmia, deve-se sempre ter a preocupação para a necessidade de anticoagulação plena por pelo menos 2 a 3 semanas previamente à cardioversão, para minimizar o risco de tromboembolismo após o procedimento. Atualmente, esta preocupação também se estende aos pacientes com fibrilação atrial aguda, mesmo com início há menos de 48 horas, que são portadores de fatores de risco para acidente tromboembólico, como disfunção ventricular esquerda; doença valvar mitral; próteses valvares mecânicas; história de tromboembolismo prévio; idade maior que 70 anos; ou portadores de hipertensão arterial sistêmica.

CONTRAINDICAÇÕES

- Em casos de emergência, não há contraindicações para a CVE.
- Em cardioversões elétricas eletivas, as contraindicações incluem:
- Presença de intoxicação digitálica. O uso de digital não contraindica a CVE, mas deve ser suspenso no dia do procedimento.
- Fibrilação ou *flutter* atrial com baixa resposta ventricular na ausência de terapia com medicamentos bradicardizantes.
- Fibrilação atrial em pacientes com tireotoxicose.
- História de bradicardia sintomática ou doença do sistema de condução.
- Pacientes com síndrome bradicardia-taquicardia. Estes não devem ser cardiovertidos na fase de taquicardia, a não ser que apresentem instabilidade clínica e/ou hemodinâmica.
- Distúrbio de eletrólitos como hipocalemia, hipercalemia, hipocalcemia ou hipomagnesemia.
- Ausência de jejum de pelo menos 6 horas antes do procedimento.
- Contraindicação à sedação.
- Complicações graves em cardioversões elétricas prévias.

PROCEDIMENTO DE CARDIOVERSÃO ELÉTRICA

No Pronto-Socorro do Instituto Dante Pazzanese de Cardiologia, além de cardioversões elétricas de emergência, também são realizadas as cardioversões elétricas eletivas, geralmente de pacientes encaminhados do ambulatório de eletrofisiologia, para reversão de fibrilação atrial ou de *flutter* atrial crônicos, que não responderam à cardioversão química. Os procedimentos eletivos são agendados previamente, sendo os pacientes orientados a comparecerem com um acompanhante maior que 18 anos e estarem em jejum no dia da CVE por um período mínimo de 6 horas, a fim de minimizar o risco de vômito e aspiração do conteúdo gástrico. Para CVE eletiva em gestantes ou crianças, o procedimento é realizado com a presença de anestesista.

Para o procedimento de CVE, além da presença de pessoal treinado em atendimento de emergências, são necessários cardioversor elétrico, que deve ser checado diariamente; rede de gases de oxigênio, vácuo

562 | EMERGÊNCIAS CARDIOVASCULARES

e ar comprimido, que devem ser montados e checados; e medicamentos para atendimento de parada cardiorrespiratória.

Avaliação laboratorial

Em caso de CVE eletiva ou em situações de urgências, desde que em pacientes hemodinamicamente e clinicamente estáveis, é realizada análise de eletrólitos antes do procedimento. O paciente é submetido à punção venosa em um dos membros superiores, para coleta de sangue, com dosagem do nível sérico de potássio. São indicados a avaliação da Razão Normatizada Internacional (RNI) no dia da CVE no caso da presença de arritmias emboligênicas, como fibrilação atrial ou *flutter* atrial, e que o paciente esteja plenamente anticoagulado com antagonistas da vitamina K há pelo menos 2 semanas antes do procedimento. A RNI deve está pelo menos acima de 2 no dia da CVE. Em caso de RNI abaixo de 2, o procedimento é suspenso, ficando a critério do médico assistente remarca-lo para outro momento. Com níveis adequados de potássio (3,5 a 5,5 mEq/L) e RNI para a cardioversão, decide-se pela realização do procedimento.

Nos últimos anos, a descoberta de fármacos bloqueadores da trombina ou do fator Xa trouxe nova perspectiva para a terapêutica anticoagulante. Estes fármacos não requerem monitoração da anticoagulação (RNI) e têm pouca interação com medicamentos e alimentos. Três são os anticoagulantes de nova geração: dabigatrana, rivaroxabana e apixabana – estando os três já disponíveis no Brasil. Em uma análise de subgrupo feita a partir do estudo RE-LY, demonstrou-se que a cardioversão pode ser realizada sem riscos maiores de fenômenos tromboembólicos, desde que os pacientes estejam sob uso crônico de dabigatrana; ainda não há dados na literatura referentes ao uso de rivaroxabana ou apixabana neste contexto. Portanto, em pacientes estáveis, com fibrilação atrial persistente, que vão se submeter à CVE, recomendam-se pelo menos 3 semanas de uso contínuo da dabigatrana, preferencialmente 150 mg duas vezes ao dia, sem a necessidade de exames de monitorização. A realização de ecocardiograma transesofágico é opcional. Durante 4 semanas após a CVE, a manutenção da dabigatrana deve ser feita, e sua continuidade deve ser decidida de acordo com o escore de risco para fenômenos tromboembólicos. Em pacientes portadores de próteses valvares, doença valvar hemodinamicamente grave e durante a gravidez, por não ter sido adequadamente testada, a dabigatrana não deve ser utilizada.

Técnica do procedimento

O paciente é informado sobre a técnica do procedimento e obtém-se seu consentimento ou de seu representante legal por escrito. Em seguida, ele é encaminhado para a sala de emergências e submetido à monitorização eletrocardiográfica contínua, da pressão arterial e da saturação de oxigênio.

A CVE requer anestesia geral ou pelo menos uma sedação profunda. Os objetivos da anestesia para a CVE incluem manter boa oxigenação e ventilação, amnésia, sedação, analgesia e manutenção de estabilidade hemodinâmica. Geralmente, não há necessidade de intubação orotraqueal, porém, nos casos de emergência, em que o paciente não se encontra em jejum há pelo menos 6 horas e/ou apresente instabilidade hemodinâmica, a intubação orotraqueal pode ser necessária.

O agente anestésico ideal para ser utilizado na CVE deve induzir rápida perda da consciência, analgesia, amnésia, rápida recuperação e não possuir efeito cumulativo com doses repetidas.

O medicamento utilizado atualmente no Pronto-Socorro do Instituto Dante Pazzanese é o propofol, que é um agente anestésico de curta duração com rápido início de ação de aproximadamente 30 segundos e com rápida recuperação da anestesia. É administrado na dose de 1,5 a 2,5 mg/kg de peso com bólus endovenoso (EV) escalonados de 2 a 3 mL até a sedação profunda ou dose máxima atingida. Seu maior efeito colateral é a hipotensão arterial por vasodilatação, que pode ser diminuída por meio da utilização de baixas doses ou por infusão contínua.

Pode também ser utilizado como alternativa um barbitúrico de ação curta, como o tionembutal, na dose de 3 a 7 mg/kgde peso, por via EV. Dilui-se 1 g de tionembutal em 40 mL de água destilada, obtendo-

-se solução com concentração de 25 mg/mL. Administram-se, inicialmente, 2 a 4 mL (50 a 100 mg) EV e, a cada 1 a 2 minutos, administram-se doses suplementares de 25 a 50 mg, até se obter o efeito anestésico.

Outras alternativas, são: etomidato, que apresenta rápida indução e despertar, e possui menor depressão respiratória do que o propofol; e o midazolam, que apresenta boa ação amnésica e sedativa, além de poucos efeitos colaterais.

Para a análise do efeito anestésico, orienta-se ao paciente que conte de 1 a 10 em voz alta, quantas vezes forem necessárias, até a perda total da consciência, e quando este se encontra em coma anestésico, verifica-se a presença de apneia, testando-se, em seguida, a sensibilidade dolorosa por meio da compressão vigorosa do esterno ou do músculo trapézio.

Um eletrocardiograma de 12 derivações é realizado imediatamente antes e após a CVE.

O cardioversor é ligado sendo acionado também o botão sincronizador. A derivação selecionada deve ser aquela com a maior amplitude das ondas R ou S, para correta sincronização com o cardioversor.

O sincronismo deve ser com o pico da onda R do traçado eletrocardiográfico ao monitor (período refratário absoluto, no qual os tecidos são imunes ou resistentes a qualquer estimulação elétrica) (Figura 55.3).

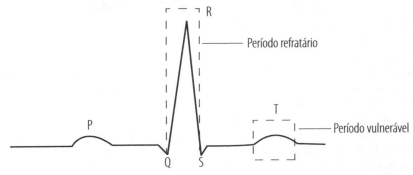

Figura 55.3. Período refratário absoluto, no qual os tecidos são imunes ou resistentes a qualquer estimulação elétrica; período vulnerável, em que abrange a onda T do eletrocardiograma (repolarização), durante o qual um estímulo elétrico pode induzir à fibrilação ventricular.

Os aparelhos de oxigênio devem ser desligados, e qualquer substância inflamável deve ser retirada da sala de emergências durante o procedimento.

As pás (eletrodos) devem ser posicionadas de acordo com uma das posições que se seguem:
- Posição anteroapical: uma pá é localizada na borda superior direita do esterno, abaixo da clavícula no segundo ou terceiro espaço intercostal direito; a segunda pá é localizada à esquerda, com o centro do eletrodo ao nível da linha médio-clavicular no sexto espaço intercostal (Figura 55.4).
- Posição anteroposterior: uma pá é localizada à direita abaixo da clavícula (no segundo ou terceiro espaço intercostal) na borda superior direita do esterno; a segunda pá, localizada na face posterior do hemitórax esquerdo, abaixo do ângulo da escápula esquerda. Esta posição reduz a impedância transtorácica para a metade, podendo-se utilizar a metade da carga preconizada na posição anteroapical;
- Posição ápico-posterior: uma pá é localizada sobre o ápex do coração e o segundo eletrodo, posteriormente, abaixo do ângulo da escápula esquerda.

O suor do tórax deve ser enxugado, a fim de se evitar a dispersão de energia pela superfície torácica, tornando o choque ineficaz.

Antes da primeira carga liberada, são realizadas duas ventilações amplas com bolsa-válvula-máscara (Ambu®). Para adequada ventilação, devem-se realizar a dorso-flexão da cabeça e o acoplamento adequado da máscara de ventilação à boca e ao nariz do paciente. Para avaliação de ventilação adequada, deve-se observar boa expansão do tórax durante cada ventilação.

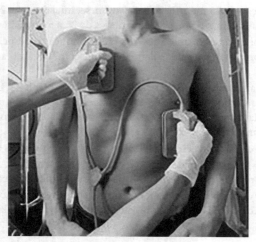

Figura 55.4. Posição anteroapical dos eletrodos do cardioversor manual.

É necessário que o operador avise em voz alta para que todos os membros da equipe se afastem do paciente. É importante certificar-se se há algum membro da equipe em contato direto, por meio da vistoria da cabeça, do tronco e dos membros do paciente. Finalmente, imediatamente antes da administração de cada carga, o operador deve avisá-la em voz alta.

As cardioversões elétricas são realizadas com cardioversor manual de corrente contínua monofásico ou bifásico, pás retangulares com eixo maior de 8 cm, cobertas com gel condutor (Figura 55.5).

A energia inicial recomendada para CVE com cardioversor bifásico para fibrilação atrial em adulto é de 120 J a 200 J. Se ocorrer falha na CVE com o choque inicial, as cargas subsequentes devem ser aumentadas de forma escalonada. A CVE de *flutter* atrial ou de outras taquicardias supraventriculares geralmente requer menos energia, e uma energia inicial de 50 J a 100 J é geralmente suficiente. Se ocorrer falha na dose inicial, devem-se aumentar as cargas subsequentes também de forma gradativa. CVE de fibrilação atrial no adulto com cardioversor monofásico deve ser iniciada com carga de 200 J, com aumento gradativo, caso não tenha sucesso. Para CVE de taquicardia supraventricular em crianças, recomenda-se a dose inicial de 0,5 a 1,0 J/kg de peso e, se não ocorrer sucesso, aplicar 2 J/kg de peso.

A taquicardia ventricular monomórfica apresenta boa resposta à CVE, com o cardioversor seja monofásico ou bifásico. As cargas devem ser liberadas de forma sincronizada, com o pico da onda R com energia inicial de 100 J. Se não há resposta satisfatória ao primeiro choque, é razoável aumentar as cargas dos choques subsequentes de forma gradativa. Para CVE de taquicardia ventricular em crianças, da mesma

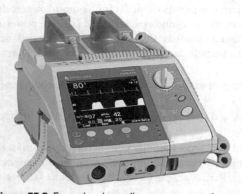
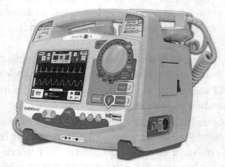

Figura 55.5. Exemplos de cardioversores manuais. Ver figura colorida no encarte

forma que para taquicardia supraventricular, a energia inicial recomendada é de 0,5 a 1,0J/kg de peso e, se não ocorrer reversão da arritmia, aplicar 2 J/kg de peso.

Caso seja necessário mais de um choque, o intervalo entre eles deve ser o menor possível, para reduzir a impedância transtorácica.

Nos casos de taquicardia ventricular sem pulso ou fibrilação ventricular, os choques devem ser não sincronizados, ou seja, é realizada a desfibrilação. Na utilização de desfibriladores bifásicos, a carga inicial recomendada é de 120 a 200 J. Se a carga recomendada pelo fabricante não for conhecida, a desfibrilação com energia máxima deve ser considerada. Para os cardioversores monofásicos, recomenda-se a carga de 360 J.

Deve-se ter a preocupação para manter-se uma força exercida pelo operador de aproximadamente 10 a 15 kg sobre as pás, bem como de não retirá-las rapidamente, após cada choque aplicado, a fim de não dispersar energia. Para este propósito, também é importante manter o contato total das pás com o tórax do paciente.

Os pacientes devem ser mantidos em observação por 2 a 4 horas após o procedimento, com monitorização eletrocardiográfica, da pressão arterial e da saturação de oxigênio.

COMPLICAÇÕES

Com pessoal treinado e técnica adequada, as complicações podem ser evitadas. Dentre as complicações, podem-se citar:

- Queimaduras de pele, que podem ocorrer em decorrência das superfícies das placas não estarem completamente cobertas com gel condutor.
- Acidentes anestésicos.
- Pneumonia aspirativa, em especial nas CVE de emergência, quando não há tempo suficiente para o jejum de pelo menos 6 horas antes do procedimento.
- Hipotensão arterial sistêmica relacionada, principalmente, a efeito colateral do anestésico utilizado.
- Disfunção ventricular esquerda, não se sabendo exatamente o mecanismo responsável por esta complicação.
- Fibrilação ventricular durante o procedimento. Esta complicação pode ser iatrogênica, em decorrência da não verificação pelo operador do sincronismo; se necessário, deve-se religar o botão sincronizador após a aplicação de uma determinada carga. Alguns cardioversores manuais desligam automaticamente o sincronismo após cada carga liberada. Também pode ser secundária a distúrbio eletrolítico, hipoxemia ou intoxicação prévia a medicamentos.
- Assistolia que, geralmente, ocorre em pacientes com doença do nó sinusal ou lesão do sistema de condução. Pacientes com fibrilação atrial com baixa resposta ventricular, que não fazem uso de tratamento antiarrítmico, são propensos a apresentar assistolia após o procedimento.
- Alterações eletrocardiográficas, como elevação do segmento ST, que não refletem necessariamente dano miocárdico. Pode ocorrer imediatamente após a CVE e persistir por aproximadamente 15 minutos.
- Lesão do músculo esquelético, verificada por meio da elevação de enzimas como creatinofosfoquinase (CK), da atividade da isoenzima MB da CK (CKMB), da CKMB-massa e da mioglobina. Não foi observada elevação de troponina I cardíaca após CVE em análise de 74 pacientes submetidos à CVE eletiva no Pronto-Socorro do Instituto Dante Pazzanese.
- Choque inadvertidamente aplicado no operador ou outros membros da equipe de atendimento, que pode ser evitado tendo-se calma durante o procedimento e avisando-se em voz alta para que todos os membros da equipe se afastem do paciente, ao mesmo tempo em que deve-se certificar da total ausência de contato de algum membro da equipe de atendimento com o paciente, por meio da vistoria da cabeça, do tronco e dos membros do paciente;
- Acidentes tromboembólicos, que podem ser evitados com o preparo adequado em relação à anticoagulação dos pacientes com fibrilação atrial ou *flutter* atrial.

566 | EMERGÊNCIAS CARDIOVASCULARES

BIBLIOGRAFIA

Carunchio A, Burattini M, Coletta C, et al. Electrical cardioversion for atrial fibrillation: advantages of the transthoracic biphasic method. Ital Heart J Suppl. 2002;3(6):638-45.

Jauch EC, Cucchiara B, Adeoye O, et al. Guidelines for Cardiopulmonary Resuscitation and Emergency Cardiovascular Care. Circulation. 2010;122(18):S818-28.

Kosior D, Chwyczko T, Stawicki S, et al. Myoglobin and troponin I as markers of myocardial damage during cardioversion of atrial fibrillation. Pol Arch Med Wewn. 2003;110(2):827-36.

Kosior DA, Opolski G, Tadeusiak W, et al. Serum troponin I and myoglobin after monophasic versus biphasic transthoracic shocks for cardioversion of persistent atrial fibrillation. Pacing Clin Electrophysiol. 2005;28(Suppl I):S128-32.

Lorga Filho AM, Azmus AD, Soeiro AM, et al. Diretrizes Brasileiras de Antiagregantes Plaquetários e Anticoagulantes em Cardiologia. Arq Bras Cardiol. 2013;101(3 Supll3 III):1-93.

Mesquita ET, Clare CM. Rotinas das emergências cardiovasculares - Hospital Pró-Cardíaco. São Paulo: Atheneu; 2004.

Nagarakanti R, Ezekowitz MD, Oldgren J, et al. Dabigatran versus warfarin in patients with atrial fibrillation: an analysis of patients undergoing cardioversion. Circulation. 2011;123(2):131-6.

Neumayr G, Hagn C, Gänzer H, et al. Plasma levels of troponin T after electrical cardioversion of atrial fibrillation and flutter. Am J Cardiol. 1997;80(10):1367-9.

Santos E, Pereira MP, Minuzzo L, et al. Cardioversão elétrica e lesão miocárdica: avaliação pelos novos marcadores de lesão miocárdica. Arq Bras Cardiol. 2006;86(3):191-7.

Timerman A, Sousa JEMR, Piegas LS, et al. Urgências cardiovasculares. 2 ed. Rio de Janeiro: Sarvier; 1996.

SEÇÃO 7

CARDIOMIOPATIAS E DOENÇAS DO PERICÁRDIO

Fisiopatologia da insuficiência cardíaca: ativação neuro-humoral

Abílio Augusto Fragata Filho

> **Palavras-chave:** Insuficiência cardíaca; Ativação neuro-humoral; Renina-angiotensina-aldosterona; Peptídeos natriuréticos; Receptores beta-adrenérgicos; Remodelamento ventricular.

INTRODUÇÃO

A insuficiência cardíaca permanece como uma das mais importantes e frequentes síndromes, com altas morbidade e mortalidade. Em países desenvolvidos, sua prevalência é estimada em 2%. O entendimento dos mecanismos que levam ao estabelecimento e à progressão da insuficiência cardíaca, particularmente a ativação neuro-humoral, é o substrato primordial no desenvolvimento dos diversos medicamentos desenvolvidos nas últimas décadas, e que melhoraram muito a vida e a sobrevida destes pacientes. Apesar do progresso no tratamento desta síndrome, a necessidade de internações por episódios de descompensação e sua mortalidade permanecem altas.

Um episódio que agrida significativamente o coração (quer seja de maneira aguda, como o infarto do miocárdio, ou insidiosa, por uma série de mecanismos) leva à diminuição do débito cardíaco, devido à disfunção sistólica que então se instala. Segue-se a ativação de vários mecanismos compensatórios, visando preservar a pressão arterial e o débito cardíaco, protegendo os territórios nobres do organismo (cérebro e coração), em detrimentos de outros órgãos.

Alguns conceitos são importantes para o entendimento da fisiopatologia da insuficiência cardíaca, conforme detalhado a seguir.

Remodelamento do ventrículo esquerdo

Caracteriza-se por mudanças na massa, no volume e na forma do ventrículo esquerdo, como consequência de lesão miocárdica e/ou condições hemodinâmicas anormais. Os cardiomiócitos comprometidos sofrem várias alterações biológicas (hipertrofia, diminuição da sensibilidade dos receptores beta-adrenérgicos, diminuição da expressão genética da alfa-miosina de cadeia pesada e aumento da expressão genética da beta-miosina de cadeia pesada) que ocasionam progressiva perda da função.

Hipertrofia dos cardiomiócitos

A hipertrofia excêntrica ocorre quando há sobrecarga de volume, enquanto a concêntrica relaciona-se com aumento da resistência periférica. Os miócitos hipertrofiados apresentam mudanças na composição e na arquitetura do sarcômero, com modificações na expressão da miosina de cadeia leve, do complexo troponina-tropomiosina e da titina.

Dessensibilização dos receptores beta-adrenérgicos

Em corações normais, predominam os receptores beta-1 adrenérgicos (70% a 80%), sendo que os beta-2 correspondem a 20% a 30%. No coração insuficiente há queda significativa dos receptores beta-1, praticamente igualando-se à prevalência dos dois receptores beta.

A ativação neuro-humoral leva à morte dos miócitos, por ação da noradrenalina e da angiotensina II. Em menor intensidade e importância, a apoptose também contribui para a progressão da disfunção. Os receptores beta-1 adrenérgicos, a angiotensina II e o fator de necrose tumoral favorecem a apoptose, enquanto os beta-2 desenvolvem papel protetor.

ATIVAÇÃO NEURO-HUMORAL

Os barorreceptores arteriais periféricos identificam a queda do débito cardíaco, que leva à diminuição da pressão arterial. Assim, o sistema neuro-humoral é ativado, representado pelo sistema nervoso simpático e pelo sistema renina-angiotensina-aldosterona. Esta ativação leva ao aumento da frequência e da contratilidade cardíaca, à vasoconstrição arterial periférica e à retenção de sódio e água pelos rins. Desta forma, o débito cardíaco é preservado. Em curtos períodos, este mecanismo serve para preservar a homeostase, porém, a persistência deste sistema ativado é responsável pela piora da disfunção e do consequente remodelamento ventricular, perpetuando e agravando a insuficiência cardíaca. Isto leva a mudanças em vários sistemas que antagonizam o sistema nervoso simpático e o sistema renina-angiotensina-aldosterona. Assim, há perda do tônus parassimpático e aumento da resistência aos peptídeos natriuréticos. O termo neuro-hormônio designa inúmeras moléculas envolvidas na fisiopatologia da disfunção sistólica. Estas são produzidas pelo sistema neuroendócrino, afetando o coração por via endócrina. Todavia, neuro-hormônios, como noradrenalina e angiotensina II, são também sintetizados diretamente pelo miocárdio, agindo de maneira autócrina e parácrina.

MECANISMOS DE DETEÇÃO DA QUEDA DO DÉBITO CARDÍACO

Receptores de baixa pressão

Localizam-se preferencialmente nos átrios. O estiramento das fibras atriais causado pelo aumento de volume ou de pressão intra-atrial ativa os mecanorreceptores de baixa pressão, com consequente liberação de peptídeos natriuréticos, supressão da liberação simpática, diminuição da liberação de renina e vasopressina, ocasionando diurese e natriurese.

Receptores de alta pressão

A queda de pressão sentida pelos mecanorreceptores, localizados no arco aórtico e no seio carotídeo, leva à ativação do sistema nervoso simpático e do eixo renina-angiotensina-aldosterona, além da liberação de vasopressina.

A manutenção da ativação do sistema nervoso simpático exerce efeitos deletérios no coração, nos rins e na vasculatura periférica. Em consequência destes mecanismos, ocorrem aumento da frequência e da contratilidade cardíaca, e vasoconstrição periférica, com retenção de sódio e água, e ativação do sistema renina-angiotensina-aldosterona. A hipóxia e a hipercapnia também levam ao aumento da ativação neuro-humoral, com piora progressiva da capacidade funcional e dos sintomas, redução da tolerância aos exercícios e diminuição da sobrevida.

SISTEMA RENINA-ANGIOTENSINA-ALDOSTERONA

O aumento da atividade simpática leva à vasoconstrição da artéria renal aferente, com diminuição do fluxo, que é sentido pelo aparelho justaglomerular. Há, então, liberação de renina, além da ativação dos receptores beta-1, que também estimulam esta liberação.

A renina atua no substrato angiotensinogênio produzido no fígado, convertendo-o em angiotensina I (decapeptídeo). Sob a ação da enzima conversora da angiotensina (encontrada predominantemente no endotélio vascular, principalmente nos pulmões), ocorre a transformação da angiotensina I em angiotensina II (octapeptídeo), que é um potente vasoconstritor. A angiotensina II media a estimulação dos receptores AT1 na suprarrenal, ocasionando a liberação de aldosterona. A angiotensina II entre outras ações, promove a retenção de sódio no túbulo proximal renal, enquanto que a aldosterona facilita a reabsorção no túbulo distal. Pela retenção de sódio, há aumento da osmolaridade plasmática. Há, então, estimulação cerebral (pela própria angiotensina II), com liberação de arginina-vasopressina, que promove a retenção de água, visando equilibrar a osmolaridade. Este mecanismo, contudo, pode levar à hiponatremia.

Estudos experimentais têm sugerido que a angiotensina II pode dar origem a outros peptídeos, como angiotensina III, angiotensina IV e angiotensina 1-7. Relaciona-se a angiotensina III à estimulação das suprarrenais para produção de aldosterona e liberação de vasopressina no cérebro. A angiotensina IV (metabólito da angiotensina III) estaria mais relacionada a alterações vasculares.

PEPTÍDEOS NATRIURÉTICOS

Os peptídeos natriuréticos são produzidos como resposta ao estiramento das fibras miocárdicas e responsáveis pela regulação dos mecanismos neuro-humorais. Ocasionam vasodilatação, diminuição da pressão arterial, natriurese e diurese, diminuição da liberação de renina, melhora do fluxo renal, diminuindo a hipertrofia e a fibrose cardíaca. Os peptídeos mais importantes são: peptídeo natriurético atrial (ANP), peptídeo natriurético tipo B (BNP) e peptídeo natriurético tipo C (CNP). ANP e BNP são liberados pelos cardiomiócitos em resposta à elevação das pressões de enchimento, enquanto que o CNP é liberado pelas células endoteliais.

Na presença de insuficiência cardíaca, os níveis séricos destes peptídeos encontram-se elevados. O BNP ou seu fragmento inativo NT-proBNP são utilizados atualmente para diagnóstico diferencial de dispneia na sala de emergência. Estudos têm demonstrado a existência de BNP ativo e inativo, sendo que, na insuficiência cardíaca, parece haver deficiência do BNP ativo (que exerce atividade protetora) e elevação do BNP inativo. Outra maneira de aumentar a concentração de peptídeos natriuréticos é reduzindo sua degradação por meio da inibição de neprelisina. Este peptídeo está presente nos rins (principalmente no túbulo proximal), nos pulmões, nas células endoteliais, nas células da musculatura lisa e nos cardiomiócitos. A neprelisina é uma enzima que ocasiona inativação de muitos peptídeos, incluindo os peptídeos natriuréticos. Vários inibidores da neprelisina foram experimentados no tratamento da insuficiência cardíaca, observando-se aumento da natriurese, porém, com elevação dos níveis de angiotensina II e endotelina I. A inibição da neprelisina e da enzima de conversão da angiotensina podem levar a angioedema, devido ao aumento dos níveis de bradicinina. Por estes efeitos indesejáveis, a associação de inibidores de neprelisina e bloqueadores dos receptores de angiotensina (que não elevam a bradicinina) tem se mostrado mais eficaz. O estudo PARADIGM-HF mostrou resultados melhores com esta associação (sacubitril/valsartan), quando comparada ao enalapril isoladamente.

A progressão da insuficiência cardíaca depende, em parte, da manutenção da ativação do sistema nervoso simpático e do sistema renina-angiotensina-aldosterona. Inicialmente, esta ativação é benéfica na

CARDIOMIOPATIAS E DOENÇAS DO PERICÁRDIO

manutenção da homeostase, mas, em longo prazo, é altamente deletéria. A compreensão deste mecanismo tem sido o alicerce do tratamento da insuficiência cardíaca; todavia, ainda há muito que se entender sobre os mecanismos envolvidos na fisiopatologia desta síndrome.

BIBLIOGRAFIA

Justin Hartupeeand Douglas L. Mann. Neurohormonalactivation in heartfailurewithreducedejectionfraction. Nature Reviews Cardiology. 2017;14.

Legate Philip, Paul R Kalra. Neurohumoralactivation in heart failure and the implications for treatment. The British Journal of Cardiology.2016;23 Supplement 1.

McMurray JJ, Adamopoulos S, Anker SD, et al.; ESC Committee for Practice Guidelines. ESC guidelines for the diagnosis and treatment of acute and chronic heart failure 2012. Eur Heart J. 2012;33(14):1787-847.

McMurray JJ, Packer M, Desai AS, et al.; PARADIGM-HF Committees Investigators. Baseline characteristicsandtreatmentofpatients in Prospectivecomparisonof ARNI with ACEI to Determine Impacton Global Mortalityandmorbidity in Heart Failuretrial (PARADIGM-HF). Eur J Heart Fail. 2014;16(7):817-25.

Packer M. The neurohormonal hypothesis: a theory to explain the mechanism of disease progression in heart failure. J Am Coll Cardiol. 1992;20(1):248-54.

WRITING COMMITTEE MEMBERS, Yancy CW, Jessup M, et al. 2016 ACC/AHA/HFSA Focused Update on New Pharmacological Therapy for Heart Failure: An Update of the 2013 ACCF/AHA Guideline for the Management of Heart Failure: A Report of the American College of Cardiology/American Heart Association Task Force on Clinical Practice Guidelines and the Heart Failure Society of America.. Circulation. 2016;134(13):e282-93. Erratum in: Circulation. 2016 Sep 27;134(13):e298.

WRITING COMMITTEE MEMBERS, Yancy CW, Jessup M, et al.; American College of Cardiology Foundation/American Heart Association Task Force on Practice Guidelines. 2013 ACCF/AHA Guideline for the Management of Heart Failure A Reportofthe American CollegeofCardiology Foundation/American Heart AssociationTask Force onPracticeGuidelines. Circulation. 2013;128(16):e240-e327.

57

Insuficiência cardíaca: conceito, diagnóstico e classificação

Edileide de Barros Correia

Palavras-chave: Peptídeo natriurético; Insuficiência cardíaca, Ecocardiograma, Diagnóstico; Fração de ejeção.

INTRODUÇÃO

A insuficiência cardíaca (IC) é considerada um problema de saúde pública por sua alta prevalência com, aproximadamente, 1% a 2% da população adulta em países desenvolvidos, aumentando para ≥ 10% em indivíduos com mais de 70 anos de idade.

A IC pode ser definida como a incapacidade do coração atender às demandas da perfusão tissular sistêmica ou fazê-lo à custa de elevadas pressões de enchimento. É uma síndrome clínica caracterizada por sintomas de dispneia e cansaço, que podem estar associados a sinais de sobrecarga de volume, como turgência jugular, edema de membros inferiores e estertores pulmonares (Figura 57.1). É causada pela redução do débito cardíaco ou pela elevação das pressões intracavitárias em repouso e/ou ao esforço que, por sua vez, ocorrem por alteração funcional e/ou estrutural do coração.

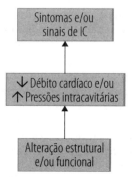

Figura 57.1. Conceito de insuficiência cardíaca.

574 | CARDIOMIOPATIAS E DOENÇAS DO PERICÁRDIO

Esta definição de IC, com o critério de presença de sintomas, contrasta com a classificação de estágios, que a classifica em estágio A e B quando não há sintomas. O reconhecimento da IC nestes dois estágios é importante porque o início precoce do tratamento, quando ainda não há sintomas, está relacionado com aumento de sobrevida. Os sintomas também podem não estar presentes quando é grande a limitação física ou negação da doença. A identificação da alteração estrutural ou funcional é fundamental, por levar a estratégias terapêuticas diferentes.

Podem ser causas de IC: disfunção diastólica, disfunção sistólica, alterações do pericárdio e do endocárdio, alterações valvares, alterações do ritmo e do sistema de condução.

O diagnóstico da alteração estrutural da IC, em alguns casos, necessita ser feito rapidamente como, por exemplo, na emergência, diante de um derrame pericárdico volumoso com repercussão hemodinâmica, ou um quadro de tromboembolismo pulmonar e de um edema agudo pulmonar hipertensivo. A presença de um cardiologista clínico com capacidade de fazer o diagnóstico diferencial é fundamental para a boa evolução.

DIAGNÓSTICO

O diagnóstico de IC pode representar um grande desafio. Os sintomas não são específicos e podem ocorrer em uma série de outras doenças, como insuficiência renal crônica, obesidade e, principalmente, doença pulmonar obstrutiva crônica. Após o diagnóstico, é obrigatório identificar a alteração estrutural ou funcional que determinou a IC. Posteriormente, é necessário o reconhecimento de seu perfil hemodinâmico.

Uma história detalhada da doença atual deve ser feita. A presença de comorbidades, como hipertensão arterial, *diabetes mellitus* e infarto do miocárdio, é frequente. Rara é a apresentação de IC em pacientes sem nenhum antecedente mórbido.

Sintomas

Os sintomas de dispneia, ortopneia, edema de membros inferiores, dispneia paroxística noturna, noctúria e fadigabilidade são inespecíficos e insuficientes para discriminar IC de outras condições. Um sintoma de IC denominado "bendopneia" foi descrito recentemente e corresponde ao surgimento de dispneia 30 segundos após a inclinação do corpo para frente. Foi descrita por Thibodeau, que estudou 102 pacientes encaminhados para realização de cateterismo direito. Neste estudo, observou-se este sintoma em 28% dos pacientes com IC. Estes pacientes tinham maior frequência de turgência jugular patológica, pressões direitas mais elevadas, maior pressão capilar pulmonar e menor índice cardíaco. O reconhecimento deste novo sintoma pode ajudar na identificação do perfil hemodinâmico dos pacientes.

Sinais

São considerados os mais específicos: a turgência jugular patológica, a hepatomegalia, o refluxo hepatojugular, o edema de membros inferiores, os estertores pulmonares, a terceira bulha e o desvio do ictus para esquerda. A manobra de elevação de membros inferiores e a observação da turgência de veias jugulares e piora do padrão respiratório são úteis para a avaliação do *status* volêmico.

Recomenda-se um exame físico cuidadoso, com palpação abdominal criteriosa, observação de pletora facial ao deitar e do desconforto respiratório para assumir a posição supina.

Muitas vezes, o exame físico é muito limitado para o diagnóstico de IC. Isto ocorre nos pacientes obesos, muito idosos, que não conseguem deitar-se para serem examinados por problemas ortopédicos ou neurológicos e, principalmente, naqueles com doença pulmonar obstrutiva crônica. Em cada consulta, torna-se necessária a reavaliação dos sintomas e do exame físico, com particular atenção aos sinais de congestão. Recomendamos enfaticamente a anotação do peso corporal do paciente, que, em algumas circunstâncias, torna-se um único elemento para avaliação da mudança do *status* volêmico e da resposta terapêutica. A resposta clínica, a melhora dos sintomas e o desaparecimento dos sinais de congestão definem a estratégia terapêutica a ser tomada. Estando o paciente em perfil hemodinâmico A, sem sinais de hipervolemia, deve-se otimizar o uso do betabloqueador, reduzir a dose do diurético de alça e otimizar seu tratamento medicamento. Persistindo os sintomas e não havendo sinais clínicos de hipervolemia e com terapêutica farmacológica otimizada, está indicada uma terapia adicional, como a substituição de inibidor de enzima conversora da angiotensina por ARNi (sigla do inglês *angiotensin receptor neprilysin inhibitor*; valsartan e sacubitril), o uso de ivabradina, a ressincronização se houver alargamento do QRS, o uso de digital ou, ainda, o transplante cardíaco. Portanto, a monitoração clínica, com a avaliação dos sinais e sintomas, é de fundamental importância.

Eletrocardiograma

O primeiro exame a ser realizado é o eletrocardiograma (ECG), que, em algumas circunstâncias, possibilita o diagnóstico da causa básica da IC. Sendo normal, torna menos provável o diagnóstico de IC, com alto valor preditivo negativo. São alterações eletrocardiográficas que podem descortinar a causa da IC: arritmias incessantes, grande densidade de extrassistolia ventricular e zonas inativas sugerindo infarto prévio. Algumas levam a mudanças de tratamento, como a presença de fibrilação atrial, com indicação de anticoagulação, e o padrão de bloqueio de ramo esquerdo, com indicação de terapia de ressincronização.

Radiografia e tomografia de tórax

São úteis, nos cenários crônico e, principalmente, no agudo, pela identificação de derrame pericárdico, derrame pleural, edema intersticial ou alveolar, congestão venosa pulmonar, alterações pulmonares que podem ser causa da disfunção ventricular, como na sarcoidose, e também causas da descompensação, como infecções pulmonares.

Peptídeos natriuréticos

Podem ser usados como um teste diagnóstico inicial. No entanto, níveis elevados não são diagnósticos e só tornam o diagnóstico provável; níveis normais em pacientes com suspeita de IC tornam o diagnóstico muito improvável (nos níveis de corte do peptídeo natriurético cerebral – BNP < 100 pg/mL e da porção N-terminal do peptídeo natriurético tipo B – NT-proBNP < 300 pg/mL no cenário agudo). No cenário crônico, os valores de corte são menores, em torno de 35 pg/mL para o BNP e de 125 pg/mL para o NT--proBNP. Valores abaixo destes excluem o diagnóstico de IC.

Em média, valores são menores para IC com fração de ejeção preservada (ICFEP) do que na IC com fração de ejeção reduzida (ICFER). Os valores preditivos negativos são altos (0,94 a 0,98) nos cenários agudos e crônico. Já os valores preditivos positivos são muito baixos, tanto nos cenários agudo e crônico (0,66 a 0,67, no agudo, e 0,44 a 0,57, no crônico). Portanto, os níveis de peptídeos natriuréticos devem ser usados para descartar IC, mas não para fazer diagnóstico. Isto porque uma variedade de condições cardíacas e não cardíacas, além da IC, pode elevar este marcador, como a idade, a fibrilação atrial, a insuficiência renal (que são os principais fatores que aumentam os níveis) e a obesidade (que os diminuem) (Quadro 57.1).

Ecocardiografia transtorácica

É o método diagnóstico de maior importância na IC e o de escolha para a avaliação inicial. É útil para o diagnóstico de IC e para avaliar a alteração cardíaca estrutural e/ou funcional. Recentemente, a ecocardiografia tem apresentado novas perspectivas na avaliação e monitoração hemodinâmica do paciente, dando informações sobre o estado volêmico, o débito cardíaco e a predição de resposta à infusão de volume. Neste contexto da ecocardiografia hemodinâmica, a observação do tamanho e do grau de colapso da veia cava inferior com os movimentos inspiratórios é extremamente útil para a avaliação da pressão do átrio direito. Com outras medidas ecocardiográficas, podemos também ter uma avaliação de pressões de outras câmaras, como, por exemplo, a E/e', estimando a pressão do átrio esquerdo.

576 | CARDIOMIOPATIAS E DOENÇAS DO PERICÁRDIO

Podemos, assim, estimar as pressões intracavitárias e fazer as mudanças terapêuticas cabíveis. A grande limitação para o uso da ecocardiografia hemodinâmica é o fato de ser necessária a realização do exame no dia ou 2 dias antes da avaliação clínica. Desta maneira, só se torna aplicável para os pacientes com IC aguda, hospitalizados, principalmente nos pacientes críticos.

Quadro 57.1. Causas de elevação dos níveis de peptídeos natriuréticos.

Causas cardíacas	Causas não cardíacas
Embolia pulmonar	Idade avançada
Hipertrofia miocárdica	Acidente vascular cerebral isquêmico
Infarto do miocárdio	Insuficiência renal
Pós-operatório de cirurgia cardíaca	Hemorragia subaracnoidea
Pós-cardioversão elétrica	Disfunção hepática
Miocardites	Doença pulmonar obstrutiva crônica
Síndrome coronária aguda	Síndrome paraneoplásica
Valvopatias	Infecção severa
Doença congênita	Queimadura
Hipertensão pulmonar	Anemia
Taquiarritmia atrial e ventricular (por exemplo, fibrilação atrial)	Alterações hormonais e metabólicas (por exemplo, cetoacidose diabética e tireotoxicose)
Contusão cardíaca	

Ressonância magnética do coração

É reconhecida como padrão-ouro para medidas de volume, massa e fração de ejeção do ventrículo esquerdo e direito. É o único método de imagem que avalia a presença, a distribuição e a intensidade de fibrose miocárdica. As principais indicações são: janela ecocardiográfica inadequada, doenças congênitas complexas, diagnóstico de doenças de depósito, miocardiopatia não compactada e, ainda, avaliação de isquemia (com o uso de dipiridamol) e confirmação de infarto prévio (pela caracterização do realce tardio). As principais limitações incluem alto custo, disfunção renal (*clearance* < 30 mL/kg/minuto), claustrofobia, implantes metálicos e taquiarritmias.

Cintilografia de perfusão miocárdica

Método de escolha não invasivo para detecção de isquemia e viabilidade miocárdica. A cintilografia de perfusão miocárdica com dipiridamol pode também ser útil em detectar deposição de amiloide transtiretina.

Angiotomografia coronária

Recomendada para descartar doença coronária nos pacientes com risco baixo e intermediário para doença arterial coronária.

Coronariografia

É geralmente recomendada naqueles pacientes com angina refratária e na ausência de contraindicações para cirurgia de revascularização miocárdica, nos pacientes com história de parada cardíaca recuperada e arritmias ventriculares sintomáticas, naqueles de alto risco de doença cardiovascular e também aqueles com cintilografia perfusão miocárdica positiva (Quadro 57.2).

Quadro 57.2. Indicações de coronariografia no paciente com insuficiência cardíaca.

Angina refratária na ausência de contraindicação de revascularização miocárdica
Parada cardíaca recuperada
Cintilografia de perfusão miocárdica positiva
Pacientes de alto risco cardiovascular
Arritmias ventriculares sintomáticas

Diagnóstico da insuficiência cardíaca com fração de ejeção preservada

O diagnóstico da ICFEP é ainda mais desafiador, pela inespecificidade dos sintomas e a presença maior de comorbidades. É mais prevalente nas mulheres idosas, hipertensas, com fibrilação atrial e obesas. Acredita-se que a falta de benefícios do tratamento medicamentoso para estes pacientes deva-se a diagnósticos inadequados. O ecocardiograma tem papel central para o diagnóstico na avaliação da função diastólica.

Os critérios exigidos são: presença de sinais e sintomas de IC; fração de ejeção ≥ 50%; níveis elevados de BNP > 35pg/mL e NT-proBNP > 125 pg/mL; e alterações da função diastólica, como relação da média de E/e' > 14, velocidade de e' septal < 7 cm/s ou velocidade de e' lateral < 10 cm/s, velocidade do jato de regurgitação tricúspide > 2,8 m/s e volume indexado de átrio esquerdo > 34 mL/m². Na presença de três ou quatro destes critérios de disfunção diastólica, é confirmada a disfunção diastólica e, na presença de apenas dois critérios, a disfunção diastólica é indeterminada. Estes são os novos critérios de disfunção diastólica da diretriz de 2016 da *American Society of Echocardiography* adaptados aos critérios anteriores de ICFEP (Figura 57.2).

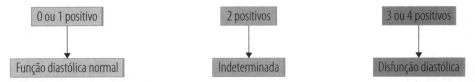

Figura 57.2. Novos critérios de disfunção diastólica.

CLASSIFICAÇÃO DA INSUFICIÊNCIA CARDÍACA

A IC pode ser classificada de acordo com o grau de disfunção sistólica, em IC com fração de ejeção (FE) reduzida (FE < 40%), preservada (FE > 50%) e IC com FE média (FE entre 40% e 50%) – terminologia introduzida na última diretriz da *European Society of Cardiology* em 2016 (Quadro 57.3).

Quadro 57.3. Classificação da insuficiência cardíaca, conforme fração de ejeção.

ICFER	ICFEM	ICFEP
FE < 40%	FE 40% a 49%	FE > 50%
	Peptídeos natriuréticos ↑ Alteração estrutural (HVE e ↑ AE) Disfunção diastólica	Peptídeos natriuréticos ↑ Alteração estrutural (HVE e ↑ AE) Disfunção diastólica

ICFER: insuficiência cardíaca com fração de ejeção reduzida; ICFEM: insuficiência cardíaca com fração de ejeção média; ICFEP: insuficiência cardíaca com fração de ejeção preservada; FE: fração de ejeção; HVE: hipertrofia ventricular esquerda; AE: átrio esquerdo.

578 | CARDIOMIOPATIAS E DOENÇAS DO PERICÁRDIO

A IC crônica tem sido agrupada, com base na intensidade dos sintomas, em quatro classes propostas pela *New York Heart Association* (Quadro 57.4). Estas classes estratificam o grau de limitação imposto pela doença para atividades cotidianas do indivíduo. Portanto, esta classificação, além de possuir caráter funcional, é também uma maneira de avaliar a qualidade de vida do paciente diante de sua doença e sua gravidade.

Quadro 57.4. Classificação da insuficiência cardíaca conforme a classe funcional da *New York Heart Association* (NYHA).

Classe funcional	Descrição
I	Sintomas aos esforços bem maiores que os habituais
II	Sintomas aos esforços habituais de maior intensidade
III	Sintomas aos esforços habituais de menor intensidade
IV	Sintomas em repouso

As quatro classes propostas são:
- **I**: ausência de sintomas durante atividades cotidianas. A limitação para esforços é semelhante à esperada em indivíduos normais.
- **II**: sintomas desencadeados por atividades maiores, porém, cotidianas, como subir um lance de escada.
- **III**: sintomas desencadeados em atividades cotidianas de menor intensidade e pequenos esforços, como, por exemplo, tomar banho.
- **IV**: sintomas em repouso.

Já a classificação da *American College of Cardiology* (ACC) e da *American Heart Association* (AHA) divide a IC em estágios:
- **A**: inclui pacientes sob o risco de desenvolver IC, mas ainda sem doença estrutural perceptível e sintomas atribuíveis à IC.
- **B**: quando há disfunção sistólica assintomática.
- **C**: quando há disfunção e sintomas.
- **D**: quando há disfunção e os sintomas são graves e refratários ao tratamento habitual (Quadro 57.5).

Quadro 57.5. Classificação da insuficiência cardíaca conforme progressão da doença– ACC/AHA.

Estágio	Descrição
A	Ausência de sintomas e disfunção
B	Ausência de sintomas presença de disfunção
C	Sintomas e disfunção grave
D	Sintomas graves refratários e disfunção

Ainda podemos classificar a IC conforme o tempo de início dos sintomas (Quadro 57.6):
- **Aguda**: que refere-se à condição em que os sintomas tiveram início recente e de rápida evolução, ou quando há exacerbação dos sintomas e/ou piora dos sinais de uma IC crônica, quando também pode ser usado o termo "IC descompensada".
- **Crônica**: quando os sintomas já estão presentes há algum tempo.

Quadro 57.6. Classificação da insuficiência cardíaca conforme *status* clínico.

Insuficiência cardíaca aguda	Início recente/piora sintomas crônicos
Insuficiência cardíaca crônica	Sintomas crônicos

Na IC aguda, o diagnóstico do perfil clínico/hemodinâmico é importante para a definição da estratégia terapêutica. Podemos estabelecer quatro perfis: A, B, C ou D (ou L). No perfil A, o paciente se encontra quente e seco (27%); no perfil B, quente e congesto (perfil mais prevalente, 49% a 67%); no C, frio e congesto (20% a 28%); e no D, frio e seco (3% a 5%) (Quadro 57.7).

Quadro 57.7. Classificação da insuficiência cardíaca, conforme perfil clínico/hemodinâmico.

Quente e seco A	Quente e úmido B
Frio e seco D (L)	Frio e úmido C

BIBLIOGRAFIA

Montera MW, Mesquita ET, Colafranceschi AS, et al. Sociedade Brasileira de Cardiologia. I Diretriz Brasileira de Miocardites e Pericardites. Arq Bras Cardiol. 2013;100(4 supl 1):1-36.

Ponikowski P, Voors AA, Anker SD, et al The Task Force for the diagnosis and treatment of acute and chronic heart failure of the European Society of Cardiology (ESC). Eur Heart J. 2016;37(27):2129-2200.

Nagueh SF, Smiseth OA, Appleton CP, et al. Recommendations for the Evaluation of Left Ventricular Diastolic Function by Echocardiography: An Update from the American Society of Echocardiography and the European Association of Cardiovascular Imaging. J Am Soc Echocardiogr. 2016 Apr;29(4):277-314.

Yancy CW, Jessup M, Bozkurt B, et al., Wilkoff BL; AmericanCollege of Cardiology Foundation; American Heart Association Task Force on Practice Guidelines. 2013 ACCF/AHA Guideline for the Management of Heart Failure. J Am Coll Cardiol. 2013;62(16):e147-239.

WRITING COMMITTEE MEMBERS, Yancy CW, Jessup M, et al. 2016 ACC/AHA/HFSA Focused Update on New Pharmacological Therapy for Heart Failure: An Update of the 2013 ACCF/AHA Guideline for the Management of Heart Failure: A Report of the American College of Cardiology/American Heart Association Task Force on Clinical Practice Guidelines and the Heart Failure Society of America. Circulation. 2016;134(13):e282-93.

58

Doença de Chagas

Abílio Augusto Fragata Filho

> **Palavras-chave:** Doença de Chagas; *Trypanosoma cruzi*; Cardiopatia chagásica; Insuficiência cardíaca; Benzonidazol; Nifurtimox.

INTRODUÇÃO

A doença de Chagas foi descrita em 1909 por Carlos Chagas. Segundo dados da Organização Mundial de Saúde (OMS), é a quarta causa mais frequente de doenças tropicais, ficando atrás da malária, da tuberculose e da esquistossomose. Compromete cerca de 6 a 7 milhões de indivíduos, sendo cerca de 1,2 milhão no Brasil.

É transmitida ao homem e demais mamíferos habitualmente por meio do contágio com as fezes do inseto vetor (do gênero *Triatominae*), nas quais se encontram as formas infectantes do parasita *Trypanosoma cruzi*, causador desta enfermidade. No Brasil atual, este mecanismo deixou de ser o mais importante na transmissão da doença. Outras possíveis formas de transmissão, igualmente com menor impacto epidemiológico nos dias de hoje, devem ser consideradas, como transfusão sanguínea, transmissão materno-fetal, transmissão acidental (profissionais que trabalham com culturas do parasita, por exemplo) e por transplante de órgãos. Nas duas últimas décadas, a transmissão oral tem se mostrado a mais prevalente, principalmente na região Amazônica, pela ingestão de suco de açaí contaminado por fezes do inseto ou pela própria presença deste, moído juntamente do fruto. É, hoje, no Brasil, o principal mecanismo de transmissão.

Com a globalização, muitos latinos migraram para outros continentes, levando consigo *T. cruzi* e transmitindo-o principalmente por transfusão sanguínea ou transplante de órgãos. Desta forma, a doença se espalhou pelo mundo, constituindo-se em sério problema de saúde pública, nos diversos países da América do Norte, Europa (principalmente Espanha), Ásia e Oceania

DIAGNÓSTICO

Na fase aguda, o diagnóstico é feito pelo encontro do parasita no sangue periférico, quer por exame direto, da gota espessa e do micro-hematócrito, que por outros exames.

582 | CARDIOMIOPATIAS E DOENÇAS DO PERICÁRDIO

O diagnóstico na fase crônica baseia-se em dados epidemiológicos associadamente ao encontro de anticorpos em exame de soro. A OMS exige a positividade de dois ou mais exames realizados com técnicas diferentes (imunofluorescência, hemoaglutinação, ELISA etc.), para a confirmação diagnóstica. A procura pelo parasita no sangue periférico na fase crônica, não deve ser feita para diagnóstico, considerando a baixa parasitemia nesta fase. Quando em protocolos de pesquisa, esta pesquisa pode ser realizada por hemocultura, xenodiagnóstico e reação de polimerase em cadeia (PCR). Estes exames ditos parasitológicos têm valor somente quando positivos, ou seja, quando se encontra o parasita. O exame negativo não significa ausência de *T. cruzi*, pois ele está no sangue em suspensão, ou seja, qualquer volume deste sangue não é obrigatoriamente representativo de toda a volemia. Os anticorpos detectados pelas reações sorológicas estão na circulação em solução. Desta forma, qualquer quantidade de sangue representa a volemia.

A CLÍNICA

A doença de Chagas se caracteriza por uma fase aguda, em que há alta parasitemia e inflamação, porém, com pouca repercussão clínica, exceto quando acomete indivíduos com estado geral muito comprometido. Nesta situação, ela pode ser grave e até ocasionar a morte. Em pacientes imunodeprimidos, pode ocorrer a forma nervosa, com menigoencefalite, condição esta de alta mortalidade. Esta fase persiste por cerca de 8 a 10 semanas. A parasitemia e a inflamação diminuem progressivamente, mas não se extinguem. Mesmo após décadas de evolução, é possível encontrar parasitas no sangue circulante, bem como processo inflamatório. Segue-se a fase crônica, que perdura por toda a vida do paciente. Nesta fase, há um período sem sinais de comprometimento dos órgãos-alvo (coração, esôfago e cólon). A doença pode permanecer para sempre, o que ocorre em cerca de 60% dos casos (forma indeterminada). Como normatização de conceito, fala-se em forma indeterminada quando há exame do soro positivo para doença de Chagas, ausência de sintomas, e eletrocardiograma, radiografia de tórax, esofagograma e enema opaco normais. Pacientes nesta forma requerem avaliação anual ou bianual apenas com eletrocardiograma, pois enquanto este se mantiver normal, o prognóstico se assemelha aos não contaminados. Em cerca de 40% dos casos há evolução para as formas clínicas, megaesôfago, megacolo e cardiopatia, sendo esta última a que se reveste de maior morbimortalidade. Cabe salientar que a cardiopatia grave é observada em somente 10% dos enfermos. A associação de comprometimento cardíaco e digestivo pode ocorrer, se bem que menos frequentemente.

O Quadro 58.1 esquematiza a classificação da doença de Chagas adotada pela Sociedade Brasileira de Cardiologia (SBC).

Quadro 58.1. Classificação da doença de Chagas da Sociedade Brasileira de Cardiologia.

Fase aguda	Fase crônica				
	Forma indeterminada	Forma cardíaca sem disfunção ventricular	Forma cardíaca com disfunção ventricular		
	A	B1	B2	C	D
Pacientes com quadro compatível com doença de Chagas aguda	Paciente sob risco de desenvolver ICC. Possuem sorologia positiva, não têm cardiopatia estrutural ou sintomas de ICC. Também não têm alterações digestivas	Pacientes com cardiopatia estrutural, evidenciada por alterações eletrocardiográficas ou ecocardiográficas, mas com função ventricular global e sem sinais e sintomas atuais ou prévios de ICC	Pacientes com cardiopatia estrutural, caracterizadas por disfunção ventricular global, mas sem sinais e sintomas prévios ou atuais de ICC	Pacientes com disfunção ventricular e com sintomas prévios ou atuais de ICC (NYHA I, II, III ou IV)	Pacientes com sintomas refrat'rios de ICC em repouso, apesar de tratamento clínico otimizad, necessitando intervenções especializads

ICC: insuficiência cardíaca congestiva; NYHA: *New York Heart Association*. Fonte: Andrade DR, Fragata-Filho AA, Moreira MC, et al. I Diretriz Latino Americana para o Diagnóstico e Tratamento da Cardiopatia Chagásica. Arq Bras Cardiol. 2011;97(2 supl.3):1-48.

Na presença de cardiopatia, outros exames complementares são necessários para se estabelecerem conduta e prognóstico. A Figura 58.1 sugere a sequência de exames a serem realizados e sua relação com prognóstico.

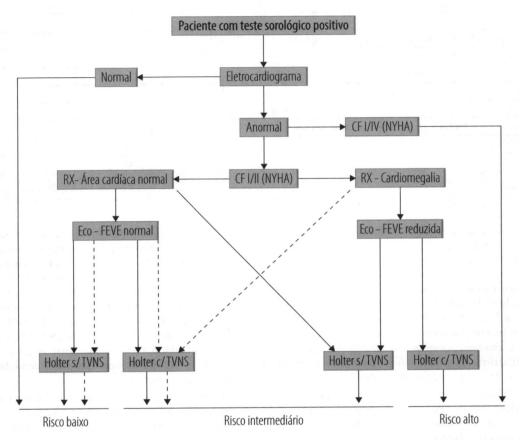

Figura 58.1. Exames a serem realizados e os fatores prognósticos na doença de Chagas. CF: classe funcional; NYHA: *New York Heart Association*; Rx: raio X; FEVE: fração de ejeção do ventrículo esquerdo; TVNS: taquicardia ventricular não sustentada. Fonte: Rassi A Jr, Rassi A, Rasso SG. Predictors of mortality in chronic Chagas disease. Circulation. 2007;115(9):1101-8.

Na presença de alteração do eletrocardiograma, radiografia de tórax normal e ecocardiograma sem disfunção ventricular, deve ser realizado Holter, para detecção de possível arritmia ventricular complexa. Quando presente, o tratamento com antiarrítmicos (preferencialmente com amiodarona nas doses habituais) deve ser avaliado, muito embora esta conduta não seja consensual. Quando a função ventricular se encontra deprimida, ocorre progressiva dilatação das cavidades ventriculares, com disfunção sistólica e manifestações de insuficiência cardíaca congestiva, nos mesmos moldes das demais miocardiopatias dilatadas. Em sua fase mais avançada, há predomínio de sinais e sintomas de insuficiência cardíaca direita, sendo o débito do ventrículo direito muito baixo, com pouca congestão venocapilar pulmonar.

Para se estimar o prognóstico destes pacientes, pode-se utilizar o escore de Rassi, que pontua classe funcional da *New York Heart Association* (NYHA), cardiomegalia na radiografia de tórax, disfunção sistólica do ventrículo esquerdo, presença de taquicardia ventricular não sustentada ao Holter de 24 horas, baixa voltagem do complexo QRS no eletrocardiograma convencional e sexo masculino (Quadro 57.2).

Quadro 58.2. Escore de risco Rassi de morte na cardiopatia chagásica.

Escore de risco de morte na cardiopatia chagásica	
Parâmetro	**Pontuação**
Classe funcional III ou IV da NYHA	5
Cardiomegalia na radiografia de tórax	5
Disfunção sistólica ventricular esquerda no ecocardiograma	3
Taquicardia ventricular não sustentada em Holter de 24 horas	3
Baixa voltagem de QRS	2
Sexo masculino	2

Grupo de risco		
Pontos	**Grau de risco**	**Mortalidade em 10 anos (%)**
0-6	Baixo	10
7-11	Intermediário	44
12-20	Alto	84

Fonte: Rassi A Jr, Rassi A, Little WC, et al. Development and validation of a risk score for predicting death in Chagas' heart disease. N Engl J Med. 2006;355(8):799-808.

Nos grandes estudos sobre condutas na insuficiência cardíaca, não há pacientes com doença de Chagas ou, quando há (estudo Rales – espironolactona), o número é pequeno, e não há tratamento particularizado. Assim, o tratamento da insuficiência cardíaca deve seguir os mesmos critérios que em outras etiologias, respeitando as indicações e as contraindicações dos medicamentos. A associação de disfunção ventricular e arritmia ventricular complexa impõe o tratamento das duas condições. Quando da necessidade da utilização de betabloqueador e amiodarona, sem a proteção de marca-passo, não há consenso de qual deve ser o medicamento priorizado, ficando a decisão na avaliação do caso específico. Não há, na literatura, evidências incontestes sobre o benefício de um medicamento sobre o outro. Fala-se a favor dos betabloqueadores, sua ação benéfica em outras etiologias, enquanto que, para priorizar amiodarona, conhecem-se suas ações antiarrítmica e tripanossomicida eficazes e atualmente comprovadas. Algoritmo sugerindo para a conduta, quando da presença de alterações do eletrocardiograma, encontra-se na Figura 58.2.

Na doença de Chagas, qualquer ponto do sistema His-Purkinje pode estar comprometido. O bloqueio atrioventricular do primeiro grau requer apenas observação, sendo que os de segundo e terceiro graus merecem abordagem mais específica. A indicação de marca-passo é indiscutível na presença de bloqueio atrioventricular total.

Quando da ocorrência de síncope de origem cardíaca, fato não raro nesta enfermidade, a conduta carece de orientação consensual, sendo que o Holter deve ser solicitado, e o estudo eletrofisiológico tem sua indicação quando exames não invasivos forem inconclusivos, analisando-se caso a caso.

Outro assunto controverso é a indicação de ablação de foco arritmogênico ventricular e do cardiodesfibrilador implantável como prevenção primária de morte súbita, sendo que ainda não há uniformidade a respeito. Estudo comparando cardiodesfibrilador implantável e amiodarona nesta situação encontra-se em andamento e devendo-se aguardar seu resultado.

Fenômenos tromboembólicos ocorrem não raramente na cardiopatia chagásica crônica, estimando-se em 1% a 2% por ano, principalmente quando há insuficiência cardíaca. Preferencialmente ocorre trombose no aneurisma da ponta do ventrículo esquerdo (99% em estudos necroscópicos) e trombose mural. A indicação e o manuseio do uso de anticoagulantes devem obedecer aos mesmos critérios das demais etiologias (Quadro 58.3).

TRATAMENTO ETIOLÓGICO DA DOENÇA DE CHAGAS

As indicações do tratamento parasiticida da doença de Chagas encontram-se no Quadro 57.4.

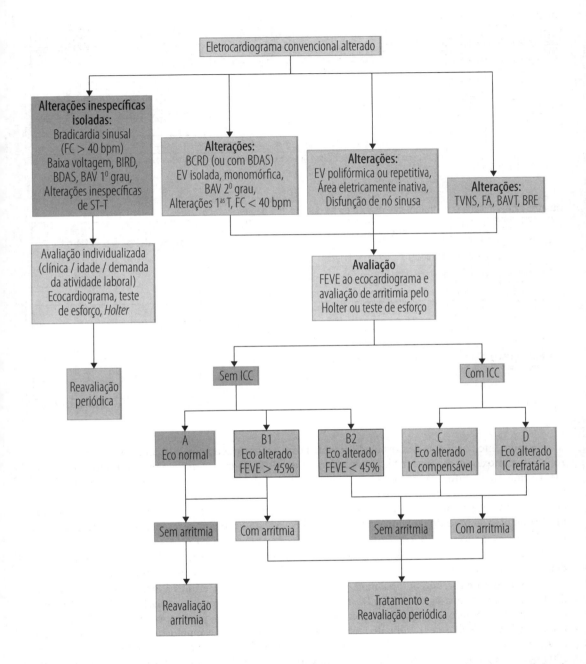

Figura 58.2. Algoritmo para avaliação do indivíduo com doença de Chagas a partir do eletrocardiograma convencional. BIRD: bloqueio incompleto de ramo direito; BDAS: bloqueio divisional anterossuperior; BAV: bloqueio atrioventricular; ST-T: segmento ST-T; BCRD: bloqueio completo do ramo direito; EV: extrassístole ventricular; T: onda T; FC: frequência cardíaca; TVNS: taquicardia ventricular não sustentada; FA: fibrilação atrial; BAVT: bloqueio atrioventricular total; BRE: bloqueio de ramo esquerdo; FEVE: fração de ejeção de ventrículo esquerdo; ICC: insuficiência cardíaca congestiva; ECO: ecocardiograma; IC: insuficiência cardíaca. Fonte: Dias JC, Ramos Jr. AN, Gontijo ED, et al. II Consenso Brasileiro em Doença de Chagas, 2015. Epidemiol. Serv Saúde. 2016;25(núm. esp.):7-86.

586 | CARDIOMIOPATIAS E DOENÇAS DO PERICÁRDIO

Quadro 58.3. Indicações do uso de anticoagulantes na cardiopatia chagásica.

	Anticoagulação oral	
	Fibrilação atrial	
I	Com disfunção sistólica	C
	Com CHADS2 ≥ 2	C
	Trombose mural	C
IIb	Acidente vascular encefálico embólico prévio	C
	Aneurisma da ponta do ventrículo esquerdo (sem trombose)	C

Fonte: Andrade DR, Fragata-Filho AA, Moreira MC, et al. I Diretriz Latino Americana para o Diagnóstico e Tratamento da Cardiopatia Chagásica. Arq Bras Cardiol. 2011;97(2 supl.3):1-48.

Quadro 57.4. Indicações do tratamento específico na doença de Chagas.

Evento	Classe de Recomendação	Nível de Evidência
Tratamento antiparasitário na fase aguda da doença de Chagas	I	B
Tratamento antiparasitário da doença de Chagas congênita	I	B
Tratamento antiparasitário na fase crônica da doença de Chagas em crianças até 12 anos de idade	I	A
Tratamento antiparasitário na fase crônica da doença de Chagas com infecção recente	IIa	C
Tratamento antiparasitário na fase crônica da doença de Chagas com infecção tardia na forma indeterminada	IIa	B
Tratamento antiparasitário na fase crônica da doença de Chagas com infecção tardia e cardiopatia sem doença avançada	IIb	C
Tratamento antiparasitário na fase crônica da doença de Chagas com a forma cardíaca avançada	III	B

Fonte: adaptado de Dias JC, Ramos Jr. AN, Gontijo ED, et al.II Consenso Brasileiro em Doença de Chagas, 2015. Epidemiol. Serv Saúde. 2016;25(núm. esp.):7-86.

No momento, dispõe-se de dois medicamentos com ação tripanossomicida comprovada, benzonidazol e nifurtimox, que são prescritos desde a década de 1970. Benzonidazol é o mais utilizado em nosso meio, sendo que o nifurtimox é opção na falha ou impossibilidade da prescrição do primeiro. O nifurtimox é apresentado em comprimidos de 120 mg e deve ser prescrito na dose de 15 mg/kg ao dia por 60 dias em casos agudos e crianças e 8 a 10 mg/kg ao dia por 60 dias em crônicos. O benzonidazol é atualmente produzido pelo laboratório da Universidade Federal de Pernambuco. Sua apresentação é de comprimidos de 100 mg e suspensão de 12,5 mg/mL (visando à utilização em crianças).

As doses recomendadas do benzonidazol são, para casos agudos e crianças, de 10 mg/kg ao dia, por 60 dias de tratamento; para casos crônicos, de 5 mg/kg ao dia, por 60 dias de tratamento

Observações de diversos autores mostraram que doses diárias superiores a 300 mg acompanham-se de efeitos adversos mais significativos. Desta forma, opta-se por manter a dose diária máxima de 300 mg, aumentando o número de dias de tratamento naqueles pacientes com peso superior a 60 kg. Na prática, usa-se o número de dias de tratamento igual ao peso do paciente. Por exemplo: um paciente crônico com 80 kg deveria receber 5 mg/kg/dia/60 dias, ou seja, 400 mg ao dia por 60 dias, totalizando 24.000 mg. Com 300 mg ao dia por 80 dias, receberá a mesma dose total de 24.000 mg. Com este esquema, houve menor intensidade dos efeitos colaterais.

Efeitos colaterais

Dermatite tipo urticariforme, difusa, pruriginosa que ocorre precocemente (segunda semana) em 30% dos casos. Responde muito bem a doses baixas de corticoide (prednisona 20 mg por via oral por 5 a 7 dias ou corticoide injetável de ação prolongada (dipropionato de betametasona, fosfato dissódico de betametasona) em uma única dose, com aplicação intramuscular.

Polineuropatia periférica, caracterizada por formigamento e/ou dor nos membros inferiores. É pouco frequente (menos de 6% na experiência do Instituto Dante Pazzanese de Cardiologia) e ocorre tardiamente, respondendo pouco ao uso de complexo B injetável.

A hepatite medicamentosa pode ocorrer, sendo pouco frequente.

Leucopenia é rara, mas deve-se realizar sistematicamente leucograma antes de se iniciar o tratamento e cerca de 1 mês após. Caso o número de leucócitos caia abaixo de 3500/mm³, deve-se suspender a medicação.

A ocorrência de agranulocitose e linfoma, relacionados ao benzonidazol, está descrita, porém é excepcional.

A suspensão do tratamento por efeitos colaterais deve seguir o critério da intensidade e bom senso. No Instituto Dante Pazzanese de Cardiologia, utilizando a dose máxima diária de 300 mg, está registrado cerca de 10% de abandono do tratamento por efeito colateral.

A eficácia do tratamento etiológico na fase aguda da doença de Chagas é inconteste, porém, na fase crônica, ainda há muito que se observar. O estudo BENEFIT, que analisou quase 3.000 paciente cardiopatas chagásicos crônicos, com grau funcional de I a III da NYHA, por 5 anos, não notou diferenças significativas na evolução dos tratados com benzonidazol e dos que receberam placebo. Muitas críticas são feitas a este estudo, as quais questionam seus resultados. A experiência do Instituto Dante Pazzanese de Cardiologia em estudo retrospectivo de 310 pacientes com eletrocardiograma normal, tratados ou não com benzonidazol, seguidos por 2 décadas mostrou manutenção do eletrocardiograma normal em 46,81% dos pacientes não tratados e 79,08% dos que receberam tratamento parasiticida. Este tratamento foi também variável independente na manutenção do eletrocardiograma normal, bem como na proteção contra a ocorrência de insuficiência cardíaca, acidente vascular encefálico e mortalidade total.

Uma vez concluído o tratamento com benzonidazol, o acompanhamento pode ser anual, com a realização dos exames complementares que cada caso exigir. Não há indicação para exames visando ao encontro de parasitas, a não ser em protocolos de pesquisa. O acompanhamento por sorologia pode ser realizado, muito embora não existam evidências de que os títulos deste exame se correlacionem com o quadro clínico.

Para se afirmar a cura da doença, há necessidade da persistência de sorologia negativa; todavia, não se esperam modificações significativas dos títulos sorológicos antes de uma década do uso do medicamento parasiticida.

A doença de Chagas seguramente não está com seus dias contados e ainda é uma enfermidade com vasto terreno inexplorado, mecanismos fisiopatológicos não totalmente esclarecidos e questionamentos sobre os resultados do tratamento parasiticida na fase crônica.

Desta forma, ao se atender um paciente portador da doença de Chagas cabe: definir se há indicação para tratamento etiológico ou não; identificar o grau de comprometimento e o prognóstico da enfermidade; e proceder às intervenções nas condições clínicas presentes, utilizando os mesmos critérios usados para tratamento das demais etiologias

A doença de Chagas não está extinta e certamente não o será nos próximos 100 anos.

BIBLIOGRAFIA

Andrade DR, Fragata-Filho AA, Moreira MC, et al. I Diretriz Latino Americana para o Diagnóstico e Tratamento da Cardiopatia Chagásica. Arq Bras Cardiol. 2011;97(2 supl.3):1-48.

Bocchi EA, Marcondes-bRaga FG, Bacal F, et al. Sociedade Brasileira de Cardiologia. Atualização da Diretriz Brasileira de Insuficiência Cardíaca Crônica - 2012. Arq Bras Cardiol. 2012:98(1 supl. 1):1-33.

Coura JR, Dias JC. Epidemiology, control and surveillance of Chagas disease: 100 years after its discovery. Mem Inst Oswaldo Cruz. 2009;104 Suppl 1:31-40.

Dias JC, Ramos Jr. AN, Gontijo ED, et al. II Consenso Brasileiro em Doença de Chagas, 2015. Epidemiol. Serv Saúde. 2016;25(núm. esp.):7-86.

Fragata Filho AA, Correia EB, Borges Filho R. Tratamento parasiticida na forma indeterminada da doença de Chagas previne o aparecimento de cardiopatia. Rev Soc Cardiol Estado de São Paulo. 2005;15(5 supl B):44.

Fragata Filho AA, França FF, Fragata CS, et al. Evaluation of Parasiticide Treatment with Benznidazol in the Electrocardiographic, Clinical, and Serological Evolution of Chagas Disease. PLOS Neglected Tropical Diseases. 2016. doi: https://doi.org/10.1371/journal.pntd.0004508

Higuchi Mde L, De Brito T, Martins Reis M, et al. Correlation between T cruzi parasitism and myocardial inflammation in human chronic chagasic myocarditis: light microscopy and immunohistochemical findings. Cardiovasc Pathol. 1993;2(2):101-6

Martinelli Filho M, Zimerman Li, Lorga AM, et al. Guidelines for Implantable Electronic Cardiac Devices of the Brazilian Society of Cardiology. Arq Bras Cardiol. 2007;89(6):e210-e238.

Morillo CA, Marin-Neto JA, Avezum A, et al.; BENEFIT Investigators. Randomized Trial of Benznidazole for Chronic Chagas' Cardiomyopathy. N Engl J Med. 2015;373(14):1295-306.

Rassi Jr A, Marin Neto JA, Rassi A. Chronic Chagas cardiomyopathy: a review of the main pathogenic mechanisms and the efficacy of aetiological treatment following the BENznidazole Evaluation for Interrupting Trypanosomiasis (BENEFIT) trial. Mem Inst Oswaldo Cruz. 2017;112(3):1-12.

Rassi A Jr, Rassi A, Little WC, et al. Development and validation of a risk score for predicting death in Chagas' heart disease. N Engl J Med. 2006;355(8):799-808.

Rassi A Jr, Rassi A, Rasso SG. Predictors of mortality in chronic Chagas disease. Circulation. 2007;115(9):1101-8.

Viotti R, Vigliano C, Álvarez MG, et al. Impact of Aetiological Treatment on Conventional and Multiplex Serology in ChronicChagas Disease. PLoS Negl Trop Dis. 2011;5(9):e1314.

Cardiomiopatia dilatada

Edileide de Barros Correia

> **Palavras-chave:** Cardiomiopatia; Miocardite; Insuficiência cardíaca; Biópsia endomiocárdica; Ressonância magnética.

INTRODUÇÃO

A cardiomiopatia dilatada pode ser definida como afecção miocárdica que se caracteriza predominantemente por disfunção sistólica e, anatomicamente, por dilatação das câmaras ventriculares, excluindo-se doenças que têm o potencial de afetar a função ventricular, como a hipertensão arterial, cardiopatias congênitas, valvopatias ou doença coronária, bem como as pericardites.

A definição e a classificação desta doença são temas extremamente desafiadores e dificilmente satisfarão todos que lidam com a área das miocardiopatias. Ao longo dos anos, foram formados vários grupos de estudos e força-tarefa da Organização Mundial da Saúde (OMS), com o objetivo de estabelecer o diagnóstico e classificar as miocardiopatias. Com a identificação de defeitos genéticos em várias formas de cardiomiopatias, um grupo de especialistas da *American Heart Association* (AHA), em 2006, propôs uma nova definição: "grupo heterogêneo de doenças do miocárdio, associados com disfunção mecânica e/ou elétrica e que usualmente (mas não invariavelmente) exibem dilatação ou hipertrofia ventriculares inapropriadas". Ainda, este grupo de doenças tem uma variedade de causas – frequentemente genéticas.

Elas foram divididas em dois tipos: primárias e secundárias. Foi incluída ainda uma importante subcaracterização das cardiomiopatias primárias, dividida em três grupos principais: genético, misto ou adquirido. Em 2007, um grupo de estudo da Sociedade Europeia publicou uma nova conceituação: "afecção miocárdica na qual o músculo cardíaco é funcionalmente e estruturalmente anormal, na ausência de doença coronariana, hipertensão arterial, doença valvar, defeito cardíaco congênito suficiente para causar a anormalidade miocárdica observada".

ETIOPATOGENIA

A lesão à fibra miocárdica pode ocorrer por uma série de agressões induzidas por um grande número de mecanismos, que incluem ação tóxica direta, inflamatória, infecciosa, metabólica ou imunomediada.

590 | CARDIOMIOPATIAS E DOENÇAS DO PERICÁRDIO

Entre as etiologias mais frequentes, destacam-se, a doença de Chagas, o abuso do álcool e de drogas ilícitas, miocardites, mutações genéticas, uso de drogas cardiotóxicas, hipertireoidismo, cardiopatia grávido--puerperal e fatores genéticos (Quadro 59.1). Apesar de serem conhecidos múltiplos agentes infecciosos e não infecciosos agressores ao músculo cardíaco, na maioria dos casos a etiologia permanece obscura.

Quadro 59.1. Etiologia da cardiomiopatia dilatada.

Genética – cardiomiopatia familiar – não compactação – distrofias musculares
Doença de Chagas
Miocardites (por exemplo: viral, eosinofílica, de células gigantes e lúpus eritematoso)
Induzida por drogas: álcool, adriamicina, cocaína e anabolizantes
Toxoplasmose
Taquicardiomiopatias
Hipertireoidismo
Hemocromatose
Cardiomiopatia por hipocalcemia
Idiopática (sem etiologia determinada)
Cardiomiopatia grávido-puerperal

Com frequência crescente, tem sido reconhecido que cerca de 20% a 35% dos pacientes com diagnóstico de cardiomiopatia dilatada sem etiologia determinada têm dois membros familiares de primeiro grau também acometidos, quando então passamos a reconhecer esta entidade como cardiomiopatia familiar. A cardiomiopatia por não compactação se inclui neste contexto de cardiomiopatia familiar. Avanços tecnológicos, que atualmente permitem genotipagem com custos mais baixos, trarão o diagnóstico genético para a área clínica.

Toda ênfase deve ser dada à pesquisa de fatores etiológicos da disfunção ventricular passíveis de modificação e ao fato de seu tratamento implicar em melhor evolução clínica, como, por exemplo, na miocardite por toxoplasmose, na disfunção ventricular por hipertireoidismo e nas taquicardiomiopatias. São exames sugeridos na investigação etiológica inicial em pacientes com cardiomiopatia dilatada: sorologias para doença de Chagas, toxoplasmose, HIV, hepatite C, dosagem de cálcio ionizável, ferritina, saturação de transferrina, TSH, T4 livre, CPK, FAN.

Os pacientes podem se apresentar assintomáticos, com diagnóstico feito casualmente, por algum método de imagem. Podem também, como é o mais frequente, desenvolver quadros graves de insuficiência cardíaca, distúrbios de condução ou arritmias ventriculares com ou sem disfunção ventricular; ou, mais raramente, com fenômenos tromboembólicos. A apresentação mais comum é o quadro de insuficiência cardíaca associada a distúrbios da condução e do ritmo. O tratamento deve centrar-se no tratamento da causa básica, quando esta é reconhecida e tratável, e na prevenção e no controle de cada uma das formas de apresentação clínica (insuficiência cardíaca, distúrbios de ritmo e condução), bem como na prevenção do remodelamento ventricular.

Como a apresentação clínica mais comum é a insuficiência cardíaca, o tratamento deve seguir as recomendações de diretrizes, que incluem um inibidor da enzima de conversão da angiotensina ou bloqueador do receptor da angiotensina, betabloqueadores e espironolactona, se houver classe funcional III/IV, como detalhado no Capítulo 62.

É descrito, a seguir, o tratamento da miocardite, por ser frequente causa de cardiomiopatia dilatada e ter considerações específicas no que diz respeito ao diagnóstico e ao tratamento.

A miocardite, definida pela OMS como doença inflamatória do músculo cardíaco, diagnosticada por critérios estabelecidos de métodos de imagem, histológicos, imunológicos e imuno-histoquímicos, também se caracteriza por apresentar gama variada de etiologias e manifestações clínicas, incluindo insuficiência cardíaca. Nos países ocidentais, industrializados, os vírus sãos os agentes infecciosos mais frequentes, enquanto nos países em desenvolvimento, podem predominar protozoários, bactérias e fungos. Outras etiologias incluem toxinas, medicamentos, agentes físicos e processos autoimunes. Acredita-se que as miocardites possam evoluir para cardiomiopatia dilatada, quando há resolução do processo inflamatório e intensa perda de fibras. Com o desenvolvimento de novas técnicas moleculares, como PCR e hibridização *in situ*, o espectro dos vírus mais frequentemente detectados mudou dos enterovírus e adenovírus clássicos para principalmente o parvovírus B19 (PVB19) e herpesvírus humano 6.

Na estratégia diagnóstica, podemos lançar mão da ressonância magnética, que é mais fortemente correlacionada com o diagnóstico, quando são encontrados os três critérios de Lake Louise (edema, realce precoce e realce tardio) e, pouco menos, quando só encontrado o realce tardio. A biópsia endomiocárdica está indicada para o diagnóstico quando os sintomas são recentes (até 3 meses de duração); quando há falha de resposta ao tratamento convencional; e/ou surgem novos bloqueios de condução, arritmias e/ou há comprometimento hemodinâmico grave. Nestas condições, há possibilidade de estarmos diante de causas específicas e tratáveis de miocardite.

O tratamento deve ser focado no controle da causa fisiopatológica com efeitos bem demonstrados apenas em poucos estudos de causas específicas como na sarcoidose e na miocardite de células gigantes. Pela alta incidência de disfunção ventricular, o tratamento da insuficiência cardíaca é mandatório nestes pacientes, com a ressalva de não terem sido feitos estudos específicos de tratamento da insuficiência cardíaca em pacientes com miocardite.

IMUNOSSUPRESSÃO

Miocardites específicas, como a lúpica, a sarcoidose, a miocardite de células gigantes e a miocardite eosinofílica, com mecanismo autoimune bem reconhecido, são tratadas com imunossupressores. A miocardite linfocitária, que pode se seguir à miocardite viral, também com mecanismo autoimune, tem sido alvo de uma série de estudos em que são avaliados imunossupressores, imunomoduladores, anti-inflamatórios, drogas antivirais e imunoadsorção; porém, os resultados não foram suficientes para que qualquer uma destas estratégias terapêuticas fosse incorporada no tratamento da miocardite. Nenhum dos trabalhos publicados demonstrou benefício de sobrevida, com alguns demonstrando melhora da função ventricular e diâmetros cavitários, diminuição de carga viral e diminuição dos níveis de autoanticorpos.

TRATAMENTO

Medidas não farmacológicas

Manutenção de peso corporal adequado, evitando-se caquexia e obesidade, e abandono do tabagismo, do consumo de álcool e de drogas ilícitas são medidas fortemente indicadas. Vacinação contra influenza anual e pneumococos a cada 5 anos, duas doses (Quadro 59.2).

Tratamento da insuficiência cardíaca

Bloqueio do sistema renina-angiotensina-aldosterona com o objetivo de aliviar os sintomas, interferir no remodelamento ventricular e diminuir a mortalidade, detalhado no Capítulo 62.

Imunossupressão

Indicada nos casos específicos de miocardite, na sarcoidose, nas doenças autoimunes, como o lúpus eritematoso, na miocardite eosinofílica e na miocardite de células gigantes. Diante destes possíveis diagnósticos com tratamento estabelecido, é fundamental a realização de biópsia endomiocárdica, excetuando-se lúpus, para fim de diagnóstico e controle do tratamento.

CARDIOMIOPATIAS E DOENÇAS DO PERICÁRDIO

Quadro 59.2. Tratamento não farmacológico.

Manutenção de índice de massa corporal adequado
Evitar o uso de anti-inflamatórios não hormonais
Evitar tabagismo, álcool e drogas ilícitas
Evitar exercícios físicos por 6 meses
Vacinação anti-influenza e pneumococos
Restrição hídrica de 1.000-1.500 mL/dia se insuficiência cardíaca
Dieta hipossódica (2-3 g/dia) se insuficiência cardíaca

Na miocardite linfocitária, a indicação é muito controversa, visto não ter sido demonstrado benefício do tratamento imunossupressor na sobrevida.

Recentes estudos, que ampliaram a investigação da biópsia com pesquisa de genoma viral, demonstraram benefícios do tratamento, na classe funcional, na função ventricular, nos diâmetros cavitários, além de redução da inflamação, nos pacientes com diagnóstico de miocardite linfocitária e pesquisa viral negativa. Regressão espontânea da inflamação, critérios diagnósticos não uniformes e número pequeno de pacientes incluídos nos estudos clínicos são fatores que dificultam a análise de benefícios clínicos da terapêutica imunossupressora.

O esquema imunossupressor mais frequentemente utilizado é a associação de prednisona (1 mg/kg/dia) com azatioprina (2 mg/kg/dia). Após o primeiro mês, recomenda-se redução progressiva da dose de prednisona, com a duração total do tratamento de seis meses.

ANTIVIRAIS

Nos pacientes com pesquisa viral positiva por biologia molecular, a terapia antiviral tem a possibilidade de controle da infecção viral e de melhorar a evolução clínica. Em pacientes com cardiomiopatia dilatada e persistência viral, a infusão de interferon beta foi associada à eliminação do vírus e à melhora da capacidade funcional e da função ventricular.

Na cardiomiopatia dilatada, a infusão de imunoglobulina não demonstrou benefícios quando comparada a placebo, no entanto, nas miocardites virais, foi associada à redução da carga viral e à melhora clínica, da classe funcional e da inflamação. Atualmente, está em andamento um estudo de centro único, randomizado, para tratamento com imunoglobulina para pacientes com cardiomiopatia relacionada a parvovírus B12 (NCT00892112).

IMUNOADSORÇÃO

A remoção de autoanticorpos por meio de plasmaferese, associada à infusão de imunoglobinas, também já foi avaliada em pacientes com miocardite autorreativa, com resultados iniciais favoráveis (melhora clínica, da função ventricular e da sobrevida em cinco anos).

Em resumo, o tratamento da cardiomiopatia dilatada e das miocardites, na quase totalidade dos casos, limita-se à terapia da disfunção ventricular. Nos pacientes com início muito recente dos sintomas (até 3 meses), quando há má resposta ao tratamento convencional, ou surgem novas arritmias ou quadro hemodinâmico instável grave, há indicação de biópsia endomiocárdica, com a perspectiva de diagnóstico de quadros raros de inflamação miocárdica, como a sarcoidose, a miocardite de células gigantes ou miocardite eosinofílica – todas estas entidades tratáveis. No entanto, o diagnóstico histológico mais frequente é o de miocardite linfocitária, para o qual não há tratamento bem estabelecido, sendo necessária, ao se cogitar o tratamento, a identificação da presença ou não de vírus, por técnicas de biologia molecular. Não se identificando vírus, pode-se esperar melhora funcional, porém não de sobrevida, ao se indicar tratamento imunossupressor, geralmente com associação de prednisona (1 mg/kg) e azatioprina (2 mg/kg). Havendo identificação de vírus, poderia ser tentado o tratamento com imunoglobulinas.

BIBLIOGRAFIA

Cooper LT, Baughman KL, Feldman AM, et al.; American Heart Association; American College of Cardiology; European Society of Cardiology; Heart Failure Society of America; Heart Failure Association of the European Society of Cardiology. The role of endomyocardial biopsy in the management of cardiovascular disease. A Scientific Statement from the American Heart Association, the American College of Cardiology, and the European Society of Cardiology.Endorsed by the Heart Failure Society of America and the Heart Failure Association of the European Society of Cardiology. J Am Coll Cardiol. 2007;50(19):1914-31.

Heymans S, Eriksson U, Lehtonen J, et al. The Quest for New Approaches in Myocarditis and Inflammatory Cardiomyopathy. J Am Coll Cardiol. 2016;68(21):2348-64.

Kindermann I, Barth C, Mahfoud F, et al. Update on myocarditis. J Am Coll Cardiol. 2012;59(9):779-92.

Kühl U, Schultheiss HP.Myocarditis. Dtsch Arztebl Int. 2012 May;109(20):361-8.

Yancy CW, Jessup M, Bozkurt B, et al.; American College of Cardiology Foundation; American Heart Association Task Force on Practice Guidelines 2013 ACCF/AHA guideline for the management of heart failure: a report of the American College of Cardiology Foundation/American Heart Association Task Force on Practice Guidelines. J Am Coll Cardiol. 2013;62(16):e147-239.

Maisch B, Richter A, Koelsch S et al. Management of patients with suspected (peri-) myocarditis and inflammatory dilated cardiomyopathy. Herz. 2006;31(9):881-90.

Montera MW, Mesquita ET, Colafranceschi AS, et al. I Diretriz Brasileira de Miocardites e Pericardites. Arq Bras Cardiol. 2013;100(4 supl. 1):1-36.

60

Tratamento clínico da cardiomiopatia hipertrófica

Abílio Augusto Fragata Filho

> **Palavras-chave:** Cardiomiopatia hipertrófica; Disfunção diastólica; Doenças genéticas; Morte súbita; Desfibrilador implantável; Miectomia septal; Alcoolização septal.

INTRODUÇÃO

Conceitualmente, a cardiomiopatia hipertrófica (CMH) pode ser definida como uma afecção primária do miocárdio de etiologia genética, caracterizada por hipertrofia do miocárdio, na ausência de outras doenças cardíacas ou sistêmicas que possam justificá-la. Histologicamente, caracteriza-se por desarranjo miofibrilar típico e, fisiopatologicamente, por uma disfunção diastólica acompanhada de hipercontratilidade do ventrículo esquerdo. Pode ainda ser subdividida em doença primária, quando envolve somente o coração, e secundária, sendo a doença cardíaca uma das manifestações do comprometimento sistêmico.

A CMH é importante causa de incapacidade física e morte em todas as faixas etárias, mas a morte súbita em jovens é o mais devastador componente da história natural desta doença. É a cardiopatia de etiologia genética mais comum, acometendo 0,2% da população, tendo mortalidade entre 3% e 4% ao ano. Uma mutação genética em proteínas do sarcômero parece ser a causa do aumento da força contrátil, com consequente aumento do consumo energético, o qual induz à hipertrofia miocárdica. Também a alta concentração de íons cálcio no intracelular poderia explicar a hipertrofia do coração e a disfunção diastólica do ventrículo esquerdo.

Os sintomas mais relatados são dispneia, precordialgia, palpitações, tonturas, síncopes e fadiga. O sinal mais encontrado é um sopro sistólico na borda esternal esquerda e na ponta, rude, com características de sopro ejetivo e, frequentemente, há sopro regurgitativo ocasionado pela insuficiência mitral. O eletrocardiograma (ECG) é anormal em 90% dos casos, principalmente em decorrência da sobrecarga de ventrículo esquerdo. O raio X de tórax mostra pequenas alterações relacionadas com o aumento do ventrículo esquerdo e do átrio esquerdo. A ressonância magnética (identificando a presença de realce tardio), o Holter e o teste ergométrico são importantes na estratificação do prognóstico e de risco para morte súbita. O ecocardiograma é o exame mais importante no diagnóstico e no prognóstico da CMH, pois confirma a suspeita clínica, fornece o tipo anatômico e identifica a presença ou não de gradiente de pressão na via de saída do ventrículo esquerdo, classificando a CMH em forma obstrutiva e não obstrutiva.

TRATAMENTO CLÍNICO

O tratamento na CMH visa à melhora do prognóstico, à diminuição dos sintomas e à prevenção e tratamento das complicações, como morte súbita, fibrilação atrial e insuficiência cardíaca. Nos pacientes assintomáticos, em classe funcional I e com baixo risco para morte súbita, não há consenso sobre a prescrição ou não de medicamentos, ou se o paciente deve manter acompanhamento ambulatorial sem tratamento medicamentoso.

Em pacientes sintomáticos, deve-se considerar ainda a presença ou não de obstrução da via de saída do ventrículo esquerdo. Quando a obstrução estiver presente, podem-se considerar medicamentos, cirurgia, ablação septal e marca-passo (estes três últimos discutidos no Capítulo 61). Na ausência de obstrução, deve-se preocupar com o tratamento das arritmias, o uso de medicamentos que diminuam a pressão diastólica final do ventrículo esquerdo e o controle da angina. Esportes competitivos e atividades físicas intensas devem ser desaconselhados.

Betabloqueadores

Os betabloqueadores são os medicamentos mais utilizados no tratamento sintomático. Têm efeito inotrópico e cronotrópico negativo, promovem inibição ou atenuação da descarga simpática e melhoram a função diastólica. O propranolol foi o primeiro fármaco utilizado no tratamento da CMH. Poucos estudos retrospectivos sugerem que propranolol diminua o gradiente de repouso e de exercício. Apenas um estudo mostrou melhora da tolerância ao exercício e de arritmia ventricular e supraventricular utilizando-se o sotalol. Atenolol e metoprolol têm sido também utilizados. Os efeitos benéficos são atribuídos à diminuição da frequência cardíaca, com prolongamento da diástole e relaxamento ventricular, levando ao aumento do enchimento ventricular passivo. A redução do consumo de oxigênio diminui as queixas de dor precordial e fadiga. Há melhora dos sintomas, com melhor tolerância ao exercício físico, mas há pouca redução no gradiente intraventricular, e nenhum impacto foi demonstrado na sobrevida. Os efeitos adversos mais relatados são fadiga, impotência sexual, insônia e bradicardia sintomática.

O propranolol é o medicamento mais utilizado para o início de tratamento da CMH, tanto na forma obstrutiva como na não obstrutiva. A dose deve ser aquela que promova betabloqueio, fracionada em três tomadas diárias.

Bloqueadores dos canais de cálcio

O verapamil é o bloqueador dos canais de cálcio mais apropriado na CMH, por ser o mais inotrópico negativo e o menos vasodilatador periférico. É admissível o uso do diltiazem, mas não se recomenda o uso de diidropiridínicos, que possuem mais efeito vasodilatador e de aumento da frequência cardíaca, elevando o gradiente intraventricular.

Verapamil pode ser utilizado quando há contraindicações para betabloqueadores ou em associação a estes. A dose inicial sugerida é de 40 mg três vezes ao dia, com máximo de 480 mg ao dia. Pacientes com obstrução importante ou aumento da pressão sistólica da artéria pulmonar devem ser observados mais cautelosamente, pois pode haver piora do gradiente e/ou edema pulmonar com o uso desta medicação. Na impossibilidade do uso de verapamil, diltiazen pode ser utilizado na dose de 60 mg três vezes, ao dia até o máximo de 360 mg ao dia.

Um dos efeitos do Verapamil é a redução do consumo miocárdico de oxigênio, pela redução da frequência cardíaca, diminuição da pressão arterial e inotropismo negativo, levando à melhora da angina. Além de sua ação antiarrítmica, ele também melhora a capacidade para o exercício na maioria dos pacientes.

Disopiramida

Na presença de contraindicações para betabloqueadores e verapamil, ou em associação a estes, a disopiramida deve ser considerada. Apesar de não ser atualmente comercializada no Brasil, pode ser conseguida em importadoras diversas. A dose recomendada é de 400 a 600 mg ao dia, geralmente em duas tomadas. É um antiarrítmico da classe IA da classificação de Vaughan-Williams, com ação inotrópica negativa intensa; este efeito reduz o gradiente pressórico e melhora os sintomas nos pacientes com CMH obstrutiva. Seus benefícios podem ser explicados também pelo prolongamento do tempo de relaxamento do ventrículo esquerdo e pela diminuição do efeito Venturi, que produz a movimentação sistólica anterior da valva mitral, diminuindo ou abolindo o contato entre o septo e a valva, e reduzindo o gradiente pressórico. Efeitos anticolinérgicos podem ser observados, como secura na boca e olhos, retenção urinária e obstipação intestinal. Pode haver prolongamento do intervalo QTc, sendo que valores > 480 milissegundos indicam suspensão ou redução da dose. Deve ser evitada em pacientes com glaucoma, prostatismo ou em uso de outros medicamentos que prolonguem o intervalo QT como, por exemplo, a amiodarona.

Amiodarona

Este medicamento possui ação vasodilatadora coronariana, além da ação inotrópica e cronotrópica negativa, melhorando a função diastólica e os sintomas, principalmente diminuindo as queixas de angina e aumentando o tempo de exercício. No entanto, é por seu efeito antiarrítmico que a amiodarona é indicada na CMH. Também é utilizada na reversão e na prevenção da fibrilação atrial e em arritmias ventriculares complexas, sendo discutível sua ação na prevenção da morte súbita. As doses são variáveis, conforme o momento e a arritmia presente. Utiliza-se, com frequência, doses entre 200 e 400 mg ao dia, geralmente associadas a outros medicamentos. Os efeitos colaterais estão relacionados com a dose e o uso prolongado, acometendo principalmente a tireoide e depósitos corneanos e, menos frequentemente, os pulmões.

CARDIOMIOPATIA HIPERTRÓFICA OBSTRUTIVA

Conceitualmente, a CMH obstrutiva é definida pela presença de gradiente na via de saída do ventrículo esquerdo ≥ 30 mmHg (para alguns autores, > 50 mmHg) em repouso ou com esforço, muito embora admita-se o limite de 50 mmHg para tratamento invasivo. Devem-se evitar situações que levem à hipovolemia, como desidratação, por exemplo, bem como as que elevem a frequência cardíaca, como exercícios e bebidas alcoólicas. Deve-se estimular a redução de peso. Medicamentos vasodilatadores venosos ou arteriais aumentam o gradiente, devendo ser evitados o máximo possível. A instalação da fibrilação atrial provoca queda no débito cardíaco, principalmente se houver alta resposta ventricular, pois, na presença de hipertrofia ventricular esquerda (HVE), o enchimento ventricular depende muito da sístole atrial que inexiste na fibrilação atrial. Para controle da frequência da fibrilação atrial, não deve ser utilizado digital, por conta de sua ação inotrópica positiva.

Em pacientes assintomáticos, não há consenso quanto à necessidade de medicação, porém em jovens e naqueles com fatores de risco para morte súbita, a tendência é medicá-los.

A sequência sugerida no tratamento medicamentoso seria betabloqueador, verapamil (diltiazen) e disopiramida (geralmente associada a betabloqueador ou verapamil, respeitando-se os cuidados e as contraindicações).

Na presença de insuficiência cardíaca, doses cautelosas de diuréticos podem ser utilizadas, evitando-se desidratação. Betabloqueador, verapamil e disopiramida estão indicados, sendo que os inibidores da enzima de conversão da angiotensina ou bloqueadores dos receptores de angiotensina só devem ser utilizados (igualmente com cautela) em pacientes com disfunção sistólica concomitante.

CARDIOMIOPATIA HIPERTRÓFICA NÃO OBSTRUTIVA

Fala-se em forma não obstrutiva quando não há gradiente significativo na via de saída do ventrículo esquerdo demonstrável. É sugerida a seguinte sequência de medicamentos para pacientes com dispneia de esforço e/ou dor precordial: betabloqueadores, verapamil/diltiazen, betabloqueadores + verapamil (discutível se melhora eficácia), e losartana potássica (que foi utilizada em estudos pequenos, com a finalidade de diminuir a HVE e a pressão diastólica final do ventrículo esquerdo).

Quando da presença de insuficiência cardíaca, as indicações medicamentosas obedecem àquelas de outras etiologias.

MORTE SÚBITA

É o evento mais temido em pacientes com CMH. Ocorre mais frequentemente em jovens, revelando a presença de doença mais grave (portanto, com manifestações mais precoces).

As recomendações para estratificação de fatores de risco para morte súbita, segundo a diretriz da *American College of Cardiology/American Heart Association* (ACC/AHA), de 2011, encontram-se na no Quadro 60.1.

Quadro 60.1. Principais fatores de risco associados à morte súbita cardíaca.

História de taquicardia ventricular sustentada, fibrilação ventricular ou episódios de parada cardiorrespiratória recuperada
História familiar de morte súbita em jovens
Síncopes inexplicadas
Presença de taquicardia ventricular não sustentada (três ou mais batimentos ventriculares em sequência, com frequência igual ou superior a 120/min documentada em eletrocardiograma convencional ou Holter
Hipertrofia ventricular esquerda igual ou maior que 30 mm

Fonte: Gersh BJ, Maron BJ, Bonow RO, et al.; American College of Cardiology Foundation/American Heart Association Task Force on Practice Guidelines; American Association for Thoracic Surgery; American Society of Echocardiography; American Society of Nuclear Cardiology; Heart Failure Society of America; Heart Rhythm Society; Society for Cardiovascular Angiography and Interventions; Society of Thoracic Surgeons. 2011 ACCF/AHA Guideline for the Diagnosis and Treatment of Hypertrophic Cardiomyopathy: executive Summary: a report of the American College of Cardiology Foundation/American Heart Association Task Force on Practice Guidelines. Circulation. 2011;124(24):2761-96.

Segundo a diretriz da *European Society of Cardiology* (ESC), os fatores de risco para morte súbita seriam:

- **Idade**: pacientes jovens sintomáticos, principalmente com taquicardia ventricular não sustentada (TVNS), grave HVE e síncopes.
- **TVNS**: três ou mais batimentos ventriculares consecutivos com frequência ≥ 120/minuto e duração < 30 segundos, não sendo clara a influência da frequência ou duração.
- **HVE**: com espessura diastólica ventricular esquerda ao ecocardiograma ≥ 30 mm.
- **História familiar de morte súbita em jovens**: um ou mais parentes de primeiro grau com idade < 40 anos, sem conhecimento da doença ou em qualquer idade quando já com diagnóstico confirmado.
- **Síncope**: quadros sincopais sem explicação ocorridos com intervalo de até 6 meses.
- **Diâmetro atrial esquerdo**: é discutível a associação com tamanho do átrio esquerdo.
- **Obstrução na via de saída do ventrículo esquerdo**: alguns estudos têm correlacionado o gradiente na via de saída do ventrículo esquerdo com risco de morte súbita, mas inúmeras questões a respeito permanecem sem resposta.
- **Resposta pressórica ao exercício**: não elevação da pressão arterial sistólica ao menos de 20 mmHg entre a pressão de repouso e a de pico do exercício ou queda de 20 mmHg ou mais no pico do esforço. Este dado tem relevância em pacientes com menos de 40 anos, discutindo-se seu valor em indivíduos mais velhos.

De acordo com as diretrizes da *Japanese Circulation Society*, de 2012, os fatores de risco para morte súbita são divididos em: maiores, possíveis e modificáveis (Quadro 60.2).

O uso de amiodarona nas doses habituais tem demonstrado, em pequenos estudos (insuficientes para conclusões definitivas), diminuição da incidência de morte súbita em pacientes com TVNS no Holter. A

Figura 60.1 sugere um algoritmo para indicação de cardiodesfibrilador implantável (CDI), na prevenção primária e secundária da morte súbita.

Quadro 60.2. Fatores de risco para morte súbita.

Maiores	Possíveis	Modificáveis
Fibrilação ventricular	Disfunção sistólica	Exercícios físicos intensos
Taquicardia ventricular sustentada	Aneurisma apical de ventrículo esquerdo	Insuficiência coronária
História familiar de morte súbita em jovens (< 40 anos)	Obstrução da via de saída do ventrículo esquerdo	
Síncopes inexplicadas	Presença de realce tardio na ressonância magnética	
Taquicardia ventricular não sustentada no eletrocardiograma ou holter	Fibrilação atrial	
Resposta pressórica anormal no esforço	Mutações genéticas de alto risco	

Fonte: JCS Joint Working Group. Guidelines for diagnosis and treatment of patients with hypertrophic cardiomyopathy (JCS 2012). Circ J. 2016;80(3):753-74.

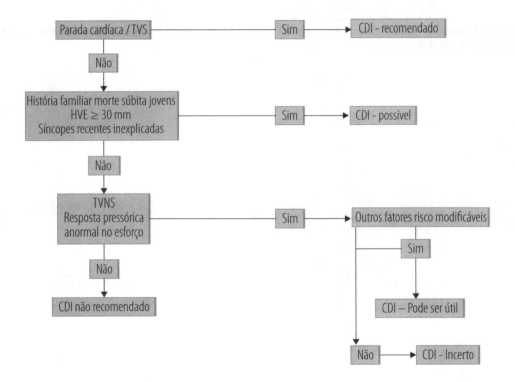

Figura 60.1. Indicações de implante de cardiodesfibrilador implantável (CDI). TVS: taquicardia ventricular sustentada; CDI: cardiodesfibrilador implantável; HVE: hipertrofia ventricular esquerda; TVNS: taquicardia ventricular não sustentada. Fonte: Gersh BJ, Maron BJ, Bonow RO, et al.; American College of Cardiology Foundation/American Heart Association Task Force on Practice Guidelines. 2011 ACCF/AHA Guideline for the Diagnosis and Treatment of Hypertrophic Cardiomyopathy: a report of the American College of Cardiology Foundation/American Heart Association Task Force on Practice Guidelines. Developed in collaboration with the American Association for Thoracic Surgery, American Society of Echocardiography, American Society of Nuclear Cardiology, Heart Failure Society of America, Heart Rhythm Society, Society for Cardiovascular Angiography and Interventions, and Society of Thoracic Surgeons. J Am Coll Cardiol. 2011;58(25):e212-60.

O consenso europeu de 2014 sugere a avaliação do risco de morte súbita e indicação para CDI por meio de calculadora que pode ser consultada no site www.doc2do.com/hcm/webHCM.html (Figura 60.2). O resultado fornece a porcentagem de risco de morte súbita em 5 anos, com a recomendação de conduta (Figura 60.3).

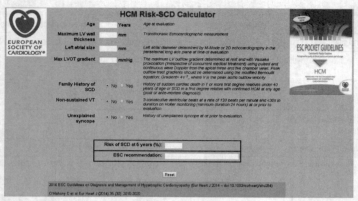

Figura 60.2. Cálculo da probabilidade de risco de morte súbita em 5 anos. Fonte: European Society of Cardiology. HCM Risk-SCD Calculator [Internet]. Disponível em: www.doc2do.com/hcm/webHCM.html

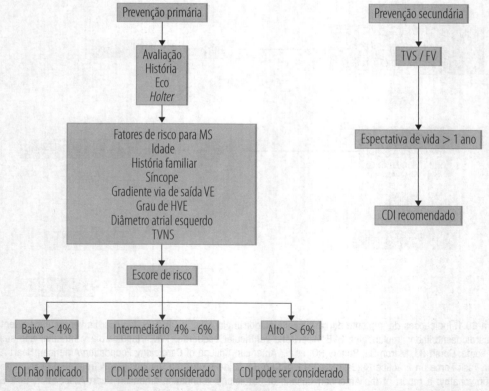

Figura 60.3. Indicações para o implante de cardiodesfibrilador implantável (CDI) baseado em escore de risco. HVE: hipertrofia ventricular esquerda; TVS: taquicardia ventricular sustentada; FV: fibrilação ventricular; TVNS: taquicardia ventricular não sustentada. Fonte: Authors/Task Force members, Elliott PM, Anastasakis A, et al. 2014 ESC Guidelines on diagnosis and management of hypertrophic cardiomyopathy: the Task Force for the Diagnosis and Management of Hypertrophic Cardiomyopathy of the European Society of Cardiology (ESC). Eur Heart J. 2014;35(39):2733-79.

A indicação e os resultados do implante de cardiodesfibrilador como prevenção secundária e primária para prevenir a morte súbita são pormenorizadamente discutidos no Capítulo 98.

Muitos pacientes portadores de CMH têm vida normal, sem manifestações clínicas relevantes e sobrevida semelhante à da população não comprometida, porém, um número menor deles apresenta sintomas e limitações, com risco de morte súbita. Desta forma, a estratificação de risco deve ser individualizada, para se proporcionar o tratamento mais adequado. Uma vez identificada a doença, deve-se definir se há sintoma ou não. Em não havendo, é possível somente observar ou medicá-lo. Na presença de sintomas, é importante verificar a presença ou não de obstrução na via de saída do ventrículo esquerdo, procedendo-se à conduta específica. Todavia, feito o diagnóstico de CMH, é imperativo avaliar a presença de fatores de risco para morte súbita, individualizando-se a conduta a seguir (Figura 60.4).

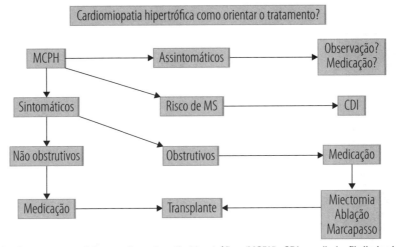

Figura 60.4. Algoritmo para conduta na miocardiopatia hipertrófica (MCPH). CDI: cardiodesfibrilador implantável; MS: morte súbita.

BIBLIOGRAFIA

Gersh BJ, Maron BJ, Bonow RO, et al.; American College of Cardiology Foundation/American Heart Association Task Force on Practice Guidelines; American Association for Thoracic Surgery; American Society of Echocardiography; American Society of Nuclear Cardiology; Heart Failure Society of America; Heart Rhythm Society; Society for Cardiovascular Angiography and Interventions; Society of Thoracic Surgeons. 2011 ACCF/AHA Guideline for the Diagnosis and Treatment of Hypertrophic Cardiomyopathy: executive Summary: a report of the American College of Cardiology Foundation/American Heart Association Task Force on Practice Guidelines. Circulation. 2011;124(24):2761-96.

JCS Joint Working Group. Guidelines for diagnosis and treatment of patients with hypertrophic cardiomyopathy (JCS 2012). Circ J. 2016;80(3):753-74.

Maron BJ. Hypertrophic cardiomyopathy: a systematic review. JAMA. 2002;287(10):1308-20.

Maron BJ, McKenna WJ, Danielson GK, et al.; Task Force on Clinical Expert Consensus Documents. American College of Cardiology; Committee for Practice Guidelines. European Society of Cardiology. American College of Cardiology/European Society of Cardiology Clinical Expert Consensus Documents on hypertrophic cardiomyopathy. A report of the American College of Cardiology Foundation Task Force on Clinical Expert Consensus Documents and the European Society of Cardiology Committee for Practice Guidelines. J Am Coll Cardiol. 2003;42(9):1687-713. Review.

Nicholls M. The 2014 ESC Guidelines on diagnosis and management of hypertrophic cardiomyopathy. Eur Heart J. 2014;35(41):2849-50.

Silva MA. Miocardiopatia hipertrófica. In: Silva MA. Doenças do miocárdio. São Paulo: Sarvier, 1995. p. 106-20.

61

Tratamento intervencionista da cardiomiopatia hipertrófica

61.1

Tratamento percutâneo

Manuel Nicolas Cano

Palavras-chave: Cardiomiopatia Hipertrófica; Taquicardia supraventricular; Fibrilação atrial; Ablação por radiofrequência; Redução septal por alcool.

INTRODUÇÃO

A cardiomiopatia hipertrófica (CMH) é uma doença objeto de estudo científico há mais de 100 anos e que continua gerando controvérsias com relação ao diagnóstico, à evolução clínica e à melhor estratégia de tratamento. Expressa uma desordem primária do miocárdio, transmitida geneticamente de forma autossômica dominante, e que se caracteriza pela presença de hipertrofia inexplicável predominantemente do ventrículo esquerdo, e, em menor proporção, do ventrículo direito, diante de condições de sobrecarga normais e sem que exista doença cardíaca ou sistêmica que justifique a hipertrofia.

Afeta pacientes de todas as idades desde o nascimento até octogenários e com apresentação clínica diversa: de totalmente assintomáticos a pacientes com insuficiência cardíaca refratária e incapacidade funcional, ou ressuscitados de parada cardíaca súbita inesperada em qualquer idade e principalmente em jovens atletas, que constitui seu aspecto mais devastador.

Desde a primeira descrição moderna em 1957, por Russel Brock, e em 1958, por Donald Teare, foi conhecida por diferentes denominações, o que evidencia a dificuldade histórica em compreender esta complexa e clinicamente heterogênea doença. Os termos "estenose subaórtica hipertrófica idiopática" (ESHI) ou "cardiomiopatia hipertrófica obstrutiva" (CMHO) abordam somente os pacientes com obstrução na via de saída do ventrículo esquerdo (VSVE). O termo mais abrangente, que se utiliza hoje para descrevê-la, é "cardiomiopatia hipertrófica". Representa uma doença global e a mais frequente delas geneticamente transmissível, com incidência histórica de 0,2% a 0,5% da população geral; entretanto, esta prevalência não se reflete na prática clínica, que recebe menos de 1% dos pacientes, mostrando que existe um grande contingente não diagnosticado.

A maioria dos pacientes apresenta hipertrofia importante do septo interventricular, que, associada ao movimento anterior sistólico do folheto anterior da valva mitral, leva à obstrução dinâmica da VSVE, ao gradiente de pressão e à incompetência mitral, por coaptação inapropriada dos folhetos valvares ou inserção anômala dos músculos papilares (Figuras 61.1.1 e 61.1.2).

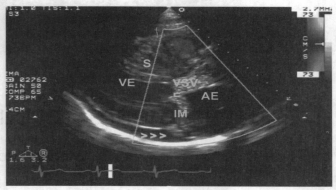

Figura 61.1.1. Ecocardiograma bidimensional em corte paraesternal longitudinal mostrando hipertrofia importante do septo interventricular (S). Color Doppler em mosaico na via de saída do ventrículo esquerdo (VSVE), devido ao aumento da velocidade do fluxo (gradiente). Derrame pericárdico sinalizado por (>>>>). VE: ventrículo esquerdo; IM: insuficiência mitral moderada; AE: átrio esquerdo aumentado. Ver figura colorida no encarte

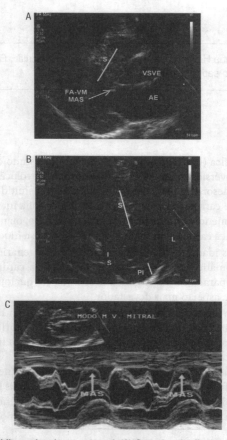

Figura 61.1.2. Ecocardiograma bidimensional paraesternal. (A) Corte longitudinal, em que se observa hipertrofia importante do septo intraventricular (S) em contato com o folheto anterior da mitral (FA-VM), ocluindo a via de saída do ventrículo esquerdo (VSVE) em sístole. (B) Corte transversal do ventrículo esquerdo, mostrando hipertrofia importante do septo comparada às paredes inferior e inferolateral. (C) Ecocardiograma modo M da valva mitral evidenciando o movimento anterior sistólico da valva mitral (MAS). AE: átrio esquerdo; IS: inferosseptal; PI: parede inferior; L: lateral.

Os sintomas dependem do grau de obstrução, da disfunção diastólica, do grau de isquemia e de insuficiência mitral. A presença de obstrução significativa (> 30 mmHg em repouso ou > 50 mmHg provocado) na VSVE, associada a sintomas, constitui marcador independente de pior prognóstico.

HISTORIA NATURAL DA DOENÇA: APRESENTAÇÃO CLÍNICA

A historia natural da CMH na literatura médica mostra mudança de percepção, que evoluiu de uma visão sombria, com pouca eficácia dos tratamentos e elevada morbimortalidade, para uma doença tratável, com prognóstico favorável e sobrevida semelhante à da população geral. A mortalidade varia dependendo da população analisada. Nos pacientes assintomáticos ou naqueles sem obstrução na VSVE, a sobrevida é semelhante à da população geral, com mortalidade em torno de 1% ao ano; entretanto, nos pacientes sintomáticos com obstrução importante na VSVE, a mortalidade é de, aproximadamente, 5% ao ano.

O curso clínico da doença é imprevisível, mas a maioria dos indivíduos afetados tem expectativa de vida normal, sem incapacidades ou necessidade de tratamentos invasivos. Em contrapartida, em alguns pacientes, a progressão da CMH pode apresentar evolução desfavorável. Entre os pacientes que desenvolvem sintomas, a doença apresenta três cenários clínicos diferentes, mas não excludentes, de progressão clínica:

1. Morte súbita cardíaca inesperada, devido à taquiarritmia ventricular imprevisível, encontrada mais frequentemente em jovens assintomáticos com idade < 35 anos, inclusive atletas competitivos.
2. Insuficiência cardíaca caracterizada por dispneia ao exercício (associada ou não à angina), que pode ser progressiva, apesar de função sistólica preservada e ritmo sinusal ou, em pequena proporção de pacientes, a insuficiência cardíaca progride ao estágio final com remodelamento e disfunção sistólica terminal, causada por extensa fibrose miocárdica.
3. Taquicardia supraventricular incluindo fibrilação atrial (FA) paroxística ou permanente, também associada a vários graus de insuficiência cardíaca, que, nestes pacientes, leva a um aumento sistêmico de tromboembolismo e acidente vascular cerebral (AVC). A FA com resposta ventricular rápida resulta em descompensação aguda em pacientes que estavam assintomáticos.

DIAGNÓSTICO DA CARDIOMIOPATIA HIPERTRÓFICA

O diagnóstico da CMH é eminentemente clínico com o auxilio de eletrocardiograma (ECG), ecocardiograma e métodos diagnósticos mais sofisticados, como ressonância magnética, tomografia cardíaca e estudo hemodinâmico. Os pacientes com CMH são diagnosticados em diferentes momentos da evolução da doença. Podem ser surpreendidos devido a achados em exames de rotina ou triagem escolar para prática esportiva (sopro, alterações no ECG), ou em uma consulta médica de rotina, ou por ter apresentado um evento (síncope, FA, outras arritmias); ou durante um rastreamento familiar de CMH e na evolução de outras doenças (doença coronária, hipertensão arterial sistêmica ou valvular)

Os avanços nas técnicas e no desenvolvimento das imagens cardiovasculares não invasivas foram decisivos no entendimento e na incorporação de novas modalidades de diagnóstico e de tratamento desta doença.

O ECG de 12 derivações mostra que a sobrecarga ventricular esquerda está presente em 70% a 80% dos casos (Figura 61.1.3), sendo recomendada sua realização em pacientes com suspeita de CMH e em parentes de primeiro grau como triagem inicial (Classe I). Nos pacientes com CMH, que fizeram um estudo eletrofisiológico, mais de 80% tinham alguma alteração do sistema de condução com o intervalo H-V prolongado, ondas Q anormais simulando infarto em 25% dos casos e em qualquer derivação. Na forma apical da cardiomiopatia hipertrófica, alterações da repolarização com ondas T gigantes (> 10 mm) e simetricamente invertidas nas derivações precordiais (V4 e V5) constituem padrão eletrocardiográfico característico. No ECG dinâmico (Holter de 24 horas) de pacientes com CMH, o ritmo predominante foi sinusal; taquicardia supraventricular foi encontrada em 46% dos casos, extrassístoles ventriculares isoladas em 43%, taquicardia ventricular (TV) em 20% a 26% com poucos complexos repetitivos e assintomática na população mais idosa, e FA em 20% a 30%. De acordo com o último consenso do *American College of Cardiology/ American Heart Association* (ACC/AHA), o ECG dinâmico de 24 horas é recomendado na evolução inicial de pacientes com CMH, para detectar TV e identificar pacientes candidatos ao implante de cardiodesfibrilador implantável (CDI) (Classe I). Também o ECG dinâmico é recomendado em pacientes com relato de taquicardia ou tontura (Classe I) e nos estáveis sem arritmias de base a cada 1 ou 2 anos (Classe I).

O ecocardiograma transtorácico (ETT) constitui o principal método diagnóstico e permite avaliar a hipertrofia predominante do septo interventricular (Figuras 61.1.1 e 61.1.2) do ventrículo esquerdo. O último consenso ACC/AHA recomenda a utilização do ETT como avaliação inicial de todos os pacientes com suspeita de CMH e como integrante dos métodos de triagem em familiares de pacientes com CMH (Classe I). Para familiares com idades entre 12 e 18 anos, o ETT deve ser realizado a cada 12 ou 18 meses. Nos maiores de 21 anos, a cada 5 anos ou quando começam a aparecer sintomas. Para crianças menores de 12 anos, apenas para aquelas envolvidas em programas de treinamento intenso de atletas competitivos, em caso de sintomas, e se pertencerem a famílias que apresentam morte súbita prematura decorrente de CMH ou outras complicações. A obstrução em VSVE é observada em um terço dos pacientes em repouso e em até 70% dos pacientes, quando a obstrução é estimulada por medicamentos ou por manobras (Valsalva). A obstrução é de natureza dinâmica e associada ao movimento anterior sistólico da valva mitral, que leva o folheto anterior a contatar o septo hipertrofiado, aumentando a obstrução e deformando o folheto anterior, o que permite o refluxo valvar, provocando a incompetência da valva mitral. Até 30% dos pacientes apresentam alguma doença associada à valva mitral: prolapso, ruptura de cordoalhas, inserção anômala do músculo papilar e insuficiência mitral de diversos graus. A maioria dos pacientes apresenta disfunção diastólica precocemente mesmo naqueles sem obstrução.

Nos pacientes que não têm obstrução ou apresentam um gradiente < 30 mmHg na VSVE em repouso, um ecocardiograma de estresse com esforço físico (bicicleta ergométrica), é recomendado para evidenciar e quantificar a obstrução dinâmica induzida pelo exercício (recomendação classe II). Testes ergométrico e cardiopulmonar são úteis em pacientes com resposta pressórica anormal ao esforço, caracterizada como a incapacidade de aumentar a pressão sistólica em pelo menos 20 mmHg com o esforço ou queda da pressão sistólica no pico de esforço – que estão associadas a maior risco de morte súbita.

A ressonância magnética é um instrumento de valor diagnóstico importante na CMH, porque permite visualizar, de forma mais exata, a natureza aleatória da hipertrofia, que pode acometer qualquer segmento do septo interventricular, das paredes posterior e livre, e da lateral do ventrículo esquerdo.

Nos últimos anos, tem ocorrido um aumento no uso de contraste em ressonância magnética (gadolínio) para identificar áreas de fibrose miocárdica em pacientes com CMH. Em estudo com 243 pacientes

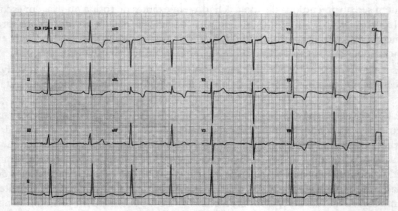

Figura 61.1.3. Ritmo sinusal. Frequência cardíaca de 67 bpm. Sobrecarga ventricular sistólica com padrão de sobrecarga de pressão e alteração da repolarização ventricular com depressão do segmento ST com inversão da onda T em derivações esquerdas.

com CMH, 220 deles foram seguidos em média durante 1.090 dias após a realização da ressonância magnética. A presença de fibrose na ressonância magnética mostrou razão de chance de 5,47 (cinco vezes maior) para todas as causas de morte e de 8,01 para mortalidade cardiovascular com relação aos que não tinham fibrose. Dos 20 óbitos, 16 (80%) foram por causas cardíacas. Na análise multivariada, a fibrose visualizada na ressonância magnética foi um marcador independente de maior mortalidade e maior predisposição para arritmias complexas.

A última diretriz da ACC/AHA recomenda a ressonância magnética nos pacientes com suspeita de CMH, quando o ecocardiograma é inconclusivo ou de difícil realização (janela inapropriada, pontos cegos ao ecocardiograma) para estabelecer o diagnóstico (Classe I). Também é indicada em pacientes com diagnóstico de CMH quando é necessária informação adicional sobre a magnitude da hipertrofia ou anatomia do aparelho subvalvar mitral ou dos músculos papilares que pode ter impacto na conduta intervencionista e não foi devidamente esclarecido no ETT (Classe I); ou no caso de pacientes com suspeita de doença de Yamaguchi para definir a hipertrofia apical (Classe IIa).

Devido às informações importantes e vastas que derivam dos métodos não invasivos para o diagnóstico de CMH, o estudo hemodinâmico invasivo somente é realizado quando: os métodos de imagem não invasivos não são suficientes para determinar ou quantificar o grau de obstrução; para descartar doença coronária concomitante em pacientes com angina e fatores de risco para doença coronária (Classe I); para avaliar a presença de doença coronária antes da cirurgia de miectomia; para estudar a anatomia dos ramos perfurantes septais antes da ablação septal com álcool (ASA).

A doença arterial coronária aterosclerótica concomitante à CMH apresenta prevalência de 20% nos pacientes acima de 45 anos. Entretanto, sua presença revela aumento de risco com impacto significativo sobre a mortalidade destes pacientes. Em geral, as artérias coronárias são livres de obstrução nos pacientes com CMH. A hipertrofia do septo facilita a ocorrência de ponte miocárdica ou túnel muscular, presente em até 40% dos pacientes. A ventriculografia evidencia a obliteração sistólica da cavidade ventricular esquerda, insuficiência mitral e, ocasionalmente, a protrusão do septo interventricular basal na VSVE.

O registro da curva de pressão na VSVE é realizado com dois cateteres, um no ventrículo esquerdo e outro na raiz aórtica, obtendo um registro simultâneo da curva de pressão ventricular e aórtica, e evidenciando o gradiente em VSVE (Figura 61.1.4A). Outra forma de registro é via transeptal para acessar o átrio esquerdo e, através da valva mitral, o ventrículo esquerdo. Quando o gradiente é lábil, são utilizadas manobras fisiológicas ou farmacológicas para evidenciá-lo. O fenômeno de Brockenbrough-Braunwald-Morrow mostra o gradiente exacerbado pela potenciação pós-extrassistólica, com aumento da pressão do ventrículo esquerdo e concomitante diminuição da pressão sistólica aórtica e de pulso, devido ao aumento da obstrução no batimento que se segue após uma extrassístole.

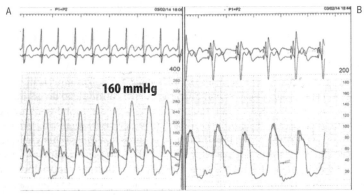

Figura 61.1.4. Registro de curva de pressão hemodinâmica com dois cateteres simultâneos posicionados na cavidade ventricular esquerda (ponta do ventrículo esquerdo) e aorta antes do tratamento percutâneo (A). Diferença de pressão entre ventrículo esquerdo e aorta, gradiente de 160 mmHg. Eletrocardiograma em ritmo sinusal e QRS estreito. Após o procedimento de ablação septal com álcool, o gradiente foi abolido, e as duas curvas coincidem (B).

TRATAMENTO DA CARDIOMIOPATIA HIPERTRÓFICA

A CMH é uma doença eminentemente obstrutiva, desde que mais de 70% dos casos apresentam propensão para apresentar obstrução na VSVE com gradiente > 30 mmHg em repouso ou provocado por exercício. Apenas um terço dos pacientes não apresenta obstrução. O pré-requisito para o tratamento dos pacientes com CMHO é o entendimento profundo da fisiopatologia da doença, desde que o tratamento se baseie na presença e no grau de obstrução, na magnitude dos sintomas, na função sistólica dos ventrículos, nas morbidades concomitantes e na preferência do paciente. O tratamento visa diminuir os sintomas e melhorar a qualidade de vida e, em alguns casos, necessita ser individualizado.

Um grande contingente de pacientes com CMH é assintomático, e a maioria alcança expectativa de vida normal. Independentemente da sintomatologia, todos os pacientes devem realizar uma estratificação de risco para morte súbita inesperada, aconselhamento familiar, triagem dos parentes de primeiro grau e evitar exercícios extremos de atletas competitivos.

Pacientes com capacidade ao exercício discretamente diminuída e poucos sintomas devem ser acompanhados clinicamente, otimizando o tratamento medicamentoso e reavaliando-os periodicamente com teste ergométrico cardiopulmonar ou ecocardiograma de estresse por esforço físico, para detectar sinais de gravidade ou piora da doença.

Entre 15% e 20% dos pacientes com CMH desenvolvem sintomas limitantes e evoluem para classe funcional III/IV da *New York Heart Association* (NYHA), com importante deterioração da qualidade de vida, mesmo sob tratamento medicamentoso ótimo. Este grupo de pacientes é o referido para tratamento invasivo, com técnicas de redução septal, tanto cirúrgica como percutânea.

TRATAMENTO INTERVENCIONISTA DE REDUÇÃO SEPTAL: INDICAÇÃO DE ABLAÇÃO SEPTAL POR ÁLCOOL

O tratamento com técnicas de redução septal dos pacientes com CMH somente é recomendado quando os pacientes apresentam sintomas refratários ao tratamento medicamentoso ótimo e obstrução na VSVE (Classe I nas diretrizes da ACC/AHA).

Os critérios de inclusão para o tratamento de redução septal são:
- Clínico: angina (Classe III/IV da *Canadian Cardiovascular Society*). Dispneia (classe III/IV da NYHA) ou síncope ou sensação de desmaio iminente, hipotensão com esforço que interfere nas atividades diárias ou afeta a qualidade de vida, apesar de estar adequadamente medicado.
- Hemodinâmico: presença de gradiente em VSVE em repouso (30 mmHg) ou estimulado (50 mmHg), associado à hipertrofia septal e ao movimento anterior sistólico de um ou de ambos os folhetos da valva mitral.
- Anatômico: espessura septal ≥ 16 a 18 mm, apropriada para realizar o procedimento com segurança e eficácia, de acordo com o operador individual.

Terapias de redução septal incluem a miectomia septal cirúrgica e a ASA. Estas duas modalidades de tratamento, embora com métodos diferentes, são tratadas pelas diretrizes americanas e europeias como semelhantes, ao promoverem uma redução septal e a consequente diminuição do gradiente intraventricular, além de melhora dos sintomas. Existem diferenças na indicação das terapias: a miectomia é utilizada há mais de 50 anos, com bons resultados e pouca morbimortalidade perioperatória em centros com grande experiência. Resultados em longo prazo mostraram-se seguros, e a miectomia cirúrgica é considerada o tratamento de eleição para a maioria dos pacientes com indicação para tratamento invasivo. Em geral, existe um consenso de que os pacientes jovens com hipertrofias extremas são melhores candidatos para redução septal cirúrgica por miectomia, juntamente daqueles que apresentam alteração intrínseca da valva mitral ou de outra valva, ou inserção anômala dos músculos papilares, ou pacientes com coronariopatia com indicação de revascularização cirúrgica.

Em contrapartida, pacientes que apresentam alto risco cirúrgico, idosos ou com comorbidades, com contraindicação para cirurgia ou que recusem o tratamento cirúrgico devem ser direcionados preferencialmente para ASA. Deve-se sempre avaliar riscos e benefícios das duas técnicas, tendo em conta a preferência do paciente e os resultados dos serviços que realizam o procedimento. Ambos os procedimentos devem ser realizados por operadores treinados e experientes em programas de tratamento de CMH. Para um operador ser considerado experiente, ele deve ter um volume individual acumulado de pelo menos 20 procedimentos ou fazer parte de um programa de tratamento da CMH com volume acumulado de 50 procedimentos.

No Quadro 61.1.1, estão relacionados os critérios de inclusão e exclusão para a realização de ASA.

O tratamento por redução septal percutânea ou ASA foi introduzido pelo Dr. Ulrich Sigwart, que publicou, em 1995, a melhora imediata de três pacientes com CMH em classe funcional III/IV pela NYHA, observada após a injeção de álcool absoluto no primeiro grande ramo septal. O método tenta imitar o efeito da cirurgia de miectomia. Consiste em produzir um infarto químico controlado e localizado no segmento hipertrofiado do septo basal, por injeção do álcool (96%) através do primeiro grande ramo septal da artéria descendente anterior. A toxicidade direta do álcool é a responsável pelo infarto do septo basal e produz morte celular por necrose de coagulação do ramo septal e do tecido que o circunda.

O efeito fisiopatológico do álcool promove resposta que pode ser trifásica (Figura 61.1.5). A primeira fase ocorre imediatamente após a ASA e cursa com uma diminuição significativa do gradiente em VSVE pelo atordoamento e pela acinesia do miocárdio no segmento do septo infartado. A segunda fase apresenta recuperação do gradiente em níveis próximos aos de pré-tratamento pelo edema que se instala no

Quadro 61.1.1. Critérios de inclusão e exclusão para realização de ablação septal por injeção de álcool (ASA).

Critérios de inclusão
Critérios clínicos
Pacientes em classe funcional III/IV da NYHA
Refratários ao tratamento clínico ótimo
Muito sintomáticos ou com intolerância à medicação
Síncope induzida por exercício ou hipotensão ao esforço
Fibrilação atrial paroxística
Retorno à classe funcional III/IV após tratamento com cirurgia de miectomia, marca-passo definitivo e redução septal percutânea por álcool
Critérios ecocardiográficos
Relação septo/parede posterior > 1,3
Espessura do septo ventricular basal ≥ 16-18 mm
Gradiente na VSVE > 30 mmHg em repouso
Gradiente induzido em VSVE > 50 mmHg
Movimento anterior sistólico da valva mitral
Regurgitação mitral discreta a moderada
Critérios angiográficos
Presença de ramo septal apropriado
Ausência de circulação colateral
Critérios de exclusão para ASA
Insuficiência mitral importante com indicação cirúrgica
Doença primária de qualquer válvula com indicação de cirurgia
Doença coronária com indicação de revascularização cirúrgica do miocárdio
Ramo septal inapropriado para o tratamento percutâneo
Doença terminal concomitante
Gestantes (contraindicação relativa)

NYHA: *New York Heart Association*; VSVE: via de saída do ventrículo esquerdo.

músculo precocemente, junto de infiltrado neutrófilo à margem do tecido necrosado, com duração de 1 semana aproximadamente. A terceira fase está relacionada à formação da escara e se deve à substituição do tecido muscular por fibrose; quando a fibrose acontece em local inapropriado, o gradiente não cai e a obstrução permanece (insucesso). O processo de remodelamento pode ocorrer em semanas ou meses após o procedimento. O sucesso do procedimento é atingido quando o álcool impacta o local exato do músculo do septo interventricular abaulado, e o gradiente diminui. No ecocardiograma, observa-se o resultado do remodelamento ventricular: um afinamento do septo interventricular basal por retração do local infartado, o desaparecimento ou diminuição do movimento anterior sistólico da valva mitral (Figura 61.1.6), a diminuição do gradiente intraventricular e da pressão intraventricular, o aumento do diâmetro da VSVE

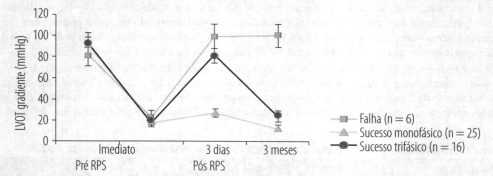

Figura 61.1.5. Resposta trifásica da ablação septal por álcool. Na fase 1, em amarelo, há queda imediata do gradiente, que permanece baixo; na fase 2, em vermelho, há queda imediata do gradiente e aumento em 3 a 5 dias por edema muscular peri-infarto, com nova queda persistente após 1 semana. As fases 1 e 2 evidenciam sucesso do procedimento. Na fase 3, em azul, o gradiente cai, porém ele torna a se elevar e assim permanece (insucesso). RPS: redução septal percutânea. LVOT: via de saída do ventrículo esquerdo.

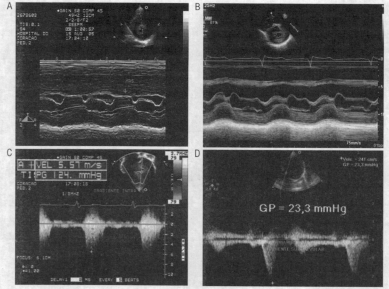

Figura 61.1.6. (A e C) Ecocardiograma pré-ablação septal por álcool. (A) Modo M. Hipertrofia importante do septo e presença de movimento anterior sistólico do folheto anterior da valva mitral. (C) Doppler. Gradiente de 124 mmHg em via de saída do ventrículo esquerdo. (B-D): Ecocardiograma 24 meses pós- ablação septal por álcool. (B) Modo M mostrando sucesso do procedimento com afilamento do septo no local do infarto. (D) Doppler. Diminuição do gradiente para 23 mmHg em via de saída do ventrículo esquerdo.

61.1 | TRATAMENTO PERCUTÂNEO | 613

e a posterior redução da massa ventricular. O sucesso do procedimento em curto e em longo prazos, e o caráter minimamente invasivo levaram a um aumento dramático de sua utilização em 15 a 20 vezes mais frequente que a cirurgia nos pacientes sintomáticos com CMH obstrutiva.

TÉCNICA DE REDUÇÃO SEPTAL PERCUTÂNEA POR ÁLCOOL

A técnica original sofreu diversas modificações desde sua descrição em 1995, como a introdução do ecocardiograma na sala de hemodinâmica e do contraste ecocardiográfico, que possibilitaram a melhor escolha do ramo septal e a diminuição do volume de álcool injetado, da velocidade de injeção do álcool e do tempo de fluoroscopia; houve também evolução dos materiais utilizados, reduzindo o número de complicações.

O primeiro passo do procedimento é a realização de uma cinecoronariografia diagnóstica, para definir a anatomia coronária, se existe doença aterosclerótica concomitante, e definir o ramo septal com a projeção em oblíqua anterior direita cranial ou cranial anteroposterior (Figura 61.1.7A). O ramo septal apresenta variações anatômica e preferencialmente origina-se da artéria descendente anterior, mas também pode ter origem na artéria diagonalis ou no ramo intermediário, que se origina no tronco da coronária esquerda, nos ramos diagonais da artéria descendente anterior, nos ramos marginais da artéria circunflexa ou, mais raramente, nos ramos da coronária direita. Em seguida, um cateter eletrodo bipolar conectado a um marca--passo transitório é colocado na ponta do ventrículo direito por via venosa e permanece por 48 horas, pelo risco potencial de bloqueio atrioventricular total, durante ou imediatamente após o procedimento. A heparina intravenosa é utilizada para evitar trombose dos cateteres e guias, em quantidade suficiente para atingir um tempo de coagulação ativado $\geq$ 250 a 300 segundos. Outros dois cateteres são colocados por via arterial, um na ponta do ventrículo esquerdo e outro na raiz da aorta, e registram-se as pressões simultaneamente (Figura 61.1.4A). A artéria coronária esquerda é cateterizada com um cateter-guia de angioplastia de 6 F a 7 F, por onde se introduz um fio-guia de arame de 0,014 polegadas, longo, de 300 cm, que é posicionado no ramo septal a ser tratado. Um balão de angioplastia (*over the wire* – OTW) de 1,5 a 3 mm é deslizado com a ajuda do fio-guia, com diâmetro de 0,5 mm maior do que o diâmetro do ramo septal que será abordado. Ele é insuflado a cinco ou seis atmosferas no terço proximal do ramo septal, por 3 minutos, para verificar se ele está bem posicionado e estável, sem deslocamento para a artéria descendente anterior. Simultaneamente, observa-se a queda do gradiente de pressão na VSVE, retira-se o fio-guia, e o balão permanece insuflado. Através da luz do balão, é injetado contraste ecocardiográfico ou contraste iodado diluído 50% em soro fisiológico, o qual é agitado previamente, no ramo septal distal (Figura 61.1.7B), para se ter certeza de que o segmento basal do septo hipertrofiado é irrigado por este ramo septal. No ecocardiograma, visualiza-se uma imagem brilhante, hiperecoica, que se limita ao septo basal que será infartado; também é observado se o contraste reflui para a artéria descendente anterior. Concomitantemente, o ecocardiografista, que acompanha todo o procedimento na sala de hemodinâmica, verifica se existe correlação entre o segmento do septo tingido pelo contraste (Figura 61.1.7C) e aquele que provoca o maior gradiente ao entrar em contato com os folhetos da valva mitral durante o movimento anterior sistólico. Neste momento, é possível abortar o procedimento, caso o ramo escolhido não seja o ideal ou irrigue segmentos diferentes dos almejados.

Somente após confirmar a concordância entre o hemodinamicista e o ecocardiografista de que o ramo escolhido é o correto, o balão está bem posicionado e estável, o eletrodo do marca-passo está na ponta do ventrículo direito e com bom limiar, e o marca-passo está funcionando, injeta-se 1 mL de álcool absoluto para cada 10 mm de espessura do septo a ser tratado, e instila-se, de forma muito lenta, 0,5 mL por minuto, observando-se as alterações eletrocardiográficas e hemodinâmicas. O procedimento é considerado com sucesso quando há diminuição do gradiente na VSVE de pelo menos 50% do valor do gradiente inicial. O ideal é procurar o menor gradiente possível < 30 mmHg. Aguarda-se por 10 minutos, e todo o sistema é lavado com soro fisiológico. O fio-guia 0,014 polegadas é introduzido novamente, para auxiliar na retirada do balão desinsuflado. Realiza-se o ecocardiograma de controle, que mostra a hipocinesia progressiva até acinesia do septo basal, a diminuição do gradiente e o desaparecimento do movimento anterior sistólico. Contraste iodado é injetado na artéria coronária esquerda, para verificar a oclusão do ramo septal e a integridade dos demais segmentos da artéria descendente anterior (Figura 61.1.7D). As pressões simultâneas do ventrículo esquerdo e da aorta são novamente registradas (Figura 61.1.4B), e o paciente é levado à unidade coronária, onde permanece por 48 horas, com monitorização eletrocardiográfica e da curva enzimática, sendo depois encaminhado para a enfermaria, onde fica em observação durante 3 a 5 dias.

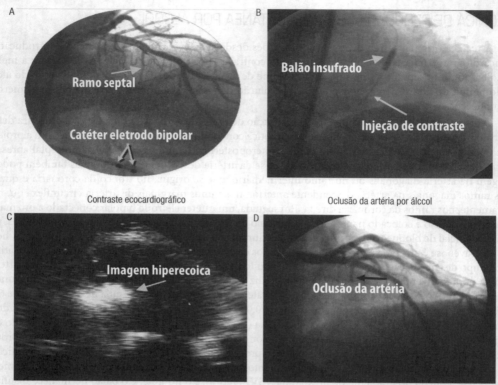

Figura 61.1.7. (A) Angiografia em projeção cranial da coronária esquerda, mostrando o eletrodo bipolar e os ramos septais com origem na artéria descendente anterior. (B) Mesma projeção evidencia o ramo septal escolhido ocluído pelo balão radiopaco e tingido pelo contraste instilado através da luz do balão e, na ponta do ventrículo esquerdo, esá o cateter pigtail. (C) Ecocardiograma transtorácico simultâneo à angiografia evidenciando imagem hiperecoica no septo basal (local que será infartado). (D) Angiografia de controle final, que mostra a oclusão do ramo septal (seta preta).

RESULTADOS DA REDUÇÃO SEPTAL POR ÁLCOOL

Foram realizadas mais ASA desde sua introdução em 1995 que todas as cirurgias de miectomia septal desde sua descrição, há mais de 50 anos. Esta técnica percutânea pode ser repetida e também utilizada em pacientes que foram tratados com outros métodos de redução septal, como cirurgia de miectomia, a própria ASA ou marca-passo, e desenvolveram recidiva dos sintomas. Em geral, a ASA é bem tolerada. Os resultados imediatos e em longo prazo foram favoráveis, com sucesso hemodinâmico e redução do gradiente em mais de 90% dos pacientes, associado à melhora significativa dos sintomas.

A primeira revisão sistemática dos pacientes tratados com ASA entre 1996 e 2005 incluiu 2.959 pacientes e engloba a experiência inicial de 42 estudos com seguimento médio de 12,7 ± 3 meses e idade média 53,5 (35,4 a 72) anos. Foram utilizados 3 mL de álcool em média por paciente, com pico de creatina-quinase de 964 UI. Aos 12 meses, foi observada diminuição do gradiente na VSVE em repouso, que passou de 125,4 ± 31,5 mmHg para 65,3 ± 15,8 mmHg; e melhora da classe funcional segundo a NYHA, que caiu em média de 2,9 para 1,2; melhora da angina, segundo a classificação canadense (CCS) (que diminuiu de 1,9 para 0,4), do diâmetro do septo interventricular basal (de 20,9 mm para 13,9 mm) e da capacidade ao exercício (de 325,3 para 437,5 segundos), com aumento no consumo de oxigênio. A mortalidade em 30 dias foi de 1,5% e a mortalidade tardia de 0,5%. Este estudo mostrou resultados favoráveis, mas com pouco tempo de seguimento nos primórdios do método.

A experiência em diversos centros de referência confirmou a boa evolução desta técnica, como a reportada pelo grupo da Mayo Clinic, que analisou a sobrevida de 177 pacientes tratados com ASA com seguimento mais prolongado. A idade média foi de 64 anos, e a maioria (68%) era de mulheres. Em seguimento de 5,7 anos, a sobrevida total foi comparável à esperada para a população geral e similar a dos pacientes tratados com cirurgia de miectomia septal, pareados para sexo e idade com aqueles tratados com ASA. A taxa de sobrevida em 8 anos foi estimada em 79% *vs.* 79% (p = 0,64) para cirurgia de miectomia septal e ASA. A evolução tardia e a sobrevida de ambos os procedimentos foi similar e, mais importante, sem risco adicional de morte súbita para os pacientes tratados com ASA, mostrando como a formação da escara não necessariamente propiciou maior risco de arritmias.

O registro atual Euro-ASA registry incluiu 1.275 pacientes sintomáticos tratados com ASA, provenientes de dez centros europeus com complexidade terciária, entre janeiro de 1996 e fevereiro de 2015. A idade média foi de 58 ± 14 anos e o seguimento médio de 5,7 anos; a mortalidade foi de 1% aos 30 dias pós-ASA. A taxa de sobrevida em 1, 5 e 10 anos foi, respectivamente, de 98% (intervalo de confiança de 95% – IC95% 96-98), 89% (IC95% 87-91) e 77% (IC95% 73-80) – muito semelhante a encontrada em uma experiência brasileira (Figura 61.1.8). Em análise multivariada, os fatores prognósticos de mortalidade global (por qualquer causa) foram idade, espessura do septo, classe funcional antes da ASA e o gradiente na VSVE. A ASA reduziu o gradiente de 67 ± 36 para 16 ± 21 mmHg (p < 0,01). A classe funcional passou de 2,9 ± 0,5 para 1,6 ± 0,7 (p < 0,01). O registro mostrou baixa mortalidade, tanto hospitalar como em longo prazo, após ASA. O tratamento proporcionou diminuição importante e durável da obstrução na VSVE e dos sintomas. Segundo os autores, o tratamento deve focar na eliminação do gradiente na VSVE, já que sua permanência após o tratamento parece estar associada a pior prognóstico.

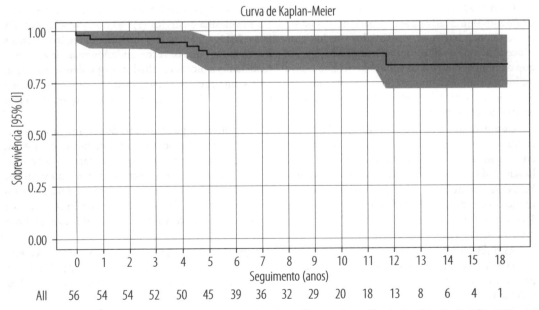

Figura 61.1.8. Curva de Kaplan-Meier para mortalidade total (cardíaca e não cardíaca) pós-ablação septal por álcool. A expectativa de sobrevida foi de 96,4%, 87,7%, 87,7% e 81%, respectivamente no 1º, 5º, 10º e 12º ano de seguimento, ou seja, muito semelhante ao encontrado por outros autores. Fonte: Guerrero I, Dhoble A, Fasulo M, et al. Safety and efficacy of coil embolization of the septal perforator for septal ablation in patients with hypertrophic obstructive cardiomyopathy. Catheter Cardiovasc Interv. 2016;88(6):971-7.

616 | CARDIOMIOPATIAS E DOENÇAS DO PERICÁRDIO

Outro estudo americano examinou as altas hospitalares e focou nos pacientes submetidos à miectomia septal cirúrgica e na ASA, estratificando os hospitais por volume de atendimento, em uma base de dados ampla nos Estados Unidos. A pesquisa foi realizada entre 2003 a 2011, foi encontrado que, de um total de 11.248 pacientes que fizeram redução septal, 6.385 (56,8%) foi por miectomia cirúrgica e 4.862 (43,2%) por ASA. As instituições foram divididas em três tercis: o primeiro tercil incluiu as instituições com menor volume e menor experiência e o terceiro tercil aqueles hospitais que realizavam maior volume de procedimentos. As instituições com maior volume de intervenções, em geral, tinham programas de ensino e eram hospitais de grande porte, e os pacientes tratados permaneciam menos tempo internados que naquelas com menor volume. Os resultados mostraram mortalidade hospitalar geral após a miectomia cirúrgica, considerando todas as instituições, de 5,2%, que, por tercis, foi de 15,6%, 9,6% e 3,8% (p < 0,001), para as instituições do primeiro, com baixo volume, segundo com volume intermediário e terceiro tercil com elevado volume, respectivamente; com necessidade de implante de marca-passo (10,0%, 13,8 % e 8,9 %; p < 0,001) e presença de sangramento (3,3%, 3,8% e 1,7%; p < 0,001). Em contrapartida, os pacientes tratados com ASA tiveram incidência menor de morte (2,3%, 0,8% e 0,6%; p = 0,02) para os grupos de hospitais de menor para maior volume de intervenções, respectivamente, replicando a cirurgia com maior mortalidade nos hospitais com menor experiência. Os resultados da miectomia cirúrgica nos centros de baixo volume foram piores, com mortalidade de três a dez vezes superior que a dos centros com maior volume, mostrando que realizar uma miectomia, em uma instituição com baixo volume de cirurgias, era um fator prognóstico independente de mortalidade hospitalar (risco relativo de 3,11; IC95% 1,98-4.89) e de sangramento (risco relativo 3,77; IC95% 2,12-6,70). A mortalidade de 1%, referida em artigos anteriores para miectomia cirúrgica, ficou restrita a poucas instituições com alto volume.

A realização de ASA em instituição de baixo volume não estava associada com aumento de risco de eventos adversos pós-procedimento. Os pacientes tratados com ASA nos diferentes centros não experimentaram grande variação de resultados e não houve diferença estatisticamente significativa para a mortalidade entre eles.

Com relação à necessidade de marca-passo definitivo pós-procedimento, não houve diferença estatisticamente significativa para os pacientes submetidos à miectomia cirúrgica (9,8%) e à ASA (11,9%). Os autores concluíram que, nos Estados Unidos, entre 2003 e 2011, a maioria das instituições realizou poucos procedimentos de miectomia cirúrgica e ASA, em número menor que os recomendados pelas diretrizes; e que os centros com baixo volume cirúrgico estavam associados a piores resultados hospitalares, incluindo maior mortalidade, internação mais prolongada, maior sangramento e maior custo. Recomenda-se que os pacientes com CMH obstrutiva sintomáticos, com indicação de tratamento de redução septal, sejam referidos para centros de excelência.

Comparando a cirurgia de miectomia septal, que é considerada padrão-ouro de tratamento dos pacientes com CMH obstrutiva muito sintomáticos e refratários ao tratamento medicamentoso, com ASA, em relação à segurança e à eficácia, foi observado, em dois estudos sistemáticos, que, em termos de mortalidade, redução do gradiente, melhora dos sintomas e complicações, as duas técnicas foram equivalentes. Houve maior indicação de marca-passo e bloqueio do ramo direito com ASA, e mais bloqueio do ramo esquerdo e redução do gradiente imediato maior com cirurgia. Na ASA, o gradiente continua a cair até 1 ano após o tratamento. O Quadro 61.1.2 mostra as vantagens e as desvantagens da redução septal por miectomia cirúrgica e por ASA.

As diretrizes ACCF/AHA de 2011 recomendam terapia de redução septal (miectomia ou ASA), realizada por operadores experientes em centros com programa e volume de atendimento de CMH, em pacientes selecionados com sintomas refratários ao tratamento medicamentoso e obstrução na VSVE. (Classe I; Nível de Evidência C).

A cirurgia de miectomia septal, quando realizada em centros com experiência, pode ser benéfica e é a primeira opção para a maioria dos pacientes refratários ao tratamento medicamentoso e com obstrução na VSVE (Classe IIa; Nível de Evidência B).

A cirurgia de miectomia septal também é recomendada para crianças, com obstrução em repouso e gradiente > 50 mmHg e refratárias ao tratamento clínico (Classe IIa; Nível de Evidência C).

A ASA é indicada em centros de excelência quando existe contraindicação para cirurgia ou risco cirúrgico muito elevado, em pacientes com obstrução em VSVE, muito sintomáticos e refratários ao tratamento medicamentoso (geralmente em classe funcional III/IV; Classe IIa; Nível de Evidência B).

Em pacientes elegíveis, se for a preferência do paciente. (Classe IIb; Nível de Evidência B).

Em 2014, foi publicado o consenso europeu sobre diagnóstico e tratamento da CMH, que reflete a evolução do tratamento em Europa. Não foi feita distinção entre as duas modalidades de redução septal: miectomia e ASA, tendo sido recomendada terapia de redução septal para melhora dos sintomas em pacientes com gradiente na VSVE em repouso ou provocado $\geq$ 50 mmHg, em classe funcional III/IV (NYHA) apesar do tratamento medicamentoso com a maior dose tolerada (Classe I; Nível de Evidência B). Terapia de redução septal em pacientes com síncope recorrente ao exercício com gradiente máximo em repouso ou provocado de $\geq$ 50 mmHg, apesar do tratamento medicamentoso ótimo (Classe IIa; Nível de Evidência C). A cirurgia de miectomia septal é preferida à ASA nos pacientes com indicação de redução septal e outras lesões cardíacas que requeiram intervenção cirúrgica (troca ou reparo valvar, intervenção no músculo papilar, revascularização do miocárdio) (Classe I; Nível de Evidência C).

Quadro 61.1.2. Vantagens e desvantagens da redução septal cirúrgica (miectomia) e percutânea (ablação septal por injeção de álcool – ASA).

Miectomia	ASA
Vantagens	
Experiência de mais de 50 anos	Minimamente invasivo
Sucesso elevado (90%) em centros com volume e experiência	Menor hospitalização
Menor BAVT	Realizada em pacientes de alto risco
Alívio imediato da obstrução	Relativamente menos onerosa
Mortalidade baixa em centros de excelência	Mortalidade baixa em centros especializados
Melhora clínica por tempo de evolução prolongado	Melhora clínica por tempo de evolução menor
Reparo simultâneo da valva mitral, outras valvas e revascularização	Maior acessibilidade
	Pode ser repetida
Desvantagens	
Maior tempo de hospitalização	Menor tempo de seguimento relativo
Maior incidência de FA	Necessita de ramo septal apropriado
Taxa de mortalidade elevada em centros com pouca experiência	Elevada incidência de BAVT transitório
Custo elevado	Queda do gradiente em até 1 ano
Cirurgia a céu aberto com CEC	Infarto limitado ao septo basal
BCRE	BCRD

BAVT: bloqueio atrioventricular total; FA: fibrilação atrial; CEC: circulação extracorpórea; BCRE: bloqueio completo de ramo esquerdo; BCRD: bloqueio completo de ramo direito.

COMPLICAÇÕES E LIMITAÇÕES DA REDUÇÃO SEPTAL PERCUTÂNEA

Complicações que seguem uma intervenção por ASA não podem ser negligenciadas, desde que um em cada dez pacientes pode requerer implante de marca-passo definitivo; outros (1,6%) apresentaram arritmias ventriculares pós-procedimento. Bloqueio do ramo esquerdo prévio e a injeção de álcool em bólus durante a ASA estão correlacionados com maior incidência de bloqueio atrioventricular total e necessidade de implante de marca-passo definitivo. O temor inicial de aumento de morte súbita, disfunção ventricular e arritmias pós-ASA não foi confirmado pelos diversos trabalhos realizados. No registro europeu, houve incidência para morte súbita de 0,6%, ou seja, menor ou semelhante que a encontrada nos pacientes que não foram submetidos à ASA em outros registros. Uma complicação rara, porém catastrófica, é o vazamento de álcool para a artéria descendente anterior, provocando infarto dos segmentos médio

618 | CARDIOMIOPATIAS E DOENÇAS DO PERICÁRDIO

e distal da parede anterior, que pode progredir para choque cardiogênico e óbito. Perfurações, levando a tamponamento cardíaco, dissecção da artéria descendente anterior pela utilização de guias ou ruptura septal ao utilizar uma quantidade excessiva de álcool são complicações muito raras. As complicações mais comuns estão ligadas ao sistema de condução durante o procedimento ou imediatamente, como bloqueio atrioventricular de primeiro grau em 53% dos pacientes; bloqueio atrioventricular total transitório em 5% a 20% e persistente com indicação de marca-passo definitivo entre 5% a 12% dos casos; e bloqueio do ramo direito em 50% a 80%. Existe a preocupação com a formação da escara pós-infarto provocado no septo basal, devido à sua potencial participação na gênese de arritmias malignas, mas estas não têm incidência maior confirmada nos estudos realizados.

As limitações da ASA estão relacionadas ao ramo septal, que não é apropriado em aproximadamente 5% a 10% dos casos. Também pode ocorrer circulação colateral entre os ramos septais irrigando segmentos do miocárdio não almejados, ou ramos septais finos e angulados, que criam dificuldades técnicas para ser cateterizados. Entretanto, a evolução tecnológica de cateteres e materiais utilizados permitirá, no futuro, incluir estes casos.

NOVAS TERAPÊUTICAS INTERVENCIONISTAS

Fechamento do ramo septal com molas destacáveis

Foram desenvolvidas algumas novas técnicas de abordagem dos pacientes com CMH obstrutiva, excluídos dos benefícios da cirurgia de miectomia e da ASA. São técnicas percutâneas realizadas no laboratório de hemodinâmica, em outros cenários clínicos.

A primeira foi a utilização de partículas destacáveis, em lugar de álcool absoluto, para fechar o ramo septal e, assim, evitar a grande toxicidade química do álcool. Os estudos preliminares com esta técnica mostraram resultados promissores, semelhantes aos encontrados em pacientes tratados com ASA. Esta técnica de molas destacáveis para provocar embolização foi importada de outros contextos clínicos nos quais é utilizada, como fechamento de pequenos vasos em aneurismas cerebrais, no canal arterial persistente ou nas fístulas arteriovenosas no coração, entre outros.

Em um estudo, foram recrutados 24 pacientes, entre 2005 e 2015, com idade média 62,9 ± 13, predominantemente mulheres (62%), em classe funcional III/IV e com alto risco cirúrgico. A técnica é semelhante à da ASA, com utilização de partículas em substituição ao álcool. As molas foram liberadas em número suficiente para a obliteração do ramo septal, e a oclusão foi confirmada pela angiografia. Um segundo ramo septal era ocluído se o gradiente não diminuía. Houve sucesso em 22 (91%) pacientes; o gradiente caiu, em média, de 81,3 ± 41 mmHg para 30,3 ± 23 mmHg (p < 0,01) pelo ecocardiograma com Doppler, e os resultados persistiram por um seguimento médio de até 28 meses, com melhora da classe funcional em 23 pacientes. Os autores concluíram que a técnica é possível e segura, e que quando realizada com sucesso é observada diminuição do gradiente, dos sintomas e da espessura do septo interventricular durante o seguimento. As vantagens desta técnica os poucos efeitos adversos, nenhum óbito, a indicação de marca-passo em 5% dos pacientes e o menor dano miocárdico – e, por conseguinte, os menores níveis de isoenzima MB da creatinoquinase (CKMB) –, sugerindo que um dano miocárdico relativamente pequeno pode ser suficiente para mitigar os sintomas com manutenção dos resultados em médio prazo.

Ablação septal por radiofrequência

Outra abordagem mais recente utiliza cateteres de ablação por radiofrequência (utilizado para tratar arritmias como FA) para realizar ablação no segmento abaulado do septo interventricular. A técnica consiste em um duplo acesso pela artéria e pela veia femoral, com o paciente sedado e sob anestesia local, ou anestesia geral, dependendo da preferência do operador. Um modelo geométrico do ventrículo direito é gerado utilizando um sistema de mapeamento tridimensional, para facilitar a punção do septo interatrial, ter acesso ao átrio esquerdo e, através da valva mitral, chegar à VSVE. Em alguns casos, o grau de obstrução na VSVE é tão importante que impede a progressão anterógrada do cateter de mapeamento e/ou ablação. Nestes casos, pode-se utilizar abordagem retrógrada transaórtica que, nos últimos trabalhos, tem sido a técnica mais utilizada. O cateter provoca uma lesão no músculo do septo interventricular hipertrofiado ao aplicar, através do cateter de ablação, uma energia de 50 W durante 120 segundo com temperatura máxima de até 45ºC para provocar lesão. O cateter de ablação é irrigado constantemente com fluxo de 30 mL/minuto de soro fisiológico, com o objetivo de diminuir a temperatura. Os resultados parecem promissores, com alta taxa de sucesso, poucas complicações e internação muito breve 1 a 2 dias, porém o número de pacientes tratados é muito pequeno. A espessura do septo não parece diminuir, porém o gradiente cai. Foi realizada metanálise sobre a utilização de radiofrequência em CMH obstrutiva e foram encontrados seis estudos com 74 pacientes tratados com experiência pequena de cada centro – o maior de 32 pacientes. O seguimento variou de 6 meses a 48 meses, e foram incluídos pacientes pediátricos. Os resultados mostraram redução do gradiente de repouso e estimulado de, pelo menos, 50%, com variação mínima da espessura do septo interventricular (1 a 2 mm comparado a 5 a 6 mm com ASA). A diminuição proporcional do gradiente e, por conseguinte, da pós-carga, foi responsável da regressão substancial da massa ventricular esquerda. A melhora dos sintomas foi consistente em todos os trabalhos. Os pacientes passaram da classe III para II (NYHA). A utilização do sistema de mapeamento eletroanatômico e o ecocardiograma transoperatório foram importantes para refinar e definir o local onde seria provocado o dano miocárdico. As complicações observadas foram aumento paradoxal do gradiente na população pediátrica por edema tissular. Existe dificuldade de comparação, dada a heterogeneidade entre os estudos, com relação à técnica, à experiência do operador e às características dos pacientes. A ablação por radiofrequência é uma alternativa viável em pacientes bem selecionados e que não são apropriados para as técnicas consagradas (miectomia septal ou ASA), adicionando uma opção ao tratamento de pacientes sintomáticos com CMH obstrutiva.

Tratamento com marca-passo

A indicação de marca-passo de dupla câmara como alternativa menos invasiva para o tratamento dos pacientes com CMH sintomáticos teve seu auge nos anos 1980-1990, quando vários estudos observacionais mostraram redução do gradiente e melhora na classe funcional e na qualidade de vida.

O mecanismo exato não é conhecido. Acredita-se que a ativação da ponta do ventrículo direito pelo eletrodo do marca-passo promova uma contração dessincronizada do septo interventricular, e diminua o movimento anterior sistólico da valva mitral com consequente diminuição do gradiente na evolução imediata. No entanto, foram realizados ao menos três estudos randomizados com ativação e desativação do marca-passo. Os resultados mostraram redução do gradiente entre 20% e 40%, porém, com grande variabilidade individual, sendo considerado efeito placebo inicial. A indicação de marca-passo ficou limitada somente a casos com contraindicação para outros tratamentos consagrados, devido à elevada morbimortalidade, e para pacientes idosos com indicação de marca-passo por outra causa.

O marca-passo é indicado nos pacientes com CMH, que têm indicação de marca-passo por outras causas (Classe IIa; Nível de Evidência B). O marca-passo não deve ser indicado nos pacientes com obstrução para diminuir o gradiente se eles são assintomáticos ou respondem a tratamento médico. (Classe III; Nível de Evidência C). O marca-passo não pode ser a primeira opção de tratamento para diminuir os sintomas dos pacientes com CMH obstrutiva e refratária ao tratamento medicamentoso quando eles são candidatos a terapias de redução septal (Classe III; Nível de Evidência B).

Utilização de plicatura mitral percutânea (MitraClip®) em pacientes com cardiomiopatia hipertrófica obstrutiva

O MitraCli® foi a primeira tecnologia de reparação por cateter da valva mitral com insuficiência importante. A técnica replica a cirurgia de Alfieri, na qual a porção média dos folhetos anterior e posterior (A_2-P_2) da valva mitral são suturados, criando um orifício duplo na valva mitral. A plicatura percutânea da

620 | CARDIOMIOPATIAS E DOENÇAS DO PERICÁRDIO

valva mitral, nos pacientes com CMH obstrutiva, reduz a insuficiência mitral importante, evita o contato da valva mitral com o septo que acontece durante o movimento anterior sistólico, diminui a obstrução e o gradiente na VSVE, e normaliza a pressão do ventrículo esquerdo, com melhora da insuficiência cardíaca e dos sintomas. Sorajja et al. realizaram os seis primeiros casos de MitraClip® como terapia primária para pacientes com CMH obstrutiva de alto risco para cirurgia, com sintomas importantes refratários ao tratamento medicamentoso e incompetência mitral importante e idade média de 83 ± 8 anos; cinco eram mulheres. O procedimento foi completado em cinco pacientes com um único clipe entre os segmentos A_2-P_2 da valvar mitral. Houve eliminação do movimento anterior sistólico da valva mitral, diminuição do gradiente na VSVE de 91 ± 44 mmHg para 12 ± 6 mmHg (p = 0,007), da pressão do átrio esquerdo e do grau de insuficiência mitral, além de melhora do débito cardíaco e dos sintomas. Após seguimento de 15 ± 4 meses, a melhora dos sintomas foi observada em todos os pacientes que permaneceram em classe funcional I-II (NYHA).

Foi realizada revisão sistemática da limitada experiência com MitraClip® para pacientes com CMH obstrutiva entre 2010 e 2016. Foram analisados quatro estudos, com inclusão de 15 pacientes de alto risco para cirurgia, com idade 69 a 90 anos e média 79,5 ± 8,1 anos. Um paciente já tinha sido tratado com miectomia, outro com ASA e um recusou cirurgia. Após o tratamento, todos os pacientes tiveram resolução do movimento anterior sistólico, melhora dos sintomas e da insuficiência mitral, e diminuição do gradiente em VSVE. Nesta revisão sistemática, a colocação de MitraClip® na sala de hemodinâmica pareceu ser um procedimento possível de ser realizado com risco relativo baixo, não afetou o sistema de condução elétrico e não provocou necrose do miocárdio (infarto), constituindo opção menos invasiva que os tratamentos convencionais de redução septal e promissora em casos selecionados.

CONCLUSÕES

O tratamento invasivo dos pacientes com CMH obstrutiva sintomáticos e refratários ao tratamento clínico, por oclusão do primeiro ramo septal da artéria descendente anterior por álcool, apresenta taxas de sucesso semelhantes às encontradas com cirurgia de miectomia septal. As duas técnicas são seguras e eficazes em melhorar os sintomas quando são realizadas em serviços com experiência e elevado volume de tratamento. A ASA tem a vantagem de poder ser realizada em pacientes com elevado risco cirúrgico e provocar diminuição da obstrução, do gradiente na VSVE e dos sintomas.

A ASA evoluiu desde sua introdução, há 22 anos, e, hoje, provoca infartos menores e mais precisos, com reduzidas doses de álcool, enquanto mantém a eficácia terapêutica. A necessidade de marca-passo permanente diminuiu para menos de 10%, e a mortalidade operatória é muito baixa em centros com vasta experiência. Entretanto, o procedimento apresenta curva de aprendizado importante, com complicações potencialmente graves, e, por esta razão, o procedimento deve ser realizado em pacientes cuidadosamente selecionados e por operadores experientes em centros dedicados.

Entre as novas técnicas de tratamento percutâneo para pacientes com CMH obstrutiva muito sintomáticos, o MitraClip® destaca-se como a mais promissora nos pacientes com incompetência mitral importante e elevado risco cirúrgico, com resultados preliminares alvissareiros.

BIBLIOGRAFIA

Baggish AL, Smith RN, Palacios I, et al. Pathological effects of alcohol septal ablation for hypertrophic obstructive cardiomyopathy. Heart. 2006;92(12):1773-8.

Fortunato de Cano SJ, Cano MN, Costa Jr. JR, et al. Long-term follow-up of patientes undergoing percutaneous alcohol septal reduction for symptomatic obstructive hypertrophic cardiomyopathy. Catheteriztion and Cardiovascular Intervention 2016. p. 953-60.

Gersh BJ, Maron BJ, Dearani AJ, et al. 2011 ACCF/AHA Guideline for the Dignosis and treatment of Hypertrophic Cardiomyopathy. A report of the American College of Cardiology Foundation / American Heart Association Task Force on Pratice Guidelines. J Am Coll Cardiol. 2011;58(25):e212-60.

Guerrero I, Dhoble A, Fasulo M, et al. Safety and efficacy of coil embolization of the septal perforator for septal ablation in patients with hypertrophic obstructive cardiomyopathy. Catheter Cardiovasc Interv. 2016;88(6):971-7.

Kim LK, Swaminathan RV, Looser P, et al. Hospital volume outcomes after septal myectomy and alcohol septal ablation for treatment of obstructive hyértrophic cardiomyopathy. US nationalwide inpatient database, 2003-2011. JAMA Cardiol. 2016;1(3):324-32.

Maron BJ, Rowin EJ, Casey SA, et al. How Hypertrophic Cardiomyopathy Became a Contemporary Treatable Genetic Disease With Low Mortality: Shaped by 50 Years of Clinical Research and Practice. JAMA Cardiol. 2016;1(1):98-105.

Maron MS, Olivotto I, Zenovich AG, et al. Hypertrophic cardiomyopathy is predominantly a disease of left ventricular outflow tract obstruction. Circulation. 2006;114(21):2232-9.

Poon SS, Cooper RM, Gupta D. Endocardial radiofrequency septal ablation - A new option for non-surgical septal reduction in patients with hypertrophic obstructive cardiomyopathy (HOCM): A systematic review of clinical studies. Int J Cardiol. 2016;222:772-4.

Rigopoulos AG, Daci S, Pfeiffer B, et al. Low occurrence of ventricular arrhythmias after alcohol septal ablation in high-risk patients with hypertrophic obstructive cardiomyopathy. Clin Res Cardiol. 2016;105(11):953-61.

Sigwart U. Non-surgical myocardial reduction for hypertrophic obstructive cardiomyopathy. Lancet. 1995;346(8969):211-4.

Singh K, Qutub M, Carson K, et al. A meta analysis of current status of alcohol septal ablation and surgical myectomy for obstructive hypertrophic cardiomyopathy. Catheter Cardiovasc Interv. 2016;88(1):107-15.

Sorajja P, Pederse WA, Bae R, et al. First experience with percutaneous mitral valve plication as primary therapy for symptomatic obstructive cardiomyopathy. JACC. 2016;67;(24):2811-8.

Task Force members, Elliott PM, Anastasakis A, et al.. 2014 ESC Guidelines on diagnosis and management of hypertrophic cardiomyopathy. The Task force for the Diagnosis and Management of hypertrophic Cardiomyopathy of the Eruopean Society of Cardiology (ESC). Eur Heart J. 2014;35(39):2733-79.

Thomas F, Rader F, Siegel RJ. The Use of MitraClip for Symptomatic Patients with Hypertrophic Obstructive Cardiomyopathy. Cardiology. 2017;137(1):58-61.

Veselka J, Jensen MK, Liebregts M, et al. Long-term clinical outcome after alcohol septal ablation for obstructive hypertrophic cardiomyopathy: results from the Euro-ASA registry. Eur Heart J. 2016;37(19):1517-23.

61.2

Tratamento cirúrgico da cardiomiopatia hipertrófica

Paulo Chaccur

Palavras-chave: Cardiomiopatia hipertrófica; Tratamento cirúrgico; Redução septal; Miectomia septal; Ventriculotomia subaórtica, Atriotomia.

INTRODUÇÃO

A primeira descrição sobre cardiomiopatia hipertrófica (CMH) foi feita em 1957 pelo renomado Dr. Brock, que se baseou em achados hemodinâmicos de cateterismo e de cirurgias cardíacas. Além dele, Dr. Teare igualmente relatou, em 1958, achados anatomopatológicos em vítimas de morte súbita e denominou esta enfermidade "hipertrofia assimétrica ou tumor benigno do coração".

Ao longo dos anos e da observação dos casos, notou-se que esta doença pode acometer diversos perfis de pacientes, ou seja, desde pacientes assintomáticos até aqueles com insuficiência cardíaca. Dentro da população em geral, esta doença pode ocorrer em um universo de 1 entre 500 indivíduos, podendo este inclusive ser jovem, esportista, sem resposta ao tratamento clínico ou mesmo acometido por morte súbita.

Embora os indícios da CMH possam acometer pacientes de qualquer idade, normalmente estes sintomas ocorrem entre seus 20 e 30 anos e são dependentes da obstrução da via de saída do ventrículo esquerdo (VSVE), da disfunção diastólica e da isquemia miocárdica. Pacientes que se tornam sintomáticos têm dispneia e angina, e poucos apresentam síncope ou pré-síncope de causa ignorada, decorrente de arritmias atriais ou ventriculares.

Nesta doença de causa genética, sem histórico de doenças cardíacas ou sistêmicas, e sob condições normais clínicas, observa-se desorganização primária do miocárdio, com visível hipertrofia do ventrículo esquerdo e, em menor proporção, do ventrículo direito, sem dilatação do ventrículo esquerdo inicialmente.

Na CMH obstrutiva idiopática, há o grande receio de morte súbita, com índices anuais de 2% a 3% dentro de um universo de jovens, do sexo masculino e com histórico de família e de alto risco. A morte súbita torna-se, portanto, aparição inicial desta enfermidade e representa cerca de 50% de todos os óbitos deste grupo de pacientes.

Configura-se, nestes pacientes, notada hipertrofia do septo interventricular, que leva à obstrução dinâmica da VSVE e à incompetência mitral por coaptação inapropriada dos folhetos ou inserção anômala dos músculos papilares, quando associada ao movimento anterior sistólico do folheto anterior da valva mitral por efeito Venturi.

624 | CARDIOMIOPATIAS E DOENÇAS DO PERICÁRDIO

O mecanismo da obstrução ventricular é causado pela oposição sistólica do septo ventricular hipertrófico e do folheto anterior da valva mitral. A obstrução é considerada importante e de pior prognóstico quando associada a sintomas e mostrar gradiente maior de 30 mmHg em repouso ou maior de 50 mmHg quando provocado.

Para os pacientes que se tornam refratários ao tratamento medicamentoso e evoluem em classe funcional III/IV da *New York Heart Association* (NYHA), está indicado o tratamento invasivo com técnicas de redução septal, tanto cirúrgica quanto percutânea. Esta situação está presente em 15% a 20% dos portadores da CMH sintomática.

Pelas diretrizes da *American Societey of Cardiology*, publicadas em 2011, o tratamento invasivo é considerado Classe I com Nível de Evidência C, considerando que a terapia de redução septal deve ser realizada somente por operador experiente, no contexto de um programa para tratamento amplo da CMH, e indicado somente em paciente refratários ao tratamento clínico e com obstrução na VSVE.

É definido como operador experiente o profissional com experiência acumulada de, pelo menos, 20 procedimentos ou aquele que tem trabalhado com dedicação ao programa de CMH com experiência acumulada de pelo menos 50 procedimentos.

A miectomia septal cirúrgica, quando realizada em centros experientes, tem sido considerada benéfica, sendo a primeira opção para a maioria dos pacientes com CMH refratários ao tratamento clínico e com obstrução na VSVE (Figura 61.2.1). É considerada Classe II e Nível de Evidência B. Em crianças com CMH sintomáticas e obstrução grave em repouso (> 50 mmHg) com falha de tratamento medicamentoso a cirurgia tem sido recomendada como Classe II e Nível de Evidência C.

Em pacientes com risco cirúrgico elevado decorrente de comorbidades e com idade avançada, a indicação para alcoolização septal é considerada Classe II e Nível de Evidência B.

TRATAMENTO CIRÚRGICO

O primeiro tratamento cirúrgico para esta doença foi realizado por Morrow e descrito por ele como ventriculotomia subaórtica. Ao longo dos anos, a miectomia septal cirúrgica se consagrou como procedimento seguro e efetivo na redução da obstrução da VSVE, com alívio dos sintomas e melhora da qualidade de vida de pacientes sintomáticos e que não respondem ao tratamento clínico otimizado. Com o passar do tempo, a ressecção miocárdica foi ampliada dos 3 cm inicialmente propostos por Morrow para 7 cm e, hoje, tem sido considerada como miectomia expandida. Resultados cirúrgicos melhoraram recentemente, estando relacionados aos centros com grande experiência e particularmente interessados no manejo da CMH.

Na maioria dos casos, a insuficiência mitral ou as alterações do aparelho subvalvar podem ser corrigidas sem a necessidade de troca valvar mitral. É importante mencionar que a curva de aprendizado para tal procedimento é longa e requer acúmulo de experiência na adequada ressecção miocárdica e no alívio da obstrução da VSVE, sem causar complicações como comunicação interventricular, lesão na valva aórtica e bloqueio atrioventricular total, e para realizar a plástica valvar mitral, quando necessária. Em pacientes mais complexos, a ressecção miocárdica avança pela porção média ventricular e ainda pode atingir a ponta do ventrículo esquerdo.

TÉCNICA CIRÚRGICA E SUAS ETAPAS

Sob anestesia geral, é realizada a esternotomia e a pericardiotomia para exposição do coração. Com a introdução de cânula na aorta e na cava superior e inferior, a circulação extracorpórea pode ser iniciada, estando o paciente heparinizado. Sob hipotermia a 32 °C, realizam-se o pinçamento da aorta e a infusão de solução de proteção na raiz da aorta, permitindo a correção por um período de 1 a 2, horas sem a necessidade de doses adicionais da solução de proteção miocárdica.

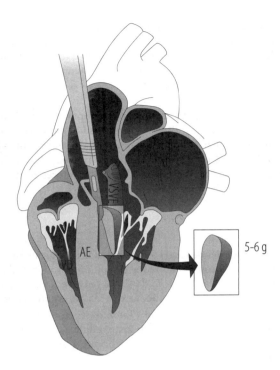

Figura 61.2.1. Cirurgia de miectomia transaórtica com ressecção de fragmento do septo basal para expandir a via de saída do ventrículo esquerdo (VSVE). VD: ventrículo direito; S: septo interventricular; MP: músculo papilar; AE: átrio esquerdo. Modificado de Mayo Clinic. http://quizlet.com13107445/cardomyopathies-flash-cards. Ver figura colorida no encarte

Realiza-se a abertura da aorta pouco abaixo da junção sinotubular em direção ao seio de valsalva não coronário, para exposição da valva aórtica e da porção subvalvar. Identificada a anatomia com visualização da hipertrofia septal, é iniciada uma incisão 5 a 10 mm abaixo do *annulus* aórtico e estendida 4 cm em direção ao ápex. Uma segunda incisão é realizada, paralela à anterior, tendo como referência a comissura das válvulas coronária esquerda e direita. Ao final, é feita incisão transversal, unindo as duas incisões lineares, removendo a porção do septo.

Nos pacientes que apresentam insuficiência mitral moderada a importante, realiza-se a avaliação valvar por atriotomia esquerda para exposição da mitral. Procedimentos para a plastia valvar incluem a redução nas dimensões do anel posterior (cerclagem), ajustes no folheto anterior, fechamentos de subcomissuras do componente posterior relacionadas à degeneração mixomatosa ou até a duplicação do orifício mitral. Havendo envolvimento dos músculos papilares, técnicas de redução da hipertrofia e de correção do mau posicionamento podem ser empregadas. A opção para plastia deve prevalecer em relação à troca valvar mitral.

Fragmentos de músculos ressecados rotineiramente são enviados ao laboratório de anatomia patológica para serem pesados (normalmente de 5 g ou mais) e não somente para confirmar a histologia para a CMH, mas também para afastar o diagnóstico de doença de depósito, que pode mimetizar a CMH.

No intraoperatório, deve ocorrer a avaliação por ecocardiograma transesofágico, tanto anterior como posterior ao tratamento cirúrgico, sendo de grande valia para identificar a adequada ressecção septal e as possíveis complicações como a comunicação interventricular, bem como informar o resultado da plástica valvar mitral. Quando identificada a perfuração do septo interventricular por ressecção septal excessiva (incidência de 1%), restabelece-se a circulação extracorpórea e, novamente, sob proteção miocárdica, realiza-se a correção desta perfuração com retalho de tecido biológico, utilizado para esta finalidade.

CARDIOMIOPATIAS E DOENÇAS DO PERICÁRDIO

A cirurgia robótica ou minimamente invasiva pode ser considerada como opção de tratamento cirúrgico, por permitir excelente visualização de todo septo interventricular, desde a porção subvalvar aórtica até o ápice do ventrículo esquerdo, assim como na avaliação e no tratamento valvar mitral. Esta técnica está limitada aos centros que rotineiramente abordam o tratamento cirúrgico da valva mitral de forma minimamente invasiva, podendo agregar a este tratamento a ressecção do septo interventricular em seu arsenal cirúrgico.

Recentemente, Gutermann et al. relataram a abordagem por atriotomia esquerda para tratamento de 12 pacientes com CMH obstrutiva com difuso comprometimento envolvendo os músculos papilares e abaixo destes. Esta abordagem realiza a desinserção do folheto anterior mitral, de comissura a comissura, abordando a ressecção miocárdica e realizando os ajustes no aparelho valvar, com desaparecimento do refluxo e redução significativa dos gradientes na VSVE. Os autores relataram um óbito por disfunção diastólica do ventrículo esquerdo.

RESULTADOS

Milhares de pacientes portadores de CMH foram tratados cirurgicamente por miectomia septal nestas últimas quatro décadas em vários centros ao redor do mundo, promovendo a melhora dos sintomas de insuficiência cardíaca com o alívio da obstrução da VSVE (e correção da regurgitação mitral) em repouso, restabelecendo a capacidade funcional e a qualidade de vida por muitos anos.

Woo et al. relataram a experiência cirúrgica do *Toronto General Hospital* com Dr. William G. Williams como cirurgião sênior, tendo sido tratados 338 pacientes adultos consecutivamente, em 25 anos de experiência; 98% de seus pacientes não apresentavam significante gradiente pela via de saída em repouso em avaliações ecocardiográficas recentes (média de 5,5 anos e por 25 anos de pós-operatório). Acrescentam também que o tratamento cirúrgico é o único que permite visualização anatômica direta, permitindo completo reparo e alívio da obstrução subaórtica, e trazendo configuração adequada para a VSVE nestes pacientes portadores de CMH com morfologia complexa do trato de saída. Em contraste, técnicas alternativas, como a alcoolização septal, é anatomicamente restritiva pelo tamanho e pela distribuição da artéria coronária perfurante septal. Woo relata sobrevida de 98%, 96% e 87% em 1, 5 e 10 anos, respectivamente.

Em estudos retrospectivos (1998-2010), Panaich et al. relatam mortalidade geral de 5,9%, com associação entre a idade e a gravidade das comorbidades como responsáveis pelos altos índices de complicações e mortalidade.

No estudo prospectivo observacional (1991-2012) para a análise da evolução tardia (8,3 ± 6,1 anos), Vriesendorp et al. relatam sobrevida acumulada em 1 ano de 98%, em 5 anos de 92%, em 10 anos de 86% e em 15 anos de 83%, ressaltando ausência de mortalidade operatória.

Para determinar o impacto da miectomia septal cirúrgica, Ommen et al. analisaram a sobrevida de longo prazo em pacientes com CMH em revisão multicêntrica retrospectiva com 1.337 pacientes, distribuídos em três grupos: 289 tratados cirurgicamente; 228 tratados clinicamente e 820 pacientes com CMH não obstrutiva. A sobrevida em 1, 5 e 10 anos foi, respectivamente, de 98%, 96% e 83% no grupo tratado com cirurgia, sendo equivalente aos indivíduos saudáveis quanto a idade e sexo.

Em revisão recente e metanálise de dez estudos envolvendo 1.824 pacientes avaliando-se a eficácia e a mortalidade imediata e tardia da miectomia cirúrgica (1.019) comparados com a alcoolização septal (805), Singh et al. não identificaram diferença significativa na melhora dos sintomas entre os dois procedimentos, e a morte de causa cardíaca foi semelhante, assim como a mortalidade precoce e tardia.

No Brasil, Lisboa et al. relataram os resultados de longo prazo da miectomia septal no tratamento da CMH obstrutiva. Nesta série de 34 pacientes, houve redução da insuficiência mitral, decorrente do movimento anterior sistólico, em 76,5% dos casos com a correção septal, com mortalidade imediata de 2,9%. Com seguimento médio de 9,6 ± 8,4 anos (variação de 1 a 20 anos), a sobrevida foi de 87,9% e a sobrevida livre de eventos cardiovasculares (óbito, arritmia, acidente vascular cerebral e reoperação) após alta hospitalar foi de 77,7%. A classe funcional de insuficiência cardíaca (NYHA) que, em média, era de 3,1 ± 0,8 passou para 1,4 ± 0,5, e foi mantida no seguimento tardio (p < 0,001).

Baseando-se nestas publicações, existe um consenso de que, para pacientes portadores de CMH obstrutiva que não respondem a tratamento clínico otimizado, o padrão-ouro de tratamento é a correção cirúrgica, melhorando a qualidade de vida, permitindo remodelamento ventricular e benefícios de longo prazo.

BIBLIOGRAFIA

Gersh BJ, Maron BJ, Bonow RO, et.al.; American College of Cardiology Foundation/American Heart Association Task Force on Practice Guidelines; American Association for Thoracic Surgery; American Society of Echocardiography; American Society of Nuclear Cardiology; Heart Failure Society of America; Heart Rhythm Society; Society for Cardiovascular Angiography and Interventions; Society of Thoracic Surgeons. 2011 ACCF/AHA guideline for the diagnosis and treatment of hypertrophic cardiomyopathy: executive summary: a report of the American College of Cardiology Foundation/American Heart Association Task Force on Practice Guidelines. Circulation. 2011;124(24):2761-96.

Giannini G, Grativvol PS, Vieira ML, et al. Intraoperative transesophageal echocardiography in septal hypertrophic cardiomyopathy. Arq Bras Cardiol. 2009;93(1):e8-e10

Gutermann H, Pettinari M, Van Kerrebroeck C, et al. Myectomy and mitral repair through the left atrium in hypertrophic obstructive cardiomyopathy: the preferred approach for contemporary surgical candidates? J Thorac Cardiovasc Surg. 2014;147(6):1833-6.

Guy TS. https://roboticheartsuurgeon.com/hypertrophic-cardiomyopathy

Kaple RK, Murphy RT, DiPaola LM, et al. Mitral valve abnormalities in hypertrophic cardiomyopathy: echocardiographic features and surgical outcomes. Ann Thorac Surg. 2008;85(5):1527-35.

Lisboa LAF, Dallan LAO, Pomerantzef PMA, e col. Resultados a longo prazo da miectomia septal no tratamento da cardiomiopatia hipertrófica. Rev Bras Cir Cardiovasc. 2011; 26(1):86-92

Marian AJ. Contemporary treatment of hypertrophic cardiomyopathy. Tex Heart Inst J. 2009;36(3):194-204.

Maron BJ, Maron MS, Wigle ED, et al. The 50-year history, controversy, and clinical implications of left ventricular outflow tract obstruction in hypertrophic cardiomyopathy from idiopathic hypertrophic subaortic stenosis to hypertrophic cardiomyopathy: from idiopathic hypertrophic subaortic stenosis to hypertrophic cardiomyopathy. J Am Coll Cardiol. 2009;4(3):191-200.

Morrow AG. Hypertrophic subaortic stenosis. Operative methods utilized to relieve left ventricular outflow obstruction. J Thorac Cardiovasc Surg. 1978;76(4):423-430.

Ommen SR, Maron BJ, Olivotto I, et al. Long-term effects of surgical septal myectomy on survival in patients with obstructive hypertrophic cardiomyopathy. J Am Coll Cardiol. 2005;46(3):470-6.

Panaich SS, Badheka AO, Chothani A, et al. Results of ventricular septal myectomy and hypertrophic cardiomyopathy (from Nationwide Inpatient Sample [1998-2010]). Am J Cardiol. 2014;114(9):1390-5.

Smedira NG, Lytle BW, Lever HM, et al. Current effectiveness and risks of isolated septal myectomy for hypertrophic obstructive cardiomyopathy. Ann Thorac Surg. 2008;85(1):127-33.

Singh K, Qutub M, Carson K, et al. A meta-analysis of current status of alcohol septal ablation and surgical myectomy for obstructive hypertrophic cardiomyopathy. J Cath and Cardiovascular Intervention. 2016;88(1):107-15.

Sorajja P, Nishimura RA, Gersh BJ, et al. Outcome of mildly symptomatic or asymptomatic obstructive hypertrophic cardiomyopathy: a long-term follow-up study. J Am Coll Cardiol. 2009; 54(3):234-41.

Woo A, Williams WG, Choi R, et al. Clinical and echocardiographic determinants of long-term survival after surgical myectomy in obstructive hypertrophic cardiomyopathy. Circulation. 2005;111(16):2033-41.

Vriesendorp PA, Schinkel AF, Soliman OI, et al. Long-term benefit of myectomy and anterior mitral leaflet extension in obstructive hypertrophic cardiomyopathy. Am J Cardiol. 2015;115(5):670-5.

Tratamento da insuficiência cardíaca crônica

Edileide de Barros Correia

> **Palavras-chave:** Insuficiência cardíaca; Betabloqueadores; Fração de ejeção; Sistema renina-angiotensina; Inibidor de enzima de conversão; Bloqueadores dos receptores de angiotensina II.

INTRODUÇÃO

A insuficiência cardíaca (IC) representa, hoje, um grave problema de saúde pública por sua morbidade, sua mortalidade e seus gastos para os serviços de saúde. Pode ser definida como incapacidade do coração em atender as demandas metabólicas teciduais, ou fazê-lo às custas de elevadas pressões de enchimento. Após mais de uma década sem qualquer medicação ter sido incorporada no tratamento da IC, recentemente dois novos agentes farmacológicos foram introduzidos, o LCZ 696 e a ivabradina, que são discutidos neste capítulo. Esses medicamentos foram aprovados pela *Food and Drug Administration* (FDA) e obrigaram as sociedades de cardiologia americana e europeia a atualizarem suas diretrizes.

TRATAMENTO

Recomendações gerais

A recomendação contra uso de álcool, tabaco e drogas ilícitas, como cocaína, deve ser reiterada, como também contra o uso crônico de anti-inflamatórios não hormonais, tiazolidínicos, antiarrítmicos, antagonistas de cálcio (exceto anlodipina) e cilostazol, que podem contribuir para a IC.

Atenção deve ser dada com relação à manutenção do índice de massa corporal entre 20 e 25. Restrição de ingesta hídrica deve ser indicada apenas e quando houver sinais de retenção hídrica, quando, então, preconiza-se limitação à ingestão hídrica de 500 a 1.000 mL/dia.

A quantidade de sal ideal na dieta destes pacientes ainda é uma questão polêmica. Dieta com sódio baixo (2 g) foi associada à redução de ingestão de proteína e outros elementos, além de aumento da ativação neuro-hormonal. Dieta com teor normal de sódio foi associada à melhor evolução e, em vários estudos, a restrição de sódio aumentou mortalidade. Deste modo, não está bem estabelecido o teor ideal de sódio a ser usado na dieta de pacientes com IC, que deve ser adaptada à situação clínica do paciente.

CARDIOMIOPATIAS E DOENÇAS DO PERICÁRDIO

Correção da hipervolemia crônica nos pacientes com insuficiência renal, que estejam sob tratamento dialítico, tratamento da hipertensão arterial e da dislipidemia é medida que pode prevenir IC.

TRATAMENTO FARMACOLÓGICO

O tratamento farmacológico deve ser instituído precocemente, mesmo antes da disfunção ventricular ocorrer, quando deve ser feito o controle dos fatores de risco para IC (Estágio A) em virtude do grande impacto da terapêutica no remodelamento e na sobrevida. As classes de medicamentos seguintes são usadas.

Diuréticos de alça

Têm sua indicação principal para o alívio dos sintomas. Podem ser dispensados no tratamento dos paciente que se encontram assintomáticos, por não influírem na história natural da IC. Atuam diminuindo as pressões de enchimento ventricular e o estresse parietal, reduzindo a congestão venosa pulmonar e periférica. São especialmente indicados nos pacientes com sinais clínicos de sobrecarga de volume. A única condição de IC em que eles não podem ser utilizados é na hipocalcemia, por estarem associados à perda substancial de cálcio podendo agravá-la.

Têm início de ação rápido e curta duração de efeitos (4 a 6 horas). Os efeitos adversos mais comuns incluem desidratação, insuficiência renal pré-renal, hipotensão arterial, hipopotassemia e hipomagnesemia. Ototoxicidade e alcalose metabólica são menos frequentes.

A dose de diurético a ser prescrita varia na dependência da intensidade de sobrecarga volêmica, adequando-se a dose à resposta apresentada pelo paciente.

Antagonistas da aldosterona (espironolactona e eplerenone)

Estão correlacionados a grande impacto em sobrevida e são obrigatórios em pacientes com IC classe funcional III/IV. O estudo EMPHASIS estendeu os benefícios do eplerenone para pacientes em classes funcionais mais baixas, com sintomas leves. O eplerenone ainda não está disponível em nosso meio. Para minimizar o risco de hipercalemia, não se deve iniciar o uso destes medicamentos para pacientes com potássio sérico ≥ 5 mEq/L, com *clearance* de creatinina < 30 mL/minuto; deve-se descontinuar a reposição de potássio, bem como monitorar níveis séricos de potássio após 3 dias, 1 semana e uma vez por mês, nos primeiros 3 meses.

Inibidores da enzima conversora da angiotensina

Estão associados à melhora dos sintomas e à diminuição de mortalidade e de hospitalizações. Estes efeitos independem dos níveis prévios de renina plasmática e são comuns a todos os fármacos integrantes da classe. Devem ser iniciados em doses menores, monitorizando-se pressão arterial, função renal e nível sérico de potássio, com aumentos progressivos, até atingir-se dose equivalente a 20 mg de enalapril a cada 12 horas. As doses são listadas na Tabela 62.1.

Tabela 62.1. Doses dos inibidores da enzima conversora da angiotensina (IECA) na insuficiência cardíaca.

IECA	Dose inicial	Dose-alvo	Monitorar
Captopril	6,25 mg 2 vezes	50 mg 3 vezes	Potássio e função renal
Enalapril	2,5-5 mg 2 vezes	10-20 mg 2 vezes	Potássio e função renal
Lisinopril	2,5-5 mg 1 vez	20-35 mg 1 vez	Potássio e função renal
Ramipril	1,25-2,5 mg 1 vez	5 mg 2 vezes	Potássio e função renal

São consideradas contraindicações ao uso de inibidores da enzima conversora da angiotensina (IECA): creatinina sérica > 2,8 mg/dL, hipotensão sintomática nos mais jovens e pressão sistólica < 90 mmHg nos mais idosos, estenose de artéria renal bilateral ou estenose em rim único, hipersensibilidade como angioedema relacionado ao uso prévio do IECA e gravidez. Elevações iniciais da creatinina são frequentes e não constituem razão para a suspensão do medicamento.

São efeitos adversos do IECA: tosse seca irritativa, que, quando intensa, leva a considerar-se a troca do IECA por um antagonista do receptor AT1; piora transitória da função renal, que não constitui razão para a suspensão do medicamento; hipotensão arterial sintomática, principalmente nos pacientes que se encontram hipovolêmicos, em uso de diuréticos; hipercalemia; angioedema; erupção cutânea e prurido.

Bloquedores beta-adrenérgicos

Induzem benefícios bem documentados na IC, independentemente da etiologia da disfunção ventricular, por vários mecanismos, em todas as classes funcionais. Estes benefícios incluem melhora sintomática, diminuição da mortalidade, tanto por progressão da doença como por morte súbita, prevenção de reinternações, prevenção e reversão do remodelamento ventricular, aumento da sensibilidade dos betarreceptores, ação antiarrítmica e melhora da biologia dos miócitos. Parece não haver efeito de classe, como ocorre com os IECA. Os betabloqueadores que demonstraram serem benéficos em estudos clínicos randomizados foram: succinato de metoprolol, carvedilol e bisoprolol. As doses são listadas na Tabela 62.2. É possível ocorrer piora clínica inicial; por este motivo, são recomendadas doses iniciais pequenas, com incrementos progressivos quinzenais.

Tabela 62.2. Betabloqueadores na insuficiência cardíaca.

Betabloqueador	Dose inicial	Dose-alvo	Progressão (mg)
Carvedilol	3,125 mg a cada 12 horas	25-50 mg a cada 12 horas	3,125 – 6,5 – 12,5 – 25 - 50
Succinato de metoprolol (CR/XL)	25 mg 1 vez/dia	200 mg/dia 1 vez/dia	25 – 50 – 100 – 200
Bisoprolol	1,25 mg 1 vez/dia	10 mg 1 vez/dia	1,25 – 2,5 – 3,75 – 5,0 – 7,5 – 10

Bloqueadores dos receptores da angiotensina II

A ação farmacológica desta classe de medicamentos é semelhante a dos IECA. São utilizados como alternativa quando há intolerância aos IECA, geralmente por tosse. Parecem ter efeito de classe. A associação de bloqueadores dos receptores de angiotensina ao IECA (duplo bloqueio) foi avaliada em vários estudos randomizados, entre eles o Val-HeFT, o CHARM-Added, o VALIANT e o ONTARGET, que demonstraram resultados conflitantes. Nos dois últimos, não foi observado benefício da associação na redução do risco de morte ou de internações, tendo sido demonstrado risco aumentado de efeitos adversos, como hipercalemia, hipotensão arterial e insuficiência renal. A associação de um IECA a um bloqueador do receptor de angiotensina, portanto, não tem sido recomendada rotineiramente nos pacientes que persistem sintomáticos.

A dose ideal de cada um dos medicamentos citados ainda necessita ser melhor estabelecida, desde que o estudo ATLAS e, posteriormente, o HEAAL, demonstraram, para lisinopril e losartan, que doses maiores eram correlacionadas com melhores resultados. No caso do losartan, a dose de 150 mg ao dia foi superior a de 50 mg ao dia. As doses usuais estão listas na Tabela 62.3.

Inibidores do receptor de angiotensina/neprilisina LCZ696 (ARNI) valsartan/sacubitril

Recentemente introduzido para o tratamento da IC, após o estudo Paradigm-HF, que comparou a eficácia e a segurança de uma nova classe de medicação, a LCZ696 com o enalapril em pacientes com IC

CARDIOMIOPATIAS E DOENÇAS DO PERICÁRDIO

Tabela 62.3. Doses dos bloqueadores de receptores de angiotensina (BRA) II.

BRA	Dose inicial (mg)	Dose-alvo (mg)	Recomendações
Losartan	25	100-150	Monitorar função renal renal e potássio
Candesartan	8	32	Monitorar função renal renal e potássio
Valsartan	80	320	Monitorar função renal renal e potássio
Irbesartan	75	300	Monitorar função renal renal e potássio

e fração de ejeção reduzida. O LCZ696 é um medicamento composto por dois agentes farmacológicos, a valsartana, bloqueador do receptor da angiotensina II, e o sacubitril, um inibidor da neprilisina, enzima responsável pela degradação de peptídeos endógenos vasodilatadores, como os peptídeos natriuréticos e a bradicinina, entre outros. O Paradigm-HF foi interrompido precocemente pelo grande impacto na redução de mortalidade alcançada com o uso do LCZ696. Também se observou redução do risco de hospitalizações. O LCZ696 foi superior ao enalapril na redução de mortalidade e internações por IC. Estes resultados levaram o FDA a avaliar a aprovação do LCZ696 pela via rápida (*fast track*), utilizada em casos de novos medicamentos de resultados amplamente favoráveis para o tratamento de doenças de alta prevalência, e já está sendo comercializado nos Estados Unidos e em avaliação na Agência Nacional de Vigilância Sanitária (ANVISA). As novas diretrizes de IC já recomendam o uso do ARNI substituindo o enalapril nos pacientes que persistem sintomáticos, têm fração de ejeção $\geq 35\%$ e toleram vasodilatador.

Vasodilatadores

A associação de uma vasodilatador arteriolar direto, como a hidralazina, e um venodilatador, como nitrato, quando comparada com placebo, demonstrou ser benéfica para o paciente com IC, porém com eficácia inferior quando comparada aos IECA. É uma terapia alternativa aos IECA quando há insuficiência renal crônica, com creatinina superior a 2,8 mg/dL e/ou hipercalemia. A associação destes dois vasodilatadores ao IECA foi testada em afro-americanos, que permaneciam sintomáticos apesar do uso concomitante de IECA, betabloqueadores e antagonistas de aldosterona, demonstrando benefício em mortalidade. A aderência a esta associação tem sido baixa pelo grande número de comprimidos e pela posologia incômoda.

Anticoagulantes

Pacientes com IC estão sob risco aumentado de ocorrência de fenômenos tromboembólicos pelas condições hemodinâmicas e, talvez, também por atividade aumentada de fatores pró-coagulantes. Anticoagulantes são indicados para pacientes com IC e fibrilação atrial permanente, persistente ou paroxística, com ou sem um outro fator de risco adicional para fenômenos tromboembólicos (hipertensão arterial, *diabetes mellitus*, acidente vascular cerebral prévio ou ataque isquêmico transitório e idade ≥ 75 anos); ou com fontes tromboembólicas, como presença de trombo intraventricular; e evento tromboembólico prévio. A seleção do anticoagulante, varfarina, dabigatran, apixaban ou rivaroxaban deve ser individualizada, na base de preferência do paciente, custos, interação potencial de medicamntos e valor de Razão Normalizada Internacional (RNI) na faixa com varfarina.

Ivabradina

A ivabradina é um agente redutor da frequência cardíaca novo e puro, que age inibindo seletiva e especificamente a corrente I_f do nó sinusal, controlando a despolarização diastólica espontânea no nódulo sinusal e regulando a frequência cardíaca. Os efeitos cardíacos são específicos do nódulo sinusal sem efeito sobre o restante do sistema de condução, ou sobre a função ventricular. O tratamento com ivabradina foi associado com redução média da frequência cardíaca de 15 bpm a partir do valor base de 80 bpm. Parece atingir um platô e não induzir bradicardia significativa (abaixo de 40 bpm), apesar de aumentos da dose. O estudo SHIFT demonstrou redução de 18%, estatisticamente significativa, do risco relativo, na taxa de desfecho primário, composto por mortalidade cardiovascular e hospitalização por agravamento da IC, principalmente ou quase exclusivamente por redução de hospitalizações por IC.

Várias questões foram levantadas após este estudo. A primeira é o efeito ter sido basicamente por redução de internações por IC; a segunda é que, apesar de 89% dos pacientes estarem usando betabloqueadores, apenas 56% recebiam mais de 50% da dose-alvo, e o benefício poderia não ser igual se estivessem recebendo dose maior. O efeito adverso mais comum da ivabradina é a queixa de fosfenos, que são descritos como um aumento transitório da luminosidade em uma área limitada do campo visual. Este efeito ocorre pela ivabradina atuar nos canais I_h da retina, semelhante aos canais I_f, interferindo na resolução temporal da visão, reduzindo a resposta aos estímulos luminosos. É razoável a indicação do uso da ivabradina nos pacientes com IC, fração de ejeção $\leq$ 35% em ritmo sinusal, com frequência cardíaca > 70 bpm, que persistem sintomáticos apesar do tratamento com dose máxima tolerada de betabloqueador ou sejam intolerantes a betabloqueador, IECA ou bloqueadores dos receptores da angiotensina II, com o objetivo de redução do risco de internações.

Digitálicos

Induzem melhora dos sintomas com efeito neutro na mortalidade. Devem ser utilizados preferencialmente nos pacientes que persistem sintomáticos após ajuste medicamentoso e naqueles que permanecem com frequência cardíaca elevada. Reduzem o raio da cavidade ventricular, diminuindo a tensão parietal, fazendo o retorno à fase útil da curva de Frank-Starling, obtendo como resultado melhora da função contrátil e redução do consumo de oxigênio. Administração cautelosa possibilita a prevenção de intoxicação digitálica, o que inclui monitorização dos níveis séricos de digoxina e potássio, adequação da dose usada à função renal, não utilização na presença de arritmias complexas e individualização posológica.

Estatinas

Não têm benefício comprovado quando usadas apenas por IC, na ausência de outras indicações.

Inibidores diretos da renina

Os estudos iniciais avaliaram a adição de um inibidor direto da renina (alisquireno) ao tratamento convencional de pacientes com IC com fração de ejeção reduzida e não demonstraram benefício desta associação na mortalidade, na ocorrência de infarto, em acidente vascular cerebral não fatal, na morte súbita ou em internações nos primeiros 6 meses. Aguardam-se os resultados de estudo que avalia possíveis benefícios com maior tempo de acompanhamento (4 anos).

TRATAMENTO DA INSUFICIÊNCIA CARDÍACA COM FUNÇÃO SISTÓLICA PRESERVADA

Estudos de medicamentos para tratamento da IC com função sistólica preservada têm sido desapontadores. O tratamento desta condição limita-se ao tratamento dos sintomas e das comorbidades, e à correção dos fatores de risco. Controle rigoroso da pressão arterial, revascularização coronária quando indicada, diuréticos se houver sobrecarga de volume, betabloqueadores, IECA e bloqueadores dos receptores da angiotensina II, se houver hipertensão, também são indicados.

TRATAMENTO DA APNEIA OBSTRUTIVA DO SONO

Pressão positiva de vias aéreas pode ser benéfica para aumentar fração de ejeção e melhorar sintomas em pacientes com IC e apneia do sono.

REABILITAÇÃO CARDIOVASCULAR

Treinamento físico ou atividade física regular são efetivos para melhorar sintomas e diminuírem a mortalidade em pacientes com IC estáveis clinicamente.

RESSINCRONIZAÇÃO VENTRICULAR

Há pouca dúvida na indicação de ressincronização para os pacientes em ritmo sinusal, com eletrocardiograma com morfologia de bloqueio de ramo esquerdo e duração do QRS > 150 milissegundos e que se encontram em classe funcional III e IV ambulatorial, com fração de ejeção ≤ 35%, sem outras comorbidades que o coloquem com baixa expectativa de vida em 1 ano e que esteja com terapêutica otimizada. O objetivo da ressincronização seria redução de internações e de mortalidade. Em pacientes nas mesmas condições, porém com duração do QRS entre 120 e 150 milissegundos, ou nos que não tenham bloqueio de ramo esquerdo, mas tenham duração do QRS > 150 milissegundos, também há evidências que apontam para benefícios da ressincronização.

CARDIODESFIBRILADOR AUTOMÁTICO IMPLANTÁVEL

Prevenção da morte súbita em pacientes com IC é importante, já que cerca de metade das mortes ocorrem subitamente e são inesperadas. Antiarrítmicos não demonstraram benefício na prevenção destas mortes, ao contrário dos cardiodesfibriladores (CDI), que demonstraram ser eficazes em reduzir mortes por arritmias ventriculares. São indicados preferencialmente nos pacientes que já apresentaram parada cardíaca por arritmia ventricular ou taquicardia ventricular acompanhada de síncope, independente da fração de ejeção, e que tenham uma expectativa de vida superior a 1 ano. Para prevenção primária, não há um marcador de risco confiável, além da fração de ejeção.

ANTIARRÍTMICOS

A prevalência de arritmias ventriculares complexas é muito elevada nos pacientes com IC. A melhor forma de tratamento é a otimização do tratamento com IECA, betabloqueadores e espironolactona. O uso rotineiro de amiodarona para tratamento de episódios não sustentados de taquicardia ventricular não tem sido recomendado, por sua baixa eficácia em prevenção de morte súbita e por estar associada a efeitos adversos importantes, como alteração da função tireoideana, bradicardia e fibrose pulmonar. A amiodarona pode ser utilizada em situações especiais, como quando há sintomas importantes relacionados à arritmia, fibrilação atrial paroxística, manutenção do ritmo sinusal após reversão da fibrilação atrial, nos pacientes com CDI que persistem com episódios sintomáticos de taquicardia ventricular ou choques recorrentes apesar da reprogramação apropriada do dispositivo e pode ser considerada para os pacientes com taquicardia ventricular sintomática para os quais o implante de CDI não foi considerado apropriado.

O Quadro 62.1 esquematiza o tratamento mais adequado da IC.

Quadro 62.1. Tratamento racional da insuficiência cardíaca (IC).

Estágio A	Estágio B	Estágio C	Estágio D
Frequência ventricular normal + fatores risco para IC	Cardiopatia estrutural Assintomático	Cardiopatia estrutural Classes funcionais II, III e IV	Cardiopatia estrutural Sintomas refratários
Tratamento HAS, DM, alcoolismo IECA ou BRA	Betabloqueadores IECA ou BRA	Diuréticos Betabloqueadores IECA ou BRA ou nitrato +hidralazina Espironolactona Ivabradina digital? Ressincronização ARNI	Diuréticos Betabloqueadores IECA ou BRA ou nitrato +hidralazina Espironolactona Ivabradina digital? ultrafiltração inotrópicos ressincronização Dispositivos de assistência ventricular. para transplante cardíaco (ECMO)
Objetivo: prevenção e remodelamento	Objetivo: prevenção e remodelamento Diminuição de mortalidade	Objetivo: prevenção e remodelamento Diminuição de mortalidade e sintomas	Prolongar sobrevida Terapias de resgate

HAS: hipertensão arterial sistêmica; DM: diabetes mellitus; IECA: inibidor da enzima conversora; BRA: bloqueador do receptor de angiotensina II, ECMO: oxigenação por membrana extracorpórea.

BIBLIOGRAFIA

Bocchi EA, Marcondes-Braga FG, Bacal F, et al. Atualização da Diretriz Brasileira de Insuficiência Cardíaca Crônica da Sociedade Brasileira de Cardiologia. Arq Bras Cardiol. 2012;98(1 Suppl 1):1-33.

Cohn JN, Tognoni G. A randomized trial of the angiotensin-receptor blocker valsartan in chronic heart failure. N Engl J Med. 2001;345(23):1667-75.

Gheorghiade M, Böhm M, Greene SJ, et al. Effect of aliskiren on postdischarge mortality and heart failure readmissions among patients hospitalized for heart failure. The ASTRONAUT randomized trial. JAMA. 2013; 309(11):1125-35.

Konstam MA, Neaton JD, Dickstein K, et al. Effects of high-dose versus low-dose losartan on clinical outcomes in patients with heart failure (HEAAL study): a randomized, double blind trail. Lancet. 2009;374(9704):1840-8.

McMurray JJ, Adamopoulos S, Anker SD, et al. ESC Guidelines for the diagnosis and treatment of acute and chronic heart failure 2012. Eur Heart J. 2012;33 (14):1787-847.

McMurray JJ, Ostergren J, Swedberg K, et al. Effects of candesartan in patients with chronic heart failure and reduced left-ventricular systolic function taking angiotensin-convertin-enzyme inhibitors:the CHARM-Added Trial. Lancet. 2003; 362(9386):767-71.

Pitt B, Zannad F, Remme WJ, et al. The effect of spironolactone on morbidity and mortality in patients with severa heart failure. N Engl J Med. 1999;341(10);709-17.

Ponikowski P, Voors AA, Anker SD, et al. 2016 ESC Guidelines for the diagnosis and treatment of acute and chronic heart failure: The Task Force for the diagnosis and treatment of acute and chronic heart failure of the European Society of Cardiology (ESC)Developed with the special contribution of the Heart Failure Association (HFA) of the ESC. Eur Heart J. 2016;37(27):2129-200.

Swedberg K, Komajda M, Böhm M, et al. Ivabradine and outcomes in chronic heart failure (SHIFT): a randomised placebo-controle stydy. Lancet. 2010;376 (9744):875-85.

Yancy CW, Jessup M, Bozkurt B, et al. 2013 ACCF/AHA Guideline for the Management of Heart Failure. a report of the American College of Cardiology Foundation/American Heart Association Task Force on Practice Guidelines. J Am Coll Cardiol. 2013;62(16):e147-239.

Zannad F, McMurray JJ, Krum H, et al. Eplerenone in patients with systolic heart failure and mild syntoms. N Engl J Med. 2011; 364(1):11-21

63

Prescrição de exercício na insuficiência cardíaca crônica

Almir Sérgio Ferraz

Rica Dodo Delmar Buchler

Palavras-chave: Insuficiência cardíaca crônica; Treinamento físico; Prescrição de exercícios; Capacidade funcional.

INTRODUÇÃO

Nas últimas décadas, tem ocorrido um declínio significativo da mortalidade por doença cardiovascular em ambos os sexos, particularmente nas Regiões Sul e Sudeste do Brasil, segundo o Sistema de Informações sobre Mortalidade do Ministério da Saúde. Este fato decorre, principalmente, dos avanços nas estratégias clínicas e intervencionistas para abordagem da doença arterial coronariana (DAC). No entanto, este fato tem sido acompanhado pela manutenção, em algumas regiões, e até aumento, em outras, da prevalência da insuficiência cardíaca crônica (ICC) em nosso país (Figura 63.1). Em parte, isto se deve ao aumento da longevidade da população, decorrente da maior sobrevida por DAC e do melhor manejo farmacológico da hipertensão arterial sistêmica e das dislipidemias, culminando em aumento da incidência de ICC – hoje a maior causa de internação no Brasil por doença cardiovascular. A ICC é considerada uma síndrome clínica com reflexos sistêmicos negativos; tanto centrais, diretamente na bomba cardíaca, como periféricos, envolvendo múltiplos sistemas. Estão bem documentadas as repercussões inflamatórias, musculoesqueléticas, endoteliais, neuro-humorais e ventilatórias. Tudo isso contribui para a redução da capacidade aeróbica (VO_2 pico), gerando intolerância ao exercício por dispneia e fadiga secundárias à redução da perfusão periférica e à sarcopenia, comprometendo a respiração celular em nível muscular.

O treinamento físico regular é a mais importante ferramenta no tratamento não farmacológico da ICC, atenuando significativamente a dispneia, a fadiga e a fraqueza muscular, por ação direta na capacidade funcional, tendo indicação Classe I com Nível de Evidência A, segundo as últimas diretrizes brasileiras e internacionais de ICC, para a melhora da qualidade de vida destes pacientes. Além de ser seguro, o exercício físico está indicado para pacientes em todas as classes funcionais da *New York Heart Association* (NYHA), de I a IV, que estejam otimizados do ponto de vista farmacológico, mesmo aqueles com grandes disfunções ventriculares, secundárias a infartos do miocárdio extensos e os que estão em fila de espera para transplante cardíaco. São bem demonstrados, na literatura, os potenciais efeitos do exercício físico em melhorar a qualidade de vida, a capacidade funcional, o remodelamento ventricular e o perfil inflamatório de pacientes com graus variados de comprometimento da função ventricular esquerda. Existem, ainda, algumas controvérsias quanto ao tipo e à intensidade de exercício: contínuo ou intervalado, resistido ou aeróbico, alta ou baixa intensidade; mas existem, publicados na literatura, efeitos benéficos com todas as modalidades de programas e ainda não há consenso universal quanto ao aumento da sobrevida. As diretrizes brasileiras estimulam programas que incorporem exercícios aeróbicos, resistidos e respiratórios nas sessões regulares (Figura 63.2).

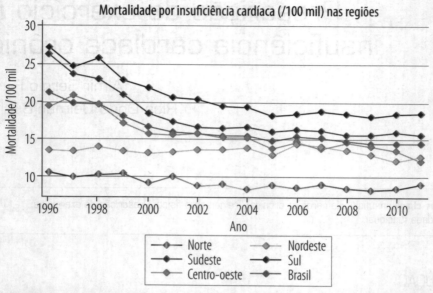

Figura 63.1. Taxa de mortalidade por insuficiência cardíaca nas regiões do Brasil, de 1996 a 2011. Declínio até 2000 e estabilização ou aumento até 2011. DATASUS 2014.

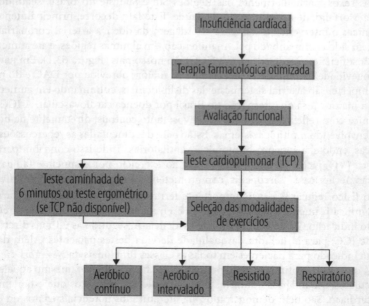

Figura 63.2. Diretriz Brasileira de Insuficiência Cardíaca Crônica da Sociedade Brasileira de Cardiologia, 2012. TCP: teste cardiopulmonar.

Os estudos sobre as modificações periféricas, decorrentes do treinamento físico na ICC, sugerem que os ganhos funcionais obtidos provêm, em grande parte, da recuperação da função do endotélio vascular, dos aumentos da densidade capilar e da atividade enzimática oxidativa da musculatura esquelética periférica. Na ICC, tão importante quanto aumentar a sobrevida é melhorar a qualidade de vida desses pacientes, que, em alguns casos, estão privados até mesmo de níveis mínimos de esforço, dada a intensidade dos sintomas. Metanálises de pequenos estudos unicêntricos, prospectivos e randomizados, e também um estudo com 10 anos de acompanhamento demonstram aumento da sobrevida com treinamento físico supervisionado (Figura 63.3).

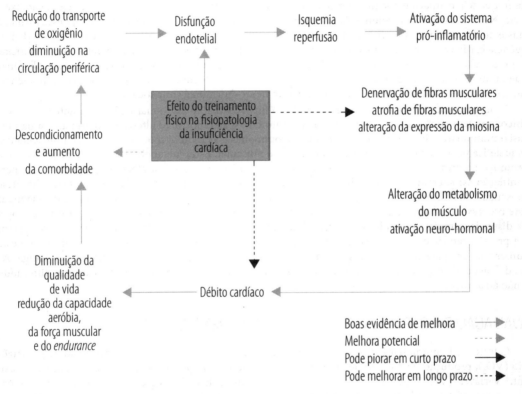

Figura 63.3. Fisiopatologia da insuficiência cardíaca crônica (ICC) e potenciais efeitos do treinamento físico.

FISIOLOGIA DO EXERCÍCIO NA INSUFICIÊNCIA CARDÍACA

Na insuficiência cardíaca, durante o exercício, a adaptação do débito cardíaco para aumentar a demanda de oxigênio periférico está lentificada. O fluxo sanguíneo para os músculos em atividade apresenta diminuição de perfusão e redução da capacidade oxidativa mitocondrial, levando os pacientes a reduzirem o nível de atividade física, por fadiga precoce principalmente dos membros inferiores. O comprometimento do débito cardíaco provoca redistribuição do fluxo sanguíneo mediada pelo sistema nervoso simpático e pela regulação vasomotora local, dependendo de fatores químicos e metabólicos. Este mecanismo faz com que os tecidos, pelo fluxo lento, extraiam mais oxigênio por unidade de músculo perfundido e utilizem o metabolismo anaeróbico em maior proporção, particularmente durante o exercício, quando ocorre necessidade de maior extração de oxigênio, acentuando a diferença arteriovenosa de oxigênio. Esta redução do fluxo, nos pacientes com ICC, faz com que o limite de extração de oxigênio seja atingido rapidamente durante o exercício, limitando a tolerância ao esforço físico.

640 | CARDIOMIOPATIAS E DOENÇAS DO PERICÁRDIO

Outro mecanismo proposto para a redução da capacidade funcional é que os pacientes com ICC apresentam alterações da atividade enzimática muscular, decorrente do aumento das fibras de contração rápida do tipo II, particularmente as do tipo IIb, que dependem quase que exclusivamente do metabolismo anaeróbico para produção de energia, além da redução das fibras de contração lenta do tipo I, que contêm alta concentração de enzimas oxidativas mitocondriais, indispensáveis para sustentar o metabolismo aeróbico durante o exercício. Adicionalmente, o menor fluxo sanguíneo periférico e a diminuição da massa muscular fazem com que se atinjam os limites metabólicos mais precocemente. Entre os mecanismos envolvidos na resposta da frequência cardíaca durante o exercício em pacientes com ICC, podem-se considerar uma alteração do *drive* simpático e a disfunção barorreflexa. Estas alterações afetam a variabilidade da frequência cardíaca e podem contribuir também como fator limitante da resposta funcional ao exercício. Na ICC avançada, o volume sistólico praticamente não se altera durante o exercício; dessa forma, o ajuste do débito cardíaco às necessidades da atividade física é feito, principalmente, pelo aumento da frequência cardíaca, limitando funcionalmente este grupo de pacientes. Com relação a outro fator potencial, pode-se relacionar a dessensibilização de receptores beta-adrenérgicos pelo aumento de catecolaminas que modificam a resposta cronotrópica ao exercício físico. Deste modo, o comportamento da frequência cardíaca em resposta ao exercício reflete a ativação neuro-hormonal simpática na ICC.

Papel importante também pode ser atribuído à hiperventilação pulmonar na ICC durante o exercício físico, que tem como fatores envolvidos o aumento do espaço morto, as alterações na dinâmica da perfusão pulmonar, a diminuição de complacência pulmonar e as modificações intrínsecas da musculatura esquelética pelos metabólitos derivados do trabalho muscular. Estes metabólitos geram acidose local, que promove hiperestimulação dos ergorreceptores musculares, que, por via aferente, perpetuam a hiperventilação característica desta síndrome nas fases mais avançadas da doença. Essa é a base da "hipótese muscular" da ICC, e acredita-se que o exercício seja o recurso terapêutico mais importante para atenuar este processo. Embora o aumento agudo nas pressões intrapulmonares possa ter papel na fisiopatologia da dispneia, está demonstrado não haver relação direta entre o consumo de oxigênio de pico (VO_2 pico) e a pressão capilar pulmonar, no exercício máximo, em pacientes com ICC, pois esta nem sempre está aumentada em pacientes limitados por dispneia, quando comparados àqueles limitados por fadiga. As modificações do espaço morto e da ventilação pulmonar estão relacionadas ao débito cardíaco diminuído e não ao aumento agudo da pressão capilar pulmonar.

AVALIAÇÃO DA CAPACIDADE FÍSICA NA INSUFICIÊNCIA CARDÍACA

O teste cardiopulmonar (TCP) é utilizado para medir diretamente variáveis como consumo de oxigênio (VO_2), produção de dióxido de carbono (VCO_2) e ventilação pulmonar (VE), assim como a relação entre variáveis (VE/VO_2 e VE/CO_2), que auxiliam no manejo da ICC, propiciando informações diagnósticas e prognósticas valiosas, além de identificar pontos metabólicos como o limiar anaeróbico (LA) e o ponto de compensação respiratória (PCR) (Figura 63.4), que são úteis para prescrever o treinamento físico e avaliar a gravidade da doença.

Para avaliar a capacidade funcional máxima, o TCP é considerado o padrão-ouro. Os pacientes são orientados a dormir, no mínimo, 8 horas na noite de véspera, não ingerir álcool por 3 dias, não fumar no dia do exame e manter toda a medicação regular. O TCP é feito preferencialmente no período matutino, iniciando pela espirometria de repouso, que é rotineiramente realizada no mesmo equipamento, para avaliar a função pulmonar e afastar doenças pulmonares subjacentes, além de fornecer a ventilação voluntária máxima, necessária ao cálculo da reserva ventilatória. Um dos protocolos de exercício em esteira utilizados é o de Naughton modificado com 12 etapas, tendo cada uma 2 minutos de duração e VO_2 de 3,5 mL/kg/minutos, que corresponde a um equivalente metabólico (MET). Este protocolo é indicado para os pacientes mais limitados funcionalmente (classes funcionais III e IV da NYHA). Já o protocolo de Bruce modificado, também com estágios de 2 minutos e consumo médio de 2 METs por etapa, é indicado para aqueles em classes funcionais I e II. A percepção subjetiva do esforço é sempre orientada durante todo o TCP ou pela escala de Borg (Quadro 63.1) ou, de modo simplificado, por uma escala de três níveis, que o paciente sinaliza com os dedos da seguinte forma: um dedo se cansaço leve, dois dedos se cansaço médio

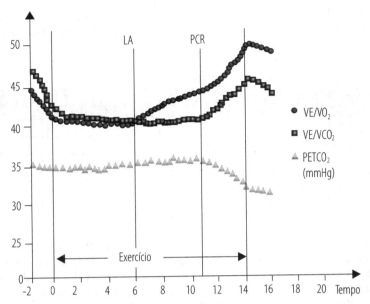

Figura 63.4. Representação gráfica do limiar anaeróbico (LA) e do ponto de compensação respiratória (PCR). VE/VO$_2$: relação entre ventilação pulmonar e consumo de oxigênio; VE/VCO$_2$: relação entre ventilação pulmonar e produção de dióxido de carbono; PETCO$_2$: pressão expiratória final de dióxido de carbono, tempo em minutos.

e três dedos se cansaço intenso, a partir do qual o paciente pode interromper seu esforço, sinalizando com a mão quando desejar. Esta última escala, embora menos detalhada, é mais fácil e prática para o paciente que está com adaptador bucal ou máscara facial para a coleta de gases, que dificulta a comunicação verbal. Adicionalmente, a cada 2 minutos, é aferida a pressão arterial e realizada a ausculta pulmonar, na busca de queda dos níveis sistólicos e do aparecimento de estertores pulmonares basais, respectivamente, sinais indicativos de disfunção aguda do ventrículo esquerdo induzida pelo esforço físico.

Quadro 63.1. Escala de Borg para avaliação subjetiva do esforço.

6.
7. Muito fácil
8.
9. Fácil
10.
11. Relativamente fácil
12.
13. Ligeiramente cansativo
14.
15. Cansativo
16.
17. Muito cansativo
18.
19. Exaustivo
20.

CARDIOMIOPATIAS E DOENÇAS DO PERICÁRDIO

No Instituto Dante Pazzanese de Cardiologia (IDPC), utilizam-se também, classificações funcionais, que se norteiam pelo VO_2 máximo e pelo LA para avaliar a capacidade de exercício dos pacientes com ICC (Tabela 63.1).

Tabela 63.1. Classificação funcional, segundo Weber e Janicki.

Classe	Comprometimento funcional	VO₂ de pico (mL/kg/min)	LA (mL/kg/min)	IC máxima (L/min/m²)
A	Discreto/nenhum	> 20	> 14	> 8
B	Discreto/moderado	16-20	11-14	6-8
C	Moderado/grave	10-16	8-11	4-6
D	Grave	6-10	5-8	2-4
E	Muito grave	< 6	< 4	< 2

VO_2 de pico: consumo de oxigênio de pico; LA: limiar anaeróbico; IC: índice cardíaco.

Uma forma alternativa de avaliação funcional, também utilizada no IDPC nos pacientes com ICC, é o Teste de Caminhada de 6 Minutos, que tem como uma de suas finalidades avaliar a capacidade funcional submáxima que representa os gastos energéticos da maior parte das atividades cotidianas. É um exame aplicado pela equipe de fisioterapia, que tem metodologia simples, é bem aceito pelos pacientes, com boa reprodutibilidade e que correlaciona a distância caminhada com o grau de comprometimento funcional. Alguns estudos têm atribuído a este teste valor prognóstico, como preditor independente de mortalidade e hospitalização por ICC, relacionando a distância caminhada em 6 minutos com a fração de ejeção (FE) e com o VO_2 de pico.

AVALIAÇÃO DA QUALIDADE DE VIDA

Para a avaliação da qualidade de vida dos pacientes no início e periodicamente durante o programa de treinamento, o IDPC utiliza um questionário elaborado pela Universidade de Minnesota denominado originalmente *Living with Heart Failure Questionnaire*. Este questionário é utilizado no Brasil com tradução e validação para a língua portuguesa. É aplicado aos pacientes com ICC, inclui 21 perguntas que abordam os reflexos da ICC que dificultam o paciente a viver como ele gostaria, por restrições de ordem física, psíquica, social, econômica, laborativa e recreativa. A resposta pode ser graduada de 0 (não afetou) até 5 (afetou demais). Se alguma pergunta lida pelo paciente não o afeta ou não tem certeza, ele deve circular o zero e seguir para a próxima. Se, por outro lado, a pergunta aplica-se ao paciente, ele deve tentar graduar de 1 a 5 a intensidade em que este item o afeta, lembrando-se apenas do último mês. Todos os pacientes são orientados a ler e a pensar cuidadosamente sobre cada questão. A Tabela 63.2 mostra o questionário da Universidade de Minnesota traduzido para o português.

PRESCRIÇÃO DE ATIVIDADE FÍSICA NA INSUFICIÊNCIA CARDÍACA AGUDA

O exercício físico em pacientes com insuficiência cardíaca descompensada ainda é um capitulo a parte, está em nível de pesquisa clínica e não apresenta consenso na literatura. Permanece sem indicação pelas diretrizes.

Estudo prospectivo e randomizado, conduzido no IDPC por Oliveira et al., foi apresentado no Congresso do *American College of Cardiology* (ACC) de 2015, em Orlando, Flórida, nos Estados Unidos da América. Foram incluídos 30 pacientes consecutivos internados com diagnóstico de insuficiência cardíaca aguda e randomizados para exercício de 20 minutos diários do segundo ao oitavo dia de internação em bicicleta adaptada ao leito, em adição ou não a ventilação não invasiva com pressão inspiratória positiva; incluiu, ainda, um terceiro grupo como controle, que foi submetido apenas ao tratamento farmacológico convencional. Os resultados demonstraram efeitos positivos mais expressivos, quanto ao tempo de internação, à capacidade funcional pelo

Teste de Caminhada de 6 Minutos e à qualidade de vida avaliada pelo questionário de qualidade de vida de Minnesota, no grupo que se exercitou com ventilação positiva quando comparado aos grupos exercício isolado e controle. (Figura 63.5). Estes dados preliminares são ainda insuficientes para mudar diretrizes, mas estimulam mais estudos nesta população especial.

Tabela 63.2. Questionário de qualidade de vida de Minnesota, 1986.

No último mês sua doença cardíaca o impediu de viver como queria por	Não	Muito pouco				Demais
1. Causar inchaço nos tornozelos, pernas etc.?	0	1	2	3	4	5
2. Obrigar você a sentar ou deitar para descansar durante o dia?	0	1	2	3	4	5
3. Tornar sua caminhada ou subida de escadas difícil?	0	1	2	3	4	5
4. Tornar seu trabalho doméstico difícil?	0	1	2	3	4	5
5. Tornar suas saídas de casa difíceis?	0	1	2	3	4	5
6. Tornar difícil dormir bem à noite?	0	1	2	3	4	5
7. Tornar difíceis seus relacionamentos ou atividades com familiares e amigos?	0	1	2	3	4	5
8. Tornar seu trabalho para ganhar a vida difícil?	0	1	2	3	4	5
9. Tornar seus passatempos, esportes ou diversão difíceis?	0	1	2	3	4	5
10. Tornar sua atividade sexual difícil?	0	1	2	3	4	5
11. Fazer você comer menos as comidas de que você gosta?	0	1	2	3	4	5
12. Causar falta de ar?	0	1	2	3	4	5
13. Deixar você cansado, fatigado ou com pouca energia?	0	1	2	3	4	5
14. Obrigar você a ficar hospitalizado?	0	1	2	3	4	5
15. Fazer você gastar dinheiro com cuidados médicos?	0	1	2	3	4	5
16. Causar em você efeitos colaterais das medicações?	0	1	2	3	4	5
17. Fazer você sentir-se um peso para familiares ou amigos?	0	1	2	3	4	5
18. Fazer você sentir falta de autocontrole na sua vida?	0	1	2	3	4	5
19. Fazer você se preocupar?	0	1	2	3	4	5
20. Tornar difícil para você concentrar-se ou lembrar-se das coisas?	0	1	2	3	4	5
21. Fazer você sentir-se deprimido?	0	1	2	3	4	5

Todas as perguntas devem ser lidas preferencialmente pelo próprio paciente, que deve responder a todas e marcar com apenas um círculo o número de cada linha.

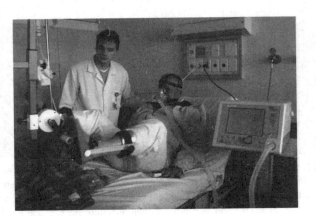

VNI + Exercício

Inspiratória
Pressão: 14 cmH$_2$O
PEEP: 8 cmH$_2$O
FiO$_2$: 21%

Figura 63.5. Exercício físico associado a ventilação não invasiva (VNI) mostrou-se mais eficaz que o mesmo exercício sem VNI. PEEP: pressão positiva expiratória final positiva; FiO$_2$: fração inspirada de oxigênio. Ver figura colorida no encarte

PRESCRIÇÃO DE ATIVIDADE FÍSICA NA INSUFICIÊNCIA CARDÍACA CRÔNICA ESTÁVEL

A abordagem dos pacientes com ICC no IDPC, do ponto de vista da atividade física, é iniciada durante a internação hospitalar, após estabilização clínica, de modo multiprofissional, com a assistência fisioterápica, incluindo mobilização passiva e ativa de modo gradual e que se estende até a fase ambulatorial. Na fase hospitalar, muitas vezes, a atuação da fisioterapia se limita às condições respiratórias, com procedimentos específicos para melhorar a oxigenação, o desconforto respiratório e a força muscular respiratória. Sabe-se que não é rara a incidência de apneia do sono na ICC, e a adequada utilização da ventilação mecânica não invasiva exerce papel importante neste quadro. Concomitantemente, um programa de atividades, que ajudem na mobilização geral, evitando os efeitos deletérios do repouso prolongado no leito, além de orientação das Atividades de Vida Diária com menor gasto energético (técnicas de conservação de energia), também faz parte do plano de tratamento fisioterápico durante a internação. Para os pacientes que permanecem internados por um período maior, devem-se incluir alguns exercícios de fortalecimento muscular. Por meio de um plano educacional, o paciente é ainda conscientizado sobre a importância de aderir ao programa de reabilitação cardiovascular ambulatorial que a instituição oferece.

Na fase ambulatorial, o paciente passa por nova avaliação clínica e fisioterápica antes de iniciar o programa de reabilitação cardiovascular. São realizados, além da anamnese detalhada conforme os objetivos do programa, testes específicos, para verificar com exatidão qual o plano de tratamento mais adequado que incluem: TCP, Teste de Caminhada de 6 Minutos, teste de sentar e levantar da cadeira em 1 minuto, teste de força muscular respiratória (pressão inspiratória máxima e expiratória máxima), teste de resistência muscular ou contração voluntária máxima (teste de 1CVM) e questionário de qualidade de vida. Após discussão clínica, em que é feita a análise dos resultados das avaliações, decide-se sobre a inclusão ou não no grupo ambulatorial de treinamento físico e a prescrição a ser seguida. Há alguns anos, realizou-se, no IDPC, estudo randomizado e prospectivo, que incluiu, além de medidas da capacidade funcional máxima (VO_2 pico) e submáxima no LA, estudos de biópsia muscular periférica, neuro-hormônios, balanço autonômico, marcadores inflamatórios e qualidade de vida. Avaliaram-se todas estas informações em dois programas supervisionados de treinamento físico: um de alta intensidade (acima do LA), que correspondia à prescrição de treinamento a 88% do oxigênio pico, ou seja, em franca área de acidose metabólica, e outro de baixa intensidade (abaixo do LA) correspondendo a 67% do VO_2 pico, antes do início da acidose metabólica. Os programas tiveram duração de 24 semanas, com sessões de 45

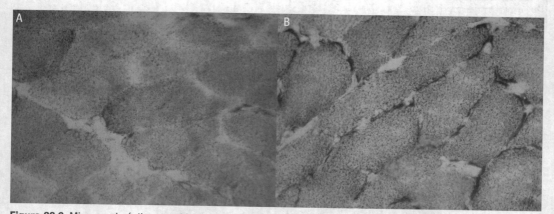

Figura 63.6. Microscopia óptica para histologia de fibras musculares coradas para atividade da enzima succino-desidrogenase (SDH). (A) Bópsia inicial e (B) após 6 meses de treinamento físico em paciente com insuficiência cardíaca, na qual se observa o aumento da enzima SDH, representado pelos emodulados nas fibras de coloração mais escura. Fonte: Ferraz AS, Bocchi EA, Guimarães GV, et al. Low intensity is better than high intensity exercise training in chronic heart failure patients concerning pulmonary ventilation, brain natriuretic peptide, and quality of life evaluation: a prospective randomized study. J Am Coll Cardiol. 2003;41:182A. Ver figura colorida no encarte

minutos, três vezes por semana. A biópsia do músculo *vastus lateralis* mostrou que, em ambas as modalidades de treinamento, houve aumento da capacidade oxidativa da musculatura esquelética (Figura 63.6), assim como aumentos equivalentes do VO_2 de pico.

Entretanto, somente no grupo de baixa intensidade ocorreu melhora estatisticamente significativa do escore de qualidade de vida de Minnesota, da variabilidade da frequência cardíaca (balanço autonômico), do peptídeo natriurético tipo B (BNP) e da proteína C-reativa ultrassensível (PCR-US). Quanto ao BNP, considera-se que sua secreção está relacionada à distensão da parede ventricular e o exercício de baixa intensidade pode ter promovido menor estresse parietal no ventrículo esquerdo e melhor acomodação vascular periférica. Com base nestes dados e também de outros estudos mais recentes, as prescrições de treinamento no IDPC levam em consideração a frequência cardíaca de treinamento limitada pelo LA, ou seja, exercícios de intensidades inferiores aos que promovem acidose metabólica.

Recente análise sistemática de quatro estudos prospectivos e randomizados internacionais, incluindo Austrália, Canadá, Noruega e Brasil, com dados do IDPC, demonstrou que, a partir de 6 semanas de treinamento físico supervisionado, podem-se observar efeitos anti-inflamatórios por redução de marcadores como fator de necrose tumoral alfa (TNF-α) e interleucina-6 (IL-6), e aumento da capacidade funcional evidenciada pelo aumento do VO_2 pico (Figura 63.7).

No início do programa de treinamento físico do IDPC, são adotadas frequências cardíacas cerca de 80% dos limites prescritos, que progridem gradualmente de acordo com a tolerância individual de cada paciente.

Cada sessão é dividida em fase pré-aeróbica ou de aquecimento, por 15 minutos, com exercício de alongamento mais exercícios isodinâmicos com pequenos pesos e tração de faixas elásticas; fase aeróbica ou de estímulo, por 25 minutos, com exercícios de caminhadas em ritmo regular ou pedaladas com carga programada na frequência cardíaca, e fase de esfriamento ou relaxamento por 5 a 10 minutos, incluindo alongamento, caminhadas lentas e respirações profundas (Tabela 63.3). Todas as sessões têm supervisão médica, com telemetria do eletrocardiograma e frequência cardíaca continuamente, sendo conduzidas pelos fisioterapeutas que realizam registro da pressão arterial antes e após cada fase. São critérios de interrupção ou de redução da carga de trabalho na fase de estímulo: intolerância ao exercício, arritmias frequentes induzidas pelo esforço físico, dor muscular ou osteoarticular significativa e queda da pressão arterial sistólica. Para os pacientes que não podem frequentar o programa supervisionado, realizam-se as mesmas avaliações e, após aprendizado e familiarização com a escala de percepção subjetiva do esforço (Borg), são prescritos exercícios domiciliares, incluindo caminhadas ou bicicleta sempre respeitando os limites da frequência cardíaca do LA, assim como o nível 13 (ligeiramente cansativo) da escala de Borg.

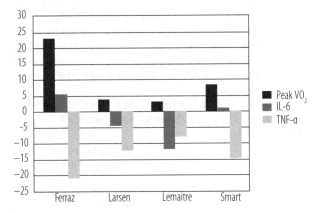

Figura 63.7. Efeitos anti-inflamatórios, com redução do fator de necrose tumoral (TNF-α) e da interleucina-6 (IL-6) e aumento da capacidade funcional pelo VO_2 pico (VO_2 pico), a partir 6 semanas de treinamento físico supervisionado. Estudos prospectivos e randomizados.

CARDIOMIOPATIAS E DOENÇAS DO PERICÁRDIO

Tabela 63.3. Reabilitação na insuficiência cardíaca crônica segundo programa do Instituto Dante Pazzanese de Cardiologia.

Exercício	Intensidade	Duração
Aquecimento e alongamento	Leve	15 minutos
Exercícios de resistência por grupos musculares	Entre 40 e 60% da CVM	15 minutos
Exercício aeróbico em bicicleta	Na frequência cardíaca do limiar anaeróbica	30 minutos
Relaxamento	Leve	5 a 10 minutos

Fonte: Divisão de reabilitação em insuficiência cardíaca da Seção de Reabilitação Cardiovascular do Instituto Dante Pazzanese de Cardiologia. CVM: contração voluntária máxima.

CONCLUSÃO

Embora a terapia farmacológica seja a base inicial do tratamento da ICC, a prescrição regular de exercícios físicos moderados deve fazer parte integrante do tratamento atual da ICC compensada com início o mais precoce possível. Grande número de estudos randomizados e análises sistemáticas têm demonstrado que esta abordagem é segura, e tem efeitos comprovados na redução dos sintomas e reflexos positivos importantes na capacidade funcional, na qualidade de vida e redução nas reinternações. A combinação de adaptações cardíacas, hemodinâmicas e periféricas por ações neuro-humorais, autonômicas, anti-inflamatórias e antioxidantes endoteliais aumenta a capacidade funcional, e pode ter reflexos na mortalidade e nas hospitalizações, como têm sinalizado estudos prospectivos e randomizados, revisão sistemática recente incluindo 4.740 pacientes de 33 estudos e subanálise do grande estudo multicêntrico HF-ACTION, envolvendo os pacientes que atingiram metas propostas de intensidade e frequência de exercícios. Todos os esforços devem ser implementados para que a prescrição regular de exercícios seja definitivamente incorporada ao tratamento de longo prazo dos pacientes com disfunção ventricular esquerda crônica, independente da etiologia.

BIBLIOGRAFIA

Belardinelli R, Georgiou D, Cianci G et al. 10-Years Exercise Training in Chronic Heart Failure. J Am Coll Cardiol. 2012;60(16):1521-8.

Bocchi EA, Marcondes-Braga MG, Bacal F, et al. Atualização da Diretriz Brasileira de Insuficiência Cardíaca Crônica. Arq Bras Cardiol. 2012;98:1-33.

Ferraz AS. Efeitos do treinamento físico de alta e baixa intensidade em pacientes com insuficiência cardíaca. Tese [Doutorado em Cardiologia]. São Paulo: Faculdade de Medicina da USP, 2002.

Ferraz AS, Bocchi EA, Guimarães GV, et al. Low intensity is better than high intensity exercise training in chronic heart failure patients concerning pulmonary ventilation, brain natriuretic peptide, and quality of life evaluation: a prospective randomized study. J Am Coll Cardiol. 2003;41:182A.

Ferraz AS, Bocchi EA, Meneghello RS, et al. High sensitive C-reactive protein is reduced by exercise training in chronic heart failure patients. A prospective randomized controlled study. Circulation. 2004;17(Suppl):793-4.

Flynn KE, Piña IL, Whellan DJ, et al.; HF-ACTION Investigators Effects of exercise training on health status in patients with chronic heart failure: HF-ACTION randomized controlled trial. JAMA. 2009;301(14):1451-9. Erratum in: JAMA. 2009;302(21):2322.

Hambrecht R, Fiehn E, Yu J, et al. Effects of endurance training on mitochondrial untrastructure and fiber type distribution in skeletal muscle of patients with stable chronic heart failure. J Am Coll Cardiol. 1997;29(5):1067-73.

Hambrecht R, Gielen S, Linke A, et al. Effects of exercise training on left ventricular function and peripheral resistance in patients with chronic heart failure: A randomized trial. JAMA. 2000;283(23):3095-101.

Oliveira MF, Santos RL, Ferraz AS, et al Safety and efficacy of non-invasive ventilation during exercise training in patients with acute heart failure. A randomized prospective controlled study. AHA Scientific Sessions. Circulation 2015. A15821.

Piepoli MF, Davos C, Francis DP, et al.; ExTraMATCH Collaborative. Exercise training meta-analysis of trials in patients with chronic heart failure (ExTraMATCH). BMJ. 2004;328(7433):189.

Piepoli MF, Guazzi M, Boriani G, et al. Exercise intolerance in chronic heart failure: mechanisms and therapies. Part 1. Eur J Cardiovasc Prev Rehabil. 2010;17:637-42.

Piña IL, Apstein CS, Balady GJ, et al.; ; American Heart Association Committee on exercise, rehabilitation, and prevention. Exercise and heart failure: a statement from the American Heart Association Committee on exercise, rehabilitation, and prevention. Circulation. 2003;107(8):1210-25.

Sagar VA, Davies EJ, Briscoe S, et al. heart failure: systematic review and meta-analysis. Open Heart. 2015;2(1):e000163.

Taylor RS, Sagar VA, Davies EJ, et al. Exercise-based rehabilitation for heart failure. Cochrane Database Syst Rev. 2014;(4):CD003331.

Departamento de Informática do Sistema Único de Saúde (DATASUS). Sistema de informações sobre mortalidade do ministério da saúde do Brasil. Brasília, DF: Ministério da Saúde; 2014.

Smart NA, Larsen AI, Le Maitre JP, et al. Effect of exercise training on interleukin-6, tumour necrosis factor alpha and functional capacity in heart failure. Cardiol Res Pract. 2011;20:1-6

Working Group on Cardiac Rehabilitation & Exercice Physiology and Working Group on Heart Failure of the European Society of Cardiology. Recommendations for exercise training in chronic heart failure patients. Eur Heart J. 2001;22(2):125-35.

Yancy CW, Jessup M, Bozkurt B, et al.; American College of Cardiology Foundation; American Heart Association Task Force on Practice Guidelines. 2013 ACCF/AHA guideline for the management of heart failure: a report of the American College of Cardiology Foundation/American Heart Association Task Force on Practice Guidelines. J Am Coll Cardiol. 2013;62(16):e147-239.

64

Pericardite

Renato Borges Filho

> **Palavras-chave:** Pericardite; Derrame pericárdico; Pericardite tuberculosa; Tamponamento cardíaco; Pericardite constritiva.

INTRODUÇÃO

Em virtude de sua posição anatômica, ao redor do coração, o pericárdio pode exercer profundos efeitos hemodinâmicos. Também é comum seu envolvimento em uma série de doenças sistêmicas, nas quais algumas vezes ocupa grau de destaque com uma clínica exuberante e, por outras vezes, pode estar envolvido de forma obscura com difícil diagnóstico.

Não existem dados epidemiológicos oficiais no Brasil referentes ao comprometimento do pericárdio. Dados europeus mostram que a incidência de pericardite aguda ocorre em 27,7 casos por 100 mil habitantes por ano. As pericardites são responsáveis por 0,1% de todas as internações hospitalares e por 5% das internações por dor torácica. Homens com idade entre 16 e 65 anos têm maior risco de desenvolver a doença, quando comparados com mulheres na mesma faixa etária.

ETIOLOGIA

O pericárdio pode ser diretamente acometido ou seu envolvimento ser secundário a uma série de doenças sistêmicas (Quadro 64.1).

DEFINIÇÃO E DIAGNÓSTICO

Pericardite aguda pode ser definida como uma síndrome inflamatória, sendo o diagnóstico possível quando presente pelo menos dois dos quatro critérios: (1) dor torácica; (2) atrito pericárdico; (3) alterações do eletrocardiograma (ECG), como elevação de ST e/ou depressão do PR; (4) derrame pericárdico.

A dor é o principal sintoma. Tem caráter agudo, forte intensidade, geralmente irradiada para o ombro (crista do trapézio) e frequentemente o paciente refere piora com a inspiração e melhora ao sentar-se.

O atrito pericárdico, presente em alguns casos, caracteriza-se por um som rude (fricção) paraesternal esquerdo que não se irradia, podendo ter caráter intermitente ou transitório.

Quadro 64.1. Etiologia das pericardites.

Idiopáticas		
Infecciosas		
Bacteriana	Tuberculosa Purulenta	Cocos, bacilos *Gram*-positivos (*Proteus, Escherichia coli Pseudomonas, Klebsiella*) *Neisseria, Haemophilus influenzae*
Viral		Coxsackie B, Echo 8, caxumba, gripe, mononucleose infecciosa, poliomielite, varicela e hepatite B
Fúngica		Histoplasmose e candidíase
Parasitária		Toxoplasmose, equinococose e *Entamoeba histolytica*
Iatrogênicas	Medicamentos	Procainamida, hidralazina, isoniazida, penicilina, metisergida, danorrubicina e anticoagulantes
	Radiação	
	Mecânico	Cateterismo cardíaco, implante de marca-passo cardíaco
Metabólicas	Uremia	Pericardite por colesterol
	Mixedema	Quilopericárdio
Autoimunes	Doenças do conectivo	Doença reumática, lúpus eritematoso sistêmico, artrite reumatóide, escleroderma e poliarterites
	Síndrome de Dressler	
	Síndrome pós-pericardiotomia	
Neoplásicas		
Pós-infarto do miocárdio		
Rotura de aneurisma de aorta		
Traumática		
Hereditária	Síndrome de Mulibrey	

EXAMES COMPLEMENTARES

Deve-se evitar avaliação extensa e dispendiosa. Uma avaliação laboratorial simples, incluindo dosagem de eletrólitos, função renal, hemograma completo, proteína C-reativa (PCR) e TSH, além de um ECG e radiografia do tórax, esclarece a maioria dos casos. Uma avaliação mais extensa torna-se necessária dependendo da suspeita etiológica ou se o paciente não seguir o curso benigno esperado.

Os marcadores laboratoriais de necrose miocárdica têm seus níveis elevados nos pacientes com pericardite aguda, sendo a elevação da troponina l mais frequente que da izoenzima MB da creatinoquinase (CKMB). Estudos mostram incidência de elevação da troponina l em 27% dos casos com pico em geral no segundo dia após o início dos sintomas, mantendo-se elevados por mais tempo que a CKMB. Quanto aos marcadores de atividade inflamatória de fase aguda (velocidade de hemossedimentação – VHS, PCR e leucocitose), eles encontram-se elevados em torno de 75% dos casos de pericardite aguda, porém sua ausência na avaliação dos pacientes não afasta o diagnóstico. Eles tendem a normalizar ao final de 2 semanas, e valores persistentemente elevados indicam maior chance de recorrência da doença e, por isto, requerem terapêutica anti-inflamatória mais potente e prolongada. Peptídeo natriurético cerebral (BNP) e o fragmento N-terminal do pró-BNP (NT-proBNP) podem estar elevados nas doenças pericárdicas, porém não há evidências que justifiquem seu uso rotineiro para o diagnóstico de pericardite aguda. O Quadro 64.2 resume a indicação dos marcadores laboratoriais nas pericardites.

Quadro 64.2. Indicação dos marcadores laboratoriais nas pericardites.

Classe de Recomendação	Indicação	Nível de Evidência
I	Dosagem de PCR para diagnóstico e seguimento de pericardite aguda	B
I	Dosagem de hormônios tireoidianos, autoanticorpos e avaliação de função renal na investigação etiológica de pericardite aguda	C
IIa	Dosagem de troponina para diagnóstico de pericardite aguda	C
IIb	Dosagem de CKMB para diagnóstico de pericardite aguda	C
IIb	Dosagem de BNT e NT-proBNP para auxiliar no diagnóstico diferencial entre pericardite constritiva e cardiomiopatia restritiva	C
III	Dosagem de BNT e NT-proBNP para diagnóstico de pericardite aguda	C

CKMB: izoenzima MB da creatinoquinase; BNP: peptídeo natriurético cerebral; NT-proBNP: fragmento N-terminal do pró-BNP.

O ECG é o principal exame, uma vez que guarda relação com a evolução da doença. Nas primeiras horas após o aparecimento da dor, um supradesnivelamento difuso do segmento ST aparece, mantendo as ondas T positivas. Com a evolução, o segmento ST tende à normalização, e as ondas T tendem à negativação. Por fim, em uma fase mais tardia, o segmento ST se normaliza totalmente, e as ondas T tornam-se difusamente invertidas. O retorno das ondas T ao normal pode demorar semanas ou mesmo não ocorrer.

A radiografia do tórax é obrigatória para a avaliação da área cardíaca e também dos campos pulmonares. A área cardíaca pode estar normal nos casos de pericardite sem derrame, e a área cardíaca aumentada sugere derrame pericárdico ou miocardiopatia associada. A análise dos campos pulmonares é importante para detecção de eventual doença pulmonar associada à etiologia da doença pericárdica (tuberculose e neoplasias). Nos casos crônicos com contrição pericárdica, é possível visualizar-se calcificação pericárdica.

O ecocardiograma é importante para avaliar a presença de derrame pericárdico, calcificação e dimensão das câmaras cardíacas, bem como a função ventricular. Não raramente, a pericardite se associa à miocardite e vice-versa, ou o derrame pericárdico faz parte do quadro congestivo de uma insuficiência cardíaca descompensada.

A tomografia computadorizada do coração (TCC) pode ser necessária nos casos de pericardite aguda, para detectar tanto espessamento como presença de derrame pericárdico. Pode fornecer dados sobre a etiologia da pericardite: um líquido de baixa densidade sugere transudatos e um de alta densidade sugere exudatos. Derrame pericárdico com septações e presença de gás no espaço pericárdico sugerem etiologia infecciosa. Ainda, a detecção de massas ou infiltração de tecidos adjacentes e o comprometimento das bordas ventriculares sugerem o diagnóstico de pericardite neoplásica. Nas pericardites constritivas, a TCC pode detectar o espessamento e/ou a presença de calcificações no pericárdio.

A ressonância magnética permite identificar o grau de espessamento pericárdico e o derrame pericárdico, além de identificar os sinais de injúria inflamatória miopericárdica pela técnica do realce tardio.

A medicina nuclear tem indicação no diagnóstico não invasivo das pericardites, no caso de pacientes com dor torácica e alterações ao ECG sem curva enzimática característica e em caso de pericardite tuberculosa com BK em atividade (uso de PET com FDG) ou ainda nos casos em que persistir indefinição diagnóstica após a investigação com ecocardiograma e ressonância magnética.

TRATAMENTO

Para estabelecer um roteiro na discussão do tratamento dos diversos tipos de pericardite, relembramos a classificação clínica das pericardites (Quadro 64.3).

CARDIOMIOPATIAS E DOENÇAS DO PERICÁRDIO

Quadro 64.3. Classificação clínica das pericardites.

Pericardite aguda	Sem derrame	
	Com derrame	Sem tamponamento
		Com tamponamento (com ou sem choque estabelecido)
Pericardite crônica	Derrame pericárdico crônico	
	Pericardite constrictiva	
	Pericardite efusiva-constrictiva	
	Pericardite recidivante	

Como medidas gerais, aplicáveis a todos os tipos de pericardites, a conduta pode ser esquematizada conforme a seguir.

Hospitalização e repouso

Justificam-se pelos seguintes motivos: detectar e tratar de imediato os casos que evoluírem para tamponamento; detectar a instalação de miocardite com possibilidade de arritmias graves e instalação de baixo débito; excluir, pela observação clínica, os casos de insuficiência coronariana aguda.

Identificação e tratamento da causa

A identificação do agente etiológico, com a instituição precoce do tratamento específico, é fundamental no manuseio desses pacientes, principalmente levando-se em conta de que, em nosso meio, a tuberculose ainda é um agente muito frequente e, quanto mais precoce o tratamento, melhor a evolução.

Terapêutica anti-inflamatória

Tem por objetivo o alívio dos sintomas, devendo-se dar preferência ao emprego dos não hormonais (Quadro 64.4). Em geral, qualquer anti-inflamatório não hormonal pode ser usado. No entanto, deve-se evitar o uso da indometacina em pacientes adultos, porque ela reduz o fluxo coronariano e tem efeitos colaterais marcantes, ao contrário do ibuprofeno, que tem boa tolerabilidade e aumenta o fluxo coronário. Evidências cada vez mais claras mostram que a colchicina, associada a outros anti-inflamatórios, é efetiva tanto para o tratamento como para a prevenção de pericardites recorrentes.

A colchicina tem boa ação anti-inflamatoria e geralmente apresenta poucos efeitos colaterais, sendo o mais comum a diarreia (8% dos casos). Porém, devemos lembrar que pode causar hepatotoxidade, miotoxidade e supressão da medula óssea, sendo contraindicada nos casos de insuficiência renal severa, disfunção hepática, discrasia sanguínea e distúrbios da motilidade gastrintestinal. O estudo ICAP TRIAL mostrou que associar colchicina ao tratamento convencional em pacientes no primeiro episódio de pericardite aguda, além de melhor controlar os sintomas, diminuiu a taxa de recidiva em 18 meses (16,7% no grupo colchicina *vs.* 37,5% no grupo com anti-inflamaório apenas). O estudo CORP-1 mostrou que esta associação também diminui a recidiva quando utilizada em pacientes na primeira recidiva de pericardite (24% grupo colchicina *vs.* 55% no grupo com anti-inflamatório apenas) e o estudo CORP-1, que estudou a associação da colchicina ao anti-inflamatório não hormonal em pacientes com múltiplas recidivas de pericardite, também mostrou taxa menor de recidiva em 18 meses (21% *vs.* 42,5%).

Assim, o tratamento atual para a pericardite é iniciar o anti-inflamatório, de preferência não hormonal, nas doses descritas no Quadro 64.4, associado com colchicina na dose de 0,5 mg ao dia em pacientes com menos de 70 kg ou 1 mg ao dia para pacientes com mais de 70 kg. Após 1 mês, suspender o anti-inflamatório, mantendo a colchicina por 3 meses se primeiro evento de pericardite; por 6 meses nas recidivas; e por até 12 a 24 meses nos casos mais graves e recorrentes com retirada gradual.

Quadro 64.4. Tratamento com antiinflamatórios não hormonais*.

Aspirina	adultos: 500-750 mg a cada 6 ou 8 horas
	Crianças: 110 mg/kg/dia, em 4 tomadas (máximo 3g/dia)
Indometacina	Adultos: 75-150 mg/dia, em 3 tomadas
	Crianças: 0,075 mg/kg/dia
Ibuprofeno	400-800 mg a cada 6 ou 8 horas
Colchicina	0,5 mg a cada 12 horas; 0,5 mg/dia se peso < 70 kg

* Em todos os casos, iniciar com doses máximas e iniciar a redução gradual, a partir do sétimo dia, se o paciente estiver sem sintomas

O uso dos corticosteroides (Quadro 64.5) está indicado nas seguintes situações: quando a etiologia da pericardite for uma doença do conectivo ou pericardite urêmica; insucesso dos anti-inflamatórios não hormonais no controle dos sintomas e/ou da febre; em casos de pericardite tuberculosa nos pacientes que já estejam em uso de terapêutica específica. Nesses casos, acredita-se que o uso de um anti-inflamatório mais potente possa diminuir riscos futuros de espessamento e constrição pericárdica. O uso de corticoides por via intrapericárdica demonstrou melhora clínica acentuada e baixa incidência de recorrência ao final de 1 ano, sem os malefícios do uso sistêmico dos corticoides. O esquema recomendado é o uso da triancinolona na dose de 300 mg em dose única, associada ao uso da colchicina via oral por 6 meses.

Quadro 64.5. Tratamento com antiinflamatórios hormonais*.

Prednisona	Adultos	0,5-1 mg/kg/dia
	Crianças	1 mg/kg/dia

* Uso em três a quatro tomadas ao dia. Iniciar a redução gradativa ao final da primeira ou segunda semana, conforme a respo-sta.

Para obtermos melhores resultados e também para maior segurança, quando da retirada gradativa dos corticoides, um anti-inflamatório não hormonal deve ser introduzido e, neste sentido, a colchicina tem mostrado melhorar os resultados e facilitar o processo de desmame dos corticoides.

A colchicina é efetiva como terapêutica coadjuvante na pericardite aguda para o alívio dos sintomas e para a prevenção de recorrência. Recomenda-se seu uso por 3 meses no primeiro evento e por 6 meses na recorrência, sendo que, nas formas mais graves, alguns estudos sugerem seu uso por 12 a 24 meses, após o último evento recorrente. O principal efeito adverso da colchicina é a diarreia, e os menos frequente são hepatotoxidade, miotoxidas e supressão da medula óssea. Deve ser evitada em pacientes com insuficiência renal avançada, disfunção hepática, discrasia sanguínea e distúrbios da motilidade gastrintestinal.

PERICARDITE AGUDA COM DERRAME

Em geral, quando ao ecocardiograma modo M o derrame pericárdico for menor que 10 mm, consideramos ser discreto; quando entre 10 e 20 mm, moderado; e se maior que 20 mm, importante. A necessidade de drenagem do derrame vai depender da repercussão hemodinâmica e da necessidade de sua análise para o diagnóstico etiológico. A presença de derrame favorece a realização da biópsia por pericardioscopia e sua capacidade diagnóstica.

O Quadro 64.6 resume as indicações para pericardiocentese e para a biópsia pericárdica.

Quadro 64.6. Indicações para pericardiocentese e biópsia pericárdica.

Classe de recomendação	Indicações	Nível de Evidência
I	Na suspeita de tuberculose, neoplasia ou etiologia bacteriana ou fúngica	B
I	Associada à videopericardioscopia para aumentar a sensibilidade diagnóstica	B
IIa	No diagnóstico de derrames pericárdicos importantes assintomáticos	B

PERICARDITE SEM TAMPONAMENTO

Nestes casos, a remoção do líquido pericárdico está indicada quando se julga relevante sua análise para fins diagnósticos e, ainda, uma biópsia pericárdica pode ser realizada simultaneamente, por meio de uma toracotomia pela técnica de Marfan, ou de ressecção e drenagem toracoscópica assistida por vídeo, permitindo a remoção de trombos e material fibrinoso, minimizando a probabilidade de recorrências. Algumas situações especiais podem nos fazer pensar na drenagem sem objetivar não apenas a análise do líquido para fins diagnósticos: derrames pericárdicos muito grandes sem tamponamento podem ter indicação de drenagem para o alívio dos sintomas devido à compressão do pulmão e de outras estruturas; uma doença pericárdica de evolução arrastada e persistente sem um diagnóstico etiológico definido justifica a obtenção do líquido e/ou do tecido pericárdico cirurgicamente para elucidar o caso; havendo suspeitas de pericardite purulenta, a drenagem contínua do pericárdio é obrigatória e a terapêutica antibiótica vigorosa deve ser instituída (se o estado do paciente permitir), baseada na identificação do agente etiológico e da sua sensibilidade aos bactericidas. Caso não se disponha de antibiograma ou o estado geral do paciente não permitir esperar, recomenda-se o uso de uma cefalosporina com um aminoglicosídeo.

PERICARDITE COM TAMPONAMENTO

Por definição, o tamponamento ocorre quando o acúmulo, agudo ou crônico, de líquido no interior do saco pericárdico eleva a pressão intrapericárdica, a ponto de comprometer o enchimento diastólico ventricular.

O desenvolvimento do tamponamento depende da velocidade de instalação que está associada ao fator causal.

Tamponamento agudo ocorre minutos após um trauma, ruptura cardíaca e/ou da aorta e após procedimentos invasivos (biópsia endomiocárdica, estudo eletrofisiológico e cateterismo cardíaco), resultando em quadro de choque. Tem prognóstico reservado.

O tamponamento subagudo pode levar dias ou semanas para se instalar e, geralmente, associa-se à piora dos sintomas.

O tamponamento de baixa pressão (oculto) ocorre em pacientes hipovolêmicos com consequente redução da pressão intracardíaca, favorecendo a compressão pelo derrame pericárdico.

Finalmente, o tamponamento regional ocorre quando um derrame localizado ou um hematoma produz compressão regional em uma única câmara.

O tratamento definitivo é o rápido esvaziamento do espaço pericárdico. Porém, este procedimento pode ser realizado em até 12 a 48 horas, dependendo do estado geral do paciente. Pacientes estáveis podem ser melhores investigados e o esvaziamento ser realizado por meio de pericardioscopia, com esvaziamento e realização de biópsia pericárdica dirigida, o que aumenta a chance de esclarecimento etiológico. A diretriz da *European Society of Cardiology*, publicada em 2015, sugere um escore para orientar a urgência, levando em consideração dados etiológicos, apresentação clínica e exames de imagem. Com exceção nas condições consideradas de urgência, escore ≥ 6 pontos orienta pericardiocentese de urgência e escore < 6 pontos, pode protelar o procedimento por até 12 a 48 horas.

Se uma drenagem imediata não está disponível, podem ser adotadas medidas para se evitar ou retardar o choque e, eventualmente, permitir estiramento pericárdico adicional. Estas medidas incluem o uso de isoproterenol, norepinefrina e dobutamina, para manter o fluxo sanguíneo e a pressão arterial. Além disso, deve-se manter a correção de distúrbios metabólicos, principalmente a acidose, que acarreta depressão miocárdica e aumento da resposta às catecolaminas.

Quanto à forma de drenagem do líquido pericárdico, a pericardiotomia via micromediastinostomia subxifoide pela técnica de Marfan pode ser empregada nos casos de tamponamento sem choque. Nos casos onde houver risco de vida, a pericardiocentese percutânea por agulha pode ser inevitável.

Nos casos de sangramento pericárdico como ocorre em ferimentos, ruptura de aneurisma ventricular ou hematoma de aorta dissecante, os coágulos tornam impossível o esvaziamento por agulha e, além disso, o sangramento pode estar contido ou desacelerado pela pressão do tamponamento. Nestes casos, a drenagem cirúrgica, eliminando a causa do sangramento, é mais segura e confiável.

Finalmente, a pericardioscopia assistida por vídeo é outra opção para a drenagem cirúrgica. Ela proporciona um amplo campo visual, facilitando e aumentado a sensibilidade da biópsia pericárdica, tendo como único inconveniente a necessidade de colabar o pulmão, geralmente o esquerdo.

PERICARDITES CRÔNICAS

Derrame pericárdico crônico

Por definição, trata-se de um derrame pericárdico com 6 ou mais meses de evolução. Pericardites de quaisquer etiologias podem evoluir para a cronicidade. O paciente pode ser assintomático, se a instalação do derrame for lenta.

A conduta se baseia em: terapêutica anti-inflamatória, de preferência não hormonal; pericardiotomia pode estar indicada com finalidade diagnóstica; pericardiectomia pode ser a conduta nos derrames persistentes (após 2 anos de terapêutica anti-inflamatória), da mesma forma como nos casos de importante repercussão hemodinâmica ou nos derrames recidivantes.

PERICARDITE CONSTRITIVA

Processo cicatricial, geralmente simétrico, que produz restrição ao enchimento das câmaras cardíacas. O enchimento cardíaco diminuído manifesta-se por redução nos volumes ventriculares, elevação da pressão diastólica ventricular e decréscimo da complacência. Assim, consequentemente, ocorrerá diminuição do débito cardíaco. As causas mais frequentes de evoluírem com constrição são tuberculose, insuficiência renal crônica dialítica, infiltração neoplásica, após irradiação do mediastino, após cirurgia cardíaca ou implante de marca-passo cardíaco, doença viral, doenças do conectivo e trauma cardíaco. A importância do diagnóstico e do tratamento precoce reside no fato de se tratar de um fator removível de restrição miocárdica, que pode levar à cura definitiva da doença.

Em 80% dos casos, pode-se registrar o espessamento pericárdico pelo ecocardiograma transtorácico (espessura > 3 mm, temos o diagnóstico com 95% de sensibilidade e 86% de especificidade). Para os 20% restantes, recorremos a outros métodos de imagem como a tomografia computadorizada ou a ressonância magnética. Os achados mais frequentes na presença de constrição pericárdica são: movimentação anômala do septo interventricular; aumento moderado biatrial do fluxo restrito; variação respiratória maior que 25% na velocidade do fluxo mitral (que ocorre também nas doenças respiratórias) e velocidade normal da onda E septal ao Doppler tecidual (maior que 8 cm/segundo), o que faz o diagnóstico diferencial com as síndromes restritivas.

A pericardiectomia está indicada, independente da causa. A cirurgia é tecnicamente mais fácil se realizada precocemente, antes da calcificação ou comprometimento miocárdico. Embora a regurgitação pelas valvas atrioventriculares (principalmente a tricúspide) seja comum na constrição, a regurgitação pós-operatória é considerada uma complicação. A manometria, ao evidenciar o aumento e a equalização das pressões diastólicas, permite o diagnóstico de síndrome restritiva e, se associada ao aumento na espessura pericárdica e/ou clínica de insuficiência cardíaca, indica a remoção do pericárdio com brevidade.

A terapêutica preventiva depende do tratamento adequado e precoce da pericardite aguda, e da drenagem das coleções significativas de pus ou sangue. Os corticosteroides não previnem a constrição, e ainda não se sabe se a colchicina associada aos anti-inflamatórios não hormonais têm efeito preventivo.

FISIOPATOLOGIA

Pericardite constritiva *versus* tamponamento

As semelhanças entre pericardite constritiva e tamponamento cardíaco são muitas e fundamentais para a compreensão das perturbações compressivas sob o coração.

CARDIOMIOPATIAS E DOENÇAS DO PERICÁRDIO

No tamponamento cardíaco, a pressão intrapericárdica aumentada é exercida sobre o coração durante todo o ciclo cardíaco com um pequeno alívio, apenas momentâneo, durante a ejeção ventricular, quando a pressão intrapericárdica decresce um pouco, enquanto diminui o volume cardíaco. O retorno venoso é interrompido na diástole, quando o volume cardíaco e a pressão intrapericárdica são máximos. Isto vai levar à maior dificuldade no enchimento cardíaco com possível colapso circulatório.

Na pericardite constritiva, o volume cardíaco é fixado pela fibrose pericárdica e, geralmente, é atingido no final do um terço da diástole. Assim, a compressão cardíaca é insignificante no final da diástole com pouco impedimento ao retorno venoso.

Pericardite efusiva-constritiva

É uma variante da pericardite constritiva. Trata-se da ocorrência de um derrame pericárdico tenso na presença de espessamento ou calcificação do pericárdio visceral, levando à constrição. A conduta baseia-se em tratar a patologia de base, se possível. A indicação de pericardiectomia segue os mesmos critérios para a pericardite constritiva.

Pericardite recidivante

Por definição, é a ocorrência de quadros agudos de pericardite após decorridos 6 meses de um quadro aparentemente resolvido. Estima-se que 15% a 30% dos casos de pericardite evoluam com recidivas, e esta aumente em 50% após a primeira recidiva em pacientes não tratados com colchicina. A conduta incorpora:

→ Administração prolongada de anti-inflamatórios, de preferência os não hormonais, associado à colchicina nas doses habituais, reservando-se os coticosteroides, no lugar da aspirina ou dos anti-inflamatórios não hormonais, para os casos com persistência dos sintomas ou com frequência de recidivas incapacitantes para o paciente. Recomenda-se o uso de prednisona de 1 a 1,5 mg/kg por 4 semanas com retirada lenta (mais ou menos 3 meses).

→ Em casos que não respondem à associação de aspirina e anti-inflamatórios não hormonais com colchicina, podemos usar o esquema tríplice com a associação ao esquema de corticoides em baixas doses (0,2 a 0,5 mg/kg/dia), se excluída possibilidade de etiologia infecciosa.

→ Em casos de recorrência frequente, podemos associar ao esquema a azatioprina, na dose de 75 a 100 mg/dia, ou a ciclofosfamida, além da colchicina.

→ Pericardiectomia está indicada nos casos resistentes à terapêutica hormonal prolongada.

PROGNÓSTICO

A evolução para tamponamento, constrição pericárdica ou doença miocárdica é rara.

BIBLIOGRAFIA

Adler Y, Charron P, Imazio M, et al. 2015 ESC guidelines for the diagnosis and management of Pericardeal diseases. Rev Esp Cardiol (Engl Ed). 2015;68(12):1126.

Agner RC, Gallis HA. Pericarditis differential diagnostic considerations. Arch Intern Med. 1979;139(4):407-12.

Azevedo AC, Sekeff J. Doenças do pericárdio. Cardiologia. 3. ed. Sarvier.

Colombo A, Olson AG, Egan J, et al. Etiology and prognostic implications of large pericardial effusion in men. Clin Cardiol. 1988;11(6):389-94.

CORP-1(colchicines for recorrente pericardites) Ann Intern Med. 2011; 1555(7):409-14.

Imazio M, Belli R, Brucato A, et al. CORP-2(colchicines of treatment of multiple recurrences of pericardites). Lancet. 2014;383(9936):2232-7.

Imazio M, Bobbio M, Cecchi E, et al. Colchicine in addition to conventional therapy for acute pericarditis: results of the COlchicine for acute PEricarditis (COPE) trial. Circulation. Circulation. 2005 Sep 27;112(13):2012-6.

Imazio M, Brucato A, Cemin R, et al.; ICAP Investigators. A randomized trial of colchicine for acute pericarditis. N Eng J Med. 2013;369(16):1522-8

Imazio M, Brucato A, Maestroni S, et al. Prevalence of C-reactive protein elevation and time course of normalization in acute pericarditis: implications for the diagnosis, therapy, and prognosis of pericardits. Circulation. 2011;123(10):1092-7.

Janos GG, Arjuman K, Meyer RA, et al. Differentiation of constrictive pericarditis and restrictive cardiomyipathy using digitized ecochardiography. J Am Coll Cardiol. 1983 Feb;1(2 Pt 1):541-9.

Mady C, Fernandes F, Arteaga E, et al. Serum NT pro-BNP: relation to systolic and diastolic function in cardiomyopathies and pericardiopathies. Arq Bras Cardiol. 2008;91(1):46-54.

Montera MW, Mesquita ET, Colafranceschi AS, et al. I Diretriz Brasileira de miocardite e pericardites. Arq Bras Cardiol. 2013;100(Supl. 1);1-36.

Permanyer-Miranda G, Sanguista-Sauleda J, Soler-Soler J. Primary acute pericardial disease a prospective series of 231consecutive patients. Am J Cardiol. 1985;56(10):623-30.

Soler-Soler J, Permanyer-Miranda G, Saguista-Saleda J. Pericardial diseases: new insights and old dilemas. Deidrecht: Klumer Academic Publishers,1990.

Spodick DH. Arrhytmias during acute pericarditis: A prospective study of 100 cases. JAMA. 1976;235(1):39-41.

Strang JI, Kakaza HH, Gibson DG, et al:Controlled clinical trial of complete open surgical drainage and predinisolone in treatment of tuberculous pericardial effusion in transkei. Lancet. 1988;2(8614):759-64.

Tomoda H, Hoshiai M, Furuya H, et al. Evaluation of pericardial effusion with computed tomography. Am Heart J. 1980;99(6):701-6.

SEÇÃO 8

VALVOPATIAS

65

Febre reumática

Dorival Julio Della Togna
Roberto Tadeu Magro Kroll
Tiago Costa Bignoto

Palavras-chave: Febre reumática; Critérios de Jones; Cardiopatia reumática; Estreptococo beta-hemolítico; Penicilina benzatina.

INTRODUÇÃO

A febre reumática é uma doença inflamatória aguda, multissistêmica, mediada imunologicamente, que ocorre poucas semanas após a infecção das vias aéreas superiores pelos estreptococos do grupo A de Lancefield (beta-hemolíticos). Geralmente, a infecção corresponde a uma faringoamigdalite estreptocócica, e os produtos circulantes destas bactérias causam uma reação nos tecidos conjuntivos, chamada "inflamação reumática". O coração, a pele e as membranas sinoviais são as regiões mais frequentemente atingidas.

As faringoamigdalites estreptocócicas são altamente transmissíveis em situações de aglomerações humanas e condições socioeconômicas desfavoráveis. Porém, determinantes genéticos fazem com que a suscetibilidade à manifestação da febre reumática esteja em torno de 0,3 a 3% dos indivíduos infectados pelo estreptococo.

Acomete, em geral, crianças e adolescentes de 5 a 15 anos de idade suscetíveis geneticamente à ocorrência de uma reação de hipersensibilidade induzida pelos estreptococos beta-hemolíticos. A suscetibilidade genética está associada a diversos alelos HLA de classe II, sendo reconhecida a ligação com os alelos DR7 e DR53. Há produção de anticorpos contra as proteínas M existentes em algumas cepas de estreptococos, os quais causam reação cruzada com glicoproteínas teciduais no coração, nas articulações e outros tecidos.

Se a infecção estreptocócica não for tratada a tempo ou adequadamente, as manifestações clínicas podem se iniciar de 10 dias até 6 semanas após. Podem surgir nódulos subcutâneos, eritema marginado da pele, poliartrite migratória das grandes articulações, Coréia de Sydenham (de surgimento tardio, 1 a 6 meses após) e envolvimento cardíaco de quaisquer um de seus componentes (endocárdio, miocárdio e pericárdio).

A doença é recidivante, isto é, verifica-se a reativação da doença com infecções faríngeas subsequentes, e cada surto evolui por um estágio ativo, seguido de cura. A profilaxia secundária representa fator de proteção para a progressão das lesões teciduais ocasionadas pelos surtos de inflamação reumática.

HISTOLOGIA E FISIOPATOLOGIA DA CARDITE REUMÁTICA

Na febre reumática aguda, há lesões inflamatórias nodulares disseminadas ao redor dos vasos sanguíneos do miocárdio e feixes de tecido conjuntivo, que entremeiam o miocárdio, denominadas "corpúsculos de Aschoff". Estes são focos de degeneração fibrinoide, circundados por linfócitos T, plasmócitos e macrófagos arredondados, conhecidos como "células de Anitschkow" (patognomônicas de febre reumática). A reação celular secundária ao processo, que leva à formação dos nódulos, inclui fagócitos e histiócitos, que podem ser multinucleados ("células gigantes de Aschoff").

A inflamação e os corpúsculos podem ser encontrados em qualquer camada do coração na fase aguda, o que justifica a ocorrência de uma pancardite. Na fase final de atividade do corpúsculo, as células fagocíticas tornam-se menos numerosas e há uma proliferação de fibroblastos, levando ao surgimento de vários focos de fibrose como consequência.

No pericárdio há derrame exsudativo serofibrinoso, em que se observa o depósito de partículas de fibrina por sobre as camadas serosa (epicárdica) e fibrosa do pericárdio visceral. O aspecto morfológico da pericardite é classicamente descrito como coração em "pão com manteiga". Conforme a velocidade com que ocorre o depósito de líquido no saco pericárdico, pode ocorrer tamponamento cardíaco. Em geral não restam sequelas.

As valvas mitral (principalmente) e aórtica são mais frequentemente envolvidas, com raro envolvimento tricúspide e pulmonar. A principal alteração vista é o edema dos folhetos associado à infiltração leucocitária. Na linha de coaptação dos folhetos, pode haver erosão secundária, levando ao depósito local de fibrina (necrose fibrinoide). Na mitral, a lesão pode se expandir para as cordas tendíneas, causando o aparecimento de pequenas verrugas, vistas ao longo da linha de coaptação e das cordalhas. Nesta fase, entretanto, há deformidade valvar residual mínima. A valvulite reumática aguda é associada à miocardite reumática aguda, com consequente dilatação ventricular, insuficiência cardíaca e insuficiência valvar aguda associada. O jato regurgitante pode provocar o aparecimento de espessamentos irregulares no interior do átrio esquerdo, conhecidos como "placas de MacCallum".

Na fase de cura, os depósitos de fibrina são substituídos por material fibroso, por intermédio de fibroblastos, levando ao espessamento dos folhetos e das cordalhas, que, por sua vez, podem apresentar retrações e aderências entre si. As comissuras da valva mitral fundem-se, devido à formação de pontes fibrosas entre elas, criando o aspecto macroscópico classicamente conhecido como "boca de peixe". A estrutura valvar sofre deformidade permanente, sendo a estenose mitral isolada a lesão mais frequente (até 70% dos casos), vista na cardiopatia reumática crônica. Na valva aórtica, quando atingida, ocorre espessamento fibroso ao longo da linha de coaptação dos folhetos, retração dos folhetos e fusão comissural, levando ao surgimento de uma valva bivalvular adquirida, que tende a ter dupla lesão (estenose e insuficiência), e ser mais predisposta à ocorrência futura de endocardite infecciosa.

DIAGNÓSTICO

O diagnóstico de febre reumática para o primeiro surto é baseado nos critérios de Jones modificados pela *American Heart Association* (AHA) em 1992 (Quadro 65.1) ou de Jones revisados pela Organização Mundial da Saúde (OMS) em 2004 (Quadro 65.2). O diagnóstico de recorrências baseia-se nos critérios de Jones revisados pela OMS em 2004. A presença de dois critérios maiores, ou de um critério maior e dois menores, associada à elevação dos níveis de antiestreptolisina O (ASLO), aumenta a especificidade dos critérios de Jones.

As evidências de infecção pelo estreptococo do grupo A são obtidas por: cultura de orofaringe, teste rápido para estreptococo beta-hemolítico do grupo A (EBGA) e elevação dos títulos de anticorpos (ASLO).

O teste rápido é pouco sensível, porém bastante específico para a detecção do antígeno, e, na vigência de um quadro infeccioso de garganta, sendo o teste positivo, recomenda-se realizar a cultura de orofaringe.

Quadro 65.1. Critérios de Jones modificados pela *American Heart Association* (1992).

Critérios maiores	Critérios menores
Artrite	Artralgia
Cardite	Febre
Coreia de Sydenham	Elevação dos marcadores de fase aguda (VHS e PCR)
Eritema marginado	ECG: intervalo PR prolongado
Nódulos subcutâneos	

VHS: velocidade de hemossedimentação; PCR: proteína C reativa

Quadro 65.2. Critérios da Organização Mundial da Saúde (2004) para o diagnóstico de febre reumática (FR).

Categorias diagnósticas	Critérios
Primeiro surto de FR*	Dois critérios maiores ou um critério maior e dois menores + evidência de infecção estreptocócica anterior
Recorrência de FR em paciente sem CRC estabelecida	Dois maiores, ou um maior e dois menores + evidência de infecção estreptocócica anterior
Recorrência de FR em paciente com CRC estabelecida	Dois maiores + evidência de infecção estreptocócica anterior
Coreia de Sydenham	Não é exigida a presença de outra manifestação maior ou evidência de infecção estreptocócica anterior.
Lesões valvares crônicas da CRC: diagnóstico inicial de estenose mitral pura, ou dupla lesão de mitral e/ou doença na valva aórtica, com características de envolvimento reumático	Não há necessidade de critérios adicionais para o diagnóstico de CRC

*Pacientes podem apresentar apenas poliartrite ou monoartrite + ≥ 3 sinais menores + evidência infecção estreptocócica prévia. Estes casos devem ser considerados febre reumática "provável"; CRC: cardiopatia reumática crônica

A cultura de orofaringe positiva para EBGA representa o padrão-ouro para o diagnóstico de faringo-amigdalite estreptocócica e só tem valor caso haja clínica sugestiva de infecção, pois muitas pessoas são portadoras da bactéria.

A elevação dos títulos de anticorpos contra o estreptococo (ASLO) indica que o paciente apresentou estreptococcia prévia e isoladamente não faz o diagnóstico de febre reumática. Seus títulos se elevam cerca de 7 dias após a infecção estreptocócica, com pico nos valores de 4 a 6 semanas após, mantendo-se elevados por até 1 ano.

MANIFESTAÇÕES CLÍNICAS

Artrite

Mais comum, presente em 75% dos casos. Autolimitada, sem sequelas. Em geral, acomete grandes articulações de forma assimétrica e é migratória. Difere da artralgia, pois, além da dor, apresenta edema e possível limitação de movimentos. Apresenta boa resposta ao uso de anti-inflamatórios não esteroides (AINES). Pode ter apresentação atípica como artrite aditiva, pequenas articulações ou até mesmo monoartrite.

A artrite reativa pós-estreptocócica apresenta envolvimento de mais de uma articulação, mas não preenche os critérios de Jones para diagnóstico de FR. O intervalo de tempo entre a infecção de orofaringe e o início do quadro articular é de cerca de 10 dias, ou seja, mais curto do que na artrite reumática. Tem caráter cumulativo e persistente, envolvendo grandes e/ou pequenas articulações e não apresenta resposta satisfatória ao uso de AINEs.

Cardite

Mais grave, podendo deixar sequelas e levar à morte. Ocorre em até 70% dos casos como pancardite, mas as lesões valvares são responsáveis pelo quadro clínico e prognóstico. Pericardite pode ocorrer, mas, em geral, não é constritiva nem causa derrame/tamponamento. O acometimento miocárdico pode ocorrer, mas a queda da fração de ejeção (FE) não é comum e os sinais de insuficiência cardíaca (IC) são, em geral, decorrentes das valvopatias. Estas últimas constituem a marca diagnóstica. Na fase aguda, as lesões tipo insuficiência são mais comuns. Ressaltam-se três sopros nestes pacientes: sopro sistólico da regurgitação mitral, o sopro de Carey Coombs (edema valvar leva a estenose mitral funcional) e o sopro regurgitativo aórtico. Ausência de sopro não afasta acometimento.

Cardite recorrente é suspeitada no surgimento de novo sopro ou na intensificação de um já existente, bem como acometimento pericárdico ou queda da FE. A gravidade varia de uma cardite subclínica (lesões valvares leves e PR aumentado) até um quadro fulminante.

Coreia de Sydenham

Ocorre preferencialmente em crianças do sexo feminino em até 35%. Início insidioso associado à labilidade emocional e alguma fraqueza muscular. Desordem neurológica acompanhada de movimentos involuntários incoordenados, que desaparecem no sono e pioram no estresse. Há relatos de disartria. Os quadros duram, em geral, 3 meses, mas podem se alongar por 1 ano. Quadros de coreia, em geral, associam-se à cardite e, raramente, à artrite.

Eritema *marginatum*

Raro (3%), caracterizado por eritema de bordas nítidas, centro claro. Múltiplas e indolores, não pruriginosas podendo haver fusão levando a aspecto serpiginoso. Poupa face e são fugazes. Está associada à cardite.

Nódulos subcutâneos

Raros (5%) e associados à cardite grave. Múltiplos, arredondados, firmes, móveis e indolores, medindo de 0,5 a 2cm. Localizam-se sobre proeminências ósseas sem sinais inflamatórios.

Febre

Frequente e sem padrão característico.

EXAMES

O intervalo PR pode estar aumentado mesmo na ausência de cardite. Marcadores de atividade inflamatória servem tanto para auxiliar no diagnóstico, mas mais importante no acompanhamento e na remissão dos sintomas. Em geral, solicitam-se velocidade de hemossedimentação (VHS), PCR, alfa-1 glicoproteína e alfa-2-globulina (eletroforese de proteínas). Radiografia é solicitada para avaliar área cardíaca e congestão pulmonar. Ao ecocardiograma, lesões isoladas do lado direito do coração não devem ser classificadas como valvulite reumática aguda.

TRATAMENTO

O objetivo do tratamento é suprimir o processo inflamatório, reduzindo as repercussões clínico-patológicas sobre o coração, as articulações e o sistema nervoso central. Secundariamente, promove-se a erradicação do estreptococo da orofaringe e há o alívio dos sintomas.

Fase aguda

☑ *Medidas gerais*

Repouso, hospitalização de acordo com a gravidade e controle de temperatura.

☑ *Erradicação do estreptococo*

Deve ocorrer mesmo na suspeita, com o objetivo de reduzir a exposição imunogênica e evitar a propagação de cepas reumatogênicas.

☑ *Tratamento da artrite*

O uso de AINES, em geral, é recomendado, sendo o ácido acetilsalicílico a droga de escolha. Crianças recebem a dosagem de 80 a 100 mg/kg por dia em quatro tomadas por 2 semanas e, depois, ela é reduzido para 60 mg/kg por dia até a quarta semana. Adultos recebem a dose de 6 a 8g por dia, também em quatro tomadas por 4 semanas. Em caso de quadro viral neste período, substituir por naproxeno, devido ao risco de síndrome de Reye. Artrites reativas pós-estreptocócicas respondem melhor à indometacina. A associação de analgésicos pode ser necessária. Em caso de cardite associada, o anti-inflamatório de escolha passa a ser o corticosteroide.

☑ *Tratamento da cardite*

Baseado no controle do processo inflamatório, das arritmias e dos sintomas de IC. O uso de corticoide não tem comprovação na redução da incidência de valvopatias após o evento, mas ele reduz o tempo do quadro, bem como do processo inflamatório. Quadros leves assintomáticos têm o tratamento controverso e alguns especialistas o dispensam. A dose de prednisona é de 1 a 2 mg/kg ao dia até 80 mg ao dia. O uso de dose plena de corticoide se dá por 2 a 3 semanas com redução gradual da dosagem até retirar após 12 semanas nos casos mais graves. Em casos muito graves ou refratários, pode-se lançar mão de pulsoterapia com metilprednisolona por via endovenosa (30 mg/kg ao dia). O tratamento da IC ocorre da forma tradicional com vasodilatadores, diuréticos e digital, quando necessário. Se fibrilação atrial (FA), anticoagulação oral deve ser considerada.

Quadros refratários e lesões valvares graves podem ter indicação de intervenção cirúrgica, principalmente em quadros de ruptura de cordoalha mitral ou perfuração das cúspides, mas o risco de complicações é maior nesses procedimentos.

☑ *Tratamento da coreia*

Manifestação tardia, benigna e autolimitada. O uso de benzodiazepínicos e fenobarbital pode ter indicação, mas repouso de permanência em local calmo, em geral, apresenta bom controle. Em casos graves, o uso de haloperidol (até 5mg ao dia), de ácido valproico (até 30mg/kg ao dia) ou carbamazepina (até 20mg/kg ao dia) podem ser indicados. O uso de corticoide, plasmaférese ou gamaglobulina venosa é incerto.

O controle do tratamento é feito pela melhora dos sintomas, pelo acompanhamento de provas inflamatórias, como PCR e VHS (a cada 15 dias), e por ecocardiograma seriado. Radiografia e eletrocardiograma também são importantes no manejo desses pacientes.

PROFILAXIA

A profilaxia da febre reumática pode ser classificada em primária ou secundária. A profilaxia primária consiste em reconhecer os pacientes portadores de infecção estreptocócica. Hiperemia e edema de

666 | VALVOPATIAS

orofaringe que dificultam a deglutição, petéquias vistas no palato mole e úvula, exsudato purulento na orofaringe, linfonodomegalia cervical dolorosa à palpação, febre acima de 38°C e mal-estar geral são manifestações comumente observadas nos pacientes portadores de faringoamigdalite estreptocócica. Nestes casos, é fundamental que seja introduzido o tratamento com antibióticos bactericidas, preferencialmente antes do décimo dia de infecção, de forma a evitar a ocorrência do primeiro surto de febre reumática, em se considerando um paciente suscetível.

O antibiótico de escolha é a penicilina G benzatina, que possui efeito bactericida, poucos efeitos colaterais, baixo índice de resistência do estreptococo à droga e baixo custo. Segue, no Quadro 65.3, o esquema de profilaxia primária da febre reumática.

Quadro 65.3. Profilaxia primária da febre reumática.

Medicação	Posologia	Tempo de uso
Penicilina G benzatina	600.000 UI IM se < 27 kg 1.200.000 UI IM se > 27 kg	Dose única
Penicilina V	500.000 UI VO a cada 8 horas	10 dias
Amoxicilina	500 mg VO a cada 8 horas	10 dias
Se alergia a penicilina		
Azitromicina	500 mg VO 1 vez/dia	5 dias
Estearato de eritromicina	250 mg VO a cada 12 horas	10 dias
Clindamicina	300-600 mg VO a cada 8 horas	10 dias
Claritromicina	500 mg VO a cada 12 horas	10 dias

IM: via intramuscular; VO: via oral.

A profilaxia secundária é realizada nos pacientes que já foram diagnosticados com febre reumática e tem por objetivo prevenir a ocorrência de novos surtos. Segue, no Quadro 65.4, o esquema de profilaxia secundária, e no Quadro 65.5, o tempo de duração da profilaxia, conforme o histórico do paciente.

Quadro 65.4. Profilaxia secundária da febre reumática.

Medicação	Posologia
Penicilina G benzatina	600.000 UI IM se < 27 kg 1.200.000 UI IM se > 27 kg, a cada 21 dias
Penicilina V	250.000 UI VO a cada 12 horas
Sulfadiazina (alergia à penicilina)	500 mg VO 1 vez/dia se < 27 kg 1 g VO 1 vez/dia de > 27 kg
Estearato de Eritromicina (alergia à penicilina e sulfa)	250 mg VO a cada 12 horas

IM: via intramuscular; VO: via oral.

Quadro 65.5. Duração da profilaxia secundária.

Modalidade	Duração
Febre reumática sem cardite prévia	5 anos após o último surto ou até completar 18 anos (o que for maior)
Febre reumática com cardite prévia e sequela valvar discreta	10 anos após o último surto ou até completar 25 anos (o que for maior)
Febre reumática com cardite prévia e sequela valvar grave	até 40 anos ou por toda a vida
Após cirurgia valvar	Por toda a vida

SITUAÇÕES ESPECIAIS

Cuidados na gestação

Não há restrição ao uso de corticosteroide, penicilina e eritromicina (estearato) na gestação.

Durante a gestação, está contraindicado o uso de anti-inflamatórios não hormonais (AINE), carbama-zepina, haloperidol, ácido valproico, inibidores de enzima conversora da angiotensina e bloqueadores de receptores de angiotensina II.

Sulfadiazina não deve ser usada na gravidez, devido aos riscos potenciais para o feto (hiperbilirrubi-nemia fetal), devendo ser substituída por outro antibiótico. (III-C)

Na coreia, benzodiazepínicos em doses baixas podem ser utilizados.

A profilaxia secundária deve continuar durante toda a vigência da gravidez para evitar a recorrência FR.

Profilaxia secundária e anticoagulação

Uso de anticoagulante oral não contraindica a profilaxia com penicilina benzatina. Em vigência de hematoma muscular, deve ser observada a faixa ideal da Razão Normalizada Internacional.

Estratégias para medidas preventivas

A FR é uma doença passível de prevenção, a qual requer vigilância constante por parte do paciente, dos familiares e do serviço de saúde. Programas multidisciplinares de prevenção e controle da doença devem ser desenvolvidos, com o objetivo de promover perfeita adesão à profilaxia, controle das lesões residuais e cuidados relacionados ao bem-estar físico e mental destes pacientes.

BIBLIOGRAFIA

American College of Cardiology Foundation, American Heart Association. Methodology Manual for ACCF/ AHA Guideline Writing Committees: methodologies and policies from the ACCF/AHA task force on prac-tice guidelines. 2009 Mar. Disponível em: www.americanheart.org/ presenter.jhtml? identifier =3039683.

Atatoa-Carr P, Lennon D, Wilson N. Rheumatic fever diagnosis, management, and secondary prevention: a New Zealand guideline. N Z Med J 2008;121(1271):59-69.

Carapetis JR, Steer AC, Mulholland EK, et al. The global burden of group A streptococcal diseases. Lancet Infect Dis. 2005;5(11):685-94.

Gerber MA, Baltimore RS, Eaton CB, et al. Prevention of rheumatic fever and diagnosis and treatment of acute streptococcal pharyngitis: a scientific statement from the American Heart Association Rheumatic Fever, Endocarditis, and Kawasaki Disease Committee of the Council on Cardiovascular Disease in the Young, the Interdisciplinary Council on Functional Genomics and Translational Biology, and the Interdisciplinary Council on Quality of Care and Outcomes Research. Circulation. 2009;119(11):1541-51.

Guilherme L, Ramasawmy R, Kalil J. Rheumatic fever and rheumatic heart disease: genetics and pathogenesis. Scand J Immunol. 2007;66(2-3):199-207.

Manyemba J, Mayosi BM. Intramuscular penicillin is more effective than oral penicillin in secondary prevention of rheumatic fever--a systematic review. S Afr Med J. 2003;93(3):212-8.

Muller RE. Estudo longitudinal de pacientes portadores de cardiopatia reumática no Rio de Janeiro [Dissertação de Mestrado]. Rio de Janeiro: Ministério da Saúde/Fundação Oswaldo Cruz; 2008

Nordet P, Lopez R, Duenas A, et al. Prevention and control of rheumatic fever and rheumatic heart disease: the Cuban experience (1986-1996-2002). Cardiovasc J Afr. 2008;19(3):135-40.

Saxena A, Kumar RK, Gera RP, et al. Consensus guidelines on pediatric acute rheumatic fever and rheumatic heart disease. Indian Pediatr. 2008;45(7):565-73.

World Health Organization (WHO). Rheumatic fever and rheumatic heart disease: report of a WHO expert consultation on rheumatic fever and rheumatic heart disease. Geneva: WHO; 2001. Disponível em: http://apps.who.int/iris/handle/10665/42898

Diagnóstico e manejo clínico das valvopatias mitrais

Auristela Isabel Oliveira Ramos

Nisia Lyra Gomes

Tiago Costa Bignoto

> **Palavras-chave:** Doença valvar mitral; Estenose mitral; Insuficiência mitral; Fibrilação atrial; Hipertensão arterial pulmonar.

ESTENOSE MITRAL

A causa mais comum de estenose mitral (EM) em nosso meio continua sendo a febre reumática, que leva à fusão comissural, fibrose e calcificação das estruturas valvares, resultando em redução da mobilidade dos folhetos, e em espessamento e enrijecimento do aparato subvalvar,além da redução da área valvar.

Os pacientes com diagnóstico de EM devem ser avaliados levando-se em consideração a história clínica, o exame físico e os exames complementares visando indicar a correção valvar no momento ideal e evitando as complicações irreversíveis da doença.

Diagnóstico/exames complementares

☑ *Ausculta cardíaca*

Primeira bulha hiperfonética, sopro diastólico, em ruflar, segunda bulha hiperfonética nos casos de hipertensão arterial pulmonar (HAP), estalido de abertura e reforço pré-sistólico. À medida que a EM se agrava e a valva mitral se calcifica, o estalido de abertura tende a ficar mais precoce ou até desaparece, e o ruflar diminui.

☑ *Eletrocardiograma*

Pode ser normal nos casos de EM discreta/moderada. A fibrilação atrial (FA) é a arritmia mais comum; sinais de dilatação do átrio esquerdo (AE); sinais de HAP como desvio do eixo para direita e ondas R amplas em V1, podem aparecer no decorrer da doença.

670 | VALVOPATIAS

☑ Radiografia de tórax

Área cardíaca normal ou aumentada às custas do AE. Retificação ou abaulamento do segundo arco, que corresponde à artéria pulmonar, presença de duplo contorno ou quarto arco (AE), sinal da bailarina (brônquio-fonte esquerdo), acentuação da silhueta do ventrículo direto (VD).

☑ Ecocardiograma transtorácico

Deve fornecer a área valvar, o gradiente diastólico transmitral (AE-ventrículo esquerdo – VE) e o escore de Wilkins (calcificação dos folhetos, aparato subvalvar, mobilidade dos folhetos e espessamento) (Quadro 66.1). O ecocardiograma com dobutamina ou com exercício na esteira pode ser utilizado para avaliação da pressão arterial pulmonar (PAP) e dos gradientes transvalvares durante o estresse, quando houver dúvida da repercussão hemodinâmica da EM.

Quadro 66.1. Escore de Wilkins.

	Mobilidade	Espessamento	Calcificação	Subvalvar
1	Reduzida só em borda	Espessamento normal ou leve	Sem sinais de cálcio	Espessamento junto a borda
2	Reduzida em borda e médio	Espessamento em bordas	Cálcio em bordas	Espessamento 1/3 corda
3	Posterior fixo; Anterior móvel (cúpula)	Espessamento de todo folheto	Cálcio em corpo do folheto	Espessamento de todas as cordas
4	Posterior fixo; Anterior reduzida	Espessamento de todo folheto (>10mm)	Cálcio em todo folheto	Fusão de cordas e papilares

☑ Ecocardiograma transesofágico

Indicado quando a janela torácica não for adequada para avaliação da valva mitral ou para investigar se há trombo ou contraste espontâneo em AE, indicado principalmente naqueles pacientes que se submeterão à intervenção percutânea.

☑ Teste de esforço

Indicado para avaliação da capacidade funcional do paciente, nos casos em que há divergência entre os sintomas e a gravidade da lesão. O teste de esforço é contraindicado em pacientes sintomáticos. Pode ser associado ao Doppler-ecocardiograma para avaliação da PAP sistólica (PSAP) e do gradiente transvalvar durante o esforço, quando houver dúvida da repercussão hemodinâmica da lesão nos assintomáticos.

☑ Cateterismo cardíaco

Está indicado quando houver discordância entre os achados clínicos e ecocardiográficos ou indicação cirúrgica em pacientes com idade maior que 40 anos, com objetivo de avaliação das artérias coronárias. Em pacientes de baixo risco para doença arterial coronária, a cinecoronariografia pode ser substituída pela angiotomografia de coronárias.

Classificação da American College of Cardiology e da American Heart Association de 2014

A classificação se dá conforme pode ser visto no Quadro 66.2.

Quadro 66.2. Classificação da *American College of Cardiology* e da *American Heart Association* de 2014.

A	Pacientes em risco	Valva mitral com fusão comissural, abertura em cúpula, ausência de repercussão hemodinâmica significativa
B	Pacientes com EM em progressão	Valva mitral com abertura em cúpula, área valvar > 1,5 cm², fusão comissural, mobilidade reduzida, discreta dilatação do AE e PSAP normal
C		Pacientes com EM importante, assintomáticos, área valvar ≤ 1,5 cm², dilatação AE e PSAP > 30 mmHg
D		Pacientes com EM importante, sintomáticos, área valvar ≤ 1,5 cm², ou muito importante (≤ 1,0 cm²)

EM: estenose mitral; AE: átrio esquerdo; PSAP: pressão sistólica.da arteria pulmonar

Na classificação do paciente, deve-se dar mais valor à área valvar, pois o gradiente transvalvar sofre inúmeras influências hemodinâmicas, como *status* volêmico, frequência cardíaca, e pressão diastólica do VE em descompensação clínica.

Quadro clínico

Os pacientes com EM discreta a moderada geralmente são assintomáticos, exceto em situações que levam a um aumento do débito cardíaco, como na gestação, ou em situações que cursam com elevação da frequência cardíaca (anemia, infecção e hipertiroidismo), em que os sintomas como a dispneia podem aparecer. Com a correção da doença associada, o paciente pode voltar a ser assintomático e continuar em acompanhamento clínico. A atividade física, nesta fase, é praticamente normal, com restrições apenas para atividades competitivas.

Por outro lado, os pacientes com EM importante (área valvar ≤ 1,5 cm²) podem ser assintomáticos (C da nova classificação da ACC/AHA) ou ter sintomas (D – ACC/AHA) como dispneia e tosse, agravados com atividade física, gestação ou infecção, além de FA paroxística, redução da capacidade física, dificuldade em ganhar peso ou presença de fenômeno embólico.

Profilaxia

☑ *Febre reumática*

A prevenção da febre reumática deve ser mantida para todos os pacientes com EM de etiologia reumática, com penicilina benzatina, a cada 21 dias, pelo menos até os 40 anos de idade.

☑ *Endocardite infecciosa*

Profilaxia para endocardite infecciosa não está indicada segundo as diretizes de 2014 da AHA/ACC. Os pacientes devem ser orientados a manter boa saúde bucal, com visitas regulares ao dentista.

Seguimento ambulatorial

Os pacientes devem ser seguidos ambulatorialmente, dando-se ênfase à sintomatologia, investigando-se possíveis complicações, como FA, embolia, mudança nos parâmetros radiológicos, no eletrocardiograma (ECG) e na avaliação ecocardiográfica, com o objetivo de indicar a correção no momento adequado, evitando complicações irreversíveis.

A decisão entre manter o paciente em acompanhamento clínico ou encaminhá-lo para abertura da valva mitral depende, principalme-nte, da gravidade da EM, da repercussão hemodinâmica (diâmetro do AE, grau de HAP, surgimento de FA), da classe funcional (NYHA) e das complicações tromboembólicas.

Pacientes com EM discreta/moderada, ou estágio A e B da nova classificação, podem ficar em acompanhamento clínico com exames complementares a cada 2 a 3 anos.

Pacientes com EM importante, assintomáticos (estágio C) devem ficar em acompanhamento clínico anual, com radiografia de tórax, ecocardiograma transtorácico e ECG. Neste grupo de pacientes, deve-se ficar atento às alterações que demonstrem desadaptação cardíaca, como dilatação do AE, FA paroxística, aumento da PAP e presença de insuficiência tricúspide.

Pacientes com EM importante, sintomáticos (estágio D) devem ser encaminhados para correção da EM, independente das alterações eocardiográficas. Enquanto aguardam a intervenção valvar, o paciente deve ser medicado com diurético e betabloqueador para tratamento de insuficiência cardíaca e controle de frequência cardíaca. A cardioversão no paciente em FA, com o intuito de se manter o paciente em ritmo sinusal, só deve ser tentada após correção da valvopatia.

Anticoagulação oral com antagonista da vitamina K está indicada nos pacientes com FA paroxística ou permanente, em pacientes com AE maior que 50 mm (volume indexado > 48mL/m^2), na presença de trombo ou contraste espontâneo em átrio, ou se o paciente apresentar fenômeno embólico. Os novos anticoagulantes orais são contraindicados na EM moderada a grave

Intervenção valvar mitral

A intervenção percutânea (somia mitral percutânea – VMP) é a primeira escolha, em pacientes com EM importante, estágio C e D, quando o escore de Wilkins for igual ou menor que 8, e sem contraindicação ao procedimento (trombo em AE, insuficiência mitral – IM – moderada ou importante). A indicação de VMP em pacientes com escores entre 8 e 12 deve ser individualizada, pesando riscos e benefícios e, em pacientes com escore acima de 12, a cirurgia convencional é preferida.

Os pacientes com diâmetro de AE ≥ 50 mm, FA paroxística ou permanente, ou antecedentes de embolia devem ser submetidos a ecocardiograma transesofágico (ETE) pré-procedimento. Não sendo evidenciado trombo em AE, o paciente deve ser anticoagulado pelo menos por 30 dias antes e 30 dias após a VMP, ou manter permanentemente nos pacientes com FA. Se for evidenciado trombo ou contraste espontâneo, graus III e IV em AE, a cirurgia é preferida, porém, em casos selecionados, pode ser tentada anticoagulação com antagonistas da vitamina K por 3 meses, na tentativa de resolução do trombo. Após 3 meses, repetir ETE; se não existir trombo, prosseguir com VMP.

Os pacientes que apresentam intensa calcificação do anel mitral podem evoluir com redução da área valvar e desenvolverem EM importante. Nesse subgrupo de pacientes, o tratamento cirúrgico é controverso pelo alto risco de mortalidade e pela dissociação atrioventricular.

INSUFICIÊNCIA MITRAL

Causas primárias

Doença mitral com acometimento intrínseco dos folhetos ou dos demais componentes do aparelho valvar como defeitos nos folhetos valvares, no anel valvar ou no aparato subvalvar. Entre as causas primárias de IM estão febre reumática eprolapso de valva mitral (PVM), podendo apresentar degeneração mixomatosa, endocardite infecciosa, e outras doenças do colágeno.

Causas secundárias

Não há acometimento primário das estruturas valvares, mas a disfunção valvar ocorre por dilatação do VE, levando àtração das cordoalhas e dos folhetos, e à dilatação do anel valvar, podendo ocasionar falha de coaptação comissural. Essa situação pode ser encontrada nas miocardiopatias, sendo elas dilatadas ou isquêmicas.

Diagnóstico

☑ *Ausculta cardíaca*

Primeira bulha hipofonética, sopro holossistólico, ou mesotelessistólico com clique de abertura nos casos de PVM.

☑ *Eletrocardiograma*

Pode ser normal nos casos de IM sem repercussão hemodinâmica. Como na EM, a FA é a arritmia mais comum. Pode haver desvio do eixo para esquerda com sinais de sobrecarga de VE e de AE.

☑ *Radiografia de tórax*

Área cardíaca normal nos casos iniciais. Em casos mais avançados, aumentada às custas de AE e VE.

☑ *Ecocardiograma transtorácico*

Deve fornecer dados quantitativos e qualitativos da regurgitação mitral como o volume regurgitante (VR), área do orifício regurgitante (ERO), *vena contracta*, medidas do AE, do diâmetro do VE e da PSAP. O exame transtorácico deve dar informações importantes para que o clínico suspeite da etiologia e entenda o mecanismo da regurgitação (primária vs.secundária) (Tabela 66.1).

Tabela 66.1. Classificação ecocardiográfica da insuficiência mitral (IM).

	IM discreta	IM moderada	IM importante
Vena contracta	< 0,3 cm	0,3-0,69 cm	≥ 0,7 cm
Volume regurgitante	< 30 mL/bat	30-59 mL/bat	≥ 60 mL/bat
ERO	< 0,2 cm²	0,2-0,39 cm²	≥ 0,4 cm²

ERO: área do orifício regurgitante.

☑ *Ecocardiograma transesofágico*

Indicado nos casos em que o exame torácico não foi suficiente para elucidar todas as dúvidas. Também deve ser utilizado, quando necessário, durante o ato cirúrgico, em caso de plastia valvar.

☑ *Teste de esforço*

Indicado quando houver discrepância entre sintomas e gravidade da lesão. Pode ser associado ao ecocardiograma para avaliação da PSAP e do grau da regurgitação durante o exercício.

☑ *Cateterismo cardíaco*

Está indicado quando houver discordância entre os achados clínicos e ecocardiográficos ou indicação cirúrgica em pacientes com idade maior que 40 anos, com objetivo de avaliação das artérias coronárias. Em pacientes de baixo risco para doença arterial coronária, a cinecoronariografia pode ser substituída pela angiotomografia de coronárias.

674 | VALVOPATIAS

Alguns outros dados podem ser usados para auxiliar na classificação como área do jato regurgitante, fração regurgitante e repercussões hemodinâmicas e anatômicas como medidas de AE e VE.

Segundo a nova classificação da ACC/AHA 2014, temos:

A – Pacientes em risco: IM discreta ou ausente, sem repercussão hemodinâmica e ausência de sintomas.

B – Pacientes com IM em progressão: IM moderada podendo ter dilatação discreta de câmaras esquerdas, ausência de HAP e ausência de sintomas.

C – Paciente com IM importante: assintomáticos. Moderada dilatação de câmaras esquerdas.

D – Pacientes com IM importante: sintomáticos. Moderada a importante dilatação de câmaras esquerdas e HAP. Redução da tolerância ao esforço.

Quadro clínico

A IM discreta a moderada permite que os pacientes tenham uma vida praticamente normal, cursando assintomáticos durante vários anos. À medida que a regurgitação se agrava e há repercussão hemodinâmica, aparecem os sintomas clássicos de insuficiência cardíaca. Os fenômenos embólicos são menos comuns que nos pacientes com EM. O tratamento clínico desses pacientes com medicamentos deve ocorrer após tomada de decisão quanto a necessidade de cirurgia. O uso de diuréticos e vasodilatadores, com o intuito de postergar abordagem cirúrgica, deve ser desencorajado. Pacientes com IM secundária (funcional) devem receber tratamento específico para a miocardiopatia de base (isquêmica, dilatada etc.)

Profilaxia

☑ *Febre reumática*

Se a etiologia da IM for a febre reumática, recomenda-se penicilina benzatina, a cada 21 dias, pelo menos até os 40 anos de idade.

☑ *Endocardite infecciosa*

Profilaxia para EI não está indicada segundo as diretrizes de 2014 da AHA/ACC. Os pacientes devem ser orientados a manter boa saúde bucal com visitas regulares ao dentista.

Seguimento ambulatorial

A decisão entre manter o paciente em acompanhamento clínico ou encaminhá-lo para intervenção valvar depende, principalmente, de: gravidade da IM, repercussão hemodinâmica (diâmetro de câmaras esquerdas, grau de HAP, queda na fração de ejeção do VE esurgimento de FA), classe funcional (NYHA) e, em menor grau, complicações tromboembólicas.

Os pacientes com IM discreta a moderada (estágio A e B) podem ser acompanhados a cada 2 a 3 anos com exame clínico, ECG, ecocardiograma transtorácico e radiografia de tórax.

Os pacientes com IM importante assintomático (estágio C), devem ser acompanhados mais de perto, com consultas semestrais ou anuais. Neste grupo, deve-se prestar atenção aos dados ecocardiográficos que indiquem desadaptação do coração, entre eles: diâmetro sistólico final do VE, fração de ejeção, diâmetro e volume do AE e PSAP. Quando o diâmetro sistólico final do VE ≥ 40 mm, ou a fração de ejeção cair abaixo de 65%, ou a PSAP em repouso > 50mmHg, a intervenção cirúrgica deve ser indicada, mesmo em pacientes assintomáticos. Por outro lado, quando o mecanismo da IM for a degeneração mixomatosa com PVM e a equipe cirúrgica possuir experiência em plastia mitral, a cirurgia pode ser indicada antes que ocorram os sinais ecocardiográficos já descritos.

Uma vez que apareçam sintomas, de insuficiência cardíaca, sinais de disfunção ou dilatação do VE ou HAP (estágio D), os pacientes devem ser encaminhados para correção cirúrgica.

Pacientes com IM secundária só tem indicação de correção cirúrgica valvar em caso de outra cirurgia cardíaca concomitante já indicada ou em casos refratários a terapia medicamentosa (NYHA III-IV), sendo ainda tema de grande divergência na literatura.

Mais recentemente, a correção da regurgitação mitral por meio de cateter tem sido largamente estudada e pode ser uma alternativa à cirurgia em pacientes sintomáticos de alto risco cirúrgico, após discussão com *Heart Team* da instituição.

BIBLIOGRAFIA

Braunwald E. Valvular heart disease. In: Braunwald E. Heart disease: a textbook of cardiovascular medicine. 6th ed. Philadelphia: W.B. Saunders; 2001. p. 1643-721.

Feldman T, Kar S, Elmariah S, et al. Randomized Comparison of Percutaneous Repair and Surgery for Mitral Regurgitation: 5-Year Results of EVEREST II. J Am Coll Cardiol. 2015;66(25):2844-54.

Lancellotti P, Magne J. Stress testing for the evaluation of patients with mitral regurgitation. Curr Opin Cardiol. 2012;27(5):492-8.

Meneghelo ZM, Ramos AIO. Lesões da valvas cardíacas do diagnóstico ao tratamento. São Paulo: Abril, 2007.

Nishimura RA, Otto CM, Bonow RO, Carabello BA, et al.; American College of Cardiology/American Heart Association Task Force on Practice Guidelines. 2014 AHA/ACC guideline for the management of patients with valvular heart disease: a report of the American College of Cardiology/American Heart Association Task Force on Practice Guidelines. J Am Coll Cardiol. 2014;63(22):e57-185.

Tarasoutchi F, Montera, MW, Grinberg M, et al. [Brazilian Guidelines for Valve Disease - SBC 2011 / I Guideline Inter-American Valve Disease - 2011 SIAC]. Arq Bras Cardiol. 2011;97(5 supl. 3):1-67.

Vahanian A, Alfieri O, Andreotti F, et al.; ESC Committee for Practice Guidelines (CPG); Joint Task Force on the Management of Valvular Heart Disease of the European Society of Cardiology (ESC); European Association for Cardio-Thoracic Surgery (EACTS). Guidelines on the management of valvular heart disease (version 2012): the Joint Task Force on the Management of Valvular Heart Disease of the European Society of Cardiology (ESC) and the European Association for Cardio-Thoracic Surgery (EACTS). Eur J Cardio-thorac Surg. 2012;42(4):S1-44.

Diagnóstico e manejo clínico das valvopatias aórticas

Lúcia Romero Machado

Tiago Costa Bignoto

> **Palavras-chave:** Valvopatias aórticas; Estenose aórtica; Insuficiência aórtica; Estenose aórtica congênita; Valva bicúspide; Valva tricúspide.

ESTENOSE AÓRTICA

A estenose aórtica é caracterizada por obstrução da via de saída do ventrículo esquerdo (VE), associada ou não à fusão das válvulas da valva aórtica. Apresenta como principais etiologias a doença degenerativa, a congênita e a febre reumática. A degeneração calcífica é a doença valvar aórtica adquirida mais frequente e está presente em 4,5% da população acima de 75 anos. A tendência é que, com o envelhecimento populacional, aumente sua incidência nas próximas décadas. É considerada uma doença degenerativa com mecanismo similar ao que ocorre na aterosclerose. A estenose aórtica congênita (bicúspide, unicúspide etc.) pode estar associada a doenças da artéria aorta, como coartação ou aneurismas.

A estenose aórtica impõe sobrecarga pressórica durante a sístole que leva, de forma adaptativa, à hipertrofia concêntrica do VE, representada ecocardiograficamente como aumento da espessura das paredes ventriculares e aumento da massa do VE. A partir do momento em que há desproporção entre a hipertrofia e a pós-carga, o estresse sistólico eleva-se, e a função ventricular esquerda se degenera. Em contrapartida, a hipertrofia do VE é responsável por manter sua função sistólica, mas frequentemente leva à disfunção diastólica. O aumento da pressão diastólica pode levar a quadro de congestão pulmonar (5PD$_2$VE) ou determinar diminuição da perfusão coronariana, ocasionando isquemia com aparecimento de sintomas, sem necessariamente estar associada à coronariopatia obstrutiva

A progressão é mais rápida nos pacientes com doença degenerativa quando comparados com doença reumática ou congênita. A área valvar (AV) aórtica diminui de 0,1 a 0,3 cm^2/ano e o gradiente sistólico aumenta de 10 a 15 mmHg/ano. Os sintomas principais da estenose aórtica são dispneia, angina e síncope. Pode existir doença arterial coronariana associada com sintoma de angina em 50% dos pacientes. A doença permanece assintomática por um longo período. Alguns estudos observaram a ocorrência de morte súbita sem sintomas prévios em aproximadamente 1% dos pacientes. Sabe-se que, após o início dos sintomas, a média de sobrevida é de 5 anos para a angina, de 3 para síncope e de 1 ano e meio para insuficiência cardíaca.

678 | VALVOPATIAS

Classificação

A estenose aórtica pode ser classificada em discreta, moderada e importante, de acordo com a redução da AV (Tabela 67.1).

Tabela 67.1. Classificação ecocardiográfica da estenose aórtica.

	Discreta	Moderada	Importante
Área valvar, cm^2	> 1,5	1-1,5	≤ 1
Área valvar indexada, cm^2/m^2	> 0,8	0,6-0,8	≤ 0,6
GSm-VE/Ao, mmHg	< 25	25-40	≥ 40
velocidade máxima do jato Ao, m/s	< 3	3-4	≥ 4

GSm: gradiente sistólico médio; VE: ventrículo esquerdo; Ao: aorta.

A avaliação da repercussão hemodinâmica pode auxiliar no diagnóstico da gravidade da estenose aórtica como presença de hipertrofia ventricular, dilatação de aorta ascendente etc.

Segundo a nova classificação da *American College of Cardiology* e da *American Heart Asosciation* (ACC/AHA) de 2014:

A – Pacientes em risco: presença de estenose aórtica discreta, sem a presença de sintomas ou repercussão hemodinâmica.

B – Pacientes com estenose aórtica em progressão: estenose aórtica discreta a moderada, discreta hipertrofia do VE. Paciente assintomático e com fração de ejeção preservada.

C – Pacientes com estenose aórtica importante: assintomáticos, com repercussão hemodinâmica moderada (hipertrofia do VE, disfunção diastólica). Divide-se em C1 (fração de ejeção preservada) e C2 (queda na fração de ejeção).

D – Pacientes com estenose aórtica importante: sintomáticos, com repercussão hemodinâmica importante (hipertrofia do VE, disfunção diastólica e hipertensão pulmonar). Divide-se me D1 (fração de ejeção preservada e alto gradiente transvalvar), D2 *low-flow low-gradient* (queda da fração de ejeção, gradiente sistólico médio – GSm < 40 mmHg com AV ≤ 1cm^2) e D3, "estenose aórtica paradoxal" (fração de ejeção preservada, mas com GSm < 40 mmHg e AV ≤ 1 cm^2 – volume sistólico indexado < 35 mL/m^2).

O perfil D3, em geral, trata-se de um paciente idoso pequeno, com cavidade ventricular reduzida, hipertrofia concêntrica importante e disfunção diastólica, apresentando, por isso, baixo volume sistólico. Este paciente apresenta-se muito sintomático em caso de desidratação, por agravar o quadro, sendo que a conduta cirúrgica deve ser individualizada.

Avaliação clínica

Deve ser realizada por meio de história clínica, exame físico, eletrocardiograma, radiografia de tórax e ecocardiografia. Pacientes com lesões discretas a moderadas (estágio A e B) podem ser acompanhados a cada 2 a 3 anos. A partir da estenose aórtica importante assintomática com função ventricular normal (estágio C1), a avaliação deve ser anual e, em casos mais específicos, semestral.

Na avaliação clínica dos pacientes idosos, deve-se considerar a presença de bradicardia consequente à calcificação do sistema de condução, podendo levar a bloqueios ou à doença do nódulo sinusal. Nessa situação, os sintomas podem melhorar após implante de marca-passo definitivo.

☑ *Ecocardiograma*

Avalia a anatomia valvar, podendo identificar a etiologia e as características hemodinâmicas, como as medidas de gradientes transvalvares e da AV, avaliar a hipertrofia do VE e sua função. Outras informações importantes obtidas pela ecocardiografia incluem o tamanho do átrio esquerdo, a medida da pressão sistólica da artéria pulmonar e a avaliação da valva mitral. Aproximadamente 50% dos idosos com estenose aórtica são portadores de calcificação do anel mitral, frequentemente associada à regurgitação mitral.

☑ Teste de esforço

Quando indicado, deve ser realizado por profissionais experientes e em ambiente hospitalar, apenas em pacientes assintomáticos. Pacientes com dificuldade de definir sintomas ou com sintomatologia duvidosa podem ser submetidos ao teste. Depressão do segmento ST com o exercício não é um achado útil para avaliar doença coronária, pois ocorre em mais de 80% dos pacientes com estenose aórtica submetidos ao exercício. A resposta anormal da pressão arterial em pacientes com estenose aórtica grave está relacionada a mau prognóstico. O teste pode ser usado em pacientes com estenose aórtica discreta a moderada, para liberação de atividade física.

☑ Ecocardiograma com estresse

Indicado para pacientes que apresentam padrão hemodinâmico semelhante ao estágio D2 (queda da fração de ejeção, GSm < 40 mmHg e AV ≤ 1 cm²), em que a infusão da dobutamina pode ajudar a determinar se trata-se de estenose aórtica verdadeira ou uma pseudoestenose aórtica. Se a disfunção do VE for por miocardiopatia não valvar, a infusão de dobutamina leva a aumento do fluxo sanguíneo transaórtico sem elevação substancial de gradientes e elevação da AV, definindo, assim, como pseudoestenose aórtica. Já quando a disfunção do VE é decorrente da estenose aórtica importante, a elevação do débito cardíaco, induzido pela dobutamina, produz substancial elevação do gradiente, enquanto a AV permanece inalterada. Neste grupo de pacientes, o melhor indicador de prognóstico é a presença ou não da reserva contrátil, ou seja, elevação de 20% do volume sistólico após a infusão de dobutamina. Pacientes com estenose aórtica *low-flow low-gradient* se beneficiam de cirurgia, enquanto os pacientes com pseudoestenose aórtica, não.

Manejo do paciente assintomático

Durante períodos de estresse hemodinâmico, como, por exemplo, cirurgias não cardíacas, deve-se agir como descrito a seguir.

☑ Estenose aórtica importante (estágio C)

A correção da lesão valvar deve ser considerada antes destes procedimentos.

☑ Estenose aórtica discreta ou moderada (estágios A e B)

Não há necessidade de correção valvar como pré-procedimento. Deve-se fazer avaliação clínica e ecocardiográfica, monitorização durante e após os procedimentos, profilaxia antibiótica e alívio da dor.

Terapia farmacológica

O tratamento medicamentoso não substitui o tratamento cirúrgico e nem deve atrasar sua indicação. No entanto, deve ser instituído nos pacientes sintomáticos, enquanto aguardam a cirurgia de troca valvar, ou naqueles que, por qualquer razão, não possam ser submetidos à cirurgia.

☑ Diuréticos

Podem ser utilizados com cautela, nos pacientes com sinais e sintomas de congestão pulmonar ou sistêmica. A redução acentuada do volume ventricular diastólico pode piorar o quadro clínico, como resultado de baixo débito e de hipotensão.

680 | VALVOPATIAS

☑ *Fármacos hipotensores como inibidores da enzima de conversão da angiotensina e antagonistas dos canais de cálcio*

Podem ser administrados com cuidado, em pacientes com hipertensão arterial sistêmica, porque a vasodilatação periférica pode ser acompanhada de hipotensão diante de um volume sistólico fixo.

☑ *Betabloqueadores*

Devem ser evitados, pois deprimem a contratilidade miocárdica, principal fator compensatório para a manutenção do débito cardíaco, e pelo risco de bradicardia.

As doses dessas medicações devem ser individualizadas e recomendadas de acordo com os sintomas e a gravidade da lesão valvar. Recomenda-se iniciar sempre com a menor dose e avaliar a necessidade de aumentar de acordo com o quadro clínico do paciente.

Indicação cirúrgica

Uma vez que os pacientes apresentem sintomas clássicos de estenose aórtica, angina, síncope ou pré-síncope (estágio D), ou que apresentem queda da fração de ejeção, mesmo sem sintomas (C2), a correção da valvopatia deve ser indicada. Nos pacientes assintomáticos com fração de ejeção normal, pode ser indicado teste ergométrico, em ambiente hospitalar, para melhor esclarecimento dos sintomas. Se houver alterações, o tratamento pode ser indicado.

Nos pacientes, idosos com escores de risco cirúrgico elevados (ESI > 20%, STS > 6%), diversas comorbidades ou considerados inoperáveis por razões técnicas, o *Heart Team* deve ser consultado sobre a possibilidade de intervenção percutânea.

Profilaxia

Uso de estatina, com objetivo de adiar a progressão da estenose aórtica, não foi comprovada, devendo ser usada para tratamento das dislipidemias. Profilaxia para endocardite infecciosa (EI) não é Classe I de indicação, segundo as diretrizes de 2014 da AHA/ACC.

INSUFICIÊNCIA AÓRTICA

A insuficiência aórtica se caracteriza por uma má coaptação dos folhetos valvares, provocando refluxo sanguíneo para o interior do VE, durante a diástole. As principais etiologias são: doença reumática, dilatação do anel valvar, hipertensão arterial sistêmica, dissecção da aorta acometendo porção ascendente, endocardite infecciosa, deformidades congênitas, síndrome de Marfan e aortite sifilítica.

Na insuficiência aórtica crônica, a sobrecarga de volume gera dilatação ventricular com consequente aumento da tensão superficial, equilibrada pela hipertrofia excêntrica. Consequentemente, há aumento do volume diastólico final com manutenção das pressões de enchimento ventricular. Este volume diastólico final permite o VE ejetar um grande volume ventricular, sendo mantidos por algum tempo o volume anterógrado e a função ventricular normais. Com aumento da sobrecarga, o balanço entre o excesso de pós-carga e a hipertrofia esgotam-se com desenvolvimento de disfunção ventricular. Na insuficiência aórtica aguda, um grande volume regurgitante é imposto a um VE de tamanho normal, sem condições de acomodar uma sobrecarga de volume, necessitando de tratamento cirúrgico imediato.

A taxa de progressão da doença para aparecimento de sintomas ou disfunção sistólica é de 4,3% ao ano e a mortalidade média de < 0,2% ao ano. O paciente com dispneia, angina e insuficiência cardíaca tem resultados piores, semelhantes aos daqueles com estenose aórtica sintomática. A lesão discreta pode ter progressão lenta e sobrevida semelhante à da população geral.

A classificação da insuficiência aórtica é apresentada na Tabela 67.2.

Tabela 67.2. Classificação ecocardiográfica da insuficiência aórtica (IAo).

	IAo discreta	IAo moderada	IAo importante
Vena contracta	< 0,3 cm	0,3-0,59 cm	≥ 0,6 cm
Volume regurgitante	< 30 mL/bat	30-59 mL/bat	≥ 60 mL/bat
ERO	< 0,1 cm²	0,1-0,29 cm²	≥ 0,3 cm²
PHT* aórtico	> 400ms	200-400ms	≤ 200ms

* Tempo que demora para um gradiente transvalvar cair pela metade, parâmetro utilizado para quantificar a gravidade da regurgitação aórtica. ERO: área do orifício regurgitante; PHT: *pressure half-time.*

A presença de fluxo reverso diastólico na aorta abdominal é sinal de insuficiência aórtica importante, bem como uma velocidade final de refluxo diastólico > 18 cm/s na aorta ascendente.

Segundo a nova classificação da *American College of Cardiology* e da *American Heart Asosciation* (ACC/AHA) de 2014, temos:

A – Pacientes em risco: presença de, no máximo, insuficiência aórtica discreta, sem a presença de sintomas ou repercussão hemodinâmica.

B – Pacientes com insuficiência aórtica em progressão: insuficiência aórtica discreta a moderada, discreta dilatação do VE. Paciente assintomático e com fração de ejeção preservada.

C – Pacientes com insuficiência aórtica importante: assintomáticos, com repercussão hemodinâmica moderada (dilatação do VE). Divide-se em C1 (fração de ejeção preservada) e C2 (queda na fração de ejeção).

D – Pacientes com insuficiência aórtica importante: sintomáticos, com repercussão hemodinâmica importante (dilatação do VE), podendo ter ou não queda da fração de ejeção do VE.

Avaliação clínica

Deve ser feita por meio de história clínica, exame físico, eletrocardiograma, radiografia de tórax e ecocardiograma. Pacientes em estágios A e B devem ser avaliados a cada 2 a 3 anos com ecocardiograma ou quando mudarem os sintomas.

☑ *Ecocardiografia*

Avalia a anatomia valvar podendo identificar a etiologia e as características hemodinâmicas como o grau de regurgitação, as medidas da aorta, a hipertrofia, a dilatação e a função do VE.

☑ *Teste ergométrico*

Nos casos com sintomatologia duvidosa, pode auxiliar na avaliação da capacidade funcional, da resposta sintomática e dos efeitos hemodinâmicos do exercício. O teste também auxilia na determinação da atividade física permitida, além de fornecer critérios que corroboram a indicação cirúrgica no paciente dito assintomático.

☑ *Radiografia de tórax*

É importante para a avaliação de vários dados, como congestão pulmonar ou dilatação aneurismática da aorta ascendente, principalmente quando analisada em projeções oblíquas, anterior esquerda e direita e perfil esquerdo.

VALVOPATIAS

☑ *Tomografia computadorizada de tórax*

Deve ser solicitada para confirmar os dados ecocardiográficos e indicar o tratamento cirúrgico.

Terapia farmacológica

O tratamento medicamentoso não substitui o tratamento cirúrgico e nem deve atrasar sua indicação, bem como não adia a intervenção cirúrgica. Portanto, só devem ser prescritos nos pacientes sintomáticos, enquanto aguardam o procedimento cirúrgico ou se, por qualquer razão, não possam ser submetidos à cirurgia.

☑ *Diuréticos*

Podem ser utilizados, nos pacientes com sinais e sintomas de congestão pulmonar ou sistêmica.

☑ *Fármacos hipotensores como inibidores da enzima de conversão da angiotensina e antagonistas dos canais de cálcio*

São os medicamentos de escolha para controle da hipertensão arterial.

☑ *Betabloqueadores*

Devem ser evitados, pois aumentam o período diastólico e podem aumentar a regurgitação aórtica.

Indicação cirúrgica

Pacientes no estágio C1 podem ficar em acompanhamento anual com ecocardiografia para observar a evolução das repercussões hemodinâmicas da sobrecarga de volume sobre o VE. Quadros crônicos e progressivos podem levar a dilatações importantes do VE.

Os pacientes nos estágios C2 (diâmetro diastólico final do VE > 70 mm e diâmetro sistólico final do VE > 50 mm) ou D devem se encaminhados para correção valvar.

Uma vez que os pacientes apresentem sintomas (estágio D), ou que apresentem queda da fração de ejeção, mesmo sem sintomas (C2), a correção da valvopatia deve ser indicada. Nos pacientes assintomáticos com fração de ejeção normal, pode ser indicado teste ergométrico, para melhor esclarecimento dos sintomas.

☑ *Profilaxia*

Febre reumática

Se a etiologia da insuficiência aórtica for a febre reumática, recomenda-se penicilina benzatina, a cada 21 dias, pelo menos até os 40 anos de idade.

Endocardite infecciosa

Profilaxia para EI não é classe I de indicação segundo a diretriz de 2014 da AHA/ACC.

BIBLIOGRAFIA

Agmon Y, Khandheria BK, Miessner I, et al. Aortic valve sclerosis and aortic atherosclerosis: different manifestations of the same disease? Insights from a population-based study. J Am Coll Cardiol. 2001;38(3):827-34.

Amato MC, Moffa PJ, Werner KE, et al. Treatment decision in asymptomatic aortic valve stenosis: role of exercise testing. Heart. 2001;86(4):381-6.

Bonow RO, Lakatos E, Maron BJ, et al. Serial long-term assessment of natural history of asymptomatic patients with chronic aortic regurgitation and normal left ventricular systolic function. Circulation. 1991;84(4):1625-35.

Cannon JD, Zile MR, Crawford FA, et al. Aortic valve resistance as an adjunct to the Gorlin formula in assessing the severity of aortic stenosis in symptomatic patients. J Am Cardiol. 1992;20(7):1517-23.

Carabello BA, Usher BW, Hendrix GH. Predictors of outcome in patients for aortic valve replacement in patients with aortic regurgitation and left ventricular dysfunction: A change in the measuring stick. J Am Coll Cardiol. 1997;10(5):991.

Hachicha Z, Dumesnil JG, Bogaty P, et al. Paradoxical low-flow, low- gradient severe aortic stenosis despite preserved ejection fraction is associated with higher afterload and reduced survival. Circulation. 2007;115(22):2856-64.

Joint Task Force on the Management of Valvular Heart Disease of the European Society of Cardiology (ESC); European Association for Cardio-Thoracic Surgery (EACTS), Vahanian A, Alfieri O, Andreotti F. Guidelines on the management of valvular heart disease (version 2012). European Heart Journal. 2012;33:2451-96.

Monin JL, Monchi M, Gest V, et al. Aortic stenosis with severe left ventricular dysfunction and low transvalvular pressure gradients: risk stratification by low-dose dobutamine echocardiography. J Am Coll Cardiol. 2001;37(8):2101-7.

Nishimura RA, Otto CM, Bonow RO, et al.; 2014 AHA/ACC. 2014 AHA/ACC guideline for the management of patients with valvular heart disease: executive summary: a report of the American College of Cardiology/ American Heart Association Task Force on Practice Guidelines. J Am Coll Cardiol. 2014;63(22):2438-88. Erratum in: J Am Coll Cardiol. 2014 Jun 10;63(22):2489.

Otto CM, Burwash IG, Legget ME, et al. Prospective study of asymptomatic valvular aortic stenosis: clinical echocardiographic and exercise predictors of outcome. Circulation. 1997;95(9):2262-70.

Stewart BF, Siscovick D, Lind BK, et al. Clinical factors associated with calcific aortic valve disease. J Am Cardiol. 1997;29(3):630-4.

Tarasoutchi F, Grinberg M, Parga J, et al. Symptoms, left ventricular function, and the timing of valve replacement surgery in patients with aortic regurgitation. Am Heart J 1999;138(3 Pt 1):477-85.

Tarasoutchi F, Montera, MW, Grinberg M, et al. Diretriz Brasileira de Valvopatias - SBC 2011 / I Diretriz Interamericana de Valvopatias - SIAC 2011. Arq Bras Cardiol. 2011;97(5 supl. 3):1-67

68

Indicação cirúrgica das valvopatias

Dorival Julio Della Togna
Roberto Tadeu Magro Kroll
Samira Kaissar Nasr Ghorayeb

Palavras-chave: indicação cirúrgica; Valvopatias; Cirurgia cardíaca; Insuficiência mitral; Estenose mitral; Estenose aórtica; Insuficiência aórtica.

INTRODUÇÃO

As doenças valvares representam importante causa para a realização de cirurgias cardíacas em todo o mundo. No Brasil, com alta prevalência da doença reumática, além do aumento da população idosa com consequente aumento das doenças valvares degenerativas, a correção cirúrgica das valvopatias assume papel fundamental. A história natural da doença valvar mostra evolução inexorável; porém, os mecanismos patofisiológicos adaptativos e compensatórios permitem que os portadores destas afecções permaneçam assintomáticos por longos períodos, mesmo apresentando evidências de disfunção ventricular esquerda. Tal fato vem motivando, em determinadas situações, a indicação cirúrgica considerada precoce, ou seja, em pacientes assintomáticos e com função ventricular esquerda preservada, principalmente nas lesões valvares que cursam com sobrecarga de volume do ventrículo esquerdo (VE). A cirurgia cardíaca sabidamente muda a história natural da doença valvar, permitindo excelente sobrevida livre de complicações, muitas vezes próxima da estimada para a população normal.

A confiança dos substitutos valvares, tanto das bioproteses como das próteses mecânicas e os resultados favoráveis dos procedimentos cirúrgicos de conservação do aparato valvar (plástica valvar), aliados aos cuidados intra e pós-operatórios, permitem resultados cada vez melhores da cirurgia cardíaca valvar. No entanto, o reconhecimento do momento adequado de indicação cirúrgica é o principal fator de um resultado favorável em curto e em longo prazos. É de suma importância a avaliação fiel dos sintomas e da repercussão hemodinâmica da valvopatia. Presença de sintomas, disfunção ventricular esquerda e direita, aumento das cavidades atriais, fibrilação atrial (FA) e hipertensão arterial pulmonar (HAP), além da insuficiência tricúspide (IT), é marcador de mau prognóstico, e seu reconhecimento é fundamental no período de indicação cirúrgica.

Inúmeros critérios são utilizados para definir a gravidade da lesão valvar e a indicação cirúrgica. Podem-se citar sintomas, gravidade do acometimento valvar, resposta dos ventrículos à sobrecarga de vo-

VALVOPATIAS

lume ou de pressão ocasionadas pela valvopatia, seus efeitos na circulação pulmonar ou sistêmica, bem como mudanças no ritmo cardíaco.

Baseado nestes critérios, a doença valvar pode ser organizada em estágios, conforme proposto pela *American Heart Association* (AHA) e pela *American College of Cardiology* (ACC):

→ A: pacientes sob risco de desenvolver a doença valvar.

→ B: pacientes com doença valvar progressiva, em estágio leve ou moderado, e assintomáticos.

→ C: pacientes com doença valvar grave, porém assintomáticos.

→ C1: assintomáticos, porém o ventrículo ainda permanece compensado.

→ C2: assintomáticos, porém o ventrículo já apresenta sinais de descompensação.

→ D: pacientes com doença valvar grave e sintomáticos.

Levando-se em consideração esta classificação e o contexto clínico no qual o paciente está inserido, têm-se as indicações cirúrgicas para cada valvopatia.

INSUFICIÊNCIA MITRAL

A insuficiência mitral (IM), por definição, ocorre durante a sístole, ocasionando sobrecarga de volume nas cavidades cardíacas esquerdas em sua forma crônica, com consequente dilatação do átrio esquerdo (AE) e do VE à medida que a doença valvar progride.

Pode ser classificada em:

Primária ou orgânica: o refluxo valvar surge devido à doença estrutural da valva, como visto nas sequelas de cardite reumática e endocardite infecciosa, e no prolapso valvar mitral com degeneração mixomatosa.

Secundária ou funcional: a valva é anatomicamente saudável, mas, devido às modificações na morfologia do VE, ocorrem dilatação do anel valvar e também deslocamento de posição dos músculos papilares, com consequente tração das cúspides valvares e falha de sua coaptação. O remodelamento ventricular pode ser visto em inúmeras situações, como nas cardiopatias dilatadas (doença de Chagas, alcoólica, idiopática etc.), na cardiopatia hipertrófica e na cardiopatia isquêmica.

Na lesão crônica, a hipertrofia excêntrica representa o mecanismo compensatório básico, que evita o excessivo aumento do estresse sistólico da parede do VE, possibilitando que o paciente permaneça assintomático por longos períodos. Além disso, a dilatação progressiva do AE, cavidade de maior complacência, atenua o aumento de pressão em seu interior, minimizando o impacto da sobrecarga de volume na circulação pulmonar. O aumento do AE pode levar a arritmias atriais, principalmente a FA. A fase compensada da IM crônica grave é caracterizada por aumento da pré-carga, manutenção ou leve redução da pós-carga e contratilidade miocárdica do VE normal. Nesta fase, a fração de ejeção (FE), em geral, alcança valores altos de até 85%. Já na fase descompensada da doença, ocorrem grande aumento e hipertrofia inadequada do VE, levando à disfunção contrátil e à elevação das pressões de enchimento do VE. Como as condições de carga ainda são favoráveis nesta fase, frequentemente a FE pode se manter em faixa considerada normal-baixa (50% a 60%), apesar da presença de significativa disfunção contrátil. A transição da fase compensada para a descompensada ocorre de forma insidiosa, sem nenhum marcador clínico ou laboratorial evidente. Este é um dos motivos pelos quais os índices ecocardiográficos de avaliação das dimensões e da função sistólica do VE, que sinalizam para indicação cirúrgica, apresentam valores próximos da normalidade. Além disso, a manutenção da IM grave por longos períodos pode acarretar o surgimento de hipertensão pulmonar, sendo este um fator de pior prognóstico.

O tratamento cirúrgico da IM inclui: troca valvar com manutenção parcial ou total do aparato subvalvar, troca valvar sem preservação do aparato subvalvar e plástica valvar mitral.

A plástica mitral com sucesso confere vantagens em relação à troca valvar, por manter a geometria e a função ventricular esquerda no pós-operatório, menor morbimortalidade cirúrgica e dispensar o uso de anticoagulação permanente em pacientes com ritmo sinusal. A plástica mitral também tem seu papel nos pacientes com grave disfunção ventricular esquerda (FE < 30% e diâmetro sistólico final – DSFVE – > 55 mm).

Atualmente, os pilares de indicação cirúrgica na IM no Instituto Dante Pazzanese de Cardiologia (IDPC) são baseados no estadiamento da doença das diretrizes da AHA/ACC 2014, cuja classificação leva em consideração a anatomia valvar, suas alterações hemodinâmicas e os sintomas do paciente (Quadro 68.1).

Quadro 68.1. Recomendações para intervenção na insuficiência mitral (IM) crônica primária.

Indicação	Classe
Cirurgia valvar mitral em sintomáticos (estágio D) e FEVE > 30%	I
Cirurgia valvar mitral em assintomáticos + FEVE 30%-60% e/ou DSFVE ≥ 40 mm (estágio C2)	I
Plástica valvar mitral com comprometimento limitado à cúspide posterior	I
Plástica ou troca valvar mitral em pacientes submetidos à cirurgia cardíaca por outras condições	I
Plástica mitral em assintomáticos (estágio C1) + função VE normal (FEVE > 60% e DSFVE < 40 mm) + sucesso de plástica > 95% com mortalidade imediata < 1% e em centros valvares de excelência	IIa
Plástica mitral em assintomáticos com IM não reumática (estágio C1) + função VE normal + novo episódio de FA ou PSAP em repouso > 50 mmHg + sucesso de plástica > 95% com mortalidade imediata < 1%	IIa
Troca valvar em sintomáticos + FE ≤ 30% (estágio D)	IIb

FEVE: fração de ejeção do ventrículo esquerdo; DSFVE: diâmetro sistólico final do ventrículo esquerdo; VE: ventrículo esquerdo; FA: fibrilação atrial; PSAP: Pressão sistólica de artéria pulmonar.

Pacientes assintomáticos (estágios C1) com FE > 60% e DSFVE < 40 mm ou com novos episódios de FA ou pressão sistólica de artéria pulmonar (PSAP) > 50 mmHg com baixa probabilidade de sucesso de plástica mitral devem ser monitorizados periodicamente, assim como pacientes estágio B (IM crônica moderada). Diferentemente da diretriz americana, a europeia recomenda a cirurgia um pouco mais tardiamente, com DSFVE > 45 mm.

ESTENOSE MITRAL

A estenose mitral (EM) é uma das valvopatias mais frequente no IDPC, sendo a febre reumática a principal etiologia. O intervalo entre o surto inicial da febre reumática e o surgimento dos sintomas é variável, sendo mais curto quanto maiores forem as recorrências dos surtos, observados principalmente nos pacientes não submetidos à profilaxia da febre reumática.

As demais causas são congênita, doenças infiltrativas (mucopolissacaridoses), lúpus eritematoso sistêmico, síndrome carcinoide e terapia com metisergida. Outra causa não reumática de EM é a doença degenerativa senil, com calcificação do anel mitral, que se estende para as cúspides da valva mitral.

O principal sintoma é a dispneia, de surgimento variável e insidioso. Pode ser desencadeada por eventos que elevam a pressão do AE, como exercício, FA, gestação, hipertireoidismo, anemia ou estresse. Palpitações e eventos embólicos podem ocorrer devido à instabilidade atrial e à presença de FA. Ocasionalmente, o AE dilatado pode provocar disfagia e rouquidão, por compressão do esôfago e do nervo laríngeo recorrente. Cansaço e fadiga ocorrem devido à redução do débito cardíaco e ao aparecimento de HAP, sendo que a hemoptise é observada devido à congestão e à ruptura de veias brônquicas. A área valvar mitral (AVM) normal varia entre 4 e 6 cm², e os sintomas geralmente surgem quando a AVM está abaixo de 2 cm². A EM é considerada grave quando a AVM for ≤ 1,5 cm², correspondendo a um gradiente diastólico transmitral médio entre 5 mmHg e 10 mmHg, com frequência cardíaca normal.

O ecocardiograma transtorácico (ETT), além de confirmar o diagnóstico, sugere a etiologia e avalia a gravidade anatômica e funcional da EM. É de fundamental importância na seleção dos pacientes para valvotomia mitral por cateter-balão (VMP), por meio do escore de Wilkins (EW) e pela avaliação das características anatômicas e das consequências hemodinâmicas da lesão valvar.

O ecocardiograma transesofágico (ETE) está recomendado quando a avaliação pela janela transtorácica é inadequada, na suspeita de trombo atrial, nos pacientes com antecedentes embólicos e na análise do grau de IM em pacientes candidatos à VMP.

VALVOPATIAS

O teste ergométrico pode ser indicado em pacientes assintomáticos com EM moderada à grave, objetivando verificar realmente a ausência de sintomas e a classe funcional.

A cineangiocoronariografia deve ser realizada nos pacientes com suspeita de doença arterial coronária (DAC), e quando os testes não invasivos são inconclusivos ou quando há discrepância entre a clínica e os achados do ecocardiograma.

Há duas modalidades de intervenção: VMP e a cirurgia (comissurotomia ou troca valvar).

Valvotomia mitral percutânea por cateter-balão

A taxa de sucesso do procedimento é elevada (80% a 95%), sendo dependente da condição clínica do paciente, da anatomia valvar e da experiência da equipe médica. Os parâmetros de sucesso do procedimento são AVM > 1,5 cm², pressão capilar pulmonar (PCP) < 18 mm Hg e redução de 50% no gradiente diastólico médio transmitral. As principais complicações são: acidente vascular encefálico (0,5% a 1%), tamponamento cardíaco (0,7% a 1%), IM importante (0,9% a 2%) e morte (< 0,5%).

Como contraindicações ao procedimento, podem-se citar anatomia valvar desfavorável (EW > 11, associado à calcificação e ao comprometimento do aparelho subvalvar), IM moderada à importante, trombo no AE, presença de outras valvopatias ou DAC, com indicação de tratamento cirúrgico.

Cirurgia

Reservada para pacientes sintomáticos com contraindicações para a VMP. Se o tratamento cirúrgico for necessário, pode-se optar preferencialmente pela comissurotomia a céu aberto (mortalidade operatória de 1% a 3%) ou pela troca valvar mitral (mortalidade de 3% a 10%), sendo a mortalidade deste último procedimento influenciada por idade, classe funcional, HAP e presença de DAC concomitante.

No IDPC, as recomendações de cirurgia ou de VMP na EM estão baseadas no estadiamento da doença, segundo as diretrizes da AHA/ACC 2014 (Quadro 68.2).

Quadro 68.2. Recomendações para a intervenção (valvotomia mitral por cateter-balão – VMP ou cirurgia) na estenose mitral (EM).

Indicação	Classe
VMP em pacientes sintomáticos com EM grave (AVM ≤ 1,5 cm², estágio D), com morfologia valvar favorável	I
Cirurgia mitral em pacientes muito sintomáticos (CF III/IV) com EM grave (AVM ≤ 1,5 cm², estágio D), que não sejam de alto risco e não tenham indicação de VMP	I
Cirurgia mitral em pacientes com EM grave (estágios C e D), que também serão submetidos à cirurgia cardíaca por outra causa	I
VMP em pacientes assintomáticos (estágio C), AVM ≤ 1 cm² e com morfologia valvar favorável	IIa
VMP em pacientes assintomáticos (estágio C), morfologia valvar favorável e início recente de FA, sem outras contraindicações	IIb
VMP em pacientes sintomáticos, AVM > 1,5 cm², que apresentem repercussão hemodinâmica de EM durante o exercício (pressão capilar pulmonar > 25 mmHg ou gradiente mitral médio > 15 mmHg)	IIb
VMP em pacientes sintomáticos (estágio D), anatomia valvar subótima, mas de alto risco e não candidatos à cirurgia convencional	IIb
Cirurgia mitral em pacientes com EM moderada (AVM = 1,6 a 2cm²), que serão submetidos à cirurgia cardíaca também por outra causa	IIb
Cirurgia mitral em pacientes com EM grave (AV ≤ 1,5 cm², estágios C e D), que apresentem eventos cardioembólicos recorrentes apesar de anticoagulação adequada	IIb

AVM: área valvar mitral; CF: classe funcional; FA: fibrilação atrial.

INSUFICIÊNCIA AÓRTICA

A insuficiência aórtica (IAo) é causada por anormalidades nas cúspides valvares, na raiz aórtica ou no segmento proximal da aorta ascendente.

No Brasil, a principal causa de IAo crônica é a doença reumática, seguida por doença degenerativa e pela dilatação idiopática da aorta. Nos Estados Unidos e em outros países desenvolvidos, as causas mais comuns são valva aórtica bicúspide e doença valvar aórtica calcificada.

Dissecção aórtica e endocardite infecciosa, em geral, são responsáveis por quadros de IAo aguda. Outras causas que comprometerem a estrutura da aorta e assim levam à insuficiência valvar incluem hipertensão arterial sistêmica, síndrome de Marfan, sífilis, espondilite anquilosante e artrite psoriática.

Trata-se de lesão valvar que cursa com sobrecarga ventricular esquerda de volume e de pressão, causando dilatação e hipertrofia compensatórias. O aumento ventricular permite que este tenha um maior volume de ejeção anterógrado e consiga acomodar a sobrecarga de volume a uma menor pressão de enchimento. O maior volume de ejeção é responsável por aumentar a pressão sistólica. Já o refluxo diastólico para dentro do VE reduz a pressão diastólica.

Os pacientes com IAo crônica podem permanecer por longos períodos assintomáticos, devido à alta capacidade adaptativa e ao importante remodelamento ventricular esquerdo. Alguns pacientes podem apresentar evolução clínica mais rápida, devido à disfunção ventricular e à consequente insuficiência cardíaca. Os pacientes com dispneia, angina e insufcência cardíaca apresentam pior prognóstico, com mortalidade > 10% ao ano nos pacientes com angina e > 20% ao ano naqueles com insuficiência cardíaca.

Os achados de semiologia dos pacientes com IAo crônica são ricos e destaca-se o sopro diastólico em foco aórtico de alta frequência, aspirativo e em decrescendo. Quanto maior sua duração, maior a gravidade da insuficiência. Outros achados semiológicos incluem pressão arterial divergente, *ictus cordis* hiperdinâmico e impulsivo deslocado para baixo e para esquerda, pulso de Corrigan ou "martelo d'água" (ascensão rápida e grande amplitude do pulso carotídeo), "dança das artérias", sinal de Musset (balanço da cabeça), sinal de Müller (impulsões da úvula), sinal de Rosenbach (impulsões hepáticas), sinal de Gerhard (impulsões do baço), sinal de Traube (sopro sistólico e diastólico na artéria femoral), sinal de Duroziez (intensificação dos sopros na femoral quando ela é comprimida com o estetoscópio), sinal de Hill (diferença de pressão sistólica entre o pulso femoral e o pulso braquial > 40 mmHg) e sinal de Quincke (pulsação dos capilares subungueais).

O ETT é considerado o método complementar padrão-ouro para o diagnóstico, sendo útil para identificar a etiologia, avaliar o grau da insuficiência valvar, os diâmetros ventriculares, a função ventricular esquerda e a raiz da aorta. A avaliação do tamanho e da função do VE na IAo significativa é importante para distinguir entre processo agudo ou crônico, além de ajudar a determinar o momento oportuno de intervenção cirúrgica.

Nos casos com indicação cirúrgica, a cineangiocoronariografia deve ser realizada em homens acima de 35 anos e mulheres acima dos 40 anos, para avaliação de DAC concomitante. A aortografia auxilia nos casos de dilatação da raiz da aorta, na quantificação da IAo e também na etiologia, principalmente na valva bicúspide.

A indicação cirúrgica é fundamentada no aparecimento de sintomas e nas dimensões e na função sistólica do VE, e seguindo o estadiamento da doença, de acordo com as diretrizes da AHA/ACC 2014 (Quadro 68.3).

Quadro 68.3. Recomendações para a intervenção na insuficiência aórtica (IAo) crônica.

Indicação	Classe
Cirurgia em pacientes sintomáticos com IAo grave (estágio D), independente da função ventricular esquerda	I
Cirurgia em pacientes assintomáticos com IAo grave e FEVE < 50% (estágio C2)	I
Cirurgia em pacientes com IAo grave (estágios C e D), que também serão submetidos à cirurgia cardíaca por outra causa	I
Cirurgia em pacientes assintomáticos e IAo grave, com FEVE normal, porém com diâmetro sistólico final > 50 mm (estágio C2)	IIa
Cirurgia em pacientes com IAo moderada (estágio B) que também serão submetidos à cirurgia cardíaca por outra causa	IIa
Cirurgia em pacientes assintomáticos com IAo grave e função VE normal (FE ≥ 50%, estágio C1), mas com aumento progressivo do diâmetro ventricular esquerdo (diâmetro diastólico final > 65 mm) e se o risco cirúrgico for baixo	IIb

FEVE: fração de ejeção do ventrículo esquerdo; VE: ventrículo esquerdo; FE: fração de ejeção.

ESTENOSE AÓRTICA

A estenose aórtica (EAo) constitui a obstrução mais frequente da via de saída do VE, sendo que, atualmente, é considerada a doença valvar mais comum em países desenvolvidos. Na população idosa acima dos 75 anos, 3% apresentam EAo grave, e 50% são assintomáticos. A EAo calcificada é observada em 25% dos pacientes entre 65 e 74 anos, e em 48% dos octogenários.

É uma doença de evolução lenta e progressiva, e o início dos sintomas varia de acordo com a etiologia. As causas podem ser distribuídas conforme a faixa etária: reumática (10% a 20%) acontece entre a segunda e quinta década de vida; valva aórtica bicúspide (em torno de 60%, é a mais prevalente) acomete os pacientes ao redor da quinta e sexta décadas de vida; degenerativa calcificada ou senil (10% a 30%) em geral acomete os pacientes após a sétima década de vida. Na população geral, 1% apresenta valva aórtica bicúspide.

A EAo impõe sobrecarga de pressão sistólica do VE e a manutenção compensatória do estresse de parede ocorre por meio da hipertrofia concêntrica do VE, às custas da adição de sarcômeros em paralelo. Enquanto a hipertrofia for adequada às condições impostas pela elevação da pós-carga, o estresse sistólico é mantido e a função ventricular, preservada. A partir do momento em que há desproporção entre a hipertrofia e a pós-carga, o estresse sistólico eleva-se, e a função ventricular declina.

Os sintomas clássicos da EAo se relacionam diretamente com a sobrevida e são pilares fundamentais de indicação cirúrgica. Os pacientes com angina apresentam sobrevida estimada de 5 anos, síncope de 3 anos e insuficiência cardíaca de menos de 2 anos.

O teste ergométrico, a princípio, é contraindicado em pacientes com EAo grave, podendo ser realizado com segurança em assintomáticos selecionados e com monitorização adequada. No IDPC, o protocolo de Bruce modificado é o de escolha. Os sinais de mau prognóstico são: aparecimento de sintomas, queda ou pressão arterial em platô durante o esforço, infradesnivelamento adicional e significativo do segmento ST, e arritmias ventriculares complexas, evidenciando menor sobrevida, caso não seja realizada a troca valvar.

O ETT convencional e com estresse é de grande utilidade para o clínico, auxiliando na identificação da etiologia e da gravidade da lesão, conforme especificado na Tabela 68.1.

Tabela 68.1. Classificação da estenose aórtica.

Estenose aórtica	Velocidade do jato (m/s)	Gradiente médio (mmHg)	Área valvar (cm²)
Normal	≤ 2,0	< 5	3,0-4,0
Discreta	< 3,0	< 25	> 1,5
Moderada	3,0-4,0	25-40	1,0-1,5
Grave	> 4,0	> 40	< 1,0 (< 0,6 cm²/m²)

Nos pacientes com EAo grave e FE < 40%, porém com gradiente médio > 40 mmHg, não é necessária a realização do ecocardiograma com estresse. Nestes casos, a contratilidade miocárdica ainda é preservada, e a FE é reduzida em função da hipertrofia inadequada à excessiva pós-carga (*afterload mismatch*). O prognóstico cirúrgico é bom, e a FE retorna aos valores próximos da normalidade após a cirurgia.

O ecocardiograma com dobutamina é solicitado quando existe EAo com disfunção sistólica do VE (FE < 40%) e gradiente sistólico médio transvalvar baixo (< 40 mmHg), situação conhecida clinicamente como de "baixo fluxo-baixo gradiente". Nestes casos, é necessário distinguir entre EAo grave associada à hipertrofia inadequada e contratilidade reduzida, ou EAo leve à moderada com miocardiopatia de outra etiologia (pseudoestenose aórtica). Quando a queda da FE é decorrente de EAo anatomicamente importante, a elevação do débito cardíaco induzido pela dobutamina produz aumento do gradiente médio e situa-se acima de 40 mmHg. A área valvar permanece inalterada ou apresenta apenas discreto aumento, em geral < 0,3 cm². A identificação desta situação clínica é muito importante, pois sabe-se que, nos pacientes com EAo grave e baixo fluxo, o tratamento cirúrgico é superior ao clínico. Se a reserva contrátil for reduzida, com aumento do volume ejetado (*stroke volume*) < 20%, os benefícios do tratamento cirúrgico são duvidosos.

Nos casos com indicação cirúrgica, a cineangiocoronariografia deve ser realizada em homens acima de 35 anos de idade e em mulheres acima dos 40 anos, para identificação de DAC concomitante. A ventriculografia esquerda geralmente evidencia hipertrofia ventricular esquerda, e a manometria pode ser realizada para determinação do gradiente transvalvar pico a pico, indicando lesão importante quando > 50 ou 60 mmHg.

Na maioria dos casos, a substituição da valva aórtica é o único tratamento eficaz, e o procedimento de escolha é a troca valvar por prótese mecânica ou biológica; porém, em casos selecionados, pode ser realizada a comissurotomia ou descalcificação valvar. Na EAo moderada, é indicada a troca valvar se o paciente for submetido a procedimentos concomitantes, como a cirurgia de revascularização miocárdica, cirurgia de aorta ou correção de outra valvopatia. A principal indicação de intervenção cirúrgica na EAo importante é a presença de sintomas. Em paciente com lesão importante, porém assintomáticos, é indicado troca valvar quando a FE < 50%, em casos de lesão coronária com indicação de cirurgia ou correção de aneurisma da aorta. A mortalidade na troca valvar isolada é de 3% a 4% e de 6% quando associada à cirurgia de revascularização miocárdica.

No IDPC, as recomendações de cirurgia na EAo também estão baseadas no estadiamento da doença segundo as diretrizes da AHA/ACC 2014 (Quadro 68.4).

Quadro 68.4. Recomendações para a intervenção cirúrgica na estenose aórtica (EAo) estenose aórtica.

Indicação	Classe
Cirurgia em sintomáticos com EAo grave e alto gradiente, com sintomas pela história clínica ou teste de esforço (estágio D1)	I
Cirurgia em assintomáticos com EAo grave (estágio C2) e FE ≤ 50%	I
Cirurgia em pacientes com EAo grave (estágios C ou D) que serão submetidos a outra cirurgia cardíaca	I
Cirurgia em pacientes com EAo muito grave (estágio C1, velocidade de fluxo ≥ 5,0 m/s) e baixo risco cirúrgico	IIa
Cirurgia em assintomáticos (estágio C1) com EAo grave e teste ergométrico anormal	IIa
Cirurgia em sintomáticos com EAo grave de baixo fluxo/baixo gradiente e FE reduzida (estágio D2) com teste de eco-estresse com dobutamina mostrando velocidade de fluxo ≥ 4,0 m/s ou gradiente médio ≥ 40 mmHg com qualquer dose de dobutamina	IIa
Cirurgia em sintomáticos com EAo grave de baixo fluxo/baixo gradiente (estágio D3) e FE ≥ 50% se os dados clínicos, anatômicos e hemodinâmicos suportam a obstrução valvar como causa provável dos sintomas	IIa
Cirurgia em pacientes com EAo moderada (estágio B, velocidade de fluxo entre 3,0 e 3,9 m/s), que serão submetidos a outra cirurgia cardíaca	IIa

FE: fração de ejeção.

INSUFICIÊNCIA TRICÚSPIDE

A IT pode ser classificada como primária (orgânica) ou secundária (funcional). As causas primárias incluem a doença reumática, o prolapso, a endocardite infecciosa, o trauma de parede torácica, o implante de marca-passo ou desfibrilador e a congênita (anomalia de Ebstein). Aproximadamente 80% das IT são funcionais e estão relacionadas a dilatação progressiva do anel tricuspídeo e ao remodelamento do ventrículo direito. Dentre as principais condições que levam à IT funcional, destacam-se a sobrecarga ventricular direita decorrente de HAP de qualquer etiologia, inclusive as relacionadas às valvopatias mitrais. A IT importante apresenta pior prognóstico independente da idade, da função ventricular direita ou esquerda, e da dimensão do ventrículo direito.

O ETT pode definir a etiologia da IT, avaliar outras valvopatias e a função ventricular direita e esquerda, além de estimar a pressão sistólica em artéria pulmonar. Nos casos de IT funcional, o ETT permite medir o diâmetro do anel tricúspide na visão apical quatro câmaras, existindo relação linear entre esta medida e o volume regurgitante. Um diâmetro diastólico do anel tricuspídeo > 40 mm (ou > 21 mm/m²) indica dilatação importante e um risco aumentado de IT progressiva ou persistente após cirurgia valvar mitral isolada.

692 | VALVOPATIAS

Os procedimentos cirúrgicos disponíveis são a plástica e a troca valvar. Quando possível, a plástica tricúspide deve ser a modalidade de escolha. A indicação cirúrgica depende da existência de outras valvopatias do lado esquerdo e, se a IT importante for isolada, deve-se levar em consideração a sua repercussão clínica (Quadro 68.5).

Quadro 68.5. Recomendações para intervenção na insuficiência tricúspide (IT).

Indicação	Classe
Troca valvar ou plástica em pacientes com IT grave (estágios C e D), submetidos ao mesmo tempo à correção de valvopatias do lado esquerdo do coração	I
Plástica em pacientes com IT leve, moderada ou grave (estágio B), submetidos ao mesmo tempo à correção de valvopatias do lado esquerdo do coração e com (1) dilatação do anel tricuspídeo ou (2) evidência prévia de IC direita	IIa
Troca valvar ou plástica em pacientes sintomáticos com IT primária que não são responsivos ao tratamento clínico (estágio D)	IIa
Plástica em pacientes com IT funcional moderada (estágio B) + HAP, submetidos ao mesmo tempo à correção de valvopatias do lado esquerdo do coração	IIb
Troca valvar ou plástica em pacientes assintomáticos ou pouco sintomáticos com IT primária (estágio C) e com dilatação moderada à importante e/ou disfunção de VD	IIb
Reoperação para plástica ou troca valvar tricúspide em pacientes sintomáticos com IT importante (estágio D) refratário ao tratamento medicamentoso, desde que não apresentem HAP ou disfunção do VD	IIb

IC: insuficiência cardíaca; HAP: hipertensão arterial pulmonar; VD: ventrículo direito.

BIBLIOGRAFIA

Iung B, Baron G, Butchart EG, et al. A prospective survey of patients with valvular heart disease in Europe: The Euro Heart Survey on Valvular Heart Disease. Eur Heart J. 2003;24(13):1231-43.

Mitral valve repair – NCBI - National Institutes of Heath. Pozzoli A et al. 2016 Jun 10:10.12688/f1000research,7521.1

Nishimura RA, Otto CM, Bonow RO, et al.; ACC/AHA Task Force Members. 2014 AHA/ACC guideline for the management of patients with valvular heart disease: a report of the American College of Cardiology/American Heart Association Task Force on Practice Guidelines. Circulation. 2014;129(23):e521-e643. Erratum in: Circulation. 2014;129(23):e650.

Nkomo VT, Gardin JM, Skelton TN, et al. Burden of valvular heart diseases: a population-based study. Lancet. 2006;368(9540):1005-11.

Rosenhek R, Rader F, Klaar U, et al. Outcome of watchful waiting in asymptomatic severe mitral regurgitation. Circulation. 2006;113(18):2238-44.

Tarasoutchi F, Montera MW, Grinberg M, et al. Diretriz Brasileira de Valvopatias - SBC 2011 / I Diretriz Interamericana de Valvopatias - SIAC 2011. Arq Bras Cardiol. 2011;97(5 supl. 1):1-67.

Vahanian A, Baumgartner H, Bax J, et al. Guidelines on the management of valvular heart disease: The Task Force on the Management of Valvular Heart Disease of the European Society of Cardiology. Eur Heart J. 2007;28(2):230-68.

69

Endocardite infecciosa nas valvopatias

Auristela Isabel Oliveira Ramos
Tiago Costa Bignoto

> **Palavras-chave:** Endocardite infecciosa; Valvopatias; Próteses valvares; Fio de marca-passo; vegetação; hemocultura; manchas de Roth; nódulos de Osler; manchas de Janeway.

INTRODUÇÃO

Endocardite infecciosa (EI) é uma infecção ocasionada por microrganismos que se aderem à superfície endotelial do coração, principalmente das valvas cardíacas nativas ou protéticas, podendo acometer as grandes artérias, a parede das cavidades cardíacas, os fios de marca-passo e os desfibriladores implantáveis, bem como outros dispositivos intracavitários. A lesão característica da EI é uma massa amorfa de tamanho variado, denominada "vegetação", composta por agregados de plaquetas, fibrina, microrganismos e células inflamatórias. Para que ocorra EI, é necessário que exista a formação de um trombo secundário à lesão no endotélio vascular, decorrente de alguma alteração anatômica cardíaca ou da presença de um material protético; uma predisposição imunológica do hospedeiro à infecção; e uma porta de entrada para um microrganismo com capacidade de aderir ao endotélio.

A abordagem multidisciplinar na EI com médicos especialistas tem se mostrado importante no desfecho da evolução destes pacientes. Pelo fato de a EI ser uma doença com diversas manifestações, a avaliação conjunta por cardiologista, cirurgião cardíaco, infectologista e, muitas vezes, neurologista, reumatologista e ecocardiografista compõe o chamado *The Endocaditis Team*, que proporciona ao paciente diagnóstico mais rápido e intervenção eficiente, quando necessária. Dados atuais mostram que, com esta abordagem, ocorre importante redução da taxa de mortalidade, de 18,5% para 8,2%, em 1 ano.

De acordo com o grau de risco para desenvolver EI, os pacientes são classificados em:

→ **Alto risco**: próteses valvares, EI prévia, cardiopatia congênita complexa (pós-correção paliativa, pós-correção com defeitos residuais, nos primeiros 6 meses após implante de material protético, por via cirúrgica ou percutânea) e desenvolvimento de doença valvar após transplante cardíaco.

→ **Moderado risco**: valvopatias adquiridas (lesões aórticas ou mitrais, estenóticas ou regurgitativas), prolapso de valva mitral (PVM) incompetente ou com espessamento dos folhetos, miocardiopatia hipertrófica obstrutiva, cardiopatias congênitas de alto fluxo (comunicação interventricular, persistência do canal arterial e coartação de aorta).

→ **Baixo risco**: sopros inocentes, comunicação interatrial, PVM sem regurgitação mitral, doença arterial coronariana, marca-passo e desfibrilador implantável.

DIAGNÓSTICO

História clínica detalhada

Deve-se interrogar sobre sintomas como calafrio, história de febre, perda de peso, dor articular, astenia, défice motor, alteração visual, confusão mental, ou algo que sugira embolização.

Exame físico

Devem-se pesquisar anemia, queda do estado geral, febre, manchas de Roth (hemorragia retiniana, com centro claro), nódulos de Osler (nódulos de 1 mm, dolorosos, eritematosos, encontrados na superfície dos dedos), manchas de Janeway (máculas hemorrágicas ou eritematosas, indolores na superfície palmar, plantar ou nas pontas dos dedos), petéquias, hemorragias conjuntivais e esplenomegalia. Devem-se avaliar a presença de novos sopros ou o agravamento de sopros antigos e sinais de insuficiência cardíaca congestiva (ICC).

Exames laboratoriais

Deve-se atentar para os principais achados: hemograma (anemia, leucocitose, plaquetopenia, velocidade de hemossedimentação – VHS elevada), proteína C-reativa (PCR) alterada (em geral, acima de 10), urina 1 (hematúria e proteinúria), hemoculturas, fator reumatoide (positivo em 50% das EI subagudas).

Hemocultura

Deve-se atentar para a técnica correta de coleta, que consiste em lavar as mãos antes da coleta, escolher uma veia para ser puncionada, garrotear o braço, fazer antissepsia com álcool a 70%, de forma circular de dentro para fora, aplicar solução de tintura de iodo a 1% ou PVPI a 10%, deixar secar por 1 minuto antes de iniciar a coleta, realizar antissepsia com álcool a 70% nas tampas dos frascos. Não há necessidade de trocar a agulha da coleta para passar para o frasco. Colher duas a três amostras, em sítios venosos diferentes, com intervalo de 15 a 30 minutos. Repetir a coleta com intervalo de 12 horas nos pacientes estáveis (EI subaguda sem complicações). Nos pacientes com EI aguda ou pacientes com complicações, devem-se colher as amostras como já descrito e iniciar antibioticoterapia. Não há necessidade de se aguardar o pico febril. Não se deve colher sangue de cateteres, pois não há vantagem na punção arterial. Caso não tenha havido crescimento de microrganismos, colher mais duas amostras de sangue 12 a 24 horas após a primeira coleta. A causa mais comum (95%) de hemocultura negativa é o uso prévio de antibióticos; portanto, não se deve iniciar antibiótico aleatoriamente em um paciente com suspeita de EI.

Ecocardiograma da valva nativa

Deve-se iniciar a investigação com ecocardiograma transtorácico (ETT). Se o ETT não evidenciar vegetação e a suspeita diagnóstica de EI for forte, solicitar a complementação com ecocardiograma transesofágico (ETE). Nas próteses valvares, deve-se optar pela complementação transesofágica não só para o diagnóstico, mas para a avaliação de complicações locais, como abscesso, deiscência de prótese etc.

Angiotomografia computadorizada pode ser indicada para avaliação da anatomia coronária em pacientes com indicação cirúrgica, oferecendo menor risco de embolização de vegetação. Além disso, pode dar informações valiosas sobre aneurisma, pseudoaneurisma e abscesso valvar. A ressonância magnética também foi recentemente incluída nos exames complementares, em razão de aumentar o diagnóstico de embolia cerebral, da mesma forma que a medicina nuclear aumenta a probabilidade diagnóstica de embolia periférica. Estas novas ferramentas devem ser utilizadas nos casos em que o diagnóstico de EI, se-

69 | ENDOCARDITE INFECCIOSA NAS VALVOPATIAS | **695**

gundo os critérios de Duke, não é definitivo, porém o quadro clínico é altamente suspeito, com o objetivo de aumentar a sensibilidade para o diagnóstico de fenômenos embólicos neurológicos ou periféricos. Os critérios de Duke devem ser utilizados, rotineiramente, para o diagnóstico da EI (Quadro 69.1).

Quadro 69.1. Critérios de Duke para diagnóstico de endocardite infecciosa (EI).

Critérios maiores
Hemocultura positiva (germes típicos de EI – *Endocarditis viridans*, *E. bovis*, HACEK*, *E. aureus* e *Enterocuccus* em pelo menos duas amostras; única hemocultura positiva para *Coxiella burnetii* ou anticorpos com título > 1:800)
Ecocardiograma (presença de massa algodonosa, oscilante, mais comumente em face atrial de valvas atrioventriculares ou face ventricular das ventrículo-arteriais; abscesso endomiocárdio ou paravalvar; deiscência de prótese; nova regurgitação)   Medicina nuclear (atividade anormal ao redor do anel protético)   Tomografia computadorizada (lesão paravalvar)
Critérios menores
Condições predisponentes (grupos de alto e moderado risco)
Febre aferida (≥ 38°C)
Fenômenos vasculares (embolia arterial, infarto séptico pulmonar, aneurisma micótico, hemorragia conjuntival e lesões de Janeway)
Fenômenos imunológicos (glomerulonefrite, nódulo de Osler, manchas de Roth e fator reumatoide +)
Hemoculturas positiva para germes não típicos ou que não preenchem critério maior
Ecocardiograma positivo, mas sem preencher critério maior

*Grupo HACEK: *Haemophilus* sp, *Actinobacillus actinomycetemcomitans*, *Cardiobacterium hominis*, *Eikenella corrodens*, *Kingella kingae*.

O diagnóstico é definitivo quando reúne:

→ Dois critérios maiores; ou um maior e três menores; ou cinco menores.

→ Anatomia patológica compatível com vegetação.

→ Cultura do material colhido durante a cirurgia, positiva.

TRATAMENTO CLÍNICO

O tratamento clínico incluir a internação do paciente, Se paciente em bom estado geral, a EI é subaguda, e não se deve iniciar antibioticoterapia empírica. Verificar diariamente se há crescimento de microrganismo na hemocultura. Se paciente em estado grave, EI é aguda. Deve-se iniciar tratamento empírico, após coleta das hemoculturas.

Tratar a ICC de maneira habitual. Verificar a função renal e os eletrólitos pelo menos a cada 2 dias. Realizar hemograma, VHS e PCR semanalmente. Manter anticoagulação oral nos pacientes que já fazem uso prévio de anticoagulante. Se o paciente estiver instável e com possibilidade de ser encaminhado para tratamento cirúrgico, substituir o anticoagulante oral por heparina subcutânea ou venosa.

Repetir ecocardiograma ao final do tratamento ou se houver sinais de complicações. Realizar ECG pelo menos duas vezes por semana, observando distúrbios do ritmo e da condução, que podem sugerir formação de abscesso, ou se houver algum sinal de instabilidade.

Repetir hemoculturas se houver quadro de bacteremia persistente após 7 dias de tratamento.

TRATAMENTO

Se hemocultura positiva, tratamento com antibióticos descritos no Quadro 69.2.

Se hemoculturas negativas, tentar identificar uma porta de entrada, averiguando se o paciente foi submetido a alguma intervenção (aparelho respiratório, geniturinário, gastrintestinal etc.). Identificada a porta de entrada, iniciar antibiótico que cubra a flora bacteriana do local do procedimento. Se não for possível identificar uma porta de entrada, utilizar esquema que está disponível no Quadro 69.2.

VALVOPATIAS

Quadro 69.2. Tratamento proposto para hemocultura positiva.

Patógeno	EI válvula nativa	EI prótese valvar
Streptococcus viridans, Streptococcus bovis e outros Estreptococos com penicilina MIC < 0,1 ug/mL	Penicilina G 12-20 milhões (4-6 doses, 4 semanas) OU Ceftriaxona 2 g (2 doses, 4 semanas)	Penicilina G (4-6 semanas) + Gentamicina 1 mg/kg/dose (3 doses, 2 semanas)
Streptococcus, com sensibilidade intermediária a penicilina MIC > 0,1 a 0,5 ug/mL	Penicilina G 20-24 milhões (4-6 doses, 4 semanas) + Gentamicina (2 semanas)	Penicilina G (4-6 semanas) + Gentamicina (4 semanas)
Streptococcus resistentes à penicilina MIC > 0,5 ug/mL OU *Enterococcus* e *abiotrophia**	Penicilina cristalina 18-30 milhões UI (4 a 6 doses, 4 semanas) OU Ampicilina 12 g (4 doses, 4 semanas) OU Vancomicina 15 mg/kg (2 doses, 4 semanas) + Gentamicina (4 semanas)	Penicilina G ou ampicilina (4 semanas) + Gentamicina (4 semanas)
Staphylococcus sensível à oxacilina	Oxacilina 8-12 g (4 doses, 4 semanas) + Gentamicina (3-5 dias)	Oxacilina + Gentamicina (2 semanas) + Rifampicina (6 semanas), se o paciente evoluir mal
Staphylococcus resistente à oxacilina	Vancomicina 30 mg/kg/dia (2 doses, 4 semanas) + Gentamicina 3-5 dias	Vancomicina + Gentamicina (2 semanas) + Rifampicina (6 semanas), se o paciente evoluir mal
Grupo HACEK	Ceftriaxona 2 g (4 semanas)	Ceftriaxona (6 semanas)

* Tipo de estreptococo mais resistente à penicilina. Grupo HACEK: *Haemophilus* sp, *Actinobacillus actinomycetemcomitans*, *Cardiobacterium hominis*, *Eikenella corrodens, Kingella kingae*. EI: endocardite infecciosa; MIC: concentração inibitória mínima.

EI subaguda em valva nativa demanda penicilina cristalina (4 semanas) + gentamicina (4 semanas); EI subaguda em prótese com mais de 1 ano de implante, demanda penicilina cristalina (6 semanas) + gentamicina (6 semanas). EI aguda em valva nativa deve ser tratada com oxacilina (4 semanas) + gentamicina (2 semanas). EI em prótese com menos de 1 ano de implante: vancomicina (6 semanas) + gentamicina (2 semanas) + rifampicina (6 semanas).

Se EI do lado direito, oxacilina (Quadro 69.2) (2 a 4 semanas) + gentamicina (2 semanas). Se existirem fungos (75 % por *Candida* sp.), usar anfotericina 1 mg/kg (6 a 8 semanas, seguida de tratamento cirúrgico). Se não for indicada a cirurgia, trocar anfotericina por fluconazol 400 a 800 mg/dia e manter ambulatorialmente por 6 meses ou mais.

TRATAMENTO CIRÚRGICO

Indicado nos casos de: ICC refratária ao tratamento clínico; regurgitação mitral ou aórtica aguda e grave; EI por fungos, ou em próteses valvares, fios de marca-passo ou de desfibrilador; complicações mecânicas (abscesso, aneurisma ou fístulas); EI refratária ao tratamento clínico (febre, leucocitose, bacteremia persistentes, após 7 dias de antibioticoterapia adequada); fenômenos embólicos recorrentes, apesar da antibioticoterapia adequada; vegetação móvel > 10 mm, encontrada ao final do tratamento, associada a graves regurgitações valvares, ou PCR persistentemente elevada; e EI hospitalar em prótese.

PROFILAXIA

A profilaxia para EI sofreu restrição em suas indicações desde 2002, baseada em uma relação risco-benefício, mas alguns casos devem ser individualizados. A casuística mundial mostra que, após essa restrição, não houve acréscimo nos casos de ocorrência de EI, segundo a diretriz do National Institute for Health and Care (NICE).

Profilaxia é recomendada em pacientes de alto risco para EI. A saúde bucal é mais importante do que antibioticoprofilaxia durante procedimentos dentários. Estimular os pacientes a procurar dentista pelo menos duas vezes ao ano.

Profilaxia está indicada em procedimentos na cavidade oral, com manipulação da gengiva, região periapical do dente ou perfuração da mucosa oral, ou para qualquer paciente com saúde bucal comprometida: extração dentária, procedimentos endodônticos, periodontais, implante de dente (Quadro 69.3). Em pacientes de moderado risco, não foi comprovada a eficácia da profilaxia devendo ser, portanto, individualizada a prescrição, indicada de acordo com a saúde bucal de cada indivíduo.

Quadro 69.3. Profilaxia para procedimentos na cavidade oral.

Condição	Agente	Dose	Modo
Clássica	Amoxacilina	Adulto: 2 g Criança: 50 mg/kg	Via oral (VO) 1 hora antes do procedimento
Paciente não apto a tomar medicamento VO	Ampicilina	Adulto: 2 g Criança: 50 mg/kg	IM/IV 30 minutos antes do procedimento
Paciente alérgico à penicilina	Clindamicina OU Azitromicina	Adulto: 600 mg Criança: 20 mg/kg Adulto: 500 mg Criança: 15 mg/kg	VO, 1 hora antes do procedimento
Paciente não apto à medicação VO e alérgico à penicilina	Clindamicina OU Cefazolina	Adulto: 600 mg Criança: 20 mg/kg Adulto: 1 g Criança: 25 mg/kg	IV, 30 minutos antes do procedimento

VO: via oral; IM: via intramuscular; IV: via intravenosa.

A profilaxia não é rotineiramente recomendada para procedimentos no trato respiratório, geniturinário e gastrintestinal, em pacientes sem evidência de infecção.

Tatuagens e *piercings* devem ser desencorajados, em razão da descrição de casos de EI após estes procedimentos. Quando realizados, devem obedecer às normas de esterilização do material e de assepsia e antissepsia. Não há recomendação de antibioticoprofilaxia.

BIBLIOGRAFIA

Bayer A, Scheld M. Endocarditis and intravascular infections. In: Mandell G, Bennett J, Dolin R, editores. Principles and practice of infectrou diseases. 5. ed. New York: Churchill Livingstone, 2000.

Botelho-Nevers E, Thuny F, Casalta JP, et al. Dramatic reduction in infective endocarditis-related mortality with a management-based approach. Arch Intern Med. 2009;169(14):1290-8.

Habib G, Lancellotti P, Antunes MJ, et al. 2015 ESC Guidelines for the management of infective endocarditis: The Task Force for the Management of Infective Endocarditis of the European Society of Cardiology (ESC). Endorsed by: European Association for Cardio-Thoracic Surgery (EACTS), the European Association of Nuclear Medicine (EANM). Eur Heart J. 2015;36(44):3075-128.

Horstkotte D, Follath F, Gutschik E, et al.; Task Force Members on Infective Endocarditis of the European Society of Cardiology; ESC Committee for Practice Guidelines (CPG); Document Reviewers. Guidelines on prevention, diagnosis and treatment of infective endocarditis. Eur Heart J. 2004;25(3):267-76.

Joint Task Force on the Management of Valvular Heart Disease of the European Society of Cardiology (ESC); European Association for Cardio-Thoracic Surgery (EACTS), Vahanian A, Alfieri O, Andreotti F, et al. Guidelines on the management of valvular heart disease (version 2012). Eur Heart J. 2012;33(19):2451-96.

Li JS, Sexton DJ, Mick N, et al. Proposed modifications to the Duke criteria for the diagnosis of infective endocarditis. Clin Infect Dis. 2000;30(4):633-8.

Mylonakis E, Calderwood S.B. Infective endocarditis in adults. N Engl J Med. 2001;345(18):1318-30.

National Institute for Health and Care Excellence (NICE). Prophylaxis against infective endocarditis: antimicrobial prophylaxis against infective endocarditis in adults and children undergoing interventional procedures (CG64). NICE, 2016. Disponível em:. http://www.nice.org.uk/guidance/CG64

Nishimura RA, Carabello BA, Faxon DP, et al. ; American College of Cardiology/American Heart Association Task Force. ACC/AHA 2008 Guideline Update on Valvular Heart Disease: Focused Update on Infective Endocarditis A Report of the American College of Cardiology/American Heart Association Task Force on Practice Guidelines Endorsed by the Society of Cardiovascular Anesthesiologists, Society for Cardiovascular Angiography and Interventions, and Society of Thoracic Surgeons. Circulation. 2008;118(8):887-96.

Tarasoutchi F, Montera, MW, Grinberg M, et al. Diretriz Brasileira de Valvopatias - SBC 2011/ I Diretriz Interamericana de Valvopatias - SIAC 2011. Arq Bras Cardiol. 2011;97(5 supl. 3):1-67.

Fibrilação atrial nas valvopatias

Eduardo Adalberto Jaccoud
Tiago Costa Bignoto
Auristela Isabel Oliveira Ramos

Palavras-chave: Fibrilação atrial; Doença valvar; Valvopatias; Anticoagulação; Cardioversão.

DEFINIÇÃO

A fibrilação atrial (FA) é caracterizada pela falta de coordenação elétrica atrial e deterioração da função mecânica do átrio esquerdo. Ao eletrocardiograma (ECG), as ondas P são substituídas por pequenas ondas (f) irregulares, com intervalos R-R variáveis. Descrita inicialmente em pacientes portadores de valvopatias reumáticas, atualmente a FA é a arritmia mais comum em pacientes sem doença reumática, como em pericardites, miocardites, infarto agudo do miocárdio, pneumopatias e hipertireoidismo, entre outras. A definição de FA valvar se refere àqueles pacientes com diagnóstico de FA em presença de valvopatia grave, especialmente as valvopatias mitrais. FA associada a lesões valvares aórticas discretas ou moderadas e lesões mitrais discretas, sem repercussão hemodinâmica, são consideradas FA não valvar.

CLASSIFICAÇÃO

A classificação mais aceita de FA é:
- → **Paroxística**: caracterizada pela presença de episódios de recorrência, podendo reverter espontaneamente ou evoluir para a forma permanente após repetidas manifestações clínicas.
- → **Persistente**: tem duração maior que 1 semana. Os casos com duração maior que 1 ano são considerados como FA persistente de longa duração. Sua reversão só pode ocorrer com terapêutica elétrica ou farmacológica.
- → **Permanente**: ocorre refratariedade ao processo de reversão farmacológica ou elétrica. É marcada pela presença de alterações anatômicas e funcionais do átrio esquerdo.

EPIDEMIOLOGIA

FA é a arritmia mais frequente na prática clínica e sua prevalência é de aproximadamente 0,4% na população geral, chegando a 10% dos indivíduos nas sétima e oitava décadas de vida. Está presente em 30% a 40% dos pacientes com estenose mitral reumática, podendo ser encontrada na regurgitação mitral e na estenose aórtica. Os êmbolos periféricos são complicações importantes, podendo acometer principalmente o sistema nervoso central, as vísceras ou as artérias periféricas.

FISIOPATOLOGIA

O mecanismo da FA nas valvopatias ainda não está totalmente esclarecido. Alguns autores afirmam que as lesões anatômicas e funcionais no átrio esquerdo, o comprometimento do anel da valva mitral pela doença reumática ou doença degenerativa e a presença de potenciais elétricos na desembocadura das veias pulmonares possam ser os responsáveis por seu desencadeamento. A FA reduz o débito cardíaco em 20 a 30% pela perda da contração atrial esquerda, além de ser responsável pela formação de trombos, diretamente relacionados ao diâmetro do átrio esquerdo, à presença de turbilhonamento do sangue no apêndice atrial e à sua aderência à parede atrial, além das alterações da crase sanguínea.

QUADRO CLÍNICO

A evolução pode ser silenciosa. As complicações embólicas, podem ser a primeira manifestação clínica, enquanto em outros podem ocorrer palpitações, precordialgia, dispneia, fadiga, tonturas e, raramente, síncope. Em idosos, são comuns algumas queixas de tonturas acompanhadas de amnésia paroxística, em consequência das microembolizações encefálicas. Esta situação pode contribuir para deterioração precoce das funções cognitivas.

TRATAMENTO

Antes de tentar reverter a FA, devem-se avaliar o diagnóstico correto da valvopatia e o estágio da lesão em que o paciente se encontra (etiologia, gravidade da lesão, repercussão hemodinâmica, diâmetro e volume do átrio esquerdo, função ventricular esquerda e grau de hipertensão arterial pulmonar), além do tempo do início da FA. Se a lesão valvar é grave, não se deve tentar reverter a FA, em razão da alta probabilidade de recidiva. Nestes casos, as opções devem ser o controle da frequência cardíaca e a correção da valvopatia. Durante o ato cirúrgico, são recomendados a ablação da FA e o isolamento do apêndice atrial.

Nas lesões discretas a moderadas, nas quais não há indicação de correção valvar, a FA deve ser revertida o mais rapidamente possível. Quanto mais tempo durar a FA, menor a chance de reversão.

O tratamento da FA tem como finalidade, além de restaurar e manter o ritmo sinusal ou controlar a frequência cardíaca, prevenir as recorrências e os fenômenos embólicos periféricos.

Em pacientes com FA paroxística e instabilidade hemodinâmica, a opção terapêutica é a cardioversão elétrica com choques variando de 100 a 300 J após o início de infusão venosa de heparina.

Naqueles estáveis hemodinamicamente, após o controle de frequência cardíaca com betabloqueadores, antagonistas dos canais de cálcio ou digital, o paciente deve ser anticoagulado e, posteriormente, deve-se optar pela tentativa de reversão para ritmo sinusal, a depender das comorbidades do paciente e da evolução da FA (persistente, permanente etc.).

A impregnação por antiarrítmicos previamente à cardioversão, como, por exemplo, a amiodarona, aumenta a taxa de sucesso da cardioversão e a manutenção em ritmo sinusal. Os antiarrítmicos devem ser mantidos após a cardioversão, por tempo a ser definido de acordo com a doença de base.

A anticoagulação oral é indispensável para todos os pacientes com FA valvar, tanto previamente à cardioversão elétrica como à farmacológica. Os pacientes devem manter o anticoagulante oral por 4 semanas após a Razão Normalizada Internacional entrar na faixa terapêutica (2,5-3,0) e depois serem submetidos à tentativa de cardioversão.

Na FA valvar, é recomendada a realização de ecocardiograma transesofágico, para excluir a presença de trombo antes de cardioversão eletiva.

O procedimento deve ser realizado em ambiente com suporte de reanimação cardiorrespiratória, pelo risco do efeito pró-arrítmico de determinados medicamentos.

MEDICAMENTOS DE USO VENOSO RECOMENDADOS NO CONTROLE DA FREQUÊNCIA CARDÍACA

Têm indicação de uso: deslanosídeo, 0,8 mg a 1,6 mg, por via intravenosa (IV) em bólus; verapamil 5 mg a 10 mg IV; metropolol (1 mg/mL) 5 mg, IV, lento a cada 5 minutos, até um total de 15 mg; e diltiazen (5 mg/mL) 0,25 mg/kg (15 mg a 20 mg, IV, em 2 minutos) e repetir 0,35 mg/kg após 15 minutos.

Medicamentos recomendados para reversão da FA: quinidina 400 mg por via oral (VO) a cada 6 horas; amiodarona 150 mg em 10 minutos, 360 mg em 6 horas e 540 mg em 18 horas; procainamida 15 a 20 mg/minuto, IV, até completar 1 g ou QRS maior do 50%; propafenona 1 a 2 mg/kg em 10 minutos pode repetir após 30 minutos ou 450 mg VO a cada 4 horas ou 600 mg VO.

RECORRÊNCIA DA FIBRILAÇÃO ATRIAL

A recorrência pode ocorrer em até 85% dos pacientes não tratados adequadamente. Alguns pacientes apresentam maior risco de recorrência, como aqueles com diâmetro do átrio esquerdo aumentado, doença reumática mitral, miocardiopatia com perda da fração de ejeção. A ingesta de álcool e o hipertireoidismo também são grandes responsáveis pela recorrência de FA nesse grupo de pacientes. A seleção dos medicamentos para prevenção de FA deve se basear na doença de base e na função ventricular esquerda. A propafenona não é indicada em pacientes com valvopatia grave ou com disfunção do ventrículo esquerdo.

São medicamentos recomendadas na prevenção da recorrência: metoprolol 50 a 100 mg VO; atenolol 25 a 100 mg VO, propafenona 300 a 900 mg VO; sotalol 120 a 360 mg VO; amiodarona 200 a 400 mg VO.

PREVENÇÃO DO TROMBOEMBOLISMO

O evento tromboembólico é a complicação mais temível, uma vez que a maioria acomete o sistema nervoso central e deixa sequela. Pacientes com FA não valvar têm risco 5,6 vezes maior de evento tromboembólico, do que indivíduos em ritmo sinusal, enquanto naqueles com FA valvar o risco é 17 vezes maior. Apesar das dificuldades conhecidas para o controle efetivo, a anticoagulação oral com medicamentos antagonistas da vitamina K é a melhor opção para prevenção das complicações cardioembólicas. Na FA, valvar é dispensável a avaliação de risco pelo escore CHA_2DS_2-VASC, uma vez que já está clara a indicação da anticoagulação. A prescrição dos novos anticoagulantes orais está contraindicada nos pacientes com FA valvar ou portadores de próteses mecânicas.

CONCLUSÃO

O acompanhamento correto dos pacientes com valvopatia e a indicação da correção do defeito valvar no momento ideal, ou seja, antes que ocorram as complicações irreversíveis da doença, entre elas a FA, deve ser a preocupação primordial do cardiologista.

Uma vez que ocorra a FA, é necessário definir a gravidade da lesão e a repercussão hemodinâmica. Se a lesão valvar é grave, devem-se iniciar as medidas de controle da frequência cardíaca e a anticoagulação, e encaminhar o paciente para correção da lesão valvar, se indicada. Se a lesão valvar é discreta à moderada, a cardioversão elétrica ou farmacológica é o tratamento de escolha e deve ser indicada. Todos os pacientes com FA valvar devem ser anticoagulados com antagonistas da vitamina K, exceto quando houver contraindicação absoluta.

BIBLIOGRAFIA

Falk RH, Podrik PJ. Atrial fibrilation. Mechanism and management. New York: Raven Press, 1992.

Figueiredo MJ. Fibrilação atrial: o que os estudos recentes nos ensinaram? Rev Soc Cardiol Estado de São Paulo. 2003;5:660-8.

Lelorier P, Humphries KH, Krahn A et al. Prognostic differences between atrial fibrilation and atrial flutter. Am J Cardiol. 2004;93(5):647-9.

Macnamara RL, Tamariz LJ, Segal JB, et al. Management of atrial fibrillation: Review of evidence for the role pharmacologic therapy, electrical cardioversion and echocardiograph. Ann Intern Med. 2003;139(12):1018-33.

Moreira DA. Fibrilação atrial. São Paulo: Lemos Editorial, 2003.

Roden DM. Drug-induced prolongation of the QT interval. N Engl J Med. 2004;350(10):1013-22.

Topol EJ. Textbook of cardiovascular medicine, 1661-1693. Philadelphia: Lippincott-Raven, 1998.

Yang Y, Mangat I Glatter KA, et al. Mechanism of coversion of atypical rigth atrial flutter to atrial fibrilation. Am J Cardiolog. 2003;91(1):46-52.

Zimerman LI, Fenelon G, Martinelli-Filho M, et al. Diretrizes Brasileiras de Fibrilação Atrial. Arq Bras Cardiol 2009;92(6 Supl. 1):1-39.

Anticoagulação oral em cardiologia

Idelzuita Leandro Liporace
Nádia Marchiori Galassi
Percy Richard Chavez Taborga

> **Palavras-chave:** Anticoagulação oral; Antagonistas da vitamina K; Anticoagulantes orais de ação direta; Manejo no sangramento; Manejo no perioperatório; Fibrilação atrial; Próteses valvares.

INTRODUÇÃO

A anticoagulação oral com antagonistas da vitamina K (AVKs) ou com anticoagulantes orais de ação direta (DOACs) reduz acentuadamente a mortalidade e a incidência de eventos tromboembólicos em pacientes com diversas cardiopatias ou risco de tromboembolismo venoso (TEV).

INDICAÇÕES DA ANTICOAGULAÇÃO ORAL

Fibrilação atrial não valvar

A fibrilação atrial (FA) permanece como uma das principais causas de acidente vascular encefálico isquêmico (AVEi), o qual é duas vezes mais incapacitante e letal do que o AVEi de outras etiologias, apresentando uma taxa de mortalidade de 24% em 30 dias na ausência de terapia anticoagulante.

Diversos escores foram propostos para estratificação do risco de tromboembolismo (TE) e de sangramento em pacientes com FA não valvar. O mais utilizado é o escore CHA_2DS_2VASc, que sugere o uso de anticoagulante oral quando a soma dos pontos for igual ou superior a dois (Quadro 71.1). Em relação ao risco de sangramento, o escore mais utilizado e simples é o HAS-BLED (Quadro 71.2). Entretanto, é importante salientar que um escore de risco de sangramento elevado não resulta em suspensão da anticoagulação, porém ressalta que os fatores causadores do sangramento devem ser controlados.

A utilização de AVKs diminui em duas vezes o risco de AVE e em quatro vezes a mortalidade em pacientes com FA em comparação com o uso de ácido acetilsalicílico (AAS) ou placebo.

Os DOACs, representados pelo inibidor direto da trombina (dabigatrana) e pelos inibidores do fator X ativado (rivaroxabana, apixabana e edoxabana), demonstraram em uma metanálise de pacientes com FA não valvar que, nas doses mais elevadas (dabigatrana 150 mg e apixabana 5 mg), reduziram em 19% o risco de AVE ou evento tromboembólico (RR = 0,81; IC95%: 0,73 – 0,91; p < 0,0001) e em 51% o risco

Quadro 71.1. Escore de risco para tromboembolismo CHA_2DS_2VASc.

Fatores de risco	Escore
C – Insuficiência cardíaca ou disfunção do VE	1
H – Hipertensão arterial	1
A – Idade ≥ 75 anos	2
D – Diabetes melito	1
S – AVE, AIT ou TE	2
V – Doença vascular (DAC, DAP e placa na aorta)	1
A – Idade entre 65 e 74 anos	1
S – Sexo feminino	1
Escore máximo	9

VE: ventrículo esquerdo; AVE: acidente vascular encefálico; AIT: ataque isquêmico transitório; TE: tromboembolismo; DAC: doença arterial coronária; DAP: doença arterial periférica.

Quadro 71.2. Escore de risco para sangramento HAS-BLED.

Característica clínica	Escore
Hipertensão arterial	1
Funções renal e hepática anormais	1 + 1
Acidente vascular encefálico (AVE)	1
Sangramento	1
Variação do RNI	1
Idade ≥ 65 anos	1
Fármacos ou álcool	1 + 1
	Máximo 9

H (*high blood pressure*): pressão arterial sistólica > 160 mmHg; A (*abnormal kidney or liver function*): função renal alterada (diálise, transplante renal ou *clearance* de creatinina ≥ 200 µmol/L) ou função hepática alterada (cirrose, bilirrubina > duas vezes o limite superior da normalidade em associação com TGO ou TGP > três vezes o valor normal); S (*stroke*): AVE prévio, especialmente se profundo/lacunar; B (*bleeding*): história prévia de sangramento, anemia ou predisposição a sangramentos; L (*labile INR*): RNI instável ou alto ou tempo na faixa terapêutica (TTR) < 60%; E (*elderly*): idade maior ou igual a 65 anos; D (*drugs or alcohol*): uso de medicações antiplaquetárias (AAS ou clopidogrel) e consumo de oito ou mais doses de bebidas alcoólicas por semana. *Baseado na validação de Pisters et al.

de hemorragia intracraniana (RR = 0,49; IC95%: 0,38 – 0,64; p < 0,0001) quando comparados à varfarina (Razão Normalizada Internacional – RNI entre 2,0 e 3,0).

Com efeito previsível e sem a necessidade de controle regular da atividade anticoagulante, a prescrição dos DOACs encontra-se em ascensão na prática clínica nos últimos anos. Entretanto, ainda são objeto de estudos e não estão recomendados nas seguintes situações clínicas: pacientes portadores de próteses valvares mecânicas, biopróteses, estenose mitral hemodinamicamente significativa, insuficiência renal grave, trombose relacionada à neoplasia, presença de trombo intracavitário, bem como em pacientes menores de 18 anos e octagenários (Quadro 71.3).

Fibrilação atrial valvar

Aproximadamente 30% dos pacientes com FA apresentam uma valvopatia associada. A diretriz de FA da Sociedade Europeia de Cardiologia (*European Society of Cardiology*), publicada em 2016, recomenda que o termo FA valvar deva ser utilizado para indicar que a causa da FA está relacionada com doença reumática, predominantemente estenose mitral ou presença de prótese mecânica.

Uma quantidade expressiva de pacientes com doenças valvares (n = 13.585) foram incluídos nos estudos fase III com os DOACs (RE-LY, ROCKET-AF, ARISTOTLE e ENGAGE-AF), e o grupo com doença valvar apresentava maior risco cardiovascular. Os resultados das subanálises demonstraram a mesma eficácia e segurança dos DOACs nos grupos com e sem doença valvar, com exceção da rivaroxabana no estudo ROCKET-AF, que demonstrou aumento dos sangramentos maiores e clinicamente relevantes quando comparada à varfarina. Os resultados dos subestudos são robustos, com um número relevante de pacientes; no entanto, as análises não foram pré-especificadas e os estudos não foram desenhados para avaliar pacientes com doença valvar, porém servem como geradores de hipóteses para novos estudos, alguns dos quais já se encontram em andamento (Quadro 71.3).

☑ Próteses mecânicas

A incidência de trombose de prótese ou embolia sistêmica sem terapia anticoagulante varia de 15%, para a prótese mecânica na posição aórtica, e de 22%, para a mitral. Os AVKs reduzem a incidência da trombose de prótese para 1% ao ano e, até o momento, são os anticoagulantes orais de escolha para pacientes portadores de próteses mecânicas. A intensidade da anticoagulação dependerá do tipo de prótese implantada, da posição do implante e da presença de outros fatores de risco para TE (Quadro 71.3).

O estudo RE-ALIGN, que testou a dabigatrana em pacientes portadores de próteses mecânicas, foi interrompido precocemente, por apresentar uma frequência maior de AVE, trombose de prótese, infarto agudo do miocárdio e eventos hemorrágicos (derrame pericárdico, sangramento maior e menor) no grupo de pacientes que utilizou dabigatrana em comparação com aquele que foi randomizado para varfarina.

Quadro 71.3. Indicação dos anticoagulantes orais.

Situação clínica	AVK – Valor do RNI	Anticoagulantes de ação direta		Tempo de uso
		Indicação	Estudos	
Fibrilação atrial não valvar	2,0 – 3,0	Sim	RE-LY (dabigatrana) ROCKET-AF (rivaroxabana) ARISTOTLE (apixabana) ENGAGE-AF (edoxabana)	Contínuo
Próteses mecânicas mitral, tricúspide ou aórtica de alto risco[1]	2,5 – 3,5	Não	RE-ALIGNE (dabigatrana) – suspenso RIMV** (rivaroxabana) – sem publicação	Contínuo
Próteses mecânicas aórticas de baixo risco[2]	2,0 – 3,0	Não	RE-ALIGNE (dabigatrana) –suspenso CATHAR (rivaroxabana) –suspenso	Contínuo
Tromboembolismo venoso	2,0 – 3,0	Sim	RE-MEDY (dabigatrana) EINSTEIN (rivaroxabana) AMPLIFY (apixabana) HOKUSAI (edoxabana)	3 a 6 meses após evento agudo contínuo, dependendo do risco de recorrência
Trombo intracavitário	2,0 – 3,0	Não	RE-LATED-AF* (dabigatrana-2018) X-TRA ** (rivaroxabana) Apixabana *versus* varfarina em pacientes com trombo em VE* (2019)	Até resolução do trombo
Bioproteses com risco tromboembólico[3]	2,0 – 3,0	Não	RIVER * fase II (rivaroxabana-2018)	Contínuo
Bioproteses com ritmo sinusal	2,0 – 3,0	Não	Rivaroxabana *versus* AAS em bioproteses aórticas (2022)	Nos três primeiros meses após implante
Fibrilação atrial com valvopatia exceto EM significativa	2,0 – 3,0	Sim	Análises de subgrupos dos estudos RE-LY; ROCKET-AF; ARISTOTLE e ENGAGE-AF	Contínuo

*Estudos em andamento e data provável do término do estudo; **Estudos concluídos e não publicados.

[1]Próteses mecânicas aórticas de geração antiga: Bola-gaiola (Starr-Edwards®), Disco-único (Omniscience®, Bjork-Shiley® e Lillehei-Kaster®), pacientes com próteses de duplo-disco, mas com FA e tromboembolismo prévio; [2]Próteses de duplo-disco: St. Jude Medical®, Carbomedics®, On-X® e Medtronic-hall®; [3]Presença de fibrilação atrial e tromboembolismo prévio; EM: estenose mitral; VE: ventrículo esquerdo; AAS: ácido acetilsalicílico.

706 | VALVOPATIAS

☑ *Biopróteses valvares*

As biopróteses são menos trombogênicas do que as próteses mecânicas; entretanto, a incidência de eventos tromboembólicos é maior nos três primeiros meses após o implante, período em que ainda não ocorreu a endotelização completa da prótese. Portanto, indica-se o uso de AVK (RNI = 2,0 a 3,0) durante os primeiros 90 dias após a cirurgia. Concluído esse período, preconiza-se a manutenção do anticoagulante oral (RNI = 2,0 a 3,0), quando outros fatores de risco para TE estão presentes, ou a troca para AAS (50 a 100 mg/dia) na ausência dos mesmos (Quadro 71.3).

Para as biopróteses aórticas implantadas por via percutânea, ainda não existem evidências de qual estratégia antitrombótica deverá ser utilizada. Atualmente, recomenda-se a associação de AAS (50 a 100 mg/dia) e clopidogrel (75 mg/dia) nos três primeiros meses após o implante. Estudos comparando os DOACs com o AAS encontram-se em andamento.

☑ *Outras indicações de anticoagulação oral*

A anticoagulação oral está indicada, com manutenção do RNI entre 2,0 e 3,0, nas seguintes situações clínicas: doença valvar reumática com risco de TE adicional (presença de contraste espontâneo e átrio esquerdo > 55 mm); trombo em cavidades cardíacas; TEV; pós-operatório de derivações cavo-pulmonar; miocardiopatia dilatada com aneurisma e miocárdio não compactado (Quadro 71.3).

Manejo dos anticoagulantes orais

O risco de sangramento com os anticoagulantes orais pode ser reduzido por meio do conhecimento das características farmacológicas desses agentes (Quadro 71.4).

Quadro 71.4. Características farmacológicas dos anticoagulantes orais.

Fármacos	Dabigatrana (Pradaxa®) 110 e 150 mg	Rivaroxabana (Xarelto®) 15 e 20 mg	Apixabana (Eliquis®) 2,5 e 5 mg	Edoxabana (Savaysa® Lixiana®) 30 e 60 mg	Varfarina (Marevan®) 2,5, 5 mg e 7,5 mg	Femprocumona (Marcoumar®) 3 mg
Ação	Anti-FIIa	Anti-FXa	Anti-FXa	Anti-FXa	Anti vit.K (II, VII, IX e X)	Anti vit.K (II, VII, IX e X)
Início da ação	2 h	2 – 4 h	1 – 4 h	1 – 2 h	20 a 60 h	120 h
Meia-vida	12 – 17 h	5 – 13 h	12 h	10 – 14 h	36 a 42 h	120 a 148 h
Eliminação	Renal 80% Hepática 20%	Renal 66% Hepática 33%	Renal 27% Hepática 73%	Renal 35% Hepática 65%	Renal: 92% de metabólitos inativos	Renal: 98% de metabólitos inativos
Posologia	2 vezes/dia	1 vez/dia	2 vezes/dia	1 vez/dia	1 vez/dia	1 vez/dia
Monitoração	Não	Não	Não	Não	Sim	Sim
Interação	P-gp	CYP3A4, P-gp	CYP3A4, P-gp	P-gp	CYP 450 2C9	CYP 450 2C9 e isoenzima 3A4
Contraindicado	ClCr < 30 mL/min	ClCr < 15 mL/min	ClCr < 15 mL/min	ClCr < 15 mL/min	Não	Não
Redução de dose conforme *clearance* de creatinina (ClCr)	30 – 49 mL/min 110 mg 2x/dia	30 – 49 mL/min 15 mg 1x/dia 15 – 29 mL/min Com precaução	15 – 29 mL/min Com precaução 2,5 mg 2x/dia	15 – 49 mL/min 50% da dose 1x/dia	Ajuste de dose pelo RNI	Ajuste de dose pelo RNI
Antídoto	Idarucizumabe	Andexanet alfa	Andexanet alfa	Andexanet alfa	Vitamina K	Vitamina K

P-gp: transportador glicoproteína-P; CYP3A4 isoenzima (citocromo P450); Adaptado do Guia do EHRA 2015 (*European Heart Rhythm Association*).

☑ *Anticoagulantes de ação direta*

Apesar de não necessitarem de controle laboratorial para pesquisa da atividade anticoagulante, a utilização dos DOACs exige avaliação clínica frequente, com a investigação de eventos tromboembólicos, sangramentos, efeitos colaterais e ajuste de dose conforme o *clearance* de creatinina (ClCr) (Quadro 71.4). A frequência de monitoração da função renal deve ser anual para ClCr ≥ 60 mL/min; semestral para ClCr 30 a 60 mL/min e trimestral para ClCr 15 a 30 mL/min.

A avaliação da aderência ao tratamento é importante, uma vez que os DOACs apresentam meia-vida mais curta do que a varfarina e a má aderência aumenta o risco de TE (Quadro 71.4). Em relação à interação medicamentosa, recomenda-se, de maneira geral, evitar o uso concomitante com antifúngicos, antirretrovirais, carbamazepina, rifampicina e barbitúricos. Orienta-se ainda redução da dose quando houver necessidade do uso de claritromicina, eritromicina e dronedarona (Quadro 71.5).

Uma das vantagens dos DOACs é não exigir monitoramento laboratorial regular, no entanto, existem situações em que será necessário verificar o efeito anticoagulante, tais como trombose ou sangramento em vigência da terapia antitrombótica, interações medicamentosas e em pacientes com pesos corpóreos extremos (< 50 e > 120 kg). Os testes laboratoriais convencionais (tempos de protrombina e de tromboplastina parcial ativada) apresentam sensibilidades diferentes, dependendo da marca dos reagentes e não são fidedignos para avaliação do efeito dos DOACS, sendo assim, outros testes estão em estudo para esta finalidade (dosagem sérica dos fármacos, tempo de trombina diluído, tempo de ecarina, anti-Xa específico e anti-IIa específico).

Quadro 71.5. Interações medicamentosas com os anticoagulantes orais de ação direta e recomendações de doses.

Fármacos	Via de interação	Dabigatrana	Apixabana	Edoxabana	Rivaroxabana
Verapamil	Competição com P-gp	+12 a 180% Redução da dose se ClCr < 30 mL/min	Sem dados	+53% Sem redução de dose	Uso com precaução se ClCr < 50 mL/min
Amiodarona	Competição moderada com P-gp	+ 12 a 60% Redução da dose se ClCr < 30 mL/min	Sem dados	+40%	Uso com precaução se ClCr < 50 mL/min
Dronedarona	Inibidor da CYP3A4 e P-gp	+ 70 a 100% Não recomendado	Precaução	+ 85% Redução da dose em 50%	Evitar uso concomitante
Diltiazem	Competição com O-gp e inibição fraca da CYP3A4	Sem efeito	+ 40%	Sem dados	Uso com precaução se ClCr < 50 mL/min
Cetoconazol Itraconazol	Inibição da CYP3A4	+140 a 150% Não recomendado	+100% Não recomendado	+ 87 a 95% Redução da dose em 50%	+160% Não recomendado
Inibidores HIV protease (Ex:Ritonavir)	Inibição da CYP3A4	Sem dados Não recomendado	Aumenta fortemente Não recomendado	Sem dados Não recomendado	+153% Não recomendado
Claritromicina Eritromicina	Competição moderada com P-gp	+15 a 20% Redução da dose se ClCr < 30 mL/min	Redução da dose para 2,5 mg	+90% Redução da dose em 50%	+30 a 54% Podem potencializar
Rifampicina Carbamazepina Fenitoína Fenobarbital	Indutores da CYP3A4 e P-gp	- 66% Não recomendado	-54% Não recomendado	-35% Sem relevância clínica	-50% Não recomendado

P-gp: transportador glicoproteína-P; CYP3A4: isoenzima (citocromo P450); + %: intensidade de potencialização do fármaco sobre os anticoagulantes orais de ação direta; - %: grau de inibição do fármaco sobre os anticoagulantes orais de ação direta; Adaptado do Guia do EHRA 2015 (*European Heart Rhythm Association*).

708 | VALVOPATIAS

Antagonistas da vitamina K

☑ *Ajuste de dose dos antagonistas da vitamina K no início da anticoagulação oral*

Diversos esquemas de manejo dos AVKs são utilizados na prática clínica. No setor de anticoagulação oral do Instituto Dante Pazzanese de Cardiologia (IDPC) para os pacientes em regime ambulatorial, inicia-se o tratamento com as seguintes doses nos três primeiros dias: varfarina 5 mg/dia ou femprocumona 3 mg/dia e procede-se o controle do RNI conforme o Quadro 71.6. A femprocumona, por apresentar meia-vida mais prolongada, raramente vai requerer ajuste de dose no quarto dia e, normalmente, essa redução poderá ser necessária no sétimo dia.

Quadro 71.6. Esquema de ajuste da dose de varfarina no início da terapia.

Coleta TP	Valor do RNI	Conduta	Dose diária
1º dia	1 – 1,3	Iniciar varfarina	5 mg
4º dia	1 – 1,4	Manter dose	5 mg
	1,5 – 1,9	Reduzir 25% da dose inicial	3,75 mg (5 mg alternado com 2,5 mg)
	2,0 – 2,5	Reduzir 50% da dose inicial	2,5 mg
	2,6 – 3,0	Reduzir 75% da dose inicial	1,25 mg
	3,1 – 4,0	Suspender uma dose e depois reduzir 75% da dose inicial	1,25 mg
8º dia	Se RNI fora da faixa terapêutica, proceder ajuste de dose (10 a 20% da dose semanal). Se RNI dentro da faixa terapêutica, mas com ascensão rápida a partir do quarto dia, considerar redução da dose.		

☑ *Como proceder com controle do RNI*

A coleta do RNI deverá ser semanal até que se alcance a faixa terapêutica desejada e, quando estiver dentro do alvo, recomenda-se espaçar as avaliações paulatinamente até atingir estabilidade.

A frequência de monitoração desses pacientes estáveis (RNI dentro da faixa terapêutica nos últimos três meses) poderá ser realizada com um intervalo de até 12 semanas. Os pacientes que apresentarem RNI fora da faixa terapêutica deverão ter a causa investigada antes de se proceder ao ajuste de dose, conforme a Figura 71.1. Todos os pacientes deverão ser orientados a retornarem para avaliação precoce nas seguintes situações: presença de sangramento, introdução ou suspensão de medicamentos (Quadro 71.7), mudança no estado de saúde ou alteração brusca da dieta.

☑ *Dieta*

No início da anticoagulação oral, deve-se ajustar a dose do AVK à dieta que o paciente está habituado, mantendo-a constante e equilibrada, principalmente em relação aos alimentos que contêm maior quantidade de vitamina K (folhas verdes-escuras). Recomenda-se não suspender estes alimentos, pois baixas concentrações da vitamina K na dieta podem resultar em valores de RNI mais instáveis.

Sangramento no paciente anticoagulado: como proceder

O tratamento com os AVKs apresenta uma incidência de sangramento maior, estimada em 2 a 5% ao ano, e sangramentos fatais em 0,5 a 1% ao ano. O manejo do sangramento nos pacientes em uso de anticoagulante oral requer uma análise cuidadosa dos quadros clínico e laboratorial e informações sobre o anticoagulante em uso para instauração de medidas de suporte proporcionais à gravidade do caso. A Figura 71.2 mostra uma sugestão de algoritmo para guiar a conduta nesses casos.

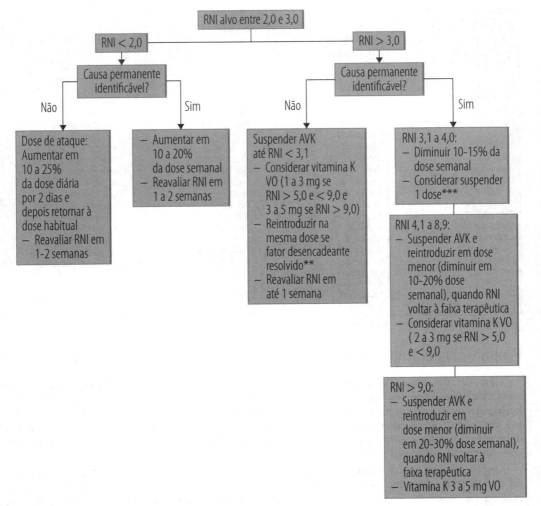

Figura 71.1. Ajuste de dose do antagonista da vitamina K no paciente sem sangramento. *Exemplos de causa permanente identificável: introdução de uma medicação de uso contínuo: amiodarona, carbamazepina, alteração definitiva da dieta, alteração de peso. **Exemplos de fator desencadeante temporário: infecções, uso de medicamentos por curto período, alterações temporárias na dieta. *** Situações onde a meia-vida pode estar prolongada: idosos, câncer, uso de femprocumona, insuficiências cardíaca e hepática.

Na ocorrência de sangramentos moderados a graves, o medicamento deverá ser suspenso e devem ser instauradas medidas de suporte. É importante determinar a fonte, a causa e a gravidade do sangramento, bem como detalhar o tempo decorrido da última tomada do anticoagulante, a função renal e as medicações que potencializam o risco de hemorragia. Uma vez que a meia-vida dos DOACs é curta, comparada à da varfarina, sangramentos moderados devem ser preferencialmente tratados com medidas de suporte até que o anticoagulante seja eliminado, evitando o risco de trombose relacionado aos agentes de reversão.

O plasma fresco congelado não deve ser utilizado com o objetivo de reverter os DOACs, por não apresentar eficácia. Nos casos de hemorragia grave, antídotos específicos podem ser utilizados se estiverem disponíveis. Agentes adjuvantes (antifibrinolíticos e desmopressina) e de reversão não específicos (complexo protrombínico e protrombínico ativado) podem ser considerados em sangramentos graves, porém não possuem comprovação científica de eficácia e segurança (Quadro 71.7).

710 | VALVOPATIAS

Quadro 71.7. Substâncias que intensificam ou inibem a ação dos antagonistas da vitamina K.

Interações medicamentosas			
Substâncias que intensificam a ação			**Substâncias que inibem a ação**
AAS	Esteroides	Naproxeno	Antitireoidiano
Álcool com doença hepática	anabolizantes	Norfloxacina	Azatioprina
Amiodarona	Fenilbutazona	Omeprazol	**Barbitúricos**
Amoxacilina	Fenitoina	Orlistat	Bosentana
Clavulonato	**Fenofibrato**	**Paracetamol**	**Carbamazepina**
Arcabose	**Fluconazol**	Piroxicam	Ciclosporina
Azitromicina	Fluoxetina	Plactaxel	Clordiazepóxido
Celexocibe	Genfibrozil	Propafenona	Colestiramina
Cetoprofeno	Ginkgo Biloba	Quinidina	Erva-de-são-joão
Ciclofosfamida	Glicosamina	Ranitidina	Ginseng
Cimetidina	Hidrato de cloral	Ritonavir	Griseofulvina
Ciprofloxacina	Ibuprofeno	Rosuvastatina	Ribavirina
Citalopran	Indometacina	Saquinavir	**Rifampicina**
Claritomicina	Interferon	Sertralina	Ritonavir
Clofibrato	Isoniazida	Sinvastatina	Sucralfato
Cloranfenicol	**Itraconazol**	**Sulfametoxazol**	Sulfassalasina
Clotrimazol	Levofloxacina	Tamoxifeno	Suplemento vitamínico
Condroitina,	Metronidazol	Terbinafina	Telmisartan
Diltiazem	Metrotrexate	Tetraciclina	Terbinafina
Disopiramida	**Miconazol**	Tramadol	Vacina da Influenza
Eritromicina	Norfloxacina		

Em negrito os fármacos que alteram o RNI com maior intensidade.

Preparo do paciente anticoagulado para intervenção cirúrgica: como proceder

Cerca de 10 a 20% dos pacientes em uso de anticoagulante oral são submetidos a procedimentos invasivos a cada ano. O manejo adequado no período perioperatório desses pacientes implica realizar um balanço entre o risco de sangramento, se a anticoagulação for mantida ao longo do procedimento, e o de TE, se a anticoagulação for interrompida. A avaliação do risco de sangramento relacionado ao procedimento determinará se a terapia anticoagulante precisa ser suspensa e o momento adequado de reintrodução do anticoagulante oral após o procedimento (Quadro 71.8).

Os procedimentos com baixa taxa de sangramento, mas que estão associados a graves sequelas, devem ser classificados como alto risco hemorrágico (por exemplo, anestesia neuroaxial). Além do risco hemorrágico relacionado ao procedimento, é importante avaliar os fatores relacionados ao paciente, tais como história de sangramento prévio em procedimentos pequenos ou durante a terapia de ponte, plaquetopenia ou disfunção plaquetária, uremia, uso de medicações concomitantes como antiagregantes plaquetários ou anti-inflamatórios.

Nos procedimentos com risco hemorrágico mínimo, a terapia anticoagulante com AVK não precisa ser interrompida. Em relação aos DOACs, estudos prospectivos são mais escassos, porém os dados atuais sugerem que intervenções com mínimo risco hemorrágico poderão ser realizadas 18 a 24 horas após a última tomada e reiniciadas seis horas após o procedimento.

Para os procedimentos que precisam ter a terapia com AVK suspensa durante o período perioperatório, estima-se que há um aumento provável do risco tromboembólico durante este intervalo. No entanto, evidências recentes têm demonstrado que a terapia de ponte está associada ao aumento de risco de sangramento grave em pacientes com FA e TEV, sem uma correspondente redução na taxa de TE.

Estudos recentes sugerem, como estratégia de manejo perioperatório para os pacientes com baixo a moderado risco tromboembólico, que os AVKs sejam interrompidos temporariamente (cerca de cinco dias para a varfarina e de sete dias para a femprocumona), sem a necessidade da prescrição de heparina durante a suspensão. O emprego da terapia de ponte com heparina deve ficar reservado aos pacientes portadores de prótese valvar mecânica e possivelmente a um grupo de paciente com FA de alto risco tromboembólico, como aqueles com AVEi recente ou CHADS$_2$ entre 5 e 6.

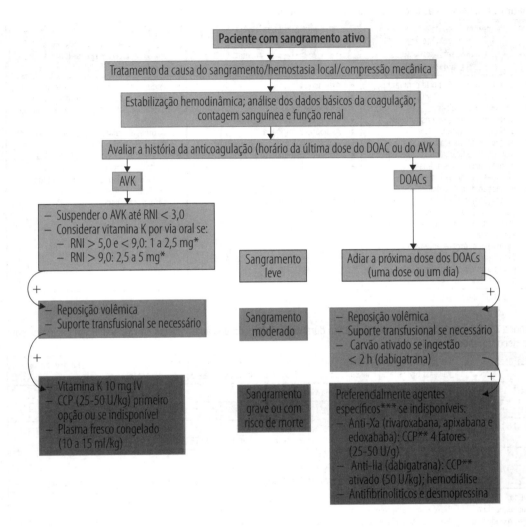

Figura 71.2. Sangramento no paciente anticoagulado: como proceder. *Situações em que a meia-vida pode estar prolongada: idosos, câncer, uso de femprocumona, insuficiência cardíaca e hepática. **CCP: concentrado de complexo protrombínico. CCPa: concentrado de complexo protrombínico ativado. ***Antídotos específicos: idarucizumabe (dabigatrana), andexanet alfa (anti-Xa), arapazine: universal. Sangramento leve: não preenche critérios para sangramento moderado ou grave; Sangramento moderado: não preenche critérios para sangramento grave, mas requer intervenção médica, procura de atendimento médico de urgência ou causa dor ou dificuldade de executar as atividades diárias. Sangramento grave: sangramento sintomático em área ou órgão crítico, sangramento muscular com síndrome compartimental e/ou sangramento com queda de mais de 2 g/dL de Hb ou que precise de transfusão de 2 ou mais concentrado de hemácias.

No setor de anticoagulação oral do IDPC, a ponte com heparina é realizada preferencialmente com heparina de baixo peso molecular em dose plena (enoxaparina 1 mg/kg a cada 12 horas) nos portadores de prótese mecânica e com dose intermediária (enoxaparina 0,5 mg/kg a cada 12 horas), nos demais pacientes. No entanto, se o *clearance* de creatinina for menor que 30 mL/min, opta-se pela heparina não fracionada. O Quadro 71.9 sugere como realizar a suspensão do AVK e a terapia de ponte.

Quadro 71.8. Estratificação de risco hemorrágico de acordo com o procedimento.

Procedimentos de alto risco hemorrágico (risco de sangramento > 2% em dois dias)	Procedimentos de baixo risco hemorrágico (risco de sangramento < 2% em dois dias)	Procedimentos de mínimo risco hemorrágico
• Cirurgias de grande porte com grande lesão tecidual • Cirurgias oncológicas • Cirurgias plásticas reconstrutoras • Cirurgias urológicas: • ressecção prostática transuretral, ressecção de bexiga ou ablação tumoral, nefrectomia e biópsia renal • Cirurgias gastrintestinais: • ressecção de pólipo colônico, ressecção intestinal, colocação de gastrostomia percutânea endoscópica, colangiopancreatografia retrógrada endoscópica • Cirurgias em órgãos altamente vascularizados (rins, fígado e baço) • Cirurgia cardíaca, intracraniana ou espinhal	• Artroscopia • Biópsia de nódulos cutâneos e linfonodos • Cirurgias de ombro, pé e mão • Angiografia coronária • Endoscopia e colonoscopia com biópsia • Histerectomia abdominal • Colecistectomia laparoscópica. • Reparo de hérnia abdominal • Cirurgia de hemorroidas • Broncoscopia com biópsia • Injeção epidural se RNI < 1,2	• Pequenas cirurgias dermatológicas (excisão de carcinoma basocelular, queratose actínica e nevo prémaligno ou maligno). • Cirurgia de catarata com anestesia tópica (sem injeção retrobulbar) • Procedimentos dentários (extrações dentárias, restaurações, próteses, endodontia), limpeza dentária, obturações • Implante de marca-passo ou cardiodesfibrilador*

*Estudo Bruise Control; Adaptada de Spyropoulos AC, et al. J Thromb Haemost, 2016;14:875-85.

Quadro 71.9. Protocolo de ponte com heparina durante a suspensão dos antagonistas da vitamina K em pacientes com alto risco tromboembólico.

Dia 10	Coleta do RNI e prescrição da ponte com heparina (os dias de suspensão dos antagonistas da vitamina K dependerão do valor do RNI coletado nesse dia, se RNI > 3,0 serão necessários mais dias de suspensão)
Dia 7	Suspensão da femprocumona (meia-vida plasmática maior)
Dia 5	Suspensão da varfarina
Dia 4 ou 3	Início da HBPM ou HNF para pacientes com alto risco de TE Sem ponte de heparina para pacientes com moderado/baixo risco de TE
Dia 1	Última dose da heparina 24 horas antes do procedimento Liberar para cirurgia com RNI < 1,5* Se RNI > 1,5 para não cancelar a cirurgia, pode ser prescrita baixa dose de vitamina K por via oral: 1 a 2,5 mg*
Dia do procedimento e pós-procedimento	Se controle hemostático adequado, reiniciar o AVK: Baixo risco hemorrágico: reiniciar a heparina após 12 a 24 horas Alto risco hemorrágico: reiniciar a heparina após 48 a 72 horas Manter heparina até RNI encontrar-se na faixa terapêutica (geralmente por quatro a cinco dias)**

RNI: razão normatizada internacional; HBPM: heparina de baixo peso molecular; HFN: heparina não fracionada; TE: tromboembolismo.

Quadro 71.10. Manejo perioperatório dos anticoagulantes orais de ação direta.

	Última dose da medicação antes da intervenção cirúrgica			
Fármaco	**Dabigatrana**		**Apixabana – Edoxabana –Rivaroxabana**	
Clearance de creatinina	**Risco hemorrágico do procedimento**		**Risco hemorrágico do procedimento**	
	Baixo	**Alto**	**Baixo**	**Alto**
CrCl ≥ 80 mL/min	≥ 24 h	≥ 48 h	≥ 24 h	≥ 48 h
CrCl 50 – 80 mL/min	≥ 36 h	≥ 72 h	≥ 24 h	≥ 48 h
CrCl 30 – 50 mL/min ≥ 48 h		≥ 96 h	≥ 24 h	≥ 48 h
CrCl 15 – 30 mL/min	Não indicado		≥ 36 h	≥ 48 h
CrCl < 15 mL/min	Sem indicação oficial			

Com relação aos DOACs, a terapia de ponte com heparina não é recomendada durante a suspensão para procedimentos em razão da sua meia-vida curta. A estratégia de suspensão e reintrodução dos anticoagulantes diretos se baseia na função renal do paciente e no risco hemorrágico do procedimento (Quadro 71.10).

Manejo do paciente com fibrilação atrial na síndrome coronária aguda e na intervenção coronária percutânea

A prevalência de doença arterial coronária nos pacientes com FA é de aproximadamente 15%, com uma probabilidade de que 5 a 15% poderão ser submetidos a implante de *stent*; portanto, o uso combinado dos antiagregantes plaquetários (AAP) e de anticoagulantes orais (ACO) em paciente com FA deve exigir uma análise cuidadosa do risco de sangramento e de eventos tromboembólicos.

Nos pacientes com FA e síndrome coronária aguda que foram submetidos a um implante de *stent*, o uso concomitante de ACO e AAP (tripla terapia) poderá ser realizado por um período de um a seis meses, dependendo do risco de sangramento do paciente (Figura 71.3).

Nos pacientes com FA e que necessitam do implante de *stent* eletivo, a recomendação da duração de terapia combinada dependerá do risco de TE e de sangramento inerentes ao paciente (Figura 71.4).

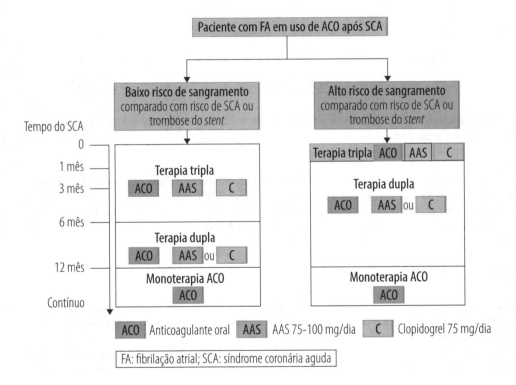

Figura 71.3. Terapia antitrombótica no paciente com fibrilação atrial e síndrome coronária aguda.

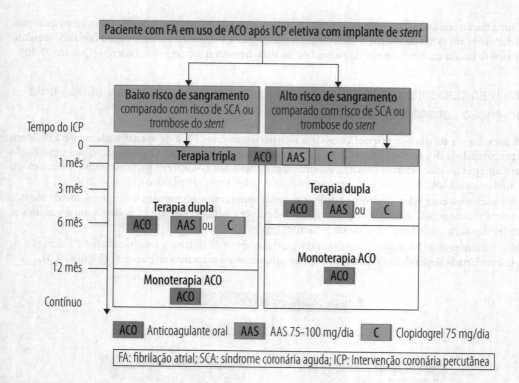

Figura 71.4. Terapia antitrombótica no paciente com fibrilação atrial em uso de anticoagulante oral após intervenção coronária percutânea com implante de *stent*.

Quando o anticoagulante utilizado for um DOAC, a recomendação é de que seja prescrita a menor dose efetiva para a prevenção de TE (avaliada nos grandes estudos de pacientes com FA). O uso de prasugrel ou ticagrelor como parte da terapia tripla deve ser evitado em função do aumento importante do risco de sangramento, a menos que haja uma clara necessidade desses agentes (por exemplo, trombose de *stent* durante o uso de aspirina e clopidogrel).

CONCLUSÃO

A escolha do anticoagulante oral deve ser realizada após uma análise do risco e benefício, com base nas indicações aprovadas pelas diretrizes de sociedades médicas, nas características de cada substância, nos aspectos clínicos individuais e na preferência do paciente.

O conhecimento básico das características farmacológicas é primordial para a segurança do paciente anticoagulado, evitando as complicações hemorrágicas e promovendo a redução dos eventos tromboembólicos.

BIBLIOGRAFIA

Burgess S, Crown N, Louzada ML, et al. Clinical performance of bleeding risk scores for predicting major and clinically relevant non-major bleeding events in patients receiving warfarin. J Thromb Haemost. 2013;11(9):1647-54.

Delate T, Meisinger SM, Witt DM, et al. Bridge therapy outcomes in patients with mechanical heart valves. Clin Appl Thromb Hemost. 2017;23(8):1036-41.

Doherty JU, Gluckman TJ, Hucker WJ, et al. 2017 ACC expert consensus decision pathway for periprocedural management of anticoagulation in patients with nonvalvular atrial fibrillation: a report of the American College of Cardiology Clinical Expert Consensus Document Task Force. J Am Coll Cardiol. 2017;69(7):871-98.

Douketis JD, Spyropoulos AC, Kaatz S, et al; BRIDGE investigators. Perioperative bridging anticoagulation in patients with atrial fibrillation. N Engl J Med. 2015;373(9):823-33.

Eichinger S. Reversing vitamin K antagonists: making the old new again. Hematol Am Soc Hematol Educ Program. 2016;2016(1):605-61.

Hart RG, Pearce LA, Aguilar MI. Meta-analysis: antithrombotic therapy to prevent stroke in patients who have nonvalvular atrial fibrillation. Ann Intern Med. 2007;146(12):857-67.

Heidbuchel H, Verhamme P, Alings M, et al. Updated EHRA practical Guide for use of the non-VKA oral anticoagulants. Europace. 2015;17(10):1467-507.

Kirchhof P, Benussi S, Kotecha D, et al. 2016 ESC Guidelines for the management of atrial fibrillation developed in collaboration with EACTS. Eur Heart J. 2016;37(38):2893-962.

Lip GY, Nieuwlaat R, Pisters R, et al. Refining clinical risk stratification for predicting stroke and thromboembolism in atrial fibrillation using a novel risk factor-based approach: the euro heart survey on atrial fibrillation. Chest. 2010;137(2):263-72.

Olesen JB, Sorensen R, Hansen ML, et al. Non-vitamin K antagonist oral anticoagulation agents in anticoagulant naive atrial fibrillation patients: Danish nationwide descriptive data 2011–2013. Europace. 2015;17(2):187-93.

Pisters R, Lane DA, Nieuwlaat R, et al. A novel userfriendly score (HAS-BLED) to assess 1-year risk of major bleeding in patients with atrial fibrillation: the Euro Heart Survey. Chest. 2010;138(5):1093-100.

Ruff CT, Giugliano RP, Braunwald E, et al. Comparison of the efficacy and safety of new oral anticoagulants with warfarin in patients with atrial fibrillation: a meta-analysis of randomised trials. Lancet. 2014;383(9921):955-62.

Spyropoulos AC, Al-Badri A, Sherwood MW, et al. Periprocedural management of patients receiving a vitamin K antagonist or a direct oral anticoagulant requiring an elective procedure or surgery. J Thromb Haemost. 2016;14(5):875-85.

72

Trombose de próteses

Rosa Elvira Ramos Veiga
Tiago Costa Bignoto
Auristela Isabel Oliveira Ramos

Palavras-chave: Terapia antitrombótica; Troca valvar; Doença cardíaca valvar.

INTRODUÇÃO

A trombose de prótese é caracterizada pela formação de trombo em alguma estrutura protética, levando consequentemente à disfunção e podendo estar acompanhada de tromboembolismo ou não. A redução da mobilidade de algum folheto/elemento de uma prótese valvar não é incomum, porém, a repercussão clínica é variável, de acordo com o material (biológico ou mecânico) e a posição da prótese, bem como com as características trombóticas do paciente e o uso inadequado dos anticoagulantes orais.

Próteses mecânicas são mais trombogênicas e também mais duráveis. Já as biológicas são menos trombogênicas com perfil hemodinâmico mais "fisiológico", mas apresentam durabilidade reduzida.

A disfunção da prótese pela trombose pode se manifestar como redução da mobilidade de algum folheto/elemento móvel, falha de coaptação ou espessamento dos mesmos, causando elevação dos gradientes e redução do orifício efetivo de fluxo ou refluxo protético central.

O risco de trombose de prótese é maior nas próteses mecânicas e na posição tricúspide, seguida pela mitral e aórtica. A incidência nas mecânicas varia de 0,1% a 5,7%/paciente ao ano, mas, por ser subdiagnosticada, devido à alta prevalência de assintomáticos, algumas séries mostram taxas de até 9,4%. Nas bioproteses, a incidência varia de 0,03% a 0,38%/paciente ao ano, podendo chegar a 1% nas de posição tricúspide, principalmente nos primeiros 3 meses após o implante da prótese.

A incidência de trombose em próteses transcateter ainda é incerta na literatura mundial. Dados de publicações recentes chegam a 0,61%/paciente ao ano, com maior ocorrência também nos 3 primeiros meses.

DIAGNÓSTICO

História clínica

A apresentação da trombose varia desde pacientes assintomáticos a quadros de dispneia progressiva ou súbita, piora da classe funcional, história de episódios embólicos, sintomas sugestivos de baixo débito, insuficiência cardíaca, edema agudo de pulmão e óbito.

Ausculta cardíaca

Diminuição ou alteração do ruído metálico da prótese, aparecimento de novos murmúrios ou intensificação de sopros preexistentes.

Ecocardiografia

O exame transtorácico pode identificar anormalidades na movimentação dos folhetos/elementos móveis, como também a presença de imagens sugestivas de trombo e suas características, como tamanho, localização e mobilidade.

O exame também avalia os gradientes pela prótese, o orifício efetivo de fluxo, a presença de refluxos e dados morfológicos, como diâmetros das cavidades cardíacas e função ventricular. Quando a imagem transtorácica for inadequada ou deixar dúvida, deve-se proceder à complementação transesofágica, principalmente quando a suspeita recai sobre a prótese em posição mitral. O uso da modalidade tridimensional pode ajudar na diferenciação entre trombose, *pannus* ou vegetação.

Fluoroscopia

Útil apenas em próteses mecânicas, analisa a restrição na mobilidade dos elementos móveis e o ângulo de abertura da prótese, formado entre o disco e o anel protético, principalmente nas próteses de duplo disco. O hemodinamicista deve ter o cuidado de definir uma incidência na qual os discos da prótese possam estar em perfil e perpendiculares ao anel desta, permitindo a análise adequada dos discos e o cálculo do ângulo de abertura, formado entre os discos e o anel.

Tomografia computadorizada.

Em caso de dúvida diagnóstica após investigação com demais métodos, pode-se lançar mão desse exame complementar, que apresenta boa acurácia no diagnóstico de trombose de prótese.

TRATAMENTO

Trombose de prótese biológica

Em pacientes oligossintomáticos que apresentem diagnóstico de trombose parcial de prótese biológica, o tratamento inicial consiste em manter a Razão Normalizada Internacional (RNI) dentro da faixa para aqueles que apresentavam controle insatisfatório e, após 3 meses, reavaliar com ecocardiograma (Figura 72.1). Para aqueles que apresentaram trombose com RNI na faixa, sugere-se associar ácido acetilsalicílico 100 mg ao dia e reavaliar com ecocardiograma após 3 meses.

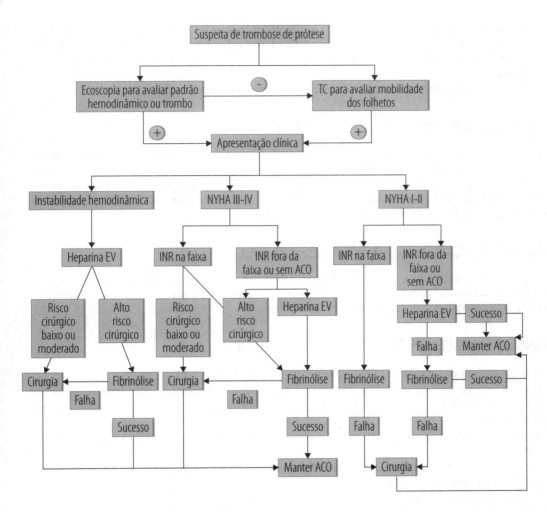

Figura 72.1. Algoritmo de conduta na trombose de prótese valvar. TC: tomografia computadorizada; NYHA: *New York Heart Association*; EV: via endovenosa; RNI: Razão Normalizada Internacional; ACO: anticoagulação oral.

Pacientes com trombose de prótese biológica e sintomas devem ser internados. Anticoagulação com heparina por via endovenosa (EV) deve ser iniciada e a prótese, reavaliada; se não houver regressão do quadro clínico, deve-se indicar troca valvar. Se houver melhora do quadro clínico e da mobilidade dos folhetos, deve-se manter o paciente anticoagulado com a RNI entre 2,5 e 3,5. No caso de próteses antigas, já com sinais de calcificação, deve-se indicar cirurgia.

Prótese mecânica

Pacientes com trombose de prótese mecânica, com ou sem sintomas, devem ser internados. Se o paciente estiver sintomático, trata-se de uma emergência cirúrgica.

VALVOPATIAS

Na trombose de prótese mitral ou aórtica, a indicação cirúrgica é o tratamento de escolha, principalmente se a prótese for de um modelo antigo, tipo bola-gaiola ou disco único. Se o paciente estiver estável ou, por outro lado, tiver risco cirúrgico elevado, a terapia fibrinolítica pode ser tentada, respeitando-se as contraindicações.

Na trombose da prótese tricúspide, o fibrinolítico é a primeira opção.

CONTRAINDICAÇÃO ABSOLUTA PARA FIBRINOLÍTICO

História prévia de acidente vascular cerebral (AVC) hemorrágico ou de retinopatia diabética hemorrágica; hipertensão arterial sistêmica (> 200 mmHg/ 120 mmHg); presença de sangramento interno ativo; endocardite infecciosa ativa; trauma craniano recente ou neoplasia; trombo móvel ou com dimensões maiores que 0,8 cm^2; pacientes em classe funcional *New York Heart Association* (NYHA) III-IV; e hipotensão ou choque constituem contraindicação absoluta para fibrinolítico.

CONTRAINDICAÇÃO RELATIVA PARA FIBRINOLÍTICO

Sangramento gastrintestinal nos últimos 10 dias, AVC isquêmico recente (2 meses), prévia exposição à terapêutica trombolítica (1 ano) – quando foi usado estreptoquinase (SK) e se pretende usá-la novamente e gravidez são contraindicações absolutas para fibrinolítico

DOSAGEM E ADMINISTRAÇÃO DOS FIBRINOLÍTICOS

Deve-se suspender a anticoagulação e aguardar RNI ficar abaixo de 2,0.

Se estreptoquinase usar 250.000 U, por via EV, em bólus, durante 30 minutos; a seguir, fazer infusão de SK na dose de 100.000 U por hora, no máximo em 72 horas (medicação em desuso e com cada vez menor disponibilidade).

Ativador do plasminogênio (t-PA) pode ser administrado na dose 100 mg EV em infusão contínua em 2 horas.

O controle do tratamento deve ser feito com fluoroscopia e/ou ecocardiografia a cada 24 horas após o início da infusão, máximo 72 horas.

Deve-se iniciar heparinização plena e reintroduzir o anticoagulação oral 24 horas após interrupção dela. Manter tempo de tromboplastina parcialmente ativada (TTPa) entre 2,0 a 2,5 vezes o de base até RNI alcançar a faixa proposta, que é de 2,5 a 3,5. Em alguns casos, está indicada a associação de 100 mg de ácido acetilsalicílico diário.

Se após tratamento fibrinolítico paciente não apresentar melhora e a trombose persistir, está indicada cirurgia de urgência após normalização do coagulograma.

BIBLIOGRAFIA

Bonou M, Konstantinos L, Barbetseas J. Prosthetic heart valve obstruction: thrombolysis or surgical treatment? European Heart Journal: Acute Cardiovascular Care. 2012;1:122-7.

Dangas GD, Weitz JI, Giustino G, et al. Prosthetic Heart Valve Thrombosis. J Am Coll Cardiol. 2016;68(24):2670-89.

Egbe AC, Pislaru SV, Pellikka PA, et al. Bioprosthetic valve thrombosis versus structural failure: clinical and echocardiographic predictors. J Am Coll Cardiol. 2015;66:2285-94.

Mansur Filho J. Trombose de prótese valvular e tratamento trombolítico. Rev SOCERJ. 2001;XIV:88-94.

Nishimura RA, Otto CM, Bonow RO, et al. 2014 AHA/ACC Guideline for the Management of Patients With Valvular Heart Disease: Executive Summary: A Report of the American College of Cardiology/American Heart Association Task Force on Practice Guidelines. J Am Coll Cardiol. 2014. pii S0735-1097(14)01280-7.

O'Gara PT. Prosthetic heart valves. In: Otto CN, Bonow RO. Valvular heart disease: a comparison to Braunwald's heart disease. Philadelphia, PA: Elsevier Saunders; 2014. p.420-38.

Ramos AI, Ramos R, Togna DJ, et al. Terapia fibrinolítica para trombose de próteses valvares cardíacas: resultados imediatos e tardios. Arq Bras Cardiol. 2003;81:387-92.

Vahanian A, Alfieri O, Andreotti F, et al. Joint Task Force on the Management of Valvular Heart Disease of the European Society of Cardiology (ESC); European Association for Cardio-Thoracic Surgery (EACTS), Guidelines on the management of valvular heart disease (version 2012). Eur Heart J. 2012;33(19):2451-96.

Whitlock RP, Sun JC, Fremes SE, et al. Antithrombotic and thrombolytic therapy for valvular disease. Chest. 2012;141(Suppl 2):e576S-e600S.

SEÇÃO 9

CARDIOPATIAS CONGÊNITAS

73

Diagnóstico e tratamento das principais cardiopatias congênitas acianogênicas

Maria Aparecida de Almeida e Silva

Palavras-chave: Cardiopatias congênitas acianogênicas; Comunicação interatrial; Comunicação interventricular; Persistência do canal arterial; Defeitos do septo atrioventricular.

INTRODUÇÃO

A segurança e a experiência na prática da especialidade possibilitam montar estratégias de ação no consultório e no ambiente hospitalar, evitando-se, assim, as armadilhas do dia a dia, estreitando a relação médico-paciente e atuando quando possível preventivamente.

"Malformações cardíacas congênitas do coração são defeitos dinâmicos que se originam no embrião, evoluem durante a gestação e mudam consideravelmente durante o curso da vida extrauterina", cita Joseph Perloff.

Abordar de maneira ótima implica reconhecer precocemente, diagnosticar precisamente, corrigir no momento ideal e realizar seguimento pós-operatório cuidadoso. O conhecimento da história natural e modificada de tais defeitos é fundamental, evitando-se inclusive procedimentos desnecessários. As cardiopatias congênitas acianogênicas são as mais frequentes, sendo divididas em dois grandes grupos: aquelas que cursam com obstrução à saída ventricular direita e/ou esquerda e aquelas com pertuitos intercavitários, as quais estabelecem desvios de sangue da circulação sistêmica para a pulmonar, nos níveis atrial, ventricular ou arterial.

Dentre as lesões obstrutivas do lado direito do coração, a mais representativa é a estenose pulmonar valvar, porém a subvalvar, a supravalvar e das artérias pulmonares também ocorrem isoladamente ou associadas a outros defeitos.

As lesões obstrutivas do lado esquerdo são: estenose aórtica valvar (90% por valva aórtica bivalvular), subvalvar ou supravalvar, coartação da aorta e interrupção do arco aórtico. Outros tipos mais raros são a estenose mitral congênita valvar e supravalvar, *cor triatriatum* e estenose das veias pulmonares.

Considerando as comunicações intercavitárias, figuram além das comunicações interatriais e do retorno venoso pulmonar anômalo, as comunicações interventriculares, os defeitos do septo atrioventricular, o canal arterial persistente e as fístulas arteriovenosas.

CARDIOPATIAS CONGÊNITAS COM DESVIO DE SANGUE DA ESQUERDA PARA A DIREITA

As alterações fisiopatológicas que vão determinar as manifestações clínicas dependem fundamentalmente da idade, do tamanho do defeito, da relação entre as resistências vascular pulmonar e sistêmica e da localização do defeito.

Os defeitos pré-tricúspides levam à sobrecarga volumétrica das cavidades direitas e os pós-tricúspides (comunicação interventricular, canal arterial, janela aortopulmonar) resultam na sobrecarga das cavidades esquerdas. Em geral, os defeitos no septo atrioventricular aumentam as quatro cavidades. Portanto, a principal complicação resultante é a insuficiência cardíaca, bem como as infecções respiratórias de repetição, o hipodesenvolvimento físico e a hipertensão pulmonar.

As manifestações clínicas são tanto mais precoces quanto mais grave a cardiopatia. Em defeitos pequenos, com fluxo pulmonar discretamente aumentado, o paciente pode ser assintomático, e o diagnóstico suspeitado pela presença de sopro.

As comunicações interatriais podem ter ausculta muito sutil, com sopro ejetivo em foco pulmonar, mais intensa quanto maior for a sobrecarga do ventrículo direito. A pista principal é o desdobramento largo e fixo da segunda bulha, com componente pulmonar da segunda bulha normal, aumentado na hipertensão pulmonar e diminuído quando se associa a estenose anatômica da valva pulmonar.

O diagnóstico da comunicação interventricular é mais fácil devido basicamente à ausculta, que mostra sopro holossistólico em terceiro e quarto espaços intercostais esquerdos, com irradiação para a direita e ponta, acompanhado de frêmito, na maioria dos casos. A magnitude do sopro depende do tamanho da comunicação e da presença, ou não, de hipertensão pulmonar. Acidentes clínicos que surgem na evolução da comunicação interventricular podem ser suspeitados pelo exame clínico, incluindo: surgimento de hipertensão pulmonar, em que o sopro vai diminuindo ou até desaparece; a fallotização por desenvolvimento de estenose infundibular; o prolapso das válvulas coronário direito ou não coronário da valva aórtica, fazendo surgir insuficiência aórtica em graus variáveis e/ou aneurisma dos seios de valsalva, que podem se romper em cavidades direitas (átrio ou ventrículo direitos), surgindo fístula aorta-cavidades direitas. Isso resulta em mudança na ausculta para sopro contínuo em borda esternal direito baixa e sinais sugestivos de fuga aórtica (pulsos amplos e pressão arterial diferencial alargada).

É importante lembrar a alta incidência de fechamento espontâneo das comunicações interventriculares, chegando a 70% no primeiro ano de vida, sobretudo as musculares. As comunicações tipo via de entrada e mal alinhamento são mais difíceis de se fecharem espontaneamente.

Sopro contínuo em região infraclavicular esquerda é sugestivo de canal arterial persistente. A intensidade do sopro é variável conforme o tamanho do defeito e o grau da resistência vascular pulmonar. Concomitante, verificam-se pulsos amplos e pressão arterial diferencial alargada. Com o surgimento da hipertensão pulmonar, a ausculta se modifica, diminuindo ou desaparecendo o sopro diastólico e surgindo hiperfonese do componente pulmonar da segunda bulha.

Nos defeitos do septo atrioventricular, na forma total, os sopros podem ser discretos, já que os defeitos são grandes, igualando as pressões entre as cavidades ventriculares, e a hipertensão pulmonar acaba sendo precoce. Pode haver insuficiência da valva atrioventricular, resultando em sopro regurgitativo em foco tricúspide e ponta. A intensidade do componente pulmonar da segunda bulha acompanha a hipertensão pulmonar que é precoce nesta doença, muito frequentemente associada à síndrome de Down.

Exames simples e fundamentais são o eletrocardiograma (ECG) e a radiografia de tórax. Na comunicação interatrial, o ECG pode ser normal, porém, em 90% dos casos, associa-se a distúrbio de condução pelo ramo direito do feixe de His, com complexos polifásicos nas precordiais direitas (rR' em V1 com S em precordiais esquerdas). Por ser de comunicação tipo *ostium primum*, há desvio do eixo elétrico do QRS para esquerda com rotação anti-horária, em 87% dos casos.

Nos defeitos pós-tricúspides com repercussão hemodinâmica, o ECG varia com a idade, o tamanho do defeito e o grau de resistência vascular pulmonar. Ao nascimento, há predomínio do ventrículo direito pelo padrão fetal. Caindo a resistência vascular pulmonar em torno de um a dois meses, surgem potenciais de ventrículo esquerdo (SBV) e, com o crescimento, há o predomínio de ventrículo esquerdo. A volta do predomínio do ventrículo direito indica hipertensão pulmonar ou fallotização por surgimento de estenose infundibular.

À radiografia de tórax, a trama vascular pulmonar aumentada em graus variáveis e a cardiomegalia informam o grau de repercussão hemodinâmica. Nas comunicações interatriais, há aumento das cavidades direitas (átrio e ventrículo direitos), bem como abaulamento do tronco pulmonar. Nas comunicações interventriculares, além do hiperfluxo, nota-se aumento das cavidades esquerdas. Em decorrência da fuga de sangue das cavidades esquerdas para as direitas, o baixo débito sistêmico faz com que o botão aórtico seja pequeno.

Formulada a suspeita clínica, o ECG torna-se fundamental e um recurso diagnóstico indispensável para o esclarecimento das manifestações clínicas atribuídas a anormalidades circulatórias, morfológicas e funcionais. Tal exame fornece ao clínico o suporte para decisões, acompanhamento e uso de medicamentos, ao cirurgião o caminho a seguir na correção, bem como é guia para o hemodinamicista na decisão, realização e seguimento das diversas possibilidades de tratamento percutâneo.

O estudo hemodinâmico é solicitado quando persistem dúvidas em relação à anatomia, ao grau de resistência vascular pulmonar, aos defeitos associados e quando, em adultos, deve-se afastar lesões coronárias. Ele se torna de grande importância quando assume caráter terapêutico como será abordado adiante.

Para elucidação diagnóstica, nos casos em que o ECG foi insuficiente, hoje, é possível novas tecnologias não invasivas, com grande avanço atual, que são a ressonância nuclear magnética e a tomografia cardiovascular. Essas produzem imagens de alta qualidade, com cortes em qualquer plano, reconstruções tridimensionais e informações funcionais.

CONDUTA NA COMUNICAÇÃO INTERATRIAL

A comunicação interatrial é cardiopatia congênita comum, com incidência em torno de 8 a 10% do total e 60% encontrada em mulheres. O fechamento espontâneo pode ser esperado em até um a dois anos, principalmente nas cardiopatias do tipo *ostium secundum* e nas pequenas. A cardiopatia pode ser classificada em: *ostium secundum* (fossa oval); *ostium primum* (defeitos do septo atrioventricular parcial), que tem como defeito associado o *cleft* do folheto anterior do componente esquerdo da valva atrioventricular esquerda, podendo ser incompetente em graus variáveis; seio venoso superior e inferior, que muito frequentemente vêm com retorno venoso pulmonar anômalo parcial associado; seio coronário e átrio único.

Há consenso de que quando o defeito leva à dilatação das cavidades direitas, ele deveria ser fechado, o que geralmente acontece em defeitos medindo acima de 8 a 10 mm. Em crianças menores, a repercussão pode surgir em defeitos menores. Outros detalhes também têm que ser considerados, tais como grau de aumento das cavidades direitas e defeitos associados. A mortalidade é de 1% na infância e 15% até a terceira década. Em torno de 60 anos, é mais alta devido à ocorrência frequente de arritmias (60% com fibrilação ou *flutter* atriais), insuficiência cardíaca, infecções respiratórias, embolia paradoxal e hipertensão arterial pulmonar.

O tratamento pode ser cirúrgico ou percutâneo na dependência do tipo anatômico, no tamanho, na repercussão hemodinâmica e na disponibilidade de próteses. Quando houver comunicações pequenas sem repercussão hemodinâmica, bom desenvolvimento físico e nenhum sintoma, os pacientes permanecem em acompanhamento clínico. Quando há repercussão hemodinâmica denotada por sintomas, aumento de câmaras direitas, movimento paradoxal do septo interventricular e relação entre QP > QS maior que 1,5 a 2, o fechamento é recomendado após 2 anos na maioria. Se o controle clínico é difícil, indicação quando necessário (Figura 73.1).

O ECG transesofágico é fundamental na elegibilidade para tratamento percutâneo, que é feito em comunicações tipo *ostium secundum*, sendo favorável em 90% dos casos. Outros critérios têm que ser obedecidos: presença de repercussão hemodinâmica, diâmetro inferior a 35 mm; bordas acima de 5 mm com exceção da borda anterossuperior, que é insuficiente em 70% dos casos e ausência de hipertensão arterial pulmonar fixa (Figura 73.2).

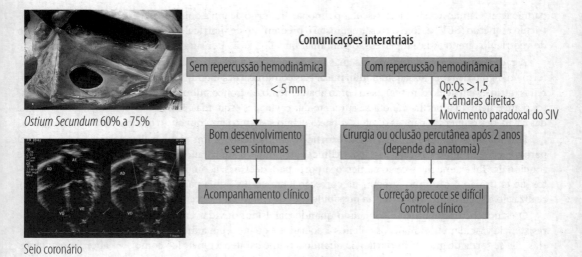

Figura 73.1. Guia para indicação da correção das comunicações interatriais. Qp: fluxo pulmonar; Qs: fluxo sistêmico. SIV: septo interventricular; VD: ventrículo direito; AE: átrio esquerdo; AD: átrio direito; SC: seio coronário; VE: ventrículo esquerdo. Ver figura colorida no encarte

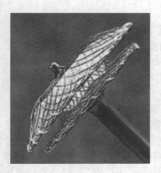

Comunicação interatrial

ETE – Elegibilidade para TTO percutâneo
- CIA *ostium secundum* (mais de 90% dos casos são favoráveis)
- Diâmetro < 35 mm
- Drenagem venosa pulmonar NORMAL
- Repercussão hemodinâmica
- Bordas acima de 5 mm (borda anterossuperior insuficiente em 70% dos casos)
- Ausência de hipertensão pulmonar fixa

Figura 73.2. Indicações para tratamento percutâneo da comunicação interatrial. ETE: ecocardiograma transesofágico; CIA: comunicação interatrial. Ver figura colorida no encarte

As duas próteses mais utilizadas são a *Amplatzer* e a *Helex*, sendo a segunda capaz de fechar defeitos com até 20 mm de diâmetro. Na experiência do Instituto Dante Pazzanese, os *shunts* residuais ocorreram em 2,7% e são considerados pequenos. Nos outros tipos anatômicos, o tratamento deve ser cirúrgico. Na comunicação tipo seio venoso, o remendo usado para fechamento precisa ser posicionado de tal forma a direcionar a veia pulmonar superior direita para o átrio esquerdo e permitir a drenagem ampla da veia cava superior para o átrio direito. Sabendo-se que a comunicação tipo *ostium primum* vem com *cleft* no folheto anterior da valva mitral, há que se ter o cuidado de testar a sua suficiência e tratar se necessário. Esses pacientes merecem controle rigoroso e constante em vista da possibilidade de disfunção valvar residual e progressiva (Figura 73.2).

Vale ressaltar que a correção mais precoce evita deterioração do ventrículo direito, dilatação atrial, causa de arritmias tardias, evolução de hipertensão arterial pulmonar e disfunção da valva mitral, por degeneração mixomatosa, presente em 50% dos pacientes com idade superior a 15 anos.

O resultado do tratamento depende da idade, do tipo anatômico, do tamanho, do grau de hipertensão pulmonar e da disfunção ventricular direita. Pacientes operados até a segunda década em geral se comportam muito bem. A correção em pessoas mais velhas resulta em aumento persistente das cavidades direitas. A partir dos 40 anos, a correção implica em melhora da qualidade de vida, porém com risco de arritmias e fenômenos tromboembólicos. Nos defeitos tipo *ostium primum*, a má-formação coexistente do componente esquerdo da valva atrioventricular gera lesões residuais, estenose ou insuficiência, necessitando de novas intervenções.

CONDUTA NA PERSISTÊNCIA DO CANAL ARTERIAL

A persistência do canal arterial é de fundamental importância na vida intrauterina e, normalmente, se fecha após o nascimento, nas primeiras horas até algumas semanas. Alterações estruturais na região do ducto, com camada média muito espessa, arranjo longitudinal das fibras musculares da camada interna e arranjo circular na média externa, fazem com que haja contratura das fibras após o nascimento, com posterior proliferação da íntima e transformação em cordão fibroso após três meses.

Situação diferente se observa em prematuros ou neonatos pequenos para a idade gestacional, em que o fechamento é retardado e a repercussão hemodinâmica pode ser maior por imaturidade da circulação pulmonar. A insuficiência cardíaca pode ser grave, necessitando de tratamento medicamentoso com indometacina ou ibuprofeno, que agem inibindo a ação da prostaglandina existente na circulação da criança, em quantidade tanto maior quanto mais precoce o nascimento. O fechamento espontâneo no prematuro pode ser um pouco mais tardio do que o da criança a termo.

Deve-se programar seu fechamento baseando-se em três pontos principais: baixo risco de procedimentos cirúrgicos ou percutâneos; possibilidade da ocorrência de problemas futuros como insuficiência cardíaca, endocardite e hipertensão pulmonar; e certeza da cura total do defeito, quando não há complicações prévias.

A indicação se baseia na repercussão hemodinâmica, e o método depende da disponibilidade e da anatomia do defeito. É indicado em todo canal com repercussão hemodinâmica, controverso em canais silenciosos e contraindicado quando há hipertensão pulmonar grave (Síndrome de Eisenmenger). O tratamento percutâneo é feito na dependência da idade, no peso e na anatomia favorável. Os dispositivos mais usados são *coils de Gianturco, nit oclud, plug vascular e amplatzer*. O tratamento cirúrgico é feito em crianças de baixo peso, em prematuros e com anatomia desfavorável ao tratamento percutâneo (Figura 73.3).

O risco é baixo, a evolução pós-operatória é rápida e ocorre a cura na maioria dos casos. Pacientes operados têm expectativa de vida igual à da população geral, se não houver hipertensão pulmonar prévia ou disfunção do ventrículo esquerdo. Em tais casos, esses pacientes podem ser liberados do acompanhamento especializado.

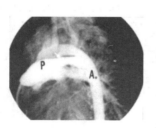

Persistência do canal arterial
Indicado em todo canal com repercussão hemodinâmica
Indicação controversa em canais silenciosos
Contraindicado em canais com HP GRAVE (S. EISEMENGER)
Tratamento percutâneo:
Idade, peso e anatomia favoráveis: *Coils de Gianturco, Nit Oclud Plug Vascular*
Tratamento cirúrgico

Figura 73.3. Condutas no canal arterial persistente. HP: hipertensão pulmonar; S. Eisenmenger: Síndrome de Eisenmenger.

CONDUTA NA COMUNICAÇÃO INTERVENTRICULAR

A comunicação interventricular corresponde a 20% de todas as cardiopatias congênitas, e a indicação de correção e o momento ideal vão depender do tamanho e do tipo anatômico. É real a possibilidade de fechamento espontâneo, mais comum nas comunicações musculares e nas perimembranosas pequenas, em que o tecido da cúspide septal da valva tricúspide pode sobrepor e ocluir a comunicação. Nos casos em evolução clínica, é importante o controle periódico a fim de se detectarem acidentes na evolução como a endocardite infeciosa.

Nos pacientes portadores de comunicações grandes, evoluindo com insuficiência cardíaca, infecções pulmonares de repetição, hipodesenvolvimento físico e sinais de hipertensão pulmonar, a correção deve ser precoce, idealmente em torno de 6 meses ou antes se necessário. Em geral, as comunicações posteriores e as duplamente relacionadas não se fecham espontaneamente. Indicação imperativa nos casos em que surgem acidentes clínicos como prolapso das válvulas coronária direita e não coronária da valva aórtica, insuficiência aórtica, surgimento de banda anômala do ventrículo direito, estenose infundibular pulmonar (*fallotização*), que podem mudar a história natural do defeito. Morbidade decorrente desse tipo de operação são as lesões ao sistema de condução (bloqueios atrioventriculares e do ramo direito). Deve-se ter atenção especial para as comunicações interventriculares múltiplas, em que o acesso convencional pode resultar em lesões residuais. Nesses casos, pode ser necessária a abertura do ventrículo esquerdo, com risco de comprometer a função ventricular esquerda (Figuras 73.4 a 73.6).

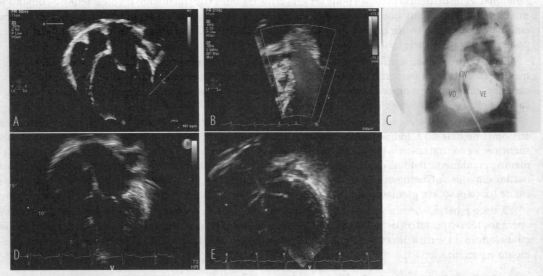

Figura 73.4. Diferentes aspectos das comunicações interventriculares (CIV). (A) Aumento das cavidades esquerdas; (B) CIV perimembranosa; (C) cine da CIV; (D) CIV posterior, CIV muscular. Ver figura colorida no encarte

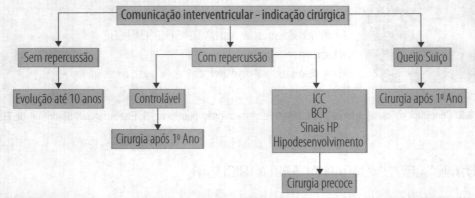

Figura 73.5. Condutas na comunicação interventricular. ICC: Insuficiência cardíaca congestiva; BCP: Broncopneumonia; HP: Hipertensão pulmonar.

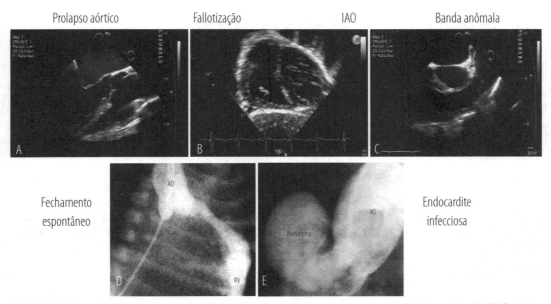

Figura 73.6. Aspectos clínicos que interferem na indicação do tratamento da comunicação interventricular. (A) Prolapso da válvula coronária direita; (B e C) banda anômala do ventrículo direito. Ver figura colorida no encarte

As complicações tardias são: comunicações ventriculares residuais, insuficiência aórtica e tricúspide, distúrbios de condução intraventriculares e bloqueios A-V em graus variáveis, disfunção ventricular esquerda e persistência ou progressão da hipertensão pulmonar. Pacientes operados precocemente são os que mais se beneficiam da correção e não necessitariam de acompanhamento especializado após 3 anos da correção. O bloqueio atrioventricular total (BAVT) tardio ocorre em menos de 1% dos casos.

CONDUTA NOS DEFEITOS DO SEPTO ATRIOVENTRICULAR

Os defeitos do septo atrioventricular apresentam associação frequente com a síndrome de Down, o que, por alterações das vias aéreas e no próprio pulmão, levam à hipertensão arterial pulmonar precoce. Correspondem a um espectro de malformações com aspecto comum, que pode ser caracterizado por ausência das estruturas septais atrioventriculares normais, levando a um canal atrioventricular comum. A valva atrioventricular comum pode ter orifício único ou separado em esquerda e direita, o que leva à denominação de defeitos completos ou parciais. As cavidades ventriculares podem ser balanceadas ou não, o que determina condutas diferenciadas. A passagem do fluxo por meio do defeito pode ser no átrio, ventrículo ou nos dois (forma total).

Nos casos de defeitos totais, a repercussão hemodinâmica é grande, a hipertensão arterial pulmonar precoce, por isso indica-se a correção em até 6 meses. As formas parciais são: comunicação interatrial *ostium primum*; comunicação interventricular posterior; átrio único; fístula VE-AD e *cleft* isolado da valva atrioventricular esquerda. O momento ideal da correção depende da repercussão hemodinâmica (Figura 73.7).

Os problemas na evolução tardia se relacionam ao estado pré-operatório. Grau de hipertensão pulmonar, disfunção ventricular esquerda e/ou direita, anormalidades dos componentes esquerdo e direito da valva A-V e lesões ao sistema de condução.

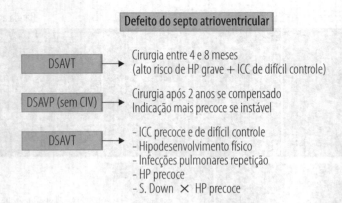

Figura 73.7. Conduta nos defeitos do septo atrioventricular. DSAVT: defeito do septo atrioventricular total; DSAVP: defeito do septo atrioventricular parcial; CIV: comunicação interventricular; HP: hipertensão pulmonar; ICC: insuficiência cardíaca congestiva.

CARDIOPATIAS CONGÊNITAS ACIANOGÊNICAS OBSTRUTIVAS

Neste grupo, chama-se atenção para as estenoses pulmonares, aórticas e a coartação da aorta. Dependendo da gravidade, podem se apresentar precocemente e serem canal-dependentes.

Em geral, observa-se manutenção do fluxo sanguíneo anterógrado devido a mecanismos compensatórios, representados principalmente pela hipertrofia miocárdica e pelo aumento da pressão sistólica aquém da obstrução. A falência ocorre quando sobrevém isquemia coronária relativa, fibrose, arritmias, insuficiência cardíaca e óbito. Nos casos graves, outro mecanismo de descompensação súbita é o fechamento do canal arterial.

Os sintomas são ausentes nos defeitos discretos a moderados, e a exteriorização se faz pela presença de sopro. Porém, estão presentes nas formas graves com cansaço progressivo aos médios e pequenos esforços e, no caso da estenose pulmonar, resulta em abertura do forame oval e surgimento de cianose. Quanto mais precoces as manifestações clínicas, mais graves são os defeitos: insuficiência cardíaca, baixo débito e óbito precoce, após o fechamento do canal arterial.

Nas estenoses pulmonares, o sopro é sistólico ejetivo, em geral de timbre rude e intensidade crescente conforme o grau da obstrução. Audível em foco pulmonar e fúrcula orienta para as formas valvares, no mesocárdio, estenoses subvalvares (infundibular e na via de entrada do ventrículo direito). O componente pulmonar da segunda bulha é tanto mais retardado e hipofonético quanto maior a obstrução.

Nas estenoses aórticas, os sopros são rudes e ejetivos, audíveis em focos aórtico e aórtico acessório, irradiando-se para fúrcula e carótidas. Na suspeita de coarctação da aorta, procurar sopro ejetivo em região interescapulovertebral à esquerda ou sopro contínuo em dorso gerado pelas colaterais. O detalhe semiológico mais importante na coartação da aorta é a diferença de pulso e pressão arterial entre os membros superiores e inferiores e, ocasionalmente, entre os membros superiores, na dependência da localização da obstrução e da origem das artérias subclávias. A esquerda sai após a coartação e, mais raramente, a direita anômala sai após a coartação e passa atrás do esôfago para irrigar o braço direito. Nesse caso, pode ocasionar sintomas relacionados à obstrução do esôfago (disfagia e vômitos frequentes).

Em relação aos exames complementares, chama-se atenção para o ECG e a radiografia de tórax. Na estenose pulmonar, o ECG pode apresentar dois padrões. Geralmente, há dominância ventricular direita, com eixo do QRS desviado para direita e graus variados de sobrecarga ventricular direita, que acompanha claramente a hipertrofia do ventrículo direito e, portanto, o grau de obstrução. Nas estenoses críticas, em que há *shunt* direito-esquerdo pelo forame oval, pode ocorrer sobrecarga ventricular esquerda com eixo do QRS entre -10 a +100 graus. Essa situação pode gerar alguma preocupação quanto ao tamanho do ventrículo direito e à valva tricúspide. Quando a estenose é discreta, o ECG pode ser normal.

Nas obstruções à esquerda, pode haver padrão de sobrecarga ventricular direita nos primeiros seis meses de vida, devido ao retardo na queda da resistência vascular pulmonar secundária à hipertensão venocapilar pulmonar, transmitida das cavidades esquerdas. Em crianças maiores e defeitos graves, surge sobrecarga ventricular esquerda. Alterações da onda T e/ou do segmento ST sugerem isquemia ou fibroelastose associada.

O estudo radiológico nas estenoses pulmonares graves, de apresentação precoce, mostra cardiomegalia, com grande proeminência da borda cardíaca direita e fluxo pulmonar reduzido. Em crianças maiores e lesões leves a moderadas, há dilatação do tronco pulmonar e da artéria pulmonar esquerda, mas o fluxo pulmonar pode ser normal por manutenção do débito ventricular direito.

Nas obstruções à esquerda de apresentação neonatal, o estudo radiológico revela aumento da área cardíaca e padrão pulmonar reticulado denotando edema pulmonar. Em pacientes com apresentação tardia, pode haver cardiomegalia e valvares dilatações progressivas da aorta ascendente. Vale lembrar que 90% das estenoses aórticas valvares são bivalvares. Essa situação cursa com necrose cística da parede da aorta e dilatação progressiva da aorta.

O estudo radiológico da coartação isolada da aorta mostra crescimento ventricular esquerdo, dilatação da aorta ascendente e crossa da aorta, dilatação pós-estreitamento e corrosões costais (sinais de Roessler). Essas corrosões, provocadas pela dilatação das artérias intercostais, são mais tardias e ocorrem nas bordas inferiores da terceira até a sétima costela, bilateralmente.

Em todas essas obstruções, o ECG é fundamental e capaz de fornecer todos os dados para a decisão e conduta. A RNM e a tomografia são especialmente importantes, sobretudo na coartação da aorta. Mostram grau e anatomia da obstrução, presença e importância das colaterais e presença de lesões associadas.

O estudo hemodinâmico complementa o diagnóstico e pode assumir caráter terapêutico. Pela manometria, registra-se gradiente de pressão entre ventrículo direito e artéria pulmoanar nas estenoses pulmonares valvares. Na estenose pulmonar subvalvar, o gradiente é intraventricular e nas supravalvares, entre a região supravalvar e a origem das artérias pulmonares. O estudo angiográfico registra a hipertrofia do ventrículo direito, o local da obstrução e, muitas vezes, a hipertrofia infundibular reacional nas obstruções graves. No caso das estenoses aórticas, a localização e a gravidade serão mostradas pela manometria e pelo estudo angiográfico. A coartação da aorta, além de mostrar a anatomia do defeito pela angiografia, indica a presença de colaterais, defeitos associados, origem dos vasos da base e dilatação da aorta ascendente. Esse dado está relacionado à hiperpressão na zona pré-coarctação e a alterações histológicas na parede da aorta devido à associação com valva aórtica bivalvular, que ocorre em 80% das coarctações.

CONDUTA NAS OBSTRUÇÕES À DIREITA

A obstrução ao esvaziamento ventricular direito é, na maioria das vezes, no plano valvar, que isoladamente corresponde a 7% a 10% de todas as cardiopatias congênitas. Na forma clássica, os folhetos valvares são espessados com abertura em cúpula. Na forma displásica, há hipoplasia do anel e deposição excessiva de mucopolissacarídeos nos folhetos, resultando em fusão comissural. Essa última forma acontece mais em pacientes sindrômicos.

Na forma valvar, o tratamento é preferencialmente percutâneo quando o gradiente pelo ECG é superior a 64 mmHg e pelo cateterismo acima de 50 mmHg. A indicação em gradientes menores pode ser feita quando houver sintomas, o que é raro, disfunção do ventrículo direito, arritmias ou cianose por *shunt* D-E por abertura do forame oval. Nas valvas displásicas, lesões supravalvares e subvalvares, o tratamento deverá ser cirúrgico. Nas estenoses das artérias pulmonares, prefere-se a angioplastia com ou sem implante de *stent*. As obstruções críticas (atresia pulmonar), dependentes do canal arterial, são cianogênicas e serão tratadas em outro capítulo.

As principais complicações após a correção (cirúrgica ou percutânea) são: insuficiência pulmonar, estenose residual ou disfunção ventricular direita. Em trabalho publicado por Petersen et al., a insuficiência valvar ocorreu em 44% dos operados e em 11%, após a valvoplastia. Apesar disso, a evolução é benigna na grande maioria das vezes.

734 | CARDIOPATIAS CONGÊNITAS

CONDUTA NAS OBSTRUÇÕES À EJEÇÃO VENTRICULAR ESQUERDA

Conduta nas estenoses aórticas

Como doença isolada, corresponde a 2% a 6% do total das cardiopatias congênitas. Em 60%, é valvar, subvalvar em 30% e supravalvar em 10%. O tipo subvalvar pode ser em membrana, túnel ou anel fibroso.

A estenose aórtica crítica de apresentação neonatal é cardiopatia, em que o fluxo sistêmico é dependente do canal arterial. O fechamento progressivo após o nascimento leva ao óbito nas primeiras semanas de vida. Surgem sinais de insuficiência cardíaca grave ou colapso circulatório, desconforto respiratório, pulsos filiformes, hipotensão arterial e má perfusão periférica. Quando existe baixo débito e disfunção do ventrículo esquerdo, há redução paradoxal do gradiente transvalvar. Assim, deve ser iniciada imediatamente infusão de prostaglandina E1, com o objetivo de manter o canal aberto, assegurando o *shunt* D-E, preservando o débito sistêmico e a perfusão renal. O uso de drogas vasoativas como dopamina, dobutamina e epinefrina faz-se necessário para otimizar o débito cardíaco. Diuréticos reduzem os fenômenos congestivos. Correção da acidose e suporte nutricional ajudam na evolução. Após a restauração parcial do débito cardíaco e estabilização do quadro, encaminha-se o paciente para o tratamento corretivo.

A valvoplastia aórtica é o método de eleição nas estenoses valvares graves e nos ventrículos desenvolvidos. A exceção a essa diretriz reside nos casos de valva única ou acomissurais. Vale ressaltar que, nesta situação, o gradiente transvalvar pode estar afetado por disfunção ventricular esquerda, insuficiência mitral, *shunt* E-D pelo forame oval ou D-E pelo canal.

A dilatação está indicada nos casos de canal-dependentes e em neonatos assintomáticos com GS pelo ECG acima de 70 mmHg e pico a pico acima de 50 mmHg pelo cateterismo. Em gradientes mais baixos que deixam dúvidas da indicação, o ECG pode ser útil e mostrar a maior ou menor mobilidade da valva. A presença de fibroelastose é um detalhe importante, pois é progressiva e, com o tratamento, pode regredir. Quando o ventrículo esquerdo é hipodesenvolvido (*borderline*), podem ser indicados tratamento híbrido e, posteriormente, biventricular. Em pacientes com ventrículos pequenos, parte-se para correção univentricular.

Em pacientes com manifestação mais tardia, o pior prognóstico se relaciona ao surgimento dos sintomas. 50% dos que apresentam angina morrem em cinco anos. 50% dos que cursam com síncope morrem em três anos. 50% dos que evoluem com insuficiência cardíaca morrem em dois anos. Em vista disso, a presença de sintomas é indicação de tratamentos cirúrgico ou percutâneo.

São consideradas lesões graves quando o gradiente VE-AO é maior que 40 mmHg e área valvar menor que 1 mm. É indicação também em pacientes assintomáticos, mas com sintomas e comportamento anormal da pressão arterial ao teste ergométrico, disfunção do ventrículo esquerdo ao ECG e aorta ascendente com diâmetro superior a 50 mm. Deve-se considerar também em gradientes menores que 40 mmHg se houver alterações ao ECG ou interesse em gravidez ou prática de esportes (Figura 73.8).

Essas indicações valem para as lesões subvalvares e supravalvares, com o detalhe que nestas formas o tratamento deve ser cirúrgico. Várias técnicas são utilizadas, e sua escolha vai depender da anatomia e experiência do serviço.

O tratamento continua após a correção das estenoses aórticas. Têm mais tendência ao espessamento, à calcificação, com risco de reestenose, insuficiência progressiva e endocardite infecciosa. No *Second Natural History Study*, a média de sobrevida em 25 anos foi de 85 *versus* 96% da população geral. Nessa série, 53% apresentavam estado funcional bom e 19%, ruim. Dos pacientes submetidos à tratamento cirúrgico, 40% necessitaram de Reoperação, e a regurgitação estava presente em 47% dos casos. Após a valvoplastia, 25% a 50% apresentavam reestenoses, necessitando de repetidas reintervenções. A insuficiência aórtica é frequente, sendo grave em 20% a 30% dos casos.

Há risco elevado de endocardite infecciosa, chegando a 27,1 por 10.000 pacientes, por ano. Com o passar do tempo, há mais risco de reintervenções, sendo 2% em 5 anos, 19% em 15 anos e 44% em 22 anos. Síncopes e arritmias também preocupam, principalmente nos casos de lesões residuais e disfunção ventricular e geralmente induzidas pelo esforço. Há sempre a possibilidade de dilatação progressiva da aorta, sobretudo nas valvas aórticas bivalvulares.

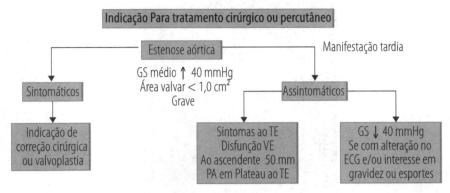

Figura 73.8. Conduta nas estenoses aórticas. GS: gradiente sistólico; TE: teste ergométrico; PA: pressão arterial; VE: ventrículo esquerdo; Ao: aorta.

As estenoses subvalvares têm alta incidência de reestenoses, chegando a 27% em 10 anos. A insuficiência aórtica em 12% a 20%. Três fatores são relacionados à maior recorrência: gradiente pós-operatório imediato maior que 30 mmHg; lesões tipo túnel e maiores gradientes pré-operatórios. As reoperações nas supravalvares chegam a 17% a 40% por progressivas disfunções aórticas.

Conduta na coartações e interrupção do arco aórtico

A coartação da aorta representa 3,4% a 9,8% das cardiopatias congênitas, classificada em pré-, justa- e pós-ductal. A precocidade da apresentação vai depender da intensidade da obstrução, localização (pré e pós-ductal) e presença de defeitos associados. O tipo pré-ductal tem apresentação precoce, pois o canal, permanecendo aberto no período embrionário, inibe o desenvolvimento de circulação colateral. Após o nascimento, o fechamento do canal transfere ao ventrículo esquerdo a responsabilidade de manter o débito sistêmico. Ao ser uma obstrução grave (coartação crítica ou interrupção do arco aórtico), surgem insuficiência cardíaca grave e baixo débito sistêmico, além de fibroelastose do ventrículo esquerdo. Muitas vezes, há necessidade de se instalar prostaglandina até que se possa providenciar a correção.

Neste grupo de apresentação neonatal e nos primeiros meses, a aortoplastia com balão oferece resultados paliativos, e a desobstrução do obstáculo melhora as condições clínicas da criança. Apesar disso, a recoarctação é elevada (30% a 50%), tendo como fatores preditivos a presença do canal com tecido retrátil na região da coartação e a hipoplasia do istmo aórtico. O emprego de *stent* passou a ser utilizado como alternativa paliativa em bebês com insuficiência cardíaca e choque cardiogênico, como medida salvadora.

Em neonatos, o tratamento cirúrgico é o mais indicado. Várias técnicas são utilizadas, sendo a mais difundida a anastomose término-terminal, com ressecção da área coarctada e principalmente retirando o tecido ductal, fator preditivo de recoarctação.

Em crianças maiores, a decisão terapêutica depende das características da anatomia, e a opção por angioplastia ou cirurgia vai depender dos detalhes oferecidos pelo ECG, pela ressonância nuclear magnética ou pela tomografia.

A indicação para aortoplastia com ou sem *stent* é preferida quando a coartação é significante, localizada e sem defeitos associados. A presença de sintomas, hipertensão arterial em membros superiores, hipotensão em membros inferiores e hipertrofia ventricular esquerda são detalhes importantes na decisão (Figura 73.9).

Na presença de defeitos associados como estenoses aórticas, estenose mitral, comunicação interventricular ou persistência do canal arterial, a correção é preferentemente cirúrgica e de preferência em tempo único. Na interrupção do arco aórtico, a apresentação é precoce e o tratamento, cirúrgico.

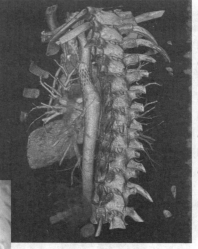

Coartação da aorta

Indicação de tratamento cirúrgico ou percutâneo
Diferença de pressão arterial entre MMSS e MMII ↑ 20 mmHG
Redução de 50% do diâmetro da aorta
Resposta anormal da pressão arterial ao TE ou hipertrofia VE

Figura 73.9. Coartação da aorta (seta). Tratamento percutâneo com *stent*. MMSS: membros superiores; MMII: membros inferiores; TE: teste ergométrico; VE: ventrículo esquerdo. Ver figura colorida no encarte

O seguimento a longo prazo mostra resíduos e sequelas que exigem seguimento indefinido, e os principais incluem: hipertensão arterial sistêmica persistente, coartação residual e recoartação, dilatação e aneurisma da aorta ascendente e descendente, lesões valvares aórticas associadas (estenose e insuficiência), doença arterial coronária prematura, endocardite e endarterite, ruptura da aorta ou de aneurisma do Polígono de Willis e anormalidades do aparelho valvar mitral. São doentes que necessitam de acompanhamento indefinido.

BIBLIOGRAFIA

Fontes VF, Pedra CA, Pedra SF. Coartação da aorta. In: Santana MV. Cardiopatias congênitas no recém-nascido: diagnóstico e tratamento. 3 ed. São Paulo: Atheneu; 2015. p. 393-403.

Rigby ML. Atrial septal defect. In: Gatzoulis MA, Webb GD, Daubeney PE. Diagnosis and management of adult congenital heart disease. New York: Churchill Livingstone; 2003. p.161-70.

Santana MV, Silva MA. Resultados tardios do tratamento cirúrgico e intervencionista das cardiopatias congênitas. In: Serrano JR, Timerman A, Stefanini E. Tratado de cardiologia SOCESP. 2 ed. Barueri (SP): Manole; 2009. p. 2231-51.

Silva MA. Terapêutica clínica nas cardiopatias congênitas. In: Timerman A, Bertolami M, Ferreira JF. Manual de cardiologia. São Paulo: Atheneu; 2012. p. 901-13.

Diagnóstico e tratamento das principais cardiopatias congênitas cianogênicas

Maria Virgínia Tavares Santana

> **Palavras-chave:** Cardiopatias congênitas cianogênicas; Tetralogia de Fallot; Atresia pulmonar; Atresia tricúspide; Operação de Blalock-Taussig, *truncus arteriosus;* Operação de Glenn; Transposição completa das grandes artérias.

INTRODUÇÃO

A incidência das malformações cardíacas congênitas é geralmente determinada pelo número de crianças com cardiopatias em cada 1.000 nascidos vivos. É consenso geral que em cada 1.000 crianças vivas por ocasião do nascimento, oito apresentam cardiopatia. Extrapolando este dado para a realidade brasileira, é possível que por ano nasçam aqui no Brasil, cerca de 30 mil bebês com cardiopatias congênitas. Esta regra, entretanto, não leva em consideração o fato de que a incidência da doença cardíaca congênita é cerca de dez vezes maior no feto que no recém-nascido, embora não existam ainda dados completamente confiáveis, uma vez que o diagnóstico de cardiopatia congênita depende da autópsia cuidadosa do feto, raramente realizada. A incidência das várias lesões cardíacas congênitas depende da fonte bibliográfica a que se recorra, e a variabilidade dos dados é proporcional à amostra considerada. Acrescente-se a isto o fato de que lesões sem repercussões passam despercebidas ao exame, ou mesmo, se reconhecidas, não são referidas ao cardiologista, explicando os diferentes porcentuais relatados na literatura.

As malformações congênitas são consequências de defeitos estruturais presentes já ao nascimento ou detectadas ainda intraútero. Analisaremos as principais.

TETRALOGIA DE FALLOT

Do ponto de vista anatômico a tetralogia de Fallot (T4F) é um complexo de malformações, caracterizada por quatro alterações anatômicas: estenose pulmonar infundíbulo-valvar (EPIV), comunicação interventricular (CIV), dextroposição da aorta e hipertrofia do ventrículo direito (VD), consequente à obstrução da via de saída do VD.

O traço anatômico marcante é o desvio anterior e cefálico do septo infundibular. Além de produzir estenose infundibular, este desvio é responsável pelo aparecimento da CIV e da dextroposição da aorta A severidade da obstrução varia de discreta à severa estenose pulmonar, chegando, ao extremo do espectro, a provocar atresia pulmonar.

738 | CARDIOPATIAS CONGÊNITAS

Quadro clínico

A apresentação clínica é determinada pelo grau de obstrução da via de saída do VD. Quando a obstrução é importante, os sintomas estão presentes desde o nascimento. Cianose persistente pode ser encontrada nos primeiros dias de vida. Quando a insaturação arterial é marcada, a acidose metabólica se instala e é compensada pela taquipneia. Entretanto, a maioria das crianças com T4F é pouco cianótica ao nascimento, porque a obstrução da via de saída é de grau moderado, e o aumento da cianose depende da progressão da estenose infundibular, o que costuma ocorrer entre o sexto e o 18º mês de vida. Além da cianose, outra característica desta doença é a posição de cócoras, com o objetivo de aliviar a hipoxemia e a dispneia. Com esta postura, aumenta-se a resistência periférica, pelo acotovelamento das artérias ilíacas, tornando mais fácil o sangue vencer a resistência oposta pela obstrução da via de saída do VD, do que ganhar a circulação sistêmica. Dessa forma, maior quantidade de sangue é oferecida aos pulmões para a hematose e menor a cianose. Um importante e dramático aspecto no quadro clínico de pacientes com T4F é o aparecimento de crises hipoxêmicas. Estes episódios são mais frequentes entre o sexto mês e o segundo ano de vida, sendo potencialmente perigoso e gerando risco de dano cerebral ou morte. Ocorrem, em geral, pela manhã e são precipitados por choro, alimentação, exercícios ou banho. Caracterizam-se por hiperpneia progressiva, aumento da cianose, rigidez ou flacidez generalizada, com rotação do globo ocular para trás. O quadro neurológico que se segue é variável, podendo ocorrer perda de consciência, convulsões, coma e progressão para êxito letal. A explicação para a ocorrência destas crises é variada, havendo quem as atribua ao espasmo do infundíbulo do VD ou, como sugerem outros, sendo devidas a alterações na sensibilidade do centro respiratório às mudanças impostas pelo aumento da pressão parcial do diáoxido de carbono ($PaCO_2$) e pela queda da pressão parcial de oxigênio (PaO_2) e pH arterial, consequentes às situações que aumentam o consumo de oxigênio ou predisponham a maior *shunt* da direita para a esquerda.

Ao exame físico, além da cianose de intensidade variável, chama atenção a presença de hipocratismo digital e unhas em vidro de relógio, dados estes apenas observados em crianças com mais de 6 meses de idade. Na ausculta do precórdio, o primeiro ruído é normal; o segundo, porém, é único e normofonético, uma vez que apenas o componente aórtico é percebido à ausculta. Sopro sistólico ejetivo, proto e mesossistólico são audíveis no foco pulmonar, sendo sua intensidade diretamente proporcional ao grau de obstrução.

Achados eletrocardiográficos

O achado mais frequente é o desvio do SÂQRS para a direita, em torno de + 120º a + 150º, com rotação horária e hipertrofia ventricular direita (HVD), traduzida por ondas R altas em V_4R e V_1 e ondas S dominantes em V_5 e V_6. Caracteristicamente, existe transição brusca do QRS de V_1 para V_2, manifestada por complexos R puros ou Rs em V_1 para rS em V_2 e V_3 (Figura 74.1). Quando no plano frontal, o SÂQRS desvia-se superiormente e anti-horário, deve-se suspeitar da presença de defeito septal atrioventricular (valva atrioventricular única), mormente em portadores da síndrome de Down.

Achados radiológicos

Os achados típicos são *situs solitus* torácico e abdominal com ponta do coração para a esquerda. A configuração da área cardíaca é característica, a concavidade do arco médio corresponde a hipoplasia do tronco pulmonar, e o aumento do VD torna a ponta do coração proeminente e aguçada, dando-lhe a forma típica do tamanco holandês ou *coeur en sabot*, dos franceses. O fluxo pulmonar diminuído se traduz na pobreza da circulação pulmonar. Em cerca de 30% dos casos, o arco aórtico desce à direita, situação esta que pode ser suspeitada pela visibilização da veia cava superior (VCS) deslocada pelo arco aórtico no contorno superior direito e pela ausência do botão aórtico no contorno superior esquerdo da silhueta cardíaca (Figura 74.2).

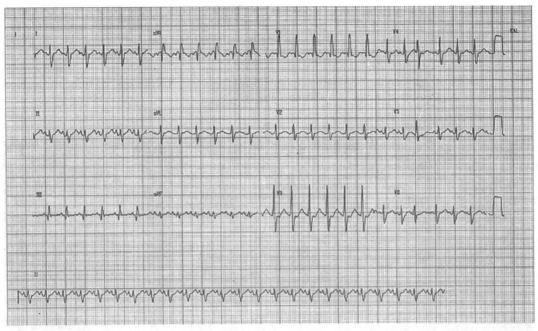

Figura 74.1. Eletrocardiograma de um paciente com tetralogia de Fallot de má anatomia, evidenciando ondas R com transição brusca de V1 para V2 e ausência de potencias de ventrículo esquerdo.

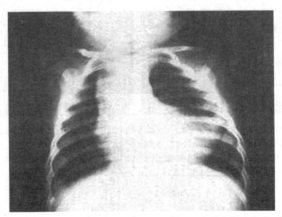

Figura 74.2. Raio-X de tórax em posteroanterior de recém-nascido portador de tetralogia de Fallot, com aspecto da área cardíaca em tamanco holandês, ponta levantada de ventrículo direito, arco médio escavado, pobreza da circulação pulmonar e arco aórtico para direita.

Ecocardiografia

Como em toda malformação cardíaca, a exploração se inicia colocando o transdutor na posição subcostal, para determinar o *situs* víscero-atrial. Desta forma, observa-se facilmente a CIV e o cavalgamento da aorta. O corte apical de quatro e cinco câmaras corrobora os achados do corte subcostal, permitindo a medida do tamanho da CIV e o grau de dextroposição da aorta, o qual deve ser avaliado também e, principalmente, na projeção do eixo maior do VD (Figura 74.3). No corte do eixo curto, analisa-se o infundíbulo, a valva, o anel pulmonar, o tronco e as artérias pulmonares, utilizando-se o mapeamento do fluxo a cores e do cálculo do gradiente transvalvar ou infundíbulo-valvar pelo Doppler, utilizando-se a equação de Bernouille. A confluência ou não das artérias pulmonares é mais bem visualizada nos planos paraesternal alto em eixo curto ou no supraesternal, mesurando-as antes da bifurcação lobar. Ainda na posição supraesternal, rodar o transdutor no sentido anti-horário para identificar o arco aórtico quando desce à esquerda. Se isto não ocorre, continuar a rotação anti-horária. A bifurcação do tronco braquiocefálico dirigido para esquerda indica arco aórtico à direita.

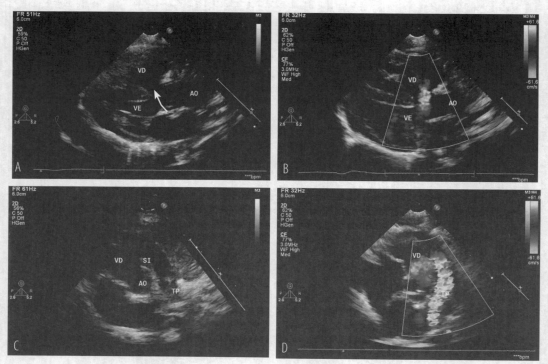

Figura 74.3. (A) Imagem ecocardiográfica em eixo longo, demonstrando a comunicação interventricular (seta) e o cavalgamento da aorta (AO). (B) Fluxo esquerdo-direito pela comunicação interventricular. (C) Desvio anterossuperior do septo infundibular (SI) e a valva pulmonar espessada. (D) Fluxo turbulento pela valva pulmonar estenótica. VE: ventrículo esquerdo; VD: ventrículo direito; TP: tronco pulmonar. Ver figura colorida no encarte

Cateterismo cardíaco e angiocardiografia

A saturação arterial de oxigênio depende da severidade da obstrução da via de saída do VD. Quando é de moderada a severa, a PaO_2 na aorta encontra-se diminuída, em geral abaixo de 70%.

A pressão nos átrios é normal e a do VD encontra-se aumentada, geralmente igual a do ventrículo esquerdo. A pressão da artéria pulmonar é tipicamente abaixo do normal. Observa-se gradiente de pressão entre o VD e o tronco pulmonar, configurando-se a estenose infundibular e ânulo-valvar. A injeção de contraste no VD, com o paciente semissentado na posição oblíqua anterior direita, a 10º ou 20º, permite a visão da estenose da via de saída, da valva pulmonar e da anatomia das artérias pulmonares. (Figura 74.4). A CIV é demonstrada com injeção de contraste no ventrículo esquerdo. De interesse também neste estudo é verificar o tipo de circulação coronária, definindo a origem e o curso das mesmas.

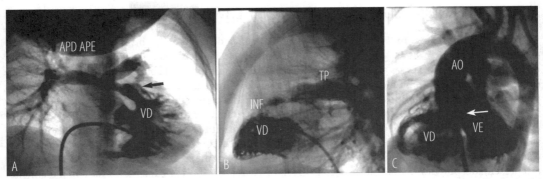

Figura 74.4. (A) Angiografia no ventrículo direito (VD) em projeção posteroanterior cranial evidenciando hipoplasia do anel pulmonar (seta) e do tronco pulmonar (TP) com artérias pulmonares hipoplásicas. (B) VD em perfil esquerdo com infundíbulo hipertrófico (INF). (C) Ventriculograma esquerdo em posição hepatoclavicular com opacificação do VD pela comunicação interventricular (seta) e da aorta (AO), que cavalga o septo interventricular em 30%. APD: artéria pulmonar direita; APE: artéria pulmonar esquerda.

Tratamento

☑ Clínico

Formulada a hipótese diagnóstica de T4F, a confirmação desta suspeita deve ser alicerçada pelo estudo ecocardiográfico. O paciente é mantido em controle clínico mensal, com especial cuidado na monitorização do hematócrito e da hemoglobina, evitando, a todo custo, quadros de anemia ou hemoconcentrações deletérias. O hematócrito ideal é aquele mantido na faixa entre 50% e 56%. Concentrações de hemoglobina < 12 g% são prejudiciais, traduzindo, nestes pacientes, anemia relativa, que deve ser corrigida com ferro ou transfusões de concentrado globular, conforme o quadro clínico. Se sobrevierem as crises hipoxêmicas, além do tratamento imediato, que comporta sedação, posição genupeitoral, administração de oxigênio e correção do desequilíbrio hidroeletrolítico, cuidados adicionais dizem respeito às causas desencadeantes, como anemia, infecções, desidratação ou hemoconcentração excessiva (hematócrito > 65%).

☑ Cirúrgico

Excluídas causas pediátricas desencadeadoras destas crises e persistindo o quadro de hipóxia, a conduta é cirúrgica. No Serviço de Cardiologia do Instituto Dante Pazzanese de Cardiologia, costuma-se adotar a seguinte conduta:

→ Se o paciente tem menos de 6 meses de idade, indica-se operação paliativa, tipo Blalock-Taussig, a qual consiste na anastomose da artéria subclávia direita ou esquerda com a artéria pulmonar ipsolateral. Entretando, se as artérias pulmonares tiverem tamanho adequado, a correção total pode ser feita a partir do terceiro mês de vida.

→ Nas crianças com mais de 6 meses de idade, com anatomia satisfatória, traduzida por bom calibre do tronco e artérias pulmonares, indica-se a correção total. Se a anatomia é desfavorável, com hipoplasia importante do anel pulmonar, tronco e artérias pulmonares, a opção é, também, pela cirurgia paliativa, postergando a correção total para os 2 anos de idade. Após o primeiro ano de vida, preferencialmente é feita a correção cirúrgica total dos defeitos.

→ Nas crianças que cursam sem crises hipoxêmicas, a conduta é o acompanhamento clínico mensal, com controle do hematócrito e hemoglobina, programando a correção cirúrgica a partir do primeiro ano de vida, idade ideal com a qual se consegue menor morbimortalidade.

742 | CARDIOPATIAS CONGÊNITAS

ATRESIA PULMONAR COM COMUNICAÇÃO INTERVENTRICULAR

A atresia pulmonar com CIV caracteriza-se pela presença de um coração biventricular com conexão atrioventricular concordante, grande defeito septal ventricular, via de saída única para a aorta e ausência de fluxo direto do VD para as artérias pulmonares. O tronco pulmonar está ausente ou, quando presente, é hipoplásico e termina em fundo cego. Enquanto a anatomia intracardíaca e alguns aspectos da circulação pulmonar podem ser definidos pelo ecocardiograma bidimensional, o desafio nestes pacientes é estabelecer como o sangue supre o sistema arterial pulmonar. Representa o extremo do espectro da T4F. Quando a atresia é na junção do VD com o tronco pulmonar, o infundíbulo é patente, porém muito estreito resultante da hipertrofia acentuada das estruturas infundibulares. O tronco pulmonar pode estar presente e ser de tamanho razoável, ou, como é mais frequente, importantemente hipoplásico. Ocasionalmente, é representado por um cordão fibroso, sem luz e, em cerca de 5% dos pacientes, está completamente ausente. As artérias pulmonares direita e esquerda são confluentes em 70% a 80% dos casos de atresia pulmonar com CIV. Quando ocorre descontinuidade, é resultado da ausência da porção central da artéria pulmonar direita, esquerda ou de ambas. Quando confluentes, 10% apresentam estenose na origem e, em 20%, a estenose compromete somente a artéria pulmonar esquerda, sugerindo nesta etiologia, o processo de fechamento do *ductus arteriosus*.

A suplência da circulação pulmonar pode ocorrer alternativamente por meio de colaterais com diferentes origens. A forma mais comum é representada por colaterais aortopulmonares, presentes em dois terços dos pacientes com atresia pulmonar e CIV. Geralmente são de grande calibre, em número variável de uma a seis, originando-se da porção superior e média da aorta torácica. Na maioria dos pacientes, estenoses protegem o pulmão de hiperfluxo. Quando não é o caso, o hiperfluxo presente precocemente desde o nascimento, leva à doença vascular pulmonar nos sobreviventes, já na infância. Em muitos pacientes com atresia pulmonar e CIV, principalmente naqueles com artérias confluentes, a circulação pulmonar é dependente do canal arterial. A CIV é habitualmente não restritiva e do tipo de mal alinhamento, consequência do desvio anterossuperior do septo infundibular. O grau de dextroposição da aorta pode variar de 15% a 50%. Quando ultrapassa 50%, esta entidade passa a ser considerada como dupla via de saída do VD.

Quadro clínico

É inteiramente dependente da quantidade de fluxo sanguíneo pulmonar e da fonte provedora. Se o fluxo pulmonar é totalmente dependente do PCA, os neonatos apresentam-se severamente hipóxicos e com história de crises hipoxêmicas por provável constrição transitória do *ductus arteriosus*. Quando a suplência pulmonar é feita por grandes artérias colaterais, a estabilidade do fluxo pulmonar provido por elas permite que o início dos sintomas seja retardado, e a cianose pode se manifestar somente aos esforços. Cerca de 4,7% dos pacientes nessa situação têm excessivo fluxo pulmonar e desenvolvem insuficiência cardíaca. Os neonatos, em geral, apresentam-se cianóticos e cansados à alimentação, com dificuldade de ganhar peso. Alguns bebês, entretanto, têm fluxo pulmonar balanceado, com pouco ou nenhum sintoma e crescimento normal.

O precórdio é quieto, não se palpa frêmitos, e o grau de hipertensão ventricular direita não é suficiente para produzir impulsão paraesternal. Nos pacientes com excessivo fluxo pulmonar, o precórdio é hiperativo. O primeiro ruído cardíaco é seguido de um clique aórtico por dilatação da raiz aórtica. O segundo ruído é invariavelmente único. Sopros contínuos podem ser audíveis na região infraclavicular, produzidos pelo canal arterial. Quando difusos e audíveis no dorso, resultam de grandes colaterais aortopulmonares.

Achados eletrocardiográficos

Os achados frequentes são ritmo sinusal, eixo do QRS no plano frontal para a direita, geralmente entre + 120° a + 180°, e presença de sobrecarga atrial direita e HVD. Em casos raros, pode o eletrocardiograma mostrar padrão de sobrecarga biventricular ou mesmo franca hipertrofia ventricular esquerda, quando a circulação pulmonar é exuberante pelas colaterais, sobrecarregando volumetricamente o ventrículo esquerdo.

Achados radiológicos

A aparência do coração é característica a não ser que, nos recém-nascidos, a sombra tímica obscureça o contorno cardíaco. Esta aparência é determinada pela hipoplasia ou agenesia do tronco pulmonar, produzindo concavidade no contorno esquerdo médio da silhueta cardíaca. O arco aórtico à direita está presente em quase metade dos pacientes, sendo três vezes mais frequente do que na clássica T4F. A vasculatura pulmonar é desigual com áreas de hipofluxo, contrastando com áreas hiperfundidas, pela distribuição irregular do fluxo pulmonar, promovido pela circulação colateral.

Achados ecocardiográficos

Deve-se estar atenta para a anatomia intracardíaca e confluência das artérias pulmonares, suplência da circulação pulmonar, posição do arco aórtico e anomalias da conexão venosa pulmonar. A anatomia intracardíaca é semelhante aos pacientes com T4F, exceto pela via de saída do VD (Figura 74.5A). Esta pode apresentar-se desde como atresia valvar com infundíbulo patente, atresia de ambos (valva e infundíbulo), até ausência do tronco pulmonar. A confluência ou não das artérias pulmonares é mais bem visibilizada nos planos paraesternal alto eixo menor ou supraesternal, mensurando-as antes da bifurcação lobar. A artéria pulmonar direita, quando presente, é facilmente identificada por este acesso, porém deve-se estar atento para não confundi-la com artérias colaterais do mediastino. A bifurcação do tronco braquiocefálico dirigido para a esquerda indica arco aórtico à direita.

A presença do canal arterial patente é facilmente identificável também no corte supraesternal, originando-se da curvatura do arco aórtico ou da base da artéria inominada. Pesquisar a possibilidade de um *ductus* bilateral usualmente presente na interrupção das artérias pulmonares centrais. Em geral, quando as artérias pulmonares são menores de 2 a 3 mm, não é possível identificar a presença do canal arterial patente, devendo-se investigar colaterais aortopulmonares (Figura 74.5B). Na maioria dos casos, é necessária avaliação angiográfica no momento do diagnóstico.

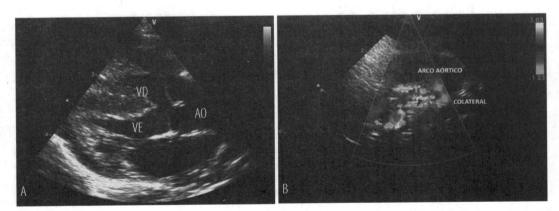

Figura 74.5. (A) Eixo longo do coração em paciente com atresia pulmonar e comunicação interventricular, com a aorta (AO) cavalgando o septo interventricular em 50%. (B) Colaterais aortopulmonares emergindo da aorta descendente. VD: ventrículo direito; VE: ventrículo esquerdo. Ver figura colorida no encarte

Investigação angiográfica e hemodinâmica

O estudo hemodinâmico fica reservado para os casos em que não se identificam artérias pulmonares e o quadro clínico é de hipoxemia. A investigação completa é uma questão que envolve os arranjos anatômicos, e a suplência pulmonar depende da clínica e das informações fornecidas pelo ecocardiograma.

Numerosos angiogramas são necessários para demonstrar cada detalhe anatômico. Isto pode envolver excesso de material de contraste e de raios X. O desejável é utilizar a ecocardiografia para definir a anatomia intracardíaca, reservando a angiografia para determinar a suplência sanguínea pulmonar. É feita seletivamente nas colaterais sistêmico-pulmonares, na aorta torácica descendente ou por *wedge* nas veias pulmonares (Figura 74.6). O angiograma perfeito deve demonstrar o tipo de suplência colateral, a morfologia da árvore pulmonar e suas conexões, e a distribuição distal da vasculatura pulmonar.

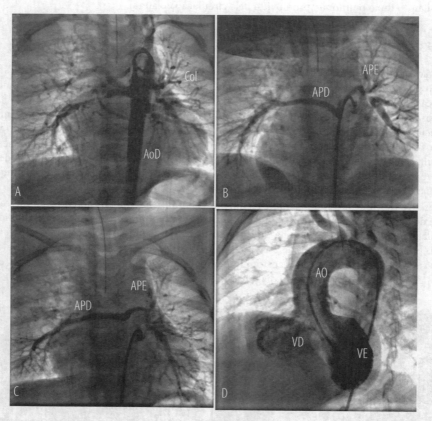

Figura 74.6. Exame angiográfico de atresia pulmonar e comunicação interventricular. (A) Injeção de contraste na aorta descendente (AoD) de onde originam-se várias colaterais sistêmico-pulmonares com múltiplas estenoses. (B e C) Exemplos de artérias pulmonares hipoplásicas, contrastando-se pelas colaterais e o aspecto de asa de gaivota. (D) Ventriculograma esquerdo em posição hepatoclavicular. Col: colaterais; APD: artéria pulmonar direita; APE: artéria pulmonar esquerda; AO: aorta; VD: ventrículo direito; VE: ventrículo esquerdo.

Tratamento

☑ Clínico

Os neonatos com circulação pulmonar canal-dependente devem ser tratados com prostaglandinas E_1 (PGE_1) endovenosa, enquanto esperam pela paliação cirúrgica. Isso permite melhora imediata da oxigenação arterial. Caso não ocorra, questionar a presença ou o fechamento do canal arterial. Para os bebês com grandes artérias colaterais e hiperfluxo pulmonar, a terapia anticongestiva é benéfica.

☑ *Cirúrgico*

Os neonatos com atresia pulmonar e CIV com circulação pulmonar canal-dependente, a terapêutica cirúrgica inicial deve ser um *shunt* tipo Blalock-Taussig modificado, usando tubo de Gorotex de 3 a 4 mm. Isto permite fluxo pulmonar controlado. Esses pacientes são mantidos em evolução e quando do reparo completo, devem submeter-se a estudo hemodinâmico e à avaliação angiográfica. Se houver necessidade de um segundo *shunt* antes da correção definitiva, definir circulação pulmonar pela angiografia.

Problema maior se reveste aqueles pacientes portadores de formas complexas do defeito com hipoplasia do leito vascular pulmonar, para quem a abordagem estagiada é necessária para promover o crescimento das verdadeiras artérias pulmonares. Uma maneira de tratar esse problema foi proposto pelo Castañeda, que relatou o alívio da via de saída do VD, nos casos com infundíbulo presente, deixando a CIV aberta, seguindo-se de cateterização intervencionista para dilatar estenoses periféricas das artérias pulmonares, ou para ocluir artérias colaterais redundantes com *coils*. Quando indicado, é feita a unifocalização, conectando as principais colaterais à verdadeira árvore pulmonar. Posteriormente, esses pacientes são reestudados angiograficamente, para programar alívio da estenose pulmonar residual e fechamento da CIV. A interposição de conduto valvado entre o VD e o tronco pulmonar é também defendido pelos mesmos autores, devendo ser realizado precocemente, no primeiro ano de vida. Essa conduta não só estimula o crescimento das artérias pulmonares como também permite o acesso para dilatar estenoses pulmonares periféricas. Os neonatos com circulação colateral aortopulmonar exuberante e severa falência cardíaca representam um problema de difícil manuseio. Eles podem requerer interrupção cirúrgica das colaterais que suprem segmentos pulmonares também nutridos pela circulação pulmonar nativa. Alguns, após a ligadura destas colaterais, necessitam concomitantemente da criação de *shunt* sistêmico pulmonar.

ATRESIA PULMONAR COM SEPTO INTERVENTRICULAR ÍNTEGRO

A atresia pulmonar com septo interventricular íntegro é malformação congênita complexa, com amplo espectro de anormalidades clínicas e morfológicas. Caracteriza-se pela ausência de continuidade entre o VD e a artéria pulmonar, ausência de CIV, valva tricúspide (VT) normal ou com variados graus de hipoplasia, existência de dois ventrículos bem diferenciados, apresentando o VD comportamento variado, no que se refere ao tamanho e funcionabilidade.

Embora exaustivamente reconhecida quanto aos seus aspectos morfológicos, clínicos e angiográficos, os resultados cirúrgicos, principalmente no grupo com hipoplasia importante da VT e do VD, continuam desapontadores. O objetivo primordial no manuseio destes bebês é manter fluxo sanguíneo confiável e, portanto, não dependente do canal arterial. Compreendem de 1 a 3% das lesões cardíacas congênitas. Estima-se que ocorra em 0,1 a 0,4 por 10 mil nascidos vivos.

A atresia pulmonar com septo interventricular íntegro provavelmente ocorre após a septação cardíaca. A maioria dos casos tem cúspides valvares pulmonares bem desenvolvidas e fusionadas com a típica aparência trirradiada. O diâmetro da artéria pulmonar é, na maioria dos casos, normal. Especula-se também que esta malformação reflita uma doença inflamatória pré-natal. A associação de obstrução da artéria pulmonar com a infecção pela rubéola reforça esta hipótese.

Os corações com atresia pulmonar e septo interventricular intacto situam-se no lado esquerdo do tórax, com conexão atrioventricular e ventriculoarterial concordante e arco aórtico para a esquerda. Geralmente, o átrio direito (AD) é aumentado e dilatado. Nos bebês com maciça regurgitação tricúspide, o AD pode ter paredes muito delgadas. Um defeito atrial tipo *ostium secundum* é visto em 20% dos bebês. Nos restantes, um forâmen ovale patente, de formato oblíquo, é responsável pela manutenção do *shunt* obrigatório direito-esquerdo no plano atrial. O VD nos corações normais é tripartido, apresentando via de entrada, porção apical trabecular e via de saída. Baseado neste conceito, os corações com atresia pulmonar e septo interventricular íntegro foram classificados em três tipos: tripartido com via de entrada, porção trabecular e via de saída; bipartido com via de entrada e saída; e unipartido, com via de entrada, faltando os demais componentes. Anormalidades das artérias coronárias são comuns e provavelmente contribuem

746 | CARDIOPATIAS CONGÊNITAS

para a alta mortalidade nesta malformação, mesmo que se restabeleça curso normal para o fluxo sanguíneo pulmonar. A anomalia mais frequente consiste de comunicações fistulosas entre o VD e o sistema arterial coronário, uma regra quando o VD é muito pequeno, sendo raras em corações em que o VD tem tamanho normal. Ocasionalmente, há ausência completa da porção proximal das artérias coronárias, sendo o fluxo coronário completamente dependente do VD, via conexões fistulosas. Estas conexões anormais podem envolver a artéria coronária direita, a artéria descendente anterior ou ambas, sendo o comprometimento da artéria circunflexa uma exceção. Há uma série de condições que tornam o fluxo coronário depende da circulação sanguínea do VD: ausência da conexão proximal das artérias coronárias com a aorta; estenose das artérias coronárias; interrupção das artérias coronárias; e roubo maciço de sangue das artérias coronárias para o VD. A situação mais letal para os pacientes com atresia pulmonar e septo interventricular intacto com VD pequeno e hipertensivo é a condição na qual uma ou ambas as artérias coronárias não possuem a conexão proximal com a aorta. Nesta apresentação, o fluxo coronário é totalmente dependente do VD. Ocasionalmente, há pacientes com roubo maciço de sangue da artéria coronária para o VD, sendo necessário manter alta a pressão sistólica do VD, para evitar isquemia miocárdica. A desobstrução da via de saída do VD, nestes casos, produz dramática queda na pressão intraventricular direita, roubando ainda mais o fluxo coronário, produzindo como consequência infarto do miocárdio e morte.

Quadro clínico

A maioria das crianças não tem retardo de crescimento intrauterino e nascem bem desenvolvidas. Os sinais de cianose aparecem após algumas horas ou dias, na dependência do tamanho do canal arterial. A cianose pode ser intermitente, aparecendo com o choro ou alimentação, ou pode ser súbita e severa, devida ao fechamento abrupto do canal. Quando isso ocorre, acompanha-se de acidose com movimentos respiratórios profundos para compensar a acidose metabólica, semelhante aos movimentos de hiperpneia. A presença de hipoxemia, acidemia ou hipoglicemia, isolados ou combinados, provoca tremores. Nos recém-nascidos sintomáticos há cianose profunda de mucosas e leito ungueal com palidez cutânea, secundária à diminuição do débito cardíaco e vasoconstricção periférica.

Os bebês com hipoplasia do VD e da VT apresentam impulsão discreta do ventrículo esquerdo. Ausculta-se um sopro suave holossistólico na borda esternal esquerda (BEE) baixa, provocada pela insuficiência da VT. O segundo ruído cardíaco é único, normo ou hipofonético. Naqueles recém-nascidos com insuficiência tricúspide maciça, os achados são consideravelmente diferentes. O precórdio esquerdo pode ser abaulado mesmo no período neonatal, hipercinético, e um frêmito sistólico está presente, acompanhado de sopro holossistólico em BEE baixo. Sinais de falência miocárdica são habituais.

Achados eletrocardiográficos

O ECG é geralmente anormal e reflete as alterações morfológicas. O eixo de QRS no plano frontal é menos desviado para a direita que o habitual, situando-se entre + 30 e + 90º. A maioria dos recém-nascidos com este defeito exibe padrão nas derivações precordiais semelhante àqueles encontrados em adultos normais, em vez da habitual HVD. Infrequentemente, o padrão é de sobrecarga ventricular direita. Hipertrofia atrial direita com ondas P apiculadas é frequente, como também alterações do segmento ST-T.

Achados radiológicos

O coração situa-se do lado esquerdo do tórax e em *situs solitus*. A cardiomegalia é discreta a moderada à custa do AD, o arco aórtico situa-se à esquerda e os pulmões são hipovascularizados. Aqueles com insuficiência tricúspide importante exibem marcada cardiomegalia, produzindo considerável convexidade no bordo cardíaco direito, assemelhando-se àqueles corações com anomalia de Ebstein (Figura 74.7). A vasculatura pulmonar está diretamente proporcional ao tamanho e à patência *do ductus arteriosus*, sendo, na maioria dos casos, muito diminuída.

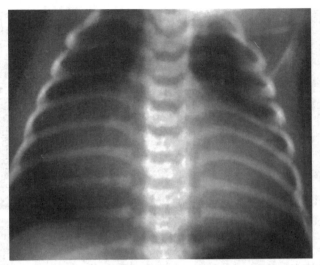

Figura 74.7. Estudo radiológico de um bebê com atresia pulmonar e septo interventricular íntegro. Chama atenção a grande cardiomegalia por dilatação do átrio direito, a consequente insuficiência tricúspide importante e o fluxo pulmonar muito diminuído.

Achados ecocardiográficos

O pobre prognóstico dos bebês com atresia pulmonar e septo ventricular íntegro relaciona-se diretamente com a presença de comunicações coronário-cavitária e com regurgitação tricuspídea. Estas duas variáveis são mutuamente exclusivas. A identificação das comunicações (sinusoides) é uma das dificuldades no diagnóstico ecocardiográfico desta doença e, só serão visibilizados se forem grandes. Em virtude desta limitação a angiografia é essencial nos casos com grave hipoplasia do VD, pela alta incidência dessas conexões, embora não invalide o ecocardiograma como a técnica não invasiva primária no diagnóstico.

De importante devem ser analisados: o tipo e tamanho da CIA, melhor identificada no corte subcostal, combinando a imagem com o color-Doppler; o tamanho e morfologia da VT com particular atenção ao grau de refluxo e tamanho do anel tricúspide, determinado o valor Z por meio de normogramas que expressam o diâmetro medido indexado a superfície corpórea. O tamanho do VD é geralmente diretamente proporcional ao tamanho da VT e pode ser obtido pela combinação de cortes subcostal e apical (Figura 74.8). A hipoplasia pode envolver todos os componentes do VD. O tamanho das artérias pulmonares é mais bem determinado pelo corte supraesternal, como também o tamanho do *ductus*, e a lateralidade do arco aórtico.

Achados hemodinâmicos e angiográficos

O diagnóstico da atresia pulmonar com septo interventricular intacto, embora seja possível pelos elementos clínicos e ecocardiográficos, a cateterização cardíaca e a angiografia permanecem essenciais nesta patologia. Isto é particularmente verdadeiro nos casos com VD pequeno e hipertensivo. Embora o ecocardiograma reconheça a presença de conexões coronário-cavitarias quando são de grande tamanho, esta técnica não permite a identificação de estenose ou interrupções nessas artérias, situações que são bem documentadas pela angiografia. O angiograma ventricular direito mostra quase sempre os sinusoides, que são largos e tortuosos, originando-se do VD e conectando-se com o sistema arterial coronário (Figura 74.9). Outros canais podem terminar em fundo cego, perdendo-se no meio do miocárdio ventricular direito. O número de sinusoides opacificados depende do gradiente de pressão entre o VD e a aorta. Quando a VT é insuficiente e a pressão do VD não é elevada, o número de sinusoides é pequeno ou ausente.

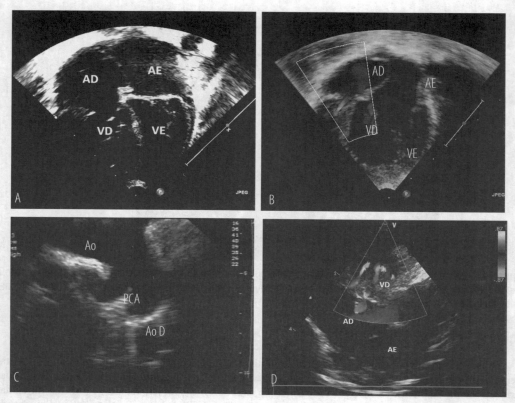

Figura 74.8. Ecocardiograma de um bebê com atresia pulmonar e septo interventricular íntegro, mostrado em A e B mínimo fluxo pela valva tricúspide. (C) Persistência do canal arterial (PCA) suprindo a circulação pulmonar. (D) Demonstração das comunicações coronário-cavitárias. AD: átrio direito; AE: átrio esquerdo; VD: ventrículo direito; VE: ventrículo esquerdo; AO: aorta; AoD: aorta descendente. Ver figura colorida no encarte

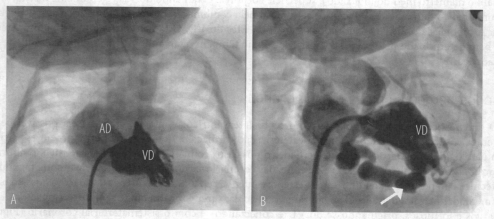

Figura 74.9. (A) Cineangiografia em projeção posteroanterior cranial, com ventrículo direito (VD) de tamanho reduzido, porém tripartido e refluxo pela valva tricúspide. (B) Grande fístula (seta) para o sistema coronário, VD dependente. AD: átrio direito.

A valva pulmonar imperfurada pode apresentar dois diferentes tipos de aparência, à angiografia, a qual reflete a morfologia da valva. No tipo dome, a valva move-se para frente e para traz durante o ciclo cardíaco, com tamanhos variáveis do anel valvar. Na segunda variante, a valva é fixa, com aparência côncava e em fundo cego sem resquícios de cúspides. A investigação angiográfica dos pacientes com VD hipertensivos requer angiogramas ventricular direito em projeções frontal e lateral pela cateterização da veia femoral. A circulação coronária pode ser obtida com o cateter avançado para o átrio esquerdo, ventrículo esquerdo e daí para a aorta ascendente, utilizando a técnica de oclusão com balão. Rotineiramente, deve ser feita a atriosseptostomia com cateter balão, para garantir boa mistura no plano atrial.

TRATAMENTO

☑ *Clínico*

O principal suporte clínico é a administração apropriada de PGE_1 para manter o canal arterial pérvio. Anormalidades da glicose, do cálcio ou de outros eletrólitos devem ser corrigidas.

☑ *Cirúrgico*

Vários esquemas têm sido propostos para manusear os neonatos com atresia pulmonar e septo interventricular intacto, porém a maioria das séries contém pequeno número de pacientes, não representando o amplo espectro desta desordem. Portanto, diferentes estratégias devem ser utilizadas, baseadas nas variações anatômicas. O objetivo inicial no manuseio é manter os neonatos vivos, promovendo fluxo pulmonar confiável, que não seja canal-dependente. Na maioria dos pacientes, um *shunt* sistêmico-pulmonar é necessário para manter fluxo pulmonar adequado, mesmo quando a obstrução entre o VD e o tronco pulmonar é aliviada. A razão para esta conduta está relacionada com a inabilidade inicial do VD hipertrofiado e com baixo volume, e da VT hipoplásica, em manter débito cardíaco adequado para os pulmões. Outros grupos têm advogado a reconstrução da via de saída do VD sem *shunt* concomitante, e a inadequada saturação de oxigênio é tratada com infusão contínua de PGE_1, até que o VD torne-se apto para manter fluxo pulmonar adequado. Seguramente, há um pequeno número de pacientes, que têm volume ventricular direito normal, com VT de tamanho e função normais, que podem ser candidatos ou a abertura da valva pulmonar por radiofrequência ou *laser*, seguida da dilatação da valva com balões sucessivamente de diâmetros maiores, ou à reconstrução da via de saída do VD e ao fechamento do defeito septal atrial, sem necessidade de *shunt*.

Outro aspecto importante no manuseio destes neonatos é evitar a descompressão do VD, quando grande parte do miocárdio ventricular é dependente do fluxo proveniente do VD como suplência para o sistema arterial coronário. Conforme já relatado, proporção significativa de neonatos, com atresia pulmonar e septo ventricular intacto, apresentam segmentos coronários estenóticos ou atrésicos. Antes de se efetuar a descompressão é importante ter certeza que esta conduta não resultará em significativa isquemia miocárdica. Como regra, se duas das grandes artérias estão envolvidas com estenose ou interrupção da conexão com a aorta, a reconstrução da via de saída está contraindicada, indicando-se apenas a criação de um *shunt* sistêmico-pulmonar e, futuramente, a realização da operação cavopulmonar.

ATRESIA TRICÚSPIDE

A atresia tricúspide é a terceira cardiopatia congênita cianogênica mais frequente, consistindo na agenesia completa da VT e na ausência de comunicação direta entre o AD e o VD.

Foi descrita primeiramente por Kreysi em 1817 e, posteriormente, por Kunhe em 1906, o qual reconheceu dois tipos básicos: com conexão ventriculoarterial concordante e com conexão ventriculoarterial discordante. Em 1949, Edwards e Burchell enfatizaram estes dois subgrupos e descreveram dois subtipos em cada grupo. Peter Vlad ampliou a última descrição e incluiu oito tipos de AT no total (Quadro 74.1).

Quadro 74.1. Classificação da atresia tricúspide.

Tipo	Descrição
I	Concordância ventriculoarterial
I$_A$	Ausência de CIV; atresia pulmonar
I$_B$	CIV restritiva; estenose pulmonar
I$_C$	CIV não restritiva; ausência de estenose pulmonar
II	Discordância ventriculoarterial (D-TGA)
II$_A$	CIV; atresia pulmonar
II$_B$	CIV; estenose pulmonar
II$_C$	CIV; ausência de estenose pulmonar
III	Discordância atrioventricular e ventriculoarterial (L-TGA)

CIV: comunicação interventricular.

É importante lembrar que a conexão ventriculoarterial também pode ser do tipo saída única da aorta (*truncus arteriosus*), ou dupla via de saída do VD, ou do ventrículo esquerdo.

Os dados publicados pelo *New England Regional Infant Cardiac Program* revelaram que a incidência da atresia tricúspide é de 0,057/1.000 nascidos vivos. A incidência clínica varia na literatura de 0,3% a 3,7% e, nas séries de autópsia, é de 2,9%.

Uma depressão é frequentemente observada no assoalho do AD na posição em que habitualmente se situaria a VT, e não existe comunicação potencial entre o AD e o VD, que é rudimentar. Estas duas cavidades são separadas pelo tecido do sulco atrioventricular, e a conexão atrioventricular é considerada ausente. Uma abertura no septo interatrial é obrigatória para permitir a saída do sangue do AD, sendo em 80% dos casos do tipo forâmen ovale patente ou *ostium secundum*. Raramente é do tipo *ostium primum*. A CIA pode ser restritiva ou torna-se restritiva durante a evolução do paciente. Quatro tipos diferentes de CIV podem estar associados a atresia tricúspide: perimembranosa; do tipo mal alinhamento; muscular; e do tipo canal atrioventricular. Cerca de 85% dos pacientes apresentam obstrução ao fluxo pulmonar, predominantemente infundibular ou em decorrência de CIV restritiva, que limita a saída do sangue do ventrículo esquerdo para o VD. A valva pulmonar é bicúspide em 20% dos casos e, em geral, tanto a valva quanto o anel têm dimensões normais. O tronco pulmonar e suas artérias direita e esquerda são discretamente reduzidos; somente em 5% dos pacientes são severamente hipoplásicas. O VD é extremamente rudimentar. Em 15% dos casos, apresentam-se sem estenose pulmonar, com CIV grande e VD com hipoplasia moderada.

Quando a conexão ventriculoarterial é discordante (30% a 40% dos casos), a aorta origina-se do VD e a artéria pulmonar do ventrículo esquerdo. A aorta situa-se anteriormente e à direita da artéria pulmonar (D-malposição), situação semelhante à que ocorre na D-transposição das grandes artérias, porém, infrequentemente, encontra-se em L-malposição. O VD tem tamanho maior que o usual, e a CIV é geralmente subaórtica e não restritiva, embora possa diminuir com a evolução do paciente, produzindo estenose subaórtica.

Quadro clínico

O tempo de aparecimento dos sinais e sintomas, e a apresentação clínica dependem das anomalias associadas e de sua severidade. Os recém-nascidos com obstrução severa ao fluxo pulmonar com circulação para os pulmões canal-dependente apresentam-se cianóticos logo após o nascimento. A cianose progride à medida que o canal arterial apresenta restrição funcional e anatômica. Para os bebês com atresia tricúspide e transposição das grandes artérias (TGA), a cianose é relativamente discreta, refletindo o hiperfluxo pulmonar. Os sintomas principais são taquipneia, dispneia e dificuldade de alimentar-se. Em contraste, os recém-nascidos com lesões balanceadas são saudáveis ao nascimento, acianóticos, sugerindo a possibilidade de CIV isolada.

O habitual nos pacientes com atresia tricúspide é obstrução pulmonar progressiva, com cianose e crises hipoxêmicas francas, indicando má evolução das lesões. Finalmente, aqueles bebês com lesões extremas, incluindo coartação da aorta ou interrupção do arco aórtico e/ou atresia valvar aórtica, apresentam-se em estado de colapso cardiovascular. Um quadro clínico similar é observado quando a CIA é muito restritiva e o fluxo sistêmico inadequado. Sem correção cirúrgica, significativa doença vascular pulmonar obstrutiva ocorre nos pacientes sem restrição ao fluxo pulmonar (tipos IC e IIC).

À inspeção do paciente a cianose é o sinal mais aparente, e sua intensidade depende do fluxo pulmonar e do tamanho da CIA. Nos bebês com circulação pulmonar canal-dependente, a cianose é precoce e progressiva à medida que o PCA se fecha. As crianças que não apresentam estenose pulmonar têm fluxo pulmonar excessivo e são levemente cianóticas ou mesmo acianóticas. À palpação do precórdio, nota-se um *ictus cordis* propulsivo, devido à sobrecarga volumétrica, tornando o precórdio hiperativo com deslocamento da ponta para fora da linha médio-clavicular esquerda. À ausculta do coração, a primeira bulha é única e pode ter intensidade aumentada. A segunda bulha pode ser única ou ter desdobramento fisiológico durante a inspiração. A intensidade da segunda bulha é normal quando as grandes artérias estão normalmente relacionadas com pressão pulmonar normal. Devido à proximidade da aorta com a parede anterior do tórax, nos casos com transposição, a segunda bulha é única e aumentada. Sopros estão presentes em 80% dos pacientes com atresia tricúspide. Um sopro holossistólico, de baixa frequência ou, às vezes, em crescendo-decrescendo pode ser produzido pelo fluxo sanguíneo por meio da CIV. Nos pacientes com estenose pulmonar, o sopro é sistólico e ejetivo. Pacientes com atresia pulmonar não apresentam sopro ou, então, o que se ausculta é um sopro contínuo, suave, na região infraclavicular esquerda.

Achados eletrocardiográficos

O ritmo cardíaco é sinusal, com ondas P apiculadas, sugerindo crescimento atrial direito. Bloqueio atrioventricular de primeiro grau ocorre em 15% dos casos. Em consequência da origem precoce do ramo esquerdo do feixe de His, o eixo do QRS no plano frontal desvia-se superiormente e para a esquerda (Figura 74.10).

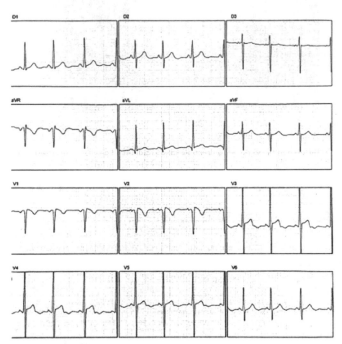

Figura 74.10. Eletrocardiograma de recém-nascido com atresia tricúspide tipo IB, demonstrando ritmo sinusal, SÂQRS a -25° e padrão de sobrecarga ventricular esquerda.

Nos pacientes com concordância ventriculoarterial (tipo I) o SÂQRS situa-se entre zero e e -90° em cerca de 90% dos casos, enquanto que a hipertrofia do ventrículo esquerdo é notada em praticamente todos. Com discordância ventriculoarterial (tipo II), o eletrocardiograma pode mostrar desvio do SÂQRS para a esquerda, porém eixo de QRS normal entre 0° e + 90° está presente em mais da metade dos casos. A hipertrofia do ventrículo esquerdo e o achado de forças elétricas indicativas da presença de VD são dados habituais.

Achados radiológicos

O coração encontra-se aumentado, e este crescimento depende do fluxo pulmonar. A borda esternal direita é proeminente, refletindo o aumento do AD. Nos pacientes com atresia tricúspide e concordância ventriculoarterial, a característica é a redução do fluxo pulmonar e a hipoplasia do VD (Figura 74.11). A vasculatura pulmonar e as sombras hilares estão diminuídas. A borda apical esquerda é arredondada e elevada. O pedículo vascular é estreito e o arco médio escavado. Nos casos com discordância ventriculoarterial, há congestão pulmonar e cardiomegalia, com pedículo vascular estreito e contorno esquerdo de ventrículo esquerdo (Figura 74.10). Arco aórtico à direita ocorre em 3 a 8%.

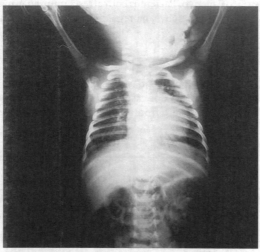

Figura 74.11. Estudo radiológico de recém-nascido com atresia tricúspide tipo IB. Coração em *situs solitus*, ponta para esquerda com morfologia que lembra ventrículo direito, porém trata-se do ventrículo esquerdo que, não encontrando apoio do ventrículo direito hipoplásico, levanta a ponta do coração. Trama vascular pulmonar normal.

Achados ecocardiográficos

A atresia tricúspide é uma lesão facilmente diagnosticada pelo ecocardiograma, o qual delineia os detalhes anatômicos e as anomalias associadas. A morfologia básica, o tamanho do defeito septal atrial e da CIV, a função ventricular, a relação das grandes artérias e a função valvar podem ser determinados usando o modo bidimensional e o mapeamento do fluxo a cores.

O tamanho da CIA é muito importante e é melhor visibilizada no plano subcostal. Se for inadequada, a atriosseptostomia com cateter balão pode ser realizada sob visão ecocardiográfica. A CIV é mais bem identificada pela combinação de incidências ecocardiográficas (subcostal, apical de quatro câmaras e longitudinal eixo maior) (Figura 74.12). A estimativa do gradiente pressórico pela estenose subpulmonar ou subaórtica, deve ser feita utilizando o Doppler.

Se existe discordância ventriculoarterial e o quadro clínico for de insuficiência cardíaca, o ecocardiografista deve sempre estar atento para a possibilidade de coartação de aorta e estenose subaórtica.

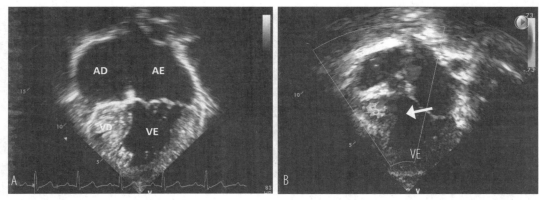

Figura 74.12. Imagem ecocardiográfica de atresia tricúspide com ventrículo direito (VD) em A muito hipoplásico e sem comunicação interventricular (tipo IA) e em B com comunicação interventricular, portanto, do tipo IB (seta). AD: átrio direito; AE: átrio esquerdo; VE: ventrículo esquerdo. Ver figura colorida no encarte

De posse de todas estas informações, a decisão cirúrgica pode ser feita de acordo com a necessidade da criação da anastomose sistêmico-pulmonar para aqueles casos com fluxo pulmonar diminuído, da bandagem da artéria pulmonar se o paciente cursa com concordância ventriculoarterial e CIV não restritiva ou a realização da operação de Damus na presença de discordância ventriculoarterial e CIV restritiva ou potencialmente restritiva.

Achados hemodinâmicos

O manejo básico destes pacientes deve ser decidido com os dados fornecidos pelo ecocardiograma, e a cateterização cardíaca no neonato somente é realizada se o diagnóstico for incerto, os achados anatômicos graves (coartação da aorta, interrupção do arco aórtico) ou se for necessária a atriosseptostomia com cateter balão. Fica reservado para crianças maiores, nas quais se faz necessária a programação para cirurgias mais complexas, como a operação de Glenn bidirecional e o cavopulmonar total. As pressões médias atriais são similares, quando a CIA é grande. Quando restritiva, ocorre gradiente de pressão atrial, com pressão maior no AD e aumento da onda "a", situação em que é obrigatória a realização da atriosseptostomia com cateter balão. Se a conexão ventriculoarterial for concordante, as pressões sistólicas do ventrículo esquerdo e da aorta são equivalentes, porque a presença de estenose subaórtica é extremamente incomum. Quando necessária a cateterização no neonato, a administração de PGE_1 para manter o canal arterial permeável aumenta a segurança do procedimento, quando o fluxo pulmonar estiver diminuído. A medida das pressões do tronco da arterial pulmonar pode ser obtida por PCA ou, indiretamente, pelo *wedge* pressórico das veias pulmonares. Na ausência de estenose pulmonar, é obrigatória a medida das pressões e das resistências pulmonares, como guia para a realização de bandagem da artéria pulmonar e para a programação da cirurgia definitiva. Nos adolescentes e adultos, a cateterização cardíaca e angiografia são usadas para definição de detalhes anatômicos, importantes no manuseio cirúrgico (Figura 74.13). Se a opção for pela operação de Glenn a presença de dupla cava superior deve ser excluída e o tamanho e a localização de uma única VCS deve ser estabelecida.

É necessária a realização de cateterismo cardíaco e angiografia para a programação das operações de Glenn bidirecional e cavopulmonar total, a fim de se obterem as seguintes informações: tamanho e distribuição das artérias pulmonares e presença de distorções causadas por *shunts* prévios; resistência arteriolar pulmonar; função ventricular esquerda; presença e severidade de obstrução subaórtica (especialmente em pacientes com discordância ventriculoarterial); incompetência da valva mitral; presença e localização de anomalias de drenagem das conexões venosas sistêmica e pulmonar; e presença de fístulas arteriovenosas pulmonares em pacientes com prévia operação de Glenn.

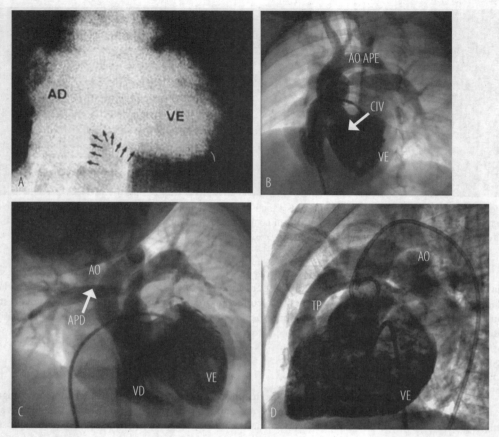

Figura 74.13. Angiograma de paciente portadora de atresia tricúspide. Em A, nota-se a ausência de comunicação entre o átrio direito (AD) e o ventrículo direito (VD) (setas). (B) Ventriculograma esquerdo em posição hepaclavicular com visualizaçãodo VD hipoplásico e da comunicação interventricular (CIV) no tipo IB (seta). (C)Posição cranial em paciente com estenose na origem da artéria pulmonar direita (APD) (seta). (D) Ventriculograma esquerdo (VE) em perfil esquerdo mostrando conexão ventrículo arterial concordante e o espessamento da valva pulmonar. Ao: aorta; TP: tronco da artéria pulmonar.

Tratamento

☑ Clínico

O manuseio das crianças com atresia tricúspide deve ter três objetivos: manipulação da quantidade do fluxo pulmonar com o objetivo de diminuir a hipoxemia e a policitemia pelo aumento do fluxo pulmonar ou, reduzindo-o, quando predomina insuficiência cardíaca; preservação da função miocárdica e da integridade do leito vascular pulmonar, para otimizar condições cirúrgicas; redução dos riscos de complicações cardiovasculares, tipo endocardite infecciosa e tromboembolismo.

Os recém-nascidos com severa hipoxemia devem ser tratados de imediato com infusão de PGE_1 para manter a patência do canal arterial e aumentar a perfusão. *Shunt* sistêmico-pulmonar, tipo Blalock-Taussig modificado, é a operação de escolha para este grupo de paciente, podendo ser realizada com as informações fornecidas pelo ecocardiograma ou, nos casos duvidosos, após cateterismo cardíaco e atriosseptostomia.

A operação de Glenn bidirecional fica reservada para crianças com idade superior a 3 meses e consiste na anastomose entre a VCS, uni ou bilateral, com a artéria pulmonar ipsolateral, preservando a continuidade entre as artérias pulmonares direita e esquerda. A vantagem do Glenn bidirecional é que não provoca sobrecarga volumétrica do ventrículo esquerdo, porém, tem a desvantagem de produzir fístulas arteriovenosas pulmonares, em cerca de 20% a 50% dos pacientes.

As crianças com discordância ventriculoarterial sem restrição ao fluxo pulmonar têm sinais e sintomas de insuficiência cardíaca, beneficiando-se do tratamento com digital e diuréticos.

Os pacientes com vasos normorrelacionados, sem restrição ao fluxo pulmonar, costumam desenvolver estenose subpulmonar progressiva em torno do primeiro ano de vida, com melhora espontânea dos sintomas de insuficiência. A proteção do leito vascular pulmonar para as crianças sem restrição ao fluxo pulmonar é feita por meio da bandagem do tronco pulmonar. Infelizmente, esta prática nas crianças com discordância ventriculoarterial pode estar associada com o aceleramento da restrição da CIV, produzindo significativa obstrução subaórtica.

☑ *Cirúrgico*

Choussat et al. desenvolveram 10 critérios como guia para uma operação de relativo baixo risco. Estes devem ser entendidos com cautela, porque a ausência de um ou mais deles não elimina a possibilidade da realização da operação. Alguns dos critérios foram modificados ou abolidos com a experiência que se foi adquirindo como a idade, por exemplo, sendo hoje realizada em crianças a partir dos 2 anos. O nível da resistência arteriolar pulmonar, a pressão média do TP, de preferência até 15 mmHg e a função ventricular são os critérios mais importantes, seguidos pelo tamanho das artérias pulmonares.

A maioria dos pacientes sente-se bem após a anastomose cavopulmonar total, com melhora da tolerância aos esforços, porém alguns continuam com sintomas ou outros problemas, como retenção hídrica com ascite e edema periférico, enteropatia perdedora de proteínas e, raramente, fibrose hepática. Embora alguns pacientes persistam com problemas pós-operatórios, na maioria das vezes a operação cavopulmonar melhora consideravelmente a história natural desta malformação.

TRANSPOSIÇÃO COMPLETA DAS GRANDES ARTÉRIAS

É uma cardiopatia congênita cianogênica na qual ambas as artérias se encontram transpostas em relação ao septo interventricular, estando a aorta à direita e o tronco pulmonar à esquerda, ou seja, concordância atrioventricular e discordância ventriculoarterial. A TGA é a cardiopatia congênita cianogênica mais frequente ao nascimento.

A incidência é de 0,2 a 0,8 /1.000 nascidos vivos, e 28,7% das crianças evoluem para óbito na primeira semana de vida, 51,6% no primeiro mês e 89,3% não sobrevivem até o primeiro ano caso não sejam abordadas cirurgicamente, ou não se efetue a atriosseptostomia com cateter-balão de Rashkind.

A anatomia patológica e as alterações hemodinâmicas da TGA foram ricamente descritas por Helen Taussig, sendo o achado fundamental a torção do septo aórtico (no período embrionário), de tal modo que a aorta se origina do VD, recebendo o sangue sistêmico, e a artéria pulmonar do ventrículo esquerdo, manejando o sangue oxigenado. Desta forma, ocorrem dois circuitos em paralelo, sendo incompatível com a vida, caso não ocorram comunicações entre eles, seja nos planos atrial, ventricular ou arterial.

Normalmente, na maior parte dos casos, os átrios têm morfologia normal, e o forame oval permeável (FOP) está presente na maioria dos pacientes, embora suas dimensões sejam diversas. Infrequentemente, ocorre átrio único ou comunicação interatrial do tipo *ostium secundum*. Na maioria dos casos, o VD apresenta dilatação e hipertrofia. O posicionamento das grandes artérias e a relação com a CIV tem grande importância, porque determina a evolução clínica, e modifica a conduta cirúrgica e o prognóstico. Como as circulações sistêmica e pulmonar estão em paralelo, é imprescindível que ocorram comunicações, para garantir a sobrevida do paciente, as quais podem se localizar nos planos atrial, ventricular ou arterial.

CARDIOPATIAS CONGÊNITAS

Cerca de 30% dos pacientes com TGA tendem a cursar com algum grau de obstrução ao trato de saída do ventrículo esquerdo. As artérias coronárias podem ter cursos e distribuições diferentes daqueles encontrados nos corações normais. Podem-se reconhecer dois tipos principais. O tipo I, que é o mais comum, corresponde a 60 a 65% dos casos. Ambas as artérias coronárias se originam dos seios de Valsava aórtico-septais, à direita do seio de Valsava aórtico posterodireito e à esquerda do seio de Valsava ante-roesquerdo. O tipo II é encontrado em 20% dos casos; a artéria circunflexa origina-se do sistema arterial direito, de tal modo que a coronária direita origina-se do seio de Valsava aórtico posterodireito e se coloca no sulco atrioventricular direito, e a descendente anterior tem origem do seio anteroesquerdo, aloja-se no sulco interventricular anterior e dirige-se para o ápex. A circunflexa tem origem no sistema coronário direito e cruza por trás do anel pulmonar. Nos 15% restante, observa-se grande variação anatômica e, na maioria dos casos, ocorre hipervascularização do VD e hipoplasia da artéria circunflexa.

Quadro clínico

A hipóxia e a insuficiência cardíaca são as duas características clínicas da TGA. Os recém-nascidos portadores de TGA são, predominantemente, do sexo masculino (64%) e apresentam peso normal ao nascimento. Cerca de 90% dos bebês apresentam cianose no primeiro dia de vida. Nos casos com septo interratrial íntegro, a cianose é precoce, podendo ser evidente nas primeiras horas de vida de forma grave, se a comunicação interatrial é pequena ou restritiva. Quando a TGA é acompanhada de grande CIV ou canal arterial amplo, a cianose é menos intensa e se manifesta mais tardiamente, predominando, nestes casos, quadro clínico de insuficiência cardíaca de graus variáveis, podendo chegar a apresentar edema agudo de pulmão nos primeiros dias de vida, ainda mais se houver coartação da aorta. Os casos de pior evolução clínica são, sem dúvida, aqueles em que a TGA apresenta comunicação interatrial restritiva, septo interventricular íntegro e ausência de canal arterial pérvio. As complicações mais observadas são: hipóxia, acidose metabólica, falência miocárdica e hipotermia. As crianças além de cianóticas, podem se apresentar taquipneicas, o que dificulta a amamentação e faz com que interrompam frequentemente as mamadas, requerendo tempo muito maior que o habitual para a alimentação e provocando retardo no desenvolvimento físico. Após os 6 meses de idade, aparece hipocratismo digital, escoliose e deformidade torácica.

Achados eletrocardiográficos

Ao eletrocardiograma, o ritmo, em geral, é sinusal e a condução atrioventricular, normal. O eixo do SÂQRS está desviado para a direita, especialmente nos casos de TGA com septo interventricular íntegro, associação em que também se verifica HVD mais acentuada (Figura 74.14). Entretanto, se houver grande defeito do septo interventricular e baixa resistência pulmonar, o eletrocardiograma mostra sinais de hipertrofia biventricular. Casos nos quais se associa estenose pulmonar, o dominante é o encontro de HVD.

Achados radiológicos

O raio X de tórax pode ser normal nos primeiros dias de vida, mas, depois, a área cardíaca assume aspecto ovoide quando a resistência vascular pulmonar começa a diminuir e o fluxo sanguíneo pulmonar aumentar, naqueles sem obstáculo à ejeção do VE. O pedículo vascular é estreito pela posição anteroposterior das grandes artérias (Figura 74.15).

Achados ecocardiográficos

O diagnóstico no período neonatal é feito pela ecocardiografia, que oferece todas as condições diagnósticas, definindo os defeitos associados e a anatomia das artérias coronárias. O cateterismo cardíaco é reservado para os casos onde a atriosseptostomia de Rashkind é mandatória, ou seja, para os casos com

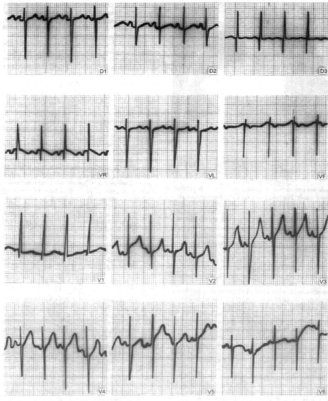

Figura 74.14. Eletrocardiograma de um recém-nascido com transposição das grandes artérias e comunicação interatrial, caracterizado por SÂQRS + 150° e sobrecarga ventricular direita.

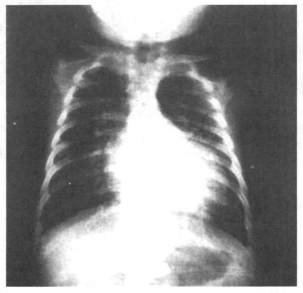

Figura 74.15. Estudo radiológico de recém-nascido com transposição das grandes artérias + comunicação interatrial, mostrando área cardíaca ovoide e pedículo estreito, característicos da doença.

FOP ou CIA restritiva. Logo após o nascimento, é sabido que as características do ventrículo esquerdo são semelhantes às do direito, que, nesta patologia, desempenha o papel do ventrículo sistêmico. Dessa forma, a partir do momento em que a resistência pulmonar começa a diminuir e não há CIV, o ventrículo esquerdo passa a trabalhar em um regime de pressão inferior à sistêmica e perde a condição de funcionar como ventrículo sistêmico, limitando a indicação para a correção anatômica pela técnica de Jatene. O ecocardiograma bidimensional avalia precisamente as massas ventriculares, a espessura e a anatomia do septo interventricular, estabelecendo o tipo de ventrículo esquerdo (I, II ou III), de modo que o septo está abaulado para direita, retificado ou abaulado para esquerda (*banana shape*), respectivamente. A demonstração de uma grande artéria posterior que se origina do VE e se bifurca em artérias pulmonares direita e esquerda define o diagnóstico. Quando a aorta é anterior e tem origem no VD, confirma-se a patologia (Figura 74.16).

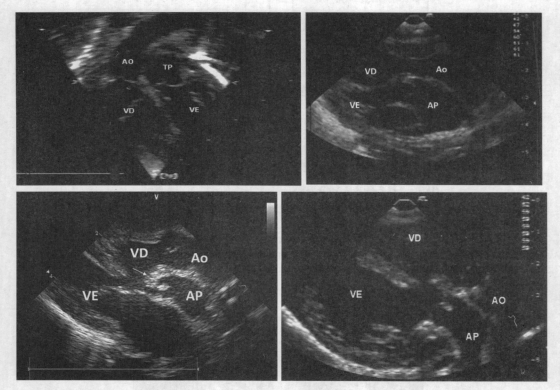

Figura 74.16. Estudo ecocardiográfico comprovando o diagnóstico de D-TGA. Notem a discordância ventriculoarterialem todos os exemplos em diferentes bebês, na posição apical de quatro câmaras em A e em eixo longo em B-D, sem comunicação interventricular em B, com comunicação interventricular e estenose pulmonar em C e comunicação interventricular sem estenose pulmonar em D. AO: aorta; TP: tronco pulmonar; VD: ventrículo direito; VE: ventrículo esquerdo; AP: artéria pulmonar.

Achados hemodinâmicos

A realização do cateterismo cardíaco deve ser reservada aos casos com comunicação interatrial pequena, que evoluem com intensa cianose logo após o nascimento, ou quando o ecocardiograma bidimensional não esclarece adequadamente a anatomia ou a distribuição das artérias coronárias, dificultando a escolha da correção apropriada. Entretanto, nas situações em que há necessidade de se ampliar a comunicação interatrial, a septostomia de Rashkind com cateter balão deve ser efetuada precocemente, já que o septo interatrial torna-se mais resistente com a evolução clínica, diminuindo o sucesso do procedimento (Figura 74.17).

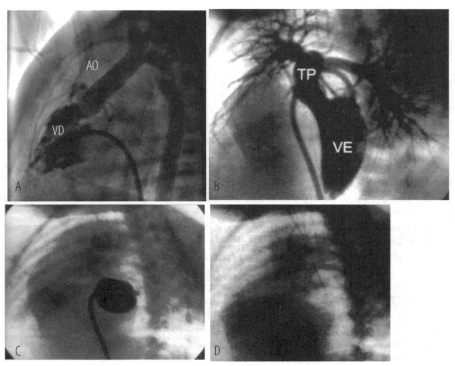

Figura 74.17. (A) Estudo angiográfico no ventrículo direito (VD) em perfil esquerdo, demonstrando a origem da aorta (AO) do VD. Observa-se, também, coartação ística da aorta. B: Injeção de contraste no ventrículo esquerdo (VE), de onde se origina o tronco pulmonar (TP). (C e D) Atriosseptostomia com balão de Rashkind, para ampliação da comunicação interatrial.

O tratamento ideal para os portadores de TGA requer a coordenação entre o centro de origem do recém-nascido, o serviço de transporte e o hospital referenciado. A PGE1 é administrada aos neonatos gravemente cianóticos, e, tão logo eles estejam estabilizados hemodinamicamente, são transferidos para o local onde serão adequadamente conduzidos. Muitas vezes, a atriosseptostomia de Rashkind é o procedimento de escolha, mesmo antes de se usar a prostaglandina, já que aumenta o fluxo pulmonar e diminui a congestão, caso não haja comunicação adequada entre os átrios. Nos casos de TGA com CIV e insuficiência cardíaca congestiva, lança-se mão do uso de digital, diuréticos, e, quando necessário, inibidores da enzima de conversão da angiotensina, antes que se possa realizar o tratamento cirúrgico mais recomendado para o caso.

De modo geral, todos os casos de TGA simples ou com CIV devem ser abordados no período neonatal, efetuando-se a correção pela técnica cirúrgica de Jatene. Os casos de TGA simples ou com CIV pequena, devem ser preferencialmente operados nas duas primeiras semanas de vida, período em que o ventrículo esquerdo apresenta capacidade de suportar o fluxo sistêmico após a correção da anatomia. Nos neonatos que se apresentam após a segunda semana de vida para tratamento cirúrgico, é necessário definir a relação entre as massas de ambos os ventrículos pela ecocardiografia. Nos casos em que o VE apresente massa igual ou superior a do VD, o septo interventricular se mostra retificado ou abaulado para o VD, procede-se à indicação da operação de Jatene. Naqueles em que a pressão do VE é menor que a do VD, caracterizada por septo interventricular abaulando para o VE, o que ocorre entre 21 a 30 dias de vida, a opção é pelo preparo rápido do VE. Consiste na bandagem do TP, associado ou não ao *shunt* tipo BT, seguido da operação de Jatene cerca de 7 a 10 dias após este procedimento.

BIBLIOGRAFIA

Alfieri O, Blackstone EH, Kirklin JW, et al. Surgical treatment of tetralogy of Fallot with pulmonary atresia. J Thorac Cardiovasc Surg. 1978;76(3): 321-35.

Anderson RH, Devine WA, Del Nido P. The surgical anatomy of tetralogy of Fallot with pulmonary atresia rather than pulmonary stenosis. J Card Surg. 1991;6(1):41-58.

Anderson RH, Wilkinson JL, Gerlis LM, et al. Atresia of the right atrioventricular orifice. Br Heart J. 1977;39(4):414-28.

Azzolina G, Eufrate S, Pensa P. Tricuspid atresia: experience in surgical management with a modified cavopulmonary anastomosis. Thorax. 1972;27 (1):111-5.

Bonchek LI, Starr A, Sunderland CO, et al. Natural history of tetralogy of Fallot in infancy. Clinical classification and therapeutic implications. Circulation. 1973;48(2):392-7.

Calder AL, Co EE, Sage MD. Coronary arterial abnormalities in pulmonary atresia with intact ventricular septum. Am J Cardiol. 1987;59(5):436-42.

Castaneda AR, Mayer JE Jr, Lock JE. Tetralogy of Fallot, pulmonary atresia and diminutive pulmonary arteries. Prog Pediatr Cardiol. 1992;1:50-6

Freedom RM, Benson L, Wilson GJ. The coronary circulation and myocardium in pulmonary and aortic atresia an intact ventricular septum. In: Marcelletti C, Anderson RH, Becker AE, et al. Paediatric cardiology. Edimburgh: Churchill Livingstone; 1986. p. 78-96. v.6.

Freedom RM, Patel RG, Bloom KR, et al. Congenital absence of the pulmonary valve associated with imperforate membrane type of tricuspid atresia, right ventricular tensor apparatus and intact ventricular septum: a curious developmental complex. Eur J Cardiol. 1979;10(3):171-96.

Freedom RM, Wilson G, Trusler GA, et al. Pulmonary atresia and intact ventricular septum. Scand J Thorac Cardiovasc Surg. 1983;17(1):1-28.

Freedom RM. The morphologic variations of pulmonary atresia with intact ventricular septum: guidelines for surgical intervention. Pediatr Cardiol. 1983;4(3):183-8.

Godman MJ. Single element echocardiograph in the newborn. In: Godman MJ, Marquis RM (eds). Pedriatic cardiology: heart disease in the newborn. Edimburgh: Churchill Livingstone; 1979. p.141-3.

Guntheroth WG, Morgan BC, Mullins GL. Physiologic studies of paroxysmal hyperpnea in cyanotic congenital heart disease. Circulation. 1965;31:70-6.

Hagler DJ, Tajik AJ, Seward JB, et al. Wide-angle two-dimensional echocardiographic profiles of conotruncal abnormalities. Mayo Clin Proc. 1980;55(2):73-82.

Haworth SG, Macartney FJ. Growth and development of pulmonary circulation in pulmonary atresia with ventricular septal defect and major aortopulmonary collateral arteries. Br Heart J. 1980;44(1):14-24.

Haworth SG. Collateral arteries in pulmonary atresia with ventricular septal defect. A precarious blood supply. Br Heart J. 1980;44(1): 5-13.

Huhta JC, Piehler JM, Tajik AJ, et al. Two dimensional echocardiographic detection and measurement of the right pulmonary artery in pulmonary atresia-ventricular septal defect: angiographic and surgical correlation. Am J Cardiol. 1982;49(5):1235-40.

Macartney F, Deverall P, Scott O. Haemodynamic characteristics of systemic arterial blood supply to the lungs. Br Heart J. 1973;35(1):28-37.

Maeno YV, Kamenir SA, Sinclair B, et al. Prenatal features of ductus arteriosus constriction and restrictive foramen ovale in d-transposition of the great arteries. Circulation. 1999;99:1209-14.

Mahle WT, Newbuerger JW, Matherne GP, et al. Role of pulse oximetry in examining newborns for congenital heart disease. A scientific statement from the American Heart Association and American Academy os Pediatrics. Circulation. 2009;120:447-58.

Report of the New England Regional Infant Cardiac Program. Pediatrics. 1980;65(2):375-461.

Seward JB, Tajik AJ, Hagler DJ, et al. Echocardiographic spectrum of tricuspid atresia. Mayo Clin Proc. 1978;53(2):100-12.

Punn R, Silverman NH. Fetal predictors of urgent balloon atrial septostomy in neonates with complete transposition. J Am Soc Echocardiogr 2011; 24:425-430.

Tandon R, Edwards JE. Tricuspid atresia. A re-evaluation and classification. J Thorac Cardiovasc Surg. 1974;67(4):530-42.

Vlad P. Tricuspid atresia. In: Keith JD, Rowe RD, Vlad P. Heart disease in infancy and childhood. 3rd ed. New York: Macmillan; 1978. p. 518-41.

Vlad P. Tricuspid atresia. In: Keith JD, Rowe RD. Heart disease in infancy and childhood. New York: MacMillan; 1978. p. 520-5.

Cardiologia fetal

Simone Rolim Fernandes Fontes Pedra
Luciana de Menezes Martins

> **Palavras-chave:** Atresia pulmonar; Pré-natal; Coartação de aorta; Estenose pulmonar; Hipoplasia do coração esquerdo; Transposição das grandes artérias; Drenagem anômala dasveias pulmonares; Estenose aórtica; Tronco arterioso comum.

INTRODUÇÃO

As cardiopatias congênitas são consideradas as malformações congênitas mais frequentes, e incidem em aproximadamente um a cada cemnascimentos e em aproximadamente 2,5% das gestações. Ao redor de um quinto dos óbitos que acontecem entre a 20ª semana de gestação e o primeiro ano de vida são decorrentes de malformações congênitas, sendo as cardiopatias responsáveis por 30% deles, impactando significativamente no índice de mortalidade infantil.

Aproximadamente 50% das cardiopatias congênitas têm apresentação benigna e podem ser adequadamente tratadas por diferentes técnicas terapêuticas ao longo da vida da criança. A outra metade dos casos corresponde a anomalias complexas, que determinam significativa instabilidade hemodinâmica nas primeiras horas de vida, necessitando tratamento apropriado e em tempo hábil, sob o risco de evolução para sequelas graves ou óbito.

O diagnóstico pré-natal de cardiopatias congênitas vem sendo realizado desde o final da década de 1970. Graças ao aprimoramento da tecnologia de ultrassom, que melhorou significativamente a qualidade da imagem.Este tem se tornado cada vez mais preciso e detalhado. A possibilidade de reconhecer a anomalia no coração em desenvolvimento, isto é, na vida intrauterina, ampliou significativamente o conhecimento da história natural das cardiopatias congênitas. Hoje se sabe que a estenose aórtica crítica fetal tem alto risco de evoluir para a síndrome de hipoplasia do coração esquerdo ao nascimento e que um ventrículo dilatado com 20 semanas pode apresentar-se hipoplásico no término da gestação. Foi exatamente esta observação que estimulou o desenvolvimento de programas de intervenções cardíacas fetais, que, hoje, são uma realidade em alguns centros ao redor do mundo.

764 | CARDIOPATIAS CONGÊNITAS

BENEFÍCIOS DO DIAGNÓSTICO PRÉ-NATAL DE CARDIOPATIAS CONGÊNITAS

Os benefícios do diagnóstico pré-natal de cardiopatias estão bem caracterizados: tratamento medicamentoso ou intervencionista intraútero e, principalmente, programação do parto para que os bebês acometidos com cardiopatias de apresentação neonatal sejam prontamente atendidos antes queocorraa deterioração clínica pela cardiopatia. Isto é muito evidente no caso das cardiopatias que dependem da patência do canal arterial após o nascimento, em que o fluxo pulmonar ou o sistêmico dependem do canal arterial persistente, que, fisiologicamente, tende a se fechar espontaneamente na vida pós-natal. O Quadro 75.1 ilustra as principais anomalias que apresentam evolução mais favorável quando diagnosticadas intraútero. Nos dias de hoje, a literatura traz claras evidências de que o diagnóstico fetal tem impacto positivo não só na sobrevida neonatal como na redução da morbidade pré e pós-operatória, do tempo de internação e do custo do tratamento de neonatos portadores de anomalias cardíacas graves.

Quadro 75.1. Cardiopatias congênitas de apresentação clínica neonatal e que apresentam grande benefício do diagnóstico pré-natal.

Cardiopatias fetais	
Cardiopatias com fluxo pulmonar dependentes do canal arterial	Atresia pulmonar com septo íntegro
	Estenose pulmonar crítica
	Atresia pulmonar com comunicação interventricular
	Cardiopatias complexas com grave obstrução fluxo pulmonar
Cardiopatias com fluxo sistêmico dependentes do canal arterial	Síndrome de hipoplasia do coração esquerdo
	Estenose aórtica crítica
	Coartação da aorta
	Interrupção do arco aórtico
	Cardiopatias complexas com grave obstáculo ao fluxo sistêmico ou lesões do arco aórtico
Anomalias dependentes de *shunt* no plano atrial	Transposição das grandes artérias
	Drenagem anômala das veias pulmonares
	Cardiopatias complexas que cursam com atresia de uma das valvas atrioventriculares
Outras anomalias	Tronco arterioso comum
	Taquiarritmias
	Bradiarritmias
	Cardiomiopatias
	Tumores obstrutivos

Além disso, a experiência com o diagnóstico fetal tem levado a uma mudança epidemiológica das cardiopatias, com aumento da incidência de algumas anomalias muito graves. Isto é particularmente verdade para os casos de doenças obstrutivas esquerdas, sendo osprincipaisexemplos a síndrome de hipoplasia do coração esquerdo e suas variantes. Enquanto nos anos 1990 estas anomalias eram consideradas doenças raras e praticamente 100% letais, hoje elas são as cardiopatias mais frequentemente diagnosticadas intraútero e, graças às novas técnicas de manejo e aumento da experiência, a sobrevida de seus portadores varia de 75% a 95% nos centros de maior experiência.

Com o objetivo de melhorar o resultado do tratamento das anomalias complexas, tem sido uma tendência mundial propiciar o nascimento de bebês portadores de cardiopatias de apresentação clínica neonatal no próprio serviço de cardiologia pediátrica, evitando-se o transporte entre hospitais e a separação da mãe logo após o nascimento. Esta tendência trouxe para os programas de cardiologia pediátrica novos especialistas, que passaram a ter papel fundamental na prática desta especialidade: especialistas em medicina fetal, obstetras e neonatologistas. Com a colaboração e integração de todos, tem se criado o ambiente ideal e seguro para o desenvolvimento da terapêutica cardíaca pré-natal, seja ela medicamentosa ou invasiva. Ao mesmo tempo, tem sido proporcionado a este paciente de tão alto risco a chance de nascer em um espaço totalmente especializado e preparado para instituição imediata do tratamento pós-natal, antes que a doença comece a se manifestar clinicamente.

ECOCARDIOGRAMA FETAL

O ecocardiograma fetal se constitui na principal ferramenta diagnóstica da cardiologia fetal, sendo uma técnica que delineia a anatomia e a fisiologia do sistema cardiovascular do feto. O exame nada mais é que um ultrassom do coração do feto realizado pelo especialista em ecocardiografia pediátrica e fetal, que permite avaliar posição, dimensões, anatomia, função miocárdica e ritmo cardíaco do concepto. Pode ser realizado desde a 14ª semana gestacional até o termo, sendo o período ideal entre 18 e 28 semanas de gravidez.

O rastreamento de cardiopatias congênitas deve ser universal, isto é, fazer parte do pré-natal de todas as gestações. A pesquisa de cardiopatia fetal se inicia no ultrassom morfológico de primeiro trimestre, quando o ultrassonografista procura por marcadores de cromossomopatias e anomalias congênitas no período compreendido entres a 11ª e 13ª semanas de gestação. Os principais marcadores de cardiopatias são o aumento da translucência nucal (prega localizada na região da nuca do feto), a identificação de fluxo reverso no ducto venoso e a detecção de insuficiência da valva tricúspide holossistólica. A presença de um ou mais destes marcadores é geralmente seguida do aprofundamento da investigação que compreende a ecocardiografia fetal precoce e, a depender da idade gestacional, opta-se pela via transvaginal ou transabdominal.

No ultrassom morfológico de segundo trimestre, o examinador deve analisar o próprio coração fetal, apreciando cuidadosamente as quatro câmaras cardíacas, a relação das grandes artérias com os ventrículos e as dimensões e a direção do fluxo nos grandes vasos. Qualquer suspeita de anormalidade deve ser seguida do encaminhamento para o ecocardiografista fetal.

Independentemente do rastreamento universal, as gestações consideradas de risco para cardiopatia fetal devem ser encaminhadas para o especialista. As condições que aumentam o risco se configuram como indicações formais da ecocardiografia fetal e estão expostas na Tabela 75.1.

Tabela 75.1. Fatores de risco para cardiopatias fetais que se caracterizam como indicação de ecocardiografia fetal.

Fatores maternos	Risco absoluto % nascidos vivos	Risco relativo ou razão de probabilidade	Grau de recomendação e Nível de Evidência	Período e frequência da avaliação
DM pré-gestacional ou DM identificada no 1º trimestre	3-5	≈ 5	I/A	18-22 semanas Considerar repetir avaliação no 3º trimestre Se HbA$_{1c}$ > 6%
DM gestacional com HbA1c < 6%	<1	1	IIIB	3º trimestre
Fenilcetonúria	12-14	10-15	I/A	18-22 semanas
Lúpus ou Sjögren (com antipositivos) (risco elevado com hipotireoidismo ou deficiência de vitamina D materna)	1-5	Desconhecido	IIa/B	16 semanas ao menos semanalmente até a 28ª semana

Continua

CARDIOPATIAS CONGÊNITAS

Continuação

Fatores maternos	Risco absoluto % nascidos vivos	Risco relativo ou razão de probabilidade	Grau de recomendação e Nível de Evidência	Período e frequência da avaliação
Filho prévio afetado com BAVT ou lúpus neonatal	11-19		I/B	16 semanas ao menos semanalmente até a 28ª semana
Exposição a medicamentos teratogênicos	1-2			
Anticonvulsivantes	1,8	1,1-1,8	IIb/A	18-22 semanas
Lítio	< 2		IIb/B	18-22 semanas
IECA	2,9		IIa/B	18-22 semanas
Ácido retinoico	8-20	1,2-1,72	I/B	18-22 semanas
Vitamina A (>10.000 IU retinol/d)	1,8		IIb/B	18-22 semanas
IRSS	1-2	1	IIb/A (paroxetina) III/A (para outros)	18-22 semanas
Antagonistas vitamina K	< 1		III/B	Não indicado
AINH	1%-2% para CC 5%-50% para constrição do ducto	1,8 (1,32-2,62)	IIb/B (exposição no primeirotrimestre) I/A (exposição no terceiro trimestre)	18-22 semanas > 1 dia de exposição
Infecção materna	1-2	1,8 (1,4-2,4)	I/C (rubéola) III/C (outros vírus somente com soroconversão) I/C (se pericardite ou suspeita de miocardite)	18-22 semanas
Reprodução assistida	1,1-3,3		IIa/A	18-22 semanas
História familiar				
CC materna	3-7 (todos) 10-14 DSAV 13-18 EAo < 3 T4F e TGA	≈ 5	I/B	18-22 semanas
CC paterna	2-3		I/B	18-22 semanas
Irmão com CC	3% (8% para SHCE)	≈ 4	I/B	18-22 semanas
Parentesco de segundo grau com CC	< 2	1,39 (1,25-1,54)	IIb/B	18-22 semanas
Parentesco de terceiro grau com CC	≈1	1,18 (1,05-1,32)	III/B	18-22 semanas
Parentesco de primeiro ou segundo grau com doença, desordem ou síndrome de herança mendeliana associada a CC	Acima de 50		I/C	18-22 semanas
Fatores fetais				
Suspeita de CC no USG	>40	(0-0,7)	I/B	Na detecção
Ritmo anormal				
Taquicardia	1% associadocom CC		I/C	Na detecção
Bradicardia	50-55		I/C	Na detecção
Ritmo irregular	0,3% com CC 2% com arritmia		I/C (frequência) IIa/C (>1-2 semanas)	Na detecção 1-2 semanas depois da detecção

Continua

Continuação

Fatores maternos	Risco absoluto % nascidos vivos	Risco relativo ou razão de probabilidade	Grau de recomendação e Nível de Evidência	Período e frequência da avaliação
Anormalidade não cardíaca	20-45		I/B	Na detecção
Anomalia cromossômica suspeitada ou conhecida	Varia (pode chegar a 90)		I/C	12-14 semanas e/ou 18-22 semanas
TN aumentada	3 a > 60		Varia de I/A a IIb/C	12 a 14 semanas ou 18 a 22 semanas
Anormalidade do cordão umbilical ou placenta	3,9	> 2	IIb/C	18 a 22 semanas
Gestação gemelar monocoriônica	2-10	9,2	I/A	12 a 14 semanas ou 18 a 22 semanas
Hidropisia fetal	15-25	-	I/B	Na detecção

DM, *Diabetes mellitus*; HbA1c: hemoglobina glicada; bloqueio atrioventricular total; IECA: inibidor da enzima conversora de angiotensina; IRSS: inibidor da recaptação seletiva serotonina; AINH: anti-inflamatório não hormonal; CC: cardiopatia congênita; SHCE: síndrome de hipoplasia do coração esquerdo; DSAV: defeito do septo atrioventricular; EAo: estenose aórtica; T4F: tetralogia de Fallot; TGA: transposição das grandes artérias; USG: ultrassonografia; TN: translucência nucal. Fonte: adaptado de Donofrio MT, Moon-Grady AJ, Hornberger LK, et al. Diagnosis and treatment of fetal cardiac disease: a scientific statement from the American Heart Association. Circulation. 2014 27;129(21):2183-242.

Apesar da grande evolução tecnológica dos equipamentos de ultrassom, deve-se lembrar que existem algumas limitações diagnósticas do ecocardiograma fetal e que, a depender da posição do bebê, da janela acústica, do biotipo materno, e da presença de oligo ou polidramnio ou mesmo de gemelaridade, algumas condições cardíacas podem não ser identificadas. Também deve ficar esclarecido às famílias que, devido à fisiologia do sistema cardiovascular fetal, algumas anormalidades só podemser identificadas de forma fidedigna no período neonatal. Os principais exemplos destas são a comunicação interatrial, as comunicações interventriculares pequenas, o canal arterial persistente e alguns casos menos graves de coartação da aorta.

POSSIBILIDADES TERAPÊUTICAS NA VIDA PRÉ-NATAL

Tratamento medicamentoso

A principal indicação do uso de medicamentos para tratamento de afecções cardíacas intraútero é a taquiarritmia fetal, definida como frequência cardíaca fetal acima de 180 a 200 bpm. As taquiarritmias mais frequentes no período pré-natal são a taquicardia supraventricular e o *flutter* atrial. Estas anomalias de ritmo podem levar à insuficiência cardíaca e à hidropisia fetal e, por isto, quando sustentadas, necessitam tratamento. Em geral, manifestam-se no segundoe terceirotrimestres gestacionais e raramente associam-se a anomalias congênitas estruturais. As principais cardiopatias que podem cursar com taquiarritmias fetais são a anomalia de Ebstein e a transposição corrigida das grandes artérias.

As taquicardias sustentadas são consideradas verdadeiras emergências em cardiologia fetal e devem ser tratadas com a administração materna de medicamentos antiarrítmicos. Após a 34ª semana gestacional, os riscos inerentes à prematuridade se reduzem significativamente e, por este motivo, neste período, pode-se considerar antecipação do parto para tratamento antiarrítmico neonatal.

Existem vários esquemas terapêuticos sendo que, na maioria das vezes, a medicação é transmitida para o feto por meio de administração oral materna. A infusão direta de medicação no cordão umbilical raramente é necessária estando reservada a casos refratários e que apresentam alto risco de óbito fetal. As principais medicações utilizadas estão dispostas no Quadro 75.2. Na ausência de resposta, e, havendo risco de hidropisia fetal, está indicada a terapêutica combinada, que aumenta o risco de pró-arritmia e intoxicação materna. Por isso, nestes casos sãoimperiosas a rigorosa monitorização do traçado eletrocardiográfico materno e, se possível, a dosagem do nível sérico das medicações utilizadas. Durante o tratamento, a aferição da frequência cardíaca fetal deve ser, no mínimo, diária e o ecocardiograma fetal deve ser repetido de forma seriada, para serem avaliados os efeitos da terapêutica e a condição hemodinâmica do feto.

Quadro 75.2. Medicamentos antiarrítmicos para tratamento das taquiarritmias fetais.

Medicamento	Dose administrada	Nível terapêutico	Toxicidade
Digoxina	**Ataque:** 1.200-1.500 µg/24 horas EV, divididos a cada 8 horas **Manutenção:** 250-750 µg/dia VO dividido a cada 8 ou 12 horas **Dose fetal IM:** 88 µg/kg a cada 12 horas, repetir 2 vezes	0,7-2,0 ng/mL Náusea, fadiga, perda de apetite, bradicardia sinusal, BAV de primeiro grau, raramente BAV tipo Wenckebach	Náusea/vômito +++, bradiarritimia ou BAV +++, arritmia
Sotalol	160-480 mg/dia VO a cada 8 ou 12 horas	Nível indeterminado Bradicardia, BAV de 1º grau, P e QRS alargados, QTc $\leq$ 480 ms	Náusea/vômito, tontura, QTc $\geq$ 480 ms, fadiga, bloqueio de ramo, arritmia materna /fetal
Amiodarona	**Ataque:** 1.800-2.400 mg/dia VO dividido a cada 6 horas por 48 horas; dose menor (800-1.200 mg VO) se terapêutica anterior **Manutenção:** 200-600 mg/dia VO Considerar suspensão ou troca para outra medicação antiarrítmica quando houver reversão do ritmo ou resolução da hidropisia	0,7-2,8 mcg/mL Bradicardia sinusal materna/fetal, inapetência, BAV de primeiro grau, P e QRS alargados, QTc $\leq$ 480 ms	Náusea/vômito ++, disfunção tireoidiana ++, *rash* cutâneo, trombocitopenia, bloqueio de ramo, QTc > 480 ms, arritmia materna/fetal, torsades, bócio fetal, alteração neurológica
Propranolol	60-320 mg/dia VO divididos a cada 6 horas	25-140 ng/mL BAV de primeiro grau, bradicardia, ↑ tônus uterino	Fadiga, bradicardia +++, hipotensão +++, BAV, restrição de crescimento fetal, ↑tônus uterino
Lidocaína	**Ataque:** 1-1,5 mg EV seguido de infusão de 1-4 mg/minuto	1,5-5 µg/mL	Náusea/vômito ++, sintomas SNC, arritmia
Mexiletine	600-900 mg/dia VO a cada 8 horas	0,5-2,0 µg/mL	Náusea/vômito ++, sintomas SNC, arritmia
Sulfato de magnésio	**Ataque:** 2-6 g EV em 20 minutos seguidos de 1-2 g/hora Tratamento por tempo > 48 horas não recomendado, mas uma nova dose deve ser considerada em caso de TV recorrente	< 6 mEq/L Monitorizar reflexo patelar	Fadiga, sintomas SNC, ↓ ou perda do reflexo patelar em níveis > 6 mEq/L Níveis > 5 mEq/L são associados a alterações de ECG e arritmia materna

EV: via endovenosa;VO: via oral; IM: via intramuscular;BAV: bloqueio atrioventricular; SNC: sistema nervoso central.

Outra condição na qual se considera a introdução de terapêutica medicamentosa é o bloqueio atrioventricular total. Esta anomalia cardíaca pode se apresentar de duas formas: isolada, isto é, com o coração estruturalmente normal, ou associada a cardiopatias estruturais. O isomerismo atrial esquerdo é a mais frequente anomalia fetal que cursa com bloqueio atrioventricular total. Já o bloqueio atrioventricular isolado está frequentemente associado à autoanticorpos maternos capazes de destruir o sistema de condução do coração fetal. O principal anticorpo relacionado a esta condição é o Anti-Ro comumente observado em portadoras de lúpus eritematoso sistêmico dentre outras colagenoses. Muitas vezes a mãe não tem a doença clínica e descobre ser portadora dos anticorpos devido à manifestação clínica fetal.

Fetos com frequência ventricular < 55 bpm correm risco de evoluir para hidropisia e óbito fetal. Por este motivo, o uso de medicações betaestimulantes, como terbutalina ou salbutamol podem ser prescritas para a mãe. Pelo efeito taquicardizante destes medicamentos, é possível se obter um aumento pequeno, mas suficiente da frequência cardíaca fetal que pode ser determinante para evitar a descompensação hemodinâmica fetal.

Embora ainda controverso, alguns autores preconizam o tratamento desta condição fetal com corticosteroides. O uso desta medicação tem como principal papel reduzir lesões inflamatórias miocárdicas pelos anticorpos, que poderiam culminar em cardiomiopatia dilatada fetal ou neonatal. A medicação normalmente utilizada para este fim é a dexametasona, que tem a característica de atravessar a barreira placentária. As doses preconizadas são de 4 a 8 mg ao dia, administradas até o final da gestação.

TERAPÊUTICA CARDÍACA INVASIVA FETAL

Os potenciais benefícios das intervenções terapêuticas no coração do feto começaram a ser salientados há alguns anos. A primeira tentativa de estimulação cardíaca empregando marca-passo em feto portador de bloqueio atrioventricular total data de 1986. Em 1989, um grupo liderado pelo Dr. Michael Tynan realizou a primeira valvoplastia aórtica intraútero e, em 2000, Kohl et al. publicaram a experiência mundial com a valvoplastia aórtica fetal (12 casos), relatando sucesso técnico em sete casos e sobrevida neonatal em apenas um. Desde então, o grupo do *Children's Hospital de Boston* deu início a um forte programa de intervenções cardíacas fetais. Estimulados pelos resultados animadores, vários outros centros no mundo também vêm trabalhando nesta área, permitindo que algumas técnicas sejam muito bem estabelecidas como terapêuticas não experimentais.

As principais justificativas para o tratamento invasivo fetal são impedir a progressão da doença ou reduzir os efeitos deletérios dela sobre o coração e a circulação pulmonar. Os resultados disponíveis na literatura até o momento sugerem que as intervenções cardíacas fetais beneficiam o remodelamento miocárdico e vascular, aumentando as chances de sobrevida fetal e neonatal e de uma circulação biventricular após o nascimento.

As cardiopatias que particularmente se beneficiam da intervenção intraútero são a síndrome de hipoplasia do coração esquerdo com grave restrição ao fluxo através do septo interatrial; a estenose valvar aórtica crítica com potencial de evolução para a hipoplasia ventricular esquerda; a estenose aórtica crítica com insuficiência mitral grave em vigência de hidropisia fetal; e as obstruções graves ao fluxo pulmonar com septo interventricular íntegro, isto é, atresia pulmonar ou estenose pulmonar crítica, associadas a potencial hipoplasia do ventrículo direito.

Uma questão muito importante e que deve ser lembrada quando se deseja iniciar um programa de intervenções cardíacas fetais é que os procedimentos não são isentos de riscos, que envolvem a gestante e/ou o feto. Os riscos maternos são extremamente baixos e atualmente minimizados graças à experiência crescente da cirurgia fetal para anomalias não cardíacas. Os potenciais ricos relacionados a estas intervenções estão descriminados na no Quadro 75.3 e as principais indicações destas no Quadro 75.4. Os procedimentos são realizados de forma percutânea, isto é, atravessando o abdome materno e o tórax fetal. A estrutura alvo é atingida por meio de agulhas longas, cujo calibre varia de 17 a 19 G. Através desta agulha um balão de angioplastia coronária é direcionado para a estrutura a ser dilatada. Os diâmetros dos balões são escolhidos de acordo com o diâmetro das valvas estenóticas, o que depende da idade gestacional. Os procedimentos são realizados sob anestesia regional materna (raquianestesia) e anestesia geral fetal, administrada por injeção intramuscular na coxa do bebê. As intervenções podem ser realizadas entre 22 e 30 semanas gestacionais, e o procedimento é completamente guiado pelo ultrassom. Vale lembrar que este é um exemplo bastante característico de trabalho em equipe em que profissionais de diferentes áreas (cirurgião fetal, cardiologista fetal, intervencionista pediátrico e anestesista) precisam usar suas diferentes *expertises* em prol de dois pacientes: mãe e bebê.

Quadro 75.3. Possíveis complicações das intervenções cardíacas fetais.

Maternas	Fetais
Rotura prematura de membranas	Hemorragia
Infecção	Anemia
Hemorragia	Trombose
Descolamento placentário	Bradicardia
Trabalho de parto prematuro	Óbito Fetal

Quadro 75.4. Indicações das intervenções fetais.

Estenose aórtica crítica: a anatomia cardíaca dominante de estenose valvar aórtica com as seguintes características que predizem evolução para a SHCE	Disfunção do VE (qualitativamente)
	Fluxo retrógrado ou bidirecional no arco transverso entre os dois primeiros vasos braquicefálicos em qualquer tempo do ciclo cardíaco ou dois dos seguintes itens: • Fluxo de enchimento mitral monofásico • Fluxo esquerdo-direito no plano atrial ou septo interatrial intacto
	Sinais de hidropisia fetal
Estenose pulmonar crítica ou atresia pulmonar com SIV íntegro: mínimo ou nenhum fluxo anterógrado pulmonar com septo interventricular íntegro	Ausência de crescimento das estruturas direitas após 3 a 4 semanas de observação
	Fluxo reverso no canal arterial
	Fluxo de enchimento tricúspide monofásico
	Sinais de hidropisia fetal
SHCE com CIA restritiva ou septo atrial intacto	Mínimo ou nenhum fluxo através do septo atrial
	Átrio esquerdo dilatado e tenso
	Fluxo bidirecional nas veias pulmonares

SHCE: síndrome da hipoplasia do coração esquerdo; VE: ventrículo esquerdo; SIV: septo interventricular; CIA: comunicação interatrial.

CONCLUSÕES

A cardiologia fetal se desenvolveu muito ao longo dos últimos 30 anos sendo hoje subespecialidade de grande importância para área de cardiologia pediátrica. A última década foi marcada por grandes avanços na terapêutica cardíaca fetal, em particular por conta dos procedimentos invasivos. Com mais de quatro centenas de intervenções fetais realizadas ao redor do mundo e inúmeras publicações relacionadas a aspectos técnicos, indicações, fatores preditivos de sucesso e evolução pós-natal, é possível acreditar que a terapêutica cardíaca fetal invasiva já se estabeleceu como parte do arsenal terapêutico em cardiologia pediátrica. Com responsabilidade e segurança, os procedimentos têm permitido que muitas crianças anteriormente fadadas a uma vida pós-natal muito breve tenham chance de viver e ter qualidade de vida cada vez mais longa e digna.

BIBLIOGRAFIA

Beroukhim RS, Gauvreau K, Benavidez OJ, et al. Perinatal outcome after prenatal diagnosis of single-ventricle cardiac defects. Ultrasound Obstet Gynecol. 2015;45(6):657-63.

Donofrio MT, Moon-Grady AJ, Hornberger LK, et al. Diagnosis and treatment of fetal cardiac disease: a scientific statement from the American Heart Association. Circulation. 2014 27;129(21):2183-242.

Freud LR, McElhinney DB, Marshall AC, et al. Fetal aortic valvuloplasty for evolving hypoplastic left heart syndrome: postnatal outcomes of the first 100 patients. Circulation. 2014;130(8):638-45.

Friedman AH, Kleinman CS, Copel JA. Diagnosis of cardiac defects: where we've been, where we are and where we're going. Prenat Diagn. 2002; 22(4):280-4.

Hoffman JIE. Epidemiology of congenital heart disease: etiology, pathogenesis and incidence. In: Yagel S, Silverman N, Gembruch U. Fetal cardiology. embryology, genetics, physiology, echocardiographic evaluation, diagnosis and perinatal management of cardiac disease. 2aed. London: Informa Heatlhcare; 2009. p. 101-10.

Hornberger LK, Barrea C. Diagnosis, natural history, and outcome of fetal heart disease. Semin Thorac Cardiovasc Surg Pediatr Card Surg Annu. 2001;4:229-43.

Hornberger LK, Sahn DJ. Rhythm abnormalities of the fetus. Heart. 2007;93(10):1294-300.

Jaeggi ET, Carvalho JS, De Groot E, et al. Comparison of transplacental treatment of fetal supraventricular tachyarrhythmias with digoxin, flecainide, and sotalol: results of a nonrandomized multicenter study. Circulation. 2011;124(16):1747-54.

Jaeggi ET, Fouron JC, Silverman ED, et al. Transplacental fetal treatment improves the outcome of prenatally diagnosed complete atrioventricular block without structural heart disease. Circulation. 2004;110(12):1542-8.

Kovalchin JP, Silverman NH. The impact of fetal echocardiography. Pediatr Cardiol. 2004; 25(3):299-306.

McElhinney DB, Tworetzky W, Lock JE. Current status of fetal cardiac intervention. Circulation. 2010;121(10):1256-63.

Moon-Grady AJ, Morris SA, Belfort M, et al. International fetal cardiac intervention registry: a worldwide collaborative description and preliminary outcomes. J Am Coll Cardiol. 2015; 66(4):388-99.

Peake LK, Draper ES, Budd JL, et al. Outcomes when congenital heart disease is diagnosed antenatally versus postnatally in the UK: a retrospective population-based study. BMC Pediatr. 2015;16(15):58.

Pedra SF, Peralta, CF, Pedra CA. Future directions of fetal interventions in congenital heart disease. Intervent Cardiol Clin. 2013; 2:1-10.

Pedra SR, Peralta CF, Crema L, et al. Fetal Interventions for congenital heart disease in Brazil. Pediatr Cardiol. 2014;35(3):399-405.

Sharland G. Routine fetal cardiac screening: what are we doing and what should we do? Prenat Diagn. 2004;30;24(13):1123-9.

Tulzer G. Fetal cardiology. Curr Opin Pediatr. 2000;12(5):492-6.

Tworetzky W, Marshall AC. Fetal interventions for cardiac defects. Pediatr Clin North Am. 2004;51(6):1503-13.

Van Velzen CL, Haak MC, Reijnders G, et al. Prenatal detection of transposition of the great arteries reduces mortality and morbidity. Ultrasound Obstet Gynecol. 2015;45(3):320-5.

Insuficiência cardíaca em lactentes e crianças

Maria Aparecida de Almeida e Silva
Jaime da Conceição Padeiro Júnior

Palavras-chave: Insuficiência Cardíaca em Pediatria; Cardiopatias Congênitas com Insuficiência Cardíaca; Medicamentos para Insuficiência Cardíaca em Pediatria.

INTRODUÇÃO

A insuficiência cardíaca em crianças e lactentes constitui uma síndrome caracterizada por alta morbimortalidade, decorrente das peculiaridades associadas às alterações fisiológicas do desenvolvimento cardíaco.

Diferentemente do que ocorre nos adultos, nos quais a insuficiência é decorrente de uma injúria miocárdica, nas crianças é secundária a distúrbios circulatórios causados por sobrecarga volumétrica ou pressórica, necessitando precocemente de intervenções cirúrgica ou percutânea e, desta forma, torna-se um importante problema de saúde pública.

INSUFICIÊNCIA CARDÍACA

A insuficiência cardíaca é considerada uma das mais temidas situações, incidindo em 90% dos casos no primeiro ano de vida e sendo responsável pela alta letalidade, principalmente nos primeiros 6 meses de vida. Define-se como síndrome clínica, caracterizada pela incapacidade de o coração de manter oferta sanguínea necessária às demandas metabólicas orgânicas basais e de crescimento, em repouso ou exercício. Pode ser resultado de uma desadaptação isolada ou combinada de fatores congênitos ou adquiridos, com manifestação aguda e súbita, de baixo débito ou crônica insidiosa de congestão venosa. Dentre as causas destacam-se:

→ **Sobrecargas volumétricas**: comuns nas cardiopatias congênitas com *shunt* esquerda-direita manifestam-se concomitantemente à queda de resistência vascular pulmonar, podendo ser apresentadas em dois grupos: acianogênicas (comunicação interventricular, persistência do canal arterial, janela aortopulmonar, fístulas arteriovenosas sistêmicas e outras) e cianogênicas (conexão venosa pulmonar anômala total, *Truncus arteriosus*, conexão atrioventricular univentricular sem estenose pulmonar e outras).

→ **Sobrecargas pressóricas**: decorrentes de obstruções à ejeção ventricular esquerda (estenose aórtica e coartação da aorta importantes e interrupção do arco aórtico), à direita (estenose pulmonar grave e hipertensão pulmonar) ou obstrução na via de entrada ventricular (estenose mitral grave, *cor triatriatum* e outras).

→ **Alterações da contratilidade miocárdica**: podem resultar de defeitos congênitos, como a anomalia de origem das artérias coronárias, levando à miocardiopatia isquêmica; distúrbios metabólicos e eletrolíticos; processos infecciosos (miocardites); hipóxia (pós-operatório de cirurgia cardíaca) e cardiotoxicidade (antraciclinas).

→ **Alterações do enchimento ventricular (disfunção diastólica)**: são exemplos a miocardiopatia hipertrófica, a endomiocardiofibrose, a pericardite constritiva e outras. A pressão ventricular pode estar elevada, prejudicando o esvaziamento atrial que se dilata, predispondo a arritmias e fazendo surgir congestão venosa sistêmica e pulmonar.

→ **Distúrbios do ritmo**: tanto as taquicardias como as bradicardias persistentes podem predispor à insuficiência cardíaca (Figuras 76.1 e 76.2).

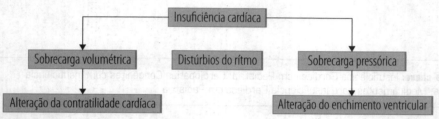

Figura 76.1. Insuficiência cardíaca no lactente e na criança.

Causas de insuficiência cardíaca		
1 semana	**1 mês**	**Após**
Estenose aórtica crítica SHCE Coartação crítica DATVP Agenesia da valva pulmonar Anomalia de Ebstein Estenose pulmonar crítica Interrupção arco aórtico	Atresia tricúspide sem estenose pulmonar Coração univentricular sem estenose pulmonar Transposição dos grandes vasos com CIV grande *Truncus arteriosus* Fístulas arteriovenosas Cardiopatias com shunt esquerdo-direito	Janela aortopulmonar Persistência do canal arterial Comunicação interventricular Átrio único Defeitos do septo atrioventricular Miocardiopatia Arritmia Anemia Doença de Kawasaki Doença do tecido conectivo

Figura 76.2. Insuficiência cardíaca no lactente e na criança. SHCE: síndrome da hipoplasia do coração esquerdo; DATVP: drenagem anômala total de veias pulmonares; IC: insuficiência cardíaca; CIV: comunicação interventricular.

As alterações anatômicas e funcionais deflagram processos de compensação, responsáveis pelos sintomas e sinais clínicos iniciais e, nestes processos, baseia-se o tratamento da insuficiência cardíaca.

Uma das primeiras respostas do coração é a utilização do mecanismo de Frank-Starling, em que há alongamento das fibras, resultando em aumento do volume diastólico e, secundariamente, do volume sistólico. O aumento do estresse de parede leva à hipertrofia ventricular (Figura 76.3).

Importante mecanismo compensatório, também precoce, é o aumento da atividade adrenérgica, por liberação de norepinefrina e epinefrina. Resulta em aumento da contratilidade e da frequência cardíaca, e na redistribuição do débito cardíaco (ação alfa-adrenérgica), preservando a perfusão miocárdica e cerebral, mas levando à vasoconstrição renal, esplâncnica e cutânea.

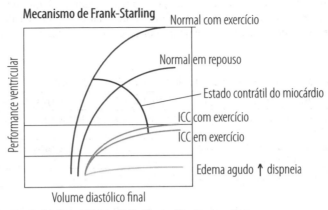

Figura 76.3. Mecanismo Frank-Starling. ICC: Insuficiência cardíaca congestiva.

É deste mecanismo que resulta a primeira e principal manifestação da insuficiência cardíaca em crianças, que é a taquicardia. Os pulmões se adaptam, removendo o excesso de líquidos intersticiais e aumentando o fluxo linfático. A falência progressiva leva a outro sinal importante, que é a taquipneia.

O aumento do peptídeo atrial natriurético plasmático (ANP) pode ser detectado em pacientes assintomáticos e ser prognóstico de insuficiência cardíaca. Regula o volume e as pressões sanguíneas, agindo na natriurese e na diurese, e produzindo vasodilatação.

O mecanismo compensatório renal começa com a vasoconstrição das arteríolas aferentes renais, aumentando a resistência vascular renal e permitindo maior fração plasmática para filtração, mas com reduzido fluxo sanguíneo renal. Ocorre também ativação do sistema renina-angiotensina-aldosterona, resultando na retenção de sódio e água. A renina converte a angiotensina I em angiotensina II, que é um potente vasoconstritor e serve de estímulo para liberação de aldosterona. As duas, angiotensina II e aldosterona, estimulam a hipertrofia miocárdica (Figura 76.4).

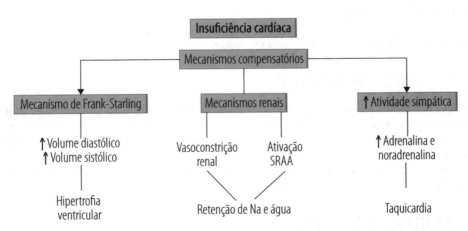

Figura 76.4. Mecanismos compensatórios. SRAA: sistema renina-angiotensina-aldosterona; Na: sódio; FNA: fator natriurético atrial.

A taquicardia é um dos primeiros sinais da insuficiência cardíaca na criança. Frequências superiores a 160 bpm em neonatos e acima de 100 bpm em crianças maiores pode ser sinal de alerta, refletindo o aumento da liberação de catecolaminas, que também promove sudorese excessiva, palidez e cianose. Baixa

776 | CARDIOPATIAS CONGÊNITAS

tolerância aos esforços, irritabilidade e baixo ganho ponderal são comuns. Taquipneia, tosse, crepitações e sibilos pulmonares ocorrem quando há congestão venosa pulmonar. A hepatomegalia é o mais consistente sinal de congestão venosa sistêmica, mas o edema periférico é raro, presente nos casos de maior gravidade (Quadro 76.1).

Quadro 76.1. Classificação da insuficiência cardíaca pela *New York Heart Association*.

I	Paciente cardiopata sem limitação da capacidade física, atividade habitual não causa fadiga, palpitacão, dispneia ou angina
II	Paciente cardiopata com discreta limitação da capacidade física, apresenta-se confortável no repouso, atividade habitual causa fadiga, palpitacão, dispneia ou angina
III	Paciente cardiopata com limitação importante da capacidade física, apresenta-se confortável no repouso, qualquer atividade causa fadiga, palpitacão, dispneia ou angina
IV	Paciente cardiopata incapaz de realizar alguma atividade, sintomático mesmo em repouso

O tratamento da insuficiência cardíaca tem por objetivo aliviar os sintomas da congestão circulatória, melhorar o desempenho cardíaco, bloquear a resposta adaptativa, atenuar o remodelamento miocárdico e, principalmente, identificar a etiologia, removendo a causa subjacente, por meio do tratamento cirúrgico ou percutâneo, no caso das cardiopatias congênitas. Detecção precoce e pronta intervenção são as chaves do sucesso. O tratamento compreende medidas gerais, como decúbito elevado a 30°; oxigenoterapia por nebulização com 2 a 10 L/minuto ou ventilação mecânica se necessário; restrição hídrica nos casos mais avançados (70% do volume basal das 24 horas); dieta com pouco sal, fracionada e hipercalórica (menores volumes em menor período de tempo); manutenção da temperatura corpórea, corrigindo-se a febre com antitérmicos; sedação nos casos sob ventilação mecânica em que se usa midazolan na dose de 0,05 a 0,3 mg/kg/dose por via endovenosa (EV) ou intramuscular (IM) – 1 ampola contém 1 mL, que corresponde a 5 mg – ou fentanil na dose de 1 a2 mg/kg/dose EV ou IM – 1 ampola contém 1 mL, que corresponde a 50 mg – ; controle da anemia, nas formas graves, com concentrado de hemácia (10 a 20 mL/kg em 2 a 4 horas) ou sulfato ferroso na dose de 2 a 3 mg/kg/dia; diagnóstico precoce e controle das infecções com antibioticoterapia; correção dos distúrbios metabólicos e acidobásicos com bicarbonato de sódio ($NaHCO_3$) na dose habitual, obedecendo à fórmula de Astrup:

$$mEq\ NaHCO_3 = peso \times BE \times 0,3$$

Onde: mEq = miliequivalentes e BE = excesso de base.

TRATAMENTO NÃO FARMACOLÓGICO

A terapia não farmacológica vem ganhando bastante destaque ultimamente, centrada na abordagem multidisciplinar. Busca uma visão holística do paciente, incluindo abordagem especial da dieta, preconizando otimizar a ingestão calórica a despeito do aumento da demanda metabólica oriunda da insuficiência cardíaca.

A reabilitação cardiovascular já com bastante destaque em adultos, vem demonstrando melhora do suporte inotrópico em crianças submetidas a programas de treinamento físico.

TRATAMENTO FARMACOLÓGICO

Além dos agentes inotrópicos digitálicos e não digitálicos e os diuréticos, que diminuem a congestão circulatória, outros medicamentos bloqueiam as respostas adaptativas, diminuindo a estimulação neuro-hormonal, a atividade simpática e intervindo na remodelação ventricular. Estas drogas previnem o aparecimento e a progressão da insuficiência cardíaca, melhorando a qualidade de vida e a capacidade funcional.

Agentes inotrópicos

A função principal dos agentes inotrópicos é melhorar a contratilidade, embora alguns apresentem também ações diversas, como vasodilatação associada.

Os glicosídeos digitálicos são fundamentais em Cardiologia Pediátrica, sobretudo a digoxina, o único medicamento de disponibilidade oral com eficácia e segurança comprovadas. É medicamento básico para tratar a insuficiência cardíaca secundária a cardiopatias congênitas, algumas miocardiopatias e lesões valvares. Pode ser útil ou exercer efeito protetor no miocárdio em situações em que a função contrátil é normal, mas há sobrecarga hemodinâmica excessiva, como nas cardiopatias que cursam com hiperfluxo pulmonar. É fármaco de escolha para tratar a insuficiência cardíaca associada a arritmias supraventriculares como a fibrilação atrial e a taquicardia supraventricular. Está contraindicado nas obstruções à ejeção ventricular direita, em que pode ser fator desencadeante das crises de hipóxia (tetralogia de Fallot e outras), em algumas obstruções à ejeção ventricular esquerda, como na miocardiopatia hipertrófica em sua forma obstrutiva e em bradiarritmias, como bloqueios atrioventriculares de graus variáveis.

Seu mecanismo de ação principal é a inibição parcial do complexo enzimático sódio-potássio-ATPase, levando ao aumento do sódio intracelular, que será trocado pelo cálcio. Facilita também a entrada do cálcio pelos canais lentos da membrana, tornando-o disponível aos elementos contráteis. A ação inotrópica melhora a contratilidade e, consequentemente, a fração de ejeção e o débito cardíaco, diminuindo a pós-carga e fazendo regredir a congestão venosa pulmonar e sistêmica. A diminuição da frequência cardíaca promove economia bioenergética e melhora a perfusão miocárdica pelo aumento do tempo de diástole (Figura 76.5).

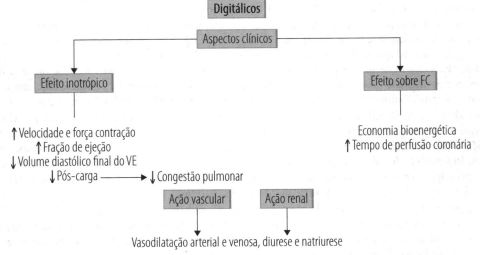

Figura 76.5. Mecanismo de ação dos digitálicos. VE: ventrículo esquerdo; FC: frequência cardíaca.

A dose da digoxina é em média 0,01 mg/kg/dia, dividida em duas doses diárias. As três apresentações são: solução oral (1 mL = 0,5 mg), elixir pediátrico (1 mL = 0,05 mg) e comprimidos de 0,125 e 0,25 mg. Recém-nascidos, prematuros ou não, necessitam de menores doses, por imaturidade renal. Os níveis ideais de manutenção são atingidos após 2 a 3 dias, razão pela qual não se usam doses de ataque, evitando intoxicações.

Anorexia, vômitos, diarreia, cefaleia e distúrbios visuais, como escotomas cintilantes, são as manifestações clínicas mais comuns, que, quando associadas a alterações eletrocardiográficas e à digoxinemia, fazem o diagnóstico de intoxicação digitálica. Aumento do espaço PR, chegando a bloqueios atrioventriculares de graus variáveis, taquicardias juncionais, bi e trigeminismo podem ser detectados.

CARDIOPATIAS CONGÊNITAS

Os agentes simpaticomiméticos, inotrópicos não digitálicos, atuam aumentando os níveis do AMP cíclico, resultando em aumento dos níveis do cálcio intracelular, agente fundamental no mecanismo de contração miocárdica. Medicamentos de uso endovenoso, em situações mais graves de disfunção miocárdica e baixo débito, exigem controle rigoroso das doses, sendo, por isto, utilizado em terapia intensiva. O mecanismo de ação é dose dependente.

A principal representante é a dopamina, catecolamina endógena precursora da síntese de adrenalina e norepinefrina. Atua diretamente nos receptores adrenérgicos beta 1 e indiretamente pela liberação de noradrenalina no coração, promovendo efeito inotrópico positivo. Em doses intermediárias, aumenta a contratilidade, dilata o leito vascular renal, mantendo o fluxo renal. Em altas doses, atua sobre os receptores alfa 1 adrenérgico, promovendo vasoconstrição e aumentando, inclusive, a resistência vascular pulmonar. Como complicações, podem surgir arritmias, em especial as taquicardias.

As doses variam dependendo da indicação: 1 a 2 mg/kg/minuto tem efeito dopaminérgico, natriurético, diurético e é vasodilatador renal, cerebral, miocárdico, esplâncnico e mesentérico. Entre 3,0 e 5,0 mg/kg/minuto, predomina ação beta-agonista, aumentando o inotropismo e a frequência cardíaca. Entre 5,0 e 15 mg/kg/minuto, aumenta a resistência vascular pulmonar e sistêmica com aumento da pressão arterial.

A dobutamina é catecolamina sintética com predominante efeito beta 1 adrenérgico. Tem ação direta na fibra miocárdica, aumentando o inotropismo, e pouca ação na pressão arterial, e no fluxo renal e coronário. As doses variam de 2 a 10 mg/kg/minuto.

A noradrenalina é catecolamina endógena e tem como inconveniente diminuir a perfusão renal. Aumenta a resistência vascular sistêmica, a pressão arterial sistólica e diastólica, e a frequência cardíaca. A indicação é restrita a pacientes hipotensos, que não respondem à administração de volume e outros agentes vasoativos. A dose utilizada varia de 0,05 a 1 mg/kg/minuto.

A adrenalina, potente catecolamina endógena, tem ação nos receptores alfa, beta 1 e beta 2, com respostas dependentes da dose. É agente de escolha na ressuscitação cardiopulmonar. Aumenta o inotropismo, a frequência cardíaca, a resistência vascular sistêmica e a pressão arterial. Em doses intermediárias, têm efeito beta 2 adrenérgico promovendo broncodilatação. Os efeitos nocivos se relacionam a doses maiores por aumento do consumo de oxigênio, podendo levar a isquemia miocárdica, taquiarritmias e insuficiência renal. Conforme a situação, utilizam-se doses que variam de 0,05 a 0,5 mg/kg/minuto.

Os inibidores da fosfodiesterase inibem a ação da enzima responsável pela degradação do AMP cíclico, que é a fosfodiesterase III, presente no músculo cardíaco e na musculatura vascular. A elevação do AMP cíclico aumenta a contração por meio da regulação do cálcio, por ativação da proteinoquinase, facilitando a entrada do cálcio pelos canais de cálcio e ativando seus estoques do retículo sarcoplasmático. Atuam principalmente promovendo aumento do inotropismo e da contratilidade; vasodilatação arterial e venosa; e aumento do relaxamento ventricular durante a diástole.

Os agentes disponíveis no mercado são a amrinona e a milrinona. A milrinona é mais potente e seu uso é restrito à administração endovenosa. Apresenta também menos efeitos colaterais que a amrinona, que leva à hipotensão grave e trombocitopenia. A dose recomendada em pacientes com função renal normal é de 50 mg/kg em 10 minutos, seguida de 0,25-0,75 mg/kg/minuto.

Diuréticos

De fundamental importância na população pediátrica, é medicamento de primeira linha para diminuir a sobrecarga de volume excessiva do coração, melhorando os sintomas da congestão venosa sistêmica e pulmonar. A tendência atual é classificá-los por seu principal mecanismo de ação, e três grupos se destacam para o uso pediátrico: de alça, sendo o principal representante a furosemida; poupadores de potássio, em especial a espironolactona; e os tiazídicos.

Os diuréticos de alça são classificados como inibidores do transporte de sódio, potássio e cloro, e têm início rápido de ação e grande potência quanto à excreção de sal e água. A furosemida é a principal representante deste grupo. Seu mecanismo de ação inclui inibição do transporte de sódio e cloro no ramo ascendente da alça de Henle e o estímulo intrarrenal para produção de prostaglandina, que, por seu efeito vasodilatador arterial e venoso, aumenta o ritmo de filtração glomerular e o fluxo renal, e diminui a pré-carga, com melhora consequente do débito cardíaco. É agente de primeira escolha tanto nos estados congestivos como na presença de insuficiência renal. A diurese é significativa, eliminando 30% do filtrado glomerular, podendo levar a hipopotassemia, hiponatremia, desidratação, hipotensão e ototoxicidade. A depleção do potássio, que é comum no adulto, é rara no grupo pediátrico. As doses devem ser ajustadas em crianças com insuficiência renal, neonatos e prematuros, em decorrência da imaturidade renal. A dose por via oral varia de 1 a 6 mg/kg/dia, podendo chegar a 8 mg/kg/dia. Por via venosa, usa-se 1 a 2 mg/kg/dia (Figura 76.6).

Os diuréticos poupadores de potássio, também chamados de antagonistas dos receptores da aldosterona, aumentam a eliminação de sal e água, e diminuem a excreção de potássio e hidrogênio, principalmente em pacientes com níveis altos de aldosterona plasmática, como ocorre na insuficiência cardíaca. Potencializam a ação dos diuréticos de alça e são também indicados para tratar o hiperaldosteronismo primário, o secundário e a hipertensão arterial. Exige cuidado nos casos de insuficiência renal e/ou hepática e, quando associados ao uso dos inibidores da enzima conversora da angiotensina, pela possibilidade de hiperpotassemia. Sua administração é oral, na dose de 1 a 4 mg/kg/dia (Figura 76.7).

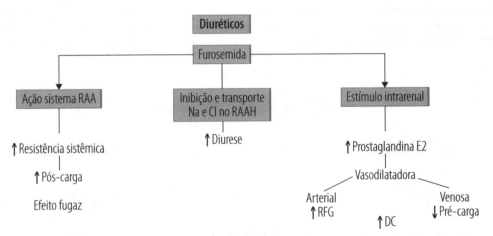

Figura 76.6. Mecanismo de ação da furosemida. SRAA: sistema renina-angiotensina-aldosterona; Na: sódio; Cl: cloro; RAAH: ramo ascendente da alça de Henle; DC: débito cardíaco; RFG: ritmo de filtração glomerular.

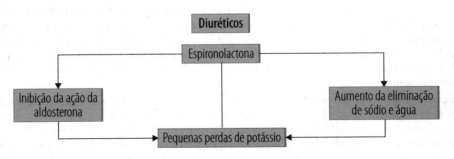

Figura 76.7. Mecanismo de ação dos poupadores de potássio.

Os diuréticos tiazídicos (hidroclorotiazida e clorotiazida) atuam como inibidores do co-transporte de sódio e cloro, no túbulo contornado distal. Causam aumento da excreção de sódio e água, bem como de potássio, hidrogênio, magnésio e cálcio. São mais usados para tratamento da hipertensão arterial, cirrose hepática e edema por nefropatia. Apresentação em comprimidos de 12,5, 25 e 50 mg. Doses para neonatos e crianças menores de 6 meses, 2-3,3 mg/kg/dia, maiores de 6 meses 2 mg/kg/dia divididos em duas doses diárias. Pode levar a alterações do balanço hidroeletrolítico, hipopotassemia, hipocloremia, hiperurecemia e hipotensão.

Medicamentos vasodilatadores

Desde 1987, vários trabalhos demonstraram os efeitos benéficos dos vasodilatadores na redução da mortalidade de pacientes com insuficiência cardíaca sistólica e também naqueles assintomáticos com disfunção ventricular esquerda. Algumas medicações com ação principalmente vasodilatadora são conhecidas: inibidores da enzima conversora da angiotensina, bloqueadores dos canais de cálcio, nitroprussiato de sódio, óxido nítrico e outras.

Os inibidores da enzima conversora da angiotensina bloqueiam a conversão do peptídeo inativo angiotensina I para o peptídeo ativo angiotensina II, que é potente vasoconstritor e também estimula a produção da aldosterona. Reduzem a resistência vascular sistêmica e o hiperaldosteronismo secundário. Hemodinamicamente, atuam na pré e na pós-carga, e diminuem a retenção de sal e água, por reduzirem a produção de aldosterona. Não alteram a frequência cardíaca e podem reduzir a remodelação miocárdica e vascular (Figura 76.8).

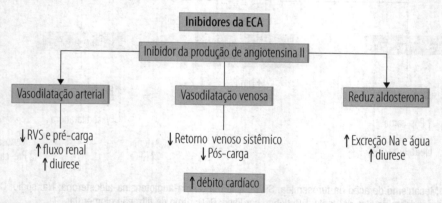

Figura 76.8. Mecanismo de ação dos inibidores da enzima conversora da angiotensina (IECA). RVS: resistência vascular sistêmica; Na: sódio.

Pacientes portadores de cardiopatia congênita com *shunt* esquerda-direita, em especial as grandes comunicações interventriculares, beneficiam-se do uso dos inibidores da enzima conversora da angiotensina, principalmente por diminuir a resistência vascular sistêmica, com pouco ou nenhum efeito no leito vascular pulmonar. Resulta em diminuição do *shunt* esquerda-direita e diminuição da relação entre o fluxo pulmonar e sistêmico, diminuindo o fluxo sanguíneo pulmonar, o retorno venoso pulmonar e, com isto, a sobrecarga volumétrica do ventrículo esquerdo. Esta resposta é menor nos casos em que há hipertensão pulmonar.

Crianças com insuficiência cardíaca secundária à coartação da aorta grave ou interrupção do arco aórtico podem se beneficiar do uso dos inibidores da enzima conversora da angiotensina, porque, além de melhorar a insuficiência cardíaca, controla a hipertensão arterial cefálica e nos membros superiores. Reduzem também a atividade da renina plasmática. Apesar disto, devem ser usados com cautela, porque, em alguns casos, uma pressão elevada na zona pré-coartação pode ajudar a perfusão distal, mantendo o fluxo renal. Os dois fármacos principais representantes deste grupo são o captopril e o enalapril.

A maior experiência é com o uso do captopril que só é disponível na apresentação oral (comprimidos de 12,5, 25 e 50 mg). A taxa de absorção pode ser reduzida pela presença de alimentos no estômago, devendo ser administrada 1 hora antes das refeições. A dose varia de 0,5 a 4 mg/kg/dia, administrados a cada 8 horas. Para adolescentes, utilizam-se 6,25 a 12,5 mg a cada 8 a 12 horas. Neonatos, prematuros e pacientes com alguma disfunção renal necessitam doses menores, e isto deve ser feito com monitoração da função renal e da potassemia, principalmente quando associados a diuréticos poupadores de potássio. A duração da ação é de 8 horas Os efeitos colaterais são hipotensão, hiperpotassemia, eritema cutâneo, neutropenia e proteinúria. A tosse é efeito colateral frequente, secundária ao aumento dos níveis de bradicinina e estimulação das fibras C vagais. Casos de hipotensão e nefrotoxicidade exigem diminuição ou suspensão da medicação.

O enalapril está disponível no mercado para uso oral e endovenoso, e tem meia-vida longa, de aproximadamente 30 horas, o que possibilita a administração em dose única diária ou a cada 12 horas. A dose é de 0,08 mg/kg/dia a 0,58 mg/kg/dia, para crianças, e, para o adulto, é de, no máximo, 40 mg/dia. Os efeitos adversos são menos frequentes.

Betabloqueadores

Os betabloqueadores têm múltiplas indicações em Cardiologia Pediátrica: tratamento e prevenção das crises hipoxêmicas; hipertensão arterial sistêmica de várias causas, inclusive secundária à coartação da aorta, nos períodos pré e pós-operatório; nas obstruções do trato de saída do ventrículo esquerdo, como miocardiopatia hipertrófica em sua forma obstrutiva; algumas arritmias cardíacas ventriculares e supraventriculares; insuficiência cardíaca refratária ao tratamento convencional.

Para tratar a insuficiência cardíaca, seu uso se baseia na inibição da ativação simpática e redução dos níveis plasmáticos de noradrenalina. Podem reduzir o débito cardíaco e o fluxo renal no início do tratamento, piorando a insuficiência cardíaca devido às ações inotrópica e cronotrópica negativas. Doses baixas iniciais e associação com outros fármacos minimizam estes efeitos adversos. Geralmente após 6 a 8 semanas, determinam melhora do débito cardíaco, com aumento do volume sistólico, redução da frequência cardíaca, diminuição da resistência vascular sistêmica e aumento do débito cardíaco. Resulta em melhora dos sintomas e da qualidade de vida.

O carvedilol é a medicação mais utilizada. Trata-se de betabloqueador não seletivo, atuando sobre os receptores beta 1, beta 2 e alfa 1. Atenua o remodelamento ventricular, exerce efeito vasodilatador pelo bloqueio alfa 1, diminui a estimulação neuro-humoral e tem efeito antioxidante. Encontrado em comprimidos para administração oral, nas doses de 3,125 mg, 6,25 mg e 12,5 mg e 25 mg. Dose inicial de 0,1 mg/kg/dia, dividida em duas tomadas diárias, com aumentos semanais gradativos, até 1 mg/kg/dia, dependendo da resposta individual e dos efeitos adversos, como bradicardia, hipotensão , hipoglicemia ou piora clínica (Figura 76.9).

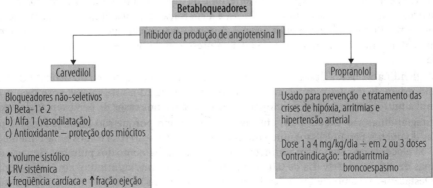

Figura 76.9. Principais betabloqueadores de uso pediátrico. RV: resistência vascular.

Outros medicamentos coadjuvantes específicos

A levosimendana, fármaco cálcio-sensibilizante, age aumentando a sensibilidade da troponina C ao cálcio e na abertura dos canais de potássio na musculatura lisa vascular, resultando vasodilatação arterial, venosa e coronária. As respostas hemodinâmicas são aumento do débito cardíaco (por diminuição da pré e pós-carga), melhora da função sistólica e diastólica, sem aumento do consumo de oxigênio e com menor potencial arritmogênico, conforme demonstrado nos estudos LIDO e SURVIVE (Figura 76.10).

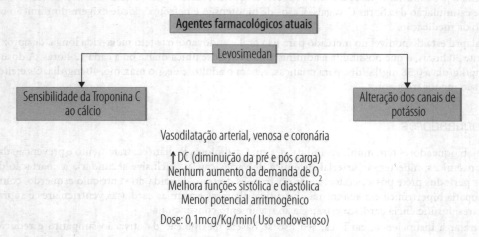

Figura 76.10. Levosimedan, um vasodilatador arterial, venoso e coronário. DC: débito cardíaco.

Os bloqueadores dos receptores da angiotensina bloqueiam a cascata hormonal do sistema renina-angiotensina-aldosterona e inibem a liberação de noreprinefrina e aldosterona. Têm como vantagem sobre os inibidores da enzima conversora da angiotensina evitar a tosse, por não alterarem os níveis da bradicinina. Em crianças, são mais utilizados para tratar a hipertensão arterial e têm sido estudados em crianças com disfunção renal. O mais utilizado é o losartan.

Situação peculiar é das cardiopatias congênitas de apresentação neonatal que cursam com insuficiência cardíaca grave, pelo fato da circulação sistêmica ser dependente do canal arterial. A manutenção da permeabilidade pode ser responsável pela vida.

O uso das prostaglandinas estabiliza os quadros de insuficiência cardíaca e baixo débito, habituais neste grupo de anormalidades. Destacam-se a síndrome de hipoplasia do coração esquerdo, a interrupção do arco aórtico, a estenose aórtica e mitral críticas, e a coartação da aorta importante, em que a abertura do canal mantém o fluxo sistêmico e pulmonar. É importante acentuar que o uso de medicamentos vasoativos, como a dopamina e a dobutamina, mantém a pressão pulmonar elevada, melhorando a dinâmica circulatória.

A prostaglandina E1 usada desde 1975 revolucionou o manejo terapêutico do neonato com cardiopatia congênita. Além de manter o canal aberto, é potente vasodilatador arterial e venoso. Seu uso prolongado diminui a musculatura arterial pulmonar, o que é benéfico nos casos de persistência do padrão fetal.

As prostaglandinas são encontradas em níveis altos no feto porque são produzidas pela placenta e pelas células do *ductus*. Seu nível sanguíneo diminui com a maturação fetal e após o nascimento, devido à dequitação da placenta e o catabolismo aumentado com o funcionamento dos pulmões. Seu uso é benéfico até 3 semanas de vida. A dose varia de 0,05 mg/kg/minuto a 0,1 mg/kg/minuto, em infusão endovenosa contínua. Destacam-se, como efeitos indesejáveis, apneia, hipotensão, hipertermia, eritema cutâneo e hiperbilirrubinemia (Figura 76.11).

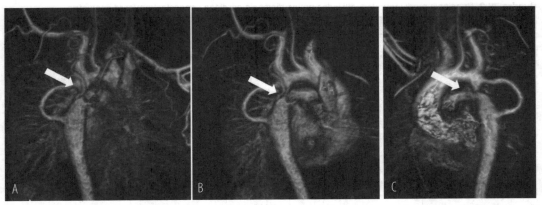

Figura 76.11. Cardiopatia canal-dependente por restrição ao fluxo sistêmico. Interrupção do arco aórtico. (A, B e C) Interrupção do arco aórtico mostrado em diversas projeções anatômicas. Ver figura colorida no encarte

Situação oposta é aquela em que há necessidade de fechamento do canal devido à repercussão hemodinâmica grave, em prematuros com grandes defeitos. A indometacina, anti-inflamatório não esteroide, potente inibidor da síntese das prostaglandinas, produz a constrição do canal arterial em recém-nascidos prematuros.

Especialmente útil nos casos com repercussão hemodinâmica, pode também ser usado em pacientes com muito baixo peso ou complicações pulmonares, como membrana hialina, mesmo que não haja insuficiência cardíaca significante. A melhor resposta é obtida quando administrada nas primeiras horas de vida, estendendo-se até 3 semanas, com efetividade de 70% a 80%. A dose é de 0,2 mg/kg, a cada 8 horas (três doses), podendo ser feita uma quarta dose de reforço. A administração é oral ou endovenosa. É contraindicada quando ureia sérica > 30 mg/dL, a creatinina > 1,8 mg/dL e o débito urinário < 0,5 mL/hora. Não deve ser administrada quando o número de plaquetas for inferior a 60.000/mm^3, já que diminui a atividade plaquetária. Outras contraindicações são hiperbilirrubinemia, enterite necrotizante e hemorragias, em especial as intracranianas.

Existe interação medicamentosa entre a indometacina e outros medicamentos utilizados no neonato. Os mais conhecidos são a furosemida e o digital. Diminui a ação da furosemida e aumenta a ação do digital.

O ibuprofeno é alternativa disponível para o fechamento farmacológico do canal, com resultados considerados superponíveis. Um ciclo de tratamento inclui três doses com intervalo de 24 horas. A primeira dose é de 10 mg/kg, as demais de 5 mg/kg. Administração endovenosa em perfusão de 15 minutos, ou oral. Este ciclo pode ser repetido por uma a duas vezes, sendo o intervalo mínimo entre os ciclos de 48 horas. A taxa de sucesso foi de 57% a 80% (Quadros 76.2).

A insuficiência cardíaca constitui importante problema de saúde pública gerando elevados custos ao sistema de saúde e sendo responsável por elevado número de internações em enfermarias pediátricas.

A evolução da terapia medicamentosa, associada aos avanços do acompanhamento clínico, propicia melhora na morbimortalidade, possibilitando vislumbrar a correção cirúrgica no caso dos pacientes portadores de cardiopatias passíveis de correção ou, então, uma melhor qualidade de vida àqueles para os quais não há terapia definitiva, podendo usufruir dos dispositivos de assistência ventricular e da oxigenação por membrana extracorpórea, propiciando ponte para o transplante cardíaco.

CARDIOPATIAS CONGÊNITAS

Quadro 76.2. Principais medicamentos utilizados na insuficiência cardíaca congestiva em cardiopediatria.

Medicamentos	Apresentação	Dose	Efeitos clínicos
Agentes digitálicos	Digoxina: Solução oral: 1 mL = 0,5 mg Elixir Pediátrico: 1 mL = 0,05 mg Lanatosídeo C 1 ampola: 0,4 mg	Recém-nascido Pré-termo= 0,005 mg/kg/dia Recém-nascido termo = 0,01 mg/kg/dia Em média: 0,01 mg/kg/dia dividida em 2 doses	Inotropismo Débito cardíaco Diurese Resistência vascular sistêmica
Furosemida	Comprimido: 40 mg Ampola: 2 mL = 20 mg	Oral: 6 mg/kg/dia	Diurese Pré-carga
Tiazidicos (clorotiazida de hidroclorotiazida)	Comprimidos: 12,5-25 e 50 mg	Menores de 6 meses: 3,3 mg/kg/dia Maiores de 6 meses: 2 mg/kg/dia	Diurese Excreção de sódio e água
Espironolactona	Comprimido: 25-50 e 100 mg	4 mg/ kg/ dia	Pré-carga Retém potássio Fibrose/hipertrofia miocárdica
Captopril	Comprimido: 12,5-25 e 50 mg	4 mg/kg/dia Dividindo em 3 doses diárias	Vasodilatador Resistência vascular sistêmica e pulmonar Pressão arterial Pós-carga
Enalapril	Comprimido: 5-10 e 20 mg	0,08-0,58 mg/kg/dia Dividindo em 2 doses	Vasodilatador Pressão arterial Pós-carga
Carvedilol	Comprimido: 3,125; 6,25 e 12,5 mg	0,1 mg/kg/dia Dividido em 2 doses Aumentos semanais até 1 mg/kg/dia	Atividade simpática Frequência cardíaca Pressão arterial
Propranolol	Comprimido: 10, 20, 40 e 80 mg Ampola: 1 mg/mL	5 mg/kg/dia Dividido em 2-3 doses	Frequência cardíaca Inotrópico negativo Pressão arterial Consumo de oxigênio
Prostaglandina E	Ampola: 1 mL = 500 mg	0,1 mg/kg/minuto Cardiopatias canal- dependentes, com obstrução ao fluxo sistêmico	Relaxa a musculatura do canal Sua permeabilidade Resistência vascular sistêmica Resistência vascular pulmonar
Ibuprofeno	Comprimido: 200 mg Solução: 50 mg/mL	3 doses com intervalo de 24 horas 1ª dose: 10 mg/kg 2ª dose e a 3ª dose: 5 mg/kg	Fechamento do canal em prematuros com repercussão
Indometacina	Comprimido 25, 50 mg Ampola 1 mg/mL Solução 25 mg/ 5 mL	2 mg/kg EV 3 doses com intervalo 12-24 horas 2º e 3º doses de acordo com idade pós-natal	Fechamento do canal em prematuros com repercussão

BIBLIOGRAFIA

Abellan DM, Gimenez SC. Insuficiência cardíaca congestiva: diagnóstico e tratamento. In: Santana MV (Ed). Cardiopatias congênitas no recém- nascido: diagnóstico e tratamento. 2a ed. São Paulo: Atheneu; 2005. p.103-15.

Ferreira WP, Cassar R. Insuficiência cardíaca no lactente e na criança. In: Piegas LS, Armaganijan D, Timerman A (Eds). Condutas terapêuticas do Instituto Dante Pazzanese de Cardiologia. São Paulo: Atheneu; 2006. p. 625-35.

Moffett BS, Chang AC. Future pharmacologic agents for treatment of heart failure in children. PediatrCardiol 2006; 27(5):533-51.

RanettiCVL, Foronda G. Terapêutica clínica nas cardiopatias congênitas. In: Stefanini E, Timerman A, Serrano Jr CV (Eds). Tratado de Cardiologia SOCESP. 2 ed. Barueri (SP): Manole; 2009. p. 2131-47.

Rosenthal D, Chrisant MR, Edens E, et al. International Society for Heart and Lung Transplantation: practice guidelines for management of heart failure in children. J Heart Lung Transplant 2004; 23(12): 1313-33

Silva MA, Almeida GM. Terapêutica cardiovascular pediátrica. In: Batlouni M, Ramires JF. Farmacologia e terapêutica cardiovascular. 2 ed. São Paulo: Atheneu; 2004. p. 43-54.

Silva MA. Terapêutica clínica nas cardiopatias congênitas. In: Timerman A, Bertolami M, Ferreira JF. Manual de Cardiologia. São Paulo: Atheneu, 2012. p. 901-13.

Sing RK, Sing TP. Management of heart failure in infants and children. www.uptodate.com Dec, 2013.

Takemoto CK. Pediatric dosage handbook with international trade names index. 19a ed. Lexi-comp; 2012.

BIBLIOGRAFIA

Arritmias cardíacas na infância

Rogério Braga Andalaft
Bruno Pereira Valdigem

Palavras-chave: Taquicardias; Bradicardias; Arritmias no pós-operatório; Arritmias em crianças; Arritmias em cardiopatias congênitas.

INTRODUÇÃO

Para compreender e tratar as arritmias cardíacas na infância, é fundamental o diagnóstico eletrocardiográfico correto, que possibilita, na maioria das vezes, não só fornecer um nome à doença, mas também um tratamento adequado em curto e em longo prazo. Na população pediátrica, as variações anatômicas que podem ser oriundas das diversas cardiopatias congênitas, assim como as arritmias que ocorrem no pós-operatório, fornecem condição especial a este grupo de pacientes.

As arritmias cardíacas podem ser classificadas em taquicardias e bradicardias, baseadas na análise da frequência cardíaca. As taquicardias, por sua vez, podem ser subdivididas de acordo com a duração dos complexos QRS em taquicardias de complexos QRS largo ou estreito. Deve-se recordar que as crianças, de forma geral, apresentam complexos QRS mais estreitos que os adultos, de forma que, em algumas situações, durações superiores a 90 ou 100 milissegundos podem ser consideradas de complexos QRS alargados. As taquicardias de complexos QRS alargados envolvem, na infância, cinco diagnósticos possíveis: taquicardia ventricular, taquicardia supraventricular aberrante, taquicardia supraventricular com bloqueio de ramo pexistente, taquicardia por reentrada atrioventricular (AV) antidrômica e fibrilação atrial associada à síndrome de Wolff-Parkinson-White. Já as taquicardias de complexos QRS estreitos envolvem as taquicardias supraventriculares em sua forma clássica e uma forma específica de taquicardia ventricular, denominada taquicardia ventricular fascicular, que possui complexos QRS relativamente estreitos. As taquicardias fasciculares mais frequentes possuem morfologia do tipo bloqueio de ramo direito (BRD) e hiper-desvio à esquerda, tipo bloqueio da divisão anterossuperior do feixe de His (BDAS) e são responsivas ao tratamento com bloqueadores de canais de cálcio. As taquicardias supraventriculares devem ser investigadas quanto à sua regularidade de forma mais profunda, principalmente quando o médico se depara com um paciente em crise na sala de emergência. Quando se caracteriza uma arritmia como irregular, constata-se que o nó AV não participa do circuito da arritmia, estando apenas recebendo estímulos que vem de um território superior. Nestas formas de arritmias, o nó AV pode ser chamado de expectador da arritmia, o que, em outras palavras, significa que, para tratar esta arritmia, pode-se controlar o ritmo, retornando o paciente ao ritmo sinusal, ou controlar a resposta ventricular, reduzindo a frequência cardíaca.

Quando se depara com uma taquicardia regular de complexos QRS estreitos, a dúvida que naturalmente surge é "ela realmente é regular?". Assim, nestas taquicardias, pode-se lançar mão de manobras ou fármacos como a adenosina, na tentativa de "irregularizar" a taquicardia. Quando se realiza uma manobra vagal ou utiliza adenosina e interrompe a taquicardia, retornando o paciente ao ritmo sinusal, sabe-se que esta arritmia era "estritamente regular" e, então, seria possível dizer que o nó AV participava do circuito. Nos casos em que o nó AV participa do circuito, resta cardioverter o paciente ao ritmo sinusal por manobras mecânicas, químicas ou elétricas.

Em algumas situações nas taquicardias de complexos QRS estreitos e regulares, a aplicação de manobras vagais ou mesmo de adenosina irregulariza a taquicardia, porém não a interrompe. Neste caso, a irregularização da taquicardia informa que o nó AV é um expectador da arritmia, isto é, não participa diretamente do circuito arritmogênico. Nestes casos, a irregularização da arritmia permite que se visualize o território supraventricular com maior facilidade, possibilitando o diagnóstico.

Como o nó AV também não participa do circuito nesta arritmia, do ponto de vista terapêutico, pode-se controlar o ritmo, retornando o paciente ao ritmo sinusal, ou controlar a frequência ou resposta ventricular, utilizando fármacos que aumentem o grau de bloqueio do nó AV e, consequentemente, reduzam a frequência cardíaca.

MÉTODOS DIAGNÓSTICOS NÃO INVASIVOS

Eletrocardiograma

A análise do eletrocardiograma (ECG) na população pediátrica possui peculiaridades diagnósticas, em relação aos adultos. Em suas diversas fases até o início da adolescência, a criança possui um predomínio do tônus simpático, o que lhe proporciona maior frequência cardíaca. A labilidade da onda T e a maior incidência de distúrbios pelo ramo direito, além de falsas morfologias de distúrbios de condução, nas quais não há atraso final maior que 30 milissegundos, podem confundir o médico assistente, principalmente se a criança se apresentar ao consultório com quadro de palpitação, precordialgia ou síncope. Neste momento, deve-se lembrar que as crianças, de forma geral, apresentam complexos QRS mais estreitos que os adultos, e, em algumas situações, durações superiores a 90 ou 100 milissegundos podem ser consideradas de complexos QRS alargados. Flagrar a crise de taquicardia ou documentar o episódio de bradicardia são essenciais ao médico para determinar a conduta. Entretanto, nem sempre é possível o registro com os aparelhos de ECG convencionais, que registram apenas poucos segundos. Outra dificuldade diagnóstica é a exiguidade de sintomas entre os jovens e a baixa preocupação do pediatra com eventuais cardiopatias na infância, que não se manifestam com quadros de extrema gravidade (Tabelas 77.1 e 77.2).

Monitor de eventos sintomáticos

A busca constante da correlação entre sintomas e alterações eletrocardiográficas também é uma constante no manejo do paciente pediátrico. Neste sentido, a utilização do monitor de eventos poderia colaborar de forma significativa. Pacientes com crises de perda de fôlego podem evidenciar pausas sinusais prolongadas ao *looper*, fruto do reflexo vagal gerado pela manobra de Valsalva, que se estabelece nestes episódios. Assim, a mãe pode ativar o aparelho nos momentos das crises, possibilitando a perfeita correlação clínico-eletrocardiográfica e identificando o exato mecanismo da síncope. Da mesma forma, pacientes com quadros de palpitações, dores torácicas e abdominais, muitas vezes frequentes e inespecíficas, podem ter seu benefício quando se apresentam com periodicidade até mensal.

Tabela 77.1. Valores de referência para frequência cardíaca (FC), intervalo PR e duração de QRS em crianças de diferentes idades.

Idade	0-1 dia	1-3 dias	3-7 dias	7-30 dias	1-3 meses	3-6 meses
FC, bpm	94-155	91-158	90-166	106-182	120-179	105-185
PR DII, mseg	0,08-0,20	0,08-0,14	0,07-0,15	0,07-0,14	0,07-0,13	0,07-0,15
QRS V5, mseg	0,02-0,10	0,02-0,07	0,02-0,07	0,02-0,08	0,02-0,08	0,02-0,08

mseg: milissegundos

Tabela 77.2. Valores da frequência cardíaca do nascimento à adolescência.

Idade	Mínimo	5%	Média	95%	Máximo	Desvio padrão
0-24 horas	85	94	119	145	145	16,1
1-7 dias	100	100	133	175	175	22,3
8-30 dias	115	115	163	190	190	19,9
1-3 meses	115	124	154	190	205	18,6
3-6 meses	115	111	140	179	205	21,0
6-12 meses	115	112	140	177	175	18,7
1-3 anos	100	98	126	163	190	19,8
3-5 anos	55	65	98	132	145	18,0
5-8 anos	70	70	96	115	145	16,1
8-12 anos	55	55	79	107	115	15,0
12-16 anos	55	55	75	102	115	13,5

Holter

Fornece gravação contínua em 24 ou 48 horas e, com os aparelhos atuais, até em 7 dias, com o intuito de avaliar, de forma dinâmica, o comportamento da frequência cardíaca e do ritmo, em situações do cotidiano do paciente, assim como correlaciona dados do traçado com sintomas ou atividades do paciente descritas em um relatório, ou ativadas pelo botão de eventos que existe na maioria dos sistemas. Ao mesmo tempo em que se ganha em duração, os sistemas convencionais de três canais, dispostos em derivações bipolares, não fornecem dados morfológicos correlatos com o ECG de 12 derivações. O Holter permite quantificar a densidade de eventos arrítmicos e também permite acompanhar fenômenos eletrocardiográficos com maior facilidade, observando-se o início e o final de uma taquicardia.

Teste ergométrico

A utilização do teste de esforço tem sido continuamente aprimorada e aplicada à prática pediátrica. Esteiras com barras de adaptação e equipes treinadas permitem a realização do exame em criança cada vez de menor idade (até 3 anos de vida). Sua utilidade é inquestionável nas palpitações relacionadas aos esforços (assim como o Holter) e pode ser utilizado para diagnóstico de arritmias dependentes de catecolaminas ou na avaliação da resposta cronotrópica de pacientes portadores de bloqueio atrioventricular total (BAVT) congênito ou disfunção sinusal. Outra utilização possível na infância ocorre nos casos de pré-excitação ventricular. O desaparecimento abrupto da onda delta pode denotar período refratário longo da via acessória.

Cardioestimulação transesofágica

O uso do estudo eletrofisiológico transesofágico ganha particular importância na população pediátrica, por permitir, de forma não invasiva, o diagnóstico de arritmias supraventriculares mantidas por

790 | CARDIOPATIAS CONGÊNITAS

reentrada, que são particularmente frequentes na infância. O princípio do exame se assemelha ao estudo eletrofisiológico invasivo, fornecendo extraestímulos com acoplamentos variáveis na tentativa de determinar a presença de comportamento duplo da junção AV, ou mesmo desencadear taquicardias. Apresenta boa tolerabilidade entre os jovens e também permite a avaliação de recorrências entre pacientes que se submeteram à ablação.

APLICANDO ALGORITMOS DIAGNÓSTICOS PARA AS TAQUICARDIAS

O primeiro passo para o tratamento efetivo é diagnosticar o evento com precisão. As Figuras 77.1 e 77.2 mostram algoritmos que facilitam o diagnóstico e o tratamento das principais taquiarritmias.

Deve-se inicialmente determinar a largura dos complexos com base nos valores referenciais na infância. Segundo as diretrizes de 2010 da *American Heart Association* (AHA), taquicardias com duração superior a 0,09 segundos na infância devem ser consideradas como de complexos QRS alargados.

Diante de uma taquicardia de complexos QRS estreitos, deve-se observar se há morfologia tipo BRD associada a desvio do eixo para esquerda, que indica a possibilidade de taquicardias ventriculares de origem fascicular (verapamil- sensíveis).

Segundo a AHA, deve-se ter o cuidado com diagnóstico diferencial entre taquicardia sinusal e taquicardias supraventriculares, que podem ser confundidas na infância, devido à frequência cardíaca mais elevada do ritmo sinusal nos pequenos pacientes (Quadro 77.1).

Os principais mecanismos encontrados nas taquicardias na infância são:

→ Hiperautomaticidade: representa a ativação acelerada de células, que podem ter função automática gerando despolarizações espontâneas. Esta hiperatividade pode ser primária ou mesmo secundária a alterações no sistema nervoso autônomo ou desbalanços clínicos e metabólicos, como febre, quadros de choque, acidose ou endocrinopatias, como o hipertiroidismo. Em situações de normalidade, as despolarizações espontâneas na fase 4 do potencial de ação não ocorrem.

→ Atividade deflagrada: são alterações geradas por variações no potencial de membrana, que geram novos potenciais de ação e, consequentemente, eventos arrítmicos. A atividade deflagrada habitualmente ocorre por variações no potencial de ação nas fases 2 e 3 do potencial de ação (pós-potenciais precoces) ou mesmo após o término do processo de repolarização, como ocorre nos pós-potenciais tardios. Desta forma, os pós-potenciais precoces podem ser o resultado de uma diminuição do efluxo iônico na célula ou mesmo aumento de influxo de íons positivos, gerando novos potenciais. Outra possibilidade é a presença de combinação destes dois mecanismos, gerando os pós-potenciais precoces. Quanto aos pós-potenciais tardios, que ocorrem durante o processo final de repolarização, existe uma corrente transitória de influxo não canal de cátion específica ativada por um acúmulo de cálcio intracelular.

→ Reentrada: existem condições básicas para que um circuito de reentrada ocorra. Estes fatores envolvem a presença de um circuito com duas vias e um obstáculo anatômico e/ou funcional. Também envolve a presença de um bloqueio unidirecional nas vias do circuito. Estas vias também possuem peculiaridades para que o circuito de reentrada ocorra. Elas têm que apresentar diferentes velocidades de condução, assim como diferentes períodos refratários (Quadro 77.2).

Quando se diagnostica a presença de uma taquicardia de origem supraventricular estritamente regular (na qual o nó AV é participante no circuito, i.e responde, à adenosina e/ou à manobra vagal), pode-se realizar o diagnóstico diferencial entre as duas principais formas de taquicardia por reentrada: taquicardia por reentrada nodal ou taquicardia por reentrada AV (via acessória) (Quadro 77.3)

Com o diagnóstico estabelecido combinado à avaliação clínica do paciente, pode-se determinar a melhor conduta a ser seguida nos setores de urgência e nas unidades ambulatoriais especializada no período intercrise.

Na sala de emergência, é fundamental estabelecer a presença de repercussão hemodinâmica ou não da taquicardia. No Quadro 77.4, são descritos os sinais potencialmente agravantes de um quadro taquicárdico supraventricular ou ventricular com pulso.

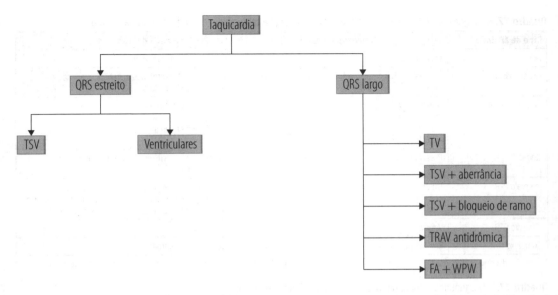

Figura 77.1. Diagnóstico diferencial das taquicardias na infância. TSV: taquicardia supraventricular; TV: taquicardia ventricular; TRAV: taquicardia por reentrada atrioventricular; FA: fibrilação atrial; WPW: síndrome de Wolff-Parkinson-White.

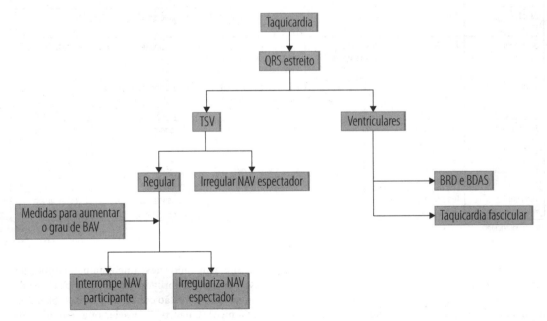

Figura 77.2. Algoritmo diagnóstico das taquicardias de complexos QRS estreitos. Observa-se presença das taquicardias fasciculares (de origem ventricular) como importante diagnóstico diferencial. TSV: taquicardia supraventricular; BAV: bloqueio atrioventricular; NAV: nó atrioventricular; BRD: bloqueio de ramo direito; BDAS: bloqueio da divisão anterossuperior do feixe de His.

792 | CARDIOPATIAS CONGÊNITAS

Quadro 77.1. Diagnóstico diferencial entre taquicardia sinusal e taquicardia de origem supraventricular.

Tipo de arritmia	Taquicardia sinusal	Taquicardia supraventricular
Apresentação	Início gradual	Início ou término abruptos
Exame físico	Causas de TS (por exemplo: febre, hipovolemia e anemia)	Sinais de ICC (sobretudo em bebês): crepitações, hepatomegalia e edema
Frequência cardíaca	Apresenta variabilidade diante das alterações de atividade ou estresse (choro) < 220 bpm em bebês < 180 bpm em crianças	Ausência de variabilidade com atividade ≥ 220 bpm em bebês ≥ 180 bpm em crianças
Ondas P	Presentes/ normais	Ausentes ou anormais (podem estar presentes após o complexo QRS)
Intervalo P-R	Duração constante e normal	Como as ondas P geralmente estão ausentes, o intervalo P-R não pode ser determinado; na taquicardia atrial/auricular ectópica, pode-se observar PR curto
Intervalo R-R	Variável	Constante
Complexo QRS	Estreito (< 0,09 s)	Normalmente estreito

TS: taquicardia sinusal; ICC: insuficiência cardíaca congestiva. Fonte: adaptado de livro de provedores da AHA - Pediatric Advanced Life Support.

Quadro 77.2. Diagnóstico e mecanismos das taquicardias na infância.

Arritmia	Mecanismo	Local	Eletrocardiograma	Comportamento do nó atrioventricular na arritmia	PR < RP
Sinusal	A ou R	Nó sinusal	Onda P positiva em D1, V6 e negativa em aVR	Espectador	Sim
Atrial	A ou R	Átrio	Morfologia diferente da P sinusal	Espectador	Sim
Juncional	A ou R	Junção atrioventricular	Ausência de P ou pseudo-R em V1 e pseudo-S em D2. Pode haver dissociação AV	Participante do circuito	Não ou dissociado
TRAV	R	Via acessória	P retrógrada a mais de 70 milissegundos do início do QRS	Participante do circuito	Não
Flutter atrial	Macro R intra-atrial	Átrio	Ondas F negativas ou positivas na parede inferior. Ausência de linha isoelétrica	Espectador	Não se aplica
Fibrilação atrial	Múltiplas micro-R intra-atriais	Átrio	Atividade elétrica desorganizada e RR irregular	Espectador	Não se aplica
Taquicardia ventricular	R ou A ventricular	Ventrículo	Critérios de Brugada podem falhar na infância	Dissociação AV 50% dos casos	Não se aplica

AV: atriventricular.

Na presença dos sinais descritos na Quadro 77.4, o profissional de saúde deve imediatamente proceder à cardioversão elétrica sincronizada com os seguintes passos: ligar o desfibrilador; configurar o seletor de derivação como "pás manuais"; aplicar gel nas pás e verificar se os cabos estão conectados ao desfibrilador; avaliar a sedação (opcional dependendo do estado hemodinâmico) (Quadro 77.5); selecionar o modo sincronizado; procurar os marcadores nas ondas R que indiquem que o SINC está ativo; selecionar a carga de energia inicial: 0,5 a1,0 J/kg; subsequentes: 2 J/kg); carregar o desfibrilador e anunciar em voz alta, para que todos se afastem; após confirmar que todos estão afastados, pressionar o botão de descarga das duas pás simultaneamente; verificar o monitor. Se a taquicardia persistir, aumentar a carga e se preparar para nova cardioversão. Sempre redefinir o modo sincronizado após cada cardioversão. Caso ocorra fibrilação ventricular, aplicar um choque não sincronizado e iniciar ressuscitação cardiopulmonar imediatamente.

Quadro 77.3. Características diagnósticas diferenciais entre taquicardia por reentrada nodal e taquicardias com participação de via acessória.

Tipo de arritmia	Taquicardia por reentrada nodal AV	Taquicardia por reentrada AV por feixe de condução retrógrada exclusiva	Síndrome de WPW
Idade mais comum	Mulheres adultas	Jovens	Jovens
ECG basal	Pode apresentar comportamento dual da junção	Normal	Intervalo PR curto Onda delta e alteração da repolarização
Sintoma característico	Pulsação cervical	-	-
Tipos de taquicardia	QRS estreito	QRS estreito	QRS estreito (ortodrômica) QRS largo
FC da taquicardia	Mais lenta, ao redor de 180 a 200 bpm	Rápida, pode chegar a 300 bpm	Rápida, pode chegar a 300 bpm
Presença de onda P retrógrada visível	80% dos casos não pseudo-R em V1 ou pseudo-S em D2 (15%) Antes do complexo QRS 5%	No segmento ST em 95% dos casos	No segmento ST em 95% dos casos Difícil visibilização nas taquicardias antidrômicas
RP	Menor que 70 milissegundos	Maior que 70 milissegundos	Maior que 70 milissegundos
Infradesnivelamento de ST > 2 mm em V5 e V6	Ausente	Pode estar presente	Pode estar presente

AV: atrioventricular; WPW: síndrome de Wolff-Parkinson-White; FC: frequência cardíaca.

Quadro 77.4. Sinais de agravo nas taquicardias com pulso.

A – Vias aéreas	-
B – Respiração	Apneia, aumento significativo do esforço respiratório e bradipneia
C – Circulação	Perfusão inadequada e hipotensão
D – Disfunção	Incapacidade de responder e redução do nível de consciência
E – Exposição	Hipotermia significativa

Quadro 77.5. Fármacos utilizados para sedação e analgesia em pediatria.

Sedativo	Dose	Vantagens	Principais efeitos colaterais
Midazolam	0,1-1,3 mg/kg	Amnésia	Hipotensão
Quetamina	1-2 mg/kg	Ação broncodilatadora Menor instabilidade hemodinâmica	Hipertensão Taquicardia Aumento da pressão intracraniana
Propofol	1-2 mg/kg	Efeito rápido	Hipotensão Apneia
Fentanil	1-5 mcg/kg	Efeito rápido	Rigidez muscular
Etomidato	0,2-0,4 mg/kg	Efeito rápido	Mioclonia e supressão suprarrenal

Se houver estabilidade hemodinâmica, pode-se optar por manobras vagais (gelo na face ou Valsalva) (Figura 77.3). Deve-se evitar a compressão do seio carotídeo, pela fragilidade das partes moles, assim como está contraindicada a compressão do globo ocular ou reflexo de vômito, pelos riscos potenciais de descolamento de retina e broncoaspiração, respectivamente. Se as manobras vagais não forem efetivas, deve-se administrar idealmente adenosina, seguida de *flush* de soro fisiológico e elevação do membro superior. No Quadro 77.6, estão descritos os principais fármacos antiarrítmicos e suas principais características farmacológicas.

Quadro 77.6. Fármacos antiarrítmicos utilizados em pediatria.

Agentes	Doses agudas EV	Dose de manutenção EV	Dose VO	Ajuste renal	Ajuste hepático	Efeitos adversos mais comuns
Adenosina	Primeira dose: 0,1 mg/kg (máximo 6 mg) Segunda dose: 0,2 mg/kg (máximo 12 mg)	Não	Não	Não	Não	Rubor, dispneia e pressão torácica Reduzir dose se acesso central
Verapamil	0,1-0,3 mg/kg/ dose	Não	4-10 mg/kg/dia a cada 8 horas	Não	Sim	Hipotensão Não utilizar abaixo de 2 anos
Amiodarona	5 mg/kg	5-10 mg/kg/dia	RN e criança: 2,5-5 mg/kg/dia Adolescentes: 200-400 mg/dia	Não	Não	Hipotensão Pneumonite Tireoidopatia
Procainamida	RN: 7-10 mg/kg Criança e adolescente: 15 mg/kg	20-80 mcg/kg/ minuto (máximo 2 g/dia)	15-50 mg/kg/dia a cada 8 horas	Sim	Sim	Hipotensão Alteração do TGI
Propafenona	1-2 mg/kg	Não	Crianças: 150-200 mg/m²/dia Adolescentes: 450-900 mg/dia	Sim	Sim	Tontura Náusea Broncoespasmo
Flecainida	1-2 mg/kg	Não	RN: 2 mg/kg/dia Crianças: 1 a 3 mg/kg/dia Adolescentes: 100 a 400 mg/dia	Sim	Não	Arritmias
Atenolol	Não	Não	0,5 a 2 mg/kg/dia	Não	Não	Bloqueio AV Bradicardia sinusal Broncoespasmo
Propranolol	Não	Não	RN: 0,25 mg/kg/ dose a cada 6 ou 8 horas Crianças: 2 a 4 mg/kg/dia Adolescentes: 40-320 mg/dia	Não	Não	Bloqueio AV Bradicardia Sinusal Broncoespasmo
Metoprolol	Não	Não	Crianças: 1-2 mg/kg/dia Adolescentes: 50-100 mg/dia	Não	Não	Bloqueio AV Bradicardia Sinusal Broncoespasmo
Digoxina	Não	Não	RN e crianças: 5-10 mcg/kg/dia Adolescentes: 0,125-0,5 mg/dia	Sim	Não	Cefaleia Náusea Vômitos Bloqueio AV
Sotalol	Não	Não	RN e crianças: 30 mg/m²/dose 3 vezes/dia Adolescentes: 160-320 mg/dia	Sim	Não	Arritmias

EV: endovenoso; VO: via oral; RN: recém-nascido; TGI: trato gastrintestinal; AV: atrioventricular.

77 | ARRITMIAS CARDÍACAS NA INFÂNCIA | 795

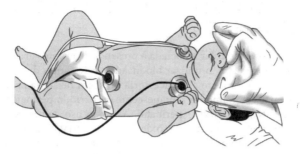

Figura 77.3. Imagem demonstrando manobra vagal. Deve-se ter o cuidado para que a bolsa de água e gelo não cubra o nariz e a boca, a fim de não obstruir a ventilação. Fonte: adaptado de Carvalho P, Korb C, Dewes D, et al. Suporte Avançado de Vida em Pediatria. American Heart Association; 2012.

Quanto ao tratamento invasivo com a chegada da técnica de crioablação (introduzida no país em 2014 com o primeiro uso pediátrico em 2015), possibilitou-se o tratamento de arritmias próximas ao sistema normal de condução ou taquicardias em crianças de menor peso, com baixos índices de complicações e elevada segurança. Ainda que não disponível em todo país, é opção segura à radiofrequência com potencial superioridade no quesito segurança para o tratamento de vias acessórias de localização para-hissiana (Figura 77.4).

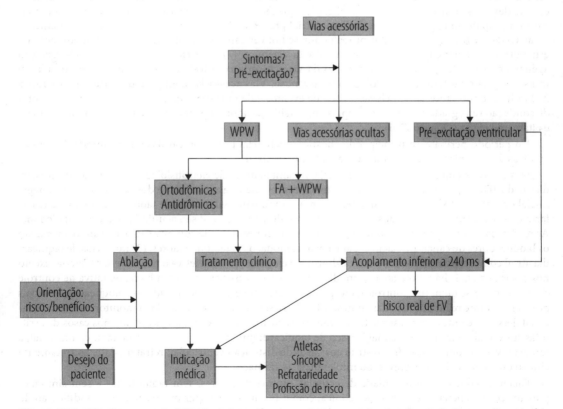

Figura 77.4. Algoritmo para decisão do tratamento em pacientes com taquicardia mediada por via acessória. WPW: síndrome de Wolff-Parkinson-White; FA: fibrilação atrial; FV: fibrilação ventricular.

ORIENTAÇÕES GERAIS PARA ABORDAGEM TERAPÊUTICA DAS TAQUICARDIAS SUPRAVENTRICULARES NA INFÂNCIA

Para os casos de pré-excitação ventricular associada à presença de eventos arrítmicos e à síndrome de Wolff-Pakinson-White, opta-se por: (1) não utilizar bloqueadores de canais de cálcio ou digital; (2) nos primeiros 6 meses, deve-se proteger também a via acessória pois, em razão da presença de maior massa crítica atrial pela hipertensão arterial pulmonar remanescente do período perinatal, existem maiores riscos de arritmias atriais, fibrilação atrial e *flutter* perinatal. Assim, o uso de propafenona ou amiodarona estará recomendado; (3) em pacientes em que o risco de fibrilação atrial é baixo e se deseja evitar o uso crônico de amiodarona, ou seja, pacientes fora da fase perinatal e abaixo de 9 anos com coração estruturalmente normal, o uso de propafenona combinado ao betabloqueador ou mesmo betabloqueador isoladamente será possível; (4) é aconselhável, em crianças, combinar propafenona nas doses de 10 a 15 mg/kg com o uso de betabloqueador em doses baixas, para se evitar o efeito pró-arrítmico, que pode tornar a arritmia supraventricular incessante; (5) a ablação por radiofrequência está indicada em pacientes menores que 5 anos, apenas nos casos de refratariedade ao tratamento clínico, síncope, fibrilação atrial pré-excitada, efeitos colaterais graves dos fármacos ou intolerância aos mesmos. Nos demais casos, é conduta no serviço do Instituto Dante Pazzanese de Cardiologia (IDPC) esgotar as possibilidades do desaparecimento espontâneo da via acessória e, somente após os 7 ou 8 anos, propor à família o tratamento não farmacológico (ablação por radiofrequência). Para a realização dos procedimentos eletivos, sempre ambos os pais e também o jovem são orientados, desde que se mostrem capazes de compreender as informações básicas. Acredita-se que o jovem deva participar ativamente do tratamento, assim como a decisão terapêutica deve ser realizada sob a supervisão atenta dos pais e do profissional de saúde; (6) na pré-adolescência e adolescência, devem-se utilizar novamente medicações que façam o bloqueio da via acessória, como: amiodarona ou propafenona, pelo risco de fibrilação atrial pré-excitada e morte, como ponte para o tratamento invasivo da arritmia; deve-se evitar propafenona se houver cardiopatia congenita com acometimento da estrutura ventricular e nos casos de câmara direita sistêmica; (7) nos casos assintomáticos (pré-excitação apenas), é prudente realizar a estratificação da via acessória com teste ergométrico, cardioestimulação transesofágica ou estudo eletrofisiológico transvenoso. Vias acessórias com período refratário inferior a 240 milissegundos apresentam elevado risco de eventos e de morte súbita; (8) nos casos de via acessória de condução retrógrada exclusiva, a terapia com betabloqueador é a primeira escolha e, de modo habitual, é altamente eficaz (Quadro 77.6).

No período perinatal, o principal diagnóstico diferencial para taquicardias por reentrada AV são os quadros de arritmias atriais (taquicardia atrial e *flutter* atrial).

Nos casos de taquicardia atrial na infância, no ambulatório de eletrofisiologia clínica e arritmias cardíacas do IDPC, procede-se das seguintes maneiras: (1) na quase totalidade dos casos, como estratégia inicial de tratamento, opta-se por manter o ritmo sinusal para evitar casos de taquicardiomiopatia; (2) os fármacos habitualmene utilizados para manutenção do ritmo sinusal são a amiodarona e a propafenona. As medicações adjuvantes aos dois fármacos com melhor resultado de combinação para a amiodarona são os bloqueadores de canais de cálcio e, para a propafenona, os betabloqueadores; (3) nos casos de taquicardia atrial comprovada, a reversão com cardioversão elétrica é pouco efetiva e não deve ser tentada, exceto nos casos nos quais há repercussão hemodinâmica; (4) em casos em que se falha na tentativa de controle do ritmo, pode-se optar por controle da resposta ventricular com betabloqueador ou bloqueador de canais de cálcio, sempre relambrando suas contraindicações e seus efeitos colaterais; (5) a monitorização ambulatorial desses pacientes deverá ser feita em intervalos curtos, no máximo, mensalmente nos casos de arritmias sustentadas em que existe maior risco de taquicardiomiopatia; (6) nos casos de taquicardia atrial, a terapia invasiva com ablação fica restrita aos casos de disfunção ventricular, refratariedade ao tratamento clínico ou efeitos colaterais graves, ou intolerância ao fármaco.

Pacientes com grande densidade de ectopias supraventriculares, sem taquicardias e sem sintomas, podem receber apenas monitorização clínica, com o intuito de detectar precocemente a modificação do padrão eletrocardiográfico (taquicardias), dilatação de câmaras ou sintomas que mereceriam tratamento da arritmia.

Nos pacientes com diagnóstico sugestivo de *flutter* atrial que ocorre predominantemente em portadores de cardiopatia congênita ou em corações normais no período perinatal, serão sugeridos: documentar o episódio com a realização do ECG – se possível, registrar também o ECG durante a administração de adenosina ou manobra vagal; nos casos de *flutter* atrial perinatal, a conduta de escolha será a cardioversão elétrica sincronizada; após a reversão, não há evidências de que a utilização de fármacos no período perinatal esteja relacionada à prevenção de recorrência no primeiro ano de vida.

Dentre os adolescentes, cresce a importância das taquicardias por reentrada gerada por dupla via nodal (taquicardia por reentrada nodal AV). Ao diagnosticar estes casos no ambulatório especializado, devem-se seguir as seguintes premissas: orientar a família sobre a benignidade do quadro; orientar o paciente como realizar Valsalva; deixar uma carta ao paciente, para que, se este apresentar crises, procure o pronto-atendimento e receba tratamento adequado; para acompanhamento ambulatorial, utilizar beta-bloqueadores ou bloqueadores de canais de cálcio.

Para pacientes em que os responsáveis desejem a ablação, esta pode ser realizada, desde que seja respeitada a idade dos pacientes e sejam realizadas todas as etapas necessárias para o procedimento. Pacientes com idade inferior a 5 anos possuim risco consideravelmente maior que crianças de maior idade independente do peso. A dificuldade de acesso vascular e a menor espessura e diametro das cavidades associada à baixa oferta de materiais específicos à população pediatrica são os principais obstáculos. Entretanto, em casos refratários à terapêutica farmacológica ou com eventos de alta gravidade o tratamento invasivo deve ser considerado. No IDPC, para casos eletivos, tem-se indicado o procedimento curativo ao final da infância e início da adolescência, sempre individualizando o tratamento.

PACIENTES PORTADORES DE CARDIOPATIAS CONGÊNITAS

Nestes pacientes, os eventos arrítmicos habitualmente agravam a evolução do pós-operatório. Em alguns casos, como os que ocorrem em pacientes no pós- operatório de correção de tetralogia de Fallot e nos pacientes com miocardiopatia hipertrófica, os eventos arritmicos podem representar risco real de morte súbita, representando o grito de um miocárdio doente (Quadros 77.7 e 77.8).

Quadro 77.7. Principais fatores de risco de eventos arrítmicos em crianças com cardiopatia.

Condição clínica	Substrato	Arritmias pré- ou pós-operatórias	Comentários
Comunicação interatrial	Dilatação do átrio direito (pré-operatório) Atriotomia e manipulação atrial (pós-operatório)	Taquicardia atrial (pré e pós) *Flutter* atrial (pré e pós) Fibrilação atrial (pré e pós) Lesão mecânica pós-operatória do sistema elétrico do coração (pós)	Fibrilação e *flutter* atrial e taquicardia atrial geralmente surgem na evolução tardia
Comunicação interventricular	Lesão cirúrgica do sistema de condução ou processo inflamatório pós-CEC	Bloqueios atrioventriculares (pós) Taquicardia juncional (pós) Taquicardias ventriculares (pré e pós com disfunção miocárdica)	Episódios de taquicardia juncional ocorrem predominantemente nos primeiros dias de pós-operatório
Transposição corrigida de grandes artérias (L-TGA)	Distorção do sistema de condução pela inversão ventricular, lesão cirúrgica	Bloqueios atrioventriculares até BAVT	Pode ocorrer espontaneamente ou no pós-operatório de ventriculosseptoplastia, por exemplo
Isomerismo atrial	Esquerdo: ausência de nodo sinusal Direito: dois nodos sinusais Presença de dois nodos atrioventricular (possível)	Arritmias atriais (ritmos atriais ectópicos e taquicardia atrial multifocal) Taquicardia por reentrada atrioventricular por feixes acessórios ou por dois NAV	Pode ter diversas arritmias atriais primárias ou secundárias a procedimentos cirúrgicos

Continua

CARDIOPATIAS CONGÊNITAS

Continuação

Condição clínica	Substrato	Arritmias pré- ou pós-operatórias	Comentários
Tetralogia de Fallot	Disfunção e dilatação do VD Lesão pós-operatória	Arritmias ventriculares (simples ou complexas) Maior risco quanto mais tardio o pós-operatório e maior idade na correção cirúrgica	Risco de morte súbita e arritmias malignas quando QRS maior que 180 milissegundos, insuficiência pulmonar importante e disfunção de VD
Anomalia de Ebstein	Dilatação atrial e feixes anômalos	Arritmias atriais (flutter e fibrilação atrial) WPW	Maior incidência de feixes anômalos que a população geral. Normalmente feixes à direita
Miocardiopatia hipertrófica	Feixes acessórios Mecanismos de reentrada na musculatura ventricular	TPSV por macrorrentrada atrioventricular Arritmias ventriculares (simples ou complexas)	Septo maior que 30 mm, síncope, TVNS, TVS, comportamento anormal da PA no teste ergométrico e história familiar de morte súbita, são critérios de gravidade

CEC: circulação extracorpórea; BAVT: bloqueio atrioventricular total; L-TGA: transposição das grandes artérias; NAV: nó atrioventricular; VD: ventrículo direito; WPW: síndrome de Wolff-Parkinson-White; TPSV: taquicardia paroxística supraventricular; TVNS: taquicardia ventricular não sutentada; TVS: taquicardia ventricular sustentada; PA: pressão arterial.

Quadro 77.8. Resumo dos principais eventos arrítmicos na infância e como abordá-los.

Arritmia	Controlar o ritmo?	Controlar a resposta ventricular?	Medicamentos e medidas clínicas
Taquicardia sinusal	Sim	Sim	Identificar a causa geradora. Nos casos de taquicardia inapropriada, utilizar betabloqueadores
Taquicardia atrial	Sim	Sim	CVE habitualmente ineficaz Controle do ritmo: amiodarona, propafenona e sotalol Controle da resposta ventricular: betabloqueadores, bloqueadores de canais de Cálcio, digitálicos
Flutter atrial (comum no período perinatal)	Sim	Sim	CVE sincronizada Manutenção: somente nos primeirros meses
Fibrilação atrial (raro em não cardiopatas)	Sim	Sim	CVE OU Controle do ritmo: amiodarona e propafenona Controle da resposta ventricular: betabloqueadores, bloqueadores de canais de Cálcio e digitálicos Cuidados com anticoagulação
Taquicardia juncional (JET; arritmia característica do pós-operatório de cardiopatias congênitas, relacionada ao tempo de CEC e não necessariamente a manipulação da junção atrioventricular)	Sim	Não	Sedação Hipotermia 33° a 35° Sulfato de magnésio Overdrive com pace atrial Após essas medidas amiodarona ou procainamida contínua
Taquicardia juncional (TRN)	Sim	Não	Na crise: adenosina, manobra vagal ou CVE Manutenção: betabloqueadores, bloqueadores de canais de cálcio e digitálicos

Continua

Continuação

Arritmia	Controlar o ritmo?	Controlar a resposta ventricular?	Medicamentos e medidas clínicas
Taquicardia reentrada atrioventricular por via acessória de condução retrógrada exclusiva	Sim	Não	Na crise: adenosina, manobra vagal ou CVE Manutenção: betabloqueadores e em alguns casos associação com propafenona ou amiodarona Não utilizar bloqueadores de canais de cálcio
Taquicardia por reentrada atrioventricular na síndrome de WPW	Sim	Não	Na crise: adenosina, manobra vagal ou CVE Manutenção: propafenona ou amiodarona e em alguns casos associação com betabloqueadores Não utilizar bloqueadores de canais de cálcio ou digitálicos
Fibrilação atrial associada à WPW (fibrilação atrial pré-excitada)	Sim	Sim (na transição para bloqueio farmacológico da via acessória)	CVE, por vezes necessário desfibrilação Reversão é possível com procainamida ou amiodarona. Ablação para evitar risco de morte
Taquicardia de Coumel	Sim	Não	Taquicardia reentrante. Tratamento: ablação por radiofrequencia
Arritmias do VD	Sim	Não se aplica	Na crise estável hemodinamicamente: tentar adenosina. Se instável, CVE Manutenção: betabloqueadores e em alguns casos associação com propafenona ou amiodarona ou mesmo sotalol. Ablação habitualmente curativa
Taquicardia fascicular	Sim	Não se aplica	Arritmia verapamil-sensível. Não administrar bloqueador de canal de cálcio em crianças abaixo de 1 ano pelo risco de dissociação eletromecânica (AESP). Cuidado abaixo de 2 anos de idade

CVE: cardioversão elétrica; JET: taquicardia juncional no pós-operatório; CEC: circulação extracorpórea; TRN: taquicardia por reentrada nodal; WPW: Wolff-Parkinson-White; VD: ventrículo direito; AESP: atividade elétrica sem pulso.

Bradicardias

As bradicardias são mais raras na infância e se encontram relacionadas a duas situações principais: no pós-operatório de cirurgia cardíaca e no período perinatal, relacionado à positividade de anticorpos anti-Ro e anti-La como manifestação do lúpus gestacional (BAVT congênito e suas variantes). Os casos de bradicardia sinusal raramente são devidos a disfunção intrinseca do nó sinusal na infância. Os casos de bradicardia sinusal ocorrem frequentemente no pós-operatório de cirurgia cardíaca por lesão direta do nó sinusal ou mesmo por efeito extrinseco de sedativos. No Quadro 77.9, descrevem-se as principais bradiarritmias e bloqueios que podem afetar os jovens e seu tratamento sintetizado.

800 | CARDIOPATIAS CONGÊNITAS

Quadro 77.9. Principais bradiarritmias e bloqueios que podem afetar os jovens e seu tratamento.

Diagnóstico	ECG	Causas na infância (principais)	Tratamento de urgência	Tratamento definitivo (descartadas causas reversíveis). Indicações principais
Bradicardia sinusal	P sinusal abaixo da FC para idade	PO de cirurgia cardíaca (lesão nó sinusal), sedativos e analgésicos Doença intrínseca no nó sinusal	Remoção da causa de base Suporte com agentes cronotrópicos positivos e em alguns casos suporte com MP provisório	Bradicardia sintomática Défice cronotrópico esforço sintomático Bradicardia com uso medicação cronotrópica negativa essencial Paciente com FC menor que 40 ou pausas maior que 3 segundos
Bloqueio AV de primeiro grau	Alongamento do intervalo PR	Febre reumática Antiarrítmicos Miocardites Espectro lúpus gestacional Lesão cirúrgica Dupla via nodal	Raramente são sintomáticas	Quase nunca necessitarão de suporte de MP
Bloqueio AV de segundo grau tipo I	Alongamento progressivo do intervalo PR Maior número de P do que complexos QRS	Vagotonia Efeito de sedativos na UTI Utilização de fármacos que atual no nó AV Espectro lúpus gestacional	Raramente sintomáticos Raramente necessitam suporte Na ausência de bloqueio de ramo associado respondem a atropina	Quase nunca necessitarão de suporte de MP
Bloqueio AV de segundo grau tipo II	Maior número de P do que complexos QRS sem alargamento do intervalo PR	Doença do sistema de condução ou lesão cirúrgica da junção atrioventricular	Se sintomáticos suporte com MP provisório	No pós-operatório pelo risco de BAV avançado ou total necessitam de suporte com MP
BAVT	Frequência atrial maior que a frequência ventricular com intervalos RR regulares	Espectro lúpus gestacional (útil dosar anticorpos) Doença do sistema de condução ou lesão cirúrgica da junção atrioventricular Raramente efeito farmacológico	Se sintomáticos suporte com MP provisório	MP definitivo no pós-operatório quando: lesão conhecida e confirmada no pós-operatório; BAVT por mais de 7 dias no PO; FC inferior a 70 bpm; ritmo de escape com QRS largo MP definitivo no BAV congênito: FC menor 55 bpm no período neonatal; bradicardia sintomática ou escape com QRS largo; foco de escape instável

ECG: eltrocardiograma; FC: frequência cardíaca; PO: pós-operatório; MP: marca-passo; AV: atrioventricular; UTI: unidade de terapia intensiva; BAV: bloqueio atrioventricular; BAVT: blqueio atrioventricular total.

ARRITMIAS VENTRICULARES NA INFÂNCIA

Podem-se classificar as arritmias ventriculares, quanto à localização, em arritmias de ventrículo direito e arritmias de ventrículo esquerdo. De forma geral, nas arritmias do ventrículo direito observam-se complexos QRS negativos em V1 com morfologia tipo bloqueio de ramo esquerdo (BRE) e, nas arritmias originadas do ventrículo esquerdo, observam-se complexos QRS positivos em V1 (morfologia tipo BRE).

Na infância, as arritmias idiopáticas do ventrículo direito, principalmente as originadas em sua via de saída, ganham importância. Sua benignidade quanto ao risco de morte súbita leva o médico a utilizar predominantemente medicações betabloqueadoras apenas para o tratamento dos sintomas. As arritmias se originam do ventrículo direito geralmente em sua via de saída (extrassístoles ventriculares negativas em V1 e positivas na parede inferior – D2, D3 e aVF), e o diagnóstico necessita de uma busca ativa da doença com a finalidade de identificar precocemente os casos.

A investigação deve ser repetida em diversos momentos da vida da criança e do adolescente. Podem-se utilizar o ECG de superfície, o ECG de alta resolução, o teste ergométrico e o Holter além dos exames de imagem, como a ecocardiografia bi e tridimensional e a ressonância magnética do coração.

Para o clínico, a análise pormenorizada do ECG busca a presença de ondas T negativas de V1 a V3 fora da infância e empastamento da porção terminal dos complexos QRS (nadir do S final do QRS superior a 55 milissegundos – presente em 95% dos casos adultos de displasia arritmogênica do ventrículo direito), que são sinais específicos. A presença de onda Épsilon (tradução eletrocardiográfica de superfície dos potenciais tardios do ECG de alta resolução) é considerada um sinal específico de grande importância clínica

Alterações de magnitude nas câmaras direitas nos exames de imagem (dilatação ou disfunção importante do ventrículo direito) constituem sinais clínicos de peso no diagnóstico desta doença. Raramente existe acometimento do ventrículo esquerdo, mas, quando isto ocorre, está associado à pior evolução.

As taquicardias de ventrículo esquerdo em pacientes jovens e com coração estruturalmente normal, na maioria das vezes, apresentam padrões fasciculares.

A taquicardia ventricular fascicular é uma taquicardia de complexos QRS normais que apresenta, na maioria dos casos, complexos QRS relativamente estreitos (diagnóstico diferencial com taquicardias supraventriculares). O ECG apresenta ritmo taquicárdico com complexos QRS positivos em V1 (morfologia tipo BRD) e negatividade na parede inferior, simulando um bloqueio divisional anterossuperior esquerdo. O foco de origem desta arritmia é, na maioria das vezes, o fascículo posteroinferior (justificando a morfologia da taquicardia). Esta taquicardia é altamente sensível à reversão com bloqueadores de canais de cálcio, principalmente verapamil. Estes fármacos não devem ser utilizados em crianças abaixo de 1 ano de vida e seu uso deve ser cauteloso nos abaixo dos 2 anos. Após a reversão desta arritmia, o paciente pode apresentar com alta frequência um padrão de memória ventricular que gera onda T com características que, muitas vezes, podem lembrar isquemia. Especificamente para este tipo de arritmia, a atenção para o padrão eletrocardiográfico da taquicardia por si só (morfologia tipo BRD associado a BDAS que desaparece após a reversão) fornece toda condição ao pediatra e ao clínico de tratar a arritmia de forma eficiente e certeira (Figuras 77.5 a 77.7).

CARDIOPATIAS CONGÊNITAS

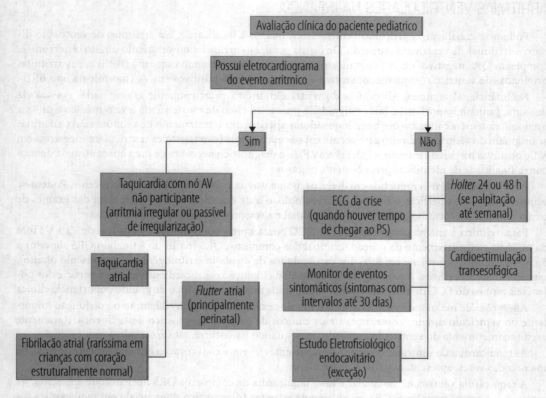

Figura 77.5. Avaliação do paciente pediátrico com arritmia. AV: atrioventricular; ECG: eletrocardiograma.

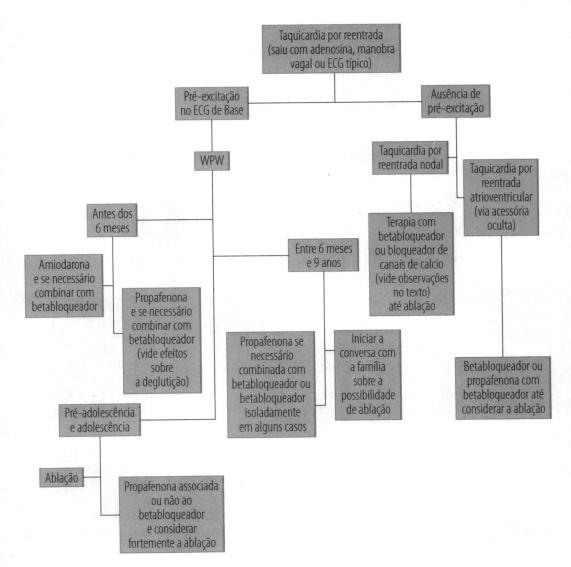

Figura 77.6. Algoritmo diagnóstico e terapêutico para crianças com taquicardia por via acessória. ECG: eletrocardiograma; WPW: síndrome de Wolff-Parkinson-White.

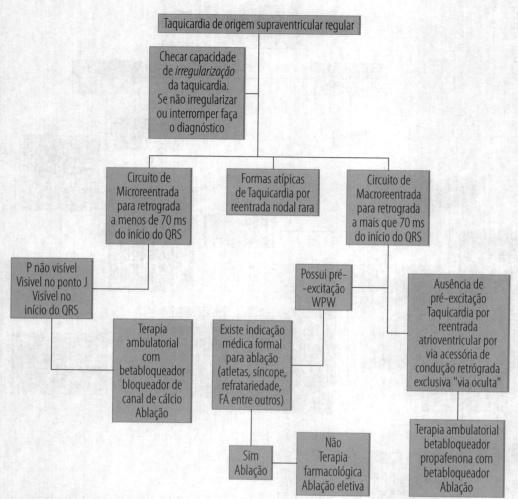

Figura 77.7. Algoritmo diagnóstico e terapêutico das taquicardias supraventriculares com RR regular. WPW: síndrome de Wolff-Parkinson-White; FA: fibrilação atrial.

BIBLIOGRAFIA

Andalaft R. Arritmias cardíacas em crianças e adolescentes. In: Jatene I, Freitas E Como tratar. Volume 4 Cardiologia Pediátrica e Cardiogeriatria. São Paulo: Manole, 2010. Capítulo 7.

Andalaft R. Utilização dos métodos não invasivos em diagnósticos das arritmias na infância. Relampa. 2012;25(1):20-31.

Andalaft R, Lima D, Habib R, et al. Cardioestimulação transesofágica na infância e adolescência: papel do exame na investigação de palpitações taquicárdicas. São Paulo. Rev Soc Cardiol Estado de São Paulo. 2009;19(2):70-70.

Andalaft R, Lopez A, Habib R. Arritmias no pós-operatório de cardiopatias congênitas: diagnóstico e evolução a curto prazo. Rev Soc Cardiol Estado de São Paulo. 2007;17(2): 67.

Andalaft R, Moreira D, Habib R. Taquicardias por reentrada atrioventricular na infância e adolescência: análise de uma série de casos. Rev Soc Cardiol Estado de São Paulo. 2007;17(2):89.

Andalaft R, Rubayo E. Arritmias cardíacas na infância. In: Piegas L, Armaganijan D, Timerman A. Condutas Terapêuticas do Instituto Dante Pazzanese de Cardiologia. São Paulo: Atheneu; 2006. p. 637-46.

Andalaft RB, Valdigem BP, Carneiro NJ, et al. Ablação de taquicardias supraventriculares com vias parahissianas e taquicardia por reentrada nodal em jovens utilizando crioablação: experiência inicial no Brasil. Arq Bras Cardiol. 2016;107(5Supl.2):1-42.

Carvalho P, Korb C, Dewes D, et al. Suporte Avançado de Vida em Pediatria. American Heart Association; 2012.

Garson A, Gillette P, McNamara D. Supraventricular tachycardia in children: clinical features, response to treatment, and long-term follow up in 217 patients. J Pediatr. 1981;98:875-82.

Gillette P, Garson A. Pediatric arrythmias: eletrophysiology and pacing. N Engl J Med. 1991;325:1045-50.

Magalhães LP, Guimarães IC, Melo SL, et al. Diretriz de Arritmias Cardíacas em Crianças e Cardiopatias Congênitas SOBRAC e DCC – CP. Arq Bras Cardiol 2016; 107(1Supl.3):1-58.

Melo S, Sosa E, Scanavacca M. Ablação por cateter na população pediátrica: Indicações, cuidados e resultados. Revista Latino-Americana de Marcapasso e Arritmia. 2012; 25(1):49-54.

Moreira DA, Habib R, Andalaft R. Mecanismos eletrofisiológicos das arritmias cardíacas. In Armaganijan D, Timerman A. Farmacologia cardiovascular com suas aplicações terapêuticas. São Paulo: Atheneu, 2013. p. 275-91

78

Crises hipoxêmicas

Maria Aparecida de Almeida e Silva

> **Palavras-chave:** Crises hipoxêmicas; Cinose; Hipoxemia; Acidemia; *Shunt* direito-esquerdo; Anastomose de Blalock-Taussig-Vivien; Atriosseptostomia.

INTRODUÇÃO

Nos últimos 30 anos, o prognóstico das cardiopatias congênitas melhorou muito, devido às novas técnicas diagnósticas e terapêuticas, e o reconhecimento precoce é fator determinante na morbimortalidade. Nos casos de cardiopatias críticas de manifestação precoce, o ecocardiograma fetal é fundamental e possibilita ao cardiologista estabelecer metas a seguir, principalmente naqueles que cursam com hipóxia, resultando em morte precoce se não tratadas prontamente.

As cardiopatias congênitas se manifestam basicamente de quatro formas, isoladas ou em associação: sopros, arritmias, insuficiência cardíaca e cianose. Em geral, quanto mais precoce a apresentação, mais grave a cardiopatia, principalmente quando surgem cianose e/ou insuficiência cardíaca, necessitando suporte medicamentoso, cirurgia ou tratamento percutâneo já no período neonatal.

Alterações circulatórias que ocorrem após o nascimento, como fechamento da comunicação interatrial e do canal arterial, e queda da resistência vascular pulmonar, têm efeito marcante na apresentação clínica e no curso da doença no período neonatal. Obstruções importantes aos fluxos pulmonar ou sistêmico podem ser mascaradas nos primeiros dias de vida pela persistência do canal arterial.

MANIFESTAÇÃO CLÍNICA

A apresentação clínica é variável e depende do arranjo anatômico e da precocidade dos sintomas. A cianose pode ser detectada já na sala de parto ou logo nas primeiras mamadas.

As crises hipoxêmicas, também chamadas de hiperpneia paroxística, crises de cianose ou de hipóxia, constituem complicação frequente no curso natural de determinadas cardiopatias, sobretudo aquelas que cursam com obstrução ao fluxo sanguíneo pulmonar, associado a defeitos intracardíacos, como a tetralogia de Fallot, ou quando há decréscimo no fluxo pulmonar efetivo, nas circulações em paralelo das transposições das grandes artérias.

São, portanto, características das cardiopatias que se manifestam com hipoxemia, resultando em cianose quando o nível de hemoglobina desoxigenada atinge 5 g/dL. Esta exteriorização depende do nível da hemoglobina no sangue, do pH sanguíneo, da temperatura ambiente e do nível do 2-3 difosfoglicerato, que é a enzima que libera o oxigênio aos tecidos.

Situações de hipoxemia e acidemia graves devem ser reconhecidas e tratadas com precisão, a fim de se evitarem complicações sérias, como dano cerebral e morte.

O aparecimento de crises de hipóxia precocemente, já no período neonatal, é emergência clínica, porque, na maioria das vezes, está relacionada a cardiopatias complexas canal-dependentes. Passado o período neonatal, as crises são mais comuns entre 3 e 12 meses de idade, coincidindo com a progressão da obstrução e também com o crescimento da criança, que aumenta sua atividade. Caracteriza-se por um período de paroxismo de hiperpneia, irritabilidade, choro constante, agitação, aumento da cianose, taquicardia, palidez e sudorese, podendo evoluir para crise convulsiva. Resulta em acidose metabólica grave e em um ciclo vicioso, que deve ser prontamente interrompido.

As crises surgem de maneira súbita e dramática, em situações de grave hipoxemia e acidemia, geralmente quando há crítica diminuição do oxigênio sanguíneo (< 35 mmHg), quando, dependendo da capacidade individual de compensação renal e pulmonar, o metabolismo aeróbico passa a anaeróbico, levando à acidose lática grave, com deterioração das funções renal, cerebral e miocárdica (Figura 78.1).

Os ataques, em sua primeira fase, caracterizam-se por taquipneia, aumento progressivo da cianose, agitação e perda do tônus muscular. Abandonados à sua evolução natural, podem resultar em sofrimento cerebral, movimentos oculares desordenados, obnubilação e, na última fase, coma cerebral, metabólico e morte (Figura 78.2).

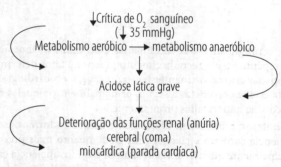

Figura 78.1. Crise hipoxêmica – sequência de eventos.

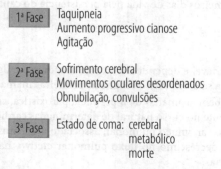

Figura 78.2. Fases da crise de hipóxia.

FISIOPATOLOGIA

Um desequilíbrio importante entre a demanda e a oferta de oxigênio resulta em diminuição do pH, diminuição da pressão parcial de oxigênio (PaO_2) e aumento da pressão parcial de dióxido de carbono ($PaCO_2$), o que perpetua um fenômeno cíclico, que se traduz em crise hipoxêmica.

Qual o fator principal iniciante? Quais os arranjos anatômicos encontrados? As respostas a estas perguntas são dadas conhecendo-se a fisiopatologia, com diferentes teorias.

A alteração fisiopatológica básica é a diminuição do fluxo sanguíneo pulmonar associado ao *shunt* direito-esquerdo. A obstrução ao fluxo pulmonar pode ocorrer em diversos níveis: via de saída do ventrículo direito (região valvar, subvalvar ou supravalvar) e valva tricúspide ou mesmo no leito vascular pulmonar, como na hipertensão pulmonar idiopática ou secundária a cardiopatias congênitas (síndrome de Eisenmenger). A mistura de sangue pode ocorrer no plano intracardíaco (comunicação interatrial ou interventricular), no extracardíaco (persistência do canal arterial) ou, ainda, na microcirculação pulmonar.

Para Wood, o principal evento anatomofuncional é o espasmo do infundíbulo. A favor de Wood estão os fatos de o sopro diminuir durante a crise, e de esta ocorrer com maior frequência nos casos com infundíbulo hiperdinâmico, ser precipitada com o uso de medicamentos inotrópicos como o digital e ser tratada com boa resposta com o uso de betabloqueadores. Contra Wood, existe o fato de ocorrer nas atresias pulmonares, havendo também controvérsias sobre o papel do espasmo, uma vez que a estenose infundibular consiste em fibras musculares que não são reativas por serem intercaladas desordenadamente com tecido fibroso.

Para Hamilton, a diminuição da resistência vascular sistêmica seria o fator iniciante. Isto facilitaria o *shunt* direito-esquerdo, levando à insaturação arterial sistêmica. A favor desta teoria, estão os fatores desencadeantes conhecidos, como febre, exercícios físicos e medicamentos vasodilatadores, que cursam com queda da resistência vascular sistêmica. Outro detalhe é a melhora e até a reversão da crise com a posição de cócoras e flexão do joelho sobre o abdômen, levando ao aumento da resistência vascular sistêmica

Morgan e Guntheroth são os autores da teoria mais aceita. Sabe-se que a hiperpneia é o evento crucial na manutenção das crises, independente do fator iniciante. No indivíduo normal, a hiperpneia causa aumento da resistência vascular sistêmica, por diminuir a pressão intratorácica, aumentando o débito dos dois ventrículos. No cardiopata, por exemplo, nos portadores de tetralogia de Fallot, o aumento do fluxo pulmonar é inadequado, em vista do obstáculo fixo, pela obstrução. Resulta em aumento do *shunt* direito-esquerdo, diminuição do pH e da PaO_2 e aumento da $PaCO_2$ (Figura 78.3).

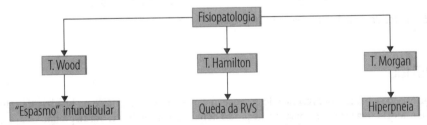

Figura 78.3. Teorias das crises hipoxêmicas. RVS: resistência vascular sistêmica.

A hiperpneia também aumenta o consumo de oxigênio pelo aumento do trabalho respiratório. A hipóxia diminui a resistência vascular sistêmica. O mecanismo iniciante envolve alterações na composição arterial e na sensibilidade do centro respiratório, especialmente suscetível, sobretudo pela manhã – período do dia em que ocorrem com mais frequência. Este ciclo se perpetua, sendo interrompido pela sedação e pela correção do desequilíbrio acidobásico; é neste ponto em que se baseia o tratamento (Figura 78.4).

Entre os fatores desencadeantes destacam-se: contração infundibular causada muitas vezes pelo aumento das catecolaminas circulantes, como ocorre em situações de estresse e choro intenso; aumento do consumo de oxigênio pelo esforço físico e hiperpneia; problemas pediátricos como desidratação, anemia, febre, infecções e situações que aumentam a liberação de catecolaminas circulantes; uso indiscriminado de substâncias inotrópicas, como o digital, que aumenta o obstáculo, e vasodilatadoras, como o captopril, que, ao diminuir a resistência vascular sistêmica, faz o sangue ir preferencialmente para a aorta, aumentando a hipóxia (Figura 78.5).

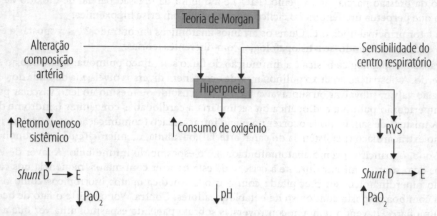

Figura 78.4. Teoria de Morgan da crise hipoxêmica. D: direita; E: esquerda; PaO_2: pressão parcial de oxigênio; RVS: resistência vascular sistêmica; $PaCO_2$: pressão parcial de dióxido de carbono.

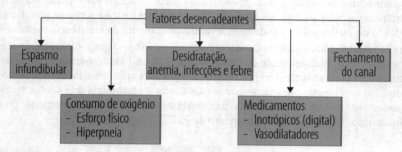

Figura 78.5. Fatores desencadeantes das crises hipoxêmicas.

DIAGNÓSTICO

O diagnóstico se baseia na presença de cianose, na apresentação clínica e na história de crises de hipóxia, que, na maioria das vezes, é típica, começando com irritabilidade e taquidispneia.

Muitas vezes, ocorrem dúvidas quanto à presença de cianose; em crianças negras e anêmicas, as dificuldades são maiores. A confirmação da hipóxia e/ou cianose deve ser feita pela medida da saturação arterial de oxigênio pelo oxímetro de pulso, e pela dosagem do hematócrito e hemoglobina sanguíneos que, em geral, estão aumentados. Isto acontece porque a hipóxia estimula a medula, aumentando a eritropoiese.

Se a dificuldade persiste, realiza-se o teste da hiperóxia com a administração de oxigênio a 100% por 5 a 10 minutos. Se a PaO_2 se mantiver, a cianose é por causa cardíaca. Caso aumente em 30 mmHg, pode ser problema respiratório. Este recurso é cada vez menos utilizado, visto que outros dados de exame clínico, eletrocardiograma e raio X de tórax, na maioria das vezes, esclarecem o diagnóstico.

Nas cardiopatias canal-dependentes, as crises costumam ocorrer precocemente no período neonatal, a partir do início da claudicação do canal. As principais cardiopatias são atresia pulmonar com septo ventricular fechado, em que a vida depende da permeabilidade do canal arterial e da presença de comunicação interatrial, e atresias pulmonares com septo ventricular aberto ou associadas a outras cardiopatias complexas.

Destaca-se também, pela frequência e pela gravidade, a transposição das grandes artérias com comunicação interatrial restritiva e septo ventricular fechado, em que o canal representa um fator adicional na mistura entre as duas circulações.

Em lactentes, os diagnósticos mais frequentes são a tetralogia de Fallot e a estenose pulmonar associada a outras cardiopatias mais complexas, como dupla via de saída do ventrículo direito, conexões atrioventriculares univentriculares, atresias tricúspides e outras.

Nas cardiopatias que cursam com obstrução ao fluxo pulmonar, as alterações fisiopatológicas dependem do grau da obstrução, da resistência vascular sistêmica e do tamanho da comunicação (Figura 78.6).

O principal exemplo é a tetralogia de Fallot. De fácil diagnóstico clínico, se apresenta com cianose em graus variáveis, sopro sistólico em área pulmonar, que é tanto maior quanto melhor a anatomia. A sobrecarga ventricular direita é a regra e tem também relação com o grau da obstrução. A pista principal é o aspecto radiológico, coração em "bota" ou "tamanco holandês" devido à ponta arredondada e levantada do ventrículo direito, arco médio escavado, aorta evidente e hipofluxo pulmonar. Em 30% dos casos, o arco aórtico está à direita (Figuras 78.7 a 78.9).

Quando a alteração é por problema de mistura, o exemplo principal é a transposição das grandes artérias, com comunicação interatrial restritiva. O eletrocardiograma mostra sobrecarga ventricular direita, e o raio X de tórax é também típico, com coração ovoide, ausência da imagem tímica, pedículo estreito e fluxo dependente da mistura intracardíaca. Em todas estas situações, um exame clínico cuidadoso, e a análise do eletrocardiograma e do raio X de tórax são fundamentais, no sentido de direcionar a conduta, que deve ser precoce e precisa (Figuras 78.10 e 78.11).

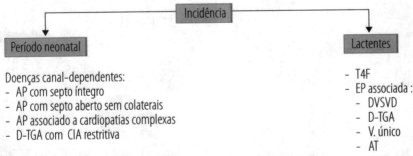

Figura 78.6. Incidência das crises hipoxêmicas. AP: atresia pulmonar; D-TGA: transposição das grandes artérias; CIA: comunicação interatrial; EP: estenose pulmonar; DVSVD: dupla via de saída do ventrículo direito; AT: atresia tricúspide; V: ventrículo; Card: cardiopatias; T4F: tetralogia de Fallot.

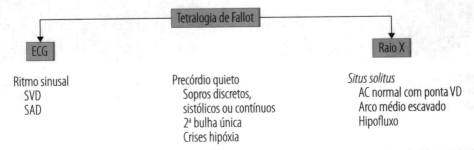

Figuta 78.7. Características da tetralogia de Fallot. ECG: eletrocardiograma; SVD: sobrecarga ventricular direita; SAD: sobrecarga atrial direita; AC: área cardíaca; VD: ventrículo direito.

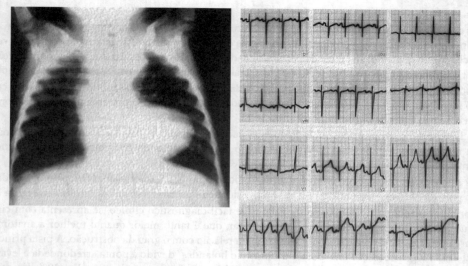

Figura 78.8. Aspecto radiológico e eletrocardiográfico da tetralogia de Fallot.

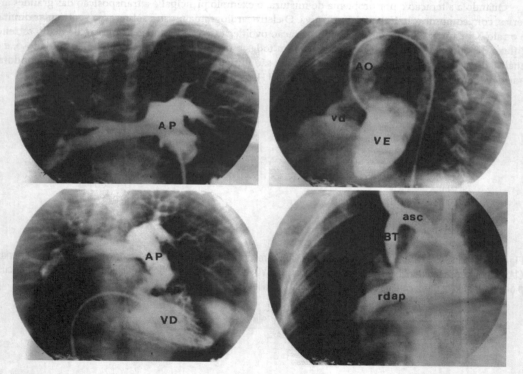

Figura 78.9. Estudo hemodinâmico na tetralogia de Fallot. AP: artéria pulmonar; AO: aorta; VD: ventrículo direito; VE: ventrículo esquerdo; EP: estenose da artéria pulmonar; ASC: artéria subclávia; BT: anastomose de Blalock Taussig; RDAP: ramo direito da artéria pulmonar.

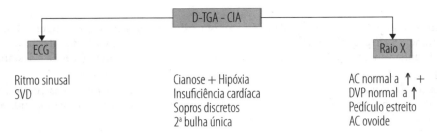

Figura 78.10. Características da transposição das grandes artérias. D-TGA: transposição das grandes artérias; CIA: comunicação interatrial; ECG: eletrocardiograma; SVD: sobrecarga ventricular direita; AC: área cardíaca; DVP: desenho vascular pulmonar.

TGA + CIA

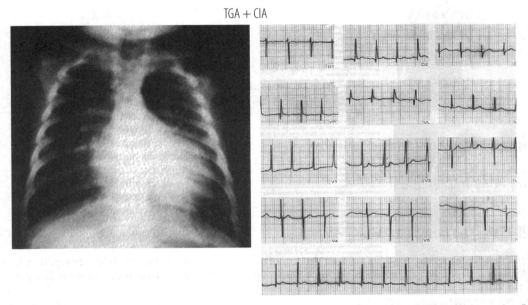

Figura 78.11. Aspecto radiológico e eletrocardiográfico da transposição das grandes artérias (D-TGA). CIA: comunicação interatrial.

O diagnóstico laboratorial implica na dosagem de glicemia, eletrólitos, hemograma e função renal. Dependendo da situação clínica, acrescentam-se os demais exames necessários.

TRATAMENTO

As crises devem ser tratadas com presteza, devido à gravidade das consequências que elas acarretam. É sinal de alerta, constituindo elemento suficiente para indicação cirúrgica mais precoce, principalmente em se tratando de tetralogia de Fallot.

Medidas gerais

Como primeira providência, a criança deve ser transferida para um centro de referência e admitida em unidade de terapia intensiva. Não devem ser esquecidos os benefícios da posição genupeitoral e a instalação de linha venosa, para hidratação e infusão de medicamentos. A posição genupeitoral aumenta a resistência vascular sistêmica, diminuindo o *shunt* direito-esquerdo, priorizando o fluxo sanguíneo ao cérebro, além de diminuir a chegada de sangue insaturado ao coração, proveniente da parte inferior do corpo. A instalação de linha venosa é importante também para correção de anemia, hipoglicemia e desidratação.

Realizar assistência ventilatória, quando necessária.

Diagnóstico e tratamento de processos infecciosos, responsáveis por precipitar e desencadear as crises de hipóxia, devem ser feitos. Corrigir a anemia é fundamental, e o hematócrito deve ser mantido acima de 45% em neonatos com cardiopatias cianogênicas (Figura 78.12).

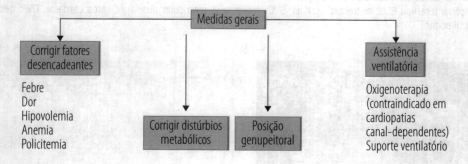

Figura 78.12. Tratamento das crises hipoxêmicas.

Medidas específicas

☑ *Correção dos distúrbios metabólicos*

Usa-se bicarbonato de sódio, na dose de 1 mEq/kg em administração venosa. Pode ser repetido 10 a 15 minutos depois da primeira infusão. Após a gasometria, a administração obedece à fórmula de Astrup:

$$mEq = \frac{peso \times base\ excess \times 0,3}{2}$$

Esta providência é fundamental, uma vez que a acidose leva à vasoconstrição no território pulmonar e à vasodilatação sistêmica, condições que facilitam o *shunt* direito-esquerdo, estimulando também o centro respiratório, levando à hiperpneia. O bicarbonato de sódio deve ser diluído 1:1 em água destilada e infundido lentamente, evitando alterações bruscas da osmolaridade sérica.

☑ *Sedação*

A sedação tem como finalidade interromper o ciclo vicioso, ao cessar a hiperpneia e relaxar o infundíbulo, diminuindo o obstáculo ao fluxo pulmonar. Pode ser realizada com:
- → **Morfina**: dose de 0,1 a 0,2 mg/kg/dose via subcutânea, intramuscular ou endovenosa. O frasco tem 10 mg em 1 ml. A dose máxima ao dia é de 10 mg.
- → **Meperidina**: administra-se 1 mg/kg/dose até o máximo de 6 mg/kg/dia, intramuscular ou endovenosa. Relaxa a musculatura infundibular e diminui a resistência vascular sistêmica.
- → **Anestesia geral em crises não responsivas ao tratamento inicial**: a medicação mais usada é a quetamina em dose média de 2 mg/kg (variando de 1 a 3 mg/kg), em infusão endovenosa lentamente (Figura 78.13).

Tratamento

Medidas específicas

Correção da acidose:

  Bicarbonato de sódio:

  Dose empírica: 1 a 2 m Eq/kg

  Após gasometria: $\dfrac{P \times BE \times 0,3}{2}$

Sedação :

  Morfina - 0,1 a 0,2 mg/kg/dose

  Meperidina - 1 mg/kg/dose até 6 mg/kg/dia

  Anestesia geral - quetamina (1-3 mg/kg EV)

Figura 78.13. Medidas específicas das crises hipoxêmicas. BE: *base excess*; EV: via endovenosa.

☑ Betabloqueadores

Atuam em três pontos fundamentais: relaxamento infundibular, melhorando o fluxo pulmonar e consequentemente a hipóxia; diminuindo a frequência cardíaca e aumentando o enchimento ventricular; e aumentando a resistência sistêmica.

A medicação mais utilizada é o propranolol endovenoso, na dose de 0,01 a 0,25 mg/kg, diluído em 10 mL de água destilada, aplicando-se metade da dose em bólus e o restante lentamente. Vale lembrar que seu uso endovenoso é medida de exceção, já que as medidas iniciais geralmente levam a bons resultados.

As crises podem ser prevenidas com o uso de propranolol oral, na dose de 0,5 a 4 mg/kg/dia, até o máximo de 6 mg/kg/dia, dividida em duas a três tomadas diárias. Esta conduta é executada durante a espera do momento ideal para correção cirúrgica. É contraindicado em crianças com história de broncoespasmo e em algumas arritmias, como bradicardia e bloqueios atrioventriculares de graus variáveis.

☑ Prostaglandinas

As prostaglandinas, em especial a PG E1, têm como ação fundamental manter o canal arterial aberto e atuar relaxando a musculatura vascular pulmonar na hipertensão pulmonar e na persistência do padrão fetal. São especialmente úteis no tratamento das cardiopatias neonatais que cursam com hipoxemia ou insuficiência cardíaca grave. Isto ocorre nas cardiopatias canal-dependentes e nos problemas de mistura.

Seu uso, desde a década de 1970, mudou a história a natural das cardiopatias, aliviando a acidose e a hipoxemia, até o transporte para centros de referência, e também melhorando as condições clínicas para operação ou tratamento percutâneo.

Especificamente nas crises de hipóxia, seu uso se faz em cardiopatias com restrição ao fluxo pulmonar, como atresia pulmonar ou estenose pulmonar crítica, isolada ou associada a cardiopatias complexas (tetralogia de Fallot, atresia tricúspide, dupla via de saída do ventrículo direito e corações com conexão atrioventricular univentricular).

Quando o problema é de mistura, o exemplo principal é a D-transposição das grandes artérias. com comunicação interatrial restritiva, quando se instala uma circulação em paralelo, em que a vida depende do aumento do fluxo efetivo pulmonar. A abertura do canal arterial mantém a vida até a possibilidade de solução definitiva.

A prostaglandina apresenta-se em frascos de 500 mg, sendo a dose de 0,01 a 0,5 mg/kg/minuto via endovenosa. Seus efeitos colaterais e adversos são: hipotensão devido à vasodilatação, febre, apnéia, bradicardia, convulsão e rigidez muscular (Figura 78.14).

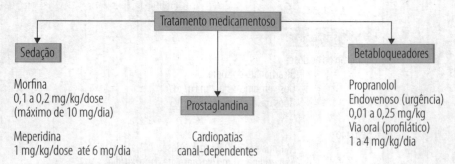

Figura 78.14. Tratamento medicamentoso das crises hipoxêmicas.

TRATAMENTO INTERVENCIONISTA

Pode ser cirúrgico ou percutâneo, paliativo ou definitivo. Nos últimos anos, o cateterismo cardíaco deixou de ser apenas diagnóstico, para ser também terapêutico, resultando, muitas vezes, em solução definitiva.

Atriosseptostomia

A abertura do septo atrial com balão, introduzida por Rashkind e Miller em 1966, já salvou e ainda salva milhares de vidas. Está indicada nos casos de D-transposição das grandes artérias, com comunicação interatrial ausente ou restritiva, aumentando a mistura e melhorando a acidose e a hipoxemia. Outras indicações incluem atresia pulmonar com septo ventricular íntegro, conexão venosa pulmonar anômala total, em que a comunicação interatrial, sendo pequena, resulta em insuficiência cardíaca grave e em baixo débito, uma vez que todo o retorno venoso, pulmonar e sistêmico, faz-se no átrio direito. As atresias tricúspides e mitrais, associadas ou não a outros defeitos, também precisam de ampla comunicação interatrial para sobrevivência.

É procedimento eficaz até 30 dias de vida. A partir desta idade, o septo, em geral, fica espesso, havendo necessidade de abri-lo com lâmina, inicialmente, seguindo-se o procedimento com balão (Figura 78.15).

As complicações são lesões das valvas atrioventriculares, perfuração do coração, embolização de fragmentos do balão após eventuais rupturas, lesões das veias pulmonares e/ou sistêmicas e alterações do ritmo.

Valvoplastia pulmonar

A valvoplastia pulmonar por cateter-balão iniciou-se em 1982 por Kan et al., tornando-se técnica de escolha para tratar a estenose pulmonar em crianças maiores. Casos com manifestação precoce neonatal, como a estenose pulmonar crítica ou atresia pulmonar com septo ventricular íntegro, também se beneficiam com a técnica, que é salvadora, por se tratar de doenças canal-dependentes.

É procedimento invasivo, em crianças de alto risco, em estado crítico, exigindo suporte clínico e medicamentoso. Assim que for confirmado o diagnóstico, a instalação de prostaglandina se impõe, que deve ser mantida no pré, durante e após o procedimento.

Em geral, estas valvas são muito estreitas e até atrésicas, tornado necessário o uso de cateter de angioplastia inicialmente ou, nos casos de valva imperfurada, sua abertura com radiofrequência ou *laser*. Em seguida, utiliza-se o balão para complementar o procedimento.

As complicações mais graves são perfuração do ventrículo direito, arritmias, sangramento no local da punção e ruptura do balão.

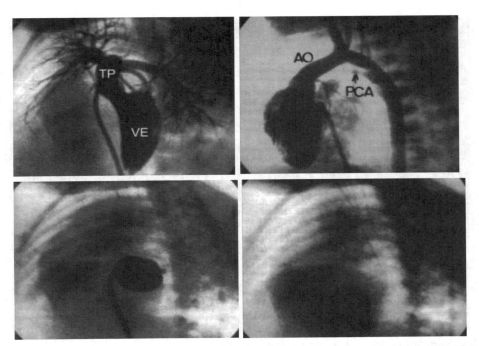

Figura 78.15. Atriosseptostomia com balão. TP: tronco da artéria pulmonar; VE: ventrículo esquerdo; AO: aorta; VD: ventrículo direito; PCA: persistência do canal arterial. Nas duas figuras abaixo, o balão posicionado para realização da atriosseptoplastia.

Mais raramente, pacientes com tetralogia de Fallot podem se beneficiar da valvoplastia pulmonar, quando a estenose pulmonar é predominantemente valvar, pacientes em situações clínicas ruins ou em centros sem condições de realizar a correção total no período neonatal, evitando-se assim operações paliativas como *shunts* sistêmico-pulmonares (Figura 78.16).

Terapêutica cirúrgica

Crises prolongadas, que evoluem com acidose persistente e refratária a medidas adequadas de tratamento, devem ser encaminhadas para operação de emergência.

☑ *Anastomose sistêmico-pulmonar*

O tipo de anastomose mais utilizada é o Blalock-Taussig-Vivien, modificado, que conecta direta ou indiretamente através de tubo, a artéria subclávia à circulação pulmonar. Este procedimento visa aumentar o fluxo pulmonar, fazendo regredir a hipóxia. Tem o inconveniente de poder distorcer as artérias pulmonares além de incorrer em risco não desprezível.

☑ *Atriosseptectomia*

A abertura cirúrgica do septo atrial, técnica conhecida como Blalock-Hanlon, descomprime os átrios direito ou esquerdo nas atresias mitral e tricúspide, e aumenta a mistura de sangue nas transposições das grandes artérias, com comunicação interatrial restritiva.

EPV CRÍTICA

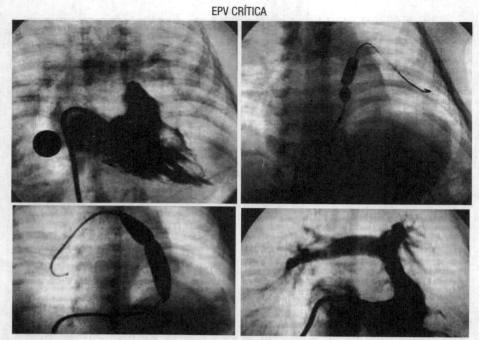

Figura 78.16. Valvoplastia pulmonar. EPV: estenose pulmonar valvar.

☑ Valvotomia pulmonar

A valvotomia pulmonar, também conhecida como operação de Brock ou comissurotomia pulmonar a céu fechado, está indicada nos casos de insucesso no tratamento percutâneo. Tem a função de descomprimir o ventrículo direito, aumentar o fluxo pulmonar, fazendo crescer o ventrículo direito, obedecendo a regra de que a função faz o órgão. Estabiliza-se o paciente pela melhora na situação de hipóxia e acidose.

Estes procedimentos de urgência apresentam alta mortalidade, exigindo interação de uma equipe multidisciplinar. Deve-se reconhecer a crise hipoxêmica precocemente e realizar transporte rápido e seguro, diagnóstico preciso, tratamento clínico, cirúrgico ou percutâneo apropriados (Figura 78.17).

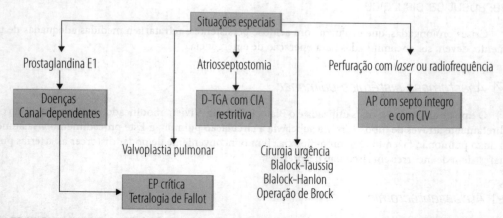

Figura 78.17. Procedimentos em situações especiais. EP: estenose pulmonar; D-TGA: transposição das grandes artérias; CIA: comunicação interatrial; AP: atresia pulmonar; CIV: comunicação interventricular.

BIBLIOGRAFIA

Gama AE, Marques AE. Crises hipoxêmicas. In: Figueira F. Pediatria. Rio de Janeiro: Medbook; 2011. p.167-71.

Neches WH, Park SC, Ettedgui JA. Tetralogy of Fallot and Tetralogy of Fallot whith pulmonary atresia. In: Brooksgujr AG, Bricker TJ, McNamara DG. The science and practice of pediatric cardiology. Philadelphia: Lea & Febiger; 1990. p. 1073-100.

Salermo LM. Crises hipoxêmicas. In: Santana MV. Cardiopatias congênitas no récem-nascido: diagnóstico e tratamento. 2.ed. São Paulo: Atheneu; 2015. p. 155-67.

Salermo LM. Crises hipoxêmicas. In: Santana MV. Cardiopatias congênitas no recém-nascido: diagnóstico e tratamento. São Paulo: Atheneu, 2005. p. 116-25.

Santin, JC, Miaira MA. Crises hipoxêmicas. In: Piegas LS, Armaganijan D, Timerman A. Condutas terapêuticas do Instituto Dante Pazzanese de Cardiologia. São Paulo: Atheneu, 2006. p. 647-51.

Tratamento da hipertensão arterial pulmonar

Maria Virgínia Tavares Santana
Ricardo Fonseca Martin

Palavras-chave: Hipertensão arterial pulmonar; Tratamento da hipertensão arterial pulmonar.

INTRODUÇÃO

A hipertensão arterial pulmonar (HAP), enfermidade que envolve o coração e os pulmões, caracteriza-se pela elevação da pressão nas artérias pulmonares, resultando em arteriopatia pulmonar, sobrecarga e disfunção ventricular direita, culminando com óbito.

Atualmente, reconhece-se que a obstrução arterial pulmonar por proliferação e remodelamento vascular é a chave da patogênese da HAP.

A HAP é definida pela presença de pressão média do TP $\geq$ 25 mmHg em repouso, resistência vascular pulmonar $\geq$ 160 dinas.s.cm^{-5} , ou 3 unidade Woods (UW) com pressão capilar pulmonar normal (< 15 mmHg).

É uma doença rara, com incidência anual estimada entre 1 e 50 pessoas para cada milhão de habitantes por ano. Afeta mulheres mais frequentemente que homens (1,7:1) na forma familiar, com incidência semelhante para ambos os sexos na casuística geral, sendo mais comum a partir da segunda década da vida, com idade média em torno de 36,4 anos, na forma idiopática.

Os pacientes se apresentam com sintomas vagos, que ocorrem 18-24 meses antes do diagnóstico ser efetuado, quando então já apresentam importantes limitações físicas.

O prognóstico é pobre, com sobrevida histórica média de 2 anos após o diagnóstico e sem tratamento específico.

TRATAMENTO

O tratamento da HAP até o ano 2000 era apenas convencional, limitado ao uso de oxigênio, diuréticos, digital e anticoagulantes. Desta forma, a sobrevida dos pacientes em classe funcional (CF) IV era de 6 meses, em CF III de 2,6 anos e daqueles, quando da primeira suspeita de HAP, em torno de 2,8 anos.

822 | CARDIOPATIAS CONGÊNITAS

Embora não exista evidência que suporte o real impacto do oxigênio sobre a doença e a expectativa de vida, a experiência clínica tem mostrado algumas vantagens, com Nível de Evidência C. Acredita-se que a saturação periférica de oxigênio em pacientes com HAP deva ser mantida acima de 90%. Quando a administração é feita por longos períodos (8 a 10 horas diárias, no mínimo, 2 a 3 L/minuto), o resultado pode ser a maior estabilidade dos níveis de hematócrito, reduzindo a necessidade de hemodiluição.

Ainda no contexto das medidas gerais, estão os medicamentos anticoagulantes. Há evidências no sentido de risco aumentado de trombose pulmonar em pacientes com HAP idiopática e de melhora significante da expectativa de vida mediante uso crônico de anticoagulantes orais. Em pacientes portadores de cardiopatias congênitas associadas à HAP com fluxo intracardíaco de direita para esquerda, hipoxemia crônica e hiperviscosidade sanguínea (eritrocitose) – conjunto de alterações conhecido como síndrome de Eisenmenger – a prevalência de trombose arterial pulmonar chega a 35%, com aumento exponencial após os 30 anos de idade. Nestes pacientes, devido ao risco de hemorragias, o uso de anticoagulantes orais deve ser rigorosamente monitorado, procurando-se manter níveis de Razão Normalizada Internacional entre 2,0 e 2,5. A anticoagulação não deve ser praticada na HAP consequente a esclerodermia e de causa portopulmonar.

Os diuréticos devem ser utilizados com cautela neste grupo de pacientes, que são altamente dependentes da volemia na manutenção do débito cardíaco. Já o digital só é indicado nos casos com dilatação e hipocontratilidade do ventrículo direito.

Os medicamentos disponíveis para o tratamento da HAP estão reunidos em quatro grandes categorias: bloqueadores dos canais de cálcio (BCC); prostanoides; antagonistas de receptores de endotelina; óxido nítrico (NO) e inibidores de fosfodiesterase.

Bloqueadores dos canais de cálcio

Os BCC só devem ser utilizados nos pacientes portadores de hipertensão arterial pulmonar sem cardiopatia congênita associada, com resposta positiva aguda no cateterismo à infusão de vasodilatadores, como NO, adenosina e prostaciclinas. Aqueles responsivos (10% a 15% na forma idiopática) apresentam sobrevida prolongada com o uso dos BCC em altas doses, avaliados com 1, 3 e 5 anos em torno de 94%. Naqueles não responsivos, a sobrevida com 1, 3 e 5 anos é de 68%, 47% e 38%, respectivamente. As doses recomendadas aproximam-se dos níveis tóxicos. Deve-se iniciar o medicamento ainda no hospital, com doses mais baixas, e titular conforme a tolerância do paciente, com monitorização dos sintomas, da pressão arterial e da saturação de oxigênio (SatO$_2$).

Doses

Diltiazem 720 mg ao dia, nifedipina 240 mg ao dia e amlodipina 40 mg ao dia são as doses indicadas

Os mecanismos fisiopatológicos da HAP incluem disfunção endotelial pulmonar com menor produção de substâncias vasodilatadoras como NO, prostaciclinas e superexpressão de vasoconstritores, como a endotelina. Portanto, o alvo da terapia atual é agir nas vias da prostaciclina, da endotelina e do NO.

Prostaciclinas

A prostaciclina é um derivado do metabolismo do ácido araquidônico produzida basicamente no endotélio vascular. É um potente vasodilatador que atua na circulação pulmonar e sistêmica. Inibe tanto a agregação plaquetária quanto o crescimento das células musculares lisas, e estimula a produção do AMPc, relaxando a musculatura lisa vascular. Derivados das prostaciclinas, como o epoprostenol (uso intravenoso), o iloprosta (inalatório), o beroprosta (oral) e o trepostinil (subcutâneo), agem sobre o AMPc, potencializando a vasodilatação e reduzindo a proliferação das células musculares lisas nas arteríolas pulmonares. Na forma intravenosa, é o medicamento mais potente para o tratamento da HAP, iniciada nos anos 1990 e reservada para os pacientes em CF III avançada e IV. Ainda não está disponível no Brasil.

Antagonistas dos receptores de endotelina

A endotelina é um potente vasoconstrictor, que estimula a proliferação das células musculares lisas nas arteríolas pulmonares, induz a fibrose e atua como mediador pró-inflamatório, com níveis plasmáticos elevados nos pacientes com HAP. Atua por meio de dois receptores (ETA e/ou ETB). Como a excreção é hepática, torna-se obrigatória a avaliação da função hepática antes do início da medicação e, mensalmente, aceitando aumento de até três vezes das enzimas hepáticas – limite este que impõe a redução da dose. As opções disponíveis no Brasil são:

→ Bosentana, que bloqueia os dois receptores. Neste caso, inicia-se com 62,5 mg duas vezes ao dia e, após 30 dias, no caso de estabilidade hepática, a dose máxima indicada é de 125 mg cada 12 horas. Os comprimidos apresentados são de 62,5 mg. É contraindicada na gestação, e os efeitos colaterais são anemia, cefaleia e *rash* cutâneo.

→ Ambrisentana, que bloqueia o receptor ETA. Neste caso, inicia-se com 5 mg ao dia em dose única. A dose máxima indicada é de 10 mg ao dia, em dose única. A dose é titulada conforme a sintomatologia. Os comprimidos apresentados são de 5 e 10 mg. É contraindicada na gestação e os efeitos colaterais são edema de membros inferiores, anemia, cefaleia e *rash* cutâneo.

→ Macitentan é um bloqueador dos receptores ETA e ETB com maior penetração intracelular pela melhor interação com a camada lipídica da membrana da célula. Desta forma, praticamente não existe hepatotoxicidade. No entanto, não está disponível no Brasil.

Medicamentos que agem na via do óxido nítrico

O NO é produzido a partir da L-arginina sob a ação da NO-sintetase e, por meio da guanilato-ciclase, sintetiza o GMPc. Este, sob ação da GMPc-quinase, ativa os canais de potássio e inibe os canais de cálcio, levando à vasodilatação. Entretanto, os efeitos são limitados pela rápida degradação do GMPc pela 5-fosfodiesterase (PDE-5), que tem forte expressão nos pulmões e se encontra aumentada na HAP. Os inibidores do PDE-5 promovem acúmulo do GMPc intracelular, potencializando a vasodilatação mediada pelo NO. Também têm efeito antiproliferativo.

Como são contraindicados na retinite pigmentosa, a avaliação oftalmológica é obrigatória antes do início do tratamento e semestralmente. A dose recomendada da sildenafila é de 20 mg três vezes ao dia. Como opção, existe a tadalafila, na dose de 40 mg ao dia, em dose única (comprimidos de 20 mg).

O Riociguat é um medicamento que estimula a produção da guanilato ciclase, aumentando a disponibilidade do GMPc. Ainda não está disponível comercialmente no Brasil.

O NO é administrado à pacientes com HAP em geral em situações agudas e transitórias, como aqueles internados em unidades intensivas e no período pós-operatório de cirurgia cardíaca. A administração inalatória do NO (10 a 80 ppm) deve ser feita sob monitorização intensiva. Raros casos desenvolvem bradicardia e hipotensão. A administração prolongada requer a verificação de possível aparecimento de meta-hemoglobinemia.

Alguns pacientes não respondem ao tratamento, ou respondem inicialmente e voltam a deteriorar. Nestes casos a terapia combinada se impõe, já que os medicamentos têm mecanismos de ação diferentes. Alguns grupos preconizam terapia combinada inicial, especialmente nos pacientes em CF mais avançada.

Novas medicações estão sendo testadas na HAP, como o fasudil, um inibidor da Rho-quinase que, como efeito colateral, produz vermelhidão. A sinvastatina é indutora da apoptose (20 a 80 mg ao dia por via oral) e produz mialgia. A fluoxetina inibe o 5HTT (gene transporte da serotonina) com efeito colateral gástrico. O peptídeo vasoativo intestinal é oferecido de forma inalatória, já que se encontra diminuído no plasma e nos tecidos pulmonares dos pacientes com HAP.

O algoritmo de tratamento dos pacientes com HAP pode ser apreciado na Figura 79.1.

Os objetivos do tratamento da HAP são vários e incluem melhor condição de vida, tornando-os aptos para uma vida mais independente, aumento da sobrevida, Teste de Caminhada dos 6 Minutos > 440 m e volume de oxigênio (VO_2) máximo > 15 mL/kg/minuto.

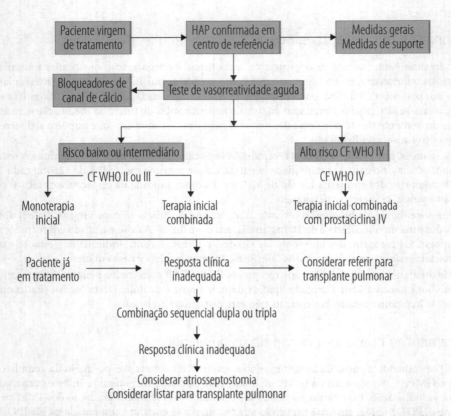

Figura 79.1. Algoritmo do manejo de pacientes com hipertensão arterial pulmonar (HAP). CF: classe funcional; WHO: World Health Organization; IV: intravenoso. Fonte: adaptado de Galiè N, Humbert M, Vachiery JL, et al. 2015 ESC/ERS Guidelines for the diagnosis and treatment of pulmonary hypertension: The Joint Task Force for the Diagnosis and Treatment of Pulmonary Hypertension of the European Society of Cardiology (ESC) and the European Respiratory Society (ERS): Endorsed by: Association for European Paediatric and Congenital Cardiology (AEPC), International Society for Heart and Lung Transplantation (ISHLT). 2015 ESC/ERS Guidelines for the diagnosis and treatment of pulmonary hypertension. Eur Respir J. 2015;46(4):903-75.

A abertura do septo interatrial e o transplante pulmonar (ou cardiopulmonar) são procedimentos indicados para pacientes com formas avançadas de HAP, que não apresentam resposta satisfatória ou que evoluem de maneira desfavorável diante da terapêutica medicamentosa instituída. A abertura do septo atrial é um procedimento que envolve riscos e só pode ser executada em instituições experientes. O orifício inicial criado em geral tem dimensões reduzidas. A abertura é gradual, iniciando-se com um orifício mínimo (5 mm), sendo ampliada de tal forma que a saturação arterial de oxigênio não seja reduzida a níveis inferiores a 82%. Ainda assim, a mortalidade relacionada à atriosseptostomia está ao redor de 13%, mesmo em equipes experientes. Está contraindicada quando a saturação de oxigênio basal < 90% ou a pressão do átrio direito > 20 mmHg.

O transplante pulmonar ou cardiopulmonar também representa uma opção de tratamento para pacientes com HAP. Entretanto, o nível de evidência para este tipo de indicação terapêutica ainda é baixo com sobrevida estimada em 5 anos em 50%. A melhor recomendação se restringe a casos de falha ao tratamento medicamentoso instituído (entendendo-se esse tratamento como medicamentos com Nível de Evidência A) e nos pacientes em CF III/IV que permanecem em situação clínica precária. Há controvérsia com relação ao tipo de procedimento a ser empregado, sendo cogitados o transplante pulmonar bilateral para pacientes com HAP e o transplante cardiopulmonar para indivíduos com HAP associada a cardiopatias congênitas complexas. Em ambas as situações, o Nível de Evidência ainda é considerado baixo, e o Grau de recomendação oscila entre B e C.

Apesar de todo o progresso que tem sido conseguido no campo terapêutico, a HAP, em suas várias formas de apresentação, ainda continua sendo uma doença grave e sem cura. A sobrevida histórica em pacientes com HAP idiopática, isto é, não considerando intervenções terapêuticas específicas é de cerca de 2,8 anos após o diagnóstico. A sobrevida em 1, 3 e 5 anos é de 68%, 48% e 34%, respectivamente. Com o novo arsenal terapêutico, a sobrevida tem triplicado, e o avanço da doença tem sido retardado. A expectativa de vida na síndrome de Eisenmenger é a melhor dentre todas as etiologias com sobrevida de 60% aos 50 anos de vida. Dentre todas as formas de HAP, a que se reveste de pior prognóstico, com sobrevida somente comparável às neoplasias, é a vasculopatia pulmonar associada à esclerodermia (esclerose sistêmica progressiva).

Diversos fatores exercem impacto sobre o prognóstico de pacientes com HAP, e alguns desses fatores, notadamente os de ordem terapêutica, têm modificado substancialmente a expectativa de vida destes indivíduos. Há ainda que chamar atenção para os piores prognósticos (Tabela 79.1).

Por isso, qualquer que seja a forma de apresentação, o sucesso do tratamento e as perspectivas do paciente dependem do estabelecimento do diagnóstico o mais precocemente possível. As pesquisas continuadas sobre a etiopatogenia desta doença, o mecanismo de ação dos diferentes medicamentos, as novas formas de tratamento utilizando substâncias antiproliferativas e, no futuro, a terapia gênica, é a esperança de se conseguir, pelo menos, dominar esta grave doença.

Tabela 79.1. Avaliação de risco na hipertensão arterial pulmonar.

Determinantes de prognóstico (mortalidade estimada em 1 ano)	Baixo risco < 5%	Risco intermediário 5-10%	Alto risco > 10%
Sinais clínicos de insuficiência cardíaca direita	Ausente	Ausente	Presente
Progressão dos sintomas	Não	Lenta	Rápida
Síncope	Não	Ocasional	Frequente
Classe funcional OMS	I, II	III	IV
Teste de caminhada de 6 minutos	> 440 m	165-440 m	< 165 m
Teste cardiopulmonar	VO_2 pico > 15 ml/kg/min (> 65% predito) VE/VCO_2 *slope* < 36	VO_2 pico 11-15 ml/kg/min (35 -65% predito) VE/VCO_2 *slope* 36-44,9	VO_2 pico < 11 ml/kg/min (< 35% predito) VE/VCO_2 *slope* ≥ 45
Níveis plasmáticos de NT-Pró BNP	BNP < 50 ng/ml NT-Pró BNP < 300 ng/ml	BNP 50-300 ng/ml NT-Pró BNP 300-1.400 ng/ml	BNP > 300 ng/ml NT-Pró BNP > 1.400 ng/ml
Exames de Imagem (Ecocardiograma/RM)	Área do AD < 18 cm^2 Sem derrame pericárdico	Área do AD 18-26 cm^2 Sem ou mínimo derrame pericárdico	Área do AD > 26 cm^2 Com derrame pericárdico
Hemodinâmica	Pressão atrial direita < 8 mmHg Índice cardíaco ≥ 2,5 l/min/m^2 SvO_2 > 65%	Pressão atrial direita 8-14 mmHg Índice cardíaco 2,0-2,4 l/min/m^2 SvO_2 60% - 65%	Pressão atrial direita > 14 mmHg Índice cardíaco < 2,0 l/min/m^2 SvO_2 < 60%

OMS: Organização Mundial da Saúde; VO_2: volume de oxigênio; VE/VCO_2 *slope*: inclinação da curva da relação de ventilação com produção de dióxido de carbono no teste cardiopulmonar (normal até 35); NT-proBNT: porção N-terminal do pró-hormônio do peptídeo natriurético do tipo B; BNP: peptídeo natriurético cerebral: RM: ressonância magnética; AD: átrio direito; SvO_2: saturação venosa mista. Fonte: adaptado de Galiè N, Humbert M, Vachiery JL, et al. 2015 ESC/ERS Guidelines for the diagnosis and treatment of pulmonary hypertension: The Joint Task Force for the Diagnosis and Treatment of Pulmonary Hypertension of the European Society of Cardiology (ESC) and the European Respiratory Society (ERS): Endorsed by: Association for European Paediatric and Congenital Cardiology (AEPC), International Society for Heart and Lung Transplantation (ISHLT). 2015 ESC/ERS Guidelines for the diagnosis and treatment of pulmonary hypertension. Eur Respir J. 2015;46(4):903-75.

BIBLIOGRAFIA

Badesch BD, Feldman J, Keogh A, et al.; ; ARIES-3 Study Group. ARIES-3: ambrisentan therapy in a diverse population of patients with pulmonary hypertension. Cardiovasc Ther. 2012;30(2):93-9.

Dardi F, Manes A, Palazzini M, et al. Combining bosentan and sildenafil in pulmonary arterial hypertension patients failing monotherapy: real-world insights. Eur Respir J. 2015;46(2):414-21.

Galiè N, Humbert M, Vachiery JL, et al. 2015 ESC/ERS Guidelines for the diagnosis and treatment of pulmonary hypertension: The Joint Task Force for the Diagnosis and Treatment of Pulmonary Hypertension of the European Society of Cardiology (ESC) and the European Respiratory Society (ERS): Endorsed by: Association for European Paediatric and Congenital Cardiology (AEPC), International Society for Heart and Lung Transplantation (ISHLT). 2015 ESC/ERS Guidelines for the diagnosis and treatment of pulmonary hypertension. Eur Respir J. 2015;46(4):903-75.

Galiè N, Manes A. New treatment strategies for pulmonary arterial hypertension: hopes or hypes? J Am Coll Cardiol. 2013;62(12):1101-2.

Kemp K, Savale L, O'Callaghan DS, et al. Usefulness of first-line combination therapy with epoprostenol and bosentan in pulmonary arterial hypertension: an observational study. J Heart Lung Transplant. 2012;31(2):150-8.

McLaughlin V, Channick RN, Ghofrani HA, et al. Bosentan added to sildenafil therapy in patients with pulmonary arterial hypertension. Eur Respir J. 2015;46(2): 405-13.

Provencher S, Sitbon O, Humbert M, et al. Long-term outcome with first-line bosentan therapy in idiopathic pulmonary arterial hypertension. Eur Heart J. 2006;27(5):589-95.

Sandoval J, Gaspar J, Pulido T, et al. Graded balloon dilation atrial septostomy in severe primary pulmonary hypertension. A therapeutic alternative for patients nonresponsive to vasodilator treatment. J Am Coll Cardiol. 1998;32(2):297-304.

Cardiopatia congênita no adulto

Nadja Arraes de Alencar Carneiro de França

> **Palavras-chave:** Cardiopatias; Cardiopatias congênitas; Cardiopatias congênitas no adulto.

INTRODUÇÃO

Nas últimas décadas, observa-se um crescimento galopante da população de adultos com cardiopatias congênitas; 0,8% dos nascidos vivos são portadores de cardiopatia, a forma mais comum de doença congênita. Na atualidade, aproximadamente 85% destas crianças têm sua história natural modificada e sobrevivem até a idade adulta, sendo crescente o número de pacientes agora considerados idosos. Isto decorre do grande progresso, desde a década de 1970, no manejo destes pacientes, nos métodos de diagnóstico e do surgimento de novas técnicas cirúrgicas, percutâneas e híbridas.

Estima-se que, nos Estados Unidos, existam mais de 1 milhão de adultos com cardiopatias congênitas e que, a cada ano, surjam aproximadamente 32 mil novos casos. Aproximadamente 81,4% dos pacientes com cardiopatias congênitas, em geral, atingem os 40 anos de idade (98% com cardiopatias leves, 96% moderadas e 56% com cardiopatias graves).

Diante da constante mudança nas opções de abordagem destes pacientes, eles apresentam características extremamente variáveis, dificultando imensamente o manejo.

A mortalidade da população entre 20 e 70 anos com cardiopatias congênitas, apesar de todo o progresso nesta área, é duas a sete vezes maior do que na população geral. Somam-se à cardiopatia congênita as doenças próprias do processo de envelhecimento. A doença aterosclerótica e, em especial, a doença arterial coronária continuam sendo desafios globais no que se refere ao controle precoce de seus fatores de risco. A obesidade emerge como importante problema de saúde pública associada a hábitos alimentares nocivos e ao sedentarismo. A hipertensão arterial sistêmica, nestes pacientes, precisa ser considerada com os aspectos fisiopatológicos da cardiopatia. O adulto com cardiopatia congênita precisa ser visto no contexto de uma qualidade de vida satisfatória, mas com muita cautela e responsabilidade, o que implica em conhecimento profundo de nuances complexas das inúmeras doenças envolvidas.

Os adolescentes e os adultos com cardiopatias congênitas são mundialmente conhecidos pela sigla GUCH (*growing-up congenital heart disease*), inicialmente sugerida pela Dra. Jane Summerville, pioneria

CARDIOPATIAS CONGÊNITAS

no estudo destes pacientes. No entanto, a última diretriz da *American Society of Cardiology* já valoriza importantemente os adultos mais velhos com suas comorbidades.

PRINCIPAIS PROBLEMAS CLÍNICOS

Os principais problemas clínicos evidenciados nestes pacientes estão enumerados no Quadro 80.1.

Quadro 80.1. Principais problemas clínicos dos pacientes adultos com cardiopatia congênita.

Insuficiência cardíaca
Cianose – hemoconcentração
Arritmias
Hipertensão arterial pulmonar
Endocardite infecciosa
Alterações da função renal
Alterações da função hepática
Complicações neurológicas

Somam-se a estes os importantes aspectos psicológicos inerentes a uma história de vida extremamente sofrida.

DIAGNÓSTICO

História clínica

É fundamental para o diagnóstico uma rigorosa anamnese, com análise detalhada dos sintomas relacionados aos problemas clínicos citados no Quadro 80.1.

Exame físico

Um minucioso exame físico tem papel importante no diagnóstico inicial e evolutivo destes pacientes no que se refere a mudanças nas características de sopros e bulhas.

Exames complementares

☑ *Eletrocardiograma e raio X de tórax*

Realizados de rotina, em sequências que variam de acordo com a gravidade do caso, estes exames fornecem elementos importantes tanto para o diagnóstico como para o controle evolutivo.

☑ *Ecocardiografia*

O advento da ecocardiografia representou um marco importante na história das cardiopatias congênitas. Sem dúvida, é o exame complementar mais importante na confirmação da hipótese diagnóstica formulada. Trata-se de exame não invasivo, que fornece detalhes anatômicos e funcionais fundamentais para o manejo dos pacientes. No adulto e, em especial, naqueles que possuem janela subcostal limitada, frequentemente é necessária a realização do ecocardiograma transesofágico. A ecocardiografia tridimensional tem dado importante contribuição na avaliação de detalhes anatômicos. Os padrões de *strain* têm sido cada vez mais utilizadas no estudo das disfunções ventriculares.

A análise funcional do ventrículo direito e dos corações univentriculares, assim como o esclarecimento de detalhes anatômicos concernentes aos retornos venosos sistêmico e pulmonar, e as coartações da aorta e das artérias pulmonares podem requerer outros exames de imagem.

☑ *Ressonância magnética*

A ressonância magnética (RM) desempenha, cada vez mais, papel importante no diagnóstico e no acompanhamento das cardiopatias congênitas quando a ecocardiografia traz dúvidas quanto a detalhes anatômicos e/ou funcionais (Quadro 80.2).

Quadro 80.2. Principais aplicações da ressonância magnética nas cardiopatias congênitas.

Quantificação volumétrica e análise funcional do ventrículo direito e de corações univentriculares
Quantificação das massas ventriculares
Avaliação anatômica da via de saída do ventrículo direito e de tubos do ventrículo direito/tronco pulmonar e a proximidade com o esterno nas reoperações.
Quantificação das regurgitações pulmonares
Anatomia das artérias pulmonares e da aorta
Avaliação das conexões venosas sistêmicas e pulmonares
Avaliação de vasos colaterais
Anomalias de artérias coronárias ou doença aterosclerótica associada
Avaliação de massas intracardíacas
Detecção e quantificação de áreas de realce tardio revelando fibrose miocárdica
Análise tecidual (doenças de depósito)

Pacientes portadores de marca-passo ou cardiodesfibrilador implantável não podem realizar este exame, ficando como alternativa a tomografia computadorizada.

☑ *Tomografia computadorizada*

A tomografia computadorizada (TC) tem papel fundamental na investigação das cardiopatias congênitas. É um método mais disponível do que a RM e, em algumas situações, fornece imagens mais detalhadas, como, por exemplo, na avaliação de vasos colaterais, massas intracardíacas, anomalias de artérias coronárias ou doença aterosclerótica associada. O fator limitante deste exame é a alta dose de radiação ionizante, em especial naqueles casos que necessitam repetições. Novos equipamentos, no entanto, têm cada vez mais diminuído este risco.

☑ *Teste cardiopulmonar*

Fornece dados objetivos da real capacidade funcional, cronotrópica e do comportamento da pressão arterial sistêmica diante do esforço físico, além de avaliar a indução de arritmias, mostrando boa correlação com a morbimortalidade. Tem sido cada vez mais utilizado no manejo das cardiopatias congênitas, em especial na população adulta.

830 | CARDIOPATIAS CONGÊNITAS

☑ Cateterismo cardíaco

O estudo hemodinâmico, na atualidade, vem sendo realizado cada vez mais com finalidades terapêuticas por meio dos procedimentos intervencionistas e/ou híbridos. As indicações diagnósticas estão resumidas no Quadro 80.3.

Quadro 80.3. Principais aplicações do cateterismo cardíaco nas cardiopatias congênitas.

Estudo das pressões, dos fluxos e das resistências sistêmicas e pulmonares, nos casos que cursam com hipertensão arterial pulmonar, para decisão de conduta, ou no pré-operatório de cirurgias tipo " Fontan"
Avaliação das funções ventriculares, gradientes e quantificações de *shunts* quando os outros métodos de diagnóstico não invasivos suscitam dúvidas
Avaliação de vasos extracardíacos não bem visualizados em outros métodos
Realização de cinecoronariografia em pré-operatório de pacientes do sexo masculino acima de 40 anos de idade e mulheres na pós-menopausa, assim como em pacientes com fatores de risco para doença arterial coronária*

* Na prática clínica, a angiotomografia das artérias coronárias, juntamente do escore de cálcio, tem evitado a realização da cinecoronariografia em pacientes considerados de baixo risco para aterosclerose.

GRUPOS DE PACIENTES

Os adultos com cardiopatia congênita podem ser separados em dois grandes grupos: os que sobreviveram sem cirurgia e aqueles que foram operados e/ou submetidos a procedimentos percutâneos. Os que sobreviveram sem cirurgia o fizeram por apresentarem cardiopatias que dela não precisaram ou com indicação cirúrgica protelada, ou, ainda, são inoperáveis. O outro grupo é constituído por aqueles que foram operados ou submetidos a procedimentos e/ou cirurgias curativas, reparativas, paliativas ou a reoperações.

PRINCIPAIS CARDIOPATIAS

Neste capítulo, são abordados os aspectos principais e, em especial, as condutas, em pacientes adultos portadores de cardiopatia congênita. Várias são as doenças e suas variantes, assim como as possibilidades de abordagens clínicas, intervencionistas, híbridas e cirúrgicas. As opções de tratamento mudam a cada dia, com os avanços tecnológicos nesta área. Deste modo, as complicações ao longo do tempo também são mutantes, o que requer um conhecimento amplo do que se fazia e se faz, bem como das novas perspectivas.

COMUNICAÇÕES INTERATRIAIS

Aproximadamente 40% das cardiopatias congênitas acianogênicas diagnosticadas na idade adulta são comunicações interatriais (CIA). Estes defeitos são classificados de acordo com sua localização no septo interatrial, sendo, em 70% dos casos, na região da fossa oval (*ostium secundum*). Os demais são tipo seio venoso superior (associação com drenagem anômala parcial de veias pulmonares), inferior, seio coronário ou *ostium primum*, que faz parte dos defeitos do septo atrioventricular.

Os achados clínicos dos portadores de CIA são sutis, fazendo com que muitos pacientes sejam diagnosticados na idade adulta, quando da realização de uma avaliação cardiológica de rotina. Após a quarta década, é comum o aparecimento de arritmias supraventriculares e, em especial, a fibrilação atrial. Deve-se ter mente a importância da ecocardiografia transesofágica no diagnóstico destes pacientes.

No Quadro 80.4, são enumeradas as indicações de fechamento das CIA, de acordo com a última diretriz da *European Society of Cardiology* (ESC), de 2010.

Quadro 80.4. Indicações de fechamento das comunicações interatriais (CIA), segundo a diretriz da *European Society of Cardiology* (ESC)*.

Pacientes com *shunt* significativo (sinais de sobrecarga de câmaras direitas), resistência vascular pulmonar < 5 UW, independente de sintomas
O fechamento percutâneo é o procedimento de escolha nas CIA *ostium secundum*, com anatomia favorável
Embolia paradoxal (independente do tamanho do defeito)
Resistência vascular pulmonar ≥ 5 UW, mas pressão de artéria pulmonar < 2/3 da sistêmica (basal ou com vasodilatador (óxido nítrico) ou após terapia para hipertensão arterial pulmonar e evidência de nítido *shunt* esquerda-direita com QP/QS ≥ 1,5

* Há contraindicação total em pacientes com Eisenmenger.

Embora a indicação de fechamento dos defeitos com repercussão deva ser feita na infância, adultos com idade inferior a 25 anos têm bom prognóstico. Pacientes com *flutter* ou fibrilação atrial devem realizar ablação concomitante.

Comunicações interventriculares

Com exceção da valva aórtica bivalvular, as comunicações interventriculares constituem a cardiopatia congênita mais frequente. Apresentam soprologia exuberante, sendo geralmente diagnosticadas na infância e tratadas, se necessário, salientando-se a possibilidade de fechamento espontâneo.

Os casos que chegam à idade adulta podem ser subdivididos e manejados de acordo com o Quadro 80.5.

Quadro 80.5. Manejo da comunicação interventricular.

Defeitos pequenos, sem repercussão: acompanhamento clínico
Defeitos pequenos com antecedente de endocardite infecciosa, desenvolvimento de obstrução na via de saída do VD, prolapso de cúspide aórtica: indicação cirúrgica
Defeitos com repercussão, mas sem HAP importante: indicação cirúrgica
Defeitos corrigidos anteriormente e sem problemas residuais: acompanhamento clínico
Defeitos residuais: avaliar necessidade de reoperação
Defeitos com HAP importante e inversão de *shunt* (D-E): cirurgia contraindicada

VD: ventrículo direito; HAP: hipertensão arterial pulmonar; D-E: direito-esquerdo.

Defeitos do septo atrioventricular

Anomalia do coxim endocárdico, caracterizada pela ausência do septo atrioventricular, resultando em valvas atrioventriculares no mesmo plano e com um único anel. Constituem espectro de anomalias, desde formas parciais com as valvas atrioventriculares bem diferenciadas, até a forma total, com única valva atrioventricular e cinco folhetos. É frequente na síndrome de Down.

A forma total tem repercussão hemodinâmica precoce, exigindo abordagem cirúrgica. Os casos não operados geralmente desenvolvem hipertensão arterial pulmonar importante (síndrome de Eisenmenger) e raramente chegam à idade adulta. As formas parciais, em especial a CIA *ostium primum*, acompanhada ou não de fenda na valva mitral, podem sobreviver até a idade adulta e ter sua indicação cirúrgica nesta faixa etária.

Os pacientes portadores de defeitos do septo atrioventricular operados que atingem a idade adulta podem apresentar graus variáveis de regurgitação, em especial da valva atrioventricular esquerda, e necessitar de reoperações.

Persistência do canal arterial

Diante da precocidade de seus sintomas e da intensidade do sopro característico desta doença, o diagnóstico é habitualmente precoce, sendo raro na idade adulta. Os casos operados habitualmente não exibem sequelas.

Lesões na via de saída do ventrículo esquerdo: valvares, supravalvares, subvalvares e coartação da aorta

A valva aórtica bivalvular é o defeito congênito mais comum, estando presente em 2% da população geral, e podendo levar a graus variáveis de estenose e insuficiência aórtica, além de estar associada à medionecrose cística da aorta, com aneurisma da aorta ascendente.

As lesões na via de saída do ventrículo esquerdo (VSVE) abrangem uma gama de doenças, que podem ser subdivididas em dois grandes grupos: obstrutivas e regurgitativas. São lesões que podem permanecer assintomáticas por um longo período de tempo, apresentando-se, no adulto, como lesões nativas ou residuais, após procedimentos percutâneos e/ou cirúrgicos.

O manejo do adulto com lesões regurgitativas e/ou obstrutivas da valva aórtica não difere dos aspectos mencionados nos capítulos referentes a estas doenças.

As estenoses aórticas supravalvares são formas raras de estenose aórtica, existentes em graus e formas variáveis. Podem ocorrer como diafragma fibroso distal aos óstios das artérias coronárias ou, mais comumente, como estreitamento em forma de ampulheta. Têm relação frequente com a síndrome de Williams-Beuren, somando-se a estenoses de artérias pulmonares, hipoplasia de outros segmentos aórticos e estenoses de artérias renais. A cirurgia é o tratamento de escolha nestes pacientes. As indicações são mais precoces diante da possibilidade de comprometimento das artérias coronárias. A maioria dos pacientes chega à idade adulta já operados, com lesões residuais variadas, cujo manejo deve ser individualizado.

As estenoses aórticas subvalvares (excluindo-se a entidade cardiomiopatia hipertrófica) estão presentes em duas formas: como tecido fibroso, formando uma crista (membrana) na VSVE, próxima à valva aórtica, ou como estreitamento fibromuscular em túnel. Podem fazer parte de uma síndrome conhecida como síndrome de Shone, na qual coexistem valva aórtica bivalvular e/ou coartação de aorta e/ou valva mitral em paraquedas.

As estenoses aórticas subvalvares são, muitas vezes, diagnosticadas tardiamente e têm índice de recidiva elevado – em torno de 30% em 5 anos de evolução pós-operatória, surgindo, também, em longo prazo, após correções cirúrgicas de outras doenças, como comunicações interventriculares e defeitos do septo atrioventricular. A presença de estenose aórtica subvalvar pode levar a graus variáveis de regurgitação valvar aórtica por lesão de jato. Trata-se de grupo de doenças de interesse na população adulta, cujos critérios de intervenção estão enumerados no Quadro 80.6.

Quadro 80.6. Critérios de intervenção nas estenoses aórticas.

Pacientes sintomáticos com gradiente médio ao Doppler $\geq$ 30 mmHg
Pacientes assintomáticos: gradiente médio maior $\geq$ 50 mmHg; fração de ejeção < 50% (gradiente médio < 50 mmHg devido ao baixo fluxo); com regurgitação aórtica importante e diâmetro sistólico do ventrículo esquerdo $\geq$ 50 mm; gradiente médio $\geq$ 30 mmHg e hipertrofia importante do ventrículo esquerdo; gradiente médio $\geq$ 30 mmHg e resposta anormal da pressão arterial ao teste ergométrico (*plateau*); progressão da insuficiência aórtica para prevenir danos futuros

A coartação da aorta é uma cardiopatia congênita de diagnóstico clínico fácil, desde que depende da constatação de pulsos ausentes ou diminuídos em membros inferiores, hipertensão arterial em membros superiores, com diferença de pressão > 20 mmHg em relação aos membros inferiores. Paradoxalmente é comum o diagnóstico tardio desta cardiopatia, pela falta de um exame físico bem feito. A valva aórtica bivalvular está presente em aproximadamente 85% dos casos, e a parede da aorta pode apresentar fragmentação de suas fibras compatível com medionecrose cística, levando à formação de aneurismas. Se não tratados, menos de 20% sobrevivem até a idade adulta. Pacientes nesta faixa etária podem apresentar também complicações ou lesões residuais de intervenções passadas. Na coartação de aorta nativa ou nas recoartações com anatomia favorável, a colocação de *stent* tem sido o tratamento de escolha, e *stents* biodegradáveis estão sendo desenvolvidos. As indicações para intervenções estão resumidas no Quadro 80.7.

Quadro 80.7. Indicações de intervenções na coartação de aorta.

Pacientes com diferença de pressão em membros superiores/membros inferiores > 20 mmHg e com hipertensão arterial sistêmica em membros superiores, resposta hipertensiva ao teste ergométrico ou hipertrofia do ventrículo esquerdo
Independente do gradiente de pressão, redução ≥ 50% do diâmetro no estreitamento aórtico em relação ao diâmetro ao nível do diafragma em exames de imagem

Alguns pacientes podem apresentar aneurisma do polígono de Willis.

Obstruções na via de saída do ventrículo direito

As obstruções na via de saída do ventrículo direito (VSVD) são subdivididas em valvares (80% dos casos), subvalvares e supravalvares. Constituem grupo de cardiopatias cujo diagnóstico e manejo são realizados na infância por meio de procedimentos percutâneos, híbridos ou cirúrgicos, sendo raros os casos que atingem e necessitam conduta na idade adulta.

Anomalia de Ebstein

É uma cardiopatia congênita, que se caracteriza por anomalia dos folhetos da valva tricúspide, com deslocamento do orifício tricúspide efetivo em direção à ponta do ventrículo direito. O anel tricúspide encontra-se em sua localização normal; o folheto anterior é um grande folheto, solto; enquanto os folhetos septal e posterior são aderidos ao endocárdio e deslocados em direção ao ápex. Como consequência, há uma porção do ventrículo direito que assume função de átrio direito e ocorre regurgitação valvar tricúspide. Existem graus variáveis de deslocamento do orifício efetivo da valva tricúspide, levando a um espectro de variações anatômicas e funcionais (Figura 80.1).

A história natural da doença de Ebstein demonstra que aproximadamente 50% dos pacientes atingem os 30 anos de idade e 5%, os 50 anos. Arritmias são frequentes; 10% dos pacientes têm síndrome de Wolff-Parkinson-White associada. É comum a presença de CIA ou forame oval pérvio. Pode ocorrer embolia paradoxal. As indicações para intervenções nesta doença estão resumidas no Quadro 80.8.

Existem várias opções de plastia de valva tricúspide preconizadas para esta doença e a escolha depende da experiência de cada cirurgião. Cerca de 73% dos pacientes submetidos à cirurgia estão livres de reoperações em 15 anos e 56% em 20 anos. Atualmente há tendência pela realização da técnica de reconstrução do Cone com resultados animadores.

Tetralogia de Fallot

A tetralogia de Fallot é a cardiopatia congênita cianótica mais comum após o primeiro ano de vida, com incidência de aproximadamente 10% entre todas as cardiopatias congênitas. Consiste em um desvio anterocefálico do septo de saída, levando à presença de obstruções em graus e níveis variáveis da VSVD, comunicação interventricular tipo mau alinhamento e aorta cavalgando o septo interventricular em menos de 50%.

A história natural da tetralogia de Fallot evidencia mortalidade de 50% até os 3 anos de idade e de 89% até os 20 anos, mostrando que a maioria dos casos que chegam à idade adulta o fazem operados.

834 | CARDIOPATIAS CONGÊNITAS

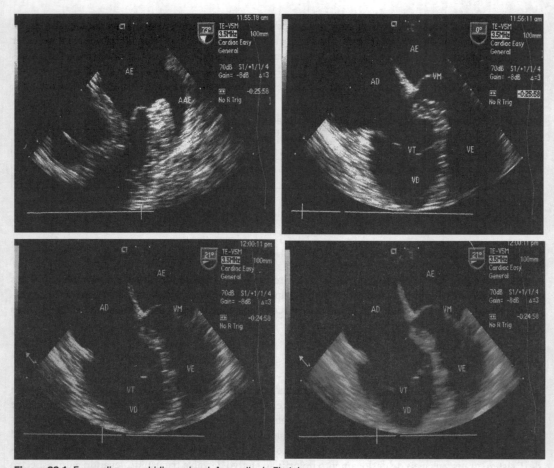

Figura 80.1. Ecocardiograma bidimensional. Anomalia de Ebstein. Ver figura colorida no encarte

Quadro 80.8. Indicações para intervenção na anomalia de Ebstein.

Indicações cirúrgicas: insuficiência tricúspide moderada em pacientes com sintomas em classe funcional > II ou deterioração da capacidade de exercício ao teste cardiopulmonar; progressiva dilatação do ventrículo direito ou redução de sua função sistólica e/ou cardiomegalia progressiva ao raio X de tórax; cianose – hemoconcentração
Indicações de procedimentos intervencionistas: pacientes com arritmias relevantes devem realizar estudo eletrofisiológico e ablação. Se existe indicação cirúrgica concomitante, os procedimentos podem ser combinados Nos casos com embolia sistêmica comprovada, causada por embolia paradoxal, nos pacientes que não exibem outros critérios para indicação cirúrgica, está indicado o fechamento percutâneo da CIA ou do FOP
A presença de cianose é um dos critérios para indicação cirúrgica, mas, em casos excepcionais, quando não existem outros fatores, o fechamento percutâneo da CIA/FOP pode ser considerado

CIA: comunicação interatrial; FOP: forma oval patente.

    A correção cirúrgica consiste no fechamento da comunicação interventricular com *patch*, alinhando a aorta com o ventrículo esquerdo e ampliação da VSVD. Esta ampliação ocorre nos vários níveis desta via de saída na dependência das variações anatômicas, sendo comum a necessidade de um *patch* transanular (com ou sem monocúspide) para ampliação do anel pulmonar. Pode ser necessária a abordagem do tronco e das artérias pulmonares.

A sobrevida no pós-operatório em longo prazo é boa – de aproximadamente 85% em 35 anos; no entanto, quanto mais longo o tempo de seguimento destes pacientes, maiores são as chances de complicações, arritmias graves e necessidade de reintervenções (cerca de 10% em 20 anos). As indicações para reintervenção no pós-operatório da tetralogia de Fallot estão enumeradas no Quadro 80.9.

Tabela 80.9. Indicações de reintervenções na tetralogia de Fallot.

CIV residual com *shunt* E-D > 1,5:1
Estenoses na VSVD que elevem a pressão do VD a mais de 2/3 em relação ao VE.
Dilatação aneurismática da VSVD
Regurgitação aórtica importante
Regurgitação pulmonar importante
Associações de defeitos

CIV: comunicação interventricular; E-D: esquerdo-direito; VSVD: via de saída do ventrículo direito; VD: ventrículo direito; VE: ventrículo esquerdo.

Sem dúvida, a maioria dos pacientes que necessitam de reintervenção é portadora de regurgitação pulmonar importante como consequência da colocação do *patch* transanular na VSVD. Esta sobrecarga ao ventrículo direito em longo prazo tem se mostrado deletéria e relacionada a arritmias graves. O momento ideal para reabordagem precisa ser bem pensado e tem sido objeto de vários estudos. Este momento deve ser precoce o suficiente para preservar o ventrículo direito e prevenir morte súbita, mas com a consciência da possibilidade de reintervenções subsequentes, já que não existe uma prótese ideal. Nos Quadros 80.10 e 80.11, estão enumerados os critérios clássicos utilizados, segundo Gatzoulis et al. Existe, no entanto, na literatura, a tendência a intervenções mais precoces.

Quadro 80.10. Fatores maiores para indicação de implante de prótese na regurgitação pulmonar.

Sintomas, especialmente diminuição de tolerância ao esforço e fadiga
Arritmias atriais, ventriculares ou síncopes
Diminuição da tolerância ao esforço documentada
Dilatação seriada e/ou evidência de queda da função do ventrículo direito
Aparecimento de regurgitação tricúspide refletindo dilatação do ventrículo direito
Duração do QRS ≥ 0,18 milissegundo ou aumento progressivo da duração do QRS (> 3,5 milissegundos/ano)

Quadro 80.11. Fatores menores para indicação de implante de prótese na regurgitação pulmonar.

Relação volume do ventrículo direito e do volume do ventrículo esquerdo > 2:1
Volume diastólico final do ventrículo direito indexado para superfície corpórea > 140 ou 150 mL/m² (ressonância magnética)
Algum grau de estenose residual associada
Lesões combinadas que isoladamente não teriam indicação
Perspectiva de gravidez

Na presença de regurgitação pulmonar importante, indica-se o implante de prótese, quando houver um dos fatores discriminados no Quadro 80.10 ou dois dos fatores discriminados no Quadro 80.11.

Alguns aspectos adicionais também devem ser considerados na decisão cirúrgica, como presença de áreas acinéticas, áreas de fibrose e cicatrizes, relações dos volumes sistólicos finais indexados do ventrículo direito em relação ao ventrículo esquerdo, disfunção autonômica do sistema nervoso, e ativações neuro-hormonais (Figuras 80.2 e 80.3).

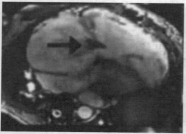 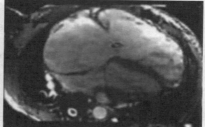 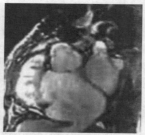

Figura 80.2. Angiorressonância no pós-operatório tardio de correção de tetralogia de Fallot, com regurgitação pulmonar grave, regurgitação tricúspide moderada (seta) e dilatação importante do ventrículo direito.

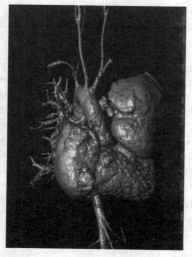

Figura 80.3. Imagem tridimensional de angiorressonância em pós-operatório tardio de tetralogia de Fallot com aneurisma gigante do *patch* na via de saída do ventrículo direito. Ver figura colorida no encarte

Habitualmente, a opção é por implante cirúrgico de prótese biológica. No entanto, estudos com implante percutâneo de novas valvas já estão em realização nos grandes centros, o que implicaria em novos critérios de indicação.

Tetralogia de Fallot com atresia pulmonar

Os casos mais graves de tetralogia de Fallot cursam com atresia valvar pulmonar, muitas vezes com ausência da formação do tronco pulmonar – isto como consequência de extremo desvio anterocefálico do septo de saída. No período neonatal, o fluxo pulmonar pode ser mantido pela persistência do canal arterial, mas, em poucos dias, o canal tende a fechar, e estes pacientes necessitam de intervenções médicas (como o uso de prostaglandina), para manutenção da patência do canal, seguida de procedimento cirúrgico; em alguns casos, no entanto, o tronco e as artérias pulmonares não são formados e há o desenvolvimento intraútero de artérias colaterais, para o suprimento e o desenvolvimento dos pulmões. Estes pacientes podem atingir a idade adulta e, na dependência das características das colaterais, procedimentos percutâneos são indicados na tentativa de dilatações (estenose de colaterais) e embolizações (colaterais com hiperfluxo), devendo cada caso ser minuciosamente individualizado. Uma parte destes pacientes desenvolve hipertensão arterial pulmonar irreversível e é inoperável.

Transposição das grandes artérias

A transposição das grandes artérias (TGA) caracteriza-se pela discordância ventrículo arterial, ou seja, o ventrículo direito dá origem à aorta e o ventrículo esquerdo à artéria pulmonar. Sua história natural evidencia 95% de mortalidade no primeiro ano de vida, na dependência dos defeitos associados para manutenção da oxigenação sanguínea.

Adultos com TGA são habitualmente pós-operados; a evolução tardia depende das variações anatômicas inerentes à doença (defeitos associados) e das técnicas cirúrgicas adotadas.

Cirurgias em plano atrial

Os pacientes mais antigos foram submetidos às cirurgias de Senning (1958) ou de Mustard (1964) englobadas como cirurgias no plano atrial, ou seja, redirecionamento dos fluxos sanguíneos por entre os átrios, de tal forma que o sangue oxigenado, que chega ao átrio esquerdo, dirige-se para a valva tricúspide, o ventrículo direito e a aorta, e o sangue venoso, que chega ao átrio direito, dirige-se para a valva mitral, o ventrículo esquerdo e a artéria pulmonar.

A sobrevida destes pacientes é de cerca de 80% em 28 anos, sendo que 76% deles estão em classe funcional I. O principal problema é que o ventrículo direito passa a funcionar como ventrículo sistêmico e desenvolve graus variáveis de disfunção e insuficiência cardíaca, podendo necessitar de transplante cardíaco ao longo do tempo. As cirurgias no plano atrial abordam a junção da veia cava superior com o átrio direito, na proximidade do nó sinusal, o que pode acarretar bradicardias e taquiarritmias atriais, preditoras de morte súbita. Os enxertos utilizados na infância para o redirecionamento dos fluxos podem acarretar graus variáveis de obstruções.

Cirurgia de Jatene

A cirurgia de Jatene, também conhecida como *switch* arterial ou correção no plano arterial, consiste na translocação da aorta e do tronco pulmonar acima das coronárias, com o objetivo de restabelecer as conexões anatômicas normais e a fisiologia normal do coração. Foi primeiramente realizada em 1975 e, portanto, os adultos mais jovens já foram preferencialmente submetidos a este tipo de cirurgia.

A sobrevida em 10 anos é de aproximadamente 90%, sendo que 99% não usam medicações e 96% não apresentam sintomas.

Podem ocorrer distorções anatômicas das grandes artérias, com estenoses supravalvares residuais, principalmente no local da anastomose do tronco pulmonar com a raiz aórtica; no entanto, estes casos são habitualmente resolvidos na população pediátrica e, muitas vezes, por meio de procedimentos percutâneos. Dilatação do anel e insuficiência da valva neoaórtica (antiga valva pulmonar) podem requerer, tardiamente, substituição valvar em um pequeno porcentual de casos.

Pacientes submetidos à cirurgia de Jatene formam população em crescimento e estão atingindo a idade adulta. Sua evolução, em longo prazo, em especial no que diz respeito ao manuseio das artérias coronárias, vem continuamente sendo observada.

Cirurgia de Rastelli

A cirurgia de Rastelli é indicada nos casos de TGA com comunicação interventricular e estenose pulmonar. Consiste no direcionamento intracardíaco do fluxo do ventrículo esquerdo para a aorta, pela comunicação interventricular, com a colocação de um *patch*, e a conexão do ventrículo direito para o tronco pulmonar, por um tubo extracardíaco (Figura 80.4).

As complicações mais comuns nestes pacientes, em evolução tardia, são estenose do tubo, comunicação interventricular residual, regurgitação tricúspide e regurgitação aórtica. O manuseio destas complicações é individualizado.

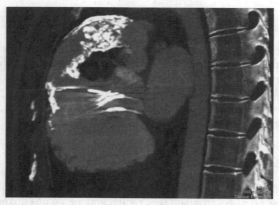

Figura 80.4. Angiotomografia computadorizada de pós-operatório tardio da cirurgia de Rastelli. Obstrução e calcificação do tubo.

Transposição congenitamente corrigida das grandes artérias

Constitui menos de 1% das cardiopatias congênitas e caracteriza-se por dupla discordância: atrioventricular e ventrículo-arterial, havendo, portanto, inversão ventricular. O sangue venoso chega ao átrio direito conectado ao ventrículo esquerdo, e este ao tronco pulmonar. O sangue oxigenado chega ao átrio esquerdo conectado ao ventrículo direito e este à aorta. O fluxo sanguíneo é, portanto, naturalmente corrigido. Podem ocorrer posições anormais do coração, além de lesões associadas, principalmente comunicação interventricular e estenose pulmonar. Alguns casos apresentam alteração na valva tricúspide semelhante à anomalia de Ebstein (Figura 80.5).

Pacientes sem outros defeitos costumam atingir a idade adulta assintomáticos e, em torno da quarta década, passam a apresentar dispneia e intolerância aos esforços, sendo, algumas vezes, diagnosticados erroneamente como portadores de cardiomiopatia. O ventrículo direito entra em falência por funcionar como ventrículo sistêmico ao longo do tempo. É comum a ocorrência de graus variáveis de bloqueios atrioventriculares, inclusive bloqueio atrioventricular total, diante da anatomia alterada do sistema de condução, podendo inclusive coexistirem dois nós atrioventriculares.

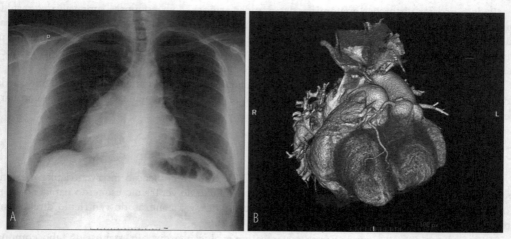

Figura 80.5. Raio X de tórax em A e tomografia computadorizada em B. Transposição congenitamente corrigida das grandes artérias. *Situs solitus* – mesocardia.

Na existência de insuficiência valvar tricúspide importante, a troca valvar está indicada (plastia improvável) antes que haja deterioração da função do ventrículo direito, com fração de ejeção < 45%. Alguns pacientes têm indicação para implante de marca-passo.

Atualmente tem sido sugerida a realização da técnica cirúrgica denominada *double switch*, que consiste na combinação da cirurgia de Senning com a cirurgia de Jatene, corrigindo a dupla discordância característica da doença. Os casos devem ser bem selecionados e indicados na infância, não havendo ainda seguimento tardio destes pacientes.

Tem sido sugerida também a realização de bandagem do tronco pulmonar, com o objetivo de melhorar indiretamente a função do ventrículo direito e a regurgitação tricúspide, pela ação da bandagem no ventrículo esquerdo, com desvio do septo para o ventrículo direito. Esta indicação, no entanto, é controversa.

Adultos com fisiologia univentricular (cirurgia de Fontan)

Atingem atualmente a idade adulta. Os pacientes são inúmeros e apresentam com ventrículos funcionalmente únicos, com ausência ou hipoplasia de uma das câmaras ventriculares, ausência ou hipoplasia de uma das valvas atrioventriculares e outros casos complexos sem possibilidade de correção intracardíaca ou biventricular. Isto acontece graças às técnicas cirúrgicas denominadas tipo Fontan iniciadas em 1968 e com nuances modificadas ao longo dos anos. Atualmente, esta cirurgia consiste na anastomose da veia cava superior (desconectada do átrio direito) com a artéria pulmonar do mesmo lado (esta etapa denomina-se Glenn bidirecional) e colocação de um tubo extracardíaco, conectando a veia cava inferior com a mesma artéria pulmonar. Este tubo, em alguns casos, conforme os parâmetros hemodinâmicos exibidos, pode ser fenestrado (comunicando-se com o átrio direito), na tentativa de se evitar hipertensão venosa sistêmica no pós-operatório. O sangue venoso chega diretamente aos pulmões, e o coração passa a funcionar como bomba sistêmica.

A hipertensão venosa sistêmica crônica, consequente à falta de um ventrículo subpulmonar, resulta em várias complicações ao longo do seguimento destes pacientes, tais como insuficiência cardíaca, insuficiência venosa, disfunção hepática, arritmias atriais, enteropatia perdedora de proteína e bronquite plástica. Estima-se que 87% dos pacientes estejam vivos em 15 anos, 83% em 20 anos e 70% em 25 anos. Nestes pacientes, pelas características da dinâmica circulatória, há predisposição a fenômenos tromboembólicos, sendo a anticoagulação indicada em todos os casos no Instituto Dante Pazzanese de Cardiologia (IDPC), embora esta não seja uma conduta universal. A indicação formal de anticoagulação é feita quando há evidências de trombos, arritmias atriais ou eventos tromboembólicos, assim como na presença de fenestração.

Síndrome de Eisenmenger

Esta síndrome caracteriza-se pela presença de hipertensão arterial pulmonar grave como reposta a grandes hiperfluxos pulmonares em cardiopatias com *shunts* não tratados na idade correta. Grande proporção de adultos com cardiopatias congênitas desenvolve a síndrome de Eisenmenger. São inoperáveis, e seus aspectos são discutidos com detalhes no Capítulo 79.

ASPECTOS TERAPÊUTICOS GERAIS DOS PACIENTES CIANÓTICOS

Adultos com cardiopatias congênitas inoperáveis apresentam-se, em grande parte, com cianose e necessitam de seguimento clínico minucioso.

A cianose leva a mecanismos de adaptação, com o objetivo de melhorar o transporte de oxigênio aos tecidos. Ocorrem eritrocitose, desvio para a direita da curva de dissociação da oxi-hemoglobina e aumento do débito cardíaco. Consequentemente, há aumento da viscosidade sanguínea, alterações da hemostasia, hiperuricemia, formação de cálculos biliares, além de disfunção endotelial, comprometendo a microcirculação e havendo alterações de múltiplos tecidos, incluindo o próprio miocárdio

840 | CARDIOPATIAS CONGÊNITAS

A indicação de hemodiluição só deve ser feita em pacientes sintomáticos, com hematócrito acima de 65%, na ausência de desidratação e de deficiência de ferro. No IDPC, utiliza-se a seguinte fórmula para cálculo do volume total a ser retirado e substituído por Isocel ou Haemaccel.

$$0,11 \times peso \times \frac{hematócrito\ atual - hematócrito\ desejado}{hematócrito\ atual}$$

O resultado é fornecido em litros. Esta quantidade, no entanto, não pode ser retirada de um única vez. A cada dia, deve ser manuseado apenas 10% do volume circulante, que é calculado pela da fórmula $70 \times$ peso. Por exemplo:

Paciente com 50 kg com hematócrito de 68% (desejado de 60%).

Volume a ser manuseado: $0,11 \times 50 \times \dfrac{68 - 60}{68} = 5,5 \times 0,11 = 0,605\ L = 605\ mL$

Volume circulante = $70 \times 50 = 3.500$ mL; 10% deste volume = 350 mL

Por dia, a quantidade máxima a ser hemodiluída seria, portanto, de 350 mL. Esta quantidade deve ser subdividida em duas etapas, ou seria possível fazer uma etapa diária de 200 mL por dia durante 3 dias.

O procedimento deve ser realizado por médico com auxílio da enfermagem e com os cuidados de assepsia. Dois acessos venosos devem ser providenciados: um para infusão do Isocel ou Haemaccel, e o outro para retirada do sangue com seringa de 20 mL, calmamente – pois deve sempre ser lembrado que a eritrocitose é um mecanismo compensatório, e quedas bruscas do hematócrito e do volume podem ter consequências catastróficas.

CONSIDERAÇÕES FINAIS

A população de adulto com cardiopatia congênita encontra-se em plena expansão. Surgem agora idosos com necessidades nunca antes observadas. Ocorre a junção da história natural e modificada da cardiopatia, com doenças adquiridas ao longo da vida e inerentes ao processo de envelhecimento. Procedimentos percutâneos, cirúrgico e híbridos surgiram ao longo das últimas décadas, trazendo resultados nunca antes observados. O manejo do adulto com cardiopatia congênita é, portanto, extremamente complexo. Requer não apenas conhecimento profundo das inúmeras doenças, como suas consequências cardiovasculares e sistêmicas, além de mecanismos compensatórios peculiares. Implica, sem dúvida alguma, na atuação de uma equipe multidisciplinar, cujos membros devem executar suas funções de maneira dedicada, sincronizada e harmônica, como os componentes de uma orquestra sinfônica.

BIBLIOGRAFIA

Baumgartner H, Bonhoeffer P, De Groot NM, et al. ESC Guidelines for the Management of Grown-up Congenital Heart Disease (new version 2010). Eur Heart J. 2010;31(23):2915-57.

Bhatt AB, Foster E, Kuehl K, et al. Congenital heart disease in the older adults: a scientific statement from the American Heart Association. Circulation. 2015;131(21):1884-931.

Gatzoulis MA, Webb GD, Broberg CS, et al. Cases in adult congenital heart disease. London: Churchill Livingstone Elsevier; 2010.

Gatzoulis MA, Webb GD, Daubeney PE. Diagnosis and management of adult congenital heart disease. 2a ed. New York: Elsevier Saunders; 2011.

Perloff JK, Child JS, Aboulhosn J. Congenital heart disease in adults. 3rd ed. New York: Elsevier Saunders; 2009.

Rhodes JF, Hijazi ZM, Sommer RJ. Pathophysiology of congenital heart disease in the adult. Part II : simple obstructive lesions. Circulation. 2008;117(9):1228-37.

Sommer RJ, Hijazi ZM, Rhodes JF Jr. Pathophysiology of congenital heart disease in the adult. Part I : shuns lesions. Circulation. 2008;117(8):1090-9.

Sommer RJ, Hijazi ZM, Rhodes JF. l. Pathophysiology of congenital heart disease in the adult. Part III: complex congenital heart disease. Circulation. 2008;117(10):1340-50.

SEÇÃO 10

CARDIOPATIA E GRAVIDEZ

81

Aconselhamento sobre gravidez para as cardiopatas

Fábio Bruno da Silva
Larissa de Freitas Flosi
Priscila Miraldi Dias

Palavras-chave: Planejamento familiar; Gestação; Risco gravídico; Aconselhamento pré-natal; Anticoncepção.

INTRODUÇÃO

Os avanços no tratamento da doença cardiovascular, das cardiopatias congênitas e a gravidez em idade mais avançada têm contribuído para um aumento da incidência e da prevalência da doença cardiovascular na gestação. Atualmente, de 0,2% a 4% das gestações são complicadas por doença cardiovascular, sendo esta a principal causa de mortalidade na gravidez.

Assim, o aconselhamento pré-concepção é essencial, e uma avaliação cardiológica e ginecológica em conjunto deve ser realizada logo na menarca, visando determinar, de forma individual, os risco de uma gestação e mesmo do melhor método anticoncepcional.

O atual Registro da Gravidez e da Doença Cardíaca (ROPAC) incluiu 2.742 mulheres grávidas. A idade média ± desvio padrão foi de 29,2 ± 5,5 anos. Em pacientes de países desenvolvidos, as cardiopatias congênitas foram mais prevalentes (70%), enquanto que, nos países em desenvolvimento, a cardiopatia valvular foi mais comum (55%); 20,6% das pacientes tiveram algum evento cardíaco durante a gestação.

No Instituto Dante Pazzanese de Cardiologia (IDPC), no período de 2008 a 2015, de 989 gestantes cardiopatas assistidas no setor de Cardiopatia e Gravidez, 31,8% tinham doença cardíaca reumática, 33,7% doença cardíaca congênita, 34,5% outras cardiopatias, incluindo hipertensão arterial sistêmica (HAS), miocardiopatias e arritmias. A mortalidade foi de 1,2% e a morbidade de 20,2%

Visando reduzir os riscos maternos e fetais, é importante que seja realizada uma estratificação de risco gravídico da paciente cardiopata em idade reprodutiva, permitindo que o casal decida se deseja a gravidez e qual o melhor momento. Uma vez decidido pela não gravidez, deve-se verificar qual o método anticoncepcional ideal para o casal.

846 | CARDIOPATIA E GRAVIDEZ

ESTRATIFICAÇÃO DE RISCO GRAVÍDICO

Deve ser realizada desde o início da idade reprodutiva. Antes da gravidez, auxilia no planejamento familiar e na revisão dos medicamentos em uso, e permite sugerir cirurgia antes da gestação e avaliar contraindicação à gravidez. Durante a gravidez, serve para verificar risco de complicações, fazer ajuste medicamentoso, planejar o número de consultas e o parto, e avaliar a necessidade de serviço especializado.

Muitos são os escores de risco que têm surgido visando a esta estratificação. No IDPC utilizam-se dois métodos de estratificação em conjunto: o *Cardiac Disease in Pregnancy* (CARPREG) e a Classificação de Risco da Organização Mundial da Saúde modificada (OMSm).

O CARPREG (Quadro 81.1) foi adequadamente validado; porém, tem algumas limitações. Fatores de risco importantes incluindo hipertensão arterial pulmonar (HAP) e aorta dilatada não foram identificados porque estavam sub representados neste estudo.

Quadro 81.1. Escore de risco *Cardiac Disease in Pregnancy* (CARPREG).

Evento cardíaco prévio (insuficiência cardíaca, acidente vascular cerebral e arritmia)
Classe funcional > II ou cianose
Obstrução coração esquerdo (AV mitral < 2 cm², AV aórtica < 1,5 cm², gradiente via saída VE > 30 mmHg pelo ecocardiograma)
Redução da função sistólica do ventrículo sistêmico (FE < 40%)

É dado 1 ponto para cada fator prognóstico presente. Estimativa de risco de complicações cardiovasculares materna: 0 ponto – 5%; 1 ponto - 27%; 1 ponto – 75%. AV: área valvar; VE: ventrículo esquerdo; FE: fração de ejeção.

Em função desta limitação, as diretrizes, de modo geral, recomendam a utilização da classificação de risco de acordo com a OMSm (Quadro 81.2).

Segundo estudo europeu de 2016, que objetivou validar a OMSm, tal classificação foi mais efetiva para estratificação de risco gravídico em mulheres de países desenvolvidos que em países emergentes. Sinais de insuficiência cardíaca e fibrilação atrial antes da gravidez foram fatores de risco adicionais independentes.

Outro fato importante a se considerar no aconselhamento pré-natal é a recorrência das cardiopatias congênitas, que pode variar de 3% a 50%: a recorrência de algumas doenças, como a miocardiopatia periparto, que, em pacientes que não recuperam função e tamanho de cavidade em 6 meses, tem recorrência de mais de 50%; paciente que tiveram pré-eclampsia, mesmo que normotensas após o parto, têm maior risco de novo episódio em gestações futuras.

CONTRACEPÇÃO E CARDIOPATIA

Embora a anticoncepção, sabidamente, tenha algum risco, muitas vezes ela é mais segura que a gestação. Por isso, deve-se sempre considerar o risco da gestação ao indicar métodos contraceptivos e colocar o casal a par, para poderem participar da escolha. Uma gestação não planejada tem maior risco de complicações relacionadas à doença em si e ao uso de medicamentos, que podem trazer algum risco durante a gravidez e que, às vezes, podem ser substituídos quando se planeja a gestação.

O planejamento familiar deve se iniciado na menarca ou quando a paciente manifestar interesse. É muito importante que o médico que acompanha a criança cardiopata deixar claro para os pais os riscos da gestação e a necessidade do planejamento. No Brasil, o início da vida sexual ativa se dá, em média, aos 15 anos de idade, um período em que a paciente muitas vezes está sem acompanhamento médico correto; não sabe se deve procurar um cardiopediatra ou um cardiologista de adulto. É necessário que o médico sempre pergunte e mostre abertura. O primeiro médico a sugerir a anticoncepção, na maioria das vezes, não é o ginecologista.

O cenário atual da anticoncepção ainda é decepcionante. No estudo ROPAC, dados de 2013 mostram que 38% de 1.321 grávidas eram de alto risco para gravidez e 4% tinham contraindicação absoluta; 35%

Quadro 81.2. Classificação de Risco da Organização Mundial da Saúde modificada.

Classe de risco I: sem aumento da mortalidade materna, discreto aumento de morbidade	Estenose pulmonar
	Persistência de canal arterial
	Prolapso de valva mitral
	PO de lesões simples (CIA, CIV, PCA, drenagem anômala de veias pulmonares)
	Batimentos ectópicos atriais ou ventriculares isolados
Classe de risco II: pequeno aumento de mortalidade materna e moderado aumento de morbidade	CIA e CIV não operados
	PO de T4F sem lesão residual
	A maioria das arritmias
Classe de risco II/III: moderado aumento da mortalidade e morbidade	Disfunção ventricular leve a moderada
	Cardiomiopatia hipertrófica
	Doença de válvula nativa não considerada classe I ou IV
	Síndrome de Marfan sem dilatação de aorta
	Valva aórtica bivalvular com diâmetro de aorta < 45 mm
	PO coartação de aorta sem lesão residual
Classe de risco III: significante aumento da mortalidade e morbidade. Necessidade de serviço especializado	Prótese valvar mecânica
	Ventrículo direito sistêmico
	Circulação de Fontan e Mustard
	Cardiopatia congênita cianogênica não operada
	Outras cardiopatias congênitas complexas
	Dilatação de aorta
	Síndrome de Marfan – diâmetro de aorta de 40-45 mm
	Valva aórtica bivalvular – diâmetro de aorta de 45- 50 mm
Classe de risco IV: muito alto risco de mortalidade e morbidade materna (50%-70%). Gravidez contraindicada e deve ser oferecida a possibilidade de interrupção da gestação	Hipertensão pulmonar de qualquer etiologia
	Disfunção importante do ventrículo sistêmico (FE < 30%, NYHA III-IV)
	Miocardiopatia periparto com qualquer lesão residual
	Estenose mitral grave*, estenose aórtica grave sintomática.
	Coartação de aorta não operada.
	Dilatação de aorta • Síndrome de Marfan – diâmetro de aorta > 45 mm • Valva aórtica bivalvular- diâmetro de aorta > 50 mm

*Diretriz brasileira classifica como classe III, devido ao sucesso da valvotomia percutânea. PO: pós-operatório; CIA: comunicação interatrial; CIV: comunicação interventricular; PCA: persistência do canal arterial; T4F: tetralogia de Fallot; FE: fração de ejeção; NYHA: *New York Heart Association*.

não foram orientadas para anticoncepção; 30% receberam orientação inapropriada; 54% das mulheres cardiopatas tiveram gravidez não planejada; 56% a 79% mulheres usavam anticoncepção classe III (falha 18% a 28%/ano) ou não faziam anticoncepção. Muitas usavam estrógenos, a despeito das contraindicações conhecidas.

Os métodos anticoncepcionais são divididos em três grupos de acordo com sua eficácia:

→ Grupo I: baixa eficácia, com 18 ou mais gestações/100 mulheres em 1 ano. Inclui: tabelinha (24%), espermicida (28%), camisinha (*condom*) tanto masculina (18%) como feminina (21%, esponjas (24%) e coito interrompido (22%).

→ Grupo II: moderada eficácia, de 6 a 12 gestações/100 mulheres em 1 ano. Incluir: injetáveis (6%), pílulas (9%), *patch* (9%), anel (9%) e diafragma (até 24%).

848 | CARDIOPATIA E GRAVIDEZ

→ Grupo III: alta eficácia, menos de 1 gestação/100 mulheres em 1 ano. Dividido em reversíveis – implantes (0,05%), dispositivo intrauterino (DIU) de cobre (0,8%) e DIU liberador de progesterona (0,2%) – e irreversíveis – esterilização masculina (vasectomia) (0,15%) e esterilização feminina, seja por laparoscopia ou por histeroscopia. (0,5%).

A OMS publicou, em 2015, os critérios de elegibilidade para os diversos métodos anticoncepcionais, de acordo com as doenças e os fatores de risco: uso sem restrições, benefícios superam riscos teóricos ou comprovados, riscos teóricos ou comprovados superam os benefícios e uso não recomendado.

No IDPC, para se definir o melhor método anticoncepcional, são confrontadas a OMSm, a classificação quanto à eficácia e os critérios de elegibilidade.

Para as paciente de alto risco gravídico (III e IV), dá-se preferência para métodos de alta eficácia (grupo III). Diante de limitações financeiras e disponibilidade do sistema público de saúde, muitas vezes opta-se por métodos do grupo II (injetáveis ou pílulas) associados a preservativo, sempre buscando eficácia, segurança, tolerabilidade e continuidade de uso.

Métodos anticoncepcionais

☑ Métodos de barreira e naturais

São ineficazes (> 18% falha) e têm alta descontinuidade. *Condom* (preservativo) oferece proteção de doenças sexualmente transmissíveis e pode ser usado como método adicional.

☑ Contraceptivos combinados

Correspondem a etinilestradiol ou valerato de estradiol + progesterona. São cassificados de acordo com a dose de estrógeno e o tipo de progesterona. A apresentação é por pílulas, anel ou óvulos vaginais, injetáveis ou *patch* transdêrmico. Inibem a ovulação, espessamento do muco cervical e alteração da receptividade do endométrio. São os mais utilizados em todo mundo.

São eficazes, porém, dependentes do uso correto.

O componente estrogênico sabidamente aumenta evento trombótico, independente do tipo de progesterona, em duas a sete vezes. O risco em número absoluto é pequeno: 8-10/ 10.000 mulheres expostas ano.

Para os estrogênios sintéticos, há elevação da renina, intolerância à glicose, resistência insulínica, aumento da atividade dos fatores VII e X, aumento da atividade fibrinolítica, aumento dos níveis de plasminogênio e fibrinogênio,e redução da atividade da antitrombina e do tempo de agregação plaquetária; levam ao aumento do risco de trombose e de hipertensão arterial.

São considerados classe 3 e 4 de elegibilidade da OMS para cardiopatas com risco de eventos trombóticos, doença cardíacas isquêmica e HAS.

Têm metabolismo aumentado e eficácia reduzida pela bosentana.

São efeitos não contraceptivos interessantes: a regularização dos ciclos menstruais, a redução de perdas sanguíneas e cólicas, e o tratamento de ovário policístico, acne e hirsutismo.

☑ Contraceptivos de progesterona

A ação é pelo espessamento do muco cervical e pela redução da receptividade do endométrio; em altas doses, inibe a ovulação. *Minipills* tem limitada eficácia contraceptiva e não deve ser usada em cardiopata de risco moderado ou alto.

O **desogestrel** é o único que inibe efetivamente a ovulação, e tem janela de segurança (12 horas) e efetividade contraceptiva similar aos contraceptivos orais combinados. É classe 1 e 2 elegibilidade OMS para todas as pacientes cardiopatas.

☑ Acetato de medroxiprogesterona

Intramuscular, a cada 3 meses. Classe 1 e 2 de elegibilidade da OMS para todas as pacientes cardiopatas, em todas as idades. Ocorrem: amenorreia > 1 ano de uso, ganho de peso, perda óssea e atraso no retorno da fertilidade.

☑ Implante subdérmico

Etonorgestrel ou levonorgestrel, com eficácia por 3 a 5 anos. É altamente efetivo (< 0,05% falha). Pode ser usado em todas as idades. Há amenorreia em 22% mulheres. É classe 1 e 2 de elegibilidade da OMS para todas as pacientes cardiopatas.

☑ Sistema intrauterino de liberação de levonorgestrel

É altamente efetivo, superior à esterilização. Ocorrem atrofia endometrial e alteração muco cervical. Contracepção por 5 anos. Mulheres de todas as idades e nulíparas podem usar. Pode ser implantado no consultório. Reduz perda menstrual. Não necessita profilaxia para endocardite. É Classe 1 e 2 de elegibilidade da OMS para todas as pacientes cardiopatas.

As diretrizes atuais não recomendam profilaxia para endocardite quando do implante do DIU, baseado em uma metanálise de estudos na qual se realizou a profilaxia com doxiciclina ou azitromicina, comparada com placebo, e não demonstrou benefício adicional (*odds ratio* – OR 0,89 ; intervalo de confiança de 95% – IC95% 0,53-1,51).

MÉTODOS CONTRACEPTIVOS NAS PRINCIPAIS COMPLICAÇÕES DAS CARDIOPATIAS

Disfunção ventricular

Gravidez alto risco se fração de ejeção (FE) < 45% (OMSm III). Gravidez contraindicada se FE < 35% (OMSm IV).

A contracepção é essencial, e não há contraindicação absoluta para qualquer método.

Considerar: risco de tromboembolismo, o uso de anticoagulação e a ocorrência de arritmias.

Embora possa ocorrer alguma retenção de líquidos, **não** há evidências de que os contraceptivos hormonais agravem a insuficiência cardíaca.

Os contraceptivos orais combinados são contraindicados se houver disfunção ventricular após infarto do miocárdio, presença de tabagismo, HAS e fibrilação atrial.

Anticoagulação

Prótese valvar mecânica, circulação de Fontan, hipertensão pulmonar: o risco de eventos cardiovasculares e trombogênicos de uma gravidez não planejada pode ser maior que o risco da anticoncepção.

Mulheres anticoaguladas têm maior risco de sangramento menstrual intenso, intermenstrual, pós-coito e cisto hemorrágico.

Tanto estrógeno como progesterona podem potencializar o efeito dos cumarínicos, necessitando de uma reavaliação da Razão Normalizada Internacional após o início.

Contraceptivos orais combinados estão contraindicados (OMS IV) apesar da adequada anticoagulação. Em mulheres com história de trombose, válvula protética cardíaca (particularmente as válvulas de folheto único como a Bjork Shiley ou Starr-Edwards), operação de Fontan, doença cardíaca cianogênica, hipertensão pulmonar, doença coronária ou fibrilação atrial.

CARDIOPATIA E GRAVIDEZ

Para mulheres anticoaguladas, o ideal seria um contraceptivo confiável, sem aumento do risco trombótico, que reduz a perda sanguínea menstrual e inibe a ovulação.

Métodos apenas com progesterona, especialmente os anticoncepcionais reversíveis de longa duração (implante subdérmico, DIU e pílula de levonogestrel.

A progesterona injetável tem maior risco de hematoma no local da injeção.

Arritimias

Não há evidência de que a contracepção de qualquer tipo desencadeia arritmias. Anticoncepcionais contendo estrógeno podem levar a um pequeno aumento da frequência cardíaca.

Importante considerar o risco elevado de tromboembolismo com o uso de contraceptivos combinados.

Nas arritmias isoladas (extrassístoles supraventriculares ou ventriculares isoladas, taquicardia ventricular não sustentada ou taquicardia ventricular na síndrome do QT longo), contraceptivos combinados podem ser utilizados.

Se *flutter* ou fibrilação atrial, seja paroxística ou permanente, deve-se ter cautela na utilização de contraceptivos hormonais, devido ao elevado risco tromboembolismo.

BIBLIOGRAFIA

Brickner ME. Cardiovascular Management in Pregnancy Congenital Heart Disease. Circulation. 2014;130(3):273-82.

Drenthen W, Boersma E, Balci A, et al.;; ZAHARA Investigators.. Predictors of pregnancy complications in women with congenital heart disease. Eur Heart J. 2010;31(17):2124-32

Grandi G, Xholli A, Napolitano A, et al. Prospective measurement of blood pressure and heart rate over 24 h in women using combined oral contraceptives with estradiol. Contraception. 2014;90(5):529-34.

Lindley KJ, Conner SN, Cahill AG, et al. Contraception and Pregnancy Planning in Women With Congenital Heart Disease. Curr Treat Options Cardio Med. 2015;17(11):50.

Mohan AR, Nelson-Piercy C. Drugs and therapeutics, including contraception,for women with heart disease. Best Pract ResClin Obstet Gynaecol. 2014;28(4):471-82.

Roos-Hesselink JW, Cornette J, Sliwa K, et al. Contraception and cardiovascular disease. Eur Heart J. 2015;36(27):1728-34.

Regitz-Zagrosek V, Lundqvist CB, Borghi C, et al.; ESC Committee for Practice Guidelines. ESC Guidelines on the management of cardiovascular diseases during pregnancy. The Task Force on the Management of Cardiovascular Diseases during Pregnancy of the European Society of Cardiology (ESC). Eur Heart J. 2011;32:3147-97.

Roos-Hesselink JW, Ruys TP, Stein JI, et al.; ROPAC Investigators. Outcome of pregnancy in patients with structural or ischaemic heart disease: results of a registry of the European Society of Cardiology. Eur Heart J 2013;34(9):657-65.

Tedoldi CL, Freire CMV, Bub TF, et al. Sociedade Brasileira de Cardiologia. Diretriz da Sociedade Brasileira de Cardiologia para Gravidez na Mulher Portadora de Cardiopatia. Arq Bras Cardiol.2009;93(6 supl.1):e110-e178.

82

Condutas em gestantes portadoras de valvopatias

Fábio Bruno da Silva
Larissa de Freitas Flosi

Palavras-chave: Valvopatia na gravidez; Estenose valvar; Insuficiência Valvar; Prótese valvar.

INTRODUÇÃO

As valvopatias em pacientes gestantes podem ser resultados de doenças congênitas ou adquiridas, representando causas importantes de morbidade e mortalidade tanto para a gestante quanto para o concepto.

As acentuadas alterações hemodinâmicas e o estado de hipercoagulabilidade, observados no ciclo gravídico-puerperal, tornam as consequências das doenças estruturais cardíacas ainda mais desafiadoras, fazendoo imprescindível a abordagem precoce e multidisciplinar da doença, e envolvendo tanto o cardiologista quanto o obstetra. É importante notar que além das adaptações fisiológicas cardiovasculares e hemodinâmicas próprias deste período, algumas alterações ocorrem nas valvas cardíacas durante a gestação, como aumento de tamanho dos anéis valvares mitral, tricúspide e pulmonar, com algum grau de insuficiência visto nestas pacientes.

Dados recentes do ROPAC (*Registry of Pregnancy and Cardiac Disease*), que compila dados de 77 centros em 33 países, mostram que 25,5% das gestantes avaliadas apresentavam valvopatias. A cardiopatia reumática ainda é um importante problema em países em desenvolvimento, como o Brasil, e estatísticas mostram que 90% dos casos de doença valvar em gestantes têm esta causa. Um estudo observacional brasileiro que fez o acompanhamento de 1.000 pacientes gestantes no período de 10 anos relatou que 55,7% de sua coorte era composta por gestantes com cardiopatia reumática. Em países desenvolvidos, prevalece a etiologia congênita.

No Instituto Dante Pazzanese de Cardiologia (IDPC), no período de 2008 a 2015, de 989 gestantes cardiopatas assistidas no setor de Cardiopatia e Gravidez, 31,8% tinham doença cardíaca reumática, 33,7% doença cardíaca congênita e 34,5% outras cardiopatias, incluindo hipertensão arterial sistêmica (HAS), miocardiopatias, arritmias e outras.

AVALIAÇÃO PRÉ-CONCEPCIONAL

Todas as mulheres com doença valvar em idade reprodutiva e que manifestem desejo de gestação devem ser avaliadas previamente e aconselhadas quanto aos riscos. A avaliação deve envolver: histórico pessoal e familiar detalhado e exame físico minucioso, incluindo rastreamento para doenças do tecido conjuntivo (como a síndrome de Marfan); eletrocardiograma; ecocardiograma transtorácico; e teste ergométrico.

Como algumas valvopatias envolvem anticoagulação, os riscos inerentes a esta condição também devem ser abordados.

As pacientes devem ser aconselhadas quanto ao aumento no risco de abortamentos, partos prematuros, recém-nascidos com peso abaixo do esperado para a idade gestacional, além da probabilidade de defeitos cardíacos congênitos que tenham potencial de herança genética – é indicado que o coração do concepto seja estudado no segundo trimestre, por meio de ecocardiograma fetal em pacientes com lesões congênitas.

O *American College of Cardiology/American Heart Association* (ACC/AHA), em 2008, e a diretriz da *European Society of Cardiology* (ESC), em 2011, classificaram as lesões valvares e alguns acometimentos clínicos, de acordo com o risco materno e fetal, conforme o Quadro 82.1.

Quadro 82.1. Classificação de risco materno e fetal em gestantes com valvopatias.

Baixo risco	Alto risco
Estenose aórtica com FE >50% e gradiente médio <25%, assintomática	Estenose aórtica grave, independente dos sintomas
Regurgitação aórtica ou mitral, assintomática ou com sintomas moderados	Regurgitação aórtica ou mitral com CF NYHA III-IV
Prolapso de valva mitral, com regurgitação leve à moderada e FE >50%	Disfunção ventricular esquerda grave com FE <40%
Estenose mitral leve sem hipertensão pulmonar	Estenose mitral sintomática, CF NYHA II-IV
Estenose pulmonar leve à moderada	Hipertensão pulmonar grave (pressão de artéria pulmonar >75% da pressão sistêmica)
	Síndrome de Marfan
	Prótese valvar mecânica

FE: fração de ejeção; CF: classe funcional; NYHA: *New York Heart Association*.

INCIDÊNCIA

De acordo com dados do ROPAC, a estenose e/ou a regurgitação mitral são as lesões valvares mais relatadas (63%), seguidas de doenças da valva aórtica (23%).

As pacientes com problemas valvares foram as que apresentaram maior incidência de internação hospitalar dentre todas as cardiopatias (38%), sendo a insuficiência cardíaca a complicação mais evidenciada (18%). Arritmias (3%) e hemorragia pós-parto (5,1%) também ocorreram neste grupo de pacientes. O uso de anticoagulantes estava presente em 58% das pacientes que tiveram hemorragia pós-parto, mostrando a importância do manejo cuidadoso desses medicamentos.

LESÕES VALVARES

Estenose mitral

A estenose mitral é a valvopatia mais comum na gestação e quase sempre é consequência da doença reumática. Esta lesão pode ser assintomática até a gestação, e muitas pacientes só têm o diagnóstico firmado após as alterações hemodinâmicas da gravidez tornarem os sintomas aparentes.

Pode ser classificada como leve, com gradiente médio até 5 mmHg e área valvar de 1,5 a 2 cm²; moderada, com gradiente médio de 5 a 10 mmHg e área valvar de 1 a 1,5 cm²; e grave, com gradiente médio > 10 mmHg e área valvar < 1 cm².

82 | CONDUTAS EM GESTANTES PORTADORAS DE VALVOPATIAS | 853

Os desfechos desfavoráveis associados a esta condição estão ligados principalmente ao fluxo diminuído do átrio esquerdo para o ventrículo esquerdo durante a diástole. A hipervolemia fisiológica e o aumento da frequência cardíaca próprios da gestação podem aumentar significativamente o gradiente pressórico transmitral, causando sintomas ou agravando um quadro já previamente instalado. A pressão aumentada no átrio esquerdo é transmitida retrogradamente para a vasculatura pulmonar, levando a edema e, em casos graves, causando hipertensão pulmonar. Além disso, podem ocorrer remodelamento cardíaco e dilatação das câmaras, com aparecimento de arritmias (taquicardia supraventricular não é incomum), bem como aumento do risco de formação de trombos intracavitários.

Pacientes com estenose mitral que apresentem desejo de engravidar devem receber aconselhamento pré-concepcional minucioso, já que, em alguns casos, há benefício em abordagem cirúrgica do problema antes da gestação. Em pacientes com estenose moderada ou grave ou que apresentem hipertensão pulmonar significativa (pressão sistólica da artéria pulmonar – PSAP – > 50 mmHg) devem ser submetidas à intervenção. A valvoplastia percutânea com balão é o procedimento de escolha na maior parte das vezes. O manejo de pacientes assintomáticas é controverso. A diretriz da ACC/AHA não encoraja abordagem cirúrgica de pacientes assintomáticas antes da gestação, porém o consenso europeu defende que a gravidez deva ser postergada até a realização da valvotomia.

Após identificada a gravidez, o tratamento medicamentoso deve ser otimizado para reduzir os sintomas. Os principais utilizados são betabloqueadores (para prevenir taquicardia e aumentar o tempo de enchimento diastólico); diuréticos (atuam no tratamento de edema pulmonar; devem ser usados com parcimônia, pelo risco de acometimentos fetais); antiarrítmicos; e anticoagulantes (reservados para os casos de arritmias com início recente).

Se necessário, a abordagem cirúrgica pode ser realizada durante o curso da gestação, preferencialmente até a 20ª semana, e a dose de radiação deve ser a mínima possível.

Durante o trabalho de parto, é imprescindível controlar a frequência cardíaca da parturiente. A realização de analgesia de parto deve ser precoce e o uso de medicamentos, como betabloqueadores, pode ser necessário. Além disso, a fim de evitar a manobra de Valsalva, o uso de fórcipe ou vácuo-extrator para abreviar o período expulsivo pode ser indicado.

A puérpera deve ser monitorizada com retornos precoces e cuidados clínicos até 6 semanas pós-parto. Neste período, procedimentos invasivos devem ser evitados, pelo risco tromboembólico aumentado.

Estenose aórtica

A estenose aórtica isolada é rara complicação da doença reumática, porém é observada em pacientes com acometimento de múltiplas valvas. Pode ser decorrente de anomalias congênitas, como a valva aórtica bicúspide (presente em 2% da população geral).

Esta condição dificulta a saída de sangue do ventrículo esquerdo para a aorta, tornando o débito cardíaco relativamente fixo e inteiramente dependente da pré-carga, dificultando adaptações em algumas situações em que exista demanda de alto débito, como na gestação. Por conta do risco inerente à condição, as diretrizes atuais indicam inclusive que a gestação seja postergada até a correção cirúrgica da valvopatia em casos graves (fração de ejeção – FE < 40%).

Pode ser classificada como leve, se gradiente médio até 25 mmHg e área valvar de 1,5 a 2 cm²; moderada, se gradiente médio de 25 a 40 mmHg e área valvar de 1 a 1,5 cm²; e grave, se gradiente médio > 40 mmHg e área valvar < 1 cm²

Complicações graves podem ocorrer nestas pacientes, como angina, síncope e insuficiência cardíaca congestiva. Além disso, nota-se que pacientes com valva aórtica bicúspide podem ter também dilatação da aorta ascendente. Se o diâmetro da raiz aórtica > 40 mm ou houver mudança no tamanho durante a gestação (o consenso da ACC/AHA de 2010 indica ecocardiogramas para medidas mensais ou bimensais nesses casos), há aumento do risco de dissecção.

O uso de betabloqueadores é indicado para mulheres que tenham dilatação da raiz aórtica (> 40 mmHg), bem como devem-se limitar as atividades físicas. Os procedimentos cirúrgicos devem ser evitados durante

854 | CARDIOPATIA E GRAVIDEZ

a gravidez, tanto pela ineficiência (valvotomia por balão presente em alguns centros) quanto pelo risco (troca valvar; risco de morte fetal durante a circulação extracorpórea).

Durante o parto, a paciente deve contar com equipe especializada e ser mantida em monitorização contínua, pois situações comuns que podem causar hipotensão, bem como anestesia regional (raquidiana), hemorragias e manobras de Valsalva prolongadas, devem ser evitadas. Na maior parte dos casos, a anestesia geral é indicada.

Insuficiência aórtica ou mitral

As insuficiências aórtica ou mitral geralmente são bem toleradas na gravidez, principalmente em mulheres com classe funcional I-II da NYHA. Isso é possível devido às próprias alterações fisiológicas da gestação: a diminuição da resistência vascular periférica melhora o fluxo anterógrado de sangue pelo coração. Além disso, a frequência cardíaca aumentada encurta o período diastólico e alivia a regurgitação aórtica.

Geralmente a abordagem dessas pacientes consiste em realizar a propedêutica cardíaca com os exames já mencionados e manter seguimento durante o pré-natal. Pode haver necessidade de intervenção medicamentosa, se houver dilatação de ventrículo esquerdo (com deterioração da função sistólica), dilatação de átrio esquerdo com risco de arritmias (principalmente em pacientes com doença de longa data) ou cardiomiopatia.

Lesões de valvas direitas

As valvopatias de valvas tricúspide ou pulmonar geralmente são atribuídas a problemas congênitos ou adquiridos, como endocardite infecciosa ou síndrome carcinoide. Estas lesões, no geral, são bem toleradas nas gestantes, devido à baixa resistência vascular pulmonar típica desta fase. No caso das anomalias congênitas mais graves, como a doença de Ebstein, a correção ocorre nos primeiros anos da infância. Em trabalho realizado no IDPC, foram avaliados os desfechos de 11 gestações em sete pacientes com Ebstein não corrigidas. Nove gestações tiveram desfecho favorável e houve um aborto. Um das pacientes teve indicação de interrupção da gestação por piora da função cardíaca (a mesma apresentava também comunicação interatrial não corrigida). A literatura é concisa em indicar que a gestação é mais segura, tanto para a gestante quanto para o feto, no caso de correção prévia da condição.

As complicações mais graves evidenciadas nestas pacientes são arritmias e insuficiência cardíaca, presente naquelas que apresentam obstrução ao fluxo à direita, com gradiente pressórico < 60 mmHg ou pressão sistólica de ventrículo direito > 75% da pressão sistêmica.

PRÓTESES VALVARES

A troca de valvas cardíacas é considerada no caso de falha de tratamento medicamentoso em pacientes com sintomas graves e piora da qualidade de vida. Tal abordagem deve ser discutida em pacientes em idade reprodutiva e que manifestem desejo de engravidar, pois esta perspectiva pode alterar o tipo de valva a ser utilizada (biológica ou mecânica). Além disso, pacientes já submetidas à troca e que estejam bem clinicamente devem ser encorajadas a não postergarem a gestação, pois sabe-se que o risco de complicações (falha da valva protética, tromboembolismo, infecção e insuficiência cardíaca) é maior quanto maior o tempo pós-operatório.

As valvas biológicas protéticas, principalmente as heterólogas (de origem não humana), tendem a maior índice de falha em 10 a 15 anos da implantação, especialmente na posição mitral, o que pode levar à necessidade de cirurgia para nova troca. Porém, ao contrário das próteses mecânicas, na maioria das vezes, a anticoagulação não é requerida durante a gestação, o que torna o manejo destas próteses mais fácil durante este período, diminuindo também as complicações maternas e fetais inerentes ao uso destes medicamentos. Assim, as próteses biológicas, em geral, são mais atrativas para mulheres em idade reprodutiva e que manifestem desejo de engravidar.

ANTICOAGULAÇÃO

As valvas protéticas mecânicas, apesar de terem melhor desempenho hemodinâmico e maior durabilidade, necessitam de anticoagulação terapêutica contínua durante toda a gestação e o puerpério. A própria gestação aumenta o risco tromboembólico, e isto pode ser exacerbado se existirem outros fatores de risco associados, como eventos tromboembólicos prévios, trombofilias adquiridas ou hereditárias, fibrilação atrial, obesidade, idade materna avançada etc. As pacientes devem ser informadas do risco inerente à anticoagulação durante o período gestacional.

A varfarina é o anticoagulante de escolha para manejo de valvas protéticas mecânicas fora da gestação. Durante este período, no entanto, seu uso inspira alguns cuidados específicos. Em revisão sistemática com 1.234 gestações em 976 mulheres com valvas mecânicas, o uso de varfarina foi o menos associado a eventos tromboembólicos durante a gestação, em comparação com uso combinado com heparina não fracionada ou com heparina não fracionada isoladamente (3,9% vs. 9,2% vs. 25%). Este anticoagulante, no entanto, possui risco potencial para o feto se administrado no período da embriogênese (entre 6ª e 12ª semana). A síndrome varfarínica fetal, a forma mais grave de acometimento fetal pela medicação, conta com alterações como hipoplasia de osso nasal, cardiopatia congênita, agenesia de corpo caloso, ventriculomegalia e displasia das epífises ósseas (condroplasia puctata). Esta alteração foi descrita em 5% a 30% das gestantes avaliadas em diversos estudos. Como a varfarina atravessa a placenta, há também risco de hemorragias fetais com sequelas e morte fetal tardia. O risco de complicações é dose-dependente.

Tanto a heparina não fracionada (HNF) quanto a de baixo peso molecular (HBPM) não atravessam a barreira hematoplacentária e não oferecem riscos teratogênicos ou hemorrágicos ao feto. O principal desafio no uso destas medicações concerne em ajustar a dose de forma que o risco tromboembólico seja o menor possível para a gestante. O uso de HBPM tem sido preferido em relação à HNF por suas características famacocinéticas, sua biodisponibilidade e seus menores efeitos colaterais. Além disso, quando é realizado o ajuste terapêutico com base na dosagem sérica periódica de fator anti-Xa, o risco de tromboembolismo é menor do que 5%. Na prática atual, a HNF é reservada para administração intravenosa em casos nos quais a reversão terapêutica rápida pode ser requerida, como no período intraparto ou para quando não houver disponibilidade de HBPM.

A estratégia terapêutica deve ser individualizada (Quadro 82.2). A varfarina pode ou não ser utilizada no primeiro trimestre. Se optada por sua suspensão, doses terapêuticas de HNF ou de HBPM devem ser iniciadas. Após a embriogênese e até a 36ª semana, podem ser utilizados os seguintes regimes: varfarina com ajuste de dose pela Razão Normalizada Internacional; HNF via intravenosa contínua ou subcutânea com ajuste de dose pelo tempo de tromboplastina parcialmente ativada (TTPa); e HBPM via subcutânea com ajuste de dose pelo fator anti-Xa.

Quadro 82.2. Regimes terapêuticos de anticoagulação.

Medicação	Dose	Monitorização	Complicações
Varfarina	2-10 mg VO diariamente	RNI entre 2,5-3,5	Síndrome varfarínica fetal, hemorragia fetal e morte fetal tardia
Heparina não fracionada	> 10.000 U SC a cada 12 horas 17.500-20.000 U IV	TTPa 6 horas após a dose, meta de 2 vezes acima do valor de controle	Diminuição da densidade mineral óssea, trombocitopenia e hemorragias
Heparina de baixo peso molecular	1 mg/kg a cada 12 horas SC	Anti-Xa 4-6 horas após a dose, meta de 1-1,2 U/mL	

VO: via oral; RNI: Razão Normalizada Internacional; SC: via subcutânea; TTPa: tempo de tromboplastina parcial ativada.

Após a 36ª semana, idealmente, a anticoagulação deve ser feita preferencialmente com HNF devido meia-vida longa da varfarina e da HBPM. Este medicamento deve ser descontinuado 4 a 6 horas antes do parto e reiniciado 4 a 6 horas após o parto. Em caso de parto não planejado, deve-se levar em consideração que o uso de HBPM há menos de 24 horas contraindica o uso de anestesia regional pelo risco de hemorragia epidural. A reversão da anticoagulação com HNF ou HBPM pode ser realizada com uso de protamina e no caso da varfarina. O mesmo efeito é visto com uso de pequenas doses de vitamina K, até atingir RNI de 2,0. O parto vaginal é a melhor escolha na maior parte das vezes.

O uso de aspirina em baixas doses (75 a 100 mg ao dia) deve ser considerado em pacientes com valvas protéticas recebendo anticoagulação, pois alguns estudos demonstram redução de risco tromboembólico em pacientes com estas valvas fora da gestação. Estudos em grupos de gestantes ainda devem ser realizados para confirmar o benefício.

BIBLIOGRAFIA

Andrade J, Ávila WS. Cardiopatia e gravidez. In: Barreto AC, Sousa AG. SOCESP – Cardiologia, atualização e reciclagem. Rio de Janeiro: Atheneu, 1994. p. 771-82.

Andrade J, Ávila WS. Drogas cardiovasculares, gravidez e planejamento familiar. São Paulo: Atheneu, 2003.

Andrade J. A doença reumática no ciclo gravídico puerperal. Tese (Doutorado). São Paulo: Faculdade de Saúde Pública da USP, 1981.

Andrade J. A gestante cardíaca em serviços de saúde: o papel da valvoplastia por cateter-balão em mulheres portadoras de estenose mitral reumática, na gestação. Tese (Livre-Docente). Faculdade de Saúde Pública da USP, 1995.

Andrade J. Evolução da gravidez em pacientes com cardiopatia reumática submetidas a cirurgia cardíaca. In: Lopes AC, Delascio D. Cardiopatia e gravidez. São Paulo: Sarvier, 1986. p. 209-28.

Ávila WS, Grinberg M, Melo NR, et al. Uso de contraceptivos em portadora de cardiopatia. Femina. 1997;25:321-32.

Bonow RO, Carabello BA, Chatterjee K, et al. Focused update incorporated into the ACC/AHA 2006 guidelines for the management of patients with valvular heart disease: a report of the American College of Cardiology/American Heart Association Task Force on Practice Guidelines (Writing Committee to Revise the 1998 Guidelines for the Management of Patients With Valvular Heart Disease): endorsed by the Society of Cardiovascular Anesthesiologists, Society for Cardiovascular Angiography and Interventions, and Society of Thoracic Surgeons. Circulation. 2008;118:e523–e 661.

Hiratzka LF, Bakris GL, Beckman JA, et al. ESC Guidelines on the management of cardiovascular diseases during preg- nancy: the Task Force on the Management of Cardiovascular Diseases during Pregnancy of the European Society of Car- diology (ESC). Eur Heart J. 2011;32:3147-97.

Oakley C. Heart Disease in Pregnancy. 2. edition. BMJI 2007.

World Health Organization (WHO). Medical Elegibility Criteria for Contraceptive Use. 3a ed. Geneva, Switzerland; WHO; 2004.

83

Hipertensão e gestação

Fábio Bruno da Silva
Priscila Miraldi Dias

Palavras-chave: Hipertensão na gravidez; Pré-Eclâmpsia; Eclampsial; Doença hipertensiva específica da gravidez (DHEG).

INTRODUÇÃO

A hipertensão arterial é uma condição clínica multifatorial caracterizada por níveis elevados e sustentados de pressão arterial. Sua incidência tem aumentado significativamente nos últimos anos, devido a comorbidades como obesidade e diabetes melito, sedentarismo, tabagismo e idade materna avançada.

Cerca de 7% a 10% de todas as gestações se tornam complicadas devido à hipertensão arterial. Dentre as mortes maternas por eclâmpsia, 45% ocorrem em paciente com antecedente de hipertensão arterial. Assim, permanece ainda como a primeira causa de morte materna direta no Brasil (37%).

Complicações como acidente vascular cerebral, insuficiência renal aguda, edema agudo de pulmão, coagulação intravascular disseminada e alterações placentárias, como descolamento prematuro de placenta, restrição de crescimento fetal intrauterino, alterações dopplervelocimétricas, prematuridade, sofrimento fetal e óbito fetal estão entre as afecções graves decorrentes desta doença.

Durante a gestação, a hipertensão é classificada em: hipertensão arterial crônica; doença hipertensiva específica da gestação (DHEG), que inclui pré-eclâmpsia e eclâmpsia, e pré-eclâmpsia superajuntada.

A monitorização do bem-estar fetal (vitalidade fetal), por meio da cardiotocografia e de padrões ultrassonográficos, como o perfil biofísico fetal e a dopplervelocimetria uteroplacentária e fetoplacentária, deve ser avaliada periodicamente, como recurso para o acompanhamento da gestação de alto risco.

O diagnóstico precoce, o tratamento adequado e o acompanhamento rigoroso da gestante têm fundamental importância no prognóstico materno fetal e na redução da mortalidade materna e perinatal.

HIPERTENSÃO ARTERIAL CRÔNICA

A hipertensão arterial crônica é definida pela aferição da pressão arterial sistólica ≥ 140 mmHg ou pressão arterial diastólica ≥ 90 mmHg, ou ambas, em pelo menos duas medidas, com intervalo de 4 horas, sendo confirmada previamente à gravidez ou estabelecida antes das 20 semanas gestacionais, ou ainda

CARDIOPATIA E GRAVIDEZ

persistente após 12 semanas de puerpério. A hipertensão primária representa a principal causa de hipertensão crônica na gestação.

O diagnóstico pode ser definido com história clínica, hipertensão em gestação anterior, hipertensão sem edema, sem proteinúria ou sem hiperuricemia. Alterações em exames, como o de fundo de olho, eletrocardiograma, ecocardiograma e função renal, podem contribuir para o diagnóstico de uma doença preexistente. Em alguns casos, a realização da monitorização ambulatorial da pressão arterial (MAPA) pode auxiliar no diagnóstico.

O seguimento deve ser realizado com os seguintes exames laboratoriais trimestrais: ureia e creatinina, hemograma completo com plaquetas, urina tipo I, proteinúria de 24 horas e ácido úrico.

Tratamento

Pré-natal de alto risco com consultas periódicas; mensais até 28 semanas, quinzenais até 34 semanas e, depois, semanais. A proteinúria de fita nas consultas pode ajudar no seguimento.

Avaliação dopplervelocimétrica das artérias umbilicais deve ser realizada com 20, 26, 32 e 36 semanas, e o perfil biofísico fetal, a partir de 28 semanas.

A dieta hipossódica (2 a 3 g de sal por dia) é recomendada para estas pacientes; porém, o repouso não modifica o curso da doença.

A terapia anti-hipertensiva deve ser iniciada quando a pressão diastólica $\geq$ 90 mmHg, sempre buscando doses eficazes, porém, evitando hipotensão e hipoperfusão placentária. A terapêutica deve ser iniciada em doses baixas, com reavaliação e aumento progressivo, conforme a necessidade, devendo sempre atingir a dose máxima de cada medicação para posterior introdução de outra.

Os medicamentos mais comumente utilizados são metildopa, betabloqueador como o pindolol e labetalol, antagonistas do canal de cálcio e hidralazina.

Os diuréticos tiazídicos e a furosemida podem ser mantidos nas pacientes que já estavam em uso dos mesmos. Porém, deve-se ter cuidado com a depleção excessiva do intravascular e do líquido amniótico (Quadro 83.1).

Quadro 83.1. Tratamento medicamentoso da gestante com hipertensão arterial.

Medicamento	Dose	Comentários
Metildopa	0,5-2,0 g/dia	Primeira linha Comprimidos de 250 e 500 mg
Nifedipina	30-120 mg/dia	Segunda linha Comprimidos de liberação lenta: 10 e 20 mg (12 horas) Comprimidos de liberação ultralenta: 30 e 60 mg (24 horas)
Besilato de anlodipina	2,5-10 mg/dia	Pela FEBRASGO: primeira linha. Comprimidos de 2,5; 5 e 10 mg (24 horas) No IDPC, apenas se mantém quando a paciente está em uso
Verapamil	120-320 mg/dia	Segunda linha Comprimidos de 80 mg (8-10 horas) Comprimidos de ação prolongada: 120 e 240 mg (12-24 horas)
Pindolol	5-30 mg/dia	Segunda linha Comprimidos de 5 e 10 mg
Metoprolol	50-200 mg/dia	Comprimidos com ação de 6-12 horas Comprimidos de ação prolongada (24 horas)
Labetalol (não disponível no Brasil)	200-1.200 mg/dia	Primeira e segunda linha Comprimidos com ação de 8-12 horas: 200 mg
Hidralazina	50-200 mg/dia	Segunda ou terceira linha em uso crônico Primeira linha: emergências hipertensivas

FEBRASGO: Federação Brasileira das Associações de Ginecologia e Obstetrícia; IDPC: Instituto Dante Pazzanese de Cardiologia.

A espironolactona está contraindicada por causar feminilização de fetos masculinos. Os inibidores da enzima conversora de angiotensina devem ser substituídos devido ao risco teratogênico.

Pacientes com antecedentes de formas graves de DHEG, como *hemolysis, elevated liver enzymes, low platelets* (HELLP) anterior e prematuridade antes de 34 semanas por DHEG, têm sido beneficiado com o uso de aspirina em baixa dose (80-100 mg/dia) a partir do final do primeiro trimestre de gestação como profilaxia de pré-eclâmpsia superajuntada.

A conduta obstétrica é manter a gestação até 40 semanas, se controle satisfatório. Em casos de gravidade e de pré-eclâmpsia superajuntada, a interrupção é com 37 semanas. A via de parto é obstétrica.

Doença hipertensiva específica da gestação

A DHEG, ou pré-eclâmpsia, é caracterizada pelo aparecimento de hipertensão arterial e proteinúria (> 300 mg/24 horas) após a 20ª semana de gestação em mulheres previamente normotensas. É associada a edema de mãos e face com possível aumento de peso maior de 1 kg em 1 semana.

Sua fisiopatologia ainda não é totalmente esclarecida e baseia-se na ausência de invasão da segunda onda trofoblástica, acarretando aumento da resistência vascular.

É uma doença presente em pacientes primigestas, principalmente, podendo ocorrer em multíparas, quando associada a fatores de risco, como hipertensão crônica e diabetes, entre outras.

Os critérios de gravidade da doença são proteinúria ≥ 5 g/24 horas, pressão sistólica ≥ 160 mmHg e ou diastólica ≥ 110 mmHg, oligúria < 400 mL/dia, início do quadro antes das 32 semanas gestacionais, e quadro clínico de edema agudo de pulmão e iminência de eclâmpsia (tríade de cefaleia, alterações visuais e epigastralgia).

Os exames de rotina devem ser urina tipo I, proteinúria de 24 horas, ácido úrico e hemograma completo. Nos casos graves, devem ser complementados com exames para pesquisa de HELLP.

Um novo marcador para o diagnóstico precoce de pré-eclampsia, o fator de crescimento placentário (PlGF), tem sido utilizado em alguns casos. Sua diminuição sérica pode antever em semanas o diagnóstico, antes mesmo dos sintomas. Porém, seu alto custo ainda é limitador.

O início da terapêutica medicamentosa deve ocorrer quando a pressão diastólica se mantiver ≥ 100 mmHg. Medidas como repouso em decúbito lateral esquerdo e dieta hipossódica colaboram com o controle pressórico.

No caso da DHEG, sabe-se existir uma resposta vascular lábil diante de alterações emocionais. A sedação em pacientes internadas é uma alternativa; sendo realizada com a levomepromazina 3 gotas a cada 8 horas.

O uso de betabloqueador, como pindolol, deve ser evitado em pacientes com diabetes descontrolada e antecedente de broncoespasmo, devendo-se ter atenção ao uso da metildopa por possível aumento das enzimas hepáticas.

O parto é, em geral, por via obstétrica nos casos leves até 40 semanas e casos graves com 37 semanas. A sulfatação é realizada apenas nos casos graves que entrarem em trabalho de parto. No pós-parto, a princípio, os anti-hipertensivos devem ser suspensos nos casos leves.

☑ Eclâmpsia

Corresponde à pré-eclâmpsia complicada por convulsões que não podem ser atribuídas a outras causas.

☑ Síndrome HELLP

Pacientes com síndrome hipertensiva em sua forma grave podem apresentar um quadro caracterizado por hemólise, aumento das enzimas hepáticas e plaquetopenia (HELLP). O diagnóstico é laboratorial e

860 | CARDIOPATIA E GRAVIDEZ

sua investigação é obrigatória em pacientes com aumento da pressão arterial em suas formas graves e/ou quadro de dor epigástrica e de hipocôndrio direito, náuseas, cefaleia e distúrbios visuais.

Diagnóstico laboratorial é feito com bilirrubina total ≥ 1,2 mg ou DHL > 600 UI; AST e ALT > 70 UI/L e plaquetas < 100 mil/mm³.

O quadro é grave e exige internação hospitalar, além de controle adequado da pressão arterial, vitalidade fetal diária, exames laboratoriais a cada 6 horas, até normalização e atenção para o acometimento de órgãos em suas complicações como coagulação intravascular disseminada, insuficiência renal e rotura hepática.

A gestação com mais de 34 semanas ou peso fetal > 1.500 g deve ser interrompida. Nos casos que não possuem estes critérios, a conduta é controle clínico e laboratorial rigoroso. A interrupção é obrigatória também em casos de sofrimento fetal e número de plaquetas < 50 mil/mm³ ou em outras formas de complicações da síndrome e evolução desfavorável.

O parto vaginal é preferível em casos de colo favorável. Em caso de parto cesáreo, deve ser realizada hemostasia rigorosa e é possível a necessidade de transfusão plaquetária prévia.

Hipertensão arterial crônica com pré-eclâmpsia superajuntada

A definição de pré-eclâmpsia superajuntada é baseada no aumento dos níveis pressóricos durante a gestação, associados ao quadro clínico de edema de mãos e face e/ou quadro laboratorial de proteinúria (≥ 300 mg/urina de 24 horas) ou aumento do ácido úrico (> 6 mg/dL) em pacientes já com antecedente de hipertensão arterial.

Seu diagnóstico é definidor de uma doença grave e merece internação hospitalar. Os exames laboratoriais da forma grave de hipertensão devem ser solicitados semanalmente e a vitalidade fetal deve ser checada duas vezes por semana.

O parto deve ser realizado com 37 semanas e a via é a critério do obstetra. Em casos de trabalho de parto, ou seja, na presença de contrações, a sulfatação para profilaxia da convulsão deve ser realizada.

URGÊNCIA E EMERGÊNCIA HIPERTENSIVAS

Na gestação, a emergência hipertensiva se estabelece quando a pressão arterial ≥ 160 e/ou 110 mmHg, acompanhada de sintomas como cefaleia, alterações visuais e epigastralgia, ou ainda quadro clínico de edema agudo de pulmão e coronariopatia.

O tratamento visa à redução da pressão em 20% a 30%, utilizando-se hidralazina endovenosa. Uma alternativa é o uso de nitroprussiato de sódio em bomba de infusão, devendo-se ter cuidado com a queda abrupta de pressão por hipofluxo placentário e sofrimento fetal (Quadro 83.2).

Quadro 83.2. Terapêutica em emergências hipertensivas.

Medicamento	Dose	Comentários
Hidralazina	5 mg IV a cada 15 minutos Máxima de 30 mg	(1 ampola de hidralazina = 1 mL = 20 mg, diluir em água destilada 19 mL)
Nitroprussiato	0,25 a 10 µg/kg/minuto IV contínuo	Uso por menor período possível (cianeto)
Nifedipino	5 a 10 mg VO	Manter 10 a 20 mg a cada 4 a 6 horas
Nitroglicerina	5-100 µg/minuto IV contínuo	Boa opção na vigência de edema agudo de pulmão

IV: via intravenosa; VO: via oral.

A eclâmpsia caracteriza-se pela presença de convulsões generalizadas em gestantes com pré-eclâmpsia, excluídas outras causas. A conduta inicial é a manutenção da oxigenação e da via aérea, e o início da sulfatação.

Um dos esquemas mais utilizado é o de Sibai: ataque com sulfato de magnésio (20%) 6 g endovenoso lento e manutenção com 2 g/hora, em 24 horass pós-parto ou após a dose de ataque, nos casos em que se optou por conduta conservadora.

É importante a avaliação contínua da paciente para evitar a intoxicação por magnésio. Parâmetros como frequência respiratória ≤ 14 rpm, diurese < 25 mL/hora e abolição de reflexos patelares contraindicam a manutenção da sulfatação até retorno ao normal deles.

O gluconato de cálcio 10% (10 mL) é usado como antídoto, quando necessário.

Em pacientes com convulsões recidivantes, indica-se a hidantalização; em casos em que a pressão se mantém alterada, mesmo após o ataque da sulfatação, deve-se recorrer a hidralazina.

A resolução da gestação é indicada em casos em que o feto é viável ou em casos de quadro clínico materno desfavorável com evolução para coagulopatia, insuficiência cardíaca ou respiratória, insuficiência renal, hemorragia cerebral ou o não controle pressórico.

Exames laboratoriais com hemograma completo, ácido úrico, DHL, enzimas hepáticas, bilirrubinas, função renal, coagulograma e gasometria arterial devem ser solicitados. A tomografia computadorizada deve ser realizada em casos de convulsão persistente. Eletrocardiograma e fundo de olho também são exames relevantes. O cuidado em ambiente de terapia intensiva, com monitorização rigorosa e contínua, é fundamental.

BIBLIOGRAFIA

Protocolos Assistenciais Clínica Obstétrica FMUSP. 5a ed., 2015.

Acharya A. Promising biomarkers for superimposed pre-eclampsia in pregnant women with established hypertension and chronic kidney disease. Kidney Int. 2016;89(4):743-6.

American College of Obstetricians and Gynecologists; Task Force on Hypertension in Pregnancy. Hypertension in pregnancy. Report of the American College of Obstetricians and Gynecologists' Task Force on Hypertension in Pregnancy. Obstet Gynecol. 2013 Nov;122(5):1122-31.

European Society of Gynecology (ESG); Association for European Paediatric Cardiology (AEPC); German Society for Gender Medicine (DGesGM), Regitz-Zagrosek V, Blomstrom Lundqvist C, et al. ESC Guidelines on the management of cardiovascular diseases during pregnancy. Eur Heart J. 2011;32(24):3147-9

Federação Brasileira das Associações de Ginecologia e Obstetrícia (FEBRASGO). Manual de Gestação de Alto Risco., 2011. Disponível em: https://pt.scribd.com/doc/88962406/Manual-Gestacao-Alto-Risco-2011

Mancia G, Fagard R, Narkiewicz K, et al. 2013 ESH/ESC guidelines for the management of arterial hypertension: the Task Force for the Management of Arterial Hypertension of the European Society of Hypertension (ESH) and of the European Society of Cardiology (ESC). Eur Heart J. 2013 Jul;34(28):2159-219.

Sibai BM. Hypertensive emergencies. In: Foley MR, Strong TH, Garite TJ, editors. Obstetric intensive care manual. 4a ed. New York: McGraw-Hill Education, 2014. p. 55-66.

Tedoldi CL, Freire CM, Bub TF et al. Sociedade Brasileira de Cardiologia. Diretriz da Sociedade Brasileira de Cardiologia para Gravidez na Mulher Portadora de Cardiopatia. Arq Bras Cardiol.2009;93(6 supl.1):e110-e178.

84

Medicamentos na gestante cardiopata

Fábio Bruno da Silva
Eduardo Jorge de Almeida Pimenta

> **Palavras-chave:** Gravidez; Gestação; Ciclo gravídico puerperal; Fármacos cardiovasculares; Amamentação.

INTRODUÇÃO

Nas últimas décadas, tem-se observado um aumento na prevalência de cardiopatia na gestação. Credita-se isso ao fato de as mulheres cardiopatas estarem atingindo a idade reprodutiva em condições mínimas para engravidar; e a opção delas de engravidar com idade mais avançada e, deste modo, na vigência de mais fatores de risco cardiovascular e outras comorbidades.

Hipertensão arterial sistêmica, arritmias, insuficiência cardíaca e tromboembolismo são as principais complicações cardíacas na gestação e ocorrem em 10% das gestantes cardiopatas, sendo os principais motivos para prescrição de medicamentos cardiovasculares na gravidez.

A prescrição de medicamentos durante o ciclo gravídico puerperal é comum e, para alguns grupos de mulheres, é essencial para a manutenção da saúde materna e fetal. No entanto, é consenso geral o alto potencial de efeitos adversos que os fármacos podem ter durante a gravidez, principalmente se usado no primeiro trimestre (o chamando período de embriogênese).

O registro europeu ROPAC, de 2014, encontrou a prescrição de medicamentos cardiovasculares em 34% das gestantes; 22% usavam betabloqueadores, 8% antiplaquetários, 7% diuréticos, 2,8% inibidores da enzima de conversão da angiotensina e 0,5% estatinas. Nesta casuística, eles encontraram duas vezes mais risco de evento adverso fatal nas mulheres que tomavam medicação.

Apesar disto, a prescrição de fármacos na gravidez vem aumentando nas ultimas décadas. Um estudo americano avaliou o uso de medicamentos nos 2 meses anteriores à gestação e durante este período, excluindo uso de vitaminas e medicações tópicas (exceto vaginal). Verificou-se aumento de mais de 60% de uso de medicamentos no primeiro trimestre, no período de 1976 a 2008, sendo que, em 2008, 93,3% das gestantes tomavam algum tipo de medicação em qualquer momento da gravidez, e 82,3% o faziam no primeiro trimestre.

Ao se prescrever a uma gestante é primordial sempre avaliar o risco-benefício, sempre objetivando dose terapêutica eficaz com toxicidade fetal mínima possível, o que, às vezes, é um desafio, devido à escassez de informações confiáveis e às alterações na farmacocinética dos medicamentos durante a gestação.

A maioria dos estudos de fármacos na gestação, por motivos óbvios, é feito em animais, e tais estudos têm pouca aplicabilidade, devido aos efeitos serem, de modo geral, espécies-específicas. Os estudos em humanos quase sempre são retrospectivos, com casuísticas pequenas ou relatos de casos. As gestantes, salvo raras circunstâncias, são excluídas dos grandes estudos. Assim, a literatura médica sobre fármacos na gestação é de questionável evidência científica.

ADAPTAÇÕES FISIOLÓGICAS NA GRAVIDEZ

As adaptações fisiológicas da gestação interferem direta ou indiretamente na farmacocinética dos medicamentos. Elas se iniciam no primeiro trimestre e atingem picos, na maioria das vezes, durante o terceiro trimestre, alterando a absorção, a distribuição e a eliminação dos produtos. Além disso, a maioria dos fármacos atravessa a barreira feto-placentária.

ABSORÇÃO

Náusea e vômitos associados com a gravidez são os fatores que mais comumente interferem na absorção dos medicamentos.

O esvaziamento gástrico e a motilidade do intestino delgado estão reduzidos durante a gravidez, devido à elevação da progesterona. Isto pode aumentar o tempo de pico da concentração plasmática (Tmáx) e reduzir a concentração plasmática máxima (Cmáx) do fármaco. No entanto, seu efeito na biodisponibilidade final pode ser relativamente pequeno.

O aumento do pH gástrico, devido à redução na secreção de hidrogênio e ao aumento na produção de muco, pode aumentar a ionização dos ácidos fracos, que tende a reduzir sua absorção mais do que a das bases fracas. Tal efeito é improvável que seja importante durante a administração de doses repetidas. Pode, no entanto, reduzir a eficácia de um medicamento de dose única por via oral para o qual Tmáx e Cmáx são problemas importantes.

A absorção de fármacos administrados por via inalatória pode estar aumentada devido ao aumento do débito cardíaco e do volume de captação alveolar. Por exemplo, a gestante requer dose reduzida de agentes anestésicos voláteis, como o halotano.

A absorção do fármaco intramuscular está geralmente aumentada, devido à melhor perfusão tecidual secundária à vasodilatação.

DISTRIBUIÇÃO

Durante a gravidez, ocorre expansão do volume de água intravascular (plasma volume) e extravascular (mamas, útero, edema periférico). Assim, a água corporal total aumenta em até 8 L, criando maior volume de distribuição para as medicações hidrofílicas. Como resultado desta diluição, a Cmáx de muitos fármacos hidrofílicos está reduzida. Devido à hemodiluição e à subsequente queda da concentração plasmática de albumina, a concentração plasmática total dos medicamentos ligados à albumina diminui. Assim, há aumento na concentração de produto livre ativo, compensando o efeito clínico da redução da Cmáx.

A gordura corporal aumenta por cerca de 4 kg, levando ao maior volume de distribuição para os fármacos lipofílicos, mas isto tem pouca importância prática.

METABOLISMO

Algumas enzimas do sistema hepático, como o citocromo P-450, são induzidas pelo estrógeno e pela progesterona, resultando em aumento da taxa de metabolismo e, portanto, na eliminação de fármacos metabolizados por esta via, enquanto outras isoenzimas são inibidas competitivamente pela progesterona e pelo estradiol, levando à diminuição no metabolismo e na eliminação de medicamentos que empregam tais vias.

A depuração dos fármacos secretados via sistema biliar pode estar atenuada devido à propriedade colestática de estrogênio.

Algumas enzimas extra-hepáticas, tais como a colinesterase, têm atividade diminuída durante a gravidez.

ELIMINAÇÃO

O fluxo sanguíneo renal está aumentado em 60% a 80% durante a gravidez, e a taxa de filtração glomerular aumenta em 50%, levando à melhor eliminação de fármacos, que são normalmente excretados por essa via. Isto leva à ligeira diminuição da concentração plasmática, embora raramente seja necessário o aumento da dose.

UNIDADE FETO-PLACENTÁRIA

A transferência das medicações da mãe para o feto ocorre principalmente via difusão, através da placenta, favorecendo o movimento de agentes lipofílicos. Fármacos ligados às proteínas e os de grande peso molecular não atravessam a placenta. Tanto o fígado fetal como a placenta podem metabolizar medicamentos. No entanto, a atividade metabólica enzimática de ambos é baixa e, somada ao fato de que 50% da circulação fetal proveniente da veia umbilical não passa pelo fígado, pode contribuir para o acúmulo de fármacos no feto.

Eliminação fetal para o compartimento materno também se dá por difusão. Como a maioria dos restos metabólicos é polar, a eliminação de medicamentos fica prejudicada, favorecendo o acúmulo deles no feto.

Estas mudanças na farmacocinética das medicações são muito complexas. De modo geral, na gestação há aumento do volume de distribuição e do *clearance* dos fármacos, tendendo à redução de sua concentração plasmática. Tais mudanças, geralmente, são discretas e não trazem grandes interferências na prática clínica. Atenção especial deve ser dada a fármacos com baixo índice terapêutico (razão entre dose terapêutica e dose tóxica), no qual pequenas mudanças podem ser catastróficas.

Outra fonte de preocupação é a transferência de fármacos para o leite materno e, consequentemente, ao recém-nascido. Isto é dependente das características físicas do composto. Geralmente, apenas 1% a 2% da dose materna aparece no leite. Exceto para alguns fármacos, que são claramente contraindicados, não há provas suficientes para permitir ou proibir o aleitamento materno.

O acompanhamento mais atento do bebê, relacionado à observação de efeitos adversos ou toxicidade de fármacos administrados à mãe, é necessário para garantir a segurança na amamentação.

FÁRMACOS CARDIOVASCULARES MAIS UTILIZADOS NO CICLO GRAVÍDICO--PUERPERAL

Desde dezembro de 2014, a *Food and Drug Administration* (FDA) aboliu a classificação, até então utilizada, dos fármacos na gravidez, determinando que em bulas constem, em forma de texto resumido, os principais efeitos adversos e os riscos na gravidez e na amamentação. No Instituto Dante Pazzanese de Cardiologia (IDPC), ela ainda é utilizada, seguindo as diretrizes nacionais e internacionais.

Com o objetivo de orientar o uso de fármacos durante a gravidez e a amamentação, a FDA classificou os medicamentos, considerando o risco para o feto modificado por Bonow et al. em categorias conforme Quadro 84.1.

Quadro 84.1. Classificação para uso de fármacos durante a gravidez e a amamentação segundo *Food and Drug Administration*.

A	Estudos controlados em mulheres não demonstram risco para o feto no primeiro trimestre, não havendo evidência de risco nos demais
B	Estudos em animais não demonstraram risco fetal, e não existem estudos controlados em mulheres no primeiro trimestre, não havendo evidência de risco nos demais;
C	Estudos em animais não revelaram risco fetal, mas não há estudos controlados em mulheres nem em animais, e a medicação deve ser administrada quando o risco potencial justifica o benefício;
D	Há evidência de risco fetal em humanos, mas os benefícios são aceitáveis, apesar dos riscos;
X	Estudos em animais e humanos demonstraram anormalidades fetais, sendo o produto contraindicado em mulheres que estão ou querem se tornar gestantes.

Principais medicamentos cardiovasculares

O Quadro 84.2 apresenta os principais medicamentos cardiovasculares que podem ser usados durante a gestação.

Quadro 84.2. Medicamentos cardiovasculares mais comuns e riscos na gravidez.

Medicamentos	Categoria FDA	Observações
Hidralazina	C	ICC
Metildopa	C	
Pindolol	B	ASI
Atenolol	D	Deve ser evitado na gestação
Nifedipina	C	Evitar no primeiro trimestre, pois potencializa os efeitos do magnésio
Verapamil	C	Não teratogênico
IECA	X	Contraindicação absoluta
Bloqueador AT1	X	Contraindicação absoluta
Furosemida	C	
Hidroclorotiazida	C	
Clortalidona	B	
Espironolactona	C	Ação antiandrogênica
Quinidina	C	Digoxina e hipomagnesemia
Lidocaína	C	Acidose fetal
Proprafenona	C	2º e 3º trimestre, amamentação?
Propranolol	C	Observar recém-nascido 24 a 48 horas
Metoprolol	C	Não atua nas contrações uterinas
Sotalol	B	Cuidado com diuréticos
Amiodarona	D	Monitorar tireoide de recém-nascido
Adenosina	C	Meia-vida 7 segundos
Digitálicos	C	Níveis ↓ 50%
Estatinas	X	Primeiro trimestre. Malformação maior
Fibratos	C	Não amamentação
Niacinas	C	Não amamentação

Continua

Continuação

Medicamentos	Categoria FDA	Observações
Colestiramina	B	Não absorvida
Ezetimiba	C	Não há relatos de uso em gestantes e amamentação
Heparina não fracionada	B	Trombocitopenia e osteoporose
Heparina de baixo peso	B	Menos risco de trombose e osteoporose
Dicumarínicos	D	Classificação X no primeiro trimestre; Síndrome varfarínica
Aspirina	C	Segura até 150 mg/dia
Clopidogrel	B	Suspender 7 a 10 dias antes parto
Ticlopidina	B	
Estreptoquinase	C	*
Uroquinase	B	*
Alteplase	C	*

* Não há comprovação de que sejam teratogênicos, mas sabe-se que podem causar hemorragia materna, se utilizados por ocasião do parto, em 8,1% dos casos. Para diminuir este risco, seu uso deve ser evitado até 10 dias após partos cesáreos. FDA: *Food and Drug Administration*; ICC: insuficiência cardíaca congestiva; ASI: atividade simpatomimética intrínseca; IECA: inibidor da enzima conversora da angiotensina.

☑ Antiarrítmicos

Quinidina

Categoria FDA: C.

Classificação: antiarrítmico classe IA.

É eficaz para suprimir tanto arritmias supraventriculares como ventriculares, incluindo as associadas à síndrome de Wolff-Parkinson-White (WPW), e tem sido usada na gestação desde 1930.

Pode estar associada ao aumento da mortalidade materna quando usada em longo prazo, pelo desenvolvimento de *torsade de pointes* ou pró-arritmia. A complicação é mais comum em pacientes com comprometimento miocárdico, quando é utilizada em associação à digoxina, e em situações de hipocalemia ou hipomagnesemia. É considerada de uso seguro durante curtos períodos de tratamento, tanto para arritmias maternas como fetais.

Amamentação: é secretada pelo leite materno em doses baixas, sendo compatível com a amamentação.

Lidocaína:

Categoria FDA: C.

Classificação: antiarrítmico classe IB.

É eficaz para suprimir extrassístoles ventriculares e taquiarritmias ventriculares. Atravessa a placenta, e a concentração plasmática fetal é 50% a 60% da materna. Seu uso é seguro durante a gestação, mas deve ser evitado em situações que provocam acidose fetal, como trabalho de parto prolongado e sofrimento fetal, pois estas condições aumentam o nível sérico do fármaco no feto, agravando a depressão fetal. O início de ação via intravenosa (IV) é imediato, e o efeito dura de 10 a 20 minutos, mas a meia-vida é de 100 minutos.

Amamentação: pequena quantidade é secretada no leite e é compatível com a amamentação.

Propafenona

Categoria FDA: C.

Classificação: antiarrítmico classe IC.

Tem sido mais utilizada para tratamento de arritmias supraventriculares no segundo e terceiro trimestres, tanto para indicação materna como fetal. Existem poucos relatos de uso na gestação.

Amamentação: a excreção do produto pelo leite materno é desconhecida; assim, é recomendável controle clínico quando administrado durante o período de amamentação.

Betabloqueadores

Os bloqueadores beta-adrenérgicos são divididos em várias categorias, com base na especificidade betarreceptora, na atividade simpaticomimética intrínseca e na presença de efeito receptor do alfa. Atuam nos receptores $\beta 1$ (encontrados no coração) e/ou $\beta 2$ (encontrados nos brônquios, vasos sanguíneos e no útero). Os não cardiosseletivos são: propranolol, nadolol, pindolol, sotalol e carvedilol (este com atividade de bloqueio alfa e beta). Os cardiosseletivos são: atenolol, metoprolol e esmolol.

Todos atravessam a placenta, não são teratogênicos e, no nascimento, a concentração plasmática no neonato é semelhante à materna.

Amamentação: são secretados no leite, mas liberados para uso durante o aleitamento.

Propranolol

Categoria FDA: C.

Classificação: antiarrítmico classe II.

É muito utilizado durante a gestação e têm sido descritas complicações, como restrição de crescimento intrauterino (que parece estar relacionada com a dose e o tempo de uso, sendo também observada com o atenolol), hipoglicemia, bradicardia e depressão respiratória neonatais.

O recém-nascido deve ser observado por 24 a 48 horas em relação aos sintomas do betabloqueio.

Amamentação: compatível com amamentação.

Metoprolol

Categoria FDA: C.

Classificação: antiarrítmico classe II.

Por ser seletivo, não atuaria no tônus uterino e parece ter menos efeitos adversos sobre o feto.

Amamentação: é eliminado em concentrações maiores no leite materno e, por isto, é sugerido que a amamentação seja realizada depois de 3 a 4 horas da última administração do produto.

Esmolol

Categoria FDA: C.

Classificação: antiarrítmico classe II.

De ação rápida por via intravenosa, é usado na gestação para controle de taquiarritmias supraventriculares e de hipertensão durante cirurgias. Pela possibilidade de provocar hipotensão, deve ser utilizado com cautela.

Amamentação: não há relatos de seu uso na amamentação.

Sotalol

Categoria FDA: B.

Classificação: antiarrítmico classe II.

Não é teratogênico em animais, atravessa a barreira placentária e o neonato, quando exposto ao fármaco proximamente ao parto, deve ser observado nas primeiras 24 a 48 horas em relação aos efeitos betabloqueadores.

Amamentação: a concentração no leite é maior que a do plasma materno, mas é compatível com a amamentação.

Amiodarona

Categoria FDA: D.

Classificação: antiarrítmico classe III.

É o medicamento mais eficaz para o tratamento de vários tipos de arritmia, e em pacientes recuperados de parada cardíaca mostrou ser superior a outros produtos. A amiodarona e seus metabólitos atravessam a placenta e podem provocar complicações fetais, como hipotireoidismo e hipertireoidismo neonatal transitório em até 17% dos fetos expostos. Outras possibilidades são bócio neonatal, peso pequeno para a idade gestacional, prematuridade, bradicardia transitória e prolongamento do intervalo QT. O fármaco deve ser utilizado com cautela durante a gestação, e todo recém-nascido deve ter sua função tireoidiana monitorada.

Amamentação: é excretada pelo leite em níveis maiores que os do plasma materno, não sendo recomendado seu uso durante a amamentação.

Fenitoína

Categoria FDA: D.

Classificação: outros antiarrítmicos.

Seu uso é limitado ao tratamento da arritmia induzida pela intoxicação digitálica, que não responde a outros agentes terapêuticos, e para arritmias ventriculares refratárias. Não provoca problemas fetais se usada por pouco tempo. Em longo prazo, pode provocar malformações craniofaciais e de membros, retardo de crescimento físico e mental, e defeitos cardíacos. Também pode provocar deficiência de ácido fólico e hemorragia no neonato, sendo necessária a administração de vitamina K após o nascimento.

Amamentação: é compatível com a amamentação.

Adenosina

Categoria FDA: C.

Classificação: outros antiarrítmicos.

É muito eficaz no tratamento de taquiarritmias paroxísticas supraventriculares. Sua meia-vida é de 7 segundos, sendo os efeitos colaterais também breves.

A dose efetiva da adenosina em gestantes parece ser maior que a de em não gestantes, devido à expansão do volume plasmático.

Dose: É utilizada na dose de 6 mg por via intravenosa rápida, seguida por até duas doses de 12 mg.

Amamentação: como a meia-vida é muito curta, não é esperado que o fármaco possa passar para o leite.

Digitálicos

Categoria FDA: C.

Classificação: inotrópico positivo.

Têm sido usados para tratamento de insuficiência cardíaca e taquicardia supraventricular, tanto materna como fetal, em qualquer período da gestação, sem causar efeito adverso.

Pode necessitar de ajuste de dose devido ao aumento da depuração renal e à diminuição dos níveis séricos em até 50%, secundário ao aumento do volume de distribuição. Após o parto, as necessidades do medicamento diminuem, devido à normalização dos parâmetros farmacocinéticos.

870 | CARDIOPATIA E GRAVIDEZ

Amamentação: a digoxina é excretada no leite em concentrações próximas às do plasma materno, e seu uso é compatível com a amamentação.

☑ *Anti-hipertensivos*

Hidralazina

Categoria FDA: C.

Classificação: simpaticolítico e vasodilatador arterial.

É o vasodilatador de escolha para tratamento da insuficiência cardíaca na gestação. Como anti-hipertensivo via oral, é considerada de segunda ou terceira opção. Atravessa a placenta, e não há relato de defeitos fetais quando usada no primeiro trimestre.

É utilizada no manejo das emergências hipertensivas, na dose de 5 a 10 mg por via intravenosa, em bolo, a cada 15 a 30 minutos.

Amamentação: compatível com a amamentação.

Nitroprussiato de sódio

Categoria FDA: C.

Classificação: simpaticolítico, vasodilatador arterial e venoso potente.

Atravessa a placenta e pode levar ao acúmulo de cianeto no feto. Utilizado quando não há fármaco mais seguro e pelo menor tempo possível quando muito necessário.

Dose: diluir 50 mg em 250 mL de solução salina e administrar 0,5 a 5,0 µg/kg/minuto.

Amamentação: não há dados disponíveis sobre amamentação.

Metildopa

Categoria FDA: C.

Classificação: simpaticolítico de ação central, agonista alfa-2.

Atravessa a placenta e é o anti-hipertensivo de escolha para controle da hipertensão durante a gravidez. Não compromete a maturidade fetal, o peso ao nascer e nem o resultado neonatal.

Dose: de 750 mg a 2.000 mg ao dia. Doses maiores podem provocar hipotensão postural, com comprometimento da perfusão placentária.

Amamentação: excretada no leite, é compatível com o aleitamento.

Clonidina

Categoria FDA: C.

Classificação: hipotensor simpaticolítico de ação central, agonista alfa-2.

Atravessa a placenta. Tem sido utilizada em todos os trimestres, embora a experiência no primeiro trimestre seja limitada. Pode causar hipertensão de difícil controle se suspensa abruptamente. É do grupo da metildopa, mas com mais efeitos colaterais maternos (sonolência, boca seca e bradicardia).

Dose: 0,1 a 0,3 mg, duas vezes ao dia, com o máximo de 1,2 mg ao dia.

Amamentação: é secretada no leite e não foi encontrada hipotensão nos lactentes.

Pindolol

Categoria FDA: B.

Classificação: é um bloqueador beta-adrenérgico não seletivo, com atividade simpaticomimética intrínseca.

Atravessa a placenta, mas não provoca restrição de crescimento fetal. Usado para controle da hipertensão na gravidez.

Dose: 5 a 30 mg ao dia, exige observação do recém-nascido nas primeiras 24 a 48 horas.

É considerado medicamento de segunda linha para o tratamento da hipertensão na gravidez. É preferível como anti-hipertensivo não como antiarrítmico em relação aos demais betabloqueadores, por não alterar a hemodinâmica e a função cardíaca fetal.

Amamentação: é secretado no leite materno em quantidade desconhecida. Seu uso durante o aleitamento requer observação do lactente.

Atenolol

Categoria FDA: D.

Classificação: betabloqueador cardiosseletivo.

Associa-se ao aumento da taxa de restrição de crescimento intrauterino e de recém-nascidos pequenos para a idade gestacional. Apesar de reduzir a hipertensão materna, não há evidências que suportem seu uso no tratamento da hipertensão na gravidez.

Amamentação: é excretado no leite materno em quantidades maiores que no plasma. Os lactentes devem ser observados para detecção de possíveis sinais de betabloqueio.

Nifedipina

Categoria FDA: C.

Classificação: bloqueador dos canais de cálcio.

Apesar de estar associada à teratogenicidade, quando foi usada no primeiro trimestre em altas doses em animais, seu uso em humanos não mostrou risco aumentado de malformações.

É considerada medicação de segunda linha para o tratamento da hipertensão crônica na gravidez.

Dose: 30 mg a 120 mg ao dia, por via oral. Nas emergências hipertensivas é comparável à hidralazina, sendo utilizada na dose de 10 a 20 mg via oral a cada 30 minutos, até dose máxima de 50 mg em 1 hora.

As preparações de liberação lenta, apesar de serem menos estudadas na gestação, parecem ser também eficazes.

Apresenta interação com sulfato de magnésio, podendo potencializar o bloqueio neuromuscular, aumentando o risco de hipotensão, parada das contrações uterinas, fraqueza muscular e dificuldade na deglutição.

Na pré-eclâmpsia, reduz a pressão arterial sem diminuir a circulação placentária.

Amamentação: é compatível com aleitamento materno.

Besilato de amlodipina

Categoria FDA: C.

Classificação: bloqueador de canal de cálcio.

Estudos em animais não revelaram evidência de teratogenicidade ou toxicidade fetal. Não existem dados controlados na gravidez humana.

Segundo o manual da Federação Brasileira de Ginecologia e Obstetrícia (Febrasgo), a amlopdina é medicação de primeira linha para uso na hipertensão arterial na gravidez.

Amamentação: não existem dados sobre a excreção de amlodipina no leite humano.

Verapamil

Categoria FDA: C.

Classificação: bloqueador dos canais de cálcio.

872 | CARDIOPATIA E GRAVIDEZ

Não é teratogênico e é considerado anti-hipertensivo e antiarrítmico seguro e eficaz na gestação.

Dose: 120 a 320 mg ao dia por via oral, ou 5 a 10 mg em 10 minutos por via intravenosa.

Amamentação: é compatível com aleitamento materno.

☑ *Inibidores da enzima conversora da angiotensina*

Categoria FDA: X.

Classificação: inibidores da enzima conversora de angiotensina (IECA).

Compreende uma classe de fármacos (captopril, enalapril etc.) formalmente contraindicados na gestação, independentemente da idade gestacional. Além de associados à malformação dos sistemas cardiovascular e nervoso central do feto, quando usados no primeiro trimestre, comprometem o desenvolvimento renal fetal nos demais períodos, além de provocarem oligoidrâmnio, malformações ósseas, hipoplasia pulmonar, hipotensão, anúria e morte neonatal.

Amamentação: são liberados para uso durante a amamentação.

☑ *Bloqueadores dos receptores AT1 da angiotensina II*

Categoria FDA: X.

Classificação: bloqueadores dos receptores AT1 da angiotensina II.

Compreendem um grupo de medicamentos (losartan, irbesartan, candesartan, valsartan, telmisartan, etc.) assim como os IECA, contraindicados na gravidez, por provocarem malformações fetais, além de natimortos ou neomortos ou, ainda, crianças sobreviventes com lesão renal.

Amamentação: são liberados para uso na amamentação.

Furosemida

Categoria FDA: C.

Classificação: diurético de alça.

Diurético de efeito potente, atuando também na presença de insuficiência renal. Utilizado no tratamento da insuficiência cardíaca e hipertensão grave, bem como para insuficiência cardíaca e teste de função renal fetal. O principal efeito adverso é a hipopotassemia.

Amamentação: é excretado no leite, mas sem efeito adverso para o lactente.

Hidroclorotiazida

Categoria FDA: C.

Classificação: diurético tiazídico.

Menos potente que os de alça, só atuando quando a função renal está preservada.

Amamentação: compatível com amamentação.

Clortalidona

Categoria FDA: B.

Classificação: diurético tiazídico, com ação semelhante à da hidroclorotiazida.

Os diuréticos de ambos os grupos atravessam a placenta, mas não alteram o volume do líquido amniótico. Podem provocar hiperuricemia, hipocalemia, hiponatremia, hipomagnesemia, hipocalcemia e hiperglicemia materna, e os tiazídicos podem levar também à trombocitopenia neonatal.

Amamentação: são compatíveis com a amamentação, apesar de altas doses poderem reduzir o leite materno.

Espironolactona

Categoria FDA: C.
Classificação: é antagonista específico da aldosterona, diurético poupador de potássio.
Apresenta ação antiandrogênica, podendo provocar feminilização de fetos masculinos. Mesmo em doses baixas, pode provocar alterações no aparelho reprodutor de fetos masculinos e femininos.
Amamentação: seu uso é evitado na gestação, mas liberado durante a amamentação.

Amilorida

Categoria FDA: B.
Classificação: do grupo poupador de potássio, atua no ducto coletor.
Poucos relatos de uso na gestação.
Amamentação: sem relatos durante a amamentação.

☑ Hipolipemiantes

Estatinas

Não há benefício materno com o tratamento hipolipemiante na gestação. A recomendação seria iniciar o uso destes fármacos após a suspensão da amamentação. Gestantes que usaram estatinas no primeiro trimestre apresentaram alta incidência de malformações fetais maiores, sendo algumas relacionadas com a inibição da biossíntese do colesterol.
Categoria FDA: estatinas: X; fibratos: C; niacina: C.
Classificação: hipolipemiantes
Amamentação: contraindicados na amamentação.

Colestiramina

Categoria FDA: B.
Classificação: hipolipemiante.
Por não ser absorvida, pode ser utilizada tanto na gestação como na amamentação, mas pode depletar também vitaminas, como A, D, E e K, e aumentar a chance de constipação intestinal
Amamentação: pode ser utilizada na amamentação.

Ezetimiba

Categoria FDA: C.
Classificação: hipolipemiante.
Em doses altas é teratogênica em animais, mas não há relatos do uso por gestantes humanas. No entanto, se a terapia na gestação é necessária, parece ser melhor opção do que as estatinas.
Amamentação: não há dados sobre seu uso na amamentação.

☑ Anticoagulantes

Heparina não fracionada

Categoria FDA: B.
Classificação: anticoagulante.
Não atravessa a placenta e nem é excretada pelo leite materno, sendo compatível com a amamentação. Pode ser administrada por via intravenosa ou subcutânea. O efeito persiste até 28 horas após a última

874 | CARDIOPATIA E GRAVIDEZ

dose, o que limita o uso dessa via antes do parto. No final da gestação, quando ocorre aparente resistência à heparina, devido ao aumento do fibrinogênio e do fator VIII, que influenciam no resultado do tempo de tromboplastina parcialmente ativada (TTPa), torna-se mais difícil controlar a anticoagulação. Isso pode levar ao aumento desnecessário da dose de heparina, aumentando o risco subsequente de hemorragias. Nesta situação, está indicada a determinação do nível do anti-Xa e, na impossibilidade deste controle, não deve se exceder a dose de 40.000 U/dia.

Apresenta como principais complicações: trombocitopenia (devem-se monitorar as plaquetas duas vezes/semana no primeiro mês e, posteriormente, uma vez/mês, quando usada por longo prazo), devendo ser suspensa quando as plaquetas caírem mais de 50% do valor basal; osteoporose, também com tratamento em longo prazo (indicada densitometria óssea quando o uso for > 12 semanas); e necrose de pele e anafilaxia.

Amamentação: compatível.

Heparina de baixo peso molecular

Categoria FDA: B.

Classificação: anticoagulante.

As heparinas de baixo peso molecular (HBPM) possuem um terço do peso molecular da heparina não fracionada (HNF), além das seguintes vantagens: resposta anticoagulante mais previsível, melhor biodisponibilidade por via subcutânea, maior meia-vida plasmática, menor risco de trombocitopenia e, possivelmente, risco menor de osteoporose. Apresentam a desvantagem de o custo ser mais elevado e de terem a reversão do efeito obtida só parcialmente com o uso da protamina.

Sua atividade é medida pela dosagem dos níveis do anti-fator Xa, e a meia-vida está reduzida na gestação. A monitorização do efeito está indicada em situações de risco de sangramento, como peso corporal < 50 kg ou > 90 kg e na presença de insuficiência renal. São considerados níveis terapêuticos quando o anti-Xa estiver entre 0,3 e 0,7 UI, medidas entre 3 e 4 horas após a administração subcutânea. Para portadoras de prótese valvar cardíaca mecânica, os níveis devem ser em torno de 1,0 UI/mL.

Amamentação: compatível.

Fondaparinux

Categoria FDA: B.

Classificação: anticoagulante (inibidor direto da trombina).

Estudos em animais não revelaram evidências de diminuição da fertilidade ou dano ao feto devidos ao fondaparinux. Não existem dados controlados na gravidez humana. Fondaparinux é recomendado apenas para uso durante a gravidez, quando o benefício supera o risco. Um estudo *in vitro* sugere que o fondaparinux não atravessa a barreira placentária, com base em resultados de transferência placentária usando modelo cotilédone humano.

Amamentação: fondaparinux foi encontrado no leite de ratos lactantes. Não existem dados sobre a excreção do fondaparinux para o leite humano. Entretanto, o fabricante recomenda cautela na administração de fondaparinux a mulheres amamentando.

Derivados cumarínicos

Categoria FDA: classificados pelos fabricantes como risco X. Tanto a diretriz brasileira quanto a europeia classificam como D.

Classificação: são anticoagulantes orais.

Atuam diminuindo a concentração dos fatores II, VII, IX e X, que são sintetizados no fígado e dependentes da vitamina K. Dois medicamentos estão disponíveis no Brasil, cuja diferença principal entre eles é a meia-vida: entre 36 e 42 horas, para a varfarina, e 160 horas, para a femprocumona.

Atravessam a placenta e podem causar embriopatia varfarínica, quando utilizados no primeiro trimestre, entre a 6ª e 12ª semana de gravidez. São descritas também outras complicações fetais, como anormalidades do sistema nervoso central, lesões cerebrais mínimas com comprometimento do Quociente de Inteligência, aborto espontâneo, morte fetal e neonatal, prematuridade e hemorragia cerebral. As anormalidades do sistema nervoso central atribuídas aos cumarínicos, quando usados nos segundo e terceiro trimestres, têm sido observadas também com uso de heparina e mesmo sem uso de anticoagulante.

Quando desencadeado o trabalho de parto sem tempo hábil de suspender o anticoagulante, deve-se optar por parto via cesariana, com anestesia geral, devido ao risco de sangramento intracraniano fetal, por compressão no canal de parto, e sangramento meníngeo, por punção na anestesia raqui ou epidural.

O efeito é avaliado pelo tempo de protrombina (TP), estandardizado pela Razão Normalizada Internacional (RNI). Os níveis terapêuticos são atingidos de 4 a 5 dias após o início do tratamento e, para uma anticoagulação moderada, o TP deve ser de 20% a 25% do normal e a RNI, entre 2 e 3. Pacientes de alto risco necessitam intensidade maior de anticoagulação, onde a RNI é mantida entre 2,5 e 3,5.

Amamentação: são considerados compatíveis com a amamentação.

Dabigatrana

Categoria FDA: C.

Classificação: inibidor direto da trombina.

Não há estudos controlados em humanos, porém estudos em animais revelam toxicidade reprodutiva.

Amamentação: não ha evidência de excreção no leite materno. Devido ao potencial de efeitos adversos importantes, deve ser utilizado apenas quando não houver alternativa, e os benefícios superarem os riscos.

Rivaroxabana

Categoria FDA: C.

Classificação: bloqueador seletivo do sítio ativo do fator Xa.

Não há estudos controlados em humanos. Estudos em animais têm revelado toxicidade fetal.

Amamentação: não há evidência de excreção no leite materno. Devido aos potenciais efeitos adversos importantes, deve ser utilizado apenas quando não houver alternativa, e os benefícios superarem os riscos.

Apixabana

Categoria FDA: B.

Classificação: os estudos em animais não indicam efeitos adversos diretos ou indiretos, no que diz repeito à toxicidade reprodutiva. Não há estudos em humanos e, portanto, a apixabana não é recomendada durante a gravidez.

Amamentação: desconhece-se se a apixabana ou seus metabólitos são excretados no leite humano. Os dados disponíveis em animais mostraram excreção do apixabana no leite. Não pode ser excluído risco para os recém-nascidos e lactentes.

☑ Antiplaquetários

Aspirina

Categoria FDA: C.

Classificação: antiagregante plaquetário.

Quando administrada em baixas doses (< 150 mg ao dia), é segura tanto para a mãe como para o feto, durante toda a gestação. O uso crônico ou intermitente em altas doses (> 325 mg ao dia) deve ser evitado,

876 | CARDIOPATIA E GRAVIDEZ

devido ao comprometimento da coagulação, tanto materna como no neonato, além de intoxicação congênita por salicilato e fechamento prematuro do ducto arterioso, quando administrada próximo ao termo.

Amamentação: uso cauteloso na amamentação. É excretada pelo leite em baixas doses, e efeitos adversos na função plaquetária do lactente não têm sido descritos.

Clopidogrel:

Categoria FDA: B.

Classificação: inibidor da agregação plaquetária.

Não é teratogênico em animais e existem apenas relatos de casos de uso em gestantes, sem complicações. Como nas gestantes o parto é um período crítico pelo risco aumentado de hemorragias, deve ser suspenso 7 a 10 dias antes do parto.

Amamentação: não há dados da excreção de clopidogrel no leite humano. Porem, é descrita a excreção de clopidogrel e de seus metabólitos no leite de ratas. Deve-se considerar a importância do fármaco para a mãe, na tomada de decisão durante a amamentação.

Ticlopidina

Categoria FDA: B.

Classificação: antiagregante plaquetário.

Os estudos em animais não revelaram evidência de teratogenicidade; no entanto, as doses de 200 a 400 mg/kg ao dia resultaram em toxicidade materna e fetal. Não existem dados controlados na gravidez humana. Ticlopidina deve ser administrada durante a gravidez somente quando o benefício supera o risco.

Amamentação: não existem dados sobre a excreção da ticlopidina no leite humano. Estudos em animais mostraram que a ticlopidina é excretada no leite de ratas. Deve-se pesar o benefício de interromper o uso da medicação ou da amamentação.

Ticagrelor

Categoria FDA: C.

Classificação: antiagregante plaquetário.

Os estudos em animais revelaram evidência de toxicidade fetal. Não existem dados controlados na gravidez humana. Ticagrelor só é recomendado para uso durante a gravidez, quando não exisitirem alternativas, e risco superar o benefício.

Amamentação: não existem dados sobre a excreção do ticagrelor no leite humano. O fabricante recomenda que, devido ao potencial de reações adversas graves em lactentes, e a importância da medicação para a mãe, deve-se pesar o benefício de interromper o uso da medicação ou da amamentação.

Prasugrel

Categoria FDA: B.

Classificação: antiagregante plaquetário.

Recomendado para uso durante a gravidez, quando benefício supera o risco. Não há evidêcia de fetotoxicidade em animais.

Amamentação: não existem dados sobre a excreção do prasugrel no leite humano.

☑ Trombolíticos

Estreptoquinase, uroquinase e alteplase

Categoria FDA: estreptoquinase: C; uroquinase: B; alteplase: C.

Classificação: trombolíticos.

Os dois primeiros não são seletivos e produzem um estado fibrinolítico generalizado. A estreptoquinase tem meia-vida de 23 minutos, pode provocar reação alérgica ou hipotensão e, após seu uso, o fibrinogênio demora de 36 a 48 horas para retornar ao normal. A alteplase é um ativador direto do plasminogênio, seletiva para o coágulo, com meia-vida de 5 minutos, e não é antigênica e nem causa hipotensão.

Na gestação, os trombolíticos têm sido utilizados para tratamento de trombose venosa profunda proximal, tromboembolia pulmonar, trombose de prótese valvar, trombose de veia axilar, embolia arterial cerebral e infarto agudo do miocárdio. Não há comprovação de que sejam teratogênicos, mas sabe-se que podem causar hemorragia materna, se utilizados por ocasião do parto, em 8,1% dos casos. Para diminuir este risco, seu uso deve ser evitado até 10 dias após partos cesáreos.

Amamentação: a possibilidade do uso durante a amamentação e a consequente exposição do lactente são mínimas, mas não se sabe se passam para o leite materno.

Em resumo, ao prescrever para uma gestante deve-se ter em mente: avaliar medicamentos em uso antes da gestação; buscar dose efetiva, minimizando riscos fetais; considerar o período gestacional; mudanças farmacocinéticas na gestação, como absorção, distribuição medicamentos hidrofílicos, concentração de medicamentos ligados à albumina, ↑ metabolismo hepático, e ↑ taxas filtração glomerular; uso na amamentação; os IECA e os bloqueadores da angiotensina, o atenolol, a espironolactona e os novos anticoagulantes são proscritos em qualquer fase da gravidez; os IECA e os bloqueadores da angiotensina, de modo geral, podem ser usados na amamentação.

BIBLIOGRAFIA

Andrade J, Franchi AJ, Batlouni. Drogas Cardiovasculares no ciclo gravídico–puerperal. In: Andrade J, Avila WS, editores. Doença cardiovascular, gravidez e planejamento familiar. São Paulo: Atheneu, 2003. p. 413-24.

Bonow RO, Carabello BA, Chatterjee K, et al. 2008 Focused update incorporated into the ACC/AHA 2006 guidelines for the management of patients with valvular heart disease: a report of the American College of Cardiology/American Heart Association Task Force on Practice Guidelines (Writing Committee to Revise the 1998 Guidelines for the Management of Patients With Valvular Heart Disease): endorsed by the Society of Cardiovascular nesthesiologists, Society for Cardiovascular Angiography and Interventions, and Society of Thoracic Surgeons. Circulation. 2008;118:e523–e661.

Briggs GG, Freeman RK, Yaffe SJ, editors. Drugs in pregnancy and lactation: a reference guide to fetal and neonatal risk. 5th ed. Baltimore: Williams & Wilkins; 1998.

Dawes M, Chowienczyk P. Pharamcokinetics in pregnancy. Best Practice e Research Clinical Obstetrics and Gynaecology. 2001;15(6):819-26.

Duley L, Henderson-Smart DJ. Drugs for treatment of very high blood pressure during pregnancy. The Cochrane Library. Issue 1; 2006.

Elkayam U. Pregnancy and cardiovascular disease. In: Braunwald E, Zipes DP, Libby P, editors. Heart disease: a textbook of cardiovascular medicine. 6th ed. Philadelphia: WB Saunders; 2001. p. 2172-91.

European Society of Gynecology (ESG); Association for European Paediatric Cardiology (AEPC); German Society for Gender Medicine (DGesGM), Regitz-Zagrosek V, Blomstrom Lundqvist C, et al.; ESC Committee for Practice Guidelines. ESC Guidelines on the management of cardiovascular diseases during pregnancy: the Task Force on the Management of Cardiovascular Diseases during Pregnancy of the European Society of Cardiology (ESC). European Heart Journal. 2011;32(24):3147-97.

Federação Brasileira das Associações de Ginecologia e Obstetricia (FEBRASGO). Manual de Gestação de Alto Risco. São Paulo: Casa Leitura Médica, 2011.

Koren G. Pharmacokinetcs in pregnancy; clinal significance. J Popul Ther Clin Pharmacol. 2011;18(3):e523-e527.

Lenfant C, Chobanian AV, Jones DW, et al.; Joint National Committee on the Prevention, Detection, Evaluation, and Treatment of High Blood Pressure. The Seventh Report of the Joint National Committee on Prevention, Detection, Evaluation and Treatment of High Blood Pressure: the JNC 7 report. JAMA. 2003;289(19):2560-72.

Mitchell AA, Gilboa SM, Weler MM, et al. Medication use during pregnancy, with particular focus on prescription drugs: 1976-2008. Am J Obstet Gynecol. 2011;205:51.e1-8.

Pieper PG. Use of medication for cardiovascular disease during pregnancy. Nat Rev Cardiol. 2015;12;718-29.

Qasqas AS, McPherson C, Frishman WH, et al. Cardiovascular pharmacotherapeutic considerations during pregnancy and lactation. Cardiol Rev. 2004;12(4):201-21.

Rey E, Le Lorier J, Burgess E, et al. Report of the Canadian Hypertension Society Consensus Conference: 3. Pharmacologic treatment of hypertensive disorders in pregnancy. CMAJ. 1997;157:1245-54.

Ruys TP, Maggioni A, Johnson MR. et al. Cardiac medication during pregnancy, data from the ROPAC. Int J Cardiol. 2014;177:124-8.

Tedoldi CL, Freire CMV, Bub TF, et al. Sociedade Brasileira de Cardiologia. Diretriz da Sociedade Brasileira de Cardiologia para Gravidez na Mulher Portadora de Cardiopatia.. Arq Bras Cardiol. 2009;93(6 supl.1):e110-e178.

SEÇÃO 11

CARDIOGERIATRIA

85

O envelhecimento e o sistema cardiovascular

Felicio Savioli Neto
Helio Maximiano Magalhães
Roberta Delgado

Palavras-chave: Envelhecimento; Sistema cardiovascular; Idoso; Coração; Idade avançada; Geriatria.

INTRODUÇÃO

A baixa expectativa de vida dos brasileiros em relação aos países desenvolvidos, a idade atual da aposentadoria, e os relatos da literatura têm sustentado 60 anos como a idade limite para idosos no Brasil. Tendo em vista que a expectativa de vida média dos brasileiros aumentou cerca de 2 anos em menos de duas décadas, de 70,5 anos, em 2000, para 72 anos, em 2016, recentemente tem sido proposto considerar 65 anos a idade de corte para idosos em nosso país . Atualmente, 17 milhões (9%) de brasileiros têm idade igual ou superior a 65 anos, contingente esperado alcançar 54 milhões em 2040, representando mais de 17% da população brasileira. A prevalência de doenças cardiovasculares (DCV) aumenta progressivamente com a idade, e os idosos representam mais da metade de todas as internações e procedimentos cardiovasculares, bem como aproximadamente 80% de todas as mortes por estas doenças. Indivíduos com 75 anos ou mais representam apenas 6% da população total, e mais de 50% das mortes cardiovasculares ocorrem nesta faixa etária. Atualmente, um em cada dois pacientes na sala de espera do cardiologista tem 65 anos ou mais e, da mesma forma, um em cada dois idosos na sala de espera do geriatra tem alguma DCV. Com o avançar da idade, a doença arterial coronariana, a hipertensão arterial, o acidente vascular cerebral, a fibrilação atrial, a insuficiência cardíaca e a doença valvar aórtica tornam-se cada vez mais comuns. Ademais, a multimorbidade – concomitância de duas ou mais doenças – está presente na maioria dos idosos, sendo responsável por elevada ocorrência de resultados adversos, incluindo readmissão hospitalar, incapacidade funcional e morte.

O envelhecimento está associado a importantes alterações estruturais e funcionais, observadas no sistema cardiovascular. O entendimento de tais modificações é fundamental na orientação do raciocínio clínico, na interpretação diagnóstica, na formulação da estratégia e no monitoramento da terapêutica instituída em idosos com DCV. O objetivo deste capítulo é descrever, de forma sucinta, as principais alterações cardiovasculares associadas ao processo de envelhecimento e suas possíveis implicações na prática clínica.

ALTERAÇÕES VASCULARES

Com o avançar da idade, a progressiva perda de tecido elástico, o acúmulo de tecido conjuntivo, o depósito de cálcio, e a diminuição da elastina nas camadas íntima e média das paredes das grandes artérias, tornam-nas mais rígidas, mais espessas, mais alongadas e dilatadas. Consequentemente, as artérias, em especial a aorta, perdem sua habitual elasticidade parietal, tornam-se menos complacentes, proporcionando aumento na velocidade de propagação do pulso da onda, elevando os níveis sistólicos da pressão arterial, a impedância aórtica e a pós-carga (Figura 85.1). Macroscopicamente, a aorta ascendente torna-se alongada, e seu diâmetro aumenta na ordem de 9% por década, com volume quatro vezes maior entre as idades de 30 e 80 anos. Em alguns casos, a angulação aguda do botão aórtico pode alterar a forma do septo interventricular, observado no ecocardiograma sob a forma sinuosa (septo sigmoide).

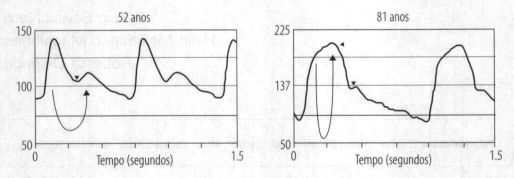

Figura 85.1. Características do pulso da onda, nas idades de 52 e 82 anos. Fonte: Lakatta EG, Levy D. Arterial and cardiac aging: major shareholders in cardiovascular disease enterprises: part II (the aging heart in health: links to heart disease). Circulation 2003;107(2):346-54.

Na prática clínica, o aumento da rigidez e a diminuição da distensibilidade arterial resultam em aumento da pressão arterial sistólica, diminuição da diastólica e alargamento da pressão de pulso, condições que dificultam o tratamento da hipertensão sistólica isolada. A ampliação da pressão de pulso é prejudicial aos órgãos-alvo, aumentando o risco de doença renal, demência, infarto do miocárdio, acidente vascular cerebral, insuficiência cardíaca, fibrilação atrial e mortalidade. Ademais, com a diminuição da complacência das artérias centrais, pequenas alterações no volume intravascular proporcionam grandes alterações na pressão arterial. Assim, a menor capacidade das artérias em amortecer as pulsações cardíacas é determinante para aumentar a pós-carga, desenvolver hipertrofia ventricular esquerda, reduzir a perfusão coronariana e aumentar a pressão de pulso. Entre as idades de 20 e 80 anos, acresce-se anualmente cerca de 1 mmHg aos níveis sistólicos da pressão arterial, com níveis 30% maiores na oitava década de vida. Por outro lado, os níveis diastólicos não são modificados com o envelhecimento (Figura 85.2).

O endotélio vascular desempenha papel fundamental na manutenção do tônus vascular, com secreção de substâncias vasodilatadoras como óxido nítrico e prostaciclinas, e de vasoconstritoras, como endotelina 1, tromboxano A2 e angiotensina II. O endotélio tem importante papel na regulação do crescimento celular, dos processos reológicos, inflamatórios e oxidativos. Em parte, o enrijecimento da parede arterial observado com o envelhecimento pode ser atribuído ao declínio da produção endotelial de óxido nítrico, responsável por efeitos na camada muscular destes vasos com subsequente vasodilatação. Assim, as respostas vasodilatadoras mediadas pelo óxido nítrico são atenuadas em todos os níveis da rede arterial, da microcirculação coronariana às artérias coronárias epicárdicas e circulação periférica, implicando em menor capacidade reguladora do fluxo sanguíneo e a maior sucetibilidade para aterosclerose e trombose. Nas idades avançadas, a quantidade de óxido nítrico produzida pelo endotélio vascular é 85% menor do que a produzida nos mais jovens (Figura 85.3).

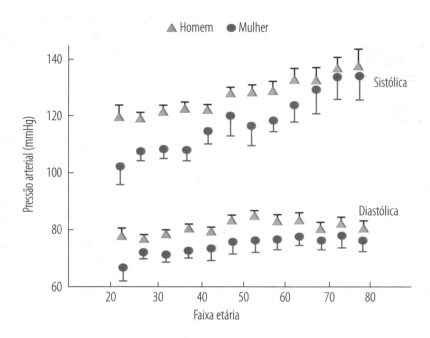

Figura 85.2. Níveis de pressão arterial, de acordo com a faixa etária e sexo. Pearson JD et al. J Gerontol Med Sci. 1997.

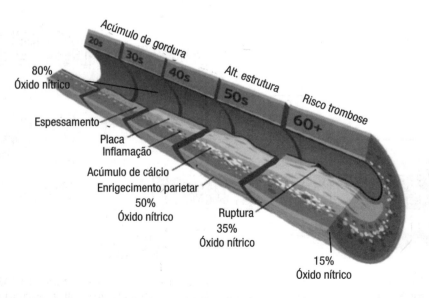

Figura 85.3. Declínio da produção endotelial de óxido nítrico e alterações na parede arterial nas diferentes décadas da vida. Fonte: adaptado de Gerhardt et al. Hypertension 1996. Ver figura colorida no encarte

As alterações observadas na rede arterial incluem o espessamento e enrijecimento parietal, o alargamento do lúmen, a fratura da lâmina elástica, a deposição de cálcio e colágeno, o aumento do número e a hipertrofia das células da camada muscular. Funcionalmente, o envelhecimento vascular está associado à disfunção endotelial, principalmente por deficiência do óxido nítrico, com consequente aumento da rigidez mediada pela musculatura lisa dos vasos menores e arteríolas.

ALTERAÇÕES CARDÍACAS

A partir da quarta década de vida, nota-se progressiva perda de miócitos ventriculares, com contingente 30% menor na idade de 80 anos em comparação com ao contingente aos 20. Esse fenômeno é atribuído a processos de apoptose, necrose e/ou autofagia, além da limitada capacidade regenerativa das células miocárdicas. Além disto, observa-se acentuada proliferação de fibroblastos cardíacos, células que produzem matriz extracelular, colágeno e depósitos amiloides. Estruturalmente, o envelhecimento se associa a aumento significativo da espessura miocárdica decorrente do aumento no tamanho da fibra miocárdica. Esta hipertrofia ocorre de forma assimétrica, com maior espessura no septo interventricular em relação à parede ventricular, modificando a silhueta cardíaca, normalmente de formato elíptico para esférico. Tais alterações, tanto na espessura como na forma, são associadas a importantes alterações funcionais no estresse da parede cardíaca e na eficiência contrátil. Assim, com o avançar da idade, nota-se acúmulo de colágeno com consequente fibrose intersticial nos átrios, nó sinusal e ventrículos. Na Figura 85.4 são mostradas as principais alterações cardiovasculares associadas ao processo natural de envelhecimento.

Não obstante, o envelhecimento não compromete a função sistólica do ventrículo esquerdo, preservando o desempenho do coração como bomba, graças a importantes mecanismos adaptativos, que incluem moderada hipertrofia ventricular esquerda, sístole e diástole prolongadas, mecanismo de Frank-Starling, aumento do átrio esquerdo e da sua contribuição no enchimento ventricular (Quadro 85.1).

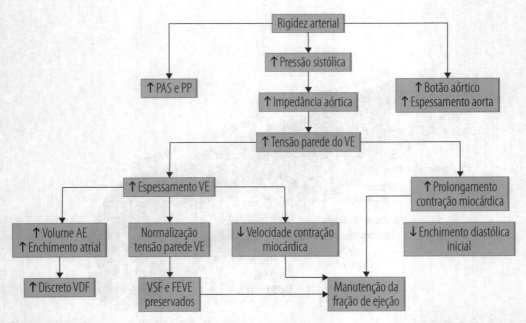

Figura 85.4. Principais alterações cardiovasculares associadas ao processo natural de envelhecimento. PAS: pressão arterial sistólica; PP: pressão de pulso; VE: ventrículo esquerdo; AE: átrio esquerdo; VDF: volume diastólico final; VSF: volume sistólico final; FEVE fração de ejeção do ventrículo esquerdo. Fonte: adaptado de Strait JB, Lakatta EG. Aging-associated cardiovascular changes and their relationship to heart failure. Heart Failure Clin. 2012;8(1):143-64.

Quadro 85.1. Mecanismos adaptativos para preservar a função sistólica.

Hipertrofia ventricular esquerda
Prolongamento da sístole
Prolongamento do relaxamento isovolumétrico
Importância do mecanismo de Frank-Starling
Aumento e hipertrofia do átrio esquerdo
Eficiência da contração atrial

Ao contrário do observado com a função sistólica em repouso, o envelhecimento se associa a substanciais alterações na fase diastólica do ciclo cardíaco (lusitrópicas). A partir da sexta década de vida, a velocidade do enchimento ventricular esquerdo, na fase inicial da diástole, declina acentuadamente (cerca de 50%) entre os 20 e 80 anos, devido ao acúmulo de material fibrótico, no ventrículo esquerdo, e ao atraso na ativação do cálcio, na fase precedente à sístole. Em contrapartida, ocorre aumento compensatório do enchimento diastólico final graças à maior contribuição da contração atrial esquerda, preservando o enchimento ventricular. Além disso, o tempo de enchimento do ventrículo esquerdo durante a fase inicial da diástole aumenta em cerca de 50% entre as idades de 20 e 80 anos. Surpreendentemente, enquanto a taxa de enchimento ventricular diminui e aumenta a importância da fase tardia da diástole, o volume diastólico final permanece inalterado ou aumenta discretamente no repouso e durante o exercício de leve intensidade, graças ao menor aumento da frequência cardíaca e ao consequente maior tempo de enchimento diastólico. Em consequência, a função sistólica global permanece inalterada. Apesar do aumento da pressão arterial sistólica com a idade, o volume sistólico final e a fração de ejeção do ventrículo esquerdo, em repouso, não se alteram significativamente.

O estudo da função diastólica é realizado de forma indireta, geralmente pelo eco-Dopplercardiograma bidimensional com análise da velocidade do fluxo transmitral. A relação tempo-velocidade do enchimento ventricular inicial (E) e final (A) é significativamente menor nos idosos quando comparada com os mais jovens. No idoso, o tempo de relaxamento isovolumétrico é prolongado em cerca de 40%, tornando a fase inicial mais lenta do que nos mais jovens. A fase final do enchimento ventricular torna-se mais importante, com maior participação da contração atrial. Assim, o átrio esquerdo se hipertrofia e tem seu volume aumentado. No sistema condutor, ocorre redução do número de células automáticas do nó sinusal e depósito de tecido conjuntivo no sistema His Purkinje, responsáveis pela elevada prevalência de bradicardia, bloqueios cardíacos e arritmias cardíacas nesta população. O intervalo P-R, representação eletrocardiográfica da condução atrioventricular, aumenta de 159 milissegundos, nas idades entre 20 e 35, para 172 milissegundos, nas acima de 60 anos. O eixo elétrico do coração (QRS) desloca-se para a esquerda, possivelmente devido ao aumento da espessura do ventrículo esquerdo. Com o avançar da idade, as amplitudes das ondas R e S declinam, e as alterações inespecíficas no segmento ST-T tornam-se mais frequentes. Nas idades superiores a 75 anos, a prevalência de espessamento dos folhetos da valva aórtica é superior a 40% e, na maioria dos casos, por não se associarem à obstrução do fluxo sanguíneos, não são considerados processos patológicos.

ALTERAÇÕES AUTONÔMICAS

As principais modificações autonômicas associadas ao envelhecimento estão no Quadro 85.2. Os efeitos do envelhecimento no sistema cardiovascular são evidenciados durante o exercício máximo. Nesta condição, a modulação simpática do sistema cardiovascular é essencial para aumentar a frequência cardíaca, a contratilidade e o relaxamento miocárdico; diminuir a pós-carga; redistribuir o sangue para o trabalho muscular; e dissipar calor pela pele. Os níveis plasmáticos de adrenalina e noradrenalina aumentam com a idade. A hiperatividade simpática promove progressiva dessensibilização dos receptores beta-adrenérgicos, cardíacos e vasculares, comprometendo os mecanismos contrarregulatórios.

Assim, a estimulação simpática do receptor adrenérgico beta-1 determina aumentos tanto na frequência cardíaca como na fração de ejeção, porém, com menores intensidades nos idosos do que nos jovens. Do mesmo modo, a menor resposta do receptor adrenérgico beta-2 limita a subsequente vasodilatação que, associada à maior rigidez vascular, eleva a pós-carga. O aumento da frequência cardíaca pela admi-

CARDIOGERIATRIA

Quadro 85.2. Modificações autonômicas associadas ao envelhecimento.

↑ Níveis plasmáticos de catecolaminas
↓ Resposta beta-adrenérgica
↓ Número de receptores beta
↓ Afinidade receptor beta-1
Atividade adrenérgica alfa inalterada

nistração em bolo de agonistas adrenérgicos beta, como isoproterenol, diminui com a idade. De outra parte, a administração de dose igual de propranolol a adultos jovens e idosos, embora resulte em níveis plasmáticos maiores nestes, provoca menor redução da frequência cardíaca durante exercício físico, no idoso. Tanto a dilatação arterial como a venosa declinam também com o envelhecimento, em resposta à estimulação adrenérgica beta do sistema cardiovascular durante o exercício. O declínio da dilatação arterial durante o exercício, associado a alterações estruturais dos grandes vasos relacionados à idade, pode contribuir para o aumento da impedância vascular. Ademais, a diminuição da eficiência da modulação adrenérgica beta dos mecanismos de acoplamento excitação-contração pode explicar, em parte, a redução da reserva miocárdica com a idade avançada.

As alterações cardiovasculares associadas ao envelhecimento não afetam a função cardíaca na condição de repouso, mesmo nas idades mais avançadas. Entretanto, quando associadas a processos patológicos patológicos (por exemplo: isquemia, hipertensão arterial, taquicardia e infecções) ou a estresse fisiológico (atividade física), condições comumente bem toleradas por indivíduos jovens, podem comprometer a função cardíaca no paciente idoso. Enfim, o processo de envelhecimento está associado a importantes modificações cardiovasculares que, quando combinadas com processos patológicos e com o estilo de vida sedentário, alteram as apresentações clínicas, dificultam o diagnóstico, complicam o tratamento e pioram o prognóstico das doenças cardiovasculares. Nos Quadros 85.3 e 85.4, estão relacionadas as principais implicações clínicas associadas ao processo natural de envelhecimento.

Quadro 85.3. Implicações clínicas do envelhecimento cardiovascular.

↑ Pressão sistólica
↑ Prevalência de fibrilação atrial
↑ Prevalência de insuficiência cardíaca
↑ Prevalência de arritmias
↑ Prevalência de hipotensão postural
↑ Risco de síncopes
↓ Resposta cardiovascular no estresse
Pioram o Prognóstico das Doenças Cardiovasculares

CONCLUSÃO

O envelhecimento está associado a importantes alterações cardiovasculares que, na ausência de processos patológicos, não comprometem a função cardíaca como bomba. Tais alterações incluem enrijecimento arterial, disfunção endotelial, elevação dos níveis sistólicos da pressão arterial, pressão de pulso ampliada, espessamento parietal do ventrículo esquerdo, dilatação e hipertrofia do átrio esquerdo, redução do enchimento diastólico inicial, prolongamento do relaxamento isovolumétrico e menor sensibilidade ao estímulo adrenérgico beta.

Quadro 85.4. Principais alterações cardiovasculares associadas ao envelhecimento e suas consequências na prática clínica.

Estrutura	Alterações funcionais	Consequências fisiológicas	Consequências clínicas
Artérias elásticas	Espessamento/ enrigecimento parietal	Hipertensão ↑ Pressão pulso	AVC Isquemia coronariana Declínio cognitivo
Artérias musculares e arteríolas	↓ Função endotelial ↑ Resistência periférica	↑ Pós- carga ↓Perfusão coronária	HVE IC Fragilidade
Circulação cerebrovascular	Alongamento, tortuosidades Espessamento Estreitamento luz	↑ Suscetibilidade para isquemia cerebral	AVC Disfunção cognitiva
Miocárdio	↓Hipertrofia de miócitos Deposição de colágeno ↓ Células do nó sinusal Fibrose sistema condução ↓ Sensibilidade adrenérgica beta	HVE Disfunção diastólica ↓ FC máxima no exercício	↓ Capacidade aeróbia ↑ Risco arritmias atriais ↑ Risco bloqueios condução IC Fragilidade

AVC: acidente vascular cerebral; HVE: hipertrofia ventricular esquerda; IC: insuficiência cardíaca.

BIBLIOGRAFIA

Aronow WS, Fleg JL, Rich MW. Cardiovascular disease in the elderly. 5th ed. Boca Raton: CRC; 2014. p. 67-103.

Dai X, Hummel SL, Salazar JB, et al. Cardiovascular physiology in the older adults. J Geriatr Cardiol. 2015;12(3):196-201.

Frishman WH, Cheng-Lai A, Aronow WS. Cardiovascular drug therapy in the elderly. In: Gerstenblith G. Cardiovascular disease in the elderly. Totawa (NJ): Humana Press; 2005.

Jackson CF, Wenger NK. Cardiovascular disease in the elderly. Rev Esp Cardiol. 2011;64(8):697-712.

Kitzman D, Taffet G. Effects of aging on cardiovascular structure and function. In: Hazzard`s geriatric medicine and gerontology. 6th ed. New York: McGraw-Hill; 2009. p. 883-96.

Lakatta EG, Levy D. Arterial and cardiac aging: major shareholders in cardiovascular disease enterprises: part II (the aging heart in health: links to heart disease). Circulation 2003;107(2):346-54.

Strait JB, Lakatta EG. Aging-associated cardiovascular changes and their relationship to heart failure. Heart Failure Clin. 2012;8(1):143-64.

Wei JI. Age and the cardiovascular system. N Engl J Med. 1992;327(24):1735-9.

Hipertensão arterial em idosos

Neire Niara Ferreira de Araújo
Gabriela Medeiros Pereira da Silva

Palavras-chave: Hipertensão; Idosos; Demência; Acidente vascular encefálico; Doença cardiovascular.

INTRODUÇÃO

A Organização Mundial da Saúde (OMS) alerta para o crescimento acelerado da população com mais de 60 anos, que deve passar de 841 milhões para 2 bilhões em 2050. No entanto, apesar do ganho em anos, não significa que os idosos estejam ganhando em qualidade de vida. Em 2015, a OMS registrou 56,4 milhões de mortes no mundo, das quais mais da metade foi causada por dez principais doenças, cujo topo vem sendo liderado, nas duas últimas décadas, pelas doenças cardiovasculares (DCV).

Os países em desenvolvimento estão experimentando esta realidade, inclusive o Brasil, cujo censo de 2010 registrou 18 milhões de pessoas acima dos 60 anos de idade, o que já representa 12% da população, sendo 1,6% de octogenários. O Ministério da Saúde projeta para o ano de 2025 uma população de mais de 30 milhões de idosos, o que deve colocar o Brasil em números absolutos, como a sexta maior população mundial nesta faixa etária. Isto constitui um grande desafio para as autoridades governamentais, que devem instituir programas de saúde e suporte previdenciário, principalmente, voltados para os idosos.

A hipertensão arterial sistêmica (HAS) é a doença crônica não transmissível mais predominante entre os idosos e constitui o principal fator de risco modificável para as DCV. Estima-se que história prévia de HAS esteja presente em 69% dos casos de infarto agudo do miocárdio, em 77% dos que tiveram acidente vascular encefálico e em 74% dos que desenvolveram insuficiência cardíaca (IC).

No mundo inteiro, a hipertensão arterial afeta, aproximadamente, 1 bilhão de adultos. O estudo de Framingham constatou que, após os 55 anos, cerca de 90% das pessoas com pressão arterial normal passam a desenvolver hipertensão arterial ao longo da vida. Em 2012, o Ministério da Saúde registrou 24,3% de hipertensos na população brasileira, quando comparados a 22,5% em 2006, predominando em 27% das mulheres contra 21,3% dos homens. Entre os brasileiros com mais de 65 anos, foram registrados 59,2% de hipertensos.

A pressão arterial sistólica registra crescimento linear com o aumento da idade, enquanto a pressão arterial diastólica começa a declinar, caracterizando a hipertensão sistólica isolada, considerada fator de

CARDIOGERIATRIA

risco independente, tanto para eventos coronarianos e cerebrovasculares, como também para IC e doença renal crônica em estádio terminal.

FISIOPATOLOGIA

A hipertensão arterial na população idosa está diretamente relacionada com as alterações vasculares fisiológicas do envelhecimento. Com o aumento da idade, ocorrem modificações em todo território arterial, principalmente nas paredes das grandes artérias, como perda de elastina, aumento de colágeno, calcificação, espessamento das camadas média e íntima, menor disponibilidade de óxido nítrico (que é um importante fator de relaxamento vascular), além de maior liberação de substâncias vasoativas pelo endotélio, contribuindo para aumento progressivo da rigidez arterial, da velocidade da onda de pulso e, consequentemente, para a elevação da pressão sistólica. Estes fatores levam à redução do débito cardíaco e do volume intravascular, comprometendo o fluxo renal, a atividade da renina plasmática e a capacidade de vasodilatação mediada por receptores adrenérgicos beta. O aumento na resistência vascular periférica ocasionado pela elevação da pressão arterial sistólica leva ao remodelamento do miocárdio, que inclui aumento de sua espessura, hipertrofia ventricular esquerda, prolongamento da atividade contrátil, diminuição do tempo de enchimento diastólico inicial e prolongamento do tempo de enchimento diastólico final, resultando em sobrecarga atrial esquerda. As artérias de capacitância e a aorta, uma vez enrijecidas, perdem, gradativamente, a capacidade de expandir-se na sístole, levando à queda na pressão arterial diastólica e à redução no fluxo sanguíneo coronariano. Além destas alterações, como resultado do envelhecimento, os barorreceptores e o sistema venoso também são comprometidos, aumentando o risco de hipotensão ortostática e pós-prandial, eventos cardiovasculares, como infarto agudo do miocárdio e acidente vascular encefálico, síncopes e quedas, podendo ocasionar fraturas e suas consequências.

DIAGNÓSTICO

A suspeição diagnóstica, a confirmação, a identificação de causas secundárias, bem como a avaliação do risco cardiovascular fazem parte da abordagem inicial de todo paciente hipertenso. A presença de lesões de órgão-alvo e de doenças associadas deve ser investigada por avaliação da história médica (pessoal e familiar), medição da pressão arterial no consultório e/ou fora dele, utilizando-se técnica adequada e equipamentos validados, exame físico e investigação laboratorial.

O Quadro 86.1 apresenta a classificação da pressão arterial, de acordo com a medição casual ou no consultório, a partir de 18 anos de idade, segundo a 7a Diretriz Brasileira de Hipertensão. A hipertensão sistólica isolada, quando pressão arterial sistólica ≥ 140 mmHg e pressão arterial diastólica ≤ 90 mmHg, passou a ser classificada nos diferentes estágios 1, 2 ou 3. Quando a pressão arterial sistólica e a pressão arterial diastólica situam-se em categorias diferentes, a maior deve ser utilizada para classificação da pressão arterial.

Quadro 86.1. Classificação da pressão arterial, de acordo com a medição casual ou no consultório.

Classificação	PAS (mmHg)	PAD (mmHg)
Normal	≤ 120	≤ 80
Pré-hipertensão	121-139	81-89
Hipertensão estágio 1	140-159	90-99
Hipertensão estágio 2	160-179	100-109
Hipertensão estágio 3	≥ 180	≥ 110

PAS: pressão arterial sistólica; PAD: pressão arterial diastólica. Fonte: adaptada de Malachias MV, Souza WK, Plavnik FL, et al. 7ª Diretriz Brasileira de Hipertensão Arterial. Arq Bras Cardiol. 2016;107(3Supl.3):1-83.

ABORDAGEM CLÍNICA DO IDOSO HIPERTENSO

Os principais fatores de risco cardiovasculares devem ser identificados durante a história clínica de todo paciente hipertenso, como tabagismo, história familiar para DCV, dislipidemia, sedentarismo e diabetes. Entretanto, a idade > 60 anos é o fator de risco mais importante para DCV.

A abordagem do paciente idoso tem peculiaridades que o diferenciam do adulto jovem hipertenso, uma vez que o envelhecimento mal sucedido geralmente, vem associado a doenças degenerativas osteoarticulares, neurológicas, hormonais, imunológicas e psiquiátricas, dentre outras, que tanto podem mascarar o quadro clínico principal como motivar a prescrição de fármacos, cujos efeitos adversos costumam envolver o aparelho cardiovascular. Deve-se proceder à rigorosa investigação do uso de medicamentos, em especial os anti-inflamatórios não hormonais, corticosteroides, antigripais e medicamentos fitoterápicos – lembrando que estes últimos são vendidos largamente e sem prescrição médica. Tais informações são fundamentais para afastar hipertensão secundária, refratariedade ao tratamento ou a má adesão, além de facilitar a escolha do melhor agente terapêutico.

No exame do idoso hipertenso devem-se considerar avaliação cognitiva, funcionalidade, exame físico (índice de massa corporal, circunferência abdominal, pesquisa de sopros carotídeos, pulsos periféricos e massa pulsátil em região abdominal), além de exames laboratoriais (hemograma, glicemia, hemoglobina glicosilada, colesterol total e frações, triglicerídeos, ácido úrico, ureia, creatinina, TSH, T4 livre, eletrólitos e urina tipo 1), eletrocardiograma, radiografia de tórax, ecocardiograma e, em condições especiais, teste ergométrico, monitorização ambulatorial da pressão arterial (MAPA) e ultrassonografia de abdome. Estas recomendações visam pesquisar lesões em órgãos-alvo, como doenças cardíacas (angina ou infarto do miocárdio prévio, hipertrofia ventricular esquerda, revascularização do miocárdio prévia e IC), retinopatia hipertensiva, doença renal, doença arterial obstrutiva periférica e acidente vascular encefálico.

As recomendações da II Diretriz Brasileira de Cardiogeriatria para a medição da pressão arterial no idoso salientam os cuidados para evitar equívocos no diagnóstico de HAS. As medidas da pressão arterial devem ser confirmadas, no mínimo, em duas visitas aos profissionais de saúde devidamente treinados, obtendo-se, pelo menos, três medidas de pressão arterial, nas posições sentada, deitada e em pé, pois alterações ateroscleróticas nas regiões dos seios carotídeos podem reduzir a sensibilidade dos barorreceptores, levando a variabilidades da pressão arterial e à redução dos reflexos posturais, predispondo à hipotensão ortostática. A aferição da pressão deve ser feita nos dois membros superiores, para descartar doença arterial, devendo ser considerada a maior medida. A insuficiência vascular cerebral e o uso de fármacos como diuréticos, antidepressivos, vasodilatadores e betabloqueadores também podem levar à hipotensão postural, presente em aproximadamente 30% dos idosos.

Particularmente, nos idosos, a medida da pressão arterial sistólica pode ser subestimada e a pressão arterial diastólica, superestimada, devido ao hiato auscultatório – situação em que, após ausculta do primeiro som (fase I de Korotkoff), ocorre desaparecimento dos ruídos, que podem reaparecer somente após decréscimo de até 40 mmHg da pressão arterial. A pseudo-hipertensão é outra condição peculiar nos idosos, causada pela arteriosclerose e pela calcificação da parede arterial, que leva ao enrijecimento dos vasos. Para evitar o falso diagnóstico de hipertensão, utiliza-se a manobra descrita por Osler, que consiste em inflar o manguito do aparelho até níveis acima da pressão sistólica e, concomitantemente, palpar a artéria radial. Se houver persistência da palpabilidade, o índice obtido pela ausculta não reflete a verdadeira pressão arterial sistólica. Pode-se suspeitar de pseudo-hipertensão quando a pressão arterial sistólica está elevada, porém o paciente não apresenta lesão em órgãos-alvo. A hipertensão do avental branco ou de consultório é a condição em que a pressão se eleva no consultório, porém se mantém normal durante as atividades rotineiras. Na hipertensão mascarada, a pressão se mantém alta nas atividades rotineiras e é normal no consultório. A MAPA ou a monitorização residencial da pressão arterial são métodos complementares indicados para o diagnóstico diferencial dos diferentes tipos de HAS.

HIPERTENSÃO SECUNDÁRIA

A hipertensão secundária no idoso é rara, porém deve ser investigada, principalmente em casos refratários ao tratamento convencional. Uma vez feitos o diagnóstico e o tratamento da causa, a hipertensão pode ser curada. Algumas situações comuns nos idosos, como obesidade, uso de medicamentos que aumentam a pressão arterial e síndrome da apneia e hipopneia obstrutiva do sono podem ser causas de hipertensão secundária. Estudo de base populacional investigando o risco de acidente vascular encefálico em indivíduos entre 70 e 100 anos demonstrou que a apneia obstrutiva do sono estava relacionada a um risco aumentado de acidente vascular encefálico em 6 anos.

A hipertensão secundária à doença renovascular no idoso é geralmente causada por aterosclerose, calcificação e estenose da artéria renal, devendo ser investigada quando há necessidade de mais de três fármacos para o controle da pressão arterial, quando houver perda no controle dos níveis pressóricos nos últimos 4 a 6 meses e naqueles com diagnóstico recente de HAS.

Alterações endócrinas também podem cursar com hipertensão secundária nos idosos, como aumento da secreção de catecolaminas (feocromocioma), disfunção tireoidiana (hipo ou hipertireoidismo), aumento na produção de glicocorticoides (doença de Cushing) e de aldosterona (doença de Crohn).

HIPERTENSÃO E DEMÊNCIA

Apesar das notáveis conquistas no controle e no tratamento, a hipertensão arterial ainda constitui a principal causa de acidente vascular encefálico e de demência.

Aproximadamente 45% dos casos de demência vascular são decorrentes de múltiplos infartos cerebrais, que ocorrem ao longo da vida – muitos deles não diagnosticados. Pequenos e grandes vasos cerebrais são alvos da HAS, resultando em alterações da parede vascular, comprometimento da resposta hemodinâmica que regula a perfusão cerebral e a distribuição da permeabilidade da barreira hematoencefálica. Tais alterações aumentam a suscetibilidade para isquemia em regiões vulneráveis do cérebro (substância branca) e podem contribuir para a doença de Alzheimer.

O HYVET-COG foi o primeiro estudo randomizado controlado incluindo pessoas com 80 anos ou mais, em que o tratamento anti-hipertensivo revelou redução significante de acidente vascular encefálico em 2,2 anos de seguimento, mas não mostrou benefício na prevenção de demência, o que pode ter se dado em razão do período curto demais para detectar disfunção cognitiva. Entretanto, quando avaliado em metanálise, com outros estudos randomizados e placebo-controlados (SHEP, Syst-Eur, PROGRESS e HYVET-COG), evidenciou-se redução de 13% na incidência de demência nos pacientes tratados (p = 0,045). Apesar das evidências, estudos maiores randomizados em longo prazo são necessários, sendo especialmente desenhados para correlacionar o tratamento anti-hipertensivo e a cognição como resultado primário.

RECOMENDAÇÕES E METAS PARA TRATAMENTO

As diretrizes são elaboradas com a finalidade de nortear as condutas clínicas, porém devem ser aplicadas com bom senso e de acordo com as necessidades individuais dos pacientes.

O *VIII Joint* norte-americano para o tratamento da HAS recomendou o tratamento farmacológico para reduzir a pressão arterial na população com idade $\geq$ 60 anos, quando pressão arterial sistólica $\geq$ 150 mmHg ou pressão arterial diastólica $\geq$ 90 mmHg, visando atingir valores < 150 × 90 mmHg. Entretanto, se pressão sistólica < 140 mmHg fosse bem tolerada, não haveria necessidade de ajuste terapêutico. As diretrizes canadenses sugerem que, nos indivíduos muito idosos (> 80 anos), o tratamento farmacológico seja iniciado a partir de pressão sistólica > 160 mmHg.

A 7ª Diretriz Brasileira de Hipertensão considera o tratamento anti-hipertensivo em idosos com < 80 anos com pressão sistólica $\geq$ 140 mmHg para meta de pressão arterial sistólica < 140 mmHg, se o idoso apresentar boa condição clínica e tolerância ao tratamento (IIb; Nível de Evidência C).

Com relação aos muito idosos, o tratamento farmacológico deve ser recomendado para indivíduos com pressão sistólica ≥ 160 mmHg para meta de pressão sistólica < 150 mmHg, única condição em que os estudos mostram evidências de benefícios nesse grupo (I; Nível de Evidência A). O estudo HYVET suporta a recomendação de meta pressórica 150 × 90 mmHg com redução de risco de acidente vascular encefálico e IC.

Nos casos de hipertensão sistólica isolada, devem-se evitar níveis de pressão diastólica < 60 mmHg, se possível, > 65 mmHg, na presença de doença arterial coronária (DAC) (IIb; Nível de Evidência B). A maior dificuldade no manejo do tratamento anti-hipertensivo dos idosos deve-se ao fenômeno conhecido como curva em J, caracterizado pelo aumento paradoxal de complicações, a partir de níveis mais baixos da pressão diastólica, por comprometer o fluxo coronariano.

Ainda não há estudos que avaliam o impacto da terapia anti-hipertensiva em octogenários com pressão sistólica basal entre 140 e 159 mmHg, possivelmente porque, na maioria dos estudos que incluíram idosos, o valor de corte da pressão sistólica foi ≥ 160 mmHg, mostrando benefícios para o tratamento a partir desse limiar.

Estudo mais recente (SPRINT), controlado e randomizado, incluiu 9.361 indivíduos > 50 anos, com pressão sistólica de 130 a 180 mmHg e de alto risco (risco ≥ 15% em 10 anos, pelo escore de Framingham, DCV, doença renal ou ≥ 75 anos), porém excluiu os diabéticos, acidentes vasculares cerebrais prévios e doença policística renal. Este ensaio avaliou tratamento intensivo para meta de pressão sistólica < 120 mmHg *vs.* tratamento convencional para alcançar meta de pressão sistólica < 140mmHg, sendo interrompido precocemente (3,26 anos) pelo benefício do tratamento intensivo. Foi demonstrada redução de 25% no risco do desfecho primário (infarto do miocárdio ou outras síndromes coronarianas agudas, acidente vascular encefálico, IC e morte cardiovascular), inclusive no grupo de idosos com 75 anos ou mais, independente da fragilidade e sem aumento do número de eventos adversos, comparado aos demais grupos. Certamente, as condições dos participantes da maioria dos ensaios não podem ser extrapoladas para a população idosa em países não desenvolvidos ou em desenvolvimento, até pelas doenças associadas, pela qualidade de vida e pela assistência básica à saúde à qual apenas a minoria tem acesso. As metas pressóricas mais rígidas tornam-se impraticáveis no mundo real, até porque cada estudo tem suas limitações, alguns incluíram idosos mais saudáveis (HYVET), outros excluíram diabete (SPRINT) e outras doenças prevalentes nessa população, sendo recomendados o critério universal do bom senso e a individualização do tratamento.

Tratamento não farmacológico

O tratamento da hipertensão arterial do idoso deve basear-se nas características individuais, como sexo, idade, multimorbidades e aspectos socioculturais, visando ao nível pressórico a ser atingido, na existência de outros fatores de risco cardiovascular e de lesão em órgãos-alvo.

As modificações no estilo de vida devem ser estimuladas em todos os indivíduos como medidas de promoção de saúde, sendo obrigatórias na abordagem de qualquer indivíduo hipertenso ou com pressão arterial normal limítrofe.

Algumas modificações no estilo de vida têm impacto importante no controle da pressão arterial, como diminuição da ingesta de sódio, cessação do tabagismo, perda de peso, aumento na ingestão de potássio, redução no consumo de álcool e prática de exercício físico regular (Quadro 86.2).

A *Dietary Approaches to Stop Hypertension* (DASH) provou reduzir a PA em estudos clínicos e, possivelmente, está associada com redução do risco para declínio cognitivo, sendo recomendada nas diretrizes americanas. A dieta enfatiza o uso de frutas, vegetais, produtos com baixo teor de gordura saturada, introdução de alimentos à base de grãos, peixes, carnes de aves e nozes, bem como evitar o consumo de carnes vermelhas, doces e bebidas com açucares. Metanálise publicada recentemente avaliou quatro tipos de dietas saudáveis, dentre as quais foi incluída a DASH, e demostrou redução de mortalidade por todas as causas, por DCV e câncer. Todas as evidências reforçam a importância do papel de equipe multiprofissional no controle dos fatores de risco cardiovasculares.

894 | CARDIOGERIATRIA

Quadro 86.2. Benefícios das mudanças no estilo de vida segundo as II Diretrizes em Cardiogeriatria da Sociedade Brasileira de Cardiologia.

Mudança no estilo de vida	Benefícios
Reduzir peso corporal	Perda de 5 kg pode reduzir 5 mmHg na PA sistólica
Moderar ingestão de sódio 4-6 g/dia	Pode reduzir PA sistólica em 5 a 7 mmHg
Moderar ingestão de álcool ao limite máximo de 30mL/dia para homens e 15 mL para mulheres	Pode reduzir a PA em aproximadamente 5 mmHg em 3 semanas
Praticar atividade física por pelo menos 30 minutos, 5 vezes na semana	Pode reduzir PA em 6-11 mmHg nos hipertensos
Dieta DASH	Pode reduzir mortalidade por todas as causas, por DCV e câncer

PA: pressão arterial; DCV: doença cardiovascular. DASH: Dietary Approaches to Stop Hypertension. Fonte: adaptado de Gravina CF, Rosa RF, Franken RA, et al. II Diretrizes em Cardiogeriatria da Sociedade Brasileira de Cardiologia. Arq Bras Cardiol. 2010;95(3 supl.2):1-112.

Tratamento farmacológico

O tratamento medicamentoso visa diminuir a morbidade e a mortalidade cardiovascular. A escolha do anti-hipertensivo deve ser individualizada e considerar as alterações decorrentes do envelhecimento, que podem afetar a distribuição, a metabolização, a eliminação, o efeito e a ação dos fármacos, segundo as II Diretrizes em Cardiogeriatria.

São princípios gerais de tratamento do idoso: ser bem tolerado e eficaz por via oral; permitir o menor número possível de tomadas diárias, com preferência para dose única diária; ser iniciado com a menor dose efetiva diária para cada situação clínica, podendo haver ajuste de dose, levando em consideração efeitos colaterais dose dependente; não ser obtido por meio de manipulação; respeitar o período mínimo de 4 semanas para aumento da dose, substituição da monoterapia ou mudança das associações, salvo em situações especiais; instruir o paciente quanto a doença, os efeitos colaterais e os objetivos da terapêutica; e considerar as condições socioeconômicas.

☑ Diuréticos

Inicialmente, recomendam-se diuréticos tiazídicos (hidroclorotiazida e clortalidona), em doses baixas (12,5 mg/dia até 25 mg/dia), por serem bem tolerados, de fácil absorção e com poucos efeitos colaterais. No estudo ALLHAT (*Antihypertensive and Lipid-lowering Treatment o Prevet Heart Attack Trial*), 57% dos participantes apresentavam > 65 anos e, curiosamente, a clortalidona mostrou-se mais efetiva na prevenção de eventos cardiovasculares nas diversas condições, inclusive, diabete, quando comparada com inibidores de enzima de conversão da angiotensina (IECA), bloqueadores dos receptores de angiotensina II (BRA), bloqueadores dos canais de cálcio (BCC) e doxazosina.

Os diuréticos de alça são mais potentes, de meia-vida mais curta e reservados para hipertensão associada à IC e/ou à insuficiência renal com *clearance* < 25-30 mL/minuto.

A espironolactona pode ser utilizada em associação com outros fármacos em casos de hipertensão refratária.

Efeitos colaterais comumente associados a esses fármacos são: hipocalemia, hiperuricemia, intolerância à glicose, aumento transitório dos níveis séricos de triglicérides, em geral dependentes da dose.

☑ Betabloqueadores

Os betabloqueadores agem diminuindo a frequência cardíaca, e reduzem a secreção de renina, a readaptação dos barorreceptores e as catecolaminas nas sinapses nervosas.

Os betabloqueadores mais utilizados são os cardiosseletivos (atenolol, carvedilol, metoprolol e bisoprolol), por evitarem efeitos adversos que envolvem o sistema nervoso central (depressão, confusão mental e distúrbios do sono), a musculatura brônquica e circulação periférica.

Estão indicados na IC, nas arritmias e na insuficiência coronariana. Nos idosos hipertensos e com antecedentes de infarto do miocárdio, os betabloqueadores são fármacos de primeira escolha, na ausência de contraindicações.

São consideradas contraindicações absolutas a pneumopatia obstrutiva, o bloqueio atrioventricular e a bradicardia; são contraindicações relativas a depressão, a doença vascular periférica e o diabetes.

☑ *Inibidores de enzima de conversão da angiotensina*

Os IECA (captopril e enalapril) são indicados, especialmente, na doença coronariana, pós-infarto agudo do miocárdio, em pacientes com IC e na nefroesclerose em diabéticos, com impacto na redução da morbidade e mortalidade.

São contraindicados na insuficiência renal grave (creatinina > 2,5-3,0 mg/dL): hiperpotassemia, estenose bilateral das artérias renais ou lesões equivalentes, hipotensão preexistente, estenose aórtica grave ou miocardiopatia obstrutiva. Os principais efeitos adversos são: tosse seca, alteração do paladar e reações de hipersensibilidade.

☑ *Bloqueadores dos receptores de angiotensina II*

As indicações ao uso de BRA (losartana, valsartana, olmesartana) são semelhantes às do IECA. São eficazes como monoterapia, têm boa tolerabilidade e raros efeitos colaterais. Geralmente, são utilizadas quando há intolerância aos IECA.

☑ *Antagonista dos canais de cálcio*

Os antagonistas de canais de cálcio provaram reduzir a morbidade e a mortalidade em grandes ensaios clínicos envolvendo idosos, como: SYST-EUR (nifedipina), TOMHS (anlodipina), STOP-2 (felodipina ou isradipipina), INSIGHT (nifedipina), NORDIC (diltiazem) e ALLHAT (anlodipina). São fármacos muito bem tolerados pela população idosa, especialmente por serem neutros em relação aos efeitos metabólicos.

Estão indicados no controle da PA como alternativa aos diuréticos, na hipertensão sistólica isolada do idoso, na insuficiência coronariana crônica e na angina vasoespástica, quando os betabloqueadores são contraindicados; nas taquiarritmias supraventriculares (verapamil e diltiazem), na doença vascular periférica, no fenômeno de Raynaud, na hipertensão pulmonar primária, na IC com função sistólica preservada (verapamil e diltiazem) e na IC por disfunção sistólica (anlodipino ou felodipino).

Os efeitos adversos mais evidentes na população idosa são obstipação intestinal, edema de membros inferiores e aumento do volume urinário.

Alguns medicamentos têm seu uso restrito na população idosa, pelos efeitos colaterais graves, como sonolência, depressão, alucinações, défice de memória e hipotensão ortostática.

O alfabloqueador doxazosina é frequentemente indicado pelos urologistas nos casos de hipertrofia prostática benigna sintomática e requer maiores cuidados, especialmente, quando associado a outros fármacos hipotensores. No estudo ALLHAT, o braço da doxazosina foi interrompido precocemente pela presença de complicações cardiovasculares. A associação de hidralazina com nitrato está indicada nos casos de hipertensão refratária associada à IC e com contraindicação aos IECA e BRA.

A Tabela 86.1 apresenta os anti-hipertensivos mais utilizados na pratica ambulatorial.

O fluxograma sugerido para tratamento farmacológico da hipertensão no idoso traz as novas metas a serem alcançadas, segundo a VII Diretriz Brasileira de Hipertensão (Figura 86.1).

896 | CARDIOGERIATRIA

Tabela 86.1. Anti-hipertensivos usados na prática ambulatorial.

Medicamentos	Posologia (mg)		Número de tomadas/dia
	Mínima	Máxima	
Antagonista de cálcio			
Diltiazem	30	180	2-3
Verapamil	80	240	2-3
Anlodipino	2,5	10	1-2
Nifedipino Retard	20	60	2-3
Felodipino	5	20	1-2
IECA			
Captopril	25	150	2-3
Enalapril	5	40	1-2
Lisinopril	5	20	1
Ramipril	2,5	10	1
BRA			
Losartana	25	100	1-2
Valsartana	80	320	1
Olmesartana	20	40	1
Diuréticos			
Clortalidona	12,5	25	1
Hidroclorotiazida	12,5	25	1
Furosemida	20		1-2
Espironolactona	25	100	1-2
Betabloqueadores			
Atenolol	25	100	1-2
Bisoprolol	2,5	10	1-2
Carvedilol	3,125	50	1-2
Metoprolol	50	200	1-2
Propranolol	40	160	2-3
Vasodilatadores diretos			
Hidralazina	50	150	2-3

IECA: inibidores da enzima conversora da angiotensina; BRA: bloqueadores dos receptores de angiotensina.

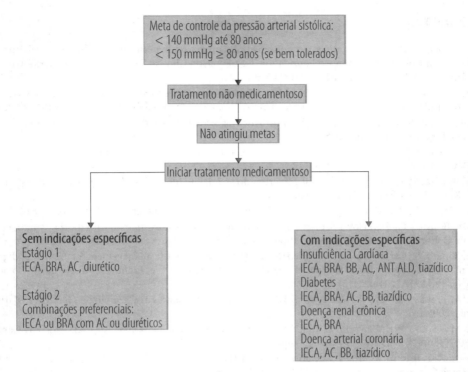

Figura 86.1. Fluxograma para tratamento da hipertensão no idoso. IECA: inibidores da enzima conversora de angitensina; BRA: bloqueador do receptor de angiotensina; AC: antagonista de cálcio, BB: betabloqueador; ANT ALD: antagonista da aldosterona. Fonte: Malachias MV, Souza WK, Plavnik FL, et al. 7ª Diretriz Brasileira de Hipertensão Arterial. Arq Bras Cardiol. 2016;107(3Supl.3):1-83.

CONCLUSÃO

A HAS é a doença crônica não transmissível mais predominante entre os idosos, especialmente, a pressão sistólica isolada. O diagnóstico da HAS deve ser confirmado por meio de três medidas diferentes da PA, em duas ou mais consultas.

O tratamento não medicamentoso está indicado para todos os pacientes hipertensos. Devem ser estimulados a cessação de tabagismo; a redução de peso, da ingestão de sal e de bebidas alcoólicas; e o aumento de atividade física.

O tratamento medicamentoso está recomendado nos pacientes que não atingiram as metas, apenas com as mudanças no estilo de vida. A medicação anti-hipertensiva deve ser individualizada, levando em conta as multimorbidades não cardiovasculares, as síndromes da fragilidade e/ou demência, as alterações na distribuição, a biodisponibilidade e a eliminação dos fármacos nos idosos.

Nos idosos até 80 anos, o tratamento deve ser considerado quando pressão arterial sistólica > 140 mmHg para meta de pressão arterial sistólica < 140 mmHg. Nos pacientes com > 80 anos, o tratamento deve ser considerado, se pressão arterial sistólica ≥ 160 mmHg para meta de < 150 mmHg. Recomenda-se iniciar o tratamento em baixa dose e aumentar, gradualmente, de acordo com a resposta pressórica e a tolerância de cada paciente.

BIBLIOGRAFIA

Aronow WS, Fleg JL, Pepine CJ, et al. Expert consensus document on hypertension in the elderly: a report of the American College of Cardiology Foundation Task Force on Clinical Expert Consensus Documents. In: AACF/AHA, 2011. Circulation. 2011;123(21):2434-506.

Berendsen AAM, Kang JH, van de Rest O, et al. The Dietary Approaches to Stop Hypertension Diet, Cognitive Function, and Cognitive Decline in American Older Women. J Am Med Dir Assoc. 2017;18(5):427-432.

Brasil. Ministério da Saúde. Departamento de Informática do Sistema Único de Saúde. Estatísticas vitais. Disponível em: http://www.datasus.gov.br

Gravina CF, Rosa RF, Franken RA, et al. II Diretrizes em Cardiogeriatria da Sociedade Brasileira de Cardiologia. Arq Bras Cardiol. 2010;95(3 supl.2):1-112.

Freitas EV, Brandão AA, Campana EM, et al. Hipertensão arterial no idoso. Tratado de geriatria e gerontologia. 3a ed. Rio de Janeiro: Guanabara Koogan, 2011.

Faraco G, Iadecola C. Hypertension: a harbinger of stroke and dementia. Hypertension. 2013;62(5):810-7.

Harmon BE, Boushey CJ, Shvetsov YB, et al. Associations of key diet-quality indexes with mortality in the Multiethnic Cohort: the Dietary Patterns Methods Project. Am J Clin Nutr. 2015;101(3):587-97.

James PA, Oparil S, Carter BL. 2014 Evidence-based guideline for the management of high blood pressure in adults: report from the panel members appointed to the Eighth Joint National Committee (JNC 8). JAMA. 2014;311(5):507-20.

Liberman A, Freitas EV, Savioli Neto F, et al. Diagnóstico e Tratamento em Cardiologia Geriátrica. Barueri; Manole; 2005.

Malachias MV, Souza WK, Plavnik FL, et al. 7ª Diretriz Brasileira de Hipertensão Arterial. Arq Bras Cardiol. 2016;107(3Supl.3):1-83.

MichiyaIgase KK, Tetsuro M. The Association between Hypertension and Dementia in the Elderly.Hindawi Publishing Corporation International Journal of Hypertension. 2012.

Sociedade Brasileira de Cardiologia, Sociedade Brasileira de Hipertensão, Sociedade Brasileira de Nefrologia. VI Diretrizes Brasileiras de Hipertensão. Arq Bras Cardiol. 2010;1:1-51.

Souza WS, Jardim TV, Carneiro SB, et al. Epidemiologia e orientações para o tratamento não farmacológico e farmacológico da hipertensão arterial em idosos. Rev Bras Hipertens. 2012;19(3):65-9.

World Health Organization (WHO). Health statistics and information systems. Proposed working definition of an older person in Africa for the MDS Project [Internet]. Disponível em: http://www.who.int/healthinfo/survey/ageingdefnolder/en/

Vasan RS, Beiser A, Seshadri S, Larson MG, et al. Residual lifetime risk for developing hypertension in middle-aged women and men: The Framingham Heart Study. JAMA. 2002;287(8):1003-10.

Doença arterial coronariana crônica no idoso

Claudia Felicia Gravina Taddei
Carolina M. Nogueira Pinto

Palavras-chave: Doença arterial coronariana; Idoso; Diagnóstico;Terapêutica.

INTRODUÇÃO

As doenças cardiovasculares, especialmente a doença arterial coronariana (DAC), constituem as principais causas de morbimortalidade em idosos no Brasil. Alguns fatores contribuem para tal, como: maior dificuldade na identificação e no tratamento precoce das manifestações clínicas da DAC no idoso, pela grande prevalência de equivalentes anginosos que ocorrem nesta faixa etária; presença de vários fatores de risco e comorbidades, o que leva ao uso de maior número de fármacos, interações medicamentosas, reações adversas, menor adesão, maior custo e hospitalizações por complicações iatrogênicas; presença de alterações hemodinâmicas, decorrentes do envelhecimento, que levam a modificações na farmacocinética (distribuição, metabolização e eliminação dos fármacos) e farmacodinâmica (ação e efeito dos fármacos no organismo). Estas modificações hemodinâmicas devem ser consideradas na estratégia de tratamento e de alvo terapêutico.

QUADRO CLÍNICO

A DAC pode ser assintomática (isquemia silenciosa) ou se manifestar como angina estável crônica, angina instável e infarto agudo do miocárdio.

Dentre as manifestações clínicas, podem-se encontrar: dispneia desencadeada por aumento transitório da pressão diastólica final do ventrículo esquerdo e decorrente de isquemia sobreposta à complacência reduzida do ventrículo esquerdo; dor precordial típica, que pode ser menos intensa ou não ocorrer, por limitação da atividade física; sintomas gastrintestinais, como queimação epigástrica ou angina espontânea pós-prandial; dor torácica posterior ou nos ombros; edema pulmonar agudo, que pode ser uma manifestação de angina instável produzida por extensa DAC; confusão, tontura, síncope ou outros sintomas neurológicos; palpitação; angina noturna, que deve-se pesquisar apneia do sono concomitante; forma silenciosa, como infarto ou morte súbita como primeira manifestação de DAC.

Deve-se realizar o diagnóstico diferencial com outras condições mórbidas frequentes em indivíduos idosos, como doença degenerativa das articulações, úlcera péptica, colelitíase, hérnia de hiato ou refluxo esofagiano.

EXAMES COMPLEMENTARES

Exames laboratoriais

A avaliação inicial de idosos com angina estável deve incluir glicemia de jejum, hemograma, sódio, potássio, creatinina, lipidograma (colesterol total, lipoproteína de baixa densidades-colesterol – LDL-colesterol, lipoproteína de alta densidades-colesterol – HDL-colesterol e triglicerídeos), enzimas hepáticas e hormônio estimulante da tireoide (TSH). Deve-se identificar e tratar doenças que podem desencadear episódios anginosos ou piora do quadro clínico, como anemia, diabetes, insuficiência renal e processos infecciosos.

Eletrocardiograma

O eletrocardiograma (ECG) de repouso em angina crônica é utilizado para identificar infarto do miocárdio prévio e alterações do segmento ST e da onda T sugestivas de isquemia. Sua interpretação pode ser dificultada pela presença frequente de alteração de repolarização ventricular, que pode estar relacionada a distúrbios hidroeletrolíticos, hipertrofia ventricular esquerda, bloqueio completo de ramo esquerdo, ou uso de alguns fármacos. O bloqueio do ramo esquerdo, por outro lado, pode se correlacionar com doença coronária e disfunção ventricular. Deve-se recordar que ECG normal não exclui DAC.

Radiografia de tórax

Pode auxiliar no diagnóstico diferencial com doenças que provocam dor torácica, como pneumopatia, pneumotórax e fratura de costela. Avalia também área cardíaca, átrios e presença de aorta alongada, calcificada ou com aneurisma.

Teste ergométrico

É considerado o exame de escolha para diagnóstico de angina estável. Apresenta maior sensibilidade (84%) e menor especificidade (70%) em idosos, quando comparado com o adulto jovem. Os protocolos de baixa carga são os mais utilizados nesta faixa etária.

O teste ergométrico (TE) proporciona informações importantes decorrentes da variabilidade hemodinâmica durante o esforço, como dor precordial, elevação ou depressão do segmento ST, arritmias cardíacas, comportamento da pressão arterial, da frequência cardíaca e nível de tolerância ao esforço. Quando o idoso não conseguir realizar o TE por incapacidade física, ou em presença de bloqueio de ramo esquerdo, síndrome de pré-excitação (Wolff-Parkinson White), uso de marca-passo, ou nos portadores de infradesnivelamento do segmento ST superior a 1 mm no ECG de repouso, deve-se indicar a realização de exames de imagem, como a cintilografia ou ecocardiograma associada ao estresse farmacológico. Devido à maior prevalência de comorbidades no idoso que limitam a capacidade de exercício, a solicitação destes exames aumenta com a idade dos pacientes.

Ecocardiograma

O ecocardiograma (ECO) de repouso é um exame seguro e de baixo custo. Fornece informações importantes em indivíduos com suspeita de DAC, como identificar alterações da motilidade das paredes do ventrículo esquerdo, que podem indicar isquemia transitória aguda ou crônica e fibrose miocárdica; identificar outras causas de precordialgia, como pericardite e estenose aórtica; avaliar função ventricular esquerda por análise da fração de ejeção, o que auxilia na decisão terapêutica; identificar aumento atrial ou hipertrofia ventricular, que agregam informações importantes para prognóstico evolutivo desses pacientes.

O ECO com estresse, associado ao esforço físico ou a fármacos vasodilatadores (dipiridamol) ou estimulantes adrenérgicos (dobutamina), também possui boa acurácia para a detecção de isquemia miocárdica induzida em idosos com limitações de esforço físico. A frequência de complicações durante o exame é menor do que nos exames associados ao exercício.

Cintilografia miocárdica

A cintilografia miocárdica (CM) é um exame seguro, não invasivo e com alta acurácia para o diagnóstico de DAC. A adição das imagens cintilográficas perfusionais ao TE aumenta a sensibilidade para detecção de DAC para 90%, com especificidade de 80%.

Os vasodilatadores coronarianos utilizados para o estresse farmacológico em cintilografia são a adenosina e o dipiridamol. Na presença de contraindicação ao seu uso, como hipotensão, bloqueio atrioventricular avançado ou broncoespasmo, pode-se usar dobutamina. A dobutamina é um fármaco de ação inotrópica e cronotrópica positiva, e provoca vasodilatação coronária secundária ao aumento do consumo miocárdico de oxigênio. Entretanto, como o idoso apresenta alta prevalência de fibrilação atrial (FA) e de extrassístoles ventriculares, podem ocorrer dificuldades ou até a contraindicação do uso de dobutamina.

Ressonância magnética cardíaca

A ressonância magnética cardíaca (RMC) com estresse farmacológico (dobutamina ou dipiridamol) está indicada em pacientes que não podem realizar exercício por limitações físicas, neurológicas ou ortopédicas. Avalia a função cardíaca global e regional, detecta e quantifica de áreas comprometidas pelo infarto e a viabilidade miocárdica. Durante a perfusão miocárdica, a injeção do contraste de gadolínio permite a aquisição de imagens ultrarrápidas. Regiões com retardo na chegada do contraste são identificadas como defeitos de perfusão. É importante lembrar que os compostos de gadolínio, base dos contrastes da ressonância magnética, são atualmente contraindicados em pacientes com redução importante da função renal e podem desencadear fibrose nefrogênica sistêmica, uma doença rara, com evolução grave e sem tratamento estabelecido.

Angiotomografia de artérias coronárias

Indicado para avaliação anatômica, é útil para excluir doença coronariana e com elevado valor preditivo negativo. Está indicado em pacientes com testes funcionais conflitantes e probabilidade intermediária de DAC, ou em pacientes com baixa probabilidade pré-teste de DAC e teste funcional positivo.

O escore de cálcio é um marcador de risco para a ocorrência de DAC: quanto maior o índice de cálcio, maior é o risco de DAC. O índice de cálcio não diagnostica obstrução, sendo utilizado para estratificação de risco em oligossintomáticos ou assintomáticos, com risco intermediário de eventos cardiovasculares, com fatores de risco tradicionais ou com histórico familiar de doença coronária precoce na família.

Em pacientes muito idosos e/ou com DAC avançada, a indicação da angiotomografia é mais limitada, pois a calcificação coronária que acompanha o processo de envelhecimento dificulta a visualização da luz vascular, diminuindo a sensibilidade e a especificidade do método. Entretanto, o exame tem sua utilidade quando os exames não invasivos têm resultados discordantes, ou para pacientes com dificuldades de realizar esforço físico e que possuem comorbidades que limitam a realização de outros exames indutores de isquemia. No paciente idoso, é frequente a disfunção renal, o que pode impedir o uso de iodo, base do contrate iodado e nefrotóxico.

Cinecoronariografia

Este exame demonstra a anatomia coronariana do idoso, bem como identifica e quantifica lesões obstrutivas. Associa-se ao maior risco de complicações em octogenários e nonagenários, comparado a pacientes mais jovens, e sua indicação deve ser bem avaliada. A cinecoronariografia é solicitada quando o exame não invasivo sugerir que o paciente tem alto risco para lesão de tronco de coronária esquerda ou doença multiarterial; para pacientes com angina estável classe III ou IV e com resposta inadequada ao tratamento clínico otimizado; com insuficiência cardíaca e angina estável ou isquemia com progressão de sintomas; com angina estável que tiveram morte súbita abortada ou taquicardia ventricular sustentada; em pré-operatório de cirurgia de troca valvar; e com angina estável ou equivalentes anginosos recorrentes após intervenção coronária percutânea.

As complicações mais frequentes desse exame em idosos são a nefropatia por contraste (sendo idade maior que 75 anos fator prognóstico independente para ocorrência dessa complicação) e o maior risco de sangramento por complicações vasculares, durante e após o exame. Alguns estudos demonstraram menor risco com a utilização da via radial para realização do exame. A avaliação da função renal deve ser realizada baseada no cálculo do *clearance* de creatinina, pois a análise isolada da creatinina sérica pode estar falseada pela menor massa corpórea do idoso.

TRATAMENTO

Recomendações de acordo com as II Diretrizes em Cardiogeriatria da Sociedade Brasileira de Cardiologia

O tratamento da angina crônica estável tem como objetivos: alívio dos sintomas, melhoria da capacidade funcional, diminuição da isquemia miocárdica, prevenção do infarto do miocárdio e prevenção de morte súbita. Alguns fatores desencadeantes de angina, como hipertensão arterial, febre, taquicardia, tireotoxicose, anemia ou policitemia, hipoxemia ou doença valvular, podem agravar a isquemia miocárdica e devem ser corrigidos, se possível.

CONTROLE DOS FATORES DE RISCO E MODIFICAÇÃO DO ESTILO DE VIDA

O controle dos fatores de risco e a modificação do estilo de vida são essenciais no tratamento da DAC. Diabetes, dislipidemia, obesidade, tabagismo, sedentarismo, hipertensão arterial devem ser tratados e controlados, uma vez que sua correção e controle reduzem a morbimortalidade e melhoram a qualidade de vida.

Diabetes é doença prevalente no idoso e seu diagnóstico clínico pode ser dificultado pela sintomatologia atípica (sintomas de baixa energia, queda, tontura, confusão mental, mialgias, infecção de trato geniturinário, pele ou boca). Deve-se individualizar a meta glicêmica baseada na expectativa de vida e na fragilidade. A meta de hemoglobina glicada é < 7% para idosos saudáveis e 8% para idosos frágeis ou com expectativa de vida menor que 5 anos. Deve-se ter em mente que a hipoglicemia é mais frequente e mais grave nessa população.

A dislipidemia deve ser tratada em idosos, porque existem estudos demonstrando a eficácia do tratamento com hipolipemiantes em prevenção secundária e primária, até os 85 anos de idade. A meta dos níveis séricos de LDL-colesterol em idosos de alto risco, caracterizada pela presença de múltiplos fatores de risco, é ≤ 100 mg/dL. A meta de LDL-colesterol em idosos de risco muito alto, caracterizado pela presença de DAC associada a um ou mais fatores de risco de difícil controle, como diabetes ou tabagismo ou síndrome coronariana aguda, é ≤ 70 mg/dL. A meta de HDL colesterol é ≥ 40 mg/dL. A meta de triglicérides é de ≤ 150 mg/dL.

Obesidade

Os índices utilizados para classificação de sobrepeso derivam de estudos com populações jovens e de meia-idade. Em idosos, é necessária uma adequação nos critérios de corte dos três parâmetros de obesidade: índice massa corporal (IMC), relação cintura-quadril e circunferência abdominal. Em relação ao IMC, por exemplo, recomenda-se utilizar, como critério diagnóstico em idosos, IMC normal de 18,5 a 26,9 kg/m^2; sobrepeso, se IMC de 27 a 29,9 kg/m^2; e obesidade, se IMC ≥ 30 kg/m^2 – pois IMC de 25 a 27 não representou fator de risco para mortalidade cardiovascular e por todas as causas de mortalidade. O índice relação cintura-quadril foi considerado por alguns estudos como o melhor parâmetro para avaliar risco de mortalidade em idosos.

Tabagismo

Permanece como fator de risco em idosos e deve ser suspenso, inclusive em pacientes com idades ≥ 75 anos, porque a suspensão do tabagismo reduz o risco cardiovascular.

Sedentarismo

Alguns estudos sugerem que o risco relativo do sedentarismo para DAC é comparável ao risco relativo de hipertensão, tabagismo e dislipidemia. O idoso deve ser estimulado à prática de exercícios de resistência, mas deve evitar a atividade física no frio e no período pós-refeição – fatores que podem desencadear angina.

TRATAMENTO FARMACOLÓGICO

A posologia dos fármacos deve ser iniciada em menor dose possível e aumentada gradativamente. Recomenda-se a monitorização da resposta terapêutica atípica, das reações adversas e das interações medicamentosas.

Antiplaquetários

Não havendo contraindicações, os idosos portadores de DAC devem ser tratados com o ácido acetilsalicílico na dose de 75 a 325 mg ao dia. Entretanto, doses maiores, no idoso, aumentam o risco de efeitos colaterais tanto gastrointestinais como sangramentos. Por isso, deve-se iniciar o tratamento com 75 a 150 mg ao dia em pacientes sem contraindicações ao uso desse medicamento. O clopidogrel e a ticlopidina podem ser opções substitutivas nos pacientes com hipersensibilidade ou intolerância ao ácido acetilsalicílico. A ticlopidina tem maior potencial de toxicidade, e pode induzir neutropenia e, menos frequentemente, púrpura trombocitopênica trombótica.

Nitratos

Os nitratos não são fármacos com impacto na mortalidade. Entretanto, reduzem a intensidade e a frequência dos episódios dolorosos, promovendo melhor qualidade de vida. São vasodilatadores arteriais e venosos.

A introdução do nitrato no idoso deve ser precedida por cautela. A primeira dose deve ser ingerida com o paciente deitado, para evitar a hipotensão postural, com retorno gradativo à posição ereta. A hipotensão pode ser amenizada por redução da dose, correção da hipovolemia e cuidados posturais ao se levantar Pode ainda ocorrer cefaleia pela vasodilatação acentuada provocada pelo medicamento. Esta cefaleia, no entanto, tende a desaparecer após 1 semana.

Deve-se evitar o aparecimento do fenômeno de tolerância ao fármaco, que ocorre por depleção dos grupos sulfidrila nas células musculares lisas vasculares. Esta tolerância pode ser diminuída se o uso do nitrato for interrompido por 12 horas entre a última dose de um dia e a primeira dose do dia seguinte. O 5-mononitrato deve ser prescrito com intervalo irregular, por exemplo, às 8h e às 16h, para evitar a tolerância, e não deve ser usado em intervalos regulares (exemplo: a cada 12 horas).

Os nitratos estão contraindicados em pacientes com pressão arterial sistólica < 90 mmHg, bradicardia, taquicardia e no infarto de ventrículo direito.

Deve-se evitar o uso de nitratos durante a angina, em pacientes portadores de estenose aórtica ou cardiomiopatia hipertrófica obstrutiva. A associação de nitratos com o sidenafil pode causar hipotensão grave, prolongada e algumas vezes até letal. O paciente em uso de nitratos não deve usar sidenafil e, se o fizer, deverá suspender o nitrato por pelo menos 24 horas antes e após a utilização desse medicamento.

Bloqueadores beta-aderenérgicos

Nos idosos sem contraindicações, os bloqueadores beta-aderenérgicos (BBA) são recomendados como fármacos de primeira escolha no tratamento da DAC, especialmente em pacientes com infarto do miocárdio prévio, pelo considerável impacto em mortalidade. Têm efeitos antiarrítmicos e atuam em remodelamento ventricular, com efeitos importantes em pacientes com insuficiência cardíaca, reduzindo o volume ventricular esquerdo e a massa miocárdica, e aumentando a fração de ejeção, geralmente após 2 meses do início do tratamento. O uso regular de BBA específicos, como o carvedilol, o metoprolol e o bisoprolol, em insuficiência cardíaca sistólica, demonstrou reduzir eventos cardiovasculares. O tratamento deve ser iniciado com baixas doses e aumento progressivo da posologia.

Os BBA devem ser utilizados com cautela em diabéticos, portadores de doença vascular periférica grave, depressão e em pacientes com asma ou doença pulmonar obstrutiva crônica (DPOC), embora estas contraindicações não sejam absolutas e possam ser atenuadas pelo uso de BBA cardiosseletivos.

Os BBA são contraindicados na presença de hipotensão (pressão arterial menor que 90 mmmHg), bradicardia (especialmente se sintomática), broncoespasmo, bloqueio atrioventricular avançado (exceto se implantado marca-passo), vasoespasmo ou angina variante de Prinzmetal. Podem apresentar efeitos colaterais, como letargia, insônia, piora da claudicação, má tolerância ao exercício, fadiga, impotência, depressão, alterações de humor e alterações do sono, aparecimento de bradicardia ou broncoespasmo. A hipotensão, a bradicardia e o broncoespasmo são os mais temidos, acarretando redução da dose ou suspensão do fármaco. Em pacientes com insuficiência cardíaca descompensada, é necessário fazer a compensação do idoso e, só então, iniciar o BBA.

Antagonistas dos canais de cálcio

Os antagonistas dos canais de cálcio (ACC) são utilizados em presença de contraindicação ao uso de BBA ou em associação para controle clínico da dor anginosa recorrente e hipertensão coexistente. Promovem vasodilatação arterial e arteriolar, inibem vasoespasmo, reduzem consumo de oxigênio miocárdico e protegem miocárdio isquêmico. Não há evidências que reduzam a mortalidade e o infarto em idosos com DAC. A amlodipina demonstrou redução significativa da mortalidade em pacientes com insuficiência cardíaca congestiva secundária à cardiomiopatia não isquêmica.

Os ACC tipo diidropiridínicos, como a amlodipina e nitrendipina, apresentam menor efeito inotrópico negativo e não inibem o nó sinoatrial e a condução atrioventricular. Podem ser usados em pacientes com disfunção sistólica ou em associação com BBA, quando estes forem ineficazes como monoterapia. Já os de curta duração, como a nifedipina, apresentam efeito vasodilatador coronariano e periférico importante, que pode agravar os sintomas isquêmicos por redistribuição de fluxo. Não devem ser utilizados em insuficiência coronariana.

Os ACC não diidropiridínicos diltiazem e verapamil são potentes inibidores do nódulo sinoatrial e da condução atrioventricular, além de vasodilatadores periféricos e inotrópicos negativos. Podem ser utilizados em idosos com boa função ventricular. São contraindicados na vigência de insuficiência cardíaca sistólica, disfunção do nódulo sinoatrial e bloqueios atrioventriculares. Devem ser utilizados com extrema cautela quando associados aos BBA.

Os efeitos colaterais adversos do ACC são: hipotensão, edema periférico por redistribuição de volume no espaço intersticial, piora da insuficiência cardíaca, cefaleia, rubor e tontura, sendo a hipotensão e os edema os mais frequentes. Já o diltiazem e o verapamil podem se associar a bradicardia e ao bloqueio atrioventricular. Sua introdução deve ser em doses pequenas e aumento gradativo. O verapamil é menos utilizado em idosos, por conta de sua maior associação com constipação intestinal.

Inibidores da enzima conversora da angiotensina

Os inibidores da enzima conversora da angiotensina (IECA) são benéficos no tratamento da doença coronariana. Reduzem a mortalidade e previnem eventos coronarianos futuros, incluindo novo infarto. Diminuem a progressão de aterosclerose, a ruptura da placa coronariana e trombose, além de influenciarem a função vasomotora endotelial coronariana. Não provocam efeitos significantes no sistema nervoso central, fadiga, alterações do sono ou da função sexual e não exercem influências adversas no metabolismo lipídico. Melhoram a resistência à insulina e são renoprotetores, tanto no diabetes tipo 1 como no 2. Podem ser administrados aos idosos com broncoespasmo, diabetes, insuficiência cardíaca e/ou renal, gota, cardiopatia isquêmica, dislipidemia e vasculopatia periférica. São bem tolerados e têm incidência relativamente baixa de reações adversas. O tratamento deve ser iniciado com doses baixas, aumentadas gradativamente, especialmente se o paciente estiver em uso de diurético. Especial atenção deve ser dada ao idoso que nunca utilizou este fármaco. Enfatiza-se a necessidade de iniciá-lo com a menor dose possível e aumentar gradativamente para evitar hipotensão ortostática (fenômeno da primeira dose).

Os efeitos colaterais mais consideráveis no uso dos IECA são hipotensão, tontura, hipercalemia e tosse irritativa. O efeito colateral mais frequente (até 20% dos casos) é a tosse seca irritativa, provavelmente devido ao acúmulo de bradicinina e de prostaglandinas. Desaparece com a interrupção do medicamento e a substituição por bloqueadores do receptor da angiotensina (BRA). O captopril pode levar à redução do apetite, efeito relevante em idoso, e recomenda-se sua substituição por outro IECA ou BRA. Pode haver inicialmente aumento da creatinina sérica, que se normaliza após semanas de tratamento. Deve-se monitorar a creatinina quando se introduz este fármaco. O uso de IECA é contraindicado em presença de estenose de artérias renais bilaterais, aumento de creatinina sérica maior que 3 mg/dL e hipercalemia > 5,5 mEq/L.

Bloqueadores dos receptores de AT1 da angiotensina II

Apresentam as vantagens dos IECA, sem as reações adversas classe-específicas desses medicamentos, como tosse, angioedema e reações cutâneas, sendo bem tolerados em idosos.

Estatinas

Os inibidores da hidroximetilglutaril coenzima A redutase (estatinas) são os fármacos de primeira escolha na terapêutica da hipercolesterolemia, pela segurança e eficácia já demonstradas. Estudos clínicos de prevenção primária e secundária sugerem que a redução expressiva do LDL-colesterol em idosos diminui significativamente a morbidade e a mortalidade. O estudo 4S demonstrou redução do risco relativo para mortalidade total e mortalidade cardiovascular em pacientes adultos e idosos de 65 a 70 anos, com doença coronariana. O estudo HPS (*Heart Protection Study*) demonstrou redução na mortalidade e na incidência de primeiro infarto agudo do miocárdio e acidente vascular cerebral (AVC), em todas as faixas etárias, incluindo octogenários em uso de estatina para a prevenção primária e secundária. O estudo PROSPER demonstrou redução de mortalidade e desfecho composto (mortalidade coronariana, infarto do miocárdio ou AVC) em estudo de prevenção primária e secundária realizado apenas com idosos (5.804 idosos entre 70 e 82 anos).

Os riscos de miopatia e rabdomiólise associados às estatinas não parecem ser maiores em idosos, quando estes agentes são utilizados em monoterapia. Estas reações adversas resultam comumente de interações medicamentosas, especialmente com inibidores da CYP 3A4. As estatinas não metabolizadas por esta isoenzima são menos suscetíveis de provocar lesão muscular.

Outras propostas terapêuticas

☑ Trimetazidina

É um fármaco com efeitos anti-isquêmicos, de ação exclusivamente metabólica. Protege o miocárdio isquêmico por meio de melhor utilização da energia do miocárdio durante isquemia miocárdica. Melhora o metabolismo cardíaco durante e após isquemia, por meio da transferência do metabolismo do ácido graxo para o metabolismo da glicose. Reduz a ocorrência de angina, aumenta a tolerância ao exercício e melhora a contratilidade cardíaca, sem alterar a frequência cardíaca e a pressão arterial.

Pode ser utilizado como monoterapia ou em associação com outros fármacos, como os BBA ou os ACC. Pode substituir o nitrato de ação prolongada em pacientes ainda sintomáticos, mesmo com terapia otimizada e múltipla.

Em subestudo do Trimpol- 1, em 71 pacientes com idades > 65 anos (idade média 67,3 anos) a trimetazidina, associada à monoterapia com nitrato de ação prolongada ou BBA ou ACC, aumentou a capacidade de exercício, o tempo para início de angina, e a depressão do segmento ST em TE. Em 47 idosos com idade média de 78 anos, a adição de trimetazidina à terapia padrão mostrou melhoria da função ventricular, na angina e na qualidade de vida, comparada com placebo.

É indicada como terapêutica adjuvante ao tratamento de primeira linha para pacientes sintomáticos com angina estável que não obtiveram controle dos sintomas ou intolerantes aos fármacos de primeira linha. É contraindicado em idosos com doença de Parkinson e outros distúrbios neurológicos motores.

☑ Ivabradina

É um agente com ação seletiva nos canais f das células do nó sinoatrial. Reduz frequência cardíaca sem efeito inotrópico negativo. Pode ser utilizada em pacientes com angina estável e ritmo sinusal normal. É indicada para pacientes com contraindicação ao uso de BBA, ou em combinação com BBA em pacientes que não foram controlados com dose otimizada de BBA e com frequência cardíaca maior que 60 bpm.

O estudo *Beautiful: Ivabradine for patients with stable coronary artery disease and left-ventricular systolic dysfunction* avaliou se a redução da frequência cardíaca com ivabradina reduzia morte cardiovascular e morbidade em pacientes com angina estável e disfunção ventricular esquerda. Os resultados não mostraram diferença no objetivo composto primário de morte cardiovascular, admissão hospitalar por infarto agudo do miocárdio e admissão hospitalar por insuficiência cardíaca de início recente ou com piora. Entretanto, no subgrupo com frequência cardíaca ≥ 70 bpm, observou-se redução de objetivo secundário (hospitalização por infarto do miocárdio fatal e não fatal ou angina instável e necessidade de revascularização miocárdica).

Nova análise *post hoc* dos pacientes com angina limitante demonstrou redução de 24% do objetivo primário e 42% de redução de risco de infarto. O efeito foi maior ainda nos pacientes com frequência cardíaca ≥ 70 batimentos em repouso, em que a ivabradina reduziu o objetivo primário em 31%, o risco de hospitalização por infarto do miocárdio em 73% e a necessidade de revascularização coronária em 59%.

Vacina influenza

Os pacientes com doença coronariana isquêmica estável devem receber anualmente a vacinação contra influenza, exceto contraindicações, como histórico de alergia a ovo de galinha ou outro componente da vacina. A vacinação deve ser adiada se, no dia da vacinação, o idoso apresentar sinais ou sintomas febris ou infecção aguda. Os idosos imunodeprimidos, ou que estão em tratamento com corticosteroide, quimioterapia ou qualquer outro medicamento que possa afetar o sistema imunológico, devem ser reavaliados antes da aplicação da vacina.

TRATAMENTO INTERVENCIONISTA

A escolha entre a cirurgia de revascularização miocárdica e intervenção coronariana percutânea no idoso leva em consideração alguns fatores, tais como sintomatologia clínica, anatomia coronariana, função ventricular esquerda, comorbidades, idade e fragilidade, preferência do paciente.

Cirurgia de revascularização do miocárdio em idosos

Considera-se, de forma geral, sem especificar faixa etária, que a RM melhora sobrevida em longo prazo, comparada ao tratamento clínico e à intervenção coronária percutânea (ICP), em angina estável em pacientes com: lesão crítica de tronco de coronária esquerda ou lesão crítica equivalente de tronco; doença crítica triarterial e fração de ejeção do ventrículo esquerdo < 50%; doença crítica biarterial, com fração de ejeção <50% ou extensa isquemia; angina incapacitante, apesar do tratamento clínico otimizado e risco aceitável de cirurgia de revascularização do miocárdio (RM); lesões valvulares a serem corrigidas.

Entretanto, o paciente idoso submetido à RM, comparado ao paciente mais jovem, apresenta maior morbimortalidade intra-hospitalar, entre os quais encontram-se a insuficiência renal e o AVC. A presença de placas de ateroma na aorta ascendente, no arco aórtico e nas carótidas constitui importante fator de risco para AVC nos idosos submetidos à circulação extracorpórea (CEC). A incidência é de aproximadamente 6% para lesões neurológicas graves e 57% para défice cognitivo leve, ocasionados por hipoperfusão durante a CEC ou fenômenos embólicos. A cirurgia sem CEC foi considerada alternativa segura para a RM com CEC, com mortalidade semelhante, mas diminuição do risco de morbidade perioperatória (AVC, *delirium*, FA e défice cognitivo) em pacientes de alto risco (EuroScore > 5, idade > 75 anos, diabetes, insuficiência renal, e disfunção ventricular esquerda).

A mortalidade operatória em idosos com mais de 70 anos varia de 5% a 20%. Quanto maior o número de comorbidades, maior o risco do idoso. Entretanto, em idosos sem comorbidades significativas, a cirurgia de RM apresenta mortalidade de 4,2%, ou seja, bastante semelhante aos pacientes mais jovens. A sobrevida livre de eventos após 4 anos em octogenários no estudo APPROACH foi de 77,4% nos idosos submetidos à RM, comparados com 71,6% nos submetidos à ICP e 60,3% naqueles submetidos a tratamento clínico.

Desta forma, a indicação para realização de RM em idosos deve ser individualizada, considerando-se a gravidade da doença (coronariopatia difusa, oclusão arterial total crônica com grande área de miocárdio viável, disfunção ventricular esquerda), valvopatia associada, diabetes, presença de comorbidades, idade biológica/fragilidade e, finalmente, a preferência do idoso. Quanto mais extensa a doença coronariana e menos comorbidades o idoso tiver (ou seja, mais hígido for), maior a vantagem da cirurgia.

Intervenção coronária percutânea

A primeira intervenção coronária percutânea (ICP) foi realizada em 1977, por A. Grüntzig. Naquela ocasião, era destinada apenas para pacientes com idades < 60 anos, com lesões não complexas, em único vaso. Suas limitações eram: lesões de alta complexidade, estenose residual acima de 30%, oclusão aguda do vaso alvo durante a angioplastia e reestenose, em curto período de tempo (6 meses ou menos).

Com o aumento da experiência do operador, melhoria da tecnologia, equipamento, farmacologia adjunta e aparecimento dos *stents* em 1986, a ICP passou ser realizada em pacientes mais idosos, com lesão de um ou dois vasos, lesões mais complexas, múltiplas comorbidades, e boa função ventricular.

CARDIOGERIATRIA

Com o aprimoramento dos *stents* e aparecimento dos *stents* farmacológicos em 2002, houve redução do risco de reestenose e da necessidade de nova revascularização em 30% a 70% dos casos, quando comparado com *stent* convencional. Suas indicações também foram bastante ampliadas. Na presente década, está sendo utilizada em pacientes cada vez mais idosos, e com lesões complexas, calcificadas, de tronco, multiarteriais, com infarto prévio, baixa fração de ejeção, com diabetes e, finalmente, em enxertos venosos.

A ICP reduz angina, melhora qualidade de vida e a tolerância ao exercício. Apresenta baixa morbimortalidade intra-hospitalar, com mais procedimentos ao longo da evolução.

A indicação para realização de ICP em idosos também deve ser individualizada, considerando a gravidade da doença, o risco da ICP, a presença de comorbidades, a idade biológica/fragilidade e, finalmente, a preferência do idoso. A ICP é vantajosa na presença de múltiplas comorbidades, fragilidade, presença de lesões focais e passíveis de revascularização completa e/ou avaliação de alto risco de complicações associadas à cirurgia. Em idosos com idade muito avançada, ou contraindicação cirúrgica absoluta por comorbidades, características anatômicas ou disfunção de ventrículo esquerdo, pode-se realizar a ICP da lesão culpada em casos de coronariopatia grave, com objetivo de melhorar qualidade de vida.

BIBLIOGRAFIA

Alexander KP, Anstrom KJ, Muhlbaier LH, et al. Outcomes of cardiac surgery in patients > or = 80 years:results from the national Cardiovascular Netrwork. J Am Coll Cardiol. 2000;35(3):731-8

Aronow WS. Diagnosis and Management of Coronary Artery Disease. In: Tallis RC, Fillit HM. Brocklehurst's Textbook of Geriatric Medicine and Gerontology. 7th ed. Philadelphia: Sauders Elsevier; 2010.

Borges DR et al. Atualização terapêutica de Prado, Ramos e Valle: diagnóstico e tratamento 2012/13. 24 ed. ão Paulo: Artes Médicas, 2012.

Ferreira AG, Filho CD, Lourenço RA et al. A doença arterial coronariana e o envelhecimento populacional: como enfrentar esse desafio? Revista HUPE. 2013;12(Supl 1):13-24.

Fox K, Ford I, Steg PG, et al.; BEAUTIFUL Investigators. Ivabradine for patients with stable coronary artery disease and left-ventricular systolic dysfunction (BEAUTIFUL): a randomised, double-blind, placebo-controlled trial. Lancet. 2008;372(9641):807-16

Fox K, Ford I, Steg PG, et al.; BEAUTIFUL Investigators. Relationship between ivabradine treatment and cardiovascular outcomes in patients with stable coronary disease and left ventricular systolic dysfunction with limiting angina: a subgroup analysis of the randomized, controlled BEAUTIFUL trial. European Heart Journal. 2009;30(19);2337--45.

Graham MM, Ghali WA, Faris PD, et al.; Alberta Provincial Project for Outcomes Assessment in Coronary Heart Disease (APPROACH) Investigators. Survival after coronary revascularization in the elderly. Circulation. 2002;105(20):2378-84.

Gravina CF, Franken R, Wenger N, et al.; Sociedade Brasileira de Cardiologia.. II Diretrizes em Cardiogeriatria. Arq Bras Cardiol. 2010;95(3 Suppl 2):e16-76.

Heiat A, Vaccarino V, Krumholz HM. An evidence-based assessment of Federal Guidelines for overweight and obesity as they apply to elderly persons. Arch Intern Med. 2001;161(9):1194-203

LaCroix AZ, Lang J, Scherr P, et al. Smoking and mortality among older men and women in three communities. N Eng JMed. 1991;324(23):1619-25.

Liberman A, Wajngarten M. Doença coronariana crônica no idoso. In: Paola AAV, Barbosa MM, Guimarães JI, editores. Livro Texto da Sociedade Brasileira de Cardiologia. São Paulo: Manole; 2012. p. 1565-72.

Nussbacher A. Revascularização miocárdica: cirurgia ou angioplastia. In: Freitas EV, Py L. Tratado de Geriatria e Gerontologia. 3. ed, Rio de Janeiro: Guanabara Koogan, 2011. p. 529-37.

Pivatto Júnior F et al. Morbimortalidade em octogenários submetidos à cirurgia de revascularização miocárdica. Arq. Bras Cardiol. 2010;95(1).

Roso D et al. Novos medicamentos:trimetazidina, ivabradina, rimonabanto, vareniclina e alisquireno. Revista da Sociedade de Cardiologia do Rio Grande do Sul. 2008;XVI(13):1-13.

Siqueira BJ, Markman BF, Silva OB. Teste ergométrico em idosos. Geriatria & Gerontologia. 2011;5(1):40-5.

Szwed H, Hradec J, Préda I. Anti-ischaemic efficacy and tolerability of trimetazidine in elderly patients with angina pectoris. A sub-study from Trimpol-1. Coron Artery Dis. 2001;12 Suppl 1:S25-8

De Winter O, Van de Veire N, Gemmel F, et al. Myocardial perfusion imaging in the elderly: a review. Nucl Med Commun. 2006;27(6):529-34

Vitale C, Wajngaten M, Sposato B, et al. Trimetazidine improves left ventricular function and quality of life in elderly patients with coronary artery disease. European Heart Journal. 2004;25(20):1814-1821

88

Terapêutica não cardiovascular de suporte para o idoso

Newton Luiz Russi Callegari
Roseli Pegorel

Palavras-chave: Cardiogeriatria; Psiquiatria geriátrica; Psicotrópicos; Iatrogenia; Geriatria.

INTRODUÇÃO

Dentre as doenças mais frequentes no idoso, destacam-se as relacionadas à esfera neuropsiquiátrica, que, junto das cardiovasculares e ostearticulares, compõem os principais focos de atenção no cuidado à saúde desta faixa etária.

Com frequência, o cardiologista que atende a esta população se depara com pacientes em uso de medicações neuropsiquiátricas, com significativos efeitos na esfera cardiovascular, por vezes perigosos e, muitas vezes, desconhecidos deste profissional, pois habitualmente são prescritas por psiquiatras, neurologistas e geriatras.

O objetivo deste capítulo é trazer orientação prática para o cardiologista dos principais cuidados que devem ser tomados ao se deparar com idosos que, com frequência cada vez maior, fazem uso de tais medicações prescritas para depressão, ansiedade, demência etc. Sintomas na esfera neuropsiquiátrica, causados por medicações cardiovasculares, são mais conhecidos e estudados.

ANSIOLÍTICOS E HIPNÓTICOS

Usados principalmente para o tratamento dos transtornos de ansiedade, do pânico e do sono, são muito úteis também como anticonvulsivantes e relaxantes musculares.

Os benzodiazepínicos (BZD) são os principais representantes desta classe de medicamentos (Quadro 88.1) e considerados medicamentos seguros, do ponto de vista cardiovascular.

Atuando no eixo hipotálamo-hipófise-adrenal, diminuem o nível de cortisol sérico, sendo utilizados com frequência como tratamento coadjuvante do infarto agudo do miocárdio, na sala de emergência. Deve-se estar atento, no entanto, para a possibilidade da diminuição da função respiratória em pacientes com doença pulmonar obstrutiva crônica (DPOC) e hipercapnia.

Quadro 88.1. Principais benzodiazepínicos e hipnóticos comercializados no Brasil.

Substância	Nome comercial	Meia-vida
Alprazolam	Frontal	Curta
Bromazepam	Somalium e Lexotan	Curta
Buspirona	Buspar	Curta
Clonazepam	Rivotril	Curta
Clordiazepoxido	Tensil, Limbitrol® e Psicosedin	Longa
Diazepam	Dienpax e Valium	Longa
Estazolam	Noctal	Curta
Flurazepam	Dalmadorm	Longa
Flunitrazepam	Rohypnol	Curta
Lorazepam	Lorax, Lorium e Mesmerin	Curta
Midazolam	Dormonid	Curta
Nitrazepam	Sonebon	Curta
Triazolam	Halcion	Curta
Zopidem	Stilnox e Lioram	Curta
Zopiclone	Imovane	Curta
Oxazolam	Olcadil	Curta

Fonte: Gorenstein C, Pompeia S. Psiquiatria básica. Porto Alegre:Artmed, 2007.

Apesar da segurança cardiovascular e da eficácia em quadros agudos, deve-se destacar seu frequente mau uso em situações crônicas, principalmente em idosos, levados pela satisfação com seu efeito inicial e pela facilidade de prescrição pelos clínicos em geral. Tal fato decorre do fenômeno da dependência, caracterizado pela tolerância (aumento progressivo da dose) e pela síndrome de abstinência (sintomas advindos de sua interrupção), levando ao uso inadequado ou abusivo destas substancias.

O uso crônico dos BZD não apresenta nenhum embasamento em diferentes estudos. Estudo epidemiológico da Universidade de Rotterdam realizado em 2008 concluiu que idosos em precário estado físico e mental tiveram aumento do risco do uso crônico dos BZD. Além disso, existe grande relutância dos idosos usuários crônicos em diminuir ou interromper o uso inadequado da medicação, muitas vezes prescrita durante e após uma hospitalização. Evidências demonstram que usuários de longo tempo apresentam declínio cognitivo em todos os domínios estudados.

Deste modo, embora sejam medicamentos seguros, os cardiologistas devem ter grande cautela para que sua prescrição não se torne crônica e, nos usuários crônicos, informá-los sobre malefícios e estimulá-los a buscar opções mais adequadas.

ANTIDEPRESSIVOS

Usados para vários transtornos além da depressão, como ansiedade, transtorno obsessivo compulsivo, compulsões, pânico etc., esta classe de medicamentos tem uso crescente na população geriátrica.

São divididos em: inibidores da monoamina oxidase (iMAO), tricíclicos, inibidores seletivos da recaptação da serotonina (ISRS) e novos antidepressivos multimodais.

Inibidores da monoamina oxidase

Foram os primeiros a serem desenvolvidos e, devido aos seus efeitos colaterais, são prescritos como última linha no tratamento da depressão, em casos resistentes e refratários a outros antidepressivos.

Agem inibindo a MAO, enzima que metaboliza catecolaminas.

Seu principal efeito colateral cardiovascular ocorre pela inibição da MAO-A na mucosa intestinal, responsável pela inativação da tiramina contida em diversos alimentos. Sem esta ativação, a tiramina alcança a circulação sanguínea em altas concentrações, provocando a liberação de noradrenalina, que pode levar a crises hipertensivas.

Tricíclicos

Agem inibindo a recaptação de noradrenalina, serotonina e dopamina na fenda sináptica, aumentando também a concentração de monoaminas nesta região. Pouco seletivos, bloqueiam também receptores serotoninérgicos, alfa- adrenérgicos, histamínicos e muscarínicos – ações estas responsáveis por vários efeitos colaterais.

Possuem propriedades antiarrítmicas semelhantes às dos antiarrítmicos do grupo Ia, lentificando a condução cardíaca, diminuindo a irritabilidade ventricular e suprimindo a atividade ectópica. Por isto, seu uso deve ser evitado no bloqueio atrioventricular de segundo grau, na doença do nó sinusal, nos bloqueios de ramo, no aumento do QT, ou em associação com antiarrítmicos do grupo Ia e Ic.

Além desse efeito antiarrítmico, apresentam também propriedades arritmogênicas devido ao aumento do QT, por bloqueio de canais iônicos e aumento do tônus simpático, por bloqueio de transportadores da depuração da noradrenalina. Podem desencadear arritmias atriais e ventriculares, principalmente em indivíduos predispostos, como aqueles com doença isquêmica, infarto do miocárdio recente, instabilidade elétrica e síndrome do QT longo.

Devido ao seu efeito anticolinérgico, aumentam a frequência cardíaca e, devido ao seu efeito alfa-adrenérgico, podem levar à hipotensão ortostática, com taquicardia reflexa, elevando o risco de desencadear síndrome coronária aguda, hipofluxo cerebral e quedas, principalmente em idosos com depleção de volume e uso concomitante de anti-hipertensivos. Potencializam ainda efeito anti-hipertensivo do prazosin e dos nitratos.

São medicamentos de segunda linha, que devem ser evitados em idosos, principalmente nos portadores de doença cardíaca.

Dentro desta classe, destaca-se a nortripitilina, pela menor incidência de efeitos colaterais e, portanto, maior perfil de segurança.

Inibidores seletivos da recaptação da serotonina

Devido à sua tolerabilidade e à sua segurança, são os medicamentos de primeira escolha no tratamento da depressão em cardiopatas.

Inibindo a receptação da serotonina, com pouca afinidade por outros receptores, sem evidência de efeitos colaterais na contratilidade ou condução miocárdica, não são cardiotóxicos e apresentam poucos efeitos anticolinérgicos. Seu uso é seguro, mesmo em cardiopatias graves, podendo alterar apenas levemente a frequência cardíaca e a pressão arterial, levando a alterações da atividade elétrica cardíaca, como prolongamento do QRS e do intervalo QTc. Podem ainda exercer, em raros casos, um efeito vasoconstritor direto, levando a angina de Prinzmetal. Até o momento, existe somente o relato na literatura de duas mortes por *overdose* – uma atribuída à fluoxetina e outra ao citalopram.

Por outro lado, por sua ação na serotonina plaquetária, tais medicamentos diminuem a ativação e a agregação delas, diminuindo o risco de evento isquêmico, independentemente daquele relacionado à diminuição da depressão e ansiedade.

Pelo fato de inibirem as isoenzimas hepáticas do citocromo P450, podem interagir com medicamentos de ação cardiovascular (Quadro 88.2), como varfarina e digoxina. Além disso, podem deslocar outras medicações de ligação proteica, aumentando a toxicidade destas.

Quadro 88.2. Inibição do citocromo P450 e possibilidade de interação medicamentosa.

	Citocromo P450 1A2	Citocromo P450 2C9/2C19	Citocromo P450 2D6	Citocromo P450 3A4	Potencial de interação medicamentosa
Citalopram	+	0	+	0	Baixo
Escitalopram	+	0	+	0	Baixo
Sertralina	+	+	+	+	Baixo
Paroxetina	+	+	+++	+	Moderado
Fluoxetina	+	++	+++	++	Alto
Fluvoxamina	+++	+++	+	++	Alto
Mirtazapina	0	0	0	+	Baixo
Venlafaxina	0	0	0	0	Baixo
Duloxetina	0	0	+	0	Moderado

Fonte: Hototian SR, Duailibi K. Psicofarmacologia geriátrica. São Paulo: Artes Médicas, 2009.

A sertralina e o escitalopram são consideradas as mais seguras desta classe, do ponto de vista geral e cardiovascular.

Novos antidepressivos (multimodais)

☑ *Inibidores da recaptação da serotonina e noradrenalina (duais)*

São representantes desta classe a venlafaxina, a desvenlafaxina e a duloxetina. São seguros com poucos efeitos cardiovasculares ou no eletrocardiograma (ECG). Não inibem o citocromo P450, mas, em doses altas, podem aumentar a pressão arterial. Diferentemente dos ISRS, não inibem as isoenzimas do citocromo P450, fato que pode ser útil para pacientes polimedicados.

☑ *Inibidores da recaptação da dopamina e noradrenalina*

Representado pela bupropiona, são seguros, do ponto de vista cardiovascular, mas podem também aumentar a pressão arterial em doses altas.

Não afetam a frequência cardíaca, a condução ou a contratilidade miocárdica. Também não induzem a bloqueios e nem a arritmias.

☑ *Novos antidepressivos – mirtazapina e trazodona*

São também relativamente seguros, porém, podem causar hipotensão ortostática, efeito este sempre perigoso no idoso, principalmente quando associado a anti-hipertensivos.

☑ *Agomelatina*

Representanova opção por meio de seu modo de ação original, produzindo seu efeito por modulação de receptores melatoninérgicos.

Com menos efeitos colaterais gerais e praticamente sem efeitos colaterais cardiovasculares, parecem exercer efeito protetor nesta área, por sua ação na fisiologia no sono.

ANTIPSICÓTICOS (NEUROLÉPTICOS)

Além da indicação clássica para tratamento da esquizofrenia e psicoses orgânicas, os antipsicóticos (Tabela 88.1), são também utilizados nas alterações do humor com comportamentos psicóticos e em geriatria, nos quadros de agitação, confusão, excitação e comportamentos de desinibição, comuns nos quadros demenciais e no *delirium*.

Tabela 88.1. Principais antipsicóticos disponíveis no Brasil. Dose usual em adultos, faixa terapêutica e equivalência.

	Dose usual (mg/dia)	Faixa terapêutica (mg/dia)	Equivalência (mg)
Primeira geração			
Clorpromazina	400-800	25-1.200	100
Levomepromazina	100-400	25-600	50
Propericiazina	10-20	5-60	
Tioridazina	100-300	50-600	100
Trifluorperazina	10-20	5-40	5
Flufenazina	5-10	1-30	2
Pimozide	4-8	1-12	
Penfluridol*	20*	20-60*	
Haloperidol	5-10	1-30	2
Segunda geração			
Risperidona	4-6	2-16	2
Clozapina	300-500	50-900	
Olanzapina	10-20	5-30	5
Quetiapina	400-600	100-800	75
Amisulprida	200-600	50-800	
Ziprasidona	80-160	40-160	60
Aripiprazol	15-30	10-30	7,5
Paliperidona	6	3-12	

*Dose semanal. Fonte: Hototian SR, Duailibi K. Psicofarmacologia geriátrica. São Paulo: Artes Médicas, 2009.

São divididos em típicos, que são os mais antigos, e atípicos, que são os mais recentes e com melhor relação eficácia/efeito colateral.

O efeito antipsicótico dos neurolépticos ocorre pelo bloqueio de receptores dopaminérgicos (sistema nervoso central e periférico) e/ou serotoninérgicos. No entanto, muitos deles bloqueiam também receptores colinérgicos, adrenérgicos e histaminérgicos, causando variedade de efeitos colaterais.

Seus principais efeitos colaterais cardiovasculares são relacionados com alterações da condução e do ritmo cardíaco, além da possibilidade de provocar hipotensão ortostática, principalmente em idosos, devido às alterações dos reflexos posturais associados ao envelhecimento.

Taquicardia, outro efeito adverso observado, parece ocorrer primariamente como resultado das propriedades anticolinérgicas dos antipsicóticos.

Com propriedades semelhantes às da quinidina, podem prolongar os intervalos PR e QT, e alterar a onda T, produzindo arritmias e bloqueios. Tais efeitos tornam-se significativos quando associados ao uso de antiarrítmicos da classe I e na hipocalemia, quando pode ocorrer atraso significativo na condução elétrica.

Estudos epidemiológicos associam o uso de antipsicóticos ao aumento do risco de morte súbita, principalmente relacionado à ocorrência de arritmias ventriculares induzidas pelo aumento do intervalo QT (Figura 88.1).

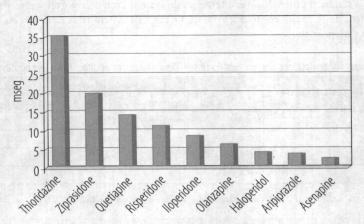

Figura 88.1. Prolongamento QTC entre antipsicóticos. Fonte: Goldberg J. Side effects of psychotropic medicacions, 2013.

Paradoxalmente, antipsicóticos mais potentes, como o haloperidol, produzem poucos efeitos colaterais cardiovasculares, podendo ser utilizados em quadros agudos, como no *delirium* agitado, na presença de doença cardiovascular ou no pós-operatório de cirurgia cardíaca. No entanto, seu uso agressivo endovenoso associa-se ao aumento do intervalo QT com suas consequências.

O uso de antipsicóticos atípicos foi também relacionado ao desenvolvimento de síndrome metabólica. Tais medicamentos podem levar à desregulação da glicose, independentemente do ganho de peso, diminuindo a sensibilidade à insulina e aumentando a produção hepática de glicose. Clozapina e olanzapina parecem ser os mais relacionados ao desenvolvimento da síndrome metabólica, enquanto risperidona e quetiapina, apesar de também produzirem aumento de peso, têm menor efeito na desregulação glicêmica.

O *Food and Drug Administration* (FDA) relacionou a risperidona, a olanzapina e a quetiapina ao aumento do risco de acidente vascular cerebral e diabetes, e tioridazida, pimozida e ziprazidona ao risco do desenvolvimento de arritmias e de morte súbita.

ESTABILIZADORES DO HUMOR E ANTICONVULSIVANTES

Lítio

Utilizado há mais de 40 anos, é ainda a primeira escolha no tratamento do transtorno afetivo bipolar, assim como da mania aguda e da mania secundária.

É seguro, do ponto de vista cardiovascular, se a dose for titulada de modo gradual. Igualmente eficaz em idosos, podendo ser seguro e bem tolerado, mesmo em população acima de 80 anos.

Os efeitos colaterais gerais mais comuns são: ganho de peso, poliúria, tremor e hipotireoidismo. Na área cardiovascular, são comuns as alterações da onda T, porém sem significado clínico. Outros efeitos colaterais raros são disfunção do nó sinusal e instabilidade ventricular. Quando associado aos bloqueadores de cálcio verapamil e diltiazem, pode produzir efeito bradicardizante.

Diuréticos podem aumentar o nível sérico de lítio e, deste modo, sua administração deve ser reduzida.

Outras causas de aumento de litemia são a deficiência dietética de sódio, o uso de inibidores da enzima conversora da angiotensina e o uso prolongado de anti-inflamatórios não hormonais.

Anticonvulsivantes

Utilizados não só nas epilepsias, mas também no transtorno bipolar do humor, manias secundárias e síndromes desinibitórias, são relativamente seguros do ponto de vista cardiovascular (Tabela 88.2).

Tabela 88.2. Farmacocinética das medicações antiepiléticas em idosos.

Medicamento	Dose inicial (dose/dia ou mg/kg/dia)	Ligação proteínas (%)	Eliminação Metabolização
Carbamazepina	100 mg (4-6)	75-85	Hepática CYP 3A4/5
Fenobarbital	50 mg (2)	50	Hepática/renal
Fenitoína	100 mg (3)	80-83	Hepática
Lamotrigina	25 mg/dia	55	Renal
Levetircetam*	500 mg	< 10	Renal
Gabapentina	300 mg	< 10	Renal
Oxcarbazepina	150 mg/dia	40	
Topiramato	25 mg/dia	7-19%	Hepática/ renal
Valproato	250mg (5-10)	87-95%	Hepática (glucorinização e betaoxidação)

* Não disponível no Brasil.; CYP: citocromo P450. Fonte: modificado de Leppik I, Birnbaun AK, 2008.

Divalproato, carbamazepina e fenitoína podem levar a alterações da condução elétrica cardíaca e ao aparecimento de bloqueios quando em doses altas, principalmente em indivíduos suscetíveis, com doença isquêmica ou em associação com antiarrítmicos do grupo I.

Enquanto o topiramato é raramente utilizado em idosos, a gabapentina e a lamotrigina são mais seguros nesta população. Com poucos efeitos cardiovasculares, são mais tolerados que as outras medicações desta classe.

Anticolinesterásicos e memantina

Os anticolinesterásicos são utilizados no tratamento da demência de Alzheimer e em alguns outros tipos de demência. Existem, atualmente, três medicamentos aprovados para o tratamento desta condição: donepezil, rivastigmina e galantamina. Atuam na fenda sináptica, inibindo a degradação de acetilcolina. O aumento dos níveis de acetilcolina estimula os receptores inibidores gabaérgicos desencadeando a neurotransmissão vagal e, deste modo, a atividade vagal via receptores muscarínicos, levando à diminuição da frequência cardíaca. Poderiam, desse modo, ao menos teoricamente, induzir bradicardia sinusal e bloqueio sinoatrial, e agravar bloqueios atrioventriculares prévios e doença do nó sinusal prexistente.

De fato, existem evidências de que a terapia com os inibidores da acetilcolina está associada a um pequeno, mas significativo aumento do risco de bradicardia e síncope. Existem ainda pequenos relatos de que estes medicamentos poderiam ocasionar aumento do intervalo QT e, consequentemente, a possibilidade de arritmias ventriculares.

Apesar de estarem associadas a raros casos de bloqueios cardíacos e bradicardia sinusal com sérias consequências potenciais, tais medicamentos são, em geral, bem tolerados e não existem evidências para a realização de avaliação cardiovascular para utilizá-las.

Deve-se ter atenção somente com aqueles pacientes portadores de doenças cardiovasculares prexistentes, como bloqueios ou doença do nó sinusal, e com o uso concomitante de medicamentos com efeitos bradicardizantes e anticolinérgicos. Deve-se considerar sempre a realização de ECG prévio e durante o tratamento.

A memantina, antagonista glutamatérgico de moderada potencia, é indicada para as fases mais avançadas da demência de Alzheimer. Pouco é conhecido sobre seus efeitos cardiovasculares e, embora venham se mostrando seguras, e não existam relatos de efeitos significativos nesta área, descreveu-se recentemente algum efeito bradicardizante.

CONSIDERAÇÕES FINAIS

Os clínicos devem ficar atentos para o aparecimento de efeitos adversos cardiovasculares com o uso de medicações psicotrópicas, em particular com a combinação destas ou com o uso concomitante com medicamentos utilizados para tratar as diversas condições em cardiologia.

Pode-se constatar que dois grupos de medicamentos requerem atenção especial pelo potencial risco sobre o sistema cardiovascular. Os antidepressivos tricíclicos, cujo potencial de risco baseia-se nas alterações da eletrofisiologia cardíaca (predispondo a arritmias e bloqueios) e nas alterações da frequência cardíaca e da pressão arterial, (principalmente pela possibilidade da ocorrência de hipotensões posturais), e o grupo dos neurolépticos com efeitos também potencialmente perigosos relacionados à eletrofisiologia, à pressão arterial e à frequência cardíaca. Soma-se a estes o risco relacionado ao desenvolvimento da síndrome metabólica, provocada pelos neurolépticos atípicos.

Os iMAOS praticamente não são mais utilizados. Os ISRS são seguros e benéficos do ponto de vista cardiovascular, ressaltando-se o cuidado relativo às interações medicamentosas (Quadro 88.2), cuja ocorrência é menor com os novos antidepressivos duais, nos quais a preocupação recai sobre seus possíveis efeitos hipertensivos.

Os ansiolíticos úteis e seguros em Cardiologia requerem sua atenção no fenômeno da indução de tolerância e dependência.

Quanto ao lítio, o principal cuidado refere-se à possibilidade de importante interação com tiazídicos, inibidores da enzima conversora da angiotensina e bloqueadores de cálcio.

Medicamentos estabilizadores do humor e anticolinesterásicos são também seguros, do ponto de vista cardiovascular, e, novamente, os cuidados recaem sobre alterações da eletrofisiologia cardíaca, quando utilizados em altas doses ou em indivíduos predispostos (Quadro 88.3).

São sugestões para o cardiologista no manejo das medicamentos neuropsiquiátricos: monitorar medicamentos com risco de hipotensão ortostática, principalmente em idosos, relacionadas com o risco de queda; na doença isquêmica estável, observar a possibilidade de instabilização por taquicardia e hipotensão postural; devido ao fato de as principais complicações cardiovasculares das medicações neuropsiquiátricas estarem relacionadas com alterações da eletrofisiologia cardíaca, ficar atento a fatores de risco relacionados a instabilização elétrica, como antecedentes familiares ou pessoais de sincope/morte súbita, arritmias prévias no ECG/ Holter, QTc alterado (congênito ou adquirido) (Quadro 88.4), desequilíbrio metabólico e hidroeletrolítico, uso concomitante de antiarrítmicos, principalmente os da classe I, desnutrição, fragilidade, disfunção renal e hepática, material de ressuscitação disponível para medicamentos de risco de uso endovenoso.

Quadro 88.3. Segurança dos medicamentos psicotrópicos nas doenças cardiovasculares.

	Baixo risco	Risco moderado	Alto risco
Antipsicóticos	Amisulpirida Butirofenonas Flupenthixol Quetiapina Sulpirida	Clozapina Loxapina Fenotiazinas Risperidona Zotepine Olanzapina	Pimozide Tioridazina
Antidepressivos	Mianserina Mirtazapina ISRS Trazodona Triptofano Viloxazine	Moclobemida Nafazodona Reboxetina Venlafaxina	
Anticonvulsivantes	Benzodiazepinicos Gabapentina Lamotrigina Valproato Vigabatrina	Carbamazepina Fenitoina Tiagabina Topiramato	
Ansiolíticos e hipnóticos	Benzodiazepinicos Buspirona Zopiclone	Betabloqueadores Cloral Clometiazole Zolpidem	
Outros	Acamprozato Lítio	Anticolinérgicos Dexanfetamina Donepezil Modafinila Paraldeido Rivastigmina	Dissulfram

ISRS: inibidores seletivos da recaptação da serotonina. Fonte: Shah SU, White A, White S, et al. Heart and mind: (2) relationship between cardiovascular and psychiatric conditions. Postgrad Med J. 2005.

Quadro 88.4. Medicações psicotrópicas conhecidas por prolongar o intervalo QT.

Antipsicóticos	Antidepressivos	Outros
Tioridazida Sultopride Aloperidol Sertindole Clorpromazina Pimozide Perfenazina Trifluoperazina	Amitritilina Maprotilina Doxepina	Lítio

Fonte: Shah SU, White A, White S, et al. Heart and mind: (2) relationship between cardiovascular and psychiatric conditions. Postgrad Med J. 2005.

BIBLIOGRAFIA

Goldberg J. Side effects of psychotropic medicacions. 2013.

Hogan DB. Long-term efficacy and toxicity of cholinesterase inhibitors in the treatment of alzheimer disease. Can J Psychiatry. 2014;59(12):618-23.

Hototian SR, Duailibi K. Psicofarmacologia geriátrica. São Paulo: Artes Médicas, 2009.

Mari JJ, Kieling C. Psiquiatria na prática clínica. Barueri: Manole, 2013.

Marono G, Traversi G, Romagnoli E, et al. Cardiologic side effects of psychotropic drugs. J Geriatric Cardiology. 2011;8(4):243-53.

Raj SR, Stein CM, Saavedra PJ, et al. Cardiovascular effects of noncardiovascular drugs, Circulation. 2009;22(12):1123-32.

Ray WA, Chung CP, Murray KT, et al. Atypical antipsychotic drugs and the risk of sudden cardiac death. N Engl J Med. 2009;360:225-35.

Rowland JP. Cardiovascular monitoring with acetylcholinesterase inhibitors: a clinical protocol. Advances in Psychiatric Treatment. 2007;13(3):178-84.

Shah SU, White A, White S, et al. Heart and mind: (1) relationship between cardiovascular and psychiatric conditions. Postgrad Med J. 2004;80(950):683-9.

Shah SU, White A, White S, et al. Heart and mind: (2) relationship between cardiovascular and psychiatric conditions. Postgrad Med J. 2005.

Stahl SM. Psicofarmacologia. 3a ed. Rio de Janeiro: Guanabara; 2010.

89

Peculiaridades da farmacologia no idoso

Felicio Savioli Neto
Victor Abrão Zeppini

Palavras-chave: Idosos; Terapêutica; Farmacologia; Farmacodinâmica; Farmacocinética; Geriátrica; Polifarmácia; Interações medicamentosas; Drogas cardioativas.

INTRODUÇÃO

As doenças cardiovasculares representam as principais causas de morbidade e mortalidade na população geriátrica. Como um grupo, os idosos requerem cuidados médicos e terapêuticos mais frequentemente e consomem proporcionalmente cerca de três vezes mais medicamentos que indivíduos mais jovens. Nos Estados Unidos, pacientes com 65 anos ou mais representam aproximadamente 13% da população, e consomem cerca de 30% de todas as medicações prescritas. Fármacos cardiovasculares (digoxina, diuréticos, anti-hipertensivos, anti-isquêmicos, antiarrítmicos, antiplaquetários e anticoagulantes) e psicotrópicos (ansiolíticos, antidepressivos, antipsicóticos, anticonvulsivantes) são os mais comumente prescritos e mais associados com reações adversas. Tais fármacos tendem a apresentar índice tóxico-terapêutico relativamente baixo. Alterações farmacológicas, flutuação dose-resposta ampla, reações atípicas às doenças e aos medicamentos, uso simultâneo de múltiplos agentes com potencial de interação farmacológica, prescrições inadequadas e não observância dos esquemas posológicos podem contribuir para a maior toxicidade medicamentosa no idoso. Em consequência, efeitos colaterais, reações adversas e interações medicamentosas são mais frequentes e mais graves nessa população. Cerca de 20% das admissões hospitalares de pacientes geriátricos são devidas a reações adversas a medicamentos.

A utilização apropriada de medicamentos na população geriátrica requer o conhecimento das alterações fisiológicas do envelhecimento e dos efeitos das doenças concomitantes, que podem influenciar na farmacocinética e na farmacodinâmica, durante a resposta terapêutica e tóxica aos fármacos, de forma clinicamente importante. Além disto, fatores não farmacológicos, como condição socioeconômica, polifarmácia, esquemas posológicos complicados e falta de compreensão são importante causa de falha terapêutica no idoso.

ALTERAÇÕES FARMACOCINÉTICAS

As modificações fisiológicas que acompanham o envelhecimento alteram os processos farmacológicos de absorção, distribuição, metabolismo e excreção dos agentes terapêuticos e, consequentemente, modificam suas concentrações plasmáticas. Tais alterações induzem à maior variação interindividual das doses requeridas para um determinado efeito. As alterações farmacocinéticas resultam de modificações da composição corpórea e da função dos órgãos envolvidos, além da eliminação dos fármacos.

Biodisponibilidade

A biodisponibilidade dos medicamentos depende do grau de absorção e do metabolismo de primeira passagem no fígado. Nos idosos, a redução do metabolismo de primeira passagem no fígado aumenta a biodisponibilidade de alguns fármacos, como propranolol, labetalol e verapamil. Dados sobre alterações da absorção e da biodisponibilidade relacionadas à idade, por outras vias de administração que não a oral, praticamente inexistem.

Absorção

Dos quatro componentes da farmacocinética – absorção, distribuição, metabolismo e excreção – somente os três últimos são afetados pelo envelhecimento. Assim, na ausência de síndromes de má absorção, as taxas de absorção oral dos fármacos não distinguem idosos dos adultos jovens. A diminuição da secreção de ácido clorídrico e da superfície absortiva, o atraso no enchimento gástrico e a redução do fluxo sanguíneo esplâncnico e mesentérico são compensados pelo prolongamento do trânsito gastrintestinal e subsequente maior tempo de absorção do medicamento.

Distribuição

Após a administração oral, a absorção e o metabolismo de primeira passagem, os fármacos são distribuídos nos tecidos e nos fluídos orgânicos e, pela passagem pela barreira hematoliquórica, no sistema nervoso central. Vários fatores influenciam na distribuição dos fármacos, incluindo-se a ligação proteica, o pH, o tamanho molecular e a solubilidade à água ou à gordura. Com o envelhecimento, diminuem a massa muscular e o volume de água, e aumenta a proporção de gordura corporal. Assim, o volume de distribuição de agentes hidrofílicos (por exemplo: digoxina e alguns inibidores da enzima conversora da angiotensina – ECA) é menor, elevando suas concentrações plasmáticas. Por outro lado, os agentes lipossolúveis (betabloqueadores e alfa-agonistas centrais) têm maior volume de distribuição e, consequentemente, apresentam prolongamento de meia-vida.

A albumina plasmática, principal proteína ligada aos fármacos, declina com o envelhecimento, aumentando substancialmente a concentração ativa dos agentes. A concentração da albumina plasmática em idosos reduz-se de 15% a 20%, em comparação com indivíduos abaixo dos 40 anos de idade, o que determina aumento da fração livre do fármaco em qualquer dose administrada.

Metabolismo

No fígado, os fármacos são biotransformados em compostos inativos, em geral solúveis em água e excretados por via renal. O processo de biotransformação é categorizado em duas etapas distintas: fase I ou preparativa, que inclui reações de oxidação, redução e hidrólise, e fase II ou sintética, que envolve conjugação molecular. Ao contrário do observado com a fase II, há evidências do declínio nas reações da fase I associadas ao envelhecimento. O metabolismo hepático depende do fluxo sanguíneo e da massa hepática, do grau de captação do agente e da atividade enzímica microssomal. O fluxo sanguíneo hepático, que é o mais importante determinante do *clearance* para muitos fármacos, diminui com a idade, cerca de 40% dos 25 aos 70 anos. Em consequência, compostos com elevado *clearance* hepático e perfil de eliminação fluxo-dependente, como propranolol, verapamil e lidocaína, têm depuração reduzida e permanecem por mais tempo na circulação sem sofrer biotransformação em idosos. A massa hepática e o número de células funcionantes diminuem a partir da quinta ou sexta décadas da vida. Porém, como o fígado tem grande reserva de massa celular e de função, é pouco provável que esta alteração influencie no metabolismo de medicamentos de forma clinicamente significante. Ademais, a atividade dos sistemas enzímicos responsáveis pelo metabolismo de fármacos, especialmente isoenzimas microssomais do sistema citocromo P450 declinam no idoso.

As alterações do fluxo sanguíneo e da atividade enzímica hepática, isoladamente ou em associação, resultam habitualmente em aumento da meia-vida plasmática e podem retardar a velocidade de eliminação de medicamentos lipofílicos do organismo. No Quadro 89.1, estão relacionados os principais agentes cardiovasculares eliminados predominantemente por metabolismo hepático.

Quadro 89.1. Fármacos cardiovasculares metabolizados pelo fígado.

Lidocaína	Verapamil	Felodipina
Tocainida	Diltiazem	Isradipina
Encainida	Nifedipina	Amlodipina
Quinidina	Nitroglicerina	Clonidina
Propranolol	Dinitrato de isossorbida	Captopril
Metoprolol Pindolol	Propatilnitrato	
Labetalol	Varfarina	
Hidralazina	Fenprocumon	
Prazosim	Acenocumarol	
Minoxidil		

Excreção renal

As alterações observadas na excreção dos medicamentos por via renal representam as mais importantes modificações farmacocinéticas associadas ao envelhecimento. O numero total de néfrons, as dimensões e o fluxo renais diminuem e, em decorrência, declinam a taxa de filtração glomerular e o *clearance* de creatinina. Entre a quarta e a oitava década, os rins perdem cerca de 20% a 25% de sua massa, com maior comprometimento do córtex do que da medula. O fluxo sanguíneo renal declina progressivamente (cerca de 1% ao ano) após os 50 anos de idade, e a velocidade de filtração glomerular também se reduz gradativamente com a idade: de 100 mL a 120 mL/minuto aos 40 anos, para 60 mL a 70 mL/minuto aos 85 anos. Não obstante, os níveis séricos da creatinina podem permanecer normais em razão da redução da massa muscular corpórea. Em consequência, valores normais de creatinina sérica no idoso não indicam necessariamente filtração glomerular normal. A avaliação do *clearance* da creatinina reflete melhor a função renal nesta faixa etária.

Ademais, a secreção e a reabsorção tubulares também diminuem com o avançar da idade. A partir da quarta década de vida, a função renal declina cerca de 1% ao ano, com redução média do *clearance* de creatinina de 50% entre as idades de 25 e 85 anos. Em consequência, fármacos primariamente excretados pelos rins têm sua meia-vida plasmática prolongada. Alterações da função renal relacionadas à idade representam provavelmente o principal fator responsável pela elevação dos níveis plasmáticos dos medicamentos e seu acúmulo no idoso. Isoladamente, tais alterações podem antecipar a necessidade de redução das doses em 30% ou mais na população geriátrica, sobretudo dos compostos eliminados primariamente pelos rins (Quadro 89.2).

CARDIOGERIATRIA

Quadro 89.2. Fármacos cardiovasculares eliminados pelos rins.

Clearance renal alto	Digoxina
	Procainamida
	Disopiramida
Intermediário	Nadolol, atenolol e acebutolol
	Tocainida e clonidina
	Captopril, enalapril, lisinopril, ramipril e cilazapril
Baixo	Furosemida, diazóxido, fenitoína, quinidina

Embora absorção, biodisponibilidade, distribuição, metabolismo e excreção dos fármacos sejam afetados em alguns aspectos específicos pelo envelhecimento, é difícil avaliar com precisão o impacto do conjunto desses fatores na ação farmacológica em determinado paciente (Quadro 89.3). Os conhecimentos sobre a farmacocinética, importantes tanto na prescrição medicamentosa do idoso, como também em qualquer faixa etária, não prescindem da observação clínica cuidadosa (relação dose-resposta) para o ajuste posológico em cada caso.

Quadro 89.3. Alterações fisiológicas do envelhecimento que interferem na farmacocinética.

Absorção	Redução da produção de ácido gástrico
	Aumento do pH gástrico
	Redução da motilidade gastrintestinal
	Redução do fluxo sanguíneo
	Redução da superfície de absorção
Distribuição	Diminuição da massa muscular total
	Aumento da proporção de gordura corpórea
	Diminuição da proporção de água
	Diminuição da albumina plasmática
	Aumento da alfa-1-glicoproteína ácida
	Alteração relativa da perfusão tissular
Metabolismo	Redução da massa hepática
	Redução do fluxo sanguíneo hepático
	Redução da capacidade metabólica hepática
Excreção	Diminuição do fluxo sanguíneo renal
	Diminuição da taxa de filtração glomerular
	Diminuição da função tubular renal

ALTERAÇÕES FARMACODINÂMICAS

O envelhecimento pode alterar a interação de diversos agentes farmacológicos com seus respectivos receptores. Além disso, o número destes receptores pode se alterar com o avançar da idade e afetar a eficácia de determinados medicamentos. As alterações farmacodinâmicas cardiovasculares mais consistentemente estabelecidas no idoso relacionam-se ao sistema nervoso autônomo. Níveis plasmáticos basais de noradrenalina e adrenalina circulantes são mais elevados nos idosos em relação aos mais jovens.

A redução da sensibilidade dos receptores adrenérgicos beta-1 é bem conhecida, responsável pelo menor efeito dos betabloqueadores nos pacientes idosos. Tanto a dilatação arterial como a venosa declinam com o envelhecimento em resposta à estimulação beta-adrenérgica do sistema cardiovascular durante o exercício. O declínio da dilatação arterial durante o exercício, associado a alterações estruturais dos grandes vasos relacionados à idade, pode contribuir para o aumento da impedância vascular. Ademais, a diminuição da eficiência da modulação beta-adrenérgica dos mecanismos de acoplamento excitação-contração pode explicar, em parte, a redução da reserva miocárdica nas idades avançadas.

Diferentemente das respostas dos receptores adrenérgicos beta-1, as dos receptores beta-2 parecem pouco afetadas, pois a broncodilatação e os efeitos metabólicos mediados por esses receptores não variam significativamente com a idade. Os estudos sobre o sistema alfa-adrenérgico no idoso forneceram alguns resultados controversos, porém a resposta da vasculatura permanece inalterada.

A sensibilidade dos barorreceptores, que também envolve o sistema nervoso simpático, encontra-se deprimida nos idosos, aumentando a potencialidade de hipotensão ortostática. O retardo no início da taquicardia e na vasoconstrição reflexa em resposta à redução mais ou menos brusca da pressão arterial pode causar tontura, lipotimia, síncope e quedas, além de acentuar os efeitos da hipotensão ortostática induzida por agentes anti-hipertensivos. De outra parte, a função barorreflexa comprometida, observada na maioria dos idosos, pode permitir o uso de vasodilatadores, como hidralazina, sem a necessidade de outros fármacos para atenuar a taquicardia reflexa. A atividade do sistema renina-angiotensina encontra-se atenuada nos idosos, observando-se níveis plasmáticos baixos de angiotensinogênio, renina e angiotensina I.

Tendo em vista a dificuldade de estimar a magnitude das alterações farmacodinâmicas associadas ao envelhecimento, iniciar a terapêutica com doses baixas e titulá-las às doses recomendadas ou toleradas são estratégias recomendadas na prevenção de efeitos indesejáveis de vários medicamentos (Quadro 89.4).

Quadro 89.4. Alterações farmacodinâmicas associadas ao envelhecimento.

Alteração fisiológica	Implicação clínica
↓ Reserva cardíaca	↑ Risco de IC
↓ Complacência VE	↑ Risco IC diastólica
↓ Sensibilidade barorreceptor	↑ Risco hipotensão ortostática
↓ Resposta estímulo beta-adrenérgico	↓ Sensibilidade a beta-agonistas e antagonistas
↓ Sensibilidade aos anticoagulantes	↑ Efeitos varfarina
↓ Função nó sinusal e AV	↑ Risco de interações
Presença de comorbidades	↑ Risco bloqueios cardíacos

IC: insuficiência cardíaca; VE: ventrículo esquerdo; AV: atrioventricular.

FÁRMACOS CARDIOVASCULARES

Embora a idade seja um dos mais importantes fatores a influenciar na morbidade e na mortalidade, idosos têm sido habitualmente excluídos dos grandes ensaios clínicos terapêuticos de longo prazo relacionados à sobrevida e à qualidade de vida, devido à dificuldade de selecionar pacientes nesta faixa etária que preencham os critérios rígidos de inclusão. Assim, o número de pacientes acima de 70 anos nestes ensaios é relativamente pequeno. Nos últimos anos, porém, idosos têm sido incluídos em grandes ensaios em longo prazo, sobretudo relacionados ao tratamento da hipertensão, infarto agudo do miocárdio, fibrilação atrial e prevenção secundária da doença aterosclerótica coronária. Entretanto, a prescrição da terapêutica cardiovascular na população geriátrica é, ainda, em grande parte, baseada em ensaios em curto prazo, estudos observacionais ou análise de subgrupos de grandes ensaios.

Observância do tratamento

Todos os pacientes requerem conselhos e orientação a respeito da medicação. Embora erros de interpretação dos planos de tratamento possam ocorrer em qualquer idade, são mais frequentes em idosos. Os

926 | CARDIOGERIATRIA

estudos sobre a observância do tratamento na população geriátrica evidenciaram que aproximadamente metade dos pacientes não segue corretamente o esquema terapêutico prescrito, tendo-se observado omissão da medicação, dosagem individual incorreta, ou sequência imprópria das doses e automedicação (uso de medicamentos não prescritos). Entre os fatores responsáveis incluem-se baixo nível socioeconômico e educacional, dificuldade de compreensão, deficiência visual e/ou auditiva, dificuldade para ingerir pílulas grandes, disfunção cognitiva, prescrição de múltiplos fármacos, regimes terapêuticos complexos (doses muito frequentes), efeitos colaterais e reações adversas relativamente comuns e custo da medicação.

Interações medicamentosas

A interação medicamentosa pode ocorrer quando os efeitos de um fármaco são alterados pela presença de outro fármaco, alimento, álcool, fitoterápico ou, no caso dos idosos, pelo processo de envelhecimento. Estas condições podem aumentar ou atenuar os efeitos farmacológicos dos agentes e promover, respectivamente, maior risco de toxicidade ou menor eficácia. No Quadro 89.5 são mostradas as principais interações medicamentosas observadas na prática cardiológica e suas respectivas consequências. Embora as interações medicamentosas, em sua maioria, repercutam negativamente no estado clínico do paciente, elas podem ser benéficas como, por exemplo, o emprego de diuréticos associados a outros anti-hipertensivos no controle da pressão arterial. Os idosos, devido ao maior número de doenças associadas e ao subsequente consumo de vários tipos de medicamentos, apresentam maior risco para interações medicamentosas. Prescrições com mais de cinco medicamentos são frequentemente dispensadas para mais da metade dos idosos. Além disso, o consumo de medicamentos não prescritos e de fitoterápicos é, respectivamente, de 60% e 30%. Assim, a associação entre polifarmácia, múltiplas comorbidades e alterações farmacocinéticas e farmacodinâmicas, além do envelhecimento, aumenta o risco de interações medicamentosas e eventos adversos. Tais eventos contribuem com aproximadamente 10% das hospitalizações de idosos, e representam importante causa de internação prolongada e mortalidade. Devido à idade avançada ser o fator de risco mais importante para a doença cardiovascular, o aumento da longevidade é associado à maior incidência de doenças cardiovasculares em idosos e, consequentemente, ao maior consumo de medicamentos cardioativos. Portanto, ao serem comparados com outras classes terapêuticas, os agentes cardiovasculares são responsáveis pela maioria das interações medicamentosas observadas no cardiopata idoso.

Medicamentos potencialmente inapropriados aos idosos

Diversas listas de medicamentos potencialmente inapropriados aos idosos, definidos como fármacos com risco de provocar efeitos colaterais superior aos benefícios, são úteis na prática clínica, principalmente como ação preventiva. Várias delas foram publicadas nas duas últimas décadas. As versões dos critérios de Beers, de Beers-Fick e de Friscus tornaram-se as mais citadas e utilizadas mundialmente (Quadro 89.6).

Princípios e recomendações para a terapêutica farmacológica nos idosos

A farmacoterapia segura e eficaz em idosos é um desafio, mesmo para os mais experientes, devido aos múltiplos fatores que afetam a terapêutica medicamentosa nessa faixa etária. A observância de alguns princípios e recomendações é útil para a elaboração de esquemas terapêuticos adequados a idosos, no sentido de obter a eficácia desejada, minimizar as reações adversas e evitar/atenuar interações medicamentosas. Alguns pontos importantes são:

Avaliação clínica global do idoso, inclusive das funções hepática e renal, principais responsáveis pelo metabolismo e excreção dos fármacos. A elaboração diagnóstica precisa é imperiosa para decidir sobre a real necessidade da medicação.

Medidas não farmacológicas, aconselhamento afetivo, apoio sociofamiliar devem ser considerados.

Quadro 89.5. Principais interações entre fármacos observadas na prática cardiológica.

Agente	Associação	Mecanismo	Consequência
Aspirina	Tiazídico	↓ Excreção de urato	Hiperuricemia
Amiodarona	Ciclosporina	↑ Efeitos da ciclosporina	↑ Efeito imunossupressor
Betabloqueadores	Verapamil Diltiazem Indometacina Cimetidina	Inibe prostaglandinas ↓ Metabolismo	Hipotensão e bradicardia, ↑Efeito inotrópico negativo ↓ Efeito Anti-hipertensivo ↑ Efeitos
Bloqueadores dos canais de cálcio	AINH Cimetidina	↓ Efeitoantihipertensivo ↓ Metabolismo	↑ Efeitos anti-hipertensivo
Ciclosporina	Diltiazem	↓ Efeito da ciclosporina	↓ Efeitos imunossupressores
Cilostazol	Varfarina AAS AINH	↑ Efeitos	Risco de sangramento Risco de sangramento Risco de sangramento
Clopidogrel	Omeprazol, lansoprazol, pantoprazol e esomeprazol AAS AINH	↓ Biotransformação	↓ Efeito do clopidogrel Risco de sangramento Risco de sangramento
Digoxina	Quinidina, verapamil, nitrendipina, propafenona e amiodarona	↑ Níveis séricos da digoxina	Intoxicação digitálica
Estatinas	Fibrato Ciclosporina Dgoxina Varfarina Amiodarona Sildenafil	↑ Concentrações da estatina	Rabdomiólise
IECA	Diuréticos poupadores de K+		Hipercalemia
Nitratos	Sildenafil	Sinergismo	Hipotensão
Varfarina	Aspirina Cimetidina Quinidina Colestiramina	↑ Sangramento ↑ Degradação da varfarina Interação hepática ↑ Absorção	Risco de sangramento Risco de sangramento Risco de sangramento ↓ Efeito da varfarina
Diltiazem	Cimetidina	↑ Efeitos do diltiazem	Hipotensão e bradicardia

AINH: anti-inflamatórios não hormonais; AAS: ácido acetilsalicílico; IECA: inibidores da enzima conversora da angiotensina; K+: potássio.

Evitar medicamentos com índice tóxico/terapêutico baixo. Preferir fármacos com o melhor índice custo-afetividade, sobretudo quando há necessidade de medicação múltipla. Suprimir medicamentos claramente ineficazes ou desnecessários.

Como regra, iniciar qualquer medicamento com doses baixas, tituladas gradativamente, ou seja, aguardar maior intervalo de tempo para observar a resposta terapêutica, antes de alterar o esquema posológico: "comece baixo, vá devagar".

Ajustes posológicos devem ser feitos para a maioria dos medicamentos prescritos a idosos, sobretudo nos tratamentos em longo prazo. Em geral, as doses no idoso são 30% a 50% menores do que no adulto jovem. A presença de hepatopatia, nefropatia e/ou outras comorbidades, pode implicar doses ainda menores.

Embora para a maioria dos fármacos haja correlação linear entre dose administrada e concentração plasmática, não é possível generalizar. A determinação da concentração plasmática do medicamento não prescinde da observação clínica cuidadosa do paciente. A avaliação precisa dos efeitos terapêuticos e das reações adversas é o melhor guia para o ajuste posológico.

O esquema terapêutico deve ser tão simplificado quanto possível, em relação ao número de medicamentos e à frequência das doses.

928 | CARDIOGERIATRIA

Quadro 89.6. Medicamentos potencialmente inapropriados aos idosos (não recomendados para idosos), de acordo com a lista de Friscus. Fonte: adaptado de Gorzoni M et al. Rev Assoc Med Bras. 2012;58(4):442-6.

Anti-inflamatórios	Anti-histamínicos	BZDs longa ação
Cetoprofeno	Clemastina	Bromazepam
Etoricoxib	Clorfeniramina	Clobazam
Fenilbutazona	Dimetindeno	Clorazepato
Indometacina	Hidroxizina	Clordiazepóxido
Meloxicam	Tripolidina	Diazepam
Piroxicam	**Antieméticos**	Flunitrazepam
Anti-hipertensivos	Dimenidrato	Flurazepam
Clonidina	**Ergotamina e derivados**	Nitrazepam
Doxazosina	Di-hidroerocriptina	**BZDs curta-média ação**
Metildopa	Ergotamina	Alprazolam
Nifedipina	**Neurolépticos (a) típicos**	Lorazepam > 2 mg
Prazosina	Clozapina	**"Agentes Z"**
Reserpina	Flufenazina	Zolpidem > 5 mg
Terazosina	Haloperidol > 2 mg	Zopiclona > 3,75 mg
Antiagregantes plaquetas	Levomepromazina	**Outros sedativos**
Ticlodipina	Olanzapina > 10 mg	Difenidramina
Antiarrítmicos	Tioridazina	**Anticonvulsivantes**
Digoxina	**Antidepressivos tricíclicos**	Fenobarbital
Quinidina	Amitriptilina	**Opioides**
Sotalol	Clomipramina	**Laxantes**
Antibióticos	Imipramina	**Diversos**
Nitrofurantoína	Maprotolina	Pentoxifilina
Miorrelaxantes	**Inibidores recaptação serotonina**	Naftidrofuril
Baclofeno	Fluoxetina	Nicergolina
Antiespasmódicos	Inibidores da MAO	Piracetam
Oxibutinina	Tranilcipromina	
Tolterodina		

MAO: mono amino oxidase; BZDs: benzodiazepínicos.

Adaptado por Gorzoni M et al. Rev Assoc Med Bras 2012; 58(4):442-446.

Utilizar todos os recursos que favoreçam a observância do tratamento, como: receita explícita, legível, de preferência em letra de forma ou digitada; além da prescrição clássica, fornecer quadro baseado em horários, ou relacionados aos eventos da rotina diária (levantar-se, deitar-se, refeições); definir o tempo de uso de cada fármaco; evitar pílulas muito grandes ou muito pequenas; fornecer orientação dietética; compartilhar as instruções com familiar ou acompanhante que convivam com o paciente.

Ineficácia terapêutica impõe verificação da observância e/ou reavaliação diagnóstica, antes de modificar o esquema de tratamento. Idosos requerem supervisão médica periódica, especialmente quando se utilizam múltiplos fármacos. A possibilidade de que os medicamentos sejam a causa de determinadas queixas deve ser sempre lembrada no paciente idoso.

O objetivo do tratamento de algumas doenças crônicas no idoso nem sempre é curar, porém estabilizar o processo mórbido, aliviar os sintomas e manter a capacidade funcional e intelectual, bem como a qualidade de vida, no mais alto nível possível.

BIBLIOGRAFIA

Batlouni M, Savioli Neto F, Magalhaes HM. Alterações farmacocinéticas e farmacodinâmicas relacionadas a idade. In: Batlouni M, Ramires JA. Farmacologia e terapêutica cardiovascular. 2. ed. São Paulo: Atheneu; 2004. p. 55-72.

Brenes-Salazar JA, Alshawabkeh L, Schmader KE, et al. Clinical pharmacology relevant to older adults with cardiovascular disease. J Geriatr Cardiol. 2015;12:192-5.

Bressler R, Bah LJ. Principles of drug therapy for the elderly patient. Mayo Clinic Proc. 2003;78:1564-77.

Frishman WH, Cheng-Lai A, Aronow WS. Cardiovascular drug therapy in the elderly. In Aronow WS, Fleg JL, Rich MW. Cardiovascular disease in the elderly, 5a ed. Boca Raton: CRC, 2014. p. 67-103.

Gnjidic D, Johnell K. Clinical implications from drug–drug and drug–disease interactions in older people. Clin Experim Pharmacol Physiol. 2013;40:320-5.

Holt S, Schmiedl S, Thürmann PA. Potentially inappropriate medications in the elderly: the PRISCUS List. Dtsch Arztebl Int. 2010;107(31-32):543-51.

Odeh-Ramadan RM, Remington T. Pharmacological management of the older patients. In: Edwards NW, Maurer SM, Wellner RB. Aging, heart disease, and its management: Facts and controversies. Totowa, NJ: Humana Press, 2003. p. 45-65.

Onder G, Pedore C, Landi F, et al. Adverse drug reactions as a cause of hospital admissions: Results from the Italian Group of Pharmacoepidemiology in the elderly (GIFA). J Am Geriatric Soc. 2002;5:1962-8.

Savioli Neto F, Gravina CF. Farmacologia: Aspectos peculiares no idoso. In: Armaganijan D, Timerman A. Farmacologia cardiovascular – com suas aplicações terapêuticas. São Paulo: Atheneu, 2014. p. 41-56.

Rochon PA, Tija J, Gill SS, et al. Appropriate approach to prescribing In: Halter JB, Ouslander JG, Tinetti ME, et al. In Hazzard's geriatric medicine and gerontology. 6. ed. New York: McGraw-Hill, 2009. p. 289-302.

Schwartz JB. Pharmacologic therapy for the older patient with cardiovascular disease: New information and continued challenges. Am J Geriatr Cardiol. 2002;11:215-7.

The American Geriatrics Society 2012 Beers Criteria Update Expert Panel. AGS Updated Beers Criteria for potentially inappropriate medication use in older adults. J Am Geriatr Soc. 2012;60:616-31.

Williams CM. Using medications appropriately in older adults. Am Fam Physician. 2002;66:1917-24.

SEÇÃO 12

ARRITMIAS

Conduta nas bradiarritmias: doença do nódulo sinusal

Dalmo Antonio Ribeiro Moreira

Claudia da Silva Fragata

Paulo Alexandre Costa

Luiz Roberto de Moraes

Palavras-chave: Bradiarritmia; Doença do nó sinusal; Bloqueior sinoatrial; Pausa sinusal; Fibrilação atrial; Holter.

GENERALIDADES

A doença do nódulo sinusal é causada por um defeito na elaboração ou condução dos impulsos sinusais aos átrios. A prevalência desta doença na população geral não é conhecida, porém um estudo relata sua frequência em 0,17% de indivíduos acima de 50 anos. A incidência é semelhante em homens e mulheres e aumenta com a idade, o que sugere que o envelhecimento, a doença aterosclerótica, outros tipos de cardiopatias, além do uso de medicamentos para o tratamento de outras doenças comuns na idade avançada, podem estar relacionados com a disfunção nodal.

A doença do nódulo sinusal pode ser secundária a causas extrínsecas e intrínsecas, coforme descrito na Tabela 90.1. As influências extrínsecas acometem, geralmente, indivíduos com coração normal e correspondem de 40 a 59% dos casos avaliados durante o estudo eletrofisiológico e são alterações transitórias, ao contrário da forma intrínseca. Quase todos os agentes antiarrítmicos causam alguma depressão da função sinusal, principalmente os betabloqueadores sem atividade simpaticomimética intrínseca (atenolol, propranolol, metoprolol, sotalol), a amiodarona, o verapamil e o diltiazem. A propafenona, devido a sua ação betabloqueadora, deprime a frequência sinusal e pode desencadear disfunção sinusal em pacientes predispostos. A digoxina tem ação controvertida e exerce efeito indireto por aumento da atividade parassimpática, causando bradicardia. Quando associada à amiodarona, à propafenona, aos betabloqueadores ou ao verapamil, pode desencadear bradicardia intensa e pausa sinusal em pacientes com disfunção sinusal latente. A clonidina, a reserpina e a guanetidina, além da alfametildopa, causam depressão da função sinusal por suas propriedades simpaticolíticas e ação sobre o sistema nervoso central.

Bradicardias mediadas pelo sistema parassimpático em idosos podem ocorrer concomitantemente a disfunções esofagianas, urinárias, doença arterial coronária e distúrbios gastrintestinais, podendo ainda ser responsáveis pela síncope que ocorre com deglutição, micção e hipersensibilidade do seio carotídeo.

Na forma intrínseca, o nódulo sinoatrial pode ser parcial ou totalmente preenchido por fibras colágenas, secundariamente ao envelhecimento. Esse processo pode ser agravado por redução da perfusão

934 | ARRITMIAS

sanguínea nodal pela aterosclerose coronária. A degeneração idiopática é a causa mais comum de doença do nódulo sinusal, sendo mais frequente em idosos.

A insuficiência coronária é o achado mais frequente em indivíduos com doença do nódulo sinusal. Não há, entretanto, relação direta entre a disfunção sinusal e o grau de obstrução arterial coronária. Bradicardia sinusal e bloqueio atrioventricular podem ocorrer na vigência do infarto de região inferior. A insuficiência é mais frequente quando a artéria relacionada ao infarto é a coronária direita e, mais raramente, a artéria circunflexa. Nas obstruções de coronária direita, a disfunção sinusal é transitória e, na maioria das vezes, a bradicardia ou pausa sinusal é secundária à atividade reflexa vagal intensa, mais do que a lesão nodal propriamente.

A cardiomiopatia chagásica é uma causa comum de doença sinusal. O dano inflamatório tecidual, associado à lesão do sistema nervoso autônomo local, deve ser responsável pela disfunção sinusal nesta cardiopatia. Muitos pacientes acometidos apresentam bradicardia, bloqueio ou pausas sinusais sem qualquer sintomatologia associada.

Doenças infiltrativas (amiloidose), pericardites, doença reumática, miocardite viral, doenças do colágeno, distrofias musculares (Duchene), ataxia de Friedreich e doenças autoimunes podem também ser causas extrínsecas de doença sinusal. No pós-operatório de cardiopatias congênitas e, dentre estas, a de Mustard para correção de transposição das grandes artérias, a disfunção sinusal pode se manifestar na forma de bradicardia e de pausas sinusais, sendo complicações permanentes secundárias ao dano sinusal por sutura, à lesão da artéria do nódulo, à interrupção dos tratos internodais, à canulação das cavas, à má preservação miocárdica e à atriotomia. No pós-operatório de comunicação interatrial, a doença sinusal é manifestação tardia, podendo ser encontrada em até 50% dos casos.

Em pacientes que se submeteram ao transplante cardíaco, tempo prolongado de isquemia, trauma cirúrgico, liberação de adenosina endógena e uso de fármacos antiarrítmicos são causas de disfunção sinusal em até 45% dos casos.

ASPECTOS CLÍNICOS

Pacientes com doença do nódulo sinusal podem evoluir assintomáticos ou com sintomas discretos, como palpitações e, até graves, como síncopes de repetição. Esses estão relacionados ao hipofluxos cerebral e muscular periféricos causados por bradiarritmia. A má perfusão muscular é causa de fadiga ou intolerância ao esforço. Tonturas, perda de memória e vertigem ocorrem nos casos de bradicardias ou pausas sinusais discretas. As pré-síncopes ou síncopes estão relacionadas com depressão grave da função sinusal e ausência de ritmos de escape adequados para manter a circulação sistêmica. A bradicardia, ou ritmos lentos de escape, pode causar insuficiência cardíaca e, menos frequentemente, angina de peito. Quando o quadro clínico se complica com fibrilação atrial, há risco de tromboembolismo periférico.

A forma de apresentação clínica dos pacientes com doença sinusal pode ser uma das seguintes: sintomas concomitantes a alterações eletrocardiográficas; sintomas sugestivos de disfunção sinusal, porém sem documentação eletrocardiográfica; disfunção sinusal detectada incidentalmente, durante avaliação clínica de rotina.

Pacientes sintomáticos são os que mais apresentam alterações dos parâmetros de função sinusal, quer por métodos não invasivos ou invasivos de investigação. Muitos deles são idosos, cardiopatas com a forma intrínseca da doença, cuja evolução depende do estado clínico e das doenças associadas.

Os casos mais comuns correspondem aos pacientes sintomáticos, mas sem documentação eletrocardiográfica, sendo muitas vezes necessária investigação invasiva para documentar a disfunção sinusal e reproduzir a sintomatologia. A suspeita de doença sinusal aumenta em indivíduos idosos com bradicardia sinusal, fibrilação atrial com resposta ventricular lenta e naqueles que fazem uso de medicação antiarrítmica e que se tornaram bradicárdicos após o início do tratamento (doença sinusal latente).

Alguns casos apresentam apenas a alteração eletrocardiográfica típica da doença sinusal, sem qualquer sintoma, sendo descoberta durante avaliação de rotina. A forma extrínseca deve ser pesquisada nos indivíduos jovens, enquanto que a intrínseca, nos pacientes de idade avançada.

Tabela 90.1. Causas de doença do nódulo sinusal.

Extrínsecas
Influência de medicamentos
Antiarrítmicos
Amiodarona
Sotalol
Propafenona
Verapamil
Betabloqueadores
Digoxina
Anti-hipertensivos
Alfametildopa
Guanetidina
Clonidina
Outros
Cimetidina
Carbamazepina
Influências do sistema nervoso autônomo
Hipotireoidismo

Intrínsecas
Fibrose nodal devido ao envelhecimento
Insuficiência coronária
Crônica
Infarto agudo do miocárdio
Miocardiopatias
Chagásica
Idiopática
Infiltrativa
Amiloidose
Hemocromatose
Hipertensiva
Miocardites
Febre reumática
Viral
Diftérica
Pericardite
Cardiopatias congênitas
Comunicação interatrial
Pós-operatório de cirurgia cardíaca
Comunicação interatrial
Transposição das grandes artérias (Mustard)
Transplante cardíaco
Cirurgia do 'labirinto'
Distrofias musculares
Familiar (intervalo QT longo)

MANIFESTAÇÕES ELETROCARDIOGRÁFICAS DA DOENÇA DO NÓDULO SINUSAL

As alterações da função sinusal produzem um largo espectro de alterações eletrofisiológicas e eletrocardiográficas. As alterações da eletrofisiologia incluem distúrbios na formação e na condução do impulso do nódulo sinoatrial aos átrios; falhas nos marca-passos subsidiários em assumir o comando cardíaco quando 'solicitados' e aumento da suscetibilidade para arritmias atriais. Alterações da condução atrioventricular podem ser detectadas quando do surgimento de fibrilação atrial com resposta ventricular lenta. As manifestações eletrocardiográficas incluem: bradicardia sinusal; incompetência cronotrópica (falha na aceleração da frequência sinusal durante o esforço); arritmia sinusal; bloqueio sinoatrial; pausa sinusal; fibrilação ou *flutter* atrial; taquicardia atrial paroxística (forma lenta, multifocal ou ectópica; reentrada sinusal); síndrome "bradi-taqui" ou "taqui-bradi".

BRADICARDIA SINUSAL

A bradicardia sinusal caracteriza-se por frequência menor que 50 batimentos por minuto – bpm (Figura 90.1). Alguns autores a classificam em discreta, quando a frequência sinusal é menor que 60 e maior que 50 bpm; moderada, quando menor que 50 e maior que 40; e grave, quando é menor que 40 bpm. O valor clínico desta classificação, contudo, ainda não foi estabelecido.

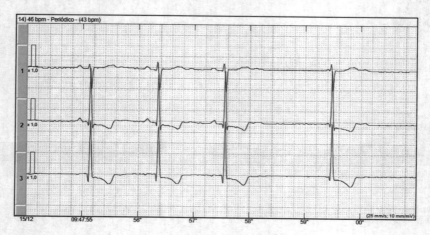

Figura 90.1. Derivações eletrocardiográficas obtidas de gravação de Holter de 24 horas. Paciente de 55 anos apresentando bradicardia sinusal e, no final do traçado, um escape juncional.

A bradicardia sinusal é a manifestação eletrocardiográfica mais frequente da doença sinusal. Tem importância clínica quando é persistente e sintomática e é detectada em situações que normalmente exigiriam maior frequência cardíaca, como no exercício (incompetência cronotrópica). Em indivíduos sem cardiopatia, jovens, adultos e idosos, em atletas treinados, não é raro o registro de bradicardias (frequência variando entre 30 e 40 bpm) durante repouso ou sono. Portanto, nem sempre bradicardia sinusal é sinônimo de doença sinusal, devendo ser valorizada concomitantemente a outros achados, tais como: pausas sinusais prolongadas ou bloqueio sinoatrial; bloqueio atrioventricular de graus variados, presença de cardiopatia ou uso de medicamentos que deprimem a função sinusal. Indivíduos não cardiopatas que apresentam bradicardia sinusal (frequência cardíaca < 50 bpm), sem outras complicações associadas, geralmente apresentam boa evolução clínica em seguimento de longo prazo.

BLOQUEIO SINOATRIAL

O bloqueio sinoatrial é uma manifestação eletrocardiográfica pouco frequente, e seu diagnóstico é suspeitado quando, além dos sintomas, são registrados períodos de bradicardia ou pausas sinusais ao eletrocardiograma ou Holter. No bloqueio sinoatrial, a formação do impulso sinusal está preservada; entretanto, a condução deste para os átrios está alterada. Pode ser classificado em três tipos: primeiro grau; segundo grau tipos I ou II e bloqueio sinoatrial de terceiro grau (Figura 90.2).

No bloqueio sinoatrial de primeiro grau, há retardo da condução do impulso por meio do nódulo sinusal ou tecido peri-sinusal. Não se observam quaisquer alterações do ritmo cardíaco ao eletrocardiograma, e o diagnóstico é feito somente por registro direto do eletrograma do nódulo sinusal ou, indiretamente, pela aferição do tempo de condução sinoatrial. Na Figura 90.2, os quatro impulsos são formados normalmente no nódulo, porém sofrem algum retardo para atravessar a junção sinoatrial. Isso pode ser visto pela tortuosidade das setas e a correspondência dos eletrogramas sinusais com os do átrio e a atividade do átrio com a inscrição da onda P.

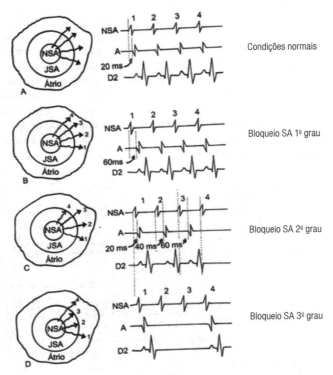

Figura 90.2. Esquema mostrando o nódulo sinusal, a junção sinoatrial e o tecido atrial, juntamente com o registro da atividade elétricas dessas regiões. São apresentados os eletrogramas do nódulo sinusal e átrios e a derivação DII. NSA: nó sinoatrial; JSA: junção sinoatrial.

No bloqueio sinoatrial do segundo grau tipo I ou Wenckebach, há retardo progressivo da condução do impulso sinusal pelo nódulo ou junção sinoatrial, até que este falha na sua transmissão aos átrios. Observe que os impulsos 1, 2 e 3 formados atravessam a junção sinoatrial com dificuldade cada vez maior, até que o impulso 4 bloqueia. O grau de retardo do impulso 2 para o 3 (40 → 60 ms; 50%) é inferior ao do 1 para o 2 (20 → 40 ms; 100%). Ao eletrocardiograma, ocorre encurtamento progressivo do intervalo P-P (ondas P agrupadas), seguido de pausa (onda P não manifesta pelo bloqueio do impulso 4) com duração menor que o dobro do intervalo P-P precedente (Figura 90.3). Tem mecanismo semelhante ao bloqueio atrioventricular do tipo Wenckebach, que ocorre no nódulo atrioventricular.

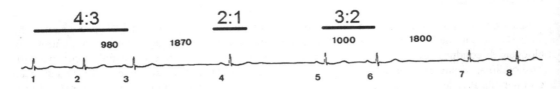

Figura 90.3. Bloqueio sinoatrial do segundo grau tipo I ou Wenckebach sinoatrial, com condução 4:3, 2:1 e 3:2. Observa-se que as ondas P agrupadas na sequência 4:3 e 3:2 (intervalo PP de 980 e 1.000 milissegundos) são seguidas de pausa com duração menor que o dobro do intervalo PP prévio (1.960 e 1.800 milissegundos, respectivamente). Observa-se a morfologia constante das ondas P.

O bloqueio sinoatrial do segundo grau tipo II caracteriza-se por falhas intermitentes no aparecimento das ondas P, apresentando pausas com duração múltipla do intervalo P-P de base (Figura 90.4). Após um período de frequência sinusal constante, surge uma pausa cuja duração corresponderá ao número de despolarizações sinusais que não alcança o átrio. Se estas forem prolongadas, podem ser interrompidas por batimentos de escape juncionais ou ventriculares. Quando ocorre o escape nodal, a ativação atrial retrógrada deprime ainda mais a atividade sinusal, provocando bloqueio persistente. Casos de bradicardia sinusal prolongada podem ser manifestação de bloqueio sinoatrial 2:1 persistente. O diagnóstico é confirmado quando há duplicação súbita da frequência sinusal e o bloqueio desaparece. Deve ser diferenciado de extrassístoles atriais bloqueadas, não visíveis por ocorrerem dentro da onda T ou do segmento ST do complexo QRS precedente (Figura 90.4). Esse diagnóstico diferencial fica mais difícil quando o paciente apresenta, além das extrassístoles, arritmia sinusal fásica.

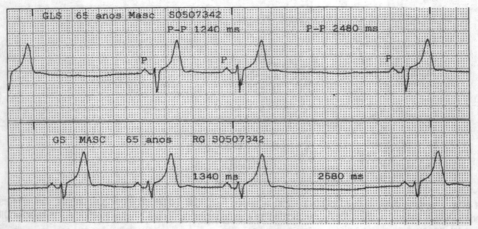

Figura 90.4. Bloqueio sinoatrial do segundo grau tipo II. O intervalo PP que precede a pausa tem duração de 1.240 milissegundos; a pausa sinusal tem duração de 2.480 ms, exatamente o dobro do intervalo PP prévio. Observe a morfologia constante das ondas P.

No bloqueio sinoatrial de terceiro grau, há falha total da transmissão do impulso sinusal aos átrios. Observa-se, na Figura 2, que apenas os impulsos 1 e 4 atravessam a junção sinoatrial, deixando de ativar os átrios e, consequentemente, os impulsos 2 e 3 não formam as ondas P. Quando nenhum impulso atravessa a junção sinoatrial, o eletrocardiograma caracteriza-se por ausência de ondas P, e o ritmo cardíaco é dominado por marca-passo juncional ou ventricular. Quando os escapes se conduzem retrogradamente aos átrios, a depressão sinusal é persistente.

PAUSA SINUSAL

Essa alteração do ritmo cardíaco é mais frequente do que o bloqueio sinoatrial. Na pausa sinusal, há alteração do automatismo sinusal com interrupções intermitentes da formação do impulso. Entretanto, bloqueio da condução destes impulsos na junção sinoatrial não pode ser descartado apenas com o eletrocardiograma. As pausas caracterizam-se por ausência de onda P, cuja duração não é múltipla da duração do intervalo P-P de base, parâmetro útil para diferenciá-la do bloqueio sinoatrial (Figura 90.5). Pausas com duração maior que dois segundos podem ser registradas em indivíduos normais, atletas e idosos durante a fase de sono. Pausas com duração maior que três segundos são menos comuns nesta população. A pausa sinusal apresenta valor clínico quando associada à bradicardia sinusal grave, pré-síncope ou síncope. Quando não acompanhada de sintomas, o significado clínico é duvidoso.

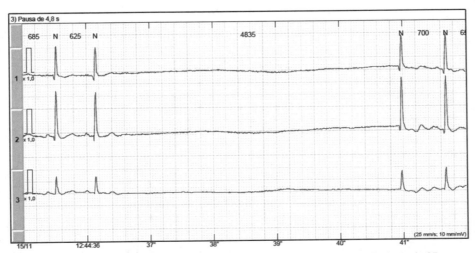

Figura 90.5. Derivações eletrocardiográficas obtidas de gravação de Holter de 24 horas. Paciente de 65 anos apresentando pausa sinusal de 4,8 segundos e, no final do traçado, um escape juncional.

FIBRILAÇÃO ATRIAL

A fibrilação atrial paroxística ou persistente com resposta ventricular rápida é a taquiarritmia supraventricular mais frequente da doença sinusal. Em alguns casos, entretanto, a resposta ventricular pode ser lenta na ausência de medicamentos que retardam a condução nodal (Figura 90.6). Isso indica que o comprometimento do sistema de condução cardíaco é difuso. As fibrilações extrassístoles atriais, muito frequentes nos casos de bradicardia sinusal, são os gatilhos para o desencadeamento da fibrilação atrial na doença sinusal.

A fibrilação atrial é mais comum na forma íntrinseca da doença sinusal e pode ser secundária a alterações histológicas do átrio direito. Crises intermitentes e repetitivas desta arritmia agravam a disfunção nodal, ao mesmo tempo que favorecem o remodelamento atrial. A fibrilação atrial na doença do nódulo sinusal é causada por retardos localizados da condução atrial, mais do que pelas modificações dos períodos refratários atriais (remodelamento atrial), o que explicaria a razão de os fármacos antiarrítmicos (que mais frequentemente prolongam a duração dos períodos refratários) nem sempre serem eficazes no seu tratamento, e o implante de marca-passo atrial definitivo ser, por organizar a condução elétrica atrial.

Quando os pacientes com fibrilação atrial com resposta ventricular lenta submetem-se à cardioversão elétrica, o ritmo de comando cardíaco após o choque pode ser bradicardia sinusal com extrassístoles atriais ou ritmo de escape juncional ou ventricular, lento a ponto de produzir mais sintomas (Figura 6). Por essa razão, deve-se tomar cuidado na indicação para reversão da fibrilação nesta circunstância.

A embolia periférica é uma complicação grave em pacientes com doença sinusal que evoluem com fibrilação atrial, e é uma das principais causas de morbidade e mortalidade naquela entidade.

TAQUICARDIA ATRIAL

A taquicardia atrial pode ser do tipo multifocal, automática ou provocada por reentrada atrial ou no nódulo sinoatrial. São arritmias pouco comuns na doença sinusal, porém podem ocorrer devido à exacerbação de focos automáticos em uma ou mais regiões dos átrios. A taquicardia atrial por reentrada surge quando há lesões atriais por fibrose ou isquemia ou em torno de cicatrizes causadas por atriotomias. A taquicardia atrial do tipo multifocal acomete pacientes que, além de apresentarem algum tipo de cardiopatia, têm pneumopatias ou doença sistêmica grave e fazem uso de fármacos simpaticomiméticos (broncodilatadores). A forma automática pode ser desencadeada nestes pacientes quando eles fazem uso de digital.

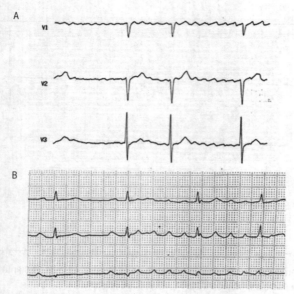

Figura 90.6. Eletrocardiograma de um paciente de 62 anos evoluindo com fibrilação atrial com resposta ventricular lenta (traçado A). Após anticoagulação plena, indicou-se a cardioversão elétrica. No traçado B, houve restabelecimento do ritmo sinusal, mas bradicárdico. Houve recorrência imediata da fibrilação atrial.

A taquicardia atrial lenta (definida pela presença de 3 a 20 batimentos, raramente mais, cuja frequência varia entre 80 e 120 batimentos por minuto) geralmente não produz sintomas e é encontrada em indivíduos de idade avançada, frequentemente na fase noturna (Figura 90.7). Pode ser gerada por hiperautomatismo de fibras atriais ou reentrada atrial. Segundo Ferrer, é um sinal precoce de doença do nódulo sinusal nos casos em que nenhuma outra forma de manifestação da doença esteja presente.

Os ritmos taquicárdicos na doença do nódulo sinusal podem se alternar com períodos de bradicardia, caracterizando a síndrome taquicardia-bradicardia ou "taqui-bradi", como é mais conhecida (Figura 90.8). O componente bradicárdico, com pausas seguidas de bradicardia sinusal ou ritmo de escape juncional, aparece logo após períodos de taquicardia e é causado pela supressão do automatismo sinusal ou bloqueio sinoatrial de alto grau. Os pacientes apresentam os sintomas durante a pausa pós-taquicardia, enquanto que o componente taquicárdico pode cursar assintomático ou não. A síndrome "taqui-bradi" é uma forma evolutiva da doença do nódulo sinusal, podendo representar um aspecto mais avançado desta, já que vários componentes da doença sinusal (bradicardia, pausa ou bloqueio sinoatrial, extrassístoles atriais ou juncionais, fibrilação ou taquicardia atrial) estão presentes.

Pausas sinusais longas são manifestações também de comprometimento dos outros marca-passos subsidiários, localizados no nódulo atrioventricular ou nos ventrículos, sugerindo que a doença do nódulo sinusal é acompanhada de alterações difusas do sistema de condução.

MÉTODOS DIAGNÓSTICOS DA DOENÇA DO NÓDULO SINUSAL

Eletrocardiograma

O eletrocardiograma simples falha na detecção de disfunção sinusal na grande maioria dos casos, devido ao pouco tempo de registro. Entretanto, bradicardia ou pausa sinusal podem eventualmente serem detectadas sem qualquer implicação clínica. O valor desse método aumenta quando o registro daquelas alterações ocorre no momento que os sintomas surgem.

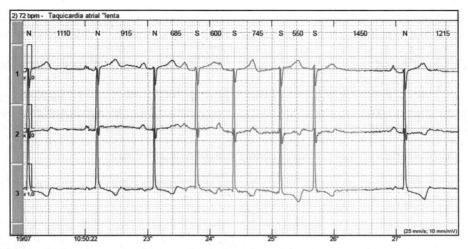

Figura 90.7. Derivações eletrocardiográficas obtidas de gravação de Holter de 24 horas. Paciente de 70 anos apresentando taquicardia atrial lenta. Observa-se frequência cardíaca não muito rápida (ao redor de 100 batimentos por minuto), e a morfologia das ondas P se difere do ritmo sinsual.

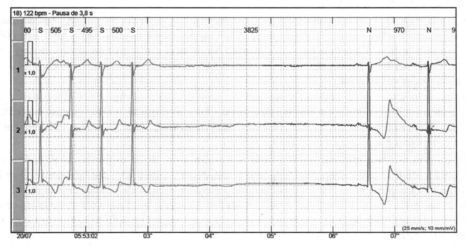

Figura 90.8. Derivações eletrocardiográficas obtidas de gravação de Holter de 24 horas. Mesmo paciente da Figura 90.7. Síndrome "taquicardia-bradicardia". Após o final da taquicardia, o paciente apresenta uma longa pausa sinusal (3,8 segundos).

Eletrocardiografia dinâmica (sistema Holter)

É o método não invasivo mais indicado para avaliar pacientes com sintomas intermitentes e suspeita de doença do nódulo sinusal. Esta técnica é superior ao teste ergométrico na identificação da causa de síncope em pacientes com a doença sinusal. Quando as bradiarritmias ocorrem e são acompanhadas de sintomas, estabelece-se a correlação clínico-eletrocardiográfica. É frequente o registro de pausas ou de bradicardias sinusais durante a gravação, mesmo em indivíduos normais cuja importância clínica é negligenciada por ocorrerem sem sintomas. Por este motivo, é importante que os sintomas secundários

942 | ARRITMIAS

ao hipofluxo cerebral sejam reproduzidos durante o procedimento, para que se confirme o diagnóstico definitivo. Sintomas cardiovasculares, tais como fadiga, cansaço fácil, angina e insuficiência cardíaca, são menos específicos, e sua valorização dependerá das alterações do eletrocardiograma.

Quando os sintomas são reproduzidos durante a gravação, mas não se constata nenhuma alteração eletrocardiográfica concomitante, afasta-se a doença sinusal como responsável pelo quadro clínico.

A eletrocardiografia dinâmica de 24 ou 48 horas apresenta alta sensibilidade em pacientes com sintomas diários. Em casos com sintomas infrequentes, a correlação clínico-eletrocardiográfica só pode ser estabelecida com monitorizações de vários dias, o que torna este método pouco prático. Quando os sintomas são esporádicos, o implante do monitor de eventos, ou mesmo os monitores externos que o paciente carrega por vários dias ou semanas, é o método de investigação mais indicado.

Testes de função autonômica

Os testes de função autonômica são pouco utilizados na atualidade por serem pouco práticos. São utilizados para se afastar o componente extrínseco da doença sinusal, representado por influências do sistema nervoso autonômo. O sulfato de atropina (0,04 mg/kg) bloqueia a ação vagal sobre o nódulo, e espera-se resultado positivo quando a frequência sinusal aumenta acima de 90 bpm, ou aumento de pelo menos 50% em relação à frequência sinusal controle. Deve-se tomar cuidado com a administração deste fármaco em indivíduos idosos, prostáticos e com distúrbios visuais (glaucoma). O resultado é negativo quando a frequência sinusal não alcança os limites estabelecidos. A elevação da frequência sinusal acima de 90 bpm, entretanto, não afasta doença sinusal.

A administração de isoproterenol (1 a 3 mcg por minuto por via venosa) pode ser feita em pacientes selecionados, sem cardiopatia, pelo risco de complicações produzido em função do aumento do consumo de oxigênio miocárdico. A resposta é positiva quando há elevação da frequência sinusal de, no mínimo, 25% com relação à condição controle. Respostas negativas são observadas quando a frequência sinusal não alcança o valor estabelecido.

O propranolol endovenoso pode ser empregado na dose de 0,05 a 0,1 mg, com o objetivo de diminuir a ação simpática sobre o nódulo sinusal. A resposta positiva a este agente aparece quando há redução da frequência sinusal maior que 12% em relação à condição controle. Quedas acentuadas da frequência cardíaca são observadas em pacientes com doença sinusal.

A frequência cardíaca intrínseca (FCI) pode ser avaliada por meio do bloqueio autonômico, com administração simultânea de atropina e propranolol nas doses preconizadas anteriormente. O resultado normal apresenta aumento de 15% da frequência intrínseca observada em relação àquela calculada pela fórmula de regressão linear: FCI = 118,1 − (0,57 × idade). As alterações devem ser observadas cinco minutos após o bloqueio autonômico. A resposta é considerada anormal quando há discrepância maior que 15% entre a frequência intrínseca observada e a calculada.

A massagem do seio carotídeo, à direita ou à esquerda por período máximo de 10 segundos, deve ser sempre empregada na avaliação inicial de pacientes com suspeita de doença do nódulo sinusal, para se afastar a possibilidade de hipersensibilidade do seio carotídeo como responsável pelos sintomas. Em idosos, não é rara a documentação de pausas longas após a manobra, e os resultados devem ser interpretados com cautela quando a sintomatologia não é reproduzida (Figura 90.9). Em pacientes assintomáticos, a síncope secundária à pausa longa é um achado inespecífico, difícil de ser valorizado. O teste é positivo, e os resultados têm valor clínico quando as pausas apresentam duração maior que três segundos, e os sintomas são reproduzidos. Infelizmente, não há padronização quanto à intensidade com que deve ser realizada a compressão do seio carotídeo. Maiores ou menores graus de compressão podem aumentar ou não a resposta, alterando os resultados quando praticada num mesmo indivíduo.

Os resultados dos testes de função autonômica têm valor prático quando realizados em indivíduos com sinais eletrocardiográficos de doença sinusal. Resultados normais desses testes não afastam a doença como responsável pelos sintomas clínicos.

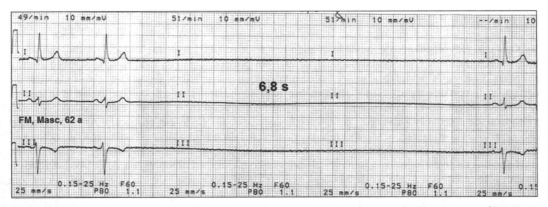

Figura 90.9. Pausa sinusal com duração de 6,8 segundos observada após leve compressão do seio carotídeo direito, num paciente de 62 anos com história de síncope. Logo após a pausa, o paciente referiu tontura intensa e confirmou que aquela era a sensação que teve antes de desmaiar.

Teste da adenosina

É um método diagnóstico não invasivo, baseado na utilização de adenosina administrada por via intravenosa (0,15 mg/kg em bólus). Esse agente causa prolongamento do ciclo sinusal (intervalo PP), cuja intensidade é comparável aos valores obtidos por meio da aferição invasiva do tempo de recuperação sinusal revisado. Corrigindo-se o prolongamento do ciclo sinusal pós-adenosina pelo ciclo sinusal pré-adenosina, este teste apresenta sensibilidade de 80% e especificidade de 97% para identificação de pacientes com doença do nódulo sinusal. Esses resultados indicam que o teste da adenosina pode ser empregado como método alternativo à estimulação invasiva, para identificação de pacientes acometidos.

Teste ergométrico

Devido à inconstância das alterações observadas na frequência cardíaca durante o esforço, elevando-se em uns e não em outros, o teste ergométrico tem valor limitado na avaliação de pacientes com doença sinusal, mesmos naqueles que se apresentam sintomáticos. Quando a resposta da frequência cardíaca ao esforço máximo não é alcançada, sugere-se nódulo sinusal doente. Este fato, entretanto, pode dever-se à lesão do nódulo propriamente ou à incapacidade de realização de esforço físico em pacientes idosos e não condicionados, os quais não alcançam a frequência submáxima estabelecida para o sexo e a idade. Pacientes cuja frequência sinusal se eleva acima de 130 bpm ao final do estágio I do protocolo de Bruce têm poucas chances de apresentarem doença do nódulo sinusal. Pacientes com doença sinusal não conseguem atingir frequência submáxima em qualquer nível de esforço físico, quando comparados a indivíduos normais (incompetência cronotrópica).

O teste de esforço pode diferenciar pacientes com bradicardia sinusal de repouso, mas que têm elevação da frequência ao exercício, dos pacientes com formas graves de incompetência cronotrópica. Pode ser útil na escolha do marca-passo apropriado para o tratamento da doença sinusal, principalmente com os modernos geradores que alteram a frequência de resposta com diferentes variáveis fisiológicas (atividade da musculatura torácica, frequência respiratória, aumento da temperatura corpórea, impedância torácica etc). A frequência cardíaca obtida durante o esforço pode ser útil no estabelecimento daquela programada ideal no marca-passo, visando melhorar a tolerância ao exercício. Além disso, durante o teste ergométrico, pode ser avaliada a propensão dos pacientes a apresentarem taquiarritmias supraventriculares e até mesmo ventriculares, além de distúrbios da condução atrioventricular.

Estudo eletrofisiológico

O estudo eletrofisiológico é indicado quando não se documentam alterações eletrocardiográficas em indivíduos sintomáticos ou quando, apesar de estarem presentes, não se estabelece correlação com os sintomas clínicos. Os parâmetros utilizados com este objetivo são: tempo de recuperação sinusal (total e corrigido), tempo de condução sinoatrial e análise do período refratário do nódulo sinusal. A avaliação invasiva deve ser considerada precocemente em indivíduos que ocupam profissões de risco (pilotos de avião, motoristas de coletivos) e naqueles com síncope acompanhada de lesões corporais. As bradiarritmias encontradas na doença sinusal são secundárias a alterações do automatismo e da condução do nódulo sinusal ao átrio direito. Os valores alterados destas variáveis, contudo, não indicam doença sinusal, quando considerados de maneira isolada, sendo úteis informações clínicas (sintomas) ou de outros métodos de investigação (arritmias ao Holter de 24 horas, por exemplo). Por outro lado, raramente, indivíduos com Holter normal e tempo de condução e recuperação sinusal normais têm doença sinusal.

O tempo de recuperação sinusal avalia a capacidade do nódulo de gerar impulsos, ou seja, o seu automatismo. A duração da pausa, ou o grau de supressão nodal, é proporcional à gravidade da doença sinusal (Figura 90.10). Após estimulação atrial artificial, produz-se uma pausa transitória, geralmente não acompanhada de sintomas. Quando há doença sinusal, a depressão nodal pode ser prolongada, e os pacientes podem ou não referir sintomas. As implicações para o tempo de recuperação sinusal normal em pacientes com doença sinusal ou, ausência de sintomas quando se detectam pausas longas após a estimulação atrial, ainda não foram estabelecidas.

A sensibilidade do tempo de recuperação sinusal varia entre 18 e 69% em pacientes com evidências eletrocardiográficas de doença sinusal; entretanto, sua especificidade é elevada, variando entre 88 e 100%. Devem ser valorizadas as pausas secundárias, ou seja, as reduções inesperadas da frequência sinusal que ocorrem após a interrupção da estimulação atrial. Essas pausas secundárias são relativamente específicas, mas carecem de sensibilidade. Cerca de 92% dos pacientes com alterações eletrocardiográficas típicas de doença sinusal apresentam pausas secundárias após a estimulação atrial rápida, enquanto que 69% dos que apresentam essas pausas têm também episódios de bloqueio sinoatrial ou pausas sinusais ao Holter.

O tempo de condução sinoatrial reflete o período que o estímulo leva para sair do nódulo sinusal e ativar o átrio (Figura 90.11). Resultados alterados indicam bloqueio sinoatrial. As medidas do tempo de condução sinoatrial, em pacientes com achados eletrocardiográficos de doença nodal, apresentam sensibilidade que varia entre 29 e 75%, com especificidade entre 57 e 100%. As discrepâncias entre os estudos devem-se aos diferentes fatores que interferem com os resultados, tais como: estado da função autonômica, condução intra-atrial, influência da estimulação atrial sobre o nódulo sinusal (depressão ou bloqueio de entrada no nódulo), protocolo de estimulação e critérios de normalidade para o método.

O tempo de condução sinoatrial apresenta-se alterado em pacientes sintomáticos com síndrome "bradi-taqui" e aqueles com bloqueio sinoatrial documentado ao eletrocardiograma. O tempo de condução sinoatrial prolongado pode ser encontrado precocemente em indivíduos que ainda não desenvolveram a doença sinusal clinicamente, ou nos quais ainda não foram observadas alterações eletrocardiográficas típicas desta doença.

O tempo de condução sinoatrial pode ser aferido diretamente por meio de registro dos eletrogramas do nódulo sinusal. Esse procedimento requer o uso de eletrodos especiais e é mais difícil de ser realizado tecnicamente. Embora o resultado dessa técnica seja ligeiramente maior que aquele obtido indiretamente, ambos apresentam boa correlação.

Em pacientes com manifestações eletrocardiográficas sugestivas de doença sinusal, o tempo de recuperação sinusal está mais frequentemente alterado do que o de condução sinoatrial. Além disso, pacientes com bradicardia sinusal que apresentam tempo de recuperação sinusal prolongado, desenvolvem disfunção sinusal durante o seguimento a longo prazo.

As variabilidades, com que ambos os parâmetros que avaliam a função sinusal apresentam em indivíduos com doença sinusal, ressaltam a limitação destes testes em pacientes com suspeita clínica da doença. Os procedimentos podem ser repetidos após utilização de atropina ou propranolol, para se retirar o componente extrínseco que afeta a função sinusal.

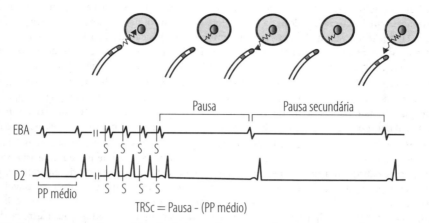

Figura 90.10. Esquema para explicar a obtenção do tempo de recuperação sinusal. Acima, há um cateter de estimulação próxmo ao nódulo sinusal. Aplicam-se por 30 segundos pulsos com frequências progressivamente maiores do que a sinusal de base. Ao final da estimulação, é medido o tempo que o próximo impulso sinusal demora para se manifestar (pausa). A diferença entre a duração da pausa e o intervalo PP médio (obtido antes da aplicação da estimulação) corresponde ao tempo de recuperação do nódulo sinusal (TRS).

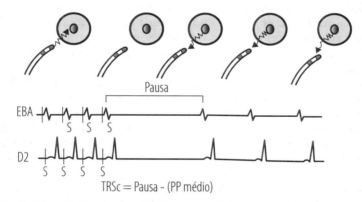

Figura 90.11. Esquema para explicar a obtenção do tempo de condução sinoatrial. Acima, há um cateter de estimulação próximo ao nódulo sinusal. Aplicam-se oito pulsos com frequência pouco acima da sinusal. Ao final da estimulação, é medido o tempo que o próximo impulso sinusal demora para se manifestar (pausa). A diferença entre a duração da pausa e o intervalo PP médio (obtido antes da aplicação da estimulação) corresponde ao tempo de condução sinoatrial (TCSA) (método de Narula).

A medida do período refratário nodal baseia-se na premissa de que extrassístoles atriais interpoladas ocorrem pela não penetração destas no nódulo, estando este, portanto, dentro do seu período refratário. É um procedimento pouco utilizado, mas que pode fornecer informações importantes. O período refratário do nódulo sinusal é maior em pacientes com doença sinusal do que em indivíduos normais.

Tratamento

A maioria dos pacientes com doença do nódulo sinusal apresenta evolução desfavorável quando não tratados adequadamente. Idade acima de 65 anos, diâmetro diastólico final de ventrículo esquerdo > 52 mm, diâmetro sistólico final > 30 mm e fração de ejeção < 55 são variáveis preditoras de eventos cardiovasculares (síncope, insuficiência cardíaca, fibrilação atrial ou outras taquiarritmias atriais).

Quando se opta pelo tratamento clínico ou implante de marca-passo, deve-se salientar que a maioria dos pacientes apresenta alguma cardiopatia subjacente e, portanto, necessitará de medicação de suporte. Além disso, a correção de desequilíbrio eletrolítico e a compensação de insuficiência cardíaca, quando presentes, são fundamentais para o sucesso terapêutico. Muitos pacientes não se beneficiam do tratamento específico da doença sinusal, caso existam outras complicações associadas e não abordadas.

Na doença sinusal, a indicação do tratamento deverá ser baseada nas alterações eletrocardiográficas e na sintomatologia do paciente. Quando se estabelece a correlação clínico-eletrocardiográfica, o tratamento dependerá da intensidade e gravidade dos sintomas. Pacientes com síncope, tonturas e insuficiência cardíaca de difícil compensação clínica devem ser encaminhados para implante de marca-passo definitivo.

Em queixas discretas com eletrocardiograma mostrando apenas bradicardia ou pausa sinusal com duração menor que três segundos, a conduta deve ser expectante. Se o paciente tem história pregressa de síncope, e o eletrocardiograma demonstra pausas longas ou bloqueio atrioventricular de alto grau, mas sem sintomas concomitantes, a indicação de marca-passo definitivo é uma conduta razoável, visto que nem sempre se consegue a reprodução do quadro clínico durante o Holter. No entanto, seria de muito risco aguardar a comprovação eletrocardiográfica do quadro sincopal. Tais alterações eletrocardiográficas seriam, muito provavelmente, relacionadas ao quadro sincopal em outras circunstâncias.

Quando os sintomas são graves, mas nunca se detectou qualquer anormalidade eletrocardiográfica, ou registrou-se apenas discreta bradicardia sinusal, por exemplo, o estudo eletrofisiológico está indicado na tentativa de se reproduzir a sintomatologia. Se os parâmetros de função sinusal estão alterados, mas os sintomas não são reprodutíveis ou são leves, aconselha-se o emprego de marca-passo definitivo, visto que as alterações da função sinusal observadas podem ser significativas em condições apropriadas. Deve ser incluída a estimulação ventricular programada para avaliar a possibilidade de as arritmias ventriculares serem as causadoras dos sintomas.

Pacientes com queixas esporádicas, nos quais nunca se documentaram quaisquer alterações pelos métodos não invasivos, devem submeter-se ao estudo eletrofisiológico para avaliar a função sinusal. Se não forem reproduzidos os sintomas e os parâmetros estiverem normais ou discretamente alterados, a conduta ainda será expectante. Se os sintomas forem reproduzidos e forem exuberantes e a função sinusal estiver alterada, a conduta é o marca-passo definitivo.

Os pacientes assintomáticos, com bradicardias ou pausas sinusais detectadas incidentalmente, devem ser seguidos periodicamente, pois a história natural da doença sinusal ainda é desconhecida. É aconselhável a avaliação da função sinusal quando algum sintoma aparece. Entretanto, se a investigação complementar for negativa, a chance de o sintoma ser devido à doença sinusal é pequena.

Pacientes jovens com sintomas relacionados à bradicardia sinusal por hiperatividade vagal, ou pacientes após o transplante cardíaco que evoluem com bradicardia sinusal, podem se beneficiar da administração de teofilina, e o mesmo ocorre na fibrilação atrial com resposta ventricular lenta. Os resultados com este medicamento demonstram melhora das tonturas, fadiga e quadros sincopais que estavam presentes antes do tratamento.

Na síndrome "taqui-bradi", o componente taquicárdico pode ser tratado com medicação antiarrítmica ou fármacos que reduzem a resposta ventricular, tais como: digital, betabloqueadores ou antagonistas de canais de cálcio. Os antiarrítmicos podem agravar a doença sinusal, acentuando a bradicardia ou as pausas sinusais e, por este motivo, o componente bradicárdico é tratado com marca-passo definitivo.

Uma opção terapêutica interessante com resultados animadores é a ablação de veias pulmonares com cateteres e radiofrequências. Os resultados indicam boa evolução clínica dos pacientes assim tratados.

Os anticoagulantes são necessários para prevenção de tromboembolismo nos casos de fibrilação atrial paroxística ou crônica, particularmente nos indivíduos com escore $CHA_2DS_2VASc > 2$ e que apresentam síndrome "taqui-bradi".

BIBLIOGRAFIA

Diretrizes Brasileiras de Dispositivos Cardíacos Eletrônicos Implantáveis do Departamento de Estimulação Cardíaca Artificial (DECA) da Sociedade Brasileira de Cirurgia Cardiovascular (SBCCV) 2015. Available from: http://www.deca.org.br/Medica/arquivos/SuplementoRelampa.pdf

Goldschlager N, Kusumoto F, Ho SY, Lazzara R, Naccarelli. Sinus node dysfuncton. In Saksena S & Camm AJ eds. Electrophysiological disorders of the heart. Philadelphia: Elsevier-Saunders; 2012. p. 505-520.

Quin EM, Wharton JM, Gold MR. Bradyarrhythmias. In: Yan GX, Kowey PR, eds. Management of cardiac arrhythmias. New York: Human Press; 2011. p. 305-322.

Moreira DA. Arritmias cardíacas: clínica, diagnóstico e terapêutica. São Paulo: Artes Médicas; 1995. p. 344-384.

Moscardi GL, Leite RS, Mateos JC. Bradiarritmias. In: Santos ES, Trindade PH, Moreira HG. Tratado Dante Pazzanase de Emergências Cardiovasculares. São Paulo: Atheneu; 2016. p. 669-688.

Narula OS, Shantha N, Narula LK, Alboni P. Clinical and electrophysiological evaluation of sinus

node function. in narula os, ed. cardiac arrhythmias: electrophysiology, diagnosis and management. Baltimore: Williams & Wilkins; 1979. p. 176-206.

Pimenta J, Curimbaba J, Moteira JM. Bradiarritmias. In: Magalhães CC, Serrano Jr CV, Consolim-Colombo (eds). Tratado de Cardiologia SOCESP. São Paulo: Manole; 2015. p. 901-933.

Reiffel JA. Sinus node dysfunction: sinus bradyarrhtyhmias and the Brady-Tachy Syndrome. In: Horowitz LN (ed). Current management of arrhythmias. Philadelphia: B.C Decker Inc.; 1991. p. 225-231.

The Criteria Committee of The New York Heart Association: Nomenclature and Criteria for Diagnosis of Diseases of the Heart and Great Vessels. Boston: Litle Brown and Company; 1979. p. 193.

Bloqueios atrioventriculares

Dalmo Antonio Ribeiro Moreira
Kleber Rogerio Serafim
Paulo Alexandre Costa
Claudia da Silva Fragata

> **Palavras-chave:** Bloqueio atrioventricular: de primeiro grau, de segundo grau, de grau avançado, total; Holter; Wenckebach; Mobitz; Marca-passo.

INTRODUÇÃO

Diferentemente de outros tipos de bradicardia, como as causadas pela doença do nódulo sinusal, aquelas que ocorrem devido aos bloqueios cardíacos (de segundo grau ou maior) estão relacionadas com a falha no dromotropismo cardíaco, ou seja, na condução do impulso elétrico dos átrios para os ventrículos. Desse modo, o bloqueio atrioventricular (AV) ocorre quando um impulso atrial não conduz ao ventrículo ou é conduzido com retardo num momento em que a junção AV não está refratária. Os bloqueios AV são caracterizados por um prolongamento anormal do tempo de condução AV (prolongamento do intervalo PR) ou uma ausência da condução de um ou mais impulsos atriais. No bloqueio, a frequência do ritmo atrial se manifesta dentro de um intervalo de frequência fisiológico e é regular. Por essa razão, uma ectopia atrial bloqueada ou uma taquicardia atrial com frequência atrial de 250 bpm com relação AV variável, por exemplo, não seria um verdadeiro bloqueio AV. O bloqueio pode ocorrer no nódulo AV, o tronco do feixe de His e em seus ramos. O bloqueio AV pode ser transitório, como na fase de sono por hiperatividade vagal, ou permanente, como na doença de Chagas.

Os bloqueios AV são classificados ao eletrocardiograma em: bloqueio AV do primeiro grau; bloqueio AV do segundo grau – tipo I ou Wenckebach (Mobitz tipo I) e tipo II (Mobitz tipo II); bloqueio AV do tipo 2:1; bloqueio AV de grau avançado e bloqueio AV do terceiro grau ou total.

BLOQUEIO ATRIOVENTRICULAR DE PRIMEIRO GRAU

É o distúrbio de condução mais comum, podendo ser observado em corações normais (durante o sono, quando o tônus vagal está aumentado), em indivíduos idosos sem cardiopatia aparente (degeneração crônica do sistema de condução) e na fase aguda do infarto do miocárdio (geralmente da região inferior). Além disso, pode ser secundário ao uso de medicamentos (digital, betabloqueadores, antagonistas de cálcio), desequilíbrios eletrolíticos (hipocalemia) e cardiopatias congênitas (transposição corrigida das grandes artérias, comunicação interatrial, anomalia de Ebstein). Em cardiopatias adquiridas, é um achado importante em indivíduos com atividade reumática, que pode sinalizar a presença de cardite ativa. Em casos de endocardite, pode indicar a presença de abcesso na junção AV, particularmente se houver comprometimento da válvula aórtica. A presença do bloqueio AV de primeiro grau em corações normais não acarreta maiores complicações a longo prazo e, geralmente, não progride para estágios mais avançados. Entretanto, em registros eletrocardiográficos prolongados (Holter de 24 horas), é relativamente comum registrar-se bloqueio AV do primeiro grau em uma ocasião, bem como bloqueio AV do segundo grau do tipo I ou de grau avançado.

Eletrocardiograma

Caracteriza-se por prolongamento do intervalo PR (acima de 0,20 s em adultos ou 0,18 s em crianças). No bloqueio AV de primeiro grau, o retardo ocorre geralmente no nódulo AV (associa-se ao QRS estreito). Menos frequentemente, o bloqueio acontece no tronco do feixe de His ou em seus ramos, geralmente associado a complexos QRS alargados (Figura 91.1).

O intervalo PR pode variar de acordo com o tônus autonômico e com a frequência cardíaca.

Em corações normais, o aumento da frequência cardíaca secundária à hiperatividade simpática vem geralmente acompanhado de encurtamento do intervalo PR, ao contrário do que ocorre em condições nas quais há lesão nodal, situação em que o intervalo tende a ser constante ou se prolonga nas taquicardias. O registro de intervalos PR com durações diferentes, na ausência de alterações da frequência cardíaca, sugere a presença de dupla via nodal (dissociação longitudinal do nódulo AV).

Do ponto de vista prognóstico, está associado a um maior risco de fibrilação atrial, juntamente com outras variáveis clínicas, como a hipertensão arterial. No infarto do miocárdio, nas regiões inferior ou anterior, geralmente é transitório e não influencia o prognóstico se graus maiores de bloqueio AV não estiverem presentes.

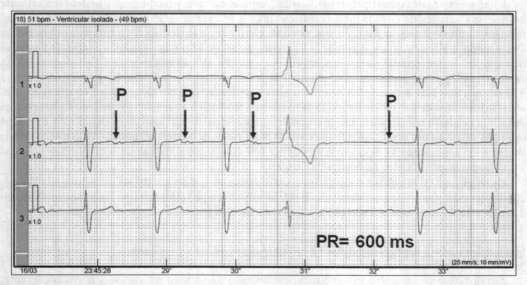

Figura 91.1. Bloqueio atrioventricular documentado pela gravação de Holter de 24 horas. Observa-se a duração do intervalo PR de 600 ms. As ondas P incidem próximas ao final das T, indicando que a contração atrial pode estar ocorrendo num momento do ciclo cardíaco em que as valvas atrioventriculares estão parcialmente fechadas ou já fechadas. Esse fenômeno pode causar a síndrome do marca-passo.

Tratamento

O bloqueio AV de primeiro grau não requer nenhuma terapêutica específica, pois não altera o quadro hemodinâmico do paciente. Entretanto, em intervalos PR muito prolongados (300 a 600 milissegundos), quando a onda P se aproxima da T do ciclo precedente, pode haver contração atrial contra a valva AV fechada ou parcialmente fechada, causando ondas "a" em canhão no pulso venoso. Esse evento pode acarretar redução do débito cardíaco e, em alguns casos, insuficiência cardíaca (Figura 91.2). Esse distúrbio hemodinâmico traz consequências desastrosas para indivíduos com disfunção diastólica, cujo enchimento ventricular é dependente da contração atrial. Quando a contração atrial é simultânea à ventricular, manifesta-se a "síndrome do marca-passo", que é caracterizada por falta de ar, palpitações, dor no peito e sensação de batidas no pescoço. Quando esses sintomas ocorrem ou há sinais de insuficiência cardíaca, indica-se o implante de marca-passo bicameral definitivo.

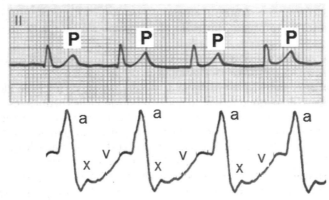

Figura 91.2. Derivação DII (acima) apresentando registro de bloqueio de primeiro grau (intervalo PR de 500 ms). Abaixo, esquema do pulso venoso mostrando a onda "a" em canhão quando da contração atrial contra a válvula tricúspide fechada. Observe a ocorrência simultânea de ondas P sobre a onda T com o registro da "a" do pulso venoso. O mesmo fenômeno ocorre no átrio esquerdo com engurgitamento de sangue nas veias pulmonares. Esse fenômeno é causa de insuficiência cardíaca.

BLOQUEIO ATRIOVENTRICULAR DE SEGUNDO GRAU

O bloqueio AV de segundo grau caracteriza-se por ritmo atrial regular e falhas intermitentes da condução dos impulsos atriais aos ventrículos, nos períodos em que a refratariedade fisiológica do nódulo AV já foi superada. A onda P não conduzida pode surgir de forma intermitente, em intervalos regulares ou irregulares. O bloqueio pode ser dividido em: tipos I (Wenckebach ou Mobitz tipo I) e II (ou Mobitz tipo II).

BLOQUEIO ATRIOVENTRICULAR DE SEGUNDO GRAU TIPO I OU WENCKEBACH

O bloqueio AV de segundo grau tipo I ocorre, predominantemente, sobre o nódulo AV e, raramente, no tronco do feixe de His; por este motivo, salvo quando há bloqueio de ramo, os complexos QRS são estreitos. Quando há bloqueio incompleto de ramo (direito ou esquerdo), o prolongamento gradual da duração do complexo QRS em ciclos subsequentes até o bloqueio completo do ramo traduz, eletrofisiologicamente, periodicidade do tipo Wenckebach sobre o sistema intraventricular.

O ritmo supraventricular durante o bloqueio AV de segundo grau do tipo I pode ser sinusal ou atrial, com frequências fisiológicas, quase sempre com intervalo PP regular (exceto em situações de arritmia sinusal). Alguns autores consideram que o bloqueio causado pela vagotonia, como na fase de sono, não seria um fenômeno Wenckebach clássico, porque, apesar da falha na condução, ocorreria redução da frequência atrial simultaneamente.

As causas desse bloqueio incluem: intoxicação digitálica, efeito de fármacos que retardam a condução nodal (betabloqueadores, antagonistas dos canais de cálcio, por exemplo), infecção aguda (febre reumática), distúrbios eletrolíticos, fase aguda do infarto do miocárdio em parede inferior (na maioria das vezes, transitório), no pós-operatório de cirurgia cardíaca (manipulações do anel valvar mitral, substituições de válvulas aórticas calcificadas). O bloqueio pode ocorrer em casos de apneia do sono, particularmente em obesos.

Eletrocardiograma

O bloqueio AV do tipo Wenckebach manifesta-se com os seguintes achados eletrocardiográficos: prolongamento progressivo do intervalo PR até que uma onda P não é seguida de complexo QRS; encurtamento do intervalo RR até ocorrer a onda P bloqueada; intervalo RR que inclui a pausa é menor que a soma de dois intervalos RR pré-pausa; e intervalo PR pós-pausa é menor que o intervalo PR pré-pausa (Figura 91.3).

No chamado "Wenckebach típico", o grau de prolongamento do intervalo PR é maior no segundo batimento conduzido após a pausa, e isso se deve ao aumento do período refratário do nódulo AV, que ocorre logo em seguida. Nos batimentos seguintes, o grau de prolongamento do intervalo PR é menor, devido ao encurtamento progressivo do período refratário nodal, produzido pelos batimentos conduzidos. A diminuição progressiva do intervalo RR (manifestando-se como batimentos agrupados) até o aparecimento da onda P bloqueada se deve à diminuição gradual do grau de prolongamento do intervalo PR. Finalmente, o intervalo PR do primeiro batimento após a pausa é mais curto do que aquele que a precede. A forma atípica do bloqueio AV de segundo grau tipo I é mais frequente, caracterizada por incremento maior do intervalo PR imediatamente antes da onda P bloqueada; o prolongamento progressivo do intervalo PR e o encurtamento do intervalo RR nem sempre são observados. As causas mais comuns para a forma atípica são: arritmia sinusal, longos ciclos de periodicidade Wenckebach e variações do tônus vagal.

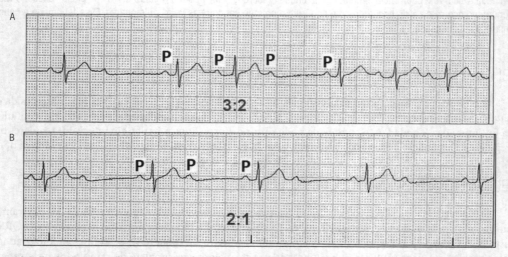

Figura 91.3. Em A e B, derivação eletrocardiográfica D2 do mesmo paciente em tempos diferentes. Em A, bloqueio atrioventricular de segundo grau tipo I ou Wenckebach com relação atrioventricular 3:2. Observam-se batimentos agrupados separados por pausas, evento típico de periodicidade Wenckebach; prolongamento maior do PR no segundo ciclo após a pausa; intervalo PR menor no batimento pós-pausa em comparação àquele que precede a pausa. No traçado inferior, o mesmo bloqueio apresentando relação atrioventricular 2:1 (Wenckebach "extremo").

A relação da condução AV é variável, podendo ser do tipo 3:2, 4:3, ou seja, de cada três ou quatro batimentos de origem atrial, apenas dois ou três são conduzidos aos ventrículos. Eventualmente, registra-se relação 3:1, 4:1 (menos frequentes) e 2:1 (Wenckebach "extremo"), cujo diagnóstico diferencial com outros tipos de bloqueio se faz necessário (Figura 91.3).

Tratamento

Geralmente, o bloqueio AV de segundo grau tipo I não requer tratamento quando o paciente é assintomático. Os sintomas, quando presentes, são causados pela frequência cardíaca lenta associada a distúrbio hemodinâmico. Devem ser identificados e retirados fármacos que retardam a condução nodal. Na fase aguda do infarto do miocárdio de parede inferior, quando necessário (bradicardia com hipotensão), o uso endovenoso de atropina (0,5 a 1,0 mg) restabelece a condução AV. Este tipo de bloqueio, na fase intra-hospitalar do infarto, pode durar de uma a duas semanas até regredir definitivamente. Raramente, pacientes com bloqueio AV de segundo grau tipo I necessitam marca-passo definitivo.

A avaliação funcional desses pacientes pode ser feita por meio do teste ergométrico, para se confirmar a competência cronotrópica. Se o grau de bloqueio diminui ou até desparece é um bom sinal clínico que indica prognóstico favorável. Casos de piora do bloqueio com limitação da ascensão da frequência cardíaca indicam incompetência cronotrópica. Nessa condição, pode estar indicado o implante de marca-passo definitivo.

Ao Holter de 24 horas, o surgimento de bloqueio de ramo intermitente, juntamente com bloqueio AV de segundo grau tipo I, pode indicar estudo eletrofisiológico para se determinar o nível de bloqueio, se nodal ou infra-hissiano. Nesse último caso, o marca-passo definitivo também deve ser considerado. A indicação da prótese ocorre sempre que houver bradicardia persistente, com comprometimento hemodinâmico e sintomas de baixo débito cardíaco. Do contrário, a evolução clínica é boa.

BLOQUEIO ATRIOVENTRICULAR DE SEGUNDO GRAU TIPO II OU MOBITZ II

O bloqueio AV de segundo grau do tipo II (Mobitz tipo II) é menos frequente em relação ao anterior, sendo sempre patológico e indicativo de doença degenerativa do sistema de condução distal (abaixo do nódulo AV). Na grande maioria das vezes, o bloqueio é infranodal, ou seja, no tronco do feixe de His ou abaixo deste, causado por fibrose idiopática do esqueleto cardíaco (doença de Lev) e do sistema de condução distal (doença de Lenègre). Devido à natureza do acometimento do sistema de condução, há grande risco de progressão para bloqueio de grau avançado ou total. Além das causas degenerativas, a ação de fármacos que retardam a condução do sistema de condução (como o sotalol e a propafenona); insuficiência coronária (incluindo infarto de parede anterior); miocardites; doenças infiltrativas como amiloidose, sarcoidose, hemocormatose e mixedema; doenças infecciosas como doença de Lyme; calcificações dos anéis mitral e aórtico e a miocardiopatia chagásica podem causar este distúrbio.

Eletrocardiograma

Caracteriza-se pela falha intermitente da condução atrial para os ventrículos, sem alteração do intervalo PR, que pode ser normal ou prolongado. A relação da condução AV pode ser 3:2, 4:3, 5:4 etc., fixa ou com variações, em um mesmo traçado (Figura 91.4).

Eletrofisiologicamente, este tipo de bloqueio surge mais frequentemente nos ramos do feixe de His quando os complexos QRS estão alargados. Nesse caso, a onda P bloqueada pode ser uma manifestação do bloqueio de ramo bilateral, quando, em presença do bloqueio de ramo direito, por exemplo, a interrupção da condução pode indicar bloqueio simultâneo do ramo esquerdo, e vice-versa. O bloqueio AV de segundo grau do tipo II pode ocorrer no tronco do feixe de His, sem distúrbio da condução de ramo ou intraventricular, condição na qual os complexos QRS são estreitos.

Os sintomas estão relacionados com a irregularidade do ritmo, quando o paciente relata palpitações causadas pelas pausas ou tonturas, quedas, síncopes ou pré-síncopes causadas pelo baixo fluxo cerebral nos momentos de maior bradicardia. A intensidade da sintomatologia depende do grau de redução da frequência cardíaca. Os sintomas mais graves de hipofluxo cerebral são os que se manifestam de maneira súbita, condição na qual o paciente está indefeso para se proteger de quedas.

Na avaliação funcional, o teste ergométrico pode agravar o grau de bloqueio devido ao aumento da frequência atrial; por outro lado, a compressão do seio carotídeo pode reduzir o grau de bloqueio, pela redução da frequência sinusal. O Holter de 24 horas, apesar de pouco sensível, é altamente específico, confirmando o diagnóstico quando o bloqueio é registrado. Os efeitos da administração de atropina e a estimulação vagal para auxiliar o diagnóstico deste tipo de bloqueio são discutidos adiante. Em pacientes assintomáticos nos quais há dúvidas quanto ao local de lesão no sistema de condução, está indicado o estudo eletrofisiológico.

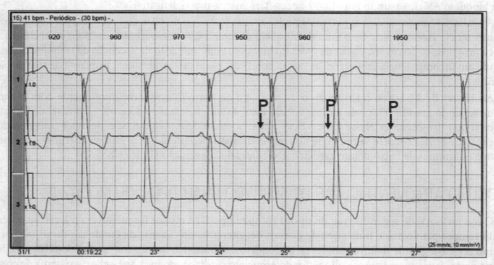

Figura 91.4. Derivações eletrocardiográficas simultâneas de gravação de Holter de 24 horas. Bloqueio atrioventricular de segundo grau tipo II (Mobitz tipo II). Observa-se o complexo QRS alargado e o intervalo PR é normal. Subitamente, ocorre uma onda P bloqueada. Nota-se que o intervalo PR pós-pausa é similar ao PR imediatamente antes da pausa.

Tratamento

Clinicamente, esta modalidade de bloqueio tem prognóstico mais reservado, sendo precursor de bloqueio AV total (> 50% dos casos), necessitando os pacientes, na maioria das vezes, um implante de marca-passo definitivo para prevenção de síncopes. Em pacientes que apresentam esse tipo de bloqueio com complexo QRS estreito, deve-se afastar a possibilidade de bloqueio nodal, que é melhor tolerado, e o prognóstico benigno.

BLOQUEIO ATRIOVENTRICULAR DO TIPO 2:1

O bloqueio AV do tipo 2:1 é caracterizado pela relação das duas ondas P para cada complexo QRS e tem sua classificação não muito bem definida, podendo corresponder ao bloqueio de segundo grau tipos I ou II quando os complexos QRS são estreitos. Alguns autores o consideram uma entidade à parte, visto que não se manifesta com impulsos consecutivamente conduzidos, indicando um grau maior de distúrbio da condução AV.

A relação 2:1 pode ser encontrada tanto no bloqueio de segundo grau tipo I quanto no II. Se, durante o registro eletrocardiográfico observa-se periodicidade do tipo Wenckebach, com condução variável, como 3:2, 4:3 etc. e, esporadicamente, a relação do tipo 2:1 é detectada, o diagnóstico deve ser de bloqueio AV de segundo grau tipo I, com relação 2:1 (Wenckebach 'extremo'). Outros fatores que favorecem esta afirmação são a existência de complexos QRS estreitos e o seu aparecimento em períodos com tônus vagal aumentado. O bloqueio, quando esporádico, na ausência de tônus vagal aumentado e na presença de relação constante 2:1 por períodos prolongados, favorece o diagnóstico de bloqueio AV de segundo grau do tipo II. Nesse caso, o retardo deve ocorrer no feixe de His, justificando os complexos QRS ainda estreitos. Por outro lado, quando os complexos QRS são largos, caracterizando distúrbio da condução intraventricular (bloqueio de ramo esquerdo ou direito), o registro de bloqueio AV 2:1 sinaliza retardo da condução infra-hissiana, sendo uma condição clínica de maior gravidade (Figura 91.5).

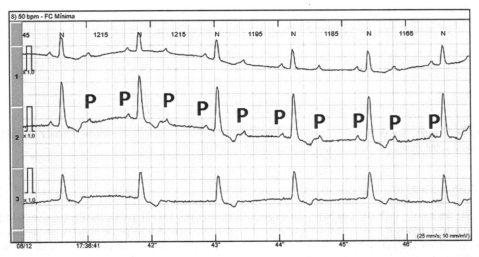

Figura 91.5. Derivações eletrocardiográficas simultâneas de Holter de 24 horas. Bloqueio atrioventricular do segundo grau com relação atrioventricular 2:1. Observam-se duas ondas P para cada complexo QRS que se apresenta alargado, sugerindo lesão do sistema de condução infranodal (desde o feixe de His até as fibras de Purkinje periféricas). O intervalo PR é normal.

O diagnóstico diferencial do bloqueio 2:1, em tipos I ou II, ou sua localização sobre o sistema de condução (nódulo AV ou feixe de His), quando os complexos QRS são estreitos, pode ser feito pelo eletrocardiograma, com o auxílio de manobras vagais ou de medicamentos, como a atropina (Figura 91.6). Quando o retardo ocorre no nódulo AV, a atropina tende a facilitar a condução sobre esta estrutura e diminuir ou fazer desaparecer o bloqueio. O atraso aumenta, e o grau de bloqueio se intensifica após a estimulação vagal nos retardos nodais. O contrário é observado quando o retardo ocorre sobre o sistema His-Purkinje. A atropina facilita a condução pelo nódulo AV e, se houver redução ou desaparecimento do bloqueio, esse fato indica que o bloqueio é de localização nodal. Quando o bloqueio está no feixe de His, a atropina piora a condução AV, aumentando o grau de bloqueio.

Quando há melhora da condução (diminuição do grau de bloqueio) durante a estimulação vagal, o retardo deve ser infra-hissiano, pois nesse caso há diminuição da condução nodal concomitante à redução da frequência sinusal, permitindo que o sistema His-Purkinje recupere a sua capacidade de condução.

Deve-se ressaltar, entretanto, que tais efeitos podem não ser observados, dependendo do efeito balanceado daquelas manobras sobre a frequência sinusal e a condução nodal. Por exemplo, a atropina pode alterar pouco a condução nodal e acelerar acentuadamente a frequência sinusal, resultando em aumento no tempo de condução nodal e no grau de bloqueio sobre esta estrutura. Por outro lado, se a massagem vagal prolonga pouco a condução nodal, mas diminui acentuadamente a frequência sinusal, pode diminuir o grau de bloqueio AV de segundo grau tipo I.

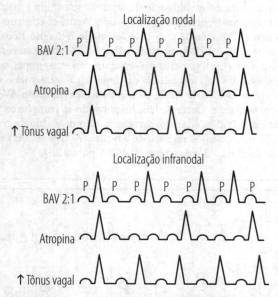

Figura 91.6. Diagnóstico diferencial do bloqueio atrioventricular do tipo 2:1 no eletrocardiograma, utilizando-se atropina e manobra vagal. Acima, quando o bloqueio é nodal e abaixo, infranodal.

Bloqueio atrioventricular de grau avançado

Pode ser a progressão de um bloqueio de segundo grau tipos I ou II, particularmente se os complexos QRS forem estreitos e largos, respectivamente. O retardo da condução pode ocorrer no nódulo AV e, sendo assim, os complexos QRS são estreitos e a frequência do ritmo de escape é alta, mantendo-se o paciente hemodinamicamente estável. Quando sua localização é mais distal, no feixe de His ou abaixo dele, os complexos QRS são alargados e a frequência de escape é menor, o que pode agravar o estado clínico do paciente. As causas desse tipo de bloqueio são as mesmas do que nos outros tipos de bloqueio.

Existe a forma idiopática do bloqueio AV de grau avançado. A principal característica é que a sua instalação é súbita, não ocorrem alterações do intervalo PR ou da frequência atrial e os pacientes tipicamente apresentam níveis plasmáticos de adenosina abaixo dos valores normais e não são portadores de cardiopatia (Figura 91.7). Esses achados se diferem claramente dos pacientes com bloqueios causados por doenças intrínsecas nodais (associadas a cardiopatias) e secundários à hiperatividade vagal (redução da frequência atrial e prolongamentos do intervalo PR, geralmente na fase noturna).

Do ponto de vista fisiopatológico, o bloqueio de grau avançado idiopático é causado pela hipersensibilidade de receptores A1 da junção AV a mínimas liberações de adenosina circulante em algumas circunstâncias (dor, inflamação, isquemia etc.). Nesse caso, níveis persistentemente baixos de adenosina plasmática causariam o aumento da população de receptores A1 purinérgicos (*upregulation*), tornando a junção AV sensível a pequenas elevações de adenosina endógena. Este tipo de bloqueio pode causar síncope sem pródromos, cuja manifestação é similar à síncope por outras formas de bloqueio AV.

Eletrocardiograma

O bloqueio AV de grau avançado é diagnosticado quando uma onda P bloqueada aparece numa relação maior que 2:1 (Figura 91.7). Assim, as relações 3:1, 4:1, 5:1 etc. pertencem a esta classe de distúrbio. Nesses casos, é frequente o aparecimento de batimentos de escape, originados na junção AV, no tronco do feixe de His ou nos ventrículos, dependendo da localização do bloqueio.

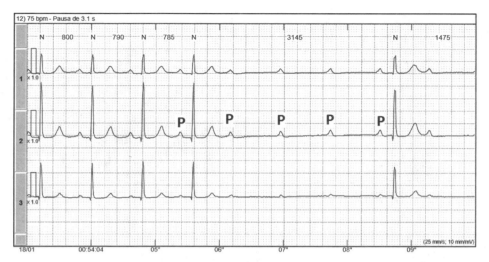

Figura 91.7. Derivações eletrocardiográficas simultâneas de Holter de 24 horas. Bloqueio atrioventricular de grau avançado. Observam-se três ondas P não conduzidas. Devido à não variação da frequência sinusal e nem do intervalo PR, é pouco provável o aumento do tônus vagal nesse registro, ficando a hipótese de bloqueio atrioventricular de grau avançado idiopático aventada nesse caso.

O bloqueio AV do tipo 2:1 pode progredir para bloqueio AV de grau avançado, sendo uma condição grave particularmente quando de localização hissiana; por outro lado, quando o QRS é estreito e o bloqueio surge por aumento de influência vagal sobre a junção AV, o bloqueio muito provavelmente é nodal (Figura 91.8).

Tratamento

É um sinal de risco maior de bloqueio AV total e, por essa razão, há necessidade de implante de marca-passo definitivo, dependendo da localização do bloqueio e do quadro clínico. Quando o bloqueio de grau avançado ocorre de forma transitória (uso de medicamentos que afetam o nódulo AV, fase aguda do infarto inferior ou, mais raramente, durante tônus vagal aumentado), recomenda-se apenas a observação do paciente, atuando somente quando houver distúrbio hemodinâmico com sintomas. Entretanto, em pacientes internados, mesmo nessas condições, o que determina a necessidade de marca-passo temporário é o quadro hemodinâmico do paciente. Quando os complexos QRS são alargados e a frequência cardíaca é lenta (40 bpm ou menos), há indicação de marca-passo definitivo, pois as chances de bloqueios infranodal e cardíaco total são elevadas. Em casos de complexos QRS estreitos, há a possibilidade de o bloqueio ser de localização nodal e o prognóstico, benigno. Quando detectado na fase de sono, é importante a investigação de apneia do sono como causa do bloqueio.

O bloqueio AV de grau avançado tem seu diagnóstico baseado na documentação do bloqueio seja pelo Holter ou pelo monitor de eventos, externo ou implantado. A infusão de adenosina (injeção de 18 mg) pode ajudar no diagnóstico com a reprodução do bloqueio; entretanto, e embora a sensibilidade seja elevada, a especificidade é baixa, pois já foi demonstrada uma baixa correlação entre este teste e a documentação de síncope por meio de sistemas de monitorização cardíaca.

Vale ressaltar que o implante de marca-passo previne a bradicardia e a síncope no bloqueio idiopático, diferentemente do bloqueio de origem vagal, cuja bradicardia, apesar de prevenida, não protege quanto à síncope se houver associadamente um componente vasoplégico que causa vasodilatação e hipotensão arterial no paciente acometido.

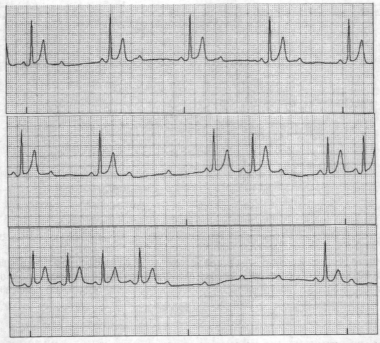

Figura 91.8. Derivação de Holter de 24 horas obtida de um mesmo paciente em tempos diferentes (vigília em A e fase de sono nos traçados B e C), mostrando a progressão do bloqueio de segundo grau para bloqueio atrioventricular de grau avançado. Em A, relação atrioventricular é do tipo 2:1; em B, do tipo 3:1 e, em C, de grau avançado. Pelos horários do registro (não mostrados), acredita-se tratar de bloqueio no nódulo atrioventricular, visto que somente na fase de sono havia maior grau de bloqueio atrioventricular (observam-se no traçado C discreto prolongamento do intervalo PR e queda da frequência imediatamente antes do bloqueio).

BLOQUEIO ATRIOVENTRICULAR TOTAL

O bloqueio AV total ou de terceiro grau é a manifestação máxima da ausência de condução dos impulsos atriais em direção aos ventrículos. Caracteriza-se pela interrupção total da passagem do estímulo elétrico e pelo aparecimento de um ritmo de suplência, cuja frequência dependerá da localização do nível do bloqueio. Este pode se situar em qualquer região do sistema de condução, desde o nódulo AV até as estruturas mais distais dos ramos do feixe de His, bilateralmente. No bloqueio cardíaco total, as atividades atrial e ventricular são independentes.

A sintomatologia dependerá da frequência do ritmo de escape no momento da instalação do bloqueio. Frequências normais seguidas de quedas abruptas podem causar grave redução do fluxo sanguíneo cerebral, acompanhada de síncopes com lesões corporais. Quando a instalação do bloqueio é gradual, isso pode fazer com que a manifestação dos sintomas seja menos intensa devido à adaptação da circulação sistêmica. Condições de bradicardias persistentes podem causar insuficiência cardíaca, não só pela frequência cardíaca mais lenta, mas também pela perda da sincronia AV.

Eletrocardiograma

O ritmo atrial é regular ou com discretas irregularidades, podendo ser ainda fibrilação ou *flutter* atrial, com complexos QRS estreitos (ritmo de escape juncional) ou alargado (ritmo de escape infranodal). Na primeira situação, a frequência cardíaca pode variar entre 40 e 60 bpm. Quando os complexos QRS são largos, a frequência cardíaca costuma ser menor que 40 bpm.

A frequência atrial é sempre maior que a dos complexos QRS, situação que caracteriza o bloqueio cardíaco. Além disso, não há nenhuma relação entre as ondas P e os complexos QRS. Portanto, o coração apresenta dois marca-passos independentes (Figura 91.9).

Em casos mais graves, o ritmo de escape pode ser instável (variando entre a junção AV e o ventrículo), manifestando-se com complexos QRS de morfologias distintas (Figura 91.10).

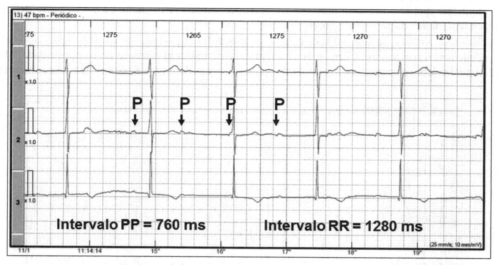

Figura 91.9. Derivações eletrocardiográficas simultâneas obtidas de Holter de 24 horas. Bloqueio atrioventricular total. Observa-se que a frequência atrial é maior que a ventricular, e não há relação alguma entre as ondas P e os complexos QRS.

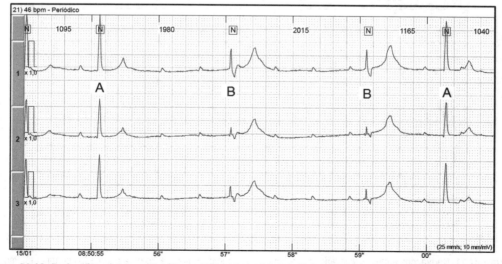

Figura 91.10. Derivações eletrocardiográficas obtidas de registro de Holter de 24 horas de um paciente de 77 anos. Bloqueio atrioventricular total com ritmo ritmos de escape com complexos QRS de morfologias distintas (A, escape juncional com complexo QRS estreito; B, escape ventricular, com complexo QRS mais alargado), indicando instabilidade do ritmo que comanda os ventrículos.

Tratamento

O tratamento do bloqueio dependerá da frequência e da estabilidade do ritmo de escape, bem como da situação clínica em que o bloqueio ocorreu. Se a frequência de escape é superior a 40 ou 50 bpm, com o paciente assintomático, recomenda-se apenas a observação periódica. Se surgirem sintomas de baixo fluxo cerebral ou deterioração da função ventricular, torna-se necessário o implante de marca-passo definitivo. A indicação é indiscutível quando a frequência de escape é baixa e o paciente, sintomático. Em cardiopatias adquiridas que evoluem com bloqueio AV total, recomenda-se implante de marca-passo definitivo, independentemente da presença de sintomas.

O bloqueio AV total na fase aguda do infarto do miocárdio da parede anterior é acompanhado de mau prognóstico, pois, nestes casos, uma grande quantidade de músculo cardíaco foi comprometida. Muitas vezes, este distúrbio é irreversível e o implante de marca-passo definitivo é obrigatório, não aumentando,

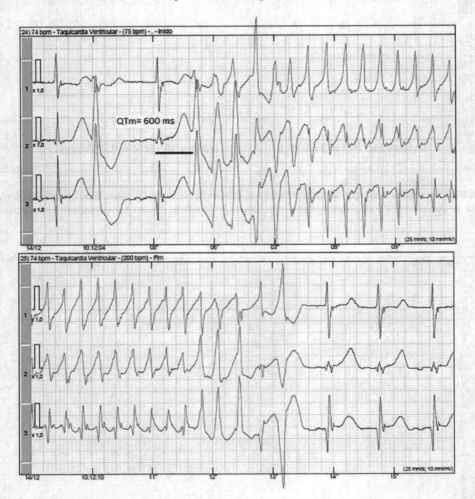

Figura 91.11. Derivações eletrocardiográficas obtidas de gravação de Holter de 24 horas (traçados contínuos). Paciente de 85 anos com fibrilação atrial e resposta ventricular lenta que evoluiu com ectopias ventriculares polimórficas frequentes, além de taquicardia ventricular do tipo *torsades de pointes*. No traçado superior, observa-se o prolongamento do intervalo QT medido (600 ms) que acontece após a pausa da extrassístole ventricular do ciclo precedente, seguido de *torsades de pointes* que se interrompe subitamente no traçado inferior.

entretanto, o tempo de sobrevida. A morte, na grande maioria das vezes, surge por falência de bomba ou fibrilação ventricular.

Variações da morfologia dos complexos QRS podem indicar instabilidade do ritmo que está comandando os ventrículos, com maior risco para frequências muito lentas, sendo, portanto, indicativo da necessidade de implante urgente de marca-passo definitivo.

Frequência cardíacas lentas podem favorecer o surgimento de ectopias ventriculares e taquicardia ventricular não sustentada ou sustentada que, em corações doentes, são presságios para morte súbita, particularmente quando há prolongamento do intervalo QT pela própria bradicardia ou ação de fármacos que o paciente já vinha tomando (Figura 91.11). O implante de marca-passo está indicado com o objetivo de restaurar uma frequência cardíaca fisiológica, com ritmo regular, para abolir as ectopias ventriculares.

Quando se opta pela indução de bloqueio AV total por meio de radiofrequência para restauração de função ventricular em casos de taquicardiomiopatia, causados por fibrilação atrial com resposta persistentemente elevada, recomenda-se o implante de marca-passo antes da ablação, e sua programação é sempre feita com frequências ventriculares ao redor de 90 a 100 bpm com o objetivo de se evitar o surgimento de taquiarritmias ventriculares rápidas. Essa, no princípio da aplicação dessa técnica, era a principal causa de morte súbita em dita população. Muitas vezes, o coração, acostumado a frequências cardíacas rápidas, quando subitamente exposto a frequências cardíacas mais lentas após o bloqueio, tornava-se eletricamente instável.

BIBLIOGRAFIA

Brignole M, Deharo JC, Guieu R. Syncope and idiopathic (paroxysmal) AV block. In: Raviele E & Natale (eds). Clinical and electrophysiologic management of syncope. Philadelphia: Elsevier; 2015. p. 440-7.

Diretrizes Brasileiras de Dispositivos Cardíacos Eletrônicos Implantáveis do Departamento de Estimulação Cardíaca Artificial (DECA) da Sociedade Brasileira de Cirurgia Cardiovascular (SBCCV) 2015. [cited 2018 Aug 17]. Available from: http://www.deca.org.br/Medica/arquivos/SuplementoRelampa.pdf

Garcia MA, Talajic M. Atrioventricular conduction disorders. In: Garcia MA, Khairy P, Macle L, Nattel S (eds). Electrophysiology for clinicians. Minneapolis: Cardiotext; 2011. p. 47-64.

Garcia MA, Talajic M. Sinoatrial disorders. In: Garcia MA, Khairy P, Macle L, Nattel S (eds). Electrophysiology for clinicians. Minneapolis: Cardiotext; 2011. p. 35-46.

Kastor JA. Atrioventricular block in arrhythmias. Philadelphia: WB Saunders Company; 2000. p. 509-65.

Kastor JA. Sick sinus syndrome in arrhythmias. Philadelphia: WB Saunders Company; 2000. p. 566-91.

Moreira DA. Bloqueios atrioventriculares. In: Arritmias cardíacas: clínica, diagnóstico e terapêutica. São Paulo: Artes Médicas; 1995. p. 345-65.

Moreira DA. Doença do nódulo sinusal. In: Arritmias cardíacas: clínica, diagnóstico e terapêutica. São Paulo: Artes Médicas; 1995. p. 366-84.

Olshansky B, Chung MK, Pogwizd S, Goldslager N. Arrhythmia essentials. Sudbury, MA: Jones @ BartletLearrning; 2012. p. 1-75.

Prystowsky EM, Klein GJ. Bradycardia: pauses and causes. In: Cardiac arrhythmias. an integrated approach for the clinician. New York: McGraw-Hill Inc;1994. p. 211-23.

Quin EM, Wharton JM, Gold MR. Bradyarrhythmias. In: Yan GX, Kowey PR (eds). Management of cardiac arrhythmias. New York: Human Press; 2011. p. 305-22.

Taquicardias supraventriculares

Virginia Braga Cerutti Pinto

> **Palavras-chave:** Taquicardia supraventricular; Taquicardia paroxística supraventricular; Taquicardia por reentrada nodal; Taquicardia por reentrada atrioventricular; TPSV.

IMPORTÂNCIA DAS TAQUICARDIAS SUPRAVENTRICULARES

As taquicardias supraventriculares (TSV) têm origem em estruturas acima do tronco do sistema His Purkinje, com ou sem a participação de conexões atrioventriculares anormais (feixe acessório ou dupla via nodal), para o início e a manutenção da taquicardia. Podem ocorrer em indivíduos sem cardiopatia ou, como no caso das fibrilações atriais (FA), em portadores de cardiopatias estruturais. Nos indivíduos sem cardiopatia estrutural, as TSV podem levar à taquicardiomiopatia. Síncope e morte súbita são manifestações raras das TSV e geralmente ocorrem em indivíduos com alguma cardiopatia associada.

Os dados epidemiológicos sobre as TSV são escassos, o que torna difícil calcular qual é o impacto real que elas têm na saúde pública. Entretanto, os dados disponíveis indicam que as TSV são uma das principais causas de procura por atendimento médico de emergência, porém raramente são a causa de admissão/internação hospitalar.

A FA e o *flutter* atrial são as TSV de maior impacto na saúde pública, sendo responsáveis por cerca de 35% das internações por arritmia, levando ao aumento no tempo de internação hospitalar, visto que ocorrem em indivíduos mais idosos e com outras morbidades ou cardiopatias e têm um risco aumentado para tromboembolismo, sendo o acidente vascular cerebral o mais temido.

AVALIAÇÃO INICIAL DE UM INDIVÍDUO COM SUSPEITA DE TAQUICARDIA SUPRAVENTRICULAR

A avaliação inicial apropriada de TSV inclui história, exame físico e registro do eletrocardiograma de 12 derivações.

Os sintomas mais comuns relacionados às arritmias supraventriculares são palpitações, dor precordial, fadiga, dispneia, ansiedade, tontura e sensação de pulsação no pescoço.

964 | ARRITMIAS

No exame físico, além da taquicardia, pode-se evidenciar o 'sinal do sapo', que é a pulsação do pescoço, causado pela pulsação das veias jugulares ingurgitadas devido à contração atrial contra as valvas AV fechadas.

Os primeiros passos no atendimento do paciente são o reconhecimento eletrocardiográfico e a avaliação da repercussão hemodinâmica da taquicardia. No adulto, o eletrocardiograma apresenta frequência cardíaca (FC) superior a 100 bpm e QRS estreito (duração inferior a 0,12 s). Entretanto, algumas TSV podem se apresentar com QRS alargado (> 0,12 s), e o diagnóstico diferencial com taquicardia ventricular é essencial. A escolha do melhor tratamento envolve a avaliação da repercussão hemodinâmica da taquicardia e a determinação de seu mecanismo.

AVALIAÇÃO DA REPERCUSSÃO HEMODINÂMICA DA TAQUICARDIA

Os sinais que sugerem instabilidade hemodinâmica são:
- → hipotensão arterial;
- → dor precordial de origem isquêmica;
- → estado mental agudamente alterado;
- → congestão pulmonar;
- → hipoxemia ou choque cardiogênico.

Deve-se excluir a taquicardia sinusal, que costuma ser secundária à alguma situação de estresse e, geralmente, tem FC inferiores a 150 bpm. Se confirmada a instabilidade hemodinâmica, deve-se tratar a TSV com cardioversão elétrica (Quadro 92.1).

Os seguintes passos devem ser seguidos para a realização da cardioversão elétrica:
- → monitorização cardíaca, cateter de O_2, acesso venoso periférico;
- → equipamento de intubação e aspiração e desfibrilador à beira do leito;
- → registro do eletrocardiograma de derivações enquanto se prepara cardioversão;
- → sedação (sempre que possível) com: propofol de 0,5 a 1,0 mg/kg endovenoso (EV) em bolo, repetir 0,5 mg/kg a cada três a cinco minutos até o máximo de 200 mg; fentanil de 0,5 a 1 mcg/kg EV em bolo, a cada dois minutos, ou etomidato de 0,1 a 0,15 mg/kg EV em bolo de 30 a 60 segundos; repetido a cada três a cinco minutos; midazolam de 0,02 a 0,03 mg/kg em bolo, podendo ser repetido a cada dois a cinco minutos;
- → cardioversão elétrica em modo sincrônico monofásico de 200 J ou bifásico 120 a 200 J: TSV regular – 50 a 100 J sincronizado e TSV irregular de 120 a 200 J bifásico e 200 J monofásico.

ANÁLISE DO ELETROCARDIOGRAMA

O registro do eletrocardiograma de 12 derivações é muito importante para a confirmação e o diagnóstico diferencial das TSV. Mesmo em indivíduos com instabilidade hemodinâmica, sempre que possível, deve ser realizado o registro das 12 derivações do eletrocardiograma para análise e diagnóstico posteriores, desde que não comprometa o tratamento emergencial.

Os pontos eletrocardiográficos a serem analisados durante qualquer arritmia são:
- → identificação da onda P;
- → medida da frequência da onda P (FP);
- → identificação do QRS;
- → medida da duração do QRS;
- → medida da frequência do QRS (FR);
- → análise da relação entre as ondas P e os QRS (relação AV);
- → medida da distância entre o início do QRS e da onda P (intervalo RP);

→ medida da distância entre o início da onda P e do QRS (intervalo PR);
→ detecção da presença de infra ou supradesnivelamentos do segmento ST, bem como verificação da alternância do QRS (variação de batimento a batimento maior que 1 mm na amplitude da onda R durante a taquicardia estável).

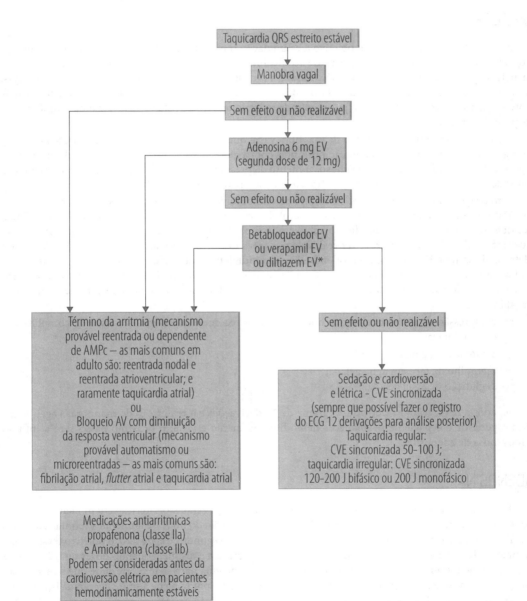

Quadro 92.1. Abordagem inicial para diagnóstico das taquicardias supraventriculares. EV: endovenoso; AV: atrioventricular; CVE: cardioversão elétrica.

QUANDO O ELETROCARDIOGRAMA DA TAQUICARDIA NÃO DEFINE O MECANISMO

Em alguns indivíduos hemodinamicamente estáveis, o diagnóstico da arritmia não é definido pelo eletrocardiograma de 12 derivações. Algumas manobras à beira do leito (manobras vagais) ou medicamentos por EV (adenosina) podem auxiliar o diagnóstico, por meio do bloqueio do nó atrioventricular (AV) e podem identificar como ele participa do circuito da arritmia (Quadro 92.1).

MANOBRAS VAGAIS

As manobras vagais têm como objetivo a estimulação transitória da inervação parassimpática do coração (feita pelo nervo vago) e a liberação de acetilcolina. No coração, essas alterações levam a dois efeitos principais: a frequência de disparo do nó sinusal e a excitabilidade das fibras da junção AV são reduzidas, diminuindo a velocidade de transmissão do impulso cardíaco até os ventrículos. Sendo assim, as manobras vagais interrompem as TSV por reentrada e diminuem a resposta ventricular ou a frequência de disparo das taquicardias automáticas.

A manobra de Valsalva é um tipo de manobra vagal que consiste em uma expiração forçada de cerca de 5 a 10 segundos, após uma inspiração profunda, com a glote fechada. Promove aumento da pressão intratorácica, diminuição do retorno venoso, aumento da pressão arterial e estimulação dos barorreceptores carotídeos, cuja resposta será o aumento transitório da atividade parassimpática.

A massagem do seio carotídeo é outro tipo de manobra vagal que deve ser feita com o indivíduo em decúbito dorsal, palpando-se a área do seio carotídeo com dois dedos abaixo do ângulo da mandíbula, até que um bom pulso seja sentido. Solicita-se que o paciente incline levemente a cabeça para o lado que está sendo comprimido. Deve ser realizada por cerca de cinco segundos com registro simultâneo do eletrocardiograma. Há risco de eventos embólicos em indivíduos muito idosos e com doença aterosclerótica carotídea, podendo ser evitados com ausculta cautelosa antes do procedimento. A manobra pode ser realizada nos dois lados de modo alternado, mas nunca simultaneamente. Outras formas de estimulação vagal incluem:

→ compressão do globo ocular, que hoje não é mais recomendada devido ao risco de complicações oftalmológicas;
→ estimulação de náusea ou vômito;
→ mergulho da face em água gelada;
→ deglutição de água gelada.

Se, após a realização do eletrocardiograma de 12 derivações e a realização de manobras vagais, a arritmia persistir e o paciente permanecer hemodinamicamente estável, o próximo passo será a infusão endovenosa de adenosina.

ADENOSINA

A adenosina, por via EV, é rapidamente metabolizada pelas células periféricas e tem efeitos de curta duração. Diminui a frequência sinusal e a velocidade de condução do nó AV e aumenta a refratariedade do nó AV. A assistolia transitória é comum, dura menos de cinco segundos e é, de fato, o objetivo terapêutico. A maioria dos pacientes tem uma sensação de plenitude torácica e dispneia quando doses terapêuticas de adenosina são administradas, e o relato destes pode servir de guia para se ter certeza de que a medicação chegou ao coração e de que a não interrupção da arritmia não foi por falha de administração da medicação.

Efeito indesejável: a adenosina baixa o limiar de refratariedade dos átrios, e talvez cerca de 12 a 25% dos pacientes que a recebem desenvolvem FA transitória. Apesar disso, ela continua sendo a primeira escolha nas TSV, e há um risco de FA pré-excitada se ocorrer FA em indivíduos com taquicardias por reentrada AV por via acessória que tenham pré-excitação ventricular, isto é, condução anterógrada pelo feixe acessório. Nesses casos, basta estar prevenido para a ocorrência de FA pré-excitada que deverá ser prontamente tratada, preferencialmente com sedação e cardioversão elétrica.

Dose e administração: 6 mg, por via EV, em administração rápida (um a três segundos) em bolo, seguida de lavagem com 20 mL com soro fisiológico e, quando possível, elevação do membro do acesso venoso. Uma segunda dose de 12 mg, se necessário, pode ser repetida após dois minutos. Em pacientes em uso de dipiridamol, após transplante cardíaco e acesso venoso central, sugere-se metade da dose inicial (3 mg).

Possíveis causas de falha no efeito da adenosina: acesso venoso inadequado ou administração lenta da substância. A adenosina está contraindicada em asma brônquica.

Recomenda-se o registro de um D2 longo durante a realização da infusão de adenosina, visto que seus efeitos são transitórios e podem não ser identificados no monitor cardíaco. De acordo com a resposta obtida, pode-se suspeitar do tipo e do mecanismo da arritmia. Os tipos de resposta obtida após manobras vagais ou infusão de adenosina estão apresentados na Figura 92.1.

Interrupção da arritmia: o mecanismo é a reentrada e sugere taquicardia por reentrada nodal ou taquicardia por reentrada AV, utilizando feixe acessório, e em ambas com participação do nó AV. Raramente, poderá interromper taquicardias atriais sensíveis à adenosina.

Bloqueio do nó AV: ocorrerão diminuição da frequência ventricular e visibilização da atividade elétrica atrial, como ondas F ou f ou ondas P ectópicas, sugerindo os diagnósticos de *flutter* atrial (Figura 92.2), FA e taquicardia atrial, respectivamente. Nestes casos, o nó AV não é parte do substrato da arritmia, apenas conduz aos ventrículos parte dos eventos que ocorrem no território supraventricular.

Lentifica a arritmia sem interrompê-la: o possível mecanismo é o automatismo, comum nas taquicardias atriais e em algumas taquicardias juncionais.

Nenhuma mudança: suspeitar de não efeito da manobra vagal ou da adenosina que poderá ser repetida, observando-se a metodologia correta de infusão ou até mesmo a associação da manobra vagal à infusão de adenosina.

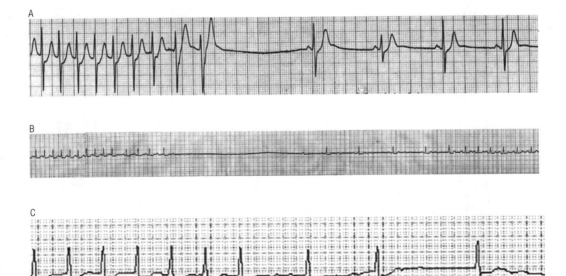

Figura 92.1. (A) Manobra vagal interrompendo taquicardia por reentrada nodal. Nó atrioventricular participa do circuito de reentrada e, ao ser bloqueado, interrompe a arritmia. (B) Adenosina interrompendo temporariamente a taquicardia atrial. Observam-se pausa sinusal e retorno da taquicardia atrial. (C) Manobra vagal durante episódio de *flutter* atrial. Ocorre bloqueio do nó atrioventricular, permitindo a visibilização das ondas F.

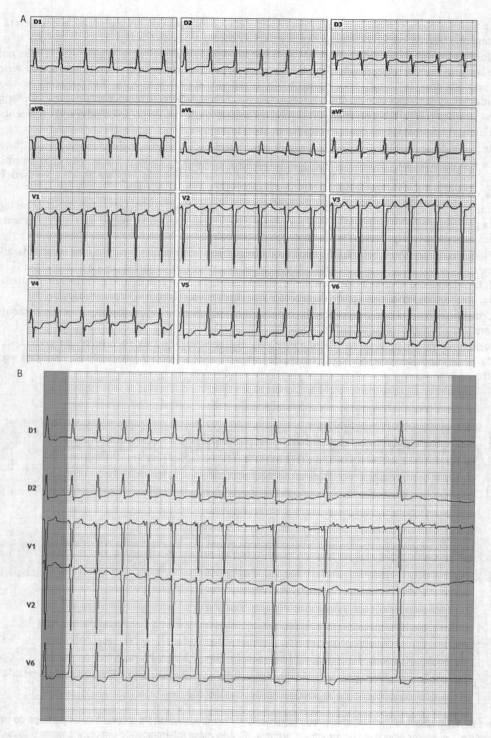

Figura 92.2. (A) *Flutter* atrial de alta resposta ventricular. (B) Registro do efeito da manobra vagal. Observam-se ondas F entre os QRS.

Se após essas medidas o mecanismo continuar desconhecido e o paciente continuar hemodinamicamente estável, pode ser considerada a infusão de betabloqueador, de diltiazem ou verapamil, por via EV. A cardioversão elétrica sincronizada deve ser indicada a qualquer momento se houver instabilidade hemodinâmica ou se manobras vagais, infusão endovenosa de adenosina, betabloqueadores, diltiazem ou verapamil não surtirem efeito ou não puderem ser utilizados por alguma contraindicação (Quadro 92.1).

Uma vez estabelecido o diagnóstico e controlada a arritmia, o mais importante é avaliar o risco de morte súbita e de tromboembolismo arterial, bem como identificar a presença de cardiopatia estrutural. Deve-se realizar um novo eletrocardiograma para avaliar a presença de pré-excitação ventricular e decidir se o paciente deverá ficar internado ou receber alta hospitalar com medicação que previne recorrência da arritmia e evite possíveis complicações embólicas ou arrítmicas, até que se tenha um acompanhamento ambulatorial.

ESTRATIFICAÇÃO DE RISCO E TRATAMENTO NA ALTA DA SALA DE EMERGÊNCIA

A definição do tipo ou mecanismo das TSV (Quadros 92.2 e 92.3) é importante para a escolha da medicação e do tratamento definitivo (Quadro 92.4).

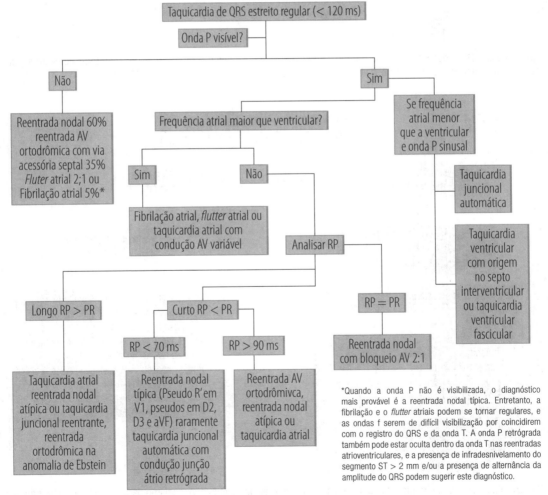

Quadro 92.2. Diagnóstico diferencial das taquicardias supraventriculares.

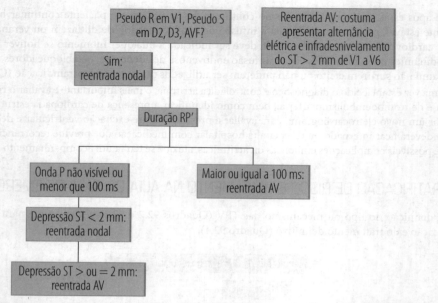

Quadro 92.3. Diagnóstico diferencial de taquicardia por reentrada nodal e taquicardia por reentrada atrioventricular ortodrômica quando a onda P não é visibilizada. Fonte: adaptado de Am J Cardiol. 2003;91(9):1084-9.

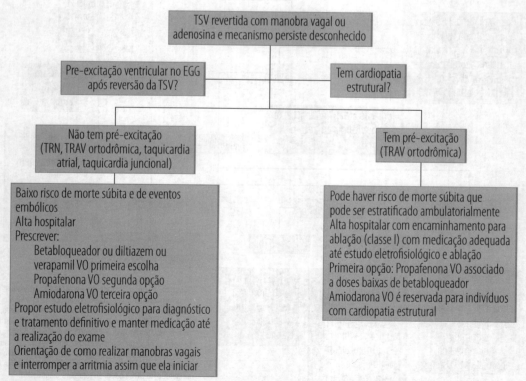

Quadro 92.4. Escolha do tratamento na alta da sala de emergência quando o mecanismo da taquicardia supraventricular permanece desconhecido

Podem-se classificar os pacientes de acordo com o risco de morte súbita ou de tromboembolismo sistêmico. A Tabela 92.1 resume os principais tipos de TSV e seus substratos para arritmia. As Tabelas 92.2 e 92.3 apresentam os medicamentos utilizados para o tratamento emergencial e de manutenção na alta da sala de emergência.

Tabela 92.1. Principais taquicardias supraventriculares e suas características.

Arritmia Nomenclatura	Mecanismo	Onda P/ relação AV	iRR	QRS	Participação do NAV	Relação entre PR e RP
Taquicardia sinusal Local: Nó sinusal	A ou R	Onda P sinusal (positiva em D1, D2, e V6, negativa em aVR, SAP de 0 a +90 graus)	Regular	< 120 ms	Expectador	PR<RP
TRN típica	R SA: DVN	Onda P pode não ser visibilizada ou registrada no final do complexo QRS ou como pseudo-ondas (r' em V1 ou s em D2, D3, aVF)	Regular	< 120 ms	Participa	RP < PR, RP < 70 ms
TRN atípica	R SA: DVN	Onda P negativa em D2, D3 e aVF e de V4 a V6.	Regular	< 120 ms	Participa	RP > PR
TRAV ortodrômica	R SA: FA com condução VA durante a arritmia	Ondas P de difícil visibilização ou dentro da onda T Relação AV 1:1	Regular	< 120 ms	Participa	RP < PR, RP > 70 ms
TRAV antidrômica	R SA: FA com condução AV durante a arritmia	Ondas P podem ser de difícil visibilização, podem estar inscritas dentro da onda T Relação AV obrigatoriamente 1:1	Regular	> 120 ms	Participa	RP < PR
Taquicardia atrial	A /Atividade deflagrada/ raramente R	Onda P não sinusal (mesma morfologia antes dos QRS às vezes inscritas dentro das ondas T)	Regular ou irregular	<120 ms	Expectador	PR < RP
Taquicardia atrial multifocal	Atividade deflagrada	Ondas P não sinusais (3 ou mais morfologias diferentes) Intervalo PP é irregular	Irregular	<120 ms	Expectador	PR < RP
Taquicardia juncional não paroxística Sítio JAV	A/Ativ. deflagrada.	As ondas P podem ser sinusais, dissociadas dos QRS (intervalos PR variáveis) e com frequência de P menor que a frequência de QRS, ou ondas P negativas na parede inferior imediatamente antes, dentro ou após o QRS com intervalo RP curto	Regular	<120 ms	Participa	NA (DAV)
Taquicardia juncional reentrante (*Permanent form of junctional reciprocating tachycardia* – PJRT)	R SA: FAOCD	Onda P negativa em D2, D3 e aVF e de V4 a V6. Adenosina pode interromper, mas é recidivante	Regular	< 120 ms	Participa	RP > PR
Fibrilação atrial	Múltiplas micro-R intra-atriais	Onda P ausente – atividade elétrica atrial desorganizada Presença de ondas f – um serrilhado fino e desorganizado na linha de base entre os QRS	Irregular ou regular	< 120 ms	Expectador	NA
Flutter atrial	Macro R intra-atrial	Onda P ausente Presença de ondas F – um serrilhado grosso e organizado na linha de base entre os QRS	Irregular ou regular	< 120 ms	Expectador	NA
Fibrilação atrial pré-excitada	Múltiplas micro-R intra-atriais SA: FA com condução AV	Onda P ausente – atividade elétrica atrial desorganizada	Irregular, podendo se tornar regular	> 120 ms e com – onda delta	Não participa FA conduz para ventrículos	NA

iRR: intervalo entre duas ondas R; NAV: nó atrioventricular; RP: distância da onda R até a onda P; PR: distância da onda P até a onda R; A: automatismo; R: reentrada; SA: substrato anatômico; DVN: dupla via nodal; FAOCD: feixe acessório oculto com condução decremental; NA: não se aplica; DAV: dissociação atrioventricular; AV: atrioventricular; VA: ventrículo atrial; FA: feixe acessório; JAV: junção atrioventricular; TRAV: taquicardia por reentrada atrioventricular; TRN: taquicardia por reentrada nodas.

972 | ARRITMIAS

Tabela 92.2. Medicamentos para uso endovenoso no tratamento das taquicardias supraventriculares na emergência.

Medicamento	Dose
Adenosina	Adultos: – Primeira dose: 6 mg em bolo sem diluir em um ou dois segundos; – Segunda dose: após dois minutos, 12 mg em bolo sem diluir em um a dois segundos. Crianças: – Primeira dose: 0,1 mg/kg (máximo 6 mg); – Segunda dose: 0,2 mg/kg (máximo de 12 mg). Gestante: mesma dose de adultos. A dose pode ser reduzida à metade nos pacientes que usam continuamente carbamazepina ou dipiridamol, em transplantados cardíacos e quando administrada por acesso venoso central.
Comentários	Os efeitos colaterais mais comuns são BAV transitório; pausa sinusal; rubor facial; dor torácica; hipotensão; dispneia; fibrilação atrial; taquicardia ventricular; broncoespasmo (raros); tem efeito de curta duração.
Tartarato de metoprolol	Bolo de 2,5 a 5,0 mg EV em dois minutos. Após 10 minutos, pode ser repetida a dose de 2,5 a 5,0 mg EV bolo por até três doses (até o total de 15 mg).
Propranolol	Bolo: 0,5 a 1 mg em um minuto. Segunda dose: 0,5 a 1 mg em um minuto após dois a três minutos do bolo, repetir por até três doses com intervalo de dois minutos. Dose máxima: 1 mg por minuto.
Labetalol	Bolo: 10 mg em um a dois minutos. Segunda dose: 10 mg em um a dois minutos a cada 10 minutos. Dose máxima de 150 mg. Infusão contínua de 2 a 8 mg/minuto – alternativa após bolo inicial.
Esmolol	Bolo: 0,5 mg/kg (500 mcg/kg) em um minuto. Segunda dose: 0,5 mg/kg em um minuto após cinco minutos se ausência de efeito. Manutenção: titular a infusão até 0,3 mg/kg/minuto (50 a 300 mcg/kg/min).
Atenolol	Bolo: 5 mg EV em cinco minutos. Segunda dose: 5 mg EV em cinco minutos após 10 minutos.
Comentários	Hipotensão; piora de insuficiência cardíaca; broncoespasmo; bradicardia; BAV. Entre os betabloqueadores, o esmolol tem meia-vida curta (rapidamente metabolizado por esterases das hemácias) – efeitos colaterais de curta duração; hipotensão; descompensação de insuficiência cardíaca; broncoespasmo; bradicardia; BAV e pausas sinusais.
Diltiazem	15 a 20 mg (0,25 mg/kg) EV bolo em dois minutos; após 15 minutos, pode repetir 20 a 25 mg (0,35 mg/kg), bolo em dois minutos.
Verapamil	2,5 a 5,0 mg (0,075 a 0,15 mg/kg) EV bolo em dois minutos; após 15 minutos, pode repetir 5,0-10 mg em dois minutos. Dose total máxima de 20 mg. Alternativa 5 mg em dois minutos a cada 15 minutos até o máximo total de 30 mg.
Comentários	Hipotensão arterial, piora da ICC, congestão pulmonar, bradicardia, bloqueio atrioventricular. Contraindicado no WPW com AF/*flutter* atrial, disfunção ventricular grave e hipotensos ou com risco de choque cardiogênico. Contraindicado em crianças menores de um ano ou menores de 15 kg, em função do risco de dissociação eletromecânica que ocorre devido à imaturidade dos canais de cálcio da criança.
Amiodarona	Ataque: 150 mg EV em 10 minutos para reversão de TSV ou TV. Manutenção: infusão de 1 mg/min (360 mg) nas próximas seis horas; seguida de 0,5 mg/min (540 mg) em 18 horas. Controle de resposta da FA crônica: dose de 300 mg em uma hora seguido de 10 a 50 mg/h durante 24 horas.
Comentários	Hipotensão; bradicardia; flebite; prolongamento do QT; *torsades de pointes* (raro); alargamento do INR; alteração da condução AV; disfunção pulmonar e hepática. Idosos têm maior risco de hipotensão com infusões endovenosas muito rápidas. A velocidade de infusão pode ser mais lenta nos indivíduos com hipotensão arterial ou instabilização hemodinâmica.
Procainamida	Uso endovenoso: a dose de ataque é de 20 mg por minuto, diluído em SG5%, até ocorrer uma das seguintes alterações: supressão da arritmia; hipotensão; alargamento do QRS > 50% ou administração da dose total de 17 mg/kg.
Comentários	Inotropismo negativo e vasodilatação periférica com hipotensão arterial em pacientes com disfunção ventricular, aumento da toxicidade quando associado a outros antiarrítmicos. Reduzir a dose máxima para 12 mg/kg na disfunção cardíaca, hepática e renal.
Propafenona	Uso endovenoso: 1 a 2 mg/kg em 10 minutos, diluído em SG5% apenas. Dose via oral: a dose inicial diária recomendada é de 450 a 600 mg dividida entre duas ou três doses por dia para pacientes com peso corporal de aproximadamente 70 kg. A dose deve ser diminuída para indivíduos com peso mais baixo e poderá ser titulada pela monitorização eletrocardiográfica e pressão arterial.

Continua

Continuação

Medicamento	Dose
Comentários	Contraindicação: disfunção do VE, hipertrofia miocárdica maior que 14 mm, doença do sistema de condução como a DNS, BAV, distúrbios de condução intraventricular, especialmente bloqueio de ramo esquerdo com QRS muito alargado em indivíduos sem marca-passo.
Digoxina	Ataque: 0,25 a 0,5 mg (0,004 a 0,006 mg/kg) EV em cinco minutos. Segunda e terceira doses: 0,002 a 0,003 mg/kg EV em cinco minutos. Pode ser repetida até o máximo de 1,5 mg em 24 horas. No Brasil, não existe a apresentação para uso EV.
Cedilanide Deslanosideo	Deslanosideo (Cedilanide) Glicosídeo cardíaco disponível no Brasil para uso EV em ampolas de 0,2 mg/mL, contendo 2 mL. Não há uma dose padrão estabelecida, podendo ser utilizado de meia a uma ampola EV lento, titulando-se as doses subsequentes conforme a resposta.
Comentários	Desconforto gastrintestinal, tontura, turvação visual, cefaleia e *rash* cutâneo. Níveis acima de 2 ng/mL têm efeito pro-arrítmico, especialmente se associado à hipocalemia (taquicardias atrial e juncional, bloqueios atrioventriculares de graus variados, taquicardia ventricular, em especial, a taquicardia ventricular bidirecional). Deve ter dose reduzida na presença de insuficiência renal. Não deve ser usado em associação com outras medicações que prolongam o intervalo QT. Contraindicado na presença de pré-excitação ventricular (via acessórias), taquicardia ventricular e miocardiopatia hipertrófica com obstrução da via de saída do VE. Pode aumentar o risco de fibrilação ventricular após cardioversão elétrica. Tratamento da intoxicação: bradicardias: atropina, marca-passo provisório e reposição de potássio e magnésio. Tratamento classe I para as arritmias graves: anticorpo antidigoxina (DIGIBIND).

BAV: bloqueio atrioventricular; WPW: Síndrome de Wolff-Parkinson-White; EV: endovenoso; TSV: taquicardia supraventricular; TV: taquicardia ventricular; SG: soro glicosado; AV: atrioventricular; VE: ventrículo esquerdo; DNS: doença do nó sinusal.

Tabela 92.3. Medicamentos para manutenção após o tratamento das taquicardias supraventriculares – alta da emergência.

Medicamentos	Dose
Diltiazem	120 a 360 mg/dia VO ÷ 2-3 doses (doses variam nas formulações de liberação lenta).
Verapamil	120 a 360 mg/dia VO ÷ 2-3 doses (doses variam nas formulações de liberação lenta)
Comentários	Efeitos indesejados: bradicardia sinusal, bloqueios AV e hipotensão arterial. Usar com cautela combinados a betabloqueadores. Reduzir doses na presença de disfunção renal e hepática. Contraindicado se houver congestão pulmonar ou FEVE < 40%.
Metoprolol tartarato Metoprolol succinato	25 a 100 mg VO 12/12h. 25 a 100 mg VO uma vez ao dia.
Propranolol	80 a 240 mg/dia VO ÷ 3 doses.
Atenolol	25 a 50 mg VO 12/12h.
Carvedilol	3,125 a 50 mg VO 12/12h.
Nebivolol	2,5 a 10 mg/dia VO ÷ 1-2 doses.
Bisoprolol	0,15 a 20 mg/dia VO ÷ 1-2 doses.
Comentários	Efeitos indesejados: bradicardia sinusal, bloqueios AV, hipotensão e broncoespasmo. Broncoespasmo, preferir beta1-seletivos, evitar carvedilol. Contraindicado se ICC aguda descompensada e em broncoespasmo grave. Metoprolol e carvedilol são preferidos em pacientes com disfunção do VE.
Propafenona	300 mg VO 12/12h; 150 mg VO 8/8h ou 300 mg VO 8/8h.
Comentários	Contraindicação: disfunção do VE, hipertrofia miocárdica maior que 14 mm, doença do sistema de condução como a DNS, BAV, distúrbios de condução intraventricular, especialmente bloqueio de ramo esquerdo com QRS muito alargado em indivíduos sem marca-passo.

Continua

Continuação

Medicamentos	Dose
Amiodarona	200 a 800 mg/dia VO nas primeiras semanas. Dose de manutenção: 100 a 200 mg/dia.
Comentários	Efeitos indesejados: hipotensão, bradicardia, náusea, prolongamento do QT. Toxicidade pulmonar que pode ocorrer em qualquer momento do tratamento. Toxicidade tireoidiana a qualquer momento do tratamento, mais comum hipotireoidismo e menos comum, hipertireoidismo. Depósitos na córnea e retina. Toxicidade hepática.
Sotalol	40 a 160 mg VO 12/12h.
Comentários	Efeitos indesejados: prolonga intervalo QT, insuficiência cardíaca e asma, bradicardia e bloqueio AV variados. Cautela na insuficiência renal, associado a diuréticos. *Torsades de pointes* é o efeito colateral mais temido e ocorre com maior frequência se houver hipocalemia, hipomagnesemia e prolongamento do intervalo QT com aumento da dispersão do intervalo QT.
Digoxina	0,125 a 0,375 mg/dia VO.
Comentários	Desconforto gastrintestinal, tontura, turvação visual, cefaleia e *rash*. Níveis acima de 2 ng/mL têm efeito pró-arrítmico especialmente se associado à hipocalemia (taquicardia atrial e juncional, bloqueios AV de graus variados, taquicardia ventricular em especial a taquicardia ventricular bidirecional). Deve ter dose reduzida na presença de insuficiência renal. Não deve ser usado em associação com outras medicações que prolongam o intervalo QT. Contraindicada na presença de pré-excitação ventricular (via acessórias), taquicardia ventricular e miocardiopatia hipertrófica com obstrução da via de saída do VE.

VO: via oral; AV: atrioventricular; VE: ventrículo esquerdo; FEVE: fração de ejeção do ventrículo esquerdo; ICC: insuficiência cardíaca congestiva; DNS: doença do nó sinusal; BAV: bloqueio atrioventricular.

GRUPO DE BAIXO RISCO DE MORTE SÚBITA OU TROMBOEMBOLISMO SISTÊMICO

São os indivíduos que tiveram TSV revertida com manobra vagal ou adenosina, betabloqueador, diltiazem ou verapamil EV. Não possuem cardiopatia estrutural, e o eletrocardiograma de repouso é normal. As principais taquicardias deste grupo são: a taquicardia por reentrada nodal (TRN – Figura 92.3) e a taquicardia por reentrada AV (TRAV – Figura 92.4). Algumas taquicardias atriais ou juncionais podem ser revertidas com adenosina. Os indivíduos deste grupo, após a reversão da arritmia, podem receber alta com betabloqueadores ou bloqueadores de canais de cálcio (diltiazem ou verapamil), e podem ser encaminhados para estudo eletrofisiológico para confirmação e ablação do substrato da arritmia. Cerca de 75% destes pacientes se tornam assintomáticos após a ablação e não necessitam de medicamentos. Em tais casos, o tratamento das TSV por ablação melhora a qualidade de vida e tem melhor custo efetividade em comparação com o tratamento farmacológico.

Taquicardia atrial (Figura 92.5): nestes casos, opta-se por medicamentos que controlem a resposta ventricular bloqueando o nó AV, sendo a primeira escolha os betabloqueadores e os antagonistas dos canais de cálcio (diltiazem e verapamil). Quando houver contraindicação, pode-se escolher propafenona ou amiodarona. O risco de tromboembolismo nos pacientes com taquicardia atrial ainda é muito controverso, não sendo indicada anticoagulação oral. Alguns indivíduos com cardiopatia estrutural, átrios esquerdos muito grandes e atividade elétrica atrial muito instável, como na taquicardia atrial multifocal e nas taquicardias atriais reentrantes, parecem ter maior risco de FA paroxística. Portanto, quando esta é documentada, deve-se considerar a anticoagulação oral como na FA (Quadros 92.5A, 92.5B e 92.5C).

GRUPO COM RISCO DE MORTE SÚBITA CARDÍACA

São os indivíduos que apresentaram TSV, e o eletrocardiograma de base tem pré-excitação ventricular (Figura 92.6). Recomenda-se que, após a reversão da arritmia, estes indivíduos sejam encaminhados para estudo eletrofisiológico invasivo e ablação da via acessória, que é o tratamento definitivo da arritmia. Enquanto aguarda-se o procedimento, esses pacientes necessitam de medicamentos com ação no feixe acessório, tais como a propafenona ou a amiodarona. A propafenona é a medicação de primeira escolha e a amiodarona é segura e eficaz nestes casos, porém, devido aos seus potenciais efeitos colaterais, fica reservada para os casos em que há disfunção ventricular esquerda ou impossibilidade do uso de propafenona. Os betabloqueadores e os bloqueadores dos canais de cálcio não são seguros se utilizados isoladamente para tais pacientes. Os portadores de pré-excitação ventricular que apresentaram TSV com QRS largo ou síncopes ou que, em algum momento do atendimento, apresentaram *flutter* atrial ou FA pré-excitados, têm maior risco para morte súbita e devem ser submetidos a estudo eletrofisiológico com ablação do feixe acessório. Se disponível laboratório de estudo eletrofisiológico invasivo, sugere-se que a ablação seja considerada antes da alta hospitalar.

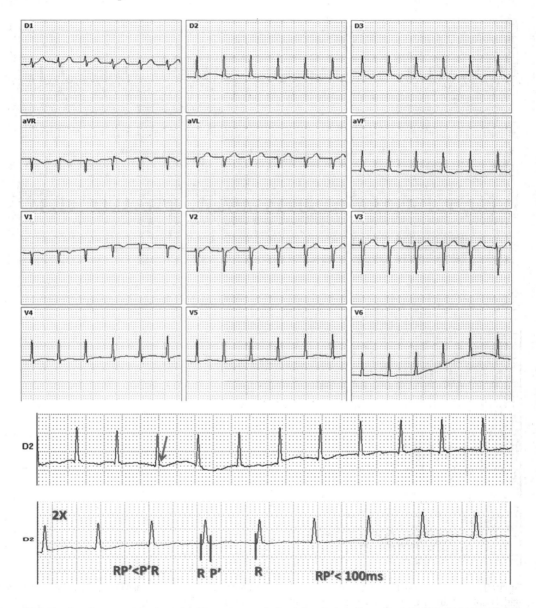

Figura 92.3. Taquicardia por reentrada nodal. Observa-se onda P retrógrada inscrita no final do QRS da derivação D2. RP' < P'R com RP' < 100 ms. Estudo eletrofisiológico confirmou dupla via nodal submetida à ablação, com sucesso.

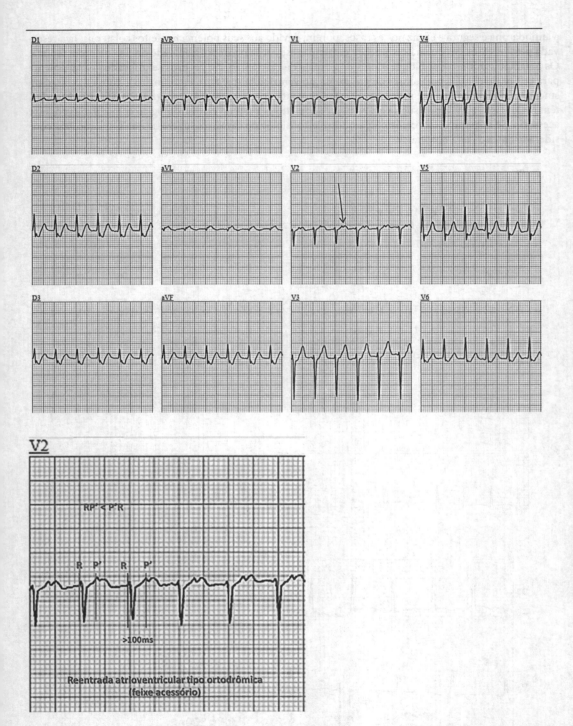

Figura 92.4. Taquicardia por reentrada atrioventricular ortodrômica utilizando feixe acessório com condução ventrículo--atrial durante a arritmia. Observa-se RP' < P'R com RP' > 100 ms.

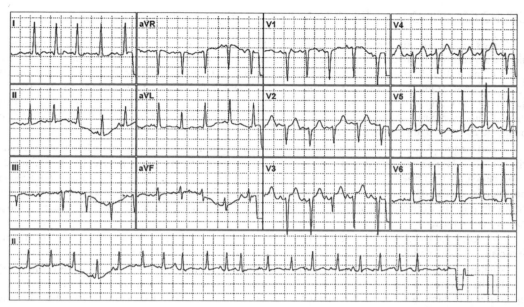

Figura 92.5. Eletrocardiograma de um indivíduo do sexo masculino, portador de doença pulmonar obstrutiva crônica, que procurou a emergência com queixa de palpitações, evidenciando taquicardia atrial.

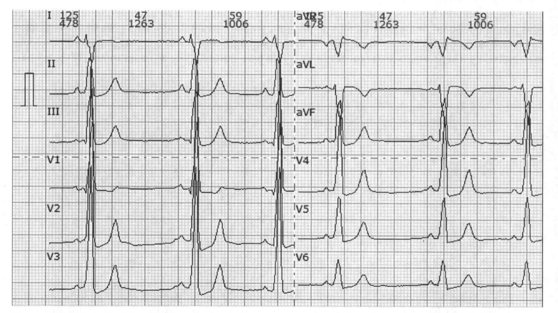

Figura 92.6. Pré-excitação ventricular em criança de nove anos, evidenciada após reversão de uma taquicardia supraventricular por reentrada atrioventricular ortodrômica.

GRUPO COM RISCO DE TROMBOEMBOLISMO SISTÊMICO

São os indivíduos que apresentaram *flutter* atrial (Figura 92.7) ou FA (Figura 92.8). Além da medicação para o controle da arritmia, esses pacientes devem ser estratificados quanto ao risco de apresentarem tromboembolismo sistêmico (Quadro 92.5A). Atualmente, este risco é calculado por meio do escore de CHA_2DS_2VASC (Quadro 92.5B), que, quando igual ou maior que 2, indica a necessidade de anticoagulação. Avalia-se também o risco de sangramento por meio do escore HAS-BLED (Quadro 92.5C). Considera-se alto risco para sangramento quando o HAS-BLED for maior que 3. Ainda assim, muitas vezes, o benefício da anticoagulação poderá ser maior que o risco de sangramento.

A anticoagulação deverá ser iniciada assim que possível, mesmo antes do início da terapêutica antiarrítmica, seja ela para controle de resposta ventricular ou reversão para ritmo sinusal. Os indivíduos de baixo risco para tromboembolismo, mas que foram submetidos à cardioversão elétrica ou química após 48 horas do início da arritmia, deverão ser anticoagulados por pelo menos três semanas após a reversão para ritmo sinusal. Os indivíduos de alto risco devem ser mantidos anticoagulados por tempo indeterminado, mesmo que ocorra reversão permanente para ritmo sinusal.

A anticoagulação pode ser iniciada com heparina não fracionada ou de baixo peso molecular e depois associada aos anticoagulantes orais durante a transição para a anticoagulação oral (Quadro 92.5A).

Atualmente, dispõem-se de anticoagulantes orais inibidores da vitamina K (varfarina e coumadim) e inibidores diretos da trombina ou do fator Xa, chamados de novos anticoagulantes orais (NOACs). Os inibidores da vitamina K são medicamentos utilizados há muitos anos, necessitam de ajuste da dose de forma individualizada e têm interação com vários medicamentos. O controle da anticoagulação com os inibidores da vitamina K é feito pelo tempo e atividade protrombina (TAP) e *International Normalized Ratio* (INR), o qual deve ser mantido de 2,5 a 3,5 nos indivíduos com alto risco de tromboembolismo (FA associada a valvopatias ou próteses valvares cardíacas) e de 2,0 a 3,0 nos indivíduos com menor risco de tromboembolismo (FA isolada).

A opção pelos NOACs vai depender da não existência de insuficiência renal grave (*clearance* de creatinina menor que 30 mL/minutos) e escolha do paciente, sendo contraindicados para gestantes e portadores de prótese valvar cardíaca ou estenose valvar mitral. A vantagem dos novos anticoagulantes é a posologia mais estável e a não necessidade das coletas de TAP/INR para ajuste de dose do medicamento (Tabela 92.4).

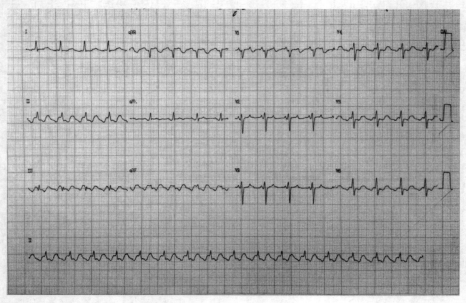

Figura 92.7. *Flutter* atrial com condução AV 2:1.

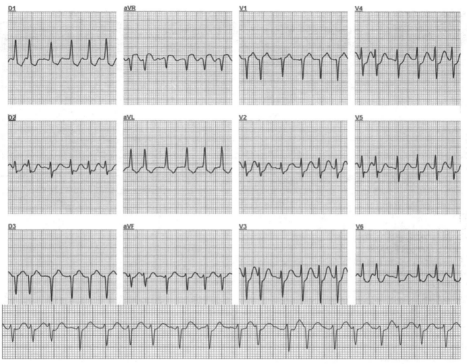

Figura 92.8. Fibrilação atrial.

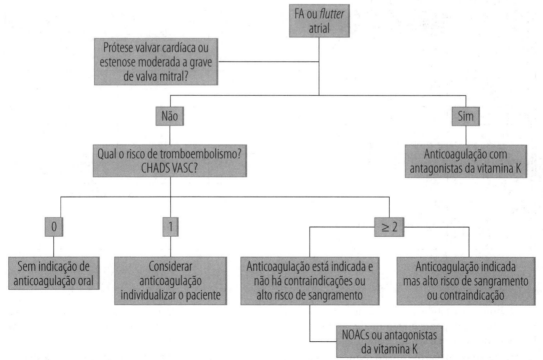

Quadro 92.5A. Indicação de anticoagulação oral na fibrilação atrial e no *flutter* atrial. NOACs: novos anticoagulantes orais do tipo inibidor direto da trombina ou do fator Xa.

980 | ARRITMIAS

Quadro 92.5B. Escore de estratificação de risco para eventos embólicos na fibrilação atrial não valvar.

$CHA_2DS_2VASC\ SCORE$	Taxa de evento anual de admissão hospitalar ou morte por tromboembolismo para cada 100 pessoas/ano	Taxa de AVC não ajustada (ano)
0	0,78 (0,78-1,04)	0,2%
1	2,01 (1,70-2,36)	0,6%
2	3,71 (3,36-4,09)	2,2%
3	5,92 (5,53-6,34)	3,2%
4	9,27 (8,71-9,86)	4,8%
5	15,26 (14,35-16,24)	7,2%
6	19,74 (18,21-21,41)	9,7%
7	21,5 (18,75-24,64)	11,2%
8	22,38 (16,29-30,76)	10,8%
9	23,64 (10,62-52,61)	12,2%

2 pontos – Idade > 75 anos
2 pontos – AVC ou AIT ou TE prévio
1 ponto – Insuficiência cardíaca congestiva
1 ponto – Hipertensão arterial sistemica
1 ponto – Diabetes
1 ponto – Idade entre 65 e 74 anos
1 ponto – Sexo feminino
1 ponto – Doença vascular*

AIT: ataque isquêmico transitório; AVC: acidente vascular cerebral; TE: tromboembolismo prévio. * Infarto agudo do miocárdio, doença asterial periférica ou placa aórtica.

Quadro 92.5C. Escore de risco para sangramento em candidatos à anticoagulação oral. HAS-BLED: Pontuação e incidência de sangramento maior ao ano.

	Fator de risco para sangramento	Ponto	HAS-BLED total de pontos	Sangramento para cada 100 pacientes ao ano
Hypertension	Hipertensão arterial não controlada (PAS > 160 mmHg)	1	0	1,13
Abnormal renal and liver function	Doença renal crônica	1	1	1,02
	Doença hepática	1	2	1,88
Stroke	Acidente vascular cerebral	1	3	3,74
Bleeding	Sangramento maior prévio ou predisposição para sangramento	1	4	8,70
Labile	Labilidade de INR	1	5 a 9	Números não definidos ALTA RISCO
Eldery	Idade > 65 anos	1	Máximo de pontos 9	
Drugs	Uso concomitante de medicação que aumenta sangramento (AAS/AINES)	1		
	Álcool ou uso de drogas	1		

Se houver instabilidade hemodinâmica, deve-se proceder à cardioversão elétrica sincronizada imediata, independentemente do tempo de instalação da FA. Nos casos estáveis com início da FA há menos de 48 horas, considera-se a seguinte abordagem baseada no risco cardioembólico:

→ baixo risco: cardioversão química com amiodarona ou propafenona e cardioversão elétrica sincronizada;

Tabela 92.4. Novos anticoagulantes orais para prevenção de eventos embólicos na fibrilação atrial não valvar.

Novos anticoagulantes	Dose	Não entraram nos estudos Uso não recomendado
Dabigratana (inibidor direto da trombina)	150 mg VO 12/12h 110 mg VO 12/12h (dose sugerida para ≥ 75 anos ou maior risco de sangramento).	ClCr < 30 mL/min.
Rivaroxabana (inibidor direto do fator Xa)	20 mg VO uma vez ao dia (ClCr > 50 mL/min.) 15 mg VO uma vez ao dia (ClCr 30-49 mL/min.).	ClCr < 30 mL/min.
Apixabana (inibidor direto do fator Xa)	5 mg VO 12/12h 2,5 mg VO 12/12h (se presença de duas das seguintes condições: creatinina ≥ 1,5 mg/dL, idade ≥ 80 anos e peso ≤ 60 kg).	ClCr < 25 mL/min. ou Cr: > 2,5 mg/dL
Edoxabana (inibidor direto do fator Xa)	60 mg VO uma vez ao dia 30 mg VO uma vez ao dia (opção de dose inicial quando ClCr 30-49 mL/ min. ou se chegar a esses níveis durante o tratamento) 15 mg VO uma vez ao dia (opção de ajuste de dose se ocorrer queda do ClCr após o início da dose de 30 mg/dia).	ClCr < 30 mL/min.
Comentários	Todos foram não inferiores aos inibidores da vitamina K na prevenção de AVE e tromboembolismos sistêmicos com taxas de sangramento maior semelhantes. Apixabana diminuiu sangramento maior comparado aos inibidores da vitamina K com algumas críticas ao modelo utilizado no estudo ARISTOTLE. Contraindicado para gestantes e portadores de próteses valvares. Interação medicamentosa que contraindica uso de: medicamentos anticonvulsivantes indutores de enzimas, tais como a fenitoína e antirretrovirais inibidores de protease (pacientes HIV positivos). A dose adequada para indivíduos com IMC ≥ 40 kg/m² ou peso ≥ 120 kg não está estabelecida para estes indivíduos, e as doses habituais podem não oferecer a proteção desejada.	

ClCr: *clearance* de creatinina; IMC: índice de massa corpórea; AVE: acidente vascular encefálico; VO: via oral.

→ alto risco: realização de ecocardiograma transesofágico para afastar a presença de trombos intra-cardíacos; controle da resposta ventricular e anticoagulação por três semanas antes da cardioversão elétrica. O controle da FC pode ser feito com betabloqueadores, diltiazem ou verapamil se não houver disfunção ventricular esquerda. A amiodarona é reservada para os casos em que há disfunção ventricular esquerda, e o cedilanide por via EV pode auxiliar no controle da resposta ventricular na fase aguda (Quadro 92.6).

Apesar da abordagem inicial se assemelhar à da FA, o *flutter* atrial tem uma resposta melhor à ablação por cateter e deve ser proposto aos pacientes como terapêutica definitiva e de manutenção do ritmo sinusal.

SITUAÇÕES ESPECIAIS

Taquicardia por reentrada AV antidrômica: a característica do eletrocardiograma desta arritmia faz diagnóstico diferencial com taquicardia ventricular por se apresentar com QRS largo (> 120 ms), e deverá ser revertida conforme os protocolos do Suporte Avançado de Vida (ACLS) para taquicardia de QRS largo. Após a reversão da taquicardia, se o eletrocardiograma apresentar pré-excitação ventricular, ela deverá ser tratada com medicamentos que tenham ação no feixe acessório, como a propafenona. A amiodarona é uma medicação segura e eficaz nestes casos, mas devido aos seus diversos efeitos colaterais, fica reservada para casos em que há disfunção ventricular esquerda ou impossibilidade do uso de propafenona. Os beta-bloqueadores e os bloqueadores dos canais de cálcio não são seguros se utilizados isoladamente para tais pacientes. O verapamil e o diltiazem podem aumentar a condução por meio da via acessória e bloquear o nó AV, aumentando o grau de pré-excitação ventricular. O uso de betabloqueadores em doses baixas associados à propafenona oferece melhor resposta terapêutica, até que a ablação por cateter seja realizada.

FA pré-excitada: o tratamento de escolha na sala de emergência é a cardioversão elétrica sincronizada, e o tratamento ideal após a reversão da taquicardia é a ablação da via acessória por cateter. Enquanto se aguarda o procedimento de ablação, deve ser medicada como as taquicardias por reentrada AV antidrômica (Figura 92.9).

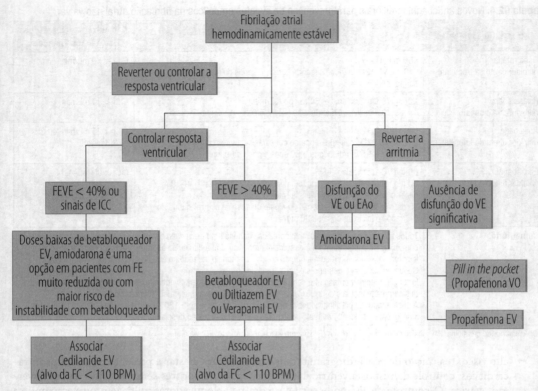

Quadro 92.6. Tratamento da fibrilação atrial/*flutter* atrial na sala de emergência. VE: ventrículo esquerdo; FEVE: fração de ejeção do ventrículo esquerdo; EAo: estenose valvar aórtica; ICC: insuficiência cardíaca congestiva; VO: via oral; EV: via endovenosa. Manobra vagal durante episódio de *flutter* atrial. Ocorre bloqueio do nó atrioventricular, permitindo a visibilização das ondas F.

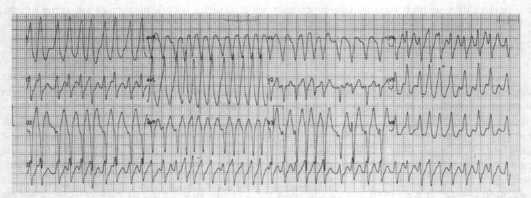

Figura 92.9. Fibrilação atrial com pré-excitação ventricular. Observam-se RR irregular e QRS mais estreitos nos ciclos mais curtos e largos nos ciclos mais longos, ao contrário do que ocorre nas aberrâncias de condução. Observa-se espessamento inicial do QRS – ondas delta.

ATENDIMENTO AMBULATORIAL DE UM INDIVÍDUO COM SUSPEITA DE TAQUICARDIA SUPRAVENTRICULAR

A avaliação de um indivíduo com história de palpitação ou taquicardias paroxísticas inclui história, exame físico, análise do eletrocardiograma de repouso e daquele de taquicardia, quando disponível. Deve-se buscar a presença de pré-excitação ventricular ou de alterações que indiquem presença de cardiopatia estrutural. O tratamento será realizado conforme o diagnóstico e a estratificação dos riscos de morte súbita e tromboembolismo sistêmico. Quando o diagnóstico não é estabelecido, por não haver registro do eletrocardiograma do momento da taquicardia, o Holter de 24 horas ou o monitor de eventos externo – *looper* – podem ser úteis. Dependendo dos sintomas e de sua recorrência, a cardioestimulação transesofágica pode ser útil quando se opta por exame menos invasivo. Já o estudo eletrofisiológico invasivo fica reservado aos indivíduos com sintomas recorrentes, com episódios de síncope e sem registro do evento.

BIBLIOGRAFIA

Blomström-Lundqvist C, Scheinman MM, Aliot EM, et al. ACC/AHA/ESC guidelines for the management of patients with supraventricular arrhythmias--executive summary: a report of the American College of Cardiology/American Heart Association Task Force on Practice Guidelines, and the European Society of Cardiology Committee for Practice Guidelines (Writing Committee to Develop Guidelines for the Management of Patients with Supraventricular Arrhythmias). Circulation. 2003;108(15):1871-909.

Connolly SJ, Ezekowitz MD, Yusuf S, et al. Dabigatran versus warfarin in patients with atrial fibrillation. N Engl J Med. 2009;361(12):1139-51.

Ferguson JD, DiMarco JP. Contemporary management of paroxysmal supraventricular tachycardia. Circulation. 2003;107(8):1096-9.

Giugliano RP, Ruff CT, Braunwald E, et al. Edoxaban versus warfarin in patients with atrial fibrillation. N Engl J Med. 2013;369(22):2093-104.

Granger CB, Alexander JH, McMurray JJ, et al. Apixaban versus warfarin in patients with atrial fibrillation. N Engl J Med. 2011;365(11):981-92.

Hohnloser SH, Hijazi Z, Thomas L, et al. Efficacy of apixaban when compared with warfarin in relation to renal function in patients with atrial fibrillation: insights from the ARISTOTLE trial. Eur Heart J. 2012;33(22):2821-30.

Issa Z, Miller JM, Zipes DP. Approach to wide QRS complex tachycardias. In: Issa Z, Miller JM, Zipes DP. Clinical arrhythmology and electrophysiology: a companion to Braunwald's heart disease. Montreal: Elsevier; 2012. p. 393-403.

Lee KW, Badhwar N, Scheinman MM. Supraventricular tachycardia--Part I. Curr Probl Cardiol. 2008;33(9):467-546.

Lee KW, Badhwar N, Scheinman MM. Supraventricular tachycardia--Part II: history, presentation, mechanism, and treatment. Curr Probl Cardiol. 2008;33(10):557-622.

Lip GY, Nieuwlaat R, Pisters R, et al. Refining clinical risk stratification for predicting stroke and thromboembolism in atrial fibrillation using a novel risk factor-based approach. Chest. 2010;137(2):263-72.

Page RL, Joglar JA, Caldwell MA, et al. 2015 ACC/AHA/ HRS guideline for the management of adult patients with supraventricular tachycardia: a report of the American College of Cardiology/American Heart Association Task Force on Clinical Practice Guidelines and the Heart Rhythm Society. J Am Coll Cardiol. 2016;67(13):e27-115.

Patel MR, Mahaffey KW, Garg J, et al. Rivaroxaban versus warfarin in nonvalvular atrial fibrillation. N Engl J Med. 2011;365(10):883-91.

Pisters R, Lane DA, Nieuwlaat R, et al. A novel user-friendly score (HAS-BLED) to assess one-year risk of major bleeding in atrial fibrillation patients: the Euro Heart Survey. Chest. 2010;138(5):1093-100.

Santos ES, Trindade PH, Moreira HG. Tratado Dante Pazzanese de Emergências Cardiovasculares. São Paulo: Atheneu; 2016.

Silva Neto OA, Kusnir CE. Taquicardia supraventricular: diagnóstico e tratamento: revisão. Rev Fac Cienc Med Sorocaba. 2006;8(4):6-17.

Wang PJ, Estes NA 3rd. Supraventricular tachycardia. Circulation. 2002;106(5):206-8.

93

Fibrilação atrial

Dalmo Antonio Ribeiro Moreira
Paulo Alexandre Costa
Kleber Rogerio Serafim
Ricardo Garbe Habib

> **Palavras-chave:** Fibrilação atrial: causas, diagnóstico, tratamento, tipos, paroxóistica, permanente; Anticoagulação; Escore CHADS2; Escore CHA2DS2VASc; Escore HAS-BLED.

INTRODUÇÃO

A fibrilação atrial é uma taquiarritmia supraventricular que se caracteriza pela ausência de atividade elétrica e contrátil atrial, rítmica e sincronizada. Sua incidência aumenta com a idade, acometendo cerca de 1% dos indivíduos na faixa etária dos 50 a 60 anos, e 10% daqueles com 80 anos ou mais. Em levantamento conduzido no Setor de Tele-eletrocardiografia do Instituto Dante Pazzanese de Cardiologia, a fibrilação atrial esteve presente em 2,3% dos indivíduos que procuram postos de saúde no estado de São Paulo. Sua incidência aumentou com o envelhecimento (Figura 93.1). Devido a estas características clínicas, a fibrilação atrial é tida como um distúrbio de ritmo causado pela degeneração do miócito, próprio do idoso. Entretanto, o registro em indivíduos mais jovens faz com que outras causas possíveis para essa arritmia sejam consideradas, particularmente alterações genéticas de canais iônicos celulares, doenças cardíacas e extracardíacas.

CAUSAS DA FIBRILAÇÃO ATRIAL E AS IMPLICAÇÕES NA SUA FISIOPATOLOGIA

Do ponto de vista etiológico, a fibrilação atrial pode ocorrer secundariamente a cardiopatias ou a causas extracardíacas (Tabela 93.1). Doenças cardíacas podem causar fibrilação atrial devido à presença de gatilhos, representados por ectopias atriais e pela formação de um substrato arritmogênico. O aumento do tamanho do átrio esquerdo, secundariamente à hipertensão arterial, por exemplo, aprimora o risco de fibrilação atrial, por aumentar a quantidade de tecido para acomodar as ondas de ativação atrial. A fibrilação atrial pode ser deflagrada como consequência da redução do período refratário atrial, causado por aumento do tônus simpático ou parassimpático sobre os átrios e/ou pela condução lenta do impulso elétrico, em função de lesões no tecido atrial ou deficiências de conexinas, proteínas responsáveis pela condução entre miócitos. Todas essas condições, associadas a átrios crescidos, favorecem o mecanismo reentrante que gera e mantém a arritmia.

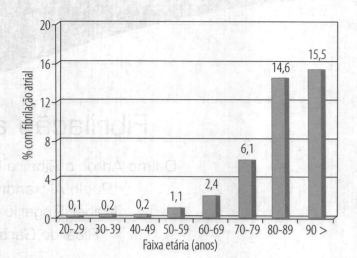

Figura 93.1. Prevalência de fibrilação atrial em diferentes faixas etárias, segundo dados do setor de Tele-eletrocardiografia do Instituto Dante Pazzanese de Cardiologia (19.271/13.481 pacientes com idade > 20 anos entre junho e agosto de 2011; fibrilação atrial em 311 pacientes - 2,3%).

Tabela 93.1. Principais causas de fibrilação atrial.

Causas cardíacas	Causas extracardíacas
Valvulopatia mitral Hipertensão arterial* Disfunção sinusal Cardiopatias congênitas (CIA) Insuficiência cardíaca Miocardiopatia Miocardites Pós-operatório de cirurgia cardíaca Síndrome de Wolff-Parkinson-White Indivíduos com marca-passo VVI Pericardites	Consumo de álcool Dispepsias (refluxo gastroesofágico) Envelhecimento (apoptose) Idiopática Tireotoxicose Prática de esportes Raiva, ódio Corticosteroides Neoplasias (tratamento) Drogas ilícitas Apneia do sono* Obesidade* Diabetes* Infecções sistêmicas

CIA: comunicação interatrial; *: síndrome metabólica.

O remodelamento elétrico e histológico dos átrios, caracterizado pela redução da refratariedade celular e pelo prolongamento do tempo de condução atrial, é a causa mais comum de sustentação da arritmia. Ele surge em decorrência dos efeitos cardíacos de doenças sistêmicas (diabetes, por exemplo), apneia do sono, obesidade e a própria idade. Ectopias atriais frequentes, particularmente aquelas originadas nos territórios venosos (veias pulmonares, seio coronariano, veias cavas, por exemplo), podem remodelar os átrios e gerar fibrilação atrial em corações predispostos. Quando o grau de comprometimento estrutural do miócito é crítico, um distúrbio autonômico agudo, como situações de estresse de qualquer natureza, pode desencadear a taquicardia que, a princípio, tem duração de segundos a minutos (Figura 93.2). Com a repetição das crises, se a arritmia não for tratada precocemente, pode se transformar na forma crônica. Por essa razão, o tratamento coadjuvante das doenças e a remoção dos fatores de risco, não apenas os antiarrítmicos, devem ser sempre considerados quando da abordagem clínica de tais pacientes.

Na atualidade, uma nova teoria tem sido aplicada ao desencadeamento da fibrilação atrial. A fibrose tecidual desempenha um papel fundamental nessa condição. Alguns autores sugerem que elevações da

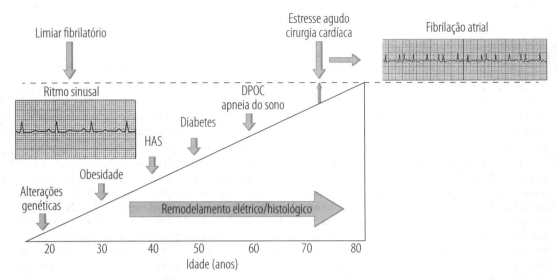

Figura 93.2. Hipótese para explicar a influência de doenças sistêmicas e outros fatores na origem da fibrilação atrial. Na abscissa está a idade em anos. Observe que, com o aumento da idade, alterações na genética atrial, fatores como obesidade, hipertensão arterial, diabetes, doença pulmonar obstrutiva crônica e apneia do sono, por exemplo, provocam remodelamento elétrico e histológico atriais. Quando um estresse agudo surge, seria ultrapassado um eventual limiar fibrilatório (linha pontilhada) que favorece o surgimento da fibrilação atrial. Se as crises se repetem, o remodelamento piora e a arritmia se cronifica. Esses dados explicam porque, além de fármacos antiarrítmicos, outros como inibidores da enzima de conversão da angiotensina ou bloqueador de seus receptores, bem como anti-hipertensivos devem ser empregados no tratamento de tais pacientes. HAS: hipertensão arterial sistêmica; DPOC: doença pulmonar obstrutiva crônica.

frequência atrial aumentam os níveis plasmáticos dos fatores Xa e II (trombina). Essas proteínas ligar-se-iam a receptores de membrana (PAR 1 e 2). Essa ligação catalisaria a ativação de fibroblastos e, por sua vez, a formação de fibrose. Essa sequência de eventos seria progressiva. A fibrose causaria não somente a fibrilação atrial, mas predisporia à formação de trombos intracavitários.

É conhecido o fato de a fibrilação atrial ter origens distintas. Apesar desta arritmia se manifestar de maneira similar ao eletrocardiograma, apresenta peculiaridades próprias com relação à forma de apresentação clínica, ao risco de complicações e, consequentemente, de tratamento.

CLASSIFICAÇÃO DA FIBRILAÇÃO ATRIAL

A vantagem da classificação de uma entidade em Medicina é a formulação de um tratamento ordenado; entretanto, para fibrilação atrial, não existe uma classificação definitiva que preencha todos os requisitos para propiciar uma forma de abordagem clínica. Entretanto, de acordo com a forma de apresentação, a fibrilação atrial pode se manifestar das seguintes maneiras: paroxística; persistente; persistente de longa duração e permanente. A fibrilação atrial paroxística é a que se reverte espontaneamente e tem duração de até 48 horas. A persistente é a forma que nunca foi tratada anteriormente, tem duração maior que 48 horas e necessita de intervenção para normalização do ritmo sinusal. Esta talvez seja a fibrilação atrial que surge em decorrência do não tratamento da forma paroxística. A forma persistente de longa duração é aquela cuja duração é maior que um ano, e seu tratamento é planejado preferencialmente por meio da ablação com cateter. Por fim, a forma permanente é aquela refratária a todo e qualquer tipo de tratamento, farmacológico ou não. Devido a sua associação com doenças cardíacas e não cardíacas, a forma permanente é a que acarreta o prognóstico mais sombrio. Quando o paciente é visto inicialmente e não se conhece nada a respeito da duração da arritmia, a fibrilação é classificada como fibrilação atrial diagnosticada pela primeira vez. Essa forma pode ser qualquer uma das apresentações descritas.

DIAGNÓSTICO DA FIBRILAÇÃO ATRIAL

Pelo exame físico, a fibrilação atrial se caracteriza por irregularidades no pulso, ora cheio ora fraco, indicando diferentes volumes sistólicos. À ausculta cardíaca, há variações na intensidade das bulhas concomitantemente a diferentes durações dos ciclos cardíacos. Existe uma diferença entre a frequência das bulhas à ausculta e o pulso arterial, sendo a primeira geralmente maior que a segunda. O pulso jugular está praticamente ausente, não se observando as típicas ondulações próprias do ciclo cardíaco.

O eletrocardiograma se caracteriza pela ausência de ondas P, que são substituídas por ondulações irregulares da linha de base, conhecidas como ondas *f*, com frequência maior que 400 bpm (Figura 93.3). As ondulações podem ser do tipo grosseiras ou finas, cujas implicações clínicas de suas formas de manifestação ainda são muito debatidas, no que diz respeito à duração da arritmia, função atrial esquerda, função do apêndice atrial esquerdo e sua associação ou não a riscos de tromboembolismo sistêmico. Em outras palavras, a amplitude das ondas *f* não define a forma de tratar e não caracteriza o risco nem mesmo o prognóstico dos pacientes afetados. Os intervalos RR são irregulares, com complexos QRS normais ou padrão de bloqueio de ramo (o tipo ramo direito é o mais frequente). Observam-se alterações da repolarização ventricular, causadas pela frequência ventricular irregular e pela presença de ondas *f* sobre o segmento ST e a onda T.

A análise das características das ondas fibrilatórias atriais, no que concerne ao seu espectro de frequência (avaliada pela transformada rápida de Fourier), tem permitido o conhecimento de diversas peculiaridades da fibrilação atrial, tais como resposta aos fármacos antiarrítmicos, predição de maior probabilidade de reversão ao ritmo sinusal após cardioversão elétrica, risco de recorrências, além de se poder estimar os mecanismos eletrofisiológicos envolvidos na sua origem e manutenção. Esse é um campo de investigação ainda incipiente, porém destaca a importância do eletrocardiograma, muito além do simples diagnóstico da fibrilação atrial, sendo empregado até mesmo para a decisão clínica a respeito da forma de tratar.

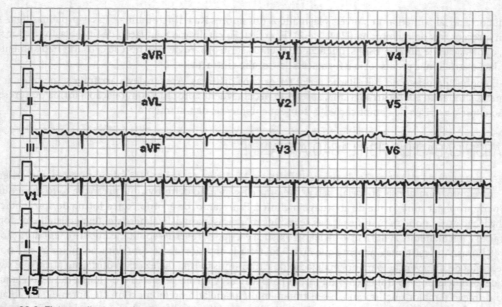

Figura 93.3. Eletrocardiograma de 12 derivações de um paciente com fibrilação atrial. Observam-se ondulações irregulares na linha de base, que substituem as ondas P; há irregularidade do intervalo RR e alterações da repolarização ventricular.

Em ritmo sinusal, achados que sugerem presença de fibrilação atrial na sua forma paroxística são o prolongamento do intervalo PR, a duração da onda P > 120 ms (bloqueio interatrial), o sinal de Morris positivo (onda P tipo *plus-minus* em V1, com sua porção negativa com duração > 0,04 segundos e 0,1 mV de amplitude) e alterações da morfologia das ondas P (entalhes) que sugerem distúrbios da condução atrial. Esses índices de onda P têm grande relevância clínica quando a fibrilação atrial é suspeitada, mas não foi ainda documentada. Em pacientes com acidente vascular encefálico (AVE) de causa indeterminada (criptogênico), o registro dessas alterações eletrocardiográficas sinaliza a fibrilação atrial como uma das causas mais prováveis, principalmente quando outros critérios clínicos, como o escore CHA_2DS_2VASc, são considerados conjuntamente.

COMPLICAÇÕES DA FIBRILAÇÃO ATRIAL

A complicação mais temida da fibrilação atrial é o tromboembolismo. Várias são as causas, devendo-se ressaltar o fato de que muitos dos casos correspondem aos pacientes com predisposição genética, cuja formação de trombos seria precipitada pelos fatores presentes na tríade de Virchow: estase sanguínea; lesões do endocárdio atrial e alterações da coagulabilidade sanguínea, precipitados pela própria arritmia. O tromboembolismo traz impacto negativo sobre o prognóstico, mas que pode ser prevenido quando os pacientes com maior risco (Tabela 93.2) são submetidos à anticoagulação precocemente.

O AVE é a causa mais comum de óbito no Brasil. A fibrilação atrial é a causa mais comum de AVE isquêmico de origem cardíaca, sendo responsável por 20% dos casos. Esses pacientes têm uma chance bem maior de evoluir com eventos tromboembólicos, quantificada em torno de 5% ao ano. Estudos de

Tabela 93.2. Fatores de risco na composição dos escores $CHADS_2$ e CHA_2DS_2VASc em pacientes com fibrilação atrial de origem não valvar e risco correspondente de acidente vascular encefálico de acordo com a pontuação em cada escore.

Fator de risco	Pontuação
$CHA2DS_2VASc$	
Insuficiência Cardíaca	1
Hipertensão Arterial	1
Idade > 75 anos (*Age*)	2
Diabetes *mellitus*	1
AVC (*Stroke*)	2
Doença vascular periférica	1
Idade > 64 anos (*Age*)	1
Sexo feminino (*Sc*)	1
Pontuação no escore	Risco de acidente vascular encefálico (%)
0	0,78
1	2,01
2	3,71
3	5,92
4	9,27
5	15,26
6	19,74
7	21,50
8	22,38
9	23,64

990 | ARRITMIAS

autópsia demonstraram que microêmbolos no sistema nervoso central são encontrados em 40 a 70% dos casos – muitos deles certamente passaram clinicamente despercebidos. A fragmentação do trombo e o seu consequente deslocamento sistêmico podem também comprometer outras estruturas, como membros, rins e intestinos (infarto mesentérico).

O AVE isquêmico pode ser a primeira manifestação da fibrilação atrial, condição esta presente em indivíduos sintomáticos, ou não. Cerca de 20% dos pacientes com fibrilação atrial não relatam nenhum sintoma, não procuram serviço médico e, portanto, estão sujeitos ao maior risco de complicações tromboembólicas.

A insuficiência cardíaca é outra complicação, sendo causada pela frequência cardíaca rápida (taquicardiomiopatia), irregularidade dos intervalos RR e ausência da contração atrial. A repercussão desses fatores é maior nos indivíduos que apresentam algum grau de disfunção ventricular. Desse modo, pacientes sintomáticos só apresentam melhora clínica significativa quando o ritmo sinusal é restabelecido. Melhoras parciais podem ser observadas em outros casos quando apenas a frequência cardíaca é controlada.

Em indivíduos sadios, a piora súbita do quadro geral, manifestada por queda do rendimento aos esforços e incapacidade de realizar tarefas anteriormente realizadas com facilidade, deve ser pesquisada quanto ao surgimento de fibrilação atrial.

TRATAMENTO

Há muita controvérsia sobre qual é a forma ideal para tratar pacientes com fibrilação atrial, e dentre as opções estão o restabelecimento do ritmo sinusal por meio da cardioversão química ou elétrica e até mesmo a ablação das veias pulmonares com cateter e radiofrequência, ou então o controle da resposta ventricular. As duas abordagens têm vantagens e desvantagens na dependência de critérios clínicos (Tabela 93.3), os quais devem ser considerados para decisão quanto à melhor forma de tratar. A única conduta definitiva em qualquer das duas abordagens é a anticoagulação que deve ser sempre implementada nos pacientes que apresentam escores de risco elevados para tromboembolismo.

Tabela 93.3. Indicações de restabelecimento do ritmo sinusal e/ou apenas controle da frequência cardíaca.

Restabelecimento do ritmo sinusal
Fibrilação atrial de início recente ou primeiro episódio
Indivíduos sintomáticos
Boas chances de restabelecimento do ritmo sinusal
Boas chances de manutenção do ritmo sinusal pós-reversão
Possibilidade de uso de fármacos para a prevenção de recorrências
Controle da frequência ventricular
Baixa chance de restabelecimento do ritmo sinusal (fibrilação atrial de longa duração)
Impossibilidade de uso de fármacos para prevenção de recorrências
Fibrilação atrial permanente
Fibrilação atrial paroxística com múltiplas recorrências
Fibrilação atrial com resposta ventricular lenta
Pacientes submetidos a múltiplas tentativas de reversão

FIBRILAÇÃO ATRIAL AGUDA

Na forma aguda, em pacientes estáveis hemodinamicamente, está indicado inicialmente o controle da frequência ventricular, que pode ser realizado com administração venosa nas salas de emergência de metoprolol ou, em raros casos, de amiodarona. Os pacientes com disfunção ventricular e/ou hipotensos podem piorar após a infusão desses medicamentos. Deve-se ter o cuidado com a amiodarona intravenosa em pacientes com ou sem disfunção ventricular, devido ao risco de hipotensão arterial grave que costuma ser refratária às medidas corretivas. O risco é maior quando a velocidade de infusão é rápida e em indivíduos com outras comorbidades que comprometem o estado geral do paciente, como infecções sistêmicas, insuficiências respiratória e cardíaca.

O restabelecimento do ritmo sinusal deverá ser decidido na dependência de outras variáveis clínicas, como tempo de duração da arritmia, sintomatologia do paciente e probabilidade de manutenção do ritmo cardíaco normal após a reversão. Fármacos antiarrítmicos ou cardioversão elétrica podem estar indicados. Não se deve tentar revertê-lo sem antes anticoagular pacientes com risco para tromboembolismo, principalmente quando a fibrilação atrial tem duração maior que 48 horas.

Pacientes em estado clínico mais grave como com colapso hemodinâmico devem ser tratados com cardioversão elétrica precedida de infusão venosa de heparina, já que o quadro pode ser causado pela arritmia ou agravado por outra condição associada.

FIBRILAÇÃO ATRIAL PAROXÍSTICA

A taxa de reversão espontânea desta forma de apresentação pode chegar a 90 a 95%; por esta razão, o tratamento deve se basear no quadro clínico. Se estável hemodinamicamente, apenas o controle da resposta ventricular para alívio dos sintomas é suficiente. Caso se opte por um antiarrítmico para acelerar o processo de reversão, a propafenona é o agente de escolha, na dose de 600 mg via oral (pacientes com peso acima de 70 kg) ou 450 mg (pacientes com peso abaixo de 70 kg). Taxas de reversão próximas a 94% são obtidas com esta abordagem quando indicada de maneira correta (pacientes jovens, sem sinais de insuficiência cardíaca ou sem baixa fração de ejeção). Amiodarona venosa raramente está indicada como primeira opção nesta condição, particularmente com a possibilidade de reversão espontânea. A taxa de reversão com este fármaco é semelhante à da propafenona, porém com o inconveniente de se levar mais que 12 a 24 horas para o ritmo cardíaco se normalizar. A anticoagulação é preconizada no tratamento de pacientes com fibrilação atrial paroxística de origem não valvar (independentemente da duração da arritmia), quando o escore CHA_2DS_2VASc é > 2. A anticoagulação é imperativa em pacientes com fibrilação atrial de origem valvar.

FIBRILAÇÃO ATRIAL PERSISTENTE

Neste tipo de fibrilação atrial, se for optado pelo restabelecimento do ritmo sinusal, antes da reversão, química ou elétrica, deve-se iniciar a anticoagulação, particularmente em pacientes com valvopatia mitral ou naqueles com a forma não valvar, mas com perfil de risco elevado para tromboembolismo baseado no escore CHA_2DS_2VASc. O valor do INR deve estar no intervalo entre dois e três por, no mínimo, três semanas. Nesse período, o paciente deve receber medicamentos apenas para o controle da frequência ventricular. As opções são verapamil ou diltiazem, metoprolol ou atenolol, isoladamente ou associados ao digital. Somente após o período de anticoagulação plena, tanto para pacientes que vão utilizar varfarina (INR entre dois e três por, pelo menos, três semanas) quanto naqueles que vão utilizar os novos anticoagulantes dabigatrana, rivaroxabana ou apixabana (também por três semanas), o antiarrítmico deverá ser iniciado.

A cardioversão química é conduzida com a administração de fármacos ambulatorialmente, antes de se indicar a cardioversão elétrica. A vantagem dessa conduta é o retorno ao ritmo sinusal em cerca de 50% dos pacientes somente com a medicação. A propafenona pode ser empregada, porém a taxa de reversão é menor em comparação com a fibrilação atrial aguda. O sotalol não é um bom agente para reversão, devido às suas propriedades eletrofarmacológicas desfavoráveis para este objetivo. A amiodarona via oral é um fármaco eficaz e, na experiência do Instituto Dante Pazzanese de Cardiologia, reverte a fibrilação atrial em cerca de 50 a 60% dos pacientes. Tem a vantagem de poder ser administrada a pacientes com disfunção ventricular.

ARRITMIAS

Quando se emprega a estratégia de reversão química, deve-se aguardar pelo menos cinco dias para avaliar o sucesso da propafenona e, no mínimo, de duas a três semanas com a amiodarona. Na falha do tratamento, indica-se a cardioversão elétrica. Esta, realizada com o paciente internado, deve ser conduzida preferencialmente com o paciente já em uso do antiarrítmico. A aplicação de choques monofásicos obedece a sequência de 100, 200, 300 e 300 Joules ou 25, 50, 100 e 150 Joules com choques bifásicos, com as pás aplicadas na região anterior do tórax, sendo interrompida após a documentação do ritmo sinusal ou terminado o protocolo. Após o restabelecimento do ritmo sinusal, o antiarrítmico deve ser mantido devido ao risco elevado de recorrências na sua ausência. Na experiência no pronto-socorro do Instituto Dante Pazzanese de Cardiologia, a taxa de sucesso com essa técnica foi de 87%.

Após a normalização do ritmo cardíaco, o anticoagulante deve ser mantido por pelo menos 30 dias nos pacientes de baixo risco ou por tempo indeterminado naqueles com escore CHA_2DS_2VASc elevado. A decisão deve ser sempre individualizada, considerando-se os prós e contras da anticoagulação na população envolvida.

PREVENÇÃO DE RECORRÊNCIAS

Esta etapa é parte fundamental do tratamento do paciente com fibrilação atrial. A prevenção é realizada com a administração de fármacos antiarrítmicos, e a sua manutenção crônica depende do risco de surgimento de novos episódios. Propafenona, sotalol e amiodarona são os fármacos mais indicados. Os melhores resultados são alcançados com a amiodarona; entretanto, deve-se dar preferência inicialmente à propafenona ou ao sotalol para se evitar o risco de efeitos colaterais precocemente com a amiodarona, o que poderia indicar a suspensão deste medicamento. Em pacientes com recorrências, o verapamil ou o diltiazem e até mesmo o metoprolol estão indicados como agentes que melhor estabilizam os átrios juntamente com os antiarrítmicos. Diurético, inibidor da enzima de conversão da angiotensina e/ou espironolactona devem ser prescritos em pacientes com disfunção ventricular, história de insuficiência cardíaca ou hipertensão arterial, pois reduzem comprovadamente o risco de recorrências. A terapêutica coadjuvante aos antiarrítmicos, além da correção dos fatores desencadeantes da fibrilação atrial, são fundamentais para se prevenirem novos episódios. Em pacientes sem cardiopatia, a pesquisa de apneia do sono por meio da polissonografia, é fundamental, pois o tratamento com o CPAP reduz dramaticamente o risco de recorrências. Pacientes com síndrome metabólica devem ser compensados clinicamente para melhorar o resultado do tratamento clínico. Perda de peso, mudanças de hábitos de vida (dieta, abandono do consumo de cigarro, controle da glicemia e dislipidemia) e prática de esportes são condutas a serem implementadas em pacientes com risco de recorrências. Vários estudos indicam que essa abordagem reduz de maneira drástica o risco de fibrilação atrial. O refluxo gastroesofágico deve ser pesquisado em jovens com fibrilação atrial recorrente, particularmente atletas maratonistas. Há relatos de sucesso terapêutico com a utilização da simeticona em indivíduos com retenção de gases.

Em pacientes jovens, com a forma idiopática, que apresentam recorrências frequentes e já preencheram o critério de refratariedade ao tratamento, podem ser submetidos à ablação com cateteres e radiofrequência para isolamento das veias pulmonares. Os pacientes valvulopatas ou coronarianos que serão submetidos a tratamento cirúrgico podem também ser submetidos à ablação epicárdica atrial no intraoperatório.

FIBRILAÇÃO ATRIAL PERMANENTE

Os pacientes refratários ao tratamento devem ter a frequência cardíaca controlada com fármacos associada à anticoagulação crônica, nos casos com alto risco para tromboembolismo. A frequência cardíaca ideal deve ser estabelecida caso a caso, mas está ao redor de 80 a 100 bpm com o paciente em repouso, ou até 110 bpm com o paciente em atividade, como ao realizar caminhada. Tais frequências podem ser estabelecidas utilizando-se o Holter de 24 horas e o teste ergométrico, para ajuste das doses dos medicamentos. Frequências cardíacas muito baixas ou muito elevadas limitam a atividade física e devem ser evitadas. A associação de um betabloqueador ao digital apresenta os melhores resultados no controle da frequência ventricular. Em alguns casos, os betabloqueadores podem causar intensa limitação à elevação da frequência cardíaca aos esforços, e o paciente pode sentir esse efeito. Nessa condição, o antagonista de canal de cálcio estaria indicado. Em pacientes com frequências cardíacas persistentemente elevadas associadas à deterioração da função ventricular, a ablação da junção atrioventricular seguida de implante de marca-passo definitivo é uma conduta a ser considerada, visando-se à melhora da qualidade de vida e estabilização ou até recuperação da função ventricular.

ANTICOAGULAÇÃO EM PACIENTES COM FIBRILAÇÃO ATRIAL

O risco de tromboembolismo aumenta em pacientes que apresentam algumas características clínicas associadamente à fibrilação atrial. Essas compõem um escore de risco que auxilia o clínico na decisão de anticoagular o paciente. O escore CHA_2DS_2VASc é o critério mais utilizado na atualidade. Sua composição inclui insuficiência cardíaca (C), hipertensão arterial (H), idade > 75 anos (A), diabetes (D) e história prévia de AVE (S de *stroke* da língua inglesa), além de doença vascular periférica (V), idade acima de 64 anos (A) e sexo feminino (S). Cada letra recebe um ponto, exceto idade acima de 75 anos e história de AVE, que recebem dois. Esse escore é o mais frequentemente empregado na atualidade devido ao seu maior poder de identificar pacientes de baixo risco e excluí-los da necessidade de anticoagulação. Assim, quando este escore é zero, o risco de AVE é praticamente nulo. A anticoagulação estaria indicada quando este escore fosse maior ou igual a dois pontos, de acordo com as diretrizes europeias atualmente vigentes. Há certo debate quanto à indicação da anticoagulação com escore > 1; entretanto, essa decisão deve ser estabelecida caso a caso. Na dúvida, o eco transesofágico pode ser útil quanto à decisão por anticoagular, quando se demonstra a presença de contraste espontâneo no átrio esquerdo, disfunção atrial ou velocidade lenta de esvaziamento do apêndice atrial esquerdo. Essas variáveis estão relacionadas ao maior risco de formação de trombos intracavitários.

O anticoagulante acarreta risco de sangramento, inerente ao mecanismo de ação desta classe de fármacos; entretanto, o risco é baixo. A indicação da anticoagulação deve ser balanceada entre o risco de tromboembolismo sistêmico e o de sangramento causado pelo medicamento. Assim, o escore CHA_2DS_2VASc deve ser confrontado com o escore de risco que avalia a probabilidade de sangramento, conhecido como o escore HAS-BLED. Na sua composição, estão: hipertensão arterial (H); disfunção renal ou hepática (A); história prévia de AVE (S); sangramento prévio ou predisposição a sangramentos (B); labilidade de INR (L); idade acima de 65 anos (E); uso de fármacos anti-inflamatórios ou antiplaquetários (D). Cada letra recebe um ponto. Acima de três pontos, há maior risco de sangrar (4,9 a 19,6% ao ano) com o anticoagulante. Deve-se destacar que escore HAS-BLED elevado não contraindica anticoagulação, mas orienta o clínico a ser mais cuidadoso na dose do medicamento e na condução clínica do paciente. Pacientes de risco devem ser anticoagulados, pois é mais provável ocorrer o tromboembolismo pela não prescrição do anticoagulante do que pela hemorragia causada por seu uso. Alguns autores na atualidade não têm recomendado esse escore de sangramento na decisão de se anticoagular. Acreditam que o tratamento de fatores de risco potencialmente corrigíveis, como controle rigoroso da pressão arterial, diabetes, restrição ao consumo de álcool e de fármacos anti-inflamatórios ou antiplaquetários, reduziria substancialmente o risco de sangramento quando da utilização de anticoagulantes.

A anticoagulação desempenha um papel preponderante em pacientes com fibrilação atrial, com alto risco de tromboembolismo sistêmico. Demonstrou-se, com a varfarina, uma redução de 69% do risco de AVE. Entretanto, o tratamento com este medicamento traz inconvenientes, tais como a necessidade de avaliação periódica da taxa de anticoagulação pela determinação do INR, o que obriga ajustes frequentes da dose, sua interação com outros fármacos (como antibióticos e anti-inflamatórios) que interferem na taxa de INR e, em alguns pacientes, a necessidade de dieta (redução do consumo de alimentos ricos em vitamina K que competem com a varfarina). Essas situações podem influenciar a decisão de anticoagular, especialmente com a preocupação do maior risco de hemorragia do tratamento. Não raramente, devido a esta preocupação, o ácido acetilsalicílico é prescrito em substituição à varfarina. Essa conduta é equivo-

994 | ARRITMIAS

cada, pois a proteção conferida por este agente é muito baixa, com redução de risco de apenas 19%, não sendo, portanto, muito diferente do placebo. Além disso, tem-se a impressão incorreta de que o risco de sangramento seja menor. Esses fatos fazem com que a anticoagulação seja praticada em um número muito aquém daquele que realmente seria indicado.

Assim, são utilizados alguns fármacos anticoagulantes inibidores da trombina como a dabigatrana (doses de 110 ou 150 mg, duas vezes ao dia) ou os bloqueadores do fator Xa, como a rivaroxabana (20 mg uma vez ao dia; 15 mg em algumas situações especiais como *clearance* de creatinina abaixo de 50 mL/min.) e a apixabana (5 mg duas vezes ao dia; 2,5 mg em pacientes com dois dos três critérios a seguir: creatinina sérica acima de 1,5 mg, peso abaixo de 60 kg ou idade acima de 80 anos). Grandes ensaios clínicos indicam superioridade da dabigatrana (dose de 150 mg) e apixabana (5 mg) na redução das taxas de AVE total e isquêmico e da mortalidade total em comparação com a varfarina. A rivaroxabana demonstrou não inferioridade na redução do AVE total e isquêmico em comparação à varfarina, mas com a vantagem de ser administrada somente uma vez ao dia, o que pode melhorar a aderência ao tratamento, um dos principais fatores que afetam a efetividade terapêutica. Além disso, os três agentes demonstraram redução significativa da taxa de hemorragia intracraniana. Tais achados tornam a terapêutica anticoagulante com os novos agentes mais eficaz e segura que a varfarina, devendo ser optada quando se inicia um novo tratamento. Ao não se prescrever a varfarina devido ao receio de seus riscos e inconvenientes, antes de se pensar no ácido acetilsalicílico, deve-se lembrar que há outras opções muito mais seguras, eficazes e cômodas na prevenção do tromboembolismo para pacientes com fibrilação atrial. É importante esclarecer que o tratamento com varfarina com taxas de INR bem controladas tem sucesso similar ao dos novos anticoagulantes na prevenção do AVE. Entretanto, a facilidade do tratamento com esses últimos deve facilitar e aumentar a indicação da terapêutica anticoagulante, antes limitada pelos inconvenientes inerentes ao uso de varfarina.

PROGNÓSTICO

O prognóstico de pacientes com fibrilação atrial depende da cardiopatia subjacente, mas é menos favorável em comparação àqueles da mesma idade e sexo sem a arritmia. As principais causas de óbito são o tromboembolismo sistêmico e a insuficiência cardíaca.

BIBLIOGRAFIA

Beck H, See VY. Acute management of atrial fibrillation: from emergency Department to Cardiac Care Unit. Cardiol Clin 2012; 30(4):567-89.

Camm AJ, Lip GY, De Caterina R, et al. 2012 focused update of the ESC Guidelines for the management of atrial fibrillation: an update of the 2010 ESC Guidelines for the management of atrial fibrillation--developed with the special contribution of the European Heart Rhythm Association. Europace 2012;14(10):1385-413.

Camm JA, Savelieva S, Ho SY, Lindsay BD, Nattel S, Shinagawa K. Atrial fibrillation. In: Saksewna S, Camm JA. Electrophysiological disorders of the heart. Philadelphia: Elsevier/Saunders; 2012. p.559-624.

Heidbuchel H, Verhamme P, Alings M, et al. EHRA practical guide on the use of new oral anticoagulants in patients with non-valvular atrial fibrillation: executive summary. Eur Heart J 2013; 34(27): 2094-106.

Hirsh BJ, Copeland-Halperin RS, Halperin JL. Fibrotic atrial cardiomyopathy, atrial fibrillation, and thromboembolism: mechanistic links and clinical inferences. J Am Coll Cardiol. 2015;65(20):2239-51.

January CT, Wann LS, Alpert JS, et al. 2014 AHA/ACC/HRS guideline for the management of patients with atrial fibrillation: a report of the American College of Cardiology/American Heart Association Task Force on Practice Guidelines and the Heart Rhythm Society. J Am Coll Cardiol 2014;64(21):e1-76.

Kirchhof P, Benussi S, Kotecha D, et al. 2016 ESC Guidelines for the management of atrial fibrillation developed in collaboration with EACTS. Europace 2016;18(11):1609-78.

Kirchhof P, Lip GY, Van Gelder IC, et al. Comprehensive risk reduction in patients with atrial fibrillation: emerging diagnostic and therapeutic options. A report from the 3rd Atrial Fibrillation Competence NETwork/ European Heart Rhythm Association consensus conference. Europace 2012;14(1):8-27.

Magalhães LP, Figueiredo MJO, Cintra FD, et al. II Diretrizes Brasileiras de Fibrilação Atrial. Arq Bras Cardiol 2016; 106 (Suppl II):1-22.

Moreira DAR. Fibrilação atrial: o essencial para o clínico. São Paulo: Segmento Farma; 2015.

Moreira DAR. Fibrilação atrial. São Paulo. Segmento Farma; 2012.

Spronk HM, de Jong AM, Crijns HJ, Schotten U, Van Gelder IC, Ten Cate H. Pleiotropic effects of factor Xa and thrombin: what to expect from novel anticoagulants. Cardiovasc Res 2014;101(3):344-51.

Waldo AL. Drug therapies for stroke prevention in atrial fibrillation: an historical perspective. Card Electrophysiol Clin 2014; 6(1): 61-78.

94

Fibrilação atrial – tratamento intervencionista

Luciana Vidal Armaganijan
Dalmo Antonio Ribeiro Moreira

Palavas-chave: Fibrilação atrial; Tratamento percutâneo; Ablação; Veias pulmonares; Manejo periprocedimento; Anticoagulação periablação.

INTRODUÇÃO

As causas de origem e manutenção da fibrilação atrial (FA) são múltiplas, podendo ocorrer em indivíduos com coração normal e em pacientes com os mais diferentes tipos de cardiopatias. O aumento da massa atrial, a redução da velocidade de condução, a redução da refratariedade atrial e o aumento da dispersão atrial constituem mecanismos pró-fibrilatórios. Independentemente do mecanismo, o surgimento e a manutenção da FA dependem de um gatilho (que inicia a arritmia) e de um substrato (que a perpetua). Fatores como inflamação e tono autonômico também podem contribuir como moduladores na FA.

Nas últimas décadas, com a evolução tecnológica, a ablação por cateter tornou-se procedimento comumente realizado no tratamento adjunto da FA em grandes centros. Diversos aspectos, entretanto, ainda são controversos como a técnica utilizada, os desfechos do procedimento, o manejo no período periablação, a definição de sucesso e os resultados em longo prazo.

O objetivo deste capítulo é discutir os principais aspectos relacionados à terapia percutânea da FA.

IMPORTÂNCIA DAS VEIAS PULMONARES NO DESENCADEAMENTO DA FIBRILAÇÃO ATRIAL

Tecidos de condução especializados com atividade marca-passo, oriundos da formação do tubo cardíaco, podem ser encontrados nas veias pulmonares (VP), e esta atividade elétrica parece ser crucial no surgimento e na manutenção da FA. A atividade elétrica em outras estruturas como o seio coronário, a veia de Marshall e a parede posterior do átrio esquerdo (AE) também constitui gatilho para a FA.

Para que esta arritmia se sustente, o substrato atrial é necessário para a manutenção dos circuitos reentrantes. A junção AE-VP e a parede posterior do AE são estruturas críticas neste sentido.

EVOLUÇÃO NO TRATAMENTO NÃO FARMACOLÓGICO DA FIBRILAÇÃO ATRIAL

O primeiro conceito de tratamento da FA por meio de compartimentalização do átrio surgiu com a cirurgia do labirinto desenvolvida por Cox e envolvia a realização de múltiplas incisões no AE, com a finalidade de se criarem barreiras à condução de impulsos elétricos anormais (Figura 94.1). Apesar dos resultados promissores, o procedimento associava-se a altas taxas de complicações.

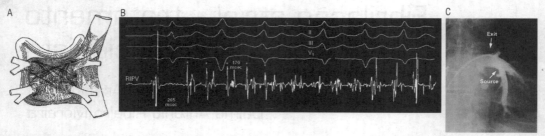

Figura 94.1. (A) Aspecto anatômico das veias pulmonares e sua relação com a musculatura atrial; lesões lineares no átrio esquerdo propostas na cirurgia do labirinto. (B) Os eletrogramas atriais originados em veia pulmonar inferior direita, mostrando ectopias que deflagram a fibrilação atrial. (C) Atividade elétrica originada na veia pulmonar inferior direita.

Em 1998, Haissaguerre e cols. demonstraram que a FA originava-se a partir de disparos focais espontâneos nas VP em 94% dos pacientes e a introdução de cateteres pela veia femoral permitia o mapeamento desses focos ectópicos. Desde então, o isolamento das VP tornou-se a técnica mais difundida no tratamento percutâneo da FA (Figura 94.1).

O PROCEDIMENTO

O procedimento é realizado em laboratório de eletrofisiologia ou centro cirúrgico equipado, com time habilitado, composto por eletrofisiologista, enfermagem, anestesista e retaguarda cirúrgica em casos de eventuais complicações. Requer anestesia geral ou sedação profunda e imagem fluoroscópica e polígrafo para obtenção de registros de eletrograma intracavitário.

Diversas técnicas foram desenvolvidas para a ablação da FA por cateter, sendo a maioria direcionada à eliminação dos mecanismos envolvidos com a iniciação e a manutenção da FA, essencialmente representados pelos gatilhos e pelo substrato. As diferentes técnicas incluem o isolamento elétrico das VP, a ablação dos eletrogramas atriais fracionados, as lesões lineares, a ablação dos plexos ganglionares autonômicos e a estratégia da ablação sequencial. A ablação dentro das VP deve ser evitada, a fim de se prevenir estenose vascular.

A técnica envolve a realização de duas punções venosas profundas, geralmente em veias femorais, para acesso ao átrio direito e realização de dupla punção transeptal, seguida pela inserção de um cateter circular que delimita a inserção da VP e um cateter terapêutico no AE. O ecocardiograma trasesofágico (ETE) – ou intracardíaco, quando disponível –, é útil no auxílio à punção transeptal, na avaliação anatômica do AE e da VP e no reconhecimento precoce de eventuais complicações intraprocedimento, como tamponamento cardíaco (Figura 94.2).

Sistemas de mapeamento eletroanatômico que integram as características dos eletrogramas obtidos por um único cateter em pontos distintos do AE e da VP permitem a realização de imagem virtual e tridimensional criada ao toque do cateter com a parede desta câmara. A imagem obtida fornece a visibilização de diferentes projeções e facilita a navegação do cateter circular ao redor do antro das VP. Na Figura 94.3, observa-se a correlação anatômica lado a lado com imagem de tomografia computadorizada cardíaca, que pode ser realizada antes do procedimento e acoplada ao sistema de mapeamento eletroanatômico.

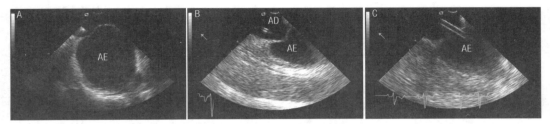

Figura 94.2. Punção transeptal para acesso ao átrio esquerdo (AE). (A) AE. (B) Agulha cruzando o septo interatrial. (C) Bainha inserida no átrio esquerdo. AD: átrio direito.

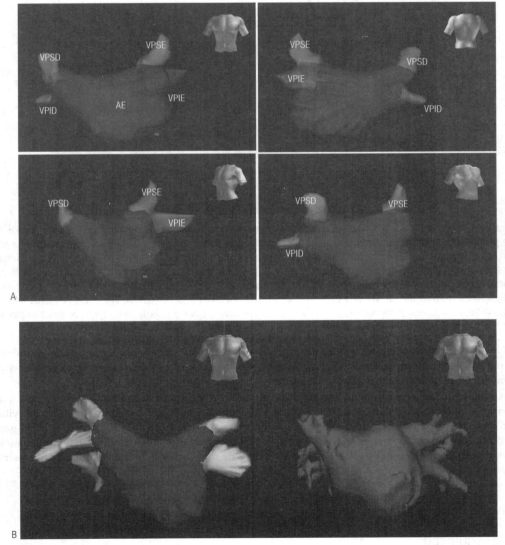

Figura 94.3. (A) Átrio esquerdo (AE) e as veias pulmonares em diferentes projeções. (B) Correlação anatômica lado a lado com imagem tomográfica. VPSD: veia pulmonar superior direita; VPID: veia pulmonar inferior direita; VPSE: veia pulmonar superior esquerda; VPIE: veia pulmonar inferior esquerda. Ver figura colorida no encarte

Uma série de lesões de radiofrequência é liberada pelo cateter de ablação até o desaparecimento ou a dissociação dos potenciais venosos no cateter circular (Figura 94.4).

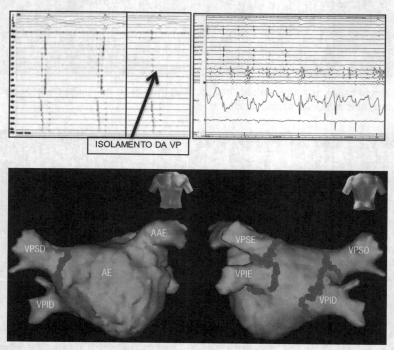

Figura 94.4. Na parte superior da figura, o eletrocardiograma, e na parte inferior, os eletrogramas intracavitários e de veias pulmonares. Acima, à esquerda, notam-se, inicialmente, dois potenciais, sendo o primeiro representativo de potencial de átrio esquerdo (AE) e o segundo de veia pulmonar; nota-se o desaparecimento do potencial de veia pulmonar após a ablação. À direita, observam-se potenciais de veia pulmonar que desaparecem após a aplicação de radiofrequência. Abaixo, imagem virtual obtida com sistema de mapeamento tridimensional. Cada ponto vermelho representa a aplicação de radiofrequência. VP: veia pulmonar; VPSD: veia pulmonar superior direita; VPID: veia pulmonar inferior direita; VPSE: veia pulmonar superior esquerda; VPIE: veia pulmonar inferior esquerda; AAE: apêndice atrial esquerdo.
Ver figura colorida no encarte

Lesões adicionais podem ser produzidas entre as VP, entre a VP inferior esquerda e o anel mitral (linha mitral), na parede posterior do AE, na veia cava superior, no seio coronário e nos plexos ganglionares autonômicos, particularmente em casos de FA persistente de longa data.

A radiofrequência é a forma de energia mais utilizada e a segurança da aplicação é obtida pela monitorização contínua da potência, da temperatura, e da impedância do sistema, com o objetivo de evitar a formação de coágulos e perfuração da parede miocárdica. A crioablação, que utiliza cateter balão para obter o isolamento circunferencial das VP, é uma técnica alternativa igualmente validada. Outras técnicas e energias estão sob intensa investigação como sistemas de integração de imagens, utilização de *laser* e ultrassom.

MANEJO PERIPROCEDIMENTO

Anticoagulação

O acidente vascular cerebral trombótico constitui uma das complicações mais temidas da ablação de FA, cuja prevalência varia de 0% a 5% dependendo do estudo clínico.

Todos os esforços devem ser direcionados para minimizar a ocorrência de eventos tromboembólicos periprocedimento. Em pacientes considerados de alto risco (escore $CHADS_2 \geq 1$), recomenda-se a anticoagulação plena por pelo menos 3 semanas antes do procedimento e "ponte" com heparina subcutânea ou endovenosa. Em pacientes considerados de baixo risco (escore $CHADS_2 = 0$), porém com FA persistente, recomenda-se a mesma estratégia. Já naqueles com escore $CHADS_2 = 0$ e FA paroxística, não há consenso quanto à terapia anticoagulante, podendo-se utilizar a mesma estratégia descrita ou ácido acetilsalicílico 75-325 mg dia. Heparina não fracionada é administrada em bólus logo após o acesso ao AE e periodicamente durante a ablação, de acordo com o tempo de coagulação ativado (repetido a cada 30 minutos), em todos os casos.

A anticoagulação oral é usualmente reiniciada no mesmo dia ou no dia seguinte à ablação. Heparina de baixo peso molecular é iniciada 3 a 4 horas após o procedimento e mantida até a obtenção de valores desejáveis de Razão Normalizada Internacional (RNI; entre 2 e 3) nos casos em que a varfarina é a opção de anticoagulação. Alguns grupos têm realizado a ablação em vigência de anticoagulação oral, sem interrupção, com segurança e eficácia semelhantes às da suspensão da medicação. Estudos recentes têm demonstrado benefícios semelhantes com novos anticoagulantes orais neste contexto.

A manutenção da anticoagulação oral em longo prazo é variável, devendo ser usada por pelo menos 3 meses em todos os casos. A suspensão após este período é baseada no julgamento clínico, particularmente na estratificação de risco de tromboembolismo, devendo ser mantida indefinidamente em pacientes considerados de alto risco (escore $CHADS_2 \geq 2$).

Terapia antiarrítmica

Não há consenso quanto à descontinuação de medicamentos antiarrítmicos antes do procedimento. Em relação à utilização após a ablação, também há controvérsias. Geralmente indica-se o uso por pelo menos 3 a 6 meses e a suspensão após este período na ausência de arritmias, considerando-se o risco de recorrência e a acurácia em se determinarem episódios recorrentes de FA pós-ablação.

Exames de imagem

Recomenda-se a realização de um ETE em até 48 horas antes da ablação para exclusão de potenciais trombos no AE. Em alguns laboratórios, o ETE é realizado apenas em pacientes que se apresentam em FA no dia do procedimento e sem uso de anticoagulante oral, podendo ser opcional nos demais casos.

Considerável variação anatômica, no que diz respeito à inserção das VP, pode ser encontrada entre pacientes. A compreensão exata da anatomia do AE e das VP, e o planejamento terapêutico podem ser auxiliados por exames de imagem, como ressonância magnética ou tomografia computadorizada cardíaca.

A utilização de novos sistemas de mapeamento eletroanatômico possibilita a integração com imagens de ressonância ou de tomografia do AE, o que, por sua vez, permite que a atividade elétrica obtida durante o mapeamento seja incorporada à anatomia real do paciente

COMPLICAÇÕES

As taxas de complicações giram em torno de 4,5%, sendo a mais comum o tamponamento cardíaco, em 1,31% dos casos. Complicações vasculares, embolia cerebral e óbito ocorrem em menos de 1% dos casos. Sintomas de pericardite podem ocorrer nos primeiros 3 a 5 dias e, geralmente, cedem com o uso de anti-inflamatórios não hormonais. A estenose de VP, complicação decorrente da liberação inadvertida de radiofrequência no interior do vaso, é minimizada com aplicações na porção ostial e, principalmente, no antro da VP; com o auxílio de sistemas de mapeamento tridimensional ocorre, atualmente, em menos de 1% dos casos.

ARRITMIAS

As principais complicações relacionadas ao procedimento estão representadas na Tabela 94.1. É válido lembrar que esses índices tendem a se reduzir com a experiência do centro e com a curva de aprendizado.

Tabela 94.1. Complicações associadas à ablação percutânea da fibrilação atrial.

Complicação	Taxa (%)
Tamponamento cardíaco	1,31
Pseudoaneurisma femoral	0,93
Ataque isquêmico transitório	0,71
Fístula arteriovenosa	0,54
Estenose de veia pulmonar com necessidade de intervenção	0,29
Acidente vascular cerebral	0,23
Paralisia diafragmática permanente	0,17
Óbito	0,15
Pneumotórax	0,09
Dano valvar com necessidade de cirurgia	0,07
Injúria atrioesofágica	0,04
Hemotórax	0,02
Sepse, abscesso ou endocardite	0,01
Total	4,54

DESFECHOS DA ABLAÇÃO

Definição de sucesso

Não há consenso quanto à definição de sucesso da ablação. Muitos sugerem a sobrevida livre de FA como critério de sucesso. Outros utilizam o critério de melhora dos sintomas. Estudos em andamento têm incorporado a morbimortalidade e a ocorrência de fenômenos embólicos cerebrais como desfechos da ablação da FA. Em andamento, o estudo CABANA terá como objetivo comparar a terapia antiarrítmica à ablação em pacientes com FA. O estudo avaliará em quais circunstâncias uma estratégia terapêutica é superior à outra e fornecerá informações importantes quanto ao custo das duas modalidades terapêuticas, além de seus efeitos na qualidade de vida.

Avaliação de recorrência

Devido à ausência de sintomas em até 60% dos pacientes que apresentam recorrência, recomenda-se a monitoração periódica do ritmo com gravações de Holter, tipicamente após 1, 3 e 6 meses e gravadores de eventos em casos de não elucidação da causa de sintomas com o Holter. Dispositivos implantáveis fornecem informações mais acuradas sobre a recorrência da FA, entretanto, envolvem procedimento invasivo e são limitados a uma pequena parcela de pacientes.

A duração dos episódios para definição de recorrência é variável, dependendo do estudo clínico (de 15 segundos a 10 minutos). As diretrizes americanas consideram recorrência qualquer episódio de FA com duração superior a 30 segundos.

Alta incidência de arritmias atriais é observada nos primeiros 3 meses após a ablação. Este período é denominado *blanking period*. Nesta fase, as arritmias costumam ser transitórias e não são preditoras de recorrência. Mecanismos propostos incluem inflamação atrial transitória pós-ablação e/ou cicatrização incompleta das lesões produzidas. Muitos centros recomendam a utilização de antiarrítmicos durante

94 | FIBRILAÇÃO ATRIAL – TRATAMENTO INTERVENCIONISTA | 1003

este período. Devido ao caráter transitório, novo procedimento de ablação não é recomendado durante o *blanking*.

EFICÁCIA DA ABLAÇÃO

As taxas de sucesso do procedimento variam entre 45% e 95%. Esta ampla variação é resultado das diferentes técnicas empregadas e da variedade de definições de sucesso (*blanking period*, recorrência tardia, uso de antiarrítmicos etc.).

A recorrência em longo prazo é, geralmente, secundária à recuperação da condução elétrica entre as VP e o AE. O mecanismo também pode envolver cicatrizes criadas pela radiofrequência, particularmente nos casos de *flutter* atrial. Novo isolamento das VP é usualmente efetivo em casos de recorrência de FA, mas lesões adicionais no AE podem ser necessárias. As recorrências em muito longo prazo são, em grande parte, relacionadas ao desenvolvimento de gatilhos em outras regiões, particularmente o átrio direito.

Metanálise que incluiu mais de 15 mil pacientes demonstrou taxas de sucesso de 74% após 6 meses. Dados de centros pioneiros com grande experiência revelam taxas de sucesso ao redor de 80,5% (seguimento entre 6 meses e 2,4 anos). Já a realização de um segundo procedimento aumenta os índices de sucesso em um adicional de 5% a 15%.

Em geral, as taxas de sucesso da ablação de FA são mais baixas em pacientes com FA de longa data – entre 50% e 70%. Outros preditores de falência da ablação são a presença de cicatriz atrial, o aumento excessivo do AE (> 55 mm) e a idade avançada (> 65 anos).

Poucos são os estudos que compararam a terapia ablativa à farmacológica. Em estudo não randomizado, Pappone et al. demonstraram menores recorrências de arritmia no grupo ablação em 2,4 anos de seguimento (22% *vs.* 63%). Este benefício traduziu-se em menores taxas de acidente vascular cerebral e aumento da sobrevida no grupo ablação. No estudo RAAFT (*Radiofrequency Ablation of Atrial Fibrillation Trial*), 70 pacientes sem tratamento prévio foram randomizados para terapia com ablação ou antiarrítmico como tratamento de primeira linha. Aos 12 meses de seguimento, menores taxas de recorrência sintomática e hospitalização ocorreram no grupo ablação (13% *vs.* 63% e 9% *vs.* 54%, respectivamente). No estudo CACAF (*Catheter Ablation for the Cure of Atrial Fibrillation*), os pacientes randomizados para o grupo ablação associada a antiarrítmicos apresentaram menores incidências de recorrência comparado com o grupo antiarrítmico isoladamente (44% *vs.* 91%).

Análise retrospectiva de 20 centros incluindo-se sete países e quase 2.800 pacientes revelou taxas de sucesso da ablação de 82% (comparado com 59% com antiarrítmicos), sendo 72% em um primeiro procedimento. Mesmo em portadores de FA persistente, as taxas de sucesso da ablação foram superiores ao tratamento farmacológico (70%, sendo 58% em primeiro procedimento).

A eficácia em longo prazo como estratégia inicial em pacientes com FA paroxística também foi avaliada. Quando comparado ao tratamento farmacológico (antiarrítmico classe IC ou III), não se observaram diferenças significativas na porcentagem e nem na porcentagem cumulativa de FA entre os grupos no seguimento. Por outro lado, a porcentagem de FA foi significativamente menor no grupo ablação após 24 meses de seguimento (9% *vs.* 18%). Além disso, tanto o componente físico como mental do questionário de qualidade de vida *Medical Outcomes Study 36 – Item Short – Form Health Survey* (SF-36) melhoraram significativamente em ambos os grupos, com melhora mais significativa do componente físico no grupo ablação.

INDICAÇÕES PARA TRATAMENTO PERCUTÂNEO DA FIBRILAÇÃO ATRIAL: O QUE RECOMENDAM AS DIRETRIZES DE FIBRILAÇÃO ATRIAL

Diretrizes internacionais recentes indicam a ablação como Classe I em pacientes com FA e falência a uma medicação antiarrítmica e como Classe IIa em pacientes selecionados com FA paroxística, sem doença estrutural, como primeira opção terapêutica. Pacientes com cardiopatia estrutural e FA paroxística também podem ser considerados para ablação como terapia inicial, em casos de taquicardiomiopatia e naqueles nos quais o paciente deseja realizar ablação.

1004 | ARRITMIAS

As diretrizes brasileiras de FA sugerem a ablação como terapia classe I nos pacientes portadores de FA paroxística, sintomáticos e refratários ou intolerantes a pelo menos uma medicação antiarrítmica, quando se almeja o controle do ritmo. Considera-se como Classe IIa a terapia ablativa naqueles com FA persistente refratária ou intolerante a pelo menos uma medicação antiarrítmica da Classe I ou III; e em pacientes com FA paroxística sintomática recorrente como primeira terapia (antes de medicações antiarrítmicas), quando esta for a opção do paciente. O procedimento não deve ser realizado nos casos de contraindicação de terapia anticoagulante durante e após o procedimento (Quadro 94.1).

Quadro 94.1. Indicações para ablação percutânea da fibrilação atrial (FA), de acordo com as diretrizes brasileiras de fibrilação atrial.

Situação	Classe de Recomendação	Nível de Evidência
Pacientes sintomáticos com FA paroxística refratária ou intolerante a pelo menos uma medicação antiarrítmica da classe I ou III, quando a estratégia de controle do ritmo é desejada	I	A
Pacientes sintomáticos selecionados com FA persistente refratária ou intolerante a pelo menos uma medicação antiarrítmica da classe I ou III	IIa	A
Pacientes com FA paroxística sintomática recorrente como primeira terapia (antes de medicações antiarrítmicas), sendo esta a opção do paciente	IIa	B
Pacientes sintomáticos com FA persistente de longa duração (> 12 meses) quando refratária ou intolerante a pelo menos uma medicação antiarrítmica da classe I ou III e quando a estratégia de controle do ritmo é desejada	IIb	B
Como primeira terapia (antes de medicações antiarrítmicas classe I ou III) em pacientes com FA persistente quando a estratégia de controle do ritmo é desejada	IIb	C
Pacientes que não podem ser tratados com anticoagulante durante e após o procedimento	III	C

A seleção adequada do paciente é fundamental para o bom resultado da ablação. Melhores resultados são obtidos em pacientes jovens com FA

paroxística/persistente sintomática sem cardiopatia estrutural relevante. Resultados menos satisfatórios são observados em indivíduos muito idosos, com FA persistente de longa duração ou insuficiência cardíaca avançada. Os benefícios em pacientes assintomáticos ainda são controversos.

A Tabela 94.2 expõe os principais fatores relacionados ao sucesso do procedimento.

Tabela 94.2. Seleção do paciente "ideal" para ablação de fibrilação atrial (FA).

Variável	Muito	Pouco
Sintomas		
Falha de antiarrítmico classe 1/3	≥ 1	0
Tipo de FA	Paroxística	Persistente, longa duração
Idade	< 70 anos	≥ 70 anos
Tamanho AE	< 50 mm	≥ 50 mm
Fração de ejeção	Normal	Reduzida
Insuficiência cardíaca	Não	Sim
Outras doenças cardíacas	Não	Sim
Pneumopatias	Não	Sim
Apneia do sono	Não	Sim
Obesidade	Não	Sim
AVC/AIT prévio	Não	Sim

AE: átrio esquerdo; AVC: acidente vascular cerebral; AIT: acidente isquêmico transitório.

CONCLUSÕES

O controle do ritmo é preferível em pacientes portadores de FA altamente sintomática. Naqueles refratários ao tratamento antiarrítmico, a ablação pode ser uma opção em casos selecionados.

A ablação da FA é um método efetivo em curto e longo prazos, com taxa de complicações aceitável quando realizada dentro dos padrões recomendados. Os benefícios de sua realização dependem das características clínicas dos pacientes. Pacientes jovens com FA paroxística constituem o grupo com melhores resultados.

A eficácia do método depende do tipo de FA e da população em questão. Complicações maiores são inferiores a 5%. Limitações existem quanto à uniformização da técnica empregada, definição de sucesso e rigor do seguimento. O desejo de suspender a anticoagulação oral não é uma indicação para ablação, sobretudo em pacientes de alto risco de tromboembolismo. Por fim, a ablação da FA deve ser restrita a centros com alta experiência, com seleção apropriada do paciente, após avaliação de todas as alternativas terapêuticas e de acordo com a preferência do paciente.

BIBLIOGRAFIA

Camm AJ, Lip GY, De Caterina R, et al. ESC Committee for Practice Guidelines (CPG). 2012 focused update of the ESC Guidelines for the management of atrial fibrillation: an update of the 2010 ESC Guidelines for the management of atrial fibrillation. Developed with the special contribution of the European Heart Rhythm Association. Eur Heart J. 2012 Nov;33(21):2719-47.

Dietrich CO, Cirenza C, De Paola AA. Estado atual da ablação da fibrilação atrial. Rev Soc Cardiol Estado de São Paulo. 2008;3:221-35.

January CT, Wann LS, Alpert JS, et al.; ACC/AHA Task Force Members. 2014 AHA/ACC/HRS guideline for the management of patients with atrial fibrillation: executive summary: a report of the American College of Cardiology/American Heart Association Task Force on practice guidelines and the Heart Rhythm Society. Circulation. 2014 Dec 2;130(23):2071-104. Erratumin: Circulation. 2014 Dec 2;130(23):e270-1

Magalhães LP, Figueiredo MJ, Cintra FD, et al. Sociedade Brasileira de Cardiologia. II Diretrizes Brasileiras de Fibrilação Atrial. Arq Bras Cardiol 2016; 106(4Supl.2):1-22

Natale A, Raviele A, Arentz T, et al. Venice Chart International Consensus Document on Atrial Fibrillation Ablation. J Cardiovasc Electrophysiol. 2007;18:560-80.

Arritmias ventriculares

Bruno Pereira Valdigem
Rogério Braga Andalaft

> **Palavras-chave:** Arritmias ventriculares; Ablação; Cardiodesfibrilador; Taquicardia ventricular; morte súbita.

CARACTERÍSTICAS PRINCIPAIS

As taquicardias podem ser ventriculares (quando o ritmo nasce nos ventrículos e não depende dos átrios para perpetuação) ou supraventriculares (quando depende dos átrios para perpetuação). Taquicardias com QRS estreito (< 120 ms) são supraventriculares. Taquicardias com QRS largo (> 120 ms) podem ser ventriculares (mais frequentemente) ou supraventriculares em condições específicas (com aberrância de condução por um dos ramos do feixe de His, com vigência de bloqueio de ramo antigo ou na presença de síndrome de Wolff-Parkinson-White e condução anterógrada pela via anômala).

Taquicardias que apresentam dor torácica, insuficiência cardíaca, síncope, confusão mental ou outros sinais de baixo débito cardíaco são consideradas hemodinamicamente instáveis. Estas devem ser revertidas a ritmo sinusal por cardioversão elétrica, independente de sua origem ou etiologia.

O tratamento das arritmias ventriculares depende principalmente da presença ou não de alterações estruturais no coração que incorrem em maior gravidade e risco para morte súbita. Arritmias ventriculares em corações estruturalmente normais têm prognóstico melhor e, na maioria das vezes, são passíveis de tratamento curativo por métodos invasivos (ablação por cateter).

DIAGNÓSTICO CLÍNICO

Sintomas de taquicardia ventricular

→ Palpitações:
  – sensação de "falhas" no coração, "pulos no peito"; sem início e término bem definidos; associada ou não a cardiopatias; ritmo cardíaco regular, com episódios de batimentos mais precoces isolados ou aos pares – sugerem extrassistolia;

→ taquicardia sustentada, com ou sem síncope ou pré-síncope, em paciente com cardiopatia estrutural (coronariopatia, disfunção ventricular, morte súbita familiar em parentes próximos em idade jovem, relato de morte súbita revertida) – sugerem taquicardia ventricular.
→ Síncope/pré-síncope.
→ Dor torácica.

Métodos diagnósticos auxiliares

O eletrocardiograma da taquicardia ou da extrassistolia permite diagnóstico preciso, na maioria das vezes (Figura 95.1).

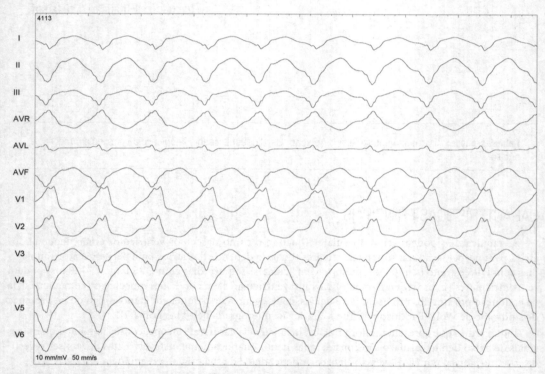

Figura 95.1. Taquicardia ventricular em portador de cardiopatia chagásica.

Alguns critérios sugerem o diagnóstico de taquicardia ventricular (Quadro 95.1).

Estes critérios foram organizados em algoritmos, que podem facilitar o diagnóstico das diversas taquicardias com QRS largo, as diferenciando entre supraventriculares ou ventriculares (Figuras 95.2 e 95.3).

Ambos os métodos têm reprodutibilidade clínica extremamente confiável, e cabe ao clínico escolher aquele com o qual tem maior experiência. O algoritmo de Verekei têm a vantagem de utilizar apenas a derivação aVR e evitar os erros de posicionamento mais comuns às derivações precordiais, pilares do algoritmo proposto por Brugada.

O Holter é importante para registrar atividade elétrica do coração durante o período de motorização (hoje pode ser de 24 horas, 7 dias ou monitorização por acionamento do aparelho pelo usuário – chamado *loop recorder* ou *looper*), bem como correlacionar sintomas que são suspeitos de estarem ligados a arritmias.

Quadro 95.1. Critérios sugestivos de diagnóstico de taquicardia ventricular.

Morfologia do QRS
Ausência de complexos RS
Concordância positiva, ou seja, onda R de V1 a V6 (menos específico)
Concordância negativa, ou seja, onda S de V1 a V6 (mais específico)
Presença de complexos tipo RS
Intervalo entre início de R e o nadir da onda S > 100 ms em V1
Padrão de bloqueio de ramo direito
Onda R monofásica ou qR em V1
Padrão de bloqueio de ramo esquerdo
Duração da onda R em V1 > 40 ms
Relação R/S < 1 em V6
Duração de QRS > 140 ms
Eixo entre 0 e -90 graus ou no quadrante superior direito do plano frontal
Relação atrioventricular
Dissociação atrioventricular
Captura ventricular
Batimentos de fusão

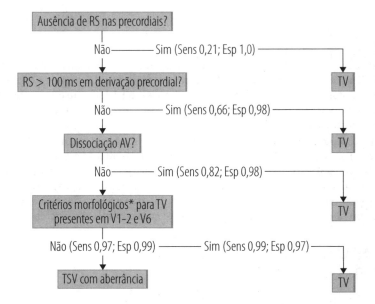

Figura 95.2. Criterios de Brugada. RS: ritmo sinusal; TV: taquicardia ventricular; AV: atrioventricular; TSV: taquicardia supraventricular. Fonte: Brugada et al. Circulation. 1991.

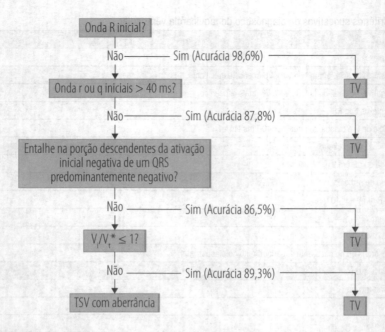

Figura 95.3. Algoritmo de Verekei. Análise apenas da derivação aVR. TV: taquicardia ventricular; TSV: taquicardia supraventricular.

Diagnóstico por imagem

O ecocardiograma transtorácico (ETT) é um método simples e de baixo custo para documentar a função ventricular e a presença ou não de disfunção segmentar. Algumas alterações estruturais que levam a arritmias ventriculares, como cardiopatia arritmogênica de ventrículo direito (VD), também conhecida como displasia arritmogênica de VD, podem ser visualizadas ao ETT. Como o VD é de difícil visualização por este método, é importante ressaltar a suspeita diagnóstica. Eventualmente, a infusão de microbolhas pode auxiliar a definição de trabeculação exacerbada.

A tomografia computadorizada de coração (TCC) e a ressonância magnética de coração (RMC) são métodos que permitem a localização de disfunção segmentar, anomalias coronarianas (melhor visualizadas por TCC que por RMC) e presença de fibrose miocárdica (maior acurácia para a RMC em relação ao protocolo de realce tardio utilizado na TCC). Estes métodos substituíram a ventriculografia na pesquisa de anomalias estruturais e permitiram maior compreensão da estrutura do músculo e da distribuição da fibrose, que são, em última análise, o substrato da maioria das arritmias ventriculares.

TAQUICARDIAS VENTRICULARES SUSTENTADAS (DURAÇÃO MAIOR QUE 30 SEGUNDOS OU SINTOMÁTICAS)

Tratamento

☑ *Taquicardias ventriculares sustentadas em sala de emergência*

As arritmias que geram instabilidade hemodinâmica podem levar à morte súbita e devem ser tratadas agressivamente. As diversas arritmias podem ser tratadas de forma específica, e existem três modalidades de tratamento para as arritmias: medicamentoso, ablação por cateter ou implante de cardioversor desfribilador implantável (CDI).

Os seguintes passos devem ser seguidos:

→ Monitorizar paciente em ambiente com previsibilidade de intubação orotraqueal e suporte de parada cardiorrespisratória.

→ Taquicardias hemodinamicamente instáveis (angina, má perfusão, confusão mental, insuficiência cardíaca, hipotensão):
  - sedação adequada, se necessário (preferencialmente etomidato ou propofol – este último com a ressalva do potencial de piora da função ventricular);
  - cardioversão elétrica;
  - o tratamento não deve ser retardado pela busca do diagnóstico preciso;
  - seguir algoritmos de Suporte Avançado de Vida em Cardiologia (ACLS) de reanimação cardiorrespiratória:

→ Taquicardias hemodinamicamente estáveis:
  - taquicardia monomórfica: a única medicação intravenosa disponível no Brasil é a amiodarona. A tentativa de reversão química de taquicardia ventricular estável deve ser pesada, considerando-se a necessidade de infusão lenta da amiodarona pelo efeito vasoplégico (hipotensor) intenso causado pela solução. Em caso de insucesso, preparar cardioversão eletiva. Lidocaína é uma opção que precede a cardioversão, em especial em pacientes com função preservada.

→ Adenosina intravenosa (IV) em dose habitual pode ser testada como opção terapêutica. Algumas formas de taquicardia ventricular focal podem ser interrompidas por adenosina em bólus, e isso infere melhor resposta ao tratamento com betabloqueadores e bloqueadores de canais de cálcio:

→ Taquicardia irregular com QRS largo:
  - *torsades de pointes*/taquicardia ventricular polimórfica: deve-se iniciar com sulfato de magnésio 1 a 2 g IV. Pode ser utilizada Lidocaína como segunda opção de medicamento, em especial em pacientes com diagnóstico de síndrome do QT longo.

→ Doses:
  - amiodarona 150 mg IV em 30 minutos. Repetir até dose máxima de 2,2 g em 24 horas (amiodarona IV pode levar à hipotensão arterial grave, tornando instável taquicardia previamente bem tolerada);
  - sulfato de magnésio 1 a 2 g IV em 5 a 60 minutos;
  - lidocaína 0,5 a 0,75 mg/kg IV a cada 10 minutos. Repetir até dose máxima de 3 mg/kg. Dose de manutenção de 1 a 4 mg por minuto;
  - a estimulação cardíaca artificial é uma opção para casos refratários ao tratamento clínico. Por meio de um eletrodo de marca-passo provisório transvenoso estimulando o ventrículo com frequência superior a 10 batimentos acima da frequência da taquicardia por alguns segundos é possível suprimir o foco ou interromper o circuito da taquicardia temporariamente. Em casos em que isto é ineficaz, a manutenção de estimulação acima da frequência por minutos a algumas horas pode inibir ectopias deflagradoras da arritmia.
  - sedação, em casos refratários, até que seja possível a ablação por cateter ou ressecção cirúrgica, sendo possível suprimir deflagradores adrenérgicos por intubação otraqueal e sedação profunda. Isto permite também melhor conforto ao paciente e brevidade na administração de cardioversão elétrica.

☑ *Tratamento crônico*

Medicamentos

Quase todos os medicamentos utilizados para tratamento agudo têm versões que permitem o uso via oral. Betabloqueadores e bloqueadores dos canais de cálcio são medicamentos excelentes para arritmias, que têm como fator deflagrador o tônus adrenérgico.

1012 | ARRITMIAS

Sotalol é uma medicação classe III (principal efeito nos canais de potássio), com ótimo efeito em arritmias ventriculares. Os efeitos pró-arrítmicos desta substância (em especial o prolongamento do intervalo QT) requerem que a associação de outras medicações seja feita com cuidado. A reavaliação 7 dias após o início do tratamento e após qualquer aumento da dosagem deve ser feita em vigência de novo ECG. A dose habitual é 120 a 360 mg ao dia, duas vezes ao dia.

Amiodarona é a medicação classe III mais eficaz para o tratamento de arritmias supraventriculares e ventriculares. A posologia única diária permite maior adesão, e o baixo efeito pró-arrítmico oferece maior segurança. Os efeitos colaterais incluem disfunção tireoidiana, depósitos em córnea, neuropatia, pneumopatia, hepatopatia e pigmentação de pele. Dose: 100 a 600 mg ao dia, uma a duas vezes ao dia.

Mexiletina é um antiarrítmico classe I equivalente oral à lidocaína. Apesar de comercialmente indisponível hoje no Brasil, tem efeito atraente em especial na associação com amiodarona ou sotalol em pacientes refratários ao tratamento. Efeitos colaterais do trato gastrintestinal são comuns e geralmente são causa de suspensão do tratamento.

Estudo de Sapp et al. chamado VANISH foi realizado em portadores de miocardiopatia isquêmica e de CDI que apresentaram taquicardia ventricular sustentada. Eles foram divididos em dois grupos, de acordo com a estratégia para prevenção de morte, choque apropriado ou tempestade elétrica. No primeiro grupo, a estratégia era controle farmacológico: ou era introduzida amiodarona, ou a dose dela era aumentada ou associada a outra medicação (mexiletina). No grupo intervencionista, o paciente era submetido à ablação e à manutenção do medicamento inicial; houve redução de 30% no desfecho composto ao final de pouco mais de 2 anos de seguimento. A diferença foi significativa no grupo que já usava amiodarona.

Assim, apesar do benefício potencial da ablação em pacientes que não estavam usando amiodarona, não existe vantagem em aumentar a dose da amiodarona ou associar outros medicamentos em pacientes com taquicardia ventricular que já estavam em uso da mesma. Estes têm benefício maior com estratégia mais agressiva (ablação por cateter).

Cardioversor desfribilador implantável

O CDI é um instrumento de suporte para arritmias que promovem risco de morte. Está indicado como prevenção secundária de morte súbita (em pacientes que sofreram parada cardiorrespiratória por causa não reversível). O implante é realizado da mesma forma que um marca-passo, e ele permite não só as funções antibradicaricardia do marca-passo, como funções antitaquicardia (para taquicardia ventricular e fibrilação ventricular).

Outra indicação é a prevenção primária de morte súbita. Estes são os pacientes que não apresentaram eventos, mas têm risco elevado de apresentá-los. Pacientes com disfunção ventricular esquerda grave (fração de ejeção de ventrículo esquerdo abaixo de 35% a 40%), portadores de síndromes eletrogenéticas com estratificação de risco desfavorável (como alguns casos de síndrome do QT longo, síndrome do QT curto e síndrome de Brugada) entre outras, podem se beneficiar do implante profilático do CDI.

Apesar de estudos como SCD-HEFT sugerirem benefício do uso de CDI em isquêmicos e não isquêmicos, o estudo DANISH, de Kober et al., publicado em 2016 com 1.100 pacientes, não encontrou diferença significativa entre tratamento clínico ótimo e implante de desfibriladores em portadores de miocardiopatia não isquêmica em relação à mortalidade por todas as causas. A morte súbita aconteceu em menor proporção no grupo CDI apenas em pacientes abaixo de 75 anos. Uma explicação para este achado é a maior adoção de medicações como os betabloqueadores e os inibidores de aldosterona, bem como melhora na abordagem do paciente portador de insuficiência cardíaca, desde os estudos MADIT II e SCD-HEFT.

Ablação por cateter

A ablação com radiofrequência é uma técnica invasiva, que permite o acesso ao foco ou circuito da arritmia por meio de punções venosas ou arteriais. Com cateteres de diâmetro de cerca de 2 a 3 mm, é realizado mapeamento do miocárdio em busca da origem da arritmia. Quando localizada, é iniciada liberação de energia de radiofrequência titulada pelo operador do cateter até a eliminação da arritmia. O exame tem duração de cerca de 2 horas e pode ser realizado sob sedação leve ou anestesia geral, com internação prevista para 24 horas e retorno às atividades usuais em cerca de 2 dias (Figuras 95.4 a 95.6).

Não existe idade mínima para ablação, mas pacientes com peso > 25 kg apresentam risco mais elevado de complicações vasculares. A taxa de complicações no adulto é de cerca de 1%. A taxa de cura ao término de 1 ano varia com a taquicardia; cerca de 60% nas taquicardias ventriculares.

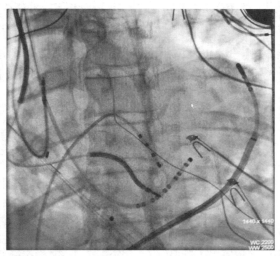

Figura 95.4. Ablação endocárdica (por meio de punção de artéria femoral e cateterização retroaórtica de ventrículo esquerdo) e epicárdica (por meio de punção subxifoide) de taquicardia ventricular refratária.

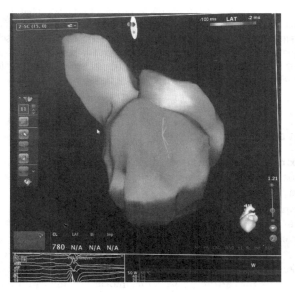

Figura 95.5. Ablação de taquicardia ventricular em região de seio coronariano (ponto mais vermelho da imagem). O mapeamento permite localizar a origem da taquicardia de forma visual usando escala de cores: vermelho é mais próximo da origem e azul mais distante (observar a escala no canto superior direito da imagem). Ver figura colorida no encarte

A ablação é o procedimento de escolha em caso de refratariedade ao tratamento clínico ou em pacientes que não desejam medicações de uso contínuo e têm probabilidade elevada de recorrência da taquicardia. O sucesso em pacientes com coração normal é de cerca de 95% e naqueles com disfunção ventricular de cerca de 60% ao final de 1 ano. Deve-se ter em mente que a indicação de implante de CDI não deve ser substituída por ablação, mas a ablação de taquicardias documentadas previamente ao implante pode reduzir morbidade, terapias apropriadas/choques e permitir redução das medicamentos antiarrítmicos (Figura 95.6).

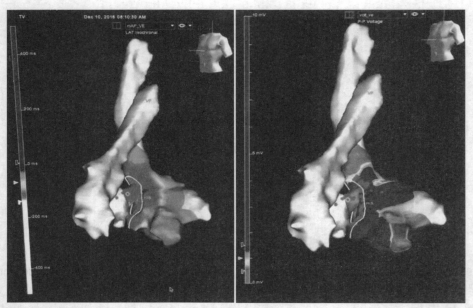

Figura 95.6. Ablação de taquicardia ventricular pós-infarto. Na imagem à esquerda, mapa de ativação (ver citação na Figura 95.5) demonstra origem em septo basal. Na imagem à direita, pode-se observar outra forma de mapeamento, onde as áreas com baixa voltagem elétrica (sugerindo cicatriz do infarto prévio, no presente caso) estão delimitadas em cor cinza. As áreas com voltagem elétrica normal estão coloridas em roxo. Isto permite ablação de todo o miocárdio lesado, com o objetivo de aumentar o sucesso e reduzir a recorrência. Após o terceiro procedimento indicado por tempestade elétrica a paciente permanecia assintomática e sem eventos por 6 meses. Ver figura colorida no encarte

EXTRASSÍSTOLES VENTRICULARES

O tratamento das extrassístoles ventriculares é baseado em redução de sintomas e prevenção ou tratamento de taquicardiomiopatia (mais comum quando a densidade ultrapassa 20% do total dos batimentos observados em Holter de 24 horas).

Apesar da relação direta entre o aumento da densidade das arritmias e a piora do prognóstico, a abordagem da extrassístole não traz benefício exceto nas duas situações descritas. O tratamento com determinados medicamentos, como bloqueadores de canais de sódio, pode inclusive aumentar o risco de eventos adversos graves.

Assim, em extrassístoles frequentes que requerem tratamento, é essencial, em um primeiro momento, afastar fatores desencadeantes (uso de drogas, isquemia miocárdica, miocardite em atividade e rejeição ao coração transplantado).

O tratamento pode ser inicialmente com betabloqueadores (na experiência do Instituto Dante Pazzanese de Cardiologia, o metoprolol oral apresenta resultado superior a outros medicamentos da mesma classe) e bloqueadores de canais de cálcio (em especial em taquicardias com padrão sugestivo de origem em fascículo ou com comportamento sugerindo atividade deflagrada). Medicamentos classe III (sotalol e amiodarona) devem ser reservados como segunda linha de tratamento e podem ser associados a beta-bloqueadores.

Ablação por cateter têm resultado excelente em extrassístoles ventriculares, em especial quando o coração é normal e existe um único foco (representado por apenas uma morfologia durante o Holter e o ECG). É uma opção de baixo risco e sucesso elevado (até 95% em corações sem alteração estrutural) e permite também estratificação de risco adicional e elimina o risco de pró- arritmia das medicações antiarrítmicas. Hoje cateteres com irrigação interna e o desenvolvimento de técnicas como ablação epicárdica permitem o acesso mesmo nas regiões mais difíceis, tornando real o sucesso até então improvável. Deve sempre ser oferecida como opção terapêutica ao paciente com efeitos colaterais pelo uso de medicamentos ou aos que não desejam usar de forma contínua medicações, ou ainda em atletas que desejam praticar esporte competitivo.

BIBLIOGRAFIA

Andalaft R. Arritmias cardiacas na infancia e adolescencia. J Diagn Cardiol. 2016;12:1-45.

Brugada P, Brugada J, Mont L, et al. A new approach to the differential diagnosis of a regular tachycardia with a wide QRS complex. Circulation 1991;83(5):1649-59.

Guimarães JI, coordenador. Diretrizes de Interpretação de Eletrocardiograma de Repouso. Arq Bras Cardiol. 2003;80(Suppl II):1-18.

Mancini ME, Soar J, Bhanji F, et al. 2010 American Heart Association Guidelines for Cardiopulmonary Resuscitation and Emergency Cardiovascular Care Science Circulation. 2010;122(16 Suppl II):S539-81.

Moreira DA. Arritmias cardíacas: clínica, diagnóstico e terapêutica. Porto Alegre: Artes Médicas; 1995.

Morte súbita e sua prevenção

Paulo de Tarso Jorge Medeiros
Dalmo Antonio Ribeiro Moreira

Palavras-chave: Morte súbita cardíaca; Cardioversor desfibrilador implantável; Arritmia cardíaca; Síncope; Fatores de risco.

INTRODUÇÃO

A morte súbita cardíaca é definida como morte natural inesperada devido a causas cardíacas, que ocorre em até 1 hora após o início dos sintomas. As arritmias são responsáveis por até 88% delas e, dentre estas, mais de 80% são causadas pela taquicardia ou pela fibrilação ventricular. A identificação precoce do paciente de risco é fundamental para o sucesso terapêutico. A anamnese, o exame físico e os exames complementares para definir a presença ou não de cardiopatia estrutural orientam para a melhor conduta terapêutica na prevenção da morte súbita.

O melhor tratamento para morte súbita é sua prevenção. Para isto, torna-se necessário o controle dos fatores de risco cardiovascular, com objetivo de reduzir a doença coronária, principal causa na atualidade. O tratamento mais efetivo pode ser oferecido aos pacientes, mas a estratificação de risco é etapa fundamental. O principal objetivo é reduzir ao mínimo a terapêutica empírica e evitar tratamentos desnecessários para quem não necessita. Em muitos casos, o tratamento torna-se complexo devido ao não entendimento dos mecanismos envolvidos na gênese da morte repentina, a multiplicidade de causas e a necessidade de vários métodos de avaliação para se caracterizar o paciente de risco.

Neste capítulo são apresentados conceitos gerais sobre morte súbita, a identificação de pacientes de alto risco por exames complementares e a forma atualmente oferecida de tratar tal população.

MECANISMOS ELETROFISIOLÓGICOS

A fibrilação ventricular surge em decorrência da interação dos seguintes fatores: presença de um substrato, representado pelas alterações miocárdicas secundárias à cardiopatia (doença coronária, por exemplo); gatilhos, representados pelas ectopias ventriculares ou por taquicardia ventricular não sustentada; fatores instabilizadores, como influências do sistema nervoso autonômico, isquemia, pH tecidual, hipóxia, distúrbios eletrolíticos etc.

Do ponto de vista celular, o retardo da condução do impulso e as dispersões da refratariedade tecidual são os principais fenômenos causadores de fragmentação de frentes de onda e desorganização da atividade elétrica ventricular, que culminam em o evento fatal. O mecanismo reentrante parece ser o principal envolvido na origem da fibrilação ventricular, mas o fator deflagrador são as ectopias ventriculares que podem ser causadas por atividade deflagrada ou hiperautomatismo celular.

Raramente, a fibrilação ventricular é um evento elétrico primário, sendo precedida por taquicardia ventricular na maioria das vezes. A frequência cardíaca elevada, associada à isquemia miocárdica, provoca disfunção ventricular aguda, que favorece a transformação de um ritmo organizado, como a taquicardia ventricular, em fibrilação ventricular.

Devido a estas múltiplas causas, um único método complementar não fornece informação segura e definitiva para identificação do paciente de risco. Para esta tarefa, um conjunto de exames estaria indicado. A Figura 96.1 sintetiza a relação entre o substrato, os fatores deflagradores e os respectivos exames que podem ser utilizados para estratificação de risco.

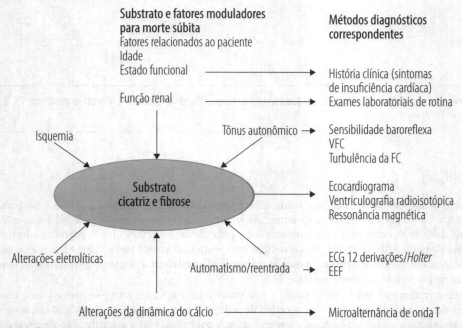

Figura 96.1. Esquema mostrando o substrato arritmogênico e os fatores deflagradores e instabilizadores que geram a fibrilação ventricular. Em cada uma destas condições, destaca-se o respectivo exame complementar que pode ser solicitado para avaliação do risco do paciente. VFC: variabilidade da frequência cardíaca; FC: frequência cardíaca; ECG: eltrocardiograma; EEF: estudo eletrofisiológico.

ESTRATIFICAÇÃO DE RISCO PARA MORTE SÚBITA ARRÍTMICA

São várias as causas relacionadas com a morte cardíaca súbita. Por esta razão, uma variedade correspondente de testes complementares deve ser empregada e seus resultados avaliados, para se dimensionar o risco e identificar, de maneira mais precisa, quem e como um indivíduo pode morrer. Alguns dos fatores de risco podem ser comuns tanto para aqueles que morrem como para aqueles que não morrem subitamente, havendo, neste caso, grande sobreposição nos dois grupos de pacientes. Assim, um teste estratificador de risco apenas pode não discriminar satisfatoriamente a população de risco, reforçando o conceito da necessidade de mais de um, ou a associação de vários, para melhorar a capacidade de identificar qual o paciente apresenta maior probabilidade de morrer subitamente.

A anamnese deve ser detalhada e direcionada para sinais e sintomas que sugiram alteração do sistema excito-condutor do coração, como síncope, pré-síncope, tonturas, palpitações e classe funcional *New York Heart Association* (NYHA). A história familiar de morte súbita cardíaca deve ser sempre investigada e valorizada. Em pacientes jovens com arritmia, é importante afastar o uso de drogas ilícitas. Dentre os sintomas, no paciente com alteração estrutural do coração, a síncope é o maior fator prognóstico de morte súbita.

No exame físico, a frequência cardíaca, a pressão arterial, o ritmo cardíaco e a presença de sopro cardíaco merecem maior atenção.

O eletrocardiograma de 12 derivações pode mostrar alterações que são fatores prognósticos de risco para morte súbita, como presença de pré-excitação atrioventricular (onda delta), intervalo QT prolongado ou curto, manifestações eletrocardiográficas típicas da síndrome de Brugada, presença de ondas épsilon (registradas em pacientes com cardiopatia arritmogênica de ventrículo direito), bloqueios atrioventriculares e intraventriculares, arritmias, baixa amplitude dos complexos QRS em pacientes chagásicos e alterações da repolarização ventricular sugestivas de isquemia do miocárdio. O eletrocardiograma normal não descarta as alterações descritas, que podem ocorrer de maneira intermitente. Em pacientes que apresentam sintomas, o eletrocardiograma normal não deve definir o final da investigação e da estratificação de risco.

Algumas características das ondas P, dos complexos QRS e da repolarização ventricular podem sinalizar maior risco de morte súbita em alguns casos. Na sequência, são descritas as principais alterações eletrocardiográficas que auxiliam o clínico com este objetivo. É importante salientar que estas alterações podem facilitar a indicação de outros métodos complementares mais sofisticados para melhor caracterização do risco.

Duração da onda P

Estudos recentes demonstram que a duração da onda P > 120 ms está associada a maior probabilidade de morte cardíaca súbita, morte cardiovascular e todas as causas de morte. Pacientes com acidente vascular cerebral isquêmico apresenta mais frequentemente este tipo de onda P, sugerindo presença de fibrilação atrial intermitente como causa do tromboembolismo cerebral. A onda P de duração prologada, juntamente de alterações de sua morfologia, ou seja, ondas P do tipo *plus-minus* nas derivações de região inferior (DII, DIII e aVF) ou com porção negativa proeminente na derivação V1 (sinal de Morris), indica retardos ou bloqueios na condução intra-atrial, além de aumento do volume atrial causado por disfunção ventricular, comum em algumas cardiopatias. As alterações de onda P seriam a manifestação de um substrato arritmogênico atrial e ventricular, ou seja, presentes em corações mais doentes.

Duração dos complexos QRS

Complexos QRS com duração maior que 120 ms, seja com padrão de bloqueio de ramo esquerdo ou até mesmo distúrbio inespecífico da condução intraventricular, associam-se com prognóstico mais sombrio em pacientes com doença coronária ou miocardiopatia dilatada idiopática. Estudos clínicos que utilizaram cardioversor desfibrilador automático (como os estudos MADIT I e II) identificaram complexos QRS alargados como um dos mais importantes marcadores de risco nessa condição. O mesmo ocorre em nosso meio, com relação à cardiopatia chagásica. Muitas vezes, a disfunção ventricular causada pela fibrose miocárdica manifesta-se com retardo da condução intraventricular, indicando a presença de um miocárdio instável. O prolongamento da duração dos complexos QRS no eletrocardiograma de alta resolução (ECGAR; > 114 ms) é um dos marcadores de risco identificados por esse método.

Alterações da repolarização ventricular

A duração do intervalo Tpico-Tfim corresponde ao segmento entre o pico da onda T e seu final, e correlaciona-se com a repolarização das células M, intramiocárdicas. Vários estudos clínicos que incluíram pacientes com miocardiopatia dilatada, miocardiopatia isquêmica, pacientes com síndrome de Brugada e miocardiopatia hipertrófica demonstram que, naqueles recuperados de morte súbita, esta variável esteve significativamente mais longa em comparação aos pacientes que permaneceram vivos. Nesta condição, valores ao redor de 75 a 85 ms são considerados normais e, os pacientes que morreram apresentavam o intervalo Tpico-Tfim> 100 ms. Esta é uma variável fácil de ser aferida (preferencialmente na derivação V5) e indica o grau de dispersão global da repolarização ventricular. Vale ressaltar que o intervalo Tpico-Tfim também guarda alguma relação com o grau de relaxamento ventricular, de modo que cardiopatias que evoluem com tal alteração podem ter a porção final da onda T prolongada, indicando, assim, algum grau de remodelamento elétrico (Figura 96.2).

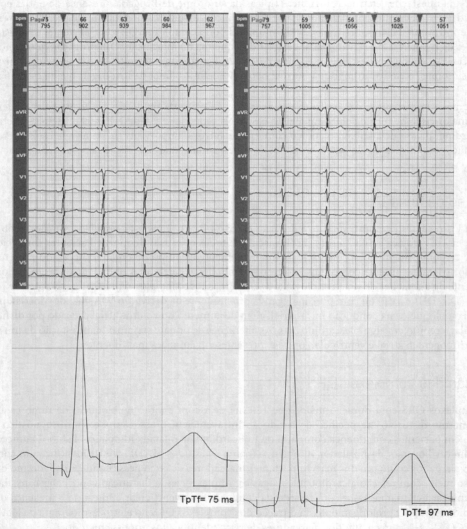

Figura 96.2. Exemplo de remodelamento elétrico ventricular em dois casos de apneia obstrutiva do sono com gravidades distintas (determinadas pelo índice de apneia-hipopneia). O eletrocardiograma de 12 derivações à esquerda é de um paciente sem apneia do sono (índice de apneia-hipopneia igual a zero). À direita, é de um paciente com história de apneia grave (índice de apneia-hipopneia: 75). Abaixo, imagens ampliadas da derivação V5 (escalas distintas). A duração do intervalo Tpico-Tfim no paciente com apneia grave é maior. Este achado indica um padrão de remodelamento elétrico ventricular causado pela apneia do sono.

QRS-T ângulo

Em condições normais, a repolarização ventricular apresenta a mesma orientação vetorial da despolarização. Assim, o ângulo do QRS tem valor próximo ao observado da onda T (Figura 96.3). A ocorrência discrepâncias entre estes dois ângulos sinaliza que os trajetos de ambos os fenômenos elétricos são diferentes, sendo esta uma informação importante quanto ao risco de taquiarritmias ventriculares malignas (Figura 96.4). Estudos clínicos demonstraram que quando a diferença entre o eixo do QRS é maior que 100° com relação ao das ondas T, o risco de morte súbita é maior em comparação aos pacientes com valores menores. Há inclusive relatos de que, em condições nas quais existam dúvidas quanto à indicação de um cardioversor desfibrilador implantável para prevenção primária de morte súbita em pacientes supostamente de alto risco, o QRS-T ângulo pode ser empregado para se decidir pelo implante.

Transição dos complexos QRS nas derivações do plano horizontal

Algumas cardiopatias podem causar rotações do coração em seu eixo longitudinal, e isto modifica as características dos complexos QRS nas derivações do plano horizontal. A levorrotação cardíaca manifesta-se com transição precoce dos complexos QRS, com ondas R proeminentes já a partir da derivação V2. Já a dextrorrotação ou rotação horária do coração atrasam a transição da onda R, com relação R/S < 1 ainda na derivação V4 e/ou V5. Estudo recente demonstrou que a presença de ondas S proeminentes nas derivações V4 a V6 estão associadas a maior risco de morte cardíaca súbita, independentemente de outros fatores confundidores. Segundo este estudo, pacientes com tais alterações eram mais idosos, apresentavam hipertensão e obesidade, tinham hipertrofia ventricular esquerda, desvio para a esquerda do QRS no plano frontal, além de doença cardiovascular com maior frequência. Em outras palavras, a transição tardia do QRS no plano horizontal é marcador de indivíduo mais doente e com maior prevalência de fatores de risco.

Outras variáveis podem ser obtidas por métodos que utilizam o eletrocardiograma como o Holter e o teste ergométrico.

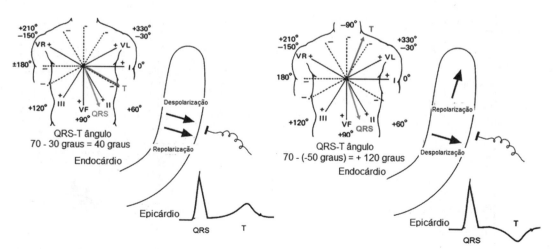

Figura 96.3. Esquema mostrando diferenças entre o eixo elétrico do QRS e das ondas T (variável QRS-T ângulo). À esquerda, condição normal, e, à direita, em caso de cardiopatia. Em condições normais, o eixo de QRS está próximo do eixo da onda T, no exemplo em questão, apenas 30° de diferença. À direita, a despolarização tem orientação diferente da repolarização, mostrando a diferença entre os eixos de 120°. Ver figura colorida no encarte

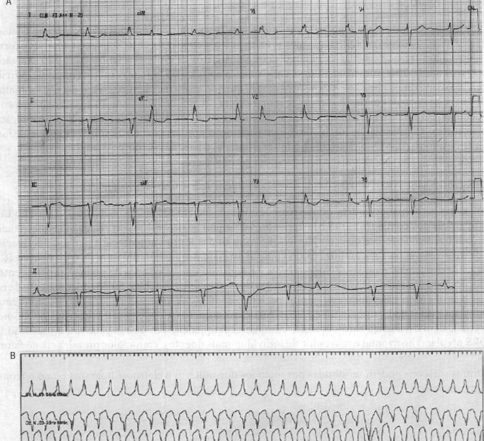
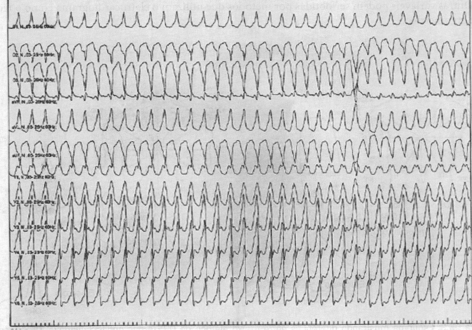

Figura 96.4. A. Eletrocardiograma de um paciente com doença de Chagas, forma arritmogênica apresentando diferença do ângulo QRS-T de 170° (SÂQRS= -70°; SÂT = +100°; ângulo QRS-T 170°). B. Taquicardia ventricular sustentada documentada durante estudo eletrofisiológico.

Holter de 24 horas

Ao Holter, podem ser obtidos: a variabilidade da frequência cardíaca (VFC) nos domínios do tempo e da frequência, além da turbulência da frequência cardíaca. A VFC, na maioria dos *softwares* de Holter disponíveis, pode ajudar a estratificar o risco de morte súbita cardíaca, principalmente em paciente coronariopata, quando a variabilidade R-R no domínio do tempo (avaliada pelo desvio padrão dos intervalos RR ou SDNN) é inferior a 100 ms. A VFC não pode ser valorizada nos pacientes em uso de fármacos cronotrópicos negativos como betabloqueadores, amiodarona e digital. As arritmias ventriculares e supraventriculares frequentes aumentam a VFC, podendo tornar o exame falso negativo. Os *softwares* de Holter não utilizam medidas de intervalos R-R com acoplamento variável dos batimentos cardíacos, mas quando a arritmia é persistente durante todo o exame pode interferir na obtenção da VFC.

As variáveis obtidas pelo ECGAR são a duração do QRS, amplitude da porção final do QRS (variável conhecida como LAS) e a raiz quadrada média do vetor dos 40 ms finais da despolarização ventricular (variável conhecida como RMS). Quando alteradas, indicam áreas elétricas doentes e um substrato anatômico potencialmente arritmogênico. Podem ser empregadas na estratificação de risco de pacientes com doença coronária e disfunção ventricular. Têm papel importante também para estabelecer o grau de comprometimento miocárdico em pacientes com cardiopatia arritmogênica de ventrículo direito, podendo ser inclusive utilizadas para o seguimento clínico dessa população. O ECGAR atualmente é pouco utilizado para estratificação de risco, devido ao seu baixo valor preditivo positivo, ou seja, não necessariamente o paciente que tem potencial tardio é de alto risco para morte súbita. Por outro lado, quando o resultado é negativo, seu valor preditivo negativo é > 92%.

O Holter de 24 horas, como método de registro eletrocardiográfico de longa duração, pode registrar arritmias ventriculares potencialmente fatais que muitas vezes não são registradas ao eletrocardiograma de 12 derivações. A possibilidade de se correlacionar sintoma com alteração do eletrocardiograma pode confirmar ou afastar arritmia e, no caso de um paciente com síncope durante o exame, direcionará a investigação diagnóstica e nortear a terapêutica mais adequada. A presença de bloqueio atrioventricular de terceiro grau ou de taquicardia ventricular durante a gravação pode identificar um paciente de alto risco para morte súbita cardíaca.

No paciente com síncope ocasional, cujo mecanismo ainda não foi esclarecido, o monitor de eventos de longa duração (*looper*) ou o monitor cardíaco implantável podem definir o diagnóstico e a melhor conduta terapêutica. Pacientes coronariopatas com disfunção ventricular e que evoluem com síncope cuja causa pode ser taquiarritmia ventricular têm na monitorização eletrocardiográfica prolongada o método de eleição para esclarecimento diagnóstico. Mesmo raciocínio se aplica aos chagásicos, cuja causa de síncope pode ser uma bradiarritmia grave, cujo tratamento é o implante de marca-passo definitivo ou uma taquicardia ventricular rápida, cujo tratamento pode ser o implante de um cardioversor desfibrilador automático. Em outras palavras, além de se estabelecer o diagnóstico, pode também orientar a conduta terapêutica. A grande vantagem do monitor de eventos de longa duração é que pode ser empregado para monitorização por tempos variados, semanas a meses, o que melhora significativamente a sensibilidade diagnóstica.

Teste ergométrico

Com relação ao teste ergométrico, as alterações de repolarização ventricular (isquemia), a recuperação da frequência cardíaca após o esforço, além de detecção de arritmias ventriculares malignas e a microalternância das ondas T são outras variáveis que, juntamente do quadro clínico e mesmo os resultados das outras variáveis, podem auxiliar o clínico na caracterização do paciente de alto risco para morte súbita. A acurácia do resultado é tanto maior quanto maior o número de variáveis conjuntamente analisadas.

O teste ergométrico é imperativo nos pacientes com sintomas relacionados à atividade física, no diagnóstico das arritmias esforço-induzidas, além de sua indicação no diagnóstico da isquemia miocárdica. Na taquicardia ventricular polimórfica catecolaminérgica, o teste ergométrico define o diagnóstico e pode guiar o tratamento farmacológico (Figura 96.5). Na cardiomiopatia hipertrófica, a presença de comportamento anormal da pressão arterial ao exercício é um estratificador de risco na prevenção primária de morte súbita

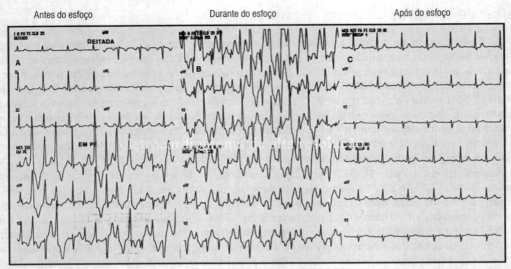

Figura 96.5. Paciente de 23 anos com história de palpitações aos esforços. Teste ergométrico em três tempos distintos. Antes do esforço, acima, paciente deitada, abaixo a paciente está em pé. Observe que, com a mudança de posição, há aumento da frequência de ectopias ventriculares complexas. Durante o esforço, surge a taquicardia ventricular do tipo catecolaminérgica. Que desaparece quando o esforço é interrompido (à direita da figura). Este exame pode ser empregado para guiar a terapêutica farmacológica, sendo bem-sucedida, quando repetido, e a arritmia não mais aparece em vigência do uso de betabloqueador.

Ecocardiograma

O exame que normalmente define a presença ou não de cardiopatia estrutural é o ecocardiograma. Em pacientes sem cardiopatia estrutural, o risco de morte súbita é menor em relação aos pacientes com cardiopatia. O segundo ponto muito importante é a função ventricular esquerda, ou seja, pacientes com função ventricular preservada ou pouco alterada têm risco menor de morte súbita do que aqueles com função ventricular deprimida e com fração de ejeção inferior a 35%. Este valor é em geral o ponto de corte nas diretrizes para a indicação de cardioversor desfibrilador implantável e de terapia de ressincronização cardíaca. Apesar de ser muito utilizada a fração de ejeção, entretanto, perde na sensibilidade, já que a maioria dos pacientes que morre subitamente apresenta função ventricular normal. O ecocardiograma tem algumas limitações, como não determinação de alterações elétricas primárias do coração, possibilidade de não detecção nas fases iniciais de cardiopatia arritmogênica do ventrículo direito e de miocárdio não compactado, e eventual não visibilização de uma hipertrofia apical localizada em pacientes com cardiomiopatia hipertrófica. É um exame altamente dependente de quem o realiza e, por isto, a experiência do operador é fundamental nas decisões clínicas.

Ressonância magnética cardíaca com contraste

Método de imagem muito valorizado na atualidade para estratificação de risco para morte súbita e que se baseia na documentação de disfunção ventricular, particularmente associada à fibrose miocárdica diagnosticada pela presença do realce tardio. Pacientes com arritmias ventriculares complexas e com disfunção ventricular associada à fibrose têm pior prognóstico em comparação a pacientes com arritmias complexas e baixa fração de ejeção, mas sem fibrose caracterizada pelo realce tardio. Esta técnica de avaliação vem sendo empregada para auxiliar a estratificação de risco de pacientes com miocardiopatia isquêmica, hipertrófica e indivíduos com cardiomiopatia chagásica. Não está estabelecido, entretanto, de forma definitiva, qual o porcentual de acometimento cardíaco define o paciente de maior risco. É um procedimento utilizado para caracterizar o estado do miocárdio em coronariopatas com disfunção ventricular e bloqueio de ramo esquerdo, para indicação de ressincronizador cardíaco, com objetivo de reduzir o porcentual de não respondedores ao implante do gerador. Sem dúvida, é uma técnica muito promissora na caracterização de pacientes de alto risco, inclusive para determinar a indicação de cardioversor desfibrilador automático. É um método tido como padrão-ouro para o diagnóstico da cardiopatia arritmogênica de ventrículo direito e do miocárdio não compactado.

Estudo eletrofisiológico

Tem um papel bem definido na miocardiopatia isquêmica para estratificar o risco de morte súbita, mas na miocardiopatia dilatada idiopática e na chagásica é limitado e não se têm dados conclusivos. Na cardiomiopatia hipertrófica, não deve ser utilizado para estratificar risco de morte súbita cardíaca. Utilizado inicialmente como método de diagnóstico, o estudo eletrofisiológico transformou-se em um método essencialmente terapêutico, sendo utilizado na ablação por radiofrequência de focos arritmogênicos e reduzindo o risco de morte súbita cardíaca quando trata pacientes com: pré-excitação ventricular da síndrome de Wolff-Parkinson-White; taquicardia ventricular ramo a ramo da miocardiopatia dilatada; na taquicardia ventricular idiopática; taquicardia ventricular das cardiopatias isquêmica e chagásica. Em várias situações, particularmente nas taquicardias ventriculares associadas a cardiopatias graves, a prevenção de morte súbita é complementada pelo implante do cardioversor desfibrilador automático, mesmo que a ablação tenha sido realizada com sucesso, devido ao risco de recidiva ou ao aparecimento de outro foco de arritmia com a progressão da doença. Há várias técnicas ablativas para a taquicardia ventricular na atualidade, particularmente associadas ao mapeamento eletroanatômico do substrato arritmogênico ventricular, o que melhora o sucesso desta técnica de tratamento.

Sempre que na história clínica houver possibilidade de doença coronária subjacente, provas funcionais como cintilografia do miocárdio, angiotomografia de coronárias e cinecoronariografia devem ser utilizados na estratificação de risco para morte súbita cardíaca.

A anamnese dirigida e os exames utilizados na estratificação de risco para morte súbita cardíaca são mostrados nas Tabelas 96.1 e 96.2.

Tabela 96.1. Anamnese dirigida – estratificação de risco de morte súbita.

Síncope
Tonturas
Pré-síncope
Palpitações
Morte súbita familiar
Uso de drogas ilícitas
Classe funcional da *New York Heart Association*

Tabela 96.2. Exames complementares – estratificação de risco de morte súbita

Eletrocardiograma
Ecocardiograma
Holter de 24 horas
Teste ergométrico
Monitor cardíaco de longa duração (*looper*)
Estudo eletrofisiológico
Ressonância magnética do coração
Cintilografia do miocárdio
Estudo hemodinâmico – cinecoronariografia
Monitor cardíaco implantável – cirurgia

PREVENÇÃO SECUNDÁRIA DE MORTE SÚBITA ARRÍTMICA

Pacientes que tiveram uma parada cardiorrespiratória recuperada e taquicardia ventricular sustentada sincopal ou mal tolerada hemodinamicamente são considerados de prevenção secundária para morte súbita cardíaca. Vários fármacos como os betabloqueadores (Tabela 96.3), inibidores da enzima de conversão da angiotensina, bloqueadores do sistema renina angiotensina, estatinas, espirolactona, ácido graxo ômega-3, magnésio, aspirina, anticoagulantes orais reduzem a mortalidade total e súbita em pacientes com cardiopatia estrutural. A amiodarona contestada por alguns trabalhos na prevenção de morte súbita cardíaca deve ter seu papel, pois, na literatura, não se tem dúvida de que ela reduz a incidência das terapias de choque dos cardioversores desfibriladores implantáveis no tratamento de taquiarritmias ventriculares. Em metanálise com 8.522 pacientes de 15 estudos, comparando a amiodarona e o placebo, houve significância estatística na redução de morte súbita cardíaca com $p < 0,001$. Na doença de Chagas, Rassi demonstrou redução de morte súbita em pacientes com taquicardia ventricular sustentada com amiodarona isolada ou associada, quando comparou com pacientes sem medicação, com quinidina ou procainamida. Entretanto, as evidências mais consistentes da redução da morte súbita arrítmica são com o implante do cardioversor desfibrilador implantável.

Tabela 96.3. Betabloqueador e morte súbita.

Estudo	NYHA	n	Redução mortalidade	Redução morte súbita
MERIT-HF (Metroprolol succinato)	II-IV	3.991	+	+
COPERNICUS (Carvedilol)	III-IV	2.289	+	+
CIBIS-II (Bisoprolol)	III-IV	2.647	+	+

NYHA: *New York Heart Association.*

Também existem evidências da redução de morte súbita com a utilização da terapia de ressincronização cardíaca em pacientes com insuficiência cardíaca. O primeiro estudo a demonstrar redução da mortalidade total foi o CARE-HF. Em sua fase estendida com seguimento de pouco mais de 4 anos, este estudo demonstrou que a terapia de ressincronização diminui também a ocorrência de morte súbita, com $p=0,006$. Associada ao uso do cardioversor desfibrilador implantável, apresentou redução do risco relativo de morte súbita de 55%.

O primeiro trabalho experimental com cardioversor desfibrilador implantável em cães foi publicado em 1978 pelo Dr. Michel Mirowsky que, em 1980, publicou os resultados do implante nos três primeiros pacientes. A partir desta data, vários estudos controlados e randomizados demonstraram a superioridade do cardioversor desfibrilador implantável na prevenção da morte súbita arrítmica em comparação com fármacos. Os três trabalhos que definiram as indicações de cardioversor desfibrilador implantável para prevenção secundária de morte súbita foram: AVID, CIDS e CASH. Eles compararam a utilização de cardioversor desfibrilador implantável com o uso de medicação antiarrítmica em pacientes que tiveram parada cardiorrespiratória recuperada ou taquicardia ventricular sustentada (Tabela 96.4). Independentemente da etiologia da parada cardiorrespiratória recuperada ou da taquicardia ventricular sustentada ou mal tolerada hemodinamicamente, de causa não reversível e não transitória, devido a uma situação clínica momentanea, a indicação do cardioversor desfibrilador implantável é a terapêutica de escolha para a prevenção da morte súbita. Além de sua eficácia no tratamento da taquicardia ventricular sustentada e da fibrilação ventricular com terapia de estimulação ventricular programada e terapia de choque, o cardioversor desfibrilador implantável corrige a bradicardia da doença do nó sinusal, do bloqueio atrioventricular e a induzida por fármacos, como os betabloqueadores e a amiodarona, utilizados em muitos destes pacientes. Sua indicação na cardiomiopatia hipertrófica obstrutiva pode reduzir o gradiente da via de saída do ventrículo esquerdo, podendo melhorar sintomas.

Tabela 96.4. Cardioversor desfibrilador implantável para prevenção secundária.

	AVID (1997)	CIDS (1998)	CASH (1998)
Pacientes	1.016		
Critérios	PCR ou TVS		
Tratamento	507 (CDI) 509 (AA)	328 (CDI) 321 (amiodarona)	99 (CDI) 92 (amiodarona) 97 (metoprolol) 58 (propafenona)*
Seguimento	3 anos	3 anos	2 anos
Mortalidade total	CDI 26,4% A.A. 39,9% p: < 0,02 redução de 31%	CDI 25% Amiodarona 30% p: NS redução de 20%	CDI 12,1% A.A. 19,6% p: NS redução de 37%

PCR: parada cardiorrespiratória recuperada; TVS: taquicardia ventricular sustentada; FE: fração de ejeção; CDI: cardioversor desfibrilador implantável; AA: antiarrítmico; NS: não significativo.

PREVENÇÃO PRIMÁRIA DE MORTE SÚBITA ARRÍTMICA

A indicação primária de prevenção de morte súbita arrítmica que está bem embasada na prática clínica, embora não existam estudos controlados e randomizados, é o implante de marca-passo cardíaco em pacientes com bloqueio atrioventricular total (terceiro grau) adquirido.

Por outro lado, quando se pensa em cardioversor desfibrilador implantável neste grupo de pacientes, a decisão para definir o melhor modo de prevenção é difícil e suscita discussões, pois não há o registro de arritmia ventricular potencialmente fatal. Didaticamente, pode-se dividir em dois tipos de pacientes: acima de 40 anos com coronariopatia ou miocardiopatia e jovens, incluindo os atletas com incidência de morte súbita cardíaca menos frequente. Nesse grupo de jovens, em geral, as causas de morte súbita são anomalia de coronária e miocardite, doenças com tratamento bem definido e, em geral, são causas reversíveis de arritmias. As doenças que podem ter arritmias potencialmente letais são a cardiomiopatia hipertrófica, displasia arritmogênica do ventrículo direito, síndrome do QT longo, síndrome de Brugada, síndrome do QT curto e fibrilação ventricular primária. Em muitos casos, o primeiro episódio de arritmia leva à morte súbita. Neste grupo de jovens, em geral assintomáticos, com alterações de baixa prevalência e baixa incidência, os estudos na literatura são não randomizados e com número pequeno de pacientes, em geral registro de séries de casos, e a decisão de se indicar uma terapêutica invasiva muitas vezes é discutível na prevenção primária de morte súbita.

Os estudos que embasaram as indicações das diretrizes brasileiras para indicação do cardioversor desfibrilador implantável na prevenção primária foram realizados em pacientes com coronariopatia e função ventricular deprimida e em cardiomiopatia dilatada. Esses estudos definiram que não há benefício do cardioversor desfibrilador implantável na fase aguda do infarto do miocárdio, e que os pacientes com disfunção ventricular mais acentuada tiveram um benefício maior dessa terapêutica. A cardiopatia chagásica crônica aguarda a finalização de um protocolo de estudo nacional comparando amiodarona e cardioversor desfibrilador implantável chamado CHAGASICS (*Chronic Use of Amiodarone Against Implantable Cardio-verter-Defibrillator Therapy in Chaga´s Cardiomyopathy for Primary Prevention of Sudden Cardiac Death Study*). As Tabelas 96.5 e 96.6 mostram alguns estudos de prevenção primária de morte súbita cardíaca, em pacientes com e sem registro de arritmias ventriculares.

A morte súbita no paciente jovem ou relativamente jovem tem uma série de implicações pela perda inesperada. Nas doenças genéticas, deve-se sempre investigar se outros familiares estão sujeitos à morte súbita e, nestes casos o familiar deve ser orientado para saber os riscos da arritmia grave e o porquê da indicação do implante do cardioversor desfibrilador implantável. Em geral, nesses casos a decisão clínica é baseada na interpretação e na extrapolação de várias fontes. Por outro lado, a conduta terapêutica em pacientes que tiveram parada cardiorrespiratória recuperada ou taquicardia ventricular sustentada sintomática consiste em prevenção secundária de morte súbita, e eles necessitam do implante de um cardioversor desfibrilador implantável.

1028 | ARRITMIAS

Tabela 96.5. Cardioversor desfibrilador implantável para prevenção primária.

	Madit (1996)	CABG Patch (1997)	MUSTT (2000)
Pacientes	196	900	704
Critérios	IM, FE < 35%, TVNS TVS não reversível EEF	RM, < 80a, FE ≤ 35%, ECGar (+)	ICo, FE < 40%, TVNS, TVS (EEF)
Tratamento	96 (CDI) 101(AA)	446 (CDI) 454 (controle)	361 (CDI ou AA) 343 (controle)
Seguimento	26 meses	32 ± 16 meses	5 anos
Mortalidade total	CDI 15 A.A. 39 p = 0,009	CDI 101 Controle 95 p: NS	–
Mortalidade Cardíaca	CDI 11 AA 27	CDI 71 Controle 72	25%(CDI ou AA) 32% controle) p < 0,001

IM: infarto do miocárdio; FE: fração de ejeção; TVNS: taquicardia ventricular não sustentada; TVS: taquicardia ventricular sustentada; EEF: estudo eletrofisiológico; RM: ressonância magnética; ECGar: eletrocardiograma de alta resolução; ICo: insuficiência coronária; AA: antiarrítmico; CDI: cardioversor desfibrilador implantável; NS: não significativo.

Tabela 96.6. Cardioversor desfibrilador implantável para prevenção primária.

	Madit II (2002)	SCD-HeFT (2005)
Pacientes	1.232	2.521
Critérios	IM prévio FE ≤ 30%	MCI e MCNI NYHA I-III, FE ≤ 35%
Tratamento	742 (CDI) 490 (terapia IC)	829 (CDI) 845 (amiodarona) 847 (placebo)
Seguimento	20 meses	40 meses
Mortalidade total	INTERROMPIDO PRECOCEMENTE p = 0,016 CDI +	CDI 182 Amiodarona 240 Placebo 244 CDI *vs.* placebo p = 0,007 Amiodarona *vs.* placebo p = 0,53

IM: infarto do miocárdio; FE: fração de ejeção; MCI: miocardiopatia isquêmica; MCNI: miocardiopatia não isquêmica; NYHA: *New York Heart Association*; CDI: cardioversor desfibrilador implantável; IC: insuficiência cardíaca; CDI+: cardioversor desfibrilador implantável superior.

A cardiomiopatia hipertrófica é a afecção que mais ocasionou morte súbita em atletas jovens, após autópsias, conforme o registro americano *Distribution of Cardiovascular Causes of Sudden Cardiac Death in 1866 Young Competitive Athletes. United States National Registry, 1980 to 2006.* A prevalência é de 1:500 (0,2%), e a morte súbita ocorre de 0,5% a 6%, dependendo do serviço de referência. Os fatores de risco para morte súbita definidos para prevenção primária de morte súbita são síncope de etiologia inexplicada, principalmente a síncope que ocorre nos 6 meses anteriores à consulta; episódios de taquicardia ventricular não sustentada, sobretudo se tiverem oito ou mais batimentos; morte súbita familiar em parentes de primeiro grau com menos de 40 anos; septo interventricular com espessura de 30 mm ou mais ao ecocardiograma; comportamento anormal da pressão arterial ao esforço físico. São considerados ainda fatores coadjuvantes presença de realce tardio à ressonância magnética do coração, gradiente importante ventrículo esquerdo-aorta e algumas mutações genéticas.

A displasia arritmogênica do ventrículo direito tem prevalência na literatura que varia de 1:5.000 a 1:1.250. A morte súbita ocorre em 40% dos casos. Os depósitos de gordura e fibrose no ventrículo direito são detectados pelo ecocardiograma ou pela ressonância magnética nas fases mais iniciais da doença. A onda épsilon ao eletrocardiograma ocorre em 30% dos casos, e a presença de onda T negativa de V1 a V3 ocorre em 81% dos casos. Os pacientes de alto risco de morte súbita para prevenção primária são os que apresentam grande comprometimento do ventrículo direito, acometimento também do ventrículo esquerdo, história de morte súbita familiar e síncope quando não se pode excluir taquicardia ventricular ou fibrilação ventricular. Estudo eletrofisiológico positivo é considerado indicação classe IIb nas diretrizes.

Síndrome de Brugada, que acomete de oito a dez vezes mais homens que mulheres é caracterizada pelo eletrocardiograma típico de supradesnivelamento do segmento ST em precordiais V1 a V3. Quando se registra um eletrocardiograma com estas características espontaneamente ou com o uso de antagonista dos canais de sódio, e esta alteração está associada a taquicardia ventricular polimórfica, morte súbita familiar de pessoas com < 45 anos, eletrocardiograma típico em membros da família, síncope, respiração agônica noturna ou, apesar de haver controvérsia, indução de taquicardia ventricular sustentada ao estudo eletrofisiológico, está indicado o cardioversor desfibrilador implantável para prevenir morte súbita.

Síndrome do QT longo acomete < 5:10.000 e quando a utilização de betabloqueador se faz necessária. Antes do advento do cardioversor desfibrilador implantável, uma das formas de tratamento era o implante de marca-passo cardíaco para estimulação em frequências cardíacas acima de 70 bpm e o uso concomitante do betabloqueador. Quando o intervalo QT corrigido é ≤ 500 ms e o paciente não tem síncope, este é considerado de baixo risco. Se o intervalo QT corrigido for > 500 ms e o paciente tiver síncope seu risco é alto para morte súbita. Vários fármacos podem prolongar o intervalo QT e a associação deles pode piorar o quadro. A taquicardia ventricular documentada também define um paciente de alto risco. Pacientes com QT longo tipos LQT2 e LQT3 são contemplados em diretrizes com indicação de cardioversor desfibrilador implantável classe IIb.

A taquicardia ventricular polimórfica catecolaminérgica que acomete criança, adolescente e adulto jovem é caracterizada por uma taquicardia com alternância elétrica do QRS desencadeada ao exercício ou à emoção, e pode levar à morte súbita. A morte súbita ocorre de 1,3% a 2,8% ao ano. Os betabloqueadores devem ser utilizados. O paciente que apresentou síncope ou teve a taquicardia ventricular documentada tem indicação para o cardioversor desfibrilador implantável, que deve ter sua programação otimizada com frequência de estimulação mais elevada concomitante ao uso do betabloqueador, isto porque a terapia de choque para reverter a taquicardia ventricular pode desencadear dor e ansiedade no paciente, e propiciar eventualmente uma tempestade elétrica desencadeada pelo próprio choque levando o paciente a receber choques repetitivos.

Síndrome do QT curto tem alta incidência de morte súbita. O diagnóstico eletrocardiográfico é estabelecido com o intervalo QT < 320 ms ou o intervalo QT corrigido < 340 ms. Deve-se suspeitar sempre que se tenha história familiar de morte súbita, síncope e fibrilação atrial idiopática, principalmente em crianças.

Haïsseguere publicou uma série de 206 pacientes recuperados de parada cardiorrespiratória por fibrilação ventricular idiopática que tinham repolarização precoce em parede inferolateral, comparou com um grupo controle e demonstrou que, no grupo com repolarização precoce, as terapias de choque do cardioversor desfibrilador implantável foram significamente maior que no grupo controle com p=0,008.

Neste grupo de pacientes jovens assintomáticos o cardioversor desfibrilador implantável tem um impacto psicológico negativo podendo levar à ansiedade e à depressão, pois os choques inapropriados têm maior incidência devido ao aumento natural da frequência sinusal ao esforço físico. Os cabos-eletrodos ainda são frágeis, e é um procedimento invasivo que pode ter complicações; por isto, a indicação do cardioversor desfibrilador implantável deve ser norteada pelas diretrizes e bem discutida na prevenção primária.

MEDIDAS GERAIS PARA PREVENÇÃO DE MORTE SÚBITA

Devem ser recomendados hábitos de vida saudáveis, abandono do tabagismo, e o tratamento adequado da hipertensão arterial, do *diabetes mellitus*, da dislipidemia, da obesidade e da doença coronária.

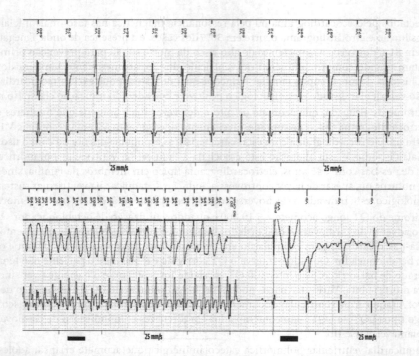

Figura 96.6. Reversão de taquicardia ventricular por terapia de choque do cardioversor desfibrilador implantável.

BIBLIOGRAFIA

Arbustini E, Disertori M, Narula J. Primary Prevention of Sudden Arrhythmic Deathin Dilated Cardiomyopathy: Current Guidelines and Risk Stratification. JACC Heart Fail.2017;5(1):39-43.

Aro AL, Rusinaru C, Uy-Evanado A, et al. Syncope and risk of sudden cardiac arrest in coronary artery disease. Int J Cardiol. 2017;231:26-30.

Bennett M,Parkash R,Nery P, et al. Canadian Cardiovascular Society/Canadian Heart Rhythm Society 2016 Implantable Cardioverter-Defibrillator Guidelines. Can J Cardiol. 2017;33(2):174-88.

Cintra FD, de Paola AA. Morte súbita em coração estruturalmente normal. Rev Soc Cardiol Estado de São Paulo. 2012;22(3):84-8.

Cleland JG, Daubert J-C, Erdmann E, et al. Longer-term effects of cardiac resynchronization therapy on mortality in heart failure [the CArdiacREsynchronization-Heart Failure (CARE-HF) trial extension phase]. European Heart Journal. 2006;27:1928-32.

Costa ER. O impacto do uso do cardioversor desfibrilador implantável na prevenção da morte súbita. Rev Soc Cardiol Estado de São Paulo 2012;22(3):95-104

Di Marco A, Anguera I, Schmitt M, et al. Late Gadolinium Enhancement and the Risk for Ventricular Arrhythmias or Sudden Death in Dilated Cardiomyopathy: Systematic Review and Meta-Analysis. JACC Heart Fail. 2017;15:28-38.

Ellenbongen KA, Wood MA, Klein HU. Why should we care about CARE-HF? JACC. 2005; 46:2199-203.

Galvão Filho SS. Morte súbita em atletas. Rev Soc Cardiol Estado de São Paulo. 2012;22(3):89-94.

Garratt CJ, Elliot P, Behr E, et al. Heart Rhythm UK position statement on clinical indications for implantable cardioverter defibrillators in adult patients with familial sudden cardiac death syndromes. Europace. 2010;12:1156-75.

Gersh BJ, Maron BJ, Bonow RO, et al. 2011 ACCF/AHA Guideline for the Diagnosis and Treatment of Hypertrophic Cardiomyopathy: a report of the American College of Cardiology Foundation/American Heart Association Task Force on Practice Guidelines. Developed in collaboration with the American Association for Thoracic Surgery, American Society of Echocardiography, American Society of Nuclear Cardiology, Heart Failure Society of America, Heart Rhythm Society, Society for Cardiovascular Angiography and Interventions, and Society of Thoracic Surgeons. J Am Coll Cardiol. 2011;58(25):e212-e260.

Giustetto C, Di Monte F, Wolpert C, et al. Short QT syndrome: clinical findings and diagnostic-therapeutic implications. European Heart Journal 2006;27:2440-7.

Goldberger JJ, Basu A, Boineau R, et al. Riskstratification for suddencardiacdeath: a plan for the future. Circulation. 2014;129:516-26

Goldberger JJ, Cain ME, Hohnloser SH, et al.; American College of Cardiology F, Heart Rhythm S, American Heart Association/American College of Cardiology Foundation/Heart Rhythm Society Scientific Statement on Noninvasive Risk Stratification Techniques for Identifying Patients at Risk for Sudden Cardiac Death. A scientific statement from the American Heart Association Council on Clinical Cardiology Committee on Electrocardiography and Arrhythmias and Council on Epidemiology and Prevention. J Am Coll Cardiol. 2008;52:1179-99.

Haïssaguerre M, Derval N, Sacher F, et al. Sudden cardiac arrest associated with early repolarization. N Engl J Med. 2008;358:2016-23.

Iles L, Plufger H, Lefkovits L, et al. Myocardial fibrosis predicts appropriate device therapy in patients with implantable cardioverter-defibrillators for primary prevention of sudden cardiac death. J Am CollCardiol. 2011;57:821-8.

Mazzanti A, Maragna R, Priori SG. Genetic causes of sudden cardiac death in the young. JACC Heart Fail. 2017;5(1):39-43.

Moreira DA, Bignoto TC, Amarante RC, et al. O eletrocardiograma na predição de eventos cardíacos. São Paulo: Segmento Farma; 2012.

Palmegiani E, Lorga Filho AM, et al. Estratificação do risco de morte súbita no paciente com síncope. Rev Soc Cardiol Estado de São Paulo. 2012;22(3):75-83.

Piccini JP, Berger JS, O´Connor CM. Amiodarone for the prevention of sudden cardiac death: a meta-analysis of randomized controlled trials. European Heart Journal. 2009;30:1245-53.

Priori SG, Blomström-Lundqvist C, Mazzanti A, et al. 2015 European Society of Cardiology Guidelines for the management of patients with ventricular arrhythmias and the prevention of sudden cardiac death summarized by co-chairs. Eur Heart J.2015;36(41):2793-867.

Priori SG, Blomström-Lundqvist C, Mazzanti A, et al.; Task Force for the Management of Patients with VentricularArrhythmias and the Prevention of Sudden Cardiac Death of the European Society of Cardiology(ESC). 2015 ESC Guidelines for the management of patients with ventricular arrhythmias and the prevention of sudden cardiac death: The Task Force for the Management of Patients with Ventricular Arrhythmias and the Prevention of Sudden Cardiac Death of the European Society of Cardiology (ESC). Endorsed by: Association for European Paediatric and Congenital Cardiology (AEPC). Europace. 2015 ;17(11):1601-87.

Rassi Jr A, Rassi SG, Rassi A. Sudden death in Chagas' disease. Arq Bras Cardiol. 2001;76:86-96.

Wang PJ, Al-Ahmad A, Hsia HH, et al. Ventricular Arrhythmias and Sudden Cardiac Death. Blackwell Publishing, 2008.

SEÇÃO 13

MARCA-PASSO

Marca-passo cardíaco provisório e definitivo

José Carlos Pachón Mateos
Juan Carlos Pachón Mateos
Remy Nelson Albornoz Vargas
Karen Cunha Pachón

Palavras-chave: Marca-passo: provisório, temporário; Cardiodesfibrilador; Ressincronizador.

INTRODUÇÃO

Poucas áreas na medicina apresentaram um grau evolução da tecnologia e resultados clínicos inquestionáveis como a estimulação cardíaca artificial. O advento dos marca-passos, desfibriladores e ressincronizadores mudou o rumo da história natural das arritmias cardíacas. Atualmente, estes dispositivos são constituídos de minúsculos geradores capazes de comandar o ritmo cardíaco com grande precisão e confiabilidade, utilizando finos eletrodos implantados no coração geralmente através do sistema venoso. A maioria absoluta dos implantes é realizada sem toracotomia. Recentemente foram incorporados os geradores sem eletrodos, implantados dentro do coração por intervenção endovascular.

O primeiro marca-passo temporário foi construído em 1926 pelo Dr. Mark C. Lidwell, em Sidney, na forma de um aparelho ligado à rede elétrica com uma agulha que era introduzida diretamente no coração e que aplicava de 1,5 a 120 V. O primeiro sistema portátil, independente de rede elétrica, acionado a manivela, foi criado em 1932 por Albert Hyman nos Estados Unidos. Na época, houve reprovação pela Igreja à ideia de interferir artificialmente no curso do destino e da morte.

Em 1958 Senning realizou o primeiro implante de marca-passo cardíaco com fonte interna de energia. Em 1959 Furman deu início à estimulação endocárdica por via transvenosa consolidando as bases da moderna estimulação cardíaca. Em 1965 Adib Jatene e Décio Kormann, no Instituto Dante Pazzanese de Cardiologia, construíram e iniciaram a fabricação dos primeiros marca-passo e eletrodos nacionais largamente utilizados em nosso meio e em toda a América do Sul. Na década de 1980, Michel Mirowsky deu início aos implantes dos marca-passo desfibriladores.

Nos últimos 30 anos a evolução dos marca-passo tem sido extraordinária, permitindo o surgimento sequencial de quatro grandes micro-sistemas computadorizados: o *marca-passo fisiológico AV sequencial* para o tratamento das bradiarritmias, os *cardiodesfibriladores automáticos implantáveis* para o tratamento das taquiarritmias, os *ressincronizadores* para tratamento da insuficiência cardíaca, e os *ressincronizadores-desfibriladores automáticos implantáveis* para tratamento da insuficiência cardíaca com alto risco de morte súbita. Neste capítulo, além do marca-passo cardíaco temporário, serão consideradas as indicações do marca-passo cardíaco definitivo (Figura 97.1).

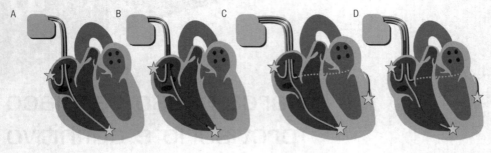

Figura 97.1. Esquema dos principais tipos de estimuladores cardíacos todos com função marca-passo. Os tipos B e D têm a capacidade de desfibrilação ventricular automática na presença de taquiarritmias de alto risco. Os tipos C e D são indicados para tratamento de insuficiência cardíaca e têm o recurso adicional de ressincronização cardíaca.
Ver figura colorida no encarte

MARCA-PASSOS CARDÍACOS

Os marca-passos convencionais são sistemas que monitoram constantemente o ritmo cardíaco estimulando ininterruptamente o coração desde que a frequência cardíaca espontânea seja menor que a programada. Basicamente são constituídos por Fonte de energia, Circuito eletrônico e Eletrodos.

A fonte de energia e o circuito são acondicionados numa cápsula de titânio, hermeticamente fechada, constituindo o "gerador de pulsos".

→ **Fonte de energia:** ou bateria dos marca-passos, alimenta o circuito eletrônico e ao mesmo tempo fornece a energia de cada pulso durante toda a vida útil do sistema. As primeiras eram constituídas de mercúrio/zinco (Hg/Zn). Posteriormente surgiram as baterias recarregáveis e as nucleares; no entanto, o melhor resultado foi obtido com as de lítio-Iôdo (Li/I) que são as mais utilizadas. Apresentam longa vida útil, não liberam gases, são hermeticamente seladas, impermeáveis, de dimensões reduzidas e livres dos riscos da energia atômica. Conhecendo-se o consumo de energia do marca-passo e a capacidade da bateria pode-se calcular a longevidade do sistema com grande precisão.

→ **Circuito eletrônico:** Os circuitos atuais (tecnologia CMOS associada a microprocessadores) conciliam grande complexidade e diversidade de funções, miniaturização e baixíssimo consumo de energia. Apresentam vários módulos básicos: *módulo de telemetria* que transmite informações de forma bidirecional entre o marca-passo e o médico, através do programador; *módulo de programação*, que permite modificar os parâmetros do gerador, de forma não invasiva; *módulo oscilador*, responsável pelo controle de tempo; *módulo de saída*, que responde pela produção dos pulsos aplicados ao coração e *módulo de proteção* que garante as frequências máxima e mínima de estimulação em caso de pane do sistema.

→ **Eletrodos:** Os geradores dos marca-passos são conectados ao coração através de eletrodos que são filamentos condutores revestidos por material isolante, biologicamente inerte. Conduzem os pulsos do gerador ao coração e os sinais cardíacos (ondas R, P, T, fA e fV) do coração ao gerador. O condutor é constituído por ligas metálicas especiais altamente resistentes e o isolante, geralmente é de silicone ou de poliuretano. Atualmente, existem eletrodos que apresentam um pequeno depósito de corticoide na ponta, que impede a fibrose reacional de forma a permitir limiares de estimulação crônicos bastante reduzidos.

TIPOS DE MARCA-PASSOS

Podem ser *temporários* (utilizados para o tratamento de bradiarritmias reversíveis) ou *definitivos* (para tratamento de bradiarritmias irreversíveis). De acordo com o número de polos em contato com o coração podem ser *monopolares*, quando somente um polo está em contato com o miocárdio (geralmente o polo negativo), ou *bipolares*, quando os dois polos estão em contato com o miocárdio. Os marca-passos são denominados *unicamerais* quando somente os átrios ou os ventrículos são estimulados e *bicamerais*, quando átrios e ventrículos são estimulados/monitorados pelo mesmo sistema (atualmente existem marca-passo *multicamerais* conhecidos como "*ressincronizadores*", Figura 97.1 C e D). Os marca-passos de *demanda* respeitam o ritmo próprio do paciente sendo denominados "*não competitivos*" ou "*sincrônicos*". Contrariamente, os sistemas "*competitivos*" ou "*assincrônicos*" não respeitam o ritmo natural e estimulam de forma permanente e independente da presença de ritmo próprio do paciente (utilizados somente em condições especiais). Com relação à posição dos eletrodos os sistemas podem ser *endocárdicos* (implantados por via transvenosa) ou *epicárdicos* (implantados por toracotomia). Com relação à capacidade de programação podem ser *não programáveis*, *programáveis* (quando apresentam até dois parâmetros programáveis) e *multiprogramáveis* (com mais de dois parâmetros programáveis). Os não programáveis e os programáveis até dois parâmetros são obsoletos e já não mais existem no mercado nacional.

MODOS DE ESTIMULAÇÃO

A grande variedade dos marca-passos cardíacos modernos tornou necessária a criação de um código para definir o modo de estimulação empregado. O código atual foi proposto pela *North American Society of Pacing and Electrophysiology* (NASPE) e o *British Pacing and Electrophysiology Group* (BPEG), sendo constituído por cinco letras, Tabela 97.1.

Tabela 97.1. Código internacional de identificação dos marca-passos.

Primeira letra: representa a câmara estimulada: A (átrio), V (ventrículo), D (átrio e ventrículo) e O (nenhuma).
Segunda letra: identifica a câmara sentida: A, V, D ou O; (idem).
Terceira letra: indica a resposta do marca-passo à detecção de um sinal natural: T (deflagração), I (inibição), D (deflagração e inibição) e O (sem resposta).
Quarta letra: identifica as capacidades de programabilidade e se apresenta telemetria ou resposta de frequência: P (programável), M (multiprogramável), R (com resposta de frequência), C (telemetria) e O (nenhuma).
Quinta letra: identifica a presença ou não de funções antitaquicardia: P (*pacing*), S (*shock*), D (*pacing + shock*) e O (nenhuma).

Normalmente, o marca-passo é identificado pelas três primeiras letras. Os mais frequentemente utilizados são: AAI estimula o átrio, sente o átrio e se inibe em presença de uma onda P espontânea; VVI estimula o ventrículo, sente o ventrículo e se inibe nessa eventualidade (em presença de uma onda R) e; DDD marca-passo bicameral que estimula átrio e ventrículo, sente átrios e ventrículos, deflagra em ventrículo quando sente átrios e inibe o estímulo nas duas câmaras quando sente o ventrículo, sendo também chamado de marca-passo fisiológico (Figura 97.2).

MARCA-PASSO TEMPORÁRIO

O marca-passo provisório permite a estimulação artificial elétrica do coração para tratar taquiarritmia ou bradiarritmia presentes ou iminentes até que ocorra o restabelecimento do ritmo fisiológico, ou até que a terapia definitiva possa ser iniciada, sendo normalmente imprescindíveis para manutenção da vida.

É na maioria das vezes, utilizado para a terapia de bradicardias sintomáticas devido a bloqueios atrioventriculares e/ou disfunção do nó sinusal. Uma vez instalada a terapia o paciente pode tornar-se dependente do marca-passo. No caso das taquicardias o marca-passo temporário pode ser utilizado para reversão através de *overdrive* (estimulação com frequência mais rápida que a da arritmia) ou para hiperestimulação com objetivo de prevenir a recorrência das taquicardias. Entretanto, seu uso inadequado pode resultar no agravamento da taquicardia ou em sua transformação em ritmos fatais.

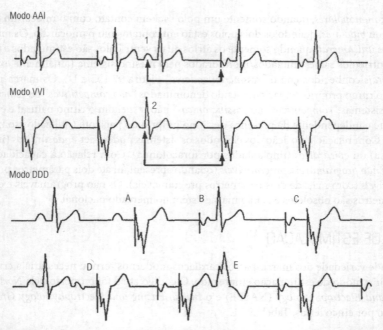

Figura 97.2. Esquema do eletrocardiograma dos modos atrial (AAI), ventricular (VVI) e atrioventricular (DDD). 1: batimento sinusal ou extrassístole supraventricular; 2: batimento sinusal ou extrassístole ventricular; A: estimulação ventricular seguindo "sense" atrial; B: comando atrial conduzido por vias normais com inibição ventricular; C: comando atrial e comando ventricular; D: extrassístole atrial seguida de comando ventricular e E: extrassístole ventricular inibindo os estímulos atrial e ventricular reiniciando um novo ciclo.

Em 1957, Bakken, nos Estados Unidos, construiu o primeiro marca-passo temporário transistorizado alimentado por baterias com dimensões e peso bastante reduzidos (Figura 97.3). Os marca-passos temporários modernos são muito pequenos e leves, alimentados por baterias ou pilhas de uso geral. Alguns modelos utilizam baterias permanentes de longa duração. O mais comum é o unicameral (Figura 97.3C), porém existem os modelos bicamerais (Figura 97.3D) e inclusive tricamerais para ressincronização ventricular provisória.

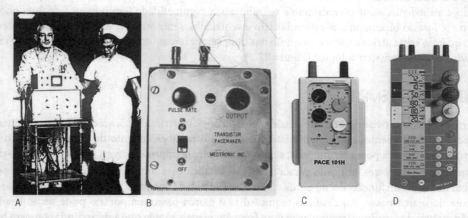

Figura 97.3. A: Marca-passo temporário acionado por válvulas termoiônicas alimentado por corrente elétrica domiciliar, 1955. B: Primeiro marca-passo externo construído por Bakken em 1957. C: Marca-passos temporários modernos unicameral (C) e bicameral (D). Ver figura colorida no encarte.

O marca-passo temporário pode ser transcutâneo, esofágico, epicárdico ou transvenoso.

Marca-passo temporário transcutâneo

Na década de 1950, Zoll et al. desenvolveram a estimulação cardíaca transcutânea, utilizada até os dias atuais com placas adesivas sobre o precórdio e geradores especiais de alta voltagem (até 150V) capazes de comandar o coração sem contato direto. Devem ser aplicados com sedação. Estes aparelhos geralmente existem integrados nos modernos desfibriladores cardíacos, (Figura 97.4). São recomendados em situações de extrema urgência, enquanto se providencia a via endovenosa, ou como prevenção em procedimentos que podem ocasionar bradi ou taquiarritmias (cirurgia de alto risco, estudos eletrofisiológicos, reversão endovenosa de taquiarritmias, etc.).

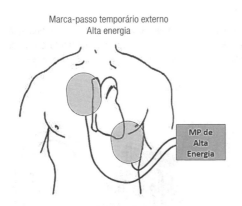
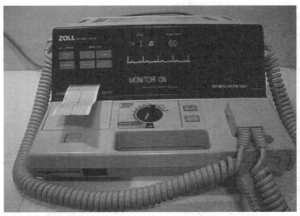

Figura 97.4. Marca-passo temporário externo, transcutâneo, acoplado a moderno desfibrilador cardíaco externo.
Ver figura colorida no encarte

Marca-passo temporário esofágico

A grande proximidade entre o coração e o esôfago permite que um eletrodo intraesofágico comande tanto átrios como ventrículos desde que os pulsos tenham duração e amplitude adequadas. É necessário um gerador de pulsos específico (cardioestimulador transesofágico) (Figura 97.5). A estimulação ventricular transesofágica pode ser facilmente utilizada durante anestesia geral. É particularmente simples e útil em recém-nascidos e em crianças de baixo peso. A estimulação atrial transesofágica é tradicionalmente utilizada de forma transitória, para diagnóstico de bradi ou taquiarritmias ou para reversão de taquicardias supraventriculares no pronto socorro.

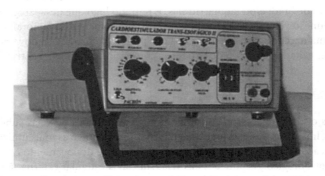

Figura 97.5. Estimulador cardíaco transesofágico desenvolvido por Pachón et al. em 1982.

Marca-passo temporário epicárdico

É utilizado praticamente em toda cirurgia cardíaca. Finos eletrodos maleáveis são transfixados no epicárdio dos ventrículos e/ou átrios (Figura 97.6) e conectados a um marca-passo temporário convencional. A estimulação é obtida de forma segura e com baixa energia (Figura 97.7C). O polo positivo pode ser implantado no miocárdio ou suturado no subcutâneo. No pós-operatório são retirados por tração direta desde que o risco de bradi ou de taquiarritmia tenha sido eliminado.

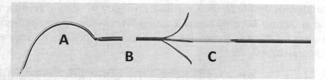

Figura 97.6. Eletrodo epimiocárdico para marca-passo temporário no pós-operatório de cirurgia cardíaca. Esses fios vêm montados com agulha (A) e uma área desencapada de isolamento, eletricamente ativa (C), que normalmente deve ser deixada no interior do miocárdio. Após o implante, o fio é seccionado em B para desprezar a agulha. Ver figura colorida no encarte

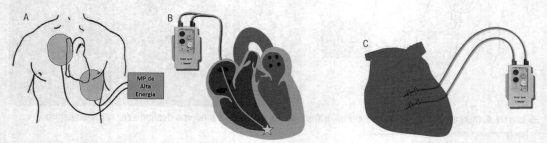

Figura 97.7. A: Marca-passo temporário externo, transcutâneo, normalmente acoplado a desfibrilador cardíaco externo. B: marca-passo temporário endovenoso/endocárdico. A: Extremidade cardíaca com 2 eletrodos metálicos, ponta (geralmente ligado ao polo negativo do gerador) e anel (geralmente conectado ao polo positivo); B: modelo com balão que pode ser insuflado para facilitar o avanço até o ventrículo direito sem radioscopia. C: Esquema ilustrativo do marca-passo temporário epicárdico implantado durante cirurgias cardíacas. Ver figura colorida no encarte

Marca-passo temporário transvenoso (endocárdico)

É a forma mais utilizada de estimulação cardíaca temporária em UTI, sendo extremamente útil e segura para tratamento imediato de bradi e/ou taquiarritmias. É retirado logo que desaparece o risco de arritmia. É colocado através de punção venosa (veias basílicas, subclávias, jugulares ou femorais) ou por dissecação. Em condições de extrema urgência pode ser aplicado por punção transtorácica do ventrículo direito, porém esta técnica deve ser evitada pelo risco de lesões nas coronárias, pulmões e ventrículos (Figura 97.8).

☑ *Técnica de punção*

Apesar das diversas opções de acesso venoso, na prática as punções de veias subclávias, as de veias jugulares externas e finalmente as de veias jugulares internas são de longe as mais utilizadas. A punção de veia femoral é outra opção, porém, devido à maior probabilidade de deslocamento é reservada mais para os casos de estudo eletrofisiológico. As punções das veias subclávia e jugular externa são bastante conhecidas de forma que serão comentados somente alguns aspectos técnicos da punção da veia jugular interna.

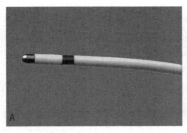 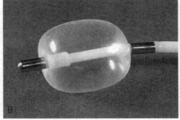 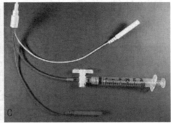

Figura 97.8. Exemplo de eletrodo de marca-passo temporário endovenoso. A: Extremidade cardíaca com 2 eletrodos metálicos, ponta (geralmente ligado ao polo negativo do gerador) e anel (geralmente conectado ao polo positivo); B: modelo com balão que pode ser insuflado para facilitar o avanço até o ventrículo direito; C: extremidade externa com terminais de conexão ao gerador do marca-passo. Ver figura colorida no encarte

Punção da Jugular Interna

O paciente deverá deitar com a cabeça estendida e o rosto na direção oposta da veia a ser puncionada. A colocação de um coxim ou pequeno travesseiro dorsal é recomendada para expor melhor a região do manúbrio esternal. Adicionalmente, a posição de Trendelenburg aumenta o diâmetro jugular e favorece a punção. A orientação através de ultrassonografia é recomendada para evitar punção inadvertida da carótida, porém não é indispensável. Os pontos anatômicos importantes são: clavícula, manúbrio esternal, músculo esternocleidomastoideo com suas respectivas inserções clavicular (lateral) e esternal (medial). Deve-se solicitar ao paciente para fletir a cabeça momentaneamente, o que facilita a identificação dos marcadores anatômicos musculares. Nesse momento define-se um triângulo com os lados formados pelas inserções do esternocleidomastoideo e a base pela clavícula. A punção deve ser realizada no ápice, aproximadamente 5 cm acima da clavícula (Figura 97.9). Pode-se utilizar previamente uma punção-guia com agulha fina para detectar a posição da veia e orientar a punção com a agulha do eletrodo do marca-passo temporário. A jugular interna também pode ser puncionada por acesso posterior e anterior. Nesse caso as punções avançam sob o esternocleidomastoideo a partir de seus bordos lateral e medial, aproximadamente 5 cm acima da clavícula. Neste caso um cuidado adicional deve ser tomado com a punção anterior que deve ser realizada lateralmente à palpação do pulso carotídeo ou seja, entre a palpação da carótida e o bordo medial do esternocleidomastoideo.

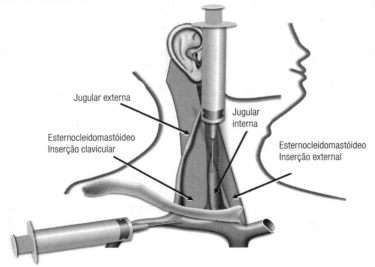

Figura 97.9. Esquema das técnicas de punção das veias subclávia e jugular interna direitas. Ver figura colorida no encarte

INDICAÇÕES DE MARCA-PASSO TEMPORÁRIO

O marca-passo temporário está indicado em situações de urgência e/ou risco de arritmias. Mais comumente se aplica nas bradiarritmias; porém, também pode ser útil na reversão de taquiarritmias. É fundamental em procedimentos diagnósticos, ou de forma profilática nas condições mostradas na Tabela 97.2.

Tabela 97.2. Indicações de marca-passo temporário.

1. Controle de emergência de qualquer bradiarritmia sintomática (sinusal ou por bloqueio AV);
2. Como profilaxia em: • infarto agudo do miocárdio com bradiarritmia ou infarto anterior com bloqueio de ramo recente; • cateterismo cardíaco direito em portador de bloqueio de ramo esquerdo; • grandes cirurgias gerais em portadores de distúrbios do sistema éxcitocondutor do coração; • testes farmacológicos;
3. Disfunção do marca-passo definitivo em paciente dependente;
4. Pós-operatório de cirurgia cardíaca;
5. Simulação para escolha do tipo de marca-passo definitivo e;
6. Procedimentos diagnósticos (estudo eletrofisiológico invasivo).

Durante o implante de marca-passo definitivo ou temporário as morfologias da onda P, do QRS e do ST são muito importantes para orientar a posição do eletrodo e informar as condições da junção eletro do coração, inclusive permitindo o posicionamento correto do eletrodo temporário quando não se dispõe de radioscopia (Tabela 97.3 e Figura 97.10). O marca-passo temporário deve ser muito bem fixado ao corpo do paciente, de forma segura e confortável e deve ser reavaliado diariamente para prevenir disfunções que podem ser críticas nos pacientes dependentes.

Tabela 97.3. Características eletrocardiográficas endocavitárias durante implante de marca-passo endocárdico temporário.

	Onda P*	QRS*	Corrente de lesão (ST)
1 veia cava superior	Negativa semelhante a AVR	Semelhante a AVR	Ausente
2 átrio direito alto	Negativa grande	Semelhante a AVR	Ausente
3 átrio direito médio	Isodifásica grande	Semelhante a AVR	Ausente
4 átrio direito baixo	Positiva grande	Semelhante a V1	Ausente
5 veia cava inferior	Positiva pequena	Semelhante a AVF ou D3	Ausente
6 ventrídulo direito via entrada	Positiva pequena	Muito grande semelhante. a V1	Presente se impactado
7 ventrículo direito ponta	Positiva pequena	Muito grande semelhante. a V3	Presente se impactado
8 ventrículo direito via saída	Semelhante AVL	Polifásico tipo RSR'S'	Presente se impactado

* É importante realizar o ECG completo imediatamente antes do implante pois os padrões principalmente de AVR; V1, V2 e V6; D2, D3 e AVF; e AVL podem, por analogia, orientar quanto ao posicionamento do eletrodo endocavitário.

COMPLICAÇÕES DO MARCA-PASSO PROVISÓRIO

É fundamental prevenir e diagnosticar precocemente as possíveis complicações com a estimulação cardíaca temporária. Desde que bem instalado e devidamente ajustado o marca-passo provisório tem-se mostrado bastante seguro. Entretanto, além das complicações relacionadas ao implante (Tabela 97.4) podem sobrevir intercorrências relativas ao seguimento e à manutenção do eletrodo e do gerador (Tabelas 97.5 e 97.6).

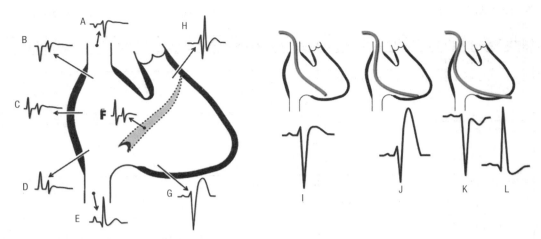

Figura 97.10. Eletrocardiograma endocavitário durante implante de marca-passo endocárdico em paciente com bradicardia sinusal. Observam-se as alterações na morfologia de P e do QRS conforme a posição do cabo-eletrodo na cavidade cardíaca. A: Cava superior; B,C,D: átrio direito alto, médio e baixo; E: veia cava inferior; F: entrada inadvertida em seio coronário; G: ventrículo direito (via de entrada); H: ventrículo direito (via de saída); I: eletrodo não impactado em VD; J: eletrodo impactado em VD (posição ideal); K e L: perfuração do VD com eletrodo em contato com o epicárdio do VD e do VE, respectivamente. VD: ventrículo direito; VE: ventrículo esquerdo.

Tabela 97.4. Principais complicações relacionadas ao implante de marca-passo provisório.

Sangramento
Embolia gasosa
Derrame pericárdico
Tamponamento cardíaco
Tromboflebite
Pneumotórax
Perfuração
Riscos elétricos como a indução inadvertida de fibrilação ventricular
Embolia pulmonar
Enovelamento do eletrodo
Arritmia cardíaca
Estimulações frênica ou diafragmática
Infecção
Assistolia

Tabela 97.5. Principais complicações observadas no acompanhamento do marca-passo provisório com possíveis correções.

Complicação	Correções possíveis
1. Deslocamento do eletrodo	Reposicionamento
2. Aumento do limiar de comando/falha de comando	Aumento da amplitude Inversão de polaridade Reposicionamento Avaliar a bateria do marca-passo
3. Aumento do limiar de sensibilidade	Aumento da sensibilidade Inversão da polaridade Reposicionamento Avaliar a bateria do marca-passo
4. Estimulação frênica	Redução da amplitude Inversão da polaridade Unipolarização
5. Perfuração subaguda	Agir como em 2, 3 ou 4 ou Reposicionar. Fazer ecocardiograma para pesquisar derrame pericárdico
6. Arritmia	Pesquisar e corrigir possível deslocamento do eletrodo Mudar a frequência de estimulação Reduzir a amplitude Reposicionar Unipolarizar
7. Infecção	Cultura de secreção, hemocultura, antibiograma e antibioticoterapia + implante de novo eletrodo em outra veia e retirar o antigo. Ecocardiograma para pesquisa de endocardite.
8. Trombose	Implante de novo eletrodo em outra veia Heparinização Antiagregantes/anti-inflamatórios
9. Assistolia/Síncope	Iniciar suporte cárdio-circulatório Verificação imediata da integridade do eletrodo. Conferir conexões. Reimplante de novo eletrodo se necessário Verificar/trocar a bateria ou o gerador
10.Embolia pulmonar	Tratamento convencional da embolia pulmonar Fazer ecocardiograma para afastar endocardite (vegetação) no eletrodo

Tabela 97.6. Causas de falha de comando e/ou de sensibilidade na estimulação cardíaca provisória.

1. Aumento dos limiares de comando e/ou de sensibilidade
2. Falha eletrônica do gerador
3. Desgaste da bateria do gerador
4. Programação inadequada
5. Fratura do eletrodo
6. Lesão do isolante do eletrodo
7. Reação por corpo estranho
8. Infarto ou fibrose da região do implante
9. Perfuração
10. Deslocamento do eletrodo
11. Distúrbios hidroeletrolíticos
12. Medicamentos antiarrítmicos
13. Miocardiopatia grave

A sensibilidade também pode estar anormal, ocorrendo inibições (gerando pausas) ou deflagrações indesejáveis, ocasionadas por miopotenciais da musculatura esquelética, por ondas T, por onda P em marca-passo ventricular, por ruído de instalação elétrica ambiental etc.

INDICAÇÕES DE MARCA-PASSO CARDÍACO DEFINITIVO

Os resultados em longo prazo da estimulação cardíaca são excelentes. Este fato tem ampliado significativamente as aplicações desta modalidade terapêutica. A Tabela 97.7 mostra, de uma forma simplificada, as indicações gerais de marca-passo cardíaco definitivo essencialmente nos casos com patologias irreversíveis e claramente sintomáticos:

Tabela 97.7. Indicações gerais de marca-passo definitivo em condições clínicas sintomáticas e irreversíveis.

1. Síndrome do seio carotídeo hipersensível
2. Casos graves de síncope neurocardiogênica que não respondem a outras terapias (forma cardioinibidora maligna refratária)
3. Doença do nó sinusal
4. Síndrome bradi-taquicardia que não responde a medicamentos antiarrítmicos
5. Fibrilação atrial com frequência ventricular reduzida
6. Bloqueio atrioventricular de terceiro grau*
7. Bloqueio atrioventricular de segundo grau*
8. Bloqueio atrioventricular avançado*
9. Lesão HisPurkinje grave (intervalo HV > 70 ms)
10. Bloqueio de ramo alternante*

*Nestes casos, dependendo de características clínicas específicas, o marca-passo pode ser implantado mesmo em pacientes assintomáticos.

Entretanto, apesar da Tabela 97.7 mostrar as indicações essenciais, as diretrizes de arritmias da Sociedade Brasileira de Cardiologia estabelecem as indicações de marca-passo cardíaco de forma mais detalhada conforme as "Classes" e "Níveis de Evidência (NE)" (Tabelas 97.8 a 97.15).

Tabela 97.8. Recomendações de implante de marca-passo na doença do nó sinusal (DNS).

Recomendações de marca-passo definitivo na DNS	Classe	NE
1. Espontânea, irreversível ou induzida por fármacos necessários e insubstituíveis, com manifestações documentadas de síncopes, pré-síncopes ou tonturas, ou com IC relacionadas à bradicardia;	I	C
2. Intolerância aos esforços devida à incompetência cronotrópica.	I	C
1. Espontânea, irreversível ou induzida por fármacos necessários e insubstituíveis, com manifestações de síncopes, pré-síncopes ou tonturas relacionadas com a bradicardia, mas não documentadas.	IIa	C
2. Síncope de etiologia indefinida com DNS documentada ao EEF.	IIa	C
1. Bradiarritmia sinusal que desencadeia ou agrava IC, angina do peito ou taquiarritmias.		C
2. Pacientes oligossintomáticos com FC crônica <40 min, durante vigília.	IIb	C
1. DNS assintomática ou com sintomas comprovadamente não relacionados à bradicardia.	III	C
2. DNS na presença de bradicardia sintomática por uso de fármacos não essenciais ou substituíveis.	III	C

IC: insuficiência cardíaca; FC: frequência cardíaca.

MARCA-PASSO

Tabela 97.9. Recomendações de implante de marca-passo definitivo na síndrome do seio carotídeo (SSC).

Recomendações de marca-passo definitivo na SSC	Classe	NE
1. Síncope recorrente em situações cotidianas que envolvem a estimulação mecânica do seio carotídeo provocando assistolia > 3 s documentada, na ausência de medicamentos depressores da função sinusal ou condução AV	I	B
2. Síncope recorrente, não documentada, em situações cotidianas que envolvem a estimulação mecânica do seio carotídeo e com resposta cardioinibitória à massagem do seio carotídeo	IIa	C
3. Síncope recorrente de etiologia indefinida reprodutível por massagem do seio carotídeo	IIa	C
4. Síncope recorrente de etiologia indefinida na presença de resposta cardioinibitória à massagem do seio carotídeo	IIb	C
5. Resposta cardioinibitória à massagem do seio carotídeo na ausência de manifestações clínicas de baixo fluxo cerebral	III	C
6. Resposta vasodepressora exclusiva, à massagem do seio carotídeo, independentemente das manifestações clínicas	III	C

Tabela 97.10. Recomendações de implante de marca-passo definitivo no bloqueio AV de 1º grau.

Recomendações de marca-passo definitivo no BAV de 1º grau	Classe	NE
1. Irreversível, com síncopes, pré-síncopes ou tonturas, de localização intra ou infra-His e com agravamento por estimulação atrial ou teste farmacológico	IIa	C
2. Com sintomas consequentes ao acoplamento AV anormal	IIb	C
3. Assintomático	III	C

Tabela 97.11. Recomendações de implante de marca-passo definitivo no bloqueio AV de 2º grau.

Recomendações de marca-passo definitivo no BAV de 2º grau	Classe	NE
1. Permanente ou intermitente, irreversível ou causado por medicações necessárias e insubstituíveis, independente do tipo e localização, com sintomas definidos de baixo fluxo cerebral ou IC consequentes à bradicardia	I	C
2. Tipo II, com QRS largo ou infra-His, assintomático, permanente ou intermitente e irreversível	I	C
3. Com *flutter* atrial ou FA, com períodos de resposta ventricular baixa, em pacientes com sintomas definidos de baixo fluxo cerebral ou IC consequentes à bradicardia	I	C
4. Tipo avançado, assintomático, permanente ou intermitente e irreversível ou persistente após 15 dias de cirurgia cardíaca ou IAM	IIa	C
5. Tipo II, QRS estreito, assintomático, permanente ou intermitente e irreversível	IIa	C
6. Com *flutter* atrial ou FA, assintomático, com frequência ventricular média abaixo de 40 bpm em vigília, irreversível ou por uso de fármaco necessário e insubstituível	IIa	C
7. Tipo avançado, assintomático, permanente ou intermitente e irreversível não relacionada a cirurgia cardíaca ou IAM	IIb	C
8. Tipo 2:1, assintomático, permanente ou intermitente e irreversível associado a arritmias ventriculares que necessitam de tratamento medicamentoso com fármacos insubstituíveis depressores da condução AV	IIb	C
9. Tipo I, assintomático, com normalização da condução AV com exercício ou atropina IV	III	C

IC: insuficiência cardíaca; FA: fibrilação atrial; IAM: infarto agudo do miocárdio.

97 | MARCA-PASSO CARDÍACO PROVISÓRIO E DEFINITIVO | **1047**

Tabela 97.12. Recomendações de implante de marca-passo definitivo no bloqueio AV de 3º grau (BAVT).

Recomendações de marca-passo definitivo no BAV do 3º grau (total)	Classe	NE
1. Permanente ou intermitente, irreversível, de qualquer etiologia ou local, com sintomas de hipofluxo cerebral ou IC conseqüentes à bradicardia	I	C
2. Assintomático, conseqüente a IAM, persistente > 15 dias	I	C
3. Assintomático, com QRS largo após cirurgia cardíaca, persistente > 15 dias	I	C
4. Assintomático, irreversível, com QRS largo ou intra/infra- His, ou ritmo de escape infra-His	I	C
5. Assintomático, irreversível, QRS estreito, com indicação de antiarrítmicos depressores do ritmo de escape	I	C
6. Adquirido, irreversível, assintomático, com FC média <40bpm na vigília, com pausas > 3 segundos e sem resposta adequada ao exercício	I	C
7. Irreversível, assintomático, com assistolia > 3 segundos na vigília	I	C
8. Irreversível, assintomático, com cardiomegalia progressiva	I	C
9. ongênito, assintomático, com ritmo de escape de QRS largo, com cardiomegalia progressiva ou com FC inadequada para a idade	I	C
10. Adquirido, assintomático, de etiologia chagásica ou degenerativa	I	C
11. Irreversível, permanente ou intermitente, consequente à ablação da junção do nó AV	I	C
12. Consequente à cirurgia cardíaca, assintomático, persistente > 15 dias, com QRS estreito ou ritmo de escape nodal e boa resposta cronotrópica	IIa	C
13. Consequente à cirurgia cardíaca sem perspectiva de reversão < 15 dias	IIa	C
14. Congênito assintomático, com QRS estreito, má resposta cronotrópica, sem cardiomegalia, com arritmia ventricular expressiva ou QT longo	IIa	C
15. Congênito, com QRS estreito, boa resposta cronotrópica, sem cardiomegalia, com arritmia ventricular expressiva ou QT longo	IIb	C
16. Congênito, assintomático, QRS estreito, com frequência apropriada para a idade e aceleração adequada ao exercício, sem cardiomegalia, arritmia ventricular e QT longo	III	C
17. Transitório por ação medicamentosa, processo inflamatório agudo, cirurgia cardíaca, ablação ou outra causa reversível	III	C

IC: insuficiência cardíaca; FA: fibrilação atrial; IAM: infarto agudo do miocárdio.

Tabela 97.13. Recomendações de implante de marca-passo definitivo no bloqueio intraventricular (BIV – bloqueios de ramo e fasciculares).

Recomendações de marca-passo definitivo no BIV	Classe	NE
1. Bloqueio de ramo bilateral alternante documentado com síncopes, pré-síncopes ou tonturas recorrentes	I	C
2. Intervalo HV > 70 ms espontâneo ou com bloqueio intra ou infra-His induzido por estimulação atrial ou teste farmacológico, em pacientes com síncopes, pré-síncopes ou tonturas sem causa determinada	IIa	C
3. Pacientes assintomáticos com intervalo HV > 100 ms espontâneo	IIa	C
4. Bloqueios de ramo ou bifascicular, associados ou não a BAV de 1º grau, com episódios sincopais sem documentação de BAVT paroxístico, em que foram afastadas outras causas	IIa	C
5. Bloqueio de ramo bilateral, assintomático	IIb	C
6. Bloqueios de ramo ou bifascicular em pacientes assintomáticos, de qualquer etiologia com ou sem BAV de 1º grau	III	C

Tabela 97.14. Recomendações de implante de marca-passo definitivo na cardiomiopatia hipertrófica obstrutiva (CMHO).

Recomendações de marca-passo definitivo na CMHO	Classe	NE
1. Pacientes sintomáticos, com obstrução significativa da via de saída do VE em repouso ou provocada, refratários ao tratamento farmacológico e quando não houver indicação primária de CDI	IIb	C
2. Pacientes com a forma não-obstrutiva	III	C
3. Pacientes assintomáticos ou controlados por tratamento farmacológico	III	C
4. Pacientes com indicação de CDI	III	C

VE: ventrículo esquerdo; CDI: cardio-desfibrilador implantável.

Tabela 97.15. Recomendações de implante de marca-passo definitivo* na síncope neuro-mediada (SNM).

Recomendações de marca-passo na SNM	Classe	NE
1. Marca-passo definitivo, (*Rate Drop Response*) para síncopes recorrentes por hipersensibilidade do seio carotídeo (forma cardioinibitória).	I	B
2. Marca-passo definitivo na síncope associada a um importante componente cardioinibitório, de preferência detectado durante condição clínica espontânea (*looprecorder*), claramente refratária ao tratamento com medidas gerais e farmacológicas.	IIa	C
3. SNM com boa resposta a outras terapias.	III	C

* Na síndrome neuromediada cardioinibitória maligna deve-se considerar a possibilidade de tratamento com "Cardioneuroablação" que é uma técnica de ablação dos neurônios pós-ganglionares atriais capaz de reduzir ou eliminar a resposta cardioinibitória, permitindo o tratamento da SNM sem a necessidade de implante de marca-passo.

SEGUIMENTO CLÍNICO DOS PORTADORES DE MARCA-PASSO

Os pacientes portadores de marca-passos definitivos devem ser acompanhados rotineiramente para prevenir disfunções, programar o sistema de estimulação conforme as necessidades clínicas e ajustar o consumo de energia do gerador para se obter o máximo de segurança com a maior longevidade possível. Normalmente, o paciente é reavaliado 30 dias após o implante, a cada 3 meses no primeiro ano e a cada 6 meses após o primeiro ano de implante. Depois do término da garantia nominal do gerador, o paciente deve ser avaliado a cada 3 meses, pelo menos.

DESGASTE DO GERADOR

A bateria de um marca-passo é uma fonte limitada de energia e apresenta um desgaste progressivo durante a vida útil do sistema, mesmo que o marca-passo esteja inibido. As baterias atuais de Li/I mantêm a tensão de saída durante 70% a 75% de sua duração. Os marca-passos apresentam circuitos especiais que detectam a queda de tensão da bateria e transmitem diversas informações, de forma que o médico possa acompanhar com segurança a disponibilidade de energia do sistema. Todos os marca-passos apresentam um relé magnético. A colocação de um ímã sobre a região da loja do gerador ativa esse relé desligando o circuito de sensibilidade e acionando o modo de funcionamento magnético. A medida da frequência magnética é o parâmetro mais simples e seguro para controlar o desgaste do gerador. Isso pode ser realizado com um intervalômetro que detecta os pulsos na superfície corporal, informando o intervalo de pulso, a frequência e a duração de cada pulso. Normalmente, os marca-passos reduzem a frequência de estimulação magnética em 5 a 15 ppm vários meses antes de seu esgotamento completo, permitindo que se indique a troca profilática e eletiva do gerador antes que ocorram disfunções do sistema.

AVALIAÇÃO DO COMANDO E DA SENSIBILIDADE DO MARCA-PASSO

Depois da análise das condições da bateria, verifica-se o comando e a sensibilidade ajustando-se os parâmetros com boa margem de segurança. Nos casos graves de falhas de comando e/ou de sensibilidade, pode ser necessária intervenção cirúrgica para troca ou reposicionamento de eletrodos.

A sensibilidade também pode ser anormalmente excessiva, ocorrendo inibições ou deflagrações indesejáveis ocasionadas por miopotenciais da musculatura esquelética, por ondas T, por onda P em marca-passo ventricular, por estímulo atrial inibindo o estímulo ventricular em sistema DDD (*crosstalk*), por ruído de instalação elétrica ambiental etc. Nos marca-passos bicamerais, avalia-se independentemente os limiares de comando e de sensibilidade nas câmaras atriais e ventriculares.

COMPLICAÇÕES DOS MARCA-PASSOS

Podem ser precoces, que ocorrem nos primeiros 30 dias do implante e frequentemente estão relacionadas com a cirurgia (Tabela 97.16), e tardias, que ocorrem após 30 dias de implante (Tabela 97.17). Felizmente são bastante raras desde que sejam considerados os cuidados e as técnicas pertinentes.

Tabela 97.16. Complicações precoces dos marca-passos definitivos.

Pneumotórax ou hemotórax
Embolia gasosa
Perfuração atrial ou ventricular
Estimulação frênica/diafragmática
Falha da conexão do gerador
Infecção
Sangramento/hematoma da loja do gerador
Taquicardia ou fibrilação ventricular
Pericardite
Deslocamento do eletrodo
Falha de comando e/ou de sensibilidade

Tabela 97.17. Complicações tardias dos marca-passos definitivos.

Falha de comando e/ou de sensibilidade
Estimulação muscular esquelética
Migração do gerador
Falha do isolante
Falha eletrônica do circuito
Endocardite
Síndrome do marca-passo
Deslocamento de eletrodo
Erosão ou pré-erosão
Infecção
Fratura do eletrodo
Trombose venosa
Arritmias induzidas ou mediadas pelo marca-passo
Oversensing

ARRITMIAS INDUZIDAS OU MEDIADAS PELO MARCA-PASSO

Arritmias podem ser induzidas por marca-passo. Quando ocorre falha de sensibilidade, o marca-passo pode competir com o ritmo próprio do paciente, ocasionando estimulações em período vulnerável que podem resultar em taquicardia ou fibrilação, atrial ou ventricular, de acordo com a câmara que estiver sendo estimulada.

Também podem ocorrer arritmias induzidas devido a uma disfunção extremamente rara chamada *runaway*, que se deve a uma grave alteração do circuito eletrônico do marca-passo, resultando em uma estimulação extremamente rápida, podendo conduzir a taquicardia e/ou fibrilação da câmara estimulada. Atualmente, os circuitos específicos de proteção incorporados ao marca-passo praticamente eliminaram essa complicação.

As arritmias mediadas ocorrem também em marca-passos bicamerais. A mais frequente é a "taquicardia por reentrada eletrônica". Geralmente ocorre devido a uma onda P retrógrada (frequentemente pós-extrassístole ventricular) que é sentida pelo circuito atrial, ocasionando a deflagração no ventrículo. Se a despolarização ventricular origina uma outra onda P retrógrada, a situação se perpetua provocando uma taquicardia por reentrada AV eletrônica, mediada pelo marca-passo. Essa arritmia pode ser facilmente interrompida pela colocação de um ímã sobre o gerador, podendo ser prevenida por programação adequada. Outra arritmia que pode ocorrer em marca-passo DDD relaciona-se com o aparecimento espontâneo ou induzido de fibrilação atrial ou *flutter* atrial. Nesses casos, o circuito atrial pode "sentir" a elevada frequência atrial e deflagrar uma estimulação ventricular também com alta frequência, o que resulta em comprometimento hemodinâmico ou em arritmias mais graves. Essas complicações podem ser evitadas, de forma eficaz, coma programação criteriosa (reduzindo a frequência máxima permitida para a estimulação ventricular).

SÍNDROME DO MARCA-PASSO

Trata-se de uma complicação muito frequente da estimulação cardíaca unicameral ventricular. Ocorre tipicamente em pacientes que apresentam condução ventriculoatrial, o que provoca contração atrial quando as valvas AV estão fechadas. Isso ocasiona refluxo sanguíneo para a circulação pulmonar e sistêmica com sintomas de hipotensão arterial, palpitações, dispneia, adinamia etc. Esse quadro pode ocorrer mesmo na ausência de condução ventriculoatrial em razão da falta de sincronismo AV. A forma mais eficaz de tratamento é a escolha correta do modo de estimulação (estimulação atrial ou, se existe distúrbio da condução AV associado, estimulação AV sequencial) que será obtida com a troca do marca-passo.

BIBLIOGRAFIA

Austin JL, Preis LK, Crampton RS et al. Analysis of pacemaker malfunction and complications of temporary pacing in the coronary care unit. Am J Cardiol 49:301, 1982.

Berliner D, Okum M, Peters RW et al. Transcutaneous temporary pacing in the operating room. JAMA 254:84, 1985.

Feitosa GS, Nicolau JC, Lorga A, Lorga Filho A, D' vila A, Rassi Jr A, Paola AA, Pedrosa A, Costa B LB, Peres A, Grupi C, Cirenza C, Moreira D, Sobral D, Hachul D, D'Andr a E, Sosa E, God EM, Brito FS, Cruz F, Fenelon G, Lima GG, Brito H, Maia IG, Ati J, Jorge JC, Andrade JC, Pachón-Mateos JC, Ribeiro JC, Pimenta J, Vasconcelos JT, Gizzi J, Zimer-man L, Castilho LA, Fagundes M, Figueiredo M, Martinelli Filho M, Scanavacca MI, Valente N, Medeiros P, Brofman P, Miranda RC, Costa R, Kunyioshi R, S R, Rassi SG, Siqueira S, Galvo S, Nishioka S, Grillo T, Rodrigues Td Tda R, Maciel W. Diretrizes para Avaliação e Tratamento de Pacientes com Arritmias Cardíacas. Arq Bras Cardiol, 2002, vol.79 suppl.5, p.1-50.

Furman S, y Robinson, G. Use of intracardiac pacemaker in correction of total heart block. Surg. Forum, 9:245, 1958. 1.

Hindman MC, Wagner GS, JaRo M et al. The clinical significance of bundle branch block complicating acute myo-cardial infarction: II. Indications for temporary and permanent pacemaker insertion. Circulation 58:689, 1978.

Hindman MC, Wagner GS, JaRo M et al. The clinical significance of bundle branch block complicating acute myo-cardial infarction: II. Indications for temporary and permanent pacemaker insertion. Circulation 58:689, 1978.

Pachon JC, Pachon EI, Cunha Pachon MZ, Lobo TJ, Pachon JC, Santillana TG. Catheter ablation of severe neurally meditated reflex (neurocardiogenic or vasovagal) syncope: cardioneuroablation long-term results. Europace. 2011- Sep;13(9):1231-42.

Zoll PM. (n.d.). Resuscitation of the heart in ventricular standstill by external electric stimulation. N Engl J Med, p. 247:768.

Marca-passo e ressincronizador na insuficiência cardíaca

Juán Carlos Pachón Mateos
José Carlos Pachón Mateos
Remy Nelson Albornoz Vargas

> **Palavras-chave:** Marca-passo; Ressincronizador; Insuficiencia cardíaca; Dessincronização cardíaca; QRS largo.

INTRODUÇÃO

Os marca-passos cardíacos representam o maior exemplo de evolução da tecnologia aplicada à terapêutica médica, com excelentes resultados. Atualmente, eles são constituídos de minúsculos geradores capazes de comandar o ritmo cardíaco com grande precisão, utilizando finos eletrodos implantados no coração, geralmente por sistema venoso. A maioria absoluta dos implantes é realizada sem toracotomia. A estimulação cardíaca moderna, iniciada nos anos 1960, mostrou excelentes resultados, mesmo com sua primeira geração de marca-passos implantáveis de frequência fixa, altamente limitados. Desde essa época, houve uma extraordinária evolução da tecnologia, e hoje os marca-passos representam um dos maiores avanços da medicina. Inicialmente com porte considerável (cerca de 200 g) e cabos eletrodos de aplicação epicárdica, os marca-passos atualmente têm um tamanho reduzido (18 a 25 g) e utilizam finos cabos eletrodos introduzidos por meio do sistema venoso, dispensando a toracotomia. Recentes avanços permitiram nova geração de microgeradores que podem ser implantados diretamente dentro do coração sem a necessidade de cabos-eletrodos. Na trilha do marca passo diversos outros dispositivos eletrônicos implantáveis (DECI) foram rapidamente desenvolvidos, como o desfibrilador, ressincronizador e ressincronizador-desfibrilador (Figura 98.1).

RESSINCRONIZADOR E RESSINCRONIZADOR-DESFIBRILADOR

O ressincronizador é um tipo especial de marca-passo com grande benefício no tratamento da insuficiência cardíaca quando existe QRS largo (Figura 98.1). Entretanto, nos casos de insuficiência cardíaca com QRS largo associada a alto risco de morte súbita, o DECI mais apropriado é o ressincronizador-desfibrilador (Figura 98.1). Na presença de distúrbio da condução intraventricular, o QRS se alarga devido ao retardo ocasionado pelo bloqueio de ramo, resultando em ativação lenta de diversas áreas do ventrículo esquerdo (VE). Em casos graves, pode ocorrer a contração de segmentos da parede desta câmara ao mesmo tempo que outros estão em relaxamento. Este fenômeno é a dessincronização intraventricular que promove disfunção sistólica, disfunção diastólica e regurgitação mitral. Ou seja, se o paciente tem cardiomiopatia dilatada e o QRS se alarga, a função do VE será acentuadamente prejudicada pela dessincronização. Por outro lado, a correção da dessincronização nestes casos é altamente benéfica para o tratamento da insuficiência cardíaca. Aproximadamente 30% dos casos de insuficiência cardíaca grave têm QRS largo e podem ser beneficiados pelo implante de ressincronizador. Adicionalmente, como 50% destes casos podem apresentar morte súbita arritmogênica, a associação de um desfibrilador ao ressincronizador traz um benefício adicional, pois, além de tratar a insuficiência cardíaca previne a morte súbita.

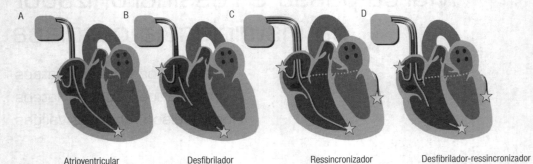

Figura 98.1. Tipos de dispositivos eletrônicos implantáveis.

DESSINCRONIZAÇÃO CARDÍACA

A dessincronização cardíaca pode ocorrer em diversos territórios, reduz o rendimento cardíaco e alimenta a insuficiência cardíaca. Pode ser atrial, atrioventricular (AV) e ventricular. O alargamento da onda P além de 110 ms é um dos sinais que deve chamar a atenção para a dessincronia interatrial. Em casos excepcionais, pode ser tratada com marca-passo biatrial; entretanto, os DECI podem corrigi-la sincronizando as contrações atrial e ventricular esquerdas com programação do intervalo AV por meio da ecocardiografia. A dessincronização atrioventricular provoca a síndrome do marca-passo e pode ser facilmente vista no eletrocardiograma (ECG), sendo corrigida com marca-passo AV. A dessincronia mais importante ocorre no território ventricular, provoca síndrome do QRS largo e a síndrome ventricular do marca-passo, sendo tratada com marca-passo ressincronizador. O diagnóstico é feito pela presença de QRS largo podendo ser confirmada e quantificada por ecocardiograma, ressonância, cintilografia, tomografia etc. De forma sintética, o Quadro 98.1 mostra os diversos tipos de dessincronização, as opções diagnósticas e as possíveis alternativas de tratamento.

DESSINCRONIZAÇÃO VENTRICULAR

Esta é a mais clinicamente relevante e pode ser amplamente corrigida com ressincronizadores. O QRS normal é estreito (< 120 ms) graças à ativação ventricular muito rápida mediada pelo sistema His-Purkinje e pelos plexos subendocárdicos de Purkinje. Percebe-se que houve grande empenho da evolução natural, no sentido de aperfeiçoar o sistema de ativação ventricular garantindo que a mesma fosse simultaneamente tempo rápida e sincronizada. A despolarização começa inicialmente pela parte esquerda do septo interventricular; em seguida são ativadas as porções subendocárdicas das paredes livres dos ventrículos e, por último as porções basais e subepicárdicas.

A velocidade e o sincronismo na ativação cardíaca são obtidos graças ao sistema His-Purkinje e à grande quantidade de conexinas. Ao somar o efeito mecânico de células distantes a ativação sincrônica das células ventriculares é fundamental para compor a força sistólica que resulta no máximo rendimento cardíaco. Este depende da contração sincrônica das paredes ventriculares opostas (Figura 98.2A). Isto justifica o grande desenvolvimento do sistema de condução responsável pelo modelo normal de QRS estreito. Quanto mais estreito o QRS, melhor a função ventricular esquerda. Este mecanismo é perdido quando o QRS se alarga

Quadro 98.1. Concepção dos autores com relação aos tipos possíveis de dessincronia, principais meios diagnósticos e alternativas para o tratamento.

Território	Tipo	Sigla	Diagnóstico	Tratamento
Junção AV	Atrioventricular	AV	ECG e Eco	MP atrioventricular
Atrial	Interatrial	IA	ECG e Eco	MP biatrial ou Prog. AV
Ventricular	Interventricular	VV	Doppler pulsado aortopulmonar	Ressincronizador cardíaco
	Intraventricular	IV	Modo M TDI *Speckle-Tracking* Eco 3D	Ressincronizador cardíaco
	Intramiocárdica	IM	ECGAR(*)	Tratamento precoce da IC Prevenção da remodelação
	Transmural	TM	*MyocardialTagging* por ressonância magnética*	Ressincronização endocárdica do VE

AV: atrioventricular; ECG: eletrocardiograma; Eco: ecocardiograma; MP: marca-passo; IA: interatrial; VV: interventricular; IV: intraventricular; IM: intramiocárdica; TDI: *Tissue Doppler Image*; ECGAR: eletrocardiograma de alta resolução; IC: insuficiência cardíaca; TM: transmural; VE: ventrículo esquerdo.

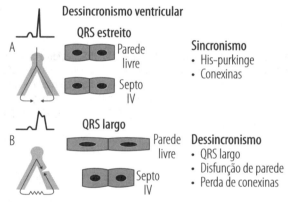

Figura 98.2. (A) O sistema de condução normal ativa as paredes ventriculares quase simultaneamente gerando alto rendimento cardíaco. (B) Na presença de QRS largo (bloqueio completo de ramo esquerdo ou comando de marca-passo convencional), as paredes ventriculares se dessincronizam com tendência de relaxamento de uma durante a contração da parede oposta. Isto caracteriza a dessincronização ventricular com perda da eficiência sistólica.

resultando em grande prejuízo da função ventricular. Na presença de QRS largo (essencialmente o bloqueio completo de ramo esquerdo – BCRE), enquanto grande parte das células está contraída, outra parte está ainda relaxada, dessincronizando as paredes ventriculares, prejudicando a contração cardíaca e ocasionando imediata perda da eficiência sistólica (Figura 98.2B). O dessincronismo é ocasionado pelo alargamento do QRS (bloqueio de ramo ou ativação ectópica), pela disfunção de parede ou devido à perda de conexinas.

O retardo na ativação ventricular, por si só, provoca disfunção sistólica, disfunção diastólica e promove insuficiência mitral funcional (Figura 98.3). Desde o início da estimulação cardíaca, sabe-se que a contração originada pelo QRS largo é claramente menos eficaz que a resultante de um QRS normal (Figura 98.3D).

No coração dilatado com QRS largo, o aumento de pressão originado pelo início da ativação miocárdica é atenuado pela complacência natural das áreas que ainda não foram ativadas. Isto promove contração inicial com baixa pré-carga (baixa pressão) e contração das regiões ativadas tardiamente com alta pré-carga (alta pressão) (Figura 98.4A). Além de reduzir a eficiência mecânica, este é um fator adicional de remodelação com adelgaçamento da região de ativação precoce e hipertrofia do miocárdio que se ativa tardiamente, devido ao desequilíbrio da pré-carga.

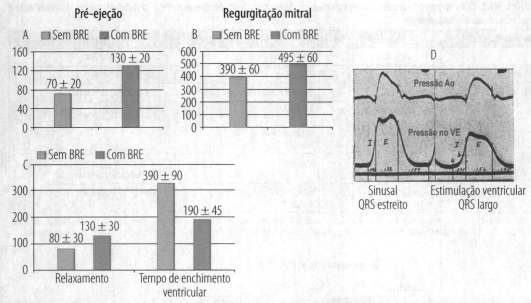

Figura 98.3. Disfunção ventricular ocasionada pelo alargamento natural do QRS, devido a bloqueio completo de ramo esquerdo (BCRE). Estudo comparativo dos parâmetros hemodinâmicos com QRS estreito e com BCRE no mesmo paciente. Observa-se que o alargamento do QRS promove disfunção sistólica (A), disfunção diastólica (C) e regurgitação mitral (B). (D) Disfunção ventricular ocasionada pelo alargamento artificial do QRS. Perda de função ventricular ocasionada por estimulação ventricular artificial com QRS largo. Registro original do estudo de Wigger et al. publicado em 1925. BRE: bloqueio de ramos esquerdo; VE: ventrículo esquerdo.

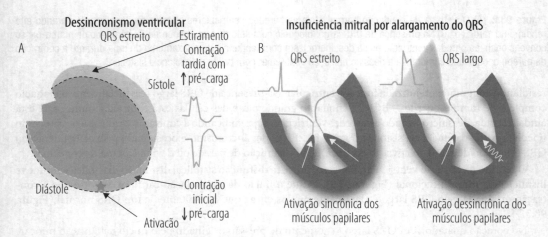

Figura 98.4. (A) Esquema do conflito eletromecânico durante a ativação ventricular com QRS largo. A ativação inicial promove uma contração local com baixa pré-carga e um estiramento das áreas distantes. Estas são ativadas tardiamente já com alta pré-carga diminuindo o rendimento sistólico e promovendo a remodelação ventricular; (B) Insuficiência mitral ocasionada pelo alargamento do QRS. A ativação dessincrônica dos músculos papilares promove uma falha na aposição das valvas causando ou agravado a insuficiência mitral.

Contrariamente, na contração normal, a ativação muito rápida da maioria das células miocárdicas, propagada pelo QRS estreito, promove um sinergismo e sincronismo mecânicos de áreas distantes com aproveitamento máximo do inotropismo, originando gradiente de pressão mais rápido e eficaz (maior dP/dt) e promovendo a contração com baixa pré-carga em todas as células. No miocárdio dilatado, a ativação elétrica deflagrada pelo BCRE ou por comando do marca-passo é distribuída em um intervalo de tempo muito maior, originando uma onda de pressão tanto mais amortecida quanto maior a duração do QRS estimulado (Figura 98.3D). A perda do sincronismo na contração também dessincroniza o relaxamento, reduzindo o tempo de enchimento ventricular, o que resulta em maior congestão pulmonar e predispõe à fibrilação atrial. O aumento na duração da sístole, além da perda de eficiência sistólica provoca redução do tempo de enchimento e prejuízo da diástole (Figura 98.3C). Finalmente, o alargamento do QRS promove significativa disfunção mitral (Figura 98.3B). Além de alongar o período de contração isométrica que, por si só, aumenta a intensidade e a duração do refluxo mitral, o alargamento do QRS também ocasiona uma falta de sincronismo na ativação dos músculos papilares, prejudicando a sobreposição dos folhetos valvares (Figura 98.3B).

INDICAÇÕES PARA A TERAPIA DE RESSINCRONIZAÇÃO CARDÍACA SEM E COM DESFIBRILADOR

A indicação clássica da terapia de ressincronização cardíaca (TRC) é quando o paciente que apresenta insuficiência cardíaca por cardiomiopatia dilatada com BCRE, QRS ≥ 150 ms, classe funcional *New York Heart Association* (NYHA) II, III ou IV ambulatorial, mesmo sob tratamento farmacológico ótimo. Atualmente a etiologia isquêmica é a mais frequente na TRC, apesar de que a etiologia não isquêmica pode proporcionar resultados ligeiramente melhores. As indicações detalhadas da TRC, conforme a revisão da CCF/AHA/HRS e do DECA/SBCCV é mostrada no Quadro 98.2.

Quadro 98.2. Recomendações para a terapia de ressincronização cardíaca (TRC)

Condição clínica	Classe	NE
FE ≤ 35%, ritmo sinusal, BRE, QRS ≥ 150ms, NYHA II, III ou IV*	I	A,B
FE ≤ 35%, ritmo sinusal, BRE, QRS de 120 a 149 ms, NYHA II, III ou IV*	IIa	B
FE ≤ 35%, ritmo sinusal, BR# BRE, QRS ≥150 ms, NYHA III ou IV*	IIa	A
FE ≤ 35% com FA que necessita estimulação por BAV ou por controle de frequência farmacológico ou por ablação do nó AV	IIa	B
FE ≤ 35% quando se antecipa estimulação ventricular > 40%	IIa	C
FE ≤ 30%, IC isquêmica, ritmo sinusal, BRE com QRS ≥150 ms e NYHA I	IIb	C
FE ≤ 35%, ritmo sinusal, BR# BRE, QRS de 120 a 149 ms, NYHA III ou IV*	IIb	B
FE ≤ 35%, ritmo sinusal, BR# BRE, QRS ≥150ms, NYHA II	IIb	B
BR# BRE, QRS < 150ms, NYHA I ou II	III	B

* xxxx; # xxxx. FE: fração de ejeção; BRE: bloqueio de ramo esquerdo; NYHA: *New York Heart Association*; BR; xxxx; FA: fibrilação atrial; BAV: bloqueio atrioventricular; AV: atrioventricular.

RESSINCRONIZADOR E RESSINCRONIZADOR-DESFIBRILADOR CARDÍACOS

Apesar da natural gravidade dos casos (insuficiência cardíaca avançada), o implante de ressincronizador ou ressincronizador-desfibrilador cardíacos (RS-DF) tem sido realizado com grande segurança graças à evolução da tecnologia e da técnica cirúrgica. A técnica é muito semelhante nos dois dispositivos já que o ressincronizador-desfibrilador somente apresenta o eletrodo do ventrículo direito (VD) com capacidade de aplicar choques de alta energia e, desta forma, durante o implante, além da medida dos limiares pode ser realizado o teste de desfibrilação.

IMPLANTE DE RESSINCRONIZADOR CARDÍACO E DE RESSINCRONIZADOR--DESFIBRILADOR

A cirurgia para a terapia de ressincronização cardíaca assemelha-se ao implante de marca-passo convencional ou ao de desfibriladores, tendo como diferença um eletrodo adicional para a estimulação do VE ou mesmo de um segundo ponto no VD, ou seja, são implantados um eletrodo no átrio direito e dois eletrodos ventriculares, um no VD e outro no VE (ressincronização biventricular que é a mais comum), ou um na ponta e outro na base do VD (ressincronização bifocal direita). A técnica de implante do ressincronizador-desfibrilador é muito semelhante à do ressincronizador isolado com a diferença de que o eletrodo do VD é misto, possuindo componentes de baixa e de alta energia.

A estimulação biventricular pode ser realizada tanto pelo acesso transvenoso via seio coronário, por acesso ao endocárdio do VE ou por via epicárdica, por meio de toracotomia. Atualmente utilizam-se as opções apresentadas no Quadro 98.3 como alternativas para obter a ressincronização cardíaca.

Quadro 98.3. Alternativas de implante do segundo eletrodo ventricular para ressincronização, conforme acesso cirúrgico.

Segundo eletrodo ventricular	Acesso cirúrgico	Tipo de RS	Estimulação
VE via seio coronário e veias cardíacas	Endocárdico*	Biventricular	Endocárdico VD Epicárdico VE
VE por punção transeptal atrial e implante endo no VE	Endocárdico*	Biventricular	Endocárdico VD Endocárdico VE
Implante epicárdico no VE	Epicárdico/toracotomia	Biventricular	Epicárdico VE Endocárdico ou epicárdico VD
Estimulação bifocal do VD	Endocárdico*	Bifocal Direita	Endocárdico VD ponta Endocárdico VD base

* Sem toracotomia; RS: ressincronização; VE: ventrículo esquerdo; VD: ventrículo direito.

IMPLANTE VIA SEIO CORONÁRIO

A grande vantagem desta opção é evitar a toracotomia. O sucesso depende da anatomia das veias coronarianas, da qualidade do material e da experiência do cirurgião. O potencial de sucesso no primeiro ano de experiência do cirurgião é de 55,5% e, no último, de 98,2%.O Instituto Dante Pazzanese de Cardiologia segue uma rotina diferente da literatura quando o paciente não tem bradicardia ou risco iminente de BAVT. Realiza-se primeiro o implante do eletrodo do seio coronário, pois, dependendo da posição final deste eletrodo do VE, procura-se a posição final do eletrodo do VD. Esta conduta é importante para permitir o maior afastamento possível entre os dois eletrodos, reduzindo a possibilidade de não respondedores. Inicia-se, portanto, pelo implante do eletrodo do VE, já que este depende das veias de cada caso com muito menos liberdade para a busca de outras posições de forma a afastá-lo do eletrodo do VD (Figura 98.5).

IMPLANTE EPICÁRDICO NO VENTRÍCULO ESQUERDO DO ELETRODO DE RESSINCRONIZAÇÃO

Em 10 a 20% dos casos, pode haver dificuldade de implante no VE através do seio coronário e veias cardíacas. As principais razões são obstrução do seio coronário ou de veia cardíaca; ausência de veia cardíaca na área de interesse; posição inadequada de veia cardíaca; deslocamento de eletrodo; altos limiares de estimulação; estimulação frênica etc. Nestes casos, pode se considerar o implante epicárdico no VE. A vantagem é a liberdade de colocação do eletrodo na área mais apropriada. A desvantagem é a necessidade de toracotomia. Contudo, atualmente se preconiza a mini-toracotomialatero-dorsal com pericardioscopia, que permite acesso minimamente invasivo e rápida recuperação pós-operatória.

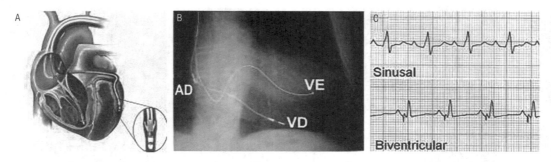

Figura 98.5. Ressincronização ventricular por meio da técnica de estimulação biventricular por acesso endocárdico sem desfibrilador (TRC). Os eletrodos atrial (B-AD) e ventricular (B-VD) direito são implantados conforme a técnica endocárdica convencional. O eletrodo de ventrículo esquerdo (B-VE) é implantado no interior de uma veia cardíaca, cujo acesso é obtido de cateterismo do seio coronário (A). Desta forma, o implante é realizado por via endocárdica, sem toracotomia. Em C, observa-se o resultado da estimulação biventricular num paciente em ritmo sinusal e bloqueio completo de ramos esquerdo. Neste caso, o marca-passo segue o átrio e estimula os dois ventrículos ao mesmo tempo, reduzindo significativamente a duração do QRS. Ver figura colorida no encarte

IMPLANTE ENDOCÁRDICO NO VENTRÍCULO ESQUERDO DO ELETRODO DE RESSINCRONIZAÇÃO

Quando existe dificuldade de acesso convencional ao VE através de veias cardíacas, pode-se utilizar o implante endocárdico no VE. Esta técnica, proposta inicialmente em nosso serviço na década de 1990, ainda está em investigação clínica, entretanto, estudos iniciais mostram que apresenta rendimento hemodinâmico superior à ressincronização biventricular clássica. Isto se deve ao fato de a estimulação ser iniciada, de forma mais fisiológica, nos plexos subendocárdicos de Purkinje do VE. Não obstante, considerando os eletrodos atuais, torna necessário o uso permanente de anticoagulação plena (Figura 98.6).

RESSINCRONIZAÇÃO ALTERNATIVA POR MEIO DE ESTIMULAÇÃO BIFOCAL DO VENTRÍCULO DIREITO

Na tentativa de obter melhor rendimento com a estimulação cardíaca, em 1996, nos Serviços de Marca-passo do Instituto Dante Pazzanese de Cardiologia e de Arritmias do HCor desenvolveu-se a estimulação bifocal do VD, que deu origem ao estudo VERBS (*Ventricular Endocardial Right Bifocal Stimulation*). O objetivo era obter, além de estreitamento do QRS, o máximo de ressincronização ventricular, esgotando as alternativas de estimulação pelo VD antes da estimulação biventricular, pois, naquela época ainda não existiam em nosso meio os ressincronizadores e os eletrodos venosos para o VE. Consiste no implante de um eletrodo apical de VD e outro na porção alta do septo interventricular direito, que são estimulados ao mesmo tempo ou com o septo discretamente antecipado em relação à ponta (Figura 98.7).

Esta forma de estimulação, além de permitir uma boa ressincronização nos casos com sistema de condução His-Purkinje razoavelmente preservado, também é uma excelente opção para pacientes altamente dependentes de marca-passo devido à redundância de eletrodos (garantindo a estimulação ventricular no caso de falha de um eletrodo). Essa aplicação, chamada estimulação bifocal de segurança, praticamente representa nossa opção nos casos com indicação de bloqueio atrioventricular para tratamento de taquiarritmias atriais refratárias a outras opções terapêuticas.

Diferente da estimulação biventricular, na qual um eletrodo estimula diretamente o VE e outro, o VD, na estimulação bifocal direita os dois eletrodos estimulam o VD. Não obstante, frequentemente se observa uma redução significativa na duração do QRS (Figura 98.7), acompanhada de uma melhora na função ventricular.

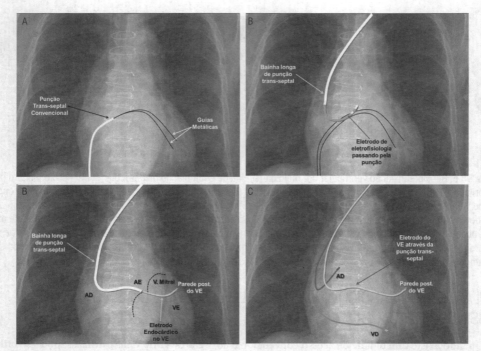

Figura 98.6. Técnica desenvolvida por Pachón et al., em 2005, para implante de eletrodo endocárdico em ventrículo esquerdo. (A) Punção do septo interatrial pela técnica convencional utilizada na ablação de fibrilação atrial, através da veia femoral direita. Passam-se duas guias metálicas para dilatação da punção. (B) Por punção da veia subclávia esquerda, passa-se um eletrodo direcionável dentro de uma bainha longa. Este eletrodo é manipulado para passar pela punção após o que é possível avançar a bainha até o átrio esquerdo. (C) Utilizando a bainha, após retirar o eletrodo direcionável, passa-se o eletrodo definitivo através da valva mitral, fixando-o na parede endocárdica laterodorsal do ventrículo esquerdo por meio do mecanismo de fixação ativa. (D) Implantam-se, a seguir, os eletrodos do ventrículo direito e AD de forma convencional. Esta técnica foi projetada com duas equipes, uma para realizar a punção transeptal por veia femoral e outra para implantar o eletrodo do ventrículo esquerdo pela veia subclávia esquerda. Após este procedimento o paciente deve permanecer com anticoagulação oral permanente. Ver figura colorida no encarte

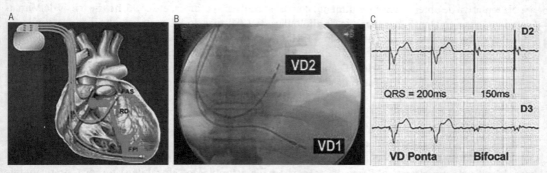

Figura 98.7. Ressincronização ventricular por técnica de estimulação ventricular direita bifocal. (A) Posição dos eletrodos em uma ressincronização atrioventricular bifocal direita que apresenta um eletrodo em átrio direito e dois eletrodos em ventrículo direito (ponta e região septal da via de saída). As posições destes eletrodos favorecem a estimulação dos fascículos do ramo esquerdo. (B) Radiografia de tórax em um caso de estimulação ventricular bifocal direita em fibrilação atrial crônica. Nesta condição não é necessário o eletrodo atrial. (C) Exemplo de eletrocardiograma mostrando, à esquerda, o QRS largo com estimulação ventricular convencional (similar ao bloqueio completo do ramos esquerdo). À direita, após a estimulação ventricular direita bifocal, observa-se redução significativa na duração do QRS (de 200 ms para 150 ms).
Ver figura colorida no encarte

A técnica de implante segue a rotina do marca-passo bicameral endocárdico convencional. A loja do gerador pode ser infraclavicular esquerda ou direita e o acesso endovenoso é feito pelas veias habituais (mais comumente por dissecção de cefálica, punção de subclávia, jugular interna ou externa). Além do implante do eletrodo apical em VD seguindo a técnica convencional, implanta-se um segundo eletrodo septal, conforme a técnica descrita a seguir.

Estimulação septal do ventrículo direito

Na década de 1990, a estimulação septal foi indicada como uma alternativa para minorar a dessincronia induzida pela estimulação apical clássica. A partir de então, tem sido a estimulação mais utilizada em nosso meio quando se pretende implantar somente um eletrodo ventricular. Os modernos eletrodos de fixação ativa têm baixo perfil e são altamente maleáveis, permitindo que o implante seja direcionado para a região médio-septal com relativa facilidade.

O benefício eletrocardiográfico dessa estimulação é geralmente a primeira consequência observada já durante o implante: o QRS mais estreito e o SÂQRS mais próximo da normalidade (QRS positivo ou isodifásico em D1 e positivo em D2, D3 e aVF). Além deste benefício, temos notado melhora clínica refletida por melhora da qualidade de vida e melhora ecocardiográfica significativa. Na Figura 98.8, podemos observar o resultado de um estudo cintilográfico em um paciente com dois eletrodos, um no septo médio e outro na ponta do VD. Durante o exame, o marca-passo foi programado para estimular somente a ponta e, posteriormente, somente o septo. Observa-se que a estimulação septal mostra resultado claramente superior em relação à estimulação apical. A dispersão do marcador cintilográfico (A), o estudo de fase (B), a curva de volume (C) e a fração de ejeção (D) são claramente melhores com a estimulação septal, que ainda aumentou a fração de ejeção de 43% para 56%.

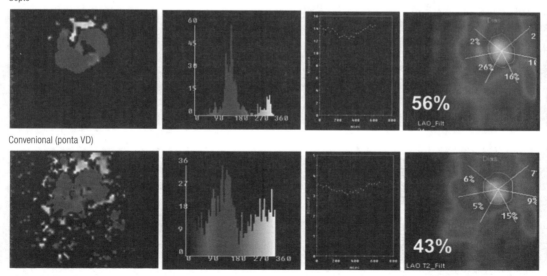

Figura 98.8. Cintilografia comparando as estimulações de ápice (2) e do septo alto de ventrículo direito (VD) (1) por meio de programação do marca-passo no mesmo paciente portador de marca-passo bifocal em VD com 42 meses de evolução.
Ver figura colorida no encarte

RESULTADOS DA RESSINCRONIZAÇÃO

Os grandes estudos randomizados relacionados à ressincronização foram feitos principalmente com a ressincronização biventricular, e praticamente todos têm mostrado os bons resultados desta técnica. Um dos principais representantes é o *trial* CARE–HF, cujos resultados foram publicados em 2005. Este foi um estudo multicêntrico, randomizado que analisou os dados de 813 pacientes com IC CF III ou IV a despeito de tratamento farmacológico adequado, fração de ejeção do ventrículo esquerdo menor ou igual a 35% e dissincronia (duração de QRS >149ms ou entre 120 e 149ms desde que comprovada a dessincronia pelo Eco) com um tempo médio de seguimento de 29,4 meses. Os resultados (Figura 98.9) mostraram redução estatisticamente significativa no desfecho primário (morte ou hospitalização por evento cardiovascular) no grupo em uso do ressincronizador. Também foi observada redução no número de mortes por qualquer causa e de mortes por causas cardiovasculares, melhora de classe funcional pela NYHA, perfil hemodinâmico e de qualidade de vida. Neste estudo, ocorreram duas mortes relacionadas ao implante do dispositivo: uma por sepse secundária a intervenção e outra por piora de insuficiência cardíaca após deslocamento do eletrodo. O efeito adverso mais comum foi o deslocamento do eletrodo (24 pacientes), seguido de dissecção do seio venoso (10 pacientes), pneumotórax (6 pacientes) e infecção (3 pacientes).

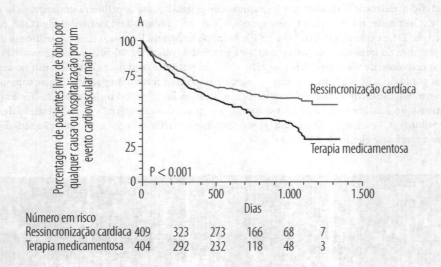

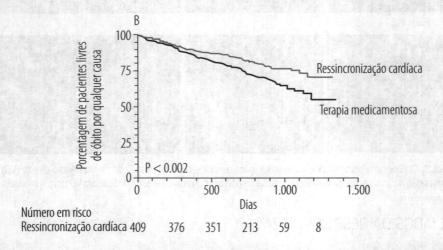

Figura 98.9. Kaplan-Meier estimativa do tempo para o desfecho primário (A) e para o principal desfecho secundário (B).

COMPLICAÇÕES DOS RESSINCRONIZADORES

Da mesma forma que nos marca-passos estas complicações podem ser precoces (que ocorrem nos primeiros trinta dias do implante e frequentemente estão relacionadas com a cirurgia) (Quadro 98.4) e tardias (Quadro 98.5). Felizmente são bastante raras desde que sejam considerados os cuidados e as técnicas pertinentes.

Quadro 98.4. Complicações precoces dos implantes dos ressincronizadores.

Pneumotórax ou hemotórax
Embolia gasosa
Perfuração atrial ou ventricular
Estimulação frênica/diafragmática
Falha da conexão do gerador
Infecção
Sangramento/hematoma da loja do gerador
Taquicardia ou fibrilação ventricular
Pericardite
Deslocamento do eletrodo
Falha de comando e/ou de sensibilidade

Quadro 98.5. Complicações tardias dos ressincronizadores que ocorrem após 30 dias de implante.

Falha de comando e/ou de sensibilidade
Estimulação muscular esquelética
Migração do gerador
Falha do isolante
Falha eletrônica do circuito
Endocardite
Síndrome do marca-passo
Deslocamento de eletrodo
Erosão ou pré-erosão
Infecção
Fratura do eletrodo
Trombose venosa
Arritmias induzidas ou mediadas pelo marca-passo
Oversensing
Choques inapropriados de desfibriladores nos ressincronizadores-desfibriladores
Ausência de resposta à ressincronização

PROBLEMAS HEMODINÂMICOS DA ESTIMULAÇÃO VENTRICULAR DIREITA: UM DESAFIO PARA O CLÍNICO

A estimulação ventricular endocárdica na ponta do VD, largamente utilizada em todo o mundo desde a década de 1960, induz um BCRE artificial e promove importante dessincronização das paredes do VE. Isto pode ocasionar ou agravar uma insuficiência cardíaca. Em longo prazo, esta condição, além de reduzir a qualidade de vida, pode levar a aumento da mortalidade nos casos dependentes de estimulação

MARCA-PASSO

ventricular, mesmo utilizando estimulação AV fisiológica, e aumento da incidência de fibrilação atrial. Esta perda de função é facilmente compensada em um coração normal, no entanto pode agravar ou provocar insuficiência cardíaca nos casos de cardiomiopatia dilatada.

O seguimento clínico de um grande número de pacientes ressincronizados permite observar que, eventualmente, quando falha um dos eletrodos ventriculares do ressincronizador por aumento de limiar ou deslocamento, ocorre um rápido agravamento da insuficiência cardíaca com sinais e sintomas típicos: intolerância aos esforços e/ou edema de membros inferiores, congestão pulmonar, alargamento do QRS (devido à falha de um dos eletrodos ventriculares, comumente do VE) e insuficiência mitral (ou agravamento da preexistente). Esta condição é conhecida como síndrome ventricular do marca-passo, por ser precipitada pelo súbito dessincronismo das paredes ventriculares (alargamento do QRS), o que a diferencia da clássica síndrome do marca-passo, tipicamente ocasionada pela falta de sincronismo atrioventricular.

Além do prejuízo hemodinâmico, a estimulação apical prolongada do VD também provoca indesejável remodelamento ventricular, com alterações histológicas e celulares definitivas. Estudos realizados em cães mostraram que a estimulação apical do VD por período de 3 a 4 meses provoca mudança na direção dos feixes musculares do miocárdio ventricular esquerdo, o que pode ocasionar tensões intramurais, com perda de energia e de eficiência cardíaca.

Diversos estudos multicêntricos randomizados começaram recentemente a fornecer informações valiosas a respeito da estimulação em ponta do VD, apesar de terem sido desenhados com outro objetivo. Os estudos DAVID e MADIT-II permitiram demonstrar claramente que quanto mais frequente for a estimulação em ponta do VD, maior a incidência de insuficiência cardíaca, hospitalizações, fibrilação atrial, arritmias ventriculares e mortalidade.

Tanto o BCRE espontâneo como o induzido por estimulação cardíaca convencional sempre ocasionam disfunção miocárdica. No entanto, a manifestação clínica desta perda de função pode ser ou não evidente, dependendo da reserva miocárdica preexistente. Isto significa que, no miocárdio normal a disfunção miocárdica pode não ser notada por longo tempo, ao passo que no miocárdio dilatado ela pode agravar ou provocar insuficiência cardíaca rapidamente. Estes efeitos, contudo, eram atribuídos à própria doença subjacente, e não ao QRS largo.

As estimulações apical ou subtricuspídea em VD têm o mesmo efeito hemodinâmico indesejável.

COMPLICAÇÕES DA ESTIMULAÇÃO BIVENTRICULAR

Atualmente a cirurgia para ressincronização por via endocárdica é bastante segura e a taxa de complicações é muito reduzida (4% em nossa experiência), conforme podemos observar na Tabela 98.1, que mostra um sumário das complicações relatadas nos principais estudos randomizados.

Tabela 98.1. Incidência das complicações peri-operatórias mais frequentes na cirurgia de ressincronização endocárdica conforme os principais estudos randomizados.

Complicações perioperatórias	Incidência (%)
Impossibilidade de implante do eletrodo do VE por veia cardíaca	4,5-20
Hematoma da loja	1,3-3,3
Hemo/pneumotórax	0,4-1,7
Dissecção do seio coronário	0,5-2,1
Perfuração cardíaca/tamponamento	0,3-2,1
Estimulação extracardíaca	0,8-4
BAVT	0,3-1
Deslocamento do eletrodo do VE	2,8-6,9
Óbito	0,01-0,3

VE: ventrículo esquerdo; BAVT: bloqueio atrioventricular.

BIBLIOGRAFIA

Auricchio A, Salo RW. Acute Hemodynamic Improvement by Pacing in Patients with Severe Congestive Heart Failure. Pacing Clin Electrophysiol. 1997;20(2 Pt 1):313-24.

Auricchio A, Stellbrink C, Block M, et al. Effect of Pacing Chamber and Atrioventricular Delay on Acute Systolic Function of Paced Patients with Congestive Heart Failure. The Pacing Therapies for Congestive Heart Failure Study Group. The Guidant Congestive Heart Failure Research Group. Circulation. 1999;99(23):2993-3001.

Cleland JG, Daubert JC, Erdmann E, et al. The effect of cardiac resynchronization on morbidity and mortality in heart failure. New England Journal of Medicine. 2005;352(15):1539-49.

Daubert JC, Saxon L et al. 2012 EHRA/HRS expert consensus statement on cardiac resynchronization therapy in heart failure: implant and follow-up recommendations and management. Heart Rhythm. 2012;9:1524-76.

Karpawich PP, Justice CD, Cavitt DL, et al. Developmental sequelae of fixed-rate ventricular pacing in the immature canine heart: an electrophysiologic, hemodynamic, and histopathologic evaluation. Am Heart J. 1990;119(5):1077-83

Morgan JM, BiffiM, Gellér LA, et al. Safety and efficacy of left ventricular endocardial lead pacing for cardiac resynchronization therapy: Primary results of the Alternate Site Cardiac Resynchronization (ALSYNC) study. San Francisco, CA, 2014.

Moss A, Zareba W, Hall W, et al, for the Multicenter Automatic Defibrillator Implantation Trial II Investigators. Prophylactic implantation of a defibrillator in patients with myocardial infarction and reduced ejection fraction. N Engl J Med. 2002;346:877-83.

Pachón JC, Pachón EI, Albornoz RN, et al. Ventricular endocardial right bifocal stimulation in the treatment of severe dilated cardiomyopathy heart failure with wide QRS. Pacing ClinElectrophysiol. 2001;24:1349-76.

Pachón MJC, Albornoz RN, Pachón Mateos EI, et al. Rightventricular bifocal stimulation in the treatment of dilated cardiomyopathy withheart failure. Arq Bras Cardiol. 1999;73(6):485-98.

Pachón MJC, Pachón M, Juan C, Pachón MEI, Vargas RN et al. Síndrome do QRS largo esíndrome ventricular do marcapasso: uma nova fase da estimulação cardíaca artificial. In: Melo CS. Temas de marcapasso. 3ª ed. São Paulo: Casa Editorial Lemos; 2007.

Rosenqvist M, Bergfeldt L, Haga Y, et al. The Effect of Ventricular Activation Sequence on Cardiac Performance during Pacing. Pacing Clin Electrophysiol. 1996;19(9):1279-86.

Sweeney MO, Hellkamp AS, Ellenbogen KA, et al. MOde Selection Trial Investigators. Adverse effect of ventricular pacing on heart failure and atrial fibrillation among patients with normal baseline QRS duration in a clinical trial of pacemaker therapy for sinus node dysfunction. Circulation. 2003;107(23):2932-7.

Wilkoff BL, Cook JR, Epstein AE, et al. Dual Chamber and VVI Implantable Defibrillator Trial Investigators. Dual-chamber pacing or ventricular backup pacing in patients with an implantable defibrillator: the Dual Chamber and VVI Implantable Defibrillator (DAVID) Trial. JAMA. 2002;288(24):3115-23.

Xiao HB, Gibson DG. Effects of Intermittent Left Bundle Branch Block on Left Ventricular Diastolic Function: A Case Report. Int J Cardiol. 1994;46(1):85-8.

Xiao HB, Lee CH, Gibson DG. Effect of Left Bundle Branch Block on Diastolic Function in Dilated Cardiomyopathy. Br Heart J. 1991;66(6):443-7.

Desfibrilador cardíaco implantável

José Carlos Pachón Mateos
Enrique Indalécio Pachón Mateos
Carlos Thiene Cunha Pachón

Palavras-chave: Desfibriladores implantáveis; Prevenção primária; Prevenção secundária; Morte súbita; Ablação.

INTRODUÇÃO

Nos últimos trinta anos a evolução dos marca-passos tem sido extraordinária permitindo o surgimento sequencial de quatro grandes microssistemas computadorizados: o *marca-passo fisiológico atrioventricular (AV) sequencial* para o tratamento das bradiarritmias, os *cardiodesfibriladores automáticos implantáveis* para o tratamento das taquiarritmias, os *ressincronizadores* para tratamento da insuficiência cardíaca, e os *ressincronizadores-desfibriladores automáticos implantáveis* para tratamento da insuficiência cardíaca com alto risco de morte súbita.[1] Neste capítulo serão abordados os conceitos básicos e as indicações do marca-passo desfibrilador normalmente conhecido com Cardioversor Desfibrilador Implantável (CDI) (Figura 99.1B).

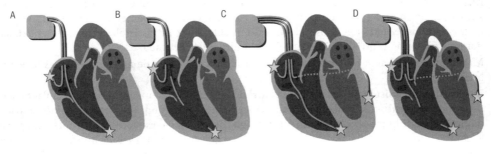

Figura 99.1. Esquema dos principais tipos de estimuladores cardíacos todos com função marca-passo. Os tipos B e D têm a capacidade de desfibrilação ventricular automática na presença de taquiarritmias de alto risco. Os tipos C e D são indicados para tratamento de insuficiência cardíaca e têm o recurso adicional de ressincronização cardíaca.

ALTERNATIVAS TERAPÊUTICAS NOS PACIENTES COM RISCO DE MORTE SÚBITA

O CDI atualmente é a alternativa mais eficiente para tratamento de morte súbita de origem elétrica. Para que se possa entender seu papel na moderna cardiologia é conveniente se considerar as diversas alternativas para tratamento dos pacientes que apresentam risco de morte súbita.

ALTERNATIVAS TERAPÊUTICAS NOS PACIENTES COM RISCO DE MORTE SÚBITA

Diferente de outras terapias, neste caso, a característica primordial é que não pode haver o menor risco de falha terapêutica. Apesar disso, nenhuma alternativa atualmente disponível tem 100% de eficácia. De forma simplificada, as principais opções terapêuticas nestes pacientes são:

→ **Medicamentos antiarrítmicos:** Não estão indicadas na prevenção de morte súbita a não ser os betabloqueadores que podem ser utilizados como primeira opção na prevenção de morte súbita na insuficiência cardíaca pós-infarto do miocárdio , no tratamento da síndrome do QT longo tipo I ou II e na taquicardia ventricular polimórfica catecolaminérgica. Estudos recentes estão mostrando que a quinidina tem grande potencial de prevenir as arritmias na síndrome de Brugada e na síndrome do QT curto. Do mesmo modo, relatos iniciais, têm mostrado o benefício do cilostazol no controle da "tormenta elétrica" da síndrome de Brugada. Entretanto, esses medicamentos ainda não têm aplicação clínica na prevenção da morte súbita. Nos pacientes com insuficiência cardíaca, depois dos betabloqueadores, a amiodarona é a melhor opção para suprimir arritmias ventriculares e supraventriculares, porém não mostrou efeito na redução da mortalidade. Nos portadores de CDI a amiodarona, o sotalol e o mexiletine podem ser de grande valor para suprimir arritmias e reduzir o numero de choques do aparelho, melhorando a qualidade de vida dos pacientes.

→ **Revascularização do miocárdio:** O estudo CABG-Patch demonstrou que não há benefício no implante de desfibrilador se houver indicação para revascularização do miocárdio. Desta forma, é fundamental corrigir qualquer grau de isquemia antes de terapia específica de prevenção de morte súbita.

→ **Cirurgia cardíaca ou intervenção coronária:** Podem ser fundamentais como terapêuticas definitivas ou como coadjuvantes. Além da possibilidade de revascularização ou mesmo de transplante, a retirada de trombos intracavitários, de aneurismas e/ou de focos de taquicardia podem ser decisivos nestes pacientes. É importante considerar que mesmo após sucesso da terapêutica cirúrgica ainda pode haver indicação para o CDI, deste que persista alguma condição de risco.

→ **Ablação por radiofrequência:** É o tratamento de escolha na síndrome de Wolff-Parkinson-White, nas taquicardias supraventriculares de alto risco e mesmo em casos de taquicardias ventriculares com reduzido grau de cardiopatia. Está formalmente indicada na síncope por taquicardia ventricular por reentrada ramo-a-ramo. Também pode ser altamente eficaz na prevenção de morte súbita em taquicardias ventriculares monofocais da cardiopatia isquêmica e não isquêmica. Todavia, da mesma forma que na cirurgia cardíaca, a eliminação de focos arritmogênicos nestas afecções não suspende, em muitos casos, a necessidade de complementar o tratamento com o CDI. Analogamente, estudos recentes têm mostrado sucesso na ablação de extrassístoles ventriculares deflagradoras de fibrilação ventricular idiopática e na síndrome de Brugada.

→ **Marca-passo cardíaco:** Está formalmente indicado na prevenção de morte súbita ocasionada por bradiarritmias;

→ **Dispositivo de assistência circulatória ventricular:** Trata-se de uma minibomba implantada entre a ponta do ventrículo esquerdo e a aorta ascendente (outra pode ser implantada no ventrículo direito) capaz de bombear continuamente o sangue do ventrículo esquerdo para a aorta, em paralelo com a circulação normal. Está indicado nos casos graves irrecuperáveis de insuficiência cardíaca como ponte para transplante cardíaco. É altamente eficaz na prevenção de morte súbita já que pode manter o paciente assintomático mesmo com taquicardia ou fibrilação ventricular. Todavia, trata-se de solução temporária por enquanto.

→ **Cardiodesfibrilador implantável (CDI):** É o tratamento mais eficaz na prevenção de morte súbita que não pode ser tratada pelas alternativas anteriores. Além disso, o CDI pode também ser indicado como "marca-passo anti-taquicardia" em taquicardias ventriculares que respondem bem à terapia de estimulação ventricular programada, mesmo que o paciente não tenha indicação de prevenção de morte súbita. Todos os grandes estudos randomizados que estudaram o desfecho dos CDI mostram de forma inquestionável uma grande eficiência na redução de morte súbita e de mortalidade total nas populações que apresentam risco de instabilidade elétrica ventricular, seja nas indicações secundárias (após um evento grave) ou nas indicações primárias (preventivas).

MARCA-PASSOS DESFIBRILADORES-CARDIOVERSORES AUTOMÁTICOS IMPLANTÁVEIS (DCI)

São próteses implantadas para o tratamento automático de taquiarritmias graves (Figura 99.2). Incorporam também um marca-passo convencional de forma a tratar tanto bradi como taquicardias. O desfibrilador implantável foi concebido por Michel Mirowsky, na década de 1960.

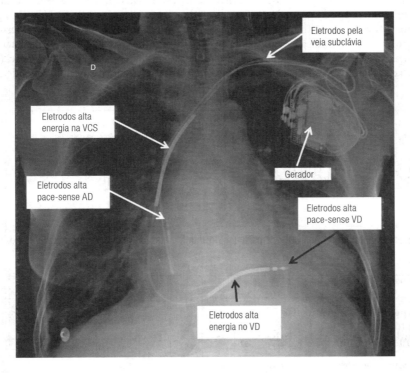

Figura 99.2. Imagem radiológica de um desfibrilador cardíaco implantado de forma convencional. A maioria absoluta dos casos é implantada por via endocárdica através de punção da veia subclávia esquerda e/ou dissecção da cefálica esquerda. Neste caso observa-se a localização septal do eletrodo ventricular, adotada pelo Serviço de Marca-passo do Instituto Dante Pazzanese de Cardiologia já na década de 1990 pelo fato de induzir menor grau de dissincronia ventricular na função marca-passo. VCS: veia cava superior; VD: ventrículo direito.

Normalmente, o eletrodo ventricular é constituído por um eletrodo bipolar igual ao dos marca-passos convencionais, que pode ser dotado de mecanismo de fixação ativa e serve para monitorar o ritmo cardíaco e estimular o ventrículo na função marca-passo. Adicionalmente este eletrodo apresenta em seu corpo dois elementos tubulares flexíveis metálicos (um posicionado na veia cava superior e outro no ventrículo direito) que são utilizados para aplicar os choques de alta energia para cardioversão e desfibrilação. Estes eletrodos compõem um desfibrilador unicamente ventricular (VVI). Entretanto, o modelo mais utilizado tem, adicionalmente, um eletrodo de marca-passo convencional, de fixação ativa, colocado no átrio direito, que serve para monitorar e estimular o átrio, caracterizando o desfibrilador atrioventricular (DDD) cuja proposta é manter o sincronismo AV e a resposta cronotrópica conforme a função sinusal espontânea (Figura 99.2). Alguns modelos, além da função de cardioversão e desfibrilação ventricular, podem também aplicar cardioversão e desfibrilação atriais desferindo o choque entre o eletrodo de veia cava superior e a carcaça do gerador. Após o implante o CDI monitora o ritmo cardíaco analisando continuamente cada intervalo R-R. Isto permite classificá-lo nas seguintes categorias básicas:

→ bradicardia;
→ ritmo sinusal;
→ taquicardia;
→ fibrilação ventricular e
→ interferência.

Da mesma forma que o marca-passo convencional o CDI estimula, se houver risco de bradicardia, ou se inibe se existir ritmo próprio adequado. Se for detectada uma taquicardia ventricular o CDI poderá tentar revertê-la por estimulação ventricular programada e/ou com choque de cardioversão sincronizada (Figura 99.3), conforme a programação estabelecida pelo médico. Finalmente, caso seja detectada uma fibrilação ventricular, o CDI aplica rapidamente um choque de alta energia para desfibrilação (Figura 99.4). Atualmente já existem CDI bicamerais capazes de aplicar terapias automáticas independentes em átrio e ventrículo.

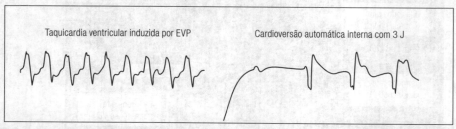

Figura 99.3. Cardioversão automática por CDI em portador de taquicardia ventricular recorrente. EVP: extrassístole ventricular pareada.

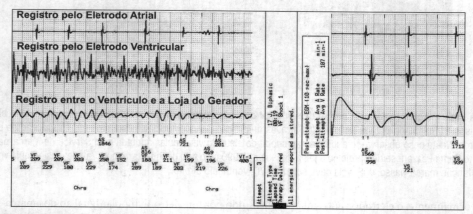

Figura 99.4. Registro obtido por telemetria da memória de um desfibrilador implantado em portador de doença de Chagas. À esquerda observa-se um episódio de fibrilação ventricular espontânea com os registros captados pelo eletrodo atrial, pelo eletrodo ventricular e por uma derivação entre o eletrodo ventricular e a loja do gerador. Os átrios estão em ritmo sinusal durante a fibrilação ventricular. O desfibrilador aplica, de forma automática, uma descarga de 17J entre o ventrículo direito e a loja do gerador obtendo a imediata reversão da fibrilação, abortando o que seria uma morte súbita.

Na década passada os CDI eram implantados por via epicárdica através de toracotomia. Atualmente, devido à grande redução de volume das próteses e, devido ao surgimento de eletrodos para desfibrilação endocárdica, são implantados por via endocárdica com técnica muito semelhante ao implante de um marca-passo convencional.

Indicações para implante de CDI

As indicações de CDI têm mudado constantemente devido à grande e rápida evolução da tecnologia. No momento podem ser divididas em indicações secundárias, quando o paciente já foi recuperado de morte súbita, ou primárias, quando o paciente pertence a um grupo de alto risco, porém ainda não apresentou nenhum episódio de síncope ou morte súbita recuperada.

Prevenção secundária

A prevenção secundária ou profilaxia da recorrência de parada cardíaca com CDI pode ser considerada nas condições mostradas na Tabela 99.1. Na Tabela 99.2 podem-se observar os principais estudos comparando CDI com medicamentos na prevenção de morte súbita.

Tabela 99.1. Recomendações para implante de cardioversor-desfibrilador implantável (CDI) na Prevenção Secundária de morte súbita cardíaca (MSC) em pacientes com cardiopatia estrutural.

Recomendações para CDI na Prevenção Secundária de MSC em pacientes com cardiopatia estrutural	Classe	NE
1. Parada cardíaca por TV/FV de causa não reversível, com FE ≤ 35% e expectativa de vida de pelo menos 1 ano	I	A
2. TVS espontânea com comprometimento hemodinâmico ou síncope, de causa não reversível com FE ≤ 35% e expectativa de vida de pelo menos 1 ano	I	A
3. Sobreviventes de Parada Cardíaca, por TV/FV de causa não reversível, com FE ≥ 35% e expectativa de vida de pelo menos 1 ano	IIa	B
4. Pacientes com TVS espontânea, de causa não reversível, com FE≥ 35%, refratária a outras terapêuticas e expectativa de vida de pelo menos 1 ano	IIa	B
5. Pacientes com síncope de origem indeterminada com indução de TVS hemodinamicamente instável e expectativa de vida de pelo menos 1 ano	IIa	B
6. TV incessante.	III	C

TV: taquicardia ventricular; FV: fibrilação vantricular; FE: fração de ejeção; NE: nível de evidência.

Tabela 99.2. Principais estudos randomizados mostrando o benefício da indicação secundária do desfibrilador cardíaco implantável.

Cash	Cids	Avid
Sobreviventes de MS causada por FV/TV	Recuperados de FV ou TV ou síncope por FV/TV presumidas	FV ou TV sincopal ou TV mal tolerada FE ≤ 40%
349 pacientes: CDI × Propafenona ou Metoprolol ou Amiodarona	659 pacientes randomizados para CDI × amiodarona	1016 pacientes: CDI × medicamentos (amiodarona ou sotalol)
Propafenona aumentou a mortalidade e foi suspensa. CDI × metoprolol ou amiodarona: 24% de redução de MT com CDI (p =0,081) Redução MS com CDI (13% × 33%)	20% de redução de mortalidade com CDI em 3 anos (p = 0,14).	Redução de 31,5% na mortalidade com CDI (p < 0,02)

MS: morte súbita; MT: morte total; FV: fibrilacao ventricular; TV: taquicardia ventricular; FE: fracão de ejeção.

Prevenção primária

A prevenção primária ou profilaxia da parada cardíaca com CDI deve ser considerada nas condições mostradas na Tabela 99.3. A Tabela 99.4 mostra a comparação entre os principais estudos randomizados de indicação primária do desfibrilador cardíaco implantável. Verificou-se uma redução de mortalidade de 23% a 60% em relação ao tratamento clínico.

Tabela 99.3. Recomendações para implante de cardioversor-desfibrilador implantável (CDI) na Prevenção Primária de morte súbita cardíaca (MSC) em pacientes com cardiopatia estrutural.

Recomendações para CDI na prevenção primária de MSC em pacientes com cardiopatia estrutural	Classe	NE
Sobreviventes de IAM há pelo menos 40 dias ou com cardiopatia isquêmica crônica, sob tratamento farmacológico ótimo, sem isquemia miocárdica passível de tratamento por revascularização cirúrgica ou percutânea e expectativa de vida de pelo menos 1 ano com:		
1. FEVE ≤ 35% e CF II-III, ou FEVE ≤ 30% e CF I, II ou III	I	A
2. FEVE ≤40%, TVNS espontânea e TVS indutível ao EEF	I	B
3. Pacientes com cardiomiopatia dilatada não isquêmica, CF II-III, com FEVE ≤ 35% e expectativa de vida de pelo menos 1 ano	IIa	A
4. Pacientes com cardiopatia isquêmica ou não-isquêmica, CF III-IV, FEVE ≤ 35%, QRS ≥ 120 ms, para os quais tenha sido indicada TRC e expectativa de vida de pelo menos 1 ano	IIa	B
5. Pacientes com cardiopatia passível de correção cirúrgica ou percutânea	III	B
6. Pacientes com cardiopatia isquêmica e FEVE ≥ 35%	III	B

IAM: infarto agudo do miocárdio; FEVE: fração de ejeção do ventrículo esquerdo; CF: classe funcional; EEF: estudo eletrofisiologico;TVNS: taquicardia ventricular não sustentada; NE: nível de evidência.

Tabela 99.4. Comparação entre os principais estudos randomizados de indicação primária do desfibrilador cardíaco implantável.

Madit	Mustt	Madit-II	SCD- HeFT
IM, FE ≤ 35%, TVNS, TV induzível no EEF, não suprimível com procainamida	ICo, FE ≤ 40%, TVNS, TV induzível no EEF (95% IM)	IM, FE ≤ 30%	IM ou CMD, FE ≤ 35%, NYHA II ou III
196 pacientes: 101 terapia convencional 95 CDI	704 pacientes randomizados: 353 não guiados por EEF, 352 guiados por EEF: 190 medicamentos antiarrítmicos, 161 CDI	1.232 pacientes: 742 CDI, 490 terapia convencional	2.521 pacientes randomizados igualmente para: – amiodarona – placebo – CDI
54% de redução na mortalidade com CDI (27 meses de seguimento médio)	55% a 60% de redução com CDI (39 meses de seguimento médio)	31% de redução na mortalidade com CDI (20 meses de seguimento médio)	23% de redução na mortalidade com CDI (40 meses de seguimento médio)

IM: infarto do miocárdio; FE: fração de ejeção; TV: taquicardia ventricular; EEF: estudo eletrofisiológico; ICo: insuficiência coronária; CMD: cardiomiopatia dilatada.

INDICAÇÕES ESPECIAIS DE MARCA-PASSO-DESFIBRILADOR (CDI)

As Tabelas 99.5 a 99.10 mostram as indicações de marca-passo cardioversor-desfibrilador (CDI) em situações especiais.

99 | DESFIBRILADOR CARDÍACO IMPLANTÁVEL | 1073

Tabela 99.5. Recomendações para implante de CDI em pacientes com taquicardia ventricular polimórfica catecolaminérgica (TVPC).

Recomendações para implante de CDI em pacientes com TVPC	Classe	NE
1. Pacientes com TVPC, sobreviventes de parada cardíaca, com expectativa de vida de pelo menos 1 ano	I	C
2. Pacientes com TVPC que evoluem com síncope ou TVS, apesar do uso de betabloqueador em dose máxima tolerada e expectativa de vida de pelo menos 1 ano	IIa	C
3. Pacientes com TVPC que apresentem contraindicação para o uso de betabloqueador e expectativa de vida de pelo menos 1 ano	IIa	C
4. Pacientes com TVPC assintomática que apresentem boa resposta ao tratamento com betabloqueador	III	C

TVS: taquicardia ventricular sustentada.

Tabela 99.6. Recomendações para implante de CDI em pacientes com síndrome do QT longo congênito (SQTLc).

Recomendações de CDI em pacientes com SQTLc	Classe	NE
1. Pacientes com SQTLc, sobreviventes de parada cardíaca e expectativa de vida de pelo menos 1 ano	I	A
2. Pacientes com SQTLc que evoluem com síncope ou TVS, apesar do uso de betabloqueador em dose máxima tolerada e expectativa de vida de pelo menos 1 ano	IIa	B
3. Pacientes com SQTLc que apresentem contraindicação para o uso de betabloqueador e expectativa de vida de pelo menos 1 ano	IIa	C
4. Pacientes com SQTLc do tipo LQT2 ou LQT3 e expectativa de vida de pelo menos 1 ano	IIb	C
5. Pacientes assintomáticos sem diagnóstico específico por análise genética	III	C

TVS: taquicardia ventricular sustentada.

Tabela 99.7. Recomendações para implante de CDI em pacientes com síndrome de brugada (SB).

Recomendações de CDI em pacientes com SB	Classe	NE
1. Pacientes com SB, sobreviventes de parada cardíaca e expectativa de vida de pelo menos 1 ano	I	C
2. Pacientes com SB e alterações eletrocardiográficas espontâneas, síncope e expectativa de vida de pelo menos 1 ano	IIa	C
3. Pacientes com SB e documentação de TVS espontânea que não provocou parada cardíaca e expectativa de vida de pelo menos 1 ano	IIa	C
4. Pacientes com SB e alterações eletrocardiográficas induzidas por fármacos, síncope de origem indeterminada e expectativa de vida de pelo menos 1 ano	IIb	C
5. Pacientes com SB assintomáticos e sem fatores de risco documentados	III	C

TVS: taquicardia ventricular sustentada.

Tabela 99.8. Recomendações para implante de CDI em pacientes com cardiomiopatia hipertrófica (CMH).

Recomendações de CDI em pacientes com CMH	Classe	NE
1. Pacientes com CMH que tenham apresentado TV/FV sustentada de causa não reversível e expectativa de vida de pelo menos 1 ano	I	B
1. Pacientes com CMH que apresentem 1 ou mais fatores de risco maiores para MSC* e expectativa de vida de pelo menos 1 ano	IIa	C
1. Pacientes com CMH sem fatores de risco	III	C

TV: taquicardia ventricular; FV: fibrilação ventricular; MSC: morte súbita cardíaca.*Ver Tabela 99.9.

1074 | MARCA-PASSO

Tabela 99.9. Fatores de risco de morte súbita nos portadores de cardiomiopatia hipertrófica (CMH).

Fatores de risco maior Prevenção secundária Parada cardíaca (TV ou FV) Prevenção primária TVS espontânea História familiar de MS em jovens Síncope inexplicada Espessura de parede ≥ 30 mm TV não sustentada	Fatores de risco possíveis em pacientes individualizados • FA • Obstrução da via de saída • Mutação de alto risco

TV: taquicardia ventricular; FV: fibrilação ventricular;TVS: taquicardia ventricular sustentada; FA: fibrilação atrial.

Tabela 99.10. Recomendações para implante de CDI nos pacientes com cardiopatia arritmogênica do ventrículo direito (CAVD).

Recomendações de CDI em pacientes com CAVD	Classe	NE
1. Pacientes com CAVD que tenham apresentado TV/FV sustentada de causa não reversível e com expectativa de vida de pelo menos 1 ano	I	B
2. Pacientes com CAVD com doença extensa, incluindo envolvimento do VE, associada a história familiar de MSC em 1 ou mais membros, ou síncope de origem não determinada e com expectativa de vida de pelo menos 1 ano	IIa	C
3. Pacientes com CAVD assintomáticos, sem fatores de risco	III	C

TV: taquicardia ventricular; FV: fibrilação ventricular; VE: ventrículo esquerdo; MSC: morte súbita cardíaca.

FUNÇÕES ESPECIAIS

A tecnologia tem se incorporado nos CDI de forma exponencial. Atualmente estes sistemas apresentam função *wireless* de maneira que permitem a monitoração de todas as funções à distância, inclusive transmitindo relatórios periódicos e alarme para o médico independente da localização global do paciente. Os alarmes também têm-se ampliado, sendo deflagrados por descompensação cardíaca, arritmias, alterações do segmento ST, alterações dos eletrodos, descarga da bateria, indicação de fim de vida do gerador, choques terapêuticos etc.

Entretanto, certamente uma das funções agregadas de maior impacto nos modernos desfibriladores foi o ressincronizador cardíaco. Nesses aparelhos existe um segundo eletrodo para estimulação ventricular de modo que é possível estimular os ventrículos em pontos distantes ao mesmo tempo ou respeitando um sincronismo de máximo rendimento hemodinâmico (Marca-passo-Desfibrilador-Ressincronizador Cardíaco: DF-RS), Figura 99.1D. O DF-RS está indicado quando o paciente apresenta insuficiência cardíaca, QRS largo e risco de morte súbita. O QRS largo promove a dessincronia das paredes do ventrículo esquerdo e a função ressincronização, na medida em que estimula ao mesmo tempo regiões distantes dos ventrículos, estreita o QRS, recupera a sincronia ventricular e aumenta a eficiência mecânica do coração. A notoriedade destes sistemas se deve ao fato de terem mostrado excelente resultado clínico na compensação da insuficiência cardíaca e, além do mais, por terem modificado a história natural desta enfermidade reduzindo significativamente a mortalidade total e súbita. Isto foi demonstrado em grandes estudos randomizados tais como o MADIT-CRT e RAFT nos quais estes dispositivos foram capazes de reduzir a mortalidade e a morbidade mesmo e pacientes em classe funcional II.

INDICAÇÕES DE DESFIBRILADORES EM CRIANÇAS

Apesar de que menos de 1% dos CDI são implantados em crianças e adolescentes as indicações têm evoluído nos últimos vinte anos avançando tanto na terapêutica como na prevenção. As principais causas de indicação de CDI nas crianças e adolescentes são:

→ Cardiopatias congênitas.
→ Pós-operatórios de cardiopatias complexas.
→ Cardiomiopatias.
→ Arritmias de origem genética.

As condições de risco em pacientes jovens têm conotação e gravidade semelhante às dos adultos, porém, menor número de casos é recuperado de morte súbita de forma que merecem mais atenção e cuidado.

A indicação de CDI em crianças envolve considerações particulares tais como:

→ Riscos de mote súbita relativos ao substrato da doença subjacente.
→ Riscos do procedimento cirúrgico.
→ Aspectos relativos ao crescimento e à falta de sistemas infantis.
→ Dimensões excessivas dos geradores.
→ Ocorrência de choques inapropriados e múltiplas revisões.

Devido às dimensões dos eletrodos de choque dos desfibriladores, comumente os implantes de CDIs em crianças são realizados com toracotomia. Deste modo, diversos autores têm desenvolvido técnicas especiais para implante destas próteses no pequeno paciente sem a colocação endovascular dos eletrodos de choque, os quais, pelo seu maior diâmetro podem ocasionar obstrução do sistema venoso, altamente indesejável no começo da vida de alguém que deveria viver muitas dezenas de anos desde que a terapia se mostre bem indicada e eficiente. Além deste problema, nas crianças os eletrodos também sofrem as tensões de crescimento que poderão ocasionar fraturas precoces. Deste modo, deve-se sempre considerar o implante do menor número possível destes elementos além da confecção de "alças de crescimento" durante o procedimento cirúrgico (Figura 99.5).

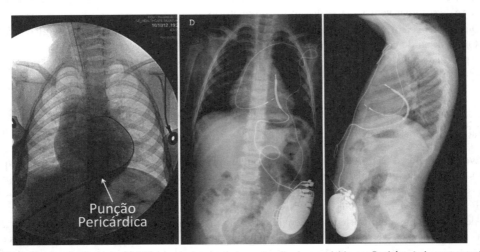

Figura 99.5. Técnica de implante de CDI em crianças, sem toracotomia, desenvolvida por Pachón et al., com punção do espaço pericárdico, colocação do eletrodo de choque, de maior calibre, no pericárdio posterior e implante de eletrodo de fino calibre, pela subclávia esquerda, para as funções de *sense* e de *pace*.

SEGUIMENTO CLÍNICO DO PORTADOR DE CDI

O seguimento destes pacientes é altamente facilitado pelo recurso de telemetria do CDI que permite obter, além do Holter, grande número de informações armazenadas na memória do dispositivo. Desta forma, é possível correlacionar qualquer sintoma relatado com os eventos registrados na memória. Além disso, o médico pode programar para que os registros sejam mais específicos ou mais sensíveis, dependendo das características de cada caso. Por outro lado, como o CDI tem extrema dependência de energia, é importante rever as condições da bateria periodicamente. Neste sentido pode-se programar o dispositivo para emitir um alarme sonoro quando os níveis de energia tenham atingido o limite de segurança.

De um modo geral recomenda-se que o portador de CDI seja avaliado regularmente a cada 3 ou 6 meses para verificar a condição da bateria, dos eletrodos e os eventos/arritmias armazenados na memória. No caso de ocorrência de um choque isolado no qual o paciente tenha-se recuperado sem sintomas não é necessária uma reavaliação com urgência. Recomenda-se entretanto, uma interrogação do dispositivo no máximo em 1 ou 2 dias. Caso existam choques repetidos ou sintomas relacionados ao evento tais como dispnéia, dor torácica (independente do desconforto do choque) ou tonturas/síncopes recorrentes o paciente deve ser avaliado imediatamente em pronto-socorro ou clínica especializada. Caso existam terapias antitaquicardia recorrentes inapropriadas as mesmas podem ser imediatamente desativadas com a colocação de um imã sobre o gerador o qual não interfere em nada na função marca-passo (antibradicardia).

Além da determinação no implante, eventualmente pode ser necessário reavaliar o "limiar de desfibrilação" do sistema na fase crônica, nas seguintes condições:

→ Caso haja suspeita de deterioração do sistema.

→ Caso se verifique redução da onda R medida pelo eletrodo endocárdico.

→ Caso seja iniciada ou aumentada a dose de um antiarrítmico, especialmente a amiodarona, principalmente nos casos em que o limiar de desfibrilação era elevado no implante.

Eventualmente, surgem situações em que médico e/ou paciente concluem que o CDI não é mais necessário e solicitam sua retirada. Entretanto, é muito importante considerar que se o CDI foi corretamente indicado dificilmente será dispensável no futuro já que o risco de arritmia/morte súbita tende a permanecer indefinidamente. O fato de passarem-se vários anos sem deflagração da terapia não significa que o sistema não é mais necessário. Casos de explante podem ser considerados no transplante cardíaco ou no implante de sistemas ventriculares de suporte circulatório.

Quando o paciente vai ser submetido a qualquer procedimento diagnóstico ou terapêutico com possíveis fontes de ruído como interferências elétricas e eletromagnéticas é recomendável o acompanhamento por especialista que deverá inativar temporariamente as terapias antitaquicardia para que o procedimento seja realizado sem risco de deflagrar terapias inapropriadas.

O QUE FAZER EM CASO DE CHOQUES INAPROPRIADOS OU INCONVENIENTES NO PORTADOR DE CDI

Eventualmente, o CDI pode aplicar um choque inapropriado (CI), ou seja, sem que o paciente tenha uma taquiarritmia ventricular. Tem sido cada vez menos comum. Nos modernos dispositivos com *softwares* e programações especiais a prevalência é de 2,9%/ano. Os principais motivos são listados na Tabela 99.11.

Além de choques inapropriados podem ocorrer choques inconvenientes em taquicardias ventriculares lentas ou incessantes. Nessas últimas podem advir choques repetitivos que, apesar de apropriados e eficazes são inúteis e indesejáveis devido à reinstalação espontânea da taquicardia incessante. Estes pacientes comumente procuram a emergência com grande desconforto. Nesta condição o médico imediatamente deve se proteger com luvas cirúrgicas, as quais vão lhe permitir manipular o paciente sem o risco de receber uma descarga elétrica, e deve colocar um imã sobre a loja do gerador. O imã, enquanto colocado, desliga a função antitaquicardia sem afetar a função marca-passo do desfibrilador. Dessa forma pode-se tratar a taquicardia farmacologicamente sem o desconforto dos choques de repetição. As luvas cirúrgicas também são necessárias para realizar reanimação cardiorrespiratória no portador de desfibrilador implantável. Os choques nas taquicardias lentas geralmente são prevenidos por programação de frequência de detecção e/ou de morfologia do QRS.

Tabela 99.11. Principais causas de choques inapropriados com possíveis soluções.

Causa de choque inapropriado	Soluções
Taquiarritmia supraventricular: é a mais frequente e as principais causas são a FA atrial e a taquicardia sinusal fisiológica durante esforços ou qualquer outra taquicardia supraventricular;	Tratamento da FA: medicamentos/ablação da FA ou do nó AV Programação do CDI para reconhecer a FA/taqui-supra Programação específica e betabloqueadores na taquicardia sinusal Medicamentos/ablação das taqui-supra
Interferência externa: no caso de contato com aparelhos ou fontes de ruídos elétricos ou eletromagnéticos tais como bisturi elétrico, motores, transmissores, eletrodomésticos com fuga de corrente, estimuladores elétricos (*TENS*, eletromiografia, eletroacupuntura, etc.);	Orientação para evitar fontes de interferência Programação temporária do CDI desligando as terapias anti-taqui para uso do bisturi elétrico ou de outra fonte de ruído de uso médico
Interferência interna: ruído elétrico nos eletrodos comumente ocasionados por fraturas parciais ou, raramente, miopotenciais esqueléticos;	Programação especial para ignorar ruídos de eletrodos e troca do eletrodo
Dupla contagem: quando o CDI detecta o mesmo sinal cardíaco mais de uma vez (por exemplo onda R e onda T do mesmo ciclo) causando detecção de falsa-taquicardia	Programação da sensibilidade e uso de *softwares* especiais para detecção de dupla-contagem

FA: fibrilação atrial; AV: atrioventricular; taqui-supra: taquicardia supraventricular

Efeito pro-arrítmico

Eventualmente uma medicação antiarrítmica pode agravar uma arritmia preexistente ou pode originar uma nova arritmia caracterizando efeito pró-arritmico. Quanto mais comprometida a função ventricular e quanto maior o número de antiarrítmicos utilizados maior este risco. Esta é a causa principal de taquicardia incessante e de choques repetitivos nos portadores de desfibrilador. É muito rara a ocorrência de pró-arritmia no coração normal. É indispensável que o emprego dos antiarrítmicos seja muito criterioso, principalmente quando existe disfunção ventricular, pois além do risco de pró-arritmia provocam aumento de mortalidade.

Ablação por radiofrequência (ARF) no portador de CDI

Nos choques inapropriados ou inconvenientes, quando o tratamento clínico é ineficaz, pode-se realizar a ARF no portador de CDI com os seguintes objetivos:

→ eliminar extrassístoles ventriculares frequentes,

→ tratar eventuais taquicardias supraventriculares (atrial, reentrada nodal, reentrada AV, *flutter* atrial, feixes anômalos, taquicardias incisionais),

→ tratar fibrilação atrial recidivante com ablação nas paredes atriais,

→ tratar uma taquicardia ventricular para reduzir terapias de um desfibrilador ou

→ provocar bloqueio AV para controle da frequência ventricular (mantendo o ritmo totalmente dependente da função marca-passo do CDI).

Desde que a radiofrequência não seja aplicada nos eletrodos não tem havido nenhum dano à estimulação cardíaca. É necessário desligar a terapia durante a ablação para evitar deflagração de choques inapropriados. Mesmo quando não elimina totalmente uma taquicardia, a ARF pode ser altamente benéfica pelo fato de reduzir as terapias no portador de desfibrilador ou tornando a taquicardia mais responsiva aos antiarrítmicos (Figura 99.6).

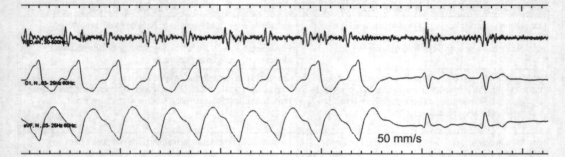

Figura 99.6. Taquicardia ventricular incessante num portador de desfibrilador cardíaco, sendo eliminada por aplicação de radiofrequência no foco arritmogênico localizado na região ínfero-basal do ventrículo direito. O primeiro canal mostra o sinal elétrico do cateter de ablação.

BIBLIOGRAFIA

Bardy GH, Lee KL, Mark DB, Poole JE, Packer DL, Boineau R, et al. Sudden Cardiac Death in Heart Failure Trial (SCD-HeFT) Investigators. Amiodarone or an implantable car-dioverter-defibrillator for congestive heart failure. N Engl J Med. 2005;352(3):225-3.

Connolly SJ, Gent M, Roberts RS et al. Canadian implantable defibrillator study (CIDS): a randomized trial of the implantable cardioverter defibrillator against amiodarone. Circula-tion 2000;101:1297-32

Furman S, y Robinson, G.: Use of intracardiac pacemaker in correction of total heart block. Surg. Forum, 9:245, 1958. 1.

Korman DS, Gauch PR, Pachon JC, Korman SJ, Galvão Filho S, et al. Nova técnica de implante de marca-passo com eletrodo endocavitário em crianças, Arq. Bras. de Cardiol. 41(4):227,1983.

Kuck KH, Cappato R, Siebels J, Ruppel P. Randomized comparison of antiarrhythmic drug therapy with implantable defibrillators in patients resuscitated from cardiac arrest: the Cardiac Arrest Study Hamburg. Circulation 2000;102:748-54.

Martinelli Filho M, Zimerman LI, Lorga AM, Vasconcelos JTM, Rassi Jr. A. Guidelines for Implantable Electronic Cardiac Devices of the Brazilian Society of Cardiology. Arq Bras Cardiol. 2007;89(6):E210-38.

Mirowski M, Reid PR, Mower MM, et al..Termination of malignant ventricular tachyarrthmias with an implanted automatic defibrilla-tor in human beings, N Engl J Med, 303(6);322,1980.

Moss AJ, Zareba W, Jackson Hall W et al. Prophylactic Implantation of a Defibrillator in Patients with Myocardial Infarction and Reduced Ejection Fraction:. NEJM; 2002:346 (12): 877-83.

Pachon JC, Pachon EI, Cunha Pachon MZ, Lobo TJ, Pachon JC, Santillana TG. Catheter ablation of severe neurally meditated reflex (neurocardiogenic or vasovagal) syncope: cardioneuroablation long-term results. Europace. 2011- Sep;13(9):1231-42.

Pachon Mateos JC. Marca-passos, Desfibriladores e ressincronizadores cardiacos. Atheneu: São Paulo, 2014.

The Antiarrhythmics versus Implantable Dedfibrillator (AVID) Investigators. A comparison of antyarrhythmic drug therapy with implantable defibrillators in patients resuscitated from near-fatal ventricular arrhythmias. N Engl J Med 1997;337:1576-83.

Zoll PM. (n.d.). Resuscitation of the heart in ventricular standstill by external electric stimulation. N Engl J Med, p. 247:768.

SEÇÃO 14

CARDIOLOGIA DO ESPORTE

100

Atividade física não supervisionada no adulto saudável

Luiz Eduardo Mastrocola
Susimeire Buglia
Angela Rúbia Cavalcanti Neves Fuchs

Palavras-chave: Atividade física; Aeróbica; Mecânica muscular; Teste cardiopulmonar; População saudável.

INTRODUÇÃO

Recomendações para a prática de exercícios na população saudável encontram base suficiente de evidências para que princípios gerais possam nortear a aplicação da atividade física, com os benefícios resultantes superando por larga margem os riscos envolvidos. Estas incluem, de maneira simplista, as mensagens que se relacionam à melhora da saúde, a partir da realização de um programa regular de exercícios, que deve incluir treinamento cardiorrespiratório, resistência, força muscular, flexibilidade e ajustes neuromotores. Considerando-se semelhantes as bases estabelecidas, existem várias sugestões para a sua inclusão na rotina diária (Tabelas 100.1 e 100.2).

Tabela 100.1. Princípios gerais para a inclusão da atividade física* na população adulta saudável, objetivando a melhora da saúde global.**

1) evitar a inatividade física - qualquer grau de atividade é melhor que nenhum.
2) Benefícios significativos à saúde são obtidos pelo acúmulo de períodos agudos de exercício com duração ≥ 10 minutos: a) no tempo total de 150 min. por semana em moderada intensidade; b) no tempo total de 75 min. por semana em acentuada intensidade aeróbica; c) combinação de a mais b.
3) Benefícios mais evidentes (adicionais) e com maior abrangência são observados aumentando-se a atividade aeróbica para: a) 300 min. por semana em intensidade moderada; b) 150 min por semana em intensidade acentuada; c) combinação de a mais b.
4) Atividades de força muscular de moderada a acentuada intensidade ≥ duas vezes por semana devem ser parte integrante dos programas de condicionamento físico.

*Atividade física: qualquer movimento corporal produzido pela musculatura esquelética, que resulte em gasto energético. Pode ser planejada (estruturada) ou incidental. **Adaptado de: *Guide to the assessment of physical activity: clinical and research applications: a Scientific Statement from the American Heart Association.* Circulation. 2013.

CARDIOLOGIA DO ESPORTE

Tabela 100.2. Quantidade e qualidade de programas de exercício físico para o desenvolvimento e manutenção da capacidade cardiorrespiratória, musculoesquelética e neuromotora.*

1) A maioria da população adulta deve praticar treinamento cardiorrespiratório de moderada intensidade por 30 minutos diariamente e, pelo menos, cinco dias por semana, totalizando 150 minutos acumulados.
2) Treinamento cardiorrespiratório de elevada intensidade ≥ 20 minutos por, pelo menos, três vezes por semana.
3) Combinação de 1 e 2 para alcançar entre 500 MET/min e 1000 MET/min por semana;
4) Duas a três vezes por semana, realizar exercícios resistidos ou de resistência para cada um dos grandes grupos musculares, além de atividades para controle neuromotor, que envolvam balanço, agilidade e coordenação.
5) Deve-se enfatizar a manutenção da amplitude dos movimentos articulares, completando séries de flexibilidade para cada um dos grupos musculares maiores e tendões, em um total de 60 segundos por exercício, duas vezes por semana.
Obs.: o programa de exercícios deve ser modificado de acordo com a atividade física habitual, com o estado da saúde e com as respostas obtidas ao treinamento.

MET: *Metabolic Equivalent of Task.* **Adaptado de: Position Stand. American College of Sports Medicine. Adaptado de: Quantity and Quality of Exercise for Developing and Maintaining Cardiorespiratory, Musculoskeletal, and Neuromotor Fitness in Apparently Healthy Adults: Guidance for Prescribing Exercise. Medicine & Science In Sports & Exercise 2011.

A atividade física aeróbica regular com envolvimento de grandes grupos musculares, como caminhadas, corridas, natação e ciclismo, entre outras, impõe estímulos cardiovasculares com adaptações resultantes na capacidade física (exercícios de *endurance*), na flexibilidade, na resistência muscular e na força. Tais estímulos estão diretamente relacionados aos componentes ou dimensões da atividade física, que incluem frequência, modo, intensidade e duração dos exercícios, resultando nos conceitos de dose total ou volume, dentro dos domínios doméstico, ocupacional, de transporte e de lazer. Adicionalmente, auxilia na prevenção de doença arterial coronária (prevenção primária) e reduz sintomas em indivíduos já portadores de cardiopatias, principalmente de etiologia aterosclerótica (prevenção secundária). Neste grupo, existem evidências claras de que intervenções como a aplicação de programas de exercício físico regular e a utilização de estatinas promovem a estabilização, ou mesmo a regressão, da placa aterosclerótica e a diminuição de eventos cardiovasculares considerados maiores (morte e infarto não fatal). Da mesma forma, há redução estabelecida do risco de doenças crônicas como diabetes melito do tipo II, obesidade, osteoporose, câncer de intestino e de mama, depressão, além de outros benefícios adicionais. (Tabela 100.3) Estudos têm demonstrado que o aumento do sedentarismo concomitante ao avanço tecnológico, com consequente diminuição do gasto metabólico durante as atividades de rotina, tem se tornado um fator de risco crescente para morbimortalidade por causas gerais e cardiovasculares. Adicionalmente, o comportamento sedentário, caracterizado por atividades com gasto energético < 1,5 MET, ou equivalentes metabólicos, como ficar sentado por períodos prolongados de tempo, mostra-se como preditor dos eventos maiores mencionados, independentemente do consumo de álcool, do tabagismo e de atividade física para o lazer. Ressalta-se que, enquanto a implantação de medidas de prevenção primária e secundária resultaram, nas últimas décadas, em maior controle das dislipidemias e da hipertensão arterial, assim como na diminuição do tabagismo, a inatividade física continua evidente, em especial nos grandes centros urbanos.

PAPEL PROTETOR DO EXERCÍCIO NA PREVENÇÃO DA DOENÇA ARTERIAL CORONÁRIA (DAC)

Os indivíduos considerados "os mais fisicamente ativos" demonstram menor frequência de doença arterial coronária (DAC) e menor risco de morte prematura, quando comparados ao grupo de sedentários e os menos ativos (Figura 100.1).

Estudos epidemiológicos prospectivos confirmam tais evidências e documentam as atividades físicas ocupacionais e de lazer, associando-se, de modo inverso, a eventos cardiovasculares. Mais recentemente, resultados similares foram encontrados, utilizando-se a medida da capacidade física avaliada por teste ergométrico. Os achados são consistentes e, em muitos relatos, a menor incidência de doença cardiovascular foi independente de outros fatores de risco (FR). Por sua vez, os denominados FR modificáveis sofrem

Tabela 100.3. Benefícios da atividade física regular.

Melhora na função cardiorrespiratória • Aumento do consumo corporal total de oxigênio. • Menor dispêndio de oxigênio pelo miocárdio. • Diminuição da pressão arterial sanguínea e da frequência cardíaca em repouso e em cargas submáximas de trabalho. • Maior limiar de exercício para o mesmo acúmulo de lactato no sangue.
Redução nos fatores de risco de doença arterial coronária • Pressões arteriais sistólica e diastólica em repouso diminuídas. • Modificação das taxas de colesterol (> HDL). • Redução da gordura corporal (total e visceral abdominal). • Melhora da curva de tolerância à glicose. • Melhora da resistência à insulina. • Diminuição de marcadores inflamatórios.
Diminuição de mortalidade e morbidade • Prevenção ao desenvolvimento de doença coronária. • Diminuição de sintomas, eventos não fatais e redução da mortalidade cardiovascular prematura. • Diminuição do risco de desenvolver diabetes do tipo II ou diabetes melito não insulinodependente (DMNID). • Diminuição do risco em desenvolver acidente vascular cerebral. • Diminuição do risco de desenvolver algumas formas de neoplasias, como câncer de colo e de mama.
Outros benefícios • Diminuição da ansiedade e da depressão. • Melhora na sensação de bem-estar. • Melhora no desempenho profissional, no lazer e em atividades esportivas. • Auxiliar no manejo do sobrepeso e da obesidade. • Prevenção da perda de massa muscular e óssea nos idosos (sarcopenia), consequentemente, com menor risco de quedas e fraturas. • Melhora da qualidade de vida e da função cognitiva. • Menor risco de demência. • Diminuição do risco de eventos clínicos – associada à maior capacidade cardiorrespiratória em indivíduos com doença preexistente.

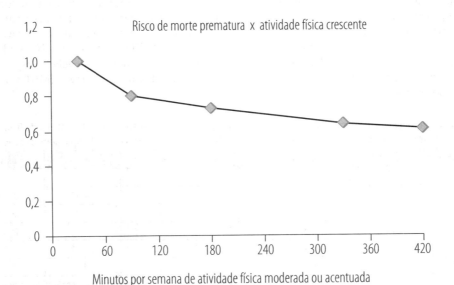

Figura 100.1. Risco relativo de morte prematura e tempo de exercício acumulado em minutos por semana de atividade física moderada e intensa ou acentuada. Modificado de 2008 Physical Activity Guidelines for Americans. U.S. Department of Health. and Human Services. www.health.gov/paguidelines.

1084 | CARDIOLOGIA DO ESPORTE

influências benéficas resultantes da atividade aeróbica regular, ao lado da melhora das funções miocárdica e endotelial, do aumento da capacidade vasodilatadora (modificações favoráveis sobre o controle do tônus vascular), da diminuição da vulnerabilidade à fibrilação ventricular e do aumento do tamanho das artérias coronárias. Adicionalmente, apesar da ausência de dados comprobatórios de que a interrupção do exercício físico leve ao aumento do risco de eventos, um estudo clássico de Harvard (Colégio Alumini) sugere que a atividade atlética durante a etapa acadêmica não seria protetora em anos tardios, se os exercícios físicos não fossem mantidos. Grandes estudos de coorte prospectivos, envolvendo diferentes populações, mostraram claramente que gastos energéticos de aproximadamente 1.000 Kcal por semana, ou 150 minutos de exercícios de moderada intensidade, associam-se a menores taxas de doença cardiovascular e mortalidade. No entanto, mesmo volumes ou doses de exercício inferiores às recomendadas para a obtenção dos efeitos plenos associaram-se à melhora da capacidade física em mulheres em pós-menopausa, sedentárias e com sobrepeso.

BASES PARA A PRESCRIÇÃO DA ATIVIDADE FÍSICA NA POPULAÇÃO SAUDÁVEL

Aceita-se, de modo estabelecido, a ideia que sugere a realização diária de exercícios físicos de moderada intensidade por, pelo menos, 30 minutos, endossada por inúmeras sociedades médicas e ligadas especificamente às atividades físicas. Considerando-se os efeitos sobre o sistema cardiovascular, e objetivando-se a melhora da capacidade funcional avaliada pelo aumento do consumo máximo de oxigênio após o período de treinamento, os exercícios aeróbicos e de resistência (ou resistidos) formam a base para a prescrição da atividade física. A dose total ou volume a ser aplicada tem relação com a quantidade total de energia utilizada, empregando-se habitualmente movimentos musculares repetitivos, sendo que a intensidade traduz a maneira como esse gasto metabólico é empregado, dentro da frequência e da duração propostas. Pode-se estimar ou medir diretamente a energia utilizada, expressa em kilojoules (Kj) ou em calorias (Kcal ou Cal), com a intensidade definida em termos absolutos ou relativos. A absoluta é normalmente expressa em equivalentes metabólicos, ou MET, em que uma unidade metabólica, ou 1 MET, equivale ao consumo basal de oxigênio de 3,5 ml. $kg^{-1}.min^{-1}$, com o indivíduo respirando ar ambiente, na condição de repouso e em posição supina. Nesta situação, a intensidade do exercício realizado será calculada em múltiplos da taxa metabólica basal. A intensidade relativa pode também ser caracterizada em valores porcentuais do consumo máximo de oxigênio (VO_2 máx.), ou capacidade física máxima, e da frequência cardíaca máxima, sendo as atividades moderadas consideradas entre 40% e 60 % do VO_2 máx. (Tabelas 100.4 e 100.5)

Finalmente, o volume de atividade física necessário para serem atingidos os benefícios específicos é tipicamente expresso como quilocalorias por semana (Kcal.sem^{-1}), MET.min por semana (MET.min.sem^{-1}) ou MET.horas por semana (MET.h.sem^{-1}).

Tabela 100.4. Classificação da intensidade relativa (%VO_2 máx. e %FC máx.) e absoluta (MET) da atividade física de endurance e força em adultos saudáveis, baseada em 8 a 12 repetições (< 50-60 anos) e 8 a 15 repetições (> 50-60 anos).

Intensidade	%VO_2 máx.	%FC máx.	Borg	MET*	MET**	CVM%
Muito fraca	< 20	< 35	< 10	< 2.0	< 2.4	< 30
Fraca	20-39	35-54	10-11	2.0-3.9	2.4-4.7	30-49
Moderada	40-59	55-69	12-13	4.0-5.9	4.8-7.1	50-69
Intensa	60-84	70-89	14-16	6.0-8.4	7.2-10.1	70-84
Muito intensa	≥ 85	≥ 90	17-19	≥ 8.5	≥ 10.2	≥ 85
Máxima	100	100	20	10	12	100

%VO_2 - valores porcentuais do consumo máximo alcançado de oxigênio ou capacidade funcional máxima; %FC - valores porcentuais da frequência cardíaca máxima alcançada; Borg - escala de percepção subjetiva do esforço, variando de 6, 7 (muito, muito fácil), 9 (muito fácil), 11 (relativamente fácil), 13 (ligeiramente cansativo), 15 (cansativo), 17 (muito cansativo), 19 (muito, muito cansativo) até 20 (exaustivo); MET* - gasto metabólico medido em múltiplos da unidade metabólica basal (1 MET = 3.5 ml. kg^{-1}. min^{-1}) para indivíduos do sexo masculino entre 40 e 64 anos; MET** - gasto metabólico medido em múltiplos da unidade metabólica basal para indivíduos do sexo masculino entre 20 - 39 anos; CVM% (Força) - intensidade relativa aferida em valores porcentuais da contração voluntária máxima.

Tabela 100.5. Classificação da intensidade da atividade física.

Intensidade	Intensidade relativa			Intensidade absoluta	
	VO$_2$ Máx (%), FCR %	FC Máx %	Borg	Intensidade	MET
Muito fácil	< 25	< 30	< 9	Sedentário	1,0-1,5
Fácil	25-44	30-49	09-10	Leve	1,6-2,9
Moderada	45-59	50-69	11-12	Moderada	3,0-5,9
Alta	60-84	70-89	13-16	Alta	> 6,0
Muito elevada	≥ 85	≥ 90	> 16		
Máxima	100	100	20		

MET - equivalente metabólico; Borg - escala de percepção subjetiva do esforço; VO$_2$ Máx (%) - valor porcentual do consumo máximo de oxigênio; FCR (%) - valor porcentual da frequência cardíaca de reserva, que é calculada pela fórmula FCR = (FC Máxima) - (FC Repouso), onde FC = frequência cardíaca. Quando se calcula a FC de treinamento (FCT), utiliza-se a fórmula FCT = (FCR × % desejado) + FC Repouso. Modificado de Guide to the Assessment of Physical Activity: Clinical and Research Applications: A Scientific Statement from the American Heart Association. Circulation. 2013.

Adicionalmente, o gasto metabólico estimado em múltiplos de MET durante atividade de determinada intensidade pode ser transformado em consumo de calorias, utilizando-se fórmulas específicas:

$$\text{Kilocalorias.min ou Kcal.min} = [(\text{MET} \times 3.5 \times \text{peso corporal em kg}) / 200]$$

Exemplo: indivíduo ativo de 40 anos e 73 kg realiza treinamento físico regular quatro vezes por semana, com distância percorrida de oito quilômetros em uma hora (8 km.h). O consumo de oxigênio obtido nesta velocidade, medido diretamente durante a realização de teste cardiopulmonar, foi de 25 ml.kg^{-1}. min^{-1}, ou 7,14 MET (25/3,5), correspondente à frequência cardíaca entre 150 bpm e 160 bpm. Considerando-se o peso, teremos: Kcal.min = (7,14 × 3,5 × 73) / 200 ou 9,12 Kcal.min. O gasto energético em uma hora será, portanto, (9,12 Kcal × 60 min) ou **47,2** Kcal, totalizando, ao final de uma semana de exercícios regulares, (quatro sessões) **2.188** Kcal. bpm - Batimentos por minuto.

A intensidade necessária da atividade para a melhora do condicionamento físico pode variar entre os indivíduos de uma população, por exemplo, determinada entre 40% e 59% do VO$_2$ máximo, que corresponde à faixa de 55% a 69% da FC máxima alcançada, durante três sessões por semana de 20 minutos de duração cada. Contudo, menores intensidades demandam mais tempo para a melhora da capacidade funcional, aceitando-se, em anos recentes, o paradigma de que, quanto maior forem a intensidade, a frequência e a duração dos exercícios maior será o efeito protetor cardiovascular. Entretanto, não há informações claras de que, para a mesma dose total ou volume de energia gastos, exista redução de risco adicional quando o exercício de intensidade acentuada é empregado, considerando-se que estudos clínicos randomizados de treinamento físico não avaliaram tal parâmetro.

De outra forma, a atividade de moderada intensidade é acompanhada por menor frequência de complicações relacionadas ao próprio exercício. Estudos experimentais com populações normais sugeriram que atividades com gasto superior a 700 Kcal por semana se associaram a maior capacidade de exercício, sendo que, quando indivíduos utilizaram > 2.000 Kcal por semana (1 Kcal = 4,1 kJ), observou-se redução da mortalidade em 24% no seguimento clínico. Adiciona-se, portanto, o conceito de que, quanto maior a energia gasta maior a proteção contra eventos maiores, como morte.

REGRAS PRÁTICAS PARA CÁLCULO E PRESCRIÇÃO DE PROGRAMAS DE ATIVIDADE FÍSICA AERÓBICA

Estabelecer a classificação de risco para a realização de treinamento físico em indivíduos saudáveis (Classe A)

→ Crianças, adolescentes e adultos dos sexos feminino e masculino, com menos de 55 e 45 anos de idade, respectivamente, sem doença conhecida, assintomáticos e sem fatores de risco – sem restrições ao exercício moderado.

→ Adultos dos sexos feminino e masculino, com mais de 55 e 45 anos de idade, respectivamente, sem doença conhecida, assintomáticos e com menos de dois fatores de risco – necessária a realização de avaliação médica e teste ergométrico.

→ Adultos dos sexos feminino e masculino, com mais de 55 e 45 anos de idade, respectivamente, sem doença conhecida, assintomáticos e com dois ou mais fatores de risco – necessária a realização de avaliação médica e teste ergométrico.

→ Atenção à presença de diabetes, considerado como equivalente a dois fatores de risco maiores – necessária a realização de avaliação médica e teste ergométrico.

Avaliação clínica

Torna-se importante a busca de problemas médicos inaparentes (em academias, clubes e áreas afins, sem supervisão especializada, deve-se iniciar por questionário específico para triagem), especialmente de natureza cardiovascular. Ela deve incluir revisão da história médica (sintomas), exame físico dirigido e a possibilidade de teste ergométrico. Adicionalmente, as abordagens de outras condições devem sempre ser motivo de atenção na orientação das atividades físicas, como a presença de obesidade e doenças do aparelho locomotor e neuromuscular, que podem aumentar o risco de injúria ortopédica. Nesses casos, sugerem-se programas com componentes de baixa intensidade e baixo impacto, de longa duração, uma vez que a intensidade e o tipo de exercício realizado parecem ser determinantes na incidência dos eventos adversos, com menor importância quando o volume é considerado. Infarto do miocárdio e morte súbita cardíaca podem ser desencadeados por exercícios súbitos e de grande intensidade, particularmente em homens e mulheres sedentários com DAC subclínica ou conhecida, e quando doenças crônicas concomitantes ou situações médicas e ambientais superimpostas estão envolvidas. Igualmente, a utilização de métodos como o aquecimento prévio e o desaquecimento após as atividades, o alongamento e a progressão gradual do volume e da intensidade aparecem como fatores atenuantes, mas sem embasamento suficiente por estudos controlados. Finalmente, a adequada estratificação de risco antes do início das atividades físicas na população adulta aparentemente saudável deve seguir as normatizações estabelecidas pelas sociedades de especialidades relacionadas, envolvendo adicionalmente a população em programas de educação continuada para o conhecimento dos sinais de alarme.

Quando os indivíduos são candidatos à prática de exercícios ou atividades físicas esportivas de maneira regular, em moderada a alta intensidade, competindo eventualmente, mas sem vínculo profissional, são denominados como pertencentes ao "Grupo esportista", segundo a Diretriz em Cardiologia do Esporte e do Exercício da Sociedade Brasileira de Cardiologia e da Sociedade Brasileira de Medicina do Esporte (2013). Nestes, sugere-se a realização de exame médico que permita a detecção de fatores de risco, sinais e sintomas sugestivos de doenças cardiovasculares, pulmonares, metabólicas ou do aparelho locomotor. A anamnese clínica deve ser direcionada, ressaltando aspectos relacionados ao exercício e à história de doenças familiares ou de eventos cardiovasculares relacionados à prática de esportes. Os exames complementares, como bioquímica sanguínea, eletrocardiograma e teste ergométrico, neste grupo, encontram graus de recomendação e níveis de evidência (IB), (IA) e (IIa B), respectivamente. Outras situações para início de atividade física devem ser contempladas, mas sempre com ponderações relativas à realização do teste ergométrico na orientação auxiliar da prescrição objetiva dos exercícios. (Tabela 100.6)

Tabela 100.6. Graus de recomendação (GR) e níveis de evidência (NE) para a aplicação dos testes ergométricos na avaliação de indivíduos saudáveis que planejam se exercitar.

Programas de atividade física estruturada ou intencional	GR	NE
Atividade física como lazer, de intensidade leve ou moderada, em indivíduo assintomático e sem fator de risco cardiovascular. Realizar teste ergométrico (não obrigatório) ao iniciar o programa de atividade física.	IIa	A
Atividade física como lazer, de intensidade leve ou moderada, em indivíduo assintomático e com fator de risco cardiovascular. Realizar teste ergométrico ao iniciar o programa de atividade física.	IIa	A
Atividade de lazer de alta intensidade, esporte e competição. Realizar teste ergométrico ao iniciar o programa de atividade física.	IIa	A

Definição do tipo de atividade a ser desenvolvida

De *endurance* (atividades que resultam em maiores consumos de oxigênio, como exercícios dinâmicos ou isotônicos), exercícios de flexibilidade (alongamento), exercícios de resistência ou resistidos (componentes dinâmicos e isométricos) e força (isométricos).

Tipos de exercícios quanto à mecânica muscular envolvida

Três tipos de exercícios são considerados na aplicação de estresse cardiovascular:

a) **Isotônicos ou dinâmicos:** envolvem extensão e flexão de grandes grupos musculares, gerando movimento. O trabalho é realizado à custa de estiramento e encurtamento dos músculos em atividade, sem o desenvolvimento de tensão e com elevação paralela do consumo de oxigênio. A sobrecarga sobre o ventrículo esquerdo é de natureza volumétrica, proporcional ao tamanho da massa muscular em atividade e à intensidade do exercício. Ex.: caminhadas e natação com utilização predominante de membros inferiores.

b) **Isométricos ou estáticos:** o trabalho é realizado contra uma resistência fixa, com a musculatura já encurtada, gerando compressão extrínseca sobre as arteríolas e consequente aumento da resistência vascular periférica. O movimento resultante é mínimo ou ausente, sendo maior a sobrecarga pressórica, não relacionada à massa muscular envolvida. Ex.: manobras de *handgrip*, como pressionar uma bola de tênis de modo contínuo e com a mesma intensidade por período determinado de tempo. Nesta situação, não se observa a elevação proporcional do consumo total de oxigênio, como verificado nos exercícios dinâmicos.

c) **Resistidos ou de resistência:** na prática, representam a combinação dos exercícios isotônicos e isométricos, presentes em grande parte das atividades cotidianas, de lazer e esportivas. Ex.: carregar malas durante uma caminhada, jogar de vôlei, atividades de alpinismo etc.

As respostas das principais variáveis envolvidas na realização dos exercícios dinâmicos e resistidos encontram-se descritas na Tabela 100.7.

Estabelecimento da dose de exercício

Para a atividade predominantemente aeróbica, a intensidade relativa é baseada em valores porcentuais da frequência cardíaca, relacionada ao consumo de oxigênio, com sessões de 20 minutos a 60 minutos, três ou mais vezes por semana. Para aquelas que incluem exercícios de força, a intensidade é determinada por valores porcentuais da contração voluntária máxima (Tabela 100.5).

No treinamento de resistência, recomenda-se de uma a três séries de 8 a 15 repetições por grupo muscular envolvido, duas a três vezes por semana. Revisão recente feita por Swain et al. encontrou maiores ganhos no consumo máximo de oxigênio com treinamento de alta intensidade, em comparação à moderada intensidade, mas na condição de volume ou dose total mantidos constantes, informações estas

Tabela 100.7. Respostas das principais variáveis envolvidas na realização dos exercícios dinâmicos e resistidos.

Variáveis	Exercícios aeróbicos (isotônicos ou dinâmicos)	Exercícios de resistência
FC Repouso	↓↓	⇔
PAS Repouso	↓⇔	⇔
PAD Repouso	↓⇔	↓⇔
VO$_2$ Máximo	↑↑↑	↑⇔
HDL Colesterol	↑⇔	↑⇔
LDL Colesterol	↓⇔	↓⇔
Sensibilidade – Insulina	↑↑	↑↑
Níveis basais – Insulina	↓	↓
Densidade mínima óssea	↑↑	↑↑
% Gordura corporal	↓↓	↓
Massa magra	⇔	↑↑
Força	⇔	↑↑↑
SV Repouso e máximo	↑↑	⇔
Tempo *endurance*	↑↑↑	↑↑
Metabolismo basal	↑	↑↑

Seta horizontal: ausência de modificações específicas com o treinamento; Uma, duas ou três setas verticais ascendentes: pequeno, médio ou grande efeito positivo; Uma, duas ou três setas verticais descendentes: pequeno, médio ou grande efeito negativo; SV: *stroke* volume ou volume sistólico ejetado.

reafirmadas por estudos adicionais recentes. No entanto, a determinação dos limiares, mínimo e máximo, de intensidade do exercício para a obtenção de benefícios pode variar dependendo da capacidade física e das habilidades individuais, dificultando sua caracterização.

Sequência e emprego de técnicas de treinamento durante uma sessão de exercícios

A despeito de diferentes normatizações, tornam-se necessárias as fases de aquecimento, que é preparatória para músculos, articulações e ligamentos, alongamento (flexibilidade), *endurance*, resistência e desaquecimento, esta última para a prevenção de hipotensão advinda da interrupção súbita do exercício. Essas etapas têm como objetivo a diminuição do risco de lesões e/ou eventos cardiovasculares associados com a realização de exercícios súbitos, aumentar a força muscular e o desempenho funcional, aprimorar a capacidade para manter as atividades de rotina, além de promover independência pessoal e melhora da autoestima.

Métodos objetivos para avaliação da capacidade física

Das inúmeras possibilidades existentes, destacam-se as medidas de gasto energético, as medidas fisiológicas, os sensores de movimento e a combinação de métodos que utilizam tipos diferentes de sensores. A calorimetria indireta implica na medida do volume ventilatório em repouso, da quantidade de oxigênio consumido e de dióxido de carbono produzido, com o indivíduo respirando ar ambiente ou mistura de gases com concentração conhecida. O ar expirado por máscara facial é analisado calculando-se o gasto calórico e serve como referência para o cálculo do gasto energético em condições controladas. A observação direta por pessoal especializado do indivíduo que pratica atividades físicas (gravação em vídeo e revisão com aplicação escores de intensidade de movimento, tipo de atividade etc.) é mais utilizada em crianças e adolescentes. A medida fisiológica mais utilizada é o controle da frequência cardíaca com pequenos monitores de pulso que recebem por tecnologia *wireless* sinais de eletrodos em contato com o tórax, fixados em uma cinta apropriada e capazes de armazenar dados em alta resolução por vários dias. Essa medida aumenta linear e proporcionalmente à intensidade do exercício, durante atividade aeróbica moderada a acentuada. Há fatores limitantes em faixas baixas de frequência cardíaca e nas atividades que envolvem movimentos de extremidades superiores. Uma das abordagens emprega a estimativa do gasto energético a partir da frequência cardíaca, pela utilização de equações de regressão multivariadas, derivadas de grupos populacionais específicos. Ainda, como opções empregadas na prática, são disponíveis os sensores de movimento, sendo mais comuns os acelerômetros, que medem aceleração e movimento, além dos pedômetros, que medem os passos com a estimativa da distância caminhada. Os acelerômetros têm a vantagem de capturar a frequência, a duração e a intensidade dos movimentos corporais de maneira padronizada.

Prescrição de exercícios utilizando-se o teste cardiopulmonar

Baseia-se na determinação objetiva da capacidade funcional máxima ou de pico (<u>VO_2 máximo ou pico</u>) e dos limiares ventilatórios (<u>primeiro e segundo</u>) obtidos durante esforço físico programado por meio da análise dos gases expirados em sistemas dedicados. O objetivo é o encontro da maior intensidade relativa de esforço (%VO_2 máx. e faixa correspondente de frequência cardíaca), que é desenvolvida em ambiente predominantemente aeróbico, imediatamente abaixo da ocorrência do "limiar anaeróbico" (LA) ou primeiro limiar ventilatório, definido como o momento do exercício em que a velocidade de produção de ácido lático excede a velocidade de remoção, com consequente acúmulo de ácido decorrente de metabolismo anaeróbico. A caracterização deste "momento" metabólico tem sua expressão no comportamento das variáveis ventilatórias durante o esforço, definido por vários métodos, a saber: a) método do V-Slope: o ponto em que a frequência de aumento no VCO_2 relativo ao VO_2 aumenta; b) o ponto de intersecção entre VCO_2 e VO_2, com perda da relação linear entre as duas curvas pela maior produção de CO_2 (a curva de VCO_2 ultrapassa a de VO_2); c) o ponto em que se observa o menor valor do equivalente ventilatório de oxigênio (VE/VO_2), que passa a se elevar de modo sistemático em seguida e concomitante ao aumento da pressão expiratória final de O_2 (PETO$_2$), entre outros. Igualmente, o LA pode ser caracterizado pela dosagem sanguínea do lactato, empregando-se técnicas apropriadas, porém de difícil acesso na prática clínica. O encontro de valores superiores a 4 mmol.L representa, habitualmente, a situação de acidose predominante. Assim, torna-se importante ressaltar que o consumo de oxigênio (VO_2) no momento do LA demonstra ampla aplicabilidade na caracterização da capacidade de realizar atividades aeróbicas mantidas, e determinar a intensidade individual de treinamento em um programa estruturado de exercícios. No entanto, deve-se ressaltar que, no indivíduo saudável e a depender da modalidade praticada de exercícios, a prescrição ideal pode ocorrer em algum momento do exercício entre o primeiro e o segundo limiar ventilatório, também denominado ponto de compensação respiratória, que coincide com intensa acidose metabólica e tentativa final dos mecanismos de compensação do organismo. Este representa, na prática, o esgotamento dos sistemas orgânicos que são envolvidos para o tamponamento da acidose crescente no exercício intenso, imediatamente antes do consumo máximo de oxigênio ter sido alcançado. É traduzido no teste cardiopulmonar de exercício pelo comportamento específico de algumas variáveis ventilatórias, como: a) elevação contínua do equivalente ventilatório de CO_2 ou VE/VCO_2 (que exprime a necessidade ventilatória para expelir um litro de CO_2 ou quantos litros precisamos ventilar para eliminar um litro de CO_2). Nos indivíduos saudáveis, esta razão se situa entre 28 e 30 (28 a 30 litros de ventilação do ar ambiente utilizados para eliminar um litro de CO_2), sendo que a inclinação de reta resultante entre as duas variáveis, ventilação e produção de CO_2, no exercício, ou VE/VCO_2 *slope*, guarda importante valor prognóstico para eventos cardiovasculares (mortalidade) no seguimento clínico, em especial em pacientes com insuficiência cardíaca congestiva (ICC); b) momento do exercício em que a variável ventilatória "pressão expirada final de CO_2" ou "PETCO$_2$", após se elevar de 3 mmHg a 8 mmHg durante o transcorrer do exercício, passa a apresentar queda contínua, representando a inabilidade em eliminar o CO_2 adicional produzido pelo metabolismo anaeróbico ao final do esforço (Figuras 100.3, 100.4 e 100.5).

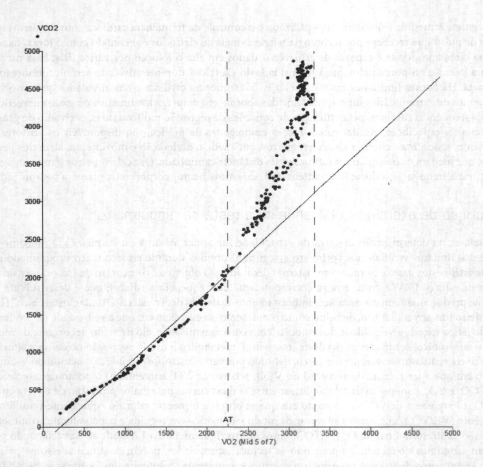

Figura 100.3. Método do V-Slope. Teste cardiopulmonar de exercício (TCPE), realizado em indivíduo saudável, com atividade física regular, praticante de corridas diárias (10 km/dia), do sexo masculino, 29 anos de idade, sem controle de frequência cardíaca (controla o treinamento apenas pelo grau de cansaço). Procurou orientação especializada, pois manifesta vontade de intensificar o treinamento, sendo, então, solicitada a prova pelo médico assistente. O eixo das abscissas, ou horizontal, representa a elevação do consumo de oxigênio ou VO_2 durante o exercício, em ml, e o eixo das ordenadas, ou vertical, representa a produção crescente de CO_2 ou VCO_2, ambas variáveis quantitativas relacionadas em uma reta resultante, no método denominado V-Slope. Quando a produção de CO_2 passa a predominar sobre o consumo de O_2, observa-se um desvio da inclinação desta reta em direção ao VCO_2 produzido, assinalada pela primeira linha vertical tracejada (verde) no gráfico como "AT" ou limiar anaeróbico ou, ainda, como primeiro limiar ventilatório. Habitualmente, para a prescrição do exercício aeróbico, podem-se utilizar a frequência cardíaca e o gasto calórico desse momento como ideais. A linha vertical em vermelho representa o término do exercício. Ver figura colorida no encarte

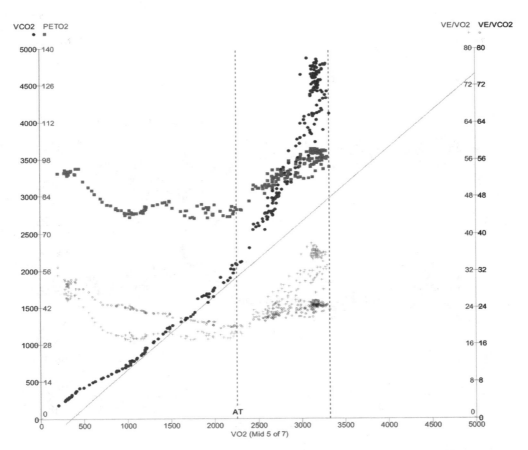

Figura 100.4. Comportamento das variáveis respiratórias durante a realização do TCPE, com cargas crescentes em protocolo de rampa, no mesmo indivíduo, evidenciando-se como critérios para a determinação do limiar anaeróbico ou "AT" (primeira linha vertical tracejada), adicionais ao método do V-Slope, já descrito na figura 3: a) observação do menor valor de VE/VO$_2$, que representa a necessidade de ventilação em litros de ar ambiente para consumir um litro de O$_2$ ou VO$_2$ (resultado desta razão em torno de 30, habitualmente, ou, de modo simples, expressar que necessitamos ventilar 30 litros para consumir um litro de O$_2$ ou VO$_2$, em repouso), seguindo-se sua elevação contínua com o progredir do exercício. Curva representada e em verde; b) elevação concomitante e contínua da PETO$_2$, na curva representada em vermelho, precedida por queda durante a fase que antecede o AT (primeira linha vertical tracejada); c) notar que, no momento do AT, não há elevação expressiva do VE/VCO$_2$ (curva representada em preto). VCO$_2$: produção de CO$_2$; PETO$_2$: pressão expirada final de O$_2$; AT: limiar anaeróbico; VE/VO$_2$: equivalente respiratório ou ventilatório de O$_2$; VE/VCO$_2$: equivalente respiratório ou ventilatório de CO$_2$; TCPE: teste cardiopulmonar de exercício. Ver figura colorida no encarte

CARDIOLOGIA DO ESPORTE

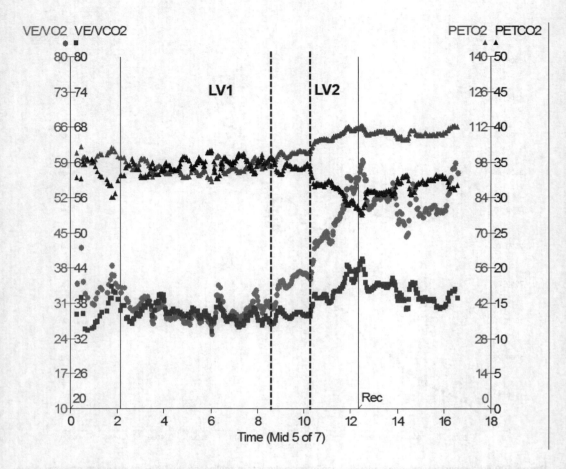

Figura 100.5. Caracterização do segundo limiar ventilatório ou ponto de compensação respiratória. RS, 54 anos de idade, do sexo masculino, com diagnóstico de miocardiopatia isquêmica (fração de ejeção = 22%) por doença arterial coronária e antecedentes de infarto do miocárdio, intervenção coronária percutânea, tabagismo, dislipidemia e hipertensão arterial sistêmica, em otimização terapêutica; encaminhado ao TCPE para estratificação adicional de risco. Gráfico representado pelos equivalentes ventilatórios (VE/VO$_2$ e VE/VCO$_2$) e pressões expiradas de O$_2$ e CO$_2$, respectivamente, (PETO$_2$ e PETCO$_2$) em função do tempo, com duas linhas tracejadas verticais definindo o primeiro limiar ventilatório (LV1) ou limiar anaeróbico e o segundo limiar ventilatório (LV2) ou ponto de compensação respiratória. Notar que, no momento do exercício em que o VE/VCO$_2$ passa a se elevar rapidamente – linha em azul na intersecção com a segunda linha tracejada (LV2) – e a PETCO$_2$ passa a cair continuamente – linha em preto na intersecção com a segunda linha vertical tracejada (LV2) – define-se o segundo limiar ventilatório. Nos indivíduos saudáveis, a depender do exercício realizado e das condições de treinamento, o exercício pode ser prescrito entre o LV1 e o LV2. Time: tempo de exercício; Rec: período de recuperação. Ver figura colorida no encarte

BIBLIOGRAFIA

Arena R, Guazzi M, Cahalin LP, Myers J. Revisiting cardiopulmonary exercise testing applications in heart failure: aligning evidence with clinical practice. Exerc. Sport Sci. Rev. 2014;42(4):153-60.

Belardinelli R, Paolini I, Cianci G, Piva R, Georgiou D, Purcaro A. Exercise training intervention after coronary angioplasty: the ETICA trial. J Am Coll Cardiol. 2001;37(7):1891-900.

Blair SN, Jackson AS. Physical fitness and activity as separate heart disease. Med Sci Sports Exerc. 2001;33(5):762-4.

Breslow RA, Ballard-Barbash R, Munoz K, Graubard BI. Long-term recreational physical activity and breast cancer in the National Health and Nutrition Examination Survey I epidemiologic follow-up study. Cancer Epidemiol Biomarkers Prev. 2001;10(7):805-8.

Church TS, Earnest CP, Skinner JS, Blair SN. Effects of different doses of physical activity on cardiorespiratory fitness among sedentary, overweight or obese postmenopausal women with elevated blood pressure: a randomized controlled trial. JAMA. 2007;297(19):2081-91.

Fletcher GF, Balady GJ, Vogel RA, et al. Preventive Cardiology: How can we do Better? Proceedings of the 33rd Bethesda Conference. Bethesda, Maryland, USA. December 18, 2001. J Am Coll Cardiol. 2002. 21;40(4):580-651.

Forman DE, Arena R, Boxer R, Dolansky MA, Eng JJ, Fleg JL, et al. Prioritizing Functional Capacity as a Principal End Point for Therapies Oriented to Older AdultsWith Cardiovascular Disease: A Scientific Statement for Healthcare Professionals From the American Heart Association. Circulation. 2017;135(16):e894-e918.

Garber CE, Blissmer B, Deschenes,MR, Franklin BA, Lamonte MJ, Lee IM, et al. Position Stand. American College of Sports Medicine. Adaptado de: Quantity and quality of exercise for developing and maintaining cardiorespiratory, musculoskeletal, and neuromotor fitness in apparently healthy adults: guidance for prescribing exercise. Medicine & Science In Sports & Exercise 2011.

Ghorayeb N, Costa RVC, Castro I, Daher DJ, Oliveira Filho JA, Oliveira MAB, et al. Diretriz em Cardiologia do Esporte e do Exercício da Sociedade Brasileira de Cardiologia e da Sociedade Brasileira de Medicina do Esporte. Arq Bras Cardiol. 2013;100(1Supl.2):1-41.

Godoy M, Bellini AJ, Mastrocolla LE, Pássaro LC, Sbissa AS, Araujo CGS, et al. I Consenso Nacional de Reabilitação Cardiovascular. Arq. Bras. Cardiol. 1997;69(IV):267-91.

Kraus WE, Bittner V, Appel L, Blair SN, Church T, Després J-P, et al. On behalf of the American Heart Association Physical Activity Committee of the Council on Lifestyle and Metabolic Health, Council on Clinical Cardiology, Council on Hypertension, and Council on Cardiovascular and Stroke Nursing. The National Physical Activity Plan: a call to action from the American Heart Association: a science advisory from the American Heart Association. Circulation. 2015;131:1932-40.

Lee IM, Paffenbarger RS Jr, Hennekens CH. Physical activity, physical fitness and longevity. Aging (Milano). 1997;9(1-2):2-11.

Manual do ACSM para teste de esforço e prescrição de exercício. 5. Ed. 1995. American College of Sports Medicine. p. 4.

Mastrocolla LE, Brito AX, Brito FS, Castro I, Godoy M, Alfieri RG, et al. Consenso Nacional de Ergometria. Arq. Bras. Cardiol. 1995;65, p.189-211.

Meneghelo RS, Araújo CGS, Stein R, Mastrocolla LE, Albuquerque PF, Serra SM et al. Sociedade Brasileira de Cardiologia. III Diretrizes da Sociedade Brasileira de Cardiologia sobre teste ergométrico. Arq Bras Cardiol. 2010;95(5;1):1-26.

Paffenbarger RS Jr, Hyde RT, Wing AL, Steinmetz CH, et al. A natural history of athleticism and cardiovascular health. JAMA. 1984;252:491-95.

Pate RR, Pratt M, Blair SN, Haskell WL, Macera CA, Bouchard C et al. Physical activity and public health: a recommendation from the Centers for Disease Control and Prevention and the American College of Sports Medicine. JAMA. 1995; 273: 402-7.

risk factors: a meta-analysis. Med Sci Sports Exerc. 2001;33:762-764.

Silva TAA, Frisoli Jr A, Pinheiro MM, Szejnfeld VL. Sarcopenia Associada ao Envelhecimento: Aspectos Etiológicos e Opções Terapêuticas Sarcopenia and Aging: Etiological Aspects and Therapeutic Options. Rev Bras Reumatol, v. 46, n.6, p. 391-397, nov/dez, 2006

Strath SJ, Kaminsky LA, Ainsworth BE, et al. Guide to the Assessment of Physical Activity: Clinical and Research Applications: A Scientific Statement From the American Heart Association. Circulation. published online October 14, 2013.

Thompson PD, Buchner D, Piña IL, Balady GJ, Williams MA, Marcus BH, et al. Exercise and physical activity in the prevention and treatment of atherosclerotic cardiovascular disease: a statement from the council on clinical cardiology (Subcommittee on Exercise, Rehabilitation, and Prevention) and the comncil on nutrition, physical activity, and Metabolism (Subcommittee on Physical Activity) from AHA and ACSM. Circulation. 2003;107(24):3109-16.

US Department of Health and Human Services. Physical Activity and Health: A Report of the Surgeon General. Pittsburgh, Pa: President's Council on Physical Fitness and Sports; 1996.

US Department of Health and Human Services. Physical Activity and Health: A Report of the Surgeon General. Atlanta, GA: US Department of Health and Human Services, Centers for Disease Control and Prevention, National Center for Chronic Disease Prevention and Health Promotion; 1996.

101

Avaliação cardiológica pré-participação do atleta

Ricardo Contesini Francisco

Thiago Ghorayeb Garcia

Nabil Ghorayeb

Palavras-chave: Avaliação pré-participação, Esporte, Exercício, Atleta, Atividade física, Coração de atleta, Parassimpático, Vagotonia.

INTRODUÇÃO

A atividade física regular apresenta efeitos benéficos sobre quase todas as estruturas biológicas e funções do corpo humano, incluindo o sistema cardiovascular. Inúmeros estudos evidenciaram reduções no desenvolvimento de aterosclerose, assim como de eventos coronarianos. Mesmo quantidades leves a moderadas de atividade física regular (15 minutos por dia) estão associadas com efeitos preventivos importantes para uma grande variedade de doenças, como obesidade, diabetes, câncer, depressão e doenças cardiovasculares. No entanto, em indivíduos com doença cardíaca subjacente, o exercício físico muito intenso agudamente pode ser o gatilho para eventos cardiovasculares, como infarto do miocárdio, arritmias e até morte súbita, particularmente em indivíduos não acostumados ao exercício físico regular.

Durante décadas, foram questionadas as causas de morte súbita em atletas competitivos. Hoje se sabe que a maioria destas mortes ocorre devido a alterações cardíacas adquiridas ou congênitas que culminam com arritmias complexas, sendo os sintomas muitas vezes frustros ou ausentes. Desta forma, torna-se indispensável a avaliação pré-participação destes indivíduos no intuito de se identificarem possíveis alterações estruturais potencialmente deletérias à pratica de atividade física.

A avaliação cardiológica pré-participação é uma forma eficaz de se realizar a diferenciação entre as alterações adaptativas e fisiológicas decorrentes da participação em programa de exercício físico cronicamente, denominadas de coração de atleta, daquelas consideradas patológicas, como a cardiomiopatia hipertrófica e a displasia arritmogênica do ventrículo direito, capazes de levar a prejuízo à saúde durante realização de atividade física. Deve ser realizada periodicamente, no mínimo anualmente, com avaliação médica sistemática, capaz de abranger a ampla população de esportistas e atletas antes de sua liberação para a participação em atividades físicas.

A Diretriz em Cardiologia do Esporte e do Exercício da Sociedade Brasileira de Cardiologia e da Sociedade Brasileira de Medicina do Esporte, assim como a Diretriz Europeia de Cardiologia do Esporte, recomenda a realização do eletrocardiograma (ECG) de 12 derivações em associação com história clínica e exame físico na avaliação pré-participação antes de iniciar programa de atividades físicas e esportivas, sendo que a inclusão de

1096 | CARDIOLOGIA DO ESPORTE

outros exames complementares depende dos achados iniciais, da população examinada e de aspectos do exercício a ser realizado, como intensidade, frequência e volume de treinamento, considerando ser plenamente justificada sua indicação na tentativa de garantir a saúde do praticante de atividades físicas e esportivas.

De acordo com estudos europeus, o ECG possibilita a detecção de aproximadamente 60% das afecções cardíacas que podem levar à morte súbita em atletas ativos. Entre elas, a cardiomiopatia hipertrófica, causa mais comum de morte súbita de atletas em nosso meio, a cardiomiopatia arritmogênica do ventrículo direito, as síndromes de Wolff-Parkinson-White e de Brugada, a miocardiopatia dilatada, QT longo e curto, entre outras.

HISTÓRIA CLÍNICA E EXAME FÍSICO

Uma anamnese detalhada, com ênfase no sistema cardiovascular, nos aspectos relacionados ao exercício e à história de doenças familiares e eventos cardiovasculares relacionados à prática de esportes, é o principal elemento da avaliação.

Sintomas como síncope, angina, palpitações, tonturas, dispneia desproporcional ao esforço físico realizado e qualquer outro sintoma desencadeado pelo exercício devem ser questionados, e sua presença demanda investigação adicional detalhada. Deve-se interrogar uso de drogas lícitas ou ilícitas, suplementos, termogênicos e isotônicos que possam ser prejudiciais à saúde ou considerados *doping*.

O histórico esportivo deve incluir o início das atividades físicas regulares, a duração, a intensidade e o tipo dos exercícios realizados, e a modalidade esportiva praticada em todo decorrer da vida esportiva. A presença de sintomas prévios, durante ou após a prática de exercício em treinos ou competições, deve ser exaustivamente questionada e investigada, levando-se em consideração que muitos atletas tendem a ocultar informações, por receio de desqualificação da prática.

O exame físico do atleta deve ser completo, com exame físico geral e dos diversos aparelhos, conforme a semiologia habitual. Atenção especial deve ser dada à procura de sinais relacionados a doença cardiovascular, como presença de terceira ou quarta bulhas, estalidos valvares, alterações na palpação dos pulsos de membros superiores e inferiores, características físicas de síndrome de Marfan, além da aferição adequada da pressão arterial e diferenciação entre sopros funcionais (sopros de fluxo relacionados ao aumento do volume sistólico) de sopros cardíacos patológicos, como nas valvopatias, cardiopatias congênitas e cardiomiopatia hipertrófica.

EXAMES COMPLEMENTARES

O ECG de 12 derivações realizado como parte de uma avaliação pré-participação pode identificar alterações como infarto do miocárdio prévio, arritmias, distúrbios de condução, cardiomiopatias, entre outras.

Porém, faz-se necessário diferenciar as alterações adaptativas do coração do atleta, consideradas variações da normalidade, das alterações patológicas potencialmente prejudiciais à saúde.

Alterações eletrocardiográficas como bradicardia sinusal, bloqueio atrioventricular de primeiro e segundo graus tipo Mobitz I, e repolarização precoce são comuns em atletas, resultantes de adaptações fisiológicas decorrentes do aumento do tônus vagal, devendo desaparecer durante o exercício físico. Também pode ocorrer sobrecarga ventricular esquerda por critérios de voltagem e retardo de condução pelo ramo direito, que refletem o remodelamento fisiológico destas cavidades, reversível após o descondicionamento físico. Alterações eletrocardiográficas, como infradesnivelamento do segmento ST, inversão de onda T, bloqueio atrioventricular avançado, taquicardias atriais ou ventriculares não são compatíveis com adaptação ao exercício físico e devem ser investigadas.

A radiografia de tórax é um exame com pouca especificidade, porém, em posição posteroanterior e perfil esquerdo, pode fornecer informações relevantes sobre doenças cardiovasculares, pulmonares e do arcabouço torácico.

O teste ergométrico pode ser indicado na avaliação pré-participação de atletas em qualquer faixa etária, com o objetivo de identificar a presença de doença cardiovascular quando houver suspeita desta condição, assim como na avaliação de indivíduos assintomáticos, com alto risco cardiovascular, história familiar de doença arterial coronária ou morte súbita. Também pode ser útil na investigação de arritmias, na avaliação da aptidão cardiorrespiratória e na evolução do treinamento, podendo contribuir para a correta prescrição do exercício.

Exames laboratoriais podem diagnosticar condições que causam diminuição do rendimento físico, como anemias, distúrbios hidroeletrolíticos e metabólicos, além de fatores de risco cardiovascular, como diabetes e dislipidemia. No Brasil, a sorologia para doença de Chagas está recomendada, principalmente naqueles com epidemiologia compatível.

O ecocardiograma é um método essencial no diagnóstico de várias cardiopatias que podem predispor à morte súbita durante a prática esportiva. Também diferencia a adaptação fisiológica do coração de atleta da hipertrofia ventricular patológica. Porém, sua utilização rotineira na avaliação pré-participação do atleta é controversa, principalmente em relação ao custo/benefício em decorrência da baixa frequência de cardiopatias nesta população. Deve ser reservado para os casos com história clínica, familiar ou achado de exame físico suspeito de cardiopatia, bem como para investigação adicional de indivíduos com alterações no ECG de repouso sugestivas de cardiopatia.

A realização de outros exames complementares, como Holter, *tilt-test*, ECG de alta resolução, ressonância magnética e estudo eletrofisiológico, deve ser reservada para os casos de dúvidas diagnósticas após a avaliação inicial, seguindo suas indicações e evidências científicas já estabelecidas na literatura.

CONCLUSÃO

A avaliação pré-participação é fundamental para qualquer indivíduo que deseja iniciar um programa de atividades físicas e esportivas, como competição ou lazer. Tem como objetivo principal a prevenção da morte súbita no esporte, além do diagnóstico de doenças, determinar o estado de saúde do atleta e analisar o impacto dos treinamentos sobre o sistema cardiovascular.

BIBLIOGRAFIA

Blair SN, Morris JN. Healthy hearts and the universal benefits of being physically active: physical activity and health. Ann Epidemiol. 2009;19(4):253-6.

Borjesson M, Urhausen A, Kouidi E, et al. Cardiovascular evaluation of middle-aged/ senior individuals engaged in leisure-time sport activities: position stand from the sections of exercise physiology and sports cardiology of the European Association of Cardiovascular Prevention and Rehabilitation. Eur J Cardiovasc Prev Rehabil. 2011;18(3):446-58.

Corrado D, Pelliccia A, Heidbuchel H, et al.; Section of Sports Cardiology, European Association of Cardiovascular Prevention and Rehabilitation. Recommendations for interpretation of 12-lead electrocardiogram in the athlete. Eur Heart J. 2010;31(2):243-59. Erratum in: Eur Heart J. 2010;31(3):379.

Garcia TG, Francisco RC, Ghorayeb N. Avaliação cardiológica pré-participação do atleta. In: Timerman T, Bertolami M, Ferreira JF, editores. Manual de Cardiologia. São Paulo: Atheneu; 2012. p. 987-9.

Ghorayeb N, Costa RV, Castro I, et al. Diretriz em Cardiologia do Esporte e do Exercício da Sociedade Brasileira de Cardiologia e da Sociedade Brasileira de Medicina do Esporte. Arq Bras Cardiol. 2013;100(1Supl.2):1-41.

Ljungqvist A, Jenoure P, Engebretsen L, et al. The International Olympic Committee (IOC) Consensus Statement on periodic health evaluation of elite athletes March 2009. Br J Sports Med. 2009;43(9);631-43.

Maron B, Pelliccia A. The heart of trained athletes - cardiac remodeling and the risks of sports, including sudden death. Circulation. 2006;114(15):1633-44.

Pelliccia A, Culasso F, et al. Prevalence of abnormal electrocardiogram in a large unselected population undergoing pre-participation cardiovascular screening. Eur Heart J. 2007;28:2006-10.

Pelliccia A, Di Paolo FM, Corrado D, et al. Evidence for the efficacy of the Italian national pré-participation screening programme for identification of hypertrophic cardiomyopathy in competitive athletes. Eur Heart J 2006;27(18):2196-200.

Sanjay S, Drezner J, et al. International Recommendations for electrocardiographic interpretation in athletes. J Am Coll Cardiol. 2017;69:1057-75.

Thompson PD, Franklin BA, Balady GJ, et al.; American Heart Association Council on Nutrition, Physical Activity, and Metabolism; American Heart Association Council on Clinical Cardiology; American College of Sports Medicine. Exercise and Acute Cardiovascular Events. Circulation. 2007;115(17):2358-68.

Wen CP, Wai JP, Tsai MK, et al. Minimum amount of physical activity for reduced mortality and extended life expectancy: a prospective cohort study. Lancet. 2011;378(9798):1244-53.

102

Arritmias cardíacas em atletas

Dalmo Antonio Ribeiro Moreira
Giuseppe Sebastian Dioguardi

> **Palavras-chave:** Arritmias cardíacas; Bradicardia; Atletas; Taquicardia; bloqueio atrioventricular; Extrassístoles; Fibrilação atrial; *Flutter* atrial; Síndrome de Wolff-Parkinson-White.

INTRODUÇÃO

Atleta é um indivíduo envolvido em atividade física regular, que participa de competições oficiais e que tem como objetivo atingir um desempenho de excelência. Com a prática regular do exercício físico, ocorrem modificações na estrutura cardíaca que culminam no processo de dilatação e hipertrofia das câmaras cardíacas, para atender às demandas do esforço. Essas alterações, às vezes, podem ser confundidas com cardiopatias que, não raramente, são motivos para a suspensão precoce da prática esportiva de maneira equivocada. A prática de exercícios físicos causa prazer e felicidade ao praticante, e sua interrupção pode trazer problemas muito sérios.

As características do remodelamento cardíaco no esporte dependem do tipo de esforço realizado (se isométrico ou isotônico), das repercussões que essas modalidades trazem para o sistema nervoso autônomo, da fisiologia cardiovascular (débito cardíaco, resistência periférica, volume sistólico, consumo de oxigênio, frequência cardíaca e pressão arterial), da duração e da intensidade da prática esportiva. Por essa razão, as manifestações de distúrbios da atividade elétrica cardíaca podem não ser as mesmas nas diferentes modalidades de esporte.

TIPOS DE ESPORTES E SUAS REPERCUSSÕES SOBRE O SISTEMA CARDIOVASCULAR

Os tipos de esportes são divididos em dois grandes grupos: a) esportes de resistência, em que predominam as formas isotônicas ou dinâmicas de exercício; e b) esportes de força, em que predominam as formas isométricas ou estáticas. Raramente o condicionamento atlético é puramente isotônico ou isométrico; a maioria das atividades físicas envolve os dois componentes, com o predomínio de um deles.

CARDIOLOGIA DO ESPORTE

O exercício isotônico exige movimento articular e alteração do comprimento muscular, com contrações rítmicas de intensidade relativamente pequena, ou seja, existe movimento praticamente sem aumento do tônus muscular. O exercício isométrico exige aumento do tônus muscular, quase sem alteração do comprimento dos músculos ou da mobilidade articular, ou seja, existe realização de força, praticamente sem movimento.

A adaptação ao exercício físico possui duas fases distintas, a aguda e a crônica. Na fase aguda, há variação de acordo com o tipo de exercício. Durante o treinamento isotônico, ocorre aumento substancial do consumo máximo de oxigênio, do débito cardíaco, do volume sistólico e da pressão arterial sistólica, associado à diminuição da resistência vascular periférica. No treinamento isométrico, ocorre apenas um leve aumento do consumo máximo de oxigênio do débito cardíaco – sem alterações no volume sistólico e na resistência vascular periférica –, além de aumentos substanciais da pressão arterial e da frequência cardíaca. Na fase crônica, a adaptação cardiovascular ao exercício isotônico inclui maior consumo máximo de oxigênio (pela maior elevação do débito cardíaco) e aumento da diferença arteriovenosa de oxigênio, em razão de maior captação periférica. Já os exercícios isométricos resultam em pouco ou nenhum aumento na captação de oxigênio. Assim, exercícios isotônicos produzem predominantemente sobrecarga de volume ao ventrículo esquerdo, que é responsável pelo aumento do diâmetro interno e da espessura da parede da cavidade ventricular esquerda, causando hipertrofia ventricular excêntrica. No exercício isométrico, ocorre aumento da pressão arterial sistólica para compensar a elevada pressão intramuscular. Esse aumento pode ultrapassar os 350 mmHg, causando elevação da pós-carga, responsável pelo desenvolvimento de hipertrofia ventricular concêntrica. As diferentes intensidades dos mais diversos tipos de esportes com predomínio estático, ou isométrico e dinâmico, ou isotônico podem ser observadas na Tabela 102.1.

Tabela 102.1. Classificação dos diferentes tipos de esporte, de acordo com a intensidade do exercício avaliado pelos componentes estático e dinâmico.

		Baixo (< 40% VO₂ máx.)	Moderado (40-70% VO₂ máx.)	Elevado (>70% VO₂ máx.)
Componente estático	**III. Elevado (>50% CM)**	Bobsled Lançamento de Peso Ginástica Artes marciais Escalada Vela Esqui aquático Levantamento de peso Windsurf	Fisiculturismo Skate Snowboard Luta olímpica	Boxe Canoagem Caiaque Ciclismo Decatlo Remo Triatlo
	II. Moderado (20-50% CM)	Tiro com arco Automobilismo Mergulho Equitação Motociclismo	Futebol americano Salto Patinação artística Rodeio Atletismo (velocidade) Nado sincronizado Ultramaratona	Basquete Hóquei no gelo Lacrosse Meia maratona Natação Handebol Tênis
	I. Baixo (<20% CM)	Boliche Críquete Curling Golfe Tiro Yogaº	Beisebol Esgrima Tênis de mesa Voleibol	Badminton Hóquei de campo Futebol Maratona
		Baixo (< 40% VO₂ máx.)	**Moderado (40-70% VO₂ máx.)**	**Elevado (>70% VO₂ máx.)**
		Componente Dinâmico		

O componente estático tem sua intensidade avaliada pela percentagem de contração muscular e o dinâmico, tem base no consumo de oxigênio.
CM: contração muscular; VO₂ máx.: consumo máximo de oxigênio.

As arritmias cardíacas no atleta podem ser: manifestações do remodelamento causado pelo tipo de esporte praticado, como acontece com as dilatações de ventrículo direito secundárias ao aumento do retorno venoso em praticantes de triatlo, por exemplo; manifestações do trabalho excessivo realizado pelo coração para atender às demandas metabólicas próprias do esporte; secundárias ao remodelamento cardíaco excessivo secundário à atividade inflamatória e à fibrose, que podem surgir em decorrência da prática esportiva repetitiva excessiva; causadas por cardiopatias latentes, não anteriormente diagnosticadas, cuja manifestação é precipitada pela sobrecarga na atividade física; e, por fim, causadas por síndromes elétricas primárias, que se traduzem e, alterações genéticas de canais iônicos que culminam com arritmias ventriculares potencialmente fatais.

Neste capítulo, serão abordados os mais diferentes tipos de arritmias cardíacas que podem ser diagnósticas nos atletas regulares, que participam de esportes competitivos, dando ênfase à sua origem, aos mecanismos de aparecimento e sustentação, à sua importância prognóstica e à conduta a ser seguida após seu diagnóstico.

BRADICARDIA SINUSAL

A bradicardia sinusal, definida pela frequência cardíaca abaixo de 60 batimentos por minuto (bpm), por alguns autores, ou abaixo de 50 bpm, por outros, é frequente em atletas e está relacionada, provavelmente, ao tipo de esporte, à intensidade e à duração do treinamento ao qual os indivíduos são submetidos. O tônus vagal elevado, próprio do condicionamento físico causado pelo treinamento, que deprime a atividade do nódulo sinusal e também a condução atrioventricular, talvez seja a principal causa. Atletas podem apresentar frequências cardíacas de 25 bpm a 30 bpm durante o sono, mas que se elevam quando a atividade parassimpática é removida com o despertar ou com o esforço. Estudos recentes utilizando bloqueio autonômico (atropina e propranolol) demonstraram que indivíduos treinados apresentam o mesmo comportamento do automatismo sinusal e da frequência cardíaca de maneira menos intensa que indivíduos não treinados. O treinamento regular deve causar modificações nas características das células do nódulo sinoatrial, que se manifestam com redução na sua frequência de disparo. Esses achados desafiam a teoria da hiperatividade vagal como causa da bradicardia sinusal e do bloqueio atrioventricular em atletas, sugerindo um remodelamento funcional dessas estruturas com o treinamento físico.

A bradicardia sinusal se torna importante do ponto de vista clínico não pela frequência cardíaca ao repouso, mas pela incompetência cronotrópica – quando a frequência sinusal não acompanha o grau de esforço realizado pelo atleta –, sendo um achado mais comum em indivíduos com mais de 35 anos de idade.

Se a bradicardia for assintomática, detectada em exame de rotina, na ausência de cardiopatia estrutural, trata-se de uma condição clínica benigna com bom prognóstico. Em casos de bradicardia sinusal sintomática (tonturas, cansaço fácil, incapacidade de realizar esforço, pré-síncope e síncope), o atleta deve ser afastado da atividade física e reavaliado.

O holter de 24 horas fornece informações importantes sobre a frequência cardíaca nos diferentes períodos do dia, além de estabelecer relação entre sintomas e achados eletrocardiográficos. Em algumas condições, quando os sintomas são esporádicos, a realização de gravações intermitentes pelo sistema *looper* pode ajudar na correlação clínico-eletrocardiográfica. O teste ergométrico avalia o comportamento da frequência cardíaca durante o esforço controlado e progressivamente mais intenso, na tentativa de reproduzir os sintomas. O estudo eletrofisiológico raramente é indicado na avaliação de uma eventual disfunção sinusal.

CONDUTA NA BRADICARDIA SINUSAL

Os atletas assintomáticos, com bradicardia ou pausas sinusais, podem participar de esportes competitivos, a menos que sejam excluídos por cardiopatia ou outras arritmias. Já os atletas sintomáticos devem ser avaliados quanto à presença de cardiopatia, e a bradicardia deve ser tratada com implante de marcapas-

CARDIOLOGIA DO ESPORTE

so. Se os sintomas desaparecerem após o implante, podem voltar a praticar esportes competitivos, a menos que sejam excluídos por cardiopatia ou outras arritmias. Os atletas portadores de marcapasso cardíaco artificial, assintomáticos, mas completamente dependentes da função do gerador para manter a frequência cardíaca, não devem participar de esportes que envolvam contato corporal, em razão do risco de dano ao gerador e aos eletrodos. A prática do golfe é a atividade física mais frequentemente associada com danos ao gerador e aos cabos. Atletas assintomáticos, não dependentes do marcapasso, devem ser informados do risco de dano ao gerador e decidir se aceitam o risco de participar desse tipo de esporte. A limitação ficaria por conta da presença de cardiopatia. Equipamentos de proteção podem ser utilizados para evitar danos ao gerador, em casos de esportes com contato físico.

BLOQUEIO ATRIOVENTRICULAR

Bloqueio atrioventricular de primeiro grau

Definido como intervalo PR > 200 ms, o bloqueio atrioventricular de primeiro grau é comum em atletas assintomáticos e sem cardiopatia. O grau de retardo nodal geralmente diminui com o esforço, em condições normais. A evolução é benigna em indivíduos com complexos QRS estreitos e com intervalo PR < 300 ms. Quando o intervalo PR é > 300 ms, ou se associa a complexo QRS largo, existe risco de doença infranodal, e, por essa razão, devem ser avaliados por meio do teste de esforço. Se houver aumento do grau de bloqueio atrioventricular durante o exercício, é indicado o estudo eletrofisiológico para avaliar a localização do bloqueio e o risco para a progressão a maiores graus de bloqueio atrioventricular. A conduta será tomada com base nesse resultado.

Bloqueio atrioventricular de segundo grau Mobitz tipos I e II

O bloqueio atrioventricular do segundo grau Mobitz tipo I, ou Wenckebach, está relacionado ao efeito da atividade vagal sobre o nódulo atrioventricular ou ao remodelamento funcional do nódulo atrioventricular causado pelo treinamento. Com a retirada da atividade vagal, como acontece com o aumento da atividade simpática no despertar ou durante a realização de esforço, o grau de bloqueio diminui. O bloqueio de segundo grau do tipo Wenckebach pode surgir também logo após o término do esforço físico, e isso pode ser reproduzido ao teste ergométrico. De maneira geral, os complexos QRS são estreitos, indicando não haver comprometimento do restante do sistema de condução cardíaco. Não raramente o atleta apresenta bradicardia sinusal e bloqueio atrioventricular de primeiro grau em repouso, indicando a presença de tônus vagal elevado durante o repouso.

O bloqueio atrioventricular do segundo grau Mobitz tipo II e o bloqueio atrioventricular de grau avançado são raros em atletas e são manifestações de doença difusa do sistema de condução, particularmente quando se acompanham de complexos QRS alargados. Quando os complexos QRS são estreitos, fica a dúvida sobre a localização do bloqueio, se nodal ou no feixe de His. Se o holter detectar o bloqueio do tipo Wenckebach, é muito provável que o retardo esteja localizado no nódulo atrioventricular, sendo, portanto, uma condição benigna. Quando a dúvida ainda persiste, o estudo eletrofisiológico é indicado para se definir a localização do bloqueio.

O bloqueio atrioventricular total pode ter duas origens: a forma congênita e a forma adquirida. No bloqueio congênito, é comum que os atletas, já participem de esportes competitivos há algum tempo, sendo o distúrbio de condução atrioventricular diagnosticado incidentalmente em avaliação de rotina, ou quando apresentam sintomas. Quando a frequência cardíaca se eleva com o esforço, não se tornando um fator limitante, raramente o indivíduo apresenta algum sintoma. No bloqueio atrioventricular adquirido, existe algum tipo de comprometimento do sistema de condução cardíaco, seja no nódulo atrioventricular (frequentemente associado a complexos QRS estreitos), seja abaixo deste (na maioria das vezes o QRS é alargado), que pode limitar a frequência cardíaca durante o esforço. A frequência cardíaca mais lenta em repouso e sua não ascensão com o esforço são causas de sintomas que limitam a atividade física, além de possibilitar o surgimento de outras arritmias mais graves, com risco à vida.

CONDUTA NO ATLETA COM BLOQUEIO ATRIOVENTRICULAR

Os atletas com bloqueio atrioventricular de primeiro grau, assintomáticos, sem cardiopatia e com intervalo PR menor que 300 ms, com complexos QRS estreitos podem ser liberados para a prática de esportes competitivos. A investigação deve se estender àqueles em que o bloqueio piora com o esforço. Nesse caso, o estudo eletrofisiológico é que vai determinar a conduta. Se o bloqueio for intra-hissiano, há a necessidade de implante de marcapasso.

No caso de boqueio atrioventricular de segundo grau, a conduta dependerá do tipo de bloqueio, da frequência cardíaca e da sua repercussão clínica. No bloqueio do tipo Wenckebach, na ausência de cardiopatia, com frequência > 40 bpm, na ausência de sintomas durante a prática do esporte, ou se o bloqueio desaparece com o esforço, não há necessidade de afastamento da atividade esportiva, podendo o atleta participar de esportes competitivos. Se o bloqueio se instala na fase de recuperação, após o esforço, deve--se orientar o atleta à não interrupção súbita da atividade física, para se reduzir a chance de bradicardias sintomáticas.

Aos atletas com cardiopatia, que relatam incapacidade para realização do esforço, relacionada à não elevação da frequência cardíaca pelo agravamento do grau de bloqueio, ou que referem tonturas ou têm síncopes secundárias ao bloqueio, recomenda-se o afastamento temporário da atividade esportiva por dois a três meses, devendo ser reavaliados após este período. Se os sintomas permanecerem, devem ser afastados da prática esportiva competitiva ou mudar para uma classe de esporte que exija menor intensidade de esforço. A necessidade de conduta mais agressiva, como o implante de marcapasso definitivo, deverá ser decidida caso a caso, como ocorre com indivíduos não atletas. E mesmo que o atleta seja submetido a implante de marcapasso, não deverá participar de esportes que acarretam risco de trauma ao gerador, como o futebol ou as lutas maciais, estando liberados para esportes de menor risco de contato corporal.

Os atletas com bloqueio atrioventricular do segundo grau Mobitz tipo II, ou bloqueio atrioventricular de grau avançado, devem se submeter ao implante de marcapasso definitivo e serem afastados da atividade esportiva competitiva que praticam regularmente. Podem, contudo, participar de esportes com menor possibilidade de contato corporal e com menor risco de dano ao gerador.

Atletas com bloqueio atrioventricular total sem cardiopatia, com função cardíaca normal, sem história de síncope, que se apresentam com complexos QRS estreitos ao eletrocardiograma, com a frequência cardíaca de repouso > 40 bpm e que se eleva proporcionalmente com o esforço, sem outras arritmias ventriculares associadas, podem participar de todos os esportes competitivos. Do contrário, devem ser submetidos a implante de marcapasso definitivo e liberados para a prática de esportes com menor possibilidade de contato corporal, para evitar risco de dano ao gerador. Antes de retornar à prática de esportes, devem ser submetidos à avaliação clínica para se comprovar que o marcapasso acelera a frequência cardíaca na proporção requerida pelo esforço.

Já os atletas com bloqueio atrioventricular total adquirido, ao contrário daqueles que apresentam a forma congênita, devem ser submetidos a implante de marcapasso definitivo, antes de praticar qualquer tipo de esporte competitivo. As recomendações quanto aos cuidados com o marcapasso são semelhantes às do bloqueio de origem congênita.

TAQUIARRITMIAS SUPRAVENTRICULARES

As taquiarritmias supraventriculares são as que se originam acima da bifurcação do feixe de His. Não são mais comuns em atletas do que na população geral, exceto, provavelmente, pela fibrilação atrial causada pela hipertonia vagal e pelo remodelamento atrial causado pelo esporte. Serão considerados nesse

1104 | CARDIOLOGIA DO ESPORTE

tópico as extrassístoles atriais, a fibrilação e o *flutter* atriais, a taquicardia por reentrada nodal e a reentrada atrioventricular envolvendo via acessória.

Extrassístoles atriais

São importantes do ponto de vista clínico quando são gatilhos para o desencadeamento de outras taquiarritmias supraventriculares, como a fibrilação atrial. Os focos ectópicos que se localizam em território de veias pulmonares, e também na região das veias cavas, podem ser os principais responsáveis pelo surgimento de fibrilação atrial em jovens com coração normal. Não raramente essas ectopias se associam também a episódios de taquicardia atrial. Deve-se afastar a presença de cardiopatia como causa dessa arritmia, como comunicação interatrial, prolapso valvar mitral e estenose ou insuficiência mitral.

De maneira geral, no caso de atletas sem cardiopatia e assintomáticos, a conduta é a simples observação clínica, podendo participar de todos os esportes competitivos. No entanto, devem ser reavaliados periodicamente quanto ao risco de outras taquiarritmias supraventriculares. A prescrição de fármacos para abolir os sintomas pode ser indicada em alguns casos, devendo-se evitar medicamentos que limitem a atividade física, como os betabloqueadores. Se houver outro tipo de taquiarritmia associada à ectopia atrial, o tratamento deve incluir a possibilidade de ablação do circuito arritmogênico.

Fibrilação atrial

Além de apresentar incidência crescente nos últimos anos, na população geral, a fibrilação atrial acomete mais comumente os atletas do que os não atletas da mesma faixa etária. A associação entre prática esportiva vigorosa (natação, ciclismo, remo, maratona e outros tipos de esportes) e fibrilação atrial é conhecida há vários anos. A ocorrência de fibrilação atrial não associada à cardiopatia também é maior em atletas do que em não atletas, podendo ocorrer de maneira intermitente ou crônica.

A hiperatividade parassimpática causa redução e dispersão do período refratário atrial e provoca bradicardia sinusal, condições associadas com o desencadeamento da fibrilação atrial. Além disso, os remodelamentos anatômicos atrial e ventricular, com dilatação dessas câmaras, são outras condições predisponentes. As extrassístoles atriais frequentes atuam como gatilhos que deflagram as crises em algumas situações. Não é incomum os episódios agudos de fibrilação atrial surgirem logo após a interrupção do esforço físico, momento em que a atividade vagal é mais intensa. Esse tipo de fibrilação atrial tem origem diferente daquelas secundárias a cardiopatias, hipertensão arterial e insuficiência cardíaca, em que a arritmia pode ser causada por distensão do tecido atrial, isquemia e fibrose tecidual. Deve-se destacar também que, em jovens com coração normal, a disfunção tireoidiana é uma causa que deve ser investigada. Indivíduos com miocardiopatia hipertrófica, síndrome de Brugada, cardiopatia arritmogênica de ventrículo direito e até mesmo taquicardia ventricular catecolaminérgica têm maior risco de apresentar fibrilação atrial na evolução clínica.

O refluxo gastresofágico, evento não raramente documentado em maratonistas, pode ser outro fator desencadeante de fibrilação atrial, por meio de reflexos vagais causados pela hiperacidez esofágica. O tratamento com bloqueadores de bomba de prótons abole a arritmia, demonstrando uma relação de causa e efeito. A presença de lesão atrial com componentes de fibrose, processo inflamatório em evolução e até mesmo quadros miopáticos não inflamatórios, secundários ao supertreinamento, podem estar envolvidos na gênese de fibrilação atrial paroxística em atletas. Há suspeitas de que o uso de esteroides anabolizantes possa ser outra causa de fibrilação atrial em atletas em atividade, fato este ainda não comprovado.

O diagnóstico é suspeitado em vigência de pulso irregular e rápido num atleta que apresenta palpitações taquicárdicas ou cansaço físico desproporcional ao grau de esforço realizado. Nesses casos, confirma-se o diagnóstico por meio de um eletrocardiograma simples. Quando os sintomas são frequentes, o holter detecta a fibrilação atrial ou as extrassístoles atriais frequentes com episódios recorrentes de taquicardia atrial. Em alguns casos, o teste ergométrico pode reproduzir a fibrilação atrial, quando a intensidade do esforço for similar àquela que desencadeia a arritmia durante a prática esportiva. A fibrilação atrial pode surgir durante o esforço ou, mais frequentemente, após o seu término.

Na avaliação clínica de indivíduos com fibrilação atrial, deve ser sempre considerada a frequência cardíaca durante o esforço, que deve ser compatível com sua intensidade. Isso pode ser feito por meio do holter realizado durante o esforço ou por meio do teste ergométrico. Além disso, os atletas devem se submeter ao ecocardiograma para afastar a possibilidade de cardiopatia ou para avaliar o grau de repercussão da fibrilação atrial sobre a função cardíaca.

Conduta para o atleta com fibrilação atrial

Há relatos de que a interrupção da prática esportiva e o descondicionamento físico diminuem as crises de fibrilação atrial, particularmente quando na forma inicial ou com átrios não remodelados. A prescrição de fármacos para controle da frequência cardíaca pode ter resultados inconvenientes, em razão da redução da performance durante o esforço, por efeito excessivo sobre a frequência ventricular. Por este motivo, o controle do ritmo deve ser a opção preferida e, nesse caso, cada vez mais a ablação com radiofrequência das veias pulmonares ganha espaço na clínica. Isto ocorre porque fármacos antiarrítmicos também podem interferir no desempenho físico. Sendo assim, indivíduos assintomáticos, sem cardiopatia estrutural, nos quais a frequência cardíaca se eleva e se reduz gradualmente com o esforço e com sua interrupção, respectivamente, podem participar de todos os esportes competitivos. Quando há cardiopatia associada, nessas mesmas condições, a liberação para a atividade esportiva estará limitada pelo grau de comprometimento cardíaco causado pela cardiopatia. Os atletas que necessitam anticoagulação não deverão participar de esportes com possibilidade de choque corporal em razão do risco de hemorragias. Atletas sem cardiopatia, que foram tratados por meio da ablação da fibrilação atrial e que estão livres da arritmia podem participar de todos os esportes competitivos, de quatro a seis semanas após o procedimento.

Flutter atrial

O *flutter* atrial é uma arritmia pouco comum em atletas, mas, de maneira similar à fibrilação, deve ser mais frequente nestes do que em indivíduos não atletas. É causado por um macrocircuito reentrante no átrio direito, envolvendo o anel tricúspide, geralmente associado a alguma cardiopatia que causa dilatação atrial. A forma idiopática, sem cardiopatia, é mais rara. A documentação do *flutter* atrial em jovem sem cardiopatia aparente determina a investigação mais rigorosa quanto à presença de síndromes elétricas primárias, como a síndrome de Brugada e a cardiopatia arritmogênica de ventrículo direito.

Por causa da associação com cardiopatia, é necessária a avaliação dos atletas com o ecocardiograma. Por ser uma arritmia comumente recorrente, é necessária a realização de holter de 24 horas ou, até mesmo, gravação intermitente pelo sistema *looper*, para se flagrarem eventuais episódios assintomáticos. O teste ergométrico pode estar indicado nos casos de *flutter* atrial crônico, para se avaliar o comportamento da frequência cardíaca no pico máximo do esforço.

Conduta para o atleta com *flutter* atrial

A descoberta do circuito elétrico causador do *flutter* permitiu a cura definitiva por meio da ablação com cateter, utilizando radiofrequência como modalidade de energia. A cura com esta técnica atinge de 80% a 85% dos indivíduos. Por essa razão, quando diagnosticado em atletas que praticam esportes competitivos, a ablação do istmo cavo-tricúspideo deve ser priorizada. Atletas que foram tratados por meio da ablação com cateter, e que estão livres da arritmia, podem participar de todos os esportes competitivos de quatro a seis semanas após o procedimento. Os atletas que necessitam anticoagulação não deverão participar de esportes com possibilidade de choque corporal, por causa do risco de hemorragias.

Taquicardia atrial paroxística

Arritmia rara em atletas, causada por hiperatividade automática atrial ou secundária a circuitos reentrantes no tecido atrial, decorrentes de cardiopatias congênitas ou de miocardiopatias. As recomendações para a avaliação de atletas com esta arritmia são similares às relacionadas ao *flutter* atrial. Como geralmente é uma arritmia rebelde à terapêutica farmacológica, indica-se a ablação com radiofrequência do foco arritmogênico como tratamento definitivo. Uma das principais complicações da taquicardia atrial, após sua cronificação, é o risco de taquicardiomiopatia, o que poderia limitar a participação de atletas em esportes competitivos.

Conduta para o atleta com taquicardia atrial

Atletas sem cardiopatia, que mantêm uma frequência cardíaca que se eleva e se reduz com o incremento e a interrupção do esforço, de maneira similar ao comportamento da frequência sinusal em relação à intensidade de esforço praticada, com ou sem tratamento, podem participar de todos os esportes competitivos. Atletas com cardiopatias podem participar de esportes competitivos consistentes com as limitações impostas pela cardiopatia subjacente. Atletas sem cardiopatia, que foram submetidos ao tratamento definitivo com ablação por cateter, podem participar de todos os esportes competitivos duas a três semanas após o procedimento, desde que seja comprovada ausência de recorrências.

Taquicardia paroxística supraventricular por reentrada nodal

Talvez esta seja a taquicardia supraventricular mais comum na clínica, e sua prevalência não é maior em atletas, em comparação à população geral. É causada pela presença de um circuito arritmogênico localizado na junção atrioventricular. Manifesta-se de maneira súbita, com palpitações geralmente percebidas no pescoço, e pode ser desencadeada pela mudança de posição do corpo (como abaixar-se e levantar-se), menos frequentemente por estresse físico ou emocional. A importância dessa arritmia no atleta depende do estado hemodinâmico relacionado à frequência cardíaca durante as crises, que pode ser elevada e prejudicar o desempenho físico. Além disso, há esportes, como a natação e o ciclismo, com risco de acidentes causados pelo hipofluxo cerebral secundariamente à hipotensão arterial no momento das crises. Se o quadro clínico não é típico e ainda não se tem a taquicardia documentada, pode-se proceder a testes provocativos, como o teste ergométrico. Não raramente o estudo eletrofisiológico é indicado para esclarecimento diagnóstico, quando se precede ao tratamento definitivo por meio da ablação com cateter, seguido de cura. Os betabloqueadores, a propafenona, o sotalol e a amiodarona são as opções farmacológicas, mas com sérias restrições ao seu uso, por causarem limitações à prática esportiva, afetando o desempenho dos atletas durante o esforço.

Taquicardia paroxística supraventricular envolvendo via acessória

Nesta condição, existe uma via acessória paralela ao sistema de condução normal, com propriedades eletrofisiológicas distintas, com condução retrógrada exclusiva (diferentemente da síndrome de Wolff--Parkinson-White, em que a via acessória apresenta também a capacidade de condução anterógrada) e que predispõe a reentrada do impulso elétrico. Costuma se apresentar com frequência cardíaca elevada e ser menos responsiva à terapêutica farmacológica. Frequentemente, esse tipo de taquicardia é desencadeado pelo esforço físico, o que facilita a confirmação de seu diagnóstico por meio do teste ergométrico. Quando o diagnóstico não é feito, recorre-se ao estudo eletrofisiológico, que, além de confirmar o circuito arritmogênico, permite a ablação da via acessória, seguida de cura. Caso não se opte por esta técnica, os fármacos indicados são propafenona, sotalol e amiodarona, com as mesmas ressalvas assinaladas ao tratamento da taquicardia por reentrada nodal.

Síndrome de Wolff-Parkinson-White

A síndrome de Wolff-Parkinson-White é rara, ocorrendo em três a cada mil indivíduos. O grande interesse nesta síndrome está relacionado ao surgimento de taquicardia supraventricular e de fibrilação atrial, com risco de morte súbita. As características eletrofisiológicas da via acessória podem se modificar em presença de níveis plasmáticos elevados de catecolaminas, que ocorrem durante a prática do esporte, com a redução do seu período refratário anterógrado e com a maior velocidade de condução do impulso aos ventrículos, durante crises de taquicardia ou de fibrilação atrial. Embora crises esporádicas de taquicardia possam ocorrer no atleta assintomático, ao longo dos anos, o risco de morte súbita é muito baixo, tornando a abordagem desse indivíduo bastante controversa.

Há autores que defendem o estudo eletrofisiológico para determinar a localização da via e suas propriedades eletrofisiológicas, e outros que defendem a liberação para atividade esportiva sem restrições, exatamente por serem assintomáticos. Um fato importante a ser considerado nesse contexto é que alguns atletas ainda são muito jovens e não tiveram a chance de apresentar sintomas, ao contrário de atletas com mais idade, na faixa dos 35 anos ou mais, nos quais a possibilidade de sintomas diminui com a redução da atividade esportiva.

Na avaliação de atletas com síndrome de Wolff-Parkinson-White, história clínica minuciosa para identificar sintomas de taquicardia (palpitações, tonturas ou desmaios), exame físico, ecocardiograma para se afastar cardiopatia estrutural, além do teste ergométrico com realização de esforço similar àquele durante a prática do esporte devem ser considerados. O holter de 24 horas é importante para identificar taquiarritmias assintomáticas e também a presença de pré-excitação ventricular intermitente, que caracteriza uma condição de precariedade de condução pela via.

São considerados indivíduos de baixo risco aqueles assintomáticos, que apresentam pré-excitação ventricular intermitente ao eletrocardiograma simples ou ao holter de 24 horas e que têm perda súbita da morfologia de pré-excitação ao teste ergométrico. Ao estudo eletrofisiológico, esses indivíduos geralmente têm apenas uma via acessória, cujo período refratário anterógrado é ≥ 350 ms e, em caso de indução de fibrilação atrial, o intervalo RR com morfologia de pré-excitação máxima é > 250 ms.

São considerados atletas com alto risco para complicações arrítmicas aqueles com história de síncope, documentação prévia de fibrilação atrial ou taquicardia supraventricular, história de morte súbita recuperada secundária à fibrilação atrial com resposta ventricular rápida, presença de mais de uma via acessória ao mapeamento eletrofisiológico, além de período refratário anterógrado da via < 350 ms ou intervalo RR com máxima pré-excitação < 250 ms.

Conduta no atleta com síndrome de Wolff-Parkinson-White

O tratamento definitivo do atleta com síndrome de Wolff-Parkinson-White por meio da ablação com cateter é, geralmente, considerado como a abordagem de escolha na maioria dos casos, pois o índice de sucesso é elevado e o risco de complicações é baixo. Além disso, a imprevisibilidade do comportamento da condução pela via, em presença de níveis elevados de catecolaminas plasmáticas, torna a conduta ablativa a opção mais acertada.

O atleta com arritmias ventriculares

Não é raro que os atletas se apresentem com ectopias ventriculares em avaliações de rotina e, na maioria dos casos, assintomáticas. A preocupação do clínico está relacionada ao prognóstico dessas arritmias e à sua importância na prática de esportes competitivos. Os fatores que melhor definem o risco de morte súbita em atletas, secundariamente à arritmia ventricular, são a presença de sintomas (particularmente síncope ou pré-síncope), história de morte súbita familiar e presença de cardiopatia com disfunção ventricular. Além disso, as síndromes elétricas primárias podem ser a causa de arritmias ventriculares graves e de alto risco em atletas e que, na maioria dos casos, cursam com função cardíaca normal, estando seu diagnóstico suspeitado por algumas características eletrocardiográficas e pela história de morte súbita familiar.

Os sintomas indicam que a arritmia causa algum distúrbio hemodinâmico que não pode ser compensado pelos mecanismos reflexos normais. Já a cardiopatia estrutural, dependendo do tipo, provoca tanta modificação no arcabouço miocárdico (fibrose, necrose tecidual, isquemia etc.), aumentando a chance de surgimento de novas arritmias, influenciada pela presença de fatores externos, como as catecolaminas liberadas durante o esporte competitivo.

Entre as cardiopatias com maior risco de desencadeamento de arritmias ventriculares potencialmente fatais, destacam-se a cardiomiopatia hipertrófica idiopática (uma das principais causas de morte súbita em atletas jovens), origem anômala de coronária esquerda, miocardites, cardiopatia arritmogênica de ventrículo direito, miocardiopatia dilatada idiopática e insuficiência coronariana (em atletas mais de 35 anos de idade). As extrassístoles ventriculares podem ser manifestações, de forma incipiente, de algumas dessas condições e, por essa razão, reavaliações periódicas dos atletas são fundamentais para se confirmar a presença de alguma anomalia.

Quando o atleta apresenta arritmias ventriculares, deve se submeter a uma história clínica rigorosa para avaliar a importância dos sintomas em relação à arritmia propriamente, além de realizar exame físico, eletrocardiograma, ecocardiograma, teste ergométrico e holter de 24 horas. Na dependência do tipo de arritmia encontrada e dos achados do ecocardiograma, exames mais sofisticados, como ressonância magnética ou a cinecoronariografia, estarão indicados para complementar a avaliação e concluir o diagnóstico. Com os resultados em mãos, a decisão quanto à possibilidade de participar ou não de esportes competitivos deverá ser tomada visando, fundamentalmente, à preservação da vida do atleta. Atletas que apresentarem casos mais graves, com elevado risco de morte súbita, deverão ser afastados da atividade esportiva competitiva, e aqueles com prognóstico menos sombrio poderão ser liberados para a prática de esportes menos intensos.

A forma de apresentação eletrocardiográfica da arritmia ventricular pode ser outro fator envolvido na decisão sobre a conduta a ser indicada para o atleta. Alguns autores sustentam que, quando há mais de 2 mil extrassístoles ventriculares nas 24 horas, existe uma chance de 30% de o indivíduo ser portador de cardiopatia. O atleta pode ser sintomático em repouso, mas a ectopia ventricular desaparecer quando realiza esforço ou teste ergométrico. Esse achado não indica, necessariamente, que a ectopia tem caráter benigno. Do mesmo modo, atletas com coração normal e assintomáticos, que apresentam taquicardia ventricular monomórfica não sustentada em repouso, podem ter a arritmia abolida com esforço. Atletas com ectopias que pioram com esforço, que se apresentam com múltiplas morfologias ou até que se associam com episódios de taquicardia ventricular durante o teste ergométrico devem se submeter a rigorosa avaliação clínica, incluindo métodos de imagem para estratificação de risco. A liberação para a prática esportiva dependerá do impacto das ectopias sobre o quadro hemodinâmico e do surgimento de sintomas.

Atletas assintomáticos com coração normal raramente necessitam tratamento das arritmias ventriculares, mesmo que desencadeadas durante o esforço. Por outro lado, atletas sintomáticos podem ser tratados com betabloqueadores para alívio dos sintomas. Esses fármacos têm sua prescrição restrita em alguns tipos de esporte, pois podem limitar o desempenho físico ou até serem considerados *doping* em algumas modalidades esportivas.

Não é incomum atletas apresentarem ectopias ventriculares idiopáticas, originadas na via de saída do ventrículo direito (morfologia de bloqueio de ramo esquerdo, com eixo normal no plano frontal) ou na região ínfero-septal do ventrículo esquerdo (morfologia de bloqueio de ramo direito, com eixo desviado para a esquerda). Mas essas ectopias são consideradas, em sua maioria, de caráter benigno em atletas com função cardíaca normal e não causam maior preocupação do ponto de vista prognóstico. Entretanto, devem ser avaliados periodicamente quanto ao risco de desenvolverem miocardiopatias secundárias às ectopias. Essa população, se necessário um tratamento, se beneficia da ablação do foco arritmogênico, com taxas de cura elevadas.

Descartando-se as ectopias e a taquicardia ventricular não sustentada idiopáticas, é possível que muitas arritmias ventriculares estejam associadas com algum tipo de alteração miocárdica não detectado por técnicas de imagem sofisticada, como a ressonância magnética. O mapeamento eletroanatômico ventricular, que detecta a atividade elétrica ventricular durante o estudo eletrofisiológico, pode demonstrar potencias elétricos intracavitários de baixa voltagem em áreas em que a biópsia comprova a presença de cardiopatia incipiente. Este fato reforça a necessidade de reavaliações periódicas de atletas com ectopias ventriculares frequentes e taquicardia ventricular não sustentada, quando a maioria dos métodos de investigação é normal.

A taquicardia ventricular não sustentada pode indicar um grau maior de comprometimento cardíaco, em comparação às extrassístoles ventriculares, e ser manifestação de quadro inflamatório agudo, como miocardite, por exemplo. Pode ser benigna, particularmente, se apresentar frequência cardíaca < 150 bpm e for monomórfica em comparação à polimórfica e mais rápida. Atletas com esse tipo de taquicardia devem ser investigados de maneira similar aos que apresentam extrassístoles ventriculares, sempre pesquisando a presença de cardiopatia. O holter pode ser empregado durante a prática do esforço para avaliar o comportamento da taquicardia durante as práticas regulares de exercício. Atletas assintomáticos, em que a taquicardia desaparece com esforço, sem cardiopatia pelos métodos de investigação, podem ser liberados para a prática de exercícios competitivos. Aqueles que apresentam cardiopatia devem ter atividade restrita a tipos de esportes de menor intensidade (tipo IA da Tabela 1).

Conduta no atleta com extrassístoles ventriculares

Atletas com extrassístoles ventriculares isoladas e acopladas em repouso e durante o teste de esforço, sem cardiopatia, podem praticar todos os esportes. O protocolo de teste de esforço deve se basear no desempenho máximo, em vez de considerar de 80% a 100% da frequência cardíaca-alvo, para chegar o mais próximo possível do nível de esforço alcançado durante a prática do esporte. Atletas em que a frequência de ectopias aumenta ao esforço, chegando à taquicardia ventricular não sustentada, devem ser submetidos à avaliação envolvendo métodos de imagem para descartar cardiopatia. Se, durante o esforço, surgirem sintomas, deverá ser liberado para a prática de esportes de menor intensidade. Atletas com cardiopatia deverão participar apenas de esportes de menor intensidade, independentemente de as ectopias serem ou não suprimidas pelo tratamento farmacológico. Extrassístoles ventriculares sintomáticas poderão ser tratadas por meio de ablação com cateter.

Conduta no atleta com taquicardia ventricular não sustentada

Descartando-se a presença de cardiopatia, se os atletas forem assintomáticos e a taquicardia for suprimida pelo esforço, estão liberados para esportes competitivos. Deve-se ressaltar que a ablação do foco arritmogênico pode ser considerada nesses indivíduos. Nos atletas em que a taquicardia é suprimida pela ação de betabloqueadores, deve haver eficácia terapêutica comprovada por teste de esforço máximo ou, até mesmo, estudo eletrofisiológico; do contrário, serão liberados apenas para esportes de menor intensidade. Já os atletas com cardiopatia deverão participar apenas de esportes de baixa intensidade. Nos casos de miocardite, a liberação só deverá ocorrer três meses após a resolução do quadro.

Taquicardia ventricular sustentada

Geralmente, está associada a algum tipo de cardiopatia, daí a importância de ser rigorosamente investigada por métodos além dos regularmente empregados (eletrocardiograma, teste ergométrico e holter) e também por exames de imagem, como ressonância magnética ou tomografia. As formas idiopáticas são comumente benignas, surgem com baixa intensidade de esforço e, frequentemente, são suprimidas com cargas maiores. A forma originada na via de saída do ventrículo direito pode ser desencadeada com teste ergométrico, particularmente com cargas elevadas. Na sua origem, deve ser descartada a possibilidade de cardiopatia arritmogênica do ventrículo direito. Atletas assintomáticos, com taquicardias relativamente

1110 | CARDIOLOGIA DO ESPORTE

lentas (< 150 bpm) ou suprimidas com esforço não precisam ser tratados; entretanto, aquelas formas que surgem com esforço maior, dependentes de catecolaminas, respondem bem ao betabloqueador. A ablação do foco arritmogênico cura a maioria dos atletas com taquicardia ventricular idiopática e deve ser a terapia de escolha. Se a ablação for bem-sucedida, podem ser liberados para praticar esportes depois de três meses. Os atletas com taquicardia ventricular sustentada secundária à cardiopatia devem ser afastados do esporte. Nos casos de miocardite, poderão retornar à atividade, se comprovada a resolução do quadro inflamatório.

Conduta no atleta com taquicardia ventricular sustentada

Descartando-se a presença de cardiopatia, se a ablação do foco arritmogênico suprimir a taquicardia, com comprovação pela ausência de recorrências por, pelo menos, três meses, o atleta poderá ser liberado para esportes competitivos. Mesma decisão, caso a opção seja pelo tratamento farmacológico, a ausência de taquicardia deve ser demonstrada, seja pelo teste de esforço, seja pela estimulação ventricular programada durante estudo eletrofisiológico. Os atletas com cardiopatia deverão participar apenas de esportes de baixa intensidade, mesmo que se demonstre ausência de taquicardia pelos métodos de investigação. Estarão liberados apenas para a prática de esportes de baixa intensidade (IA). Nos casos de miocardite, a liberação só deverá ocorrer três meses após a resolução do quadro.

Síndromes elétricas primárias em atletas

☑ Taquicardia ventricular polimórfica catecolaminérgica

A taquicardia ventricular polimórfica catecolaminérgica é uma síndrome elétrica primária, causada por um transtorno hereditário autossômico dominante de receptores de rianodina. Esta alteração provoca acúmulo de cálcio dentro do miócito, gerando ectopias ventriculares e taquicardia/fibrilação ventricular, quando da descarga adrenérgica intensificada pelo esforço físico. Na maioria das vezes, não existem cardiopatia estrutural nem alterações eletrocardiográficas no repouso, que passam a surgir quando o indivíduo inicia esforço físico, caracterizadas, inicialmente por extrassístoles ventriculares polimórficas, taquicardia juncional seguida de taquicardia ventricular do tipo bidirecional e taquicardia ventricular polimórfica.

O diagnóstico de taquicardia ventricular polimórfica catecolaminérgica pode ser facilmente obtido pelo teste de esforço ou pela infusão de isoproterenol. A confirmação pode ocorrer após a realização de testes genéticos.

☑ Conduta no atleta com taquicardia ventricular catecolaminérgica

Atletas com o diagnóstico desse tipo de taquicardia devem ser afastados de esportes competitivos. As diretrizes europeias recomendam a exclusão de atletas com diagnóstico geneticamente confirmado de taquicardia ventricular catecolaminérgica dos esportes competitivos, mesmo que eles não apresentem a taquicardia ao eletrocardiograma. Já as diretrizes americanas permitem a competição, desde que a taquicardia não seja documentada (fenótipo negativo). O tratamento dessa arritmia é feito pelo afastamento da atividade física, prescrição de betabloqueadores e, em caso de recorrência, implante de cardiodesfibrilador implantável (CDI). O teste ergométrico pode ser empregado para avaliar a eficácia terapêutica.

☑ Síndrome do QT longo

A síndrome do QT longo (SQTL) é uma condição clínica que resulta em repolarização cardíaca anormal, seja de forma adquirida, seja como resultado de uma das múltiplas alterações em genes específicos que codificam proteínas de canais iônicos de miócitos. É uma síndrome rara, com uma prevalência estimada de 0,4% entre os atletas. As três formas mais comuns de SQTL congênita são: a) SQTL do tipo 1, secundária a uma anomalia do componente lento da corrente de retificação tardia do potássio. A mutação ocorre no cromossomo 11 do gene KCNQ1 e está associada com morte súbita cardíaca durante esforço; b) SQTL 2, secundária a uma anormalidade no componente rápido da corrente retificadora tardia de saída de potássio. A mutação ocorre no cromossomo 7 do gene KCNH2 e causa morte súbita cardíaca por ação intensa do sistema nervoso autônomo, durante o despertar e também ao estresse emocional; c) SQTL tipo 3, causa alteração da duração do intervalo QT por ganho de função do canal de sódio. Essa anomalia é codificada pela mutação no cromossomo 3 do gene SCN5A. A morte súbita nessa síndrome ocorre em situações de bradicardia e repouso, por exemplo, durante o sono. Essas três condições causam modificações características no processo de repolarização ventricular, conforme demonstrado na Figura 102.1.

Considera-se intervalo QT prolongado quando está acima de 470 milissegundos para homens e de 480 milissegundos para mulheres. As alterações fenotípicas podem ser confirmadas pelas alterações nos painéis genéticos, que podem ser para confirmação do diagnóstico em atletas assintomáticos, com intervalo QT prolongado ou com história familiar de morte súbita cardíaca. Muitos indivíduos com QT longo geneticamente confirmados podem apresentar eletrocardiograma pouco alterado ou até mesmo normal. Testes farmacológicos com epinefrina, isoproterenol ou adenosina podem ser empregados para o diagnóstico da SQTL, quando causam prolongamento paradoxal da duração do intervalo QT durante a aceleração da frequência cardíaca.

☑ Conduta no atleta com SQTL

O tratamento médico para SQTLs 1 e 2 inclui a prescrição de betabloqueadores e, para SQTL 3, empregam-se bloqueadores de canais de sódio. Para indivíduos com história de síncope, morte súbita familiar e intervalo QT ≥ 480 ms, é indicado o CDI.

Segundo as diretrizes europeias para a prática de esportes, atletas com SQTL geneticamente confirmados, independentemente da manifestação eletrocardiográfica (fenótipo), devem ser excluídos de esportes competitivos. Segundo as diretrizes americanas, a natação deve ser proibida para indivíduos com SQTL tipo I diagnosticados geneticamente, mesmo que apresentem eletrocardiograma normal. Por outro lado, segundo essa mesma diretriz, não há restrição à prática de esportes para aqueles com diagnóstico genético confirmado de SQTLs 2 ou 3, mesmo sem alteração eletrocardiográfica.

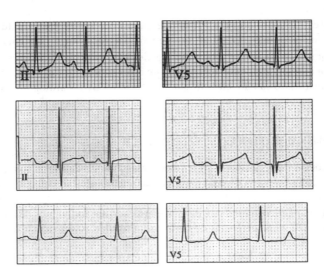

Figura 102.1. Padrões eletrocardiográficos da síndrome do intervalo QT longo. O tipo 1 apresenta ondas T de base alargada, terminando dentro do final da primeira metade do intervalo RR; do tipo 2 apresenta entalhes na porção média das ondas T; do tipo 3 o segmento ST é longo com ondas T de base estreita.

Síndrome de Brugada

A síndrome de Brugada é uma doença elétrica primária cardíaca causada por mutação no gene SCN5A no cromossomo 3 que resulta numa perda de função do canal de sódio. O diagnóstico se baseia fundamentalmente na documentação de uma típica alteração eletrocardiográfica caracterizada pelo supradesnivelamento do ponto J > 1 mm seguido de segmento ST de convexidade superior e ondas T negativas na derivação V1, estendendo-se para derivações V2 e/ou V3 (Figura 102.2). Essas alterações do eletrocardiograma podem ser intermitentes, documentadas em uma ou outra ocasião, mas podem ser intensificadas pela administração de bloqueadores de canais de sódio que funcionam como teste diagnóstico para confirmação da síndrome. Outras condições que deflagram as alterações do eletrocardiograma e podem até mesmo facilitar o surgimento de taquicardia ventricular polimórfica ou fibrilação ventricular incluem o calor, a hipocalemia, glicose e insulina.

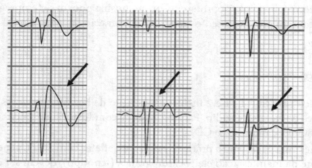

Figura 102.2. Padrões eletrocardiográficos da síndrome de Brugada.

Observa-se o supradesnivelamento do ponto J, com segmento ST de convexidade superior e ondas T negativas. O padrão tipo I é considerado o mais importante do ponto de vista prognóstico.

Atletas podem apresentar alterações de repolarização ventricular que se diferenciam da síndrome de Brugada pelas menores elevações de ST e por apresentarem complexos QRS de duração normal. Além disso, os testes farmacológicos não precipitam as alterações eletrocardiográficas em atletas normais.

Os indivíduos com risco de morte súbita são aqueles com história de síncope, história familiar de morte súbita, além de apresentarem alterações típicas e espontâneas do eletrocardiograma (padrão Brugada tipo I). Os de baixo risco são aqueles em que as alterações eletrocardiográficas não estão presentes espontaneamente.

Conduta no atleta com síndrome de Brugada

As diretrizes europeias e americanas recomendam o afastamento de atletas com síndrome de Brugada da atividade esportiva competitiva. A diretriz europeia recomenda afastamento para aqueles com diagnóstico genético confirmado e, também, para aqueles com padrão eletrocardiográfico negativo.

Do ponto de vista terapêutico, o implante de CDI é indicado aos indivíduos de risco. A quinidina pode ser empregada para reduzir as recorrências de taquicardia/fibrilação ventricular ou para aqueles em que não se pode implantar o CDI

BIBLIOGRAFIA

Frustaci A, Chimenti C, Bellocci F, Morgante E, Russo MA, Maseri A. histological substrate of atrial biopsies in patients with lone atrial fibrillation. Circulation 1997;96:1180-4.

Furlanello F, Bertoldi A, Dallago M, Galassi A, Fernando F, Biffi A, et al. Atrial fibrillation in elite athletes. J Cardiovasc Electrophysiol 1998;9:S63-8.

La Gerche A, Claessen G, Dymarkowski S, Voigt JU, De Buck F, VanheesL, et al. Exercise-induced right ventricular dysfunction is associated with ventricular arrhythmias in endurance athletes. Eur Heart J. 2015;36:1998-2010.

Link MS, Homoud MK, Wang PJ, Estes NA 3rd. Cardiac arrhythmias in the athlete. Cardiol Rev 2001;9:21-30.

Link MS, Wang PJ, Estes NA 3rd. Ventricular arrhythmias in the athlete. Curr Opin Cardiol. 2001;16:30-9.

Maron BJ, Zipes DP. Introduction: eligibility recommendations for competitive athletes with cardiovascular abnormalities-general considerations. J Am Coll Cardiol. 2005;45:1318-21.

Pelliccia A, Maron MJ, Di Paolo FM, Biffi A, Quattrini FM, Pisicchio C, et al. Prevalence and clinical significance of left atrial remodeling in competitive athletes. J Am Coll Cardiol. 2005;46:690-6.

Pelliccia A, Fagard R, Bjornstad HH, et al. Recommendations for competitive sports participation in athletes with cardiovascular disease: a consensus document from the Study Group of Sports Cardiology of the Working Group of Cardiac Rehabilitation and Exercise Physiology and the Working Group of Myocardial and Pericardial Diseases of the European Society of Cardiology. Eur Heart J. 2005;26:1422-45.

Pelliccia A, Zipes DP, Maron BJ. Bethesda Conference #36 and the European Society of Cardiology Consensus Recommendations revisited a comparison of US and European criteria for eligibility and disqualification of competitive athletes with cardiovascular abnormalities. J Am Coll Cardiol. 2008;52:1990-96.

Priori SG, Wilde AA, Horie M, Cho Y, Behr ER, Berul C, et al. HRS/EHRA/APHRS expert consensus statement on the diagnosis and management of patients with inherited primary arrhythmia syndromes: document endorsed by HRS, EHRA, and APHRS in May 2013 and by ACCF, AHA, PACES, and AEPC in June 2013. Heart Rhythm. 2013;10:1932-63.

Swanson DR. Atrial fibrillation in athletes: implicit literature-based connections suggest that overtraining and subsequent inflammation may be a contributory mechanism. Med Hypotheses. 2006; 66:1085-92

Walker J, Calkins H, Nazarian S. Evaluation of cardiac arrhythmia among athletes. Am J Med. 2010;123:1075-81.

Weigl M, Gschwantler M, Gatterer E, Finsterer J, Stöllberger C. Reflux esophagitis in the pathogenesis of paroxysmal atrial fibrillation: results of a pilot study. Southern Med J. 2003;96:1128-1132.

Wu L, Guo J, Zheng L, Chen G, Ding L, Qiao Y, et al. Atrial remodeling and atrial tachyarrhythmias in arrhythmogenic right ventricular cardiomyopathy. Am J Cardiol. 2016;118:750-3.

Zipes DP, Link MS, Ackerman MJ, Kovacs RJ, Myerburg RJ, Estes NA 3rd. Eligibility and Disqualification Recommendations for Competitive Athletes With

Zipes DP, Link MS, Ackerman MJ, Kovacs RJ, Myerburg RJ, et al. Cardiovascular abnormalities: Task Force 9: arrhythmias and conduction defects: a scientific statement from the American Heart Association and American College of Cardiology. J Am Coll Cardiol. 2015;66:2412-23.

SEÇÃO 15

INTERVENÇÃO PERCUTÂNEA

103

Tratamento farmacológico na intervenção coronária percutânea

Amanda Guerra de Moraes Rego Sousa
Andrea Cláudia Leão Sousa Abizaid
Luiz Fernando Leite Tanajura

Palavras-chave: Angioplastia coronária; *Stents* coronários; Antiplaquetários; Reestenose coronária; Trombose de *stent*.

INTRODUÇÃO

As indicações das intervenções coronárias percutâneas (ICP) ampliaram-se de forma acentuada desde sua introdução, há quase quatro décadas, tornando este método majoritário em relação à cirurgia de revascularização miocárdica. Atualmente, são tratados de forma rotineira pacientes com quaisquer formas clínicas de apresentação da doença arterial coronária (DAC), portadores dos mais variados graus de complexidade angiográfica, na rede natural ou nos enxertos venosos.

Esta formidável ampliação da abrangência das ICP foi possibilitada por dois fatores: (1) desenvolvimento dos *stents* coronários, em especial a partir da utilização dos modelos com liberação de medicamentos, os *stents* farmacológicos (SF), responsáveis por reduções expressivas da reestenose e das revascularizações adicionais tardias; (2) melhoria radical da terapêutica farmacológica adjunta, o que também contribuiu para proporcionar maior segurança para as intervenções e para a redução adicional dos eventos maiores tardios.

Neste capítulo, serão discutidas as medidas farmacológicas utilizadas neste contexto.

CUIDADOS INICIAIS E OBJETIVOS DO ACOMPANHAMENTO TARDIO

A evolução clínica tardia se inicia no momento da indicação do procedimento, no qual se identificam os detalhes relativos ao paciente, e à DAC propriamente dita, as comorbidades existentes e o tipo de intervenção que a ser realizada. A seguir, faz-se a prescrição adequada, orienta-se o paciente e agenda-se a ICP.

No momento da alta, o cardiologista estabelece a estratégia de acompanhamento, individualizando-a de acordo com as particularidades de cada caso. Interessam-nos: a prevenção da trombose dos *stents* e dos eventos aterotrombóticos imediatos ou tardios; a prevenção secundária da aterosclerose; o controle da isquemia miocárdica residual.

PREVENÇÃO DA TROMBOSE DOS *STENTS* E DOS EVENTOS TARDIOS

A trombose dos *stents* coronários é uma complicação grave, que surge em torno de 1% a 2% dos casos, podendo ocorrer em qualquer momento da evolução tardia. O maior fator predisponente é a interrupção do esquema antiplaquetário duplo antes do momento estipulado, decorrente da falta de aderência do paciente ou por necessidade clínica (geralmente por complicações hemorrágicas graves ou necessidade de procedimentos invasivos não previstos). Manifesta-se invariavelmente como infarto agudo do miocárdio (IAM) ou mesmo morte súbita.

Sua prevenção é realizada pelo uso do esquema antiplaquetário duplo, que consiste no uso associado do ácido acetilsalicílico (AAS) e de um inibidor da P2Y12 da plaqueta.

Ácido acetilsalicílico

Além de eficaz e com efeito sinérgico com outros antiplaquetários, tem outros três grandes atrativos: baixo custo, administração em dose única diária e uso pela via oral (VO).

Inicialmente foi prescrito com amplo sucesso nas síndromes coronárias agudas (SCA); posteriormente, no âmbito das ICP, desde os primórdios ele foi prescrito aos pacientes, independentemente da técnica utilizada.

Deve ser prescrito na dose de 100 a 200 mg VO, iniciada no mínimo na véspera do procedimento; a dose de manutenção é a mesma. Em situações de emergência, 300 a 500 mg devem ser administrados imediatamente antes da ida do paciente para a sala de cateterismo. Na fase tardia, este medicamento deve ser mantido indefinidamente, por sua ação significativa na redução de eventos maiores tardios.

Inibidores da glicoproteína IIb/IIIa

Apesar de seguro e eficaz, o uso isolado do AAS mostrou-se insuficiente para inibir a agregação plaquetária em uma série de situações, em especial nos casos de maior complexidade clínica e/ou angiográfica.

Com esta finalidade, foram introduzidos os inibidores da glicoproteína (GP) IIb/IIIa, potentes antiplaquetários que atuam na via final comum da agregação. Associados de forma sinérgica com o AAS, geraram o primeiro esquema antiplaquetário duplo utilizado na passivação das SCA e na prevenção de complicações imediatas durante as ICP.

Esses resultados provocaram mudança drástica na prática médica, melhorando os resultados já ótimos da ICP primária no IAM com elevação do segmento ST e provocando mudança de paradigmas na SCA sem elevação do segmento ST, pois com o respaldo de um esquema antitrombótico mais potente, seguro e eficaz, a indicação da estratégia invasiva, alicerçada nas ICP, tornou-se majoritária.

No início, houve grande entusiasmo com sua utilização, mas, após a introdução do esquema antiplaquetário duplo administrado por VO, especialmente quando precedido pela dose de ataque, observou-se que sua custo-efetividade diminuiu muito; atualmente, sua prescrição é restrita às situações de complicações graves na sala de cateterismo.

Clopidogrel

Os tienopiridínicos são antiplaquetários que atuam na via do ADP, na cascata da agregação das plaquetas. O primeiro medicamento desta classe foi a ticlopidina, a qual, associada com o AAS, mostrou-se eficaz na prevenção da trombose dos *stents*, sendo incorporada por todas as diretrizes médicas como opção de primeira escolha. No entanto, apesar disso, observou-se que ela apresentava restrições claras: importantes efeitos colaterais, em especial leucopenia e reações cutâneas; atingia o efeito máximo tardiamente – 72 horas após a dose de ataque; necessitava duas tomadas diárias, dificultando a aderência. Estas limitações impediram que sua utilização fosse mais ampla, embora ainda hoje possa ser prescrita.

Por isso, desenvolveu-se outro composto, o clopidogrel, com o intuito de superar os inconvenientes mencionados.

O novo medicamento era administrado em dose única diária, causava bem menos efeitos colaterais, agia bem mais precocemente e era mais potente do que o antecessor, sendo estas vantagens comprovadas no ensaio clínico randomizado CLASSICS, no qual as duas formas de administração do clopidogrel, com ou sem a dose de ataque de 300 mg, mostraram-se significativamente superiores à ticlopidina.

Com a dose de ataque inicialmente preconizada (300 mg), atingia-se ação máxima em torno de 24 horas, suficiente nos casos estáveis; posteriormente, estudos de farmacodinâmica, com dose dobrada (600 mg), demonstraram a capacidade de agir de forma significativa e bem mais precoce – em torno de 2 horas após a tomada inicial –, gerando dúvidas sobre qual seria a dose de ataque ideal, em especial nas SCA.

O estudo CURRENT OASIS 7 elucidou este questionamento. Neste ensaio, que envolveu mais de 25 mil pacientes com SCA, foram avaliadas as doses de ataque de 300 e 600 mg, assim como doses de manutenção de 75 mg ao dia e de 150 mg ao dia por 7 dias, seguidas pela dose habitual. Nos 17.759 casos nos quais se realizou ICP, observou-se redução significativa de 32% das tromboses de *stent* (1,6% *vs.* 2,3%; p<0,001) nos que receberam as doses maior, tornando-a preferenciais neste cenário.

Apesar de inquestionavelmente eficiente, com o passar do tempo observou-se que o Clopidogrel também apresentava limitações: sua potência era aquém da desejada; o tempo decorrido entre a administração e a obtenção de efeito significante na agregação também não era o ideal, mesmo com a dose de 600 mg; sua ação era menos consistente em presença de polimorfismos genéticos que interfeririam em seu metabolismo e/ou por possíveis interações indesejadas com outros medicamentos. Assim, constatou-se a necessidade de desenvolver novos antiplaquetários, que pudessem preencher estas lacunas.

Prasugrel

É um novo tienopiridínico de terceira geração, com uso restrito ao âmbito das SCA. Como o clopidogrel, também é uma pró-droga que atua na via do ADP, inibindo a agregação e a ativação plaquetárias em um grau significativamente superior ao obtido pelo clopidogrel.

O metabólito ativo do prasugrel atinge pico de concentração sérica em 30 minutos, proporcional à dose do fármaco, sendo este efeito mais evidente quando é administrada dose de ataque de 60 mg por VO, com manutenção de 10 mg ao dia. O medicamento não apresenta polimorfismos genéticos ou interações indesejáveis conhecidas que possam interferir em sua ação. Também é administrado em dose única diária.

Ensaios clínicos de farmacodinâmica ratificaram sua superioridade em relação ao clopidogrel, o que encorajou a elaboração de um grande estudo clínico de fase 3, que comparasse os dois medicamentos em casos de SCA tratados por meio de ICP, o TRITON TIMI 38.

Este ensaio foi prospectivo e randomizado, envolvendo 13.608 casos de SCA com ou sem elevação do segmento ST. Como os investigadores optaram por incluir na randomização apenas pacientes com cinecoronariografia já realizada e anatomia coronária propícia para a realização de ICP, os resultados positivos do estudo não puderam ser extrapolados para os não tratados por meio deste método.

O objetivo primário composto de eficácia foi o conjunto de óbito de causa cardiovascular (CV), infarto não fatal e acidente vascular cerebral (AVC) não fatal, aferido ao final do primeiro ano de evolução. Os principais objetivos secundários foram: óbito por quaisquer causas, necessidade de revascularização urgente do vaso-alvo, as tromboses de *stent* pelo critério ARC e as re-hospitalizações em razão de novos eventos cardíacos maiores. O principal objetivo de segurança seria a aferição das complicações hemorrágicas, que foram definidas pelo critério *Thrombolysis in Myocardial Infarction* (TIMI).

Observou-se redução significativa do objetivo primário composto nos que utilizaram o prasugrel (19% menos). As tromboses de *stent* foram reduzidas em 54%. Por outro lado, sua maior potência causou aumento de 32% mas hemorragias maiores, embora a complicação mais temida, o sangramento cerebral, tenha ocorrido de forma similar (0,3% *vs.* 0,3%; p = 0,74).

Possivelmente em decorrência das complicações hemorrágicas citadas, o prasugrel apresentou resultado neutro nos pacientes com idade superior a 75 anos e naqueles com peso corpóreo abaixo de 60 kg. Estes dois

INTERVENÇÃO PERCUTÂNEA

subgrupos, na atualidade, talvez se beneficiem com o uso da apresentação de 5 mg, desenvolvida especificamente para eles, que demonstrou superioridade em relação ao clopidogrel nos estudos de farmacodinâmica. Já os com antecedentes de AVC ou isquemia cerebral transitória apresentaram significativamente mais eventos com o prasugrel, resultado que transformou tais situações em contraindicação absoluta para sua prescrição.

Estas informações foram rapidamente incorporadas à prática médica e ganharam respaldo das diretrizes. No entanto, como o estudo envolveu apenas pacientes tratados por meio de ICP, o uso do novo medicamento no momento é restrito aos casos de anatomia coronária conhecida e intenção de realizar ICP. Em situações de doença coronária crônica não há indicação para sua prescrição.

Ticagrelor

Trata-se de um antiplaquetário que também age na via do ADP, inibindo o receptor P2Y12 de forma reversível e direta, não necessitando ativação metabólica. Por essas características, é considerado o primeiro composto de uma nova classe de medicamentos, denominada ciclo-pentil-triazolo-pirimidinas. Sua dose de ataque é 180 mg por VO, seguida pela manutenção com 90 mg a cada 12 horas.

Com relação ao clopidogrel, atua com maior rapidez de início de ação, reduz a agregação plaquetária de forma mais intensa e com menor variabilidade, pois apresenta menos interações indesejáveis com outros medicamentos e, até o momento, também não há polimorfismos genéticos conhecidos que interfiram em seu metabolismo.

Assim, do mesmo modo que ocorreu com o prasugrel, a expressiva vantagem demonstrada pelo ticagrelor em relação ao clopidogrel nos ensaios de farmacodinâmica incentivou os cardiologistas a idealizarem um grande estudo clínico que comparasse estes dois medicamentos em pacientes que evoluíssem com SCA, o PLATO.

O estudo foi multicêntrico, duplo-cego e prospectivo, envolvendo 18.624 pacientes portadores de SCA com ou sem elevação do segmento ST, randomizados para receberam o novo medicamento ou clopidogrel. Todos os pacientes também deveriam receber AAS, nas doses habituais. Os medicamentos em avaliação deveriam ser utilizados por, no mínimo, 1 ano.

O desenho do PLATO apresentava grande diferença em relação ao TRITON TIMI 38: os pacientes foram incluídos independentemente da realização da estratégia invasiva ou da necessidade de quaisquer procedimentos de revascularização, tornando o estudo capaz de avaliar um leque mais abrangente de pacientes.

O objetivo primário composto compreendeu: óbito de causa CV, IAM não fatal e AVC. Os desfechos secundários foram: óbito de qualquer causa e a análise individual dos componentes do objetivo primário. O desfecho primário de segurança foi a observação de sangramentos maiores empregando um novo critério, composto por mais eventos, denominado "critério PLATO".

Com relação aos procedimentos realizados, nos grupos ticagrelor e clopidogrel, respectivamente, não foram observadas diferenças em relação à realização de cinecoronariografia na fase hospitalar (81,4% *vs.* 81,5%; p = 0,91) ou ICP (60,9% *vs.* 61,1%; p = 0,83).

Os principais resultados do estudo foram claramente favoráveis ao ticagrelor, com redução significante de 16% do objetivo composto. Embora as hemorragias não tenham diferido entre os dois tratamentos na população global, deve ser mencionado que os sangramentos intracranianos fatais foram mais comuns nos que usaram o novo fármaco (0,1% *vs.* 0,01%; p = 0,02). Além disso, quando foram excluídos os 10% submetidos à revascularização cirúrgica, aferiu-se aumento significativo das hemorragias maiores em 27%, decorrente da maior potência do novo composto.

Com relação às outras complicações, a presença de dispneia foi mais comum no grupo ticagrelor (13,8% *vs.* 7,8%). A descontinuação do tratamento devido à presença de eventos adversos também ocorreu mais frequentemente no grupo do ticagrelor (7,4% *vs.* 6,0%; p = 0,001).

Assim, os resultados do estudo PLATO demonstraram que pacientes com SCA com ou sem elevação do segmento ST, quando tratados com ticagrelor, apresentaram redução significativa do objetivo primário composto, com ou sem necessidade da estratégia invasiva. Resultado similar foi verificado nos componentes avaliados de forma individual e sem aumentar as taxas de sangramentos maiores na população geral do ensaio. De forma semelhante ao mencionado em relação ao prasugrel, também não há indicação para a utilização do ticagrelor em situações de doença coronária crônica.

RECOMENDAÇÕES PARA A PRESCRIÇÃO DO ESQUEMA DUPLO

Torna-se claro que o esquema antiplaquetário duplo em pacientes submetidos à ICP deve ser composto pelo AAS e um inibidor da P2Y12, que sempre deve ser o clopidogrel nas situações de DAC crônica. Na vigência de SCA, há vantagem na prescrição de prasugrel ou ticagrelor, embora não haja qualquer impropriedade no uso do clopidogrel.

A utilização da dose de ataque de um inibidor da P2Y12 (pré-tratamento) é consensual, pois é acompanhada de menor ocorrência de eventos cardíacos maiores, conforme exposto por metanálise recentemente publicada, que envolveu quase 40 mil pacientes, na qual os casos pré-tratados exibiram redução significativa de 23% dos eventos cardíacos maiores. Nas situações de SCA com elevação do segmento ST, observou-se também redução da mortalidade (cerca de 50%; p = 0,04). Não houve excesso de complicações hemorrágicas em nenhum cenário.

Desta forma, em casos eletivos, utiliza-se o pré-tratamento com clopidogrel na dose de 300 mg VO, na véspera da ICP; em SCA, deve ser prescrita dose dobrada, administrada assim que for definida a indicação da estratégia invasiva. Nas SCA também pode-se prescrever prasugrel ou ticagrelor, nas doses mencionadas.

O tempo de utilização do esquema duplo ainda hoje é alvo de controvérsias, excetuando-se os casos de implante de *stent* não farmacológico, situação na qual pode-se suspender o clopidogrel com segurança 30 dias após o implante, ou das ICP realizadas na vigência de SCA, que devem utilizar o esquema duplo por, no mínimo, 1 ano. Nos demais casos ainda não há consenso.

Até recentemente, todas as diretrizes preconizavam a prescrição por 1 ano nos casos de implante de um *stent* farmacológico. No entanto, estudos e metanálises contemporâneas demonstraram que este período de uso mais prolongado seria supérfluo e até potencialmente capaz de causar excesso de sangramentos/mortalidade em muitos casos.

Essas afirmações podem ser comprovadas pelos resultados de metanálise publicada há 2 anos, envolvendo 31.666 pacientes. Aferiu-se menor mortalidade no grupo da terapêutica menos prolongada (redução de 18%; p = 0,02), o que ocorreu essencialmente por causas não CV. As hemorragias maiores também foram significativamente menores no mesmo grupo (queda de 44%; p < 0,0001). Por outro lado, verificou-se que ocorreram mais casos de IAM (aumento de 49%; p = 0,01) e de tromboses de *stent* definitivas ou prováveis (0,8% *vs.* 0,4%; p = 0,06) no grupo do esquema duplo menos prolongado.

Assim, parece lógico e sensato que se deve individualizar o período de utilização do esquema antiplaquetário duplo após ICP com implante de SF, o que deve ser feito tendo como parâmetros as perspectivas individuais de cada paciente para apresentar trombose de *stent*, eventos aterotrombóticos tardios e risco de desenvolver complicações hemorrágicas. Na maioria absoluta dos casos eletivos, é seguro prescrever-se o esquema duplo por 6 meses, período que pode ser reduzido para 30 dias, quando se implanta um modelo não farmacológico. Os que realizarem ICP para o tratamento de uma SCA tendem a receber AAS e um inibidor da P2Y12 por um período maior (12 meses). O uso mais prolongado, ou seja, superior a 1 ano, conforme sugestão dos resultados do estudo DAPT, o maior até hoje em número de casos recrutados, talvez deva ser restrito a situações de exceção, como os casos de SCA com antecedentes de múltiplos eventos aterotrombóticos prévios, desde que o risco hemorrágico seja considerado baixo.

Finalizado o período de uso do esquema duplo, um antiplaquetário deve ser mantido em longo prazo, preferencialmente AAS; havendo restrição ao seu uso, a segunda opção seria o clopidogrel.

ESQUEMA ANTITROMBÓTICO TRIPLO

É constituído pelo acréscimo de um anticoagulante oral ao esquema antiplaquetário duplo. As circunstâncias mais comuns para que seja prescrito seriam os casos de necessidade crônica do uso do anti-

1122 | INTERVENÇÃO PERCUTÂNEA

coagulante oral: fibrilação atrial, portadores de próteses valvares metálicas, trombose venosa profunda e/ou tromboembolismo pulmonar recente, e IAM recente com presença de trombo intraventricular.

Embora não haja uma conduta consensual sobre o esquema ideal ou o tempo de uso mais adequado, o bom senso sugere que quanto maior for o risco hemorrágico individual, menor deve ser o período de uso do esquema triplo, que varia de 30 dias, quando se implanta um *stent* não revestido, até 6 a 12 meses, quando se emprega um modelo com liberação de medicamentos.

Deve-se utilizar preferencialmente a associação de AAS e clopidogrel nestas situações; pelo elevado risco de precipitarem complicações hemorrágicas de vulto, prasugrel e ticagrelor estão contraindicados.

Pode-se utilizar a varfarina ou os novos anticoagulantes orais. A opção preferencial deve ser pelos medicamentos contemporâneos, pela facilidade da dose fixa e pela ausência de necessidade de controle da anticoagulação. Nas situações nas quais houver necessidade explícita do uso dos cumarínicos, seja por indicação clínica (casos com próteses valvares ou trombos intraventriculares), seja por restrições socioeconômicas para a aquisição dos novos fármacos, preconiza-se que a Razão Normalizada Internacional (RNI) seja mantido entre 2,0 e 2,5, faixa na qual haveria proteção satisfatória contra tromboembolismos e menor risco de sangramentos.

Há pouco tempo, os resultados do estudo clínico WOEST geraram questionamentos quanto à necessidade de prescrever o esquema triplo nestas circunstâncias, sugerindo que um esquema antitrombótico duplo poderia ser até mais eficiente. Neste ensaio, 573 pacientes em uso de anticoagulantes orais e encaminhados para ICP foram randomizados para receberem esquema triplo (AAS, clopidogrel e anticoagulante) ou duplo (clopidogrel associado ao anticoagulante), sendo acompanhados por 1 ano. Ao final deste período, observou-se aderência ao tratamento de forma similar (98% em ambos os grupos), aferindo-se vantagem significativa dos que utilizaram o esquema duplo em relação à ocorrência de complicações hemorrágicas (19,4% *vs.* 44,2%; p < 0,001), assim como no objetivo secundário composto por óbito, IAM, AVC, trombose de *stent* e revascularizações não planejadas (11,1% *vs.* 17,6%; p = 0,025). A despeito destes resultados, o estudo apresentava uma grande limitação: o tamanho da amostra carecia de poder suficiente para ratificar todos os achados de forma inquestionável, o que levou à idealização de outros posteriores.

No final de 2016, um destes, o PIONEER-AF (2.124 pacientes envolvidos), teve seus resultados divulgados, demonstrando semelhança do esquema duplo composto por rivaroxaban e um inibidor da P2Y12 quando comparado ao esquema triplo, no tocante à ocorrência de eventos maiores; adicionalmente, observou-se redução significante das hemorragias clinicamente relevantes nos dois grupos que utilizaram o novo anticoagulante (reduções de 37% a 41%; p < 0,001), em comparação com a varfarina, ratificando a opção preferencial pelos novos medicamentos.

PREVENÇÃO SECUNDÁRIA DA DOENÇA ARTERIAL CORONÁRIA

Objetiva essencialmente evitar que ocorra progressão da DAC. As metas de controle da dislipidemia, do diabetes e da hipertensão arterial sistêmica não diferem das previstas para pacientes não revascularizados. Neste contexto, a prescrição de estatinas, inibidores da enzima de conversão/bloqueadores da angiotensina 2 e betabloqueadores são indispensáveis, a não ser em casos de intolerância absoluta.

Também deve ser destacado que o benefício do uso das estatinas em casos de DAC independe dos níveis do colesterol, por seus efeitos pleiotrópicos.

ALÍVIO DA ISQUEMIA RESIDUAL

Após a ICP, os revascularizados de forma incompleta podem manter sintomas anginosos, situação quase sempre manejada com ajuste da medicação antianginosa. Como os betabloqueadores são quase invariavelmente prescritos, resta ao cardiologista ajustar a dose destes medicamentos e/ou associar nitratos, bloqueadores dos canais de cálcio ou outros fármacos, indicados nestas situações à prescrição médica, como a trimetazidina.

BIBLIOGRAFIA

Bellemain-Appaix A, O'Connor SA, Silvain J, et al. Association of clopidogrel pretreatment with mortality, cardiovascular events and major bleeding among patients undergoing percutaneous coronary intervention. JAMA 2012; 308(23):2507-17.

Dewilde WJM, Oirbans T, Kelder JC, et al. Use of clopidogrel with or without aspirin in patients taking oral anticoagulants and undergoing percutaneous coronary intervention: an open-label, randomized, controlled trial. Lancet 2012; 381(9872):1107-15.

Eisenstein EL, Anstom KJ, Kong DF, et al. Clopidogrel use and long-term clinical outcomes after drug-eluting stent implantation. JAMA. 2007;297(2):159-68.

Feres F, Costa RA, Abizaid A, et al. Three versus twelve months of dual antiplatelet therapy after zotarolimus-eluting stents: the OPTIMIZE randomized trial. JAMA. 2013;310(23):2510-22.

Fihn SD, Gardin JM, Abrams J, et al. ACCF/AHA/ACP/ AATS/ PCNA/ SCAI/STS guideline for the diagnosis and management of patients with stable ischemic heart disease. J Am Coll Cardiol. 2012;60(24):e44-e164.

Leon MB, Baim DS, Popma JJ, et al. A clinical trial comparing three antithrombotic-drug regimens after coronary-artery stenting. Stent Anticoagulation Restenosis Study Investigators. N Eng J Med. 1998;339(23):1665-71.

Mauri L, Kereiakes DJ, Yeh RW, et al. Twelve or 30 months of dual antiplatelet therapy after drug-eluting stents. N Engl J Med. 2014;371(23):2155-66.

Mehta SR, Tanguay JF, Ekelboom JW, et al. Double-dose versus standard-dose clopidogrel and high-dose versus low-dose aspirin in individuals undergoing percutaneous coronary intervention for acute coronary syndromes (CURRENT-OASIS 7): a randomized factorial trial. Lancet 2010; 376(9748):1233-43.

Palmerini T, Benedetto U, Riva DL, et al. Mortality in patients treated with extended duration dual antiplatelet therapy after drug-eluting stent implantation: a pairwise and Bayesian network meta-analysis of randomized trials. Lancet 2015; 385(9985): 2371-82.

Patel MR, Dhemer GJ, Hirsfeld JW, et al. ACCF/ SCAI/STS/AATS/AHA/ASNC/HSFA/SCCT 2012 appropriate guidelines use criteria for coronary revascularization focused update.J Am Coll Cardiol 2012; 59(9): 857-81.

Perk J, De Backer G, Gohlke H, et al. European guidelines on cardiovascular disease prevention in clinical practice (version 2012). The Fifth Joint Task Force of the European Society of Cardiology and Other Societies on Cardiovascular Disease Prevention in Clinical Practice (constituted by representatives of nine societies and by invited experts). Eur Heart J. 2012; 33(13): 1635-1701.

Price MJ, Angiollilo DK. Platelet inhibitor agents. In: Topol EJ, Teirstein PS. Textbook of interventional cardiology. 6th ed. Philadelphia: Elsevier; 2012. p. 97-112.

Wallentin L, Becker RC, Budaj A, et al. Ticagrelor versus clopidogrel in patients with acute coronary syndromes. N Engl J Med. 2009;361(11):1045-57.

Wiviott SD, Braunwald E, MacCabe CH, et al. Prasugrel versus clopidogrel in patients with acute coronary syndromes. N Engl J Med. 2007;357(20):2001-15.

Wivott SD, Trenk D, Frelinger AL, et al. Prasugrel compared with high loading- and maintenance-dose clopidogrel in patients with planned percutaneous coronary intervention the prasugrel in comparison to clopidogrel for inhibiton of platelet activation and aggregation–thrombolysis in myocardial infarction 44 trial. Circulation. 2007;16(25):2923-32.

104

Métodos auxiliares à cinecoronariografia I –ultrassom intracoronário monocromático e por radiofrequência e tomografia de coerência óptica

Alexandre Antonio Cunha Abizaid
Daniel Silva Chamié de Queiroz
José Ribamar Costa Júnior

Palavras-chave: Ultrassom intracoronário; Monocromático; Radiofrequência; Tomografia por coerência óptica; *Stents*.

INTRODUÇÃO

Desde sua introdução, a cardiologia intervencionista se desenvolveu em torno da angiografia coronária, modalidade de imagem que permanece como base do diagnóstico e do tratamento por cateter da doença arterial coronária (DAC). No entanto, o luminograma vascular fornecido pela angiografia oferece imagens planares bidimensionais da árvore coronária – uma complexa estrutura tridimensional –, cujas limitações inerentes foram prontamente reconhecidas entre o final da década de 1980 e o início da década de 1990. As principais limitações da angiografia coronária são: (1) impossibilidade de visibilizar a intimidade da parede vascular e, com isso, incapacidade de detectar os estágios iniciais da doença aterosclerótica do remodelamento vascular, de estimar corretamente a extensão do comprometimento aterosclerótico e de possibilitar a identificação da morfologia e os componentes da placa aterosclerótica; (2) resolução axial limitada; (3) sofrer influência de tortuosidades vasculares, sobreposição com ramos ou estruturas adjacentes, ectasias, falhas de contraste, artefatos de movimento etc.; e (4) sub ou superestimativa das dimensões vasculares e da gravidade de estenoses epicárdicas, consequência da combinação de todos os fatores mencionados.

O primeiro método de imagem intravascular introduzido na prática clínica foi o ultrassom intracoronário (USIC), por Paul Yock, em 1989. Por fornecer imagens tomográficas da circunferência vascular, o USIC forneceu informações únicas que contribuíram, significativamente, para a melhor compreensão do desenvolvimento da DAC *in vivo* e para a evolução da cardiologia intervencionista. Posteriormente, a incorporação da análise espectral do sinal de ultrassom refletido pelos tecidos vasculares – o ultrassom por radiofrequência – teve como objetivo facilitar a identificação e a quantificação dos diferentes componentes ateroscleróticos. Mais recentemente, a tomografia de coerência óptica (do inglês *optical coherence*

INTERVENÇÃO PERCUTÂNEA

tomography - OCT) passou a oferecer imagens tomográficas da anatomia coronária, com resolução jamais fornecida por um método de imagem invasivo in vivo. Suas imagens de alta resolução permitem a fácil identificação dos componentes e da morfometria das placas ateroscleróticas, a acurada quantificação das dimensões vasculares e da gravidade de estenoses, bem como a detalhada avaliação da interação *stent*-vaso.

Neste capítulo, serão revisitadas as principais características e as aplicações clínicas do USIC, do ultrassom por radiofrequência e da OCT.

ULTRASSOM INTRACORONÁRIO MONOCROMÁTICO

O USIC é uma modalidade de imagem invasiva que, por meio de imagens tomográficas, permite visibilizar a estrutura da parede vascular, identificando acuradamente a presença da DAC nos seus diferentes estágios, bem como as alterações dinâmicas do vaso coronário antes, durante e após a intervenção coronária percutânea (ICP). Atualmente, sua aplicabilidade se estende desde a pesquisa clínica até a prática intervencionista cotidiana, ajudando na tomada de decisões sobre quando intervir e guiando o procedimento de ICP, a fim de otimizar seus resultados.

Equipamentos de USIC

De maneira ampla, os equipamentos de USIC consistem em um transdutor de ultrassom miniaturizado, acoplado a um cateter de imagem e a um console, para reconstruir e apresentar as imagens processadas. Os cateteres de USIC atuais possuem perfis de tamanho que variam de 2,6 French (F) a 3,2 (F) e são compatíveis com cateteres-guia 6F. Existem duas tecnologias de cateteres de USIC disponíveis para uso clínico:

→ **Cateteres mecânicos ou rotacionais:** possuem um único transdutor piezelétrico que, quando acionado, sofre rotações com velocidade próxima a 1.800 rotações por minuto (RPM), para gerar imagens transversais do vaso coronário. Esse transdutor é recoberto por uma bainha de polietileno, para sua maior proteção. Esses tipos de cateteres operam com frequências que variam de 40 MHz a 45 MHz e necessitam de *flush* com solução salina para lubrificar o espaço entre a bainha e o transdutor, e remover o sangue e potenciais bolhas de ar existentes neste espaço, otimizando transmissão do ultrassom.

→ **Cateteres eletrônicos ou de estado sólido:** possuem 64 transdutores eletrônicos dispostos em formato circular, que são ativados sequencialmente para criar um arco de 360° de ultrassom, gerando imagens transversais do vaso coronário. Todos os equipamentos eletrônicos estão sujeitos à formação de artefatos nas adjacências do transdutor. Sendo assim, é necessária a subtração do *near-field ring-down* antes da aquisição das imagens. Além disso, esses cateteres possuem construção sólida, não necessitando de flush antes da aquisição das imagens, e possibilitam o processamento das imagens de radiofrequência (Histologia Virtual™), além de fornecer coloração simultânea do fluxo sanguíneo (ChromaFlo™).

De modo geral, os cateteres eletrônicos são mais fáceis de se preparar e utilizar. Quanto maior for a frequência de ultrassom fornecida pelo cateter, maior será a resolução axial obtida e, consequentemente, melhor será a qualidade de imagem. Portanto, os cateteres mecânicos (40 MHz a 45 MHz) oferecem imagens de melhor qualidade do que os eletrônicos (20 MHz) (Figura 104.1). No entanto, o aumento da frequência dos cateteres de USIC acima de 40MHz tem sido limitado em razão da redução na penetração tecidual. A possibilidade de demonstrar o fluxo sanguíneo em cor (Figura 104.2) e o corregistro com a angiografia são potenciais vantagens adicionais dos cateteres eletrônicos. As especificações técnicas dos diferentes tipos de cateter de USIC são apresentadas na Tabela 104.1.

USIC para avaliação de lesões intermediárias e ambíguas

Na prática atual, a reserva de fluxo fracionada (FFR) e o USIC representam os dois métodos mais utilizados para este propósito e, embora visem fornecer a mesma resposta, o fazem de maneiras completamente distintas e, muitas vezes, discordantes.

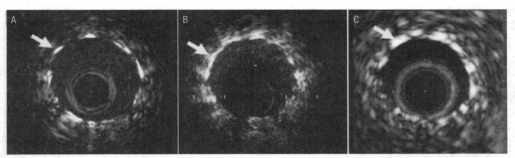

Figura 104.1. Características técnicas dos cateteres de ultrassom intracoronário. A resolução axial e a qualidade das imagens fornecidas variam em função da frequência sonora emitida pelo cateter. Os cateteres mecânicos (rotacionais) que fornecem frequências de 40 MHz (A) ou 45 MHz (B) possuem maior resolução axial do que o cateter eletrônico, que fornece frequência de 20 MHz (C). Os feixes de ultrassom deste último possuem, porém, maior capacidade de penetração tecidual, resultando em melhor visibilização das camadas mais profundas do vaso. As setas amarelas indicam as hastes dos stents. A resolução axial pode ser avaliada pela espessura das hastes, e a resolução lateral pode ser apreciada pela separação das hastes. Ver figura colorida no encarte

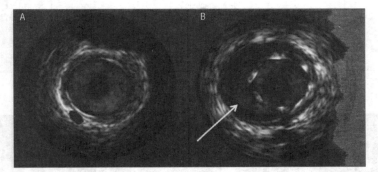

Figura 104.2. Demonstração do fluxo sanguíneo em cor nas imagens de USIC. A tecnologia ChromaFlow™ (Volcano Corp, San Diego, CA), disponível no cateter eletrônico de 20 MHz, permite a identificação das regiões por onde passa o fluxo sanguíneo. Em (A), demonstração do lúmen arterial com fluxo sanguíneo identificado em vermelho. Em (B), a ChromaFlow™ demonstra a passagem de sangue por trás das hastes de um *stent* mal aposto à parede do vaso (seta amarela).
Ver figura colorida no encarte

A FFR estima o fluxo que passa através de uma estenose e possui elevada acurácia para este propósito (ver Capítulo 106), já o USIC se utiliza da medida da área da luz vascular no ponto de maior estreitamento da coronária – a área luminal mínima (ALM) –, para tentar predizer o significado funcional da estenose (Figura 104.3).

Os primeiros estudos realizados com essa modalidade de imagem invasiva, com o objetivo de avaliar lesões intermediárias, foram conduzidos por Abizaid et al., ainda na década de 1990, e observaram que pacientes com lesões moderadas, que tinham menor área luminal > 4,0 mm² ao USIC, em geral, apresentavam uma boa evolução clínica em médio prazo, com baixa taxa de eventos adversos (EAs).

A partir de então, vários grupos procuraram avaliar qual seria o ponto de corte de ALM pelo USIC que melhor se correlacionaria com a presença de isquemia (Tabela 104), e, portanto, mereceriam ser revascularizadas. Os diversos estudos realizados revelaram valores de ALM entre 2,36 mm² e 4,0 mm²; variação que pode ocorrer em função do tamanho dos vasos avaliados, do comprimento das lesões interrogadas e do quadro clínico dos pacientes incluídos. Independentemente dos valores de ALM identificados, os valores preditivos positivos (27% a 67%) e negativos (65% a 96%), assim como a acurácia (64% a 70%) observados são bastante baixos para a implementação de tais pontos de corte de ALM como primeira escolha na investigação de estenoses coronárias intermediárias. É importante notar, ainda, que tais critérios não se aplicam aos enxertos venosos/arteriais nem à avaliação de lesões reestenóticas.

Tabela 104.1. Especificações técnicas dos cateteres de USIC disponíveis para uso clínico.

	Atlantis SR Pro™	Opticross™	Revolution™	EagleEyePlatinum™
Fabricante	Boston Scientific	Boston Scientific	Volcano Corp.	Volcano Corp.
Funcionamento	Mecânico/rotacional	Mecânico/rotacional	Mecânico/rotacional	Eletrônico
Rotações por minuto	1.800	1.800	N/A	N/A
Frequência	40 MHz	40 MHz	45 MHz	20 MHz
Diâmetro máximo do transdutor	2,9F	2,6F	3,2F	3,5F
Diâmetro máximo externo	3,2F	3,2F	3,5F	3,3F
Cateter-guia compatível	6F	5-6F	6F	5F
Outras características	Fornece processamento de imagens de radiofrequência (iMap™)	Compatível com o sistema POLARIS Multimodality Guidance System™, que integra informações de USIC e FFR no mesmo sistema. Fornece processamento de imagens de radiofrequência (iMap™)		3 marcas radiopacas para melhor estimativa de comprimento. Fornece processamento de imagens de radiofrequência (Histologia Virtual™). Sincronização com angiografia (SyncVision). ChromaFlo™: destaca regiões com presença de sangue, facilitando a identificação do lúmen vascular e de regiões de má-aposição dos stents.

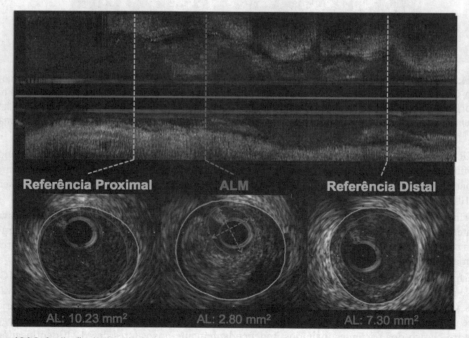

Figura 104.3. Avaliação da gravidade de uma estenose pelo USIC. O painel superior indica a visão longitudinal de uma corrida de USIC disposta de distal (à direita) para proximal (à esquerda). No local da estenose, a área luminal mínima é de 2,80 mm², o que corresponde a uma estenose de 84,2%, em comparação com a média das áreas luminais das referências distal e proximal. ALM: área luminal mínima; AL: área luminal. Ver figura colorida no encarte

Tabela 104.2. Critérios de ALM pelo USIC para predizer isquemia pela FFR em coronárias não TCE.

	N° de lesões avaliadas	Ponto de corte FFR	Ponto de corte da ALM pelo USIC	Área sob a curva ROC	Sens.	Esp.	VPP	VPN	Acurácia
Takagi A, et al. [1999]	51	0,75	3,0 mm²	N/I	83%	92%	N/I	N/I	N/I
Briguori C, et al. [2001]	53	0,75	4,0 mm²	N/I	92%	56%	38%	96%	64%
Kang et al. [2011]	236	0,80	2,4 mm²C.	0,80	90%	60%	37%	96%	68%
Koo BK, et al. [2011]	267	0,80	2,75 mm²	0,81	69%	65%	27%	81%	67%
Ben-Dor I, et al. [2012]	205	0,80	3,09 mm²	0,73	69%	72%	N/I	N/I	70%
Kang et al. [2012]	784	0,80	2,4 mm²	0,77	84%	63%	48%	90%	69%
Gonzalo N, et al. [2012]	47	0,80	2,36 mm²	0,63	67%	65%	67%	65%	66%
Stone GW, et al. [TCT 2013]	544	0,80	2,9 mm²	N/I	66,3%	65,9%	46,7%	81,3%	66%
Waksman R, et al. [2013]	367 (todas as lesões	0,80	3,07 mm²	0,65	64%	64,9%	40%	83%	N/I
	(DRV < 3,0 mm)		2,4 mm²	0,66	63%	67%	42%	82%	N/I
	(DRV 3,0-3,5 mm)		2,7 mm²	0,71	58%	75%	45%	84%	N/I
	(DRV > 3,5 mm)		3,6 mm²	0,68	57%	71%	36%	85%	N/I

FFR: reserva de fluxo fracionada; ALM: área luminal mínima; USIC: ultrassom intracoronário; ROC: do inglês *receiver operator characteristic*; Sens.: sensibilidade; Esp.: especificidade; VPP: valor preditivo positivo; VPN: valor preditivo negativo; DRV: diâmetro de referência do vaso; N/I: não informado

O grau de obstrução da luz é apenas uma das variáveis que influenciam na gênese da isquemia translesional. A extensão do seguimento acometido (comprimento da lesão), o atrito sofrido pelo sangue ao passar pela placa e as forças de separação e de turbilhonamento a que o fluxo sanguíneo é exposto também são variáveis não passíveis de mensuração pelo USIC. Ademais, é de se supor que um número único (4,0 mm², ou qualquer outro equivalente) jamais será suficiente para representar os diferentes calibres de artéria da árvore coronária em toda sua extensão.

Estudos recentes revelam, ainda, que o USIC, quando utilizado para avaliar lesões intermediárias, resulta em mais intervenções coronárias quando comparado à FFR, sem que isso se traduza em benefício clínico em médio prazo, ou seja, não é um método custo-efetivo para este propósito.

Hoje, a FFR é o método recomendado para a avaliação de lesões intermediárias em leito coronário nativo. No entanto, o USIC continua sendo utilizado na avaliação das lesões ambíguas no tronco da coronária esquerda (TCE), onde muitas vezes há limitações técnicas para execução da FFR.

Na avaliação do TCE, o papel do USIC parece ter maior importância. Dadas algumas particularidades deste seguimento coronário (pequena extensão, dificuldade de visibilização em razão da cúspide aórtica, sobreposição de ramos na bifurcação e ausência de uma referência bem definida), não é raro o diagnóstico falso positivo de uma estenose no TCE, o que frequentemente resulta em procedimentos de revasculari-

1130 | INTERVENÇÃO PERCUTÂNEA

zação desnecessários. Em geral, na avaliação do TCE, uma lesão é considerada significativa quando: (1) diâmetro mínimo da luz < 2,0 mm e/ou (2) área luminal ≤ 5,5 mm a 6,0 mm.

Entretanto, é sempre importante notar que, tanto para as coronárias nativas quanto para o TCE, esses valores de referência devem ser utilizados como critérios de segurança para não se indicar intervenção (área luminal ≥ 4,0 mm² nas coronárias e > 6,0 mm² no tronco). A decisão de intervir é muito mais complexa e envolve outras importantes variáveis (quadro clínico, risco/benefício etc.).

O uso do ultrassom para avaliar lesões intermediárias em artérias epicárdicas (exceto TCE) não encontra respaldo nas principais diretrizes internacionais contemporâneas (recomendação IIB, nível de evidência B). No caso específico da avaliação do TCE, o uso do USIC é melhor respaldado (recomendação IIA, nível de evidência C). Uma recente atualização das diretrizes de ICP da Sociedade Brasileira de Cardiologia e da Sociedade Brasileira de Cardiologia Intervencionista fornece recomendações de classe IIB, com nível de evidência B, para avaliação de lesões intermediárias em coronárias nativas não TCE, e recomendação de classe IIA, com nível de evidência B, para avaliação de lesões intermediárias ou ambíguas no TCE.

USIC como guia para implante de *stents*

Em geral, não se preconiza o uso rotineiro do USIC para guiar todas as ICPs. Mas foi a partir de estudos com esta modalidade de imagem que foi possível compreender o modo de ação dos *stents* e, sobretudo, entender os principais mecanismos relacionados ao seu insucesso em curto e longo prazos (subexpansão, cobertura incompleta da placa etc.).

A Tabela 104.3 apresenta os principais estudos que utilizaram o USIC para aperfeiçoar o implante de *stents*, bem como os critérios adotados para definir um implante ideal dessas endopróteses. Cabe ressaltar que todos eles antecedem o advento dos *stents* farmacológicos na prática clínica. Embora alguns estudos proponham pontos de corte para a área mínima do *stent*, que deveria ser alcançada durante o procedimento para minimizar a ocorrência de eventos adversos – que variam de 5,0 mm a 5,7 mm –, não há, na fase atual da cardiologia intervencionista, estudos prospectivos com critérios bem definidos de boa expansão para essas novas endopróteses. Ainda assim, vários registros e subanálises com o USIC apontam que a adequada expansão, a aposição do *stent* e a cobertura total da lesão permanecem como fatores prognósticos de eventos também após uso dos *stents* com fármacos.

Com relação ao impacto do uso rotineiro do USIC em desfechos clínicos, existem estudos e metanálises apontando para um provável benefício do uso desta modalidade de imagem para guiar o implante de *stents*, especialmente nos cenários de maior complexidade. No entanto, a maioria desses estudos tem importantes limitações metodológicas que impedem uma extrapolação definitiva de seus resultados para a prática diária. A Tabela 104.4 apresenta os principais estudos e as metanálises a esse respeito.

Por fim, é importante ressaltar que, de acordo com as principais diretrizes internacionais, o uso rotineiro do USIC para guiar intervenções percutâneas não está recomendado (recomendação IIB, nível de evidência B). Na recente atualização das diretrizes de ICP da Sociedade Brasileira de Cardiologia e da Sociedade Brasileira de Cardiologia Intervencionista, o uso do USIC para guiar ICP, em casos selecionados, recebe recomendação de classe IIA, com nível de evidência B.

USIC para identificar mecanismos de falência das intervenções percutâneas

Em caso de falência de *stent* (trombose ou reestenose), em especial de um *stent* farmacológico, o uso do USIC pode auxiliar na compreensão do mecanismo responsável pelo EA.

Entre as principais causas de falência dos *stents* identificadas pelo USIC e, em geral, subavaliadas à angiografia, destacam-se: subexpansão das endopróteses, fratura, cobertura incompleta da lesão, presença de má aposição adquirida das hastes dos *stents*, entre outras. Nesse cenário, o uso do USIC é respaldado também pelas diretrizes internacionais, com recomendação IIA, nível de evidência C.

Tabela 104.3. Critérios para implante ótimo de stents não farmacológicos nos principais ensaios clínicos controlados.

Estudo	Desenho	Nº de pts.	Critérios de inclusão	Objetivo primário	Critério angiográfico para implante ótimo de stent	Critério ultrassonográfico para implante ótimo de stent	Principais resultados
MUSIC [1998]	Prospectivo, multicêntrico, não randomizado, braço único	161	Lesões ≤ 15 mm em extensão, localizadas em coronárias nativas ≥ 3,0 mm.	Factibilidade e segurança do implante de stent guiado por USIC	Lesão residual intra-stent < 20%	1) Aposição completa das hastes do stent. 2) ALM intra-stent ≥ 90% da média área luminar dos seguimentos de referência proximal e distal ou ≥ 100% do seguimento de referência com menor área luminar. Entretanto, se ALM intra-stent > 9,0 mm2, aceitava-se ALM intra-stent ≥ 80% ou ≥ 90% do seguimento de referência com menor área luminar. 3) Índice de simetria do stent (diâmetro mínimo da luz/ diâmetro máximo da luz) ≥ 0,7.	79,6% dos pacientes tratados atingiram as metas propostas na avaliação com USIC. Seguimento angiográfico em 89,4% (144 pacientes). Reestenose binária = 9,7% e necessidade de nova intervenção em 7,0% dos casos. Taxa acumulada de ECAM de 12,1%.
RESIST [1998]	Prospectivo, multicêntrico, randomizado comparando, implante de stent guiado apenas pela angiografia vs. USIC	155	Lesões < 15 mm em extensão, localizadas em coronárias nativas ~3,0 mm. A randomização ocorria após obtenção do implante ótimo pelos critérios angiográficos.	Taxa de reestenose no seguimento angiográfico aos 6 meses	Lesão residual intra-stent < 20%	Expansão do stent > 80% (definição de expansão: ALM intra-stent/média das áreas luminais nos seguimentos de referência proximal e distal).	79,8% dos pacientes no grupo guiado por USIC atingiram os critérios definidos para implante ótimo. Reestudo angiográfico em 93% dos casos. Reestenose angiográfica similar entre os dois grupos (22,5% no grupo guiado por USIC vs. 28,8% no grupo controle, p = 0,25). Nova revascularização da lesão alvo e ECAM não reportados na publicação.

Continuação

Continua

Estudo	Desenho	Nº de pts.	Critérios de inclusão	Objetivo primário	Critério angiográfico para implante ótimo de stent	Critério ultrassonográfico para implante ótimo de stent	Principais resultados
OPTICUS [2001]	Prospectivo, multicêntrico, randomizado, comparando implante de stent guiado apenas pela angiografia vs. USIC	550	Lesões ≤ 25 mm em extensão, localizadas em coronárias nativas ≥ 2,5 mm.	Taxa de reestenose, diâmetro mínimo da luz e % de estenose intra-stent no seguimento angiográfico aos 6 meses	Lesão residual intra-stent < 10%	Mesmos do estudo MUSIC.	56,1% dos pacientes no grupo guiado por USIC atingiram os critérios definidos para implante ótimo. Reestudo angiográfico em 85% dos casos. Reestenose angiográfica similar entre os dois grupos (24,5% no grupo guiado por USIC vs. 22,8% no grupo controle, p = 0,68). Também não houve diferença significativa na ocorrência de nova revascularização da lesão alvo e ECAM entre os dois grupos.
TULIP [2003]	Prospectivo, unicêntrico, randomizado, comparando ICP com implante de stent guiado por USIC ou angiografia apenas	150	Lesões > 20 mm de extensão em vasos com diâmetro ≥ 3,0 mm.	DLM no seguimento angiográfico aos 6 meses e o desfecho combinado de morte, IM e RLA	1) Cobertura completa do segmento estenótico 2) Estenose residual < 30% 3) Ausência de dissecções angiograficamente visíveis	1) Aposição completa do stent. 2) DLM ≥ 80% da média dos diâmetros luminais dos segmentos de referência proximal e distal. 3) ALM ≥ 90% da área luminal do segmento de referência distal.	Aos 6 meses, o DLM, pela análise angiográfica, foi maior no grupo guiado por USIC ($1,82 \pm 0,53$ mm) do que no grupo guiado por angiografia ($1,51 \pm 0,71$ mm, p=0,042). RLA foi menor no grupo guiado por USIC (4% vs. 14%, p = 0,037), assim como a taxa combinada de eventos (6% vs. 20%, p =0,01).
AVID [2009]	Prospectivo, multicêntrico, randomizado, comparando ICP com implante de stent guiado por USIC vs. angiografia	800	Um ou mais stents em coronárias nativas ou enxertos vasculares diâmetro distal ≥ 2,5 mm.	RLA aos 12 meses	Estenose residual intra-stent <10% em comparação com o diâmetro da referência distal	1) ALM ≥ 90% em comparação com a menor área luminal da referência distal. 2) Aposição completa do stent. 3) Dissecções de borda identificadas pelo USIC deveriam ser cobertas com implante de novo stent.	A AMS, ao final do procedimento, foi maior no grupo guiado por USIC do que por angiografia ($7,55 \pm 2,82$ mm2 vs. $6,90 \pm 2,43$ mm2, p = 0,001). As taxas de RLA aos 12 meses foram de 8,1% no grupo guiado por USIC e 12,0% no grupo guiado por angiografia (IC 95%: -8,3-0,5%, p = 0,08).

USIC: ultrassom intracoronário; ALM: área luminal mínima; ECAM: eventos cardiovasculares adversos maiores; ICP: intervenção coronária percutânea; DLM: diâmetro luminal mínimo; IM: infarto do miocárdio; RLA: revascularização

MÉTODOS AUXILIARES À CINECORONARIOGRAFIA I – ULTRASSOM INTRACORONÁRIO MONOCROMÁTICO E POR RADIOFREQUÊNCIA E TOMOGRAFIA DE COERÊNCIA ÓPTICA

Tabela 104.4. Principais estudos e metanálises comparando implante de *stent* guiado por USIC *vs.* apenas pela angiografia coronária.

Estudo	Desenho	No de pts.	Principais achados	Principais críticas
Casella G, et al.	Metanálise (5 estudos randomizados e 4 registros). Apenas pacientes tratados com stents não farmacológicos.	2.792	O grupo que foi guiado pelo USIC apresentou menor reestenose binária (OR = 0,75; IC 95%: 0,60-0,94; p = 0,01) e menor taxa de nova RLA (OR = 0,62; 95% IC = 0,49-0,78; p = 0,00003). Não houve, porém, redução dos chamados desfechos duros (óbito e infarto).	Razoável heterogeneidade dos estudos avaliados (mistura de estudos randomizados e registros observacionais). O impacto do USIC em reduzir reestenose ocorreu basicamente em razão de um dos nove estudos avaliados (TULIP), sendo os demais neutros. Vários dos estudos incluídos não reportavam todos os desfechos principais analisados na metanálise, resultando em importante perda de pacientes.
AVIO	Estudo prospectivo, multicêntrico, randomizado apenas em lesões complexas (bifurcações, vasos finos, lesões longas e oclusões crônicas). Apenas pacientes tratados com stents farmacológicos.	284	O grupo guiado por USIC obteve, ao final do procedimento, área do *stent* maior do que o grupo guiado apenas por angiografia. Entretanto, o uso do USIC não resultou em redução de nenhum dos desfechos avaliados (óbito, infarto, nova revascularização e trombose do stent).	Tamanho da amostra insuficiente para avaliar qualquer dos desfechos clínicos interrogados.
MAIN-COMPARE	Estudo unicêntrico, retrospectivo, não randomizado (ajuste dos grupos por escore de propensão) exclusivamente para pacientes com lesões em tronco da coronária esquerda. Pacientes tratados com stents não farmacológicos e farmacológicos (épocas distintas).	975	Redução de mortalidade entre pacientes tratados com stent farmacológico e guiados por USIC (4,7% *vs.* 16,0%, p = 0,048. Sem impacto na ocorrência de infarto ou nova revascularização, ou entre pacientes tratados com *stents* não farmacológicos.	Estudo retrospectivo e observacional, que utilizou artifícios estatísticos para minimizar seus muitos vieses. Ausência de critérios para nortear o implante guiado por USIC e falta de uma explicação para o benefício achado, uma vez que a redução da mortalidade não foi consequência de redução de infarto, nova revascularização ou trombose do *stent*. Mistura de coortes com *stent* farmacológico e não farmacológico e distintos regimes medicamentosos ao longo do período de inclusão.
Parise H, et al.	Metanálise (7 estudos randomizados). Apenas pacientes tratados com stents não farmacológicos.	2.191	O uso rotineiro de USIC resultou em maiores dimensões do stents implantados ao final do procedimento (diferença de 0,12 mm no diâmetro do *stent*, a favor do grupo tratado com USIC) e na redução de nova revascularização da lesão alvo (22% *vs.* 29%, OR 0,64, 95% CI 0,42 – 0,96, p = 0,02). Não houve redução de mortalidade. ou infarto.	Trata-se, basicamente, de uma réplica da metanálise de Casella G, et al., já que incluiu praticamente os mesmos estudos randomizados, apenas excluindo os registros. Cabem as mesmas críticas apresentadas anteriormente.
Zhang et al.	Metanálise (1 estudo randomizado e 10 registros). Uso de escore de propensão. Apenas pacientes tratados com stents farmacológicos	19.619	O uso rotineiro de USIC resultou em redução da mortalidade (HR: 0,59, IC 95%: 0,48-0,73, p < 0,001) e da trombose (HR: 0,58, IC 95%: 0,44-0,77, p < 0,001). Não houve redução de mortalidade ou de infarto.	Predominância de registros com elevada heterogeneidade. Uso de ajuste estatístico para minimizar os prováveis vieses de seleção.

Continuação

Estudo	Desenho	No de pts.	Principais achados	Principais críticas
ADAPT-DES	Estudo prospectivo, multicêntrico, não randomizado (ajuste dos grupos por escore de propensão) em população *all comers* (em teoria qualquer tipo de paciente ou lesão). Apenas pacientes tratados com *stents* farmacológicos	8.583	O uso rotineiro de USIC resultou em redução de trombose definitiva/provável (0,6% *vs.* 1,0%; HR: 0,40; IC 95%: 0,21-0,73; p = 0,003) e infarto (2,5% *vs.* 3,7%; HR: 0,66; IC 95%: 0,49-0,88, p = 0,004). Não houve redução de mortalidade. O benefício do uso do USIC foi notado, sobretudo, em pacientes com SCA e naqueles com anatomia complexa.	Uso de ajuste estatístico para minimizar os prováveis vieses de seleção.
Ahn JM, et al.	Metanálise (3 estudos randomizados e 14 registros). Apenas pacientes tratados com stents farmacológicos.	26.503	O uso rotineiro de USIC resultou em redução de óbito (OR: 0,61; IC 95%: 0,48-0,79, p < 0,001), IAM não fatal (OR: 0,57; IC 95%: 0,44-0,75, p < 0,001), RLA (OR: 0,81; IC 95%: 0,66 = 1,00, p = 0,046) e trombose dos *stents* (OR: 0,59; IC 95%: 0,47-0,75, p < 0,001). O uso de USIC resultou em implante de maior número de stents e de stents mais longos e de maior diâmetro.	Predominância de registros com elevada heterogeneidade.
IVUS XPL	Estudo prospectivo, multicêntrico, randomizado, que comparou ICP guiada por USIC *vs.* ICP guiada por angiografia, em uma população específica de pacientes portadores de lesões coronárias longas, tratadas com *stent* farmacológico eluidor de everolimus.	1.400	A ocorrência de ECAM, ao final de 1 ano, foi significativamente menor no grupo guiado por USIC (2,9% *vs.* 5,8%; HR: 0,48, IC 95%: 0,28-0,83, p = 0,007). Esta diferença foi predominantemente determinada pela menor necessidade de nova revascularização no grupo guiado por USIC (2,5% *vs.* 5,0% (HR: 0,51; IC 95%: 0,28-0,91, p = 0,02). As taxas de morte e de infarto não foram significativamente diferentes entre os grupos.	Como qualidades, ressaltam-se o desenho randomizado, que equilibrou as características basais, e os critérios bem definidos. O estudo foi desenhado para avaliar a superioridade da ICP guiada por USIC, em comparação à ICP guiada por angiografia, visando à redução das taxas de ECAM de 50% no grupo guiado por USIC. No entanto, o cálculo amostral foi baseado em uma estimativa de ocorrência de eventos de 7% aos 12 meses – número maior do que o observado –, o que pode reduzir o poder estatístico inicialmente planejado. O critério de implante ótimo dos stents pelo USIC (definido como obtenção de ALM intra-*stent* > área luminal na referência distal) foi considerado simplista, e não leva em consideração o afilamento natural do vaso coronário – especialmente neste subgrupo de lesões longas.

USIC: ultrassom intracoronário; OR: *odds ratio* (razão de chances); IC: intervalo de confiança; HR: *hazard ratio* (razão de risco); IAM: infarto agudo do miocárdio; RLA: revascularização da lesão alvo; ECAM: eventos cardíacos adversos maiores; AML: área luminal mínima; SCA: síndrome coronária aguda.

ULTRASSOM COM ANÁLISE POR RADIOFREQUÊNCIA

Com o objetivo de melhorar a acurácia na caracterização do ateroma, introduziu-se a análise integral do sinal emitido pelo cateter de ultrassom e refletido pelo vaso (e não somente na análise da amplitude deste sinal, como ocorre com o USIC convencional ou monocromático). A denominada ultrassonografia com radiofrequência – USIC-RF (Histologia Virtual™ e i-Map®) – permite identificar quatro diferentes constituintes do ateroma: cálcio, tecido fibroso, fibrolipídico e, de especial interesse, áreas de atividade inflamatória e de necrose, atribuindo-lhes diferentes cores (Figura 104.4).

No âmbito clínico, a Histologia Virtual™ (Volcano Therapeutics Corp.) foi a primeira modalidade de USIC-RF a ser validada. Nair et al., analisando 277 segmentos coronários de 51 artérias descendentes anteriores de cadáveres humanos, obtiveram elevada correlação deste método em relação à histopatologia clássica (padrão-ouro de caracterização do ateroma), com acurácia superior a 90% na caracterização dos quatro principais elementos constituintes do ateroma: tecido fibroso (acurácia de 93,5%), fibrolipídico (acurácia de 94,1%), cálcio (acurácia de 96,7%) e necrose (acurácia de 95,8%). Posteriormente, Nasu et al. validaram a Histologia Virtual™ in vivo, por meio da análise de fragmentos do ateroma retirados de coronárias humanas por meio de aterectomia. Também nesta avaliação, a acurácia da Histologia Virtual™ foi bastante elevada, próxima a 90% para os quatro elementos analisados: tecido fibroso (acurácia de 87,1%), fibrolipídico (acurácia de 87%), cálcio (acurácia de 96,5%) e áreas de atividade inflamatória e de necrose (acurácia de 88,3%).

Após os estudos que culminaram em sua validação, a Histologia Virtual™ foi utilizada como um dos métodos de imagem no estudo PROSPECT (Providing Regional Observations to Study Predictors of Events in the Coronary Tree), que teve como grande virtude o fato de representar a primeira avaliação prospectiva de progressão de placa vulnerável em pacientes de alto risco, para eventos cardiovasculares.

O estudo PROSPECT arrolou 697 pacientes portadores de síndrome coronária aguda, classificados como de alto risco. Uma vez tratadas as lesões culpadas – máximo de dois vasos epicárdicos –, o paciente assinava o termo de consentimento e era formalmente incluído no estudo. A partir daí, era submetido à avaliação com angiografia coronária quantitativa (todos os segmentos dos três vasos epicárdicos maiores), ultrassom intracoronário (segmento de 6 cm a 8 cm de extensão dos três vasos epicárdicos maiores) e histologia virtual (segmento de 6 cm a 8 cm de extensão dos três vasos epicárdicos maiores). A todos os pacientes, eram prescritos ácido acetilsalicílico (indefinidamente), clopidogrel (mínimo de 12 meses) e estatina. O estudo objetivou avaliar características do paciente e do ateroma relacionadas à ocorrência de eventos cardíacos adversos maiores (ECAM) – tais como óbito de causa cardíaca, parada cardiorrespiratória, infarto agudo do miocárdio, angina instável requerendo nova intervenção ou nova hospitalização, e

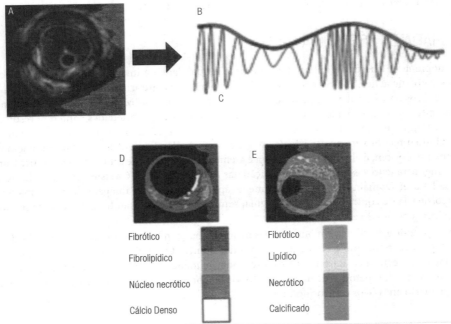

Figura 104.4. Formação da imagem de ultrassom por radiofrequência. A imagem do ultrassom em escala de cinza (A) é formada pelo envelope (amplitude) (B) do sinal de radiofrequência (C). A frequência e a intensidade desses sinais variam comumente entre diferentes tecidos, permitindo, portanto, a caracterização automatizada dos principais componentes da placa aterosclerótica. A análise dos sinais de radiofrequência pela tecnologia Histologia Virtual™ (D) (Volcano Corp, San Diego, CA) identifica os tecidos vasculares como fibróticos (verde-escuro), fibrolipídicos (verde claro), núcleo necrótico (vermelho) e cálcio denso (branco). Já a tecnologia iMAP™ (E) (Boston Scientific, Natick, MA) codifica os tecidos em fibrótico (verde claro), lipídico (amarelo), necrótico (rosa) e calcificado (azul). Ver figura colorida no encarte

1136 | INTERVENÇÃO PERCUTÂNEA

piora da angina requerendo nova intervenção ou nova hospitalização – e a rápida progressão angiográfica (incremento > 20% no grau de estenose, em relação ao procedimento índice) de uma lesão inicialmente classificada como não culpada.

Ao final do segmento médio de 3,4 anos, a incidência acumulada de ECAM foi de 20,4%, sendo 12,9% atribuíveis às lesões tratadas no procedimento índice, 11,6% relacionados às lesões ditas não culpadas e 2,7% de origem indeterminada. A ocorrência de angina instável e a piora dos sintomas de angina predominaram como principais eventos adversos. Entre os pacientes que apresentaram ECAMs relacionados às lesões não culpadas, 6,4% deveram-se à rápida progressão angiográfica da lesão (o tempo médio entre a cinecoronariografia índice e o evento foi de 401 dias), ou seja, ao fenômeno da placa vulnerável classicamente descrito.

Entre os fatores prognósticos independentes de ECAM nesse estudo, destacou-se a presença de fibroateroma de capa fina à Histologia Virtual™ (HR: 3,00; IC 95%: 1,68-5,37, p = 0,002), definido por um conteúdo necrótico (áreas em vermelho) superior a 10% e em contato com o lúmen vascular. Além da presença de fibroateroma de capa fina, a carga de placa (> 70%) e a área da luz vascular no momento do USIC (< 4,0 mm²) foram consideradas fatores prognósticos independentes de piores desfechos clínicos. No entanto, a taxa de eventos adversos relacionados às lesões não culpadas, que possuíam estes fenótipos de alto risco, foi semelhante à das lesões culpadas que foram tratadas, minimizando o entusiasmo pelo tratamento intervencionista de lesões não culpadas, angiograficamente discretas a moderadas, com fenótipo de alto risco pelo USIC-RF.

Evidências mais recentes demonstrando baixa acurácia em detectar os componentes ateroscleróticos em um modelo porcino, de placas complexas, combinados à resolução axial limitada do USIC-RF, para definir uma capa fibrosa fina, contribuíram para a baixa aplicabilidade clínica do método, que não encontra respaldo nas diretrizes vigentes de intervenção coronária percutânea.

TOMOGRAFIA DE COERÊNCIA ÓPTICA

A tomografia de coerência óptica (OCT) é uma modalidade de imagem invasiva, de alta resolução, com grande potencial de aplicações na circulação coronária. Ao contrário do USIC, que processa imagens por meio de ecos de som refletidos pelos tecidos vasculares, a OCT utiliza feixes ópticos, com bandas próximas ao espectro infravermelho como sua fonte de energia. Essas propriedades conferem resolução axial de 10 µm a 15 µm, possibilitando visibilizar a microestrutura vascular em nível praticamente histológico, e introduzindo uma nova era no cenário da imagem intravascular. É importante notar que a hemoglobina, diferentemente do som, é altamente dispersora e atenuadora da luz, necessitando que se retire transitoriamente o sangue do leito vascular para a aquisição das imagens de OCT. Os sistemas atuais de OCT, com a tecnologia Fourier Domain (FD-OCT), permitem rápida aquisição das imagens durante uma única injeção intracoronária de contraste pelo cateter-guia, sem precisar de oclusão transitória do vaso, necessária nas primeiras gerações do equipamento.

Com larga aplicação clínica em outras áreas da medicina (como a oftalmologia), a introdução da OCT na cardiologia ocorreu como ferramenta de pesquisa clínica. O rápido avanço na tecnologia óptica e a demonstração da segurança, da acurácia e da reprodutibilidade da tecnologia aceleraram a incorporação da OCT no arsenal dos métodos de imagem utilizados na prática clínica, sendo utilizada como método de imagem primário em vários centros do mundo.

Princípios básicos de formação da imagem

De maneira simplista, a OCT é considerada a análoga óptica do USIC. Na medida em que o USIC processa imagens por meio de ecos de som refletidos pelos tecidos vasculares, a OCT emite feixes ópticos em direção ao tecido de interesse, com espectro próximo do infravermelho e comprimento de onda central de, aproximadamente, 1.300 nm. Tais propriedades lhe conferem resolução axial de 10 µm a 15 µm, um aumento de cerca de 10 vezes, em comparação à resolução alcançada pelo USIC (100 µm a 250 μm). Sua resolução lateral é tipicamente de 20 μm a 90 μm, já a do USIC varia entre 150 μm e 300 μm. O preço a se pagar por um aumento tão expressivo na resolução é uma penetração tecidual limitada entre 1 mm e 3 mm, quando comparada à penetração de 4 mm a 8 mm fornecida pelo USIC. Cada tipo de tecido ou estrutura vascular possui um índice óptico determinado, que varia conforme seu conteúdo (proteína, água, hemoglobina, lipídeos etc.). Como consequência, um feixe óptico direcionado ao tecido vascular é disperso ou espalhado em diferentes intensidades e direções, de acordo com o índice óptico de cada estrutura. A OCT detecta e mede o tempo de atraso e a intensidade da luz emitida que foi retroespalhada pelos tecidos (ecos ópticos). Como a velocidade da luz é muito mais rápida que a do som, e acima do potencial de detecção eletrônica atual, é necessário um interferômetro para que a OCT detecte e mensure a luz retroespalhada. Em linhas gerais, o interferômetro divide a energia luminosa em dois "braços" – um de referência e um amostral, que direciona o feixe luminoso para o tecido de interesse. A luz retroespalhada pelo tecido é recombinada com a parte do sinal luminoso que trafega uma distância conhecida pelo braço de referência, gerando o chamado interferograma (Figura 104.5).

Equipamentos e especificações técnicas

O equipamento básico de OCT utilizado para aquisição de imagens intravasculares consiste em um cateter de imagem, um pullback motorizado integrado, um console de imagem que contém a fonte de energia luminosa, uma unidade de processamento dos sinais, um dispositivo de armazenamento de dados e monitores de visualização. Duas gerações de sistemas de OCT foram aprovadas para uso clínico no Brasil:

→ **Time-Domain OCT (TD-OCT):** O TD-OCT foi a primeira versão de equipamento aprovada para uso clínico no Brasil. Nesse sistema, a fonte de energia consiste em um laser de baixa coerência, emitido em pulsos. Um espelho que se move por poucos milímetros explora o braço de referência para detectar ecos ópticos medidos em diferentes escalas de tempo, possibilitando a identificação de estruturas em diferentes profundidades. A remoção transitória do sangue intracoronário é realizada

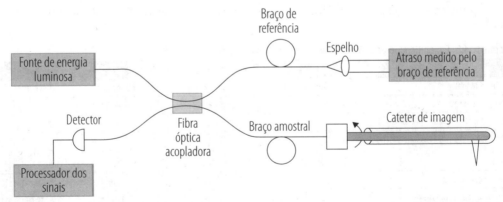

Figura 104.5. Diagrama esquemático de funcionamento de um sistema de OCT. A OCT mede o tempo de reflexão de ecos ópticos utilizando técnicas avançadas de interferometria. A fonte luminosa emite feixes ópticos com espectro próximo do infravermelho. O interferômetro utiliza uma fibra óptica acopladora, semelhante a um divisor de feixes ópticos, que divide o sinal luminoso emitido pela fonte de energia em duas partes iguais para os braços amostral e de referência. A fibra óptica do braço amostral está conectada ao cateter de imagem, e direciona o feixe óptico para o tecido de interesse. Os ecos ópticos refletidos ou retroespalhados pelos tecidos fazem o caminho reverso pelo cateter através do braço amostral do interferômetro. O segundo braço do interferômetro consiste no braço de referência, que possui um espelho refletor posicionado a uma distância calibrada. Portanto, o eco óptico que trafega pelo braço de referência possui um tempo de atraso conhecido. Os ecos ópticos provenientes do tecido em investigação e do braço de referência são recombinados na fibra óptica acopladora do interferômetro, gerando um sinal de saída conhecido como interferograma. A intensidade da interferência é detectada com um fotodetector de alta velocidade, e o sinal eletrônico é, então, processado, de modo a extrair a medida do tempo de atraso, que vai produzir um scan axial ou scan-A.

1138 | INTERVENÇÃO PERCUTÂNEA

por meio de oclusão temporária do vaso com posicionamento de um balão complacente (Helios™) proximalmente à região de interesse, o qual é insuflado com baixas pressões (0,5 atm a 0,8 atm). Através de um orifício distal no shaft do balão, uma solução salina ou de Ringer lactato é administrada para a obtenção de um campo vascular livre de sangue. A fibra óptica (ImageWire™), conectada a um sistema de tração automático, é tracionada de maneira constante, a uma velocidade que varia entre 1,0 mm/s e 3,0 mm/s, dependendo do sistema utilizado. Em razão da necessidade de oclusão vascular transitória, de velocidades de aquisição das imagens relativamente lentas e de complexidade do procedimento, este equipamento nunca foi aprovado para uso clínico pela FDA (Food and Drug Administration), ficando reservado, predominantemente, a protocolos de pesquisa.

→ **Frequency-Domain ou Fourier-Domain OCT (FD-OCT) ou, ainda, Optical Frequency Domain Imaging (OFDI):** Representam a nova geração de sistemas de OCT, atualmente disponíveis para uso clínico. No FD-OCT, componentes individuais do espectro da luz de baixa coerência são detectados separadamente, por meio de um espectrômetro e de um dispositivo acoplador de carga. O OFDI, também chamado de swept source OCT, utiliza uma nova fonte de laser de varredura, que opera em uma faixa de múltiplos comprimentos de onda. A partir do sinal recebido na varredura de um comprimento de onda, o perfil de profundidade das estruturas vasculares pode ser construído pela operação de transformação Fourier, que é realizada eletronicamente na unidade processadora de dados. A leitura simultânea de múltiplos comprimentos de onda elimina a necessidade de movimentação mecânica do espelho no braço de referência, que permanece imóvel para a detecção de diferentes profundidades. Com isso, velocidades mais rápidas de aquisição das imagens podem ser aplicadas, com melhor penetração tecidual do sinal luminoso e sem perda significativa de resolução. Nesses sistemas, a rápida aquisição das imagens permite que elas sejam obtidas durante uma injeção intracoronária de contraste pelo cateter-guia, sem a necessidade de oclusão transitória do vaso. O avanço tecnológico introduzido pela FD-OCT resultou em sua aprovação para uso clínico pela FDA em maio de 2010, e, em nosso país, em dezembro de 2011. O primeiro caso com FD-OCT do Brasil foi realizado no Instituto Dante Pazzanese de Cardiologia, em abril de 2012.

As principais diferenças e especificações técnicas entre os sistemas OCT e USIC são apresentadas na Tabela 104.5.

Tabela 104.5. Especificações técnicas de diferentes tecnologias de OCT e USIC.

	TD-OCT	FD-OCT	OFDI	USIC
Base da tecnologia	*Time-domain*	*Fourier-Domain*	*Swept-source*	N/A
Fonte de energia	*Laser* em pulsos	*Laser* de varredura	*Laser* de varredura	Ultrassom
Comprimento de onda central	1,3 µm	1,25-1,37 µm	1,3 µm	20-45 MHz
Resolução Axial Lateral	15-20 µm 25-30 µm	10-20 µm 15-20 µm	< 20 µm 25-30 µm	100-200 µm 200-300 µm
Penetração tecidual	1-2 mm	1-3 mm	1-3 mm	10 mm
Campo de varredura máximo	6,8 mm	10 mm	9 mm	15 mm
Linhas A por *frame*	M2: 200 linhas/*frame* M3: 240 linhas/*frame*	500 linhas/*frame*	512 linhas/*frame*	N/A
Velocidade de aquisição de *frames*	M2: 15,6 *frames*/s M3: 20 *frames*/s	180 *frames*/s	160 *frames*/s	30 *frames*/s
Velocidade de tração	M2: 1-2 mm/s M3: 1-3 mm/s	18-36 mm/s	5-40 mm/s	0,5-1,0 mm/s
Cateter – perfil de cruzamento	ImageWire™ 1,4 F (0,019")	Dragonfly Optis™ 2,7 F (0,035")	Fastview™ 2,6 F (0,034")	Atlantis SR Pro™ 2,9 F (0,038") Eagle Eye Gold™ 3,2 F (0,042")

TD-OCT: refere-se aos sistemas M2 e M3 Imaging Systems (St. Jude Medical, St. Paul, MN); FD-OCT: refere-se ao sistema ILUMIEN OPTIS™ (St. Jude Medical, St. Paul, MN); OFDI: refere-se ao equipamento Lunawave™ (Terumo Europe N.V.). As especificações do USIC se referem aos equipamentos atuais de ultrassom intracoronário iLab™ (Boston Scientific, Natick, MA) e S5i (Volcano Corp., Rancho Cordova, CA)

Caracterização da doença aterosclerótica e morfologia das placas

O vaso coronário normal se caracteriza por apresentar uma arquitetura trilaminar, correspondendo às camadas íntima, média e adventícia. A membrana elástica interna é definida como a borda entre as camadas íntima e média, e a membrana elástica externa é definida como a borda entre as camadas média e adventícia. Uma placa aterosclerótica é definida por perda da estrutura trilaminar do vaso ou por uma lesão em massa (ou espessamento focal) da parede vascular. A OCT mostrou elevada acurácia em visibilizar as três camadas de artérias coronárias normais, assim como em identificar pequenos graus de espessamento intimal. Em estudos ex vivo e in vivo, a OCT também demonstrou altas sensibilidade e especificidade em discriminar diferentes componentes da doença aterosclerótica, como a presença de placas fibróticas, fibrocalcificadas e ricas em lipídeos. Além disso, também demonstrou elevada precisão em detectar a presença de calcificações e em quantificar sua distribuição circunferencial, profundidade e distância até o lúmen. A OCT também demonstrou elevadas sensibilidade e acurácia em detectar e quantificar aspectos morfológicos de placas ateroscleróticas consideradas "vulneráveis", como conteúdo lipídico ou núcleo necrótico, espessura da capa fibrosa e infiltração de macrófagos. Em comparação à angioscopia e ao USIC, a OCT demonstrou maior capacidade de detectar ruptura de placas, erosão da capa fibrosa e presença de trombo intraluminal em pacientes com síndromes coronarianas agudas. Altas sensibilidade e especificidade em diferenciar trombos vermelhos (ricos em hemácias) e trombos brancos (ricos em plaquetas) também foram demonstradas.

Esses aspectos posicionam a OCT como um método de grande utilidade para caracterização in vivo da aterosclerose e para a investigação da morfologia das placas coronárias (Figura 104.6), contribuindo sobremaneira para o melhor entendimento da DAC e auxiliando na detecção de placas vulneráveis mais propensas à ruptura e à síndrome coronariana aguda. Informações sobre a composição da placa ateros-clerótica também contribuem de maneira importante para o planejamento e guia do tratamento interven-cionista, sugerindo o uso de terapias adjuntas (tais como inibidores da glicoproteína IIb/IIIa, aterectomia rotacional etc.) e auxiliando a prevenção de complicações (como dissecções de bordas).

Avaliação da gravidade e da significância funcional de estenoses

Em razão de sua alta resolução, e da clara interface entre o lúmen vascular e a parede do vaso, a OCT fornece medidas acuradas das dimensões vasculares, de maneira automatizada e reprodutível.

Uma estenose é definida pela OCT como uma lesão que promova comprometimento de, pelo me-nos, 50% da área da seção transversa do lúmen, quando comparado com a área do lúmen nas regiões de referência. As referências proximal e distal são definidas como as regiões com maior área luminal proximalmente e distalmente à estenose, mas dentro do mesmo segmento (usualmente dentro de 10 mm da estenose), sem a presença de ramos laterais interponentes. É importante notar que este pode não ser o local com menor carga de placa.

Durante a última década (e ainda hoje em alguns serviços), a utilização de parâmetros anatômicos derivados do USIC foi prática habitual para a investigação de lesões coronárias intermediárias (diâmetro de estenose angiográfico entre 40% e 70%). Mais de dez estudos foram conduzidos com o objetivo de iden-tificar um ponto de corte de área luminal mínima que melhor se correlacionasse à presença de isquemia miocárdica por métodos invasivos ou não invasivos. De imediato, cabe ressaltar que a OCT e o USIC são métodos de imagem diferentes, que utilizam fontes de energia diferentes e que possuem resoluções axiais diferentes, fornecendo, portanto, mensurações diversas das dimensões vasculares. Na medida em que o USIC consistentemente superestima as dimensões do lúmen vascular, a OCT fornece as medidas mais próximas do tamanho real. Fica óbvio que os pontos de corte anatômicos utilizados clinicamente com o USIC não podem, portanto, ser transportados para a aplicação clínica da OCT.

Estudo recente avaliou a acurácia da OCT e do USIC para identificar lesões intermediárias funcional-mente significativas, conforme determinado pela FFR. Os melhores valores de mensurações feitas pelo USIC, para identificar estenoses com FFR $\leq$ 0,80, foram ALM < 2,36 mm^2 (sensibilidade de 67% e especi-ficidade de 65%) e diâmetro luminal mínimo < 1.59 mm (sensibilidade de 67% e especificidade de 65%).

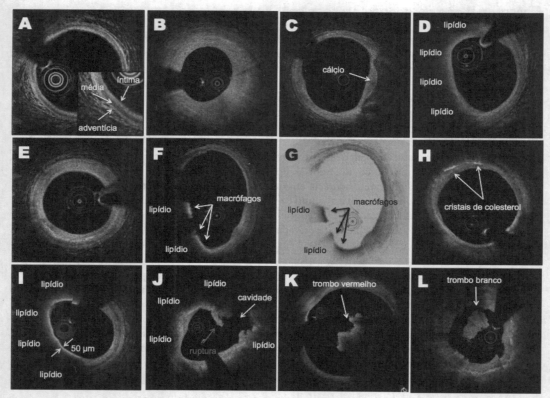

Figura 104.6. Caracterização dos componentes e morfometria da aterosclerose pela OCT. A. Vaso coronário normal, caracterizado por um aspecto trilaminar, representado pelas camadas íntima (alta intensidade de sinal), média (baixa intensidade de sinal) e adventícia (alta intensidade de sinal) (detalhe). B. Placa fibrótica, caracterizada por tecido homogêneo com alta intensidade de sinal. C. Placa fibrocalcificada, caracterizada por região com baixa intensidade de sinal, de textura heterogênea e contornos bem definidos. D. Placa rica em lipídio, caracterizada por uma região com baixa intensidade de sinal e bordos mal definidos, coberta por uma banda fibrótica com sinal de alta intensidade, que corresponde à capa fibrosa. A perda abrupta do sinal luminoso na transição da capa fibrosa, para o centro lipídico, é uma característica marcante, em função da intensa absorção da luz pelo conteúdo lipídico. E. Espessamento intimal patológico. F. Fibroateroma, com sinais de infiltração macrofágica na superfície da capa fibrótica. Acúmulo de macrófagos aparece à OCT como regiões focais de pontos confluentes altamente refletores da luz, que apresentam intensidade de sinal maior do que a do tecido circunjacente, por vezes melhor visibilizados em imagens com escala de cinza invertida (G). Macrófagos somente devem ser avaliados no contexto de um fibroateroma, uma vez que estudos de validação para presença de macrófagos em vasos coronários normais ou hiperplasia intimal não estão disponíveis. H. Cristais de colesterol; aparecem à OCT como estruturas lineares, finas, com alta intensidade de sinal (alta reflexividade da luz), usualmente associadas com capa fibrosa ou núcleos lipídicos/necróticos. I. Fibroateroma de capa fina, caraterizado pela OCT pela presença de placa rica em lipídeo/núcleo necrótico, com a espessura mínima da capa fibrosa abaixo de 65 μm. J. Fibroateroma de capa fina, com ruptura da capa fibrosa. Nota-se a presença da cavidade preenchida pelo meio de contraste. K e L. Trombo caracteriza-se à OCT como uma massa aderida à parede do vaso ou flutuando no interior do lúmen vascular. Trombos vermelhos (K) apresentam alta intensidade do sinal luminoso na sua superfície, seguida de uma região de baixa intensidade e sombra posterior, em função da grande absorção e dispersão da luz pelas hemácias. Trombos brancos (L) apresentam alta intensidade de sinal, homogênea, com baixa atenuação da luz. Ver figura colorida no encarte

Para a OCT, os melhores valores de mensurações para predizer um FFR ≤ 0,80 foram ALM < 1,95 mm² (sensibilidade de 82% e especificidade de 63%) e diâmetro luminal mínimo < 1,34 mm (sensibilidade de 82% e especificidade de 67%)[10]. A OCT mostrou melhor eficiência diagnóstica (área sob a curva: 70% *vs.* 63%, p = 0,19) do que o USIC, mas diferenças estatisticamente significativas não foram observadas. Até o momento, pelo menos seis estudos avaliaram a eficiência diagnóstica da OCT em predizer o significado funcional de estenoses coronárias intermediárias. No geral, as áreas luminais mínimas obtidas pela OCT apresentaram maiores sensibilidade, especificidade, valores preditivos positivos e negativos e acurácia do que as reportadas nos estudos que avaliaram a eficiência diagnóstica das áreas luminais mínimas obtidas pelo USIC. No entanto, as especificidades dessas métricas ainda permanecem baixas pela OCT e pelo USIC, limitando o uso de parâmetros anatômicos derivados dos métodos de imagem invasivos, para determinar o significado funcional de estenoses angiograficamente intermediárias. Neste cenário, a opção diagnóstica de primeira escolha são os exames funcionais (invasivos ou não invasivos), ficando a avaliação anatômica com os métodos de imagem reservada apenas como alternativa em caso de inexequibilidade do exame funcional ou sua indisponibilidade (Tabela 104.6).

Tabela 104.6. Critérios de ALM pela OCT para predizer isquemia pela FFR em coronárias não TCE.

	N°	Ponto de corte de FFR	Ponto de corte da ALM	Área sob a curva ROC	Sens.	Esp.	VPP	VPN	Acurácia
Gonzalo, et al. [2012]	61	0,80	1,95	0,74	82%	63%	66%	80%	72%
Shiono, et al. [2012]	62	0,75	1,91	0,90	93,5%	77,4%	80,6%	92,3%	85,4%
Reith, et al. [2013]	62	0,80	1,59	0,81	75,8%	79,3%	80,6%	74,2%	77,4%
Pawlowski, et al. [2013]	71	0,80	2,05	0,91	75%	90%	70,6%	92,6%	87%
Pyxaras, et al. [2013]	55	0,80	2,88	0,78	73%	71%	N/I	N/I	72%
Reith, et al. [2015]	142 [todos]	0,80	1,64	0,83	78,8	75,8	80,8	73,4	N/I
	80 [diabéticos]	0,80	1,59	0,84	76,6	78,8	83,7	70,3	N/I
	62 [não diabéticos]	0,80	1,64	0,83	78,8	75,9	78,8	75,9	N/I

FFR: reserva de fluxo fracionada; ALM: área luminal mínima; OCT: tomografia de coerência óptica; ROC: do inglês *receiver operator characteristic*; Sens.:-sensibilidade; Esp.: especificidade; VPP: valor preditivo positivo; VPN: valor preditivo negativo; DRV: diâmetro de referência do vaso; N/I: não informado.

Guia para implante de *stents*: otimização dos resultados e avaliação dos efeitos agudos da ICP

Subexpansão e má aposições grosseiras de *stents*, dissecção de bordas e cobertura incompleta da lesão foram associadas à ocorrência de reestenose e trombose aguda/subaguda de *stents* coronários, ressaltando a importância do implante otimizado desses dispositivos. A acurada mensuração das dimensões vasculares aliada à melhor caracterização da aterosclerose e da extensão do segmento doente permitem não apenas a adequada seleção dos tamanhos de balões e *stents* utilizados para o tratamento percutâneo de determinada estenose, mas também auxiliam na identificação de locais adequados para posicionamento dos *stents*. Ademais, a alta resolução da OCT permite uma avaliação detalhada da interação *stent*/vaso, possibilitando fácil e rápida identificação e quantificação de regiões de subexpansão de *stents*, má aposição de suas hastes e dissecções de bordas após seu implante. Hastes poliméricas de suportes vasculares absorvíveis, que refletem mal as ondas sonoras emitidas pelos equipamentos de USIC, são bem visibilizadas pela tecnologia óptica infravermelha, destacando a OCT como ferramenta importante na avaliação dos resultados agudos desses novos dispositivos.

1142 | INTERVENÇÃO PERCUTÂNEA

A utilidade da OCT para guiar procedimentos de intervenção coronária foi testada de maneira sistemática em três estudos randomizados. Nos estudos ILUMIEN-III (prospectivo e multicêntrico) e iSIGHT (prospectivo e unicêntrico), 450 e 150 pacientes foram, respectivamente, randomizados para ICP guiada por OCT vs. ICP guiada por USIC vs. ICP guiada por angiografia. Em ambos os estudos, o desfecho primário foi a não inferioridade da ICP guiada por OCT em comparação à ICP guiada por USIC, no que tange à área mínima do stent (AMS) ao final do procedimento (ILUMIEN-III), e AMS e expansão do stent (iSIGHT). No estudo ILUMIEN-III, a AMS final foi semelhante em ambos os grupos (5,79 mm² pela OCT vs. 5,89 mm² pelo USIC vs. 5,49 mm² pela angiografia). A AMS alcançada com a guia da OCT foi não inferior (p não inferioridade < 0,001), mas não superior àquela alcançada pelo USIC (p = 0,42). A expansão dos stents foi significativamente maior no grupo guiado por OCT, em comparação ao grupo guiado por angiografia (87,6% vs. 82,9%, p = 0,02). Os resultados do estudo iSIGHT, conduzido inteiramente no Instituto Dante Pazzanese de Cardiologia, caminham no mesmo sentido. A AMS ao final do procedimento foi semelhante em ambos os grupos tratados com guia da OCT, USIC e angiografia (7,2% vs. 6,9% vs. 7,3%). A não inferioridade da ICP guiada por OCT foi alcançada (p não inferioridade < 0,001), mas não a superioridade (p = 0,902). A ICP guiada por OCT forneceu expansão do stent significativamente maior do que a alcançada pela angiografia (98,6% vs. 90,4%, p = 0,024) e não inferior àquela alcançada com o USIC (OCT 98,6% vs. USCI 91,6%, p não inferioridade < 0,001; p superioridade = 0,067). Nos dois estudos, a guia por OCT foi superior à guia com USIC e angiografia na detecção de dissecções de borda e má aposição das hastes do stent. O estudo OPINION randomizou 400 pacientes para ICP guiada por OCT (n = 200) vs. ICP guiada por USIC (n = 200). A ICP guiada por OCT se mostrou não inferior quanto à ocorrência do desfecho primário de falência da lesão alvo ao final de um ano (OCT: 5,2% vs. USIC: 4,9%, p não inferioridade < 0,05). Um exemplo de imagens de OCT pré-ICP para guia do procedimento é apresentado na Figura 104.7.

Até o presente momento, dados sobre o impacto clínico da ICP guiada por OCT provêm de registros prospectivos não randomizados. Em uma série prospectiva, a OCT foi utilizada de maneira irrestrita em 150 pacientes (155 vasos) e o uso de OCT pré-ICP resultou em mudança da estratégia inicial baseada na angiografia, em 81,8% dos casos. Especificamente, os comprimentos e os diâmetros dos stents inicialmente planejados foram alterados em 50% e 25% dos casos, respectivamente; após o implante dos stents, a realização da OCT resultou em intervenções adicionais em 54,8% dos vasos tratados, principalmente à custa de pós-dilatações para correção de más aposições importantes ou implante adicional de stents para tratamento de dissecções de bordas. Nos casos em que a pós-dilatação era planejada para otimizar a expansão dos stents, a OCT promoveu mudança dos diâmetros dos balões inicialmente escolhidos em mais da metade dos casos. No estudo ILUMIEN-I, 467 estenoses foram tratadas em 418 pacientes portadores de angina estável, instável ou infarto agudo do miocárdio sem supradesnivelamento do segmento ST. Com base nas imagens de OCT pré-procedimento, a estratégia inicial foi alterada em 55% dos pacientes (57% das estenoses), resultando em escolha de comprimentos (mais curtos: 25%; mais longos: 43%) e diâmetros (menor: 31%; maior: 8%) dos stents diferentes do previamente definido pela angiografia. Ao final do procedimento, quando o resultado angiográfico foi julgado satisfatório, as imagens de OCT resultaram em intervenção adicional em 27% das lesões para correção de significativas más aposições e subexpansões dos stents. Nos casos em que otimizações do resultado foram guiadas pela OCT, observou-se aumento no resultado da FFR final de 0,86 ± 0,07 (pré-otimização) para 0,90 ± 0,10 (pós-otimização).

Prati et al. compararam os desfechos clínicos no acompanhamento de 12 meses de 335 pacientes submetidos à ICP guiada por OCT, comparativamente a um grupo controle pareado de 335 pacientes submetidos à ICP, no mesmo período, guiada apenas por angiografia. Os achados de OCT (dissecção, estenose residual nas bordas do stent, subexpansão do stent, má aposição e/ou presença de trombo intraluminal) levaram à realização de intervenções adicionais em 34,7% dos casos. Ao final de 12 meses, as taxas de morte cardíaca (1,2% vs. 4,5%; p = 0,01), de morte cardíaca ou infarto do miocárdio (6,6% vs. 13%; p = 0,006) e do desfecho combinado de morte cardíaca, infarto do miocárdio e novas revascularizações (9,6% vs. 14,8%; p = 0,044) foram significativamente menores no grupo submetido à ICP guiada por OCT. Após ajustes estatísticos, por análise multivariada e escores de propensão, a ICP guiada por OCT permaneceu associada a risco significativamente menor de morte cardíaca ou infarto do miocárdio (OR = 0,49; IC 95% = 0,25-0,96; p = 0,037).

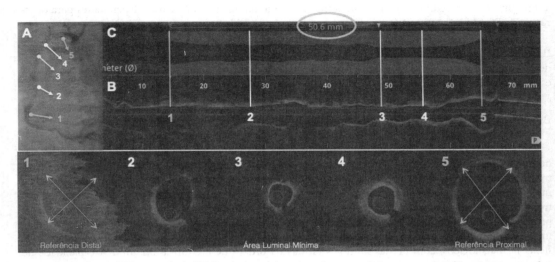

Figura 104.7. Uso da OCT para guia de ICP. O painel superior esquerdo apresenta imagem angiográfica de uma coronária direita com lesão grave, segmentar, envolvendo seus terços proximal e médio (A). O painel B representa uma imagem longitudinal da corrida de OCT pré-ICP. Em razão da clara interface entre o lúmen vascular e a camada íntima do vaso, os contornos luminais são automaticamente determinados pelo sistema de OCT, e um mapa planar que representa as dimensões tridimensionais das áreas luminais em todos os frames adquiridos é apresentado – o chamado *lumen profile* (painel C). Nota-se que o *lumen profile* permite fácil identificação da região vascular que possui a menor área luminal, bem como as regiões distal e proximal à estenose que possuem as maiores áreas luminais – as referências distal e proximal. Ao identificar as referências distal e proximal, o sistema automaticamente calcula o comprimento do *stent* necessário para cobrir a região pré-selecionada (círculo azul no topo do lumen profile). O painel inferior apresenta imagens da seção transversa da coronária direita, numeradas de 1 a 5, correspondentes aos números indicados nas imagens angiográfica e longitudinal e no lumen profile da OCT. Os diâmetros médios da membrana elástica externa nas referências distal e proximal são 4,43 mm^2 e 4,61 mm^2, respectivamente. Com base nessas medidas, selecionou-se *stent* de 4,0 mm de diâmetro, com planejamento de pós-dilatação de todo o segmento tratado com balão de 4,5 mm^2 de diâmetro.
Ver figura colorida no encarte

Como consequência de sua alta resolução, a OCT pode fornecer achados eventualmente irrelevantes do ponto de vista clínico, que devem ser tratados como tal, sem que se reaja de maneira exacerbada com intervenções adicionais. Em uma análise de 106 dissecções de borda após implante de *stents*, apenas 16% foram concomitantemente identificadas pela angiografia. As dissecções vistas apenas pela OCT foram, em sua maioria, superficiais, relativamente curtas, não limitadoras do fluxo coronário e apresentaram evolução clínica favorável ao final de 12 meses, corroborando o fato de que pequenas injúrias vasculares, vistas frequentemente apenas pela OCT, podem ser manejadas de modo conservador, sem a necessidade de tratamento mecânico adicional. Da mesma forma, más aposições de hastes são frequentemente observadas após implante de *stents*. Embora a magnitude da má aposição tenha se correlacionado diretamente à a ausência de cicatrização do dispositivo em longo prazo, o impacto clínico e prognóstico de más aposições pequenas ainda deve ser definido.

Em uma análise de um grande registro multicêntrico, conduzido pelo Massachusetts General Hospital, a OCT foi realizada após implante de 1.001 *stents*, para tratamento de 900 lesões em 786 pacientes. Desfechos clínicos relacionados ao dispositivo foram observados em 4,5% dos pacientes, ao final de 12 meses. Na avaliação pela OCT, protrusões irregulares de tecido para o interior do lúmen vascular, por entre as hastes dos *stents* ($p = 0,003$), e área mínima do *stent* < 5 mm^2 ($p = 0,012$) foram identificadas como fatores prognósticos independentes para ocorrência de eventos adversos ao final de 12 meses.

No registro multicêntrico CLI-OPCI II, a área luminal mínima intra-*stent* < 4,5 mm^2, dissecção > 200 μm na borda distal do *stent*, e a área luminal mínima nas referências distal ou proximal ao *stent*

INTERVENÇÃO PERCUTÂNEA

< 4,5 mm², pós-procedimento, foram identificadas como fatores prognósticos independentes para ocorrência de ECAM no seguimento de um ano.

O impacto clínico da ICP guiada por OCT está sendo investigado de maneira conclusiva no estudo ILUMIEN IV – um grande estudo prospectivo, multicêntrico global e randomizado, que irá incluir mais de 2.500 pacientes para ICP guiada por OCT *vs.* ICP guiada por angiografia. Esse estudo possui poder estatístico adequado para avaliação do desfecho primário de ocorrência de falência do vaso alvo.

Avaliação dos resultados tardios da ICP

Ausência de cobertura tecidual das hastes de *stents*, um marcador de extensão da endotelização das hastes, foi identificada como o fator prognóstico anatomopatológico mais potente para ocorrência de trombose tardia de *stents* farmacológicos de primeira geração. A presença de mais de 30% de hastes desnudas em uma área da seção transversa do *stent* foi relacionada ao aumento de nove vezes no risco de trombose tardia de *stents* farmacológicos. Embora o USIC tenha sido utilizado, por muitos anos, como a principal ferramenta para quantificação de hiperplasia neointimal, sua resolução axial limitada não permite identificar finas camadas de cobertura tecidual, geralmente formadas na era moderna de potentes *stents* farmacológicos, com perdas luminais tardias da ordem de 0,1 mm a 0,2 mm. A capacidade de estudar o processo de reparo vascular após o implante de *stents*, em nível micrométrico, introduziu uma nova fase nas pesquisas de novos *stents* farmacológicos. De fato, a OCT demonstrou alta correlação com a histologia para a quantificação da área e da espessura neointimal de *stents* farmacológicos. Com isso, além das métricas habitualmente associadas à eficácia, a quantificação da extensão da cobertura de hastes pela OCT passou a ser utilizada em uma série de registros e ensaios randomizados, como desfecho substituto de segurança de *stents* farmacológicos.

Um estudo caso-controle de Guagliumi et al. foi o primeiro a investigar a associação in vivo do grau de cicatrização vascular pela OCT, bem como a ocorrência de trombose tardia definitiva após implante de *stents* farmacológicos. Nesse estudo, 18 pacientes que se apresentaram com trombose tardia de *stents* farmacológicos (mediana de 615 dias após o implante), e que foram submetidos à ICP de emergência, foram comparados a um grupo controle de 36 pacientes submetidos à ICP com implante de *stents* farmacológicos, mas que não experimentaram nenhum EA por um período de, pelo menos, três anos. Na análise pela OCT, pacientes com trombose tardia apresentaram um percentual significativamente maior de hastes não cobertas por tecido neointimal (mediana [intervalo interquartil]: 12,27% [5,5 – 23,33] *vs.* 4,14% [3 – 6,22]; p < 0,001) e hastes mal apostas (mediana [intervalo interquartil]: 4,6% [1,85 – 7,19] *vs.* 1,81% [0 – 2,99]; p < 0,001) do que o grupo controle. Na análise por USIC, a presença de remodelamento vascular positivo foi maior nos pacientes com trombose tardia (área média do vaso: 19,4 mm² ± 5,8 mm² *vs.* 15,1 mm² ± 4,6 mm², p = 0,003). Na análise multivariada, o comprimento máximo de segmentos com hastes não cobertas por tecido neointimal pela OCT, bem como o índice de remodelamento vascular pelo USIC, foram identificados como fatores prognósticos independentes de trombose tardia de *stents* farmacológicos.

A OCT pode revelar outros mecanismos de falência dos *stents* coronários. Diferentes padrões de cicatrização vascular podem ser facilmente identificados pela OCT (Figura 104.8), permitindo o reconhecimento de áreas consistentes com a presença de infiltrado fibrinoide e depósito de proteoglicano em torno das hastes, com a presença de neovascularização e com a ocorrência de neoaterosclerose da neoíntima. Por fornecer imagens de alta resolução, com poucos artefatos, a OCT é um excelente método adjunto para a detecção de fraturas de *stents*. O processo de degradação e a integridade estrutural de suportes vasculares bioabsorvíveis também podem ser facilmente investigados pela OCT.

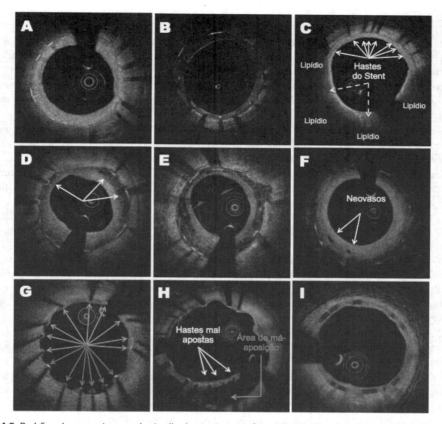

Figura 104.8. Padrões de resposta vascular tardia de stents coronários identificados pela OCT. A. Padrão típico de cicatrização vascular, apresentado por uma hiperplasia neointimal madura, com textura homogênea e alta intensidade de sinal. B. Padrão de hiperplasia neointimal heterogênea, com tecido que promove pouca refletividade do sinal luminoso. C. Exemplo de neoaterosclerose, identificada pela presença de tecido com aspecto óptico semelhante ao da placa rica em lipídio em lesões de novo, localizada entre 3 horas e 9 horas. Deve-se observar a abrupta perda de sinal na transição da neoíntima fibrótica e o conteúdo lipídico. A atenuação do sinal luminoso é tão intensa que, praticamente, impede a identificação das hastes metálicas do *stent* naquela região (setas tracejadas). Neoíntima habitual pode ser identificada entre 10 horas e 3 horas. D. Infiltrado peri-haste, definido como uma região homogênea, com sinal de baixa intensidade, ao redor das hastes do stent, sem gerar sombra posterior significativa e permitindo a identificação de estruturas localizadas posteriormente. Indicam infiltrado fibrinoide e depósito de proteoglicano em torno das hastes. E. Padrão de hiperplasia neointimal heterogênea por intenso infiltrado peri-haste. F. Neovascularização da hiperplasia intimal, caracterizada por estruturas circulares (ou ovaladas), com baixa intensidade de sinal e diâmetro < 200 μm. Segue trajeto dentro do vaso, sem comunicação com o lúmen vascular. G. Exemplo de corte tomográfico do vaso coronário seis meses após implante de um *stent* metálico. Nota-se a heterogeneidade da cicatrização vascular, com hastes completamente cobertas por tecido neointimal (setas azuis) e outras ainda desnudas (setas vermelhas) e expostas ao sangue circulante. H. Corte tomográfico do vaso coronário seis meses após implante de stent farmacológico de segunda geração. Nota-se a presença de hastes mal apostas (setas brancas), com cicatrização parcial da área de má-aposição. Observa-se a presença de tecido neointimal, que comunica as hastes mal apostas com a parede do vaso, mas em quantidade insuficiente para preencher toda a área de má-aposição (seta azul). I. Exemplo de resposta vascular seis meses após o implante de suporte vascular bioabsorvível, composto de uma matriz de ácido polilático. Nota-se que as hastes poliméricas permitem a passagem da luz no seu interior, possibilitando a identificação de todas as suas faces, sem promover sombra posterior. Nesta fase, o dispositivo ainda apresenta integridade estrutural, com suas hastes exibindo o formato de pequenas caixas, com baixa intensidade de sinal. Nota-se, ainda, a fina camada de tecido neointimal recobrindo todas as hastes, com sinal de alta intensidade e homogêneo. Ver figura colorida no encarte.

BIBLIOGRAFIA

Abizaid AS, Mintz GS, Mehran R, Abizaid A, Lansky AJ, Pichard AD, et al. Long-term follow-up after percutaneous transluminal coronary angioplasty was not performed based on intravascular ultrasound findings: importance of lumen dimensions. Circulation. 1999;100:256-61.

Abizaid AS, Mintz GS, Abizaid A, Mehran R, Lansky AJ, Pichard AD, et al. One-year follow-up after intravascular ultrasound assessment of moderate left main coronary artery disease in patients with ambiguous angiograms. J Am Coll Cardiol. 1999;34:707-15.

Ahn JM, Kang SJ, Yoon SH, Park HW, Kang SM, Lee JY, et al. Meta-analysis of outcomes after intravascular ultrasound-guided versus angiography-guided drug-eluting stent implantation in 26,503 patients enrolled in three randomized trials and 14 observational studies. Am J Cardiol. 2014;113:1338-47.

Ali ZA, Maehara A, Genereux P, Shlofmitz RA, Fabbiocchi F, Nazif TM, et al. Optical coherence tomography compared with intravascular ultrasound and with angiography to guide coronary stent implantation (ILUMIEN III: OPTIMIZE PCI): a randomised controlled trial. Lancet. 2016;388:2618-28.

Ben-Dor I, Torguson R, Deksissa T, Bui AB, Xue Z, Satler LF, et al. Intravascular ultrasound lumen area parameters for assessment of physiological ischemia by fractional flow reserve in intermediate coronary artery stenosis. Cardiovasc Revasc Med. 2012;13:177-82.

Bezerra HG, Costa MA, Guagliumi G, Rollins AM, Simon DI. Intracoronary optical coherence tomography: a comprehensive review clinical and research applications. JACC Cardiovasc Interv. 2009;2:1035-46.

Bridal SL, Fornes P, Bruneval P, Berger G. Parametric (integrated backscatter and attenuation) images constructed using backscattered radio frequency signals (25-56 mhz) from human aortae in vitro. Ultrasound Med Biol. 1997;23:215-229.

Briguori C, Anzuini A, Airoldi F, Gimelli G, Nishida T, Adamian M, et al. Intravascular ultrasound criteria for the assessment of the functional significance of intermediate coronary artery stenoses and comparison with fractional flow reserve. Am J Cardiol. 2001;87:136-41.

Casella G, Klauss V, Ottani F, Siebert U, Sangiorgio P, Bracchetti D. Impact of intravascular ultrasound-guided stenting on long-term clinical outcome: a meta-analysis of available studies comparing intravascular ultrasound-guided and angiographically guided stenting. Catheter Cardiovasc Interv. 2003;59:314-21.

Chamié D, Bezerra HG, Attizzani GF, Yamamoto H, Kanaya T, Stefano GT, et al. Incidence, predictors, morphological characteristics, and clinical outcomes of stent edge dissections detected by optical coherence tomography. JACC Cardiovasc Interv. 2013;6:800-13.

Chamié D, Costa Jr J, RA C, DAA S, Brito F, Braga S, et al. Evaluation of frequency-domain OCT versus intravascular ultrasound and angiography to guide percutaneous coronary intervention. The isight randomized trial. EuroPCR. 2017.

Chamié D, Garcia-Garcia H, Costa RA, Onuma Y, Abizaid A, Serruys PW. Role of invasive imaging in acute and long-term assessment of bioresorbable scaffold technology. Catheter Cardiovasc Interventions. 2016;88:38-53.

Chamié D, Prabhu D, Wang Z, Bezerra H, Erglis A, Wilson DL, et al. Three-dimensional fourier-domain optical coherence tomography imaging: advantages and future development. Current cardiovascular imaging reports. 2012;5:221-30.

Chieffo A, Latib A, Caussin C, Presbitero P, Galli S, Menozzi A, et al. A prospective, randomized trial of intravascular-ultrasound guided compared to angiography guided stent implantation in complex coronary lesions: the avio trial. Am Heart J. 2013;165:65-72.

Cilingiroglu M, Oh JH, Sugunan B, Kemp NJ, Kim J, Lee S, et al. Detection of vulnerable plaque in a murine model of atherosclerosis with optical coherence tomography. Catheter Cardiovasc Interv. 2006;67:915-3.

de Jaegere P, Mudra H, Figulla H, Almagor Y, Doucet S, Penn I, et al. Intravascular ultrasound-guided optimized stent deployment. Immediate and 6 months clinical and angiographic results from the multicenter ultrasound stenting in coronaries study (music study). Eur Heart J. 1998;19:1214-23.

de la Torre Hernandez JM, Lopez-Palop R, Garcia Camarero T, Carrillo Saez P, Martin Gorria G, Frutos Garcia A, et al. Clinical outcomes after intravascular ultrasound and fractional flow reserve assessment of intermediate coronary lesions. Propensity score matching of large cohorts from two institutions with a differential approach. EuroIntervention. 2013;9:824-30.

Doi H, Maehara A, Mintz GS, Yu A, Wang H, Mandinov L, et al. Impact of post-intervention minimal stent area on 9-month follow-up patency of paclitaxel-eluting stents: an integrated intravascular ultrasound analysis from the TAXUS IV, V, and VI and TAXUS ATLAS Workhorse, Long Lesion, and Direct Stent Trials. JACC Cardiovasc Interv. 2009;2:1269-75.

Feres F, Costa RA, Siqueira DAA, Costa Jr. JR, Chamié D, Staico R, et al. Diretriz da sociedade brasileira de cardiologia e da sociedade brasileira de cardiologia intervencionista sobre intervenção coronária percutânea. Arq Bras Cardiol. 2017;109(1Supl.1):1-81.

Finn AV, Joner M, Nakazawa G, Kolodgie F, Newell J, John MC, et al. Pathological correlates of late drug-eluting stent thrombosis: Strut coverage as a marker of endothelialization. Circulation. 2007;115:2435-41.

Foin N, Gutierrez-Chico JL, Nakatani S, Torii R, Bourantas CV, Sen S, et al. Incomplete stent apposition causes high shear flow disturbances and delay in neointimal coverage as a function of strut to wall detachment distance: implications for the management of incomplete stent apposition. Circ Cardiovasc Iinterv. 2014;7:180-9.

Gonzalo N, Escaned J, Alfonso F, Nolte C, Rodriguez V, Jimenez-Quevedo P, et al. Morphometric assessment of coronary stenosis relevance with optical coherence tomography: a comparison with fractional flow reserve and intravascular ultrasound. J Am Coll Cardiol. 2012;59:1080-89.

Gonzalo N, Serruys PW, Okamura T, Shen ZJ, Onuma Y, Garcia-Garcia HM, et al. Optical coherence tomography assessment of the acute effects of stent implantation on the vessel wall: a systematic quantitative approach. Heart. 2009;95:1913-9.

Granada JF, Wallace-Bradley D, Win HK, Alviar CL, Builes A, Lev EI, et al. In vivo plaque characterization using intravascular ultrasound-virtual histology in a porcine model of complex coronary lesions. Arterioscler Thromb Vasc Biol. 2007;27:387-93.

Guagliumi G, Sirbu V, Musumeci G, Gerber R, Biondi-Zoccai G, Ikejima H, et al. Examination of the in vivo mechanisms of late drug-eluting stent thrombosis: findings from optical coherence tomography and intravascular ultrasound imaging. JACC Cardiovasc Interventions. 2012;5:12-20.

Gutierrez-Chico JL, Regar E, Nuesch E, Okamura T, Wykrzykowska J, di Mario C, et al. Delayed coverage in malapposed and side-branch struts with respect to well-apposed struts in drug-eluting stents: in vivo assessment with optical coherence tomography. Circulation. 2011;124:612-23.

Gutierrez-Chico JL, Wykrzykowska J, Nuesch E, van Geuns RJ, Koch KT, Koolen JJ, et al. Vascular tissue reaction to acute malapposition in human coronary arteries: sequential assessment with optical coherence tomography. Circ Cardiovasc Interventions. 2012;5:20-9, S1-8.

Hong MK, Mintz GS, Lee CW, Park DW, Choi BR, Park KH, et al. Intravascular ultrasound predictors of angiographic restenosis after sirolimus-eluting stent implantation. Eur Heart J. 2006;27:1305-10.

Hong SJ, Kim BK, Shin DH, Nam CM, Kim JS, Ko YG, et al. Effect of intravascular ultrasound-guided vs. angiography-guided everolimus-eluting stent implantation: the IVUS-XPL randomized clinical trial. JAMA. 2015;314:2155-2163.

Jang IK, Bouma BE, Kang DH, Park SJ, Park SW, Seung KB, et al. Visualization of coronary atherosclerotic plaques in patients using optical coherence tomography: comparison with intravascular ultrasound. J Am Coll Cardiol. 2002;39:604-9.

Jasti V, Ivan E, Yalamanchili V, Wongpraparut N, Leesar MA. Correlations between fractional flow reserve and intravascular ultrasound in patients with an ambiguous left main coronary artery stenosis. Circulation. 2004;110:2831-36.

Kang SJ, Ahn JM, Song H, Kim WJ, Lee JY, Park DW, et al. Comprehensive intravascular ultrasound assessment of stent area and its impact on restenosis and adverse cardiac events in 403 patients with unprotected left main disease. Circ Cardiovasc Interv. 2011;4:562-9.

Kang SJ, Ahn JM, Song H, Kim WJ, Lee JY, Park DW, et al. Usefulness of minimal luminal coronary area determined by intravascular ultrasound to predict functional significance in stable and unstable angina pectoris. Am J Cardiol. 2012;109:947-53.

Kang SJ, Lee JY, Ahn JM, Mintz GS, Kim WJ, Park DW, et al. Validation of intravascular ultrasound-derived parameters with fractional flow reserve for assessment of coronary stenosis severity. Circulation. Cardiovascular interventions. 2011;4:65-71.

Koo BK, Yang HM, Doh JH, Choe H, Lee SY, Yoon CH, et al. Optimal intravascular ultrasound criteria and their accuracy for defining the functional significance of intermediate coronary stenoses of different locations. JACC Cardiovasc Interv. 2011;4:803-11.

Kubo T, Akasaka T, Shite J, Suzuki T, Uemura S, Yu B, et al. OCT compared with IVUS in a coronary lesion assessment: the opus-class study. JACC Cardiovasc Imaging. 2013;6:1095-1104.

Kubo T, Imanishi T, Takarada S, Kuroi A, Ueno S, Yamano T, et al. Assessment of culprit lesion morphology in acute myocardial infarction: ability of optical coherence tomography compared with intravascular ultrasound and coronary angioscopy. J Am Coll Cardiol. 2007;50:933-9.

Kubo T, Shinke T, Okamura T, Hibi K, Nakazawa G, Morino Y, et al. Optical frequency domain imaging vs. intravascular ultrasound in percutaneous coronary intervention (opinion trial): study protocol for a randomized controlled trial. J Cardiol. 2016;68:455-60.

Kume T, Akasaka T, Kawamoto T, Ogasawara Y, Watanabe N, Toyota E, et al. Assessment of coronary arterial thrombus by optical coherence tomography. Am J Cardiol. 2006;97:1713-7.

Kume T, Akasaka T, Kawamoto T, Okura H, Watanabe N, Toyota E, et al. Measurement of the thickness of the fibrous cap by optical coherence tomography. Am Heart J. 2006;152:755.e1-4.

Kume T, Akasaka T, Kawamoto T, Watanabe N, Toyota E, Neishi Y, et al. Assessment of coronary intima-media thickness by optical coherence tomography: comparison with intravascular ultrasound. Circ J. 2005;69:903-7.

Kume T, Okura H, Kawamoto T, Yamada R, Miyamoto Y, Hayashida A, et al. Assessment of the coronary calcification by optical coherence tomography. EuroIntervention. 2011;6:768-72.

Lockwood GR, Ryan LK, Hunt JW, Foster FS. Measurement of the ultrasonic properties of vascular tissues and blood from 35-65 mhz. Ultrasound Med Biol. 1991;17:653-66.

MacNeill BD, Jang IK, Bouma BE, Iftimia N, Takano M, Yabushita H, et al. Focal and multi-focal plaque macrophage distributions in patients with acute and stable presentations of coronary artery disease. J Am Coll Cardiol. 2004;44:972-9.

Mudra H, di Mario C, de Jaegere P, Figulla HR, Macaya C, Zahn R, et al. Randomized comparison of coronary stent implantation under ultrasound or angiographic guidance to reduce stent restenosis (OPTICUS study). Circulation. 2001;104:1343-1349.

Murata A, Wallace-Bradley D, Tellez A, Alviar C, Aboodi M, Sheehy A, et al. Accuracy of optical coherence tomography in the evaluation of neointimal coverage after stent implantation. JACC Cardiovasc Imaging. 2010;3:76-84.

Nair A, Kuban BD, Tuzcu EM, Schoenhagen P, Nissen SE, Vince DG. Coronary plaque classification with intravascular ultrasound radiofrequency data analysis. Circulation. 2002;106:2200-6.

Nam CW, Yoon HJ, Cho YK, Park HS, Kim H, Hur SH, et al. Outcomes of percutaneous coronary intervention in intermediate coronary artery disease: fractional flow reserve-guided versus intravascular ultrasound-guided. JACC Cardiovas Interv. 2010;3:812-17.

Nasu K, Tsuchikane E, Katoh O, Vince DG, Virmani R, Surmely JF, et al. Accuracy of in vivo coronary plaque morphology assessment: a validation study of in vivo virtual histology compared with in vitro histopathology. J Am Coll Cardiol. 2006;47:2405-2412.

Oemrawsingh PV, Mintz GS, Schalij MJ, Zwinderman AH, Jukema JW, van der Wall EE, et al. Intravascular ultrasound guidance improves angiographic and clinical outcome of stent implantation for long coronary artery stenoses: final results of a randomized comparison with angiographic guidance (TULIP study). Circulation. 2003;107:62-67.

Parise H, Maehara A, Stone GW, Leon MB, Mintz GS. Meta-analysis of randomized studies comparing intravascular ultrasound versus angiographic guidance of percutaneous coronary intervention in pre-drug-eluting stent era. Am J Cardiol. 2011;107:374-382.

Park SJ, Kim YH, Park DW, Lee SW, Kim WJ, Suh J, et al. Impact of intravascular ultrasound guidance on long-term mortality in stenting for unprotected left main coronary artery stenosis. Circ Cardiovasc Interv. 2009;2:167-77.

Pawlowski T, Prati F, Kulawik T, Ficarra E, Bil J, Gil R. Optical coherence tomography criteria for defining functional severity of intermediate lesions: a comparative study with FFR. Int J Cardiovasc Imaging. 2013;29:1685-91.

Prati F, Di Vito L, Biondi-Zoccai G, Occhipinti M, La Manna A, Tamburino C, et al. Angiography alone versus angiography plus optical coherence tomography to guide decision-making during percutaneous coronary intervention: the Centro per la Lotta contro l'Infarto-Optimisation of Percutaneous Coronary Intervention (CLI-OPCI) study. EuroIntervention. 2012;8:823-9.

Prati F, Romagnoli E, Burzotta F, Limbruno U, Gatto L, La Manna A, et al. Clinical impact of OCT findings during PCI: the CLI-OPCI II study. JACC Cardiovasc Imaging. 2015;8:1297-305.

Pyxaras SA, Tu S, Barbato E, Barbati G, Di Serafino L, De Vroey F, et al. Quantitative angiography and optical coherence tomography for the functional assessment of nonobstructive coronary stenoses: comparison with fractional flow reserve. Am Heart J. 2013;166:1010-1018.e1.

Reith S, Battermann S, Hellmich M, Marx N, Burgmaier M. Correlation between optical coherence tomography-derived intraluminal parameters and fractional flow reserve measurements in intermediate grade coronary lesions: a comparison between diabetic and non-diabetic patients. Clini Res Cardiol. 2015;104:59-70.

Reith S, Battermann S, Jaskolka A, Lehmacher W, Hoffmann R, Marx N, et al. Relationship between optical coherence tomography derived intraluminal and intramural criteria and haemodynamic relevance as determined by fractional flow reserve in intermediate coronary stenoses of patients with type 2 diabetes. Heart. 2013;99:700-7.

Russo RJ, Silva PD, Teirstein PS, Attubato MJ, Davidson CJ, DeFranco AC, et al. A randomized controlled trial of angiography versus intravascular ultrasound-directed bare-metal coronary stent placement (the avid trial). Circ Cardiovasc Interv. 2009;2:113-23.

Schiele F, Meneveau N, Vuillemenot A, Zhang DD, Gupta S, Mercier M, et al. Impact of intravascular ultrasound guidance in stent deployment on 6-month restenosis rate: a multicenter, randomized study comparing two strategies--with and without intravascular ultrasound guidance. RESIST Study Group. REStenosis after Ivus guided STenting. J Am College Cardiol. 1998;32:320-28.

Shiono Y, Kitabata H, Kubo T, Masuno T, Ohta S, Ozaki Y, et al. Optical coherence tomography-derived anatomical criteria for functionally significant coronary stenosis assessed by fractional flow reserve. Circ J. 2012;76:2218-25.

Soeda T, Uemura S, Park SJ, Jang Y, Lee S, Cho JM, et al. Incidence and clinical significance of poststent optical coherence tomography findings: one-year follow-up study from a multicenter registry. Circulation. 2015;132:1020-29.

Song HG, Kang SJ, Ahn JM, Kim WJ, Lee JY, Park DW, et al. Intravascular ultrasound assessment of optimal stent area to prevent in-stent restenosis after zotarolimus-, everolimus-, and sirolimus-eluting stent implantation. Catheter Cardiovasc Interv. 2014;83:873-78.

Sonoda S, Morino Y, Ako J, Terashima M, Hassan AH, Bonneau HN, et al. Impact of final stent dimensions on long-term results following sirolimus-eluting stent implantation: serial intravascular ultrasound analysis from the sirius trial. J Am Coll Cardiol. 2004;43:1959-63.

Stefano GT, Bezerra HG, Mehanna E, Yamamoto H, Fujino Y, Wang W, et al. Unrestricted utilization of frequency domain optical coherence tomography in coronary interventions. Int J Cardiovasc Imaging. 2012.

Stone GW, Maehara A, Lansky AJ, de Bruyne B, Cristea E, Mintz GS, et al. A prospective natural-history study of coronary atherosclerosis. N Engl J Med. 2011;364:226-35.

Tahara S, Bezerra HG, Baibars M, Kyono H, Wang W, Pokras S, et al. In vitro validation of new fourier-domain optical coherence tomography. EuroIntervention. 2011;6:875-82.

Takagi A, Tsurumi Y, Ishii Y, Suzuki K, Kawana M, Kasanuki H. Clinical potential of intravascular ultrasound for physiological assessment of coronary stenosis: relationship between quantitative ultrasound tomography and pressure-derived fractional flow reserve. Circulation. 1999;100:250-5.

Tearney GJ, Regar E, Akasaka T, Adriaenssens T, Barlis P, Bezerra HG, et al. Consensus standards for acquisition, measurement, and reporting of intravascular optical coherence tomography studies: a report from the international working group for intravascular optical coherence tomography standardization and validation. J Am Coll Cardiol. 2012;59:1058-72.

Tearney GJ, Yabushita H, Houser S, Aretz HT, Jang IK, Schlendorf KH, et al. Quantification of macrophage content in atherosclerotic plaques by optical coherence tomography. Circulation. 2003;107:113-9.

Templin C, Meyer M, Muller MF, Djonov V, Hlushchuk R, Dimova I, et al. Coronary optical frequency domain imaging (OFDI) for in vivo evaluation of stent healing: comparison with light and electron microscopy. Eur Heart J. 2010;31:1792-801.

Waksman R, Legutko J, Singh J, Orlando Q, Marso S, Schloss T, et al. First: fractional flow reserve and intravascular ultrasound relationship study. J Am Coll Cardiol. 2013;61:917-23.

Wijns W, Shite J, Jones MR, Lee SW, Price MJ, Fabbiocchi F, et al. Optical coherence tomography imaging during percutaneous coronary intervention impacts physician decision-making: ILUMIEN I study. Eur Heart J. 2015;36:3346-55.

Witzenbichler B, Maehara A, Weisz G, Neumann FJ, Rinaldi MJ, Metzger DC, et al. Relationship between intravascular ultrasound guidance and clinical outcomes after drug-eluting stents: the assessment of dual antiplatelet therapy with drug-eluting stents (adapt-des) study. Circulation. 2014;129:463-70.

Yabushita H, Bouma BE, Houser SL, Aretz HT, Jang IK, Schlendorf KH, et al. Characterization of human atherosclerosis by optical coherence tomography. Circulation. 2002;106:1640-45.

Zhang Y, Farooq V, Garcia-Garcia HM, Bourantas CV, Tian N, Dong S, et al. Comparison of intravascular ultrasound versus angiography-guided drug-eluting stent implantation: a meta-analysis of one randomised trial and ten observational studies involving 19,619 patients. EuroIntervention. 2012;8:855-65.

105

Métodos auxiliares à cinecoronariografia II – angiografia coronária quantitativa

Ricardo Alves da Costa
Sérgio Luiz Navarro Braga
José Eduardo Moraes Rego Sousa

Palavras-chave: Cinecoronariografia; Angiografia coronária; Angiografia coronária quantitativa; ACQ; Lesões coronárias; Lesões ateroscleróticas.

A importância da morfologia das lesões coronárias, e não só sua quantificação, começou a ser considerada na era da angioplastia transluminal coronária (ATC) com balão, momento em que a reoclusão imediata do vaso ocorria em cerca de 4% a 5% dos casos. Isso acarretava uma série de complicações graves durante o procedimento ou na fase hospitalar, como morte e infarto agudo do miocárdio (IAM), o que implicava na indicação de cirurgia de revascularização do miocárdio (CRM) em situação de emergência. Assim, surgiram vários estudos com o objetivo associar essas complicações do procedimento a características anatômicas e morfológicas das lesões tratadas com insucesso por via percutânea. As características associadas foram excentricidade, extensão longa, calcificação, trombo, localização ostial, bifurcação, tortuosidade proximal e oclusão crônica, entre outras (Tabela 105.1).

Tabela 105.1. Características morfológicas das lesões coronárias.

Característica	Descrição*
Aneurisma	Segmento arterial com dilatação (formato arredondado ou oval) de dimensões maiores que o segmento arterial normal.
Angulação	Ângulo formado entre os segmentos proximal e distal à estenose. É calculado pela linha central do lúmen coronário e classificado como moderado (45° a 90°) ou grave (> 90°) pelas linhas luminais centrais.
Bifurcação	Presença de placa ateromatosa obstrutiva entre 3 mm da carina (ou centro) da bifurcação¨. Geralmente, considera-se lesão de bifurcação quando o ramo lateral envolvido possui diâmetro ≥ 1,5 mm. As lesões em bifurcações são classificadas de acordo com o comprometimento dos segmentos proximal e distal do vaso principal, e/ou do óstio do ramo lateral, sendo verdadeiras as lesões de bifurcação que comprometem de maneira significativa (estenose ≥ 50%) o vaso principal e o RL. As trifurcações são consideradas quando existe um segundo RL originando-se entre 3 mm da carina, sendo classificadas de maneira similar às bifurcações.
Calcificação	Densidade presente na parede vascular do vaso coronário (e na placa aterosclerótica). É classificada, de acordo com sua intensidade à fluoroscopia, em: leve (visualizada apenas durante a administração de meio de contraste, por meio da delimitação dos bordos do lúmen coronário), moderada (visualizada durante o ciclo cardíaco, antes da administração de meio de contraste) ou importante (visualizada à fluoroscopia, antes da administração de meio de contraste).

Continua

Continuação

Característica	Descrição*
Ectasia	Segmento com lúmen dilatado, com diâmetro maior que o diâmetro normal do vaso.
Estenose	Grau de obstrução da lesão. Considera-se significativa uma lesão com estenose de diâmetro $\geq$ 50% ou $\geq$ 70%. É classificada em: discreta, se < 40%; moderada, se entre 40% e 69%; ou importante, se $\geq$ 70%. Pode ser, ainda: suboclusiva, se entre 90% e 99%; e oclusiva, se = 100%.
Excentricidade	Estenose que apresenta um de seus bordos no quartil externo do lúmen coronário. É classificada, de acordo com Ambrose et al., em: tipo I (estreitamento com bordos regulares e ângulos "abertos" em suas extremidades) ou tipo II (estreitamento com bordos irregulares e/ou com ângulos "fechados" em suas extremidades).
Extensão	Comprimento do segmento estenótico, que é delimitado pelos "ombros" proximal e distal da lesão, ou seja, é a transição entre o segmento estenótico e as referências normais dos vasos proximal e distal. É classificada como: focal (< 10 mm), tubular (10 mm a 20 mm) ou difusa (> 20 mm).
Flap ou aba intimal	Protrusão móvel e radiolucente da parede do vaso no lúmen arterial.
Irregularidade	Segmento estenótico com contorno irregular sequencial e múltiplo.
Localização	Localiza o segmento coronário (ostial, proximal, médio ou distal) envolvido no vaso epicárdico maior (TCE, DA, Cx ou CD) ou no ramo secundário.
Multiarterial	Lesão com estenose significativa em vasos epicárdicos maiores ou ramos secundários importantes em dois ou mais territórios miocárdicos correspondentes a DA, Cx e CD. Considera-se o envolvimento de dois territórios na lesão isolada de TCE.
Oclusão	Obstrução completa do lúmen e fluxo anterógrado vascular. É definida pela presença de estenose de diâmetro = 100% e/ou fluxo TIMI = 0 (ausência de fluxo anterógrado) ou TIMI = 1 (perfusão luminar mínima, sem opacificação do leito distal). É considerada como lesão crônica se $\geq$ 3 meses. Pode estar associada ou não à presença de circulação colateral, que é classificada como: *bridging* (colateral originando-se da mesma coronária), ipsilateral (colateral entre DA e Cx e vice-versa) ou contralateral (colateral entre CD e coronária esquerda ou vice-versa). A circulação colateral ainda é quantificada, de acordo com a classificação de Rentrop, como: grau 0 (preenchimento não visível); grau 1 (preenchimento de ramos secundários, mas sem opacificação do vaso epicárdico maior); grau 2 (preenchimento epicárdico parcial); ou grau 3 (preenchimento completo do segmento epicárdico).
Óstio	Lesão iniciando-se entre 3 mm da origem do vaso, podendo ser aorto-ostial (TCE, CD) ou não aorto-ostial (DA, Cx, ramos secundários).
PVS degenerada	Presença de irregularidades luminais ou ectasia envolvendo > 50% da extensão do enxerto.
Tortuosidade	Avalia a acessibilidade da lesão. Refere-se ao segmento do vaso proximal à estenose. É classificada como: moderada (presença de duas curvas ou "dobras" $\geq$ 75°) ou importante (presença de três curvas ou "dobras" $\geq$ 75°).
Trombo	Defeito de enchimento intraluminar, localizado, com bordos definidos, mobilidade variável, separado da parede adjacente; com ou sem estase do contraste. Pode ser classificado como: globular, defeito de enchimento, *hazyness* (ofuscamento) ou oclusivo.
Úlcera	Presença de uma pequena "cratera" expandindo-se focalmente na área de estenose; não se estende além do lúmen arterial normal.

Variáveis dispostas em ordem alfabética. *Adaptado de Popma et al. **Adaptado de Costa et al. PVS: onte de veia safena; TIMI: *Thrombolysis in Myocardial Infarction*; RL: ramo lateral; TCE: tronco de coronária esquerda; DA: artéria coronária descendente anterior; CD: artéria coronária direita; Cx: artéria coronária circunflexa.

Ademais, a avaliação morfológica criteriosa durante o procedimento permite detectar uma série de complicações (dissecção, trombo, fenômeno de *no reflow* etc.) (Tabela 105.2) que pode comprometer o resultado da intervenção percutânea e, assim, necessitar de abordagem diferenciada. Ao final do procedimento, além da redução significativa do grau de estenose luminar, consideram-se o fluxo anterógrado normalizado e a ausência de dissecções ou de trombos como critérios de sucesso. Já no seguimento tardio, alguns achados morfológicos, como formação aneurismática, trombo etc., podem evidenciar reações negativas e de toxicidade local associadas ao tratamento realizado.

Tabela 105.2. Complicações angiográficas durante e/ou pós-procedimento.

Característica	Descrição*
Comprometimento de RL	Presença de fluxo coronário lento, estenose ostial significativa (≥ 70%), suboclusão ou oclusão (TIMI = 0 ou TIMI = 1) em RL ≥ 1,5 mm, sem comprometimento prévio.
Dissecção	Presença de "rasgadura" intimal caracterizada por defeito de enchimento ou extravasamento extraluminal de contraste. É classificada, de acordo com o NHLBI, em tipos: A (pequena área de radiolucência dentre o lúmen do vaso); B (extravasamento de contraste não persistente linear); C (extravasamento de contraste persistente extraluminar); D (defeito de enchimento tipo espiral); E (defeito de enchimento do lúmen persistente sem impedimento do fluxo anterógrado); e F (defeito de enchimento acompanhado de oclusão total do vaso).
Embolização distal	Migração de um defeito de enchimento ou trombo que oclui distalmente o vaso coronário ou um de seus ramos.
Espasmo coronário	Estreitamento transitório ou permanente > 50% na ausência de qualquer obstrução ou de uma estenose < 25% documentada previamente.
Fenômeno no *reflow*	Fluxo anterógrado lento e debilitado, que não alcança o leito distal coronário.
Fluxo lento	Fluxo coronário anterógrado, com velocidade relativa de opacificação do leito distal nitidamente mais lenta do que a documentada previamente.
Oclusão abrupta do vaso	Obstrução de fluxo coronário anterógrado (TIMI = 0 ou TIMI = 1) em um segmento dilatado, com fluxo anterógrado documentado previamente.
Perfuração	Extravasamento de contraste do lúmen arterial. É classificada em quatro tipos, de acordo com a classificação de Ellis modificada: tipo I (cratera estendendo-se para fora do lúmen apenas, na ausência de retenção angiográfica linear sugestiva de dissecção); tipo II (densidade de contraste ou *blush* pericárdico ou miocárdico sem uma abertura da saída ≥ 1 mm); tipo III (franca "correnteza" de contraste através de abertura de saída ≤ 1 mm); e tipo IV (extravasamento de contraste na câmara cardíaca ou em cavidades como o ventrículo esquerdo ou o sinus coronariano (mas não o espaço pericárdico).
Trombo	Vide descrição na Tabela 105.1.

*Adaptado de Popma J. e Gibson M., e publicações originais. NHLBI: *National Heart, Lung, and Blood Institute*; TIMI: *Thrombolysis in Myocardial Infarction*; RL: ramo lateral.

Considerando os segmentos do leito arterial coronário, foram propostos sistemas de segmentação, nos estudos CASS (*Coronary Artery Surgery Study*) e BARI (*Bypass Angioplasty Revascularization Investigation*), e também pela AHA (*American Heart Association*), modificado para os estudos ARTS (*Arterial Revascularization Therapies Study*) I e ARTS II, que foram recentemente utilizados no estudo SYNTAX (Synergy *Between PCI with Taxus and Cardiac Surgery*). De maneira geral, os sistemas determinam um número específico para cada segmento coronário e seus respectivos ramos (Figuras 105.1 e 105.2), sendo os sistemas CASS e o descrito pela AHA os mais frequentemente utilizados. Por outro lado, o sistema proposto pelo estudo BARI apresenta subsegmentação dos ramos coronários primários com o objetivo de determinar o índice de risco miocárdico. Além disso, esses sistemas de segmentação da árvore arterial coronária permitem a localização e a descrição exatas da lesão.

Estudos prévios demonstraram que as lesões localizadas no segmento proximal do leito coronário estão associadas a um risco maior de oclusão trombótica quando comparadas às lesões em segmentos distais.

CLASSIFICAÇÃO DAS LESÕES CORONÁRIAS

Em 1988, após vários anos de experiência acumulada, uma força-tarefa designada pelo ACC (*American College of Cardiology*) e pela AHA propôs uma classificação morfológica e anatômica das lesões coronárias, com o objetivo de determinar a probabilidade de sucesso da ATC e o risco de oclusão imediata do vaso a ser tratado percutaneamente. Nessa classificação, a complexidade da lesão coronária foi dividida em três grupos: tipo A (probabilidade elevada de sucesso e baixo índice de complicações), tipo B (probabilidade moderada de sucesso e risco moderado) e tipo C (probabilidade baixa de sucesso e risco elevado) (Tabela 105.3).

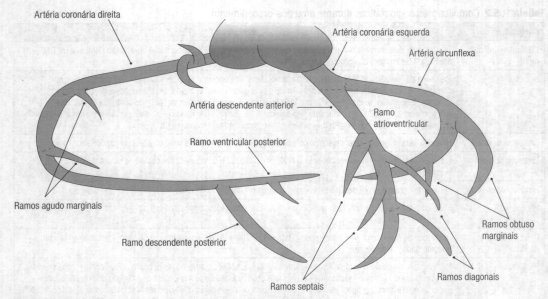

Figura 105.1. Representação esquemática da circulação coronária.

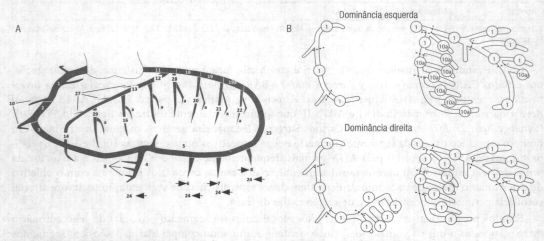

Figura 105.2. Sistemas de segmentação da árvore coronária: CASS (A) e AHA modificada (B).

Tal classificação ainda é muito utilizada e tem como principal propósito a seleção de pacientes com perfil angiográfico mais suscetível ao tratamento percutâneo. Ainda com relação ao assunto, Ellis et al. propuseram uma modificação na classificação, com a finalidade de aumentar seu poder de estratificação. Para isso, realizaram uma análise prospectiva com 350 pacientes multiarteriais, cujas lesões do tipo B foram divididas em B1 (presença de apenas uma característica) e B2 (presença de duas ou mais características). Os resultados mostraram diferença significativa quanto ao risco de complicações imediatas entre os subgrupos B1 e B2 (p = 0,03), e as médias de sucesso do procedimento foram de 86% e 79%, respectivamente. Na análise multivariada, a classificação ACC/AHA modificada e a presença de diabetes melito foram os únicos fatores prognósticos independentes de sucesso do procedimento. Uma série de exemplos de lesões coronárias com diferentes tipos de morfologia complexa é mostrada na Figura 105.3.
Ver figura colorida no encarte

Tabela 105.3. Classificações das lesões coronárias.

	Grupos	Características	Taxas de sucesso*	Critérios de sucesso*
ACC/AHA	Tipo A	• Focal (< 10 mm) • Concêntrica • Fácil acesso (sem tortuosidade significativa) • Ângulo < 45° • Contorno liso (ou regular) • Cálcio ausente ou mínimo • Obstrução não oclusiva (estenose < 100%) • Localização não ostial • Sem envolvimento de RL • Ausência de trombo	85%	• Ganho em termos de diâmetro do lúmen ≥ 20% e estenose do diâmetro residual < 50% • Ausência de morte, IAM ou de necessidade de CRM de emergência durante a hospitalização
	Tipo B**	• Tubular (10 mm a 20 mm) • Excêntrica • Tortuosidade moderada • Angulação de 45° a 90° • Contorno irregular • Cálcio moderado ou importante • Localização ostial • Bifurcação com proteção de RL com corda-guia • Presença de trombo • Oclusão < 3 meses	60% a 85%	
	Tipo C	• Difusa (> 20 mm) • Tortuosidade importante • Angulação > 90° • Bifurcação com incapacidade de proteção de RL com corda-guia • PVS degenerada com lesão friável • Oclusão ≥ 3 meses	< 60%	
SCAI	Tipo I	• Lesão não oclusiva, sem presença de morfologia do tipo C	96,8%	• Ganho em termos de diâmetro do lúmen ≥ 20% e estenose do diâmetro residual < 50%
	Tipo II	• Lesão não oclusiva, com presença de morfologia do tipo C	90%	
	Tipo III	• Lesão oclusiva, sem presença de morfologia do tipo C	87,6%	
	Tipo IV	• Lesão oclusiva, com presença de morfologia do tipo C	75%	

*Taxas e critérios de sucesso do procedimento baseadas nos estudos iniciais das referidas classificações.

*Grupo subdividido em dois subgrupos: tipo B1 (presença de apenas uma característica do grupo B), e tipo B2 (presença de ≥ 2 características do grupo B).

CRM: cirurgia de revascularização miocárdica; IAM: infarto agudo do miocárdio; PVS: ponte de veia safena; RL: ramo lateral; SCAI: *Society for Cardiac Angiography and Intervention*

Aplicabilidade na era dos *stents*

Apesar de sua expressiva aceitação e utilização por parte dos operadores da classificação proposta pela ACC/AHA modificada, seu valor preditivo foi substancialmente reduzido com o advento de novas tecnologias (*stents*) e terapêuticas farmacológicas. Estas demonstraram índices elevados de sucesso para o procedimento (> 95%), além de praticamente abolir as complicações imediatas, como oclusão imediata do vaso e, consequentemente, CRM de emergência (< 1%). Ainda sobre este assunto, Kastrati et al. testaram o valor prognóstico da classificação ACC/AHA modificada no seguimento tardio de pacientes com lesões tratadas com *stents*. Nesta série, composta por quase três mil pacientes, os índices de sucesso do procedimento corresponderam a 98,9% nas lesões consideradas "simples" (tipos A e B1) e a 97,6% nas lesões consideradas "complexas" (tipos B2 e C), p = 0,02. Trinta dias após o procedimento, a oclusão do *stent* foi verificada em 1,3% das lesões simples e em 2,7% das lesões complexas (p = 0,02). Considerando-se os grupos individuais e comparando-os entre si, verificou-se que a oclusão do *stent* foi de 0,8% e 1,6% em A *versus* B; de 1,6% e

1156 | INTERVENÇÃO PERCUTÂNEA

1,7% em B1 *versus* B2; e de 1,7% *versus* 3,9% em B2 e C (p < 0,001). No seguimento angiográfico aos seis meses, em 80% dos pacientes, as taxas de reestenose angiográfica binária observadas foram de 24,9% nas lesões simples contra 32,6% nas complexas (p < 0,001). Após um ano de evolução, a mortalidade entre os dois grupos foi semelhante, mas a sobrevida livre de IAM ou de revascularização do vaso alvo (RVA) foi de 81,1% nas lesões simples contra 75,6% nas lesões complexas (p < 0,001). Da mesma forma, observou-se em outros relatos que, mesmo com a utilização de *stents* farmacológicos (SF), lesões angiográficas complexas tratadas com esses dispositivos também estavam associadas a um pior prognóstico. Assim sendo, pode-se afirmar que a análise da morfologia das lesões é também um dado importante para a estratificação de resultados após o implante de SF, impactando de maneira significativa na evolução clínica tardia.

Com o objetivo de simplificar a análise da complexidade das lesões, a SCAI propôs um novo algoritmo relacionado principalmente a variáveis facilmente reproduzíveis e com elevado poder discriminatório. Deste modo, as lesões coronárias foram distribuídas em quatro grupos, considerando-se a presença ou não da oclusão do vaso e as variáveis das lesões do tipo C da classificação ACC/AHA (Tabela 115.3). Nesse estudo, no qual foram envolvidos mais de 40 mil pacientes que apresentavam lesão única, tratados, em sua maioria, apenas com balão, a classificação SCAI com sete variáveis demonstrou discreta superioridade pelo método C-estatístico à classificação da ACC/AHA (total de 26 variáveis), achados estes que foram validados posteriormente por Krone et al. De maneira geral, pela classificação SCAI esperam-se índices de sucesso angiográfico do procedimento/complicações da ordem de: > 95% / < 0,5% para o tipo I; > 85% < 1% para o tipo II; > 70% / < 1% para o tipo III; e > 50% / < 5% para o tipo IV.

Escores angiográficos

Vários escores angiográficos foram desenvolvidos ao longo do tempo, com a finalidade de quantificar o risco associado à doença arterial coronária (DAC) multiarterial. Inicialmente, avaliava-se a área de miocárdio em risco tomando como referência a presença de estenose(s) significativa(s) e a localização desta(s), de acordo com a distribuição da circulação coronariana. O escore DUKE foi validado pelo estudo de Califf et al., que incluiu 462 pacientes com estenose ≥ 75% em, pelo menos, um vaso coronário de maior relevância, excluindo-se o TCE. Os resultados demonstraram correlação significativa entre o escore proposto e a função ventricular esquerda (p = 0,01), e as piores taxas de sobrevida em cinco anos estavam relacionadas a pacientes que apresentavam escores mais elevados. Assim sendo, o escore de DUKE se mostrou um fator prognóstico de risco mais robusto do que a análise isolada de vasos acometidos.

O estudo BARI descreveu o Índice de Risco Miocárdico relacionado com a vasculatura coronária e o suprimento miocárdico correspondente. Por outro lado, o escore de risco APPROACH (*Assessment on the Prevention of Progression by Rosiglitazone on Atherosclerosis in diabetes patients with Cardiovascular History*) foi baseado em estudos anatomopatológicos que demonstraram a quantidade de miocárdio suprido para cada vaso epicárdico de maior importância, sendo 41% para a artéria descendente anterior e o restante proporcionado pelas artérias circunflexa e coronária direita, dependente do padrão de dominância.

Outro escore descrito mais recentemente, e já amplamente incorporado à prática clínica, é o denominado SYNTAX, no qual foi realizada a comparação entre o tratamento percutâneo e a CRM em pacientes multiarteriais complexos, com ou sem comprometimento do TCE. Sua finalidade principal é a de quantificar a complexidade angiográfica das lesões coronárias, com base no número de lesões, na localização e na morfologia de cada uma delas. As variáveis utilizadas para sua elaboração e quantificação estão descritas na Tabela 105.4. Assim, o SYNTAX acrescentou outras características anatômicas e morfológicas relacionadas à complexidade, como calcificação, tortuosidade, bifurcação, presença de trombo etc., e à análise de cada segmento coronário relacionado com a respectiva área do ventrículo esquerdo irrigada. Isto, por sua vez, é utilizado como fator multiplicador para calcular o escore de risco de Leaman, que também foi incorporado ao escore SYNTAX. Nesse estudo, foram consideradas lesões com redução do lúmen ≥ 50%, localizadas em qualquer ramo coronário com diâmetro ≥ 1,5 mm, sendo, ainda, estratificadas como lesões oclusivas (100%) ou não oclusivas (50% a 99%). Nas lesões oclusivas, analisam-se, também, a presença e a quantificação da circulação colateral.

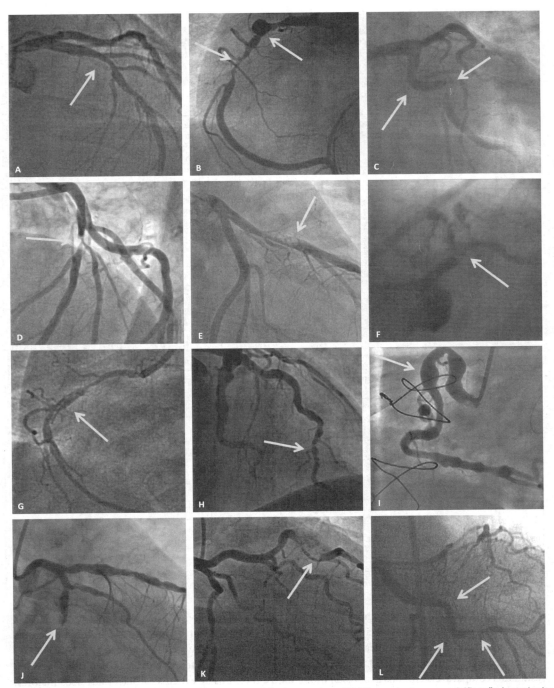

Figura 105.3. Exemplos de lesões coronárias com morfologia complexa: (A) DA com lesão com calcificação importante; (B) CD com lesão excêntrica longa (> 20 mm) com aneurisma; (C) Cx com tortuosidade moderada e lesão com angulação > 90°; (D) lesão de bifurcação verdadeira envolvendo DA e ramo Diagonal; (E) DA com lesão com trombo globular; (F) TCE com lesão suboclusiva calcificada envolvendo a bifurcação distal, i.e., DA e Cx; (G) CD com lesão com *flap* ou aba intimal; (H) DA com lesão com irregularidades; (I) CD com ectasia e tortuosidade importante; (J) Cx com oclusão total; (K) DA com lesão excêntrica ulcerada; (L) Cx com tortuosidade importante. CD: coronária direita; Cx: circunflexa; DA: descendente anterior; TCE: tronco de coronária esquerda.

1158 | INTERVENÇÃO PERCUTÂNEA

Tabela 105.4. Critérios utilizados no cálculo do escore SYNTAX.

Item	Critério	Descrição	Pontuação
1	Dominância	CD ou CE, dependendo da origem do ramo descendente posterior	Impacta na pontuação se o segmento coronário envolvido for CD ou Cx
2	Número de lesões	Lesões significativas (estenose ≥ 50%) em vasos coronários ≥ 1,5 mm	Multiplica o segmento coronário por dois, se lesão com estenose do diâmetro 50% a 99%, ou por cinco, se oclusão (100%)
3	Segmento coronário	Segmentação coronária de acordo com o sistema AHA modificado para os estudos ARTS	Pontuação de cada segmento coronário com lesão de acordo com a dominância e com a área de miocárdio irrigada, conforme determinado pelo escore de Leaman. A pontuação varia de 0,5 em ramos secundários distais a 6 no TCE com dominância da CE
4	Oclusão total	Estenose do diâmetro = 100%. Fluxo TIMI = 0	Multiplica o segmento coronário por cinco. Adiciona um ponto se oclusão crônica ≥ 3 meses, tipo de oclusão *blunt stump*, colateral tipo *bridging*, extensão da oclusão (um ponto por segmento não visibilizado, além do ponto de oclusão), RL < 1,5 mm
5	Trifurcação	Presença de dois RL ≥ 1,5 mm dentre 3 mm da lesão	Adiciona pontos de acordo com o número de segmentos envolvidos: um segmento = três pontos, dois segmentos = quatro pontos, três segmentos = cinco pontos, quatro segmentos = seis pontos
6	Bifurcação	Presença de RL ≥ 1,5 mm entre 3 mm da lesão	Adiciona um ponto se a lesão não envolve o RL ou dois pontos se envolve o RL. Mais um ponto se o ângulo entre os ramos distais < 70°
7	Lesão aorto-ostial	Lesão entre 3 mm da origem da CD e CE (ou seja, TCE)	Adiciona um ponto
8	Tortuosidade importante	Presença de uma ou mais curvas (dobras), ou três ou mais curvas (dobras) de 45° a 90° no segmento proximal à lesão	Adiciona um ponto
9	Extensão > 20 mm	Se múltiplas lesões com distância < 3 referências do vaso, considera-se como lesão única	Adiciona um ponto
10	Calcificação importante	Conforme descrito na Tabela 105.1	Adiciona dois pontos
11	Trombo	Conforme descrito na Tabela 105.1	Adiciona um ponto
12	Doença difusa/vasos de pequeno calibre	Mais de 75% da extensão do segmento coronário com diâmetro do vaso ≤ 2 mm	Adiciona um ponto por segmento coronário

Adaptado de Sianos et al.

AHA: *American Heart Association*; ARTS: *Arterial Revascularization Therapies Study*; CD: coronária direita; CE: coronária esquerda; Cx: circunflexa; DA: descendente anterior; RL: ramo lateral; TCE: tronco de coronária esquerda; TIMI: *Thrombolysis In Myocardial Infarction*.

No seguimento clínico até 5 anos, observou-se que o escore SYNTAX não discriminou de maneira significativa os resultados dos pacientes submetidos à CRM; por outro lado, nos pacientes submetidos à intervenção coronária percutânea (ICP), houve interação significativa entre o escore SYNTAX e os resultados clínicos tardios (p = 0,01). Considerando-se sua divisão em tercis, o escore baixo (0-22) revelou resultados comparáveis entre os grupos de tratamento em termos de eventos cardíacos adversos maiores. Já os escores intermediário (23-32) e elevado (≥ 33) revelaram resultados mais favoráveis ao grupo tratado por CRM, à custa, principalmente, de maior necessidade de revascularização da lesão-alvo nos pacientes tratados por ICP. A subanálise pré-especificada em pacientes com lesão de TCE demonstrou resultados superponíveis entre os submetidos à ICP e à CRM em casos com escores baixo e intermediário. Com base nos dados fornecidos pelo SYNTAX e em outras evidências atuais, as mais recentes diretrizes da ESC

(*European Society of Cardiology*) indicaram o tratamento percutâneo em TCE com recomendação IIa (nível de evidência B) para pacientes com lesão isolada em TCE sem envolvimento da bifurcação distal (baixo escore SYNTAX). Esses achados exemplificam a importância de um escore no qual a anatomia coronária é detalhadamente considerada na decisão do tipo de tratamento e na evolução clínica dos pacientes considerados.

Quantificação das lesões ateroscleróticas

A angiografia coronária quantitativa (ACQ) é um método bidimensional semiautomático que permite mensurar uma série de parâmetros quantitativos relacionados à extensão e ao diâmetro das regiões de interesse do vaso coronário e da lesão coronária. O parâmetro mais amplamente utilizado na descrição da gravidade de uma obstrução coronária e na tomada de decisão é o porcentual de estenose do diâmetro (ED), que avalia a proporcionalidade entre o diâmetro mínimo do lúmen (DML) e o diâmetro de referência do vaso (DRV). De maneira geral, as lesões com ED < 40% são classificadas como discretas; entre 40% e 69%, como intermediárias; e ≥ 70%, como importantes. No contexto da DAC estável, considera-se a indicação de tratamento de revascularização em lesões com ED ≥ 70%, ou ≥ 50% em situações especiais, como TCE não protegido ou vasos derradeiros. Dentre os parâmetros angiográficos classicamente associados à falência da ICP, destacam-se os vasos de fino calibre e as lesões longas.

O passo inicial fundamental para a análise de ACQ é a realização da calibração do cateter-guia. Para isso, o operador deve selecionar um segmento próximo à extremidade distal do cateter-guia, cujos bordos serão automaticamente detectados pelo programa de análise dedicado, e informar sua espessura nominal para calibração do sistema. A seguir, o operador de ACQ deve selecionar o segmento coronário a ser analisado, a partir da definição dos pontos proximal e distal à lesão (ou região de interesse) dentro do lúmen coronário, para que os bordos luminares sejam detectados e, consequentemente, seja gerada uma função de diâmetro a partir dos contornos do segmento arterial (Figura 105.4).

Os seguintes aspectos técnicos devem ser considerados para o cálculo dos parâmetros de ACQ:
→ Extensão da lesão: é importante selecionar todo o segmento estenótico (de "ombro a ombro" da lesão), e não apenas o ponto ou a região de maior obstrução (DML). Lesões sequenciais com distância entre si < 10 mm devem ser consideradas como uma lesão apenas.
→ DRV: é obtido a partir dos segmentos distantes 5 mm a 10 mm proximal e distal à porção estenótica, numa parte do vaso coronário com aparência de normalidade, ou sem doença significativa em caso de aterosclerose difusa. A média dos segmentos proximal e distal constitui-se no DRV definido pelo operador (*user-defined*); já o diâmetro de referência obtido no ponto do DML se constitui no DRV interpolado.
→ DML: é obtido no ponto de menor diâmetro (e maior obstrução) no segmento selecionado.
→ % ED: é obtido pelo seguinte cálculo: $(1 - DML/DRV) \times 100$.

A utilização da ACQ durante o procedimento de ICP (online) proporciona uma guia objetiva que auxilia na seleção da extensão e do diâmetro dos dispositivos a serem utilizados, incluindo balões de pré e/ou pós-dilatação, *stents* metálicos ou (suportes) bioabsorvíveis. Ao final do procedimento, recomenda-se a realização de ACQ do segmento tratado com análise de subsegmentos, incluindo os segmentos intra-*stent* e os bordos (5 mm) adjacentes ao *stent* (Figura 105.5).

A eficácia do tratamento em termos de ganho luminar no segmento tratado pode ser mensurada pelos seguintes parâmetros:
→ Ganho imediato: é calculado como a diferença entre o DML ao final do procedimento e o DML pré-procedimento.
→ DML: é o ponto de menor diâmetro (e maior obstrução) no segmento selecionado, incluindo os segmentos intra-*stent* (região recoberta pelo *stent*), intrassegmento (segmento intra-*stent* mais os 5 mm dos bordos proximal e distal do *stent*) e, individualmente, nos 5 mm dos bordos proximal e distal.

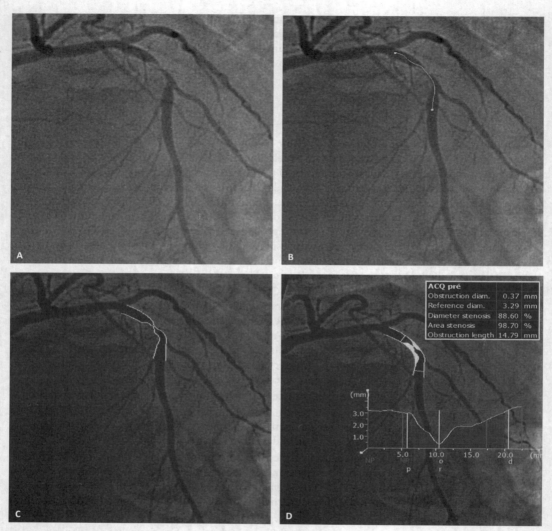

Figura 105.4. ACQ de lesão coronária. (A) Lesão coronária envolvendo o terço médio da DA; (B) seleção do segmento coronário de interesse; (C) detecção automática dos bordos do lúmen; (D) análise quantitativa incluindo cálculo da extensão da lesão, DML, segmentos de referência, e estenose do diâmetro. ACQ: angiografia coronária quantitativa; DA: descendente anterior; DML: diâmetro mínimo do lúmen. Ver figura colorida no encarte

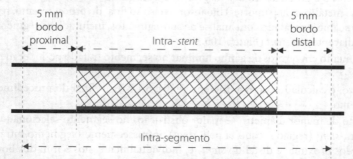

Figura 105.5. Ilustração da metodologia de análise de ACQ pós-implante de *stent* (e também para o seguimento tardio).
Ver figura colorida no encarte

→ % ED residual: é um dos parâmetros frequentemente utilizados como critério de sucesso do procedimento, uma vez que evidencia o grau de expansão do dispositivo utilizado, a cobertura adequada da lesão e a ausência de complicações que podem comprometer o lúmen arterial. A subexpansão significativa do *stent* tem sido associada a recorrências precoces e tardias, incluindo reestenose angiográfica binária e trombose.

A realização de reestudo angiográfico no seguimento tardio após o procedimento (6 a 12 meses) tem sido considerada em caso de recorrência de sinais/sintomas de isquemia e/ou suspeita de recorrência, ou no contexto da pesquisa clínica para avaliar a eficácia dos dispositivos coronários e os resultados tardios da ICP. Nesse caso, a ACQ é realizada no segmento tratado de forma semelhante à análise pós-procedimento, idealmente utilizando projeções ortogonais idênticas em ambos os momentos. Tal procedimento permite a análise de ACQ seriada no pós-procedimento e no seguimento tardio, a qual possibilita, além das medidas de ACQ normalmente reportadas, o cálculo de uma série de parâmetros angiográficos específicos de eficácia, incluindo:

→ Perda tardia do lúmen (PTL): é calculada pela diferença entre o DML ao final do procedimento e o DML no seguimento tardio. A PTL é considerada como o parâmetro angiográfico de eficácia mais independente e absoluto, sendo utilizada com desfecho primário substituto de eficácia em vários ensaios clínicos, uma vez que pode estimar de maneira confiável as taxas de RLA e, consequentemente, reduzir substancialmente o número de amostra em estudos clínicos de fase inicial de avaliação de dispositivos intracoronários. Historicamente, a PTL intra-*stent* concentrou-se entre 0,90 mm e 1,10 mm para os *stents* não farmacológicos e entre 0,10 mm e 0,40 mm para os SF de primeira geração (0,10 mm e 0,20 mm para o *stent* liberador de sirolimus); já os SF de segunda geração apresentam PTL entre 0,10 mm e 0,25 mm.

→ Índice de PTL: é calculado pela PTL dividida pelo ganho imediato.

→ Reestenose angiográfica binária: é definida pela presença de ED ≥ 50% no segmento tratado no estudo angiográfico tardio. É, ainda, classificada como focal (≤ 10 mm) ou difusa (> 10 mm), e pela classificação de Mehran et al., conforme descrito:

– Tipo IA: focal envolvendo espaçamento (gap) entre *stents*;

– Tipo IB: focal envolvendo bordo (5 mm) adjacente ao *stent*;

– Tipo IC: focal dentre o segmento intra-*stent*;

– Tipo ID: multifocal dentre o segmento tratado;

– Tipo II: difusa (> 10 mm), envolvendo o segmento intra-*stent*;

– Tipo III: proliferativa (> 10 mm), envolvendo o segmento intra-*stent* e o(s) bordo(s);

– Tipo IV: oclusiva.

Esta classificação se mostrou fator prognóstico de eventos em termos de nova RLA após o tratamento da recorrência por via percutânea, com melhores resultados observados nos subgrupos com reestenose focal.

Por fim, novos algoritmos de ACQ foram desenvolvidos para avaliar de maneira mais consistente alguns subgrupos de elevada complexidade, como lesões em localização ostial, TCE e bifurcações. No caso das bifurcações, aplica-se uma análise subsegmentar envolvendo os segmentos anatômicos da bifurcação. Uma vez identificados, o programa de ACQ dedicado analisa os parâmetros quantitativos de maneira independente, respeitando a DRV (interpolado) de cada segmento (vaso principal, ramo principal e ramo lateral) e subsegmento (óstio do ramo lateral, carina, bordos proximal e distais etc.) (Figura 105.6).

Limitações

Por se tratar de um método bidimensional e baseado no luminograma, a ACQ não pode determinar com exatidão a área de comprometimento do lúmen e a extensão total da doença aterosclerótica. Mesmo assim, o porcentual de ED continua sendo o parâmetro mais utilizado e validado para a avaliação da gravidade da doença coronária e indicação do tratamento, seja ele apenas medicamentoso ou de revascularização (ICP ou CRM).

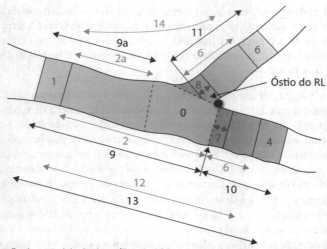

Figura 105.6. Ilustração da metodologia de análise de ACQ segmentar em lesões de bifurcação (QAngio XA, Medis, Leiden, Holanda), incluindo os seguintes subsegmentos de interesse: (0) carina; (1) bordo proximal do *stent* no vaso principal; (2) segmento *intrastent* do vaso principal; (2a) segmento *intrastent* do vaso principal, exclui a carina; (3) segmento *intrastent* do ramo principal; (4) bordo distal do *stent* no ramo principal; (5) segmento *intrastent* do RL, se *stent* implantado; (6) bordo distal do *stent* do RL, se *stent* implantado; (7) óstio do ramo principal; (8) óstio do RL; (9) análise intrassegmento do vaso principal (*stent* + bordo proximal), inclui a carina; (9a) análise intrassegmento do vaso principal (*stent* + bordo proximal), exclui a carina; (10) análise intrassegmento do ramo principal (*stent* + bordo distal); (11) análise intrassegmento do RL (*stent* + bordo distal); (12) segmento *intrastent* do vaso principal-ramo principal; (13) análise intrassegmento do vaso principal-ramo principal (*stent* + bordos proximal e distal); (14) análise intrassegmento do vaso principal-RL (*stent* + bordos proximal e distal).
Ver figura colorida no encarte

AVALIAÇÃO DO VENTRÍCULO ESQUERDO

A ventriculografia esquerda é realizada como parte da avaliação propedêutica do paciente com suspeita ou histórico de DAC (ou doença cardíaca valvar) submetido a coronariografia diagnóstica (geralmente a última etapa). Do ponto de vista técnico, este exame exige a introdução de um cateter *(pigtail)* no ventrículo esquerdo através da valva aórtica, o qual é posicionado livremente na porção média apical da câmara ventricular, possibilitando a injeção de volume de contraste (10 ml a 20 ml durante) para a avaliação da contratilidade das porções do músculo miocárdico. Classicamente, a ventriculografia esquerda é realizada em projeção oblíqua anterior direita com 30°, tornando possível visualizar as porções basal, medial e apical das paredes anterior e inferior e apical do ventrículo esquerdo (Figura 105.7).

De maneira geral, a função de contratilidade do ventrículo é classificada pelos padrões de: normalidade, hipocinesia (discreta, moderada, importante), discinesia ou acinesia, e tais características podem ser evidenciadas de maneira global ou em uma ou mais porções do ventrículo. Além disso, outros achados de importante valor prognóstico e tratamento incluem a presença de trombo e/ou aneurisma (geralmente após IAM com grave dano à função ventricular). Ainda nesta projeção (oblíqua anterior direita), obtém-se ótimo plano de visualização da competência da valva mitral, que pode estar isenta de qualquer refluxo ou apresentar refluxo classificado como discreto, moderado ou importante. Nos casos em que existe a suspeita de comprometimento das porções das paredes lateral e/ou septal, pode-se utilizar a projeção em oblíqua anterior esquerda (aproximadamente 45°) para avaliação da contratilidade segmentar. Esta projeção também é utilizada para o diagnóstico de comunicação interventricular. Ainda com relação à função ventricular, foram desenvolvidas novas ferramentas dentro dos programas computadorizados de ACQ, que permitem a quantificação da fração de ejeção do ventrículo esquerdo por meio da delimitação da parede interna do ventrículo esquerdo na sístole e na diástole (Figura 105.8).

A aplicação desse procedimento é relativamente fácil e seu uso já foi validado tanto para a prática clínica como para a pesquisa científica. Por último, a presença do cateter na câmara ventricular esquerda permite a aferição das pressões ventriculares durante o ciclo cardíaco, além da avaliação da presença (e do grau) de gradiente transvalvar (ventrículo esquerdo-aorta). Em casos de suspeita ou diagnóstico de hipertrofia ventricular, pode-se, ainda, investigar a presença (e o grau) de gradiente intramiocárdico envolvendo as porções apical, média e basal do ventrículo esquerdo.

A ventriculografia esquerda oferece informações valiosas para avaliação e decisão clínica do paciente submetido à coronariografia, as quais são obtidas de forma instantânea e sem excesso de uso de meios de contraste. Portanto, este procedimento deve ser realizado de maneira sistemática. Deve-se, no entanto, evitar a ventriculografia esquerda nos casos de instabilidade hemodinâmica associada à disfunção grave do ventrículo esquerdo e em pacientes com insuficiência renal importante.

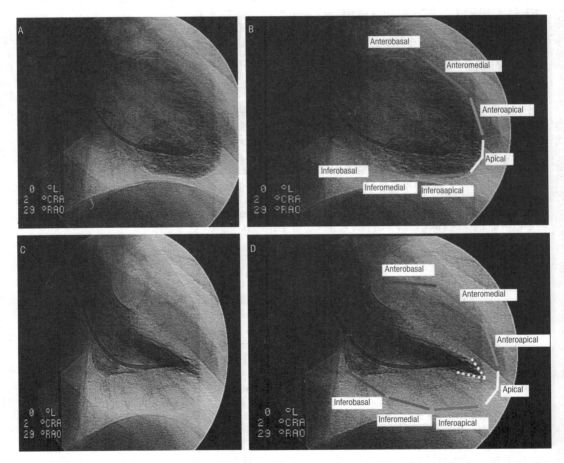

Figura 105.7. Ventriculografia esquerda em OAD. (A) Ventrículo esquerdo na diástole, (B) ilustração dos subsegmentos das porções anterior, inferior e apical do ventrículo esquerdo, (C) ventrículo esquerdo na sístole, demonstrando contratilidade normal de todos os segmentos miocárdicos (D). OAD: oblíqua anterior direita. Ver figura colorida no encarte

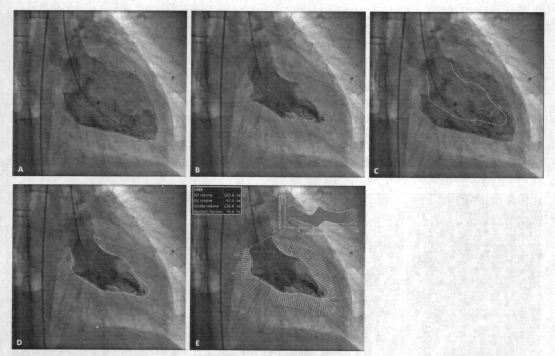

Figura 105.8. Análise quantitativa da função ventricular esquerda (QAngio XA, Medis, Leiden, Holanda). (A) Ventrículo esquerdo ao final da diástole; (B) ventrículo esquerdo sob contração máxima na sístole; (C) traçado da borda interna da câmara ventricular esquerda ao final da diástole; (D) traçado da borda interna da câmara ventricular esquerda na sístole; (E) cálculo da fração de ejeção do ventrículo esquerdo. Ver figura colorida no encarte

BIBLIOGRAFIA

Ambrose JA, Winters SL, Stern A, Eng A, Teichholz LE, Gorlin R, Fuster V. Angiographic morphology and the pathogenesis of unstable angina pectoris. J Am Coll Cardiol. 1985;5:609-16.

Califf RM, Armstrong PW, Carver JR, D'Agostino RB, Strauss WE. 27th Bethesda Conference: matching the intensity of risk factor management with the hazard for coronary disease events. Task Force 5. Stratification of patients into high, medium and low risk subgroups for purposes of risk factor management. Journal of the American College of Cardiology. 1996;27:1007-19.

Costa RA, Abizaid A, Mehran R, Schofer J, Schuler GC, Hauptmann KE, et al. Polymer-Free Biolimus A9-Coated Stents in the Treatment of De Novo Coronary Lesions: 4- and 12-Month Angiographic Follow-Up and Final 5-Year Clinical Outcomes of the Prospective, Multicenter BioFreedom FIM Clinical Trial. JACC Cardiovascular interventions. 2016;9:51-64.

Costa RA, Kyono H, Costa M, Russell M, Moussa ID. Coronary Artery Bifurcation Lesions: Anatomy. In: Moussa ID and Colombo A eds. Tips and Tricks in Interventional Therapy of Coronary Bifurcation Lesions. 1.ed. London: Informa Healthcare; 2010.

Ellis SG, Ajluni S, Arnold AZ, Popma JJ, Bittl JA, Eigler NL, et al. Increased coronary perforation in the new device era. Incidence, classification, management, and outcome. Circulation. 1994;90:2725-30.

Ellis SG, Roubin GS, King SB III, Douglas JS Jr., Weintraub WS, Thomas RG, Cox WR. Angiographic and clinical predictors of acute closure after native vessel coronary angioplasty. Circulation. 1988;77:372-9.

Ellis SG, Vandormael MG, Cowley MJ, DiSciascio G, Deligonul U, Topol EJ, Bulle TM. Coronary morphologic and clinical determinants of procedural outcome with angioplasty for multivessel coronary disease. Implications for patient selection. Multivessel Angioplasty Prognosis Study Group. Circulation. 1990;82:1193-202.

Fasseas P, Orford JL, Panetta CJ, Bell MR, Denktas AE, Lennon RJ, et al. Incidence, correlates, management, and clinical outcome of coronary perforation: analysis of 16,298 procedures. Am Heart J. 2004;147:140-5.

Graham MM, Faris PD, Ghali WA, Galbraith PD, Norris CM, Badry JT, et al. Validation of three myocardial jeopardy scores in a population-based cardiac catheterization cohort. American heart journal. 2001;142:254-61.

Kastrati A, Schomig A, Elezi S, Dirschinger J, Mehilli J, Schuhlen H, et al. Prognostic value of the modified american college of Cardiology/American heart association stenosis morphology classification for long-term angiographic and clinical outcome after coronary stent placement. Circulation. 1999;100:1285-90.

Krone RJ, Laskey WK, Johnson C, Kimmel SE, Klein LW, Weiner BH, et al. A simplified lesion classification for predicting success and complications of coronary angioplasty. Registry Committee of the Society for Cardiac Angiography and Intervention. The American journal of cardiology. 2000;85:1179-84.

Lansky A, Costa RA, Reiber JH. The core laboratory: quantitative coronary angiography. In: King SB III, Yeung AC eds. Interventional Cardiology China: MdGraw-Hill; 2007: 743-56.

Lansky A, Tuinenburg J, Costa M, Maeng M, Koning G, Popma J, et al. Quantitative angiographic methods for bifurcation lesions: a consensus statement from the European Bifurcation Group. Catheterization and cardiovascular interventions: official journal of the Society for Cardiac Angiography & Interventions. 2009;73:258-66.

Levine GN, Bates ER, Blankenship JC, Bailey SR, Bittl JA, Cercek B, et al. 2011 ACCF/AHA/SCAI Guideline for Percutaneous Coronary Intervention: a report of the American College of Cardiology Foundation/American Heart Association Task Force on Practice Guidelines and the Society for Cardiovascular Angiography and Interventions. Circulation. 2011;124:e574-651.

Mattos LA, Lemos PA, Rassi A Jr., Marin-Neto JA, Sousa AGMR, Devito FS, et al. Diretrizes da Sociedade Brasileira de Cardiologia - Intervenção Coronária Percutânea e Métodos Adjuntos Diagnósticos em Cardiologia Intervencionista (II Edição - 2008). Rev Bras Cardiol Invasiva. 2008; (Supl.2):

Medina A, Suarez de Lezo J and Pan M. [A new classification of coronary bifurcation lesions]. Rev Esp Cardiol. 2006;59:183.

Mehran R, Dangas G, Abizaid AS, Mintz GS, Lansky AJ, Satler LF, et al. Angiographic patterns of in-stent restenosis: classification and implications for long-term outcome. Circulation. 1999;100:1872-8.

Mohr FW, Morice MC, Kappetein AP, Feldman TE, Stahle E, Colombo A, et al. Coronary artery bypass graft surgery *versus* percutaneous coronary intervention in patients with three-vessel disease and left main coronary disease: 5-year follow-up of the randomised, clinical SYNTAX trial. Lancet. 2013;381:629-38.

Morice MC, Serruys PW, Kappetein AP, Feldman TE, Stahle E, Colombo A, et al. Five-year outcomes in patients with left main disease treated with either percutaneous coronary intervention or coronary artery bypass grafting in the synergy between percutaneous coronary intervention with taxus and cardiac surgery trial. Circulation. 2014;129:2388-94.

Pocock SJ, Lansky AJ, Mehran R, Popma JJ, Fahy MP, Na Y, et al. Angiographic surrogate end points in drug-eluting stent trials: a systematic evaluation based on individual patient data from 11 randomized, controlled trials. Journal of the American College of Cardiology. 2008;51:23-32.

Popma JJ,ibson CM. Qualitative and quantitative angiography. In: Topol EJ, ed. Textbook of Interventional Cardiology. 4.ed. Philadelphia: Saunders; 2003.

Rentrop KP, Cohen M, Blanke H, Phillips RA. Changes in collateral channel filling immediately after controlled coronary artery occlusion by an angioplasty balloon in human subjects. J Am Coll Cardiol. 1985;5:587-92.

Ryan TJ, Faxon DP, Gunnar RM, Kennedy JW, King SB III, Loop FD, et al. Guidelines for percutaneous transluminal coronary angioplasty. A report of the American College of Cardiology/American Heart Association Task Force on Assessment of Diagnostic and Therapeutic Cardiovascular Procedures (Subcommittee on Percutaneous Transluminal Coronary Angioplasty). Circulation. 1988;78:486-502.

Sianos G, Morel MA, Kappetein AP, Morice MC, Colombo A, Dawkins K, et al. The SYNTAX Score: an angiographic tool grading the complexity of coronary artery disease. EuroIntervention: journal of EuroPCR in collaboration with the Working Group on Interventional Cardiology of the European Society of Cardiology. 2005;1:219-27.

Tuinenburg JC, Koning G, Rares A, Janssen JP, Lansky AJ, Reiber JH. Dedicated bifurcation analysis: basic principles. The international journal of cardiovascular imaging. 2011;27:167-74.

Windecker S, Kolh P, Alfonso F, Collet JP, Cremer J, Falk V, et al. [2014 ESC/EACTS Guidelines on myocardial revascularization]. Kardiologia polska. 2014;72:1253-379.

106

Métodos auxiliares à cinecoronariografia III – reserva fracionada do fluxo coronário

Daniel Silva Chamié de Queiroz

Rodolfo Staico

Palavras-chave: Reserva de fluxo fracionado; Estenose coronária; Fluxo coronário; Doença arterial coronária; Doença multiarterial; Lesões intermediárias; Lesões difusas; Tronco da coronária esquerda; Síndromes coronárias agudas; Resistência vascular; Microcirculação.

INTRODUÇÃO

A angiografia coronária é a modalidade de imagem padrão para identificação, caracterização anatômica e compreensão da distribuição espacial de estenoses coronárias epicárdicas, agregando informações importantes para a tomada de decisão quanto à necessidade (e à modalidade) de revascularização miocárdica e para o prognóstico de pacientes com doença arterial coronária (DAC).

No entanto, a angiografia coronária, por representar um "luminograma" da anatomia coronária epicárdica, padece de uma série de limitações bem conhecidas, além de alta variabilidade para quantificação visual de estenoses e baixa capacidade de predizer o significado funcional de uma estenose epicárdica.

Portanto, a possibilidade de se aferir o impacto funcional de determinadas estenoses coronárias na sala de cateterismo agrega um papel complementar de grande relevância para auxílio na tomada de decisão acerca da indicação de procedimentos de revascularização miocárdica, em especial na presença de lesões intermediárias ou em situações em que avaliações funcionais não invasivas não estão disponíveis, são contraindicadas, possuem resultados inconclusivos ou discordantes com a apresentação clínica e a angiografia invasiva.

Introduzida em 1993, a reserva fracionada de fluxo coronário (FFR) é um índice invasivo, lesão-específico, que, embasado por extensa validação e dados clínicos robustos, tornou-se o método mais acurado para discriminar lesões coronárias epicárdicas associadas com isquemia miocárdica reversível. Inicialmente utilizada para avaliação de estenoses coronárias intermediárias, a aplicação da FFR mostrou-se útil e segura em quase todas as situações clínicas e anatômicas, incluindo pacientes com DAC multiarterial e obstruções dúbias no tronco da coronária esquerda.

No presente capítulo, serão revisados os fundamentos e os conceitos relacionados à FFR bem como os principais estudos de validação do método, assim como a aplicação da técnica nos diferentes cenários clínicos e anatômicos, suas limitações e as recomendações das diretrizes de revascularização miocárdica atuais.

PRINCÍPIOS BÁSICOS

Na presença de uma estenose, o nível de exercício que desencadeia isquemia está diretamente relacionado ao fluxo sanguíneo máximo que pode ser alcançado pela artéria coronária estenótica. Portanto, o fluxo sanguíneo máximo para o miocárdio, e não o fluxo de repouso, tem sido utilizado para se determinar a gravidade fisiológica de cada lesão coronária epicárdica e a capacidade funcional de cada paciente.

Além disso, a quantificação do fluxo sanguíneo miocárdico em números absolutos (mL/min) ou relativos possui consideráveis desvantagens, uma vez que grandes variações podem ocorrer na dependência da pressão arterial sistêmica, da frequência cardíaca e do tamanho da área de distribuição do fluxo, a qual é desconhecida e varia entre pacientes, vasos e territórios irrigados. Para suprir esta limitação, a FFR expressa o fluxo sanguíneo máximo alcançável pelo vaso estenótico como uma fração do fluxo sanguíneo máximo normal (daí o nome reserva de fluxo fracionado).

Desta forma, a FFR é definida como a relação entre o fluxo sanguíneo máximo que pode ser alcançado para o miocárdio na presença de uma estenose epicárdica dividido pelo fluxo sanguíneo máximo que seria obtido caso esta mesma artéria fosse normal. Portanto, a FFR expressa a relação entre dois fluxos: o fluxo máximo na presença de estenose como uma fração do fluxo máximo no caso hipotético de que a artéria epicárdica em investigação fosse livre de estenose.

Essa relação entre dois fluxos pode ser derivada da relação entre duas pressões desde que estas sejam mensuradas em situação de hiperemia máxima, momento em que a resistência microvascular é mínima e constante. Sob hiperemia máxima, a microcirculação está plenamente dilatada e, portanto, alterações no fluxo vão estar diretamente relacionadas com a diferença de pressão através do sistema coronário.

Como a pressão em qualquer local de um vaso coronário normal é equivalente à pressão aórtica (Pa), na presença de uma estenose a FFR pode ser simplesmente derivada como uma relação entre a pressão média no vaso acometido distal à estenose (Pd) e a Pa durante hiperemia máxima (FFR = Pd/Pa). Este cálculo é baseado na premissa de que a pressão venosa central (PVC) é próxima de zero sob vasodilatação arterial máxima e, portanto, a mesma não é levada em consideração. Alguns investigadores argumentam que a pressão atrial direita (Pad) deveria ser mensurada e utilizada para uma estimativa mais precisa da PVC. Nesta situação, o cálculo da FFR seria: (Pd-Pad)/(Pa-Pad). A explicação teórica das relações entre fluxo e pressões sob hiperemia máxima é apresentada nas Figuras 106.1 e 106.2.

De forma simplificada, a FFR é automaticamente quantificada através da relação entre a Pa, mensurada na ponta do cateter-guia, e a Pd, mensurada por um guia pressórico posicionado no leito distal do vaso-alvo (Figura 106.3).

ASPECTOS PRÁTICOS E TÉCNICA DE MENSURAÇÃO DA FFR

Cateteres

☑ *Cateteres-guia*

Em teoria, cateteres-guia de qualquer diâmetro podem ser utilizados. Deve-se ter em mente que, dependendo do tamanho relativo do cateter-guia em comparação com o óstio coronário, a presença do cateter-guia pode impedir o fluxo sanguíneo, o que é facilmente identificado pela ventricularização ou *damping* da curva de pressão aórtica. Por diminuir a pressão aórtica, este fenômeno pode artificialmente elevar o valor da FFR, e consequentemente subestimar o grau de isquemia miocárdica. É de crucial importância a atenção à morfologia das curvas de pressão aórtica antes e após a cateterização coronária para identificação deste fenômeno. A utilização de cateteres com furo lateral não é recomendada. O sinal de pressão obtido por esses cateteres não reflete a pressão aórtica proximal à estenose, mas sim uma mistura entre sinais de pressão aórtica (mensurados pelos furos laterais) com sinais provenientes da coronária distal, transmitidos pelo furo terminal que obstrui o óstio coronário. Em casos de *damping* da pressão aórtica, deve-se proceder com desencunhamento do cateter-guia do óstio coronário.

FFR é a relação entre o fluxo miocárdico hiperêmico (máximo) no território estenótico (Q_s) e o fluxo miocárdico hiperêmico (máximo) normal (Q_n)

$$FFR = \frac{Q_s^{máx}}{Q_n^{máx}}$$

Como fluxo (Q) é a relação entre a diferença de pressão e a resistência através do sistema coronário, FFR pode ser expressa da seguinte forma

$$Q = \frac{\Delta P}{R} \implies FFR = \frac{(P_d - P_v)/R_{est}^{máx}}{(P_a - P_v)/R_{norm}^{máx}}$$

Como as mensurações são realizadas sob hiperemia máxima, as resistências são mínimas e iguais, sendo portanto canceladas

$$FFR = \frac{(P_d - P_v)/\cancel{R_{est}^{máx}}}{(P_a - P_v)/\cancel{R_{norm}^{máx}}} \implies FFR = \frac{(P_d - P_v)}{(P_a - P_v)}$$

Além disso, a pressão venosa é mínima quando comparada a Pa ou Pd, portanto:

$$FFR = \frac{(P_d - \cancel{P_v})}{(P_a - \cancel{P_v})} \implies \boxed{FFR = \frac{P_d}{P_a}}$$

Figura 106.1. Explicação teórica de como a relação de dois fluxos pode ser derivada da relação de duas pressões quando mensuradas durante hiperemia máxima. Q_s: fluxo miocárdico através de uma artéria coronária estenótica; Q_n: fluxo miocárdico através de uma artéria coronária normal. Pa: pressão arterial na aorta; Pd: pressão arterial distal à estenose; Pv: pressão venosa coronária; R_{est}: resistência através da estenose; R_{norm}: resistência através do vaso coronário normal. Adaptado de De Bruyne et al. Heart 2008;94:949-59. Ver figura colorida no encarte

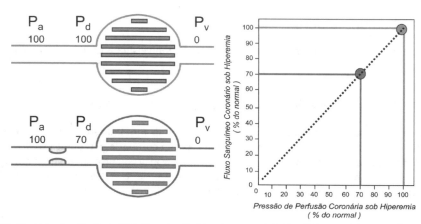

Figura 106.2. Conceito do cálculo da FFR. Quando não há estenose epicárdica (linhas azuis), a pressão de perfusão (Pa) determina um fluxo sanguíneo miocárdico normal (100%). Na presença de uma estenose epicárdica (linhas vermelhas), um gradiente translesional (neste exemplo, de 30 mmHg) reduz a pressão de perfusão (aqui, de 100 mmHg para 70 mmHg). Como durante hiperemia máxima a relação entre pressão de perfusão e fluxo sanguíneo miocárdico é linear, neste exemplo o fluxo sanguíneo que é fornecido ao miocárdio é apenas 70% do seu valor normal. Em outras palavras, a FFR seria: (Pd-Pv)/(Pa-Pv) = 70/100 = 0,70. Este exemplo numérico ilustra como a relação de duas pressões corresponde à relação de dois fluxos. Ressalta-se, ainda, a necessidade da indução de hiperemia máxima. Adaptado de De Bruyne et al. Heart 2008;94:949-59. Ver figura colorida no encarte

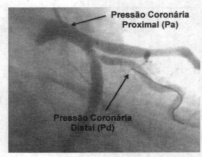

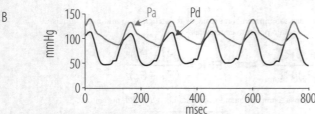

Figura 106.3. Mensuração da FFR. A FFR é calculada como uma relação entre a pressão arterial (Pa), mensurada na ponta do cateter-guia, e a pressão distal à estenose, mensurada pelo sensor pressórico na porção distal do guia coronário.

☑ Cateteres diagnósticos

Embora seja tecnicamente factível, a utilização de cateteres diagnósticos deveria ser evitada. Uma transmissão de curvas de pressão de boa qualidade pode não ser obtida de forma rotineira, além do fato de que um tratamento intervencionista de emergência não é possível em caso de alguma complicação decorrente da manipulação coronária.

Guias e equipamentos para mensuração da FFR

Atualmente, existem cinco sistemas comercialmente disponíveis, que utilizam três tecnologias diferentes:

☑ PressureWire *(St. Jude Medical, St. Paul, MN, Estados Unidos)*

Consiste de um sensor de pressão eletrônico, em estado sólido, montado sobre um guia de 0,014" (0,33 mm), semelhante aos utilizados para realização de intervenção coronária percutânea (ICP). O sensor de pressão fica localizado a 3 cm da ponta do guia, no local da transição entre suas partes radiopaca e não radiopaca. Encontra-se disponível em uma versão com conexão com fio (*PressureWire Certus*™) e sem fio com transmissão dos dados por tecnologia *bluetooth* (*PressureWire Aeris*™). Ambos podem ser utilizados como um guia regular caso uma ICP esteja indicada.

☑ WaveWire *(Philips, Eindhoven, Holanda)*

Também consiste de um sensor de pressão eletrônico montado em um guia de 0,014". O sensor de pressão também se localiza a 3 cm da ponta do guia, na transição entre suas partes radiopaca e não radiopaca. Pode ser utilizado para ICP. Está disponível em duas versões que se conectam ao console com fio através de um conector rotacional (*PrimeWire Prestige Plus*™) ou em clipe (*Verrata*™). Ambos permitem a quantificação do índice iFR (do inglês *instantaneous wave-free ratio*) em adição a FFR.

☑ Comet Pressure *Guidewire (Boston Scientific, Marlborough, MA, Estados Unidos)*

É um guia 0,014" equipado com um sensor de pressão de fibra óptica localizado a 3 cm da sua ponta, na junção entre suas porções radiopaca e não radiopaca. Pode ser utilizado como guia para ICP e permite comunicação com o console com ou sem fio.

☑ OptoWire *(Opsens Medical, Quebec, Canadá)*

É um guia 0,014" também equipado com sensor de pressão de fibra óptica localizado a 3,5 cm da sua ponta. Pode ser utilizado como guia para ICP.

☑ Navvus *(Acist Medical Systems, Eden Prairie, MN, Estados Unidos)*

É um microcateter de troca rápida com perfil de 0,020", equipado com um sensor de pressão de fibra óptica. Pode ser utilizado sobre qualquer guia 0,014". Vale ressaltar que seu maior perfil pode induzir resistência adicional ao fluxo e, portanto, subestimar o real valor da FFR (ou seja, superestimar a gravidade da estenose). A extensão deste fenômeno depende do fluxo e das dimensões da estenose sob investigação (tanto maior quanto mais grave for a estenose) e, portanto, pode variar entre pacientes.

Anticoagulação

A semelhança de outros exames diagnósticos ou terapêuticos intracoronários, anticoagulação com heparina (70 a 100 UI/kg) deve ser realizada antes da introdução do equipamento no interior do vaso coronário.

Calibração dos sistemas de pressão

A calibração do guia de pressão (que medirá a Pd) e do cateter-guia (que medirá a Pa), tomando a pressão atmosférica como a referência zero, é passo fundamental da técnica antes que o guia de pressão seja inserido no paciente. Ao zerar os transdutores de pressão com os valores da pressão atmosférica, a mesma pode ser eliminada da equação para cálculo da FFR. Antes da calibração, todas as linhas de pressão devem ser preenchidas com solução salina, assim como todos os sensores de pressão eletrônicos. O transdutor da pressão aórtica deve estar posicionado na altura da linha axilar média. Dependendo do sistema utilizado, a referência zero é adotada automaticamente, ou manualmente quando os guias de pressão são conectados ao console.

Equalização das pressões

Uma vez calibrado, o sensor de pressão é avançado e posicionado na ponta do cateter-guia, de forma que o sensor que mensurará a Pd esteja alinhado com o sensor da Pa. O cateter-guia deve ser lavado com solução salina para remover qualquer resíduo de contraste do seu interior. Ao equalizar os sensores de pressão nesta posição, indica-se que não há qualquer gradiente pressórico entre os dois sistemas e as curvas (e valores) da Pd Pa devem ser idênticas às da Pa.

Caso exista lesão ostial, o cateter-guia deve ser gentilmente desencunhado do óstio coronário e recuado para a aorta. Em seguida, o sensor do guia de pressão deve ser posicionado na ponta do cateter-guia.

Os introdutores de guia podem ser utilizados caso sejam muito finos e não permitam vazamento pelo conector Y. Caso ocorra vazamento, há redução artificial na pressão aórtica e, consequentemente, elevação dos valores da FFR e subestimação da gravidade da estenose. Ademais, pode haver vazamento de adenosi-

INTERVENÇÃO PERCUTÂNEA

na (caso a mesma seja administrada na intracoronária) com redução do efeito hiperêmico. Portanto, é rotina no Instituto Dante Pazzanese de Cardiologia (IDPC) retirar o introdutor de guias do conector Y antes de se proceder com a equalização das pressões. Com as pressões equalizadas, reintroduz-se o introdutor de guias para permitir melhor manipulação do guia de pressão até o local desejado no vaso coronário e se o retira novamente antes da mensuração da FFR.

Posicionamento do sensor de pressão para mensuração da FFR

Após a equalização das pressões, o sensor de pressão deve ser avançado até a parte distal do vaso. Deve-se evitar que o sensor fique posicionado imediatamente após a estenose, onde o fluxo turbilhonar e as forças de separação do fluxo podem alterar as medidas de pressão. O sensor de pressão deve ser posicionado pelo menos 2 a 3 cm distal à estenose em investigação – distância em que o fluxo laminar pós-estenótico está restaurado.

Com a presença de doença aterosclerótica difusa, que na ausência de uma referência "normal" não é facilmente visível na angiografia, costuma-se posicionar o sensor de pressão o mais distal possível no vaso-alvo, e não apenas distal à estenose de interesse. Assim, visa-se avaliar o potencial isquêmico do vaso epicárdico como um todo, em relação ao território miocárdico suprido pelo mesmo. Em alguns casos com tortuosidade excessiva, a posição do sensor pressórico muito distal no vaso-alvo pode induzir o fenômeno de "acordeon" e criar valores de FFR mais baixos do que o real. É importante que se documente na angiografia a posição inicial do sensor de pressão, para facilitar posterior coregistro com a imagem anatômica e interpretação dos resultados.

Realização do estímulo hiperêmico

Com o guia de pressão na posição desejada, deve-se iniciar a indução de hiperemia máxima. Recomenda-se registrar os traçados de pressão por 30 segundos antes da indução hiperêmica para documentação do estado basal. Para obtenção da vasodilatação microvascular máxima e eliminação do fenômeno de autorregulação coronária endógena, diversos esquemas farmacológicos podem ser utilizados (Tabela 106.1). Em função de sua praticidade e segurança, além de ter sido o fármaco mais utilizado na grande maioria dos estudos de validação e estudos clínicos contemporâneos, a adenosina passou a ser o agente preferentemente recomendado para a indução de hiperemia coronária máxima durante quantificação da FFR. Na atualidade, recomenda-se sua administração intravenosa contínua, na dose de 140 µg/kg/min, através de uma veia de grande calibre, preferencialmente uma veia central (femoral). Com esta dosagem, a obtenção do platô da hiperemia máxima é atingida dentro de 2 minutos, e seu efeito se dissipa cerca de 30 segundos após a suspensão da sua administração. Doses maiores do que 140 µg/kg/min não demonstraram incremento adicional na hiperemia alcançada, além de induzir mais desconforto e efeitos colaterais, e não são, portanto, recomendadas.

Tabela 106.1. Esquemas farmacológicos para indução de hiperemia máxima.

Agente	Administração	Pico de ação	Efeitos colaterias	Comentários
Adenosina (ou ATP)	140 µg/kg/min; IV	Duração da infusão	Dispneia, dor torácica	Estratégia padrão
Adenosina (ou ATP)	100 µg na CD; IC 200 µg na CE; IC	15 segundos	Bloqueio AV transitório	Não permite tração do sensor pressórico
Papaverina	8 mg na CD; IC 12 mg na CE; IC	60 segundos	Hipotensão, arritmias ventriculares	Pouco estudada
Nitroprussiato	0,3-0,9 µg/kg, IC	30 segundos	Hipotensão	Pouco estudado
Dobutamina	20-50 µg/kg/min, IV	Duração da infusão	Taquicardia	Início lento
Regadenoson	0,4 mg, bolo IV	2-3 min.	Dispneia, dor torácica, cefaleia	Pouco estudada com FFR

IV: intravenosa; IC: intracoronária; AV: atrioventricular; CD: coronária direita; CE: coronária esquerda.

A infusão contínua de adenosina possibilita a tração do sensor de pressão e a avaliação das curvas de pressão e dos valores de FFR em diferentes segmentos do vaso-alvo, sob hiperemia máxima contínua. Isto é de crucial importância na avaliação de situações específicas como lesões aorto-ostiais, lesões coronárias sequenciais e presença de doença arterial coronária difusa.

Quando administrada pela via intracoronária, a magnitude da vasodilatação alcançada é semelhante à obtida com a administração intravenosa, e a reprodutibilidade teste/reteste é bastante alta. Análise de dose-resposta indicou que a dose de 100 μg para a coronária direita e 200 μg para a coronária esquerda alcançam de forma confiável e reprodutível > 95% da hiperemia máxima sem efeitos colaterais. Doses maiores não promoveram vasodilatação adicional significativa, mas cursaram com mais efeitos adversos [incluído o bloqueio atrioventricular (AV) total] e, portanto, não são recomendadas. Deve-se ter o cuidado de manter o cateter-guia adequadamente encunhado no óstio coronário para evitar perda da adenosina para a aorta. Após administração do bolo de adenosina, deve-se garantir que a torneira da linha de pressão no *manifold* seja rapidamente fechada e o sinal da pressão aórtica seja restaurado. O *manifold* deve ser gentilmente posicionado na mesa de exame para evitar indução de qualquer artefato nos traçados de pressão.

Devido à curta meia-vida da adenosina, o bolo intracoronário produz um platô hiperêmico de cerca de apenas 4 segundos, o que não possibilita alcançar um platô verdadeiro da hiperemia máxima (Figura 106.4). A ausência de um estado hiperêmico prolongado pode não permitir tempo suficiente para avaliação do real significado fisiológico de uma estenose intermediária, bem como impossibilita a manobra de tração do guia pressórico para a avaliação de estenoses seriadas e doença coronária difusa. Ademais, a passagem do bolo intracoronário, administrado com alta velocidade, pode provocar trepidações no sensor pressórico e causar interferência nos traçados de pressão, o que por sua vez pode falsear a mensuração da FFR. Por estas razões, a infusão intravenosa contínua de adenosina representa a forma preferencial para indução da hiperemia máxima durante mensurações da FFR na rotina do Serviço de Cardiologia Invasiva do IDPC.

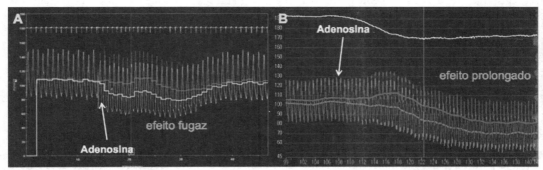

Figura 106.4. Opções de obtenção da hiperemia máxima. O painel A ilustra mensuração da FFR com administração intracoronária de adenosina. Nota-se a curta duração da hiperemia máxima, manifestada por separação da Pd (curva amarela), após administração da adenosina. No painel B, a mensuração da FFR foi realizada com administração de adenosina em infusão contínua intravenosa. Nota-se o efeito duradouro da hiperemia máxima, que persiste durante o tempo de infusão do fármaco. Ver figura colorida no encarte

Determinação do valor da FFR

A FFR deve ser medida no nadir da relação Pd/Pa durante a fase de hiperemia máxima. A maioria dos sistemas comercialmente disponíveis para uso clínico identificam o menor valor da relação Pd/Pa de forma automática.

Deve-se ter atenção para o fato de que a adenosina intravenosa afeta a circulação sistêmica e coronária de formas diferentes. Ao passo em que há dilatação da microcirculação coronária, um breve aumento na pressão sistêmica é observado nos primeiros momentos após o início da infusão da adenosina. Isto é resultado da passagem da adenosina pela circulação pulmonar, induzindo um curto reflexo periférico de vasoconstrição. Não raro, os menores valores de FFR são observados nesta fase inicial antes da obtenção da hiperemia máxima (em que há aumento da Pa concomitante à diminuição da Pd), geralmente superestimando a gravidade da estenose coronária. Após esta breve resposta reflexa sistêmica, a adenosina promove diminuição da resistência periférica com queda associada na pressão sistêmica. Na fase de hiperemia estável, há manutenção da redução da Pa associada à elevação da Pd (reflexo de um mecanismo vasoconstritor autonômico da microcirculação coronária em resposta à redução da Pa), com consequente elevação dos valores da FFR (menor Pa e maior Pd). Em uma avaliação de 310 estenoses coronárias de 283 pacientes, Tarkin e colaboradores identificaram sete padrões diferentes de comportamento de Pa e Pd após o início da infusão intravenosa de adenosina. As variações na pressão arterial sistêmica causadas pela adenosina levaram à reclassificação do potencial isquêmico das lesões estudadas ultimamente, podendo promover mudanças nas decisões clínicas. Utilizando-se o ponto de corte da FFR de 0,80 para identificar uma estenose como indutora de isquemia miocárdica, a classificação diagnóstica diferiu em 9% das lesões quando os valores foram mensurados na fase de pico inicial ou durante a hiperemia máxima. Quando o ponto de corte de 0,75 foi utilizado, a variação diagnóstica diferiu em 5,2% das estenoses.

Portanto, recomenda-se a conferência dos traçados de pressão e identificação do local adequado para realização do cálculo da FFR. Um ajuste manual também deve ser feito para evitar a utilização de cálculos realizados automaticamente em locais de artefatos ou no caso de interferências nos traçados de pressão.

Manobra de *pullback* e conferência por sinais de *drift*

Após obtenção da hiperemia máxima e determinação dos valores da FFR, recua-se manualmente o sensor de pressão da sua posição mais distal no vaso-alvo até sua posição original (onde foi feita a equalização das pressões) na ponta do cateter-guia. A posição inicial (mais distal) do sensor de pressão deve ser registrada e todo o comprimento do vaso-alvo deve ser interrogado por um *pullback* lento (geralmente durante 15 a 20 segundos). Esta manobra é a melhor forma de avaliar a distribuição da resistência epicárdica anormal, o que é de grande importância para avaliação completa de casos com estenoses sequenciais, aterosclerose difusa e lesões ostiais.

Ao recuar o sensor de pressão até a ponta do cateter-guia, é de fundamental importância que se verifique se as curvas de pressão possuem morfologia idêntica e se há manutenção da equalização inicial das pressões, sem gradiente entre os traçados de Pa e Pd. Todos os sensores de pressão (mais comum com os sensores eletrônicos) estão sujeitos ao fenômeno de *drift* – um artefato que promove perda da equalização inicial, em que a morfologia da Pd artificialmente reflete a da Pa durante todo o ciclo cardíaco, sem reproduzir a real pressão distal. Tradicionalmente, considerava-se variações (*drift*) entre Pa e Pd de até 5 mmHg como clinicamente aceitáveis. A diferença observada devia ser compensada do valor medido da FFR. Para variações > 5 mmHg, recomendava-se realização de nova equalização das pressões e nova mensuração da FFR. Mais recentemente, Cook e colaboradores demonstraram que mesmo um *drift* de ± 2 mmHg promoveria reclassificação das medidas da FFR em 21% das vezes, sugerindo que mesmo *drifts* tão baixos não sejam aceitos para interpretação dos resultados da FFR e que nova equalização das pressões e medidas da FFR seja realizada.

VALIDAÇÃO

No estudo original que apresentou as bases experimentais para a aplicação da FFR em 1993, Pijls et al. determinaram equações para estimar a FFR da artéria epicárdica estenótica e do leito vascular miocárdico e estimular as contribuições proporcionais do fluxo coronário anterógrado e do fluxo proveniente de colaterais para o fluxo miocárdico total. Para isso, medidas de pressão na artéria coronária epicárdica, proximais e distais à estenose, e de pressão venosa central sob vasodilatação arteriolar máxima foram realizadas em um modelo animal canino. Um transdutor Doppler foi aplicado na face epicárdica das artérias coronárias para mensuração direta da velocidade de fluxo. As medidas de pressão da FFR foram comparadas com fluxo arterial coronário máximo medido diretamente pelo sensor Doppler em três diferentes níveis de pressão arterial sistêmica para cada um dos 12 níveis de gravidade de estenose aplicados. O fluxo sanguíneo máximo através da estenose, medido pelo Doppler, mostrou excelente correlação com as medidas derivadas de pressão quantificadas pela FFR através das estenoses epicárdicas (r = 0,98 ± 0,01), do fluxo miocárdico máximo relativo (r = 0,98 ± 0,02) e com o fluxo de colaterais (r = 0,96 ± 0,04).

A partir da introdução da FFR, diversos estudos foram conduzidos no sentido de se identificar o limiar (ou ponto de corte) da FFR que melhor distinguiria estenoses indutoras de isquemia ou não (Tabela 106.2). Dentre todos, o mais importante estudo de validação da FFR para aplicação clínica foi publicado em 1996. Nesta pesquisa, Pijls et al. estudaram com FFR 45 pacientes que se apresentavam com dor torácica e estenoses coronárias únicas de gravidade intermediária pela angiografia. Diferentemente de todos os outros estudos de validação que comparavam os valores da FFR contra apenas um método funcional não invasivo, e na ausência de um método não invasivo que fosse claramente considerado padrão-ouro para detecção de isquemia miocárdica, Pijls et al. compararam os valores da FFR contra três métodos não invasivos diferentes (teste de esforço com bicicleta, cintilografia de perfusão miocárdica com tálio e ecocardiografia com estresse induzido por dobutamina) através de uma análise estatística prospectiva, Bayesiana, de múltiplos testes. Em todos os 21 pacientes em quem os valores de FFR foram < 0,75, isquemia miocárdica reversível foi detectada, de forma inequívoca, em pelo menos um dos testes não invasivos realizados (valor preditivo positivo de 100%). Nestes pacientes, após a realização de angioplastia coronária ou cirurgia de revascularização miocárdica, todos os testes positivos reverteram para o padrão de normalidade, sem isquemia. Dentre os 24 pacientes que possuíam FFR ≥ 0,75, a isquemia não foi detectada em nenhum dos métodos não invasivos em 21 pacientes (valor preditivo negativo de 87,5%). Nenhum procedimento de revascularização foi necessário nestes pacientes até 14 meses de seguimento. A sensibilidade da FFR para detecção de isquemia reversível foi de 88%, a especificidade de 100%, e a acurácia de 93%. A abordagem sequencial Bayesiana revelou que a acurácia da FFR foi equivalente à informação fornecida pelos três testes não invasivos utilizados conjuntamente, e superior a cada um deles isoladamente.

Características especiais da FFR

A FFR possui uma série de características únicas que fornecem vantagens em comparação com os métodos invasivos que a precederam e que a posicionam como índice particularmente útil para avaliação funcional de estenoses epicárdicas, auxiliando a tomada de decisão na sala de cateterismo cardíaco:

→ **FFR tem um valor normal teórico igual a um para cada paciente, cada vaso e para cada leito miocárdico**. Na circulação coronária normal, a artéria epicárdica não impõe qualquer resistência ao fluxo e, portanto, a pressão no leito arterial coronário distal é igual à pressão aórtica. Em outras palavras, Pd é virtualmente igual à Pa e, portanto, a relação Pd/Pa é a unidade, ou um valor muito próximo de um. Em uma avaliação de 65 artérias coronárias angiograficamente normais, o menor valor de FFR encontrado foi 0,94, significando que artérias coronárias epicárdicas normais virtualmente não contribuem para a resistência total ao fluxo sanguíneo miocárdico.

→ **FFR tem um ponto de corte bem definido para detecção de isquemia, com uma "zona cinzenta" relativamente estreita entre 0,75 e 0,80**. De acordo com os estudos de validação, FFR com valores < 0,75 indicam estenoses que invariavelmente produzem isquemia, enquanto estenoses com FFR > 0,80 quase nunca estão associadas com isquemia. Desta forma, a chamada "zona cinzenta", entre 0,75 e 0,80, é bastante estreita e representa apenas 10% de toda a gama de valores possíveis com a FFR. Nesta situação, outros aspectos do julgamento clínico devem ser levados em consideração para a tomada de decisão, como característica dos sintomas, resultado dos testes não invasivos quando presentes, aspecto angiográfico e localização da lesão, e padrão das curvas de gradiente entre Pd e Pa (se focal ou difuso).

→ **FFR não é influenciada pela hemodinâmica sistêmica dos pacientes**. Estudos de validação demonstraram que, em comparação com outros índices invasivos para mensuração do fluxo sanguíneo miocárdico, a FFR é menos sujeita à influência do estado hemodinâmico dos pacientes, além de ser extremamente reprodutível (Figura 106.5).

INTERVENÇÃO PERCUTÂNEA

Tabela 106.2. Estudos que avaliaram os pontos de corte de FFR para detecção de isquemia.

Estudo	Número de pacientes (lesões)	Teste não invasivo	Melhor ponto de corte da FFR	Acurácia	Cenário clínico
Infusão intravenosa de adenosina (140 µg/kg/min)					
Pijls (1995)	60 (60)	ECG de esforço	0,74	97%	Uniarterial
Pijls (1996)	45 (45)	ECG de esforço, Cintilografia com tálio, Eco com dobutamina	0,75	93%	Uniarterial
Jimenez-Navarro (2001)	21 (21)	Eco com dobutamina	0,75	90%	Uniarterial
Rieber (2004)	48 (48)	Cintilografia de perfusão Eco com dobutamina	0,75	76%-81%	Multiarterial
Erhard (2005)	47 (47)	Cintilografia de perfusão Eco com dobutamina	0,75	77%	Multiarterial
Hacker (2005)	50 (50)	Cintilografia de perfusão	0,75	86%	Uniarterial
Total ou média	271 (271)	N/A	0,75	87%	N/A
Bolo de adenosina intracoronário (máximo de 40 µg a 60 µg)					
Tron (1995)	62 (70)	Cintilografia de perfusão	0,69	67%	Uni, bi ou triarterial
Bartunek (1997)	37 (37)	Eco com dobutamina	0,67	90%	Uniarterial
Caymaz (2000)	30 (40)	Cintolografia de perfusão	0,75	95%	Uniarterial
Fearon (2000)	10 (10)	Cintilografia de perfusão	0,75	95%	Uniarterial
Chamuleau (2001)	127 (161)	Cintilografia de perfusão	0,74	77%	Multiarterial
Seo (2002)	25 (25)	Cintilografia de perfusão	0,75	60%	Infarto prévio
Kruger (2005)	42 (42)	Cintilografia de perfusão	0,75	88%	RIS
Samady (2006)	48 (48)	Cintilografia de perfusão Eco com dobutamina	0,78	92%	Infarto prévio
van de Hoef (2012)	232 (299)	Cintilografia de perfusão	0,76	74%	Multiarterial
Total ou média	613 (732)	N/A	0,74	83	N/A
Outros métodos de vasodilatação					
De Bruyne (1995) [Papaverina IC ou adenosina]	60 (60)	ECG de esforço Cintilografia de perfusão	0,66	87%	Uniarterial
Bartunek (1996) [Papaverina IC ou adenosina]	75 (75)	Eco com dobutamina	0,75	81%	Uniarterial
Abe (2000) [ATP IV]	46 (46)	Cintilografia de perfusão	0,75	91%	Uniarterial
De Bruyne (2001) [Adenosina IV ou IC ou ATP IV]	57 (57)	Cintilografia de perfusão	0,78	85%	Infarto prévio
Yanagisawa (2002) [Papaverina]	165 (194)	Cintilografia de perfusão	0,75	76%	Infarto prévio
Ziaee (2004) [Papaverina IC]	55 (55)	Cintilografia de perfusão ECG de esforço Eco com dobutamina	0,75	88%	Lesões ostiais
Morishima (2004) [Papaverina IC]	20 (20)	Cintilografia de perfusão	0,75	85%	Uniarterial
Kobori (2005) [Papaverina IC]	147 (155)	Cintilografia de perfusão	0,75	70%	RIS
Ragosta (2007) [Adenosina IC, 30 µg a 40 µg na CD, 80 µg a 100 µg na CE]	36 (36)	Cintilografia de perfusão	0,75	69%	Multiarterial
Total ou média	661 (698)	N/A	0,74	81%	N/A
Total ou média (todos os estudos)	1.545 (1.701)	N/A	0,74	83%	N/A

N/A: não aplicável; RIS: reestenose intrastent; IV: intravenosa; IC: intracoronária

→ **FFR leva em consideração a contribuição da circulação colateral.** A mensuração da pressão coronária distal durante hiperemia máxima reflete o efeito dos fluxos anterógrado e retrógrado para o miocárdio, de acordo com suas respectivas contribuições. Isto é verdadeiro para estenoses supridas por colaterais, ou para artérias com estenose que fornecem colaterais para outro território mais criticamente doente (Figura 106.6).

→ **FFR especificamente relaciona a gravidade da estenose com a massa de miocárdio a ser perfundido.** De forma geral, quanto maior for a massa de miocárdio suprida por um determinado vaso, maior é o fluxo hiperêmico (maior área de microcirculação e, consequentemente, maior capacidade de vasodilatação) e, por sua vez, maior o gradiente translesional e menor o valor da FFR para uma dada estenose. Isto explica porque estenoses de gravidade angiográfica semelhante apresentam significado hemodinâmico diferente, diretamente relacionado com sua localização na árvore coronária (Figura 106.7).

→ **FFR tem resolução espacial superior aos métodos não invasivos, sendo capaz de avaliar o impacto funcional de cada estenose individualmente.** A posição exata do sensor de pressão pode ser verificada sob fluoroscopia e documentada angiograficamente. A realização da tração manual do sensor de pressão, sob hiperemia máxima, com visibilização direta pela fluoroscopia, permite ao operador uma avaliação instantânea do segmento arterial que apresenta resistência anormal ao fluxo sanguíneo coronário. Enquanto métodos não invasivos identificam a presença de isquemia por paciente (p. ex.: teste ergométrico), ou por vaso ou território (cintilografia de perfusão miocárdica, ecocardiografia de estresse, ressonância magnética), a FFR permite avaliação acurada de diferentes segmentos de um mesmo vaso, com resolução espacial de milímetros.

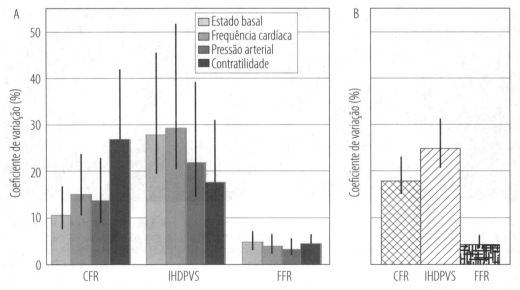

Figura 106.5. Reprodutibilidade das mensurações de FFR. (A) Coeficiente de variação entre os pares de valores de CFR (do inglês *coronary flow reserve*), IHDVPS (do inglês *instantaneous hyperemic diastolic velocity-pressure slope index*) e FFR medidos duas vezes consecutivamente sob condições basais, antes e após aumento da frequência cardíaca com marca-passo atrial, antes e após redução da pressão arterial sistólica com infusão de nitroprussiato de sódio, e antes e depois de aumento da contratilidade do ventrículo esquerdo pela infusão de dobutamina. Observe que os valores de FFR não são alterados de forma significativa a despeito das diferentes condições hemodinâmicas. (B) Coeficiente de variação entre todos os pares de medidas de CFR, IHDVPS e FFR. A variação entre duas medidas de FFR (coeficiente de variação: 4,2%) foi significativamente menor do que as variações nas repetições de duas medidas de CFR (coeficiente de variação: 17,7%, p < 0,05 *vs.* FFR) e IHDVPS (coeficiente de variação: 24,7%, p < 0,05 *vs.* FFR). Adaptado de De Bruyne et al. Heart 2008;94:949-59.

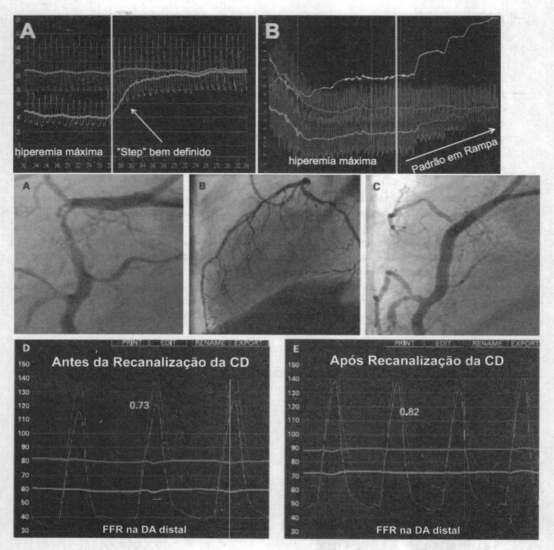

Figura 106.6. Efeito da presença de circulação colateral sobre as medidas de FFR. Exemplo ilustrando a influência de colaterais nas medidas de FFR em um paciente com estenose grave no terço proximal da artéria coronária direita (CD) (painel A) e colaterais fornecidas pela artéria descendente anterior (DA) (painel B). A FFR foi medida no leito distal da DA antes (painel D) e depois (painel E) da recanalização da CD. Quando o fluxo anterógrado foi restaurado na CD (painel C), o fluxo através da DA não tinha mais que suprir o território inferior, originalmente irrigado pela CD. Com isso, em função da redução da área nutrida pelo fluxo da DA, o fluxo hiperêmico neste vaso ficou menor do que antes da recanalização da CD e, consequentemente, o valor da FFR subiu de 0,76 para 0,82. Em outras palavras, o mesmo fluxo através da DA, que era insuficiente para nutrir os territórios anterior e inferior antes da recanalização da CD, passou a ser suficiente para nutrir apenas o território anterior, após a recanalização da CD. Adaptado de De Bruyne et al. Circulation 1996;94:1842-9.
Ver figura colorida no encarte

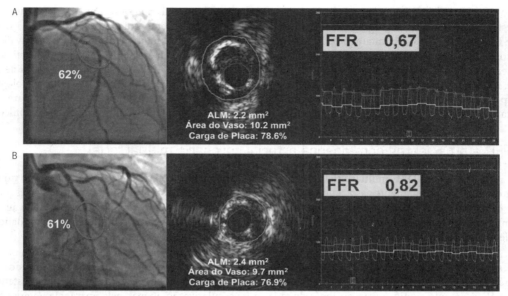

Figura 106.7. Relação do significado funcional de estenoses coronárias epicárdicas com a massa de miocárdio em risco. Cinecoronariografia evidenciando duas estenoses de mesma gravidade pela angiografia coronária quantitativa (diâmetro de estenose de 60%) e pelo ultrassom intracoronário (área luminal mínima ≤ 2,4 mm^2; carga de placa > 70%) na descendente anterior (painel A) e na artéria circunflexa (painel B). Observa-se que a lesão localizada no segmento proximal da artéria descendente anterior apresentou um valor de FFR significativamente baixo (0,67) e indicativo de isquemia miocárdica, enquanto a lesão localizada no segmento distal da artéria circunflexa apresentou uma FFR acima do ponto de corte para a presença de isquemia (0,82). Esses achados reforçam a influência da massa de miocárdio sob risco acerca do significado hemodinâmico de estenoses de gravidade semelhante. Do ponto de vista prático para este paciente, o fluxo sanguíneo através da lesão com 60% de estenose, localizada no segmento proximal da artéria descendente anterior, não é suficiente para atender às demandas metabólicas do território miocárdico suprido por esse vaso. Por outro lado, o fluxo através da estenose de mesma gravidade no segmento distal da artéria circunflexa não dominante atende às demandas metabólicas do território miocárdico desta região. Ver figura colorida no encarte

APLICAÇÃO DA FFR EM DIFERENTES CENÁRIOS CLÍNICOS E ANATÔMICOS

FFR em lesões angiograficamente intermediárias

A avaliação de lesões consideradas intermediárias (com diâmetro de estenose angiográfico entre 40% e 70%) é uma das indicações mais bem estabelecidas para uso clínico da FFR.

O estudo DEFER (*Deferal of PTCA Versus Performance of PTCA*) foi o primeiro a avaliar o papel da FFR em lesões com diâmetro de estenose de grau intermediário. Foram incluídos 325 pacientes portadores de estenoses coronárias únicas, com diâmetro de estenose angiográfico > 50%, encaminhados para ICP sem qualquer avaliação funcional não invasiva. Todas as lesões foram avaliadas com FFR. Pacientes com FFR < 0,75 foram submetidos à ICP e acompanhados em um registro (n = 144). Os pacientes cuja FFR foi ≥ 0,75 foram randomizados para tratamento clínico (n = 91), ou para a realização da ICP com implante de *stents* não farmacológicos (n = 90). Ao final de 5 anos, revascularização de estenoses com FFR ≥ 0,75 não resultou em menor ocorrência de eventos adversos nem em maior alívio de angina, em comparação com os pacientes que foram mantidos em tratamento clínico. Esses resultados perduraram durante um seguimento de 15 anos, recém-concluído para 92% da população inicial. De fato, os pacientes com FFR ≥ 0,75 que foram submetidos à ICP apresentaram maior incidência de infarto em comparação com aqueles que foram mantidos em tratamento clínico (2,2% *vs.* 10,0%, RR: 0,22, Intervalo de confiança 95%: 0,05 – 0,99, p = 0.03).

1180 | INTERVENÇÃO PERCUTÂNEA

Em estudo contemporâneo, com desenho semelhante, Park et al. randomizaram 229 pacientes com estenoses coronárias angiograficamente intermediárias para tratamento guiado por FFR (n = 114; FFR < 0,75: ICP; FFR ≥ 0,75: tratamento clínico), ou ICP com implante de *stents* farmacológicos sem avaliação com FFR (n = 115). Dentre as lesões alocadas para a estratégia guiada por FFR, apenas um quarto apresentou FFR < 0,75. Ao final de 5 anos, a incidência cumulativa de eventos cardíacos adversos foi de 11,6 ± 3,0% no grupo guiado por FFR e 14,2 ± 3,3% no grupo alocado para ICP com *stents* farmacológicos (p = 0,55), confirmando que a estratégia guiada por FFR permite abordagem individualizada para cada caso e que a revascularização de estenoses não indutoras de isquemia não resulta em benefício clínico.

FFR em pacientes com doença arterial coronária multiarterial

Pacientes com DAC multiarterial representam uma população heterogênea, cujo prognóstico no longo prazo está intimamente associado com a extensão da doença coronária, função ventricular esquerda e carga isquêmica do miocárdio. Nestes pacientes, a avaliação fisiológica invasiva com FFR pode agregar informações funcionais importantes, e auxiliar na tomada de decisão acerca da indicação e da modalidade de revascularização.

O benefício da utilização da FFR para guiar a propriedade da revascularização miocárdica em pacientes com DAC multiarterial foi demonstrado em diversos estudos, randomizados e não randomizados (Tabela 106.3). De modo geral, "customizar" o procedimento de revascularização, tratando apenas estenoses fisiologicamente significativas, ao invés de guiar a revascularização apenas pela aparência angiográfica, foi seguro, reduziu o custo do procedimento e a ocorrência de eventos cardíacos adversos no longo prazo.

O estudo FAME (*Fractional Flow Reserve versus Angiography for Multivessel Evaluation*) é o maior estudo randomizado, prospectivo e multicêntrico, que avaliou o impacto clínico da FFR no tratamento de pacientes com DAC multiarterial. Em 20 centros europeus e norte-americanos, foram incluídos 1.005 pacientes portadores de DAC multiarterial, encaminhados para realização de ICP com implante de *stents* farmacológicos, e randomizados para duas estratégias de tratamento: (1) ICP guiada pela angiografia (n = 496) e (2) ICP guiada pela FFR (n = 509). Antes da randomização, os operadores indicaram, por estimativa visual da angiografia, todas as lesões com diâmetro de estenose > 50% e que eram passíveis de ICP. Os pacientes alocados para o grupo "ICP guiada pela angiografia" foram submetidos à ICP com implante de *stents* farmacológicos para todas as lesões indicadas previamente, enquanto o grupo de pacientes alocados para "ICP guiada por FFR" tiveram todas as lesões com diâmetro de estenose > 50% investigadas com FFR, e ICP apenas realizada caso a FFR fosse ≤ 0,80. Embora o número de lesões originalmente indicadas para a realização de ICP tenha sido semelhante entre os grupos (cerca de três lesões por paciente), a ICP guiada por FFR associou-se com menor número de *stents* utilizados por paciente (1,9 ± 1,3 *vs.* 2,7 ± 1,2, p < 0,001), menor uso de contraste (272 ± 133 mL *vs.* 302 ± 127 mL, p < 0,001), menor custo do procedimento (5.332 ± 3.261 dólares *vs.* 6.007 ± 2.819 dólares, p < 0,001), e menor tempo de internação hospitalar (3,4 ± 3,3 dias *vs.* 3,7 ± 3,5 dias, p = 0,05). Ao final de um ano, a ocorrência do desfecho primário (composto de óbito, infarto do miocárdio e necessidade de novas revascularizações) foi significativamente menor no grupo dos pacientes em quem a ICP foi guiada por FFR (13,2% *vs.* 18,3%, p = 0,02). A ICP guiada por FFR promoveu, ainda, uma redução relativa de 40% nas taxas de óbito, 35% nas taxas de infarto do miocárdio e 35% no desfecho combinado por óbito e infarto do miocárdio. A extensão do seguimento clínico até 2 anos revelou taxas semelhantes de óbito por todas as causas nos dois grupos (ICP guiada pela angiografia: 3,8% *vs.* ICP guiada por FFR: 2,6%, p = 0,25), e menores taxas de infarto do miocárdio (6,1% *vs.* 9,9%, p = 0,03) e do desfecho combinado de óbito e infarto (8,4% vs. 12,9%, p = 0,02) no grupo em que a intervenção foi guiada por FFR. Embora as taxas de novas revascularizações (ICP guiada pela angiografia: 12,7% *vs.* ICP guiada por FFR: 10,6%, p = 0,30) e do desfecho composto por óbito, infarto e novas revascularizações (ICP guiada por angiografia: 22,4% *vs.* ICP guiada por FFR: 17,9%, p = 0,08) não tenham sido diferentes entre os dois grupos, a diferença absoluta na taxa de sobrevivência livre de eventos adversos observada entre os grupos no final do primeiro ano, manteve-se semelhante ao cabo do segundo ano de seguimento. Entre 2 e 5 anos, os riscos para ocorrência de eventos adversos permaneceram constantes entre os dois grupos, sem perda de resultado no grupo alocado para ICP guiada por FFR.

Tabela 106.3. Estudos que avaliaram o papel da FFR para guiar procedimentos de revascularização em pacientes com DAC multiarterial.

Estudo/Autor	Desenho	População	Estratégias	Valor de FFR	Seguimento	Achados
Chamuleau (2002)	Prospectivo Não randomizado	107 pacientes com angina estável, com estenose intermediária, sem isquemia na cintilografia	FFR em todas as lesões. ICP não foi realizada em nenhuma lesão, com base na ausência de isquemia pela cintilografia, independentemente do valor da FFR	0,75	1 ano	FFR < 0,75 em 15 lesões (14%). Ao final de 1 ano, taxas de ECAM na população total foi de 11%. ECAM foi significativamente maior nas lesões com FFR < 0,75 não tratadas (27%) vs. lesões com FFR ≥ 0,75 (9%, $p < 0,041$)
Berger (2005)	Prospectivo Não randomizado Multicêntrico	102 pacientes com lesão em 2 vasos; um tratado e outro não tratado com base em FFR ≥ 0,75	ICP realizada em 113 estenoses com FFR < 0,75 (média: 0,57 ± 0,13), e cancelada em 127 lesões com FFR ≥ 0,75 (média: 0,86 ± 0,06)	0,75	29 ± 18 meses	Nenhum óbito computado no seguimento. Taxas de ECAM na população total foram de 9% aos 12 meses e de 13% aos 36 meses. Taxa de ECAM maior nas lesões com FFR < 0,75 tratadas com ICP em comparação com lesões com FFR ≥ 0,75 não tratadas (12,3% vs. 6,3%)
Wongpraparut (2005)	Prospectivo Não randomizado	137 pacientes com DAC multiarterial (312 vasos) encaminhados para ICP	ICP guiada por FFR (57 pacientes / 128 vasos) vs. ICP guiada por angiografia (80 pacientes / 184 vasos)	0,75	30 meses	FFR indicou ICP em 84,2% e 41,4% dos vasos inicialmente planejados para revascularização. Estratégia guiada por FFR resultou em menos vasos tratados por paciente (1,12 ± 0,30 vs. 2,27 ± 0,50, $p < 0,001$) e menor custo do procedimento ($2.572 ± 934 vs. $3.167 ± 1.194, $p < 0,001$). Sobrevivência livre de ECAM aos 30 meses foi significativamente melhor no grupo guiado por FFR (89% vs. 59%, $p < 0,01$)
FAME	Randomizado Prospectivo Multicêntrico	1.005 pacientes portadores de DAC multiarterial encaminhados para ICP com stents farmacológicos	ICP guiada por FFR (n = 509) vs. ICP guiada pela angiografia (496)	0,80	12 e 24 meses	ICP guiada por FFR resultou em menor número de sten / paciente (1,9 ± 1,3 vs. 2,7 ± 1,2, $p < 0,001$), menor uso de contraste (272 ± 133 mL vs. 302 ± 127 mL, $p < 0,001$), menor custo do procedimento ($5.332 ± 3.261 vs. $6.007 ± 2.819, $p < 0,001$) e menor tempo de hospitalização (3,4 ± 3,3 dias vs. 3,7 ± 3,5 dias, $p = 0,05$). ICP guiada por FFR resultou em menor taxa de morte, infarto e nova revascularização ao final de 12 meses (13,2% vs. 18,3%, $p = 0,02$) e menor taxa de óbito e infarto aos 24 meses (8,4% vs. 12,9%, $p = 0,02$)
FAME 2	Randomizado Prospectivo Multicêntrico	Pacientes com DAC uni, bi ou triarterial	FFR realizado em todas as estenoses. Lesões com FFR < 0,80 foram randomizadas para ICP + tratamento clínico otimizado ou tratamento clínico otimizado sozinho	0,80	12 e 24 meses	Estudo interrompido com 1.220 pacientes incluídos (54% da população planejada). O desfecho composto de morte, infarto e revascularização de urgência foi significativamente mais frequente no grupo mantido em tratamento clínico apenas (12,7% vs. 4,3%, $p < 0,001$). Estas diferenças foram mantidas no seguimento de dois anos (19,5% vs. 8,1%, $p < 0,001$).

ECAM: eventos cardíacos adversos maiores; ICP: intervenção coronária percutânea; DAC: doença arterial coronária.

1182 | INTERVENÇÃO PERCUTÂNEA

Uma preocupação de cunho prático consiste na evolução de longo prazo das estenoses coronárias não tratadas por não serem causadoras de isquemia pela FFR no momento da avaliação índice. No estudo FAME, um total de 1.329 estenoses foram investigadas para a presença de isquemia no grupo de pacientes alocados para ICP guiada por FFR. Destas, 513 (38,6%) não foram submetidas à intervenção percutânea por terem apresentado uma FFR > 0,80. Durante o seguimento de 2 anos, as taxas de infarto e a necessidade de novas revascularizações relacionadas a estas lesões não tratadas foram de 0,2% e 3,2%, respectivamente, reafirmando a segurança de se evitar uma intervenção em estenoses que não sejam funcionalmente significativas, em pacientes estáveis, a despeito da sua gravidade angiográfica.

Posteriormente, o ensaio clínico FAME 2 (*Fractional Flow Reserve Versus Angiography for Multivessel Evaluation 2*) visou avaliar outra questão, não menos importante: o papel da ICP associada ao tratamento farmacológico otimizado versus tratamento farmacológico otimizado isoladamente, em pacientes com isquemia miocárdica detectada por uma FFR < 0,80. Pacientes com DAC estável e lesões passíveis de ICP em um, dois ou três vasos foram triados para inclusão. Todas as estenoses consideradas adequadas para ICP, por critérios clínicos e angiográficos, foram avaliadas com FFR. Pacientes em quem todas as estenoses apresentaram FFR > 0,80 foram mantidos em tratamento clínico e acompanhados em um registro. Quando pelo menos uma das estenoses apresentou FFR ≤ 0,80, os pacientes foram randomizados para ICP com implante de *stents* farmacológicos, associada ao tratamento farmacológico otimizado ou tratamento farmacológico otimizado isolado. Após dois anos do seu início, o estudo foi interrompido pelo comitê independente de segurança em virtude de uma diferença significativa de 68% entre os grupos acerca do desfecho primário composto de óbito, infarto do miocárdio ou revascularizações de urgência. Até este momento, tinham sido incluídos 1.220 pacientes (888 randomizados e 332 incluídos no registro), representando apenas 54% da população inicialmente prevista. Ressalta-se que a diferença no desfecho primário foi decorrente da maior necessidade de revascularizações de urgência no grupo mantido apenas em tratamento farmacológico otimizado, sem diferenças significativas acerca da incidência de óbito e infarto. Dos 54 pacientes submetidos a revascularizações de urgência, 21,4% foram decorrentes de infarto do miocárdio e outros 26,8% decorrentes de angina instável com alterações eletrocardiográficas concomitantes. A média das medidas de FFR de 0,68 sugere que os pacientes incluídos apresentavam grandes áreas de miocárdio sob risco. Nesta população, a associação da ICP com *stents* farmacológicos a tratamento farmacológico otimizado resultou em melhor alívio sintomático e menor necessidade de revascularizações de urgência em comparação com o tratamento farmacológico isolado, com desfechos semelhantes aos observados nos pacientes sem isquemia (FFR > 0,80) que foram mantidos em tratamento clínico. No entanto, a interrupção precoce do estudo não forneceu poder estatístico suficiente para avaliação dos desfechos de morte e infarto. A extensão do seguimento até o final de dois anos mostrou que as taxas do desfecho primário permaneceram significativamente menores nos pacientes submetidos à ICP associada ao tratamento clínico otimizado (8,1% *vs.* 19,5%, *hazard ratio*: 0,39; intervalo de confiança 95%: 0,26-0,57, p < 0,001). Esta redução foi determinada predominantemente por menor necessidade de revascularizações de urgência no grupo submetido à ICP (4,0% *vs.* 16,3%, *hazard ratio*: 0,23; intervalo de confiança 95%: 0,14-0,38, p < 0,001), sem diferenças significativas entre os grupos quanto às taxas de morte e infarto.

A Figura 106.8 ilustra um caso de aplicação da FFR para tratamento de paciente com DAC multiarterial.

FFR em pacientes com lesão no tronco da coronária esquerda

A identificação de estenoses funcionalmente significativas no tronco da coronária esquerda (TCE) tem grande importância prognóstica e é fundamental para a decisão da estratégia terapêutica. Contrariamente, a revascularização cirúrgica de lesões no TCE não significativas do ponto de vista funcional pode levar à oclusão precoce dos enxertos, especialmente quando condutos de mamária interna esquerda são utilizados. Ademais, o TCE representa o local da árvore coronária em que a avaliação da gravidade da estenose pela angiografia é mais difícil e variável. Nos casos em que doença significativa também está presente na artéria coronária direita, os testes não invasivos de perfusão miocárdica podem apresentar captação reduzida do radiotraçador em todos os territórios (isquemia balanceada), promovendo resultados falso-nega-

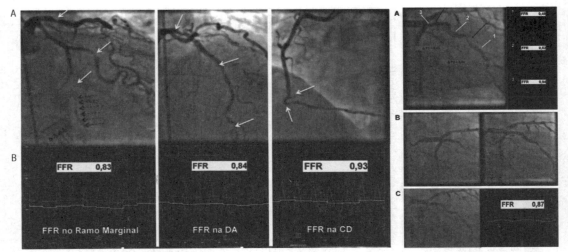

Figura 106.8. Exemplo da utilização da FFR em paciente com DAC multiarterial. Paciente de 64 anos, diabética, com doença aterosclerótica multiarterial (A), apresentando-se com angina estável. Observa-se oclusão da artéria circunflexa, que recebe colateral intracoronária, lesão de 60% no primeiro ramo marginal, múltiplas lesões intermediárias na artéria descendente anterior, lesão de 50% no óstio do ramo descendente posterior da coronária direita e oclusão do ramo ventricular posterior da coronária direita, que recebe colateral da coronária esquerda. O escore SYNTAX é de 27 (risco angiográfico intermediário). Avaliação fisiológica invasiva com FFR (B) foi realizada no primeiro ramo marginal, no leito distal da artéria descendente anterior e no ramo descendente posterior da coronária direita, não revelando redução significativa do fluxo miocárdico em nenhuma das lesões avaliadas. Portanto, restaram as oclusões da artéria circunflexa e do ramo ventricular posterior da coronária direita, o que reclassificou esta paciente com um escore SYNTAX de 7 (baixo risco angiográfico). Fosse a decisão terapêutica baseada apenas no aspecto angiográfico inicial, esta paciente poderia ter sido submetida à revascularização funcionalmente desnecessária de várias estenoses. Ver figura colorida no encarte

tivos. Neste cenário de alta complexidade, diversos estudos demonstraram que a FFR pode ser utilizada com segurança na avaliação funcional de lesões no TCE (Tabela 106.4).

Deve-se ter em mente que uma doença no TCE geralmente está associada com uma doença nos ramos subjacentes. Quando estenoses significativas estão presentes nas artérias descendente anterior e/ou circunflexa, a presença destas lesões pode aumentar o valor da FFR medido através da lesão no TCE. A influência que as lesões na artéria descendente anterior e/ou circunflexa vão exercer sobre a FFR da lesão do tronco relaciona-se com a gravidade da estenose e, principalmente, com a localização da mesma nestes vasos. Nestas situações, a interpretação dos resultados da FFR pode ser problemática e deve ser feita com cautela.

Em um estudo prospectivo e multicêntrico, Hamilos et al. avaliaram 213 pacientes com lesões angiograficamente intermediárias no TCE com FFR. Pacientes em que a FFR da lesão no TCE fosse > 0,80 foram mantidos em tratamento clínico, enquanto aqueles com FFR ≤ 0,80, cirurgia de revascularização miocárdica (CRVM) foi realizada. As taxas de sobrevida livre de eventos ao final de cinco anos foram semelhantes entre os grupos (74,2% vs. 82,8%, p = 0,50), demonstrando que pacientes encaminhados para revascularização cirúrgica de lesões no TCE, guiadas por FFR, apresentaram evolução clínica favorável e semelhante àqueles cuja lesão no TCE não estava associada com isquemia, e foram mantidos em tratamento clínico. Estes benefícios foram independentes da presença de lesões concomitantes nas artérias descendente anterior e/ou circunflexa. É importante notar que o diâmetro de estenose angiográfico apresentou uma correlação apenas moderada com os valores da FFR ($r = 0,38$, $p < 0,001$), com grande dispersão dos valores. FFR < 0,80 foi observada em apenas 23% das lesões no TCE com diâmetro de estenose > 50%, ressaltando a pobre correlação entre a gravidade angiográfica e o impacto funcional destas estenoses.

Tabela 106.4. Estudos que avaliaram a utilidade da FFR para avaliação de lesões no tronco da coronária esquerda.

Estudo/Autor	Desenho	População	Estratégias	Valor de FFR	Seguimento	Achados
Bech (2001)	Prospectivo, braço único, dois centros	54 pacientes consecutivos com lesão duvidosa no TCE	FFR ≥ 0,75: tratamento clínico; FFR < 0,75: CRVM	0,75	29 ± 15 meses	Sobrevida ao final de 3 anos foi de 100% no grupo mantido em tratamento clínico e de 97% no grupo cirúrgico. Sobrevida livre de eventos de 76% no grupo mantido em tratamento clínico e 83% no grupo cirúrgico.
Jimenez-Navarro (2004)	Prospectivo, observacional	27 pacientes consecutivos com lesões intermediárias (30%-50%) no TCE	Avaliação de todos os TCE com FFR FFR ≥ 0,75: tratamento clínico; FFR < 0,75: CRVM	0,75	26,2 ± 12,1 meses	FFR ≥ 0,75 em 20 (70,1%) dos pacientes. 3 eventos adversos ocorreram na população total: 1 óbito durante CRVM em paciente com FFR < 0,75 Revascularização cirúrgica em 2 pacientes com FFR inicialmente > 0,75. Uma após 4 meses e outra após 4 anos.
Suemaru (2005)	Prospectivo, observacional	15 pacientes consecutivos com lesões entre 25% e 75% no TCE	Avaliação de todos os TCE com FFR FFR ≥ 0,75: tratamento clínico; FFR < 0,75: CRVM	0,75	32,5 ± 9,7 meses	8 pacientes foram mantidos em tratamento clínico (FFR ≥ 0,75) e 7 foram revascularizados cirurgicamente (FFR < 0,75) Não ocorreu nenhum óbito; pacientes em tratamento clínico não tiveram recorrência de sintomas; melhora dos sintomas na maioria dos submetidos à revascularização.
Legutko (2005)	Prospectivo, observacional	38 pacientes com lesão intermediária isolada no TCE	Avaliação de todos os TCE com FFR FFR ≥ 0,75: tratamento clínico; FFR < 0,75: CRVM	0,75	2 anos (variação de 1-3 anos)	2 (11%) eventos fatais em pacientes com FFR < 0,75 submetidos à revascularização cirúrgica; 1 (5%) paciente mantido inicialmente em tratamento clínico foi submetido à CRVM devido à progressão da estenose no TCE durante o seguimento.
Lindstaedt (2006)	Prospectivo, unicêntrico	51 pacientes com lesões intermediárias (40%-80%) ou duvidosas no TCE	FFR < 0,75: CRVM; FFR > 0,80: tratamento clínico FFR ≥ 0,75 e < 0,80: tratamento definido com dados adicionais	0,75 – 0,80	29 ± 16 meses	CRVM realizada em 27 (53%) dos pacientes. Sobrevida estimada em 4 anos foi de 81% no grupo cirúrgico e de 100% no grupo mantido em tratamento clínico. Sobrevida livre de eventos foi de 66% no grupo cirúrgico e de 69% no grupo tratado clinicamente.
Hamilos (2009)	Prospectivo, observacional	213 pacientes com lesões duvidosas no TCE, submetidos à avaliação com FFR	FFR ≥ 0,80: tratamento clínico (n = 138) FFR < 0,80: CRVM (n = 75)	0,80	5 anos	Sobrevida de 89,8% nos pacientes mantidos em tratamento clínico vs. 85,4% nos revascularizados cirurgicamente (p = 0,48). Sobrevida livre de eventos de 74,2% e 82,8% nos grupos clínico e cirúrgico respectivamente (p = 0,50). Correlação entre o percentual de estenose angiográfico e FFR foi observada (r = -0,38, p < 0,001), porém com grande variabilidade.
Courtis (2009)	Prospectivo, observacional, unicêntrico	142 pacientes com lesões intermediárias (30%-60%) ou duvidosas no TCE	FFR < 0,75: revascularização; FFR > 0,80: tratamento clínico FFR ≥ 0,75 e < 0,80: tratamento individualizado	0,75-0,80	14 ± 11 meses	60 (42%) pacientes submetidos à revascularização (ICP: 6; CRVM: 54) e 82 (58%) mantidos em tratamento clínico. Ocorrência de ECAM foi de 13% no grupo clínico e 7% no grupo revascularizado (p = 0,70).

TCE: tronco da coronária esquerda; CRVM: cirurgia de revascularização miocárdica; ICP: intervenção coronária percutânea.

FFR para avaliação de lesões sequenciais

A presença de lesões sequenciais, ou seriadas, é um achado frequente durante a realização de cinecoronariografia. Quando várias estenoses estão presentes no mesmo vaso, o papel dos métodos de avaliação funcional não invasivos é limitado, uma vez que não é possível identificar qual das estenoses é responsável pela isquemia no território concordante com o vaso acometido. Por outro lado, mesmo na presença de estenoses em série na mesma artéria, a FFR ainda mantém seu valor clínico em identificar não apenas o significado funcional de todas as estenoses combinadas, mas também a contribuição de cada uma delas. No entanto, é importante reconhecer que cada uma das estenoses vai influenciar o fluxo sanguíneo hiperêmico da(s) outra(s). Pijls et al. descreveram a dedução de fórmulas complexas para a identificação da contribuição funcional de cada estenose individualmente. Entretanto, estes cálculos não são fáceis de serem realizados, nem práticos de serem aplicados no laboratório de cateterismo cardíaco. Portanto, a recomendação prática para avaliação de estenoses em série é a realização da mensuração da FFR durante tração do guia pressórico ao longo de todo o segmento doente durante hiperemia máxima. A tração do guia pressórico sob hiperemia máxima permite a localização exata das mudanças fisiológicas promovidas por cada estenose, além de auxiliar o procedimento de intervenção das mesmas (Figura 106.9).

FFR para avaliação de lesões difusas

A presença de aterosclerose difusa está geralmente associada à redução progressiva na pressão e no fluxo coronário, mesmo na ausência de estenoses angiograficamente significativas. Em aproximadamente 10% destes pacientes, a resistência epicárdica aumentada é responsável pela presença de isquemia reversível nos testes não invasivos. No entanto, estes testes são frequentemente classificados, de forma equivocada, como falso-positivos, uma vez que estenoses angiograficamente significativas não são frequentemente evidenciadas. Outras vezes, a visibilização de um local mais estenótico no vaso difusamente acometido pode levar ao tratamento focal desta estenose sem, no entanto, contemplar toda a carga aterosclerótica adjacente. Seguindo o mesmo princípio das estenoses em série, a melhor maneira de se avaliar o impacto hemodinâmico da doença aterosclerótica difusa é a realização da mensuração contínua da FFR, com tração do guia pressórico sob hiperemia máxima. Esta manobra permite diferenciar, do ponto de vista funcional, o real acometimento aterosclerótico difuso (geralmente associado a pior prognóstico e reversão da isquemia) daquele com ponto de maior gravidade focal (associado com ótima reversão da isquemia após revascularização).

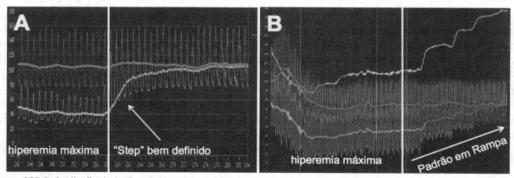

Figura 106.9. Avaliação de lesões sequenciais. (A) Presença de duas lesões em série localizadas em um grande ramo intermédio. O valor da FFR distal às duas lesões foi 0,48 (painel 1), indicando importante redução de fluxo. Sob hiperemia máxima, foi realizada a tração manual do guia pressórico, que revelou uma FFR de 0,52 entre as duas lesões (gradiente de apenas 0,04 mmHg em comparação à FFR distal (painel 2). Tração do guia pressórico até o óstio do ramo intermédio, proximalmente à primeira lesão, revelou uma FFR de 0,94, com um gradiente entre a FFR intermediária e a FFR proximal de 0,42 mmHg (painel 3). Como a lesão mais proximal promovia a maior queda na FFR, realizou-se a ICP desta estenose, com implante de *stent* (B). Após o tratamento da lesão proximal, a FFR foi mensurada novamente após a lesão distal, revelando um valor de 0,87, que justificou o não tratamento desta estenose. Ver figura colorida no encarte.

FFR em pacientes com síndrome coronariana aguda

Em razão da complexa natureza fisiopatológica das síndromes coronarianas agudas (SCA), particularmente no infarto agudo do miocárdio (IAM), o valor preditivo da FFR apresenta algumas limitações teóricas.

Em pacientes com IAM, como consequência da natureza dinâmica da vasoconstrição e resolução de trombos intraluminais, a frequência de estenoses intermediárias no vaso culpado não é desprezível e, muitas vezes, necessita complementação diagnóstica acerca do seu significado funcional. Ademais, durante um IAM, edema e disfunção microvascular transitória impedem que a microcirculação no território infartado alcance vasodilatação máxima, não fornecendo uma resistência mínima, uniforme e constante – premissas básicas para a mensuração da FFR. Com isso, a FFR tem valor limitado e não é recomendada na artéria relacionada ao infarto na fase aguda do evento. Além disso, a FFR não possui qualquer papel, quando o fluxo coronário normal (TIMI 3) não é reestabelecido. Embora tenha sido descrito que a FFR é acurada em determinar o significado funcional de lesões não culpadas durante a fase aguda do infarto, este é assunto que carece de maiores investigações.

Entretanto, em uma fase mais avançada de recuperação do infarto, a FFR pode ter papel auxiliar na avaliação funcional das lesões culpadas pelo evento agudo. Após um infarto do miocárdio, o tecido acometido é substituído por fibrose e cicatriz. Portanto, a massa de miocárdio viável suprida por uma determinada estenose na artéria relacionada ao infarto tende a diminuir. Por definição, o fluxo hiperêmico e, por consequência, o gradiente hiperêmico, também vão diminuir. Assumindo-se que a morfologia da estenose permanece idêntica, os valores da FFR tendem a aumentar. Isto não significa que a FFR subestima a gravidade da lesão após um infarto do miocárdio. Simplesmente, ilustra a relação existente entre fluxo, gradiente de pressão e massa miocárdica, reforçando o argumento de que o mero aspecto morfológico de um segmento estenótico não necessariamente reflete seu significado funcional. Estes conceitos foram bem demonstrados no estudo de De Bruyne et al., que compararam as imagens de perfusão miocárdica por SPECT com os valores de FFR obtidos antes e após a ICP em 57 pacientes que haviam sofrido infarto do miocárdio há mais de 6 dias (média de 20 dias antes). Pacientes com SPECT positivo antes da ICP apresentaram um valor de FFR significativamente menor do que os pacientes com SPECT negativo ($0,52 \pm 0,18$ *vs.* $0,67 \pm 0,16$, p = 0,0079), mas uma fração de ejeção do ventrículo esquerdo significativamente maior (63 ± 10% *vs.* 52 ± 10%, p = 0,0009), apesar de percentuais de diâmetro de estenose semelhantes pela angiografia (67 ± 13% *vs.* 68 ± 16%, p = NS). Correlação inversa, significativa, foi encontrada entre os valores de FFR e de fração de ejeção do ventrículo esquerdo ($r = 0,29$, p = 0,049). A sensibilidade e especificidade do valor de corte da FFR $\leq 0,75$ para detectar defeitos de perfusão no SPECT foram 82% e 87%, respectivamente. Quando apenas resultados verdadeiramente positivos ou verdadeiramente negativos das imagens de perfusão pelo SPECT foram levados em consideração, estes números elevaram-se para 87% de sensibilidade e 100% de especificidade. O melhor valor de FFR para predizer isquemia peri-infarto pelo SPECT foi de 0,78, com sensibilidade e especificidade iguais a 88%. Portanto, para pacientes com mais de seis dias de um IAM, a FFR reflete com alta acurácia o impacto hemodinâmico da lesão relacionada ao infarto, sendo influenciada não apenas pela gravidade da estenose, mas principalmente pela massa de miocárdio viável após o evento. Com base nestes resultados, passou a ser prática corrente não se indicar a realização da FFR para avaliação da lesão culpada nos primeiros cinco dias de um IAM.

Estima-se que 30% a 50% dos pacientes que se apresentam com IAM com supradesnível do segmento ST (IAMCSST) possuem estenoses adicionais em outras artérias não relacionadas com o infarto. O papel da FFR em investigar o significado funcional de estenoses não culpadas no momento do evento agudo foi avaliado por Ntalianis et al. FFR foi medida em 112 estenoses não culpadas em 101 pacientes no momento em que foram submetidos à ICP da lesão culpada no IAM e 35 ± 4 dias após. Os valores de FFR das lesões não culpadas não alteraram significativamente entre a aferição durante o evento agudo ($0,77 \pm 0,13$) e o seguimento de 1 mês ($0,77 \pm 0,13$, p = NS). Em apenas dois pacientes o valor inicial da FFR foi > 0,80 na fase aguda e reduziu para < 0,75 no seguimento. Estes resultados atestam a segurança de se aferir a FFR de lesões não culpadas durante um evento agudo. No estudo DANAMI-3-PRIMULTI, Engström et al. randomizaram 627 pacientes com IAMCSST e acometimento multiarterial para duas estratégias de tratamento, após ICP primária bem-sucedida da lesão culpada: nenhuma intervenção adicional (ou seja, apenas ICP da lesão culpada) ou revascularização completa guiada por FFR das lesões não culpadas antes da alta hospitalar. Durante um seguimento médio de 27 meses (variando de 12 a 44 meses), a ocorrência do desfecho primário (composto de morte por todas as causas, reinfarto não fatal e revascularização das lesões não culpadas determinada pela presença de isquemia) foi significativamente reduzido no grupo alocado para revascularização completa guiada por FFR (13% *vs.* 22%; HR: 0,56, IC 95%: 0,38-0,83, p = 0,004). Mais recentemente, 885 pacientes portadores de IAMCSST e submetidos à ICP primária da artéria culpada relacionada com o infarto foram randomizados de forma 1:2 no estudo COMPARE-ACUTE para revascularização completa de lesões não culpadas guiada por FFR (n = 295 pacientes) ou permanecer apenas com a revascularização da lesão culpada (n = 590 pacientes). Aqui, a avaliação com FFR e a revascularização das lesões não culpadas foi realizada durante a ICP primária, enquanto no estudo DANAMI-3-PRIMULTI a avaliação das lesões não culpadas com FFR foi realizada em caráter estagiado, antes da alta hospitalar. Ao final de 12 meses, houve redução significativa de 65% no risco para ocorrência do desfecho primário composto por morte de qualquer causa, infarto não fatal, nova revascularização e eventos cerebrovasculares no grupo submetido à revasculzarização completa guiada por FFR em comparação com revascularização apenas da lesão culpada (HR: 0,35, IC 95%: 0,22 a 0,55, p < 0,001). Este achado foi predominantemente derivado por uma redução significativa nas taxas de novas revascularizações no grupo submetido à revascularização completa (6,1% *vs.* 17,5%; HR: 0,32, IC 95%: 0,20 a 0,54, p < 0,001).

Nas SCA sem supradesnível de ST (SCASSST), as alterações transitórias da microcirculação são menos proeminentes do que as observadas no IAMCSST, e o impacto destas alterações no território servido por lesões não culpadas é mínimo. Visando avaliar a segurança de se realizar ICP em pacientes com SCASSST, Potvin et al. investigaram 201 pacientes consecutivos (62% com angina instável, IAMSSST, ou IAMCSST com mais de 24 horas de evolução; 30% com angina estável; 8% com dor torácica atípica), com 231 lesões, cuja revascularização foi guiada pelos resultados da FFR (ponto de corte de 0,75). A média dos valores de FFR foi 0,87 ± 0,06, e a média do percentual do diâmetro de estenose pela angiografia foi 41 ± 8%. Durante o seguimento de 11 ± 6 meses, eventos cardíacos adversos ocorreram em 20 pacientes (10%), sem diferença significativa entre os pacientes com angina instável ou infarto e aqueles com angina estável (9% *vs.* 13%, p = 0,44), sugerindo que a FFR pode ser utilizada para definir a necessidade de revascularização de lesões intermediárias em pacientes com SCASSST. Mais recentemente, Layland et al. conduziram o primeiro estudo dedicado apenas para pacientes com SCASSST. Em seis centros britânicos, 350 pacientes com SCASSST, e com ≥ 1 lesão foram randomizados para ICP guiada pela angiografia (n = 174) ou ICP guiada por FFR (n = 176). A FFR foi medida em todas as lesões com estenose ≥ 30%, e seus valores revelados para o operador no grupo guiado por FFR, mas não no grupo guiado por angiografia. O valor de FFR < 0,80 foi utilizado para indicar revascularização. Os pacientes alocados para a estratégia guiada por FFR tiveram menos lesões tratadas no momento do procedimento índice, com maior número de lesões mantidas em tratamento clínico (22,7% *vs.* 13,2%, p = 0,022). A revelação posterior dos valores da FFR resultou em mudança na estratégia de tratamento em 38% dos casos. Ao final de 12 meses, a taxa de revascularização continuou menor no grupo guiado por FFR (79,0% *vs.* 86,8%, p = 0,054). Não houve diferença significativa com relação aos desfechos clínicos e de qualidade de vida.

FFR para avaliação de reestenose *intrastent*

Historicamente, a reestenose após angioplastia com balão, ou após ICP com implante de *stents,* sempre foi considerada um dos maiores desafios da cardiologia intervencionista. Com o advento dos *stents* farmacológicos, as taxas de reestenose e a necessidade de novas revascularizações foram reduzidas consideravelmente, mas ainda ocorrem entre 3% e 20% dos casos, dependendo das características angiográficas basais, dos fatores de risco dos pacientes, e do tipo de *stent* implantado. Frente a uma reestenose angiográfica, caracterizada por estenose maior que 50% ao longo do segmento tratado (*intrastent* e nos 5 milímetros imediatamente distais e proximais ao segmento *intrastent*), nova revascularização (percutânea ou cirúrgica) é recomendada apenas na presença concomitante de sintomas anginosos inequívocos ou presença de isquemia em território concordante com o vaso acometido.

Neste cenário, o papel da FFR ainda não foi extensamente estudado. No entanto, do ponto de vista teórico, o valor da FFR não deveria ser afetado pelo fato de a estenose epicárdica ser promovida por uma lesão coronária *de novo*, ou reestenótica, mas sim a forma como o fluxo sanguíneo é afetado ao atravessar estas lesões.

Estes postulados foram avaliados no estudo de Kruger et al., que compararam os valores de FFR contra os resultados da cintilografia de perfusão miocárdica em 42 pacientes com reestenose de *stents* não farmacológicos, $5,3 \pm 1,6$ meses após o procedimento índice. A média do percentual de estenose *intrastent* pela angiografia foi $53 \pm 9\%$, enquanto a média dos valores de FFR foi $0,77 \pm 0,15$. Vinte pacientes (47,6%) apresentaram FFR < 0,75, enquanto defeitos de perfusão miocárdica pela cintilografia foram demonstrados em 19 pacientes. A FFR demonstrou boa acurácia em determinar a presença de defeitos de perfusão reversíveis pela cintilografia (área sob a curva ROC de 0,86), com um elevado percentual de concordância com os achados da cintilografia (88%). A potencial utilidade da FFR no auxílio da tomada de decisão frente a reestenose de *stents* não farmacológicos foi demonstrada no estudo de Lopez-Palop et al. Sessenta e cinco reestenoses de *stents* não farmacológicos de 62 pacientes foram investigadas com FFR. Em pacientes cujo FFR foi maior que 0,75, nova intervenção não foi realizada, e os pacientes foram acompanhados clinicamente. FFR $\geq 0,75$ foi observada em 41 lesões (63%), 21 das quais tinham diâmetro de estenose angiográfico maior que 50%. O coeficiente de correlação entre os parâmetros angiográficos quantitativos e os valores da FFR foi baixo (< 0,5), reproduzindo no subgrupo de pacientes com reestenose *intrastent* a fraca correlação existente entre parâmetros angiográficos e funcionais. Ao final de um ano, nenhum evento adverso foi observado nas lesões que não foram tratadas com base nos valores de FFR. Mais recentemente, Nam et al. investigaram, com FFR, 50 reestenoses de *stents* farmacológicos (49 pacientes), cuja média do percentual do diâmetro de estenose angiográfico foi $58 \pm 13\%$. Correlação negativa foi observada entre o percentual de estenose angiográfico e os valores de FFR ($r = -0,61$, p < 0,001). Das 50 reestenoses investigadas, 20 (40%) não foram tratadas, com base em um valor de FFR $\geq 0,80$. A incidência de eventos adversos ao final de um ano foi de 18% (23,3% nos pacientes com FFR < 0,80, e 10% nos pacientes com FFR $\geq 0,80$). Portanto, embora as evidências disponíveis sejam poucas, e com números pequenos de pacientes, a FFR parece útil, na prática clínica, em identificar reestenoses *intrastents* que requerem nova revascularização.

LIMITAÇÕES DA FFR

Assim como todo método diagnóstico, a FFR também apresenta algumas limitações, sejam em situações clínicas onde sua acurácia é baixa ou em função de alguns aspectos técnicos.

A mais importante contraindicação clínica é na fase aguda do IAMCSST. Na fase aguda do infarto, embolização de material trombótico, atordoamento miocárdico, disfunção microvascular isquêmica aguda e outros fatores biológicos impedem uma vasodilatação microvascular completa e, portanto, inviabilizam a realização da FFR.

Em pacientes com hipertrofia ventricular esquerda, isquemia miocárdica reversível pode ser detectada, mesmo na ausência de estenoses angiográficas. Nestes pacientes, a má distribuição do fluxo coronário no território subendocárdico costuma estar relacionada com um desequilíbrio entre a densidade da rede capilar e o volume de miofilamentos musculares. Portanto, os valores de corte usuais da FFR deveriam ser utilizados com cautela.

Disfunção endotelial é uma característica praticamente universal da doença aterosclerótica e, portanto, pode-se imaginar que a FFR é mensurada, na grande maioria das vezes, em pacientes com certo grau de disfunção endotelial. Isto tem duas consequências práticas: (1) todas as mensurações de FFR devem ser realizadas após a administração de nitrato, um vasodilatador independente do endotélio, para minimizar o risco de vasoconstricção paradoxal; (2) pacientes com grave disfunção endotelial, com vasoconstricção paradoxal durante o exercício, podem ser responsáveis por raros casos de isquemia induzida pelo exercício em testes não invasivos, mas com uma FFR > 0,80 após administração de nitratos intracoronários na sala de cateterismo e devem ser reconhecidos.

Por definição, assume-se que a pressão venosa, após o leito microvascular, é desprezível e, portanto, não levada em consideração na dedução matemática da FFR. No entanto, esta situação pode não ser verdade em pacientes com grave disfunção ventricular esquerda. Nestes casos, os valores de corte usuais para a detecção de isquemia devem ser utilizados com cautela. Idealmente, a pressão no sistema venoso deveria ser mensuarada com a utilização de um balão insuflado proximalmente ao sensor de pressão para eliminar a influência da pressão arterial. No entanto, esta abordagem não é prática, aumenta a complexidade do procedimento, e as fórmulas para o cálculo da FFR são difíceis de utilizar na rotina do laboratório de cateterismo.

INDICAÇÕES PARA USO DA FFR SEGUNDO RECOMENDAÇÕES DAS DIRETRIZES DE REVASCULARIZAÇÃO MIOCÁRDICA

As diretrizes mais atuais para ICP, respectivamente a européia de revascularizção miocárdica e a americana, reconhecem a FFR como uma opção adjunta invasiva para a detecção de isquemia em lesões intermediárias, ou seja, aquelas com diâmetro de estenose entre 50% e 70%, auxiliando na decisão terapeutica sobre a necessidade de revascularização em pacientes estáveis.

Na diretriz americana, a FFR recebe recomendação classe IIa, com nível de evidencia A. De forma geral, a recomendação IIa significa que um determinado tratamento ou procedimento apresenta mais benefícios do que riscos, classificando-o como útil e efetivo, embora existam alguns dados conflitantes na literatura. Especificamente, o nível de evidencia A relaciona-se ao fato de que múltiplas populações foram avaliadas em pesquisas randomizados ou metanálises, tendo como base vários estudos, dentre eles o FAME e o DEFER.

Por sua vez, a diretriz européia apropriadamente comenta que os métodos de imagem não invasivos para a detecção de isquemia constituem o padrão-ouro para a identitificação de DAC suspeita ou conhecida. Entretanto, reconhece também que uma parcela significativa dos pacientes encaminhados à cinecoronariografia não é submetida a provas funcionais previamente. Nestes casos, a aplicação da FFR pode ser de grande valor para a avaliação de lesões moderadas, particularmente na presença de DAC multiarterial. Outras potenciais indicações são: reestenose *intrastent*, obstruções em TCE e após IAM. A recomendação desta diretriz quanto ao uso da FFR é classe I, com nível de evidência A, quando a técnica é realizada para averiguar a presença de isquemia induzida por determinada lesão, na ausência de outras provas objetivas de isquemia, ou quando as mesmas são conflitantes.

As recomendações da diretriz da Sociedade Brasileira de Hemodinâmica e Cardiologia Intervencionista são apresentadas na Tabela 106.5.

Tabela 106.5. Recomendações para uso da FFR de acordo com a diretriz de intervenção coronária percutânea da Sociedade Brasileira de Hemodinâmica e Cardiologia Intervencionista.

Recomendações	Classe	Nível de evidência
FFR e iFR como ferramentas acuradas para identificar estenoses coronárias hemodinamicamente significativas em pacientes sem evidência de isquemia por métodos não invasivos ou que estes sejam inconclusivos, indisponíveis ou discordantes	I	A
FFR e iFR para guiar procedimentos de ICP em pacientes com DAC multiarterial estável, em estenoses > 50% e < 90% à angiografia	I	A
FFR e iFR para avaliar o significado funcional e indicar a necessidade de revascularização de estenoses no TCE	IIa	B
FFR e iFR para avaliar o significado funcional e indicar a necessidade de revascularização de lesões não culpadas no momento da ICP primária em pacientes com IAMCSST	IIB	B
FFR e iFR para avaliar o significado funcional e indicar a necessidade de revascularização de lesões culpadas durante a fase aguda de um IAMCSST	III	C

FFR: reserva de fluxo fracionado (do inglês *fractional flow reserve*); iFR: reserva de fluxo instantâneo em repouso durante período diastólico sem transmissão de ondas (do inglês *instantaneous wave-free ratio*); ICP: intervenção coronária percutânea; DAC: doença arterial coronária; TCE: tronco da coronária esquerda; IAMCSST: infarto agudo do miocárdio com supradesnivelamento do segmento ST.

BIBLIOGRAFIA

Aarnoudse WH, Botman KJ, Pijls NH. False-negative myocardial scintigraphy in balanced three-vessel disease, revealed by coronary pressure measurement. Int J Cardiovasc Intervent. 2003;5(2):67-71.

Abe M, Tomiyama H, Yoshida H, Doba N. Diastolic fractional flow reserve to assess the functional severity of moderate coronary artery stenoses: comparison with fractional flow reserve and coronary flow velocity reserve. Circulation. 2000;102(19):2365-70.

Bartunek J, Marwick TH, Rodrigues AC, Vincent M, Van Schuerbeeck E, Sys SU, et al. Dobutamine-induced wall motion abnormalities: correlations with myocardial fractional flow reserve and quantitative coronary angiography. J Am Coll Cardiol. 1996;27(6):1429-36.

Bartunek J, Van Schuerbeeck E, de Bruyne B. Comparison of exercise electrocardiography and dobutamine echocardiography with invasively assessed myocardial fractional flow reserve in evaluation of severity of coronary arterial narrowing. Am J Cardiol. 1997;79(4):478-81.

Beauman GJ, Vogel RA. Accuracy of individual and panel visual interpretations of coronary arteriograms: implications for clinical decisions. J Am Coll Cardiol. 1990;16(1):108-13.

Bech GJ, Droste H, Pijls NH, De Bruyne B, Bonnier JJ, Michels HR, et al. Value of fractional flow reserve in making decisions about bypass surgery for equivocal left main coronary artery disease. Heart. 2001;86(5):547-52.

Berger A, Botman KJ, MacCarthy PA, Wijns W, Bartunek J, Heyndrickx GR, et al. Long-term clinical outcome after fractional flow reserve-guided percutaneous coronary intervention in patients with multivessel disease. J-Am Coll Cardiol. 2005;46(3):438-42.

Botman CJ, Schonberger J, Koolen S, Penn O, Botman H, Dib N, et al. Does stenosis severity of native vessels influence bypass graft patency? A prospective fractional flow reserve-guided study. Ann Thorac Surg. 2007;83(6):2093-7.

Brueren BR, ten Berg JM, Suttorp MJ, Bal ET, Ernst JM, Mast EG, et al. How good are experienced cardiologists at predicting the hemodynamic severity of coronary stenoses when taking fractional flow reserve as the gold standard. Int J Cardiovasc Imaging. 2002;18(2):73-6.

Caymaz O, Fak AS, Tezcan H, Inanir SS, Toprak A, Tokay S, et al. Correlation of myocardial fractional flow reserve with thallium-201 SPECT imaging in intermediate-severity coronary artery lesions. J Invasive Cardiol. 2000;12(7):345-

Chamuleau SA, Meuwissen M, Koch KT, van Eck-Smit BL, Tio RA, Tijssen JG, et al. Usefulness of fractional flow reserve for risk stratification of patients with multivessel coronary artery disease and an intermediate stenosis. Am J Cardiol. 2002;89(4):377-80.

Chamuleau SA, Meuwissen M, van Eck-Smit BL, Koch KT, de Jong A, de Winter RJ, et al. Fractional flow reserve, absolute and relative coronary blood flow velocity reserve in relation to the results of technetium-99m sestamibi single-photon emission computed tomography in patients with two-vessel coronary artery disease. J Am Coll Cardiol. 2001;37(5):1316-22.

Cook CM, Ahmad Y, Shun-Shin MJ, Nijjer S, Petraco R, Al-Lamee R, et al. Quantification of the Effect of Pressure Wire Drift on the Diagnostic Performance of Fractional Flow Reserve, Instantaneous Wave-Free Ratio, and Whole-Cycle Pd/Pa. Circ Cardiovasc Interv. 2016;9(4):e002988.

Courtis J, Rodes-Cabau J, Larose E, Potvin JM, Dery JP, Larochelliere RD, et al. Usefulness of coronary fractional flow reserve measurements in guiding clinical decisions in intermediate or equivocal left main coronary stenoses. Am J Cardiol. 2009;103(7):943-9. Epub 2009 Feb 7.

Cutlip DE, Windecker S, Mehran R, Boam A, Cohen DJ, van Es GA, et al. Clinical end points in coronary stent trials: a case for standardized definitions. Circulation. 2007;115(17):2344-51.

Dangas GD, Claessen BE, Caixeta A, Sanidas EA, Mintz GS, Mehran R. In-stent restenosis in the drug-eluting stent era. J Am Coll Cardiol. 2010;56(23):1897-907. Review.

De Bruyne B, Bartunek J, Sys SU, Heyndrickx GR. Relation between myocardial fractional flow reserve calculated from coronary pressure measurements and exercise-induced myocardial ischemia. Circulation. 1995;92(1):39-46.

de Bruyne B, Bartunek J, Sys SU, Pijls NH, Heyndrickx GR, Wijns W. Simultaneous coronary pressure and flow velocity measurements in humans. Feasibility, reproducibility, and hemodynamic dependence of coronary flow velocity reserve, hyperemic flow versus pressure slope index, and fractional flow reserve. Circulation. 1996;94(8):1842-9.

De Bruyne B, Fearon WF, Pijls NH, Barbato E, Tonino P, Piroth Z, et al. Fractional flow reserve-guided PCI for stable coronary artery disease. N Engl J Med. 2014;371(13):1208-17. Epub 2014 Sep 1. Erratum in: N Engl J Med. 2014;371(15):1465.

De Bruyne B, Hersbach F, Pijls NH, Bartunek J, Bech JW, Heyndrickx GR, et al. Abnormal epicardial coronary resistance in patients with diffuse atherosclerosis but "Normal" coronary angiography. Circulation. 2001;104(20):2401-6.

De Bruyne B, Pijls NH, Barbato E, Bartunek J, Bech JW, Wijns W, et al. Intracoronary and intravenous adenosine 5'-triphosphate, adenosine, papaverine, and contrast medium to assess fractional flow reserve in humans. Circulation. 2003;107(14):1877-83. Epub 2003 Mar 31.

De Bruyne B, Pijls NH, Bartunek J, Kulecki K, Bech JW, De Winter H, et al. Fractional flow reserve in patients with prior myocardial infarction. Circulation. 2001;104(2):157-62.

De Bruyne B, Pijls NH, Kalesan B, Barbato E, Tonino PA, Piroth Z, et al. Fractional flow reserve-guided PCI versus medical therapy in stable coronary disease. N Engl J Med. 2012;367(11):991-1001. Epub 2012 Aug 27. Erratum in: N Engl J Med. 2012;367(18):1768.

De Bruyne B, Sarma J. Fractional flow reserve: a review: invasive imaging. Heart. 2008;94(7):949-59.

Engstrom T, Kelbaek H, Helqvist S, Hofsten DE, Klovgaard L, Holmvang L, et al. Complete revascularisation versus treatment of the culprit lesion only in patients with ST-segment elevation myocardial infarction and multivessel disease (DANAMI-3-PRIMULTI): an open-label, randomised controlled trial. Lancet. 2015;386(9994):665-71.

Erhard I, Rieber J, Jung P, Hacker M, Schiele T, Stempfle HU, et al. The validation of fractional flow reserve in patients with coronary multivessel disease: a comparison with SPECT and contrast-enhanced dobutamine stress echocardiography. Z Kardiol. 2005;94(5):321-7.

Fearon WF, Takagi A, Jeremias A, Yeung AC, Joye JD, Cohen DJ, et al. Use of fractional myocardial flow reserve to assess the functional significance of intermediate coronary stenoses. Am J Cardiol. 2000;86(9):1013-4, A10.

Feres F, Costa RA, Siqueira D, Costa JR Jr, Chamié D, Staico R, et al. Diretriz da Sociedade Brasileira de Cardiologia e da Sociedade Brasileira de Hemodinâmica e Cardiologia Intervencionista sobre Intervenção Coronária Percutânea. Arq Bras Cardiol. 2017; 109(1 Suppl 1):1-81. Review.

Gould KL, Nakagawa Y, Nakagawa K, Sdringola S, Hess MJ, Haynie M, et al. Frequency and clinical implications of fluid dynamically significant diffuse coronary artery disease manifest as graded, longitudinal, base-to-apex myocardial perfusion abnormalities by noninvasive positron emission tomography. Circulation. 2000;101(16):1931-9.

Grondin CM, Dyrda I, Pasternac A, Campeau L, Bourassa MG, Lesperance J. Discrepancies between cineangiographic and postmortem findings in patients with coronary artery disease and recent myocardial revascularization. Circulation. 1974;49(4):703-8.

Hamilos M, Muller O, Cuisset T, Ntalianis A, Chlouverakis G, Sarno G, et al. Long-term clinical outcome after fractional flow reserve-guided treatment in patients with angiographically equivocal left main coronary artery stenosis. Circulation. 2009;120(15):1505-12. Epub 2009 Sep 28.

Hacker M, Rieber J, Schmid R, Lafougere C, Tausig A, Theisen K, et al. Comparison of Tc-99m sestamibi SPECT with fractional flow reserve in patients with intermediate coronary artery stenoses. J Nucl Cardiol. 2005;12(6):645-54.

Isner JM, Kishel J, Kent KM, Ronan JA Jr., Ross AM, Roberts WC. Accuracy of angiographic determination of left main coronary arterial narrowing. Angiographic--histologic correlative analysis in 28 patients. Circulation. 1981;63(5):1056-64.

Jimenez-Navarro M, Alonso-Briales JH, Hernandez Garcia MJ, Rodriguez Bailon I, Gomez-Doblas JJ, de Teresa Galvan E. Measurement of fractional flow reserve to assess moderately severe coronary lesions: correlation with dobutamine stress echocardiography. J Interv Cardiol. 2001;14(5):499-504.

Jimenez-Navarro M, Hernandez-Garcia JM, Alonso-Briales JH, Kuhlmorgen B, Gomez-Doblas JJ, Garcia-Pinilla JM, et al. Should we treat patients with moderately severe stenosis of the left main coronary artery and negative FFR results? J Invasive Cardiol. 2004;16(8):398-400.

Kobori Y, Tanaka N, Takazawa K, Yamashina A. Usefulness of fractional flow reserve in determining the indication of target lesion revascularization. Catheter Cardiovasc Interv. 2005;65(3):355-60.

Koolen JJ, Pijls NH. Coronary pressure never lies. Catheter Cardiovasc Interv. 2008;72(2):248-56.

Kruger S, Koch KC, Kaumanns I, Merx MW, Schafer WM, Buell U, et al. Use of fractional flow reserve versus stress perfusion scintigraphy in stent restenosis. Eur J Intern Med. 2005;16(6):429-31.

Layland J, Oldroyd KG, Curzen N, Sood A, Balachandran K, Das R, et al. Fractional flow reserve vs. angiography in guiding management to optimize outcomes in non-ST-segment elevation myocardial infarction: the British Heart Foundation FAMOUS-NSTEMI randomized trial. Eur Heart J. 2015;36(2):100-11.

Legutko J, Dudek D, Rzeszutko L, Wizimirski M, Dubiel JS. Fractional flow reserve assessment to determine the indications for myocardial revascularisation in patients with borderline stenosis of the left main coronary artery. Kardiol Pol. 2005;63(5):499-506; discussion 507-8.

Levine GN, Bates ER, Blankenship JC, Bailey SR, Bittl JA, Cercek B, et al. 2011 ACCF/AHA/SCAI Guideline for Percutaneous Coronary Intervention. A report of the American College of Cardiology Foundation/American Heart Association Task Force on Practice Guidelines and the Society for Cardiovascular Angiography and Interventions. Journal of the American College of Cardiology. 2011;58(24):e44-122. Epub 2011 Nov 7.

Lindstaedt M, Yazar A, Germing A, Fritz MK, Holland-Letz T, Mugge A, et al. Clinical outcome in patients with intermediate or equivocal left main coronary artery disease after deferral of surgical revascularization on the basis of fractional flow reserve measurements. Am Heart J. 2006;152(1):156.e1-9.

Lindstaedt M, Spiecker M, Perings C, Lawo T, Yazar A, Holland-Letz T, et al. How good are experienced interventional cardiologists at predicting the functional significance of intermediate or equivocal left main coronary artery stenoses? International journal of cardiology. 2007;120(2):254-61. Epub 2007 Mar 7.

Lopez-Palop R, Pinar E, Lozano I, Saura D, Pico F, Valdes M. Utility of the fractional flow reserve in the evaluation of angiographically moderate in-stent restenosis. Eur Heart J. 2004;25(22):2040-7.

Menon M, Jaffe W, Watson T, Webster M. Assessment of coronary fractional flow reserve using a monorail pressure catheter: the first-in-human ACCESS-NZ trial. EuroIntervention. 2015;11(3):257-63.

Morishima T, Chikamori T, Hatano T, Tanaka N, Takazawa K, Yamashina A. Correlation between myocardial uptake of technetium-99m-sestamibi and pressure-derived myocardial fractional flow reserve. J Cardiol. 2004;43(4):155-63.

Nam CW, Rha SW, Koo BK, Doh JH, Chung WY, Yoon MH, et al. Usefulness of coronary pressure measurement for functional evaluation of drug-eluting stent restenosis. Am J Cardiol. 2011;107(12):1783-6.

Ntalianis A, Sels JW, Davidavicius G, Tanaka N, Muller O, Trana C, et al. Fractional flow reserve for the assessment of nonculprit coronary artery stenoses in patients with acute myocardial infarction. JACC Cardiovasc Interv. 2010;3(12):1274-81.

Park SH, Jeon KH, Lee JM, Nam CW, Doh JH, Lee BK, et al. Long-Term Clinical Outcomes of Fractional Flow Reserve-Guided Versus Routine Drug-Eluting Stent Implantation in Patients With Intermediate Coronary Stenosis: Five-Year Clinical Outcomes of DEFER-DES Trial. Circ Cardiovasc Interv. 2015;8(12):e002442.

Pijls NH, De Bruyne B, Bech GJ, Liistro F, Heyndrickx GR, Bonnier HJ, et al. Coronary pressure measurement to assess the hemodynamic significance of serial stenoses within one coronary artery: validation in humans. Circulation. 2000;102(19):2371-7.

Pijls NH, De Bruyne B, Peels K, Van Der Voort PH, Bonnier HJ, Bartunek JKJJ, et al. Measurement of fractional flow reserve to assess the functional severity of coronary-artery stenoses. N Engl J Med. 1996;334(26):1703-8.

Pijls NH, Van Gelder B, Van der Voort P, Peels K, Bracke FA, Bonnier HJ, et al. Fractional flow reserve. A useful index to evaluate the influence of an epicardial coronary stenosis on myocardial blood flow. Circulation. 1995;92(11):3183-93.

Pijls NH, van Son JA, Kirkeeide RL, De Bruyne B, Gould KL. Experimental basis of determining maximum coronary, myocardial, and collateral blood flow by pressure measurements for assessing functional stenosis severity before and after percutaneous transluminal coronary angioplasty. Circulation. 1993;87(4):1354-67.

Potvin JM, Rodes-Cabau J, Bertrand OF, Gleeton O, Nguyen CN, Barbeau G, et al. Usefulness of fractional flow reserve measurements to defer revascularization in patients with stable or unstable angina pectoris, non-ST-elevation and ST-elevation acute myocardial infarction, or atypical chest pain. Am J Cardiol. 2006;98(3):289-97. Epub 2006 Jun 6.

Ragosta M, Bishop AH, Lipson LC, Watson DD, Gimple LW, Sarembock IJ, et al. Comparison between angiography and fractional flow reserve versus single-photon emission computed tomographic myocardial perfusion imaging for determining lesion significance in patients with multivessel coronary disease. Am J Cardiol. 2007;99(7):896-902. Epub 2007 Feb 12.

Rieber J, Jung P, Erhard I, Koenig A, Hacker M, Schiele TM, et al. Comparison of pressure measurement, dobutamine contrast stress echocardiography and SPECT for the evaluation of intermediate coronary stenoses. The COMPRESS trial. Int J Cardiovasc Intervent. 2004;6(3-4):142-7.

Samady H, Lepper W, Powers ER, Wei K, Ragosta M, Bishop GG, et al. Fractional flow reserve of infarct-related arteries identifies reversible defects on noninvasive myocardial perfusion imaging early after myocardial infarction. J Am Coll Cardiol. 2006;47(11):2187-93.

Seo JK, Kwan J, Suh JH, Kim DH, Lee KH, Hyun IY, et al. Early dipyridamole stress myocardial SPECT to detect residual stenosis of infarct related artery: comparison with coronary angiography and fractional flow reserve. Korean J Intern Med. 2002;17(1):7-13.

Smits PC, Abdel-Wahab M, Neumann FJ, Boxma-de Klerk BM, Lunde K, Schotborgh CE, et al. Fractional Flow Reserve-Guided Multivessel Angioplasty in Myocardial Infarction. N Engl J Med. 2017;376(13):1234-1244. Epub 2017 Mar 18.

Sparv D, Gotberg M, Harnek J, Persson T, Madsen Hardig B, Erlinge D. Assessment of increasing intravenous adenosine dose in fractional flow reserve. BMC Cardiovasc Disord. 2017;17(1):60.

Suemaru S, Iwasaki K, Yamamoto K, Kusachi S, Hina K, Hirohata S, et al. Coronary pressure measurement to determine treatment strategy for equivocal left main coronary artery lesions. Heart Vessels. 2005;20(6):271-7.

Tarkin JM, Nijjer S, Sen S, Petraco R, Echavarria-Pinto M, Asress KN, et al. Hemodynamic response to intravenous adenosine and its effect on fractional flow reserve assessment: results of the Adenosine for the Functional Evaluation of Coronary Stenosis Severity (AFFECTS) study. Circ Cardiovasc Interv. 2013;6(6):654-61. Epub 2013 Nov 19.

Tonino PA, De Bruyne B, Pijls NH, Siebert U, Ikeno F, van' t Veer M, et al. Fractional flow reserve versus angiography for guiding percutaneous coronary intervention. N Engl J Med. 2009;360(3):213-24.

Tonino PA, Fearon WF, De Bruyne B, Oldroyd KG, Leesar MA, Ver Lee PN, et al. Angiographic versus functional severity of coronary artery stenoses in the FAME study fractional flow reserve versus angiography in multivessel evaluation. J Am Coll Cardiol. 2010;55(25):2816-21.

Topol EJ, Nissen SE. Our preoccupation with coronary luminology. The dissociation between clinical and angiographic findings in ischemic heart disease. Circulation. 1995;92(8):2333-42. Review.

Tron C, Donohue TJ, Bach RG, Aguirre FV, Caracciolo EA, Wolford TL, et al. Comparison of pressure-derived fractional flow reserve with poststenotic coronary flow velocity reserve for prediction of stress myocardial perfusion imaging results. Am Heart J. 1995;130(4):723-33.

van de Hoef TP, Nolte F, Damman P, Delewi R, Bax M, Chamuleau SA, et al. Diagnostic accuracy of combined intracoronary pressure and flow velocity information during baseline conditions: adenosine-free assessment of functional coronary lesion severity. Circ Cardiovasc Interv. 2012;5(4):508-14. Epub 2012 Jul 10. Erratum in: Circ Cardiovasc Interv. 2014;7(2):274.

van Nunen LX, Zimmermann FM, Tonino PA, Barbato E, Baumbach A, Engstrom T, et al. Fractional flow reserve versus angiography for guidance of PCI in patients with multivessel coronary artery disease (FAME): 5-year follow-up of a randomised controlled trial. Lancet. 2015;386(1006):1853-60. Epub 2015 Aug 30.

Vranckx P, Cutlip DE, McFadden EP, Kern MJ, Mehran R, Muller O. Coronary pressure-derived fractional flow reserve measurements: recommendations for standardization, recording, and reporting as a core laboratory technique. Proposals for integration in clinical trials. Circ Cardiovasc Interv. 2012;5(2):312-7. Review.

Wijns W, Kolh P, Danchin N, Di Mario C, Falk V, Folliguet T, et al. Guidelines on myocardial revascularization. Eur Heart J. 2010;31(20):2501-55.

1194 | INTERVENÇÃO PERCUTÂNEA

Wongpraparut N, Yalamanchili V, Pasnoori V, Satran A, Chandra M, Masden R, et al. Thirty-month outcome after fractional flow reserve-guided versus conventional multivessel percutaneous coronary intervention. Am J Cardiol. 2005;96(7):877-84.

Yanagisawa H, Chikamori T, Tanaka N, Hatano T, Morishima T, Hida S, et al. Correlation between thallium-201 myocardial perfusion defects and the functional severity of coronary artery stenosis as assessed by pressure-derived myocardial fractional flow reserve. Circ J. 2002;66(12):1105-9.

Ziaee A, Parham WA, Herrmann SC, Stewart RE, Lim MJ, Kern MJ. Lack of relation between imaging and physiology in ostial coronary artery narrowings. Am J Cardiol. 2004;93(11):1404-7,A9.

Zimmermann FM, Ferrara A, Johnson NP, van Nunen LX, Escaned J, Albertsson P, et al. Deferral vs. performance of percutaneous coronary intervention of functionally non-significant coronary stenosis: 15-year follow-up of the DEFER trial. Eur Heart J. 2015;36(45):3182-8. Epub 2015 Sep 23.

107

Stents farmacológicos

José Ribamar Costa Júnior
José Eduardo Moraes Rego Sousa

Palavras-chave: *Stent* farmacológico; Polímero; Durável, Absorvível; plataforma.

INTRODUÇÃO

A partir do final da década de 1980, o advento dos *stents* para o tratamento de obstruções no leito coronariano revolucionou a terapêutica da doença aterosclerótica. O uso desses dispositivos reduziu significativamente a retração elástica e o remodelamento negativo, dois importantes mecanismos responsáveis pelo insucesso da terapêutica percutânea com cateter-balão. Mais recentemente, a introdução dos *stents* farmacológicos e a marcante supressão da hiperplasia neointimal em seu interior consolidaram sua utilização como tratamento de escolha na abordagem percutânea da doença coronária, ampliando seu cenário de aplicação clínica.

Desenvolvidos no final dos anos 1990, os *stents* farmacológicos resultam da combinação de uma plataforma metálica com um fármaco antiproliferativo, em geral carreado ao sítio da lesão por meio de um polímero, que controla a cinética de liberação do agente antiproliferativo.

A primeira geração desses dispositivos, representada pelos *stents* com sirolimus (Cypher) e paclitaxel (Taxus), montados em plataformas de aço inoxidável e com polímero durável, demonstrou, em diversos estudos randomizados e metanálises, reduzir em 50% a 70% a necessidade de novas intervenções na lesão-alvo (reestenose), quando comparados aos *stents* não farmacológicos, necessitando menos de dez pacientes tratados para demonstrar este benefício. O uso dos *stents* farmacológicos de primeira geração não afetou a ocorrência de óbito e IAM, associando-se, porém, a um aumento na ocorrência de trombose bastante tardia após o primeiro ano do implante.

Atualmente, a primeira geração dos *stents* farmacológicos praticamente não é mais utilizada na prática, tendo sido amplamente substituída pelas novas gerações desses dispositivos, caracterizada pela utilização de plataformas mais finas, desenvolvidas a partir de novas ligas metálicas (cromo-cobalto, platina-cromo etc.) e utilizando polímeros mais biocompatíveis, em menor quantidade, ou mesmo polímeros 100% bioabsorvíveis (ex.: PLLA, PDLA etc.). Com respeito ao fármaco antiproliferativo, a quase totalidade desses novos dispositivos utiliza sirolimus ou seus análogos/derivados.

1196 | INTERVENÇÃO PERCUTÂNEA

As Tabelas 107.1 e 107.2 apresentam os principais *stents* farmacológicos de nova geração, com polímeros duráveis e bioabsorvíveis, que tem seu uso aprovado em nosso país, com base nos resultados de ensaios randomizados com desfechos clínicos ou angiográficos. Cabe lembrar que essas tabelas são dinâmicas, estando a aprovação de novos dispositivos sujeitas à análise da Agência Nacional de Vigilância Sanitária (Anvisa).

Tabela 107.1. Principais *stents* farmacológicos de nova geração aprovados pela Agência Nacional de Vigilância Sanitária (Anvisa) com base em estudos randomizados com desfechos clínicos.

Stent farmacológico	Plataforma	Polímero	Fármaco antiproliferativo
Com polímero durável			
Promus	Platina-cromo	Polibutil metacrilato (PBMA) e PVDF-HFP	Everolimus
Resolute	Cromo-cobalto	Polibutil metacrilato (PBMA), PHMA, polivinil pirrolidona (PVP), e polivinil acetate (PVA)	Zotarolimus
Xience	Cromo-cobalto	Polibutil metacrilato (PBMA) e PVDF-HFP	Everolimus
Com polímero bioabsorvível			
Biomatrix	Aço inoxidável	Ácido poli-D-L-lático (PDLLA)	Biolimus A9
Nobori	Aço inoxidável	Ácido poli-D-L-lático (PDLLA)	Biolimus A9
Orsiro	Cromo-cobalto	Ácido poli-L-lático (PLLA)	Sirolimus
Synergy	Platina-cromo	Ácido polilactídeo coglicolídeo (PLGA)	Everolimus
Yukon Choice PC	Aço inoxidável	Ácido poli-D-L-lático (PDLLA)	Sirolimus

Tabela 107.2. Principais *stents* farmacológicos de nova geração aprovados pela Agência Nacional de Vigilância Sanitária (Anvisa) com base em estudos com desfechos substitutos angiográficos ou não randomizados.

Stent farmacológico	Plataforma	Polímero	Fármaco antiproliferativo
Biomime	Cromo-cobalto	Ácido poli L-lático (PLLA) e ácido poliglicolático (PLGA)	Sirolimus
Infinnium	Aço inoxidável	Ácido poli L-lático (PLLA) e ácido poliglicolático (PLGA), policaprolactona (PCL) e polivinil pirrolidona (PVP)	Paclitaxel
Inspiron	Cromo-cobalto	Ácido polilático (PLA) e ácido poliglicolático (PLGA)	Sirolimus
Supralimus Core	Cromo-cobalto	Ácido poli L-lático (PLLA), ácido poliglicolático (PLGA), policaprolactona (PCL e polivinil pirrolidona (PVP)	Sirolimus

A seguir, discutiremos brevemente os principais aspectos dos atuais *stents* farmacológicos com polímeros duráveis, absorvíveis e sem polímeros.

STENTS FARMACOLÓGICOS COM POLÍMERO DURÁVEL

O primeiro *stent* farmacológico a demonstrar efetividade clínica foi o Cypher (Cordis, Johnson & Johnson, Warren, NJ, EUA), com sirolimus, testado de forma pioneira em humanos no Instituto Dante Pazzanese no ano de 1999. O acompanhamento dos primeiros 30 pacientes tratados com esse dispositivo demonstrou hiperplasia neointimal insignificante aos 4, 12, 24 e 48 meses. Isso foi confirmado no estudo randomizado multicêntrico, randomizado RAVEL. Assim, a introdução dos *stents* farmacológicos marcou a terceira revolução da cardiologia intervencionista.

A seguir, surgiu também o *stent* Taxus® (com eluição de paclitaxel; Boston Scientific Corporation, Natick, MA, EUA), que teve sua eficácia demonstrada em diversos ensaios clínicos controlados (série de estudos TAXUS), sendo também aprovado para uso comercial.

Entretanto, embora tenham atingido seu objetivo principal de maneira eficaz, com a redução da ocorrência da reestenose, a segurança dos *stents* farmacológicos de primeira geração foi questionada pela biocompatibilidade subótima do polímero e endotelização tardia do *stent*, algo imperfeito, podendo, em alguns raros casos, resultar em tromboses tardias e muito tardias. Degradação inapropriada e o alto peso molecular respondiam em parte pelos problemas daqueles polímeros.

Os novos polímeros duráveis presentes nas gerações atuais de *stents* farmacológicos (Xience® Prime, Promus® Element e Rezolute® Integrity) geram mínima resposta inflamatória, em parte pelos novos elementos utilizados para sua confecção, mas também por serem aplicados apenas na superfície abluminal (externa) do *stent*, o que reduz significativamente a massa polimérica utilizada.

Embora a tendência atual dentro da cardiologia intervencionista seja o desenvolvimento de *stents* farmacológicos com polímeros bioabsorvíveis, ou mesmo sem polímeros, três dos dispositivos mais utilizados atualmente – Xience/Promus e Rezolute – são de polímeros duráveis.

Esses *stents* desenvolveram ao longo dos últimos anos um sólido corpo de evidência, demonstrando sua eficácia e segurança, razão pela qual se tornaram "padrão ouro" em termos de comparação para os novos *stents* farmacológicos em desenvolvimento. Comparados à primeira geração, os novos polímeros duráveis presentes nas gerações atuais de *stents* farmacológicos geram mínima resposta inflamatória, em parte pelos novos elementos utilizados para sua confecção (flúor e acrílico), mas também por serem aplicados apenas na superfície abluminal (externa) do *stent*, o que reduz significativamente a massa polimérica utilizada. Ademais, houve também modificação na liga metálica utilizada nas suas plataformas. Enquanto ambos os representantes da primeira geração eram feitos com aço inoxidável, os atuais *stents* com polímero durável se utilizam de ligas de cromo-cobalto ou platina-cromo, com hastes mais finas e melhor navegabilidade, permitindo a abordagem de lesões em anatomias mais desafiadoras (tortuosidades, calcificação etc.).

A fim de sumarizar o amplo corpo de evidência científica disponível sobre esses dispositivos, Bangalore et al. publicaram uma metanálise com 258.544 pacientes advindos de 126 estudos clínicos randomizados, comparando todas as gerações de *stents* farmacológicos com polímeros duráveis e absorvíveis e também os *stents* não farmacológicos. Nesse estudo, o uso dos novos dispositivos resultou não somente em redução na taxa de nova revascularização, como também reduziu de forma significativa a ocorrência de trombose (OR 0,35, IC 95% 0,21–0,53, p < 0,001), infarto do miocárdio (OR 0,65, IC 95% 0,55–0,75, p < 0,001) e óbito (OR 0,72, IC 95% 0,58–0,90, p < 0,001).

STENTS FARMACOLÓGICOS COM POLÍMERO ABSORVÍVEL

Além de melhorar a biocompatibilidade e reduzir a carga polimérica, outra forma de minimizar o efeito negativo seria desenvolver sistemas com polímeros absorvíveis, que, uma vez tendo cumprido sua finalidade seminal de transportar e controlar a liberação dos fármacos antiproliferativos, iniciariam um processo biológico de fragmentação e absorção pelo organismo do indivíduo tratado.

A maioria dos novos *stents* farmacológicos utilizam o ácido poli L-lactídeo (PLLA) e do ácido poli DL-lactídeo-co-glicolídeo (PGLA), que, progressivamente, decompõem-se em ésteres até finalmente serem degradados em ácido lático. Nos *stents* farmacológicos com polímero degradável, a liberação fármaco ocorre não somente pela difusão dele, mas também pela degradação da matriz polimérica.

O benefício desta nova tecnologia foi demonstrado no estudo LEADERS, que comparou o *stent* Biomatrix®, com polímero bioabsorvível de PLLA ao *stent* Cypher®, de primeira geração, com polímero durável. Ao final de cinco anos de seguimento clínico, o grupo de pacientes tratados com o novo *stent* com polímero absorvível apresentou tendência à menor quantidade de eventos cardíacos adversos (22,3% *vs.* 26,1%; Psup = 0,07) e uma significativa redução na taxa de trombose após o primeiro ano do procedimento (0,7% *vs.* 2,5%; Psup = 0,003).

Recente metanálise incluindo os estudos ISAR–TEST 3, ISAR TEST 4 e LEADERS, que compararam os *stents* farmacológicos com polímeros absorvíveis à primeira geração dos *stents* farmacológicos com

INTERVENÇÃO PERCUTÂNEA

polímeros duráveis, demonstraram que essa nova tecnologia se associava ao menor risco de trombose e IAM quando comparada ao Cypher.

Tendo como base esse racional de maior segurança, encontra-se em fase final de execução o estudo Global Leaders, no qual pacientes tratados com o *stent* Biomatrix farão uso de terapia antiplaquetária dupla (AAS + ticagrelor) por apenas um mês. Após esse período, o AAS é descontinuado e o paciente segue em monoterapia com ticagrelor. O estudo incluirá 16 mil pacientes e foi desenhado para mostrar não inferioridade no desfecho combinado de mortalidade cardiovascular e IAM ao final de dois anos de seguimento.

A bem da verdade, não existe até o momento comprovação da superioridade destes *stents* com polímero absorvível, quando comparados às novas gerações de *stents* farmacológicos com polímeros duráveis de melhor biocompatibilidade, como Xience/Promus e Rezolute.

Entretanto, é fundamental temos em mente que nem todos os polímeros absorvíveis são iguais. Atualmente, encontram-se disponíveis para uso clínico novos *stents* farmacológicos com polímeros absorvíveis montados em plataformas de baixo perfil (entre 60 e 80 mm), cujo polímero erode em tempo mais curto (4-6 meses), o que potencialmente poderia resultar em um perfil de segurança maior obtido em curto prazo. Estudos clínicos em andamento pretendem comprovar essa premissa.

STENTS FARMACOLÓGICOS SEM POLÍMEROS (OU NÃO POLIMÉRICOS)

Ao menos no campo conceitual, melhor do que qualquer tipo de polímero, durável ou bioabsorvível, o ideal seria desenvolver *stents* farmacológicos sem polímeros. Entretanto, a presença do polímero está intimamente relacionada não somente ao transporte do fármaco antiproliferativo ao sítio da lesão aterosclerótica a ser tratada, mas também desempenha papel central no controle da liberação desse fármaco, o que pode ser decisivo para eficácia ou falência de um *stent* farmacológico.

A maioria dos sistemas não poliméricos utiliza-se de modificações microscópicas na superfície do *stent* a fim de criar microporos capazes de carrear o fármaco. Contudo, sprays, colas e outras tecnologias como as nanopartículas também têm sido testadas.

Cabe lembrar que este ainda é um campo incipiente da cardiologia intervencionista, estando a maioria dos dispositivos em fase inicial de avaliação, com poucos dados clínicos de eficácia e segurança disponíveis. Entre os vários programas em desenvolvimento, o BioFreedom merece destaque pelo seu avanço nos ensaios clínicos. O estudo FIM com esse dispositivo incluiu 180 pacientes e demonstrou, ao final de 12 meses de seguimento, perda luminal tardia bastante reduzida (0,17 mm), comprável aos melhores *stents* farmacológicos disponíveis comercialmente.

Com base nesses resultados e em várias avaliações pré-clínicas que apontavam para um melhor perfil de cicatrização desse novo dispositivo, foi conduzido o estudo LEADERS-free, com 2.466 pacientes com risco aumentado de sangramento que foram submetidos à angioplastia com *stents* não farmacológicos ou com BioFreedom seguido de terapia antiplaquetária dupla por apenas um mês (seguida de monoterapia a partir de então). Neste estudo, os pacientes tratados com *stent* farmacológico sem polímero tiveram redução no desfecho combinado de óbito, IAM e trombose e necessitaram menos reintervenções na lesão-alvo quando comparados aos que receberam *stents* não farmacológicos.

Recentemente, a Anvisa aprovou o uso comercial desse dispositivo em nosso país.

CONSIDERAÇÕES FINAIS

Em quase quatro décadas de existência, a cardiologia intervencionista experimentou três marcantes revoluções com a introdução dos cateteres-balões e dos *stents* metálicos sem e com eluição de fármacos antiproliferativos.

Progressivamente, observamos redução marcante da reestenose, o que hoje nos permite oferecer uma alternativa eficaz à cirurgia de revascularização miocárdica, para a grande maioria dos pacientes.

Vários estudos e metanálises demonstraram a superioridade dos *stents* farmacológicos de nova geração quando comparados aos de primeira geração e aos não farmacológicos, tanto em eficácia como também em segurança, com marcante redução na ocorrência de eventos adversos, incluindo óbito, IAM não fatal e trombose, na evolução de longo prazo.

Frente a esses achados, os novos *stents* farmacológicos, quer sejam os com polímero durável ou absorvível, devem representar os dispositivos padrões para a utilização em procedimentos de intervenção coronária, independentemente da complexidade angiográfica abordada.

A única limitação para seu uso reside na impossibilidade de o paciente fazer uso de terapia antiplaquetária prolongada, como, por exemplo, pacientes em uso de anticoagulação, com risco aumentado de sangramento, dificuldade de aderência à terapêutica prescrita, necessidade de submeter-se à cirurgia não cardíaca que requeria interrupção do regime antiplaquetário duplo etc. Neste cenário, os novos *stents* farmacológicos sem polímeros começam a despontar como uma interessante opção terapêutica.

BIBLIOGRAFIA

Bangalore S, Toklu B, Amoroso N, Fusaro M, Kumar S, Hannan EL, et al. Bare metal stents, durable polymer drug eluting stents, and biodegradable polymer drug eluting stents for coronary artery disease: mixed treatment comparison meta-analysis. BMJ. 2013;347:f6625.

Chen W, Habraken TC, Hennink WE, Kok RJ. Polymer-free drug-eluting stents: an overview of coating strategies and comparison with polymer-coated drug-eluting stents. Bioconjug Chem. 2015;26(7):1277-88.

Colombo A, Drzewiecki J, Banning A, Grube E, Hauptmann K, Silber S, et al. ; TAXUS II Study Group. Randomized study to assess the effectiveness of slow- and moderate-release polymer-based paclitaxel-eluting stents for coronary artery lesions. Circulation. 2003;108(7):788-94.

Dangas G, Cocke TP, Sharma SK, Vidhun RR, Kakarala V V, Marmur JD, et al. Early changes in minimal luminar diameter after balloon angioplasty and directional coronary atherectomy. J Invasive Cardiol. 1998;10(7):372-5.

Finn AV, Nakazawa G, Joner M, Kolodgie FD, Mont EK, Gold HK, et al. Vascular responses to drug eluting stents: importance of delayed healing. Arterioscler Thromb Vasc Biol. 2007;27(7):1500-10.

Lüscher TF, Steffel J, Eberli FR, Joner M, Nakazawa G, Tanner FC, et al. Drugeluting stent and coronary thrombosis: biological mechanisms and clinical implications. Circulation. 2007;115(8):1051-8.

Mintz GS. Remodeling and restenosis: observations from serial intravascular ultrasound studies. Curr Interv Cardiol Rep. 2000;2(4):316-25.

Morice MC, Serruys PW, Sousa JE, Fajadet J, Ban Hayashi E, Perin M, et al.; RAVEL Study Group. Randomized study with the sirolimus-coated Bx velocity balloon-expandable stent in the treatment of patients with de novo native coronary artery lesions. A randomized comparison of a sirolimus-eluting stent with a standard stent for coronary revascularization. N Engl J Med. 2002;346(23):1773-80.

Serruys PW, Farooq V, Kalesan B, de Vries T, Buszman P, Linke A, et al. Improved safety and reduction in stent thrombosis associated with biodegradable polymer-based biolimus-eluting stents versus durable polymer-based sirolimus-eluting stents in patients with coronary artery disease: final 5-year report of the LEADERS (Limus Eluted From A Durable Versus ERodable Stent Coating) randomized, noninferiority trial. JACC Cardiovasc Interv. 2013;6(8):777-89.

Sousa JE, Costa MA, Abizaid A, Feres F, Seixas AC, Tanajura LF, et al. Four-year angiographic and intravascular ultrasound follow-up of patients treated with sirolimus-eluting stents. Circulation. 2005;111(18):2326-9.

Sousa JE, Costa MA, Abizaid A, Abizaid AS, Feres F, Pinto IM, et al. Lack of neointimal proliferation after implantation of sirolimus-coated stents in human coronary arteries: a quantitative coronary angiography and three-dimensional intravascular ultrasound study. Circulation. 2001;103(2):192-5.

Sousa JE, Costa MA, Abizaid A, Abizaid AS, Feres F, Pinto IM, et al. Lack of neointimal proliferation after implantation of sirolimus-coated stents in human coronary arteries: a quantitative coronary angiography and three-dimensional intravascular ultrasound study. Circulation. 2001;103(2):192-5.

INTERVENÇÃO PERCUTÂNEA

Sousa JE, Costa MA, Abizaid AC, Rensing BJ, Abizaid AS, Tanajura LF, et al. Sustained suppression of neointimal proliferation by sirolimus-eluting stents: one-year angiographic and intravascular ultrasound follow-up. Circulation. 2001;104(17):2007-11.

Sousa JE, Costa MA, Sousa AG, Abizaid AC, Seixas AC, Abizaid AS, et al. Two-year angiographic and intravascular ultrasound follow-up after implantation of sirolimus-eluting stents in human coronary arteries. Circulation. 2003;107(3):381-3.

Staab ME, Srivatsa SS, Lerman A, Sangiorgi G, Jeong MH, Edwards WD, et al. Arterial remodeling after experimental percutaneous injury is highly dependent on adventitial injury and histopathology. Int J Cardiol. 1997;58(1):31-40.

Stefanini GG, Byrne RA, Serruys PW, de Waha A, Meier B, Massberg S, et al. Biodegradable polymer drug-eluting stents reduce the risk of stent thrombosis at 4 years in patients undergoing percutaneous coronary intervention: a pooled analysis of individual patient data from the ISAR-TEST 3, ISAR-TEST 4, and Leaders randomized trials. Eur Heart J. 2012; 33(10):1214–22.

Stone GW, Ellis SG, Cox DA, Hermiller J, O'Shaughnessy C, Mann JT, et al. A polymer-based, paclitaxel-eluting stent in patients with coronary artery disease. N Engl J Med. 2004;350(3):221-31.

Urban P, Meredith IT, Abizaid A, Pocock SJ, Carrié D, Naber C, et al.; Leaders Free Investigators. Polymer-free drug-coated coronary stents in patients at high bleeding risk. N Engl J Med. 2015;373(21):2038-47.

Windecker S, Serruys PW, Wandel S, Buszman P, Trznadel S, Linke A, et al. Biolimus-eluting stent with biodegradable polymer versus sirolimus-eluting stent with durable polymer for coronary revascularisation (LEADERS): a randomised non-inferiority trial. Lancet. 2008; 372(9644):1163-73.

108

Implante de *stent* nas artérias carótidas e vertebrais

Manuel Nicolas Cano
Antônio Massamitsu Kambara

Palavras-chave: *Stent*; Artéria carotídea; Artéria vertebral; Cirurgia; Estenose carotídea; Proteção embólica.

INTRODUÇÃO

O acidente vascular encefálico (AVE) é a segunda causa de morte na Europa, responsável por 1,1 milhão de óbitos por ano, sendo a principal causa de incapacidade neurológica permanente. Nos EUA, ocorrem anualmente 795 mil AVEs. Desses, aproximadamente 600 mil são primeiro ataque e 185 mil são ataques recorrentes. A estenose da artéria carótida é responsável por 10% a 15% de todos AVEs isquêmicos e a mortalidade em 30 dias é de cerca de 18% a 20% para os pacientes que apresentam o primeiro evento. Mais de 25% dos sobreviventes acima dos 65 anos de idade poderão estar incapacitados nos seis meses após o evento. No Brasil, entre as doenças de origem cerebral (excluindo-se os traumatismos cranianos), o AVE é a enfermidade mais prevalente, e constitui a causa líder de morte, superando, inclusive, doenças cardiovasculares e neoplásticas; entretanto, nos últimos anos, esta tendência vem mudando. Os hábitos e o estilo de vida moderno contribuíram para o aumento da incidência de AVE, obrigando as autoridades sanitárias ao tratamento de fatores de risco, como hipertensão, diabetes e tabagismo, a fim de diminuir a progressão da doença aterosclerótica.

Estudos de população mostraram que 50% dos eventos isquêmicos transitórios ou permanentes estão relacionados à aterotrombose de grandes ou médias artérias cerebrais, e 25% de pequenas artérias, como complicação embólica ou trombótica de um ateroma.

Na doença carotídea avançada, o AVE resulta da embolização distal de material trombótico na vasculatura intracerebral, ao passo que a hipoperfusão como causa de isquemia cerebral é menos frequente e pode ocorrer na presença de obstrução crítica ou de oclusão da artéria carotídea e insuficiente circulação colateral. Os eventos isquêmicos embólicos ou por hipoperfusão podem ser diferenciados por sua apresentação clínica e seu quadro radiológico. Os infartos embólicos são causados por embolia das artérias intracerebrais e localizados em níveis cortical e subcortical. A hipoperfusão pode levar a infartos *border zone* na junção entre os territórios vasculares. Na doença carotídea, o risco maior de AVE ocorre em pacientes sintomáticos que apresentaram amaurose fugaz, ataque isquêmico transitório (AIT) ou AVE nos últimos

INTERVENÇÃO PERCUTÂNEA

seis meses. O grau de estenose tem sido tradicionalmente o parâmetro para estimar o risco de AVE tanto em pacientes assintomáticos como nos sintomáticos. No estúdio NASCET (North American Syntomatic Carotid Endarterectomy Trial), pacientes com tratamento medicamentoso apresentaram 26% de risco de AVE em dois anos, ou 13% ao ano, para estenoses > 70%; e de 18,5% em cinco anos, ou 4% ao ano, para estenose de 50% a 69%. Estudos recentes sugerem que o tratamento com medicamentos incluindo dupla terapia antiplaquetária e uso de estatina pode resultar em menor incidência de eventos recorrentes em pacientes sintomáticos que aguardam revascularização.

Em pacientes assintomáticos com estenose carotídea > 60%, o risco estimado de AVE é de 1% a 2% ao ano; porém, isto pode aumentar em pacientes idosos, presença de doença aterosclerótica em múltiplos territórios arteriais ou em tabagistas. Informes recentes asseguram que o tratamento médico otimizado em pacientes assintomáticos, com estenose moderada > 50%, a incidência anual de AVE é de 0,5%.

O estudo da anatomia vascular do arco aórtico, dos vasos supra-aórticos e da artéria carótida interna é importante para estimar o risco associado ao implante do *stent* carotídeo. Idade avançada, aterosclerose importante e hipertensão arterial podem levar a mudanças na configuração do arco aórtico, com migração cranial de seu segmento distal e, como consequência, pode haver a necessidade de manipulação prolongada na cateterização dos vasos supra-aórticos, aumentando o risco de embolização cerebral.

Quando existe lesão obstrutiva significativa da artéria carótida interna, a permeabilidade funcional das artérias que compõem o polígono de Willis adquire suma importância, já que existem vasos anastomóticos que comunicam as artérias deste sistema.

A estenose carotídea assintomática, na maioria das vezes, é diagnosticada em exame casual por Doppler das artérias carótidas como parte de avaliação médica de rotina. A ausculta de sopro no pescoço não é sensível nem específica de doença carotídea grave, e sua ausência não exclui estenose carotídea importante. A doença carotídea sintomática inclui sintomas oculares ipsilateral em razão da embolia da artéria da retina ou sintomas devidos à isquemia hemisférica, que podem ser transitórios ou persistentes, resultado de combinação de fraqueza, paralisia, dormência ou formigamento que afeta um lado do corpo contralateral à estenose carotídea culpada. A disfunção cognitiva se manifesta como afasia ou desleixo, abandono ou desatenção.

DIAGNÓSTICO DA DOENÇA CAROTÍDEA EXTRACRANIANA

A primeira avaliação para acessar o grau da estenose da artéria carótida é realizada utilizando o ultrassom (US) com color-Doppler das artérias carótidas, e constitui o método com melhor custo-efetividade para o diagnóstico de obstruções carotídeas. Ela fornece informações sobre gravidade, composição e morfologia das lesões ateroscleróticas e, além disso, é o método mais adequado para o seguimento clínico de pacientes submetidos a implante de *stent* carotídeo, pois possibilita a detecção da reestenose, trombose intra-*stent* e deformação do *stent*.

Suas limitações são:

→ Tratar-se de um método operador-dependente.

→ Exibir baixa acurácia diagnóstica para lesões intratorácicas e intracranianas.

→ Apresentar dificuldade na quantificação de obstruções entre 50% e 70% e na detecção de circulação colateral.

Outra modalidade de imagem pouco utilizada, mas que pode proporcionar informação adicional, é o Doppler transcraniano em pacientes com boa janela temporal, pois ele avalia o fluxo colateral em pacientes com estenose carotídea grave ou quando a artéria contralateral esta ocluída. Ademais, pode detectar sinais microembólicos ipsilateral, que estão associados à maior probabilidade de eventos isquêmicos, sendo útil na indicação de intervenção na estenose carotídea assintomática.

Na angiotomografia carotídea após injeção venosa de contraste iodado, são realizados múltiplos cortes simultâneos com tomógrafos helicoidais e espirais, com múltiplos detectores da região cervical. As imagens adquiridas apresentam excelente definição da anatomia das artérias carotídeas, do arco aórtico e dos vasos supra-aórticos, sendo importante para escolher a melhor opção de revascularização. Além disso, permite avaliar a circulação e o parênquima intracraniano, além de estimar a localização e a extensão da calcificação parietal com maior precisão que a ressonância magnética e aferir a presença de trombo intraluminal e estenoses vasculares intracranianas. Esse método pode superestimar a gravidade de uma lesão muito calcificada.

Suas limitações são:

→ Utilização de contraste iodado nefrotóxico.

→ Exposição a raios-X.

→ Impossibilidade de eliminar as imagens ósseas.

A tomografia computadorizada cerebral (TC) é considerada um exame obrigatório prévio à intervenção percutânea carotídea, pois torna possível estimar o dano cerebral isquêmico prévio e contraindicar o procedimento em pacientes com lesões extensas. Em pacientes com AVE isquêmico, os achados de infarto cerebral manifestam-se, na maioria das vezes, após 24 horas ou 48 horas de evolução. A TC é também importante para indicar o implante de *stent* em lesões > 70% que apresentem achados tomográficos de microinfarto ipsilateral, sinalizando a microembolização da placa carotídea avaliada.

A ressonância nuclear magnética convencional tem sensibilidade baixa (> 50%) na detecção de infarto cerebral na fase hiperaguda, ou seja, nas primeiras seis horas.

As imagens de ressonância magnética ponderada em difusão possuem grande sensibilidade e especificidade no diagnóstico do infarto cerebral hiperagudo. Sua capacidade em detectar pequenas variações na quantidade de água nos tecidos faz dela um método muito sensível ao avaliar precocemente o dano produzido por um AVE. A detecção de lesões isquêmicas agudas é baseada na alteração do movimento das moléculas de água, ou seja, em sua difusão.

A ressonância magnética de alta resolução espacial pode detectar mudanças na placa aterosclerótica carotídea que indicam maior vulnerabilidade, como hemorragia intraplaca, núcleo necrótico lipídico, capa fibrosa fina ou ruptura da placa. Esses achados têm sido fatores prognósticos de AIT ou AVE.

Suas limitações são:

→ Possibilidade de superestimar lesões discretas.

→ Não pode ser realizado em pacientes portadores de marca-passo ou naqueles que apresentam distúrbios psiquiátricos, como a claustrofobia.

As informações fornecidas pelos exames não invasivos (US-Doppler, angiotomografia carotídea, TC e angiorressonância), na maioria dos casos, são suficientes para a indicação do procedimento. A confirmação diagnóstica é realizada quando, pelo menos, dois métodos diferentes (como US e angiotomografia carotídea) são concordantes em afirmar o grau de estenose encontrado. Em casos de exames discordantes, angiografia cerebral por subtração digital deve ser indicada. Esse método continua sendo o padrão-ouro no diagnóstico da doença aterosclerótica das artérias cerebrais.

TRATAMENTO

Há duas principais estratégias de tratamento para a estenose carotídea: as dirigidas a modificar os fatores de risco, com o intuito de estabilizar a placa e evitar sua progressão, e as dirigidas a eliminar a obstrução, revascularizando a artéria carotídea ou o vaso estenosado. A revascularização carotídea pode ser cirúrgica, por meio da endarterectomia, ou percutânea, utilizando implante de *stents* carotídeos dedicados, ou seja, manufaturados especificamente para as artérias cerebrais, como a artéria carótida (Figura 108.1).

A modificação dos fatores de risco começa com a mudança do estilo de vida associada a atividades físicas e, quando necessária, à utilização de medicamentos. Os fármacos mais utilizados são os antiagregantes plaquetários, as estatinas e os anti-hipertensivos.

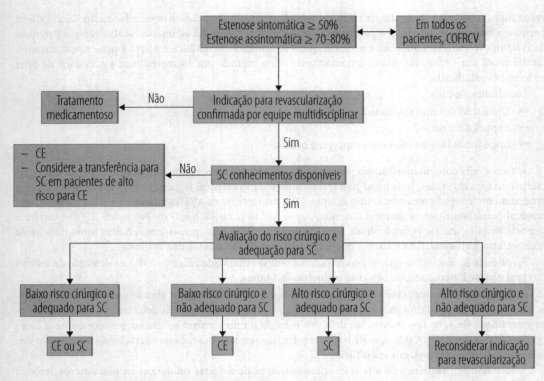

Figura 108.1. Organograma de manejo dos pacientes com estenose carotídea. SC: *stent* carotídeo. CE: cirurgia endarterectomia; COFRCV: controle otimizado dos fatores de risco cardiovasculares.

Os antiagregantes plaquetários reduzem o risco de AVE em pacientes que já tiveram algum evento, como AVE ou AIT. Nos pacientes com doença aterosclerótica carotídea e vertebral extracraniana obstrutiva e não obstrutiva, que tiveram AVE isquêmico ou AIT, é recomendada a utilização de antiagregantes plaquetários, como o ácido acetilsalicílico (AAS) (50 mg/dia a 352 mg/dia) ou o clopidogrel (75 mg/dia).

O tratamento com estatinas é recomendado para todos os pacientes com doença aterosclerótica carotídea ou vertebral extracraniana, para reduzir os níveis de LDL-colesterol < 100 mg/dL.

A hipertensão é um importante fator de risco modificável para prevenir o primeiro evento cerebral. A recomendação de diversos consensos é diminuir a pressão arterial para níveis inferiores a 140 mmHg / 90 mmHg, utilizando o número de hipotensores necessários (quase sempre mais de um) em pacientes com hipertensão e aterosclerose carotídea ou vertebral assintomática. É uma recomendação classe I com nível de evidência A.

O controle da pressão arterial, além de prevenir o primeiro AVE, também contribui para a redução de dano aos órgãos-alvo, como rins e coração. A terapia anti-hipertensiva está associada à diminuição de 35% a 44% do primeiro AVE.

TRATAMENTO CIRÚRGICO DA ESTENOSE CAROTÍDEA EXTRACRANIANA

Quando o paciente apresenta estenose importante, > 80%, mesmo assintomático, ou lesões > 50% com sintomas como AIT, o tratamento cirúrgico da bifurcação carotídea é o indicado. A cirurgia de endarterectomia foi introduzida na década de 1950; entretanto, há controvérsias a respeito de quem foi o primeiro a realizá-la, se Eastcott ou DeBakey. Porém, o informe publicado por Eastcott é que foi o responsável por chamar a atenção para a possibilidade de se prevenir um AVE por meio de cirurgia. Após a publicação desse artigo, a endarterectomia carotídea foi incorporada à pratica cirúrgica, tornando-se popular entre os anos de 1960 e 1970.

Na década de 1980, foram realizados os grandes estudos randomizados comparando tratamento cirúrgico e tratamento clínico para pacientes sintomáticos e assintomáticos. O NASCET, o ECST, o VAST, o ACAS e o ACST mostraram a superioridade do tratamento com endarterectomia sobre o tratamento clínico e forneceram a evidência científica necessária para a realização do tratamento cirúrgico nos pacientes com estenose da artéria carótida sintomáticos e assintomáticos. Nas diretrizes americanas, foi tentado minimizar o risco cirúrgico global de endarterectomia e estabelecer um limite superior de risco perioperatório para pacientes sintomáticos de 6%, e para pacientes assintomáticos de 3%, assumindo uma expectativa de vida de, pelo menos, cinco anos que os serviços médicos deveriam observar.

Historicamente, o tratamento endovascular do território carotídeo começou com Mathias et al., que, entre 1976 e 1977, realizaram estudos de técnicas percutâneas em artérias carótidas com animais e, posteriormente, em 1979, relataram o tratamento de estenose carotídea com angioplastia carotídea por balão em uma mulher de 32 anos de idade com displasia fibromuscular.

Com o avanço tecnológico, foram desenvolvidos materiais específicos para doença aterosclerótica carotídea, como os *stents* autoexpansivos, que foram manufaturados com diversos materiais, como nitinol, titânio ou aço inoxidável. Além disso, os desenhos das malhas dos *stents* carotídeos foram modificados e classificados em *stents* carotídeos de células fechadas e de células abertas, dependendo do número e da disposição das pontes e das conexões entre elas, ambos com suas vantagens e desvantagens. Os *stents* de células fechadas são mais flexíveis, têm melhor navegabilidade, boa força radial e proporcionam maior cobertura da placa, porém são mais rígidos que os de células abertas e não se adaptam às curvaturas nas grandes tortuosidades do vaso, especialmente em artérias tortuosas. Uma evolução tecnológica importante foi a recente introdução dos chamados *stents* híbridos, que combinam características dos *stents* de células abertas e de células fechadas, fornecendo boa cobertura da placa aterosclerótica, força radial importante e excelente adaptabilidade à anatomia do vaso. Outra evolução importante é a introdução do *stent* de dupla camada, que consiste no revestimento de uma micromalha de poros pequenos envolvendo a estrutura do *stent* metálico autoexpansível de carótida. Pelo fato de os poros serem extremamente pequenos, os *stents* de dupla camada podem fornecer ótima cobertura da placa, minimizando a possibilidade de eventos embólicos periprocedimento ou no período tardio pós-procedimento que pode ocorrer, em razão da protrusão da placa por entre as malhas do *stent*. Três modelos de *stents* de dupla camada estão disponíveis, com desenhos diferentes na estrutura e no revestimento.

Seis grandes estudos clínicos randomizaram pacientes para a cirurgia de endarterectomia ou *stent* carotídeo. O estudo SAPPHIRE (Stenting and Angioplasty whith Protection in Patients at High Risk for Edarterectomy) foi desenhado para demonstrar a não inferioridade do *stent* carotídeo com relação à cirurgia em pacientes de alto risco, e foi o primeiro a utilizar dispositivo de proteção embólica cerebral (DPEC) distal. Foi um estudo multicêntrico de não inferioridade que recrutou pacientes sintomáticos com obstrução > 50% no US carotídeo e pacientes assintomáticos com estenose > 80% pelo US utilizando o critério NASCET de obstrução.

Os autores concluíram que o *stent* carotídeo com DPEC não foi inferior à endarterectomia em pacientes de alto risco cirúrgico, e foi determinante para a liberação, por parte da Food and Drug Administration (FDA), da utilização do *stent* em território carotídeo, como opção para pacientes de alto risco. Os estudos CAVATAS (Carotid and Vertebral Artery Transluminal Angioplasty Study), SPACE (Stent protected Percutaneuos Angioplaty of the Carotid artery versus Endarterectomy), EVA-3s (Endarterectomy versus Angioplasty in patients with Symptomatic Severe carotid Stenosis) e ICSS (International Carotid stenting Study) randomizaram pacientes sintomáticos com risco padrão ou não elevado e, finalmente, o CREST (Carotid Revascularisation Endarterectomy versus Stenting Trial), que teve início no ano 2000, foi o primeiro estudo a comparar o *stent* carotídeo protegido à endarterectomia em pacientes sintomáticos e com risco cirúrgico baixo, com estenoses > 50% na angioressonância ou na angiotomografia, ou 70% nos US. A utilização de dupla antiagregação plaquetária foi estimulada (97,7%). A partir do ano 2005, foram também incluídos os pacientes assintomáticos com estenoses > 60% por angiografia, 70% por US e 80% na angiotomografia ou na angiorressonância, por causa da dificuldade de recrutamento de pacientes sintomáticos. A última metade do CREST mostrou uma diminuição significativa de óbito e AVE, possivelmente em razão de melhor competência técnica, maior experiência dos intervencionistas e melhor seleção dos pacientes. Este fato levou a FDA, no dia 6 maio de 2011, a incluir na indicação de *stent* carotídeo em pacientes sintomáticos e assintomáticos de baixo risco cirúrgico (Figura 108.2).

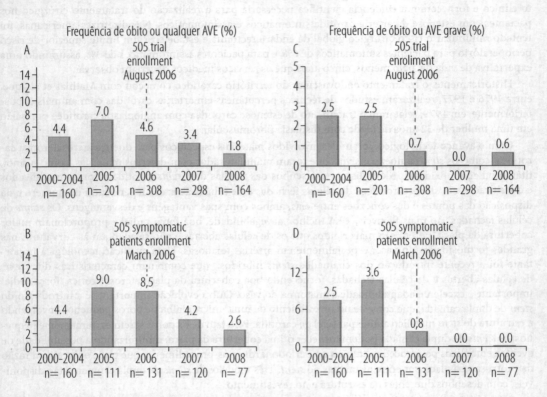

Figura 108.2. O estudo CREST mostrou que, após a metade do estudo, houve diminuição dos eventos, em razão de melhor seleção dos pacientes e de maior experiência dos operadores.

Os resultados do CREST são consistentes com resultado dos registros que incluíram mais de 23 mil pacientes, sendo o uso de dispositivos de proteção cerebral obrigatório na maioria deles. Quase todos esses registros foram realizados nos Estados Unidos, a pedido da FDA. Os pacientes foram avaliados por neurologistas independentes antes e depois do procedimento e os eventos clínicos foram analisados por uma comissão julgadora. A limitação desses registros foi a proporção de pacientes sintomáticos, que variou de 10% a 55%.

Resultados dos registros em pacientes com alto risco cirúrgico mostraram um melhor resultado ao longo dos anos (2003 a 2012) (Figura 108.3 e Tabela 108.1).

Os resultados obtidos com *stent* carotídeo foram comparáveis ao tratamento cirúrgico com taxas variando de 1,4% a 6,3% em 30 dias de óbito/ AVE/ infarto do miocárdio, considerando que sete de dez registros incluíam pacientes de alto risco cirúrgico. Ao longo dos anos, os resultados dos registros foram melhorando (Tabela 108.2).

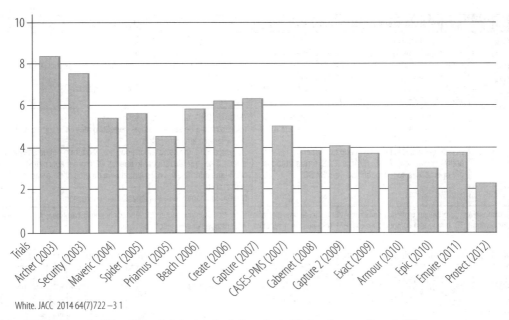

White. JACC 2014 64(7)722 –3 1

Figura 108.3. Risco de óbito, AVE ou infarto do miocárdio após de 30 dias do procedimento (%).

Tabela 108.1. Limitações dos principais estudos clínicos randomizados que compararam a endarterectomia carotídea com *stent*.

Estudo	Experiência endovascular mínima necessária	Limitações adicionais
Cavatas	Intervencionistas treinados em agioplastia (mas não necessariamente na artéria carótida Procedimentos auxiliados pelo tutor/supervisor	Baixa taxa de *stent* (26%) Falta de DPEC (não disponível) Altas taxas de eventos no braço cirúrgico Nenhuma informação sobre a anatomia do arco aórtico/vasos supra-aórticos Nenhuma imagem é necessária além de ultrassom
Sapphire	Procedimento submetidos a um comitê executivo de revisão Óbito / AVE tinha que ser < 6% periprocedimento com SC Não foram permitidos procedimentos assistidos por tutores	Indústria patrocinou o estudo Término do estudo foi antecipado Nenhuma informação sobre a anatomia do arco aórtico/vasos supra-aórticos Nenhuma imagem é necessária além de ultrassom
EVA-35	≥ 12 casos de SC ≥ 5 SC e ≥ 30 *stent* de vasos supra-aórticos SC assistido por tutor permitiu que os centros não cumprissem os requisitos mínimos 39% dos pacientes foram tratados por médicos em treinamento	Em geral, no EVA-35, SPACE e ICSS, dois terços dos pacientes alocados do grupo endovascular nesses estudos foram tratados por operadorescum uma curva de experiência ≤ 37 SC O regime antiplaquetário em pacientes com SC não foi relatado Elevada taxa de conversão de SC para CE de emergência (5%) Nenhuma informação sobre a anatomia do arco aórtico/vasos supra-aórticos Nenhuma imagem é necessária além de ultrassom
CREST	Comitê de credenciamento Cada intervencionistas podia submeter 10-30 procedimentos de SC para revisão Cada intervencionista podia usar o stent experimental e DPEC em até 20 casos (*lead-in phase*) antes da randomização em pacientes	Duração do estudo foi de 8 anos Inicialmente concebido para incluir apenas pacientes sintomáticos, mas após 4 anos foram incluídos pacientes assintomáticos Se observou uma curva de aprendizado dos operadores, no uso do SC, a incidência de AVC periprocedimento diminiu ao longo do tempo no estudo Nenhuma informação sobre a anatomia do aórtico/vasos supra-aórtico; A TC/ RM só era necessária se o grau de estenose fosse duvidoso (50-69% por ultrassom)

Continua

INTERVENÇÃO PERCUTÂNEA

Continuação

Estudo	Experiência endovascular mínima necessária	Limitações adicionais
SPACE	≥ SC bem-sucedido Procedimento assistidos por tutor em pelo menos 10 casos Dois terços dos pacientes alocados no braço endovascular no EVA-35, SPAC e ICSS, foram tratados por operadores com experiência de ≤ 37 SC	DPC usado em apenas 27% dos SC. Estudo terminado precocemente. Nenhuma informação sobre a anatomia do arco aórtico/vasos supra-aórticos Nenhuma outro estudo de imagens foi requerido
ICSS	≥ 50 procedimentos totais de *stent*, dos quais ≥ 10 SC A assistência do tutor é permitida se a experiência é insuficiente Dois terços dos pacientes alocados no braço endovascular no EVA-35, SPAC e ICSS, foram tratados por operadores com experiência de ≤ 37 SC	O uso de DPC não era mandatório Inlusão média de seis pacientes com SC podem não ter recebido dupla terapia antiplaquetária 38 procedimentos de SC abortados por não terem obtido acesso à artéria a ser tratada (enquanto apenas CEs foram abortados) Nenhuma informação sobre a anatomia do arco aórtico/vasos supra-aórticos Nenhuma imagem é necessária além de ultrassom

DPEC: dispositivos de proteção embólica cerebral; AVE: acidente vascular encefálico; SC: stent carotídeo; CE: endarterectomia carotídea; AVC: acidente vascular cerebral; TC: tomografia computadorizada; RM: ressonância magnética; DPC: dispositivo de proteção cerebral

Tabela 108.2. Resultados clínicos em grandes estudos randomizados de endarterectomia carotídea *versus stent*.

Estudo	Inicio do recrutamento	n	Pacientes sintomáticos (%)	*Primary end pont*	Resultados adicionais
CAVATAS	1992	504	100	Nenhuma diferença em 30 dias de morte ou AVE	Excesso de reestenose em pacientes tratados apenas com angioplastia com balão. Em 8 anos, nenhuma diferença em qualquer AVE
SAPPHIRE	2000	334	29	Nenhuma diferença em morte, AVE, IM dentro de 30 dias ou morte ou AVE ipsilateral em 1 ano	Menos IM no grupo SC aos 30 dias; Nenhuma diferença em AVE aos 3 anos
EVA-35	2000	527	100	Cirurgia de endarterectomia foi melhor que SC Qualquer AVE/óbito em 30 dias foi menor com CE	Aos 10 anos de seguimento, nenhuma diferença no AVE/óbito/qualquer AVE ipsilateral
CREST	2000	2502	53	Nenhuma diferença em AVE/IM/óbito/AVE ipsilateral Periprocedimento em 4 anos	Mais AVEs menores no grupo SC (mas não houve diferença na incapacidade funcional aos 6 meses) e mais IM no grupo CE
SPACE	2001	1200	100	Nenhuma diferença em AVE ipsilateral/óbito/30 dias	Nenhuma diferença em qualquer tipo de AVE em 2 anos
ICSS	2001	1713	100	Nenhuma diferença em AVE fatal/incapacitante/ 5 anos	Mais óbito/IM/AVE no grupo SC aos 120 dias Apesar do excesso de AVE aos 5 anos no grupo SC, não houve diferença na qualidade de vida e capacidade funcional

AVE: acidente vascular encefálico; IM: infarto do miocárdio; SC: *stent* carotídeo; CE: endarte.

A partir de uma análise combinada desses estudos negativos para o tratamento percutâneo da estenose artéria carótida (EVA-3s, SPACE, ICSS), observa-se que dois terços dos pacientes alocados ao braço endovascular foram tratados por operadores com experiência limitada a menos de 37 implantes de *stents* carotídeos. A pouca experiência expõe o paciente a maior manipulação durante a cateterização da artéria carótida a ser tratada e, além disso, a seleção de pacientes pode ter sido prejudicada; provavelmente, foram incluídos pacientes com anatomia desfavorável, já que em nenhum dos estudos a imagem dos vasos supra-

-aórticos, por TC ou por ressonância magnética, foram requeridos antes da randomização. Anatomia de alto risco para *stent* carotídeo é frequentemente mais encontrada em pacientes idosos do que em jovens; isto explica por que, nesses estudos aleatórios, os resultados têm sido menos favoráveis ao tratamento percutâneo, quando comparados à cirurgia de endarterectomia. Ademais, os sistemas de proteção cerebral não foram utilizados sistematicamente como assim a dupla antiagregação plaquetária.

A metanálise desses estudos randomizados, que incluíam 3.754 pacientes submetidos a *stent* carotídeo e 3.723 pacientes tratados cirurgicamente, mostrou em 30 dias que o *stent* carotídeo estava associado a maior número de AVE (OR 1,53, 95% IC 1,23 a 1,91; p < 0,001), assim como óbito e AVE (OR 1,54, 95% IC 1,25 a 1,89; p < 0,001), enquanto o infarto do miocárdio (OR 0,48, 95% IC 0,29 a 0,78; p = 0,003) e a injúria do nervo cranial (OR 0,09, 95% IC 0,05 a 0,16; p < 0,001) foram significativamente reduzidos quando comparados à cirurgia de endarterectomia. Assim, o que esses estudos mostraram é que o implante de *stent* carotídeo apresenta um excesso significativo de AVE menor, enquanto a cirurgia exibe um aumento significativo de infarto do miocárdio e injúria do nervo cranial.

Depois de 30 dias, a eficácia das duas estratégias em relação à prevenção de AVE ipsilateral e sua segurança em relação a reestenose e necessidade de revascularização subsequente foram comparáveis.

Tanto a angioplastia carotídea por balão quanto o *stent* carotídeo apresentam como limitação no território cerebral a liberação de êmbolos e, por conseguinte, a probabilidade de ocasionar AVE. Em virtude disso, começaram a ser desenvolvidos DPECs.

O primeiro informe clínico foi realizado por Theron et al., que utilizaram um sistema de oclusão por balão da carótida interna distal à lesão. Ao final do procedimento, aspirou-se a coluna de sangue desse local e, ao analisar as partículas, foram encontrados cristais de colesterol de 600 µ a 1.300 µ, com alto risco de embolização de vasos intracranianos e de provocar AVE.

A proteção cerebral visa à captura das partículas desprendidas das placas ateroscleróticas tratadas ou não tratadas. Há dois princípios que deram origem aos dispositivos de proteção cerebral: os sistemas de proteção distal e os sistemas de proteção proximal (Tabela 108.3).

Tabela 108.3. Prós e contras dos dispositivos de proteção cerebral.

Tipo	Prós	Contra
Filtros	Fácil de usar Preserve o fluxo anterógrado ao longo do procedimento Ótima visualização da lesão Pode ser rapidamente implantado e recuperado	Não pode capturar detritos menores do que o tamanho do poro do dispositivo Cruzamento da lesão não protegido Não pode ser colocado se a ACI distal à lesão está doente ou severamente tortuosa Pode causar espasmo ou lesão da ACI Não é possível cruzamento de lesão com fio-guia A posição na ACI tortuosa pode ser abaixo do ideal
Balão de proteção proximal	Todas as etapas do procedimento protegidas Cruzamento da lesão com fio-guia Não afetado pela tortuosidade ou doença da ACI distal à lesão Proteção independente do tamanho da partícula	A obstrução transitória do fluxo na obstrução da ACI pode ser mal tolerada Não pode ser utilizado em caso de má circulação colateral (oclusão da carótida contralateral) Difícil visualização da lesão Manipulação mais exigente e demorada, curva de aprendizado Necessário bainha de tamanho maior Não pode ser utilizado em caso de doença grave da ACI

ACI: artéria carótida interna.°

→ Sistemas de proteção cerebral distal:
- Dispositivos de oclusão.
- Dispositivos de filtros.

→ Sistemas de proteção cerebral proxima:
- Interrompe o fluxo ao nível da artéria carótida interna.
- Reverte o fluxo no nível da artéria carótida interna.

DISPOSITIVOS DE PROTEÇÃO EMBÓLICA CEREBRAL DISTAL

O DPEC distal trabalha bloqueando ou filtrando o fluxo sanguíneo na carótida interna. Ele é colocado além da lesão carotídea, na porção reta da artéria carótida interna, denominada zona de liberação. A proteção pode ser realizada por balão e por filtro.

DISPOSITIVOS DE PROTEÇÃO EMBÓLICA CEREBRAL DISTAL POR FILTRO

A proteção cerebral distal por filtro é utilizada em mais de 90% dos casos. Esse dispositivo é liberado distalmente à placa a ser tratada e é capaz de capturar micropartículas embólicas > 100 μ. O filtro é formado por uma membrana de poliuretano, com orifícios perfurados à *laser* ou por uma rede de nitinol. O fluxo sanguíneo atravessa os poros deste e a membrana começa a reter partículas embólicas maiores que os poros. Esses dispositivos não interrompem o fluxo sanguíneo anterógrado, o que possibilita sua utilização em pacientes com pobre circulação colateral, estenose ou oclusão importante da carótida interna contralateral, estenose intracraniana e polígono de Willis incompleto.

SISTEMAS DE PROTEÇÃO CEREBRAL PROXIMAL

O sistema de proteção cerebral proximal funciona bloqueando ou revertendo o fluxo sanguíneo na artéria carótida interna (ACI), para evitar fluxo anterógrado desde a artéria carótida comum em direção à ACI e fluxo retrógrado desde a artéria carótida externa no sentido da ACI.

O conceito de reversão de fluxo foi introduzido por Parodi et al. e consiste em provocar uma verdadeira reversão de fluxo, que se inicia ao insuflar o balão na carótida comum e na carótida externa, tornando possível que a diferença entre as pressões arterial e venosa conduzam o fluxo sanguíneo em sentido contrário, ao criar uma fístula arteriovenosa femoral. Partículas de todos os tamanhos são capturadas por um filtro localizado nessa fístula arteriovenosa antes que o sangue retorne ao sistema venoso. As vantagens e as desvantagens do sistema de proteção proximal estão descritas na Tabela 108.3. Levando-se em conta que o sistema não necessita atravessar a lesão para começar a funcionar.

FARMACOLOGIA ADJUNTA

A fim de evitar a formação de trombo plaquetário em resposta à presença do *stent*, a utilização de terapêutica antiplaquetária com clopidogrel ou ticlopidina e ácido acetilsalicílico mostrou-se segura, inclusive em pacientes com eventos cerebrovasculares prévios, sendo capaz de diminuir eventos isquêmicos recorrentes.

INDICAÇÃO E CONTRAINDICAÇÃO DE *STENT* CAROTÍDEO

Pacientes sintomáticos com estenose ≥ 50% e pacientes assintomáticos que apresentam lesão estenosante ≥ 70% na artéria carótida, de acordo com a angiografia quantitativa, são candidatos à realização de implante de *stent* na artéria carótida. Os critérios de indicação e contraindicação de *stent* carotídeo estão descritos a seguir.

Indicações, condições associadas com aumento do risco e contraindicações para *stent* carotídeo

Indicações:
→ Pacientes assintomáticos com lesão > 70%-80%.
→ Pacientes com história de AIT e lesão angiográfica > 60%.

→ Paciente com história de AVE prévio com lesão angiográfica > 60% ipsilateral e artéria cerebral anterior ou média pérvia.

→ Insuficiência cardíaca significativa ou fração de ejeção < 30%.

→ Doença coronária multiarterial com indicação de revascularização miocárdica em seis semanas.

→ Doença pulmonar grave.

→ Oclusão carotídea contralateral.

→ Paralisia contralateral do nervo laríngeo.

→ Cirurgia radical do pescoço ou radioterapia prévia.

→ Reestenose pós-endarterectomia.

→ Idade > 80 anos.

→ Angina de peito em repouso com alteração do ECG.

→ Infarto do miocárdio prévio nos últimos 30 dias.

→ Lesões inacessíveis para cirurgia (acima da segunda vértebra cervical ou abaixo da clavícula).

→ Imobilidade total da coluna cervical.

→ Lesões carotídeas importantes e sequenciais.

Maior risco:
→ Idade ≥ 80 anos.

→ Lesão carotídea sintomática.

→ Insuficiência renal grave.

→ Arco aórtico com doença importante e/ou desafiador.

→ Carótida comum com doença importante e/ou tortuosa.

→ ACI com doença importante e/ou carótida interna distal tortuosa.

→ Lesão obstrutiva suboclusiva longa da ACI (sinal da corda).

→ Pobre acesso femoral.

→ AVE grave nas últimas 4 a 6 semanas.

→ Doença microvascular intracraniana extensa.

Contraindicações:
→ Intolerância ao ácido acetilsalicílico e/ou ao clopidogrel.

→ Calcificação carotídea circunferencial.

→ Trombo intraluminal.

→ Oclusão crônica da ACI a ser tratada.

→ Placas móveis ou trombos no arco aórtico.

RECOMENDAÇÕES PARA PACIENTES COM INDICAÇÃO DE REVASCULARIZAÇÃO CAROTÍDEA

Em 2011, a FDA ampliou a indicação de implante de *stent* carotídeo de pacientes com alto risco cirúrgico para pacientes com risco cirúrgico intermediário ou normal, ao incluir proteção cerebral distal tipo filtro. A Sociedade Americana de Cardiologia (AHA), com outras 13 associações médicas, elaborou um consenso multidisciplinar que estabeleceu, em linhas gerais, o seguinte:

→ O *stent* carotídeo está indicado como alternativa à cirurgia de endarterectomia para pacientes sintomáticos com risco cirúrgico intermediário ou normal, em lesões ≥ 70%, documentadas por métodos não invasivos e ≥ 50% documentadas por angiografia, sempre que o risco de AVE ou de morte perioperatória seja menor que 6%. Classe IIa; Nível de evidência B.

INTERVENÇÃO PERCUTÂNEA

→ A endarterectomia é preferível ao implante de *stent* carotídeo para pacientes idosos, particularmente com anatomia desfavorável para intervenção percutânea. Classe IIa; Nível de evidência B.

→ O *stent* carotídeo está indicado como alternativa à endarterectomia em pacientes com pescoço hostil ou anatomia desfavorável para cirurgia de endarterectomia. Classe IIa; Nível de evidência B.

→ Nos pacientes assintomáticos, deve-se considerar: morbidades, expectativa de vida e fatores individuais. Deve-se avaliar o risco e o benefício do procedimento, considerando as preferências do paciente.

→ Stent carotídeo profilático pode ser considerado em pacientes assintomáticos muito selecionados, com estenose carotídea por angiografia de 80% e de 70% por US com Doppler validado, lembrando que sua eficácia comparada ao tratamento clínico otimizado, nessa situação, não foi ainda estabelecida. Classe IIb; Nível de evidência B.

ESTENOSE CAROTÍDEA ASSINTOMÁTICA

O tratamento de estenose carotídea assintomática importante ainda representa um foco de controvérsia. Deve-se considerar o tipo de lesão, as características clínicas do paciente e sua preferência para a escolha entre endarterectomia, *stent* carotídeo ou tratamento clínico otimizado. O estudo randomizado CREST (the Carotid Revascularization Endarterectomy versus Stenting Trial) recrutou, entre os anos 2000 e 2008, 1.181 pacientes assintomáticos com idade inferior a 80 anos, em 117 centros nos Estados Unidos. O resultado em 30 dias foi uma taxa de AVE/óbito de 1,4% para cirurgia de endarterectomia e de 2,5% para *stent* carotídeo (P = 0,15), com aumento de AVE menor com *stent* carotídeo, em relação à endarterectomia. Em 30 dias, o infarto do miocárdio foi maior com endarterectomia 2,2% versus 1,2% com *stent* (P = 0,20). Em dez anos, o AVE ipsilateral estimado foi de 6,9% para *stent* e de 5,6% para endarterectomia (P = 0,96).

Outro estudo com a mesma finalidade, o ACST-2, recrutou 3.600 de 5 mil pacientes assintomáticos planejados; o resultado será divulgado nos próximos anos. Outro estudo aleatório, o SPACE-2 (Stent Protected Angioplasty in Asymptomatic Carotid artery stenosis versus Endarterectomy), começou a recrutar pacientes em 2008, comparando em três braços os pacientes randomizados da seguinte maneira: tratamento medicamentoso otimizado (20%), cirurgia de endarterectomia (40%) e *stent* carotídeo (40%). O estudo foi interrompido prematuramente, depois de arrolar 513 pacientes, em razão da dificuldade em recrutar pacientes, mas o seguimento deverá continuar por cinco anos. O resultado em 30 dias apresentou: óbito/ AVE/ infarto do miocárdio de 1,97% para endarterectomia e de 2,54% para *stent*. O estudo ACT 1 (Randomized Trial of Stent versus Surgery for Asymptomatic Carotid Stenosis) arrolou pacientes assintomáticos até 79 anos de idade, entre 2005 e 2013, num total de 1.453 pacientes: a taxa de AVE e óbito periprocedimento foram de 1,7% para o grupo de endarterectomia e de 2,9% para o grupo de *stent* carotídeo (P = 0,33), portanto, sem diferenças significativas. Em um ano, a incidência de AVE ipsilateral, óbito e infarto do miocárdio foi de 3,4% para endarterectomia e de 3,8% para *stent* (P = 0,01 para não inferioridade). De trinta dias a cinco anos depois do procedimento, a taxa livre de AVE ipsilateral foi de 97,8% no grupo do *stent* e de 97,3% no grupo da endarterectomia (P = 0,51), e a taxa de sobrevida total foi de 87,1% e 89,4%, respectivamente (P = 0,21). Em cinco anos, a taxa de sobrevida livre de AVE foi de 93,1% no grupo do *stent* e de 94,7% no grupo da endarterectomia (P = 0,44). Consequentemente, neste estudo em pacientes assintomáticos com lesão carotídea importante, mas com risco padrão ou não elevado, que incluía um seguimento de cinco anos depois do procedimento, o *stent* carotídeo não foi inferior à cirurgia de endarterectomia. O estudo CREST-2 está recrutando pacientes assintomáticos em dois braços paralelos, comparando cirurgia de endarterectomia versus tratamento medicamentoso otimizado, e *stent* carotídeo versus tratamento medicamentoso otimizado, num seguimento de quatro anos, tendo como objetivo incluir 2.400 pacientes. O estudo ECST-2 também compara endarterectomia com *stent* carotídeo em pacientes assintomáticos e, atualmente, está recrutando pacientes e novos centros. No momento, conta com 2.300 pacientes, de 3.600 que é a meta. Os resultados se esperam para 2020. O tratamento da estenose da artéria carótida tanto sintomática como assintomática deve ser individualizado e levar em conta o risco

108 | IMPLANTE DE *STENT* NAS ARTÉRIAS CARÓTIDAS E VERTEBRAIS | 1213

individual para a revascularização, a preferência do paciente, a importância e a força da instituição e a capacitação dos cirurgiões/intervencionistas. O mais adequado é um enfoque multidisciplinar que considere a evolução tecnológica dos *stents* carotídeos e as melhores práticas cirúrgicas.

O implante de *stent* no território carotídeo é um dos procedimentos mais estudados, pela inclusão de milhares de pacientes em estudos randomizados. Alguns desses estudos mostraram equilíbrio entre os resultados da cirurgia e do *stent* carotídeo em pacientes de alto risco ou de risco normal. Há evidências de que, em determinados pacientes, por sua condição clínica ou anatômica, a incidência de complicações com essa técnica seja maior. Portanto, é fundamental a cuidadosa seleção de pacientes para a indicação desse procedimento percutâneo.

IMPLANTE DE *STENT* NA ARTÉRIA VERTEBRAL

A doença aterosclerótica oclusiva do segmento extracraniano da artéria vertebral afeta uma proporção significativa de pacientes com doença cerebrovascular e pode causar importante morbimortalidade, apesar de terapêutica ótima. O sistema vertebrobasilar é responsável por 25% dos AVEs isquêmicos e se manifesta por sintomas de isquemia da circulação posterior. Nessa afecção, os sintomas são de difícil reconhecimento, mesmo para clínicos treinados, e a isquemia é decorrente de embolia, trombose e baixo fluxo. A isquemia resultante de embolia se manifesta subitamente, com sintomas neurológicos relacionados com as artérias posteriores e de seus ramos distais que irrigam o córtex cerebral associado à visão. A oclusão ou a trombose do sistema vertebrobasilar tem pobre prognóstico, com mortalidade de cerca de 80%. A estenose da artéria vertebral com sintomas refratários à terapêutica medicamentosa tem incidência de AVE ou morte de 5% a 11% ao ano.

Dos pacientes com AVE submetidos à angiografia cerebral, 40% apresentam estenose de artéria vertebral, mas é comum que os sintomas isquêmicos de insuficiência vertebrobasilar não sejam reconhecidos nem diagnosticados. O US-Doppler da porção proximal da artéria vertebral frequentemente não reconhece a estenose; outros métodos não invasivos, como a angiotomografia ou a angiorressonância magnética ainda necessitam mostrar confiabilidade. A indicação de tratamento invasivo deve ser considerada se os sintomas não se resolverem com tratamento farmacológico.

Os sintomas consistem em: tontura, desmaio, distúrbio na marcha, disfasia e hemianopsia bilateral. Sintomas menos frequentes são: confusão mental, amnésia global, síncope, dor de cabeça occipital, náusea, vômito, nistagmo, parestesia facial bilateral, cegueira cortical e estado mental alterado.

A revascularização deve ser considerada em pacientes com estenose bilateral > 70% ou uniarterial > 70% em presença de oclusão ou hipoplasia da artéria vertebral contralateral, ou sintomas provocados por estenose importante na artéria vertebral dominante. O tratamento endovascular dos segmentos ostial e proximal da artéria vertebral é seguro, efetivo e duradouro, com alto sucesso técnico e baixo índice de complicações, realizado tanto com *stent* convencional quanto como o farmacológico. O implante de *stent* na artéria vertebral é uma alternativa com menos morbidade que a cirurgia, e deve ser considerado o método de eleição no tratamento da estenose da artéria vertebral sintomática.

A maioria dos pacientes com lesões no sistema vertebrobasilar, assintomáticos, não requer tratamento. Não obstante, alguns desses pacientes possuem indicação de intervenção endovascular por causa do elevado risco de AVE e são detectados graças ao avanço tecnológico dos métodos de diagnóstico por imagem.

Pacientes com lesões oclusivas > 70%, e os que demonstram progressão da doença aterosclerótica, sobretudo na artéria vertebral dominante ou única, devem ser tratados, assim como pacientes com evidências de hipoperfusão da fossa posterior. Os cuidados pré e pós-intervenção são iguais aos definidos para o implante de *stent* carotídeo. O sucesso técnico é de 94% a 98%, com baixas taxas de complicações periprocedimento. Entretanto, o sucesso em longo prazo está limitado pela reestenose intra-*stent* (10% a 43%), que não se relaciona com recorrência de sintomas neurológicos, enfatizando a importância do seguimento regular dos pacientes tratados durante pelo menos 12 meses.

BIBLIOGRAFIA

Brott TG, Halperin JL, Abbara S, Bacharach JM, Barr JD, Bush RL, et al. 2011. ASA/ACCF/AHA/AANN/AANS/ACR/ASNR/CNS/SAIP/SCAI/SIR/SNIS/SVM/SVS guideline on the management of patients with extracranial carotid and vertebral artery disease: a report of the American College of Cardiology Foundation/American Heart Association. Task Force on Practice Guidelines, and the American Stroke Association, American Association of Neuroscience Nurses, American Association of Neurological Surgeons, American College of Radiology, American Society of Neuroradiology, Congress of Neurological Surgeons, Society of Atherosclerosis Imaging and Prevention, Society for Cardiovascular Angiography and Interventions, Society of Interventional Radiology, Society of NeuroInterventional Surgery, Society for Vascular Medicine, and Society for Vascular Surgery. J Am Coll Cardiol. 2011:

Cano MN, Kambara AM, de Cano SJF, Pezzi Portela LA, Paes ÂT, Costa JR Jr, et al. Randomized comparison of distal and proximal cerebral protection during carotid artery stenting. JACC Cardiovasc Interv. 2013 Nov;6(11):1203-9.

Cano MN. Estudo randomizado comparando dois dispositivos de proteção cerebral no implante de stent carotídeo: avaliação de novos focos isquêmicos através das sequências de difusão por ressonância magnética. Tese de Doutorado. São Paulo: Universidade de São Paulo; 2012.

DE Waard DD, Morris D, DE Borst GJ, Bulbulia R, Halliday A. Asymptomatic carotid artery stenosis: who should be screened, who should be treated and how should we treat them? J Cardiovasc Surg (Torino). 2017 Feb;58(1):3-12.

Feng H, Xie Y, Mei B, Liu Y, Li B, Yin C, et al. Endovascular vs. medical therapy in symptomatic vertebral artery stenosis: a meta-analysis. J Neurol. 2016 Aug 20.

Garritano CR, Luz PM, Pires ML, Barbosa MT, Batista KM. Analysis of the mortality trend due to cerebrovascular accident in Brazil in the XXI century. Arq Bras Cardiol. 2012 Jun;98(6):519-27.

Geng X, Hussain M, Du H, Zhao L, Chen J, Su W, et al. Comparison of self-expanding stents with distal embolic protection to balloon-expandable stents without a protection device in the treatment of symptomatic vertebral artery origin stenosis: a prospective randomized trial. J Endovasc Ther. 2015 Jun;22(3):436-44.

Langwieser N, Buyer D, Schuster T, Haller B, Laugwitz KL, Ibrahim T, et al. Bare metal vs. drug-eluting stents for extracranial vertebral artery disease: a meta-analysis of nonrandomized comparative studies. J Endovasc Ther. 2014 Oct;21(5):683-92.

Markus HS, van der Worp HB, Rothwell PM. Posterior circulation ischaemic stroke and transient ischaemic attack: diagnosis, investigation, and secondary prevention. Lancet Neurol. 2013 Oct;12(10):989-98.

Murad MH, Shahrour A, Shah ND, Montori VM, Ricotta JJ, et al. A systematic review and meta-analysis of randomized trials of carotid endarterectomy vs stenting. J Vasc Surg. 2011 Mar;53(3):792-7.

Nikas DN, Makos X, Umemoto T, Liappas G, Pacchioni A, Zakarian N, et al. Update on new stents and protection devices for carotid artery stenting: what we know, what we learnt recently and what we need to know. J Cardiovasc Surg (Torino). 2017 Feb;58(1):13-24.

Rangel-Castilla L, Rajah GB, Shakir HJ, Davies JM, Snyder KV, Siddiqui AH, et al. Endovascular prevention and treatment of stroke related to extracranial carotid artery disease. J Cardiovasc Surg (Torino). 2017 Feb;58(1):35-48.

Roffi M, Kulcsár Z, Carrera E, Cremonesi A. Carotid artery stenting. Heart. 2016 Jul 1;102(13):1059-69.

Stayman AN, Nogueira RG, Gupta R. A Systematic Review of Stenting and Angioplasty of Symptomatic Extracranial Vertebral Artery Stenosis. Stroke. 2011;42:2212-2216.

White CJ. Carotid artery stenting. J Am Coll Cardiol. 2014 Aug 19;64(7):722-31.

Intervenção percutânea na doença das artérias aorta, ilíacas e renais

Antônio Massamitsu Kambara
Samuel Martins Moreira
Manuel Nicolas Cano

Palavras-chave: Intervenção percutânea, Artéria aorta; Alíaca; Renais; Subclávia; Aneurisma.

A aplicação da terapêutica intervencionista na doença arterial é muito vasta, e, basicamente, pode-se resumir da seguinte maneira: onde houver vazamentos, deve-se ocluir, e onde houver obstruções ao fluxo, deve-se recanalizar. Com base nos procedimentos realizados no Instituto Dante Pazzanese de Cardiologia (IDPC), são abordadas algumas formas terapêuticas em lesões específicas da aorta, das artérias ilíacas e renais. Discussões profundas quanto à fisiopatologia, a métodos de diagnóstico, indicações e comparações às outras técnicas não são objetivos primários deste capítulo. A angioplastia e a embolização são os dois tópicos principais do tratamento endovascular, podendo estar, ou não, associados a outros procedimentos cardíacos.

TERRITÓRIO DA AORTA

As lesões de aorta podem ser divididas em estreitamentos ou alargamentos. As causas mais frequentes das estenoses são ateroscleróticas; outras são displasias, coartações por membranas ou bandas fibrosas e que podem ocorrer em toda a extensão da aorta e não somente na região do istmo do arco aórtico. Nas membranas, em razão da alta taxa de encolhimento elástico, o uso de *stent* é quase obrigatório.

Uma associação de estenose aterosclerótica de aorta abdominal, sexo feminino, idade entre 40 e 50 anos, hábito de fumar e uso de contraceptivos orais é encontrada com certa frequência. Essa associação tem sido definida como síndrome da aorta pequena e pode ser tratada com balão de angioplastia, tanto pela técnica de um único balão, como a de duplo balão ou até múltiplos balões (três a quatro insuflados simultaneamente), caso a lesão não apresente calcificações. Quando ocorre intensa calcificação, essas formações pontiagudas perfuram os balões. O suporte endovascular metálico torna-se mais adequado, protegendo os balões e a própria parede da artéria. Os *stents* podem ser expansíveis por balão ou autoexpansíveis de ligas de níquel-titânio (nitinol). Caso a lesão seja muito próxima à bifurcação ilíaca ou comprometa artérias ilíacas, podem ser feitas verdadeiras reconstruções, utilizando-se o *stent* na aorta distal associado a duplo *stent* liberado nas artérias ilíacas *(kissing stent)* (Figura 109.1).

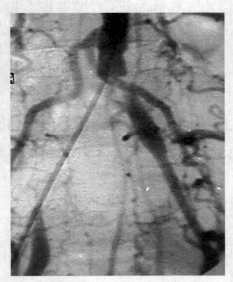 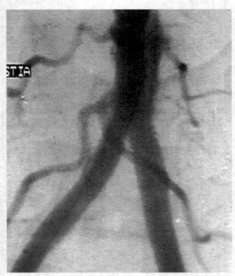

Figura 109.1. Exemplo de obstrução arterial crônica aortoilíaca reconstruída por angioplastia e uso de stents.

A oclusão crônica do segmento aortoilíaco também pode ser recanalizada pela técnica subendotelial e colocação de *stent*. A técnica de abordagem da oclusão crônica pode ser ipsilateral. Na punção da artéria femoral, a introdução da agulha é orientada pela radioscopia, tomando-se como referência a fóvea da cabeça femoral. Recomenda-se o uso de equipamento de imagem por ultrassom com doppler. Após a punção, passa-se um fio-guia hidrofílico ou guia metálico reto de ponta atraumática (tipo Wholey), sempre acompanhado pela radioscopia, respeitando-se a localização anatômica. Outro recurso é a abordagem contralateral ou, ainda, por via braquial ou axilar. Nesse caso, posiciona-se um cateter no ponto de oclusão e o fio-guia hidrofílico ou reto atraumático é forçado até que atravesse a oclusão, quando então é laçado e exteriorizado pela femoral do mesmo lado. Após a exteriorização, desliza-se o balão de baixo perfil para a pré-dilatação e, então, é avançado o dispositivo de entrega do *stent*. Finalmente, introduz-se o balão de pós-dilatação.

Algumas publicações têm obtido sucesso nas recanalizações de oclusão de aorta infrarrenal com uso prévio de medicamento trombolítico, infundido localmente por 12 horas. Na existência de trombos parietais, o tratamento com medicamento anti-agregante plaquetário é recomendado, incluindo o uso dos inibidores da glicoproteína IIb/IIIa.

ANEURISMA E DISSECÇÕES DA AORTA

Os alargamentos da aorta podem ser causados por aneurismas, pseudoaneurismas ou dissecções, e corrigidos com a colocação de endoprótese, por via percutânea, recoberta com tecido ou membrana, sendo especialmente indicada em pacientes com elevado risco cirúrgico. As porções proximais e distais das próteses são fixadas, obrigatoriamente, em segmentos sadios de 15 mm a 20 mm da parede da aorta. O tempo médio do procedimento é de 2 a 3 horas, com acompanhamento de 12 horas em unidade pós-operatória ou de tratamento intensivo com alta hospitalar em 36 a 48 horas.

O acesso vascular normalmente utilizado é a dissecção cirúrgica com isolamento da artéria femoral por onde é passado o dispositivo de liberação da prótese. Em condições de obstruções e calcificações no segmento ilíaco femoral, o isolamento da artéria ilíaca ou aorta distal por acesso cirúrgico retroperitonial pode ser utilizado ou também pode ser feita a confecção de fístula entre a veia cava e a aorta para passagem do cateter liberador da prótese. A fístula pode ser fechada com dispositivos específicos, tipo rolhas vasculares, no fim do procedimento.

A indicação terapêutica e a escolha das endopróteses são determinadas, preferencialmente, por exame de angiotomografia com cortes milimétricos que possui melhor resolução espacial e menos artefatos de movimento. Em casos de contraindicação do uso de meio de contraste iodado, a alternativa é a angiorressonância magnética com ou sem injeção de meio de contraste paramagnético.

Segmento torácico

A aorta torácica pode ser dividida em porção ascendente, arco aórtico e descendente. O tratamento endovascular na aorta ascendente não ocorre usualmente. As indicações são limitadas a lesões muito focais sem envolvimento dos seios de Valsalva ou da origem dos ramos supra-aórticos. O uso de endopróteses ramificadas ou fenestradas, ainda em fase de estudos, é a alternativa para o tratamento das lesões que envolvem o arco aórtico. As lesões da aorta descendente são indicadas para tratamento percutâneo na rotina, desde que a lesão se inicie após 1 cm a 2 cm da emergência da artéria subclávia esquerda, que é o limite para ancoragem e fixação da prótese.

Alguns autores têm preconizado a oclusão da artéria subclávia esquerda quando a lesão se inicia muito próxima à origem.

A perviedade da artéria subclávia é especialmente importante nos pacientes que têm anastomose mamária-coronariana. Para garantir o fluxo da artéria subclávia esquerda, um *stent* pode ser libertado no seu óstio, passando pela grade livre da endoprótese, ou então o procedimento pode ser combinado com cirurgia de anastomose da subclávia com a carótida comum esquerda, com enxerto da subclávia direita para a esquerda ou, ainda, com procedimentos híbridos cirúrgico e endovascular, em que, na parte cirúrgica, é confeccionada uma derivação extra-anatômica com prótese bi ou trifurcada partindo da aorta ascendente para os ramos supra-aórticos e, em seguida, o arco aórtico é reconstruído por uma prótese revestida liberada por via percutânea femoral (Figura 109.2).

Nas lesões mais distais da aorta descendente, o risco de paraplegia pode ser elevado devido à oclusão dos ramos intercostais, que vão nutrir a artéria medular pelo plexo de Adamkiewicz. Entretanto, essa complicação não tem sido observada, tanto na amostra do IDPC, como na de diversos autores que praticam a técnica.

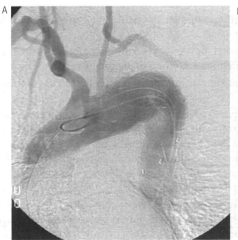 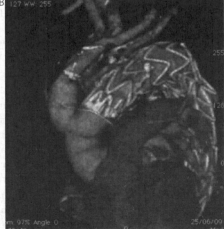

Figura 109. 2. Exemplos de derivação extra-anatômica em pacientes com aneurisma do arco aórtico. Em A, derivação em colar subclavia-subclávia com ramo para carótida esquerda e em B, prótese bifurcada conectando a aorta ascendente com os ramos supra-aórticos e complementada com endoprótese no arco aórtico por via percutânea (procedimentos híbridos). Ver figura colorida no encarte

É indicada a anestesia geral para o procedimento, para sedar e controlar o paciente principalmente no momento da liberação da prótese. A hipotensão controlada na média de 5 cm na coluna de mercúrio garante posicionamento adequado com mais precisão, e não há necessidade de promover parada cardíaca temporária. A reversão anestésica pode ser feita na própria sala de hemodinâmica.

Segmento abdominal

As dilatações da aorta abdominal infrarrenal apresentam algumas características próprias para que seja indicado o tratamento por via percutânea. A anestesia pode ser por bloqueio raquimedular.

Para indicação e planejamento estratégico é necessário observar o tipo morfológico da dilatação, que pode ser classificado conforme a existência ou não de colo proximal e distal para fixação da endoprótese. O tipo I possui os colos proximal e distal. O tipo II tem somente colo proximal, e o tipo III não apresenta colos. O tipo II é subdividido em três subgrupos, conforme o envolvimento das artérias ilíacas. O tipo IIa não se estende para as ilíacas, o tipo IIb envolve uma das ilíacas e o tipo IIc envolve as duas artérias ilíacas. São indicados para tratamento percutâneo os tipos I, IIa e IIb e, eventualmente, o tipo IIc (Figura 109.3).

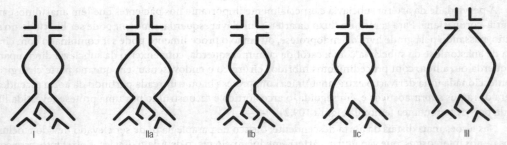

Figura 109.3. Representação esquemática dos tipos anatômicos dos aneurismas de aorta abdominal. O tipo I possui ambos os colos proximal e distal. O tipo II tem somente colo proximal e o tipo III não apresenta colos. O tipo II é subdividido em três subgrupos, conforme envolvimento das artérias ilíacas. O tipo IIa não se estende para as ilíacas, o tipo IIb envolve uma das ilíacas e o tipo IIc envolve as duas artérias ilíacas.

Os aneurismas do tipo I podem ser tratados com prótese tubular, enquanto que, para os demais tipos, as próteses bifurcadas são indicadas.

As vias de acesso são abordadas por dissecção femoral, pois os acessórios liberadores possuem perfil entre 14 F e 24 F, ou seja, a artéria femoral precisa ter diâmetro mínimo de 6 mm a 8 mm.

No tratamento endovascular dos aneurismas da aorta são utilizadas as endopróteses revestidas ou recobertas por tecido ou membrana.

Os aneurismas de aorta e artérias ilíacas usualmente são silenciosos e na grande maioria dos casos são diagnosticados acidentalmente durante avaliação gastrointestinal, urológica ou musculoesquelética. Nos raros casos sintomáticos como forte dor abdominal em pontada acompanhada por hipotensão e sudorese ou aparecimento de fenômenos tromboembólicos para os membros inferiores, o tratamento é indicado após exame por angiotomografia da aorta, independentemente do tamanho do aneurisma. Esses sinais e sintomas são característicos de ruptura ou pré-ruptura do aneurisma.

A indicação de tratamento em pacientes assintomáticos depende de três fatores básicos: risco de ruptura do aneurisma, associação a outras doenças como cardiovasculares, pulmonares, urogenitais, digestivas etc. e da qualidade e da expectativa de vida do paciente.

O risco de ruptura aumenta à medida que o diâmetro transverso do aneurisma cresce e o limite de 5 cm para o diâmetro transverso já está bem estabelecido (Tabela 109.1).

O envolvimento dos ramos viscerais ou pélvicos são fatores limitantes para o uso das endopróteses recobertas por tecido ou membrana. Novas técnicas para recanalização desses ramos com fenestrações ou ramificações das próteses ou uso de próteses viscerais em paralelo têm sido preconizadas, inclusive com a manufatura de próteses sob medida para um paciente, baseados nas medidas fornecidas por angiotomografia. Essas técnicas são alternativas e não de uso cotidiano, devido ao alto custo financeiro e à falta de reembolso dos materiais pelas operadoras de saúde (Figura 109.4).

Tabela 109.1. Risco de ruptura do aneurisma de acordo com diâmetro transverso máximo.

< 4 cm = 0%
4-5 cm = 0,5%-5%/ano
5-6 cm = 3%-15%/ano
6-7 cm = 10%-20%/ano
7-8 cm = 20%-40%/ano
> 8 cm = 30%-50%/ano

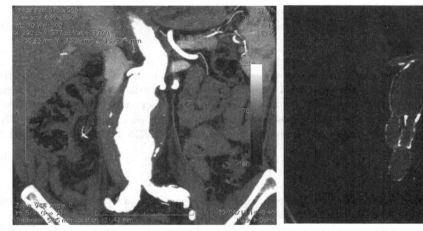

Figura 109.4. Exemplo de tratamento de aneurisma de aorta abdominal infrarenal, com envolvimento das artérias renais observado em exame de angiotomografia. À esquerda, antes da endoprótese e à direita endoprótese bifurcada e manutenção do fluxo sanguíneo nas artérias renais com *stents* em paralelo (técnica de chaminé).

TERRITÓRIO ILÍACO

Esse é o segmento em que há poucas dúvidas sobre a eficácia e a segurança do tratamento endovascular por via percutânea.

Quando lesões coronarianas e ilíacas ocorrem simultaneamente, o que não é raro, o tratamento dos dois territórios é feito no mesmo procedimento, e o mesmo acesso arterial é utilizado.

As lesões estenosantes em artérias ilíacas merecem tratamento mesmo com poucos sintomas clínicos, pois a doença aterosclerótica é progressiva e sistêmica, o que indica a grande possibilidade de o paciente vir a apresentar lesões em outros territórios. Nesses casos, a preservação de acesso arterial pode ser crucial para a escolha de terapêutica endovascular no futuro.

Os aneurismas das artérias ilíacas podem ser isolados ou extensões do aneurisma de aorta. Quando isolados, o tratamento com endoprótese requer um segmento proximal sem dilatação; caso contrário, é necessária a colocação de prótese bifurcada na aorta para haver isolamento do saco aneurismático do fluxo sanguíneo.

Diversas publicações comparam o tratamento com cirurgia aberta clássica ao tratamento percutâneo com endopróteses. A morbimortalidade na cirurgia aberta varia de 5% a 15% no pós-operatório até um mês, dependendo dos fatores de risco associados de cada paciente, enquanto que no tratamento por via percutânea, no mesmo período, a morbimortalidade varia de 2% a 4%. Entretanto, no acompanhamento com mais de cinco anos de evolução, a sobrevida comparada nas duas técnicas são semelhantes, com a desvantagem que nas endopróteses a doença progride e vazamentos ocorrem, sendo necessárias reintervenções quase sempre por via percutânea.

Os vazamentos são classificados em quatro tipos:

→ Os de tipo 1 são vazamentos nas extremidades das próteses. Quando proximal é classificado como 1a, e quando distal, 1b.

→ O tipo 2 ocorre graças à tendência de a natureza procurar nutrir os tecidos do saco aneurismático, rearranjando sistemas de circulação colateral, quer seja por ramos lombares, pélvicos ou até mesmo pela artéria mesentérica inferior.

→ O tipo 3 ocorre por falência, migração ou desgaste por fadiga da endoprótese.

→ O tipo 4 é a permeabilidade do tecido de revestimento da endoprótese que permite livre passagem de água por osmose entre o fluxo sanguíneo e o saco aneurismático e que, por consequência, pode continuar aumentando de diâmetro, transformando-se em um higroma.

TERRITÓRIO DA SUBCLÁVIA

Além de causar a síndrome de roubo da artéria subclávia, as estenoses na origem das artérias subclávias podem ter maiores repercussões nos pacientes com revascularização miocárdica com anastomose mamária-coronariana. Nesses casos, o fluxo sanguíneo da artéria coronária é desviado, retrogradamente, pela artéria mamária, nutrindo todo o território do membro superior esquerdo. As artérias vertebrais também podem ser tratadas, principalmente em paciente que já apresenta alguma lesão na artéria contralateral.

TERRITÓRIO RENAL

A estenose significativa da artéria renal tem como principal sintoma inicial a hipertensão arterial sistêmica refratária a medicamentos e, na fase tardia, a insuficiência renal.

Alguns pacientes com hipertensão arterial sistêmica podem desenvolver insuficiência cardíaca com quadro de edema pulmonar e revertem-no após o tratamento da estenose da artéria renal.

É importante observar que a angioplastia pode não curar a hipertensão arterial, pois o baixo fluxo sanguíneo crônico provoca lesões irreversíveis na microcirculação renal. Vários estudos têm demonstrado a possibilidade de controle medicamentoso com a manutenção da função renal na pós-angioplastia. No IDPC, mais de uma centena de pacientes com obstrução das artérias renais foi tratada. Em 25% a hipertensão foi curada; em 50%, foi controlada com medicamentos hipotensores em doses menores; em 20%, não houve melhora da hipertensão, apesar de ocorrer redução do nível de creatinina sérica, e em 5% não houve nenhum benefício, tanto nos níveis de hipertensão como na função renal. O índice de reestenose intrastent é de 5% nessa amostra.

A estenose de artéria renal causada por displasia fibromuscular é tratada somente com angioplastia por balão. As estenoses ateroscleróricas são tratadas com angioplastia com *stent*, no caso de perda progressiva da função renal, diminuição do tamanho do rim, quando acompanhadas com ultrassom, ocorrência de episódios de edema pulmonar agudo causado pela miocardiopatia hipertensiva ou em casos de hipertensão refratária a mais de quatro grupos medicamentosos.

Uma particularidade anatômica tem sido demonstrada na estenose ostial da artéria renal: a lesão aterosclerótica localiza-se predominantemente da parede da aorta e não propriamente da artéria renal. Nesses casos, é necessário o uso de *stent*, pois o encolhimento elástico é frequente quando somente o balão de angioplastia é utilizado.

Outro aspecto a ser considerado é a grande variação anatômica da artéria renal, que determina a via de acesso para sua abordagem terapêutica. Artérias externamente anguladas para baixo são mais acessíveis por via braquial ou axilar.

Recentemente, o procedimento foi facilitado com o advento de *stent* flexível de excelente navegabilidade, montado em balão com perfil semelhante ao de coronária, em sistema de troca rápida (*monorail*), sendo possível o uso de cateter-guia com ponta bem angulada como os modelos para abordagem de artérias mamárias.

Nas lesões arteriais ulceradas, irregulares, com trombos no interior ou com aneurismas associados, é indicado o uso de endopróteses recobertas, assim como a execução da angioplastia protegida com um sistema de filtro, pois este pode reter partículas fragmentadas da placa, prevenindo o ateroembolismo.

Foram enfocados apenas alguns dos muitos procedimentos que fazem parte da radiologia intervencionista, principalmente os que podem ser aplicados em laboratórios de hemodinâmica. Quanto mais multidisciplinar for a equipe, tanto maior a variedade e a versatilidade de procedimentos por cateter nos diversos territórios vasculares. A disponibilidade de instrumentais mais modernos e especificamente desenhados para o tratamento de cada território possibilitou melhores resultados imediatos e tardios, enriquecendo a especialidade com um número grande de opções terapêuticas endovasculares por via percutânea.

BIBLIOGRAFIA

Brewester DC Cronenwett JL, Hallett Jr JW, Johnston KW, Krupski WC, Matsumura JS; Joint Council of the American Association for Vascular Surgery; Society for Vascular Surgery. Guidelines for treatment of abdominal aortic aneurysms. J Vasc Surg 2003; 37(5): 1106-17.

Castañeda-Zuñiga WR, Tadavarthy SM, Qian Z, Ferral H, Maynar M. Interventional radiology. 3rd ed. London: Wiliams & Wilkins, 1997. 2v.

Cooper, CJ, Murphy TP, Cutlip DE, Jamerson K, Henrich W, Reid DM, et al. Stenting and Medical Therapy for Atherosclerotic Renal-Artery Stenosis. N Engl J Med: 2014 vol 2: 13-22.

Criqui MH, Fronek A, Barret-Connor E, Klauber MR, Gabriel S, Goodman D. The prevalence of peripheral arterial disease in a defined population. Circulation 1985; 71:510-5.

Dake MD, Miller DC, Semba CP, Mitchell RS, Walker PJ, Liddell RP, et al. Translumial placement of endovascular grafts for treatment of descending thoracic aortc aneurysm. N Eng J Med 1994; 331:1729-34.

Fonseca JHP, Buffolo E, Carvalho AC, Almeida D, Geisthövel N, Gomes WJ, et al. Utilização de endoprótese auto (*stent*) introduzida através da artéria femoral para tratamento de dissecção da aorta descendente. Arq Bras Cardiol 1998;70:389-92.

Greenhalgh RM, Brown LC, Powell JT, Thompson SG, Epistein D, UK EVAR trial investigators. Endovascular versus open repair of abdominal aortic aneurysm. N Eng J Med: 2010: 362;1863-1880.

Hertzer NR, Beven EG, Young JR, O'Hara PJ, Ruschhaupt WF, Graor RA, et al. Coronary artery disease in peripheral vascular patients. Ann Surg 1984; 199:223-33.

New G, Roubin GS, Iyer SS, Sriram S, Jiri J, Moussa I, et al. Integrated minimally invasive approaches for the treatment of atherosclerotic vascular diseases. Cathet Cardiovasc Intervent 2001; 52:154-61.10.   Parodi JC, Criado FJ, Baroni HD, Schönholz C, Queral LA. Endoluminal aortic aneurysm repair using a balloon – expandable stent-graft device: a progress report. Ann Vasc Surg 1994; 8: 523-9.

Van Breda A, Strandness Jr DE. Vascular diseases surgical and interventional therapy. New York: Churchill Livingstone, 1994. 2 v.

110

Intervenção percutânea nas cardiopatias congênitas

Rodrigo Nieckel da Costa
Marcelo Silva Ribeiro
Valmir Fernandes Fontes
Carlos Augusto Cardoso Pedra

> **Palavras-chave:** Intervenção percutânea; Cardiopatia congênita; Estenose pulmonar; Estenose aórtica; Coartação de aorta; Persistência do canal arterial; Comunicação interatrial; Comunicação interventricular.

A partir da década de 1980, com a introdução da técnica da valvoplastia pulmonar, houve um grande avanço na produção do instrumental necessário para o tratamento percutâneo das cardiopatias congênitas obstrutivas, incluindo estenoses valvares e estenoses das artérias da circulação pulmonar ou sistêmica. Por outro lado, na década de 1990, o progresso tecnológico resultou no advento de próteses oclusoras para defeitos septais e de próteses que pudessem sustentar estruturas estenóticas dilatadas, surgindo os *stents*.

Nos dias de hoje, o cateterismo intervencionista representa 70% dos procedimentos terapêuticos nas cardiopatias congênitas.

Neste capítulo serão abordadas as cardiopatias congênitas de maior frequência e importância candidatas à intervenção percutânea, incluindo as cardiopatias obstrutivas e as de fluxo arteriovenoso. Será descrita também uma breve experiência do Instituto Dante Pazzanese de Cardiologia e do Hospital do Coração.

ESTENOSE PULMONAR VALVAR (EPV)

A valvoplastia pulmonar é indicada para a EPV com gradiente sistólico máximo transvalvar acima de 40 mmHg a 50 mmHg avaliado pela ecocardiografia. Os melhores resultados são obtidos quando a valva estenótica tem abertura em cúpula, com jato central e com anel pulmonar de dimensões conservadas. Na estenose crítica do neonato a dilatação é indicada independentemente do gradiente, e, apesar de ser mais complexa, o procedimento apresenta bons resultados. Na valva displásica e na hipoplasia do anel pulmonar, os resultados são mais limitados.

Os procedimentos de dilatação com balão na EPV iniciaram em 1983 no IDPC e desde então foram realizados mais de 1.200 procedimentos. A técnica de duplo-balão (Figura 110.1) foi utilizada em 115 pacientes (10,5%) e os demais foram com técnicas convencionais. Ao todo, 150 pacientes dentro dos primeiros 60 dias com diagnóstico de estenose pulmonar crítica ou grave. A média de idade neste grupo de pacientes foi de 24,0 ± 18,4 dias de vida. Houve óbitos relacionados ao procedimento em 4 pacientes, denotando a baixa taxa de complicações maiores associadas. Sucesso no procedimento com redução do gradiente para menos que 30 mmHg foi observado em mais de 98% dos casos.

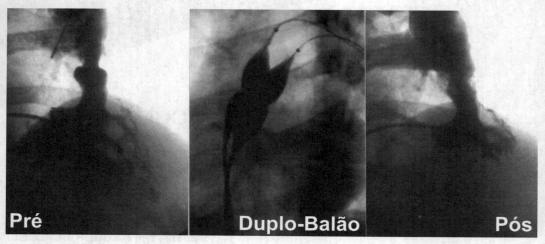

Figura 110.1. Sequência de angiografias pré e pós-valvoplastia pulmonar com técnica de duplo-balão.

ESTENOSE DAS ARTÉRIAS PULMONARES

A indicação de angioplastia com ou sem implante de *stents* é feita quando há hipertensão ventricular direita acima de dois terços da pressão sistêmica, na presença de sintomas ou disfunção do VD ou redução da perfusão pulmonar. As estenoses podem ser de origem congênita (síndromes de Allagile, Williams, Noonan, Rubéola etc.) ou secundária a sequelas cirúrgicas, como na correção da tetralogia de Fallot, na transposição das grandes artérias, na cirurgia de Fontan, entre outros.

Estudos demonstram que angioplastia das artérias pulmonares com balão encontra taxas de insucesso de até 50% quando são utilizados balões de baixa pressão. Quando utilizados balões de alta pressão os resultados melhoram, porém, com taxa de formação de aneurismas não desprezível. Em um estudo publicado em 2003 com 338 pacientes submetidos ao implante de *stents* nas artérias pulmonares foi encontrada taxa de sucesso acima de 90% sem mortalidade associada. Tais observações corroboram o conceito de que o implante de *stent* é a primeira escolha no tratamento das estenose das artérias pulmonares nativas ou pós cirúrgicas.

ESTENOSE AÓRTICA (EAO)

A valvoplastia com cateter balão na EAo congênita é considerada a modalidade terapêutica inicial de eleição oferecendo resultados paliativos duradouros. Em crianças maiores e adolescentes a valvoplastia aórtica é indicada quando o gradiente sistólico máximo se encontra acima de 80 mmHg-90 mmHg e/ou o médio acima de 40 mmHg na ecocardiografia. Pacientes sintomáticos (dor torácica, síncope) ou com evidências de isquemia devem ser submetidos ao procedimento mesmo com gradientes menores. O procedimento também é indicado aos neonatos com estenose aórtica crítica, independentemente do gradiente valvar, já que nessa situação há grave disfunção do ventrículo esquerdo e o débito sistêmico é mantido pelo fluxo direito-esquerdo através do canal arterial (Figuras 110.2 e 110.3). A presença de insuficiência aórtica igual ou maior que moderada é contraindicação à valvoplastia.

Em um estudo de 2003 em nossa instituição, 75 pacientes com idade média de 8 anos foram submetidos à valvoplastia aórtica. O procedimento foi completado em 74 pacientes (98,6%). O gradiente sistólico pico a pico caiu de 79,6 mmHg ± 27,7 mmHg para 22,3 mmHg ± 17,8 mmHg ($P < 0,001$) e a pressão sistólica do VE de 164 mmHg ± 39,1 mmHg para 110 mmHg ± 24,8 mmHg ($P < 0,001$). Quatro pacientes (5,3%) faleceram durante o procedimento. Insuficiência aórtica apareceu ou piorou em 27/71 (38%) pacientes, e não foi necessária intervenção cirúrgica. O seguimento médio foi de 50 ± 38 meses e houve estenose ou regurgitação significativa em 16,6%.

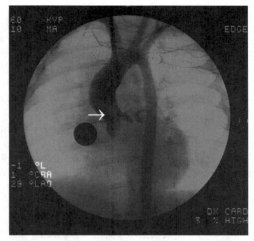

Figura 110.2. Aortografia com introdutor posicionado na artéria carótida direita mostrando estenose valvar aórtica crítica. Jato negativo de contraste denotando gravidade da estenose (seta).

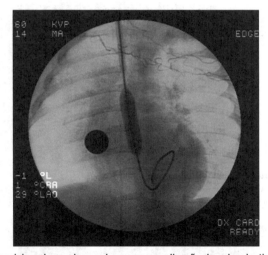

Figura 110.3. Cateter-balão posicionado no plano valvar para a realização da valvoplastia aórtica.

Em outro estudo mais recente em nossa instituição com 24 neonatos, o gradiente pico a pico caiu de 61 mmHg ± 36 mmHg para 29 mmHg ± 17 mmHg após o procedimento. Houve incremento do grau de insuficiência aórtica no grupo como um todo (P < 0,05), sendo considerada mínima ou discreta em 7 pacientes (30%); moderada em 2 pacientes (8%); e grave em 1 paciente (4%). Em nenhum dos pacientes foi necessária intervenção cirúrgica imediata relacionada à insuficiência aórtica. A ecocardiografia demonstrou melhora significativa da função ventricular após a valvoplastia, com 75% apresentando função normal ou discretamente reduzida. Apenas em 2 pacientes (8%) a função foi considerada moderadamente reduzida (P < 0,05). Houve redução do gradiente sistólico máximo à ecocardiografia de 86 mmHg ± 25 mmHg para 36 ± 15 mmHg no exame entre 24 horas e 5 dias pós-dilatação (P < 0,001). Óbitos ocorreram em 4 pacientes (17%), relacionados principalmente a falência ventricular esquerda. Tal experiência denota a gravidade da doença no período neonatal.

COARTAÇÃO DA AORTA (COAO)

Na CoAo, a aortoplastia com balão está indicada quando o gradiente de pressão braço/perna encontra-se acima de 20 mmHg. Não realizamos a aortoplastia rotineiramente em pacientes com idade inferior a 6 meses, devido à alta recorrência da lesão secundária à presença de tecido do canal arterial adjacente à lesão nessa faixa etária. Apesar de a angioplastia ser controversa na CoAo nativa, na recoartação cirúrgica a indicação é formal. Os casos que melhor respondem ao balão são as coartações cêntricas e com istmo aórtico bem desenvolvido.

Outra modalidade de tratamento é o uso de *stents*, indicado para crianças maiores, adolescentes e adultos (Figuras 110.4 e 110.5). Na idade pediátrica o uso de *stents* é limitado pelo diâmetro dos introdutores necessários para o implante. Para tal procedimento, consideramos o ponto de corte de peso acima de 20 kg na prática diária. Entretanto, novas abordagens vêm sendo utilizadas com sucesso (dissecção carotídea e ilíaca comum), permitindo seu uso em pacientes de menor peso e em neonatos com complicações no pós-operatório.

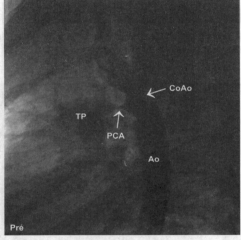

Figura 110.4. Coartação da aorta associada a canal arterial patente.

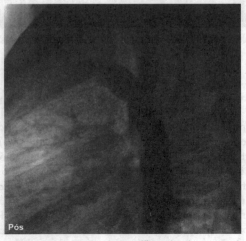

Figura 110.5. Implante de *stent* coberto na aorta tratando a região coartada e o canal arterial patente.

Em uma experiência conjunta do IDPC com a Santa Casa de Porto Alegre com 70 pacientes (47 do sexo masculino) submetidos ao implante de *stent* na CoAo, houve sucesso em todos os casos. A idade e o peso médio foram 21,5 ± 10,8 anos e 57,6 kg ± 16,7 kg, respectivamente. Sessenta e quatro pacientes tinham lesão nativa e os demais eram pós-cirurgia ou aortoplastia com balão. A CoAo foi considerada focal em 67 pacientes e tubular/longa nos demais. O diâmetro médio do balão utilizado para os procedimentos foi 16,3 mm ± 3,5 mm. O diâmetro da região coartada passou de 5,4 mm ± 2,9 mm para 15,6 mm ± 3,4 mm; o gradiente sistólico foi inicialmente de 46,2 mmHg ± 17,7 mmHg, passando para 2,1 mmHg ± 4,7 mmHg. Houve migração distal do *stent* em 2 pacientes, sem necessidade de cirurgia, pois eles foram implantados na aorta descendente. Novos *stents* foram posicionados na CoAo com sucesso. Ocorreram aneurismas em 4 pacientes e em um deles foi necessário o implante de um *stent*-graft para extração. Não houve óbitos relacionados ao procedimento.

PERSISTÊNCIA DO CANAL ARTERIAL (PCA)

A oclusão percutânea da PCA vem sendo praticada desde 1971. O procedimento está indicado para os pacientes que apresentam repercussão hemodinâmica caracterizada pela dilatação das câmaras cardíacas esquerdas. Considerando a simplicidade, segurança e eficácia do método, a abordagem percutânea é a primeira opção de tratamento nos pacientes com peso superior a 5 kg. Atualmente, todos os tipos de canais (pela classificação angiográfica de Krichenko) são passíveis de tratamento percutâneo, sendo aqueles do tipo B (janela aortopulmonar) ou C (tubular) os mais desafiadores tecnicamente. O tratamento da PCA é contraindicado nos pacientes portadores de hipertensão pulmonar fixa e em cardiopatias complexas, nas quais o fluxo pulmonar ou sistêmico depende do canal.

O Registro Europeu de Cardiologia Pediátrica relatou recentemente a experiência no tratamento de 1.258 pacientes com PCA, sendo encontrada taxa de 59% de oclusão imediata e de 95% após um ano de seguimento. O IDPC/HCor tem experiência com mais de 500 pacientes com taxas de sucesso e oclusão de quase 100% na era mais recente (após 2000) e com ausência de óbitos e complicações significativas.

Os tipos de próteses mais utilizadas são as molas helicoidais e os oclusores autoexpansíveis (Figuras 110.6 e 110.7). As molas helicoidas são reservadas para canais do tipo A, D ou E e diâmetro mínimo inferior a 2,5 mm na cineangioaortografia em perfil esquerdo. As grandes vantagens são a sua ótima relação custo-benefício e a simplicidade no implante. As próteses oclusoras são constituídas de uma malha de nitinol autoexpansível e são reservadas para PCA maiores que 2,5 mm de diâmetro ou nos menores, caso não sejam do tipo A, D ou E; com taxas de oclusão bem próximas de 100%.

COMUNICAÇÃO INTERATRIAL (CIA)

A oclusão percutânea da CIA tipo *ostium secundum* (OS) é um procedimento mais simples, mais seguro e tão eficaz quanto o tratamento cirúrgico, resultando em menor tempo de internação. Por isso, é considerada o método terapêutico de eleição em pacientes selecionados portadores desta afecção. Estima-se que cerca de 90% de todos pacientes com CIA OS sejam candidatos favoráveis à oclusão percutânea. A indicação é reservada para os casos com dilatação das cavidades cardíacas direitas. Pacientes portadores de CIA OS com fluxo direita-esquerda transitório e que sejam sintomáticos devido à cianose ou apresentem histórico de acidente vascular cerebral isquêmico secundário à embolia paradoxal também podem ser tratados percutaneamente. Se houver hipertensão arterial pulmonar e doença vascular obstrutiva já instalada (Síndrome de Eisenmenger), o fechamento da CIA é contraindicado. O tratamento deve ser realizado em caráter eletivo em crianças acima de 4 anos de idade e com peso maior que 15 kg. Em crianças menores, o tratamento pode ser necessário naquelas portadoras de outras afecções associadas especialmente às pulmonares (asma perene, broncodisplasia pulmonar) e síndromes.

Os casos são preferencialmente selecionados pela ecocardiografia transesofágica 2D e 3D (Figura 110.8). Nos pacientes com menos de 20 kg e com janela ecocardiográfica transtorácica adequada, essa modalidade pode ser utilizada. A ecocardiografia transesofágica, no entanto, exerce papel fundamental no transoperatório, guiando o implante adequado da prótese e avaliando o seu posicionamento final, assim como a presença de fluxos residuais.

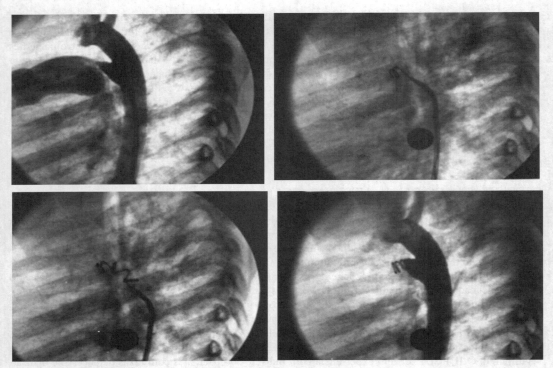

Figura 110.6. Sequência de angiografias pré- e pós-implante de *coil* no canal arterial patente.

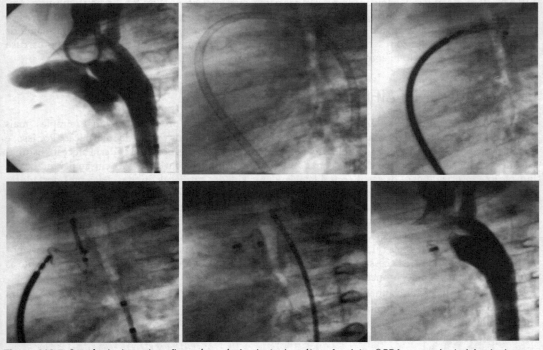

Figura 110.7. Sequência de angiografias pré- e pós-implante de prótese Amplatzer® PDA no canal arterial patente.

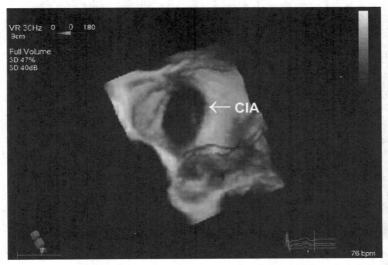

Figura 110.8. Ecocardiografia transesofágica 3D mostrando comunicação interatrial ampla (seta). Ver figura colorida no encarte

A CIA OS favorável à oclusão percutânea com próteses de duplo disco é aquela com diâmetro ≤ 35 mm e que apresente bordas suficientes para acomodar e estabilizar os dois discos da prótese (Figura 110.9). A deficiência da borda anterossuperior, ou até mesmo a sua ausência, não configura contraindicação ao tratamento percutâneo. A insuficiência isolada das demais bordas é contraindicação relativa, e a oclusão destes defeitos pode ser uma opção quando a borda contralateral é favorável. Septos multifenestrados, CIAs com aneurisma do septo e CIAs múltiplas também podem ser ocluídas percutaneamente com novas próteses e técnicas alternativas.

Deve-se manter o ácido acetilsalicílico (AAS) por seis meses, durante o período de endotelização da prótese. A profilaxia para endocardite infecciosa é recomendada no mesmo período ou para a vida inteira, caso haja fluxo residual.

A experiência do IDPC com a oclusão percutânea da CIA OS ultrapassa os 750 pacientes, com excelentes resultados, compatíveis com a prática clínica internacional. Recente publicação do serviço demonstrou sua segurança e eficácia inclusive em pacientes com menos de 20 kg, havendo sucesso no implante da prótese em todos os 78 pacientes. Em somente um paciente foi constatada complicação grave (bloqueio atrioventricular total), revertida após recuperação da prótese. Houve novo procedimento no paciente 6 meses depois, com sucesso no implante e sem complicações. Evidenciado fluxo residual no ecocardiograma após 24h em 3 pacientes: 2 com fluxo mínimo (< 1,0 mm) e 1 com fluxo pequeno (1,0 mm a 2,0 mm).

COMUNICAÇÃO INTERVENTRICULAR (CIV)

As CIVs correspondem a cerca de 20% de todas as cardiopatias congênitas. O septo interventricular pode ser dividido em 4 regiões: membranoso (CIVpm), muscular/trabecular (CIVm), via de entrada e via de saída. As CIVs podem ser únicas, em qualquer região do septo, ou múltiplas, geralmente na sua porção muscular (tipo "queijo suíço"). A CIVpm é a mais frequente, correspondendo a cerca de 80% de todos os casos seguida da CIVm em 5% a 20% dos casos. A ecocardiografia transtorácica é o melhor método diagnóstico para a avaliação da CIV, determinando o tipo, a dimensão e o número de defeitos no septo interventricular, além de estimar, por métodos indiretos, o regime de pressão arterial pulmonar.

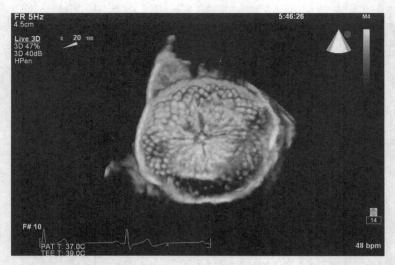

Figura 110.9. Prótese Amplatzer® ASD posicionada no septo interatrial demonstrada na ecocardiografia transesofágica 3D.
Ver figura colorida no encarte

Comunicação interventricular perimembranosa (CIVpm)

O tratamento cirúrgico da CIVpm é efetivo e seguro e ainda é o método terapêutico de escolha em todas as idades, especialmente em crianças abaixo de 2 a 3 anos (< 8 kg-10 kg). Em crianças maiores, o tratamento percutâneo é factível do ponto de vista técnico. Entretanto, a ocorrência de bloqueio atrioventricular (BAV), muitas vezes tardio, constituiu-se no principal fator limitante do tratamento percutâneo com as próteses Amplatzer® de 1ª geração específicas para CIVpm. Com o advento de novas próteses com aumento do comprimento da cintura central, revestimento iônico e formatos específicos para cada um dos vários tipos de CIVpm, a incidência dessa complicação parece ter sido reduzida. Em um estudo conduzido no Brasil, verificou-se apenas um caso de BAV de 3º grau em 56 pacientes tratados, com 91% de oclusão total do defeito no acompanhamento ambulatorial. No IDPC, a rotina nesses casos ainda é o encaminhamento para o tratamento cirúrgico enquanto trabalhos com maior casuística e maior tempo de seguimento não são publicados.

Comunicação interventricular muscular (CIVm)

Como as CIVm se encontram geralmente distantes do feixe de condução, o tratamento percutâneo é muito seguro, resultando também em altos índices de oclusão completa, mesmo nos casos de CIVs múltiplas. Pacientes portadores de CIVm com comprometimento hemodinâmico (dilatação das câmaras cardíacas esquerdas e Qp/Qs ≥ 2/1) são indicados para o tratamento percutâneo com prótese. Nos pacientes com peso inferior a 5 kg-6 kg a abordagem percutânea oferece risco elevado, e o implante por via perventricular (com toracotomia mediana e punção direta da parede livre do VD) guiada pela ecocardiografia transesofágica ou epicárdica (Figura 110.10) é mais apropriado. Após o implante, utilizamos AAS por seis meses, tempo também recomendado para profilaxia para endocardite infecciosa, desde que não haja fluxo residual.

São critérios de exclusão para a oclusão da CIVm com prótese: 1) distância ≤ 4 mm entre uma das bordas do defeito e as valvas aórtica, mitral ou tricúspide; 2) tamanho maior que 22 mm a 24 mm; 3) doença vascular pulmonar obstrutiva, com resistência vascular pulmonar indexada > 7,0 w.m^{2}; 4) sepse associada; e 5) qualquer condição que contraindique o uso de antiagregação plaquetária com AAS ou clopidogrel.

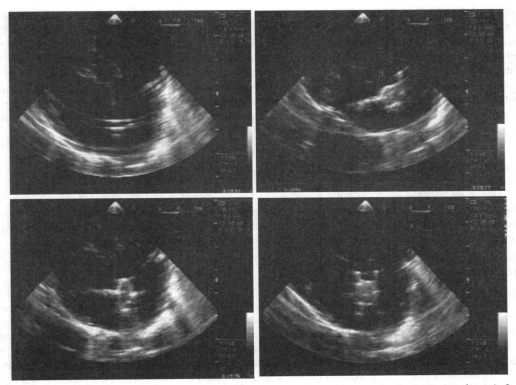

Figura 110.10. Sequência da ecocardiografia epicárdica demonstrando posicionamento e implante de prótese de Cera® VSD muscular no septo interventricular.

SHUNTS VASCULARES

Colaterais sistêmico-pulmonares (CSP)

Tais vasos têm origem da aorta ou de seus ramos proximais perfundindo o leito arterial pulmonar e podem gerar diversos graus de hiperfluxo pulmonar. O tratamento da CSP está indicado na presença de fluxo esquerda-direita significativo que resulte em ICC, hiperfluxo pulmonar e comprometimento respiratório. A sua oclusão deve ser avaliada em três grandes grupos de cardiopatias: 1) Corações univentriculares submetidos à anastomose de Glenn ou Fontan; 2) Tetralogia de Fallot ou atresia pulmonar com CIV; e 3) Outras cardiopatias congênitas complexas (geralmente descobertas no pós-operatório, gerando hiperfluxo pulmonar). O seu tratamento é realizado por meio do implante de dispositivos do tipo "mola", *plugs* feitos de Nitinol ou mesmo balões destacáveis. No nosso serviço, optamos por *coils* de Gianturco® ou Amplatzer® Vascular Plugs I, II e IV, com elevadas taxas de sucesso.

FÍSTULAS CORONÁRIAS

Podem se originar da artéria coronária direita ou esquerda e, geralmente, drenam para o átrio direito, ventrículo direito ou tronco pulmonar. A maioria dos pacientes é assintomática, e os sintomas podem surgir na idade adulta devido à associação com doença arterial coronária. A sua involução espontânea, assim como complicações como trombose da fístula ou ruptura são raras. Aquelas que resultam em repercussão hemodinâmica (pelo hiperfluxo pulmonar) ou que apresentam dilatação de câmaras devem ser ocluídas.

1232 | INTERVENÇÃO PERCUTÂNEA

A abordagem percutânea é factível na maioria dos casos com ótimos desfechos. Em recente levantamento da experiência do IDPC encontramos entre março de 2003 e junho de 2016 16 pacientes (13 do sexo feminino) submetidos à oclusão percutânea de fístula coronário-cavitária. A mediana de idade foi 55 meses (0,9-857) e de peso foi 14,5 kg (3,6-66). Quatro pacientes adultos e 12 crianças (10 com menos de 6 anos). O menor paciente foi um neonato de 3,6 kg com quadro de insuficiência cardíaca congestiva. Outros 2 pacientes apresentavam dispneia aos esforços e em 3 foi ascultado sopro cardíaco. Os demais estavam assintomáticos. Fechamento completo imediato na avaliação angiográfica foi obtido em 10 pacientes e no ecocardiograma realizado 24 horas após o procedimento fluxo residual de baixa velocidade foi observado em 3 casos. No seguimento mediano de 5 anos, a taxa de oclusão encontrada foi de 100%.

Fístula arteriovenosa pulmonar (FAVP)

Trata-se de conexão anômala entre a artéria e a veia pulmonar, e quando apresenta dimensões ou números significativos podem causar cianose por desvio alveolar pulmonar. O tratamento percutâneo é feito em casos selecionados utilizando-se recursos semelhantes àqueles empregados na oclusão do canal arterial. É indicado nos casos de cianose e histórico de tromboembolismo sistêmico.

IMPLANTE PERCUTÂNEO DA VALVA PULMONAR

As disfunções no trato de saída do ventrículo direito (VD) são complicações frequentes no pós-operatório tardio das cirurgias de conexão entre o ventrículo direito e a artéria pulmonar (VD-AP) em pacientes portadores de tetralogia de fallot, atresia pulmonar, dentre outras. Nesse contexto, a insuficiência pulmonar e, principalmente, a sua associação à estenose pulmonar podem resultar em dilatação e disfunção ventricular direita progressiva, intolerância ao exercício, arritmias potencialmente graves e morte súbita. O restabelecimento da função da valva pulmonar em um momento apropriado pode reverter este processo, restaurando a função ventricular e melhorando a sintomatologia.

Há várias opções e técnicas cirúrgicas para tratar a insuficiência pulmonar, incluindo o uso de homoenxertos de cadáveres, condutos sintéticos valvados, enxertos de veia jugular bovina ou uma valva bioprotética implantada diretamente no trato de saída do ventrículo direito. No entanto, estima-se que após 4 a 5 anos, 25% dos pacientes submetidos a implante de homoenxerto necessitam de algum tipo de intervenção para aumentar a longevidade desses condutos, sendo esse número superior a 50% em 10 anos.

Como alternativa à abordagem cirúrgica, foram desenvolvidos protótipos de uma prótese valvar implantável percutaneamente em posição pulmonar. A primeira foi denominada Melody® Valve (Medtronic). Posteriormente, outra opção de conceito semelhante foi desenvolvida pela Edward-Sapien (ainda não disponível no Brasil). Aproximadamente mais de 5 mil procedimentos com essa técnica já foram realizados no mundo. Centenas de pacientes foram tratados através deste método na Europa com ótimos resultados, que se repetiram posteriormente nos Estados Unidos. Segundo a *American Heart Association*, a recomendação do implante dessas próteses tem classe IIa, quando indicadas para pacientes com estenose ou insuficiência moderada a grave do conduto VD-TP. A valva Melody® está disponível para o implante em condutos ou próteses biológicas em posição pulmonar com diâmetro interno de 16 mm a 22 mm. A versão dessa prótese para implante em vias de saída nativas do ventrículo direito, ampliadas com retalho e monocúspide, está em fase inicial de estudo e tem bons resultados preliminares.

BIBLIOGRAFIA

Costa RN, Fontes VF, Pedra SRF, Santos MA, Moreira SM ; Santana MVT, et al. Valvoplastia por via carotídea na estenose aórtica do neonato e lactente jovem: resultados imediatos em Serviços de Referência. Rev Bras Cardiol Invas. 2009;17(4):526-32.

Costa RN, Ribeiro MS, Pereira FL, Pedra SR, Jatene MB, Jatene IB, et al. Fechamento percutâneo versus cirúrgico da comunicação interatrial em crianças e adolescentes. Arq Bras Cardiol. 2013;100(4):347-54.

Feltes TF, Bacha E, Beekman RH 3rd, Cheatham JP, Feinstein JA, Gomes AS, et al. Indications for cardiac catheterization and intervention in pediatric cardiac disease: a scientific statement from the American Heart Association. Circulation. 123(22):2607-52.

Fontes VF, Esteves CA, Sousa JE, Silva MV, Bembom MC. Regression of infundibular hypertrophy after pulmonary valvuloplasty for pulmonic stenosis. Am J Cardiol. 1988; 62(13):977-9.

Fontes VF, Sousa JE, Esteves CA, Silva MV, Bembom MC, Silva MA, et al. Pulmonary valvuloplasty with the balloon catheter. An alternative in the treatment of pulmonary valve stenosis. Arq Bras Cardiol. 1984;42(4):249-53.

Forbes TJ, Moore P, Pedra CA, Zahn EM, Nykanen D, Amin Z, et al. Intermediate follow-up following intravascular stenting for treatment of coarctation of the aorta. Catheter Cardiovasc Interv. 2007;70(4):569-77.

Hatem DM, Castro I, Haertel JC, Rossi RI, Zielinsky P, Leboute FC, et al. Short and long-term results of percutaneous balloon valvuloplasty in pulmonary valve stenosis. Arq Bras Cardiol. 2004; 82(3):221-7.

Hijazi ZM, al-Fadley F, Geggel RL, Marx GR, Galal O, al-Halees Z, et al. Stent implantation for relief of pulmonary artery stenosis: immediate and short-term results. Catheter Cardiovasc Diagn. 1996;38(1):16-23.

Justino H, Pedra C, Freedom RM, et al. Congenital aortic valve stenosis or regurgitation. In: Freedom RM, Yoo S-J, Mikailian H, Williams WG. The natural modified history of congenital heart disease. New York: Blackwell; 2004. p. 138-68.

Mcelhinney DB, Hellenbrand WE, Zahn EM, Jones TK, Cheatham JP, Lock JE, et al. Short- and medium-term outcomes after transcatheter pulmonary valve placement in the expanded multicenter US Melody valve trial. Circulation. 2010;122(5):507-16.

Ovaert C, McCrindle BW, Nykanen D, MacDonald C, Freedom RM, Benson LN et al. Balloon angioplasty of native coarctation: clinical outcomes and predictors of success. J Am Coll Cardiol. 2000; 35(4):988-96.

Pedra CA, Fontes VF, Esteves CA, Pilla CB, Braga SL, Pedra SR, et al. Stenting vs. balloon angioplasty for discrete unoperated coarctation of the aorta in adolescents and adults. Catheterization and cardiovascular interventions. 2005;64(4):495-506.

Pedra CA, Pedra SR, Chaccur P, Jatene M, Costa RN, Hijazi ZM, et al. Perventricular device closure of congenital muscular ventricular septal defects. Expert Rev Cardiovasc Ther. 2010;8(5):663-74.

Pedra CA, Pedra SRF, Costa RN, Braga SLN, Esteves C, Fontes VF, et al. Experiência inicial no fechamento percutâneo da comunicação interatrial tipo ostium secundum com a prótese figulla. Rev Bras Cardiol Invas. 2010;18(1):81-8

Pedra CAC, Esteves CA, Pontes Jr SC, Braga SL, Pedra SRF, Silva MA, et al. Oclusão percutânea do pequeno canal arterial com molas de Gianturco: impacto da otimização da seleção das molas e dos pacientes e da não-tolerância ao fluxo residual significativo imediato nos resultados. Rev Bras Cardiol Invas. 2008; 16(1): 86-90.

Pedra CAC, Pedra SRF, Pessotti C, Chaccur P, Jatene MB, Santana MV, et al. Fechamento percutâneo da comunicação interventricular muscular congênita. Rev Bras Cardiol Invas. 2008;16(2):218-24.

Pilla CB, Fontes VF, Pedra CA. Endovascular stenting for aortic coarctation. Exp Review Cardiovasc Ther. 2005;3(5):879-90.

Ribeiro MS, Pereira FL, Costa RN, Arruda A, Braga S, Fontes VF, et al. Oclusão percutânea de defeitos cardíacos congênitos e estruturais com amplatzer duct occluder II. Rev Bras Cardiol Invas. 2011; 19(4):430-41.

Ribeiro MS, Pereira FL, Nascimento WTM, Costa RN, Kreuzig DL, Pedra SR, et al. Factibilidade, segurança e eficácia do fechamento percutâneo da comunicação interatrial em crianças pequenas. Rev Bras Cardiol Invas. 2013; 21 (2):165-75.

Intervenção percutânea nas valvopatias

Dimytri Alexandre de Alvim Siqueira

Sérgio Luiz Navarro Braga

Palavras-chave: Valvopatias; Estenose aórtica; Estenose mitral; Insuficiência mitral; Valvoplastia por balão; Implante percutâneo de prótese aórtica.

O principal objetivo do tratamento das doenças valvares cardíacas é a restauração da função valvar. Em pacientes sintomáticos e com doença valvar de grau importante, somente o alívio da sobrecarga de volume e/ou pressão imposta pela valvopatia é capaz de alterar sua história natural, promovendo aumento na sobrevida. Ao longo das últimas décadas, avanços significativos têm sido obtidos no tratamento percutâneo das doenças valvares. Na atualidade, a valvoplastia com balão constitui o tratamento de escolha para muitos pacientes com estenose de valvas mitral e pulmonar. Recentemente, o implante transcateter da válvula aórtica (*TAVI, do inglês transcatheter aortic valve implantationt*) veio ocupar destacado papel, devido à sua comprovada eficácia em promover benefício sintomático e reduzir a mortalidade de pacientes idosos com estenose aórtica e impossibilitados ou de maior risco para cirurgia de troca valvar. Por sua vez, o tratamento percutâneo da insuficiência mitral tem sido bastante estudado e alguns dispositivos já encontram-se em uso clínico. Este capítulo abordará a intervenção valvar percutânea na estenose aórtica e na disfunção mitral (por estenose ou insuficiência), destacando o processo de seleção de pacientes e os aspectos técnicos fundamentais destes procedimentos.

ESTENOSE MITRAL REUMÁTICA

A valvotomia mitral percutânea (VMP) foi descrita pela primeira vez em 1984 por Inoue et al que utilizaram um balão por ele desenhado com a finalidade de dilatar a valva mitral estenosada. A técnica do duplo balão com duplo fio-guia, punção transeptal única e dilatação do septo interatrial, utilizada por muitos anos, a partir de 1986, foi empregada por Al-Zaibag e Palacios. Em 1995, Bonhoeffer desenvolveu a técnica do duplo balão sobre um único fio-guia e finalmente, em 1996 Cribier demonstrou a eficácia do valvulótomo metálico, que por sua vez permite a abertura bilateral das comissuras valvares com maior frequência quando comparada com a técnica dos balões. (Figuras 111.1 a 111.4).

A VMP é em um procedimento da alta complexidade, com longa curva de aprendizado, principalmente a punção transeptal pela técnica de Brockenbrough.

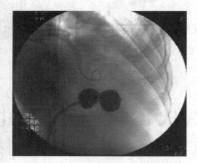
Figura 111.1. Técnica de Inoue.

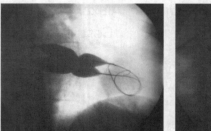
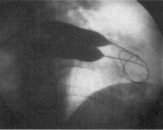
Figura 111.2. Técnica do duplo-balão.

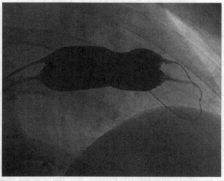
Figura 111.3. Técnica do *Multi-Track*.

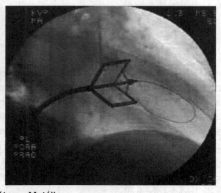
Figura 111.4. Técnica do Valvulótomo Metálico.

Atualmente, a VMP pela técnica de Inoue é a mais empregada universalmente, devido a simplicidade, ao baixo índice de complicações e à comodidade, podendo ser realizada somente por um operador.

Seleção de pacientes, indicações e contraindicações

É de fundamental importância a avaliação prévia do paciente e de seu quadro clínico, no qual consideramos a classe funcional de acordo com a *New York Heart Association* (NYHA), a ausculta cardíaca e as análises do eletrocardiograma (ECG) e do estudo radiológico convencional. O ecocardiograma transtorácico (ETT) fornece dados essenciais para a conduta terapêutica a ser tomada, como a área valvar mitral (AVM) e a quantificação de refluxo. O tamanho da cavidade atrial esquerda e a presença ou não de trombos em seu interior são melhor analisados com o ecocardiograma transesofágico (ETE). O ETT também detalha dados importantes da anatomia valvar e subvalvar mitral, que agrupados determinam o escore descrito por Wilkins e Block (Figura 111.5). Este escore é composto por quatro quesitos: mobilidade e flexibilidade dos folhetos, espessamento, comprometimento do aparelho subvalvar e calcificação - constituindo fator prognóstico importante da evolução tardia dos pacientes submetidos à VMP (reestenose, acidente vascular cerebral, reintervenção e óbito). Assim, pacientes com escore igual ou menor que 8 pontos são considerados ideais para serem submetidos ao procedimento; entre maior que 8 e menor que 12 pontos, a evolução é menos favorável, e igual ou maior que 12 pontos a indicação é cirúrgica, exceção feita para pacientes grávidas e com alto risco operatório. É importante salientar que desde 1998 a *American Heart Association* considera a VMP como sendo Classe I para o tratamento do paciente com estenose mitral reumática que preencha os critérios por ela definidos (Tabela 111.1).

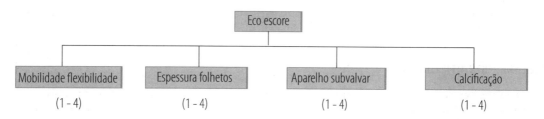

Figura 111.5. Escore ecocardiográfico de Wilkins e Block.

Tabela 111.1. Recomendações para valvoplastia mitral percutânea com balão.

Indicações	Classe
Pacientes sintomáticos (Classe Funcional II, III ou IV - NYHA), estenose mitral moderada ou grave (área valvar mitral ≤ 1,5 cm²), e valva morfológica favorável para valvotomia mitral percutânea com balão na ausência de trombo atrial esquerdo ou insuficiência mitral moderada a grave	I
Pacientes assintomáticos com estenose mitral moderada ou grave (área valvar mitral ≥ 1,5 cm²) e valva com morfologia favorável para valvotomia mitral percutânea com balão com hipertensão pulmonar (pressão arterial sistólica pulmonar > 50 mmHg em repouso ou 60 mmHg com exercício), na ausência de trombo atrial esquerdo ou insuficiência mitral e de grau moderado a grave	IIa
Pacientes sintomáticos (Classe Funcional III – IV – NYHA) com estenose mitral de grau moderado ou grave (área valvar mitral ≤ 1,5 cm²), e valva mitral pouco flexível e calcificada com alto risco cirúrgico, na ausência de trombo atrial esquerdo ou insuficiência mitral de grau moderado a grave.	IIa
Pacientes assintomáticos, com estenose mitral moderada ou grave (área valvar mitral ≤ 1,5 cm²) e valva com morfologia favorável para valvotomia percutânea com balão que tenha fibrilação atrial de início recente na ausência de trombo atrial esquerdo ou insuficiência mitral de grau moderado a grave.	IIb
Pacientes sintomáticos (Classe Funcional III – IV – NYHA), com estenose mitral de grau moderado ou grave (área valvar mitral ≤ 1,5 cm²) e valva espessada e calcificada com risco cirúrgico baixo.	IIb
Pacientes com estenose mitral leve.	III

INTERVENÇÃO PERCUTÂNEA

As principais contraindicações ao tratamento percutâneo da estenose mitral reumática dizem respeito à presença de trombos aderidos ao septo interatrial ou próximos a valva mitral, além daqueles que se apresentam móveis na cavidade atrial esquerda. A presença de insuficiência mitral maior que 2+/4+ pela classificação de Sellers (conforme o estudo angiográfico) também representa contraindicação. São consideradas contraindicações relativas a presença de calcificação comissural bilateral e a insuficiência tricúspide grave, por apresentarem seguimento tardio desfavorável em comparação ao tratamento cirúrgico.

Em pacientes com trombos no átrio esquerdo e/ou apêndice atrial esquerdo e que se encontrem estáveis clinicamente, recomenda-se anticoagulação oral por 12 meses com otimização da relação normalizada internacional (RNI) entre 2,5 e 3. Seu seguimento deverá ser realizado com ETE a cada 3 meses; com isto, observa-se resolução do trombo em 96% dos casos em um período médio de 6,7 meses, permitindo a realização da VMP. A fibrilação atrial crônica e a presença de contraste espontâneo graus III ou IV não são consideradas contraindicações à VMP, mas também requerem anticoagulação por 4 a 6 semanas. Cerca de 3 dias antes do procedimento, a anticoagulação oral é suspensa e inicia-se a administração subcutânea de heparina não fracionada ou heparina de baixo peso molecular, até que o RNI alcance valores iguais ou menores que 2, o que permite a realização do procedimento de valvoplastia.

Pacientes submetidos à comissurotomia cirúrgica ou VMP prévias não representam contraindicação para uma nova intervenção percutânea.

Critérios para os resultados obtidos

→ Sucesso: aumento da área valvar mitral igual ou superior a 25% da área inicial, obtendo-se área valvar final igual ou maior que 1,5 cm², sem insuficiência mitral grave.

→ Sucesso parcial: área valvar mitral final inferior a 1,5 cm², na ausência de regurgitação mitral grave.

→ Insucesso: quando houver interrupção do procedimento por problemas técnicos ou a ocorrência de complicações maiores.

→ Reestenose: no seguimento tardio, considera-se reestenose ecocardiográfica quando a área valvar mitral for menor que 1,5 cm², com perda igual ou inferior a 50% do ganho inicial.

Resultados imediatos

O objetivo principal da VMP é o aumento da área valvar mitral e a consequente queda da pressão média na cavidade atrial esquerda, do gradiente diastólico entre o átrio e o ventrículo esquerdos e também a diminuição dos dados manométricos em território pulmonar e câmaras direitas.

Na experiência do Instituto Dante Pazzanese de Cardiologia (IDPC) com aproximadamente 2.500 casos, a principal complicação imediata foi o aparecimento ou o aumento da insuficiência mitral em 26% dos casos, sendo considerada grave (3+ ou 4+) em apenas 3,6% dos procedimentos .

Resultados tardios

No IDPC, entre agosto de 1987 e junho de 2000 foram realizados 1.050 procedimentos, tendo-se obtido sucesso em 1.005 pacientes. A probabilidade acumulada de reestenose foi de 14,9% em 5 anos, de 18,4% em 7 anos e de 21,9% em 10 anos. Nesta casuística, foram definidos como fatores prognósticos de reestenose ecocardiográfica o diâmetro do átrio esquerdo e a área valvar pós-procedimento. As Figuras 111.6 e 111.7 exibem as curvas de Kaplan-Meyer que demonstram a frequência de pacientes sobreviventes livres de reestenose e de reintervenção, livres de eventos (re-dilatação, cirurgia e óbito) e livres de reestenose.

Comparação dos resultados da VPM com o tratamento cirúrgico convencional

Os primeiros estudos comparativos entre os dois métodos consistiram de séries históricas, e demonstraram resultados imediatos e tardios similares, uma vez que os fatores anatômicos que impactam a evolução dos pacientes submetidos à VMP parecem influenciar também os desfechos cirúrgicos. Com o transcorrer dos anos, realizaram-se vários estudos randomizados com grupos homogêneos de pacientes (idade, escore ecocardiográfico) e verificou-se que os resultados imediatos e tardios eram muito próximos quando se comparava o tratamento percutâneo com o cirúrgico a céu aberto.

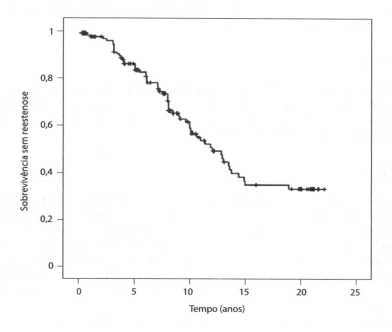

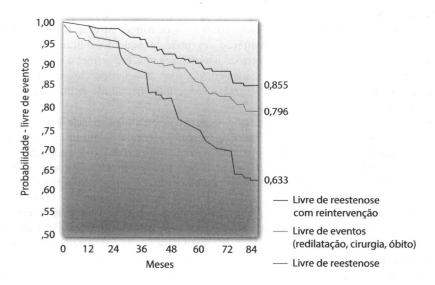

Figuras 111.6 e 111.7. Curvas de Kaplan-Meyer demonstrando pacientes da casuística do Instituto Dante Pazzanese de Cardiologia que se submeteram à valvotomia mitral percutânea livres de reestenose e de reintervenção, livres de eventos e livres de reestenose.

Complicações maiores

Constituem complicações maiores da VMP: aparecimento de insuficiência mitral grave ($\geq$ 3+/4+) devido à laceração dos folhetos, abertura excessiva das comissuras ou lesões do aparelho subvalvar - achados estes que podem determinar cirurgia corretiva de urgência/emergência ou eletiva com plastia ou troca valvar mitral. Outras complicações incluem a embolia sistêmica ou coronariana e a perfuração de câmaras - que pode evoluir para tamponamento cardíaco e óbito.

Subgrupos especiais

Em certos subgrupos de pacientes, a valvoplastia mitral percutânea tem indicação relevante. São estes: pacientes com idade inferior a 18 anos, gestantes portadoras de estenose mitral grave refratária ao tratamento clínico – nas quais a mortalidade fetal após a VMP é próxima de zero –, indivíduos com alto risco cirúrgico e pacientes com hipertensão pulmonar importante.

INSUFICIÊNCIA MITRAL

A regurgitação mitral importante resulta em disfunção ventricular esquerda progressiva e insuficiência cardíaca. Pacientes sintomáticos mantidos em tratamento clinico estrito apresentam mortalidade anual de aproximadamente 5%. Diretrizes atuais sobre valvopatias recomendam a abordagem cirúrgica da valva mitral em indivíduos com sintomas e sinais de remodelamento ou disfunção do ventrículo esquerdo. Uma das técnicas cirúrgicas preconizadas para a insuficiência mitral importante foi desenvolvida pro Alfieri e consiste em sutura da porção média do folheto anterior com o posterior criando um duplo orifício mitral associado ou não a anuloplastia, o que resulta na diminuição do refluxo valvar e na preservação da função ventricular esquerda.

Uma vez que a regurgitação mitral acomete frequentemente pacientes idosos, com comorbidades e risco cirúrgico aumentado, há tempos busca-se uma solução efetiva e menos invasiva para o tratamento desta valvopatia. O primeiro dos dispositivos aprovados para uso clínico foi o sistema Mitraclip' (Abbott Laboratories, Abbott Park, IL), inspirado na técnica cirúrgica de Alfieri. Através de punção transseptal, direciona-se um cateter do átrio esquerdo em direção ao ventrículo esquerdo, aplicando-se um *clip* metálico que une os folhetos da mitral junto à origem do jato regurgitante. No primeiro estudo randomizado comparativo entre este novo dispositivo e a cirurgia convencional, o benefício clínico observado ao final de 12 meses foi semelhante entre as duas estratégias. A redução na magnitude da insuficiência mitral foi mais pronunciada após a cirurgia.

Atualmente, outros dispositivos para o tratamento percutâneo da insuficiência mitral encontram-se em uso clínico inicial na Europa e nos EUA. Tais dispositivos podem ser didaticamente divididos como: a) aqueles que promovem anuloplastia direta ou indireta, e objetivam a redução do anel mitral, particularmente indicados em insuficiência mitral funcional; b) dispositivos que funcionam como neo-cordoalhas inseridas nos folhetos e fixadas no ápice do ventrículo esquerdo; c) outros dispositivos que, de forma semelhante ao MitraClip, determinam a aproximação dos folhetos - comumente nos segmentos A2 e P2 - da valva mitral. As próteses transcateter desenhadas especificamente para o complexo valvar mitral encontram-se em fase ainda inicial de aplicação, e poucos pacientes (cerca de 200) foram tratados até então. De certo, a diversidade de dispositivos em desenvolvimento para o tratamento percutâneo mitral reflete os múltiplos mecanismos envolvidos na etiologia da regurgitação valvar.

Embora promissoras, as evidências que corroboram o uso de dispositivos transcateter da valva mitral ainda estão sendo buscadas e estudos randomizados e comparativos com o tratamento cirúrgico convencional e o tratamento cínico otimizado são necessários; tais estudos objetivam, fundamentalmente, determinar riscos, benefícios e resultados em curto em longo prazos da técnica percutânea para o tratamento da insuficiência mitral.

IMPLANTE POR CATETER DE BIOPRÓTESE VALVAR AÓRTICA

O TAVI constitui alternativa terapêutica segura, eficaz e menos invasiva para pacientes com estenose aórtica e alto risco cirúrgico - frequentemente encontrados na prática clínica e que outrora não possuíam alternativa terapêutica para uma doença de alta letalidade, com taxas de mortalidade de até 75% após 3 anos ou de 2% por mês. Impulsionada pelo contínuo acúmulo de evidências (provenientes de grandes registros e de estudos randomizados), pelo rápido desenvolvimento nos instrumentais e pela vasta experiência técnica adquirida em todo o mundo, a indicação de TAVI já se encontra estabelecida em diretrizes nacionais e internacionais (Tabela 111.2). Recomenda-se que:

O TAVI deva ser o tratamento de escolha para pacientes portadores de estenose aórtica grave e considerados inoperáveis, e que possuam expectativa de vida > 1 ano;

em indivíduos avaliados como de alto risco cirúrgico (STS acima de 8%), o TAVI também encontra-se indicado. Neste subgrupo de pacientes, a cirurgia de troca valvar aórtica também recebe alto grau de recomendação. Assim, preconiza-se que a tomada de decisão a respeito do tratamento a ser instituído esteja embasada por grupo multidisciplinar, composto por cardiologistas clínicos, intervencionistas, cirurgiões cardiovasculares, especialistas em imagens cardiovasculares e anestesistas (*Heart Team*). Aspectos importantes como o acesso vascular a ser empregado (femoral versus não transfemoral), a anatomia do complexo valvar aórtico, a presença ou não de comorbidades e o volume/experiência do serviço influenciam os resultados clínicos do TAVI. Os valores e o desejo do paciente e seus familiares devem ser respeitados, obedecendo os princípios da bioética.

Em pacientes de risco intermediário, o TAVI representa estratégia alternativa para a cirurgia de troca valvar. A opção por um ou por outro tratamento deve ser tomada após discussão aprofundada com o paciente a respeito dos benefícios almejados e complicações em curto e em longo prazos; particularmente, considerações a respeito da durabilidade (> 5 anos) da prótese transcateter devem ser aventadas.

Tabela 111.2. Recomendações para implante de prótese aórtica por cateter (TAVI).

Indicações	Classe
Pacientes sintomáticos com estenose aórtica grave (gradiente transvalvar aórtico > 40 mmHg, velocidade de jato aórtico > 4 m/s, área valvar < 1 cm²) com expectativa de vida > 1 ano e impossibilitados de cirurgia de troca valvar aórtica convencional.	I B
Pacientes sintomáticos com estenose aórtica grave (gradiente transvalvar aórtico > 40 mmHg, velocidade de jato aórtico > 4 m/s, área valvar < 1 cm²) e de alto risco para cirurgia de troca valvar aórtica convencional (conforme STS > 8%)	I A
Pacientes sintomáticos com estenose aórtica grave (gradiente transvalvar aórtico > 40 mmHg, velocidade de jato aórtico > 4 m/s, área valvar < 1 cm²) e de risco intermediário para cirurgia de troca valvar aórtica convencional (conforme STS > 4% e < 8%)	IIa B

Próteses percutâneas disponíveis

Até o momento, cinco bioproteses implantadas por via femoral encontram-se disponíveis para uso clínico no Brasil (Figura 111.8): a prótese balão-expansível SAPIEN 3˙ (Edwards Lifesciences, Irvine, CA, USA), o sistema autoexpansível CoreValve Evolut R˙ (Medtronic Inc., Minneapolis, MN, USA), a prótese Lotus˙ (Boston Scientific), a prótese Acurate neo˙ (Boston Sicentific) e a prótese Portico (st. Jude). As importantes diferenças estruturais entre estes dispositivos devem ser bem conhecidas, visando definir não só a exequibilidade anatômica do procedimento, bem como prevenir a ocorrência de potenciais eventos adversos relacionados à escolha de um ou de outro sistema.

Seleção de pacientes, indicações e contraindicações

A apropriada indicação do TAVI deve basear-se em critérios clínicos e anatômicos específicos, sendo fundamental para o sucesso do procedimento. Este tratamento deve ser oferecido a pacientes com esteno-

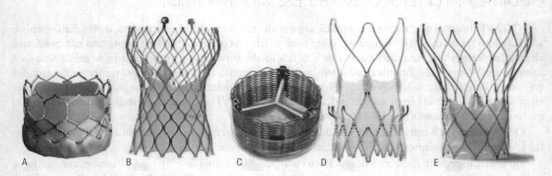

Figura 111.8. Próteses aórticas disponíveis para implante percutâneo: (A) Bioprótese SAPIEN 3® (Edwards Lifesciences, Irvine,Califórnia). (B) Bioprótese Corevalve Evolut R® (Medtronic Inc., Minneapolis, MN, USA). (C) Bioprótese Lotus® (Boston Scientific). (D) Bioprótese Acurate neo® (Boston Scientific). (E) Bioprótese Portico (St. Jude). Ver figura colorida no encarte

se valvar aórtica grave e sintomática, nos quais a cirurgia de troca valvar clássica esteja contraindicada ou associada a maior risco de morbimortalidade. O grupo multidisciplinar (*Heart Team*) tem como propósito a revisão de todos os aspectos pertinentes de cada caso, interpretando-os e unificando-os para a tomada de decisão consensual, que define a melhor estratégia para determinado paciente em particular. Didaticamente, o processo de seleção pode ser dividido em quatro etapas:

→ Confirmar a gravidade da estenose valvar aórtica: o TAVI deve ser considerado apenas em portadores de estenose valvar aórtica grave, isolada ou predominante. O ETT constitui o método de eleição para a avaliação da gravidade desta valvopatia. Pacientes com estenose aórtica grave e disfunção ventricular esquerda podem apresentar-se com gradiente transvalvar médio inferior a 30 mmHg *(low-flow, low-gradient aortic stenosis)* e se faze necessário distingui-los daqueles indivíduos que apresentam disfunção miocárdica primária e estenose aórtica leve ou moderada. Nesta situação, as medidas dos gradientes e da área valvar em estado basal e após a infusão de dobutamina são preconizadas.

→ Avaliar se os sintomas apresentados pelo paciente são, de fato, causados pela valvopatia: de forma similar às recomendações de troca valvar cirúrgica, justifica-se a indicação do TAVI a pacientes sintomáticos, com dispnéia classe funcional igual ou superior a II pela NYHA e síncope ou angina atribuídos inequivocamente à doença valvar.

→ Analisar o risco cirúrgico e a expectativa de vida: os principais escores utilizados para a estimativa de risco cirúrgico são o EuroSCORE logístico, Euroscore II e o STS, desenvolvidos e validados em pacientes submetidos não só a cirurgias valvares, mas à revascularização miocárdica e a outros procedimentos cirúrgicos. Com ceerteza, o poder discriminatório destes modelos sofre limitações tanto quando aplicados a pacientes de alto risco e candidatos a troca valvar aórtica, bem como naqueles indivíduos considerados inoperáveis. Ressalta-se ainda que diversos outros fatores também associados à maior morbimortalidade após cirurgias cardíacas não estão incorporados a estes algoritmos, como a presença de hepatopatias, de distúrbios da coagulação e de fragilidade. Desta forma, a estimativa de mortalidade fornecida por estes escores constitui apenas mais um dado para orientar – e não impor – a tomada de decisão. Aspectos anatômicos como a calcificação excessiva da aorta ascendente (aorta "em porcelana") devem ser valorizados. Em particular, o trajeto, a presença de aderências e a distância da artéria torácica interna esquerda ao esterno nos indivíduos com revascularização prévia devem ser definidos, devido ao risco potencial de lesão deste conduto arterial durante nova esternotomia: nesta condição, o TAVI representa alternativa mais segura.

Vários estudos com acompanhamento tardio de pacientes submetidos ao TAVI revelam que cerca da metade das causas de óbito no seguimento têm etiologia não cardíaca, o que ratifica a necessidade de selecionar pacientes que não só suplantem os riscos do procedimento, mas que possam também usufruir de seus benefícios em mais longo prazo.

→ Avaliar se existem critérios anatômicos para o implante: diversos parâmetros anatômicos - indicadores de que o procedimento é factível, com elevada taxa de sucesso e baixo risco de complicações – devem ser avaliados e respeitados. Recomenda-se que a análise destes critérios seja realizada de forma complementar através de diferentes métodos de imagem, como o ETT e a angiotomografia *multi-slice*. As medidas de anel aórtico e de outras estruturas que formam o denominado complexo aórtico (trato de saída do ventrículo esquerdo, seio de Valsalva, junção sinotubular, etc.), a distância do anel valvar aos óstios das coronárias, o grau e o padrão de calcificação valvar e o estado das artérias ilíacas e femorais são os principais parâmetros avaliados, todos relacionados à escolha do tamanho da prótese e à possibilidade de sua introdução, posicionamento, liberação e expansão ideais.

Aspectos técnicos do procedimento

→ Preparo do paciente: todos os pacientes são pré-tratados com aspirina 100 mg e clopidogrel 300 mg no dia anterior ao implante. Em indivíduos com disfunção renal, hidratação venosa com solução salina 0,9% na dose de 0,3-0,5 ml/kg/h é iniciada 12 horas antes do procedimento; a administração de maior volume pode associar-se a ocorrência de congestão pulmonar. Visando ainda a prevenção de nefropatia induzida por contraste, as angiografias requeridas durante o procedimento são obtidas com contraste de baixa osmolaridade, com diluição de 50%.

→ Anestesia: o procedimento pode ser realizado sob sedação e anestesia local ou por anestesia geral. As condições clínicas e as comorbidades do paciente, a necessidade do ETE e a experiência do serviço são fatores que influenciam na escolha do tipo de anestesia.

→ Via de acesso: preferencialmente, o procedimento é realizado pela via femoral, menos invasivo e associado a menor morbidade em indivíduos idosos e acometidos por outras comorbidades. Em situações de doença arterial periférica grave, com acometimento obstrutivo das artérias ilíacas e femorais e/ou diâmetro reduzido destes vasos, preconiza-se a realização do TAVI por vias de acesso alternativas: os acessos transapical,,transaórtico, trans-subclávia ou transcaval podem ser utilizados.

→ Cuidados pós-procedimento: após a intervenção, os pacientes permanecem em unidade de terapia intensiva por 24 horas. Neste setor serão monitorizados quanto à ocorrência de distúrbios de condução, complicações vasculares, hemorrágicas, pulmonares e neurológicas. Em indivíduos submetidos ao implante das próteses CoreValve® e Lotus®, existe risco de surgimento mais tardio de distúrbios de condução, como o bloqueio atrioventricular total, e de tal forma recomenda-se a manutenção do marca-passo provisório por 48-72 horas. O ECG deve ser avaliado diariamente durante toda a internação. De forma rotineira, avalia-se o resultado da intervenção valvar através do ETT, realizado antes da alta hospitalar.

Complicações maiores

A despeito de representar procedimento menos invasivo e de menor risco do que a cirurgia de troca valvar, o TAVI associa-se à ocorrência de potenciais complicações . Dentre estas, destacam-se a insuficiência aórtica paraprotética, o acidente vascular cerebral isquêmico e as complicações vasculares.

→ Refluxo paraprotético: o TAVI associa-se mais frequentemente à ocorrência de regurgitação paraprotética do que a cirurgia de troca valvar. O refluxo observado é comumente de grau leve, e este não parece associar-se à pior evolução clínica. O surgimento de insuficiência aórtica moderada a grave ($\geq$ 2+/4+) ocorre em cerca de 4% a 5% dos casos e correlaciona-se a pior prognóstico em curto e em longo prazos. Características anatômicas do anel aórtico (configuração elíptica, calcificação assimétrica) são fatores predisponentes. De suma importância, a escolha do tamanho da

INTERVENÇÃO PERCUTÂNEA

prótese deve ser baseada em medidas acuradas de área e do perímetro do anel valvar - providas pela angiotomografia ou pelo ecocardiograma tridimensional. A pós-dilatação pode ser útil para o manejo desta complicação.

→ Obstrução coronária: o risco de oclusão das artérias coronárias durante o TAVI é muito baixo (< 1% dos casos). A ocorrência desta complicação é atribuída principalmente ao deslocamento dos folhetos nativos em direção aos óstios coronários: características como calcificação, espessamento e redundância excessivas dos folhetos aórticos, menor altura das coronárias em relação ao anel valvar e reduzidas dimensões dos seios de Valsalva são apontadas como predisponentes. A embolização de trombo e cálcio dos folhetos pode também estar também implicada em sua fisiopatologia. O tratamento da obstrução coronária após o implante da prótese pode requerer a instalação de suporte circulatório; a intervenção coronária percutânea com implante de *stents* constitui a forma mais rápida e segura de revascularização neste cenário.

→ Acidente vascular cerebral: a fisiopatologia do acidente vascular cerebral que ocorre durante o procedimento envolve o ateroembolismo de placas presentes na aorta ascendente e no arco aórtico, a embolização de cálcio e de *debris* dos folhetos da valva aórtica, o tromboembolismo proveniente da prótese valvar e a fibrilação atrial. A incidência clínica de acidente vascular cerebral varia de 1% a 3%. Nos últimos anos, a redução no perfil dos instrumentais e a utilização de novos dispositivos para proteção cerebral determinaram impacto favorável na incidência desta complicação.

→ Complicações vasculares: representam uma das complicações mais comuns associadas ao TAVI (cerca de 5%), e podem resultar em significativa morbimortalidade. A disponibilização de cateteres de menor calibre (14-16F) e a experiência adquirida contribuem para a redução na ocorrência de eventos vasculares. A realização de angiografia de controle ao final do procedimento constitui boa prática, e caso sejam detectadas complicações de via de acesso, estas devem ser abordadas de imediato, preferencialmente por técnicas endovasculares.

→ Distúrbios de condução: o implante da bioprótese leva à compressão dos folhetos nativos, do anel valvar e das estruturas adjacentes. O acometimento do sistema de condução durante seu trajeto pelo septo interventricular pode associar-se a bloqueio do ramo esquerdo e bloqueio atrioventricular total. Assim, o tratamento percutâneo pode requerer o implante de marca-passo definitivo em 3% a 36% dos pacientes. Estudos observacionais apontam que as taxas de implante de marca-passo são maiores com as próteses Lotus® e Corevalve® (15% a 30%), quando comparadas às prótese SAPIEN 3® e Acurate neo® 6%-10%). Fatores como a idade avançada, a presença de bloqueio de ramo direito prévio e o grau de hipertrofia ventricular podem estar relacionados à maior necessidade de marca-passo definitivo.

VALVOPLASTIA AÓRTICA COM BALÃO

A valvotomia aórtica percutânea consiste no posicionamento e insuflação de um ou mais balões através da valva estenótica, o que determina a fratura dos depósitos de cálcio dos folhetos; outros mecanismos aventados para o alívio da estenose são o alargamento do anel valvar e a separação das comissuras calcificadas. Introduzida na década de 80 para o tratamento da estenose aórtica degenerativa, este procedimento usualmente resulta em aumento de 50% na área valvar, com marcada redução dos sintomas e melhoria na classe funcional dos pacientes tratados. Atualmente, com a utilização de balões com menor perfil, guias específicos e dispositivos de reparo vascular, estima-se que a taxa de complicações agudas deste procedimento seja de 2%-4%, com mortalidade intra-hospitalar de 1%-2%. Sua grande limitação, contudo, deve-se à recorrência da estenose após 6-12 meses, que acomete cerca de 50%-80% dos pacientes.

Diretrizes nacionais e internacionais recomendam que o procedimento possa ser considerado em indivíduos instáveis, como ponte para a cirurgia valvar, ou ainda como tratamento paliativo em pacientes que não podem ser submetidos à cirurgia em razão de comorbidades. No contexto atual, no qual o implante percutâneo da bioprótese representa uma nova alternativa de tratamento em pacientes de maior risco cirúrgico, a realização de valvuloplastia aórtica pode ser indicada nos casos em que persistem dúvidas a respeito da real gravidade da valvopatia (pacientes com disfunção e gradiente transvalvar inferior a 30 mmHg) ou questionamentos quanto à contribuição da doença para os sintomas apresentados (como exemplo, pacientes com dispneia e doença pulmonar avançada): a melhora clínica após a valvuloplastia indicaria potencial benefício do implante da prótese, que seria realizado em outro momento.

BIBLIOGRAFIA

Aguiar Filho GB, Lluberas S, Gomes NL, et al. Evolução muito tardia da valvotomia percutânea por balão na estenose mitral grave. Rev Bras Cardiol Invasiva 2012; 20(3):253-9.

Alfieri O, Maisano F, De Bonis M, et al. The double-orifice technique in mitral valve repair: a simple solution for complex problems. J Thorac Cardiovasc Surg 2001; 122(4):674-81.

Esteves CA, Braga SLN. Tatamento das valvopatias mitral e aórtica por cateter. In: Timerman A, Cesar LAM, Ferreira JFM, Bertolami MC. Manual de cardiologia. São Paulo: Atheneu; 2000. p. 299- 302.

Feldman T, Foster E, Glower DD, et al. Percutaneous repair or sugery for mitral regurgitation. N Engl J Med 2011;364(15):1395-406.

Franzen O, van der Heyden J, Baldus S, et al. MitraClip® therapy in patients with end-stage systolic heart failure. Eur J Heart Fail 2011;13 (5):569-76

Inoue K, Owaki T, Nakamura T, Kitamura F, et al. Clinical application of transvenous mitral commissurotomy by a new balloon catheter. J Thorac Cardiovasc Surg 1984;87(3):394-402.

Leon MB, Smith CR, Mack M, et al. Transcatheter aortic-valve implantation for aortic stenosis in patients who cannot undergo surgery. N Engl J Med 2010;363(17):1597-607.

Smith CR, Leon MB, Mack MJ, et al. Transcatheter versus surgical aortic-valve replacement in high-risk patients. N Engl J Med 2011;364(23):2187-98.

Tamburino C, Ussia GP, Maisano F, et al. Percutaneous mitral valve repair with the MitraClip system: acute results from a real world setting. Eur Heart J; 31(11):1382-9.

Tarasoutchi F, Montera MW, Grinberg M, et al. Diretriz Brasileira de Valvopatias - SBC 2011 / I Diretriz Interamericana de Valvopatias - SIAC 2011. Arq Bras Cardiol 2011; 97(5 Suppl 1):1-67.

Vahanian A, Alfieri O, Al-Attar N, et al. Transcatheter valve implantation for patients with aortic stenosis: a position statement from the European Association of Cardio-Thoracic Surgery (EACTS) and the European Society of Cardiology (ESC), in collaboration with the European Association of Percutaneous Cardiovascular Interventions (EAPCI). European Heart Journal 2008; 29(11): 1463-70.

Vahanian A, Alfieri O, Andreotti F, et al. Guidelines on the management of valvular heart disease (version 2012) The Joint Task Force on the Management of Valvular Heart Disease of the European Society of Cardiology (ESC) and the European Association for Cardio-Thoracic Surgery (EACTS) European Heart Journal 2012;33: (19):2451-96.

Webb JG, Wood DA. Current status of transcatheter aortic valve replacement. J Am Coll Cardiol 2012;60:483–9

SEÇÃO 16

INTERVENÇÃO CIRÚRGICA

112

Cuidados pré-operatórios e operatórios em paciente de transplante cardíaco

João Manoel Rossi Neto
Paulo Chaccur

Palavras-chave: Insuficiência cardíaca; Transplante de coração; Rejeição; Imunossupressão; Doença vascular do enxerto; Pós-operatório.

TRANSPLANTE CARDÍACO

No Brasil, o transplante cardíaco (Tx) continua sendo a única opção viável e o melhor tratamento para pacientes selecionados com insuficiência cardíaca (IC) refratária, com significativa melhora da sobrevida, da capacidade de exercício e da qualidade de vida. Porém, o número de Tx não aumentou no Brasil nos últimos anos, acarretando longos períodos de espera em lista, piora clínica progressiva dos pacientes mais estáveis para o procedimento e consequente alta morbimortalidade pré e pós-transplante.

Os pacientes portadores de IC avançada, classe funcional III ou IV, com sintomas graves e fatores indicativos de mau prognóstico, que estão em tratamento otimizado e sem alternativa de outro tratamento cirúrgico, têm indicação para Tx, porém dependem de uma seleção criteriosa para sua recomendação definitiva.

INDICAÇÃO E CONTRAINDICAÇÃO PARA TX

Os critérios de inclusão e exclusão segundo a II Ditretriz de Tx da Sociedade Brasileira de cardiologia (SBC) estão mencionadas nas Tabelas 112.1, 112.2 e 112. 3.

Em 2016, a International Society of Heart and Lung Transplantation (ISHLT) atualizou sua diretriz depois de 10 anos e manteve a maioria dos critérios já listados na SBC, porém com algumas modificações:

Classe I

A presença de terapia de ressincronização não altera os valores de corte do VO_2; cateterismo do coração direito deve ser realizado em todos os candidatos adultos em preparação para listagem e periodicamente até o transplante; miocardiopatia restritiva com sintomas importantes de IC (CF III-IV)

1250 | INTERVENÇÃO CIRÚRGICA

deve ser encaminhada para avaliação de Tx; pacientes com miocardiopatia hipertrófica não obstrutiva principalmente com dilatação de ventrículo esquerdo e disfunção sistólica devem ser considerados para o Tx.

Tabela 112.1 Indicações de transplante cardíaco.

Classe de recomendação	Indicações	Nível de evidência
Classe I	IC refratária na dependência de medicamentos inotrópicos e/ou de suporte circulatório e/ou ventilação mecânica	C
	VO_2 pico ≤ 10 ml/kg/min	C
	Doença isquêmica com angina refratária sem possibilidade de revascularização	C
	Arritmia ventricular refratária	C
	Classe funcional III/IV persistente	C
Classe IIa	Teste da caminhada dos 6 minutos < 300 metros	C
	Uso de BB com VO_2 pico ≤ 12 ml/kg/min	C
	Sem uso de BB com VO_2 pico ≤ 14 ml/kg/min	C
	Teste cardiopulmonar com relação VE/VCO_2 > 35 e VO_2 pico ≤ 14 ml/kg/min	C
Classe III	Presença de disfunção sistólica isolada	C
	Classe funcional III ou IV sem otimização terapêutica	C

BB: betabloqueador; IC: insuficiência cardíaca.

Tabela 112.2 Contraindicações absolutas para transplante cardíaco.

Absolutas	Resistência vascular pulmonar fixa > 5 Wood, mesmo após provas farmacológicas
	Doenças cerebrovascular e/ou vascular periférica graves
	Insuficiência hepática irreversível, doença pulmonar grave
	Incompatibilidade ABO na prova cruzada prospectiva entre receptor e doador
	Doença psiquiátrica grave, dependência química e não aderência às recomendações da equipe

Tabela 112.3 Contraindicações relativas para transplante cardíaco.

Relativas	Idade maior que 70 anos
	Diabetes insulino-dependente com lesões graves de órgãos alvo
	Comorbidades com baixa expectativa de vida
	Obesidade mórbida
	Infecção sistêmica ativa
	Úlcera péptica em atividade
	Embolia pulmonar com menos de 3 semanas
	Neoplasia com liberação do oncologista
	Diabetes melito de difícil controle
	Insuficiência renal com *clearance* abaixo de 30 ml/min/1,73 m²
	Amiloidose/sarcoidose/hemocromatose
	Hepatite B ou C
	Síndrome de imunodeficiência adquirida
	Painel linfocitário > 10%

Classe IIa

Após implante de um dispositivo de assistência ventricular esquerda, reavaliação da hemodinâmica para assegurar se a hipertensão pulmonar é reversível (após 3-6 meses); índice de massa corpórea (IMC) pré-transplante > 35 kg/m2 está associado com piores resultados após o Tx e, para esses pacientes, é razoável recomendar perda de peso para atingir IMC < 35 antes de entrar na lista do Tx; hemoglobina glicada > 7,5% ou 58 mmol/mol é uma contraindicação relativa; taxa de filtração glomerular < 30 ml/min/1,73 m² como contraindicação relativa única ao TX de coração; retransplante está indicado naqueles pacientes que desenvolveram doença vascular do enxerto, sem evidência de rejeição ativa.

CUIDADOS PRÉ-OPERATÓRIOS

Manutenção adequada das condições hemodinâmicas do receptor

A mortalidade pós-Tx é influenciada pelas condições clínicas do receptor e do doador. Além disso, o longo período de espera na fila de transplante pode acarretar piora clínica progressiva dos receptores e levar os pacientes a serem transplantados em condições menos favoráveis e com maior morbimortalidade.

Pacientes em fila devem ser avaliados rotineiramente com exame clínico, laboratorial e radiológico para detecção de piora clínica, processos infecciosos e procura de nova contraindicação ao Tx.

Pacientes que apresentam piora clínica e laboratorial devem ser internados e submetidos a tratamento com suporte circulatório (medicamentoso ou com dispositivos de assistência ventricular) para manutenção adequada das condições hemodinâmicas para realização do Tx.

Pacientes que realizaram prova farmacológica para reversibilidade da hipertensão pulmonar devem ser mantidos no regime que permitiu o sucesso da redução da resistência vascular pulmonar até o Tx.

Seleção do coração do doador

O processo de aquisição do coração de um doador é tão crítico para o sucesso do Tx como seu implante, pois os erros na avaliação, na seleção e na técnica cirúrgica podem ter profundas repercussões no período imediato pós-Tx.

Durante o processo de captação, devem ser verificadas a inspeção direta do coração para avaliar função cardíaca, a presença de traumas, as malformações ou placas de cálcio.

A idade (> 40 anos) dos doadores é um fator de risco para óbito e falência primária do enxerto.

A utilização de doadores infectados, usuários de cocaína ou álcool continua controversa, apesar de alguns resultados favoráveis quando existem culturas negativas, sem evidência de endocardite e com função do coração normal.

Outros fatores de risco dos doadores associados à falência precoce do enxerto incluem altas doses de inotrópicos, função cardíaca reduzida e tamanho do coração desproporcional entre doador/receptor (doador feminina pequena com receptores masculinos grandes).

A falta de cuidado adequado ao doador tem sido postulada como o principal ponto de estreitamento no aumento do número de Tx no Brasil. Infelizmente, os critérios atuais para escolha do doador têm se mostrado insuficientes para descartar um doador não ideal.

Tempo de isquemia projetado para o transplante

O tempo prolongado de isquemia para o Tx impacta de forma negativa no desempenho do coração transplantado no período imediato do pós-operatório. Como regra geral, o tempo de isquemia deve ser menor que 4 horas. Maior tempo de isquemia aumenta exponencialmente o risco de perda do enxerto.

1252 | INTERVENÇÃO CIRÚRGICA

Sensibilzação – pesquisa de anticorpos anti-HLA

Existe o risco de rejeição hiperaguda mediada por anticorpos quando uma grande quantidade de anticorpos anti-HLA (antígeno leucocitário humano) pré-formados está presente no soro do receptor. A formação dos anticorpos HLA pode ocorrer após transfusões sanguíneas (durante uma cirurgia cardíaca ou após o uso de aparelho de assistência ventricular), infecções virais ou bacterianas e múltipla gravidez.

Por essa razão, é necessária a realização do painel de anticorpos ou linfocitário (PRA) antes do Tx. Se o PRA estiver muito elevado (> 10%), é recomendado fazer a prova cruzada prospectiva entre receptor e doador (*crossmatch*), que pode demorar até 5-6 horas para o resultado, o que muitas vezes inviabiliza o transplante pelo aumento do tempo de isquemia. Esse painel deve ainda ser repetido em pacientes que receberam nova transfusão sanguínea ou infecções.

Atualmente, está sendo realizado o *crossmatch virtual*, que consiste na detecção dos anticorpos presentes no soro do receptor e, quando um doador está disponível e após sua tipificação HLA, pode-se predizer com êxito a ausência de anticorpos específicos para os antígenos incompatíveis com o doador, ou seja, um *crossmatch* negativo – e o transplante pode então ser realizado.

Novas evidências têm demonstrado que um painel positivo após o Tx leva à maior perda do enxerto e, por essa razão, há necessidade da monitorização do painel após o Tx.

Os pacientes podem ser dessensibilizados com protocolos antes ou no momento do Tx. Modificados de protocolos de transplante renal, em pacientes ambulatoriais e estáveis, pode-se utilizar duas doses de IVIG separadas por 30 dias e uma dose de rituzimab, dada uma semana após a dose inicial de IVIG, e para aqueles que não respondem a esse protocolo podem ser usados plasmaferese com bortezomib. Para pacientes hospitalizados, o esquema já começa com plasmaferese com oito sessões em 11 dias associado ao bortezomib.

CUIDADOS OPERATÓRIOS

Técnicas cirúrgicas em adultos

Basicamente existem duas técnicas cirúrgicas para o Tx em adulto:
→ Ortotópico: quando o coração é transplantado na mesma posição do coração doente, podendo ser bi-atrial (mantém-se uma parte dos átrios nativos) ou bi-caval (todo o coração nativo é retirado).
→ Heterotópico: quando o coração é transplantado e colocado junto e em paralelo ao coração nativo.

Não existem diferenças na sobrevida entre as técnicas ortotópicas bi-atrial e bi-caval, porém, pela existência de uma linha de sutura entre os átrios do receptor e do doador e a formação de um átrio gigante, a incidência de fibrilação atrial é mais comum na técnica bi-atrial. Já o heterotópico carrega morbimortalidade maior, tanto pela técnica mais complexa como pela gravidade dos indivíduos operados (indicada principalmente nos pacientes com hipertensão pulmonar importante e obesidade).

Os principais tópicos cirúrgicos que impactam nos resultados do pós-operatório incluem a preservação miocárdica adequada do coração do doador com soluções específicas, o controle dos distúrbios metabólicos e de coagulação e a imprevisível resposta à injúria de reperfusão.

Fisiopatologia do coração transplantado

O coração transplantado é denervado e tem perda do sistema nervoso simpático com predomínio do parassimpático. Portanto:
→ estímulo vagal não tem efeito nos nós sinusal e atrioventricular;
→ sem reflexo de taquicardia na hipovolemia e na hipotensão;
→ dependente da pré-carga e da lei de Frank-Starling para aumentar o volume sistólico;

necessita de catecolaminas para manter a frequência cardíaca. As aminas simpaticomiméticas indiretas não funcionam (efedrina, digoxina e nifedipina) e as aminas simpaticomiméticas diretas funcionam (isoproterenol, noradrenalina, epinefrina, fenilefrina e dopamina/dobutamina).

Mesmo os enxertos que exibem excelente função cardíaca precoce podem apresentar um declínio funcional nas primeiras 12 horas do pós-operatório. Acredita-se que a piora da função possa ser devido aos efeitos da isquemia, da reperfusão ou do edema miocárdico que resultam em disfunção sistólica e diastólica.

Cuidados imediatos no pós-operatório

O monitoramento perioperatório de pacientes transplantados cardíacos deve incluir: (1) monitorização contínua de ECG, (2) ECG pós-operatório de 12 derivações, (3) monitorização da pressão arterial invasiva; (4) medida direta da pressão do átrio direito (PAD) ou da pressão venosa central, (5) medidas da pressão de átrio esquerdo ou pressão capilar pulmonar, (6) medidas intermitentes do débito cardíaco, (7) saturação de oxigênio, (8) ecocardiograma transesofágico, (9) débito urinário contínuo.

As principais complicações no pós-operatório imediato são:
→ rejeição hiperaguda;
→ falência primária do enxerto;
→ insuficiência ventricular direita.

A avaliação da função do coração transplantado pode ser feita por medidas hemodinâmicas e pelo ecocardiograma.

A rejeição hiperaguda ocorre entre minutos a horas da reperfusão do enxerto devido à fixação de complemento por meio de anticorpos pré-formados do receptor, usualmente direcionados contra moléculas do HLA classe I que estão no endotélio vascular do doador, levando à morte celular, ao acúmulo de plaquetas, ao recrutamento de células inflamatórias e à intensa trombose dos vasos (isquemia e necrose do enxerto), quase sempre fatal. O tratamento é uso de suporte mecanico circulatório e retransplante.

A falência primária do enxerto é definida como a presença de disfunção mecânica importante sem causas óbvias anatômicas ou imunológicas e que necessita de dois ou mais inotrópicos ou suporte mecânico circulatório (balão intra-aórtico ou aparelhos de assitência ventricular) nas primeiras 24 horas pós-Tx. É importante notar que a falência primária do enxerto pode resultar em insuficência ventricular esquerda (Figura 112.1), direita ou ambas.

Devido à depressão miocárdica e à disfunção do sistema elétrico do coração transplantado, a infusão contínua de um agente inotrópico deve ser utilizada para manter a estabilidade hemodinâmica em todos os casos no pós-operatório. Os inotrópicos devem ser desmamados depois de 3 a 5 dias. Deve ser administrada a dose eficaz mais baixa. As seguintes terapias são sugeridas:
→ isoproterenol, de 1 a 10 µg/min, ou
→ dobutamina, 1 a 10 µg/kg/min ± dopamina 1 a 10 µg/kg/min ou
→ isoproterenol, de 1 a 10 µg/min ± dopamina 1 a 10 µg/kg/min ou
→ milrinona, 0,375-0,75 µg/kg/min.

A insuficiência cardíaca aguda do ventrículo direito pode ocorrer em até 70% no pós-operatório, principalmente pelo grau da hipertensão pulmonar prévia, e os inotrópicos que podem ser usados para aumentar a função do ventrículo direito incluem isoproterenol, milrinona, enoximone, dobutamina e adrenalina. Vasodilatores pulmonares seletivos que também devem ser utilizados são prostaglandina, sildenafila e óxido nítrico inalado (Figura 112.2).

Eletrodos de marca-passo artificial devem ser implantados durante o ato cirúrgico mesmo se o ritmo inicial for sinusal. Depois do Tx, a estimulação temporária deve ser iniciada se houver bradicardia para manter a frequência cardíaca > 90 batimentos/min. Taquiarritmias persistentes, atrial ou ventricular,

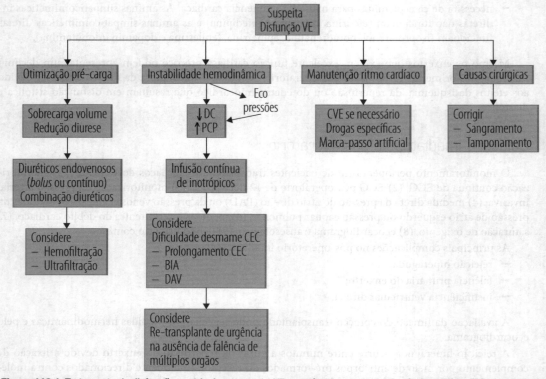

Figura 112.1. Tratamento da disfunção ventricular esquerda. VE: ventrículo esquerdo, DC: débito cardíaco; PCP: pressão capilar pulmonar; CEC: circulação extra-corpórea; BIA: balão intra-aórtico, DAV: dispositivo assistencia ventricular, CVE: cardioversão elétrica.

exigem a investigação de possível rejeição e avaliação eletrofisiológica se a rejeição estiver ausente. Amiodarona pode ser administrada com segurança em pacientes pós-Tx e tem mínima interação com agentes imunossupressores.

Para manutenção do estado euvolêmico, a pressão venosa central deve ser mantida entre 5 e 12 mmHg, um nível que fornece pressões de enchimento cardíaco adequadas, sem causar sobrecarga do ventrículo direito, o uso de coloides é geralmente preferido nas primeiras 24 horas após Tx; sangue, se indicado, é a primeira escolha e os produtos derivados de sangue devem ser sem leucócitos (irradiados).

Com relação à função renal, os diuréticos de alça devem ser utilizados no caso de sobrecarga de volume e associados aos tiazídicos, se não houver resposta satisfatória da diurese. A hemodiálise por insuficiência renal deve ser iniciada precocemente para o controle de volume e substituição renal em casos de anúria ou oligúria não responsivas aos diuréticos.

Derrames pericárdicos são comuns após Tx e devem ser monitorados pelo ecocardiograma. Drenagem percutânea ou cirúrgica deve ser realizada quando o derrame pericárdio provoca comprometimento hemodinâmico.

Em caso de instabilidade hemodinâmica, o uso suporte circulatório mecânico deve ser iniciado precocemente quando não for possível sair da circulação extracorpórea ou na evidência de falha do enxerto cardíaco definido pela exigência de altas doses de vários inotrópicos para permitir a saída da circulação extracorpórea ou ainda durante o período imediato do pós-operatório.

O uso de antibióticos profiláticos deve ser utilizado antes do Tx e mantido por um período maior no pós-operatório devido à imunossupressão. A escolha do antibiótico deve ser de acordo com as diretrizes de cada instituição.

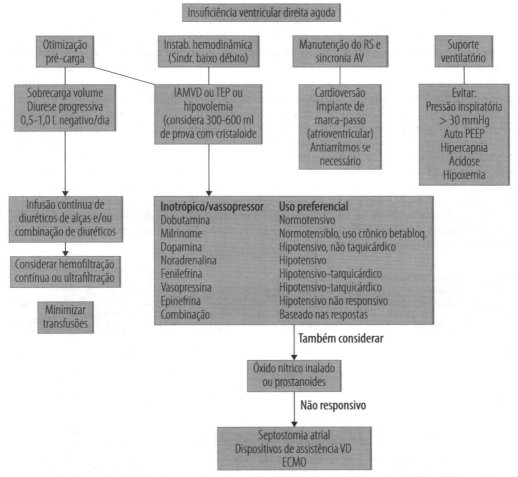

Figura 112.2. Tratamento da falência ventricular direita aguda pós-Tx. IAMVD: infarto de ventrículo direito, TEP: tromboembolismo pulomonar, RS: ritmo sinusal, AV: atrioventricular, PEEP: pressão positiva expiratória final, ECMO: circulação extra-corpórea; VD: ventrículo direito.

Imunossupressão

O sucesso do transplante só foi possível graças à utilização dos imunossupressores. Melhores resultados em longo prazo serão atingidos com o desenvolvimento de novas estratégias e novos agentes.

O esquema tríplice com corticosteroide – inibidor de calcineurina (ciclosporina ou tacrolimus) e um antiproliferativo (micofenolato sódico ou mofetil) – continua sendo utilizado de maneira rotineira na maioria dos serviços. Recentemente, estratégias incluindo inibidores do sinal de proliferação (sirolimus ou everolimus) têm sido propostas. As Tabelas 112.4 a 112.8 mostram as doses e as recomendações para uso dos imunossupressores da II Diretriz Brasileira de Transplante da SBC, com classe de recomendação e nível de evidência.

Acompanhamento tardio

Após a "barreira" dos 30 dias pós-Tx, o paciente ainda tem o desafio do acerto da dose dos imunosssupresores (para evitar a rejeição) e o risco de infecções (principalmente nos 12 primeiros meses). Durante

1256 | INTERVENÇÃO CIRÚRGICA

esse período, preconiza-se a vigilância para a rejeição com a realização de biópsias endomiocárdicas plane-jadas. São utilizados ainda, como adjuvantes, ecocardiogramas seriados, ressonância magnética, perfil de expressão genética, parâmetros eletrofisiológicos (resposta evocada ventricular), marcadores bioquímicos e inflamatórios (como troponina, BNP e PCR) e cintilografia miocárdica com gálio (para pacientes de baixo risco de rejeição após 6 meses do transplante); porém, nenhum desses métodos substitui a biópsia.

A rejeição aguda nesse período pode ser celular ou humoral. O tratamento da rejeição aguda celular no seguimento tardio deve ser estratificado quanto à presença ou não de disfunção ventricular e o grau de rejeição (Tabela 112.9). Em pequeno número de pacientes, a rejeição persistirá mesmo após o tratamento (rejeição resistente) ou poderá recorrer após a terapia ter sido completada (rejeição recorrente). Nesses casos, em adição à terapia inicial, poderá ser considerada a utilização de outras terapias imunomodula-doras (citolíticos, irradiação total ou metotrexate). A rejeição mediada por anticorpos (humoral) é menos frequente, porém com alta mortalidade e, uma vez instalada ou quando for suspeitada, a terapia deve ser iniciada precocemente e direcionada para a remoção dos anticorpos circulantes (plasmaferese) e a redução da síntese de novos anticorpos (corticoides endovenosos, principalmente se existir alteração he-modinâmica e globulina antilinfocitária – imunoglobulina e rituximab). Em até 25% dos casos, a rejeição pode ser mista (celular mais humoral). Nos casos de não resolução, tanto na rejeição celular ou humoral, poderá ser indicado o retransplante.

Tabela 112.4. Doses dos medicamentos imunossupressores.

Classe	Medicamento	Via	Dose inicial	Manutenção
Corticoide	Predinisona	Oral	1 mg/kg	Retirada em 6 meses
	Metilprednisolona	Venosa	500 mg -1,0 g dose decrescente até 3ºPO	Rejeição aguda por 3-5 dias
Inibidor de calcineurina	Ciclosporina	Oral	3-8 mg/d	Guiada por sintomas
		Venosa	1-2 mg/kg/d (1/3 dose oral)	Rejeição e nível sérico
	Tacrolimus	Oral	0,05-0,1 mg/kg/d	Guiada por sintomas
		Venosa	0,001-0,002 mg/kg/d	Rejeição e nível sérico
Antiproliferativo	Micofenolato mofetil	Oral	1 g 12/12 h	500 mg -1,5 g h 12/12 h
		Venosa	Semelhante oral	–
	Micofenolato sódico	Oral	720 mg 12/12 h	360-1080 mg 12/12 h
Inibidores do sinal de proliferação	Sirolimus	Oral	Ataque 6 mg	2 mg/d (ajuste por nível sérico)
	Everolimus	Oral	0,5 -1,5 mg/d	0,5 -1,5 mg/d de 12/12 h

Tabela 112.5. Recomendações para o uso de corticosteroides no transplante cardíaco.

Classe de recomendação	Indicação	Nível de evidência
Classe I	Doses elevadas nas fases iniciais e nos momentos de rejeição aguda	C
	Suspensão após o sexto mês de transplante visando à redução de efeitos colaterais metabólicos e cardiovasculares nos pacientes com histórico favorável de rejeições	B

Tabela 112.6. Recomendações para o uso de inibidores de calcineurina no transplante cardíaco.

Classe de recomendação	Indicação	Nível de evidência
Classe I	Ciclosporina ou Tacrolimus como imunossupressão de manutenção associado à antiproliferativo e corticosteroide	A
	Troca de ciclosporina por tacrolimus em situações de rejeição grave ou persistente	B

112 | CUIDADOS PRÉ-OPERATÓRIOS E OPERATÓRIOS EM PACIENTE DE TRANSPLANTE CARDÍACO | **1257**

Tabela 112.7. Recomendações para o uso de antiproliferativos no transplante cardíaco.

Classe de recomendação	Indicação	Nível de evidência
Classe I	Micofenolato mofetil como imunossupressão de manutenção associado ao inibidor de calcineurina e corticosteroide	A
	Troca de azatioprina por micofenolato mofetil em situações de rejeição grave ou persistente	B
Classe IIb	Utilização da dosagem sérica de ácido micofenólico visando a melhores resultados	B
	Uso de azatioprina como imunossupressão de manutenção em pacientes chagásicos visando à redução da incidência de reativação da doença de Chagas	C

Tabela 112.8. Recomendações para o uso de inibidores do sinal de proliferação no transplante cardíaco.

Classe de recomendação	Indicação	Nível de evidência
Classe IIa	Como imunossupressor de manutenção em associação à ciclosporina visando à redução de doença vascular do enxerto	B
	Como imunossupressão de manutenção em associação à dose baixa de ciclosporina após a cicatrização da ferida operatória, sem antiproliferativo, visando à redução de incidência de rejeição e doença vascular do enxerto	C
	Como imunossupressão de manutenção, em associação à dose baixa de ciclosporina, sem antiproliferativo, em pacientes com doença vascular do enxerto significativa	C
	Como imunossupressão de manutenção associada à dose baixa de ciclosporina em pacientes com deterioração da função renal	C
Classe IIb	Como imunossupressão de manutenção com dose habitual de ciclosporina (risco de insuficiência renal)	C
	Como imunossupressão de manutenção, sem inibidor de calcineurina (risco de rejeição)	C
	Como imunossupressão de manutenção na retirada da ciclosporina em pacientes com deterioração da função renal (risco de rejeição)	C

Tabela 112.9. Proposta terapêutica da rejeição aguda celular.

Biópsia ISHLT 2005	Disfunção ventricular	
	Ausente	Presente
1R	Sem tratamento adicional	Pesquisar rejeição humoral e doença vascular do enxerto
2R	PO recente: metilprednisolona 0,5 - 1,0 g IV por 3-5 dias; PO tardio: prednisona 1 mg/kg/d VO por 3-5 dias.	Metilprednisolona 0,5-1,0 g IV por 3-5 dias + Timoglobulina 1,5 mg/kg/d por 5-7 dias; *Pesquisar rejeição humoral.
3R	Metilprednisolona 0,5 - 1,0 g IV por 3- 5 dias + Timoglobulina 1,5 mg/kg/d por 5-7 dias	Metilprednisolona 0,5-1,0 g IV por 3- 5 dias + Timoglobulina 1,5 mg/kg/d por 5-7 dias; *Pesquisar rejeição humoral

ISHLT: International Society of Heart and Lung Transplantation.

Outro tipo de rejeição, considerada por alguns como crônica, é a doença vascular do enxerto que limita em grande parte a sobrevida dos transplantados. Essa doença tem por característica o espessamento difuso e progressivo das artérias coronárias do coração transplantado. A angiografia coronária e os métodos não invasivos não apresentam acurácia para detectar precocemente a doença. Os exames mais indicados são ultrassom intracoronário e ecocardiografia com dobutamina (principalmente em crianças). O uso da angiotomografia (que tem capacidade de fornecer com detalhes informações da parede e da luz dos vasos) vem ganhando espaço. O tratamento inclui medidas preventivas (como controle da hipertensão arterial, diabetes, dislipidemia e prevenção para infecção por citomegalovírus), uso de estatinas, bloqueadores dos

1258 | INTERVENÇÃO CIRÚRGICA

canais de cálcio ou mudança no esquema de imunossupressão (com uso dos inibidores do sinal de proliferação) e finalmente o retransplante.

Outro aspecto importante é a monitorizarão dos níveis séricos dos imunossupressores, para evitar sub (risco de rejeição) ou superdosagens (risco de infecção e efeitos colaterais) e permitir o acerto das doses com a evolução do tempo de transplante (biopsias alteradas ou aumento de peso). As Tabelas 112.10 a 112.12 mostram o controle das doses dos imunossupressores pelas Diretrizes da International Society of Heart and Lung Transplantation (ISHLT) de 2010.

Terapia de resgate refere-se ao uso de medicamentos ou de estratégias imunossupressoras diferenciadas para controle de rejeição crônica ou aguda de difícil manejo com as medicações habituais, como corticoide (pulso), timoglobulina, plasmaferese, imunoglobulina, rituximab, ciclofosfamida e metotrexate.

Atualmente, o monitoramento de rotina para ajustes de doses não pode ser recomendado para o micofenolato. Em situações especiais – rejeição, infecção, insuficiência renal, má nutrição e certas populações étnicas – e que há suspeita de que o micofenolato contribui para a disfunção do enxerto, a medida do nível pode ser utilizada para guiar o ajuste de doses. Nesses casos, nível de ácido micofenólico < 1,5 mg/L é considerado como subterapêutico.

Tabela 112.10. Níveis séricos da ciclosporina.

Tempo do Tx	Ciclosporina Valor CO – antes tomada VO
Primeiras 6 semanas	325 ng/mL (variação 275-375 ng/mL)
De 6 a 12 semanas (3 meses)	275 ng/mL (variação 200-350 ng/mL)
De 3 a 6 meses	225 ng/mL (variação 150-300 ng/mL)
Mais de 6 meses	200 ng/mL (variação 150-250 ng/mL)

Tabela 112.11. Níveis séricos do tacrolimus.

Tempo do Tx	Tacrolimus Valor de 12 h para concentrações 2x/d Valor de 24 h para concentrações 1x/d
0 – 60 dias	10 e 15 ng/mL
De 3 a 6 meses	8 e 12 ng/mL
> 6 meses pacientes estáveis	5 e 10 ng/mL

Tabela 112.12. Níveis séricos dos inibidores do sinal de proliferação (ISP) em associação com a ciclosporina.

Tempo do Tx	ISP e ciclosporina
Após 5 dias do ajuste de dose	Everolimus 3-8 ng/mL Sirolimus 4-12 ng/mL

As principais complicações tardias do transplante são:
→ malignizações (principalmente de pele e do sistema linfático);
→ insuficiência renal;
→ hipertensão arterial;
→ dislipidemia;
→ diabetes melito;
→ doença vascular do enxerto.

Reativação da doença de Chagas

Quase uma exclusividade da América do Sul, a doença de Chagas é responsável por quase 30% dos pacientes transplantados em nosso meio. Após estudos iniciais terem demonstrado que os pacientes chagásicos tinham sobrevida significativamente melhor que os pacientes submetidos ao Tx por outras causas, a doença de Chagas passou a ser considerada uma indicação comum para o Tx.

A imunossupressão excessiva é um mecanismo proposto para a reativação da doença de Chagas em receptores de Tx. Uso de corticoides ou de altas doses de micofenolato já foi reportado como responsável pela reativação da doença de Chagas.

A incidência da reativação da infecção pelo T. cruzi varia entre 26%-90%. Apesar de poder ocorrer em qualquer momento após o transplante, a reativação da doença de Chagas tem maior incidência durante o primeiro ano, associada à intensa imunossupressão.

A monitorização da reativação da infecção pelo T. cruzi é necessária, porém de difícil diagnóstico quando não se consegue demonstrar a presença do parasita nas biópsias e muitas vezes é presuntivo, pois os resultados dos exames podem demorar muito. Deve-se pensar nessa situação principalmente nos pacientes chagásicos que desenvolvem falência ventricular, quando se descartam a rejeição celular e humoral ou doença vascular do enxerto.

Os estudos que avaliaram a reativação da doença de Chagas consideraram como critérios diagnósticos a observação direta do parasita em gota espessa ou nas culturas sanguíneas, em espécimes de biópsias com resposta inflamatória considerada evidência de reativação, xenodiagnóstico ou exame microscópico da concentração de leucócitos. Nos últimos anos, vários estudos demonstraram o valor do teste da PCR no sangue periférico e no miocárdio em detectar reativação precoce, antes do surgimento de sintomas e/ou disfunção do enxerto. O T. cruzi é especificamente investigado nas biópsias endomiocárdicas.

A reativação da doença de Chagas deve ser tratada com benzonidazol na dose de 5mg/kg/dia, por 2 meses e, atualmente, tem baixa mortalidade.

A profilaxia da reativação da doença de Chagas com tratamento específico prévio ao transplante conta com poucos estudos. A experiência do Instituto Dante Pazzanese de Cardiologia mostra redução com uso de benzonidazol, porém, estudos multicêntricos são necessários para sua indicação de rotina.

RETRANSPLANTE CARDÍACO

Apesar de incomum, vem se tornando mais frequente e apresenta sobrevida menor quando comparada ao transplante primário. As principais razões são pacientes jovens, doença vascular do enxerto ou rejeições agudas.

BIBLIOGRAFIA

Anderson A, Chan M, Desai S, et al. The International Society of Heart and Lung Transplantation Guidelines for the care of heart transplant recipients. J Heart Lung Transplant. 2010;29(8):914-56.

Aurora P, Edwards LB, Kucheryavaya AY, et al. The Registry of the International Society for Heart and Lung Transplantation: thirteenth official pediatric lung and heart-lung transplantation report – 2010. J Heart Lung Transplant. 2010;29(10):1129-41.

Bacal F, Neto JD, Fiorelli AI, et al. II Diretriz Brasileira de Transplante Cardíaco. Arq Bras Cardiol. 2010;94(Suppl I):e16-76.

Bestetti RB, Theodoropoulos TA. A systematic review of studies on heart transplantation for patients with end-stage Chagas' heart disease. J Card Fail. 2009;15(3):249-55.

Bozkurt B, Mann DL. The treatment of heart failure in the 21st century: is the glass half empty or half full? Methodist Debakey Cardiovasc J. 2013;9(1):3-5.

INTERVENÇÃO CIRÚRGICA

Dias JCP, Ramos Jr. NA, Gontigo ED, et al. II Consenso Brasileiro em Doença de Chagas. Epidemiol Serv Saúde (Brasília). 2016;25(Número especial):7-86.

Kobashigawa JA. The future of heart transplantation. Am J Transplant. 2012;12(11):2875-91.

Mehra MR, Canter CE, Hannan MM, et al. The 2016 International Society for Heart Lung Transplantation listing criteria for heart transplantation: a 10-year update. J Heart Lung Transplant. 2016;35(1):1-23.

Schulze PC, Jiang J, Yang J, et al. Preoperative assessment of high-risk candidates to predict survival after heart transplantation. Circ Heart Fail. 2013;6(3):527-34.

Vanderpluym C, Graham DA, Almond CS, et al. Survival in patients removed from the heart transplant waiting list before receiving a transplant. J Heart Lung Transplant. 2014;33(3):261-9.

113

Cuidados no pós-operatório imediato e complicações em crianças

Ana Luiza Paulista Guerra
Lily Emilia Montalván Rabanal Teixeira
Tathiane Aquaroni Davoglio

Palavras-chave: Pós-operatório; Crianças; Oximetria; Dopamina; Dobutamina; Milrinone; Noradrenalina; Adrenalina; Isoproterenol.

A melhora nos resultados no campo da cirurgia cardíaca pediátrica se deve a uma série de fatores, entre os quais se destacam: diagnóstico fetal, cuidado pré-operatório em minimizar o impacto da cardiopatia em órgãos-chave até a correção do defeito, melhora de técnicas intraoperatórias como a circulação extracorpórea (CEC) e a anestesia, e o manejo pós-operatório visando diminuir a morbimortalidade.

Uma visão multidisciplinar é a chave para o manejo desses pacientes e, dessa forma, obter resultados satisfatórios.

A avaliação constante e a intervenção precoce previnem complicações nessa parcela da população.

A padronização de condutas deve ser estabelecida em uma unidade de terapia intensiva de pós-operatório de cirurgia cardíaca infantil devido à enorme diversidade de situações, à gravidade e à complexidade do ato cirúrgico e do pós-operatório, o que permite o manejo adequado e atenua as possíveis complicações.

A avaliação e a reciclagem de pessoal médico e paramédico são necessárias, pois propicia novos conhecimentos e habilidades. É importante a integração do enfermeiro com o médico e o administrador, para suprir a unidade com recursos materiais e equipamentos para garantir um bom padrão de assistência ao paciente.

Ao término da cirurgia, a transferência do paciente para a UTI deverá ser rápida e segura, realizada conjuntamente pelas equipes de cirurgia e de anestesia. Deve-se monitorizar a pressão arterial média (PAM), a frequência cardíaca (FC) e a saturação de oxigênio (Sat O_2) por meio do oxímetro de pulso.

MONITORIZAÇÃO GERAL

No momento da chegada do paciente à unidade, cabe ao médico intensivista, ao fisioterapeuta e à enfermagem checar a monitorização instituída na sala cirúrgica. Geralmente, a criança está sob narcose profunda e em ventilação mecânica (necessita de vias aéreas pérvias). Deve-se fazer o registro dos sinais

INTERVENÇÃO CIRÚRGICA

vitais e a monitorização hemodinâmica, observando-se a permeabilidade de cateteres, drenos, sondas, o posicionamento de eletrodos e o funcionamento adequado das bombas de infusão de medicamentos. Procede-se à coleta de exames laboratoriais: gasometria arterial, dosagens de hematócrito, hemoglobina, sódio, potássio e coagulograma. Realizam-se raios-X de tórax (devem-se afastar pneumotórax, atelectasias e derrame pleural, e verificar a posição de cânula, cateteres, drenos e fios de marca-passo) e um eletrocardiograma (ECG).

As seguintes informações devem ser obtidas da equipe cirúrgica: a) tática e técnica utilizadas pelo cirurgião, com relato e/ou confirmação da anatomia intraoperatória; b) tempo de cirurgia, em especial da CEC e/ou tempo de parada circulatória total; c) estado hemodinâmico da criança durante a cirurgia; d) posição dos drenos, cateteres e fios de marca-passo; e) balanço hídrico e volêmico f) calibre e posicionamento do tubo endotraqueal; g) último controle de gasometria, sódio, potássio, hematócrito e hemoglobina e o tempo de coagulação ativado (TCA); h) complicações intraoperatórias como sangramentos, arritmias, dificuldade para sair da CEC etc.; i) medicamentos recebidos durante a cirurgia e após CEC.

Obtidas essas informações, o intensivista deverá avaliar as condições gerais do paciente, tomar as condutas imediatas pertinentes ao caso e anotar adequadamente os dados em folha de controle.

FREQUÊNCIA CARDÍACA E ECG

Por meio da monitorização contínua em osciloscópio, observam-se a frequência e o ritmo cardíaco, e a ocorrência de arritmias. O registro gráfico de ECG completo deve sempre ser realizado (Quadro 113.1).

A maioria das arritmias no período do pós-operatório imediato não produz alteração hemodinâmica (como diminuição da PAM). As mais frequentes são as de origem supraventricular (QRS estreito) e não necessitam de tratamento com medicamentos antiarrítmicos. Antes de iniciar qualquer manobra para reverter as arritmias, devem-se afastar outras causas possíveis delas, tais como distúrbios metabólicos, eletrolíticos ou hipoxemias, já que a presença de qualquer uma delas pode piorar ou manter o distúrbio electrocardiográfico.

Quadro 113.1. Frequência cardíaca/pressão arterial conforme faixa etária.

Idade	FC mínima (bpm)	FC máxima (bpm)	Pressão sistólica (mmHg)	Pressão diastólica (mmHg)
< 6 meses	110	190	80 ±16	46 ± 16
6-12 meses	100	70	90 ± 25	50 ± 20
1-3 anos	90	160	95 ± 25	65 ± 25
> 3 anos	80	150	100 ± 20	65 ± 15

FC: frequência cardíaca.

Diante de arritmias sustentadas (> 30s), taquicardia de QRS largo (> 0,14s) ou descompensação hemodinâmica, os pacientes devem ser tratados imediatamente. O medicamento de escolha é a amiodarona com dose de ataque de 10 mg/kg e manutenção de 5 mg/kg; quando houver comprometimento hemodinâmico deverá ser realizada a cardioversão elétrica, inicialmente com a carga de 0,5-1 Joule/kg podendo chegar até 4 Joules/kg. A urgência da cardioversão é determinada pela instabilidade hemodinâmica.

Outra complicação arrítmica do pós-operatório é a bradicardia e os bloqueios atrioventriculares que devem ser tratados de imediato, por marca-passo temporário, com uso de eletrodos epimiocárdicos atriais e/ou ventriculares temporários colocados no ato cirúrgico. São de fundamental importância no manejo de arritmias graves. Os eletrodos atriais podem ser utilizados também para o registro de eletroatriograma para determinar o tipo de arritmia. Existem diferentes modos de estimulação miocárdica no período pós-operatório, preferindo-se a estimulação sequencial (fios atriais e ventriculares).

PRESSÃO ARTERIAL SISTÊMICA (PAS)

A PAS poderá ser monitorizada por métodos invasivos ou não invasivos; o método invasivo facilita a coleta de sangue para controle de gasometria e eletrólitos. A hipertensão arterial sistêmica deve ser sempre tratada utilizando-se vasodilatadores endovenosos como nitroprussiato de sódio (0.5-10 g/kg/min) nas primeiras horas de pós-operatório; após, deve ser introduzido diurético, ou inibidor de enzima de conversão ou betabloqueador.

A hipotensão arterial sistêmica pode estar relacionada à hipovolemia e responde adequadamente à infusão de volume. Quando não há resposta, traduz causas graves, como débito cardíaco inadequado. As causas de baixo débito cardíaco podem ser pré-carga baixa, pós-carga alta que aumenta a resistência vascular sistêmica, depressão da contratilidade miocárdica, tamponamento cardíaco, taquicardias ou bradicardias extremas, ou correção cirúrgica inadequada. Deve-se tratar diretamente a causa com infusão de volume e/ou medicamentos inotrópicos associados (Quadro 113.2).

Quadro 113.2. Medicamentos.

Medicamento	Dose/EV
Dopamina	2-20 g//kg/min
Dobutamina	2-20 g//kg/min
Milrinone	Ataque – 50 g//kg Manutenção – 0,25-0,75 g//kg/min
Noradrenalina	0,05 - 1 g//kg/min
Adrenalina	0,05 – 0,5 g//kg/min
Isoproterenol	0,05 - 1 g//kg/min

EV: endovenoso.

Sugerem-se as seguintes diluições: ao se utilizar dopamina, dobutamina e milrinone – 6 mg/kg em 100 ml (infusão de 1/gota /min = 1/g//kg/min). Para noradrenalina, adrenalina e isoproterenol, utiliza-se 0,6 mg/kg em 100 ml (infusão de1/gota/min =1/g//kg/min).

Por exemplo: uma criança com peso = 5 kg

$$\frac{5 \text{ (peso)} \times 6 \text{ (constante)}}{5 \text{ (1 ml de dopamina} = 5 \text{ mg)}} = 6$$

completar para 100 ml, ou seja, prescrever:
6 ml de dopamina + 94 ml de soro glicosado 5% (1/gota/min. = 1/g/kg/min).

PRESSÕES ATRIAIS

A pressão de átrio direito (PAD), a pressão venosa central (PVC) e a pressão do átrio esquerdo (PAE) podem ser medidas através de cateteres colocados antes ou durante a cirurgia, seja por punção ou dissecção; essas pressões refletem o quadro hemodinâmico da criança durante o período pós-operatório. A PAE tem seus valores normais variando de 5 a 14mmHg (Figura 113.1).

SÍNDROME DO BAIXO DÉBITO CARDÍACO

A síndrome do baixo débito cardíaco é um dos mais importantes fatores prognósticos de desfecho ruim após a cirurgia cardíaca. Consiste no desequilíbrio entre a entrega e o consumo de oxigênio; geralmente ocorre entre 6-18 horas depois da cirurgia cardíaca. É diagnosticada por uma combinação de dados clínicos e laboratoriais.

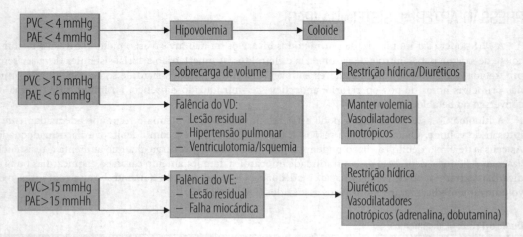

Figura 113.11. Interpretação e manejo dos distúrbios da volemia segundo as medidas das diferentes pressões. PVC: pressão venosa central; PAE: pressão de átrio esquerdo; VD: ventrículo direito; VE: ventrículo esquerdo.

Sinais:
- → taquicardia;
- → oligúria;
- → perfusão periférica lenta;
- → hipotensão;
- → saturação venosa mista baixa (30% menor que a arterial);
- → acidose metabólica.

Tratamento:
- → suporte inotrópico;
- → suporte cronotrópico;
- → redução da pós-carga;
- → oxigenação por membrana extracorpórea (ECMO).

Sedação

Deve ser realizada em pacientes agitados após excluir-se distúrbio ventilatório, metabólico ou hemodinâmico. Utilizam-se opiáceos (morfina ou meperidina), benzodiazepínicos, fentanil, midazolam e curare em forma intermitente (bolo). A dor impede uma ventilação adequada.

Pacientes portadores de hipertensão pulmonar necessitam nível de sedação mais profunda. É necessário o uso de sedação continua com mais de um medicamento (midazolan + fentanil).

Antibioticoterapia

Indica-se a antibioticoterapia profilática. No Instituto Dante Pazzanese de Cardiologia, utiliza-se a Ceforoxima, 25 mg /kg/dose EV, por 3 dias. Em caso de intubação prolongada (acima de 48h), associa-se um aminoglicosídeo (amicacina ou garamicina). Em caso de alteração na função renal, fazer correção da dose de acordo com o *clearance* de creatinina. Na persistência de febre elevada, são necessárias culturas de sangue, de urina e de secreções (traqueal e da incisão), para avaliar a melhor terapêutica.

Aporte hídrico

O aporte hídrico baseia-se nos controles da PAM, da PVC, da PAE e da diurese.

☑ *Manutenção*

Visa às necessidades hídroeletrolíticas nas 24h, utiliza-se soro glicosado a 5% – 2 a 3 ml/kg/h. Alguns dos parâmetros utilizados para determinar-se a quantidade e a velocidade de infusão de líquidos são: presença e volume de sangramento, PVC e/ou PAE, PAS (invasiva), diurese, perfusão periférica, ausculta pulmonar e Raio-X de tórax. Os parâmetros usados para seleção do tipo de volume são: a) hematócrito (transfusão de sangue para hematócritos abaixo de 30% em cardiopatias acianóticas e menor que 40% em cardiopatias cianóticas); b) nos casos com hipovolemia, utiliza-se solução albuminada a 20%; c) nos distúrbios de coagulação e na presença de sangramento, o Ringer lactato e a solução cristaloide devem ser usados parcimoniosamente nas crianças com doenças que cursam com insuficiência cardíaca. Não se acrescentam eletrólitos.

Eletrólitos

Utilizados na correção e na reposição basal necessárias.

☑ *Sódio*

A dose de manutenção é de 2 a 4mEq/kg.

Hiponatremia – Dosagem de sódio (Na) abaixo de 120 mEq/l, exige reposição, para prevenir convulsões e letargia; deve ser sempre calculado o *deficit* de Na com a seguinte fórmula:

Deficit de Na^+ = (Na^+ desejado – Na^+ atual) × Peso (kg) × 0,6

Hipernatremia – pode ocorrer devido à desidratação ou à administração excessiva de bicarbonato de sódio. Pode ocasionar sangramento intracraniano.

☑ *Potássio*

O potássio é um eletrólito que se altera durante a circulação extracorpórea, influenciando de forma direta e significativa o equilíbrio ácido-básico. Por isso, sua dosagem deve ser repetida quantas vezes forem necessárias, até a completa normalização. O nível preconizado é > 3,5mmol/l, >4mmol/l nos pacientes propensos a desenvolver arritmias. A manutenção é de 2 a 4mEq/kg/dia e deve ser usado com cautela nos pacientes com injúria renal. Corrige-se a *hipocalemia* a partir de valores menores que 4 mEq/l. A *hipercalemia* deve ser tratada quando os níveis de potássio forem superiores a 5.5 mEq/l. As formas de terapêutica mais utilizadas são: diuréticos de alça (furosemide), bicarbonato de sódio, gluconato de cálcio, glicose hipertônica com insulina (solução polarizante), Kayexalate que troca potássio por sódio (dose de 1g/kg, em enema com sorbitol) e diálise peritoneal.

☑ *Cálcio*

A dose de manutenção do cálcio é de 0.5 – 1mEq/kg/dia. O *deficit* do íon cálcio poderá reduzir a contratilidade miocárdica e comprometer o estado hemodinâmico.

1266 | INTERVENÇÃO CIRÚRGICA

☑ Magnésio

O nível desejado é > 2 mg/dl, em especial naqueles com predisposição a desenvolver arritmias. Sua correção pode ser feita com Sulfato de magnésio a 10% 20-50mg/kg em 2-4 horas. Se for dado rapidamente, pode determinar vasodilatação/hipotensão.

EQUILÍBRIO ÁCIDO-BÁSICO

As variações do equilíbrio ácido-básico devem ser acompanhadas de forma cuidadosa, procurando-se sempre a correção de eventual distúrbio; o conhecimento de sua causa, a tentativa de melhor profilaxia e o tratamento imediato adequado concorrem para um pós-operatório mais estável.

☑ Acidose metabólica

As causas da acidose metabólica no pós-operatório são: hipotermia, baixo débito cardíaco, hipoglicemia e hipoxemia.

Deve-se sempre tentar corrigir o fator desencadeante. A quantidade de bicarbonato de sódio ($NaHCO_3$) a ser administrado depende da causa e do nível de acidose do paciente. A correção é calculada pela fórmula de Astrup, diluída em igual quantidade de soro glicosado, ou de água destilada, em 15 minutos (mEq = miliequivalentes):

Fórmula de Astrup: mEq $NaHCO_3$ = Peso × BE(excesso de base) × 0,3

1 ml de $NaHCO_3$ a 10% =1,2 mEq

1 ml de $NaHCO_3$ a 8,4%= 1 mEq

☑ Acidose respiratória

A hipoventilação, com retenção de CO2, é o distúrbio fundamental da acidose respiratória. As principais causas são: volume corrente baixo, frequência respiratória baixa, acúmulo de secreção respiratória, obstrução da cânula traqueal e pneumotórax. Para evitar esse tipo de alteração, recomendam-se a aspiração periódica das vias aéreas e a regulagem adequada do respirador.

☑ Alcalose respiratória

É o distúrbio provavelmente mais frequente e, sobretudo, pode ser encontrada em pacientes submetidos à hiperventilação pulmonar, com o objetivo de manter nível adequado de oxigenação (por exemplo: hipertensão arterial pulmonar).

☑ Alcalose metabólica

A alcalose metabólica pode ocorrer por administração excessiva de bicarbonato, drenagem gástrica prolongada por sonda com perda de íon hidrogênio e de cloreto e por diarreia ou devido à infusão crônica de diurético. Geralmente, a conduta é expectante.

Metabolismo

☑ *Diurese*

O controle do volume urinário e da cor é de grande importância, pois reflete indiretamente o débito cardíaco e a consequente perfusão tissular. O volume urinário normal é de > 1 ml/kg/hora; volume urinário menor que 0,5 ml/kg/h define oligúria; utiliza-se sondagem vesical quando se deseja controle contínuo. No período pós-operatório, a principal causa de oligúria, afastada a hipovolemia, é o baixo debito cardíaco. Os pacientes devem receber suporte hemodinâmico adequado e tratamento com diuréticos do tipo furosemida (1-5 mg/kg). Se não respondem ao tratamento convencional e evoluem com insuficiência renal dialítica, a diálise mais utilizada é a diálise peritoneal.

☑ *Glicemia*

Necessidade de glicose é de, aproximadamente, 5 g/kg/dia. Devem-se manter os níveis glicêmicos em torno de 40-100 mg/dL. Esse controle é possível por meio da utilização de: glicofita 2/2h, dextrostix 4/4h, glicemia a cada 6 horas.

A *hiperglicemia* (glicemia acima de 125 mg) em recém-nascidos pode ser relacionada à infusão de glicose associada à dificuldade na sua metabolização, sendo comum nessa idade. Deve-se reduzir a taxa de glicose infundida, substituindo o soro glicosado a 10%, para o de 5 % não se devendo diminuir o volume de líquidos. Em geral, não se administra insulina.

A *hipoglicemia* – deve ser sempre corrigida, principalmente nos portadores de cardiopatia congênita cianogênica, com a complementação endovenosa de glicose a 10%.

Alimentação

Todos os pacientes cirúrgicos recebem sonda nasogástrica, que é mantida aberta, para a prevenção de distensão abdominal e/ou vômitos, evitando, assim, prejuízos à ventilação. A sonda nasogástrica deverá ser retirada juntamente com o tubo orotraqueal, desde que existam ruídos hidroaéreos. A dieta líquida é iniciada 4 a 6 horas após a extubação.

Temperatura

A temperatura corporal após algumas horas de pós-operatório se estabiliza em torno de 37ºC. Se isso não ocorrer, pode significar um desempenho cardíaco inadequado; medidas agressivas devem ser tomadas, como o resfriamento, e, nos casos de hipertermia maligna, associação de substâncias vasodilatadoras.

CUIDADOS RESPIRATÓRIOS

A assistência ventilatória no período pós-operatório está na dependência dos seguintes fatores: tipo de cardiopatia, cirurgia efetuada, condições pré e transoperatórias, estado nutricional, nível de hipertensão arterial pulmonar, presença de insuficiência cardíaca, efeito de medicamentos anestésicos,   complicações como arritmias, baixo débito e parada cardiorrespiratória, e nas doenças que alteram a complacência pulmonar.

No exame clínico, deve-se avaliar: o conforto do paciente, a coloração das mucosas, a amplitude e simetria torácicas e a ausculta pulmonar. Devem-se considerar, diante de qualquer alteração, o funcionamento do respirador e o posicionamento da cânula:

Quando vetrificada uma inadequada ventilação, devem-se ser checados o funcionamento do aparelho da ventilação mecânica, o posicionamento da cânula endotraqueal, a presença de secreção pulmonar, a sedação inadequada ou barotraumas.

1268 | INTERVENÇÃO CIRÚRGICA

A rotina de ventilação mecânica em pacientes anestesiados compreende:

→ Modo = SIMV;

→ FIO_2 = 2%1-60% (dependendo da doença);

→ Pico de Pressão Inspiratória (PINSP) = 15-25 cmH_2O;

→ Frequência do Respirador = 15 – 40 (conforme idade);

→ Inspiração/Expiração = 1:2 ou 1:3;

→ Fluxo = 1 a 2 l/kg;

→ Volume Corrente = 8 a 15 ml/kg;

→ PEEP = 5 cmH_2O (fisiológico).

A interpretação da gasometria está relacionada à persistência ou não de *shunts* direita-esquerda intra ou extra-cardíacos, sendo que o grau de hipoxemia vai depender da magnitude do *shunt*. O oxímetro de pulso é um recurso não invasivo para diagnóstico e acompanhamento de alterações imediatas sobre o resultado das mudanças nos parâmetros do aparelho de ventilação, e, juntamente com a clínica e os dados gasométricos, maior segurança no desmame, e, assim, redução na frequência de solicitação de gasometria.

A aspiração das vias aéreas é de fácil execução, mas não é desprovida de riscos. A aspiração deve ser efetuada a cada três horas

A retirada ("desmame") do ventilador deverá ser progressiva e a mais breve possível, quando houver: bom nível de consciência do paciente, estabilização hemodinâmica, boa expansibilidade torácica e com exames laboratoriais adequados, Na rotina de pré-extubação, administra-se Flebocortid (10 mg/kg/dose), Após a extubação, o paciente é mantido em nebulização de O_2, com o uso de máscara respiratória e, nos casos de recém-nascidos e lactentes jovens, quando necessário, mantem-se por algum tempo em pressão positiva contínua de vias aéreas.

COMPLICAÇÕES HEMATOLÓGICAS

A alteração na coagulação após cirurgia cardíaca é devido à neutralização inadequada de heparina, excesso de protamina ou reação imunológica contra esta, trombocitopenia, hipofibrinólise, coagulação intravascular disseminada, reações transfusionais e deficiente síntese de fatores de coagulação secundária à insuficiência hepática.

☑ *Sangramento*

Nas primeiras horas do pós-operatório, sempre ocorre algum sangramento considerado normal pela drenagem pericárdica e/ou pleural. As perdas sanguíneas no pós-operatório devem ser bem avaliadas e, ao se observar anormalidades, o tratamento deve ser imediato e efetivo, devendo-se solicitar coagulograma completo e promover reposição volêmica adequada (sangue e/ou plasma). A reoperação está indicada quando houver sangramento em torno de 10% da volemia por hora, nas três primeiras horas: (volemia em ml = peso × 80), ou houver sangramento contínuo, maior que 5% da volemia nas cinco primeiras horas, ou 3 ml/kg/h. A reexploração operatória deve ser indicada, pois o risco cirúrgico é menor do que o risco de transfusões múltiplas.

☑ *Reposição de sangue*

O sangue total está indicado para repor perdas sanguíneas, dando-se preferência ao sangue fresco por conter plaquetas e fatores da coagulação ou para expansão de volume. Deve-se administrar sangue quando o hematócrito for menor que 30% em cardiopatias corretivas (deve-se repor 10 ml/kg) ou menos de 40% em cardiopatias cianogênicas, submetidas à cirurgia paliativa.

☑ Reposição de plasma

Indicação: para expansão volumétrica com nível de hemáceas dentro do normal; para correção de alterações hemorrágicas, por conter todos os fatores de coagulação. Administra-se 10 a 20 ml/kg.

☑ Crioprecipitado

É um concentrado de fibrinogênio e de Fator VIII, indicado em distúrbios de coagulação.

☑ Plaquetas

Indicação de reposição: contagem de 50.000 a 100.000/mm3, na presença de sangramento; contagem menor que 50.000/mm3 mesmo na ausência de sangramento.

☑ Protamina

É um neutralizante da heparina. A protamina está indicada quando houver tempo de tromboplastina parcial ativado (TTPA) aumentado ou TCA prolongado. A administração da protamina deve ser de forma lenta, para evitar hipotensão arterial sistêmica. Observação: 1 ml de protamina neutraliza 1000 UI de heparina.

☑ Vitamina K

É uma vitamina lipossolúvel, necessária à produção de protrombina (Fator II), e dos fatores VII, IX e X. Sua deficiência resulta em prolongamento do tempo de protrombina e do TTPA, devendo ser reposta por via intramuscular ou endovenosa na dose de 0.5 a 1 mg/kg/dose

Suporte circulatório mecânico

A ECMO é capaz de garantir suporte cardiopulmonar naquelas condições de falência cardíaca e respiratória graves refratárias às terapias convencionais e pode ser utilizada em todas as idades e sem limite para tamanho.

Indicações:
→ falência respiratória (SARA, infecção);
→ falência cardíaca;
→ suporte na dificuldade na saída da CEC;
→ ponte para transplante cardíaco ou pulmonar.

Contraindicações:
→ prognóstico reservado da doença de base;
→ sangramento incontrolável;
→ injúria neurológica;
→ prematuridade (< 34 semanas);
→ peso menor que 2 kg.

PERMANÊNCIA NA UTI

A permanência na UTI depende das condições clínicas e da doença de base. A maioria dos casos permanece em torno de 24 a 48 horas, podendo esse período se prolongar na vigência de complicações ou de correção cirúrgica complexa.

A realização do ecocardiograma e/ou cateterismo cardíaco no período pós-operatório ficará na dependência das complicações que estejam ocorrendo.

Na alta da UTI, deve-se realizar: exame clínico, gasometria arterial, RX tórax, avaliação da drenagem sanguínea e do volume de diurese. Devem ser retirados: cateteres (arterial, de PVC, de PAE, ou de PAD), drenos torácicos e sonda vesical.

Para uma evolução adequada do paciente no pós-operatório cardíaco, é necessário haver uma equipe multidisciplinar integrada, assim como o respeito à família e a suas ansiedades.

BIBLIOGRAFIA

Allen HD, Driscoll DJ, Shaddy RE, et al. Pediatric Cardiac Intensive Care Physiology of the Preterm and Term Infan. In: Allan HD, Shaddy RE, Penny DJ, et al. Moss and Adams' Heart Disease in Infants, Children, and Adolescents: Including the Fetus and Young Adults. 7 ed. Lippincott Williams & Wilkins, 2008. p. 440.

Backer CL et al. Perioperative care in: Mavrouds C, Backer CL. Pediatric cardiac surgery. Wiley Blackwell, 2013. p.113-42.

Bojar RM, Warner KG. Postoperative care in the pediatric I.C.U. In: Bojar RM. Manual of perioperative care in cardiac and thoracic surgery. 2 ed. Boston: Blacwell Scientif, 1994. p. 381-439.

Castaneda AR. Cuidados pós-operatório em cirurgia cardíaca pediátrica. In: Castaneda AR, Sanches P. Cardiologia pediátrica: clínica cirurgia. Barcelona, Salvat Editores, 1986. p. 1180-92.

Fobias JD, Deshpande JK, Lowe SV. Postoperative care. In: Kambam J. Cardiac anesthesis for infants and children. St Tonis: Mosby, 1993. p. 142-60.

Galantowicz M, Cheathan JP. A hybrid for the initial management of hypoplastic left heart syndrome: technical considerations. In: Sievert H. Percutaneous Interventions for congenital heart disease. Informa Healthcare 2007, p. 503-9.

Hastings LA et al. Perioperativo monitoring. In: Nichols DG, Cameron DE, Ungerleide RM, et al. Critical heart disease in infants and children. Missouri: Mosby-year Book, 2005. p. 479-506.

Kirklin JW, Barrat B, Brian G. Postoperative care. In: Kirklin JW, Barrat B, Brian G. Cardiac surgery. 2 ed. New York: Chunchill Livingstone, 1993. p. 195-247.

Lacorte MA, Boxer RA. Cuidados pós-operatórios de lactentes e crianças após cirurgia cardíaca. In: Zimmerman SS. Tratamento intensivo em pediatria. Rio de Janeiro: MEDSI, 1988. p. 199-207.

Malavade V, Gorman JG, Abebe LS. Terapêutica transfusional com componentes sanguíneos. In: Zimmerman SS. Tratamento intensivo em pediatria. Rio de Janeiro: MEDSI, 1988. p. 129-43.

Moss M, Simone S. Physical design and Personal organization of the PICU. In: Nichols DG. Rogers Textbook of Pediatric Intensive Care. Lippincott Willian &Wilkins. 2008. p.45-56.

Motta P. Mechanical support of the circulation. In: Andropoulos DB et al. Anesthesia for congenital heart disease. Wiley Blackwell, 2010. p. 612.

Park MK. The pediatric cardiology for practitiones. Mosby-Year Book, 2004. p. 206-89.

Proença FJ. Reposição volêmica na criança. Escolha de soluções. Quando indicar coloides. In: Auler JR JC, Proença FJ, Antoniazzi P, et al. Equilíbrio hidreletrolítico e reposição volêmica em UTI. CBMI, 2005, p. 365-76.

Roberts JD Jr, Polaner DM, Todres ID, et al. Inhaled nitric oxide (NO): a selective pulmonary vasodilatador for the treatment of persistent pulmonary hypertension of the newborn (PPHN). Circulation. 1991;84(suppl II):11-321.

Spiegelhaher DJ, Rigby ML. Medical management. In: Anderson RH, Macartney FJ, Shinebourne EA, et al. Paediatric cardiology. London: Churchill Livingstone, 1987. p. 421-42.

Stanley TE, Newman MF. Monitoring of the cardiac surgery patient. In: Barasch PG, Reves JG. Cardiac Anesthesia: Principles and Clinical Practice. Philadelphia: Fawzy G. Estafanous, 1994. p. 185-220.

Stark J. Postoperative care. In: Stank, J.; De Leval, M. Surgery for congenital heart defects. London: Grune & Stratton, 1983, p. 135-63.

Stephen JR. Postoperative care. In: Chang AC, Hanley FL, Wernovsky WD. Pediatric cardiac intensive care. Williams & Wilkins, 1998. p. 163-87.

Weitz JI. Hemostasis, Thrombosis, Firinolysis, and Cardiovascular Disease. In: Man D, Zipes D, Libby P, et al. Braunwald's Heart Disease. A Textbook of Cardiovascular Medicine. 9. ed. 2012. p.1844-67.

Wilson DF. Postoperative respiratory function and its management. In: Lake CL, editor. Pediatric Cardiac anesthesia. Norwalk, CT: Appleton & Lange, 1988. p. 387-406.

Pós-operatório imediato de cirurgia cardíaca e complicações em adultos

Antônio Carlos Mugayar Bianco
Robert Chrystian Tsuyoshi Tanaka

Palavras-chave: Cirurgia cardíaca; Síndrome de baixo débito cardíaco; Insuficiência respiratória aguda; Insuficiência renal aguda; Infarto agudo do miocárdio; Tamponamento cardíaco; AVC.

Atualmente, os pacientes submetidos à cirurgia cardíaca são mais idosos e portadores de um maior número de comorbidades. Entretanto, a morbimortalidade não se elevou substancialmente nos últimos 25 anos devido a melhorias nas estratégias de manejo intra e pós-operatórias. A definição de rotinas torna o cuidado pós-operatório mais eficiente e seguro para o paciente.

Neste capítulo, serão descritos, de maneira sucinta e objetiva, os procedimentos rotineiros adotados e a abordagem das complicações precoces e tardias, durante as fases iniciais do pós-operatório.

O pós-operatório se inicia imediatamente após o término do procedimento cirúrgico. A transferência do paciente para Unidade de Terapia Intensiva (UTI) é um processo inevitavelmente arriscado; por isso deve-se manter sob monitorização eletrocardiográfica, de pressão arterial invasiva (PAi) e de oximetria de pulso. A ventilação será mantida por um ventilador mecânico de transporte e a infusão de fármacos não deve ser descontinuada. O paciente será acompanhado pelas equipes de cirurgia, anestesiologia e enfermagem.

A passagem do paciente da maca de transporte para o leito da UTI deve ser cuidadosa no sentido de minimizar a interrupção da monitoração e da infusão de fármacos.

Monitoração e ventilação: deve-se transferir os sensores de monitoração para o equipamento da UTI enquanto a cânula orotraqueal é acoplada ao ventilador mecânico. Deve-se auscultar o tórax bilateralmente para assegurar a insuflação de ambos pulmões, pois o deslocamento da cânula orotraqueal durante o transporte pode levar à intubação seletiva ou mesmo à extubação.

Drenos mediastinal e pleural: devem ser "zerados" e colocados sob aspiração contínua (20 cm H_2O) e realizar ordenhas cuidadosas para evitar sua obstrução por coágulos.

1274 | INTERVENÇÃO CIRÚRGICA

Exames complementares (Tabela 114.1).

Tabela 114.1. Rotina de exames complementares no pós-operatório de cirurgia cardíaca.

Exame	PO imediato	1º PO	2º PO
Gasometria arterial	Admissão, entre a 4ª e 6ª h de PO, à noite	Manhã e noite	Manhã
Gasometria venosa	Admissão, entre a 4ª e 6ª h de PO, à noite	Se necessário	Se necessário
Hemograma	Admissão	Manhã	Manhã
Coagulograma	Admissão	Se necessário	Se necessário
Na+ e K+	Admissão, entre a 4ª e 6ª h de PO, à noite	Manhã e noite	Manhã
Creatinina e Ureia	Não	Manhã	Manhã
Lactato arterial	Admissão, entre a 4ª e 6ª h de PO, à noite	Se necessário	Se necessário
Eletrocardiograma	Admissão	Manhã	Manhã
Rx de tórax	Admissão	Manhã	Manhã

PO: pós-operatório; Na+: sódio; K+: potássio.

As informações mais importantes que devem constar na Folha de Admissão do paciente na UTI são:
→ Nome, idade, peso, antecedentes médicos do paciente;
→ Procedimento cirúrgico realizado;
→ Intercorrências e acidentes intraoperatórios;
→ Tempo de perfusão (tempo de circulação extracorpórea) e tempo de anóxia (tempo de pinçamento aórtico);
→ Balanços hídrico e sanguíneo;
→ Hematócrito final, potássio final, tempo de coagulação ativado (TCA) inicial e final;
→ Descrição resumida da cinecoronariografia e do ecocardiograma pré-operatórios;
→ Exame físico dirigido;
→ Exames laboratoriais, eletrocardiograma e RX de tórax.

MONITORAÇÃO

São imprescindíveis:
→ Eletrocardiograma
→ **Pressão arterial invasiva (PAi)**: monitorada por cateter arterial radial ou femoral. Permite, também, a coleta de sangue para exames. Deve ser mantida até que o paciente adquira estabilidade hemodinâmica e respiratória. Caso surjam sinais de isquemia da extremidade, deve ser retirado imediatamente.
→ **Oximetria de pulso:** a saturação periférica de oxigênio (SpO_2) não substitui a gasometria arterial, mas permite a monitoração contínua da oxigenação e a detecção precoce de quadros hipoxêmicos.

Em situações específicas, pode-se monitorar:
→ **Pressão venosa central (PVC):** medidas isoladas da PVC têm pouca utilidade no manejo volêmico. A variação da PVC (ΔPVC) em resposta a uma expansão volêmica predefinida (prova de volume) pode indicar a fluido-responsividade do paciente (e.g., delta PVC < 3 mm Hg após 200 mL de cristaloide infundido em 30 minutos).
→ **Pressão de artéria pulmonar (PAP):** utilizada em pacientes com hipertensão pulmonar para titulação de agentes vasodilatadores pulmonares (óxido nítrico).
→ **Pressão de átrio esquerdo (PAE):** equivale à pressão ocluída de artéria pulmonar medida pelo cateter de Swan-Ganz. Estima a pré-carga em pacientes com disfunção ventricular esquerda grave.

114 | PÓS-OPERATÓRIO IMEDIATO DE CIRURGIA CARDÍACA E COMPLICAÇÕES EM ADULTOS | 1275

→ **Cateter de Swan-Ganz:** cada vez menos utilizado, pois a maioria dos casos de instabilidade hemodinâmica no pós-operatório de cirurgia cardíaca pode ser avaliada e tratada com monitoração pouco ou não invasiva (PA invasiva, ΔPVC, saturação venosa central de O_2 e ecodopplercardiograma).

MANEJO HEMODINÂMICO

Tem como objetivo garantir uma adequada perfusão sistêmica, suprindo a demanda de O_2 dos tecidos. Na prática, a perfusão será avaliada pelos seguintes parâmetros:

→ **Clínico:** tempo de enchimento capilar menor que 3 segundos, extremidades aquecidas, pulsos periféricos bem palpáveis;

→ **Débito urinário:** acima de 1 mL/kg/h;

→ Saturação venosa central de oxigênio (SvcO_2): acima de 60%;

→ **Gasometria arterial:** ausência de desequilíbrio ácido-básico ou, no máximo, acidose metabólica discreta (pH ≥ 7,30 e HCO_3 ≥ 18 mEq/L);

→ **Lactato arterial:** decrescente. Apesar de o metabolismo de o lactato sofrer múltiplas influências no pós-operatório, hiperlactatemia persistente ou crescente pode indicar estado de hipoperfusão sistêmica.

Reposição volêmica

O débito urinário, rotineiramente, apresenta-se elevado nas primeiras 4 a 6 horas do pós-operatório secundariamente à hemodiluição durante a circulação extracorpórea (CEC), uso de diurético osmótico (manitol) ou de alça (furosemida) durante a cirurgia, tubulopatia secundária à hipotermia (*diabetes insipidus* nefrogênico transitório). Além disso, nesse período ocorre aumento da permeabilidade capilar, decorrente da inflamação sistêmica, com perda de fluido do espaço intravascular para o interstício. Somam-se a elas, as perdas intraoperatórias (balanço volêmico negativo e perdas insensíveis relacionadas à toracotomia, 6 a 8 mL/kg/hora).

Uma das condições básicas da estabilização hemodinâmica é a euvolemia, necessitando-se, portanto, de uma expansão volêmica inicial para obtê-la. É tolerável um balanço hídrico positivo de 1500 mL a 2000 mL, ou aproximadamente 30 mL por quilograma de peso corpóreo no pós-operatório imediato (POi).

Conduta

Reposição basal: iniciar infusão contínua de Soro Fisiológico (SF) 0,9% ou solução balanceada em um volume de 1 a 2 mL/kg/h (na maioria dos casos, 100 mL/h);

Fases rápidas: SF 0,9% ou Solução Ringer lactato 500 mL para compensar perdas excessivas pela poliúria ou se o paciente apresentar episódios de hipotensão. Nos pacientes com disfunção ventricular grave, as provas volêmicas devem ser efetuadas com um volume menor, entre 250 mL e 300 mL, infundidos em um período de 20 a 30 minutos.

Quando necessárias repetidas fases rápidas totalizando valores superiores a 20-30 mL/kg de cristaloides (em torno de 1.000-2.000 mL), deve-se dar preferência à expansão com coloide, no sentido de prevenir a excessiva infiltração intersticial e a congestão pulmonar. Usa-se, rotineiramente, uma solução com 50 ml de albumina a 20%, diluída em 450 mL ou 350 mL de solução fisiológica (**Soro albuminado a 4% ou 5%**).

A partir do primeiro dia pós-operatório (1º PO), a regra geral é manter o **balanço hídrico neutro**: reduzir a reposição basal para 0,5 a 1,0 mL/kg/h (geralmente, 30 a 50 mL/h). Diurético de alça (furosemida) quase sempre é necessário para equilibrar o balanço hídrico. Caso necessário, novas expansões volêmicas poderão ser realizadas.

INTERVENÇÃO CIRÚRGICA

Coloides não proteicos à base de hidroxietilamido (HES): em concordância com evidências recentes, essas soluções encontram-se proscritas em pacientes com sepse ou sob risco de disfunção renal aguda. Portanto, por analogia, não devem ser utilizadas em pós-operatório de cirurgia cardíaca.

Perdas sanguíneas (drenagem torácica)

Essas perdas devem ser repostas conforme a queda hematimétrica e sua repercussão hemodinâmica.

Paciente estável: transfundir concentrado de hemácias para manter Hb ≥ 7,0 g/dL.

Paciente instável sem sangramento ativo: manter Hb ≥ 8,0 g/dL.

Paciente instável com sangramento ativo: o paciente em choque hemorrágico tem perda volêmica estimada acima de 30%. A conduta consiste de restauração da volemia com fases rápidas de cristaloide ou soro albuminado, recuperar a capacidade de transporte de O_2 pela transfusão de concentrado de hemácias, além da busca do controle do sangramento. Geralmente, transfundem-se duas unidades de concentrado globular e avalia-se posteriormente a situação com base na persistência do sangramento, parâmetros hemodinâmicos e hematimetria (meta: Hb ≥7,0 g/dL).

Hipotensão arterial

Uma vez descartados distúrbios de ritmo como etiologia da hipotensão arterial, aventam-se basicamente quatro etiologias para sua gênese:

- → Hipovolemia – absoluta ou relativa;
- → Miocárdio atordoado;
- → Tamponamento cardíaco;
- → Vasoplegia.

A abordagem inicial geralmente é empírica, baseada em parâmetros clínicos, exames complementares e provas terapêuticas.

As três primeiras causas citadas terão manifestações clínicas de hipoperfusão sistêmica (pele seca e fria, pulso periféricos finos, baixo fluxo urinário e comprometimento de sensório); contudo, a quarta possibilidade, ou seja, a vasoplegia, cursa sem sinais de hipoperfusão, sendo frequentemente identificada a presença de pulsos periféricos cheios e extremidades quentes (padrão distributivo). A saturação venosa central rotineiramente estará inferior a 65% nas três primeiras, e superior a esse valor na vasoplegia.

- → A abordagem sequencial constará de:

Correção da hipovolemia – serão sugestivos de sua presença:

- → Taquicardia persistente;
- → Acidose metabólica e hiperlactemia;
- → *Raising legs* positivo – elevação dos membros inferiores do paciente em decúbito dorsal, com aumento da pressão arterial média (PAM) no mínimo em 12%;
- → Delta PP >13% – válido somente para pacientes sedados, não reativos (curarizados), sob ventilação mecânica em volume controlado e em ritmo sinusal.

Uma vez que se tenha forte evidência do componente hipovolêmico com base nesses parâmetros, efetua-se a reposição volêmica nos padrões já descritos.

1) Serão parâmetros indicativos da adequação da reposição volêmica:

- → Aumento na PAM (≥ 65 mmHg);
- → Redução na frequência cardíaca;
- → Aumento no volume da diurese (≥ 0,5 mL/kg/hora);
- → Depuração do lactato ou normalização de seu nível sérico;

→ Aumento ou normalização do bicarbonato sérico;
→ Reversão da acidose;
→ Saturação venosa mista ≥ 65%;
→ Diferença arteriovenosa de $CO_2 < 5,5$.

2) Inotrópicos e vasopressores

Uma vez que não se atinjam as metas com a reposição volêmica, haverá a necessidade de suporte inotrópico por meio da administração de inodilatadores e vasopressores. São utilizadas com maior frequência em uma abordagem inicial dobutamina e norepinefirina.

3) Ecodopplercardiograma – sua realização à beira do leito dará informações sobre:
→ Presença de tamponamento cardíaco;
→ Estado volêmico – variabilidade expiratória ou turgescência da cava;
→ Disfunção ventricular esquerda, direita ou biventricular;
→ Pressão na artéria pulmonar.

A presença de função de bomba preservada, sem sinais de hipofluxo sistêmico associada à saturação venosa central acima de 70%, sugere fortemente um estado de vasoplegia (choque distributivo).

A vasoplegia e o miocárdio atordoado (*stunned*) têm seu pico em torno da 6ª hora do pós-operatório. Sua reversão inicia-se por volta da 12ª hora e, geralmente, se reverte nas primeiras 24 horas.

A persistência e a intensificação quer sejam da disfunção ventricular ou da vasoplegia, por períodos prolongados, poderão estar associados à disfunção miocárdica persistente ou ao quadro infeccioso associado, respectivamente.

Hipertensão arterial

A hipertensão arterial (PAM > 100 mmHg) deve ser tratada prontamente, pois aumenta o consumo miocárdico de oxigênio e pode levar a sangramento mediastinal. O objetivo é manter a PAM abaixo de 90 mmHg. Nos casos em que o risco de sangramento é intenso, ou há relato de tecidos friáveis no intraoperatório, pode-se manter a PAM em nível de 70 mmHg (ou menos).

Conduta:
→ Deve-se tratar a **hipovolemia,** a **hipotermia,** a **acidose** e a **dor** – o controle desses fatores diminui o tônus adrenérgico e a vasoconstricção periférica;
→ **Nitroprussiato de sódio**: é um vasodilatador arterial e venoso potente e de curta ação. É o vasodilatador de escolha para o controle da hipertensão no pós-operatório imediato (na prática, é a única opção). Deve ser titulado com cuidado porque pode induzir hipotensão súbita e grave em pacientes hipovolêmicos;
→ **Sedação intermitente** pode ajudar no controle pressórico de pacientes que continuem hipertensos mesmo com dose alta de nitroprussiato nas primeiras horas do pós-operatório (com paciente ainda intubado);
→ Após a extubação, deve-se iniciar hipotensores por via oral (VO) assim que possível para a retirada do nitroprussiato
→ **Nitroglicerina:** tem efeito anti-hipertensivo somente em doses elevadas (≥ 20 µg/kg/minuto), sendo raramente usada como hipotensor. Sua principal indicação é como vasodilatador para prevenção de vasoespasmo em pacientes revascularizados com múltiplos enxertos arteriais (radial, torácica interna direita). Nesses pacientes, a partir do 1º PO, inicia-se bloqueador de canais de cálcio por via oral (diltiazem ou amlodipina se houver disfunção ventricular significativa) no lugar da nitroglicerina.(Tabelas 114.2 e 114.3)

1278 | INTERVENÇÃO CIRÚRGICA

Tabela 114.2. Principais anti-hipertensivos – via Intravenosa.

Droga	Dose	Solução-padrão	Concentração
Nitroprussiato de sódio 50 mg/ampola	0,1-8 µg/mg/min	Nitroprussiato........1 amp Glicose 5%...........250 ml	0,2 mg/ml
Nitroglicerina 50 mg/ampola	0,05-10 µg/kg/min	Nitroglicerina.........1 amp Glicose 5%.......... 250 ml	0,2 mg/ml

Tabela 114.3. Principais anti-hipertensivos – via oral.

Captopril	75	–	150 mg/dia	÷ 3 tomadas
Losartana Potássica	50	–	100 mg/dia	1 ou 2 tomadas
Diltiazem	90	–	180 mg/dia	÷ 3 tomadas
Besilato de Amlodipina	5	–	10 mg/dia	1 ou 2 tomadas
Hidralazina	75	–	300 mg/dia	÷ 3-6 tomadas
Clonidina	0,300	–	0,900 mg/dia	÷ 3 tomadas
Metildopa	750	–	3.000 mg/dia	÷ 3 tomadas
Atenolol	50	–	100 mg/dia	1 ou 2 tomadas
Metoprolol	100	–	200 mg/dia	1 ou 2 tomadas
Minoxidil	5	–	40 mg/dia	1 ou 2 tomadas

→ **Marca-passo provisório:** os pacientes recebem ao final da cirurgia rotineiramente um eletrodo de marca-passo provisório epicárdico, localizado em ventrículo direito. O marca-passo provisório será utilizado na vigência de bradiarritmia e instabilidade hemodinâmica: bradicardia sinusal ou juncional, fibrilação atrial com baixa resposta ventricular e bloqueio atrioventricular avançado ou total.

→ **Balão intra-aórtico (BIA):** dispositivo instalado na aorta torácica descendente que funciona por mecanismo de contrapulsação, reduzindo a impedância aórtica e a pós-carga ventricular esquerda durante a sístole ventricular e elevando a pressão na raiz da aorta na diástole ventricular. Resulta no aumento do débito cardíaco de 10% a 20% sem elevação no consumo de O_2 miocárdico e na melhora da pressão de perfusão coronariana. Em pós-operatório de cirurgia cardíaca, pode ser utilizado em quadros refratários de falência ventricular esquerda (pós-CEC ou secundária a infarto do miocárdio perioperatório). Geralmente, é instalado em pacientes com hipotensão grave, com doses elevadas de vasopressores e inotrópicos e com disfunção ventricular grave ao ecocardiograma (fração de ejeção < 0,30). O BIA deve ser passado nos casos cuja falência ventricular tenha etiologia reversível, possibilitando a retirada do dispositivo o quanto antes (de preferência, em até 72 horas).

VENTILAÇÃO MECÂNICA

Ao chegar à UTI, o paciente está sob efeito anestésico. A maioria despertará em um período de 2 a 6 horas, sendo progressivamente realizada a retirada da ventilação mecânica. A extubação ocorrerá na grande maioria dos pacientes nas primeiras 12 horas do pós-operatório. As principais contraindicações ao desmame ventilatório são: necessidade de vasoconstrictor em dose elevada, uso de BIA, uso de óxido nítrico inalatório, hipervolemia com congestão pulmonar importante, acidose metabólica e hiperlactatemia não controladas, sangramento mediastinal aumentado (ou qualquer outro distúrbio que possa exigir reabordagem cirúrgica).

Parâmetros ventilatórios iniciais (Tabela 114.4).

Tabela 114.4. Parâmetros ventilatórios iniciais.

Parâmetro	Valor
Modo	Assistido-controlado (PCV ou VCV)
Volume corrente	6 a 8 ml/kg
Frequência	12-16 ipm
Pressão de platô	≤ 30 cm H_2O
PEEP	5 cm H_2O
FiO_2	0,40 a 0,60

ipm: inspirações por minuto; PCV: ventilação com pressão controlada; VCV: ventilação com volume controlado; PEEP: pressão positiva expiratória final; FiO_2: fração inspirada de oxigênio.

Ajuste dos parâmetros: conforme a gasometria arterial (deve-se manter pO_2 entre 60 e 100 mm Hg e pCO_2 entre 30 e 40 mm Hg). Deve-se verificar na radiografia de tórax a posição da cânula orotraqueal, do cateter venoso central e dos drenos torácicos; alterações da silhueta cardíaca e na transparência dos campos pulmonares.

Desmame ventilatório: quando o paciente estiver bem acordado, calmo, colaborativo, estável (do ponto de vista cardiovascular, respiratório e metabólico) e com sangramento mediastinal controlado (**Tabela 114.5**).

Extubação: quando o paciente se mantém confortável em parâmetros mínimos (PS: 10 cm H_2O, PEEP < 8 cm H_2O, $FiO_2 \leq 0,40$) por pelo menos 30 minutos, colhe-se uma gasometria arterial. Indica-se a extubação se: pH $\geq 7,30$, $paO_2 \geq 60$ mm Hg, $paCO_2 \leq 40$ mm Hg, $HCO_3 \geq 18$ mEq/L, $SaO_2 \geq 92\%$, relação $paO_2/FiO_2 \geq 250$.

Pacientes renais crônicos dialíticos preferencialmente deverão ser dialisados antes da extubação para minorar o risco de falha por hipervolemia.

Hipotireoidismo: o requerimento de hormônio tireoidiano pode até dobrar nas fases iniciais do pós--operatório, e seu *deficit* gera dificuldade no desmame ventilatório por fraqueza muscular e sonolência. Justifica-se, portanto, a reposição precoce de hormônio tireoidiano (levotiroxina). Nos pacientes que cursarem com didiculdade de desmame, deve-se ajustar a administração de levotiroxina com base nos níveis séricos de TSH, T3 e T4 livre.

Após a extubação, deve-se manter oxigenioterapia (máscara simples ou cateter nasal de O_2) e vigilância respiratória por cerca de 24 horas.

Tabela 114.5. Desmame ventilatório.

Parâmetro	Valor
Modo	PSV
PEEP	5 a 8 cm H_2O
FiO_2	0,30 a 0,40
Pressão de suporte	Iniciar com PS entre 15 e 20 cm H_2O. Reduzir de 2 cm H_2O a intervalos de tempo regulares conforme a tolerância do paciente

PSV: Ventilação com pressão de suporte; PEEP: pressão expiratória final positiva; FiO_2: fração inspirada de oxigênio; PS: pressão de suporte.

SANGRAMENTO MEDIASTINAL

Considera-se normal o débito pelo dreno mediastinal de até 3 mL/kg/h nas 2 primeiras horas do pós--operatório e de até 1,5 mL/kg/h a partir da terceira hora.

Ao se constatar aumento de sangramento, convém inicialmente controlar os níveis de pressão arterial (PAM entre 70 e 90 mm Hg), a hipotermia e a acidose; e solicitar a avaliação da equipe cirúrgica.

INTERVENÇÃO CIRÚRGICA

Reforço de protamina: a heparinização plena durante a CEC é revertida ao final da cirurgia (1 mg de protamina para 100 U de heparina). No entanto, essa reversão ocorre em momento de relativa hipoperfusão sistêmica (principalmente no tecido adiposo), o que diminui a eficácia da protamina. Como a meia-vida da protamina é menor que a da heparina, algumas horas após o término da cirurgia, pode surgir na corrente sanguínea, resquícios de heparina levando ao aumento no sangramento. A quantidade de heparina residual não é mensurável na prática clínica. Por isso, a dose de reforço da protamina é empírica, não devendo exceder 50 mg; normalmente é realizada a administração de 20 mg a 30 mg, ou seja, 2 a 3 mL de protamina (10 mg/mL), diluidos em 10 mL de água destilada e administrado lentamente (2 a 5 minutos) por via intravenosa.

Fatores da coagulação e plaquetas: a circulação extracorpórea ativa consome fatores da coagulação e plaquetas. Laboratorialmente, verifica-se o alargamento do Tempo de Protrombina (TP/INR) e do Tempo de Tromboplastina Parcial ativada (TTPa) e a queda da fibrinogenemia e da plaquetopenia. Os critérios para correção dos distúrbios da coagulação estão listados na Tabela 114.6.

Tabela 114.6. Critérios para correção de distúrbios da coagulação.

Exame	Conduta	Dose
Paciente COM sangramento mediastinal aumentado		
INR ou rTTPa ≥ 1,5	Plasma fresco congelado	10-20 ml/kg
INR e rTTPa ≥ 1,5	Plasma fresco congelado	10-20 ml/kg
Fibrinogênio ≤ 100 mg/dL	Crioprecipitado	1 U/10 kg
Plaquetas ≤ 100000/mm³	Concentrado de plaquetas	1U/10 kg
Paciente SEM sangramento mediastinal aumentado		
INR erTTPa≥ 1,5	Plasma fresco congelado	10-20 ml/kg

INR: razão normalizada internacional; rTTPa: relação de tempo de tromboplastina parcial ativada.

Observações

Alterações de coagulograma ou plaquetopenia na ausência de sangramento aumentado, na maioria das vezes, não necessitam de correção.

INR e rTTPa acima de 1,5 simultaneamente devem ser corrigidos, mesmo na ausência de sangramento aumentado, por refletirem coagulopatia mais grave com alto risco de sangramento volumoso.

Fibrinólise exacerbada: durante a CEC, aumenta a atividade fibrinolítica, o que clinicamente se manifesta pela dificuldade na formação de coágulos e em sangramentos difusos em ferida operatória, inserção de drenos, cateteres e locais de punção. É mais frequente em pacientes submetidos a procedimentos combinados (cirurgia valvar associada à revascularização miocárdica), tratamento de aneurisma de aorta, cirurgia com tempo de perfusão prolongado (> 150 min), cirurgia de urgência/emergência e nas reoperações. O diagnóstico depende principalmente de elevado grau de suspeita clínica, pois, muitas vezes, os exames laboratoriais disponíveis à beira de leito são inespecíficos.

Na suspeita de fibrinólise exacerbada, inicia-se o tratamento antifibrinolítico, com ácido épsilon-aminocaproico:

Dose de ataque

Ácido épsilon-aminocaproico .... 2 g

Soro fisiológico 0,9 .... 100 mL

Infundir em 1 hora

Dose de manutenção

Ácido épsilon-aminocaproico .... 4 g

SF 0,9% ou glicose 5 .... 250 ml

Infundir EV em 12 horas

Revisão de hemostasia

Os critérios para indicação de reabordagem cirúrgica variam na literatura e entre os serviços de cirurgia cardíaca. De modo geral, indica-se revisão de hemostasia nas seguintes situações:

→ **Sangramento > 3 mL/kg/h por 3 horas seguidas:** para um adulto pesando 60 – 70 kg corresponde a uma drenagem > 200 ml/h por 3 horas;

→ **Sangramento acumulado de 1.000 – 1.500 mL em 12 horas:** especialmente se acompanhado de instabilidade hemodinâmica;

→ Aumento súbito de sangramento (> 500 mL).

Seguindo-se esses critérios, cerca de 75% dos pacientes terão causas cirúrgicas de sangramento mediastinal: sítios de canulação para CEC, anastomoses de enxertos coronarianos e parede torácica (esterno, vasos intercostais, ramos colaterais de artérias torácicas internas).

Coágulo retido: em algumas reabordagens por sangramento aumentado, não há causa cirúrgica de sangramento, mas apenas o acúmulo de coágulos no pericárdio e cavidade mediastinal. Eles podem ser responsáveis pelo sangramento por meio do consumo de fatores da coagulação, fibrinogênio, plaquetas e ativação persistente da fibrinólise, levando à „coagulopatia localizada". A simples retirada dos coágulos e a lavagem do cavidade, muitas vezes, são suficiente para interromper o fenômeno e resolver o distúrbio hemorrágico.

HIPOCALEMIA

O potássio sérico (K$^+$) deve ser dosado com frequência durante todo o pós-operatório. A principal consequência da hipocalemia é o aumento no risco de arritmias cardíacas. Por isso deve ser sempre reposto quando abaixo de 4 mEq/L, com o objetivo de mantê-lo entre 4 e 5 mEq/L (Tabela 114.7).

Tabela 114.7. Protocolo para reposição de potássio.

Potássio sérico	Velocidade de infusão
3,5 - 3,9 mEq/L	20 ml/h (4 mEq/h)
3,0 - 3,4 mEq/L	30 ml/h (6 mEq/h)
< 3,0 mEq/L	40 ml/h (8 mEq/h)

Nunca infudir mais que 25 mEq/h

Hipocalemia persistente: Pacientes que permanecem com K$^+$< 3,5 mEq/L, mesmo após reposição prolongada, podem se beneficiar da infusão de sulfato de magnésio mesmo na ausênciade hipomagnesemia (**Tabela 114.8**).

Tabela 114.8. Soluções-padrão para reposição de potássio.

Solução-padrão	Prescrição
Reposição de potássio	KCl 19,1%..................................... 20 ml Glicose 5%.....................................230 ml Infundir EV conforme protocolo
Reposição de magnésio	Sulfato de Magnésio 10%................20 ml Glicose 5%.....................................230 ml Infundir EV em 2 horas

CONTROLE GLICÊMICO

Em cirurgia cardíaca, a hiperglicemia é ocorrência comum em pacientes com ou sem diabetes. Por muitos anos, a hiperglicemia induzida por estresse foi considerada uma resposta adaptativa e benéfica do organismo. No entanto, estudos em animais e seres humanos sugerem o contrário: a hiperglicemia está associada ao alto risco de mortalidade e morbidade, especialmente infecção de ferida operatória, necessidade de transfusão de hemoderivados, fibrilação atrial aguda, síndrome de baixo débito cardíaco e consequente aumento do tempo de internação hospitalar.

Protocolo para controle da hiperglicemia (**Tabela 114.9**):

→ Objetivo: glicemia capilar entre 110 e180 mg/dL nas primeiras 48 horas do pós-operatório;

→ Critérios de inclusão: glicemia maior que 240 mg/dL na admissão ou acima de 180 mg/dL na primeiras 8 horas do pós-operatório;

→ Controle da hiperglicemia deve ser atingido pela infusão contínua endovenosa de solução-padrão de insulina regular. Glicemia capilar de hora em hora deve ser realizada durante toda a infusão;

→ Garantir aporte calórico para paciente: infusão contínua de glicose 5% enquanto ele estiver em jejum ou inapetente;

→ Suspender todos os hipoglicemiantes orais no período pós-operatório imediato.

Antes da interrupção da infusão de insulina, deve-se fazer a transição para esquema de insulina subcutânea conforme protocolo da instituição.

Solução padrão de insulina regular para administração intravenosa continua:

Insulina regular........................ 100 U

SF 0,9%.............................…....100 mL

Tabela 114.9. Protocolo de Infusão de insulina.

Glicemia inicial (mg/dL)	Bolo EV inicial	Taxa de infusão inicial
181-200	–	0,5 U/h
201-240	Insulina regular 3 U	1 U/h
241-280	Insulina regular 5 U	1 U/h
281-320	Insulina regular 10 U	2 U/h
Ajustes conforme glicemia capilar 1/1 h		
Glicemia (mg/dL)	Bolo EV adicional	Ajuste de taxa de infusão
< 95	Glicose 50% 25 ml	- 0,5 U/h
96-110	–	- 0,5 U/h
111-180	–	–
181-225	–	+ 0,5 U/h
226-250	Insulina regular 5 U	+ 0,5 U/h
251-320	Insulina regular 10 U	+ 1 U/h
> 320	Avisar plantonista	

SEDAÇÃO E ANALGESIA

Rotineiramente, a analgesia no pós-operatório imediato é realizada pela combinação de dipirona 1 g 6/6 h EV ou paracetamol 500 mg 6/6 h VO/SNE e um opioide (morfina 2 mg 8/8 h a 4/4 h EV ou tramadol 100 mg 8/8 h EV). As doses desses fármacos deve ser individualizada conforme a necessidade de cada paciente.

Sedação contínua está indicada apenas nos casos em que não há perspectiva para desmame ventilatório e extubação nas próximas 12 ou 24 horas: instabilidade cardiovascular, respiratória, metabólica e neurológica, dependência de BIA, possibilidade de reabordagem cirúrgica. Nesses casos, opta-se pela infusão contínua de fentanil associada a um hipnótico (midazolam, propofol), se necessário.

Estados confusionais agudos (*delirium*) são relativamente frequentes no pós-operatório. A maioria dos casos responde satisfatoriamente a doses baixas de neuroléptico. O agente de escolha é o haloperidol 1 mg VO 8/8 h. Casos de agitação psicomotora mais intensa podem ser tratados com Haloperidol EV (2,5 a 5 mg 8/8 h), associado a benzodiazepínico (Midazolam 1,5 – 3,0 mg EV em bolo), se necessário. Quando apresentam um curso prolongado, com resposta débil ao uso do haloperidol, tem-se como opções terapêuticas a quetiapina na dose alvo de 400 mg ao dia, dividida em duas ou três tomadas, sendo a maior dosagem à noite (por exemplo 50 mg manhã e tarde, 100 mg à noite). Outra opção usada com menor frequência é a respiridona, iniciada na dose de 1 a 3 mg ao dia (uma única tomada) e aumentada a uma dose maxima de 6 mg. Finalmente, há a possbilidade do uso de olanzapina, na dose de 5 mg/dia.

ANTICOAGULAÇÃO ORAL E ANTIAGREGAÇÃO PLAQUETÁRIA

A **anticoagulação oral** tem indicação absoluta nos pacientes com prótese valvar mecânica. Teriam indicação relativa nos pacientes com fibrilação atrial, trombo intracavitário, prótese valvar biológica (nos primeiros 3 meses do pós-operatório). A partir do 2º dia pós-operatório, inicia-se varfarina na dosagem 5 mg/dia por VO, em associação com enoxaparina na dose de 1mg/kg por via subcutânea a cada 12 horas, desde que tenham sido retirados os drenos torácicos e na ausência de coagulopatia ou plaquetopenia. A heparina de baixo peso molecular deve ser suspensa quando o INR entrar na faixa terapêutica (prótese mitral: INR entre 2,5 e 3,5; prótese aórtica: INR entre 2,0 e 3,0).

Ácido acetilsalicílico (AAS) 100 a 200 mg/dia via oral deve ser iniciado em pacientes submetidos à revascularização miocárdica a partir da 6ª hora do pós-operatório.

A alternativa para pacientes alérgicos ao AAS é o **Clopidogrel** 75 mg/dia VO a partir do 1º dia pós-operatório.

MEDIDAS PROFILÁTICAS

Profilaxia de úlcera gástrica de estresse: inicia-se **omeprazol** 20 a 40 mg/dia, por via oral, em jejum a partir do 1º dia pós-operatório.

Profilaxia de tromboembolismo venoso (TEV): a partir do 1º PO, inicia-se heparina de baixo peso molecular subcutânea (**enoxaparina** 40 – 60 mg/dia) ou **heparina não fracionada** (5.000 U 8/8 h) em pacientes com insuficiência renal desde que não haja coagulopatia, plaquetopenia ou sangramento mediastinal.

Em pacientes plaquetopênicos, os critérios para profilaxia de TEV estão na **Tabela 114.10**.

Tabela 114.10. Profilaxia de Tromboembolismo Venoso (TEV) e Antiagregação Plaquetária em pacientes plaquetopênicos.

Contagem de plaquetas (/mm³)	Conduta
> 100000	Manter heparina e antiagregante plaquetário
< 50000	Suspender heparina e antiagregante plaquetário. Profilaxia de TEV mecânica (meia elástica)
< 20000	Transfundir concentrado de plaquetas se paciente infectado ou séptico. Profilaxia de TEV mecânica (meia elástica)
< 10000	Transfundir concentrado de plaquetas. Profilaxia de TEV mecânica (meia elástica)
Entre 50000 e 1000000	Avaliar cada caso individualmente. Normalmente, mantém-se a antiagregação e/ou profilaxia para TEV exceto se houver queda > 25%-30% de um dia para outro

1284 | INTERVENÇÃO CIRÚRGICA

ALTA DA UNIDADE DE TERAPIA INTENSIVA

A maioria dos pacientes recebe alta da UTI no 2º dia pós-operatório. Nesse dia, os principais cuidados são:

→ **Drenos**: podem ser retirados se o débito for menor que 100 mL nas últimas 6 horas. Quando houver **cateter de artéria pulmonar** (*atenção*: não é o cateter de Swan-Ganz) ou **de átrio esquerdo**, eles devem ser retirados e o débito pelos drenos torácicos deve ser vigiado de 1 a 2 horas. Caso não haja aumento de sangramento, os drenos poderão ser retirados;

→ **Eletrodo de marca-passo provisório:** pode ser retirado desde que o paciente não tenha apresentado distúrbios significativos do ritmo cardíaco no pós-operatório imediato. É aconselhável manter o eletrodo por mais alguns dias em pacientes que apresentaram bradiarritmia transitória ou que tiveram fibrilação atrial, *flutter* atrial, taquicardia paroxística supraventricular revertidos e em vigência de amiodarona. Não retirar o eletrodo em pacientes plaquetopênicos (< 50.000/mm³);

→ **Anticoagulação oral:** iniciar após a retirada dos drenos;

→ **Enxerto de artéria radial:** nos revascularizados com ponte de artéria radial, trocar a nitroglicerina EV por diltiazem 30-60 mg 8/8 h VO ou amlodipina 2,5-10 mg/dia VO (se houver disfunção ventricular significativa).

MORBIDADE PÓS-OPERATÓRIA

A cirurgia cardíaca cursa com uma morbidade em torno de 35%, sendo que 15% dos pacientes cursarão com eventos mórbidos graves e, portanto, não receberão alta da UTI pela necessidade de abordagem terapêutica mais agressiva.

A seguir serão abordados os eventos mórbidos mais frequentes.

Insuficiência respiratória

A cirurgia cardíaca produz alterações respiratórias agudas com comprometimento da mecânica ventilatória e das trocas gasosas. A maioria dos pacientes permanece estável e a retirada do suporte ventilatório se dará nas primeiras 12 horas do pós-operatório. Entretanto, 5% a 10% dos pacientes necessitarão da manutenção da ventilação mecânica por período superior a 48 horas, e 5% cursarão com quadro de insuficiência respiratória.

Síndrome do desconforto respiratório agudo (SDRA)

Na presença de um fator predisponente como CEC, politransfusão, fármacos e processo inflamatório ou infeccioso sistêmico, desencadeia-se um extenso processo inflamatório pulmonar com alteração na permeabilidade capilar e extravasamento de líquido, com alto teor proteico para o interstício pulmonar e, posteriormente, para os alvéolos. Como consequência, ocorrerão alterações importantes na relação ventilação-perfusão, diminuição na complacência pulmonar e aumento no *shunt* intrapulmonar. Essa síndrome, potencialmente grave, cursa com mortalidade entre 30% e 40%.

A abordagem ventilatória, nessa situação, direciona-se a recuperar o parênquima pulmonar não funcionante, PEEP e manobras de recrutamento, assim como não intensificar a lesão pulmonar, com baixo volume corrente e baixas pressões (**Tabela 114.11**).

Os valores elevados de PEEP, acima de 10 cm H_2O, podem comprometer a estabilidade hemodinâmica por redução do retorno venoso, aumento na resistência vascular pulmonar e depressão da função ventricular direita, particularmente na presença de:

→ Pacientes hipovolêmicos;

→ hipertensão arterial pulmonar grave com pressão sistólica em valores de ≥ 60 mmHg;

→ disfunção ventricular direita, aguda ou preexistente;

→ transplante cardíaco: uma disfunção ventricular direita ocorre nas fases iniciais e se deve à falta de adaptação ao nível de pressão arterial pulmonar mais elevado no receptor, em relação ao doador.

Hipercapnia permissiva – tolera-se um nível de pressão parcial de dióxido de carbono ($paCO_2$) ≤ 90mmHg, com elevação gradual, à taxa menor de 10 mmHg por hora. O pH arterial será mantido entre 7,15 a 7,20. Na presença de acidose intensa, administra-se bicarbonato de sódio, à razão de 50 – 100 mEq a cada 4 horas, com o objetivo de manter o pH acima dos valores antes citados.

A hipercapnia geralmente é bem tolerada, particularmente se a $paCO_2$ no sangue arterial se eleva lentamente.

Vasodilatadores Inalatórios – o óxido nítrico em baixas concentrações por via inalatória (5 – 80 ppm) promove vasodilatação arterial pulmonar e é inativado em alguns segundos ao ganhar a circulação e se ligar à hemoglobina.

Suas principais vantagens são representadas por:

→ Vasodilatação pulmonar seletiva, desprovido de efeitos sistêmicos, que frequentemente ocorrem com os vasodilatadores pulmonares administrados por via intravenosa;

→ Não interfere na relação ventilação-perfusão, pois só promove vasodilatação pulmonar nas áreas ventiladas.

Não há evidência de que altera a mortalidade na SDRA.

Oxigenação por membrana extracorpórea (OMEC): instituída em pulmões acentuadamente comprometidos. É obtida por meio da colocação de cânulas nas veias femorais ou safenas bilateralmente (veno-venosas). Dois terços do débito cardíaco são desviados e passam por uma bomba eletromagnética e por dois oxigenadores (em paralelo ou em série) para que realizem trocas gasosas – oxigenação e retirada de CO_2.

Tabela 114.11. Ventilação mecânica protetora.

Parâmetros iniciais do ventilador		
Cálculo do peso corporal predito (PCp)	Homens = 50,0 + 0,91 [altura(cm) – 152,4]	
	Mulheres = 45,5 + 0,91 [altura(cm) – 152,4]	
Modo ventilatório = assistido-controlado a volume		
Volume corrente inicial = 8 mL/kg de PCp.		
Reduzir o volume corrente para 7 mL/kg e posteriormente para 6 mL/kg de PCp a cada 1 a 3 horas.		
Frequência inicial do ventilador ≤ 35 incursões/minuto para manter um volume minuto basal		
Ajustes subsequentes do volume corrente		
Pressão de platô alvo ≤ 30 cmH_2O		
Checar a pressão de platô (Pplat) com 0,5 segundo de pausa inspiratória no mínimo a cada 4 horas e após dada alteração de PEEP ou de volume corrente		
Se Pplat> 30 cmH_2O – diminuir o volume corrente em 1 mL de PCp, para 5 mL/kg de PCp e, se necessário, para 4 mL/kg de PCp.		
Se Pplat< 25 cmH_2O e volume corrente < 6 mL/kg, aumentar volume corrente em 1 mL/kg de PCP até Pplat> 25 cmH_2O ou até um volume corrente = 6 mL/kg de PCp		
Se ocorrer auto-PEEP ou dispneia importante, o volume corrente poderá ser aumentado para 7-8 mL/kg de PCp se Pplat permanece ≤ 30 cmH_2O		
Oxigenação Arterial e PEEP		
Oxigenação alvo = paO_2 = 55 – 88 mmHg ou SaO_2 = 88% – 95%		
Usar as combinações FiO_2 / PEEP para obter a oxigenação-alvo		

FiO_2	0,3	0,4	0,5	0,6	0,7	0,8	0,9	1,0
PEEP	5	5-8	8-10	10	10-14	14	14-18	18-24

O PEEP aplicado deverá ser iniciado com valor mínimo de FiO_2

Adaptado de Ventilationwitnlower tidal volumes as comparedewitn traditional tidal volumes for acute lung injury and tne acute respiratory distress syndrome. The Acute Respiratory Distress Syndrome Network. N Eng J Med 2000

1286 | INTERVENÇÃO CIRÚRGICA

Lesão do nervo frênico

A etiologia aventada seria lesão por resfriamento devido ao uso de solução salina gelada no pericárdio, ou lesão direta durante a dissecção da artéria torácica interna (esquerda ou direita).

A lesão unilateral poderá ter um curso oligossintomático ou associar-se a manifestações clínicas como taquipneia, respiração com padrão abdominal e hipercapnia. A suspeição diagnóstica geralmente é realizada por uma radiografia de tórax com elevação da hemicúpula diafragmática comprometida e sua confirmação é feita por radioscopia ou fluoroscopia diafragmática.

O tratamento consta da manutenção do suporte ventilatório até a recuperação funcional do nervo frênico. Plicatura diafragmática cirúrgica, embora seja um procedimento discutível, poderá ser realizada. Quando o comprometimento for bilateral, o suporte ventilatório mecânico será requerido por período prolongado, visto que a recuperação funcional do nervo frênico poderá requer um longo período (até 2 anos).

Pneumotórax

O diagnóstico é suspeito em razão da assimetria na ausculta pulmonar e confirmado por radiografia de tórax. Nos pacientes sob ventilação pulmonar mecânica, a drenagem da pleura comprometida é necessária. Um pneumotórax por vezes é identificado na retirada dos drenos torácicos colocados durante o procedimento cirúrgico. Pneumotórax pequenos (< 20%) frequentemente não têm repercussão clínica e podem se acompanhados por radiografias seriadas e, caso aumentem, realiza-se a drenagem pleural.

Hemotórax e outras coleções pleurais

Efusões pleurais são notadas em aproximadamente 60% dos pacientes submetidos à cirurgia cardíaca, sendo mais comuns nos procedimentos com utilização da artéria torácica interna, pela possibilidade de invasão da cavidade pleural durante a sua dissecção.

A síndrome pós-pericardiotomia pode contribuir para o desenvolvimento de derrames serosos ou serossanguinolentos recorrentes. Sua abordagem inicial constará da administração de antiinflamatórios não hormonais ou corticoide terapia e toracocentese poderá se realizada para o alívio dos sintomas.

Distúrbios cardiovasculares

Os distúrbios cardiovasculares mais frequentes são representados por:
→ Síndrome de baixo débito cardíaco – insuficiência ventricular esquerda e/ou direita;
→ Síndrome vasoplégica;
→ Infarto agudo do miocárdio;
→ Arritmias – supraventriculares e ventriculares;
→ Tamponamento cardíaco.

☑ *Síndrome de baixo débito cardíaco*

A síndrome de baixo débito cardíaco é definida como a incapacidade do coração de manter um fluxo sanguíneo suficiente para atender à demanda metabólica tecidual. Manifesta-se com maior frequência em pacientes com idade avançada, disfunção ventricular esquerda (sistólica ou diastólica) preexistente, tempo de pinçamento de aorta e de CEC prolongados, cirurgias combinadas (revascularização do miocárdio associada à correção de valvopatias), arritmias e pacientes portadores de doença renal crônica.

A disfunção miocárdica na fase precoce do pós-operatório, geralmente, é transitória e responde à reposição volêmica e a curtos períodos de suporte inotrópico. Entretanto, quando persistente, cursa com pobre prognóstico tardio. Sua duração por período superior a 24 horas deixa menos provável a possibilidade de transitoriedade ligada aos efeitos do *stunned myocardium* e da síndrome de resposta inflamatória sistêmica, os quais teoricamente já se reverteram.

. Clinicamente, pode ser reconhecida por hipotensão arterial sistólica (PAS < 90 mmHg), por queda ≥ 30 mmHg em relação aos níveis basais de PAS, ou uma PAM inferior a 65 mmHg. O comprometimento da pressão arterial deverá associar-se a sinais de hipoperfusão sistêmica, como alteração no nível de consciência, agitação, confusão e coma; diminuição na temperatura dos membros, cianose, livedo reticular, oligúria, baixa saturação venosa de oxigênio ($SvO_2 < 65\%$), acidose metabólica, congestão pulmonar e hipoxemia.

A síndrome de baixo débito cardíaco, identificada por ocasião da admissão do paciente na UTI, gera um risco relativo de morbimortalidade bastante elevado. Portanto, esses pacientes merecerão uma abordagem terapêutica agressiva.

☑ Insuficiência ventricular esquerda

Os parâmetros hemodinâmicos que a definem são: índice cardíaco menor 2,2 L/min/m² (pacientes sem suporte inotrópico) e menor que 1,8 L/min/m² (naqueles com suporte inotrópico) na presença de uma pressão de enchimento de ventrículo esquerdo > 20mmHg. Inicialmente a resistência vascular sistêmica encontra-se elevada (≥ 1500 dyn.s/cm⁵) e, evolutivamente, poderá estar baixa visto a instalação de vasodilatação periférica patológica. A saturação venosa mista de oxigênio estará < 65%.

Seu tratamento consta:

→ Correção de causas não cardíacas:
– Hipoxemia, acidose e distúrbios eletrolíticos;
– Tratar a isquemia miocárdica;
– Controlar o sangramento e manter um hematócrito minimamente adequado (> 26%) ou hemoglobina em torno de 9 g/dL;

→ Concomitantemente, busca-se a melhora da performance cardíaca:
– Adequação da pré-carga – pressão capilar entre 18 a 20 mmHg;
– Reposição de fluídos buscando manter um estado euvolêmico;
– Apesar de as pressões de enchimento não refletirem com exatidão a pré-carga ventricular, nem a fluído-responsividade, podem ser utilizadas como guias na reposição volêmica. Porém, a pressão capilar de 18-20 mmHg serve como limite de segurança;
– Frequência cardíaca: deverá ser mantida entre 90-100 bpm.
– Caso seja necessário faz-se uso de estimulação elétrica externa, com marca-passo provisório, preferencialmente bicameral;

→ Pós-carga: intervir sobre a resistência vascular sistêmica para obter adequada pressão de perfusão coronária e sistêmica:

→ Vasodilatadores (**Tabela 114.12**) – quando os níveis pressóricos permitirem:
– Nitroprussiato de sódio: diminui a pós-carga do ventrículo esquerdo em pacientes com PA sistólica ≥ 90 mmHg e com resistência vascular sistêmica elevada (> 1.200 dyn.s/cm⁵) e nos pacientes hipertensos. Dave ser usado com cautela pelos riscos de hipotensão, particularmente em pacientes hipovolêmicos com hipertensão reativa. Pode provocar hipoperfusão coronária – "fenômeno do roubo".
– Nitroglicerina: minimizar a possibilidade de espasmo coronariano e tratamento da isquemia miocárdica, se manifesta.

INTERVENÇÃO CIRÚRGICA

Tabela 114.12. Principais medicamentos utilizados no manejo hemodinâmico no pós-operatório.

Medicamento	Dose	Solução-padrão	Concentração
Dopamina 50 mg/10 mL	2 - 20 mcg/kg/min	Dopamina............5 amp Glicose 5%..........200 ml	1 mg/mL
Norepinefrina 4 mg/4 mL	0,01 - 2 mcg/kg/min	Noradrenalina.......4 amp Glicose 5%.......... 234 ml	64 µg/mL
Dobutamina 250 mg/20 mL	2 - 20 µg/kg/min	Dobutamina..........1 amp Glicose 5%.......... 230 ml	1 mg/mL
Epinefrina 1 mg/1 mL	0,05 - 2 mg/kg/min	Adrenalina...........10 amp SF 0,9%............... 90 ml	100 µg/mL
Vasopressina 20 U/1 mL	0,01 - 0,04 U/min	Vasopressina........2 amp Glicose 5%.......... 198 ml	0,2 U/mL
Milrinona 20 mg/20 mL	Ataque: 50µg/kg em 10 min Manutenção: 0,375-0,75 µg/kg/min	Milrinona..............1 amp SF 0,9%............... 80 ml	0,2 mg/mL
Levosimedan 2,5mg/mL Ampolas 5 e 10 mL	Ataque = 6,0-12,0 µg/kg (10 minutos)	10 mL de Levosimedan 500 mL de SG5% ou	0,05 mg/mL
	Manutenção: 0,1-0,2 µg/kg/minuto (infusão continua por 24 horas)	5 mL de Levosimedan 500 mL de SG5%	0,025 mg/mL
Óxido nítrico	10-40 ppm	n/a	n/a

µg: microgramas.

→ Vasoconstrictores (Tabela 114.12) – em pacientes com PAM < 65mmHg.

- Norepinefrina: atua sobre ambos os receptores α1 (alfa-1) e β1 (beta 1) – adrenérgicos, produzindo uma potente vasoconstrição associada ao discreto aumento no débito cardíaco. Ocorre, frequentemente, bradicardia reflexa, em resposta ao aumento da PAM, de tal modo que seu efeito cronotrópico leve é anulado e a frequência cardíaca permanece inalterada ou diminui ligeiramente.

  É o vasoconstrictor de escolha para manter a pressão de perfusão para órgãos nobres, particularmente cérebro, coração e rins.

- Vasopressina ou hormônio antidiurético: age nos receptores V1a (musculatura lisa vascular), V1b (glândula pituitária) e V2 (túbulos coletores renais), exercendo seu efeito vasopressor por um mecanismo não adrenérgico por meio do estímulo nos receptores V1a.

  É o agente vasopressor de segunda escolha no choque refratário ou pouco responsivo às aminas simpatomiméticas, norepinefirna e epinefrina.

  Os efeitos da vasopressina são dose-dependentes, ou seja, doses mais elevadas mostram-se mais eficazes. No choque cardiogênico refratário, aumenta a pressão arterial sem outros efeitos adversos nos parâmetros hemodinâmicos. No entanto, em doses elevadas, superiores a 0,04 unidades/minuto, surgem efeitos adversos como isquemia miocárdica, mesentérica, necrose de pele, diminuição do volume sistólico e do débito cardíaco, vasoconstrição pulmonar e hiponatremia.

  Hipotensão "rebote" pode ocorrer na sua retirada e, para evitá-la, sua dose deve ser reduzida lenta e gradualmente, à velocidade de 0,01 unidade/minuto a cada 30 minutos.

- Dopamina: em dose acima de 10 µg/kg/minuto, tem efeito vasoconstrictor predominante [alfa (α)]. Em doses mais baixa como [predomínio beta (β)] tem efeito inotrópico e cronotrópico. Tem seu uso progressivamente restrito devido a seu efeito taquicardizante e arritmogênico, aumentando a mortalidade de pacientes em choque cardiogênico.

- Epinefrina: é um potente ativador dos receptores β1-adrenérgico e tem efeitos moderados sobre os receptores β2 e α1-adrenérgicos. Em baixas doses, a epinefrina aumenta o débito cardíaco em razão de seus efeitos inotrópico e cronotrópico, mediados pelo receptor β1-adrenérgico. Em baixas doses, a vasoconstrição induzida por seu estímulo α-adrenérgico, é contrabalançada pela vasodilatação secundária ao estímulo do receptor β2-adrenérgico. O resultado é um aumento no débito cardíaco, com a diminuição na resistência vascular sistêmica e efeitos variáveis sobre a PAM. Portanto, em baixas doses pode ser utilizada como agente inotrópico, por seu efeito β1-adrenérgico predominante.

Em doses maiores, a epinefrina estimula predominantemente os receptores α-adrenérgicos e produz aumento na resistência vascular sistêmica, além do aumento no débito cardíaco

Pode ser associada a norepinefrina nos casos irresponsivos a seu uso isolado nos estados de choque que cursem com vasodilatação patológica refratária, assim como na hipotensão arterial após uma cirurgia de revascularização do miocárdio.

Nos casos de grave disfunção ventricular associada à vasodilatação periférica, alguns preferem a utilização da epinefrina por seu maior estímulo, em comparação com a norepinefrina sobre os receptores β1-adrenérgicos.

As desvantagens do uso da epinefrina incluem arritmias (devido à estimulação dos receptores β1-adrenérgicos) e à vasoconstrição esplâncnica em grau maior do que a norepinefrina em doses equipotentes.

→ Contratilidade

- Dobutamina: é o agente inotrópico de escolha. Amina simpatomimética sintética com efeito inotrópico e vasodilatador periférico. Tem efeito predominantemente β1-adrenérgico, com aumento do inotropismo e cronotropismo. Adicionalmente, apresenta efeitos mínimos em receptores α-adrenérgicos e β2-adrenérgicos, cujo efeito resultante geralmente é vasodilatação, intensificada por efeito reflexo secundário ao aumento do débito cardíaco. Portanto, o resultado de sua ação consta de aumento do débito cardíaco e diminuição da resistência vascular periférica, sem efeito significativo sobre a pressão arterial.

  É indicada na insuficiência cardíaca grave refratária e no choque cardiogênico. Caracteriza-se como agente inotrópico de primeira escolha e seu uso, frequentemente, é associado à norepinefrina.

- Milrinone: é o principal representante dos inibidores da fosfodiesterase-3, sendo um fármaco não adrenérgico com efeito inotrópico e ação vasodilatadora. Em muitos aspectos, seus efeitos são semelhantes aos da dobutamina, mas com maior incidência de arritmias. O milrinone é utilizado no tratamento da insuficiência cardíaca refratária. Gera melhora nos parâmetros hemodinâmicos de 5 a 15 minutos após o início de sua administração. Possui eliminação renal e, na presença de disfunção renal importante (clearence de creatinina ≤ 30 mL/min), sua dose deve ser reduzida.

  O efeito colateral mais importante do milrinone é a hipotensão arterial, fato que justifica a não administração de sua dose de ataque em determinadas situações, no sentido de minimizar o decréscimo nos níveis tensionais.

  É potencialmente arritmogênico e, embora esse efeito seja mais intenso durante sua administração prolongada, arritmias podem surgir mesmo em seu uso por curtos períodos. Arritmias supraventriculares, aumento assintomático nas arritmias ventriculares (extrassístoles isoladas ou acopladas, taquicardia ventricular não sustentada) e arritmias ventriculares com maior gravidade potencial, podem ocorrer durante sua administração.

- Levosimendan: tem propriedades vasodilatadoras mediadas pela ativação de canais de potássio (sensíveis ao ATP) na mitocôndria das células musculares lisas e sensibiliza o aparelho contrátil cardíaco ao cálcio, com consequente aumento na contratilidade.

  Atua sem provocar aumento no cálcio intracelular, o que evita a ocorrência de efeitos adversos, como o aumento no consumo de oxigênio pelo miocárdio e a ocorrência de arritmias.

  Apresenta ação inotrópica positiva, propriedades vasodilatadoras com redução da pré-carga e pós-carga cardíacas, aumenta o fluxo sanguíneo coronariano e produz vasodilatação pulmonar.

1290 | INTERVENÇÃO CIRÚRGICA

Observa-se resposta entre 30 e 60 minutos após o início de sua administração e seus efeitos persistem por um período mínimo de 24 horas, podendo contudo prolongar-se por até 9 dias.

– O levosimedan pode ser eficaz no choque cardiogênico, pois melhora parâmetros como índice cardíaco, contratilidade miocárdica e função diastólica do ventrículo esquerdo (efeito lusitrópico).

É contraindicado para pacientes com disfunção renal acentuada (clearence de creatinina < 30 mL/minuto), pois, nesse cenário, o acúmulo de seus metabólitos ativos associa-se a efeitos hemodinâmicos indesejáveis e prolongados.

Os efeitos adversos mais comuns ligados à administração do levosimedan são representados por taquicardia ventricular, hipotensão arterial e cefaleia.

→ Assistência circulatória mecânica: na presença de refratariedade ao suporte farmacológico, pode-se fazer uso de:

– BIA – usado com maior frequência em nosso meio.
– Dispositivo de assistência circulatória (VAD – Ventricular Assist Device): pode ser implantado entre o átrio esquerdo ou o ápice de ventrículo esquerdo e a aorta (LVAD – dispositivo de assistência ventricular esquerda), entre o átrio direito e a artéria pulmonar (RVAD – dispositivo de assistência ventricular direita) e há os de assistência biventricular (BiVAD) que consiste na associação dos anteriores.
– Oxigenação por membrana extracorpórea (ECMO – Extracorporeal Membrane Oxigenation) remove o dióxido de carbono e oxigena o sangue venoso pelo oxigenador de membrana. Pode ser instalada em posição venovenosa, sendo usada no tratamento de insuficiência respiratória grave. Em posição venoarterial, fornece suporte à perfusão sistêmica, podendo ser usada em pacientes com falência cardíaca pós-cardiotomia.

Esses dispositivos são retirados quando da estabilização da função ventricular esquerda e, se porventura ela não ocorrer, serão mantidos como ponte para transplante cardíaco.

☑ Insuficiência ventricular direita

A falência do ventrículo direito provoca um enchimento inadequado do coração esquerdo. Em virtude da interdependência ventricular, pode contribuir para a instalação e a progressão de uma disfunção ventricular esquerda. Quando o ventrículo direito se dilata, desvia o septo interventiricular para a esquerda e prejudica o enchimento diastólico do ventrículo esquerdo, o que compromete a pré-carga. A progressiva falência ventricular esquerda gera hipotensão arterial, o que compromete a perfusão coronária e leva à isquemia de ventrículo direito, com potencial para agravar sua disfunção.

As principais condições implicadas na sua etiologia são representadas por:

→ Infarto transoperatório de ventrículo direito;
→ Hipertensão arterial pulmonar associada à doença valvar – pressão sistólica de artéria pulmonar ≥ 60 mmHg;
→ Transplante cardíaco – adaptação do ventrículo direito à pressão arterial pulmonar do receptor.

A insuficiência ventricular direita pode se manifestar em outras circunstâncias como pobre proteção miocárdica, tempo prolongado de CEC, particularmente em pacientes com lesão crítica em território de coronária direita, assim como embolia gasosa de coronária, oclusão de coronária por trombo, hipertensão pulmonar aguda por fármacos ou embolia pulmonar.

O ecodopplercardiograma é de extrema importância no diagnóstico. Além de demonstrar a disfunção do ventrículo direito, quantifica o grau de hipertensão arterial pulmonar e a insuficiência tricuspídea, e identifica a presença de abaulamento do septo interventricular e sua repercussão sobre a função do ventrículo esquerdo.

Os parâmetros obtidos pela monitorização hemodinâmica invasiva com cateter de artéria pulmonar devem ser interpretados com cautela, pois o cálculo do débito cardíaco que é realizado pela termodiluição, fica subestimado na presença de insuficiência tricuspídea significativa, que quase sempre está associada à insuficiência ventricular direita. Contudo, tem como característica o encontro de uma relação entre pressão venosa central sobre pressão capilar pulmonar (PVC/PCP) elevada, embora isso possa não ser identificado na presença de disfunção ventricular esquerda associada.

O tratamento direciona-se a:

→ Otimizar a pré-carga de ventrículo direito – expansão volêmica até uma pressão venosa central de 20 cmH$_2$O (considerada como limite de segurança e não como pressão alvo).

→ Manter a pressão arterial sistêmica adequada – se necessário, deve-se utilizar um vasopressor (norepinefrina) para alcançar esse objetivo. Isso é primordial para manter uma perfusão coronária satisfatória no sentido de uma recuperação funcional do ventrículo direito.

→ Impedir a elevação da pressão de artéria pulmonar por fatores como hipotermia, hipoxemia, acidose e hipercapnia.

→ Ter suporte inotrópico farmacológico com inodilatadores com dobutamina ou milrinone.

→ Vasodilatadores pulmonares para controle da hipertensão arterial pulmonar – oxido nítrico por via inalatória é o fármaco de eleição. Podem-se utilizar as prostraglandinas e os inibidores da interleucina-1 e da fosdodiesterase-5 (sildenafil).

☑ *Síndrome vasoplégica*

É o choque por vasodilatação patológica importante, secundária à resposta inflamatória exacerbada. A patogênese é multifatorial envolvendo resistência a catecolaminas, deficiência de vasopressina e produção excessiva de óxido nítrico. Manifesta-se clinicamente por taquicardia, hipertermia e intensa hipotensão arterial. As extremidades são aquecidas e os pulsos cheios. Podem estar presentes manifestações secundárias à ativação da cascata inflamatória como alterações na relação ventilação-perfusão e hipoxemia, disfunção neurológica e edema cerebral, alteração da função hepática com aumento de transaminases, disfunção renal e queda do débito urinário, hemoglobinúria consequente a hemólise, coagulopatia com tendência a sangramentos e, por fim, disfunção orgânica múltipla.

Cursa com prognóstico reservado, visto a mortalidade ao redor de 25% nos casos refratários ao tratamento por mais de 48 horas.

O ecodopplercardiograma faz parte da avaliação do paciente com instabilidade hemodinâmica e demonstra função ventricular esquerda em patamares que não justificam o grau de hipotensão arterial e, frequentemente, função biventricular normal.

A monitorização hemodinâmica invasiva com cateter de artéria pulmonar poderá ser requerida, com o objetivo de confirmar o diagnóstico e, em especial, guiar a ressuscitação volêmica e o suporte vasopressor. São critérios para seu diagnóstico, em pacientes sob a infusão de vasopressor:

→ PAM < 50 mmHg;

→ Resistência vascular sistêmica < 800 dyn.s/cm^5;

→ Índice cardíaco > 2,5L/minuto/m^2;

→ Pressão venosa central (PVC) < 5mmHg

→ Pressão capilar pulmonar (PCP) < 10mmHg

A conduta consta de:

→ Ressuscitação volêmica: otimizar a pré-carga ventricular com a infusão de cristaloides ou coloides. Evitar hipervolemia limitando a expansão até um total de 30 mL/kg de peso corporal, limitando uma PAD (PVC) e/ou PCP DE 18 – 20 mmHg (em pacientes sob ventilação mecânica).

→ Corticosteroides – as evidências disponíveis não recomendam o uso de altas doses de corticosteroides. Por analogia, devem-se seguir as recomendações de Surving Sepsis Campaign: hidrocortisona

1292 | INTERVENÇÃO CIRÚRGICA

em baixas doses (200 – 300 mg/dia por via intravenosa) para pacientes em choque séptico e sem resposta à ressuscitação volêmica e à infusão de medicamentos vasopressores. A hidrocortisona deverá ter suas doses reduzidas gradualmente até uma retirada total após a suspensão dos vasopressores.

→ Vasopressores: até o momento não há evidências suficientes que indiquem a superioridade de um vasopressor em relação aos demais. Pode-se afirmar que, frente à refratariedade a doses progressivamente maiores de um vasopressor, a associação com outro que atue por outro mecanismo torna mais provável uma resposta favorável. A noradrenalina é administrada como vasopressor de escolha, sendo associada à vasopressina nos casos de refratariedade.

→ Inibidores da óxido-nítrico-sintetase (NOS) – azul de metileno e tilarginina.

→ Não há evidências que comprovem benefícios e não se recomenda o uso dessas substâncias rotineiramente.

→ Caso haja manutenção da vasoplegia por tempo prolongado e com requerimentos progressivos de vasopressores, pela possibilidade de infecção por translocação bacteriana, institui-se terapêutica com antibióticos de amplo espectro.

☑ Infarto agudo do miocárdio perioperatório

Aproximadamente 40% das cirurgias de revascularização do miocárdio apresentam algum grau de isquemia miocárdica, particularmente nas primeiras 6 horas do pós-operatório, e, em cerca de 5%–15%, caracteriza-se como infarto agudo do miocárdio transoperatório.

Os fatores de risco para a ocorrência de isquemia miocárdica são representados por:

→ Lesões triarteriais ou de tronco de coronária esquerda;

→ Isquemia pré-operatória: cirurgia em vigência de síndrome coronária aguda ou após insucesso de intervenção coronária percutânea;

→ Disfunção ventricular esquerda – sistólica e diastólica;

→ Reoperação: predispõe ao ateroembolismo de debris ou trombose de enxertos;

→ Endarterectomia de artérias coronárias;

→ Tempo de pinçamento de aorta prolongado.

A isquemia do miocárdio no período pós-operatório ocorre por três mecanismos:

→ Oclusão aguda de enxertos ou de artérias nativas: uma gama de fatores está implicada e inclui enxerto tecnicamente inadequado, leito distal desfavorável, trombose aguda de enxertos, espasmo de enxertos (particularmente arteriais), espasmo e trombose de vasos não revascularizados, embolia coronária (trocas valvares), embolia gasosa, compressão por prótese e sutura acidental de vasos;

→ Desbalanço entre a oferta e consumo de oxigênio: hipertrofia ventricular esquerda, hipotensão arterial ou choque prolongado no período transoperatório, taquicardia, hipertensão ou distensão ventricular durante a indução anestésica, levando à isquemia prolongada;

→ Miocárdio atordoado: disfunção contrátil ligada ao fenômeno isquemia-reperfusão (CEC). Poderá cursar com graus variáveis de mionecrose, na dependência de medidas para proteção miocárdica e intensidade da isquemia intraoperatória.

O infarto perioperatório é definido pela elevação de biomarcadores cardíacos (troponina) em pelo menos 10 vezes o limite superior da normalidade durante as primeiras 72 horas do pós-operatório, associada a alterações eletrocardiográficas sugestivas:

→ novas ondas Q patológicas (> 0,03 seg. de duração, 0,1 mV de amplitude) em pelo menos duas derivações contíguas – são consideradas as alterações eletrocardiográficas mais específica para o diagnóstico do infarto perioperatório. Ocorrem em 5% dos pacientes submetidos à cirurgia cardíaca, mas, quando não se associam à elevação significativa de marcador de necrose, têm pouca

influência prognóstica. Essas ondas Q "falso-positivas" podem estar associadas a áreas de despolarização alterada ou ao "desmascaramento" de infartos antigos.
→ bloqueio de ramo esquerdo novo.

São alterações eletrocardiográficas menos específicas:
→ Supradesnivelamento do segmento ST (> 0,1 mV de amplitude) em duas derivações consecutivas – é a alteração mais exuberante nas fases iniciais do pós-operatório. Os diagnósticos diferenciais são representados por hipertrofia ventricular esquerda, padrão de "repolarização precoce", miocardite aguda, pericardite aguda, hipercalemia, síndrome de Brugada, embolia pulmonar, estado pós-cardioversão elétrica, revascularização de área inativa prévia e aneurismectomia de ventrículo esquerdo.
→ Infradesnivelamento do segmento ST (> 0,05 mV) ou inversão da onda T (> 0,1mV) – são alterações frequentes nas fases iniciais do pós-operatório e, geralmente, reflete isquêmica subendocárdica associada a CEC, durante a qual o fluxo sanguíneo coronariano é praticamente nulo. Quando transitória não influencia a evolução clínica.
→ A instabilidade hemodinâmica secundária à disfunção ventricular (esquerda, direita ou biventricular) ou a ocorrência de arritmias complexas não preexistentes são comemorativos sugestivos da ocorrência de infarto perioperatório.

O diagnóstico, por sua vez, deverá ser confirmado por:
1. Exames de imagem:
→ Ecodopplercardiograma demonstrando alteração segmentar de contratilidade, não existente previamente ao procedimento. É passível de realização à beira do leito.
→ Cintilografia do miocárdio com pirofosfato de tecnécio – o pirofosfato se liga ao cálcio intracelular. Pode ser realizado de 12 a 120 horas após o evento agudo. Geralmente, torna-se viável em torno do 3º dia do pós-operatório, quando o paciente estiver em melhores condições clínicas.
ou
2. Estudo hemodinâmico demonstrando oclusão de enxerto ou de artéria nativa.

Conduta
→ Detectada alteração eletrocardiográfica compatível com infarto agudo do miocárdio perioperatório:
– Curva de marcador de necrose – troponinas
– Ecocardiograma
– Descartar espasmo de coronária ou de enxerto (arterial) – infusão intravenosa nitroglicerina aos pacientes que não se apresentem com hipotensão arterial.
→ Avaliar conjuntamente com a equipe cirúrgica o estudo hemodinâmico pré-operatório para tomada de decisão:
– Artéria coronária culpada com leito distal ruim, artéria submetida a endarectomia, ausência de alterações clinicas (comprometimento hemodinâmico ou arritmias) e uma área pequena de miocárdio em risco, são indicativos de uma postura conservadora, ou seja, tratamento clínico
– Artéria culpada com leito distal satisfatório e que cursem com instabilidade hemodinâmica (hipotensão arterial ou choque) ou instabilidade elétrica, denotando uma área significativa de miocárdio em risco indicam a necessidade de uma definição coronariográfica, no sentido de:
• confirmar o diagnóstico de infarto perioperatório, por meio da presença de oclusão de enxerto ou de leito nativo;
• tentativa de reperfusão percutânea e, em menor frequência, cirúrgica.
→ Independentemente da tentativa de reperfusão, deve-se dar suporte direcionado às necessidades e à gravidade do quadro com inodilatadores ou vasopressores, antiarrítmicos e suporte circulatório mecânico ou vasoditador coronariano (nitroglicerina) nos pacientes com estabilidade hemodinâmica.

1294 | INTERVENÇÃO CIRÚRGICA

☑ Arritmias

As arritmias cardíacas são comuns no pós-operatório de cirurgia cardíaca e acometem de 20% a 50% dos pacientes. Incidem em 11% a 40% dos pacientes submetidos à revascularização do miocárdio, em 40% a 50% das correções valvares e em até 60% dos procedimentos associados. Nem sempre terão implicação prognóstica. As extrassístoles ventriculares isoladas frequentes nas fases iniciais do pós-operatório não se correlacionam com gravidade potencial e não merecem abordagem específica. Contudo, a ocorrência de arritmias ventriculares frequentes ou complexas reflete algum grau de lesão miocárdica e merecerá avaliação e tratamento por sua natureza potencialmente letal.

☑ Fibrilação atrial

É a arritmia cardíaca mais comum, incidindo em 30% dos pacientes submetidos à revascularização do miocárdio, 40% após cirurgia valvar e em 50% após procedimentos associados.

Pode levar à instabilidade hemodinâmica, à congestão pulmonar e à isquemia do miocárdio, particularmente quando cursa com uma resposta ventricular elevada ou acomete pacientes com disfunção ventricular esquerda significativa. Além disso, a fibrilação atrial pode gerar fenômenos tromboembólicos periféricos e acidente vascular encefálico.

O pico de incidência da fibrilação atrial ocorre no 2° e 3° dias do pós-operatório, sendo que 94% dos casos ocorrem até o 6° dia de evolução. Apresenta alto grau de paroxismo e de reversão espontânea em prazo médio de 6 a 8 semanas.

São fatores de risco de fibrilação atrial no pós-operatório: idade avançada, histórico de arritmias atriais, obesidade, doença pulmonar obstrutiva crônica, hipertrofia ventricular esquerda, doença aterosclerótica em coronária direita, cirurgia valvar, níveis séricos pré-operatórios elevados de peptídeo natriurético tipo B (BNP) e duração aumentada da onda P no eletrocardiograma. Os fatores de risco para sua ocorrência relacionados especificamente com o procedimento cirúrgico são: reoperação, proteção miocárdica inadequada, trauma atrial e uso de hipotermia. Derrame pericárdico pós-operatória também pode aumentar o risco de fibrilação atrial.

Profilaxia: pode-se usar β-bloqueadores, bloqueadores dos canais de cálcio, sotalol, magnésio, estatinas, esteroides, ácidos graxos N-3, inibidores da enzima conversora de angiotensina, acido ascórbico, triiodotironina, dofetilida e estimulação atrial com marca-passo. O tratamento profilático pode reduzir o risco de fibrilação atrial no pós-operatório em aproximadamente 50%. Apesar disso, há controvérsia se essas intervenções levam à diminuição significativa na ocorrência de acidente vascular encefálico e de outras complicações.

Os β-bloqueadores são os agentes mais estudados na profilaxia da fibrilação atrial. Se não iniciados previamente à cirurgia, podem ser administrados nas fases precoces do pós-operatório (12 a 24 horas), desde que não haja contraindicação a seu uso, especialmente instabilidade hemodinâmica e respiratória. Prefere-se o uso de baixas doses de betabloqueadores cardiosseletivos, como o atenolol e o metoprolol.

Tratamento: o tratamento de hipóxia, acidose, hipercarpnia, hipervolemia e distúrbios eletrolíticos (especialmente hipocalemia) deve fazer parte da estratégia de prevenção da fibrilação atrial no pós-operatório.

→ Nos pacientes que cursem com instabilidade hemodinâmica, a cardioversão elétrica é o tratamento de eleição;

→ No paciente estável, inicialmente, tenta-se a reversão química, pois essa arritmia caracteriza-se por alto grau de paroxismos. O agente de eleição é a amiodarona, administrada na dose de 300 mg por via intravenosa em 1 hora, seguida por infusão intravenosa contínua de 10 a 15 mg/kg de peso corpóreo nas 24 horas (600-900 mg). Bolos adicionais podem ser repetidos para controlar a resposta ventricular (dose máxima de impregnação = 2.000 mg/24horas).

Após a reversão ou o controle da resposta ventricular, a amiodarona será mantida na dose de 600 mg/dia, por via intravenosa ou oral. Novas administrações em bolo podem ser realizadas para controle de novos paroxismos ou para obter frequência ventricular.

Caso não se consiga reversão química, a cardioversão elétrica poderá ser instituída nas primeiras 48 horas após o início da arritmia, o que evita a necessidade de anticoagulação. Nos pacientes com fibrilação atrial crônica, que cursem com um período inicial de ritmo sinusal e que retornem ao ritmo de fibrilação atrial, a prioridade passa a ser o controle da frequência ventricular e não a reversão da arritmia.

→ Nas situações de irresponsividade à estratégia descrita, opta-se pelo controle da resposta ventricular pela administração de fármacos como:

- bloqueadores dos canais de cálcio – ditiazem: ataque de 0,25 mg/kg de peso corporal por via intravenosa em 2 minutos, seguido de manutenção 0,35 após 15 minutos, se necessário. A manutenção será feita pela administração de 5 a 15 mg/hora de diltiazem por via intravenosa (fármaco não mais disponível para uso intravenoso no Brasil). Poderá ser usado por via oral.

- Digital–deslanosídio: administrado na dose de 0,2 mg por via intravenosa a cada 12 horas, nos pacientes com disfunção ventricular esquerda grave.

- Betabloqueadores – têm sua administração restrita aos pacientes sem disfunção ventricular esquerda significativa.

→ Uma vez que a fibrilação atrial persista por um período igual ou superior a 48 horas, deve-se iniciar a profilaxia de tromboembolismo sistêmico com heparinização plena com heparina não fracionada ou heparina de baixo peso molecular, juntamente com anticoagulação oral, na ausência de contraindicação.

→ Nos casos de fibrilação atrial no pós-operatório, com duração superior a 48 horas e (sem anticoagulação), será necessária a realização de um ecodopplercardiograma transesofágico, antes da cardioversão elétrica, para afastar a presença de trombos intracavitários. Após a realização da cardioversão elétrica, inicia-se imediatamente a anticoagulação.

Extrassístoles ventriculares – são de ocorrência comum após a cirurgia cardíaca e geralmente associadas a fenômenos perioperatórios transitórios, como níveis elevados de catecolaminas circulantes (endógenas ou não), hipoxemia, hipocalemia e distúrbios ácido-básicos. Geralmente são benignas e não necessitam de tratamento específico.

Taquicardia ventricular e fibrilação ventricular – ocorrem em 1% a 3% dos pacientes em pós-operatório de cirurgia cardíaca, com mortalidade associada de 20% a 30%. A taquicardia ventricular manifesta-se nas primeiras 48 horas até o 7º dia do pós-operatório. São considerados fatores de risco para sua ocorrência: hipóxia, distúrbios eletrolíticos (hipocalemia, hipomagnesemia) e do equilíbrio ácido-básico (acidose metabólica), infarto agudo do miocárdio, oclusão de enxertos coronários, isquemia, medicamentos (fármacos simpatomiméticos para suporte hemodinâmico, digital) e condições clínicas que evoluam com baixo débito. Os pacientes mais propensos a taquiarritmias malignas são os portadores de disfunção ventricular (fração de ejeção menor que 40%), portadores de infarto agudo do miocárdio, ou com antecedente de taquicardia ventricular previamente ao procedimento cirúrgico.

Tratamento:

→ Corrigir distúrbios eletrolíticos e ácido-básicos, tratar isquemia miocárdica e insuficiência cardíaca, se presentes, retirar cateteres intracardíacos e suspender fármacos com atividade pró-arrítmica.

→ Taquicardia ventricular sem pulso ou fibrilação ventricular – seu tratamento consta de desfibrilação elétrica associada a manobras de ressuscitação cardiopulmonar.

→ Taquicardia ventricular sustentada: nos pacientes com repercussão hemodinâmica (hipotensão arterial, rebaixamento do sensório, isquemia do miocárdio, congestão pulmonar), deve-se realizar cardioversão elétrica (200–360J). Nos demais casos, tenta-se reversão química com amiodarona. A lidocaína representa uma alternativa terapêutica. Se o tratamento farmacológico não lograr êxito, procede-se à cardioversão elétrica.

→ Taquicardia ventricular não sustentada: pode ocorrer por razões similares às extrassístoles ventriculares. Geralmente é assintomática e não necessita de tratamento antiarrítmico específico.

1296 | INTERVENÇÃO CIRÚRGICA

→ Após a reversão da taquicardia ventricular deve-se instituir um tratamento de manutenção para evitar recorrências sintomáticas e morte súbita. Dependendo da avaliação, que pode incluir eco-dopplercardiograma, cinecoronariografia e estudo eletrofisiológico, o tratamento poderá combinar agentes farmacológicos (β-bloqueador, amiodarona) e dispositivos antitaquicardíacos (desfibrilador implantável).

☑ Bradiarritmias

Bradiarritmias transitórias são comuns após cirurgia cardíaca, por isso são implantandos eletrodos temporários de marca-passo no epicárdio.

A incidência de dependência de marca-passo é variável, situando-se em aproximadamente 1% após cirurgia de revascularização do miocárdio, 2% após troca valvar, 7% após retroca valvar e 10% após transplante cardíaco ortotópico. Fatores de risco são representados por calcificação perivalvar, idade avançada, bloqueio de ramo esquerdo pré-operatório, tempo de CEC prolongado e cirurgia valvar. Tratamentos medicamentosos perioperatórios (β-bloqueador, digital, amiodarona), hipotermia, distúrbios eletrolíticos e trauma direto (edema, hemorragia ou destruição cirúrgica irreversível) do tecido de condução podem contribuir para o desenvolvimento de bradicardia. A recuperação de causas reversíveis pode ocorrer tardiamente.

As indicações de marca-passo temporário são representadas por bradiarritmias que contribuam ou gerem instabilidade hemodinâmica: ritmo juncional com baixa frequência, *flutter* e fibrilação atrial com baixa resposta ventricular e bloqueios atrioventriculares de alto grau.

A indicação de marca-passo definitivo ocorre, geralmente, entre o 10º e 14º dias do pós-operatório. É indicado mais precocemente frente a um foco de escape instável, com alto risco na ocorrência de assistolia; portanto tem sua indicação ligada à elevada dependência do marca-passo provisório. São indicações clássicas:

→ bloqueio atrioventricular total;
→ disfunção do nó sinusal significativa ou sintomática;
→ fibrilação atrial com baixa resposta ventricular – geralmente abaixo de 50 bpm;
→ síndrome bradicardia-taquicardia quando medicações utilizadas para o controle das taquiarritmias levam à bradicardia importante;
→ bloqueio atrioventricular de segundo grau avançado com baixa resposta ventricular.

☑ Derrame pericárdico e tamponamento cardíaco

O derrame pericárdico no pós-operatório de cirurgia cardíaca tem incidência em torno de 21% e evolui para tamponamento num porcentual de 1% a 3%. Grandes derrames pericárdicos ocorrem com maior frequência entre o quarto e o décimo dias do pós-operatório, particularmente nos pacientes que cursaram com sangramento aumentado.

As causas de coleções pericárdicas são múltiplas e variam com o período de apresentação: precoce (menor que 1 semana) e tardio (maior que 1 semana).

Os derrames pericárdicos e tamponamentos precoces resultam de sangramentos cirúrgicos, originários em suturas e próteses, após a retirada de eletrodo de marca-passo epicárdico ou cateter de átrio esquerdo, ou seguindo manobras de ressuscitação cardiopulmonar.

As coleções pericárdicas tardias, em geral, não se relacionam com sangramento cirúrgico, visto que raramente se identifica um sangramento ativo. Relacionam-se, geralmente, com a inflamação do saco pericárdico (pericardite) ou com o uso de anticoagulantes.

Quanto à sua extensão e à sua localização, o tamponamento pode ser circunferencial (por efusão) ou regional (hematoma). Ambos apresentam etiologia e repercussão hemodinâmica similares; contudo, podem requerer abordagens diferentes.

O quadro clínico é, muitas vezes, atípico, porque o derrame nem sempre é difuso, podendo ocorrer compressão de uma câmara cardíaca específica por um hematoma pericárdico localizado.

A suspeita diagnóstica geralmente ocorre frente à instabilização hemodinâmica caracterizada por hipotensão arterial, taquicardia e oligúria. Portanto, os achados clínicos são pouco específicos.

Alterações eletrocardiográficas (complexos com baixa voltagem, alternância elétrica, alterações difusas do segmento ST) e radiológicas (como aumento da área cardíaca) nem sempre estarão presentes.

Uma vez aventada sua possibilidade, um ecodopplercardiograma deve ser realizado para confirmar (ou descartar) sua presença, identificar a localização e a quantidade de líquido na cavidade pericárdica, assim como sinais compressivos associados ao colapso diastólico nas câmaras acometidas, particularmente as câmaras direitas.

O tratamento é cirúrgico, pericardiocentese ou drenagem de pericárdio, para os derrames líquidos. A pericardiotomia com a limpeza da cavidade pericárdica é indicada na presença de hematoma pericárdico para remover coágulos.

Distúrbios neurológicos

As alterações neurológicas seguindo a cirurgia cardíaca são atribuíveis a hipóxia, embolia, hemorragia e anormalidades metabólicas. Sem dúvida, o principal mecanismo implicado no comprometimento neurológico é o embólico, podendo ser causado por debris de ateromas aórticos ou trombos das cavidades cardíacas esquerdas e microembolizações de granulócitos, plaquetas e fibrina.

A principal fonte emboligênica é a raiz da aorta, de onde se originam os êmbolos com diâmetros superiores a 200 micras, responsáveis por isquemia encefálica significativa.

Finalmente, pode ocorrer isquemia cerebral por hipoperfusão, particularmente nos casos de hipotensão arterial intensa.

Os *deficits* neurológicos podem ser divididos em:

Tipo I – representados por *deficits* como plegias, estupor e coma. O acidente vascular isquêmico tem uma incidência prevista em torno de 3% a 6% e influencia fortemente o prognóstico pós-operatório.

Fatores relacionados com sua ocorrência são representados por presença de processo aterosclerótico em raiz de aorta e carótidas, instabilidade hemodinâmica no intraoperatório, idade, antecedente de evento isquêmico encefálico prévio, diabetes melito e hipertensão arterial sistêmica. Uma proporção inferior a 1% dos pacientes evoluirá em estado de coma, que se associa à evolução catastrófica, ou seja, à mortalidade hospitalar em torno de 85%.

Aventou-se que a realização de cirurgia sem CEC e de *doppler* epivascular para direcionar o local da colocação da cânula e do pinçamento da aorta, nas cirurgias com CEC, diminuiria a incidência de eventos isquêmicos encefálicos; contudo isso não se comprova de maneira inequívoca na prática médica.

Ocorre elevada predominância de eventos isquêmicos sobre os hemorrágicos, sendo os últimos de ocorrência excepcional.

O tratamento consta basicamente de antiagregação plaquetária e de medidas de neuroproteção.

Tipo II – deterioração da função intelectual e da memória, geralmente reversível no decorrer da primeira semana do pós-operatório. Excepcionalmente, apresentará um curso mais prolongado, caracterizando portanto, como um evento de bom prognóstico evolutivo.

Insuficiência renal

Os pacientes portadores de insuficiência renal crônica dialítica, quando submetidos à cirurgia cardíaca, não cursam com um incremento na morbimortalidade, desde que tomados cuidados como a realização de procedimento dialítico na véspera e no 1º dia do pós-operatório, para evitar sobrecarga volêmica e distúrbios eletrolíticos. Cuidado adicional com sangramento deverá ser tomado devido à presença de disfunção plaquetária (*deficit* de fator de von Willebrand).

1298 | INTERVENÇÃO CIRÚRGICA

☑ *Insuficiência renal aguda (IRA)*

A IRA incide de 1% a 5% dos pacientes submetidos à cirurgia cardíaca, associando-se à mortalidade global de 14%. Os principais fatores relacionados com seu desenvolvimento são representados por idade, disfunção renal preexistente (creatinina sérica > 1,5 mg/dL, ou um *clearence* aproximado de creatinina < 60 mL/min/1,73 m^2), diabetes melito e presença de disfunção ventricular esquerda, e fatores intraoperatórios como tempo prolongado de CEC e instabilidade hemodinâmica.

O fluxo renal e a filtração glomerular são reduzidos em 25%–75% durante a CEC, ocorrendo uma recuperação parcial em poucos dias. Essa diminuição de fluxo renal é atribuída a vasoconstrição, hipotermia e perda do fluxo pulsátil. Associam-se outros fatores como atividade inflamatória, mecanismo isquemia-reperfusão e toxicidade por fármacos potencialmente lesivos. Há evidências de uma relação entre a incidência de insuficiência renal pós-cirúrgica e o tempo de CEC; mesmo em situações em que o *clearence* de creatinina não tenha queda significativa, ocorre diminuição na reserva funcional renal, que se recupera somente por volta do sexto mês do pós-operatório.

As alterações histológicas associadas à disfunção renal pós-operatória são típicas de necrose tubular aguda. As células tubulares, particularmente do túbulo contornado proximal, parecem ser mais suscetíveis que as células glomerulares às reduções agudas de perfusão renal.

Clinicamente, a insuficiência renal aguda caracteriza-se por elevação nos níveis de creatinina a valores 20% superiores aos encontrados previamente à cirurgia, associada à presença de diurese inferior a 400 mL nas 24 horas (ou < 0,5 mL/kg/h). Nesse contexto, é carcterizada por três grupos:

→ Insuficiência renal aguda (urêmica e oligúrica), associada à síndrome de baixo débito cardíaco, cursa como pobre prognóstico, ligada particularmente à instabilidade cardiovascular. A insuficiência renal aguda representa uma manifestação do estado de hipoperfusão sistêmica persistente.

→ Insuficiência renal aguda (urêmica e oligúrica) não associada à síndrome de baixo débito cardíaco – esse grupo, mesmo quando necessite de procedimento dialítico, cursa com melhor prognóstico, muito melhor que o grupo anterior.

→ Pacientes que cursem inicialmente com elevação nos níveis séricos de creatinina e/ou apresentam oligúria (< 400 mL/24horas) sem, contudo, necessitar da instituição de terapia dialítica, por evoluírem com estabilização nos níveis de escórias nitrogenadas e recuperarem a diurese, mesmo que às custas de altas doses de diuréticos. Esse grupo terá prognóstico melhor que os dois anteriores.

Tratamento

→ Controle volêmico – nos pacientes hipovolêmicos, a adequação da volemia é essencial para evitar o agravamento da disfunção renal devido a um componente pré-renal. Por outro lado, a correção de hipervolemia, se existente, deve ser feita como o objetivo de minimizar os efeitos sobre a função pulmonar e cardíaca. Portanto, soluções cristaloides normais ou mesmo hipotônicas serão administradas na presença de hipovolemia. Na necessidade de maior expansão plasmática com coloides, administra-se solução albuminada (5%); por sua vez, as soluções expansoras plasmáticas derivadas de amido são proscritas.

→ Diuréticos – serão indicados para pacientes hipervolêmicos, naqueles com diurese protraída após adequação volêmica, ou nos pacientes com uso prévio de diuréticos por disfunção renal preexistente. Furosemida em doses elevadas (50 mg/hora) poderá ser administrada por via intravenosa, de forma contínua, ou intermitente.

→ Suporte Inotrópico – a dobutamina deverá ser administrada para pacientes que cursem com instabilidade hemodinâmica por disfunção cardíaca. Deve-se evitar o uso de aminas com efeito vasoconstrictor. Não há evidências na literatura de qualquer efeito benéfico da adminstração de baixas doses de dopamina – ≤ 2,0 µg/kg/min (dose dopaminérgica).

→ Terapia substitutiva – a instituição de procedimento dialítico é indicada classicamente na presença de sobrecarga volêmica, elevação progressiva de escórias nitrogenadas, distúrbios eletrolíticos e acidose persistente.

Distúrbios gastrointestinais

A incidência de complicações gastrointestinais no pós-operatório de cirurgia cardíaca varia entre 1,2% e 2,7%. Desenvolvem-se em pacientes graves e, geralmente, associam-se à elevação na mortalidade, por sua associação frequente a outras complicações. O mecanismo fisiopatológico é representado, quase invariavelmente, por hipoperfusão tissular e isquemia de mucosa gastrointestinal.

Fatores predisponentes:

→ Fatores pré-operatórios – idade avançada, doença vascular periférica, insuficiência cardíaca congestiva (CF IV–NYHA), desnutrição, tabagismo ativo, cirurgias não eletivas (urgência e emergência) e insuficiência renal crônica.

→ Fatores intraoperatórios – tempo de CEC e necessidade de procedimentos associados.

→ Fatores pós-operatórios – sangramento, politransfusões e reoperações, falência cardíaca e renal aguda, fibrilação atrial aguda, necessidade prolongada de ventilação mecânica e sepse.

Íleo adinâmico

Ocorre em duas situações:

→ Em resposta à isquêmica por baixo fluxo, processos inflamatórios e infecciosos, alterações metabólicas, uso de fármacos como analgésicos narcóticos, bloqueadores de canais de cálcio e anticolinérgicos. É necessário ressaltar que os vasoconstritores comprometem o fluxo esplâncnico.

→ Síndrome de Ogilvie – hipomotilidade intestinal sem obstrução mecânica, secundária à disfunção intestinal localizada.

Geralmente tem evolução benigna, mas, quando associada a processos graves ou complicada pela ocorrência de perfurações, cursa com elevada mortalidade.

Seu tratamento inclui descompressão abdominal com sonda nasogástrica, sonda retal, administração de procinéticos, suspensão de medicamentos que piorem a motilidade, correção de distúrbios metabólicos, eletrolíticos, volêmicos e adequação do débito cardíaco.

☑ *Hemorragia digestiva alta*

Ocorre devido a ulcerações agudas por hipofluxo e isquemia da mucosa gástrica. Incide em 0,22% a 0,76% dos pacientes, cursando com mortalidade de 6%–10%.

Manifesta-se clinicamente por melena, e mais raramente por hematêmese. Seu diagnóstico é feito por meio de endoscopia digestiva alta, útil também como medida terapêutica, pois possibilita a cauterização ou esclerose do vaso com sangramento ativo em aproximadamente 90% dos casos.

☑ *Isquemia mesentérica*

É devida à hipoperfusão esplâncnica ou ao tromboembolismo e se associa à elevada mortalidade (> 50%).

Manifesta-se, entre o 5º e 10º dias do pós-operatório, como quadro de íleo paralítico associado à dor abdominal desproporcional aos achados no exame físico. Seu diagnostico é dificultado pelo fato de os pacientes, geralmente, estarem gravemente enfermos, sedados e sob ventilação mecânica.

A angiografia mesentérica faz o diagnóstico definitivo e revela geralmente estenose da artéria mesentérica, sem a presença de oclusão.

Seu tratamento nos casos em que se realiza o diagnóstico precocemente, ainda na fase de isquemia, ou seja, na ausência de necrose de alça, é feito pela infusão intravenosa de papaverina (0,7 mg/kg/hora). Na possibilidade de necrose de alça, realiza-se laparotomia exploradora e, se necessário, ressecção dos segmentos intestinais necróticos.

1300 | INTERVENÇÃO CIRÚRGICA

☑ *Colecistite aguda*

A forma acalculosa é sua apresentação mais comum, sendo causada por baixo fluxo e isquemia da vesícula biliar. O diagnóstico baseia-se em sinais e sintomas, como dor no hipocôndrio direito e vômitos. É confirmado por ultrassonografia. O tratamento consiste em colecistectomia associada à antibioticoterapia, com cobertura para anaeróbios, enterococos e bactérias gram-negativas.

☑ *Disfunção hepática*

Alterações transitórias de transaminases, bilirrubinas e fosfatase alcalina podem ocorrer em 20% dos casos; contudo, sua evolução para quadros mais graves com instalação de insuficiência hepática é mais rara.

☑ *Disfunção pancreática*

Hiperamilasemia pode ocorrer de 35% a 65% dos pacientes, na presença de lipase normal, não significando lesão pancreática. Esse aumento deve-se à produção aumentada da amilase por sítios não pancreáticos, ou por diminuição de sua excreção renal. A pancreatite aguda é observada em apenas 1% dos pacientes e se relaciona com síndrome de baixo débito, hipotermia e com o fluxo não pulsátil da CEC, evoluindo para elevada mortalidade.

☑ *Hemorragia digestiva baixa*

É menos comum que a hemorragia digestiva alta. Suas principais causas são representadas por isquemia mesentérica, colite isquêmica, colite pseudomembranosa, lesões colônicas preexistentes (pólipos, tumores, divertículos) e angiodisplasia.

Seu diagnóstico é realizado por meio de colonoscopia, após se descartar a presença de sangramento alto associado ao trânsito intestinal aumentado, pela endoscopia digestiva alta. Quando não se visibiliza o sítio de sangramento, ou frente a sangramento de difícil controle, indica-se angiografia mesentérica, com possibilidades diagnóstica e terapêutica.

Complicações infecciosas

☑ *Infecção de ferida esternal*

Ocorre em aproximadamente 1% dos casos. Está associada à alta mortalidade (>20%). Os patógenos mais comumente envolvidos são *Staphylococcus coagulase-negativa e S. Aureus.*

São fatores implicados com maior ocorrência de infecção de ferida operatória: idade avançada, obesidade, diabetes melito, doença pulmonar obstrutiva crônica, insuficiência renal, doença vascular periférica, desnutrição, reoperações, tempo prolongado de perfusão, cirurgias de urgência e emergência, uso bilateral de artérias torácicas internas, ventilação mecânica prolongada, sangramento mediastinal e reabordagem cirúrgica, hiperglicemia e necessidade de múltiplas transfusões sanguíneas.

O diagnostico é clínico, laboratorial e radiológico. A cultura de secreção colhida diretamente ou por punção local pode identificar o micro-organismo implicado.

As infecções de ferida operatória são divididas em menores ou superficiais (pele) e maiores ou profundas (subcutâneo, osteomielite e mediastinite).

As infecções profundas merecem antibioticoterapia de amplo espectro, com cobertura para germes gram-positivos e negativos, por um período mínimo de 6 semanas. Após os resultados de cultura, a antibioticoterapia poderá ser direcionada especificamente. Com frequência, serão requeridas inúmeras reabordagens para limpeza cirúrgica e debridamento de tecido infectado e necrótico. Uma vez diagnosticada infecção de ferida operatória, a primeira abordagem cirúrgica não deve ser retardada, sob o ônus de piora do prognóstico evolutivo. Em alguns casos, realizam-se irrigação contínua da ferida cirúrgica (antibioticoterapia) e drenagem subesternal para eliminação do espaço morto.

Tem prognóstico reservado, cursando com mortalidade em torno de 20%.

☑ *Complicações de safenectomia*

Ocorre de 10% a 20% dos pacientes, particularmente em mulheres diabéticas e obesas e em pacientes portadores de doença vascular periférica grave. A ocorrência de complicações correlaciona-se também com a técnica da safencectomia. A utilização de técnica endoscópica reduz sua incidência para valores inferiores a 5%.

O tratamento requer antibioticoterapia, debridamento cirúrgico e drenagem de hematoma ou abscesso.

☑ *Sepse e choque séptico*

Quadro sistêmico cujo foco primário é representado por PAV, infecção de cateter ou corrente sanguínea, infecção urinária ou ferida operatória. Além das medidas visando à estabilização de parâmetros hemodinâmicos e de abordagem com antibioticoterapia de amplo espectro visando à cobertura ampla direcionada a bactérias gram-positivas e gram-negativas, nessa situação a realização de ecodopplercardiograma transeofágico é imprescindível visto a possibilidade de endocardite bacteriana.

COMENTÁRIO FINAL

O pós-operatório de cirurgia cardíaca cursa com uma série de eventos mórbidos idênticos àqueles encontrados nos demais pacientes críticos, porém com peculiaridades específicas que devem ser observadas, pois requerem uma abordagem terapêutica específica.

BIBLIOGRAFIA

Berleze D. Capítulo 2: Rotinas na admissão do paciente na unidade do pós-operatório de cirurgia cardíaca. In: Guaragna JCVC. Pós-operatório de Cirurgia Cardíaca. Guanabara Koogan, 2005;17-24.

Bianco ACM. Pós-operatório de cirurgia cardíaca. In: Guimarães HP, Assunção MSC, Carvalho FB, Japiassú AM, Veras KN, Nácul FE, Reis HJL, Azevedo RP. Manual de Medicina Intensiva. Atheneu-AMIB 2014;307-36.

Bianco ACM, Silva RDM. Pós-operatório imediato de revascularização miocárdica com e sem circulação extracorpórea. In: Tallo FS, Guimarães HP, Carmona MJC, Bianco ACM, Lopes RD, Teles JMM. Manual de Perioperatório de Cirurgia Cardíaca da AMIB. Atheneu, 2012;61-76.

Bojar RM. Chapter 7: Admission to the ICU and Monitoring Techniques. In: Bojar RM. Manual of Periioperative Care in Adult Cardiac Surgery. 5th ed. Wiley-Blackwell, 2011;281-300.

Bojar RM. Chapter 8: Early Postoperative Care. In: Bojar RM. Manual of Perioperative Care in Adult Cardiac Surgery. 5th ed. Wiley-Blackwell, 2011;303-343.

Galas F, Hajjar L, Osawa E, Nakamura R, Sundin MR. Pós-operatório de cirurgia cardíaca: admissão na UTI, rotinas e monitorização. In: Tallo FS, Guimarães HP, Carmona MJC, Bianco ACM, Lopes RD, Teles JMM. Manual de Perioperatório de Cirurgia Cardíaca da AMIB. Atheneu, 2012;55-60.

Global Strategy for the diagnosis management and prevention do COPD, Global Initiative for Chronic Obstructive Lung Disease (GOLD). 2011. Disponível em: <http://www.goldcopd.org>: Acesso em 21 fev. 2012.

INTERVENÇÃO CIRÚRGICA

Guimarães HP, Carmona MJC, Bianco ACM, Lopes RD, Teles JMM. Manual de Perioperatório de Cirurgia Cardíaca da AMIB. Atheneu, 2012;81-94.

Hajjar LA. Pós-operatório de cirurgia cardíaca – abordagem dos sangramentos mediastinais. In: Tallo FS, Guimarães HP, Carmona MJC, Bianco ACM, Lopes RD, Teles JMM. Manual de Perioperatório de Cirurgia Cardíaca da AMIB. Atheneu, 2012;77-80.

Guaragna JCVC. Capítulo 3: Evolução normal após cirurgia cardíaca. In: Guaragna JCVC. Pós-operatório de cirurgia cardíaca. Guanabara Koogan, 2005; 25-34.

Guaragna JCVC, Graebin R, Yatudo TC, Guaragna BFP. Capítulo 4: Manejo da dor e sedação em pós-operatório de cirurgia cardíaca. In: Guaragna JCVC. Pós-operatório de Cirurgia Cardíaca, Guanabara Koogan, 2005;35-54.

Scherer L, Guaragna JCVC, Berleze D. Capítulo 5: Suporte ventilatório e complicações respiratórias no pós-operatório de cirurgia cardíaca. In: Guaragna JCVC. Pós-operatório de Cirurgia Cardíaca. Guanabara Koogan, 2005;55-82.

Scherer L, Martins V. Capítulo 6: Monitorização hemodinâmica no pós-Berleze D. Capítulo 2: Rotinas na admissão do paciente na unidade de pós-operatório de cirurgia cardíaca. In: Guaragna JCVC. Pós-operatório de cirurgia cardíaca. Guanabara Koogan, 2005;17-24.

Sundin M, Hajjar LA, Galas FRBG. Pós-operatório de cirurgia cardíaca: abordagem das complicações metabólicas, renais e volêmicas. In: Tallo FS, Guimarães HP, Carmona MJC, Bianco ACM, Lopes RD, Teles JMM. Manual de Perioperatório de Cirurgia Cardíaca da AMIB. Atheneu, 2012;81-94.

Tanaka RCT. Pós-operatório imediato em adultos. In: Timermam A, Sousa AGMR, Fragata Filho AA, Armaganijan D, Bertolami MC, Meneghelo R. Condutas Terapêuticas do Instituto Dante Pazzanese de Cardiologia. 2ª ed. Atheneu 2015;543-62.

Ventilation with lower tidal volumes as compared with traditional tidal volumes for acute lung injury and acute respiratory distress syndrome. The Acute Distress Syndrome Network. N Eng J Med, 2000;342:1301-8.

115

Controle glicêmico no paciente internado

Martha Lenardt Sulzbach
Gustavo Bernardes de Figueiredo Oliveira

Palavras-chave: Glicemia; Diabetes; Controle; Insulina; Risco cardiovascular; Internação; Terapia Intensiva; Protocolo.

A hiperglicemia intra-hospitalar pode ser resultado de descompensação do Diabetes Melito (DM) tipo 1 ou tipo 2, iatrogênica por suspensão de medicamentos antidiabéticos, desencadeada por fármacos que provocam hiperglicemia como glicocorticoides ou vasopressores ou hiperglicemia relacionada ao estresse. Esta última é definida como glicemia de jejum maior ou igual a 126 mg/dL ou glicemia aleatória maior ou igual a 200 mg/dL, que ocorre durante a hospitalização e reverte após a alta. Historicamente, a hiperglicemia de estresse foi considerada parte do curso natural da doença aguda e não era tratada a menos que o nível de glicose atingisse valor superior a 200 mg/dL ou os pacientes apresentassem sintomas. No entanto, sabe-se atualmente que é associada com estadias hospitalares prolongadas, maior frequência de admissão em UTI, maior necessidade de serviços de reabilitação após a alta hospitalar e a taxas mais elevadas de mortalidade.

Nos casos em que existe dúvida diagnóstica entre o paciente com DM não documentado previamente e aquele com hiperglicemia relacionada à internação, a solicitação da hemoglobina glicada (HbA1c) pode ajudar. Se estiver acima de 6,5%, há sugestão de que o paciente tenha DM prévio à internação.

Cerca de 25% dos pacientes com diabetes tipo 1 e 30% dos pacientes com diabetes tipo 2 têm uma internação durante um ano. Durante a hospitalização, o diabetes tende a se tornar instável devido ao estresse da doença ou do procedimento, pelas mudanças alimentares e de atividades físicas e pela interrupção frequente do regime de tratamento habitual.

A hiperglicemia nos pacientes internados ocorre com frequência e reflete diretamente nos resultados hospitalares, como aumento de mortalidade, aumento de infecções, aumento de complicações, tempo mais prolongado de permanência hospitalar e aumento dos custos totais. Estudos recentes, específicos na área cardiovascular, demonstram que a hiperglicemia ocorre em cerca de 50% dos casos de infarto agudo do miocárdio (IAM), com elevação persistente do segmento ST sem o diagnóstico prévio de DM.

A hiperglicemia é fator prognóstico de insuficiência cardíaca e de mortalidade hospitalar em pacientes com IAM com elevação do segmento ST ou sem elevação do segmento ST. A manutenção da hiperglicemia por mais de 24 horas da admissão hospitalar está associada a maior risco de mortalidade aos 30 dias

1304 | INTERVENÇÃO CIRÚRGICA

e aos 6 meses em pacientes com IAM e os riscos são mais pronunciados para os pacientes sem DM prévio em comparação aos com diagnóstico de DM prévio.

Durante muito tempo o controle glicêmico do paciente internado foi considerado secundário, mas há dados de literatura que comprovam a melhora de desfechos clínicos com a melhora da glicemia. No geral, esses estudos são heterogêneos em relação à população de pacientes, às metas de controle glicêmico e aos protocolos de insulina utilizados, o que limita a comparação entre os mesmos.

A variabilidade glicêmica é um componente adicional que afeta os resultados da hiperglicemia na internação. No ambiente ambulatorial, as flutuações mais amplas de glicose correspondem a um aumento do risco de complicações microvasculares em pacientes com DM. Na UTI há uma relação quase linear entre a mortalidade na Unidade e a glicose média. Os dados das UTI cardiológica, cirúrgica e mista mostram que a variabilidade da glicose também é um fator prognóstico de mortalidade na UTI. Comparando pacientes com os melhores controles glicêmicos (média de glicose 70 mg/dL-99 mg/dL) com pacientes com maior variabilidade glicêmica, houve um aumento de cinco vezes na mortalidade em comparação com pacientes com menor variabilidade glicêmica.

METAS GLICÊMICAS NO PACIENTE INTERNADO

Os principais objetivos do controle glicêmico dos pacientes que necessitam internação são prevenir eventos adversos (principalmente hipoglicemia), manter um balanço glicêmico estável o mais rápido possível e assegurar uma transição adequada para a alta.

Os pacientes internados são vulneráveis a hipoglicemias graves e prolongadas, pois podem não estar aptos a responder adequadamente aos sinais e aos sintomas da glicose baixa. Durante a hipoglicemia há aumento de hormônios contrarreguladores, particularmente as catecolaminas, que podem induzir arritmias ou outros eventos cardíacos. Esses eventos ocorrem com mais frequência em idosos e naqueles com doença cardíaca prévia.

É recomendável que um plano de tratamento e prevenção de hipoglicemia, tanto nos pacientes críticos quanto nos não críticos, seja desenvolvido e implementado em cada instituição. A hipoglicemia é definida como glicemia capilar < 70 mg/dL. Este é o padrão para indivíduos não internados e é o limite para a liberação de hormônios contrarreguladores.

A hipoglicemia grave nos pacientes hospitalizados é definida como glicemia < 40 mg/dL, mas as alterações cognitivas se iniciam com glicemia < 50 mg/dL e estão associadas a quedas e bronco-aspiração.

A hipoglicemia pode ocorrer também em não portadores de DM e pode estar associada a desnutrição, insuficiências cardíaca, renal ou hepática, malignidade, infecção ou sepse, diminuição da dose de corticosteroides, diminuição da ingesta alimentar, vômitos e diminuição ou suspensão de alimentação enteral. Tanto a hiperglicemia quanto a hipoglicemia são associadas a desfechos adversos no curto e longo prazos.

PACIENTES EM ESTADO CRÍTICO

A meta glicêmica para todos os pacientes em estado crítico continua controversa e é provável que seja população-específica, devendo ser individualizada com base na situação clínica, no treinamento da equipe da UTI com protocolos de insulina e no risco de hipoglicemia de cada paciente.

Baseado nas evidências disponíveis, para a maioria dos pacientes críticos internados o tratamento com insulina intravenosa deve ser iniciado quando os níveis glicêmicos ultrapassarem 180 mg/dL e a faixa de glicemia deve ser mantida entre 140 mg/dL e 180 mg/dL na maioria dos casos. Essas recomendações também devem ser seguidas nos pacientes com IAM, segundo a American Heart Association (Tabela 115.1).

Níveis entre 110 mg/dL e 140 mg/dL podem ser estabelecidos para pacientes selecionados e, principalmente, para aqueles que conseguem manter o tratamento e atingir essas metas sem hipoglicemia significativa. Níveis de glicemia abaixo de 110 mg/dL, contudo, não são recomendados.

Pacientes em estado crítico precisam de um protocolo de insulina intravenosa que seja eficiente e seguro para manter os níveis de glicemia estabelecidos sem aumentar o risco de hipoglicemia grave.

Tabela 115.1. Metas glicêmicas para pacientes hospitalizados.

Tipo de paciente	Metas glicêmicas	Método preferencial de Insulina
Pacientes críticos	140 mg/dL-180 mg/dL	Infusão de insulina IV
		Iniciar insulina quando glicemia > 180 mg/dL Manter glicemia entre 140 mg/dL-180 mg/dL Glicemia <110 mg/dL: tratamento não recomendado
Pacientes não críticos		
Glicemia pré-prandial	< 140 mg/dL	Insulina subcutânea Insulina basal Insulina nas refeições Dose de insulina para correções
Glicemia sérica máxima em qualquer horário	< 180 mg/dL	

Fonte: *Standards of Medical Care in Diabetes*-2016: *Summary of Revisions. Diabetes Care.* 2016 Jan; 39 Suppl 1:S4-5.IV: intravenosa.

PACIENTES NÃO CRÍTICOS

Nos pacientes não críticos também não há evidência clara para os alvos de glicemia; portanto, as recomendações são baseadas geralmente em experiência clínica.

A *American Diabetes Association* (ADA) recomenda para a maioria, se tratada com insulina, que os níveis pré-prandiais sejam mantidos até 140 mg/dL, com glicemias pós-prandiais até 180 mg/dL. Controles mais rigorosos devem ser mantidos naqueles que já tinham um bom controle antes da internação e que permaneceram estáveis, mesmo que isto signifique alvos de glicemia abaixo do recomendado. De modo contrário, aqueles com doença terminal podem ter um alvo glicêmico menos restrito, assim como aqueles com múltiplas comorbidades ou em instituições onde o monitoramento dos níveis glicêmicos não pode ser feito com frequência. O uso de insulina deve ser subcutâneo, com horários pré-estabelecidos como doses basais, pré-prandiais e doses extras para correção da hiperglicemia.

Para evitar hipoglicemia, o regime de insulina deve ser revisto se a glicemia capilar for abaixo de 100 mg/dL. O esquema terapêutico de insulina deve ser alterado se houver glicemia abaixo de 70 mg/dL, com exceção de casos em que a medida for facilmente justificada, como a falta de uma refeição, por exemplo.

O monitoramento da glicemia deve ser iniciado naqueles que não sabem ser diabéticos, mas têm alto risco de desenvolver tal complicação, como terapia com alta dose de corticoide ou outras medicações como imunossupressores. Se a hiperglicemia for persistente, deve-se considerar o tratamento desses pacientes com os mesmos alvos daqueles com diagnóstico prévio de DM.

MÉTODOS DE CONTROLE DE GLICEMIA NO PACIENTE INTERNADO

O tratamento da hiperglicemia no paciente internado depende do tipo de diabetes, das concentrações de glicemia atuais, dos tratamentos prévios, da gravidade da doença atual e da expectativa de ingestão calórica durante a internação.

Não há estudos controlados ou estudos observacionais que comprovem o melhor tratamento da hiperglicemia para o paciente internado. As sugestões a seguir são baseadas em experiência clínica.

A insulina é a terapia preferida para o controle glicêmico na maioria das situações clínicas do hospital. A farmacodinâmica da insulina permite que seja adaptável em relação a alterações fisiológicas do paciente hospitalizado, além de ser facilmente ajustada e não tem limite de dose. Além disso, tem rápido início

1306 | INTERVENÇÃO CIRÚRGICA

de ação e efeitos colaterais mínimos, exceto pela hipoglicemia, com mínima interação medicamentosa. Os efeitos benéficos agudos no sistema cardiovascular incluem: vasodilatação coronária; melhora das funções endotelial e plaquetária; efeitos antiapoptótico, antioxidante, anti-inflamatório e antitrombótico; redução nos níveis de tromboxane A2; aumento da liberação de prostaciclina e diminuição dos níveis de inibidor do ativador do plasminogênio-1.

TERAPIA ORAL

Pacientes com DM2 que não estão em estado grave e que usam ambulatorialmente terapia hiperglicêmica oral podem manter o tratamento no hospital, porém, não existem dados que suportem o uso hospitalar de antidiabéticos orais ou injetáveis não insulínicos, como os análogos de GLP-1.

A continuação do uso desses agentes pode ser apropriada nos indivíduos portadores de DM que estão hemodinamicamente estáveis e que podem alimentar-se em intervalos regulares. Também podem ser iniciados após a estabilização do quadro clínico já em preparação para alta hospitalar, e, desta maneira, o tratamento pode ser ajustado ainda no hospital para continuação ambulatorial.

Secretagogos de insulina, tais como sulfonilureias (gliclazida) e glinidas (nateglinida, repaglinida), estão associados ao aumento do risco de hipoglicemia e só devem ser usados em pacientes estáveis e que podem alimentar-se regularmente. Em geral, recomenda-se a suspensão nos pacientes hospitalizados, principalmente naqueles com IAM, pois o efeito desses fármacos no pré-condicionamento isquêmico pode ser preocupante.

A metformina não deve ser utilizada em pacientes internados com alteração da função renal ou instabilidade hemodinâmica. Recomenda-se também a suspensão por cerca de 48h antes e após a utilização de meios de contraste nos testes diagnósticos de imagem cardiovascular.

As tiazolidinedionas (pioglitazona) são sensibilizadores de insulina que podem aumentar o volume plasmático circulante de 6% a 7% e, portanto, não devem ser utilizadas em pacientes com edema ou insuficiência cardíaca.

Os inibidores de alfa glicosidase são pouco usados e só devem ser administrados para os pacientes que recebem alimentação oral, pois inibem a absorção de carboidratos no intestino.

Os inibidores de DPP-IV (sitagliptina, vildagliptina, saxagliptina, linagliptina, alogliptina) atuam geralmente no pós-prandial e, portanto, não têm benefício nos pacientes que estão em jejum. Não foram bem estudadas no ambiente hospitalar. Todos os fármacos dessa classe precisam de redução de dose na insuficiência renal, exceto a linagliptina.

Os agonistas de GLP-1 (exenatida, liraglutida, lixisenatida, dulaglutida) agem principalmente na hiperglicemia pós-prandial e podem aumentar o risco de efeitos adversos gastrointestinais, como náuseas, e seu uso deve ser administrado com cautela no ambiente hospitalar.

Os inibidores de SGLT-2 (dapaglifozina, empaglifozina e canaglifozina) promovem a excreção renal de glicose. Como consequência disso, aumentam o risco de desidratação, diminuem o volume intravascular e aumentam o risco de infecções geniturinárias. Em pacientes com DM1 e 2 em uso dessa classe de fármacos foram relatados casos de cetoacidose diabética euglicêmica (principalmente durante infecções); portanto, não são recomendados para o uso intra-hospitalar.

INSULINA INTRAVENOSA

Na UTI, a via preferencial da insulina é a intravenosa, com o uso de insulina regular (Tabela 115.2). Deve-se ter precaução para evitar a hiperglicemia quando há transferência da via intravenosa para subcutânea. A conversão do uso intravenoso para subcutâneo da insulina ocorre geralmente quando há estabilização do estado crítico e quando o paciente está extubado, sem vasopressores e pronto para receber dieta via oral, ou quando o paciente está recebendo dieta enteral por sonda de forma estável e contínua.

Tabela 115.2. Controle glicêmico em pacientes internados em UTI.

Início do protocolo		
Glicemia capilar	**Bolo de insulina regular via IV**	**Taxa de infusão**
181-200	–	0,5 UI/h
201-240	03 UI	1,0 UI/h
241-280	05 UI	1,0 UI/h
281-300	10 UI	2,0 UI/h
Ajustes		
Glicemia capilar	**Bolo via IV**	**Taxa de infusão**
< 95	Glicose 50% 25 mL	Reduzir 0,5 UI/h
96-110	–	Reduzir 0,5 UI/h
111-180	–	–
181-225	–	Aumentar 0,5 UI/h
226-250	Insulina regular 05 UI	Aumentar 0,5 UI/h
251-320	Insulina regular 10 UI	Aumentar 1,0 UI/h
> 320	Informar plantonista	Aumentar 1,0 UI/h

IV: interavenosa; UI: unidades internacionas.

Protocolo do Instituto Dante Pazzanese de Cardiologia (IDPC) para Controle Glicêmico com Infusão de Insulina Intravenosa para Pacientes em Unidade de Terapia Intensiva

→ Objetivo: Glicemia capilar entre 110 mg/dL-180 mg/dL dentro de 48h.
→ Critérios de indicação: glicemia > 240 mg/dL à admissão na UTI
→ ou > 180 mg/dL dentro de 8 h.
→ Preparo da solução para administração: soro fisiológico (NaCl 0,9%) 100 mL + insulina regular 100 UI.

INSULINA SUBCUTÂNEA

Fora da UTI o uso recomendado de insulina é o subcutâneo com doses basais, pré-prandiais e de correção, se necessário. A contagem de carboidratos pode ser incorporada para as doses pré-prandiais naqueles que já têm experiência com o método.

A insulina basal diminui a gliconeogênese hepática entre as refeições e durante a noite. As doses são baseadas no peso do paciente, com doses reduzidas (em torno de 50%) naqueles com insuficiência renal e hepática pelo risco de hipoglicemia. Durante a internação, as necessidades de insulina basal podem elevar-se por estresse incluindo cirurgia, infecção, IAM ou febre. Para os pacientes com alimentação via oral, a dose de insulina prandial com um análogo de insulina de ação rápida ou insulina regular ajuda a evitar o aumento de glicose a partir da ingestão de carboidratos. Quando a glicemia está fora do alvo, uma dose de correção de insulina de ação rápida deve ser acrescentada antes das refeições para corrigir a hiperglicemia.

Análogos de insulina são os preferidos para a dose basal, nas refeições e doses de correção ao invés de insulina humana (NPH e regular), pois apresentam absorção, perfil farmacocinético e farmacodinâmico de ação mais previsíveis, com maior facilidade no manuseio e monitoramento do efeito da dose administrada sobre a glicemia. Análogos de insulina de ação rápida podem ser administrados imediatamente antes ou até 20 minutos após o consumo de alimentos e, portanto, são mais flexíveis e menos suscetíveis de causar hipoglicemias em comparação com a insulina regular.

Insulinas pré-misturas em geral não são recomendadas para utilização no ambiente hospitalar, pois a ingestão oral é variável e há um aumento do risco de hipoglicemia.

É desaconselhado o uso isolado de escala de insulina (esquema de insulina), com a dose baseada no nível de glicose, pois o controle com doses basal/bolo é mais fisiológico. Numerosos estudos ao longo dos últimos 50 anos mostram que o uso de escala de insulina por si só não é eficaz para o controle glicêmico durante a internação e, mais recentemente, foi associada com aumento da mortalidade hospitalar. Esquemas de insulina em regime de escala não usam insulina basal, não contemplam as necessidades de insulina para as refeições e subestimam as necessidades totais diárias de insulina. Além disso, é usada apenas após a hiperglicemia ter ocorrido, em vez de servir para procurar diminuir sua ocorrência. Nos diabéticos tipo 1, o uso de insulina somente para correção de hiperglicemia ou somente pré-prandial pode ser extremamente perigoso, pois pode levar à cetoacidose diabética. Doses basais de insulina para controle de glicemias pré-prandiais devem ser associadas (Figura 115.1 e Tabela 115.3).

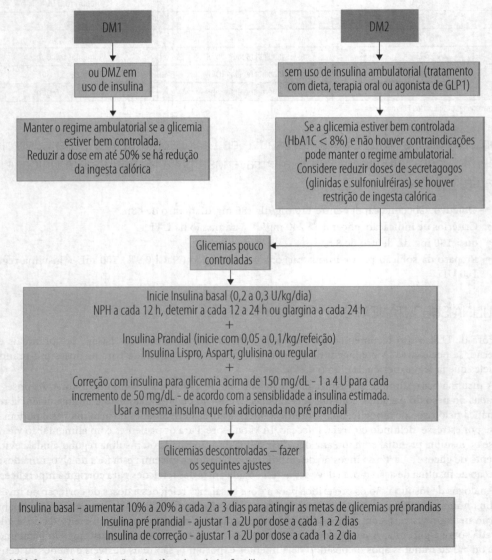

Figura 115.1. Sugestão de uso de insulina subcutânea de paciente não crítico.

Tabela 115.3. Tipos de insulina com tempo de início de ação e meia-vida.

Insulina	Início/duração	Uso IV/ SC	Utilização recomendada em hospital
Insulinas de ação ultrarrápida			
Lispro	5-15 min/3-5 h	SC	15 min antes ou imediatamente após a refeição
Aspart	5-15 min/3-5 h	SC, IV *	5-10 min antes da refeição
Glulisina	5-15 min/3-5 h	SC, IV *	15 min antes ou até 20 min depois de iniciar a refeição
Insulinas de ação curta ou rápida			
Regular	30-60min/6-8h(maior se insuficiência renal)	SC, IV	Preferido para sistema de gotejamentos de insulina; evitar para uso pós-prandial; não usar para escala móvel de correção
Insulinas de ação intermediária			
NPH	2-4 h/ 8 h (maior se insuficiência renal)	SC	Pode ser usado como substituto para o regime de insulina basal duas a três vezes ao dia
Insulinas de ação prolongada ou lenta			
Detemir	3-8h/16-24h	SC	Preferido para manter glicemia basal
Glargina	2-4h/24h	SC	Preferido para manter a insulina basal

* Análogos de insulina não têm nenhum benefício sobre insulina regular para infusões intravenosas. IV: intravenoso; SC: subcutâneo.

CONVERSÃO DA INSULINA INTRAVENOSA PARA INSULINA SUBCUTÂNEA

Assim que for possível converter insulina intravenosa para subcutânea, a dose infundida nas últimas 6 horas é a base para o cálculo da média da dose (dose de insulina infundida nas últimas 6 horas ÷ 6). Desse modo, obtemos a taxa horária média de infusão de insulina para um controle glicêmico estável. A taxa horária média é multiplicada por 24 horas para calcular a dose diária total (DDT) de insulina necessária. A dose de insulina basal deverá ser de 60% a 70% da DDT, e a dose de insulina prandial para as refeições é de 30% a 40% da DDT, dividida entre as refeições. Exemplo: nas últimas 6 horas o paciente recebeu 18 U de insulina regular intravenosa e com bom controle glicêmico. Recebeu, portanto, 3 U/h (taxa horária média). Multiplica-se 3 U/h por 24 h e obtém-se a DDT de 72 U. Destas 72 U podemos colocar 60% a 70% de insulina basal (43 U a 50 U, aproximadamente) – glargina, detemir ou NPH – e 40% a 30% de insulina prandial (28 U a 21 U) com insulina ultrarrápida ou regular (Tabela 115.3) distribuídas antes das refeições.

A dose total da NPH deve ser distribuída em duas a três doses, a detemir, a cada 12 h; e a glargina, a cada 24 h.

A dose de insulina prandial é ajustada conforme a necessidade e a melhora do apetite do paciente. Pacientes em dieta enteral por sonda e estáveis poderão receber insulina subcutânea com 40% da DDT com insulina basal e 60% da DDT com insulina nutricional a cada 4 horas, com seis doses iguais. A proporção da dose de insulina prandial em relação à dosagem da insulina basal é substancialmente menor, pois de modo geral esses pacientes inicialmente consomem apenas uma dieta líquida com teor calórico reduzido. A infusão intravenosa de insulina deve ser mantida durante 4 horas após a primeira injeção de insulina basal, se usadas insulinas glargina ou detemir; e 2 horas, se usada insulina NPH. Às vezes, na prática clínica diária, a insulina basal pode ser aplicada e a infusão intravenosa de insulina pode ser suspensa sem o período de sobreposição da ação da insulina intravenosa e da subcutânea. Nesse cenário, a insulina de ação rápida (10% de DDT) pode ser administrada simultaneamente com a insulina basal.

MONITORIZAÇÃO DA GLICEMIA

A monitorização da glicemia é utilizada para guiar a dose de insulina. No paciente que já recebe alimentação, a aferição da glicemia deve ser associada à exposição ao carboidrato (antes e 2 horas após as refeições).

1310 | INTERVENÇÃO CIRÚRGICA

No paciente em jejum, a glicemia deve ser monitorizada a cada 4 a 6 horas. Naqueles com infusão intravenos de insulina, o controle deve ser feito entre 30 minutos e 2 horas. O teste de glicemia capilar é um método conveniente para obter os níveis de glicose em tempo hábil, permitindo a rápida titulação da insulina e tomada de decisão clínica. Glicosímetros, no entanto, podem não ser o método mais preciso e confiável para controlar a glicose.

Os resultados da glicemia capilar podem ser imprecisos em pacientes com alterações extremas do hematócrito, da glicose sérica, da pO_2 e da temperatura corpórea. As amostras de sangue arterial têm concentrações mais elevadas de glicose que as amostras venosas, e os níveis de glicose no plasma são geralmente 10% a 15% maiores do que a medida de glicose total no sangue. Amostras capilares podem não ser representativas das concentrações das glicemias centrais em pacientes em choque ou em cetoacidose diabética. Certos medicamentos podem interagir com o equipamento de glicemia capilar e produzir leitura defeituosa (maltose e medicamentos que contêm frutose podem interferir com medidores que utilizam o método de desidrogenase, por exemplo). Nesses casos, as medidas de glicemia capilar devem ser utilizadas com cautela. Em geral, é indicado confirmar os resultados inesperados da glicemia capilar com a análise laboratorial de uma amostra de sangue.

Sistemas de monitorização contínua de glicose foram desenvolvidos para o ambulatório, mas nenhum foi aprovado para uso hospitalar. Desenvolvimento de sistemas de monitoramento de glicose subcutâneos, transdérmicos e intravenosos centrais estão em curso em várias fases de estudo.

BIBLIOGRAFIA

Capes SE, Hunt D, Malmberg K, Gerstein HC. Stress hyperglycaemia and increased risk of death after myocardial infarction in patients with and without diabetes: a systematic overview. Lancet. 2000;355(9206):773-8.

Finfer S, Chittock D, Li Y, Foster D, Dhingra V, Bellomo R, et al. Intensive versus conventional glucose control in critically Ill patients. N Engl J Med. 2009;360(13):1283-97.

Goyal A, Mahaffey KW, Garg J, Nicolau JC, Hochman JS, Weaver WD, et al. Prognostic significance of the change in glucose level in the first 24 h after acute myocardial infarction: results from the cardinal study. Eur Heart J. 2006; 27(11):1289-97.

Griesdale DE, de Souza RJ, van Dam RM, Heyland DK, Cook DJ, Malhotra A, et al. Intensive insulin therapy and mortality among critically ill patients: a metanalysis including NICE-SUGAR study data. CMAJ. 2009;180(8):821-7.

Kosiborod M, Inzucchi SE, Krumholz HM, Xiao L, Jones PG, Fiske S, et al. Glucometrics in patients hospitalized with acute myocardial infarction defining the optimal outcomes-based measure of risk. Circulation. 2008; 117(8):1018-27.

Krinsley, JS. Glycemic variability and mortality in critically ill patients: the impact of diabetes. J Diabetes Sci Technol. 2009;3(6):1292-301.

Malmberg K, Norhammar A, Wedel H, Rydén L. Glycometabolic state at admission: important risk marker of mortality in conventionally treated patients with diabetes mellitus and acute myocardial infarction: long-term results from the diabetes and insulin-glucose infusion in acute myocardial infarction (DIGAMI) study. Circulation. 1999;99(20):2626-32.

Oliveira GBF, Dias França JÍ, Piegas LS. Serum adiponectin and cardiometabolic risk in patients with acute coronary syndromes. Arq Bras Cardiol. 2013;101(5):399-409.

Sinnaeve PR, Steg PG, Fox KA, Van de Werf F, Montalescot G, Granger CB, et al. Association of elevated fasting glucose with increased short-term and 6-month mortality in ST-segment elevation and non–ST-segment elevation acute coronary syndromes. The Global Registry of Acute Coronary Events. Arch Intern Med. 2009; 169(4): 402-9.

Standards of Medical Care in Diabetes-2017: summary of revisions. Diabetes Care. 2017;40(Suppl 1):S4-S5.

Stranders I, Diamant M, van Gelder RE, Spruijt HJ, Twisk JW, Heine RJ, et al. Admission blood glucose level as risk indicator of death after myocardial infarction in patients with and without diabetes mellitus. Arch Intern Med. 2004;164(9):982-8.

Van Den Berghe G, Wouters P, Weekers F, Verwaest C, Bruyninckx F, Schetz M, et al. Intensive insulin therapy in critically ill patients. N Engl J Med. 2001;345(19):1359-67.

Wahab NN, Cowden EA, Pearce NJ, Gardner MJ, Merry H, Cox JL, et al. Is blood glucose an independent predictor of mortality in acute myocardial infarction in the thrombolytic era? J Am Coll Cardiol. 2002;40(10):1748-54.

Zarich SW, Nesto RW. Implications and treatment of acute hyperglycemia in the setting of acute myocardial infarction. Circulation. 2007;115(18):436-9.

Infecção em pós-operatório de cirurgia cardíaca

Cely Saad Abboud Medeiros
Lisia Miglioli Galvão
Anna Paula Romero de Oliveira

Palavras-chave: Infecção; Pós-operatório; Circulação extracorpórea; Pneumonia; Sepse; Sítio cirúrgico; Marca-passo, Endocardite bacteriana; Ventilação mecânica; Antibióticos.

Quando o paciente é submetido a uma cirurgia cardíaca, com circulação extracorpórea (CEC), pode ocorrer uma série de eventos imunológicos. A síndrome de resposta inflamatória sistêmica (SIRS) é o mais significativo deles, pois há a liberação de mediadores inflamatórios (citocinas) pelo músculo cardíaco e pelos pulmões. Essas alterações sistêmicas, muitas vezes, podem ser confundidas com quadro séptico ou pulmão de choque.

A febre, por sua vez, quando ocorre no pós-operatório, nem sempre se deve a um quadro infeccioso, podendo ser atribuída à própria CEC ou a outros processos inflamatórios, como flebites e atelectasias.

Por outro lado, as Infecções Relacionadas à Assistência a Saúde (IRAS) podem ocorrer em pacientes pós-operados, principalmente nos que se apresentam com múltiplos procedimentos invasivos. As infecções adquiridas no período pós-operatório aumentam a morbimortalidade dos pacientes, além de elevar significativamente os custos hospitalares. A prevenção dessas infecções, além do diagnóstico rápido e tratamento adequado, são práticas fundamentais nesse tipo de paciente crítico.

O Serviço de Controle de Infecção Hospitalar (SCIH) do hospital deve instituir medidas preventivas bem-estabelecidas e baseadas em evidências, que devem ser seguidas por toda a equipe multidisciplinar que atua na UTI, visando diminuir o risco de o paciente adquirir uma infecção pós-cirúrgica.

Além disso, o médico infectologista assistente deve conhecer a flora bacteriana predominante nas unidades de terapia intensiva com a finalidade de indicar adequadamente a terapia empírica inicial conforme o perfil de sensibilidade local e reavaliar o esquema terapêutico instituído após o resultado de culturas, prescrevendo, desta forma, o uso racional de antimicrobianos (*antimicrobial stewardship*).

Por outro lado, diante das dificuldades diagnósticas do ponto de vista clínico do paciente no pós-operatório, pode ocorrer a supervalorização de um quadro não infeccioso e, consequentemente, a introdução de antibióticos de amplo espectro, ocasionando a emergência de bactérias multirresistentes na UTI, além de possíveis eventos adversos como reações alérgicas, insuficiência renal, distúrbios metabólicos, entre outros. É extremamente importante o trabalho conjunto da equipe médica com todos os especialistas envolvidos no tratamento dos pacientes críticos (intensivistas, cirurgiões, cardiologistas, nefrologistas, nutrólogos e infectologistas).

MEDIDAS DE PREVENÇÃO DE INFECÇÃO HOSPITALAR RELACIONADAS AO PROCEDIMENTO CIRÚRGICO

Devido à relevância do tema, a OMS lançou em novembro de 2016 um guia sobre prevenção de infecção de sítio cirúrgico, que resumimos abaixo:

Preparo do paciente no pré-operatório:

→ Pacientes que serão submetidos a cirurgias cardíacas e ortopédicas devem passar por descolonização com pomada de mupirocina, se houver evidência de que são portadores nasais de *S. aureus*.

→ Banho antes do procedimento cirúrgico com sabonete comum; pode-se utilizar também o clorexidine, de acordo com protocolos institucionais.

→ Tricotomia, apenas com tricotomizador elétrico, preferencialmente duas horas antes do procedimento, nas regiões padronizadas conforme procedimento cirúrgico, se necessário.

→ Deve ser feita antibioticoprofilaxia entre 20 e 30 minutos antes do início do procedimento cirúrgico, considerando-se a vida média do antibiótico de escolha).

→ No intra-operatório, manter: o controle da glicemia ≤ 150 mg/dL, fração de Oxigênio inspirada (FiO_2) 80% no período de 2 a 6 horas após o procedimento, a normotermia (temperatura a 36ºC) e perfusão adequados.

ANTIBIOTICOPROFILAXIA EM CIRURGIA CARDÍACA

→ Cefalosporina de 1ª ou 2ª geração são os antibióticos de escolha para cirurgias limpas, pois apresentam espectro de ação para gram-positivos, especialmente *Staphylococcus aureus* sensíveis à oxacilina. A cefalosporina de segunda geração mantém o espectro de ação para os gram-positivos e aumenta o espectro de ação para os gram-negativos.

→ Em situações em que a prevalência de *Staphylococcus aureus* resistente a meticilina (MRSA) é alta, pode-se utilizar a Vancomicina como antibiótico profilático.

→ O tempo de antibioticoprofilaxia deve ser de no máximo 24 horas, mesmo para cirurgias cardíacas.

INFECÇÕES DE SÍTIO CIRÚRGICO

Dentre as possíveis infecções de sítio cirúrgico em cirurgia cardíaca estão as incisões esternais, de safena e/ou radial, que podem ser superficiais ou profundas, e as infecções de órgãos e de espaços como as mediastinites e as endocardites.

As mediastinites são infecções graves, muitas vezes catastróficas, pois requerem tempo aumentado de internação e de antibioticoterapia e muitas vezes novas abordagens cirúrgicas. Em nossa instituição, encontramos obesidade, tempo de UTI > 2 dias, infecção em outro sítio e tabagismo como fatores de risco para mediastinite. O diabetes melito é um fator de risco importante identificado em vários estudos, assim como o uso de dupla mamária em pacientes submetidos à revascularização do miocárdio. A incidência de mediastinite é variável de acordo com várias instituições (0,4%-8%). Em nosso serviço a incidência gira em torno de 0,5%. A mortalidade, que nos anos 90 e início de 2000 era de 23%, atualmente fica em torno de 8,4%. A endocardite infecciosa pós-cirúrgica tem uma incidência baixa de 0,3% em nosso serviço.

TRATAMENTO DAS INFECÇÕES DE SÍTIO CIRÚRGICO

Incisão de esterno

O tratamento empírico inicial da infecção de sítio cirúrgico deve dar cobertura para bactérias gram-positivas e gram-negativas, dependendo da flora de cada hospital.

Principais agentes envolvidos: *S. aureus*, *Staphylococcus* coagulase negativa, *Enterobacter*, *Klebsiella pneumoniae*, *Serratia marcecens*.

Nosso esquema terapêutico empírico em infecções de sítio cirúrgico varia de acordo com o quadro clínico:

a) Se o paciente apresenta febre, toxemia, incisão com saída de secreção purulenta, deiscência de sutura e mobilidade esternal, deve-se realizar culturas da ferida cirúrgica e hemoculturas.

Terapia empírica inicial: vancomicina 15 a 20 mg/kg/dose; EV; 12/12 horas + piperacilina/tazobactam 4,5 g; EV, 8/8 ou 6/6 horas (reavaliar após culturas). A teicoplanina, a linezolida e a daptomicina podem ser uma opção em relação ao tratamento de gram-positivos.

Em caso de administração da vancomicina, deve ser realizada a vancocinemia, para a adequação dos níveis séricos.

b) Quadro clínico: infecção superficial, paciente clinicamente bem, afebril. Indica-se coleta de cultura de secreção de incisão e introdução de quinolona: ciprofloxacina 500 mg; VO; 12/12 horas ou levofloxacina 500 mg/dia com reavaliação posterior ao resultado da cultura.

Incisão de safena

Principais agentes: polimicrobiana (gram-positivos e gram-negativos).

a) Quadro clínico: paciente grave, febril e toxemiado.

Iniciar o mesmo esquema de incisão esternal grave (A).

b) Quadro clínico: paciente clinicamente bem, afebril, com pouca ou moderada drenagem.

Iniciar o mesmo esquema da incisão esternal B. Sempre reavaliar o paciente após culturas.

Endocardite infecciosa (EI)

Os agentes etiológicos mais comumente envolvidos na EI pós-cirúrgica são os *Staphylococcus* coagulase-negativa, *Staphylococcus aureus*, fungos, *Enterococcus* spp. e estreptococos não enterococos.

☑ *Tratamento de EI hospitalar*

→ Vancomicina 15 a 20 mg/kg/dose; EV; 12/12 horas + gentamicina 3 mg/kg/dia; EV; uma vez ao dia, por duas semanas + rifampicina 600 mg a 900 mg, VO, 1 vez/dia. Se o agente etiológico for o *Enterococcus ssp* a gentamicina deve perdurar por todo o tratamento.

*** A vancocinemia deve ser realizada para adequação dos níveis séricos.

→ O tempo de tratamento deve ser de pelo menos seis semanas.

→ A indicação cirúrgica é recomendada, e o tratamento combinado clínico e cirúrgico é mais eficaz que o tratamento clínico isolado.

INFECÇÕES INDIRETAMENTE RELACIONADAS AO PROCEDIMENTO CIRÚRGICO

Outras infecções que podem acometer os pacientes em pós-operatório de cirurgia cardíaca são relacionadas aos procedimentos de terapia intensiva, principalmente quando o paciente permanece por mais tempo na UTI em decorrência de complicação clínica e/ou cirúrgica. As mais comuns são pneumonia associada à ventilação mecânica e infecção primária da corrente sanguínea. A incidência de infecção do trato em nossa instituição é baixa. A retirada precoce de procedimentos invasivos e cateteres é de grande importância para a prevenção de infecção urinária associada à cateterização vesical e infecção primária da corrente sanguínea associada a cateteres centrais.

TRATAMENTO DE PNEUMONIA ASSOCIADA À VENTILAÇÃO MECÂNICA

Os casos de pneumonia são geralmente associados à ventilação mecânica, principalmente nos pacientes que, por complicações clínicas, permanecem em ventilação mecânica assistida.

a) Pós-operatório recente (primeiras 72 horas), com quadro clínico sugestivo de pneumonia: devem-se considerar os mesmos agentes da comunidade (*Pneumococcus, Haemophylus, Moraxella catarralis*).

Introduzimos o Cefepime 2 g EV a cada 8 horas.

Deve-se observar a evolução clínica nas primeiras 48 horas.

b) Paciente com intubação prolongada, com quadro clínico sugestivo de pneumonia: deve-se considerar a possibilidade de infecção por Pseudomonas aeruginosa.

Introduzimos Piperacilina/tazobactam 4,5 g; EV; a cada oito ou seis horas, e, em casos graves, a droga de escolha empírica inicial é o Meropenem, podendo ser posteriormente descalonado após resultado das culturas.

Se houver suspeita ou fator de risco para infecção por gram-positivos (*Staphylococcus aureus, Enterococcus*), pode-se associar a vancomicina. A teicoplanina ou linezolida também podem ser utilizadas se o paciente apresentar alguma contra indicação à vancomicina.

TRATAMENTO DE SEPSE INTRA-HOSPITALAR

A sepse, quando acomete o paciente crítico em pós-operatório de cirurgia cardíaca, é causada na maioria das vezes por *Staphylococcus aureus* ou estafilococos coagulase-negativa, quando o foco inicial da infecção é o acesso vascular, mas os bacilos gram-negativos também podem estar envolvidos, principalmente se o foco inicial da infecção for nas vias aéreas ou trato urinário.

Diante da gravidade do quadro séptico, deve-se inicialmente colher duas a três amostras de hemoculturas e outras culturas caso haja um foco suspeito (urina, secreção de incisão etc.), para que se possa isolar o agente e introduzir vancomicina 25 mg/kg/dose no ataque e manter 15-20 mg/kg/dose posteriormente; EV; 12/12 horas + Meropenem + Aminoglicosídeo (amicacina 15 mg/kg/dia).

Recomenda-se reavaliar a medicação após culturas e descalonar os antibióticos se possível.

Atualmente, a presença de gram-negativos multiresistentes como o *Acinetobacter* ssp ou as Enterobactérias Resistentes a Carbapenêmicos (CRE) tem sido uma realidade em alguns hospitais brasileiros. Dependendo da prevalência dessas bactérias nas UTIs, a associação de polimixina ou colistina pode ser necessária na terapia empírica inicial em pacientes previamente colonizados. Nesses casos, deve-se discutir com a equipe da infectologia.

TRATAMENTO DE INFECÇÃO DO TRATO URINÁRIO INTRA-HOSPITALAR

O IDPC apresenta baixa incidência de infecção urinária, pois a sonda vesical é retirada o mais rápido possível. Nos pacientes com sondagem de longa duração e antibioticoterapia de amplo espectro, os principais agentes encontrados são os gram-negativos multirresistentes e os fungos, na maioria a *Candidas albicans*.

Nesses casos, na UTI indica-se:

→ Coleta de urina I e urocultura.

→ Introdução de cefepime 2 g; EV; a cada oito horas.

→ Em pacientes em uso de cefalosporinas, meropenem 1 g; EV; a cada 8 horas.

→ Reavaliar em 48 horas com os resultados de culturas.

→ Se houver fator de risco para infecção fúngica (sondagem vesical por longo tempo, uso de antibióticos de amplo espectro, diabetes), introduz-se fluconazol 200 mg; EV; uma vez ao dia.

PREVENÇÃO E CONTROLE DE INFECÇÃO RELACIONADA À ASSISTÊNCIA A SAÚDE (IRAS)

A higienização das mãos e a educação permanente em relação aos 5 momentos para higienização das mãos, propostos pela OMS, é sem dúvida a chave da prevenção e controle das IRAS.

Outras medidas de controle das infecções em pós-operatório de cirurgia cardíaca devem ser realizadas pelo serviço de controle de infecção hospitalar, baseadas em normas existentes para prevenção de infecção relacionada à ventilação mecânica, cateteres, infecções do trato urinário e sítio cirúrgico. Atualmente, o seguimento de bundles para prevenção de infecção de corrente sanguínea, pneumonia associada à ventilação mecânica, na UTI com auditoria do SCIH deve ser uma realidade.

O uso de clorexidine para higiene oral em pacientes submetidos à cirurgia cardíaca tem sido recomendado como medida de prevenção de pneumonia associada à ventilação mecânica. Recentemente foi publicado um estudo relatando a redução de colonização por *Staphylococcus aureus* em pacientes de UTI que utilizaram clorexidine degermante para o banho durante a internação na terapia intensiva. Mais estudos devem ser realizados, porém, essas possibilidades são promissoras na era da multirresistência.

Outro aspecto importante para prevenir a disseminação de bactérias multirresistentes é a identificação de pacientes colonizados e a instituição precoce das Precauções de Contato para esses indivíduos. A sistemática de utilização racional de antimicrobianos deve ser uma rotina diária na UTI, e as diretrizes devem ser elaboradas de acordo com as necessidades de cada serviço e suas particularidades.

VACINAÇÃO NO CARDIOPATA

A vacinação anual contra os vírus da influenza e a vacinação para prevenção de doença invasiva e pneumonia por pneumococos são indicadas para cardiopatas. Segundo o Advisory Commitee on Imunization Practices (APIC) e o Center of Diseases Control (CDC) dos Estados Unidos deve-se vacinar com a vacina pnemocócica conjugada 13 valente (PCV13) e, após um ano, a vacina pnumocócica polissacarídica 23 valente (PPSV23), indicada em adultos cardiopatas com mais de 19 anos ou idosos acima de 65 anos.

INFECÇÕES EM DISPOSITIVOS CARDÍACOS – MP

Aspectos clínico-epidemiológicos

Introduzimos no capítulo de infecção de pós-operatório de cirurgia cardíaca um subcapítulo de manejo de infecções em dispositivos cardíacos eletrônicos implantáveis (DCEI), devido ao fato de este procedimento ser cada vez mais comum. Infecções são eventos raros, porém de grande relevância, com incidência global de 0,5% a 2,2%. A maior parte das infecções ocorre em cardiodesfibrilador (CDI), restritas à loja, e 10% são endocardites. Os principais fatores de risco para infecção DCEI são: sexo masculino, idade > 60 anos, diabetes mellitus, insuficiência cardíaca, disfunção renal/hemodiálise, troca de gerador, uso de anticoagulante, uso prolongado de corticosteroide, presença de mais de 2 cabos, febre nas 24 horas anteriores ao implante, uso de MP provisório, reintervenção precoce, terapia imunomoduladora, hematoma e outras complicações na ferida operatória. Fatores protetores são: implantar novo sistema em vez de troca parcial, profilaxia antimicrobiana periprocedimento e implante transvenoso torácico (quando comparado com implante abdominal ou por toracotomia). A infecção do dispositivo pode ocorrer no momento do implante, em manipulações subsequentes, por disseminação hematogênica ou por erosão cutânea (que pode ser a porta de entrada do agente infeccioso ou decorrer de um processo infeccioso já instalado).

A mortalidade relacionada à infecção é de 0-15%, e os principais fatores de risco são disfunção renal, endocardite, embolização sistêmica, idade avançada e manutenção do dispositivo. Manter o dispositivo aumenta a mortalidade em 1 ano de 20% (após remoção) para 38%. O principal agente é o *Staphylococcus spp* em 60%-80%; bacilos gram-negativos em 1%-17%; fungos < 2%; flora polimicrobiana, em 2%-24,5% e cultura negativa em 12%-49%.

A apresentação clínica é bastante variada: sinais inflamatórios na loja do gerador, deiscência, secreção, erosão da pele com exposição do dispositivo. Sintomas sistêmicos e febre são menos frequentes, mas podem ser as únicas manifestações da doença.

Diagnóstico da infecção

Para o diagnóstico microbiológico, deve-se coletar duas amostras de hemocultura de sítios distintos antes do início do antimicrobiano. Nos casos de abordagem cirúrgica, realizar cultura de fragmento de tecido da loja do gerador (2 cm × 2 cm) e de ponta do cabo. Para o diagnóstico por imagem, solicitar radiografia de tórax para avaliação de comprometimento pulmonar e informações adicionais sobre o dispositivo (posição do gerador, número e posição dos cabos). Está indicado ecocardiograma transesofágico (ECOTE) precoce (< 24 horas) em casos de diagnóstico estabelecido de infecção do dispositivo, suspeita de endocardite ou hemocultura positiva em portadores de DCEI (ao menos uma amostra para *S. aureus*, múltiplas amostras para outros agentes ou se hemocultura negativa com uso recente de antimicrobiano).

A presença de massa aderente ao cabo pode significar trombo ou vegetação, o que não pode ser diferenciado pelo exame. Dessa maneira, massas visualizadas no ecocardiograma em pacientes com hemocultura negativa e sem características clínicas sugestivas de infecção favorecem o diagnóstico de trombo, sem necessidade de remoção do dispositivo ou uso de antimicrobiano. Um estudo demonstrou que foram visualizadas massas em 10% dos ECOTEs de pacientes submetidos ao exame por qualquer razão que não investigação de infecção relacionada ao DCEI, ressaltando a possibilidade de resultados falso-positivos. Também pode ocorrer o inverso: ecocardiograma sem visualização de massa não exclui infecção de cabo. As imagens do ecocardiograma sempre devem ser interpretadas em conjunto com características clínicas. Recomenda-se repetir o ecocardiograma após remoção do dispositivo para avaliar vegetações persistentes em válvulas. PET-CT PDG (fluorodeoxiglicose) não é recomendado de rotina, porém, pode ser útil em casos selecionados de diagnóstico incerto.

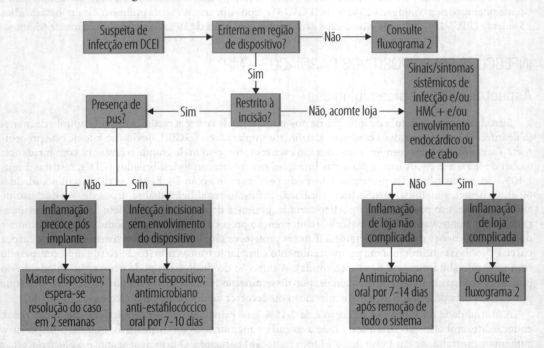

Figura 116.1. Diagnóstico e manejo na suspeita de infecção em loja de gerador.

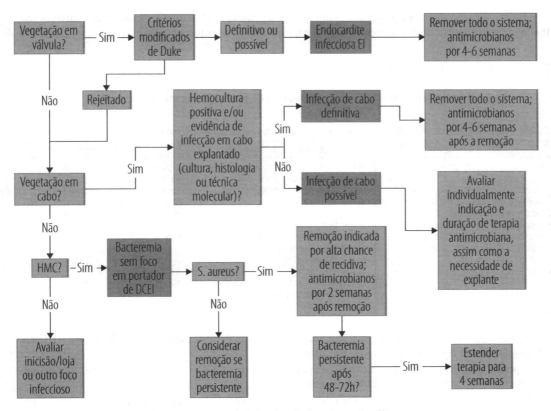

Figura 116.2. Diagnóstico e manejo na suspeita de infecção relacionada a cabos/EI.

Manejo

Inflamação precoce pós-implante e infecção incisional sem envolvimento do dispositivo são as únicas situações em que se pode manter o dispositivo. A via de extração preferida é a percutânea, e a abordagem cirúrgica é indicada após tentativa de remoção percutânea sem sucesso, vegetação em cabo > 2 cm e cirurgia de válvula associada. A falha na extração percutânea aumenta conforme o tempo de implante. A remoção deve ser precoce (em até duas semanas) e não deve ser atrasada para completar tempo de antimicrobiano. Baseado no perfil epidemiológico da instituição sugere-se iniciar empiricamente vancomicina e cefepime, redefinir após culturas. Coletar hemocultura após 48-72 h da remoção do sistema em todos os pacientes. Em casos de manutenção do dispositivo, usar antimicrobianos por 6 semanas. Se falhar o tratamento e o paciente não for elegível para remoção do sistema, deve-se considerar a supressiva antimicrobiana oral prolongada.

Em caso de necessidade de reimplante (33% a 50% dos pacientes não necessitam), realizá-lo no lado contralateral sempre que possível ou implantar cabos transvenosos tunelizados para dispositivo subcutâneo no abdome. O implante deve ser feito após resolução da infecção, porém o momento exato não é bem definido: alguns estudos sugerem intervalo de 7 a 14 dias. O paciente deve estar afebril, sem sinais ou sintomas de infecção sistêmica, com hemoculturas negativas. Em caso de infecção valvular, aguardar ao menos 14 dias após remoção do sistema. Em casos de pacientes com alto risco de reinfecção (por exemplo, dialíticos), considerar implante epicárdico. Quando houver necessidade de novo implante no mesmo tempo cirúrgico da remoção do sistema infectado, deve-se discutir individualmente a conduta quanto ao tempo de antimicrobianos antes e depois do implante.

INTERVENÇÃO CIRÚRGICA

As complicações incluem abscesso de parede torácica, tromboflebite séptica, endocardite direita e outras menos frequentes, como osteomielite de clavícula e artrite esternoclavicular.

Prevenção de infecção em DCEI

Na Tabela 116.1, descrevemos as principais medidas de prevenção de infecção em DCEI

Tabela 116.1. Medidas de prevenção de infecção em dispositivos cardíacos eletrônicos implantáveis (DCEI).

Antes do implante	Durante o implante	Após o implante
Ausência de sinais clínicos de infecção Banho com clorexidina Rastreio de colonização nasal para *Staphylococcus aureus* e uso de mupirocina nasal para os colonizados Considerar loja retropeitoral se paciente com tecido celular subcutâneo limitado ou má-nutrição com alto risco de erosão	Profilaxia antimicrobiana intravenosa Remoção de pelos com tricotomizador elétrico na manhã do procedimento, se necessário Preparo anti-séptico pré-operatório da pele Prevenir formação de hematoma: cauterização de sítios hemorrágicos, aplicação de trombina tópica (pacientes sob anticoagulação), curativos compressivos por 12-24 h Não instilar antimicrobiano ou antisséptico na loja do gerador após implante e nem após fechamento da ferida	Evitar uso de heparina de baixo peso molecular no POI Drenar hematoma apenas se tensão na pele Evitar aspiração da loja com agulha Monitorizar sinais inflamatórios/infecciosos após a alta em consultas ambulatoriais frequentes

Não se recomenda uso de antimicrobianos no pós-operatório devido ao risco de efeitos adversos, seleção de agentes resistentes e elevação do custo.

A profilaxia antimicrobiana não é indicada para procedimentos dentário, gastrointestinal, geniturinário e dermatológico em pacientes com dispositivos.

Na literatura médica não há descrição de que o tratamento de bacteriúria assintomática gere algum benefício em prevenção de infecção de sítio cirúrgico (ISC) após implante. Adicionalmente, a presença de leucocitúria não muda o diagnóstico e nem indica tratamento. Não é recomendado o rastreio pré-implante de DCEI com urina tipo I e urocultura.

BIBLIOGRAFIA

Abboud CS, Wey SB, Baltar VT. Risk factors for mediastinites after cardiac surgery. Ann Thorac Surg. 2004; 77(2):676-83.

Athan E, Chu VH, Tattevin P, Selton-Suty C, Jones P, Naber C, et al. Clinical characteristics and outcome of infective endocarditis involving implantable cardiac devices. JAMA. 2012; 307(16):1727-35.

Baman TS, Gupta SK, Valle JA, Yamada E. Risk factors for mortality in patients with cardiac device-related infection. Circ Arrhythm Electrophysiol. 2009;2(2):129-34.

Baddour LM, Epstein AE, Erickson CC, Knight BP, Levison ME, Lockhart PB, et al. Update on cardiovascular implantable electronic device infections and their management: a scientific statement from the American Heart Association. Circulation. 2010; 121(3): 458-77.

Habib A, Le KY, Baddour LM, Friedman PA, Hayes DL, Lohse CM et al. Predictors of mortality in patients with cardiovascular implantable electronic device infections. Am J Cardiol. 2013; 111(6): 874-9.

Haley RW, Culver DH, White JW, Morgan WM, Emori TG, Munn VP, et al. The efficacy of infection surveillance and control programs in preventing nosocomial infections in US hospitals. Am J Epidemiol. 1985; 121(2):182-205.

Krause R, Ribitsch W, Schilcher G. Daily chlorhexidine bathing and hospital-acquired infection. N Engl J Med. 2013;368(24):2331-2.

Le KY, Sohail MR, Friedman PA, Uslan DZ, Cha SS, Hayes DL, et al. Impact of timing of device removal on mortality in patients with cardiovascular implantable electronic device infections. Heart Rhythm. 2011; 8(11):1678-85.

Nof E, Epstein LM. Complications of cardiac implants: handling device infections. Eur Heart J. 2013;34(3):229-36.

Oliveira JC, Martinelli M, Nishioka SA, Varejão T, Uipe D, Pedrosa AA, et al. Efficacy of antibiotic prophylaxis before the implantation of pacemakers and cardioverter-defibrillators: results of a large, prospective, randomized, double-blinded, placebo-controlled trial. Circ Arrhythm Electrophysiol. 2009;2(1):29-34.

Pizzi MN, Roque A, Fernández-Hidalgo N, Cuéllar-Calabria H, Ferreira-González I, Gonzàlez-Alujas MT, et al. Improving the diagnosis of infective endocarditis in prosthetic valves and intracardiac devices with 18F-Fluordeoxyglucose positron emission tomography/computed tomography angiography: initial results at an infective Endocarditis Referral Center. Circulation. 2015;132(12):1113-26.

Recommended Immunization Schedule for Adults Aged 19 Years or Older, by Vaccine and Age Group United States, 2017. https://www.cdc.gov/ vaccines/schedules/hcp/imz/adult.html. acesso em 17/02/2017

Sandoe JA , Barlow G , Chambers JB, Gammage M, Guleri A, Howard P, et al. Guidelines for the diagnosis, prevention and management of implantable cardiac electronic device infection. Report of a joint Working Party project on behalf of the British Society for Antimicrobial Chemotherapy (BSAC, host organization), British Heart Rhythm Society (BHRS), British Cardiovascular Society (BCS), British Heart Valve Society (BHVS) and British Society for Echocardiography (BSE). J Antimicrob Chemother. 2015;70(2):325-59.

Tascini C, Bongiorni MG, Gemignani G, Soldati E, Leonildi A, Arena G, et al. Management of cardiac device infections: a retrospective survey of a non-surgical approach combining antibiotic therapy with transvenous removal. J Chemother. 2006; 18(2):157-63.

Viola GM, Awan LL, Darouiche RO. Nonstaphylococcal infections of cardiac implantable electronic devices. Circulation. 2010 May 18;121(19):2085-91.

WHO Global Guidelines for the Prevention of Surgical Site Infection, 2016. Disponível em: http://www.who.int/gpsc/ssi-prevention-guidelines/en. Acesso em: em 19 ago. 2018.

WHO Guidelines on Hand Hygiene in Health Care, 2009. Disponível em: http://apps.who.int/iris/bitstream/10665/44102/1/9789241597906. Acesso em: 19 ago. 2018.

Procedimentos híbridos

Magaly Arrais dos Santos
Alexandre Antonio Cunha Abizaid
Auristela Isabel Oliveira Ramos

Palavras-chave: Procedimentos híbridos; Intervenção cirúrgica; Procedimentos cirúrgicos; Procedimentos minimamente invasivos; Sala híbrida.

INTRODUÇÃO

Os procedimentos híbridos associam técnicas cirúrgicas convencionais ou minimamente invasivas com estratégias terapêuticas realizadas por cateter, com tratamentos menos invasivos e redução de morbimortalidade.

O conceito do *Heart Team*, equipe médica multidisciplinar, surgiu para permitir a combinação de habilidades e técnicas no planejamento, realização e acompanhamento de procedimentos híbridos, como revascularização do miocárdio híbrida em pacientes multiarteriais, implante por cateter de próteses valvares e plastias valvares, tratamento de doenças valvares associadas a intervenção percutânea de lesões coronárias coexistentes; correção de aneurismas de aorta; correção de taquiarritmias por procedimentos endocárdicos e epicárdicos, além do tratamento de cardiopatias congênitas.

A sala híbrida seria o local planejado e preparado para realização dos procedimentos híbridos, com um ambiente cirúrgico associado a métodos de imagem utilizado por cardiologistas, ecocardiografistas, radiologistas intervencionistas, anestesistas, intervencionistas e cirurgiões cardiovasculares. Desde março de 2012 o Instituto Dante Pazzanese de Cardiologia (IDPC) realiza procedimentos híbridos na sala híbrida equipada e moderna, propiciando benefícios aos pacientes atendidos na instituição (Figura 117.1).

PROCEDIMENTOS EM DOENÇA ARTERIAL CORONÁRIA

Apesar de estudos apresentarem resultados favoráveis da cirurgia de revascularização do miocárdio comparada à intervenção percutânea e ao tratamento medicamentoso, o procedimento hibrido associa a cirurgia de revascularização do miocárdio a intervenção coronária percutânea propiciando uma revascularização completa com menor trauma cirúrgico, rápida recuperação pós-operatória, alta hospitalar precoce e redução da morbimortalidade no tratamento da doença multiarterial obstrutiva.

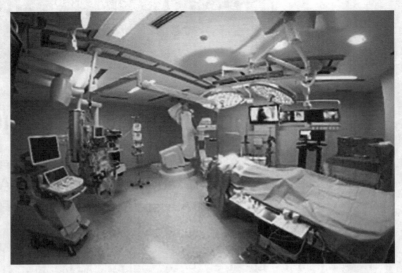

Figura 117.1. Sala híbrida equipada do Instituto Dante Pazzanese de Cardiologia. Ver figura colorida no encarte

A revascularização cirúrgica minimamente invasiva da artéria descendente anterior utilizando a artéria mamária interna esquerda e a associando da intervenção percutânea da artéria circunflexa e da artéria coronária direita é uma alternativa para os pacientes de elevado risco cirúrgico. Há contraindicação cirúrgica para pacientes com procedimentos associados, comprometimento da função pulmonar, artéria descendente anterior intramiocárdica ou sem condições de revascularização, doença obstrutiva da artéria subclávia esquerda e da artéria mamaria interna esquerda, obesos com IMC > 40kg/m^2, reoperações cardíacas e cirurgia torácica prévia; e contraindicação para intervenção percutânea nas artérias coronárias com calibre menor que 1,5 mm, calcificadas, tortuosas, com trombose recente ou oclusão crônica e lesão difusa; insuficiência renal crônica, alergia ao contraste e impossibilidade de dupla antiagregação plaquetária. O procedimento híbrido pode ser realizado em tempo único, propiciando a revascularização completa em um único tempo cirúrgico e anestésico, e permite a confirmação da patência do enxerto. Pode também ser estagiado, com um procedimento depois de outro e em ambientes diferentes, correndo o risco de revascularização incompleta no período entre os procedimentos.

A antiagregação plaquetária para a intervenção percutânea com uso de *stent* convencional no procedimento estagiado é recomendada no pré-operatório o uso oral diário de ácido acetilsalicílico 80 mg a 325 mg, no pós-operatório clopidogrel 75 mg até 6 semanas e ácido acetilsalicílico 80 mg a 325 mg. No uso de *stent* eluído o clopidogrel é mantido por 12 meses. No procedimento simultâneo com uso de *stent* convencional no pré-operatório o uso de 80 mg a 325 mg de ácido acetilsalicílico e no dia do procedimento 300 mg a 600 mg de clopidogrel, reversão completa da heparina utilizada na cirurgia com protamina, se necessário o uso de 3000 UI a 5000 UI de heparina complementar durante a intervenção percutânea, no pós-operatório uso oral de clopidogrel 75 mg diário até 6 semanas depois da intervenção e ácido acetilsalicílico endovenoso 250 mg no dia do procedimento e, depois, uso oral de 80 mg a 325 mg de ácido acetilsalicílico diário. No uso de *stent* eluído a manutenção do clopidogrel no pós-operatório por 52 semanas.

PROCEDIMENTOS HÍBRIDOS EM VALVOPATIAS

Diretrizes nacionais e internacionais recomendam o implante de valva transcateter para pacientes portadores de estenose aórtica grave, considerados inoperáveis (classe I, nível de evidência B), e como uma alternativa à cirurgia naqueles indivíduos com alto risco cirúrgico (classe IIa, nível de evidência B).

O implante pela via femoral é realizado preferencialmente pela maior facilidade e por ser menos invasivo. Em artérias femorais e ilíacas com diâmetro reduzido, calcificação ou tortuosidade excessiva, outras vias retrógradas podem ser empregadas, como artéria subclávia, transcaval e transaórtica, ou o acesso anterógrado transapical.

A prótese valvar é conduzida por via transvascular ou transapical por introdutores e guias, progredindo até a valva aórtica, com ou sem pré-dilatação valvar. É posicionada dentro da valva nativa, confirmada por aortografia e ecocardiografia transesofágica, e liberada comprimindo os folhetos da valva nativa com o alívio da estenose.

Existem vários tipos de próteses, divididas entre próteses auto-expansíveis e balão-expansíveis. O procedimento pode apresentar complicações como insuficiência aórtica paraprotética, o acidente vascular cerebral isquêmico, as complicações vasculares, distúrbios de condução como o bloqueio atrioventricular total, rotura de anel valvar aórtico, dissecção aórtica, tamponamento cardíaco e embolização da prótese.

Uma revisão sistemática com 3.519 pacientes em 16 estudos usando ambas as próteses com seguimento de um ano demonstrou sucesso do procedimento em 92,1%; mortalidade aos 30 dias de 7,8% e aos 12 meses de 22,1%, e acidente vascular encefálico maior de 3,2%.

O tratamento percutâneo da valva mitral tem sido bastante estudado e diversos dispositivos vêm sendo testados. O implante de prótese transcateter em posição mitral ainda não faz parte de diretrizes: sua aplicação faz parte de relatos da literatura e ensaios clínicos iniciais. A utilização do procedimento valve-in-valve, *valve-in-ring* e implante em valva mitral nativa calcificada é abordada em publicações atuais. O desenvolvimento de próteses transcateteres específicas para a posição mitral encontra-se em fase de aplicação clínica, assim como o implante *valve-in-valve* em posição tricúspide e pulmonar.

O implante do clipe mitral nos casos de insuficiência mitral degenerativa ou funcional, segue o princípio cirúrgico da duplicação do orifício valvar mitral. O procedimento é guiado por ecocardiograma transesofágico. Após a punção trans-septal, o dispositivo fica alinhado com o jato regurgitante, é avançado para dentro do ventrículo esquerdo e os folhetos da valva mitral são apreendidos e aproximados; se necessário, mais dispositivos podem ser implantados.

A realização de procedimento híbrido cardiovascular com implante de *stent* coronário percutâneo associado à cirurgia de troca valvar minimamente invasiva ou ao implante transcateter é uma alternativa para pacientes de elevado risco cirúrgico. No implante transcateter, se a anatomia coronária for favorável com comprometimento de um ou dois vasos, pode ser realizado em tempo único, ou em dois tempos quando a intervenção coronária for mais complexa. Inicialmente, é recomendável o implante de *stent*, pois o acesso aos óstios coronários é dificultado após o implante da prótese transcateter.

PROCEDIMENTOS HÍBRIDOS NAS DOENÇAS DA AORTA

Os procedimentos híbridos nas doenças da aorta são indicados para as dissecções de aorta, reparo do arco aórtico com revascularização para ramos supra-aórticos, correção de aneurismas toraco-abdominais combinados com a revascularização de artérias viscerais e tratamento da doença arterial periférica.

No arco aórtico o tratamento depende da extensão da doença e da zona para implante do *stent*. Seguindo a classificação de Mitchell e Ishimaru, o arco aórtico é dividido em cinco zonas de ancoragem (Figura 117.2). A divisão se inicia na Zona 0 aorta ascendente proximal até o tronco braquiocefálico; a Zona 1 corresponde ao arco entre o tronco braquiocefálico e a artéria carótida comum esquerda; a Zona 2 envolve o arco aórtico entre a artéria carótida comum esquerda e a artéria subclávia esquerda; a Zona 3 envolve a aorta torácica descendente distal a artéria subclávia esquerda; e a Zona 4 envolve a aorta torácica descendente média.

A correção do arco transverso, aorta torácica descendente proximal ou ambos com implante de *stent* até a Zona 0 é executada após a anastomose de enxerto bifurcado ou trifurcado para a restauração do fluxo distal da artéria subclávia esquerda, carótida comum esquerda e tronco braquiocefálico.

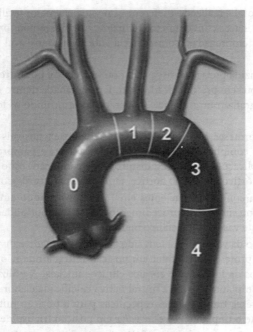

Figura 117.2. Divisão de zonas de ancoragem de endoprótese. Ver figura colorida no encarte

Quando o implante do *stent* fica limitado até a Zona 1 é possível restabelecer o fluxo para os vasos supra-aórticos com anastomoses extra-anatômicas, enxerto cruzado a partir do tronco braquiocefálico.

Na ancoragem do *stent* na Zona 2 é necessário reestabelecer o fluxo para a artéria subclávia esquerda, associada à liberação retrógrada de uma prótese por via percutânea para cobrir o arco distal comprometido. As indicações para a revascularização da artéria subclávia esquerda são: artéria vertebral esquerda dominante, fístula arteriovenosa no membro superior esquerdo e pacientes com revascularização prévia com uso da artéria mamária interna esquerda.

Pacientes com doença difusa da aorta ascendente, arco aórtico e aorta descendente podem passar por procedimento de tromba de elefante com *stent*, técnicas de tele-escopagem e chaminé para regularizar o fluxo de artérias viscerais.

PROCEDIMENTOS HÍBRIDOS EM ELETROFISIOLOGIA

Os procedimentos de ablação por cateter associada a intervenção cirúrgica minimamente invasiva para o tratamento de cos arritmogênicos e da fibrilação atrial são planejados após métodos de identificação dos locais de disparo e mapeamento de áreas potencialmente instáveis por meio de procedimentos percutâneos.

O uso de sistemas de mapeamento eletroanatômico tridimensional possibilitou a identificação de áreas de fibrose e a ablação do substrato arritmogênico por ablação epicárdica em arritmia ventricular polimórfica instável, refratária ao tratamento farmacológico e com falência prévia à ablação endocárdica (Figura 117.3).

O procedimento híbrido para tratamento da fibrilação atrial combina as vantagens da ablação por cateter e do tratamento cirúrgico. O procedimento híbrido é constituído pelo isolamento das veias pulmonares por meio de ablação epicárdica, minimamente invasiva, sem o uso de circulação extracorpórea, guiado por vídeo, associado à abordagem endocárdica transvenosa para abordagem do átrio direito e linhas complementares no átrio esquerdo através de punção transeptal.

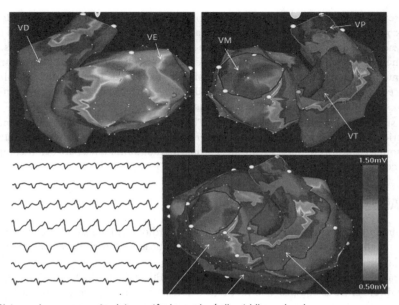

Figura 117.3. Sistema de mapeamento eletroanatômico endocárdico tridimensional. Ver figura colorida no encarte

PROCEDIMENTOS HÍBRIDOS EM CARDIOPATIAS CONGÊNITAS

O fechamento percutâneo convencional de comunicações interventriculares musculares melhoraram significativamente desde a introdução da técnica do fechamento híbrido perventricular por Amin et al. no fim da década de 1990, que consiste na inserção perventricular do dispositivo por meio da parede anterior livre do ventrículo direito, chegando ao ventrículo esquerdo cruzando o defeito do septo, sob orientação do ecocardiograma transesofágico ou intracavitário. As principais indicações são para pacientes com menos de 6 kg, grandes comunicações ou com outras malformações cardíacas associadas com benefício da correção simultânea.

A abordagem perventricular não tem limitação por peso ou acesso vascular. Doenças com anatomias incomuns, como dupla via de saída de ventrículo ou transposição de grandes artérias são mais complexas para abordagem percutânea. A localização dos dispositivos comprometendo o funcionamento das valvas cardíacas pode ser identificada pelo ecocardiograma e com imediata correção e reposicionamento.

Na síndrome da hipoplasia do ventrículo esquerdo (SHVE) observamos um espectro de malformações estruturais com hipodesenvolvimento das câmeras esquerdas, a abordagem tradicional pode ser executada por correção cirúrgica ou transplante cardíaco. A cirurgia de Norwood é feita em três estágios, mantendo no fim o ventrículo direito como o único, sistêmico, e sobrevida de 50% em grandes centros de referência. O transplante cardíaco no período neonatal apresenta grande dificuldade para obtenção de doadores.

O tratamento híbrido paliativo foi introduzido por Gibbs et al. para diminuir os riscos cirúrgicos no período neonatal e transferir a cirurgia de grande para o segundo estágio. Na primeira fase, visa a aumentar o fluxo sistêmico e reduzir a pressão venosa central por meio do implante de *stent* no canal arterial entre o tronco da artéria pulmonar, sob elevada pressão, e a aorta. Realiza bandagem seletiva das artérias pulmonares para diminuir o fluxo pulmonar. Aumenta a comunicação interatrial para facilitar o retorno venoso pulmonar ao átrio esquerdo. A migração do *stent* do canal arterial é uma complicação grave que pode provocar alterações hemodinâmicas e comprometimentos fatais.

A abordagem híbrida da estenose pulmonar é uma alternativa ao implante direto dos *stents* pela artéria pulmonar durante a cirurgia, com segurança e eficácia. As indicações da terapia híbrida são: pacientes com outras anomalias estruturais associadas ou de difícil acesso para abordagem percutânea.

INTERVENÇÃO CIRÚRGICA

O implante do *stent* pode ser por via direta ou por orientação angiográfica, visualizando o ventrículo direito e tronco pulmonar ou a inserção do *stent* guiado pela angiografia. A via transapical ou subxifoide pode ser utilizada em pacientes de baixo peso ou que apresentem trajetos venosos tortuosos, a transapical com o cruzamento do septo e a incisão subxifoide, com sutura em bolsa no ápice do ventrículo direito. O procedimento híbrido não tem restrição do tamanho das bainhas de inserção do *stent*, além do menor tempo de procedimento e exposição ao contraste e radiação. A correção de complicações é imediata, como a migração do *stent*, mau posicionamento e lesões vasculares.

A incisão suxifoidiana é utilizada na abordagem híbrida de implante de valva pulmonar, com acesso direto ao ventrículo direito. O local de acesso pode ser na via de saída ou parede livre do ventrículo direito. Após esternotomia e sultura em bolsa é realizada coronariografia simultânea para evitar comprometimento de artérias coronárias.

CONSIDERAÇÕES FINAIS

Os procedimentos híbridos no tratamento de doenças cardiovasculares são de alta complexidade, com impacto no resultado, menores taxas de complicações e redução do tempo de procedimento e tempo de internação.

A estrutura oferecida pela sala híbrida e a introdução do conceito do *Heart Team* permitiram um envolvimento direto entre as equipes, que vai desde a decisão da estratégia terapêutica até a realização do procedimento, manuseio de complicações e acompanhamento após a intervenção.

O IDPC foi pioneiro nacional nessa abordagem e a evolução tecnológica deverá aumentar o número de indicações de procedimentos híbridos. O conhecimento dos benefícios e a incorporação dos procedimentos híbridos na prática clínica são, portanto, fundamentais para o exercício da cardiologia de excelência.

BIBLIOGRAFIA

Alfieri O, Maisano F, De Bonis M, Stefano PL, Torracca L, Oppizzi M, et al. The double-orifice technique in mitral valve repair: a simple solution for complex problems. J Thorac Cardiovasc Surg. 2001;122(4):674-81.

Angelini GD, Wilde P, Salemo TA, Bosco G, Calafiore AM. Integrated left small thoracotomy and angioplasty for multivessel coronary artery revascularization. Lancet. 1996; 347(9003): 757-8.

Ashburn DA, McCrindle BW, Tchervenkov CI, Jacobs ML, Lofland GK, Bove EL, et al. Outcomes after the Norwood operation in neonates with critical aortic stenosis or aortic valve atresia. J Thorac Cardiovasc Surg. 2003;125(5):1070-82.

Bacha EA, Cao QL, Galantowicz ME, Cheatham JP, Fleishman CE, Weinstein SW, et al. Multicenter experience with perventricular device closure of muscular ventricular septal defects. Pediatr Cardiol. 2005; 26(2): 169-75.

Bacha EAM, Hijazi MZ. Hybrid procedures in pediatric cardiac surgery. Semin Thorac Cardiovasc Surg Pediatr Card Surg Annu. 2005:78-85.

Clough RE, Lotfi S, Powell J, Lee A, Taylor PR. Hybrid aortic arch repair. Ann Cardiothorac Surg. 2013;2(3):300-2.

De Souza LCB, Arrais M, Abizaid AAC. O conceito de sala híbrida – cirurgia e intervenção coronária percutânea como métodos combinados. In: TIMERMAN A. et al. Condutas Terapêuticas do Instituto Dante Pazzanese de Cardiologia. 2 ed. São Paulo: Atheneu; 2014. p. 709-18.

Frye RL, Alderman EL, Andrews K, Bost J, Bourassa M, Chaitman BR, et al. Comparison of coronary bypass surgery with angioplasty in patients with multivessel disease: the Bypass Angioplasty Revascularization Investigation (BARI) investigators. New Engl J Med. 1996; 335(4):217-25.

Généreux P, Head SJ, Van Mieghem NM, Kodali S, Kirtane AJ, Xu K, et al. Clinical outcomes after transcatheter aortic valve replacement using Valve Academic Research Consortium definitions: a weighted meta-analysis of 3,519 patients from 16 studies. J Am Coll Cardiol. 2012;59(25):2317-26.

Gibbs JL, Wren C, Watterson KG, Hunter S, Hamilton JR. Stenting of the arterial duct combined with banding of the pulmonary arteries and atrial septectomy or septostomy: a new approach to palliation for the hypoplastic left heart syndrome. Br Heart J. 1993;69(6):551-5.

Halkos ME, Vassiliades TA, Douglas JS, Morris DC, Rab ST, Liberman HA, et al. Hybrid coronary revascularization versus off-pump coronary artery bypass grafting for the treatment of multivessel coronary artery disease. Ann Thorac Surg. 2011;92(5):1695-701.

Holmes DR, Mack MJ, Kaul S, Agnihotri A, Alexander KP, Bailey SR, et al. 2012 ACCF/AATS/SCAI/ STS expert consensus document on transcatheter aortic valve replacement. J Thorac Cardiovasc Surg. 2012;144(3):e29-e84.

Holzer R, Balzer D, Cao QL, Lock K, Hijazi ZM. Device closure of muscular ventricular septal defects using the Amplatzer muscular ventricular septal defect occluder: immediate and mid-term results of a U.S. registry. J Am Coll Cardiol. 2004; 43(7):1257-63.

Holzhey DM, Jacobs S, Mochalski M, Merk D, Walther T, Mohr FW, et al. Minimally invasive hybrid coronary artery revascularization. Ann Thorac Surg. 2008;86(6):1856-60.

Joh HJ, Joo SH, Park H. Simultaneous hybrid revascularization for symptomatic lower extremity arterial occlusive disease. Exp Ther Med. 2014;7(4):804-10.

Kolh P, Windecker S, Alfonso F, Collet JP, Cremer J, Falk V, et al. 2014 ESC/EACTS Guidelines on myocardial revascularization: the Task Force on Myocardial Revascularization of European Society of Cardiology (ESC) and the European Association for Cardio Thoracic Surgery (EACTS). Developed with the special contribution of the European Association of Percutaneous Cardiovascular Interventions (EAPCI). Eur J Cardiothorac Surg. 2014; 46(4): 517-92.

Menon SC, Cetta F, Dearani JA, Burkhart HA, Cabalka AK, Hagler DJ. Hybrid intraoperative pulmonary artery stent placement for congenital heart disease. Am J Cardiol. 2008;102(12):1737-41.

Moss E, Puskas JD, Michael E, Halkos ME. Hybrid coronary revascularization for multivessel coronary artery disease: strategies and outcomes. J Clin Exp Cardiol. 2013 S7. Disponível em: http//dx.doi.org/10.4172/2155-9880. Acesso em 19 ago. 2018.

Moulakakis KG, Mylonas SN, Markatis F, Kotsis T, Kakisis J, Liapis CD, et al. A systematic review and meta-analysis of hybrid aortic arch replacement. Ann Cardiothorac Surg. 2013;2(3):247-60.

Pison L, Meir ML, Opstal JV, Blaauw Y, Maessen J, Crijns HJ. Hybrid thoracoscopic surgical and transvenous catheter ablation of atrial fibrillation. J Am Coll Cardiol. 2012; 60(1):54-61.

Sant'anna RT, De Lima GG, Leiria TLL, Kalil RAK. Tratamento cirúrgico para fibrilação atrial. Relampa. 2010; 23(4):239-45.

Serruys PW, Morice MC, Kappetein AP, Colombo A, Holmes DR, Mack MJ, et al. Percutaneous coronary intervention versus coronary-artery-bypass grafting for severe coronary artery disease. N Engl J Med. 2009; 360(10):961-72

Silvestry FE, Rodriguez LL, Herrmann HC, Rohatgi S, Weiss SJ, Stewart WJ, et al. Echocardiographic guidance and assessment of percutaneous repair for mitral regurgitation with the Evalve MitraClip: lessons learned from EVEREST I. J Am Soc Echocardiogr. 2007;20(10):1131-40.

Tarasoutchi F, Montera MW, Grinberg M, Barbosa MR, Piñeiro DJ, Sánchez CRM, et al. Diretriz Brasileira de Valvopatias - SBC 2011/I Diretriz Interamericana de Valvopatias - SIAC 2011. Arq Bras Cardiol. 2011;97(5 Supp I):1-67.

Van Mieghen NM, Schultz CJ, Amrane H, de Jaegere PP. Alternate access approaches for selfexpanding TAVI devices. Card Interven Today. 2012;6(4):39-44.

Índice remissivo

A

Aba intimal, 1152
Abciximabe, 369, 418
Ablação
  desfechos da, 1002
  eficácia da, 1003
  por cateter, 1012
  por radiofrequência, 1068
    no portador de CDI, 1077
  septal
    por álcool, 610
    por radiofrequência, 618
Absorção dos medicamentos, 864, 922
Accord (Action to Control Cardiovascular Disease), 180
Acetato de medroxiprogesterona, 849
Acidente vascular
  cerebral (AVC), 3, 531, 1244
    depressão após, 252
    fisiopatologia, 531
  encefálico, 141, 1201
    hemorrágico, 141
    isquêmico, 141
Ácido(s)
  acetilsalicílico, 74, 234, 368, 406, 415, 1118, 1283
  dietileno-triamino pentacético marcado com tecnécio-99, 129
  fenólicos, 203
  graxo insaturado, 96
  graxos, 217
    monoinsaturados, 198
    ômega 3, 162, 165, 200
    poli-insaturados, 199
    saturados, 197
    trans, 199
  nicotínico, 153, 160
  tranexâmico, 73
Acidose, 456
  metabólica, 1266
  respiratória, 1266
Actina, 23
Acúmulo
  de Ca^{++} intracelular, 216
  de íons H^+ – acidose, 216
Acúmulo de lactato, 215
Adaptação, 258
Adenosina, 794, 869, 966, 972, 1011
Adrenalina, 457, 778
Advance (Action in Diabetes and Vascular Disease: Preterax and Diamicron Modified Release Controlled Evaluation), 180
Aferição da pressão arterial, 82
Afirmar, 11

Agentes
   antiplaquetários, 368, 414
   digitálicos, 784
   inotrópicos, 777
Agomelatina, 914
AIDS, dislipidemias, 171
Alcalose
   metabólica, 1266
   respiratória, 1266
Álcool, 93, 95, 108, 134
Aldosteronismo primário, 125
Alfa-agonistas de ação central, 102, 103
Alho, 96
Alimentos funcionais, 200
Alisquireno, 103
Alteplase, 395, 877
Alterações
   da contratilidade miocárdica, 774
   da onda T, 218
   da permeabilidade do sarcolema, 216
   da repolarização ventricular, 1019
   do eixo hipotálamo-hipofisário, 246
   do enchimento ventricular, 774
   do segmento ST, 218
   farmacocinéticas, 922
   farmacodinâmicas, 924
Ambrisentana, 823
Amilorida, 103, 873
Aminas, 42
Amiodarona, 457, 597, 768, 794, 869, 972, 974, 1012
Amlodipino, 103
Amputação primária, 510
Amrinona, 778
Analgesia, 367, 414, 1282
Analgésicos, 386
Análise quantitativa do retorno venoso, 34
Anastomose sistêmico-pulmonar, 817
Anemia, 33
Anestésicos locais, 75
Aneurisma(s), 1151
   da aorta, 1216
   das artérias ilíacas, 1219
Anfepramona, 134
Anfetamina, cocaína e derivados, 134
Angina de peito, 48, 224
   classificação da, 225
   estável crônica, 240
   fatores
      atenuantes, 48
      desencadeantes, 48
   instável, 240

1334 | ÍNDICE REMISSIVO

Angiocardiografia, 740
Angiocoronariografia, 230
Angiografia coronária, 1167
  na fase aguda, 437
Angioplastia, 485
  de elevado risco, balão intraórtico, 553
Angiorressonância magnética, 525
Angiotomografia
  computadorizada de aorta, 501
  coronária, 229, 576
  de artérias
    coronárias, 901
    pulmonares, 525
  dos rins e artérias renais, 129
Angulação, 1151
Anomalia de Ebstein, 833
  na infância, 798
Anoxígenos/sacietógenos, 134
Ansiolíticos, 911, 919
Antagonista(s)
  da aldosterona, 630
  da vitamina K, 708
  dos canais de cálcio, 190, 242, 367, 680, 682, 895, 904
  dos receptores
    da aldosterona, 779
    de endotelina, 823
    glicoproteicos IIB/IIIA, 369
    P2Y12, 406
Anti-hipertensivos, 103, 139, 870
Anti-inflamatórios
  hormonais, 653
  não esteroides, 134
Antiagregação plaquetária, 1283
Antiarrítmicos, 634, 867
  tipo 1c, 254
Antibioticoprofilaxia em cirurgia cardíaca, 1314
Anticoagulação, 517, 849, 855, 1000, 1171
  em pacientes com fibrilação atrial, 993
  na fase aguda, 526
  oral, 72, 703, 1283, 1284
Anticoagulantes, 234, 386, 388, 632, 873
  de ação direta, 707
  orais, 73, 706
Anticolinesterásicos, 917
Anticoncepcionais orais, 134
Anticonvulsivantes, 916, 917, 919
Antidepressivos, 134, 912, 919
Antiplaquetários, 388, 875, 903
Antipsicóticos, 915, 919
Antitrombínicos, 370, 371, 408
Antivirais, 592

Antivitamina K, 517
Antocianina, 203
Aorta, 1215
  abdominal infrarrenal, 1218
  torácica, 1217
Aortografia, 501
Apixabana, 875
Apneia obstrutiva do sono tratamento da, 634
Argentina, mortalidade por doença cardíaca coronária, 7
Arritimias, 850, 1294
  cardíacas
    como causa primária, 542
    em atletas, 1099
    na infância, 787
  do VD, 799
  induzidas ou mediadas pelo marca-passo, 1050
  nas síndromes coronárias agudas, 348
  supraventriculares, 549
  ventriculares, 549, 1007
    em atletas, 1107
    na infância, 801
    refratárias, balão intraórtico, 554
Artérias, 37
  epicárdicas de condutância, 40
  subclávias, 1220
Arteríolas, 38, 41
  pré-capilares, 41
Artrite, 663
  reativa pós-estreptocócica, 663
  tratamento da, 665
Aspectos nutricionais, 94
Aspirina, 194, 653, 875
Assessing Cardiovascular Risk to Scottish Intercollegiate Guidelines Network/Sign to Assign Preventative Treatment (ASSIGN), 59
Assistolia, 565
Atendimento odontológico, 69, 72
Atenolol, 103, 794, 871, 972, 973
Aterosclerose, 175
  fluxo coronariano na, 211
  subclínica, 182
  tipos de lesões anatomopatológicas, 210
Ativação neuro-humoral, 249, 570
Atividade
  deflagrada, 790
  física, 92, 109, 189, 1081
    na população saudável, 1084
Atletas, dislipidemias, 173
Atorvastatina, 370
Atresia
  pulmonar
    com comunicação interventricular, 742

1336 | ÍNDICE REMISSIVO

  com septo interventricular íntegro, 745
 tricúspide, 749
Átrio
 direito, 25
 relaxado, 20
Atriosseptectomia, 817, 816
Atualização da diretriz brasileira de dislipidemias e prevenção da aterosclerose, 60
Ausculta cardíaca, 669, 673, 718
Autorregulação, 41
Avaliação
 cardiológica pré-participação do atleta, 1095
 da capacidade física, 1088
 do coração como bomba cardíaca, 24

B

Balão intra-aórtico, 471, 491, 551, 1278
 angioplastia de elevado risco, 553
 arritmias ventriculares refratárias, 554
 aspectos técnicos, 551
 choque cardiogênico, 553
 complicações, 554
 contraindicações, 554
 cuidados com o paciente, 555
 efeitos hemodinâmicos, 552
 falência ventricular grave, 554
 funcionamento do balão, 556
 indicações, 551
 interpretação da curva de pressão, 555
 isquemia miocárdica refratária, 553
Banda
 A, 16
 I, 16
Barorreceptores, 120
Batimento pós-extrassistólico, 52
Benazepril, 103
Beribéri, 33
Besilato de amlodipina, 871
Betabloqueadores, 101, 103, 190, 241, 254, 420, 429, 596, 680, 682, 781, 815, 868, 894
 adrenérgicos, 367
Bifurcação, 1151
Biodisponibilidade, 922
Biomarcadores plasmáticos, 357
Biopróteses valvares, 706
Bisoprolol, 103, 973
Bivalirrudina, 377
Bloqueadores
 beta-adrenérgicos, 631, 904
 da aldosterona, 421
 do receptor de angiotensina, 234, 470, 782
  II, 100, 190, 254, 631, 872, 895, 905

dos canais de cálcio, 100, 103, 254, 596, 822

Bloqueio

   atrioventricular, 949

     de grau avançado, 956

     de primeiro grau, 800, 949

       em atletas, 1102

     de segundo grau, 951

       Mobitz tipos I e II em atletas, 1102

       tipo I ou Wenckebach, 800, 951

       tipo II ou Mobitz II, 800, 953

     do tipo 2:1, 954

     em atletas, 1102, 1103

     total, 800, 958

   de ramo associado ao infarto agudo do miocárdio ou ao uso de marca-passo, 348

   sinoatrial, 936

Bolívia, mortalidade por doença cardíaca coronária, 8

Bomba cardíaca características mecânicas básicas da, 17

Bosentana, 823

Bradiarritmias, 549, 1296

Bradicardia(s), 787, 799

   sinusal, 800, 936

     em atletas, 1101

Brasil, mortalidade por doença cardíaca coronária, 7

Bupropiona, 281

C

Café, 95

Calcificação, 1151

Cálcio, 1265

Cálculo dentário (tártaro), 70

Calibração dos sistemas de pressão, 1171

Camada

   adventícia, 37, 39

   íntima, 37, 38

   média, 37, 39

Capacidade funcional útil, 263

Capilares, 38

   intramiocárdicos, 40

Captopril, 103, 370, 781, 784

Cardiodesfibrilador automático implantável, 634, 1068

Cardioestimulação transesofágica, 789

Cardiologia, sintomas e sinais em, 47

Cardiomiopatia

   de Takotsubo, 431, 432

   dilatada, 589

     etiopatogenia, 589

     imunossupressão, 591

     medidas não farmacológicas, 591

     tratamento, 591

     tratamento da insuficiência cardíaca, 591

1338 | ÍNDICE REMISSIVO

hipertrófica, 1028
  diagnóstico da, 607
  não obstrutiva, 597
  obstrutiva, 597
  plicatura mitral percutânea (Mitraclip®), 619
  resultados, 626
  técnica cirúrgica, 624
  tratamento da, 610
    cirúrgico da, 623, 624
    clínico da, 595, 596
    intervencionista da, 603
Cardiopatia(s)
  congênitas, 797
    acianogênicas obstrutivas, 732
    com desvio de sangue da esquerda para a direita, 726
    diagnóstico pré-natal de, 764
    no adulto, 827
      diagnóstico, 828
      história clínica, 828
    procedimentos híbridos em, 1327
    protocolo de atendimento odontológico, 76
  contracepção e, 846
  estrutura, 542
  isquêmica aterosclerótica, 209
  métodos contraceptivos nas principais complicações das, 849
Cardioversão elétrica, 559
  avaliação laboratorial, 562
  complicações, 565
  contraindicações, 561
  indicações, 561
  procedimento, 561
  técnica do procedimento, 562
Cardioversor desfribilador implantável, 1012
Cardite, 664
  reumática
    critérios de Jones, 663
    cuidados na gestação, 667
    diagnóstico, 662
    estratégias para medidas preventivas, 667
    exames, 664
    fisiopatologia, 662
    histologia, 662
    manifestações clínicas, 663
    profilaxia, 665
      secundária e anticoagulação, 667
    situações especiais, 667
    tratamento, 664
  tratamento da, 665
Cárie dentária, 70
Carvedilol, 103, 254, 781, 784, 973
Cascata de coagulação, 176

Catecolaminas, 432, 471
Cateter(es), 1168
   de artéria pulmonar, 468, 1284
   de Swan-Ganz, 1275
   diagnósticos, 1170
Cateteres-guia, 1168
Cateterismo cardíaco, 670, 673, 740, 830
Cedilanide deslanosideo, 973
Células endoteliais, 38
Centro cardiovascular, 32
Chá verde, 95
Champix®, 281
Chile, mortalidade por doença cardíaca coronária, 8
Chocolate amargo, 95
Choque
   cardiogênico, 406, 478, 483
     balão intraórtico, 553
     classificação
       de Killip, 486
       hemodinâmica de Forrester, 486
     definição, 483
     diagnóstico, 484
     epidemiologia, 483
     estratificação de risco, 486
     etiologia, 483
     exame físico, 485
     fisiopatologia, 484
     tratamento, 486
   séptico, 1301
Cianose, 54, 839
   periférica, 55
   tipo central, 55
Ciclo cardíaco, 18, 27
   fases do, 27
Ciclosporina, 134
Cinecoronariografia, 485, 902
   prévia à realização de intervenção coronária primária, 384
Cintilografia
   de perfusão miocárdica, 576
     de repouso e estresse, 228
   miocárdica, 901
   pulmonar de ventilação e perfusão, 525
   renal com DTPA-TC-99mm, 129
Circulação, 30
   colateral, desenvolvimento e importância clínica, 212
   coronária, 34
     fisiologia da, 39, 210
     fisiopatologia da, 37
Cirurgia, 518
   cardíaca, 1068
     pediátrica, 1261

ÍNDICE REMISSIVO

de Fontan, 839
de Jatene, 837
de Rastelli, 837
de revascularização miocárdica, 64
em idosos, 907
de transplante de coração, 479
em plano atrial, 837
Clonidina, 103, 870
Clopidogrel, 74, 234, 368, 388, 406, 415, 876, 1118, 1283
Cloridrato de bupropiona, 281
Clorotiazida de hidroclorotiazida, 780, 784
Clortalidona, 103, 872
Coágulo retido, 1281
Coartação(ões)
da aorta, 133, 832, 1226
e interrupção do arco aórtico, 735
Cocaína, 427
Colaterais sistêmico-pulmonares, 1231
Colchicina, 653
Colecistite aguda, 1300
Coleções pleurais, 1286
Colesterol dietético, 196
Colestiramina, 152, 873
Coloides não proteicos à base de hidroxietilamido, 1276
Colômbia, mortalidade por doença cardíaca coronária, 7
Comet Pressure Guidewire, 1171
Complexos QRS, duração dos, 1019
Compostos bioativos ou toquímicos, 200
Compressões torácicas, 451
Comunicação
interatrial, 727, 728, 830, 1227
na infância, 797
interventricular, 493, 729, 831, 1229
muscular, 1230
na infância, 797
perimembranosa, 1230
Consumo de gorduras, 197
Contração
atrial, 20
isovolumétrica, 19
ventricular, 20
isovolumétrica, 18, 20, 28
Contracepção e cardiopatia, 846
Contraceptivos
combinados, 848
de progesterona, 848
Contratilidade, 15, 17, 22
Controle
da pressão arterial, 31
de glicemia no paciente internado, 1305
do fluxo sanguíneo coronariano, 34

glicêmico, 179, 1282, 1303

miogênico, 42

neural, 42

parassimpático, 32

Coração como bomba, 15

Coreia de Sydenham, 664

tratamento da, 665

Coronariografia, 373, 375, 576

Coronariopatias, 74

Correção dos distúrbios metabólicos, 814

Corticosteroides, 653

Crioprecipitado, 1269

Crises

hipoxêmicas, 807

diagnóstico, 810

fisiopatologia, 809

manifestação clínica, 807

tratamento, 813

sincopais, vasovagais, 53

Critérios hemodinâmicos, 485

Cuidados pós-parada cardiorrespiratória (PCR), 459

Curva ou alteração da troponina (Delta Change), 384

D

D-dímero, 515

Dabigatrana, 875

DCCT (Diabetes Control and Complications Trial), 179

Débito cardíaco, 17, 33

mecanismos de deteção da queda do, 570

patologicamente altos e baixos, 33

Defeitos do septo atrioventricular, 731, 831

Deficiência na reserva coronariana, 175

Demência hipertensão e, 892

Denervação simpática renal, 117

custo-efetividade da, 119

impacto na qualidade de vida, 118

percutânea, 114

recomendações para, 119

Denosina trifosfato (ATP), 18

Depressão, 245

após acidente vascular cerebral, 252

como fator de risco para desfechos cardíacos desfavoráveis após infarto agudo do miocárdio, 249

inflamação e doença cardiovascular, 247

maior, 245

diagnóstico de, 246

no pós-infarto, 252

nos pacientes cardiopatas, 253

nos portadores de insuficiência cardíaca, 251

Derivados

cumarínicos, 874

da ciclopentiltriazolopirimidina, 417
do ergot, 134
tienopiridínicos, 368, 415
Dermatite tipo urticariforme, 586
Derrame
  pericárdico, 1296
    crônico, 655
  pleural, 499
Desfibrilador cardíaco implantável, 1067
  em crianças, indicações de, 1074
Desgaste do gerador, 1048
Desmaio, 53
Desmame ventilatório, 1279
Desogestrel, 848
Dessensibilização dos receptores beta-adrenérgicos, 570
Dessincronização
  cardíaca, 1054
  ventricular, 1054
Diabetes mellitus, 3, 4, 41
  controle da dislipidemia e, 183
  doenças cardiovasculares e, 179
  dislipidemias, 168
  tratamento do, 182, 191
Diástole ventricular, 18, 19, 20
Dieta alimentar, 188
Diferenças individuais, 259
Digitálicos, 633, 869
Digoxina, 768, 777, 794, 973, 974
Diltiazem, 103, 972, 973
Dímero d, 501, 524
Dinitrato de isossorbida, 478
Dipiridamol, 234
Disco intercalado, 16
Disfunção
  diastólica, 774
  endotelial, 175, 213
  hepática, 1300
  pancreática, 1300
  ventricular, 849
    esquerda, 565
Dislipidemia(s), 3, 60
  em grupos especiais, 165
    AIDS, 171
    atletas, 173
    crianças e adolescentes, 165
    diabetes mellitus, 168
    doença(s)
      renal crônica, 170
      reumáticas autoimunes, 174
    hepatopatias, 171
    hipotireoidismo, 171

idosos, 167
mulheres
após a menopausa, 167
em idade fértil, 166
obesidade, 168
perioperatório, 173
síndrome(s)
coronárias agudas, 167
metabólica, 169
transplante cardíaco, 173
estratégias alimentares adjuvantes no tratamento das, 200
perioperatório, 173
tratamento da, 193
Disopiramida, 596
Displasia arritmogênica do ventrículo direito, 1028
Dispneia, 49
da insuficiência ventricular esquerda, 49
de decúbito, 50
de esforço, 49
do descondicionamento, 49
paroxística, 50
periódica ou de cheyne-stokes, 50
que ocorre somente em repouso, 50
Dispositivo(s)
de assistência circulatória, 1290
ventricular, 480, 492, 1068
de proteção embólica cerebral, 1209
distal, 1210
distal por filtro, 1210
Dissecção
de aorta, 495, 1216
aguda, 140
causas, 499
classificação, 497
definição, 495
epidemiologia, 495
etiopatogenia, 496
evolução tardia, 503
fisiopatologia, 500
manifestações clínicas, 498
métodos diagnósticos, 500
radiografia torácica, 500
tratamento, 501
cirúrgico, 502
espontânea da artéria coronária, 427
Distribuição para os fármacos, 864, 922
Distúrbios
cardiovasculares, 1286
de condução, 1244
do ritmo, 774
cardíaco, 249

1344 | ÍNDICE REMISSIVO

gastrointestinais, 1299
mecânicos, 493
neurológicos, 1297
Diurese, 1267
Diuréticos, 99, 103, 189, 469, 477, 679, 682, 778, 894
de alça, 630, 778
poupadores de potássio, 779
tiazídicos, 780
Dobutamina, 471, 478, 489, 778, 1289
Doença(s)
arterial coronária, 285
crônica, 299
diagnóstico da, 223
no idoso, 899
controle dos fatores de risco, 902
exames complementares, 900
modificação do estilo de vida, 902
quadro clínico, 899
tratamento, 902
revascularização percutânea na, 301
tratamento por cirurgia de revascularização miocárdica, 309
exercício na prevenção da, 1082
prevenção secundária da, 1122
procedimentos híbridos em, 1323
tratamento da, 300
aterosclerótica, 1139
cardiovascular, 57
clínica, 182
reserva coronariana na, 212
cardíaca coronária
fatores de risco, 12
mortalidade por, 6
cardiopulmonares, 542
cardiovascular (DCV), 3
avaliação no diabético, 182
depressão
como risco para a, 246
inflamação e, 247
diabetes e, 179
fatores de risco, 3
carotídea extracraniana
diagnóstico da, 1202
tratamento, 1203
cerebrovascular mortalidade por, 6
da aorta procedimentos híbridos nas, 1325
de Chagas, 581, 1259
clínica, 582
diagnóstico, 581
efeitos colaterais, 586
tratamento etiológico, 584
do nódulo sinusal, 933

manifestações eletrocardiográficas da, 935
métodos diagnósticos da, 940
tratamento, 945
hipertensiva específica da gestação, 859
parenquimatosa renal, 132
renal crônica, dislipidemias, 170
reumáticas autoimunes, dislipidemias, 174
Dopamina, 42, 471, 478, 488, 778, 1288
Doppler de artérias renais, 129
Doppler-ecocardiografia, 287
pesquisa de viabilidade miocárdica pela, 285
Dor
de origem aórtica, 49
de origem pericárdica, 49
de origem psicogênica, 49
isquêmica do coração, 48
transitória, 48
torácica, 48, 223
da aorta, 224
pericárdica, 224
Drenagem torácica, 1276
Drenos, 1284
Drogas ilícitas, 134, 427

E

Eclâmpsia, 142, 859
Ecocardiografia, 681, 718, 739, 828
transtorácica, 575
tridimensional, 287
Ecocardiograma, 25, 226, 468, 485, 524, 544, 678, 900, 1024
com estresse, 679
da valva nativa, 694
fetal, 765
transesofágico, 501, 670, 673
transtorácico, 670, 673
Ectasia, 1152
Edema, 51
agudo de pulmão, 50, 465
achados laboratoriais, 467
com falência ventricular esquerda, 141
diagnóstico diferencial, 466
exame físico, 466
história clínica, 465
angioneurótico, 51
hepático, 51
periorbital e facial, 51
Eixo hipotálamo-hipofisário, 246
Ejeção, 19
ventricular, 18, 20
rápida, 29

1346 | ÍNDICE REMISSIVO

reduzida, 29
Eletrocardiografia
dinâmica, 941
na avaliação da artéria culpada, 340
Eletrocardiograma, 18, 226, 468, 524, 544, 669, 673, 788, 828, 900, 940, 950, 952, 964
nas síndromes coronárias agudas, 333
Eletrodo de marca-passo provisório, 1284
Eletrofisiologia, procedimentos híbridos em, 1326
Eletromiografia de músculo cardíaco, 16
Eliminação, 865
Embolia
da artéria coronária, 426
pulmonar, 521
epidemiologia, 521
exames
confirmatórios, 525
laboratoriais, 523
fatores de risco, 522
quadro clínico, 522
tratamento
cirúrgico da, 509
medicamentoso, 526
Embolização distal, 1153
Emergências hipertensivas, 137, 860
condutas nas, 140
Enalapril, 103, 370, 781, 784
Encefalopatia hipertensiva, 140
Enchimento ventricular, 18
rápido, 30
reduzido, 30
Encurtamento da fibra miocárdica, 17
Endocardite infecciosa, 71, 671, 674, 682, 1315
nas valvopatias, 693
profilaxia, 697
tratamento
cirúrgico, 696
clínico, 695
Endotelina, 823
Endotélio, 38
capilar, 16
Energia
cardíaca, 18
necessária para a atividade miocárdica, 18
Enoxaparina, 371, 1283
Enoximone, 478
Ensaios clínicos, 116
metanálise, 117
Symplicity HTN-1, 116
Symplicity HTN-2, 116
Symplicity HTN-3, 117
Entrevista motivacional, 278

Envelhecimento
   alterações autonômicas, 885
   alterações cardíacas, 884
   alterações vasculares, 882
   reprodutivo, 271
   sistema cardiovascular e, 881
Enxerto de artéria radial, 1284
Enzimas, 216
Epinefrina, 432, 457, 478, 488, 1288
Eplerenone, 630
Equador, mortalidade por doença cardíaca coronária, 8
Equalização das pressões, 1171
Equilíbrio ácido-básico, 1266
Eritema *marginatum*, 664
Eritropoietina humana, 134
Escala de Borg, 260
Escore(s)
   de risco
      Dante Pazzanese, 361, 362
      Pursuit, 358
      Timi, 359
   angiográficos, 1156
Esmolol, 868, 972
Espasmo
   coronariano, 211, 1153
   da artéria coronária, 426
Especificidade, 259
Espironolactona, 103, 630, 784, 873
Esportes e suas repercussões sobre o sistema cardiovascular, 1099
Estabilizadores do humor, 916
Estados confusionais agudos, 1283
Estatinas, 62, 150, 242, 422, 633, 873, 905
   nas síndromes coronarianas agudas, 175, 176
Estenose(s), 1152
   aórtica, 677, 690, 734, 853, 1224
      discreta ou moderada, 679
      importante, 679
      subvalvares, 832
      supravalvares, 832
   avaliação da gravidade e da significância funcional de, 1139
   carotídea
      assintomática, 1212
      extracraniana tratamento cirúrgico da, 1204
   da(s) artéria(s)
      pulmonares, 1224
      renal, 1220
   epicárdicas na dinâmica do fluxo coronário, 43
   graus de, 327
   mitral, 669, 687, 852
      reumática, 1235
   pulmonar valvar, 1223

ÍNDICE REMISSIVO

Ésteres de esteróis, 201
Estilbenos, 202
Estimulação
  biventricular complicações da, 1064
  elétrica de barorreceptores carotídeos, 120
    dispositivos, 121
    ensaios clínicos, 122
  septal do ventrículo direito, 1060
  ventricular direita problemas hemodinâmicos da, 1063
Estímulo hiperêmico, 1172
Estratificação de risco
  cardiovascular
    em pacientes sem tratamento hipolipemiante, 61
      alto risco, 61
      baixo risco, 61
      risco intermediário, 61
      risco muito alto, 61
    no diabético, 181
  de Braunwald, 358
  em pacientes em uso de estatinas, 62
  para morte súbita arrítmica, 1018
  para o exercício em coronariopatas, 266
Estreptoquinase, 395, 508, 877
Estresse, 93
Estrógenos naturais, 274
Estudo
  eletrofisiológico, 546, 944, 1025
  Excel, 65
  Partner, 66
  Syntax, 65
European Guidelines for Management of Dyslipidaemias, 60
Evento coronário agudo, 58
Exame físico, 828
Excentricidade, 1152
Excreção renal, 923
Exercícios físicos, 92, 257, 1087
  de fortalecimento muscular, 265
  de resistência, 1087
  dinâmicos, 1087
  dose, 1087
  duração do, 264
  em coronariopatas, 268
  estáticos, 1087
  isométricos, 1087
  isotônicos, 1087, 1100
  quanto à mecânica muscular envolvida, 1087
  resistidos, 265, 266, 1087
Expectoração hemoptoica, 51
Extensão, 1152
Extrassístoles
  atriais em atletas, 1104

ventriculares, 1014, 1295
   em atletas, 1109
Extubação, 1279
Ezetimiba, 152, 873

F

Fadiga, 55
Falência
   ovariana primária, 272
   ventricular grave, balão intraórtico, 554
Faringoamigdalites estreptocócicas, 661
Fármacos
   antiarrítmicos utilizados em pediatria, 794
   cardiovasculares, 925
      no ciclo gravídico puerperal, 865
Fases do ciclo cardíaco, 19
Fator(es)
   de coagulação, 1280
   de von Willebrand (VWF), 38
Febre, 664
   reumática, 661, 671, 674, 682
Fechamento do ramo septal com molas destacáveis, 618
Felodipino, 103
Fenitoína, 869
Fenômeno no *reflow*, 1153
Feocromocitoma, 130, 433
Fibibratos, 159
Fibras, 202
Fibratos, 152, 172
Fibrilação
   atrial, 699, 798, 939, 985, 1294
      aguda, 990
      anticoagulação, 993
      associada à WPW, 799
      causas da, 985
      classificação da, 987
      complicações da, 989
      diagnóstico da, 988
      em atletas, 1104, 1105
      não valvar, 703
      nas valvopatias, 699
      paroxística, 699, 991
      permanente, 699, 992
      persistente, 699, 991
      pré-excitada, 981
      prognóstico, 994
      recorrência da, 701
      tratamento, 990
         intervencionista, 997
         não farmacológico da, 998

1350 | ÍNDICE REMISSIVO

percutâneo da, 1003
valvar, 704
veias pulmonares no desencadeamento da, 997
ventricular, 565, 1295
Fibrinólise
exacerbada, 1280
pré-hospitalar, 395, 396
Fibrinolíticos, 395, 508
contraindicação
absoluta para, 720
relativa para, 720
dosagem e administração dos, 720
readministração de, 395
Filtro de veia cava, 519, 527
Fisiologia univentricular, 839
Fístula(s)
arteriovenosas, 33
pulmonar, 1232
coronárias, 1231
Fitoestrógenos, 274
Fitosteróis, 201
Flap, 1152
Flavanóis, 203
Flavonoides, 203
Flavonóis, 203
Flecainida, 254, 794
Fluoroscopia, 718
Flutter atrial, 798
em atletas, 1105
Fluxo, 30
lento, 1153
sanguíneo, 30
nos músculos esqueléticos, 34
Fondaparinux, 371, 372, 377, 420, 874
Forças compressivas extravasculares, 42
Framingham Risk Score (FRS), 59
Frequência
cardíaca, 17, 30, 1262
medicamentos de uso venoso, 701
do treinamento, 259
FRICAS, 11
Função ventricular, 19
Furosemida, 103, 784, 872

G

Gasometria arterial, 523
Glicemia, 1267
Glicocorticoide, 134
Glicólise anaeróbica, 215
Glicosídeos digitálicos, 777

ÍNDICE REMISSIVO | **1351**

Glóbulo vermelho no capilar, 16
Glomerulonefrite aguda, 51
Goma ou pastilha de nicotina, 280
Gorduras interesterificadas, 199
Gravidez
   aconselhamento para as cardiopatas, 845
   adaptações fisiológicas na, 864
   doença hipertensiva específica da, 859
   gestante cardiopata, medicamentos na, 863
   hipertensão e, 857
   medicamentos cardiovasculares que podem ser usados durante a, 866
   portadoras de valvopatias, 851
      avaliação pré-concepcional, 852
      lesões valvares, 852
Guiana, mortalidade por doença cardíaca coronária, 9

H

Heart team, 63, 64, 65
   e o implante transcateter de válvula aórtica (TAVI), 66
   na revascularização do miocárdio, 64
   outras situações cardiovasculares de atuação do, 66
Hemoptise, 50
Hemorragia digestiva
   alta, 1299
   baixa, 1300
Hemostasia, 1281
Hemotórax, 1286
Heparina, 855
   de baixo peso molecular, 72, 376, 387, 419, 517, 874
   não fracionada, 72, 371, 376, 386, 418, 517, 873, 1283
Hepatite medicamentosa, 587
Hepatopatias, dislipidemias, 171
Hidralazina, 103, 870
Hidroclorotiazida, 103, 780, 872
Hiperaldosteronismo primário, 125
Hiperautomaticidade, 790
Hipercalemia, 456
Hipercapnia permissiva, 1285
Hipercoagulabilidade, 249
Hipercolesterolemia, 147
   conduta alimentar na, 196
   mudanças de estilo de vida, 149
   recomendação de atividade física, 150
   recomendações alimentares, 149
   tipo de, 149
   tratamento, 148
      dietético, 149
      medicamentoso, 150
Hiperemia coronária, 44
Hiperglicemia, 1267

1352 | ÍNDICE REMISSIVO

intra-hospitalar, 1303
Hiperlipidemia, 175
Hipernatremia, 1265
Hiperparatireoidismo, 133
Hipertensão arterial, 5, 3, 81, 499, 1277
    conceito, 81
        moderno e futurista de, 85
    crônica, 857
        com pré-eclâmpsia superajuntada, 860
    demência e, 892
    do avental branco, 84, 85
    em idosos, 889
        abordagem clínica do idoso hipertenso, 891
        diagnóstico, 890
        fisiopatologia, 890
        tratamento
            farmacológico, 894
            não farmacológico, 893
            recomendações e metas para, 892
    estilo de vida saudável prevenção da, 89
    fármacos e drogas, 133
    gestação e, 857
    mascarada, 85
    pulmonar, tratamento da, 821
    renovascular, 127
    resistente, 107
        definição de 107
        prevalência da, 107
        roteiro de investigação, 108
        tratamento da, 108
    sal e, 90
    secundária, 125, 892
        causas de, 125
    sistêmica, 113
    sistólica isolada, 85
    tratamento da, 189
        farmacológico, 99
        não medicamentoso da, 89
Hipertireoidismo, 33, 133
Hipertrigliceridemia, 157
    conduta alimentar na, 199
Hipertrofia
    dos cardiomiócitos, 570
    ventricular esquerda, 41
Hipnóticos, 911, 919
Hipocalemia, 456, 1281
    persistente, 1281
Hipodensidade definida, 534
Hipoglicemia, 1267
Hipolipemiantes, 234, 873
Hiponatremia, 1265

Hipoproteinemia, 51
Hipotensão
 arterial, 499, 1276
  sistêmica, 565
 ortostática, 542, 543
 postural, 53, 549
Hipotermia, 456
Hipotireoidismo, 133, 1279
 dislipidemias, 171
Hipovolemia, 456
Hipóxia, 456
Histologia virtual, 230
Holter 24 horas, 546, 789, 1023
Hormônio(s), 134
 antidiurético, 1288
 de crescimento, 134

I

Ibuprofeno, 653, 783, 784
Idosos, medicamentos potencialmente inapropriados, 926
Impedância aórtica, 18
Implante
 de ressincronizador cardíaco e de ressincronizador-desfibrilador, 1057
 de *stents*, 1141
  na artéria vertebral, 1213
 endocárdico no VE do eletrodo de ressincronização, 1059
 epicárdico no VE do eletrodo de ressincronização, 1059
 percutâneo da valva pulmonar, 1232
 por cateter de bioprótese valvar aórtica, 1241
 subdérmico, 849
 transcateter de válvula aórtica (TAVI), 66
 via seio coronário, 1058
Imunoadsorção, 592
Imunossupressão, 591, 1255
Imunossupressores, 134
Incisão
 de esterno, 1314
 de safena, 1315
 dicrótica, 29
Indapamida, 103
Indometacina, 653, 784
Infarto agudo do miocárdio, 3, 499
 avaliação hemodinâmica e angiográfica, 444
 balão intra-aórtico, 445
 com supradesnivelamento do segmento ST
  diagnóstico e tratamento imediato, 381
  eletrocardiograma, 382
  quadro clínico o sintoma clássico de iamcst, 382
 complicações mecânicas do, 441
 de ventrículo direito, 492

1354 | ÍNDICE REMISSIVO

depressão como fator de risco para desfechos cardíacos desfavoráveis após, 249
diagnóstico, 441
fisiopatologia, 441
incidência, 441
manejo clínico pré-cirúrgico, 443
manutenção adequada de oxigenação, 443
perioperatório, 1292
terapêutica, 443
terapia farmacológica, 444
tratamento cirúrgico, 445
Infarto pulmonar, 51
Infecção(ões)
de ferida esternal, 1300
de sítio cirúrgico, 1314
do trato urinário intra-hospitalar, 1316
em dispositivos cardíacos, 1317
hospitalar relacionadas ao procedimento cirúrgico, 1314
indiretamente relacionadas ao procedimento cirúrgico, 1315
relacionada à assistência a saúde (IRAS), 1317
Inflamação, 249, 330
da placa, 175
Infusão do trombolítico, 536
Inibidor(es)
da 3-hidroxi-3-metilglutaril-coenzima a redutase, 150
da absorção intestinal de colesterol, 152
da ciclo-oxigenase 1 e 2, 134
da DPP, 193
da enzima conversora da angiotensina, 100, 103, 190, 234, 370, 421, 470, 630, 680, 682, 780, 872, 905
da fosfodiesterase, 471, 490, 778
da glicoproteína IIB/IIIA, 418, 1118
da monoaminoxidase, 134, 912
da pró-proteína convertase subtilisina/kexina tipo 9 (pcsk-9), 153
da recaptação
da dopamina e noradrenalina, 914
da serotonina, 274
e noradrenalina (duais), 914
de enzima de conversão da angiotensina, 895
direto da renina, 102, 103
diretos da renina, 633
do receptor de angiotensina/neprilisina, 631
duais de recaptação de serotonina/noradrenalina, 274
seletivos da recaptação da serotonina, 913
Inotrópicos, 488
endovenosos e inodilatadores, 478
Inotropismo, 18
Insuficiência aórtica, 499, 680, 688, 854
Insuficiência cardíaca, 573
aguda, 475
classificação, 476, 477
definição, 475
diagnóstico, 476

etiologia, 475
fisiopatologia, 475
incidência, 475
prescrição de atividade física na, 642
tratamento, 477
avaliação
da capacidade física na, 640
da qualidade de vida, 642
classificação, 577
com função sistólica preservada tratamento da, 633
crônica, 50
estável prescrição de atividade física na, 644
prescrição de exercício na, 637
tratamento da, 629
farmacológico, 630
depressão nos portadores de, 251
diagnóstico, 574
da insuficiência cardíaca com fração de ejeção preservada, 577
eletrocardiograma, 575
em lactentes e crianças, 773
fisiologia do exercício na, 639
fisiopatologia da: ativação neuro-humoral, 569
radiografia, 575
sinais, 574
sintomas, 574
tomografia de tórax, 575
tratamento da, 776
farmacológico, 776
não farmacológico, 776
Insuficiência coronária
aterosclerótica
alterações bioquímicas, 214
alterações histológicas e ultraestruturais, 213
fisiopatologia da, 209
lesões reversíveis e irreversíveis, 214
crônica, 309
estudo Bari 2D, 313
estudo Mass II, 312
estudo Stich (hipótese 1) e Stiches, 313
tratamento cirúrgico vs. clínico
estudos observacionais, 310
estudos randomizados contemporâneos, 311
estudos randomizados iniciais, 309
metanálise, 310
tratamento cirúrgico vs. percutâneo, 315
mitral, 672, 686, 854, 1240
aguda, 493
renal, 1297
aguda, 1298
crônica, 170
respiratória, 1284

ÍNDICE REMISSIVO

tricúspide, 691
ventricular
  direita, 1290
  esquerda, 1287
Insulina
  intravenosa, 1306, 1309
  subcutânea, 1307, 1309
Intensidade do exercício, 260
Interações medicamentosas, 926
Interheart Latin America, 9
INTERSTROKE, 9
Intervalo QTC, 348
Intervenção(ões)
  coronária percutânea, 300, 375, 907
    cuidados iniciais e objetivos do acompanhamento tardio, 1117
    esquema antitrombótico triplo, 1121
    estratégias fármaco-invasivas e, 401
    farmacologia adjunta à, 376
    na síndrome coronária aguda
      com supradesnivelamento do segmento ST, 399
      sem supradesnivelamento do segmento ST, 373
    no tratamento
      da doença multiarterial, 301
      das lesões em tronco de coronária esquerda, 303
      de pacientes diabéticos, 306
    prevenção da trombose dos *stents* e dos eventos tardios, 1118
    primária, 401
  coronária primária cinecoronariografia prévia à realização de, 384
  fetais, 770
  nutricional, 195
  percutânea
    pós-fibrinólise, 403
    primária, 400
  valvar mitral, 672
Irradiação da dor, 48
Irregularidade, 1152
Isoflavonas, 203
Isomerismo atrial, na infância, 797
Isquemia
  grau de, 506
  viabilidade e, 317
  mesentérica, 1299
  miocárdica, 41, 1292
    aguda, 224
    consequências da, 213
    crônica, 224
    diagnóstico, 239
    prognóstico, 239
    refratária, balão intraórtico, 553
    silenciosa, 237, 239
      diagnóstico, 238

fisiopatologia, 237
prevalência, 238
  pacientes após infarto, 240
  pacientes assintomáticos, 238
  pacientes com angina instável, 240
  pacientes com angina, 238
  pacientes com doença arterial coronária documentada, 240
  pacientes com infarto prévio, 238
  pacientes sem doença arterial coronária conhecida, 239
tratamento da, 241
residual, 1122
sinais precoces de, 535
subendocárdica, 347
Istaroxime, 480
Ivabradina, 632, 906

J

Junção intercelular, 16
Juramento de Hipócrates, 47

L

Labetalol, 972
Lâmina elástica, 37
Laticínios, 96
LCZ696 (ARNI), 631
Leito pré-arteriolar, 40
Lercanidipino, 103
Lesão(ões)
ateroscleróticas quantificação das, 1159
coronárias, 1151
  classificação das, 1153
de valvas direitas, 854
difusas, 1185
do músculo esquelético, 565
do nervo frênico, 1286
na via de saída do ventrículo esquerdo, 832
no tronco da coronária esquerda, 1182
sequenciais, 1185
Leucopenia, 587
Levanlodipino, 103
Levosimendana, 478, 490, 782, 1289
Lidocaína, 457, 768, 867
Lignana, 202
Linha Z, 16
Lisinopril, 103
Lítio, 916
Localização, 1152
Losartana, 370

1358 | ÍNDICE REMISSIVO

Lusitropismo, 18

M

Macitentan, 823
Magnésio, 1266
Manejo hemodinâmico, 1275
Manidipino, 103
Manobra(s)
   de *pullback*, 1174
   vagais, 966
Marca-passo, 348, 619, 1036, 1068
   arritmias induzidas ou mediadas pelo, 1050
   avaliação do comando e da sensibilidade do, 1049
   complicações dos, 1049
   definitivo indicações de, 1045
   desfibriladores-cardioversores automáticos implantáveis (DCI), 1069
      choques inapropriados ou inconvenientes, 1076
   indicações especiais de, 1072
   provisório, 1278
      complicações do, 1042
   seguimento clínico dos portadores de, 1048
   temporário, 1037
      epicárdico, 1040
      esofágico, 1039
      indicações de, 1042
      transcutâneo, 1039
      transvenoso (endocárdico), 1040
   tipos, 1036
Marcadores de lesão miocárdica, 383
Massagem do seio carotídeo, 544
Mecanismo(s)
   de *cross-bridge*, 23
   de Frank-Starling, 30
   de regulação do fluxo miocárdico, 41
   reflexos para manutenção da pressão arterial, 32
Mediada por estresse ortostático, 54
Medicamentos
   antiarrítmicos, 1068
   potencialmente inapropriados para idosos, 926
   que agem na via do óxido nítrico, 823
   vasodilatadores, 780
Medicina nuclear na avaliação da viabilidade miocárdica, 288
Memantina, 917
Menopausa
   antecipada, 272
   natural ou espontânea, 271
   precoce, 272
   prematura, 271
   secundária, 271
   sistema cardiovascular e, 272

terapia hormonal da, 272
Meperidina, 814
Metabolismo, 864, 922
Metanfetaminas, 430
Metformina, 192
Metildopa, 103, 870
Métodos contraceptivos
   anticoncepcionais, 848
   de barreira e naturais, 848
   nas principais complicações das cardiopatias, 849
Metoprolol, 254, 794, 868
   succinato, 973
   tartarato, 973
Mexiletina, 254, 768, 1012
Microcirculação, 427
Midodrina, 548
Milrinona, 478, 778, 1289
Minoxidil, 103
Miocárdio
   atordoado, 219
   hibernado, 219
Miocardiopatia hipertrófica, na infância, 798
Miocardite, 433
Miosina, 23
Mirtazapina, 914
Mitocôndria, 16
Mitraclip®, 619
Mixedema, 51
Modelo de risco grace, 361
Modo(s)
   de estimulação, 1037
   do exercício, 264
MONICA (Multinational Monitoring of Trends and Determinants in Cardiovascular Disease), 59
Monitor de eventos
   externo, 546
   implantável, 546
   sintomáticos, 788
Monitorização
   ambulatorial da PA (MAPA), 84
   da glicemia, 1309
   eletrocardiográfica, 545
     hospitalar imediata, 546
Mononitrato de isossorbida, 103
Morfina, 814
Morfologia das placas, 1139
Morte súbita, 598, 1017
   alternativas terapêuticas nos pacientes com risco de, 1068
   arrítmica
     prevenção primária de, 1027
     prevenção secundária de, 1026
   cardíaca, 974

1360 | ÍNDICE REMISSIVO

prevenção de, 1029
Mudança do estilo de vida, 90, 234
Multiarterial, 1152

N

Navvus, 1171
Nebivolol, 103, 973
Nesiritide, 470
Neuralgia do glossofaríngeo, 541
Neurolépticos, 915
Niacina, 153
Nicotina
   de uso oral, 280
   transdérmica, 280
Nifedipino, 103, 871
Nitratos, 366, 414, 903
Nitrendipino, 103
Nitroglicerina, 470, 478, 490, 1277
Nitroprussiato de sódio, 470, 478, 490, 870, 1277
Nódulos subcutâneos, 664
Noradrenalina, 778
Norepinefrina, 471, 478, 488, 1288
NT-pró-peptídeo natriurético, 467
Nutracêuticos, 200

O

Obesidade, 4, 91, 95, 108, 903
   abdominal, 3
   dislipidemias, 168
Obstrução(ões)
   à direita, 733
   à ejeção ventricular esquerda, 734
   arterial aguda, 505
      complicações, 510
      diagnóstico diferencial, 506
      fisiopatologia, 506
      grau de isquemia, 506
      prognóstico, 510
      tratamento, 507
         com fibrinolítico, 508
         conservador, 508
   coronária, 1244
   na via de saída do ventrículo direito, 833
Oclusão(ões), 1152
   abrupta do vaso, 1153
   de artéria coronária
      descendente anterior, 341
      direita ou circunflexa, 342

Omecamtiv mecarbil, 480
Omeprazol, 1283
Onda
P, duração da, 1019
Q, 218
de necrose miocárdica, 218
patológicas, 336
T, 218
isquêmica, 347
Optowire, 1171
Óstio, 1152
Óxido nítrico, 38, 39
Oxigenação por membrana extracorpórea, 492, 1290
Oxigênio, 366, 386
Oxigenoterapia, 413
Oximetria de pulso, 1274

P

Palpitações, 52, 53, 1007
Parada cardíaca, 5Hs e 5Ts para causas reversíveis de, 456
Parada cardiorrespiratória (PCR), 449
tempo para reconhecimento e atendimento imediato, 450
Paraguai, mortalidade por doença cardíaca coronária, 8
Paroxetina, 548
Pastilha de nicotina, 280
Pausa sinusal, 938
Penicilina G benzatina, 666
Peptídeo natriurético cerebral, 357, 434, 467, 571, 575
Perdas sanguíneas, 1276
Performance ventricular, 21
Perfuração, 1153
Pericardite, 648
aguda, 652
com derrame, 653
com tamponamento, 654
constritiva, 655
versus tamponamento, 655
crônica, 652, 655
definição, 648
diagnóstico, 648
efusiva-constritiva, 656
etiologia, 648
exames complementares, 650
hospitalização e repouso, 652
identificação e tratamento da causa, 652
prognóstico, 656
recidivante, 656
sem tamponamento, 654
terapêutica anti-inflamatória, 652
tratamento, 651

1362 | ÍNDICE REMISSIVO

Perimenopausa, 271
Perindopril, 103
Persistência do canal arterial, 729, 832, 1227
Peru, mortalidade por doença cardíaca coronária, 7
Pesquisa de anticorpos anti-HLA, 1252
Pindolol, 870
Placas
  ateromatosas, 327
  ateroscleróticas, 231
  vulneráveis, 330
Plaquetas, 1269, 1280
Plicatura mitral percutânea (Mitraclip®), cardiomiopatia hipertrófica obstrutiva, 619
Pneumonia
  aspirativa, 565
  associada à ventilação mecânica, 1316
Pneumotórax, 456, 1286
Polifenóis, 202
Polineuropatia periférica, 587
Pooled Cohort Equations, 60
Pós-carga, 17, 22
Potássio, 1265, 1281
Potência anti-hipertensiva, 90
Potencial de ação miocárdico, 15, 16
Prasugrel, 369, 388, 407, 416, 876, 1119
Pré-carga, 17, 20, 21
Pré-condicionamento isquêmico, 219
Pré-eclâmpsia, 142
Prednisona, 653
Prescrição do exercício, 259
  com base na capacidade funcional útil, 263
  com base na escala de Borg, 260
  com base nos dados do teste cardiopulmonar de exercício, 261
Pressão(ões), 30
  aórtica, 210
  arterial, 17, 81
    aferição da, 82
    invasiva, 1274
    "normal" e "anormal", 83
    pulmonar, 1274
    sistêmica, 1263
  atriais, 1263
  de átrio esquerdo, 1274
  venosa central, 31, 1274
Pressurewire, 1170
Procainamida, 794, 972
Procedimentos híbridos, 1323
  em cardiopatias congênitas, 1327
  em doença arterial coronária, 1323
  em eletrofisiologia, 1326
  em valvopatias, 1324
  nas doenças da aorta, 1325

Produto do débito cardíaco (DC), 81
Profilaxia antibiótica, 72
Progestógenos, 274
Programas supervisionados vs. programas sem supervisão direta, 267
Progressão, 258, 265
Propafenona, 254, 794, 867, 972, 973
Propranolol, 103, 254, 768, 784, 794, 868, 972, 973
Prospective Cardiovascular Münster Study (PROCAM), 59
Prostaciclinas, 822
Prostaglandinas, 782, 815
    E, 784
    E1, 782
Protamina, 1269
Proteína(s)
    C-reativa, 357
    contráteis do coração, 23
Próteses
    mecânicas, 705, 719
    percutâneas, 1241
    valvares, 854
Protocolo de atendimento odontológico, 69, 72
Pseudocrise hipertensiva, 138
Punção da jugular interna, 1041
Purinas, 42
PVs degenerada, 1152

Q

Qresearch Cardiovascular Risk Algorithm (Qrisk), 60
QRS-T ângulo, 1021
Queimaduras de pele, 565
Quinidina, 867

R

Radiografia de tórax, 226, 468, 524, 670, 673, 681, 828, 900
Ramipril, 103
Reabilitação cardiovascular, 634
Reação de Cushing, 33
Receptores
    de alta pressão, 570
    de baixa pressão, 570
Redução
    da resistência vascular sistêmica (pós-carga), 470
    da tensão de oxigênio tecidual, 215
    do retorno venoso pulmonar (pré-carga), 469
    dos fosfatos altamente energéticos, 216
    septal percutânea por álcool, 610, 613, 614
        complicações e limitações, 617
Reentrada, 790

1364 | ÍNDICE REMISSIVO

Reestenose *intrastent*, 1187
Reflexo(s)
  atriais e da artéria pulmonar, 32
  barorreceptor, 32
  da hipóxia, 32
  de Bainbridge, 33
  de Bezold-Jarisch, 542
  de volume, 32
Refluxo paraprotético, 1243
Reforço de protamina, 1280
Regulação
  do fluxo sanguíneo coronário e resistência, 40
  metabólica, 42
  neural da circulação, 31
Regurgitação mitral, 1240
Relaxamento
  isovolumétrico, 18, 19
  ventricular isovolumétrico, 20, 29
Remodelamento do ventrículo esquerdo, 569
Reposição
  de plasma, 1269
  de sangue, 1268
  volêmica, 1275
Reserva
  coronariana na doença aterosclerótica, 212
  de fluxo coronário avaliação da, 231
  fracionada do fluxo coronário
    características especiais, 1175
    determinação do valor, 1173
    em lesões angiograficamente intermediárias, 1179
    em pacientes
      com doença arterial coronária multiarterial, 1180
      com lesão no tronco da coronária esquerda, 1182
      com síndrome coronariana aguda, 1186
    limitações, 1188
    para avaliação
      de lesões difusas, 1185
      de lesões sequenciais, 1185
      de reestenose *intrastent*, 1187
    posicionamento do sensor de pressão para mensuração, 1172
    validação, 1174
Resistência, 30
  periférica, 17, 81
Resposta isquêmica do sistema nervoso central, 33
Ressincronização
  alternativa através de estimulação bifocal do ventrículo direito, 1060
  resultados da, 1061
  ventricular, 634
Ressincronizador, 1053
  complicações dos, 1062
Ressincronizador-desfibrilador, 1053, 1057

Ressonância magnética, 501, 829
  cardíaca com contraste, 1024
  de coração, 228, 576, 901
  para a avaliação de viabilidade miocárdica, 289
Ressuscitação cardiopulmonar, 449
Retículo sarcoplasmático, 16
Retorno venoso, 18, 33
Retransplante cardíaco, 1259
Retrogressão, 258
Revascularização, 487
  carotídea, 1211
  completa *vs.* incompleta, 404
  do miocárdio, 242, 1068
    Heart Team na, 64
  percutânea na doença arterial crônica, 301
Reversibilidade, 259
Reynolds Risk Score (RRS), 59
Risco
  cardiovascular
    definição de, 107
      terapia hormonal e, 275
    coronário estratificação do, 57
    gravídico, 846
Rivaroxabana, 875
Rosuvastatina, 370
Rotura da placa aterosclerótica, 370
Roubo de fluxo coronariano, 212
Ruptura
  de parede livre do ventrículo esquerdo, 493
  de placa, 329

S

Sacubitril, 631
Safenectomia, 1301
Sal, 108
  e hipertensão arterial, 90
Sangramento, 1268
  mediastinal, 1279
  no paciente anticoagulado, 708
Sarcômero, 16
Scottish Index of Multiple Deprivation (SIMD), 59
Secretagogos de insulina, 192
Sedação, 367, 414, 814, 1264, 1282
  contínua, 1283
Sedentarismo, 903
Segmento ST, 218
Sensibilizadores de cálcio (levosimendana), 471
Sepse, 1301
Sepse intra-hospitalar, 1316
Sequência rápida da reperfusão cerebral, 532

ÍNDICE REMISSIVO

Sequestrantes de ácidos biliares (resinas), 152
Serelaxina, 480
Serotonina, 42
SHHEC (Scottish Heart Health Extended Cohort), 59
Shunts vasculares, 1231
Sibutramina, 134
Sinais de drift, 1174
Síncope(s), 53, 54, 541
   cardíaca, 53, 542
   causas, 541
   classificação, 541
   estratificação de risco, 546
   neurocardiogênica ou vasovagal, 53
   neurogênicas, 53
   por hipersensibilidade do seio carotídeo, 541
   reflexas (neuromediadas), 54, 541
   situacional, 541
   tratamento, 547
   vasovagal, 54, 541, 542, 547
Síndrome
   cardiodepressiva, 53
   cardiorrenal, 479
   compartimental, 510
   coronária aguda, 57, 142, 338, 353, 456, 1186
      arritmias nas, 348
      biomarcadores plasmáticos, 357
      com supradesnivelamento do segmento ST, 338, 350
         fibrinolíticos no tratamento da, 391
         intervenção coronária percutânea na, 399
         medicação antitrombótica e adjuvante na, 413
         vs. artéria culpada, 341
      diagnóstico, 353
      dislipidemias, 167
      eletrocardiograma nas, 333
      estatinas nas, 175, 176
      estratificação de risco, 355
      fisiopatologia das, 327
      sem coronariopatia aterosclerótica, 425
      sem supradesnivelamento do segmento ST, 339, 350
         aspectos técnicos da intervenção coronária percutânea nas, 375
         diagnóstico e estratificação de risco na, 353
         indicações de estratégia invasiva em pacientes com, 374
         intervenção coronária percutânea na, 373
         tratamento farmacológico para, 365
         vs. artéria culpada, 345
      terapêutica antitrombótica na, 406
      variáveis
         clínicas, 356
         eletrocardiográficas, 356
   da apneia obstrutiva do sono, 131
   de baixo débito cardíaco, 1286

de Brugada, 1029
  em atletas, 1112
de Eisenmenger, 839
de roubo da artéria subclávia, 1220
de Wolf Parkinson White
  em atletas, 1107
  na infância, 796
do baixo débito cardíaco, 1263
do desconforto respiratório agudo (SDRA), 1284
do garroteamento, 510
do marca-passo, 1050
do QT
  curto, 1029
  longo, 1029
    em atletas, 1110
do roubo vascular, 542
elétricas primárias em atletas, 1110
HELLP, 859
metabólica, 187, 188
  crianças e adolescentes, 194
  dislipidemias, 169
  tratamento, 188
nefrótica, 51
vasoplégica, 1291
Sinvastatina, 370
Sistema
arterial
  coronário, 40
  versus venoso, 30
cardiovascular, 139
de proteção cerebral proximal, 1210
holter, 941
intrauterino de liberação de levonorgestrel, 849
nervoso, 139
  autônomo, 32
renal e geniturinário, 139
renina-angiotensina-aldosterona, 571
Sístole, 19
atrial, 18, 28
Sobrecarga(s), 258
pressóricas, 774
volumétricas, 773
Sódio, 1265
Sopro cardíaco, 52
temporário, 52
Sotalol, 768, 794, 868, 974, 1012
SR33805, 480
Stent, 1155
carotídeo, indicação e contraindicação de, 1210
farmacológico, 1195, 1196
  com polímero

absorvível, 1197
bioabsorvível, 1196
durável, 1196
sem polímeros (ou não poliméricos), 1198
Succinato de metoprolol, 103
Sulfato
de magnésio, 768
de morfina, 469
Suporte
avançado de vida em cardiologia (SAVC), 455
básico de vida (SAV) adulto, 454
circulatório mecânico, 491, 1269
ventilatório, 469
Systematic Coronary Risk Evaluation (SCORE), 60

T

Tabagismo, 4, 91, 903
tratamento do, 277
Tacrolimus, 134
Tamanho do ventrículo esquerdo, 17
Tamponamento cardíaco, 456, 1296
Taquiarritmias
fetais, 768
supraventriculares em atletas, 1103
Taquicardia(s), 775, 787
algoritmos diagnósticos para as, 790
atrial, 798, 939
paroxística em atletas, 1106
de Coumel, 799
de origem supraventricular, 792
fascicular, 799
hemodinamicamente
estáveis, 1011
instáveis, 1011
irregular com QRS largo, 1011
juncional, 798
na infância, 792
paroxística supraventricular
envolvendo via acessória em atletas, 1106
por reentrada nodal em atletas, 1106
por reentrada atrioventricular
antidrômica, 981
na síndrome de WPW, 799
por via acessória de condução retrógrada exclusiva, 799
sinusal, 792, 798
supraventricular, 963
atendimento ambulatorial de um indivíduo com suspeita de, 983
avaliação da repercussão hemodinâmica, 964
avaliação inicial de um indivíduo com suspeita de, 963
na infância, 796

ventricular, 1295
   não sustentada em atletas, 1109
   polimórfica catecolaminérgica, 1029
      em atletas, 1110
   sintomas de, 1007
   sustentadas, 1010
      em atletas, 1109, 1110
      em sala de emergência, 1010
Tartarato
  de metoprolol, 972
  de vareniclina, 281
Técnica de punção, 1040
Tele-eletrocardiografia, 350
Tenecteplase, 395
Tensão no tórax, 456
Terapêutica cardíaca invasiva fetal, 769
Terapia
  antiarrítmica, 1001
  anticoagulante, 418
  antiplaquetária
    com ácido acetilsalicílico, 74
    dupla, ácido acetilsalicílico e clopidogrel, 74
  de reposição estrogênica, 134
  hormonal
    da menopausa, 272
    e risco cardiovascular, 275
    na menopausa, 271
      contraindicações absolutas e relativas ao, 275
  trombolítica, 488
Teste(s)
  cardiopulmonar, 829
    prescrição de exercícios utilizando-se o, 1089
  da adenosina, 943
  da fala (*talk test*), 262
  de esforço, 670, 673, 679
  de função autonômica, 942
  de inclinação ortostática, 544
  ergométrico, 226, 544, 681, 789, 900, 943, 1023
Tetralogia de Fallot, 737, 833
  com atresia pulmonar, 836
  na infância, 798
Tiazidicos, 784
Tiazolidinedionas, 192
Tibolona, 274
Ticagrelor, 369, 388, 407, 417, 876, 1120
Ticlopidina, 234, 368, 876
Tilt training, 548
Timolol, 254
Tomografia computadorizada, 718, 829
  de tórax, 682
  por coerência ótica, 231, 1136

1370 | ÍNDICE REMISSIVO

Tônus arterial coronariano, 213
Tortuosidade, 1152
Tosse, 50
Total supressão da isquemia, 242
Toxinas, 456
Transição
   dos complexos QRS nas derivações do plano horizontal, 1021
   menopausal, 271
Transplante cardíaco, 1249
   atendimento odontológico, 76
   contraindicação, 1249
   cuidados
     operatórios, 1252
     pré-operatórios, 1251
   dislipidemias, 173
   fisiopatologia do coração transplantado, 1252
   indicação, 1249
Transposição
   completa das grandes artérias, 755
   congenitamente corrigida das grandes artérias, 838
   corrigida de grandes artérias, na infância, 797
   das grandes artérias, 837
Transtorno bipolar, 245
Tratamento
   percutâneo, 605
     apresentação clínica, 607
     historia natural da doença, 607
   trombolítico, 527
Trazodona, 914
Treinamento com exercícios, 258
Tricíclicos, 134, 913
Trimetazidina, 906
Trombo, 1152, 1153
Tromboaspiração, 403
Tromboembolismo
   prevenção do, 701
   pulmonar, 456
   sistêmico, 974, 978
   venoso, 1283
Trombolítico, 518, 877
Trombose
   arterial tratamento cirúrgico da, 509
   coronária, 212, 426, 456
   de próteses, 717
     biológica, 718
     diagnóstico, 718
     tratamento, 718
   superposta, 329
   venosa profunda, 513
     diagnóstico, 515
     fisiopatologia, 514

quadro clínico, 514
tratamento, 516
Tropomiosina, 23
Troponina(s)
C, 23
cardíacas, 357, 385
I, 23, 384
T, 23, 384
Túbulo transverso, 16

U

Udrocortisona, 548
UKPDS (United Kingdom Prospective Diabetes Study), 180
Ularitide, 480
Úlcera, 1152
gástrica de estresse, 1283
Ultrafiltração, 472
Ultrassom
com análise por radiofrequência, 1134
intracoronário, 230
monocromático, 1126
como guia para implante de *stents*, 1130
equipamentos, 1126
para avaliação de lesões intermediárias e ambíguas, 1126
para identificar mecanismos de falência das intervenções percutâneas, 1130
Unidade feto-placentária, 865
Urgências hipertensivas, 137, 860
avaliação clínica das, 138
conduta nas, 139
Uroquinase, 877
Uruguai, mortalidade por doença cardíaca coronária, 9

V

Vacina influenza, 906
Vacinação no cardiopata, 1317
VADT (Veterans a Airs Diabetes Trial), 180
Valsartana, 370, 631
Valva
aórtica, 20, 25
bivalvular, 832
AV, 20
mitral, 25
pulmonares, 20
tricúspide, 25
Valvopatias, 69
aórticas diagnóstico e manejo clínico das, 677
endocardite infecciosa nas, 693
profilaxia, 697

tratamento cirúrgico, 696
tratamento clínico, 695
fibrilação atrial nas, 699
epidemiologia, 700
fisiopatologia, 700
quadro clínico, 700
tratamento, 700
indicação cirúrgica das, 685
mitrais diagnóstico e manejo clínico das, 669
procedimentos híbridos em, 1324
Valvoplastia
aórtica, 734
com balão, 1244
mitral percutânea com balão, 1237
pulmonar, 816
Valvotomia
mitral percutânea por cateter-balão, 688
pulmonar, 818
Varfarina, 254, 517, 855
sódica, 72
Vasoconstricção alfa-adrenérgica, 42
Vasoconstritores, 134, 1288
Vasodilatação das menores arteríolas, 41
Vasodilatadores, 477, 490, 632
diretos, 101, 103
inalatórios, 1285
Vasopressina, 457, 489, 1288
Vasopressores, 488, 1292
Vasos
arteriolares, 40
pré-capilares distais, 41
epicárdicos de condutância, 40
Veias pulmonares no desencadeamento da fibrilação atrial, 997
Velocidade do fluxo sanguíneo, 30
Venezuela, mortalidade por doença cardíaca coronária, 8
Ventilação(ões), 452
com bolsa-válvula-máscara, 452
mecânica, 1278
Ventrículo(s)
direito, 25
esquerdo, 25
avaliação do, 1162
relaxados, 20
Vênulas, 38
Verapamil, 103, 596, 794, 871, 972, 973
Via de saída do ventrículo
direito, 25
esquerdo, 25
Viabilidade miocárdica
medicina nuclear na avaliação da, 288
pela doppler-ecocardiografia, 285

por tomografia computadorizada, 292
ressonância magnética para a avaliação de, 289
Vitamina
D, 96
K, 1269
Volemia, 487
Volume
diastólico nal, 18
sistólico, 17
final, 18
ventricular, 21

W

Wavewire, 1170
Wellbutrin®, 281

Z

Zetron®, 281
Zyban®, 281

ENCARTE COLORIDO

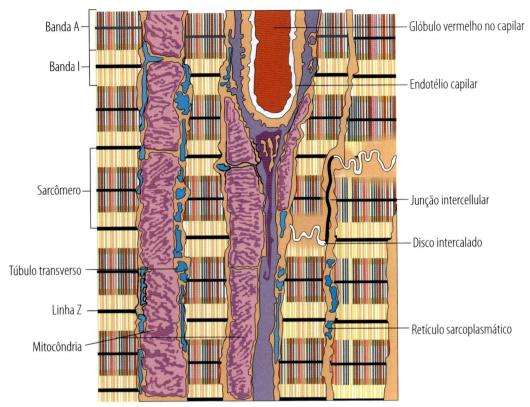

Figura 2.1. Diagrama de uma eletromiografia de músculo cardíaco.

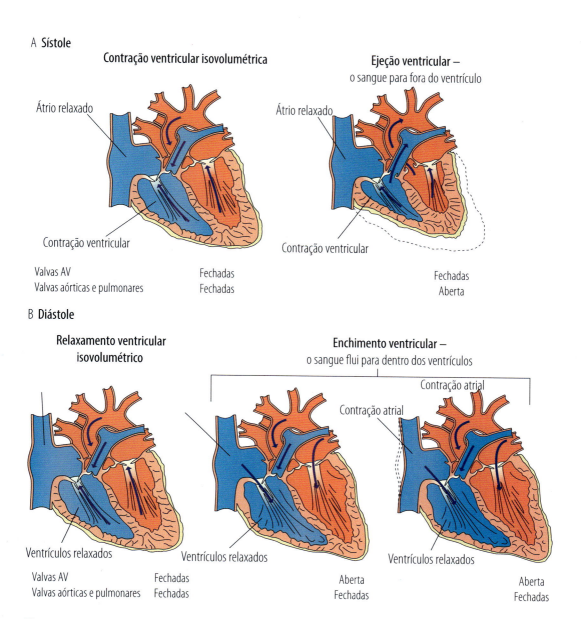

Figura 2.5. Representação esquemática das cinco fases do ciclo cardíaco. AV: atrioventricular. Fonte: Boitano S, Barman SM, Brooks HL, et al. Ganong's review of medical physiology. 24. ed. New York: McGraw-Hill; 2016.

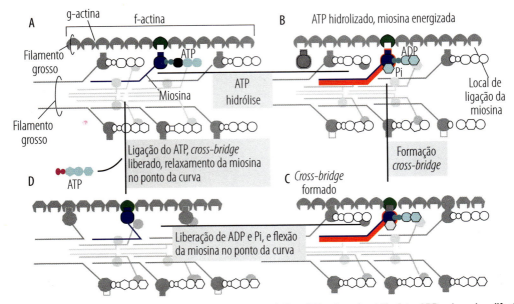

Figura 2.10. Interação actina-miosina na contratilidade miocárdica. ATP: adenosina trifosfato; ADP: adenosina difosfato; Pi: fosfato inorgânico.

A

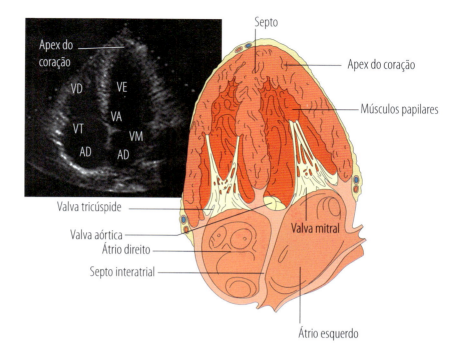

B

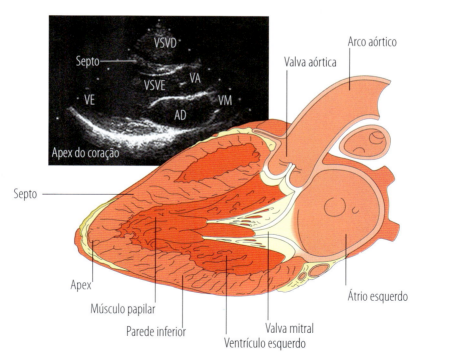

Figura 2.11. Avaliação do coração como bomba cardíaca: ecocardiograma. VD: ventrículo direito; VT: valva tricúspide; AD: átrio direito; VE: ventrículo esquerdo; AD: átrio direito; VM: valva mitral; VA; valva aórtica; VSVD: via de saída do ventrículo direito: VSVE: via de saída do ventrículo esquerdo.

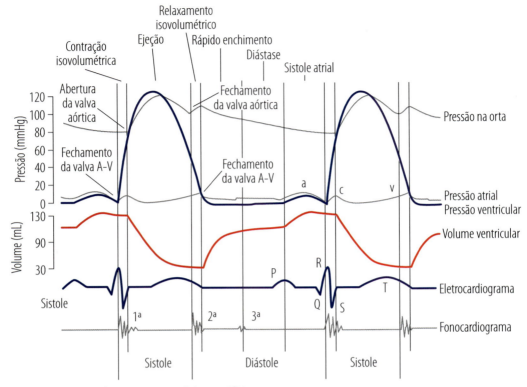

Figura 3.1. Ciclo cardíaco: eventos mecânicos e elétricos.

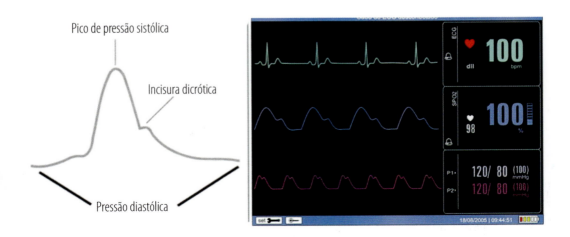

Figura 3.2. Representação da incisura dicrótica.

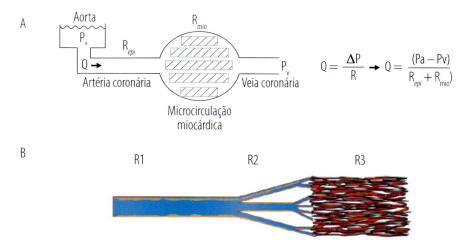

Figura 4.1. Regulação do fluxo coronário e resistência. (A) O fluxo sanguíneo miocárdico é determinado pela diferença de pressão na circulação coronária proximal (arterial) e distal (venosa) ao leito miocárdico, e pela resistência ao longo da circulação coronária (nos vasos epicárdicos e microcirculação). (B) Divisão esquemática do sistema arterial coronário, de acordo com os diferentes níveis de resistência para controle do fluxo miocárdico. R1 representam as artérias epicárdicas de condutância; R2, os vasos pré-arteriolares; e R3, os vasos arteriolares e o leito capilar intramiocárdico. Pa: pressão aórtica; Pv: pressão venosa; Q: fluxo sanguíneo coronário; R: resistência ao fluxo coronário; R_{epi}: resistência ao fluxo através do leito arterial coronário epicárdico; R_{mio}: resistência ao fluxo através da microcirculação coronária.

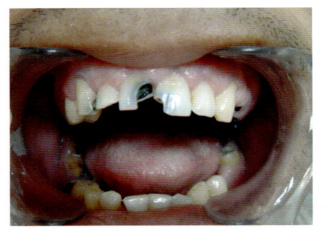

Figura 8.2. Cárie dentária.

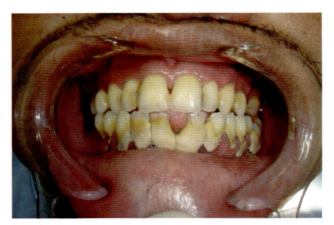

Figura 8.3. Cálculo dentário (tártaro).

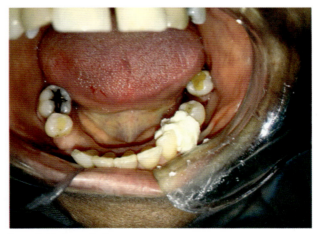

Figura 8.4. Curativo local com ácido tranexâmico.

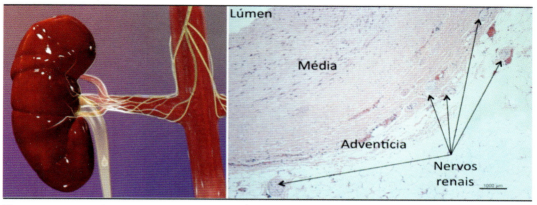

Figura 13.2. Disposição dos nervos simpáticos renais. À esquerda, ilustração da inervação renal simpática com as fibras aferentes e eferentes, dispondo-se de modo helicoidal ao longo da artéria renal e aumento das ramificações na porção distal. À direita, corte histológico demonstrando os nervos renais localizados na camada adventícia da artéria renal.

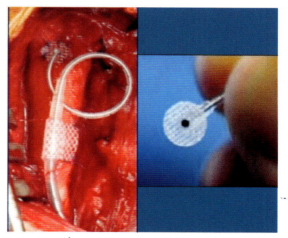

Figura 13.6. Sistema BAROSTIM NEO™. À esquerda, visão de campo cirúrgico mostrando o eletrodo implantado no seiocarotídeo. À direita, destaque para a ponta do eletrodo de apenas 2 mm.

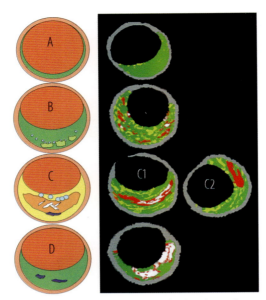

Figura 24.2. Classificação das placas ateroscleróticas pela histologia virtual, com base no modelo proposto por Virmani. (A) Espessamento adaptativo da íntima ou placa fibrosa, placa composta quase exclusivamente de tecido fibroso (< 5% de tecido fibrolipídico, cálcio e/ou área de atividade inflamatória/necrótica). (B) Espessamento patológico da íntima, combinação de tecido fibroso, fibrolipídico (> 5%), e área de atividade inflamatória/necrótica entremeada com pontos de calcificação < 5%. (C) Fibroateroma, capa fibrosa superficial associada à quantidade significativa de áreas inflamatórias/necróticas confluentes (> 5% do volume da placa) circundada por tecido fibroso ou fibrolipídico. Com o propósito de avaliar o risco de desenvolvimento de síndromes coronarianas agudas, os fibroateromas podem ser subdivididos em dois grupos: fibroateroma sem cálcio (C1) – vale ressaltar que a região de atividade inflamatória/necrótica (em vermelho) não se encontra em contato direto com a luz do vaso – e fibroateroma com cálcio (C2) – no qual se nota região calcificada confluente, circundada por zonas de atividade necrótica/inflamatória. Este tipo de ateroma seria o mais frequentemente envolvido na gênese das síndromes coronarianas agudas. (D) Placa fibrocalcificada. Predominantemente tecido fibroso associado ao cálcio (este último presente em > 5% do volume da placa). Área de atividade inflamatória/necrótica < 5% do volume da placa. A presença de camada única ou múltipla de cálcio, bem como sua localização em relação à luz coronariana (superficial vs. profundo), parece também exercer papel importante na caracterização da instabilidade da placa.

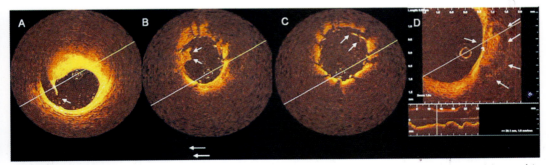

Figura 24.3. Exemplos de achados da tomografia de coerência óptica em pacientes com doença arterial coronária crônica pré e pós-intervenção coronária percutânea. (A) Dissecção no bordo distal de um *stent* recém-implantado. (B) Trombo aderido às hastes de um *stent* implantado em vigência de quadro coronário agudo. (C) Aposição incompleta das hastes do *stent* recém-implantado. (D) Presença de ateroma com fina capa fibrótica, um dos achados nas síndromes coronarianas agudas.

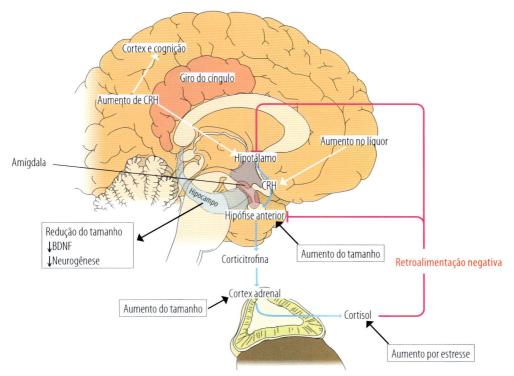

Figura 26.1. Estresse e elevação dos níveis de cortisol observados na depressão maior e participação de diferentes estruturas do sistema nervoso central na depressão maior. CRH: hormônio liberador de corticotrofina; BDNF: fator neurotrófico derivado do cérebro.

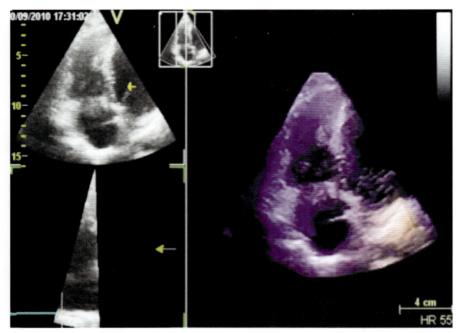

Figura 30.1. A Doppler-ecocardiografia tem a vantagem de possibilitar o registro de imagens que revelam a anatomia e as funções global e regional de ambos os ventrículos. Pelo seu caráter não invasivo e por dispensar o uso de radiação ionizante, o exame tem grande aceitação na pesquisa de viabilidade miocárdica na prática clínica.

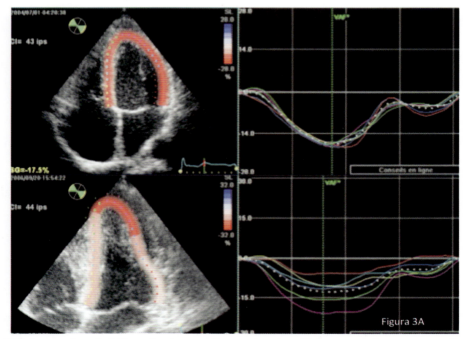

Figura 30.2. A ecocardiografia tridimensional representa um avanço tecnológico que gera imagens com melhor definição da anatomia e da função cardíaca e, por isso, tem sido utilizada para a pesquisa de viabilidade. A associação deste tipo de aquisição com o uso de contraste ultrassonográfico e de segunda harmônica pode fazer com que este tipo de exame tenha grande aceitação prática.

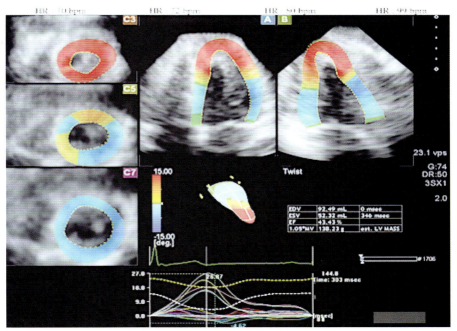

Figura 30.3. Um dos mais relevantes avanços tecnológicos dos últimos anos na ecocardiografia é a utilização de processos que facultem a análise da deformação miocárdica ao longo do ciclo cardíaco, elemento que pode ser mensurado em todas as regiões do coração e que aumenta, de modo especial, a acurácia diagnóstica deste exame (3A). Em virtude disso, surgem ensaios que buscam associar este tipo de imagem a aquisições obtidas com o uso de dobutamina e, caso seja confirmada a expectativa inicial, este exame pode aumentar a contribuição da ecocardiografia tanto no diagnóstico de isquemia como na avaliação de viabilidade miocárdica.

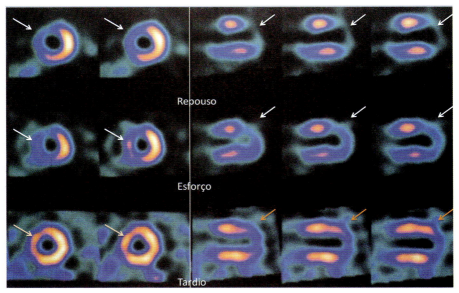

Figura 30.4. A cintilografia do miocárdio com Tálio 201 é uma técnica consagrada para o diagnóstico de isquemia miocárdica, que também pode ser utilizada com sucesso para definir a presença de miocárdio isquêmico, mas viável. Neste exemplo, pode-se notar um exemplo de paciente com defeito de perfusão persistente em repouso e sob estresse (setas brancas). As imagens de redistribuição, obtidas 24 horas após o exame inicial, mostraram aumento da área perfundida, revelando extensão substancial de miocárdio viável na área isquêmica, apesar da presença de necrose estabelecida no ápice do ventrículo esquerdo.

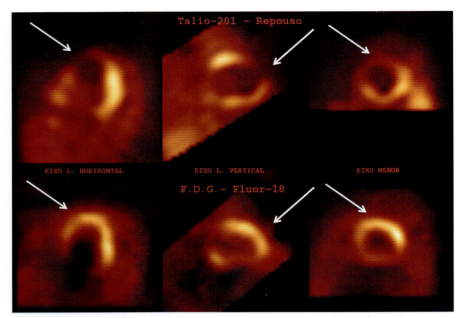

Figura 30.5. A despeito dos bons resultados que o exame com Tálio 201 pode oferecer, a introdução de exames com glicose marcada pela tomografia por emissão de pósitrons (PET) representa um avanço significativo, pois permite identificar zonas de miocárdio com potencial de recuperação funcional, a despeito de acentuada isquemia. Neste exemplo, observa-se paciente no qual o exame com tálio não revelou miocárdio com potencial de recuperação (accina), mas o exame com glicose radioativa facultou a identificação de miocárdio que se beneficiaria de revascularização do miocárdio (abaixo).

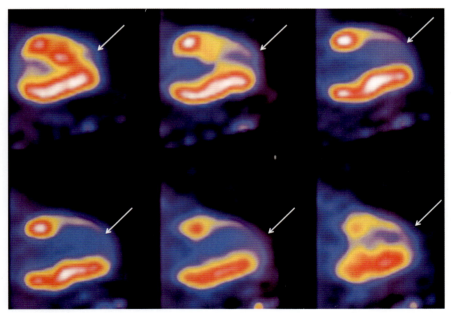

Figura 30.6. Exames com glicose marcada podem, por outro lado, revelar ausência de viabilidade. Neste exemplo, observam-se imagens de paciente que estava evoluindo com quadro de arritmias e insuficiência cardíaca após infarto agudo do miocárdio, que não exibia viabilidade com ausência de atividade metabólica na parede anterior (setas). O paciente foi submetido a aneurismectomia com reconstrução geométrica do ventrículo esquerdo e melhora dos sintomas e controle das arritmias ventriculares.

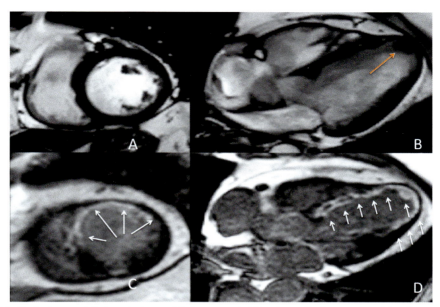

Figura 30.8. Paciente com infarto anterior, evoluindo com episódios de confusão mental, palpitações e dispneia. A ressonância magnética mostrava hipocinesia anterior com trombo no ápice (A, seta aponta trombo), com lesão de microcirculação revelada pela falha de opacificação da parede anterior mesmo em repouso (B, seta). As imagens de realce tardio mostravam extensa necrose anterior identificada pela área de realce tardio (C).

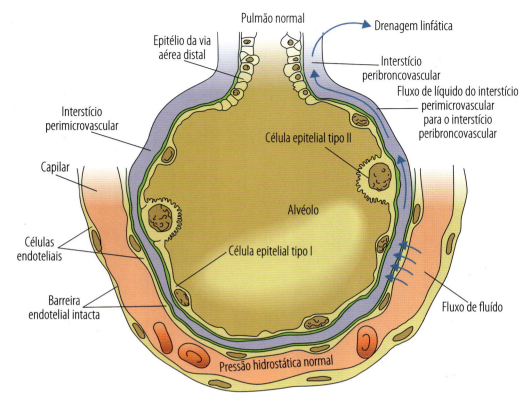

Figura 45.1. Movimento de fluidos no edema agudo de pulmão.

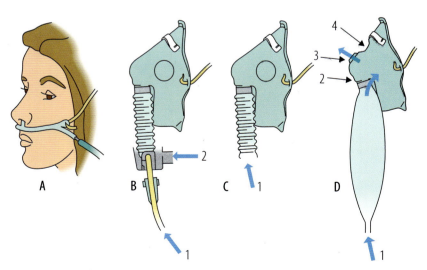

Figura 45.2. Tipos mais comuns de oxigenoterapia suplementar. (A) Cateter nasal; (B) Máscara de Venturi (1 – fonte de O_2 a 100% de acordo com FiO_2 desejada, 2 – entrada de ar ambiente); (C) Máscara de aerossol (1 – oxigênio do nebulizador); (D) Máscara com reservatório (1 – reservatório com O_2 a 100%, 2 – membrana unidirecional para inalação, 3 – membrana unidirecional para exalação, 4 – entrada de ar ambiente de segurança).

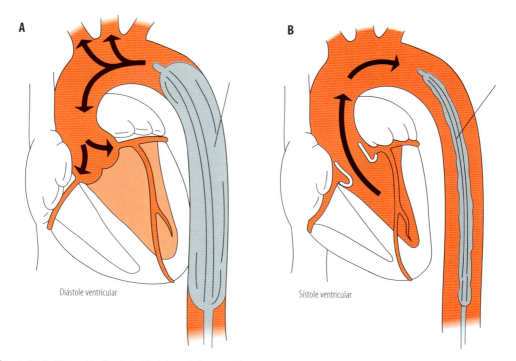

Figura 47.1. (A) Insuflação do balão intra-aórtico na diástole ventricular aumenta a pressão de perfusão coronária. (B) Na sístole ventricular, a desinsuflação auxilia a ejeção ventricular esquerda.

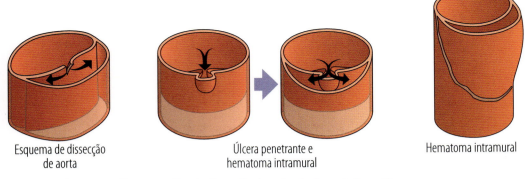

Figura 48.1. Representação esquemática da dissecção de aorta e lesões pré-dissecção.

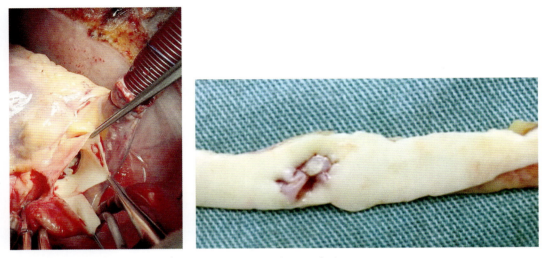

Figura 48.2. Foto cirúrgica de uma úlcera penetrante em aorta ascendente.

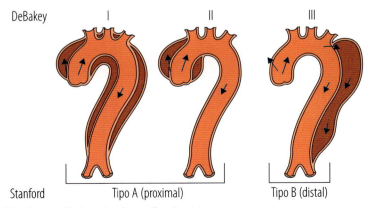

Figura 48.3. Classificações anatômicas das dissecções de aorta.

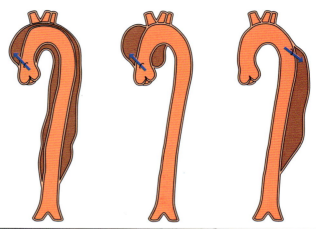

Porcentagem	60%	10 a 15%	25 a 30%
Tipos	DeBakey I	DeBakey II	DeBakey III
	Stanford A	Stanford A	Stanford B
	Proximal	Proximal	Distal

Figura 48.4. Classificação das dissecções de aorta e incidência.

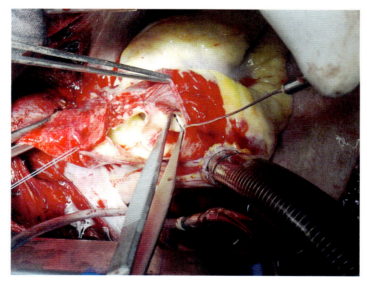

Figura 48.5. Dissecção aguda de aorta tipo A de Stanford, com desinserção da artéria coronária direita.

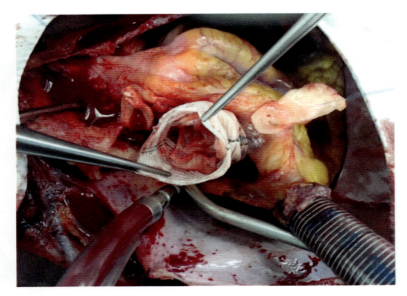

Figura 48.6. Foto cirúrgica de operação de Tirone David.

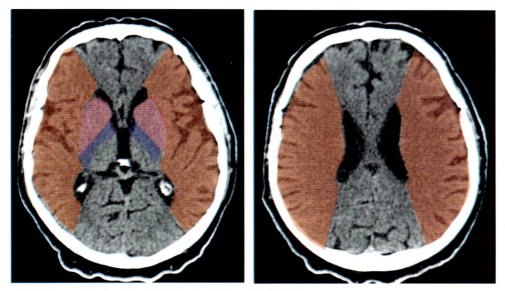

Figura 52.5. Tomografia de crânio. Territórios da artéria cerebral média.

Dose, preparo da droga e infusão

Dose
No AVC isquêmic agudo, a dose recomendada de alteplase (rt-PA) é de 0,9 mg/kg de peso corporal (máximo de 90 mg)[1]
• 10% da dose de 0,9 mg/kg é fornecida como um **bolo intravenoso** inicial
• Os 90% restantes são infundidos **por via intravenosa** por 60 minutos

Peso	Dose total	Bolo	Infusão (60 ml)
50 kg	45 mg	4,5 mg	40,5 mg
60 kg	54 mg	5,4 mg	48,6 mg
70 kg	63 mg	6,3 mg	56,7 mg
75 kg	67,5 mg	6,7 mg	60,8 mg
80 kg	72 mg	7,2 mg	64,4 mg
85 kg	76,5 mg	7,6 mg	68,9 mg
90 kg	81 mg	8,1 mg	72,9 mg
> 100 kg	90 mg	9,0 mg	81,0 mg

Boehringer ingelheim. Actilyse® Summary of product characteristcs.

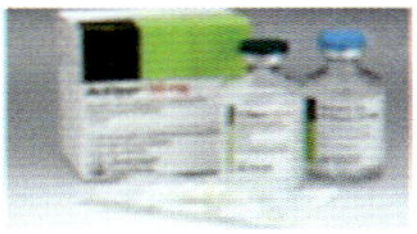

2 frascos + cânula de transferência (introduzir a cânula no frasco com o diluente e depois no frasco com o pó liofilizado – vácuo)

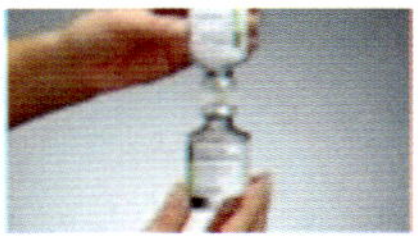

Solução homogênea 50 mg em 50 ml (não agitar)

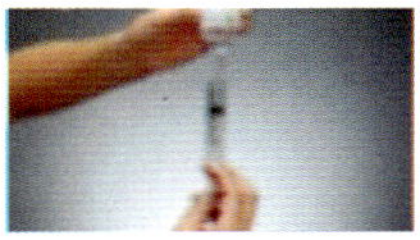

0, 9 mg/kg de peso aspirar 10% e infundir em bolo de até 1 minuto

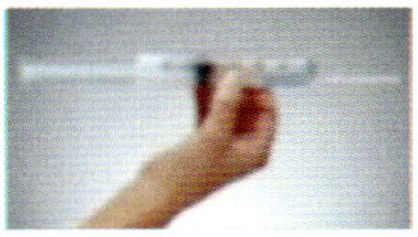

Infundir em 1 hora os 90% restantes em SIC

Figura 52.8. Tabela dose-peso para infusão do alteplase (fator ativador do plasminogênio tecidual recombinante).

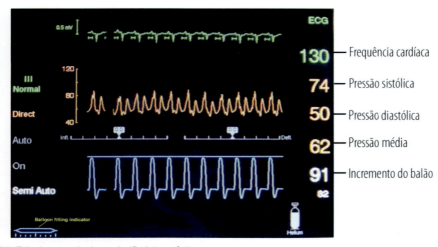

Figura 54.5. Tela de console de um balão intra-aórtico.

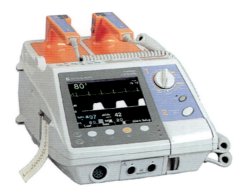
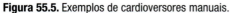
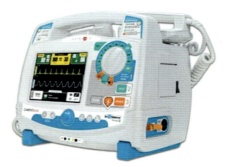

Figura 55.5. Exemplos de cardioversores manuais.

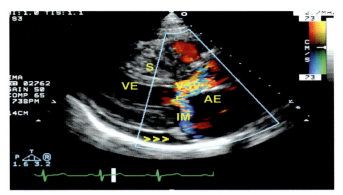

Figura 61.1.1. Ecocardiograma bidimensional em corte paraesternal longitudinal mostrando hipertrofia importante do septo interventricular (S). Color Doppler em mosaico na via de saída do ventrículo esquerdo (VSVE), devido ao aumento da velocidade do fluxo (gradiente). Derrame pericárdico sinalizado por (>>>>). VE: ventrículo esquerdo; IM: insuficiência mitral moderada; AE: átrio esquerdo aumentado.

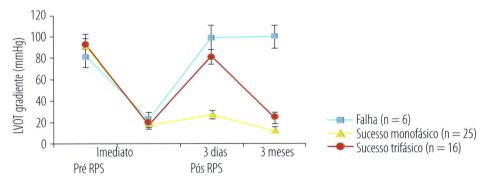

Figura 61.1.5. Resposta trifásica da ablação septal por álcool. Na fase 1, em amarelo, há queda imediata do gradiente, que permanece baixo; na fase 2, em vermelho, há queda imediata do gradiente e aumento em 3 a 5 dias por edema muscular peri-infarto, com nova queda persistente após 1 semana. As fases 1 e 2 evidenciam sucesso do procedimento. Na fase 3, em azul, o gradiente cai, porém ele torna a se elevar e assim permanece (insucesso). RPS: redução septal percutânea. LVOT: via de saída do ventrículo esquerdo.

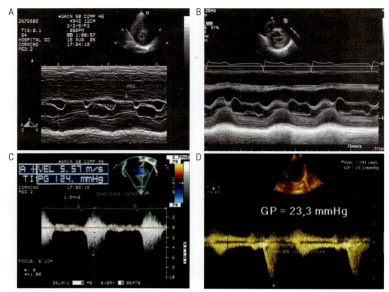

Figura 61.1.6. (A e C) Ecocardiograma pré-ablação septal por álcool. (A) Modo M. Hipertrofia importante do septo e presença de movimento anterior sistólico do folheto anterior da valva mitral. (C) Doppler. Gradiente de 124 mmHg em via de saída do ventrículo esquerdo. (B-D): Ecocardiograma 24 meses pós- ablação septal por álcool. (B) Modo M mostrando sucesso do procedimento com afilamento do septo no local do infarto. (D) Doppler. Diminuição do gradiente para 23 mmHg em via de saída do ventrículo esquerdo.

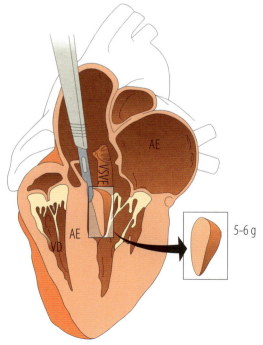

Figura 61.2.1. Cirurgia de miectomia transaórtica com ressecção de fragmento do septo basal para expandir a via de saída do ventrículo esquerdo (VSVE). VD: ventrículo direito; S: septo interventricular; MP: músculo papilar; AE: átrio esquerdo. Modificado de Mayo Clinic. http://quizlet.com13107445/cardomyopathies-flash-cards.

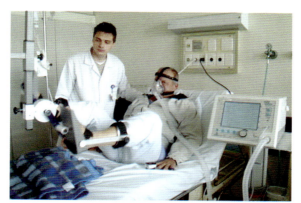

VNI + Exercício

Inspiratória
Pressão: 14 cmH$_2$O
PEEP: 8 cmH$_2$O
FiO$_2$: 21%

Figura 63.5. Exercício físico associado a ventilação não invasiva (VNI) mostrou-se mais eficaz que o mesmo exercício sem VNI. PEEP: pressão positiva expiratória final positiva; FiO$_2$: fração inspirada de oxigênio.

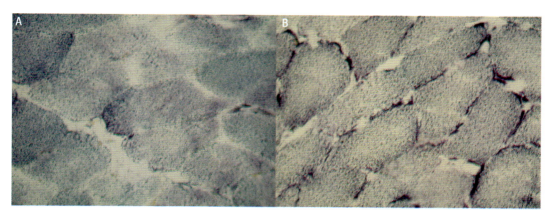

Figura 63.6. Microscopia óptica para histologia de fibras musculares coradas para atividade da enzima succino-desidrogenase (SDH). (A) Biópsia inicial e (B) após 6 meses de treinamento físico em paciente com insuficiência cardíaca, na qual se observa o aumento da enzima SDH, representado pelos emodulados nas fibras de coloração mais escura. Fonte: Ferraz AS, Bocchi EA, Guimarães GV, et al. Low intensity is better than high intensity exercise training in chronic heart failure patients concerning pulmonary ventilation, brain natriuretic peptide, and quality of life evaluation: a prospective randomized study. J Am Coll Cardiol. 2003;41:182A.

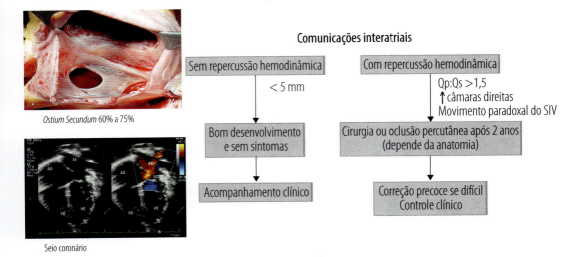

Figura 73.1. Guia para indicação da correção das comunicações interatriais. Qp: fluxo pulmonar; Qs: fluxo sistêmico. SIV: septo interventricular; VD: ventrículo direito; AE: átrio esquerdo; AD: átrio direito; SC: seio coronário; VE: ventrículo esquerdo.

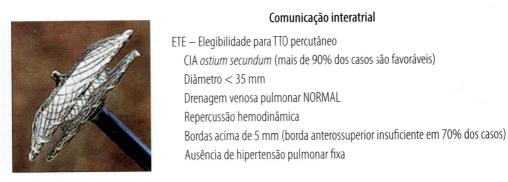

Figura 73.2. Indicações para tratamento percutâneo da comunicação interatrial. ETE: ecocardiograma transesofágico; CIA: comunicação interatrial.

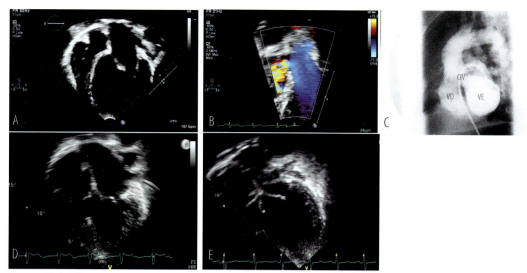

Figura 73.4. Diferentes aspectos das comunicações interventriculares (CIV). (A) Aumento das cavidades esquerdas; (B) CIV perimembranosa; (C) cine da CIV; (D) CIV posterior, CIV muscular.

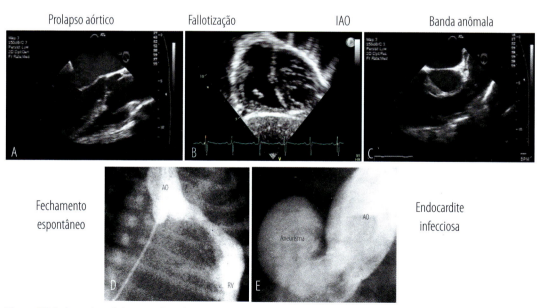

Figura 73.6. Aspectos clínicos que interferem na indicação do tratamento da comunicação interventricular. (A) Prolapso da válvula coronária direita; (B e C) banda anômala do ventrículo direito.

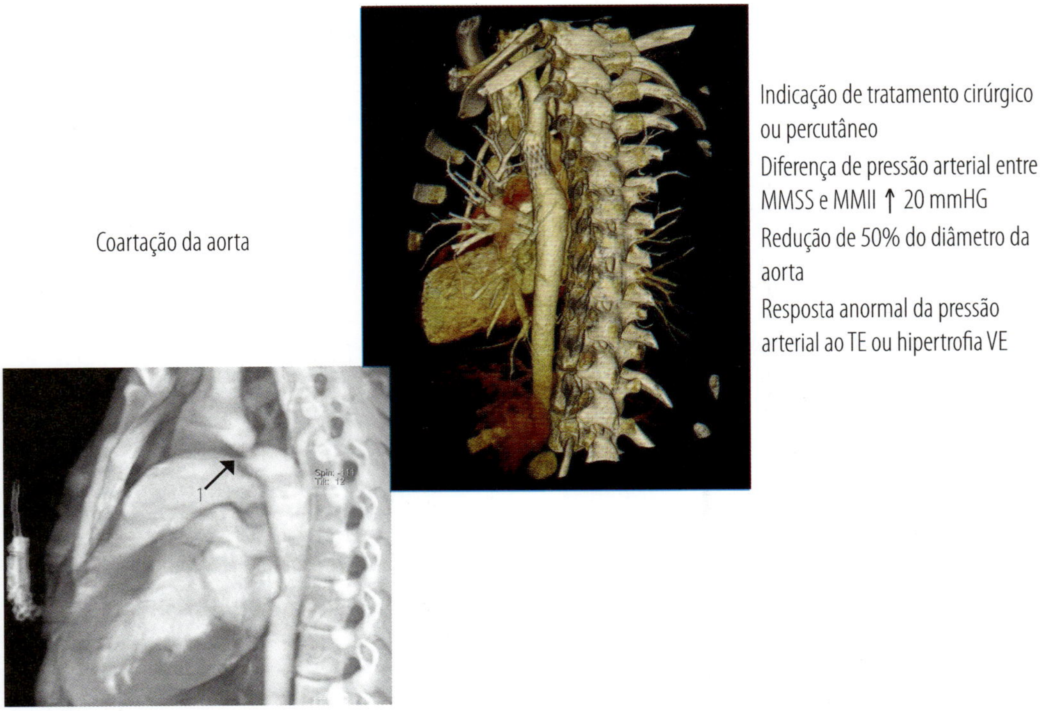

Coartação da aorta

Indicação de tratamento cirúrgico ou percutâneo

Diferença de pressão arterial entre MMSS e MMII ↑ 20 mmHG

Redução de 50% do diâmetro da aorta

Resposta anormal da pressão arterial ao TE ou hipertrofia VE

Figura 73.9. Coartação da aorta (seta). Tratamento percutâneo com *stent*. MMSS: membros superiores; MMII: membros inferiores; TE: teste ergométrico; VE: ventrículo esquerdo.

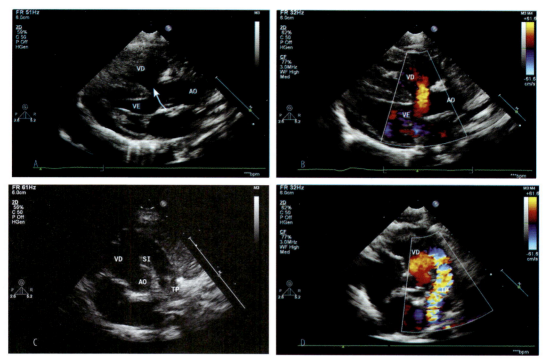

Figura 74.3. (A) Imagem ecocardiográfica em eixo longo, demonstrando a comunicação interventricular (seta) e o cavalgamento da aorta (AO). (B) Fluxo esquerdo-direito pela comunicação interventricular. (C) Desvio anterossuperior do septo infundibular (SI) e a valva pulmonar espessada. (D) Fluxo turbulento pela valva pulmonar estenótica. VE: ventrículo esquerdo; VD: ventrículo direito; TP: tronco pulmonar.

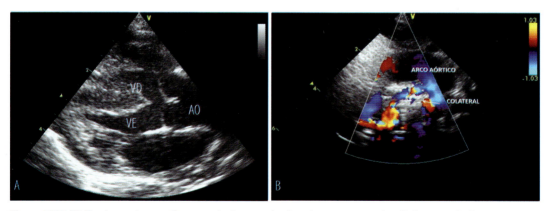

Figura 74.5. (A) Eixo longo do coração em paciente com atresia pulmonar e comunicação interventricular, com a aorta (AO) cavalgando o septo interventricular em 50%. (B) Colaterais aortopulmonares emergindo da aorta descendente. VD: ventrículo direito; VE: ventrículo esquerdo.

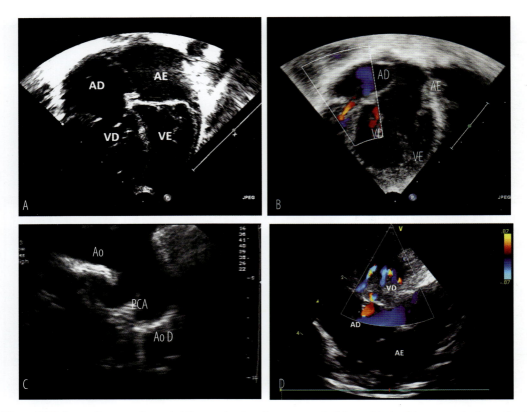

Figura 74.8. Ecocardiograma de um bebê com atresia pulmonar e septo interventricular íntegro, mostrado em A e B mínimo fluxo pela valva tricúspide. (C) Persistência do canal arterial (PCA) suprindo a circulação pulmonar. (D) Demonstração das comunicações coronário-cavitárias. AD: átrio direito; AE: átrio esquerdo; VD: ventrículo direito; VE: ventrículo esquerdo; AO: aorta; AoD: aorta descendente.

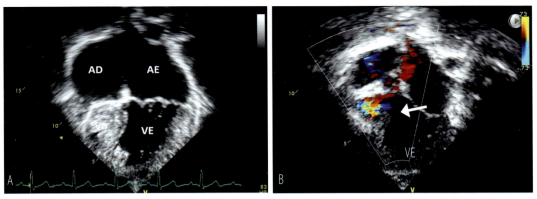

Figura 74.12. Imagem ecocardiográfica de atresia tricúspide com ventrículo direito (VD) em A muito hipoplásico e sem comunicação interventricular (tipo IA) e em B com comunicação interventricular, portanto, do tipo IB (seta). AD: átrio direito; AE: átrio esquerdo: VE: ventrículo esquerdo.

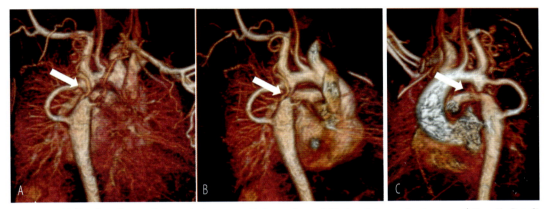

Figura 76.11. Cardiopatia canal-dependente por restrição ao fluxo sistêmico. Interrupção do arco aórtico. (A, B e C) Interrupção do arco aórtico mostrado em diversas projeções anatômicas.

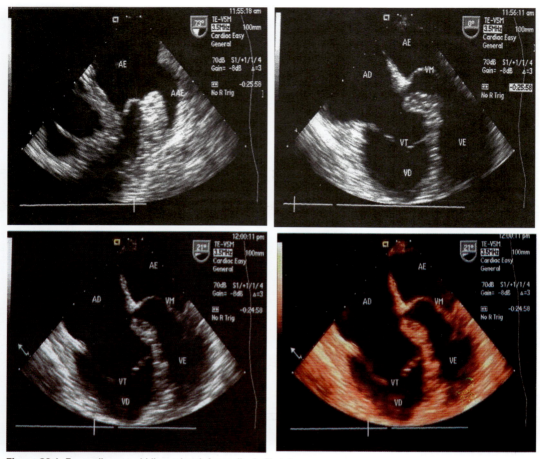

Figura 80.1. Ecocardiograma bidimensional. Anomalia de Ebstein.

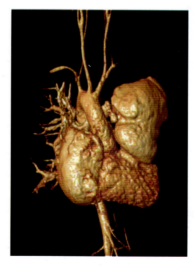

Figura 80.3. Imagem tridimensional de angiorressonância em pós-operatório tardio de tetralogia de Fallot com aneurisma gigante do *patch* na via de saída do ventrículo direito.

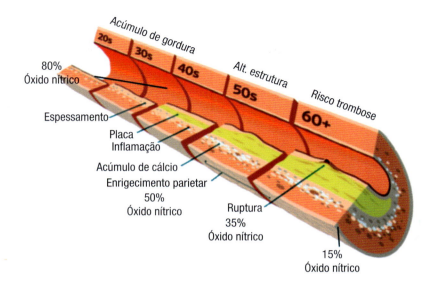

Figura 85.3. Declínio da produção endotelial de óxido nítrico e alterações na parede arterial nas diferentes décadas da vida. Fonte: adaptado de Gerhardt et al. Hypertension 1996.

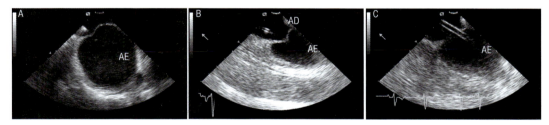

Figura 94.2. Punção transeptal para acesso ao átrio esquerdo (AE). (A) AE. (B) Agulha cruzando o septo interatrial. (C) Bainha inserida no átrio esquerdo. AD: átrio direito.

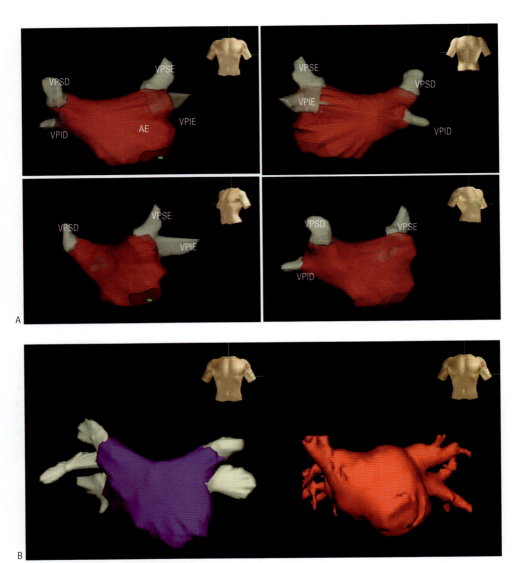

Figura 94.3. (A) Átrio esquerdo (AE) e as veias pulmonares em diferentes projeções. (B) Correlação anatômica lado a lado com imagem tomográfica. VPSD: veia pulmonar superior direita; VPID: veia pulmonar inferior direita; VPSE: veia pulmonar superior esquerda; VPIE: veia pulmonar inferior esquerda.

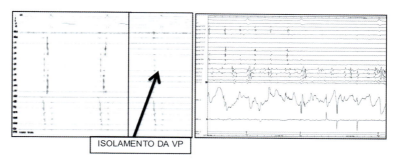
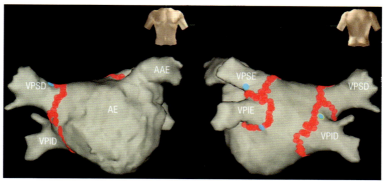

Figura 94.4. Na parte superior da figura, o eletrocardiograma, e na parte inferior, os eletrogramas intracavitários e de veias pulmonares. Acima, à esquerda, notam-se, inicialmente, dois potenciais, sendo o primeiro representativo de potencial de átrio esquerdo (AE) e o segundo de veia pulmonar; nota-se o desaparecimento do potencial de veia pulmonar após a ablação. À direita, observam-se potenciais de veia pulmonar que desaparecem após a aplicação de radiofrequência. Abaixo, imagem virtual obtida com sistema de mapeamento tridimensional. Cada ponto vermelho representa a aplicação de radiofrequência. VP: veia pulmonar; VPSD: veia pulmonar superior direita; VPID: veia pulmonar inferior direita; VPSE: veia pulmonar superior esquerda; VPIE: veia pulmonar inferior esquerda; AAE: apêndice atrial esquerdo.

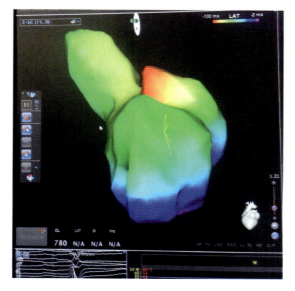

Figura 95.5. Ablação de taquicardia ventricular em região de seio coronariano (ponto mais vermelho da imagem). O mapeamento permite localizar a origem da taquicardia de forma visual usando escala de cores: vermelho é mais próximo da origem e azul mais distante (observar a escala no canto superior direito da imagem).

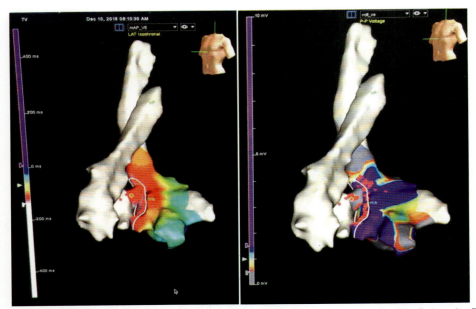

Figura 95.6. Ablação de taquicardia ventricular pós-infarto. Na imagem à esquerda, mapa de ativação (ver citação na Figura 95.5) demonstra origem em septo basal. Na imagem à direita, pode-se observar outra forma de mapeamento, onde as áreas com baixa voltagem elétrica (sugerindo cicatriz do infarto prévio, no presente caso) estão delimitadas em cor cinza. As áreas com voltagem elétrica normal estão coloridas em roxo. Isto permite ablação de todo o miocárdio lesado, com o objetivo de aumentar o sucesso e reduzir a recorrência. Após o terceiro procedimento indicado por tempestade elétrica a paciente permanecia assintomática e sem eventos por 6 meses.

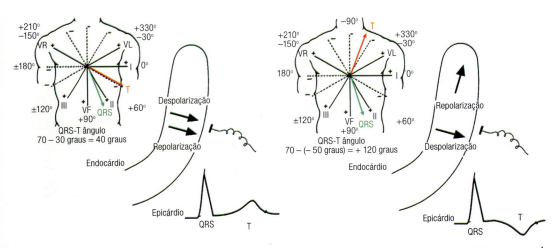

Figura 96.3. Esquema mostrando diferenças entre o eixo elétrico do QRS e das ondas T (variável QRS-T ângulo). À esquerda, condição normal, e, à direita, em caso de cardiopatia. Em condições normais, o eixo de QRS está próximo do eixo da onda T, no exemplo em questão, apenas 30° de diferença. À direita, a despolarização tem orientação diferente da repolarização, mostrando a diferença entre os eixos de 120°.

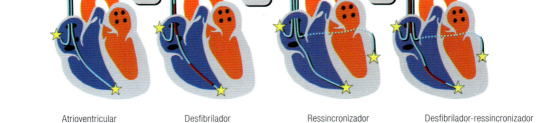

| Atrioventricular | Desfibrilador | Ressincronizador | Desfibrilador-ressincronizador |

Figura 97.1. Esquema dos principais tipos de estimuladores cardíacos todos com função marca-passo. Os tipos B e D têm a capacidade de desfibrilação ventricular automática na presença de taquiarritmias de alto risco. Os tipos C e D são indicados para tratamento de insuficiência cardíaca e têm o recurso adicional de ressincronização cardíaca.

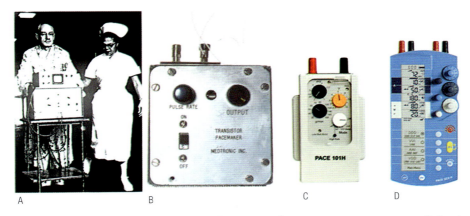

Figura 97.3. A: Marca-passo temporário acionado por válvulas termoiônicas alimentado por corrente elétrica domiciliar, 1955. B: Primeiro marca-passo externo construído por Bakken em 1957. C: Marca-passos temporários modernos unicameral (C) e bicameral (D).

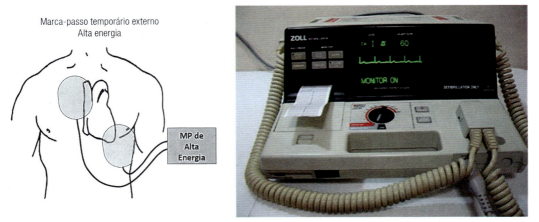

Figura 97.4. Marca-passo temporário externo, transcutâneo, acoplado a moderno desfibrilador cardíaco externo.

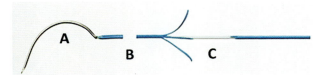

Figura 97.6. Eletrodo epimiocárdico para marca-passo temporário no pós-operatório de cirurgia cardíaca. Estes fios vêm montados com agulha (A) e uma área desencapada de isolamento, eletricamente ativa (C), que normalmente deve ser deixada no interior do miocárdio. Após o implante o fio é seccionado em B para desprezar a agulha.

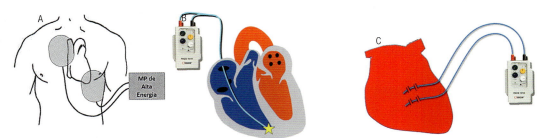

Figura 97.7. A: Marca-passo temporário externo, transcutâneo, normalmente acoplado a desfibrilador cardíaco externo. B: marca-passo temporário endovenoso/endocárdico. A: Extremidade cardíaca com 2 eletrodos metálicos, ponta (geralmente ligado ao polo negativo do gerador) e anel (geralmente conectado ao polo positivo); B: modelo com balão que pode ser insuflado para facilitar o avanço até o ventrículo direito sem radioscopia. C: Esquema ilustrativo do marca-passo temporário epicárdico implantado durante cirurgias cardíacas.

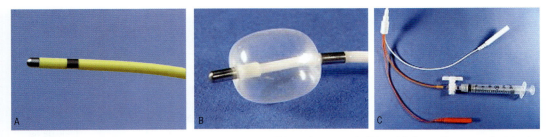

Figura 97.8. Exemplo de eletrodo de marca-passo temporário endovenoso. A: Extremidade cardíaca com 2 eletrodos metálicos, ponta (geralmente ligado ao polo negativo do gerador) e anel (geralmente conectado ao polo positivo); B: modelo com balão que pode ser insuflado para facilitar o avanço até o ventrículo direito; C: extremidade externa com terminais de conexão ao gerador do marca-passo.

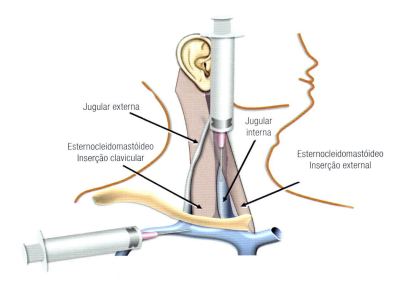

Figura 97.9. Esquema das técnicas de punção das veias subclávia e jugular interna direitas.

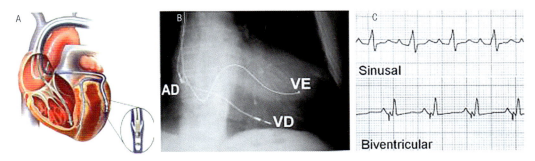

Figura 98.5. Ressincronização ventricular por meio da técnica de estimulação biventricular por acesso endocárdico sem desfibrilador (TRC). Os eletrodos atrial (B-AD) e ventricular (B-VD) direito são implantados conforme a técnica endocárdica convencional. O eletrodo de ventrículo esquerdo (B-VE) é implantado no interior de uma veia cardíaca, cujo acesso é obtido de cateterismo do seio coronário (A). Desta forma, o implante é realizado por via endocárdica, sem toracotomia. Em C, observa-se o resultado da estimulação biventricular num paciente em ritmo sinusal e bloqueio completo de ramos esquerdo. Neste caso, o marca-passo segue o átrio e estimula os dois ventrículos ao mesmo tempo, reduzindo significativamente a duração do QRS.

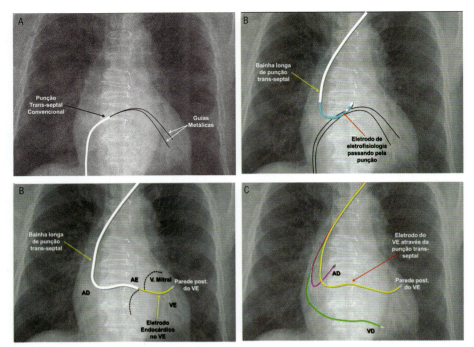

Figura 98.6. Técnica desenvolvida por Pachón et al., em 2005, para implante de eletrodo endocárdico em ventrículo esquerdo. (A) Punção do septo interatrial pela técnica convencional utilizada na ablação de fibrilação atrial, através da veia femoral direita. Passam-se duas guias metálicas para dilatação da punção. (B) Por punção da veia subclávia esquerda, passa-se um eletrodo direcionável dentro de uma bainha longa. Este eletrodo é manipulado para passar pela punção após o que é possível avançar a bainha até o átrio esquerdo. (C) Utilizando a bainha, após retirar o eletrodo direcionável, passa-se o eletrodo definitivo através da valva mitral, fixando-o na parede endocárdica laterodorsal do ventrículo esquerdo por meio do mecanismo de fixação ativa. (D) Implantam-se, a seguir, os eletrodos do ventrículo direito e AD de forma convencional. Esta técnica foi projetada com duas equipes, uma para realizar a punção transeptal por veia femoral e outra para implantar o eletrodo do ventrículo esquerdo pela veia subclávia esquerda. Após este procedimento o paciente deve permanecer com anticoagulação oral permanente.

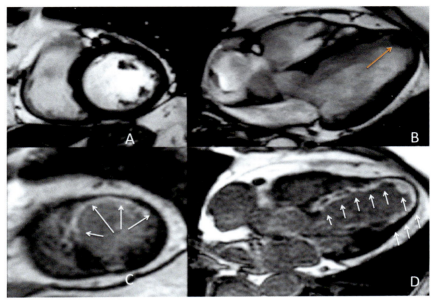

Figura 30.8. Paciente com infarto anterior, evoluindo com episódios de confusão mental, palpitações e dispneia. A ressonância magnética mostrava hipocinesia anterior com trombo no ápice (A, seta aponta trombo), com lesão de microcirculação revelada pela falha de opacificação da parede anterior mesmo em repouso (B, seta). As imagens de realce tardio mostravam extensa necrose anterior identificada pela área de realce tardio (C).

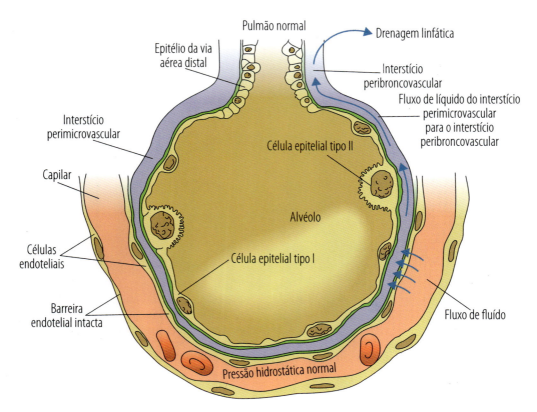

Figura 45.1. Movimento de fluidos no edema agudo de pulmão.

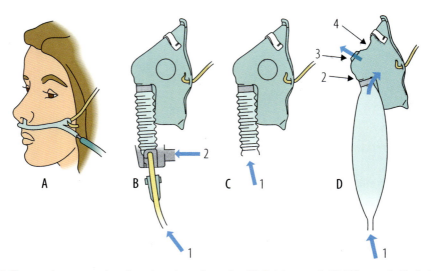

Figura 45.2. Tipos mais comuns de oxigenoterapia suplementar. (A) Cateter nasal; (B) Máscara de Venturi (1 – fonte de O_2 a 100% de acordo com FiO_2 desejada, 2 – entrada de ar ambiente); (C) Máscara de aerossol (1 – oxigênio do nebulizador); (D) Máscara com reservatório (1 – reservatório com O_2 a 100%, 2 – membrana unidirecional para inalação, 3 – membrana unidirecional para exalação, 4 – entrada de ar ambiente de segurança).

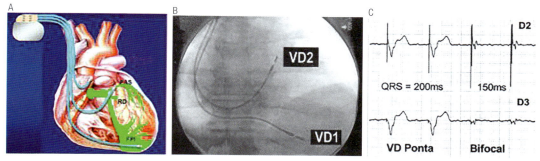

Figura 98.7. Ressincronização ventricular por técnica de estimulação ventricular direita bifocal. (A) Posição dos eletrodos em uma ressincronização atrioventricular bifocaldireita que apresenta um eletrodo em átrio direito e dois eletrodos em ventrículo direito (ponta e região septal da via de saída). As posições desses eletrodos favorecem a estimulação dos fascículos do ramo esquerdo. (B) Radiografia de tórax em um caso de estimulação ventricular bifocal direita em fibrilação atrial crônica. Nesta condição não é necessário o eletrodo atrial. (C) Exemplo de eletrocardiograma mostrando, à esquerda, oQRS largo com estimulação ventricular convencional (similar ao bloqueio completo do ramos esquerdo). À direita, após aestimulação ventricular direita bifocal, observa-se redução significativa na duração do QRS (de 200 ms para 150 ms).

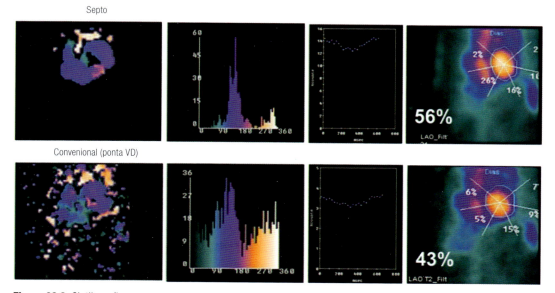

Figura 98.8. Cintilografia comparando as estimulações de ápice (2) e do septo alto de ventrículo direito (VD) (1) por meio de programação do marca-passo no mesmo paciente portador de marca-passo bifocal em VD com 42 meses de evolução.

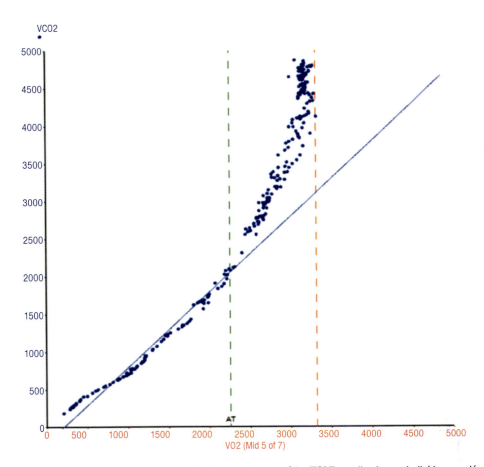

Figura 100.3. Método do V-Slope. Teste cardiopulmonar de exercício (TCPE), realizado em indivíduo saudável, com atividade física regular, praticante de corridas diárias (10 km/dia), do sexo masculino, 29 anos de idade, sem controle de frequência cardíaca (controla o treinamento apenas pelo grau de cansaço). Procurou orientação especializada, pois manifesta vontade de intensificar o treinamento, sendo, então, solicitada a prova pelo médico assistente. O eixo das abscissas, ou horizontal, representa a elevação do consumo de oxigênio ou VO_2 durante o exercício, em ml, e o eixo das ordenadas, ou vertical, representa a produção crescente de CO_2 ou VCO_2, ambas variáveis quantitativas relacionadas em uma reta resultante, no método denominado V-Slope. Quando a produção de CO_2 passa a predominar sobre o consumo de O_2, observa-se um desvio da inclinação desta reta em direção ao VCO_2 produzido, assinalada pela primeira linha vertical tracejada (verde) no gráfico como "AT" ou limiar anaeróbico ou, ainda, como primeiro limiar ventilatório. Habitualmente, para a prescrição do exercício aeróbico, podem-se utilizar a frequência cardíaca e o gasto calórico desse momento como ideais. A linha vertical em vermelho representa o término do exercício.

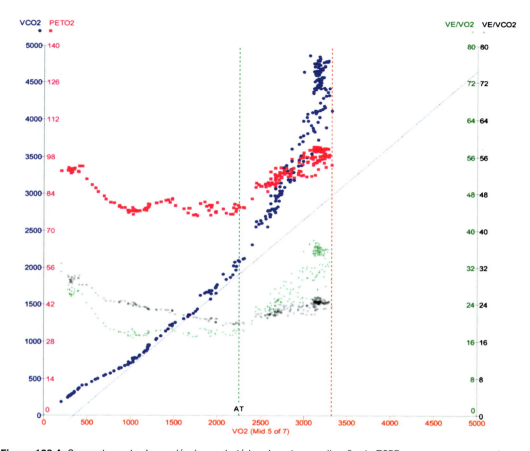

Figura 100.4. Comportamento das variáveis respiratórias durante a realização do TCPE, com cargas crescentes em protocolo de rampa, no mesmo indivíduo, evidenciando-se como critérios para a determinação do limiar anaeróbico ou "AT" (primeira linha vertical tracejada), adicionais ao método do V-Slope, já descrito na figura 3: a) observação do menor valor de VE/VO$_2$, que representa a necessidade de ventilação em litros de ar ambiente para consumir um litro de O$_2$ ou VO$_2$ (resultado desta razão em torno de 30, habitualmente, ou, de modo simples, expressar que necessitamos ventilar 30 litros para consumir um litro de O$_2$ ou VO$_2$, em repouso), seguindo-se sua elevação contínua com o progredir do exercício. Curva representada e em verde; b) elevação concomitante e contínua da PETO$_2$, na curva representada em vermelho, precedida por queda durante a fase que antecede o AT (primeira linha vertical tracejada); c) notar que, no momento do AT, não há elevação expressiva do VE/VCO$_2$ (curva representada em preto). VCO$_2$: produção de CO$_2$; PETO$_2$: pressão expirada final de O$_2$; AT: limiar anaeróbico; VE/VO$_2$: equivalente respiratório ou ventilatório de O$_2$; VE/VCO$_2$: equivalente respiratório ou ventilatório de CO$_2$; TCPE: teste cardiopulmonar de exercício.

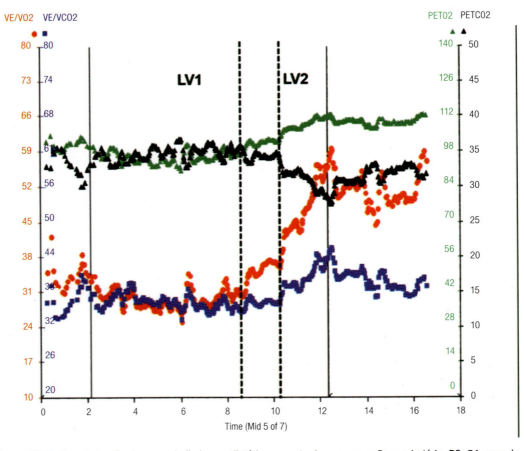

Figura 100.5. Caracterização do segundo limiar ventilatório ou ponto de compensação respiratória. RS, 54 anos de idade, do sexo masculino, com diagnóstico de miocardiopatia isquêmica (fração de ejeção = 22%) por doença arterial coronária e antecedentes de infarto do miocárdio, intervenção coronária percutânea, tabagismo, dislipidemia e hipertensão arterial sistêmica, em otimização terapêutica; encaminhado ao TCPE para estratificação adicional de risco. Gráfico representado pelos equivalentes ventilatórios (VE/VO$_2$ e VE/VCO$_2$) e pressões expiradas de O$_2$ e CO$_2$, respectivamente, (PETO$_2$ e PETCO$_2$) em função do tempo, com duas linhas tracejadas verticais definindo o primeiro limiar ventilatório (LV1) ou limiar anaeróbico e o segundo limiar ventilatório (LV2) ou ponto de compensação respiratória. Notar que, no momento do exercício em que o VE/VCO$_2$ passa a se elevar rapidamente – linha em azul na intersecção com a segunda linha tracejada (LV2) – e a PETCO$_2$ passa a cair continuamente – linha em preto na intersecção com a segunda linha vertical tracejada (LV2) – define-se o segundo limiar ventilatório. Nos indivíduos saudáveis, a depender do exercício realizado e das condições de treinamento, o exercício pode ser prescrito entre o LV1 e o LV2. Time: tempo de exercício; Rec: período de recuperação.

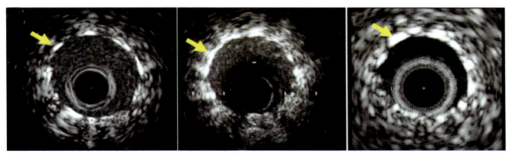

Figura 104.1. Características técnicas dos cateteres de ultrassom intracoronário. A resolução axial e a qualidade das imagens fornecidas variam em função da frequência sonora emitida pelo cateter. Os cateteres mecânicos (rotacionais) que fornecem frequências de 40 MHz (A) ou 45 MHz (B) possuem maior resolução axial do que o cateter eletrônico, que fornece frequência de 20 MHz (C). Os feixes de ultrassom deste último possuem, porém, maior capacidade de penetração tecidual, resultando em melhor visibilização das camadas mais profundas do vaso. As setas amarelas indicam as hastes dos *stents*. A resolução axial pode ser avaliada pela espessura das hastes, e a resolução lateral pode ser apreciada pela separação das hastes.

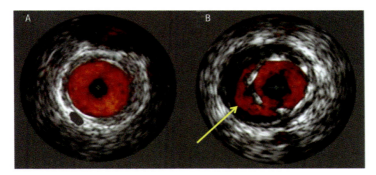

Figura 104.2. Demonstração do fluxo sanguíneo em cor nas imagens de USIC. A tecnologia ChromaFlow™ (Volcano Corp, San Diego, CA), disponível no cateter eletrônico de 20 MHz, permite a identificação das regiões por onde passa o fluxo sanguíneo. Em (A), demonstração do lúmen arterial com fluxo sanguíneo identificado em vermelho. Em (B), a ChromaFlow™ demonstra a passagem de sangue por trás das hastes de um *stent* mal aposto à parede do vaso (seta amarela).

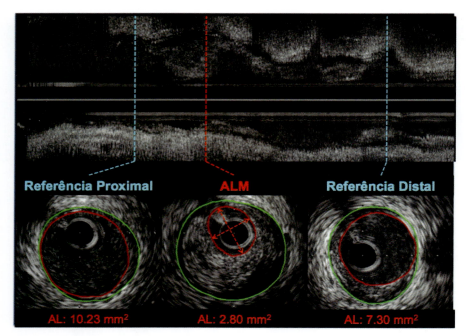

Figura 104.3. Avaliação da gravidade de uma estenose pelo USIC. O painel superior indica a visão longitudinal de uma corrida de USIC disposta de distal (à direita) para proximal (à esquerda). No local da estenose, a área luminal mínima é de 2,80 mm^2, o que corresponde a uma estenose de 84,2%, em comparação com a média das áreas luminais das referências distal e proximal. ALM: área luminal mínima; AL: área luminal.

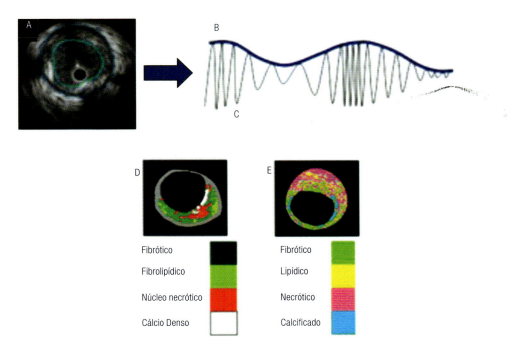

Figura 104.4. Formação da imagem de ultrassom por radiofrequência. A imagem do ultrassom em escala de cinza (A) é formada pelo envelope (amplitude) (B) do sinal de radiofrequência (C). A frequência e a intensidade desses sinais variam comumente entre diferentes tecidos, permitindo, portanto, a caracterização automatizada dos principais componentes da placa aterosclerótica. A análise dos sinais de radiofrequência pela tecnologia Histologia Virtual™ (D) (Volcano Corp, San Diego, CA) identifica os tecidos vasculares como fibróticos (verde-escuro), fibrolipídicos (verde-claro), núcleo necrótico (vermelho) e cálcio denso (branco). Já a tecnologia iMAP™ (E) (Boston Scientific, Natick, MA) codifica os tecidos em fibrótico (verde claro), lipídico (amarelo), necrótico (rosa) e calcificado (azul).

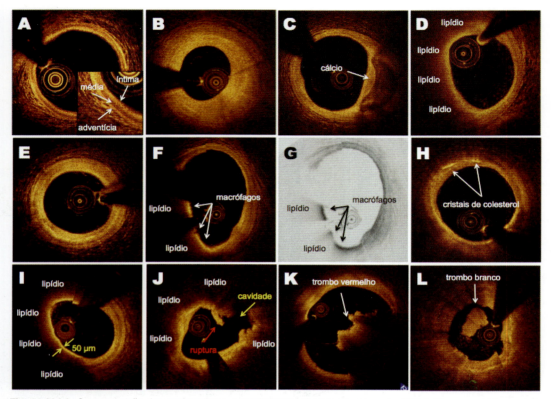

Figura 104.6. Caracterização dos componentes e morfometria da aterosclerose pela OCT. A. Vaso coronário normal, caracterizado por um aspecto trilaminar, representado pelas camadas íntima (alta intensidade de sinal), média (baixa intensidade de sinal) e adventícia (alta intensidade de sinal) (detalhe). B. Placa fibrótica, caracterizada por tecido homogêneo com alta intensidade de sinal. C. Placa fibrocalcificada, caracterizada por região com baixa intensidade de sinal, de textura heterogênea e contornos bem definidos. D. Placa rica em lipídio, caracterizada por uma região com baixa intensidade de sinal e bordos mal definidos, coberta por uma banda fibrótica com sinal de alta intensidade, que corresponde à capa fibrosa. A perda abrupta do sinal luminoso na transição da capa fibrosa, para o centro lipídico, é uma característica marcante, em função da intensa absorção da luz pelo conteúdo lipídico. E. Espessamento intimal patológico. F. Fibroateroma, com sinais de infiltração macrofágica na superfície da capa fibrótica. Acúmulo de macrófagos aparece à OCT como regiões focais de pontos confluentes altamente refletores da luz, que apresentam intensidade de sinal maior do que a do tecido circunjacente, por vezes melhor visibilizados em imagens com escala de cinza invertida (G). Macrófagos somente devem ser avaliados no contexto de um fibroateroma, uma vez que estudos de validação para presença de macrófagos em vasos coronários normais ou hiperplasia intimal não estão disponíveis. H. Cristais de colesterol; aparecem à OCT como estruturas lineares, finas, com alta intensidade de sinal (alta reflexividade da luz), usualmente associadas com capa fibrosa ou núcleos lipídicos/necróticos. I. Fibroateroma de capa fina, caraterizado pela OCT pela presença de placa rica em lipídeo/núcleo necrótico, com a espessura mínima da capa fibrosa abaixo de 65 µm. J. Fibroateroma de capa fina, com ruptura da capa fibrosa. Nota-se a presença da cavidade preenchida pelo meio de contraste. K e L. Trombo caracteriza-se à OCT como uma massa aderida à parede do vaso ou flutuando no interior do lúmen vascular. Trombos vermelhos (K) apresentam alta intensidade do sinal luminoso na sua superfície, seguida de uma região de baixa intensidade e sombra posterior, em função da grande absorção e dispersão da luz pelas hemácias. Trombos brancos (L) apresentam alta intensidade de sinal, homogênea, com baixa atenuação da luz.

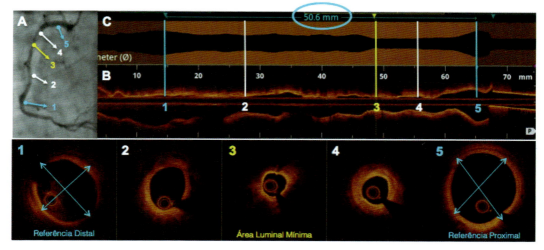

Figura 104.7. Uso da OCT para guia de ICP. O painel superior esquerdo apresenta imagem angiográfica de uma coronária direita com lesão grave, segmentar, envolvendo seus terços proximal e médio (A). O painel B representa uma imagem longitudinal da corrida de OCT pré-ICP. Em razão da clara interface entre o lúmen vascular e a camada íntima do vaso, os contornos luminais são automaticamente determinados pelo sistema de OCT, e um mapa planar que representa as dimensões tridimensionais das áreas luminais em todos os frames adquiridos é apresentado – o chamado *lumen profile* (painel C). Nota-se que o *lumen profile* permite fácil identificação da região vascular que possui a menor área luminal, bem como as regiões distal e proximal à estenose que possuem as maiores áreas luminais – as referências distal e proximal. Ao identificar as referências distal e proximal, o sistema automaticamente calcula o comprimento do *stent* necessário para cobrir a região pré-selecionada (círculo azul no topo do *lumen profile*). O painel inferior apresenta imagens da seção transversa da coronária direita, numeradas de 1 a 5, correspondentes aos números indicados nas imagens angiográfica e longitudinal e no *lumen profile* da OCT. Os diâmetros médios da membrana elástica externa nas referências distal e proximal são 4,43 mm^2 e 4,61 mm^2, respectivamente. Com base nessas medidas, selecionou-se *stent* de 4,0 mm de diâmetro, com planejamento de pós-dilatação de todo o segmento tratado com balão de 4,5 mm^2 de diâmetro.

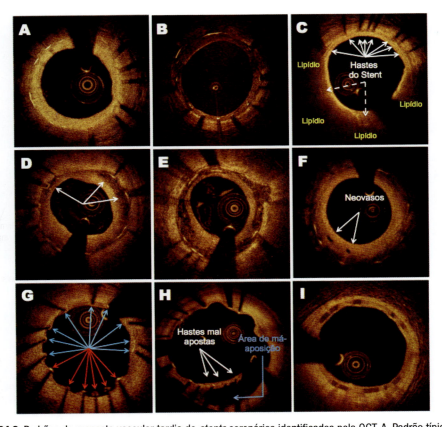

Figura 104.8. Padrões de resposta vascular tardia de *stents* coronários identificados pela OCT. A. Padrão típico de cicatrização vascular, apresentado por uma hiperplasia neointimal madura, com textura homogênea e alta intensidade de sinal. B. Padrão de hiperplasia neointimal heterogênea, com tecido que promove pouca refletividade do sinal luminoso. C. Exemplo de neoaterosclerose, identificada pela presença de tecido com aspecto óptico semelhante ao da placa rica em lipídio em lesões de novo, localizada entre 3 horas e 9 horas. Deve-se observar a abrupta perda de sinal na transição da neoíntima fibrótica e o conteúdo lipídico. A atenuação do sinal luminoso é tão intensa que, praticamente, impede a identificação das hastes metálicas do *stent* naquela região (setas tracejadas). Neoíntima habitual pode ser identificada entre 10 horas e 3 horas. D. Infiltrado peri-haste, definido como uma região homogênea, com sinal de baixa intensidade, ao redor das hastes do *stent*, sem gerar sombra posterior significativa e permitindo a identificação de estruturas localizadas posteriormente. Indicam infiltrado fibrinoide e depósito de proteoglicano em torno das hastes. E. Padrão de hiperplasia neointimal heterogênea por intenso infiltrado peri-haste. F. Neovascularização da hiperplasia intimal, caracterizada por estruturas circulares (ou ovaladas), com baixa intensidade de sinal e diâmetro < 200 μm. Segue trajeto dentro do vaso, sem comunicação com o lúmen vascular. G. Exemplo de corte tomográfico do vaso coronário seis meses após implante de um *stent* metálico. Nota-se a heterogeneidade da cicatrização vascular, com hastes completamente cobertas por tecido neointimal (setas azuis) e outras ainda desnudas (setas vermelhas) e expostas ao sangue circulante. H. Corte tomográfico do vaso coronário seis meses após implante de *stent* farmacológico de segunda geração. Nota-se a presença de hastes mal apostas (setas brancas), com cicatrização parcial da área de má-aposição. Observa-se a presença de tecido neointimal, que comunica as hastes mal apostas com a parede do vaso, mas em quantidade insuficiente para preencher toda a área de má-aposição (seta azul). I. Exemplo de resposta vascular seis meses após o implante de suporte vascular bioabsorvível, composto de uma matriz de ácido polilático. Nota-se que as hastes poliméricas permitem a passagem da luz no seu interior, possibilitando a identificação de todas as suas faces, sem promover sombra posterior. Nesta fase, o dispositivo ainda apresenta integridade estrutural, com suas hastes exibindo o formato de pequenas caixas, com baixa intensidade de sinal. Nota-se, ainda, a fina camada de tecido neointimal recobrindo todas as hastes, com sinal de alta intensidade e homogêneo.

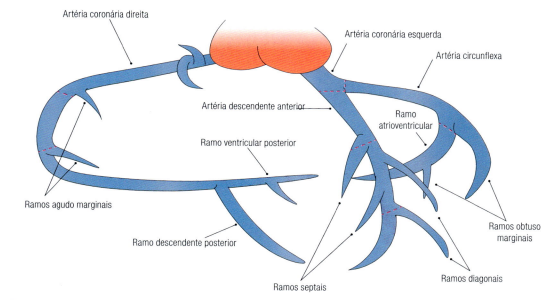

Figura 105.1. Representação esquemática da circulação coronária.

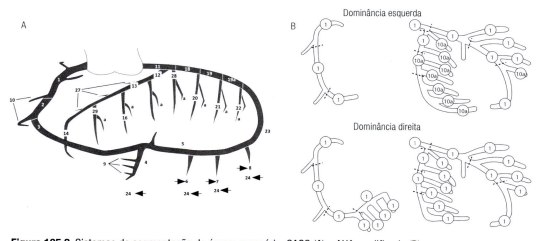

Figura 105.2. Sistemas de segmentação da árvore coronária: CASS (A) e AHA modificada (B).

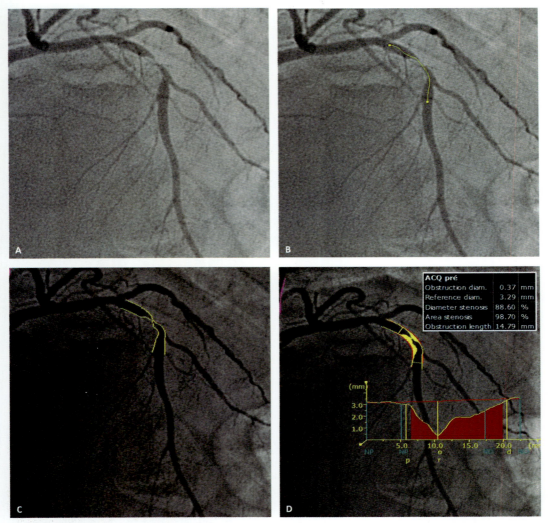

Figura 105.4. ACQ de lesão coronária. (A) Lesão coronária envolvendo o terço médio da DA; (B) seleção do segmento coronário de interesse; (C) detecção automática dos bordos do lúmen; (D) análise quantitativa incluindo cálculo da extensão da lesão, DML, segmentos de referência, e estenose do diâmetro. ACQ: angiografia coronária quantitativa; DA: descendente anterior; DML: diâmetro mínimo do lúmen.

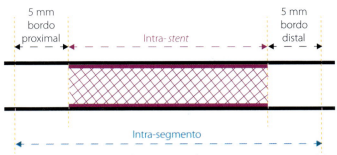

Figura 105.5. Ilustração da metodologia de análise de ACQ pós-implante de *stent* (e também para o seguimento tardio).

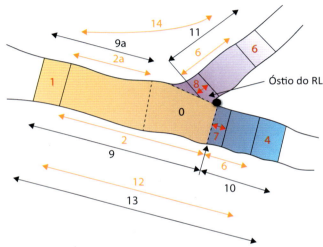

Figura 105.6. Ilustração da metodologia de análise de ACQ segmentar em lesões de bifurcação (QAngio XA, Medis, Leiden, Holanda), incluindo os seguintes subsegmentos de interesse: (0) carina; (1) bordo proximal do *stent* no vaso principal; (2) segmento *intrastent* do vaso principal; (2a) segmento *intrastent* do vaso principal, exclui a carina; (3) segmento *intrastent* do ramo principal; (4) bordo distal do *stent* no ramo principal; (5) segmento *intrastent* do RL, se *stent* implantado; (6) bordo distal do *stent* do RL, se *stent* implantado; (7) óstio do ramo principal; (8) óstio do RL; (9) análise intrassegmento do vaso principal (*stent* + bordo proximal), inclui a carina; (9a) análise intrassegmento do vaso principal (*stent* + bordo proximal), exclui a carina; (10) análise intrassegmento do ramo principal (*stent* + bordo distal); (11) análise intrassegmento do RL (*stent* + bordo distal); (12) segmento *intrastent* do vaso principal-ramo principal; (13) análise intrassegmento do vaso principal-ramo principal (*stent* + bordos proximal e distal); (14) análise intrassegmento do vaso principal-RL (*stent* + bordos proximal e distal).

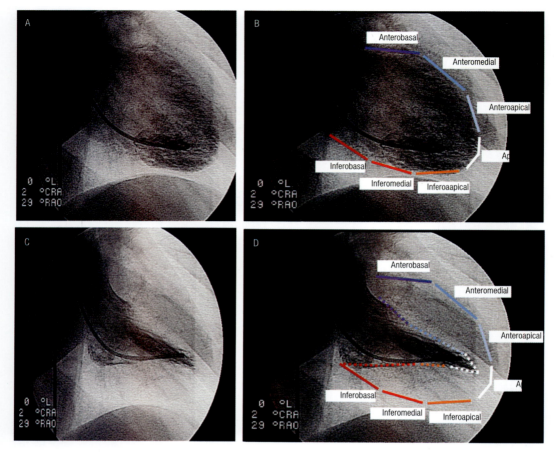

Figura 105.7. Ventriculografia esquerda em OAD: (A) ventrículo esquerdo na diástole, (B) ilustração dos subsegmentos das porções anterior, inferior e apical do ventrículo esquerdo, (C) ventrículo esquerdo na sístole, demonstrando contratilidade normal de todos os segmentos miocárdicos (D). OAD: oblíqua anterior direita.

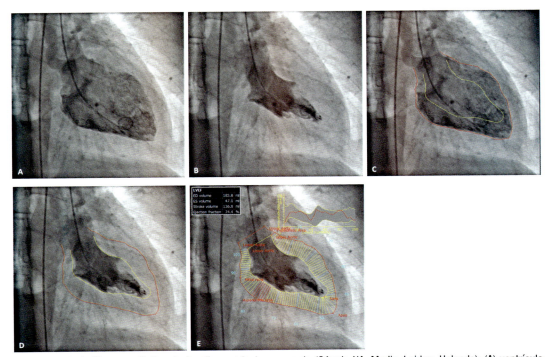

Figura 105.8. Análise quantitativa da função ventricular esquerda (QAngio XA, Medis, Leiden, Holanda): (A) ventrículo esquerdo ao final da diástole; (B) ventrículo esquerdo sob contração máxima na sístole; (C) traçado da borda interna da câmara ventricular esquerda ao final da diástole; (D) traçado da borda interna da câmara ventricular esquerda na sístole; (E) cálculo da fração de ejeção do ventrículo esquerdo.

FFR é a relação entre o fluxo miocárdico hiperêmico (máximo) no território estenótico (Q_s) e o fluxo miocárdico hiperêmico (máximo) normal (Q_n)

$$FFR = \frac{Q_s^{máx}}{Q_n^{máx}}$$

Como fluxo (Q) é a relação entre a diferença de pressão e a resistência através do sistema coronário, FFR pode ser expressa da seguinte forma

$$Q = \frac{\Delta P}{R} \Rightarrow FFR = \frac{(P_d - P_v)/R_{est}^{máx}}{(P_a - P_v)/R_{norm}^{máx}}$$

Como as mensurações são realizadas sob hiperemia máxima, as resistências são mínimas e iguais, sendo portanto canceladas

$$FFR = \frac{(P_d - P_v)/\cancel{R_{est}^{máx}}}{(P_a - P_v)/\cancel{R_{norm}^{máx}}} \Rightarrow FFR = \frac{(P_d - P_v)}{(P_a - P_v)}$$

Além disso, a pressão venosa é mínima quando comparada a Pa ou Pd, portanto:

$$FFR = \frac{(P_d - \cancel{P_v})}{(P_a - \cancel{P_v})} \Rightarrow \boxed{FFR = \frac{P_d}{P_a}}$$

Figura 106.1. Explicação teórica de como a relação de dois fluxos pode ser derivada da relação de duas pressões quando mensuradas durante hiperemia máxima. Q_s: fluxo miocárdico através de uma artéria coronária estenótica; Q_n: fluxo miocárdico através de uma artéria coronária normal. Pa: pressão arterial na aorta; Pd: pressão arterial distal à estenose; Pv: pressão venosa coronária; R_{est}: resistência através da estenose; R_{norm}: resistência através do vaso coronário normal. Adaptado de De Bruyne et al. Heart 2008;94:949-59.

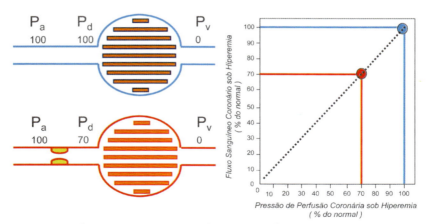

Figura 106.2. Conceito do cálculo da FFR. Quando não há estenose epicárdica (linhas azuis), a pressão de perfusão (Pa) determina um fluxo sanguíneo miocárdico normal (100%). Na presença de uma estenose epicárdica (linhas vermelhas), um gradiente translesional (neste exemplo, de 30 mmHg) reduz a pressão de perfusão (aqui, de 100 mmHg para 70 mmHg). Como durante hiperemia máxima a relação entre a pressão de perfusão e fluxo sanguíneo miocárdico é linear, neste exemplo o fluxo sanguíneo que é fornecido ao miocárdio é apenas 70% do seu valor normal. Em outras palavras, a FFR seria: (Pd-Pv)/(Pa-Pv) = 70/100 = 0,70. Este exemplo numérico ilustra como a relação de duas pressões corresponde à relação de dois fluxos. Ressalta-se, ainda, a necessidade da indução de hiperemia máxima. Adaptado de De Bruyne et al. Heart 2008;94:949-59.

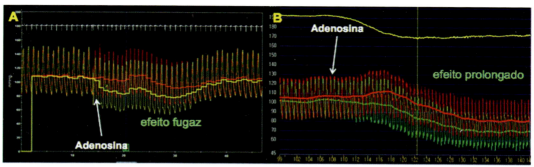

Figura 106.4. Opções de obtenção da hiperemia máxima. O painel A ilustra mensuração da FFR com administração intracoronária de adenosina. Nota-se a curta duração da hiperemia máxima, manifestada por separação da Pd (curva amarela), após administração da adenosina. No painel B, a mensuração da FFR foi realizada com administração de adenosina em infusão contínua intravenosa. Nota-se o efeito duradouro da hiperemia máxima, que persiste durante o tempo de infusão do fármaco.

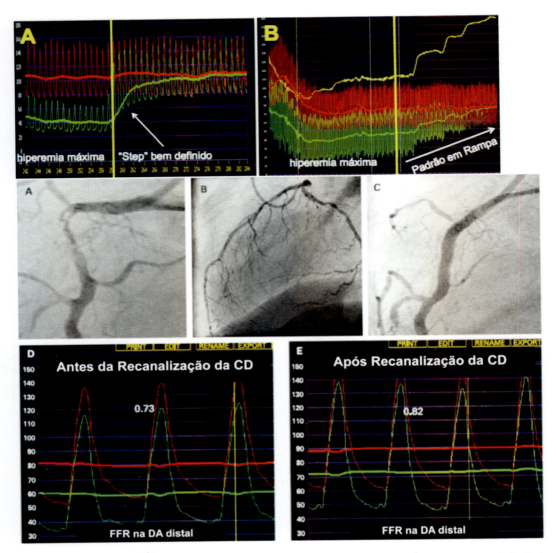

Figura 106.6. Efeito da presença de circulação colateral sobre as medidas de FFR. Exemplo ilustrando a influência de colaterais nas medidas de FFR em um paciente com estenose grave no terço proximal da artéria coronária direita (CD) (painel A) e colaterais fornecidas pela artéria descendente anterior (DA) (painel B). A FFR foi medida no leito distal da DA antes (painel D) e depois (painel E) da recanalização da CD. Quando o fluxo anterógrado foi restaurado na CD (painel C), o fluxo através da DA não tinha mais que suprir o território inferior, originalmente irrigado pela CD. Com isso, em função da redução da área nutrida pelo fluxo da DA, o fluxo hiperêmico neste vaso ficou menor do que antes da recanalização da CD e, consequentemente, o valor da FFR subiu de 0,76 para 0,82. Em outras palavras, o mesmo fluxo através da DA, que era insuficiente para nutrir os territórios anterior e inferior antes da recanalização da CD, passou a ser suficiente para nutrir apenas o território anterior, após a recanalização da CD. Adaptado de De Bruyne et al. Circulation 1996;94:1842-9.

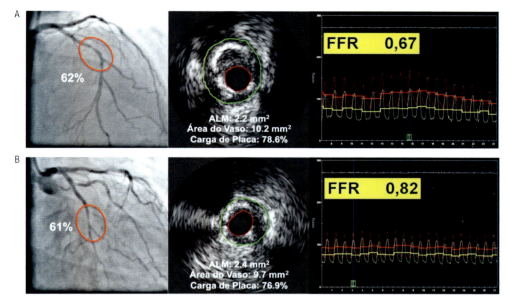

Figura 106.7. Relação do significado funcional de estenoses coronárias epicárdicas com a massa de miocárdio em risco. Cinecoronariografia evidenciando duas estenoses de mesma gravidade pela angiografia coronária quantitativa (diâmetro de estenose de 60%) e pelo ultrassom intracoronário (área luminal mínima ≤ 2,4 mm^2; carga de placa > 70%) na descendente anterior (painel A) e na artéria circunflexa (painel B). Observa-se que a lesão localizada no segmento proximal da artéria descendente anterior apresentou um valor de FFR significativamente baixo (0,67) e indicativo de isquemia miocárdica, enquanto a lesão localizada no segmento distal da artéria circunflexa apresentou uma FFR acima do ponto de corte para a presença de isquemia (0,82). Esses achados reforçam a influência da massa de miocárdio sob risco acerca do significado hemodinâmico de estenoses de gravidade semelhante. Do ponto de vista prático para este paciente, o fluxo sanguíneo através da lesão com 60% de estenose, localizada no segmento proximal da artéria descendente anterior, não é suficiente para atender às demandas metabólicas do território miocárdico suprido por esse vaso. Por outro lado, o fluxo através da estenose de mesma gravidade no segmento distal da artéria circunflexa não dominante atende às demandas metabólicas do território miocárdico desta região.

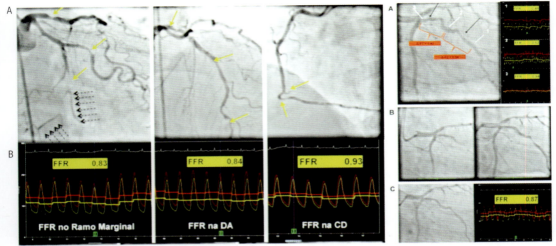

Figura 106.8. Exemplo da utilização da FFR em paciente com DAC multiarterial. Paciente de 64 anos, diabética, com doença aterosclerótica multiarterial (A), apresentando-se com angina estável. Observa-se oclusão da artéria circunflexa, que recebe colateral intracoronária, lesão de 60% no primeiro ramo marginal, múltiplas lesões intermediárias na artéria descendente anterior, lesão de 50% no óstio do ramo descendente posterior da coronária direita e oclusão do ramo ventricular posterior da coronária direita, que recebe colateral da coronária esquerda. O escore SYNTAX é de 27 (risco angiográfico intermediário). Avaliação fisiológica invasiva com FFR (B) foi realizada no primeiro ramo marginal, no leito distal da artéria descendente anterior e no ramo descendente posterior da coronária direita, não revelando redução significativa do fluxo miocárdico em nenhuma das lesões avaliadas. Portanto, restaram as oclusões da artéria circunflexa e do ramo ventricular posterior da coronária direita, o que reclassificou esta paciente com um escore SYNTAX de 7 (baixo risco angiográfico). Fosse a decisão terapêutica baseada apenas no aspecto angiográfico inicial, esta paciente poderia ter sido submetida à revascularização funcionalmente desnecessária de várias estenoses.

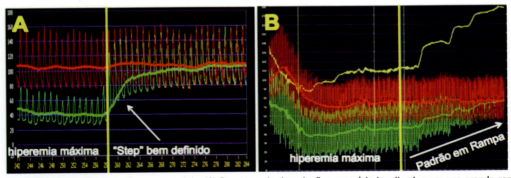

Figura 106.9. Avaliação de lesões sequenciais. (A) Presença de duas lesões em série localizadas em um grande ramo intermédio. O valor da FFR distal às duas lesões foi 0,48 (painel 1), indicando importante redução de fluxo. Sob hiperemia máxima, foi realizada a tração manual do guia pressórico, que revelou uma FFR de 0,52 entre as duas lesões (gradiente de apenas 0,04 mmHg em comparação à FFR distal (painel 2). Tração do guia pressórico até o óstio do ramo intermédio, proximalmente à primeira lesão, revelou uma FFR de 0,94, com um gradiente entre a FFR intermediária e a FFR proximal de 0,42 mmHg (painel 3). Como a lesão mais proximal promovia a maior queda na FFR, realizou-se a ICP desta estenose, com implante de *stent* (B). Após o tratamento da lesão proximal, a FFR foi mensurada novamente após a lesão distal, revelando um valor de 0,87, que justificou o não tratamento desta estenose.

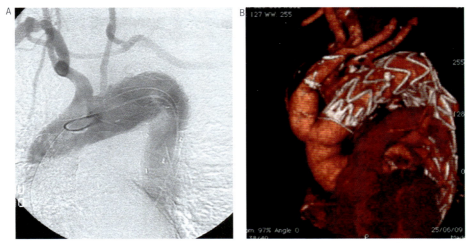

Figura 109.2. Exemplos de derivação extra-anatômica em pacientes com aneurisma do arco aórtico. Em A, derivação em colar subclavia-subclávia com ramo para carótida esquerda e em B, prótese bifurcada conectando a aorta ascendente com os ramos supra-aórticos e complementada com endoprótese no arco aórtico por via percutânea (procedimentos híbridos).

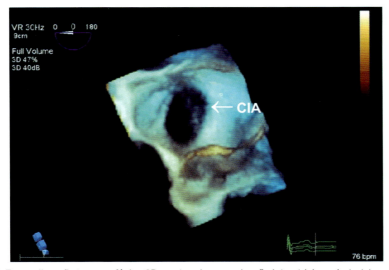

Figura 110.8. Ecocardiografia transesofágica 3D mostrando comunicação interatrial ampla (seta).

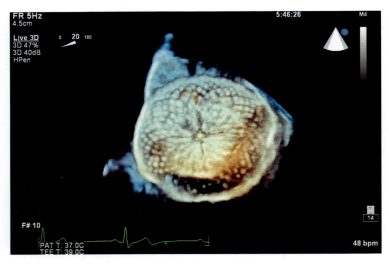

Figura 110.9. Prótese Amplatzer® ASD posicionada no septo interatrial demonstrada na ecocardiografia transesofágica 3D.

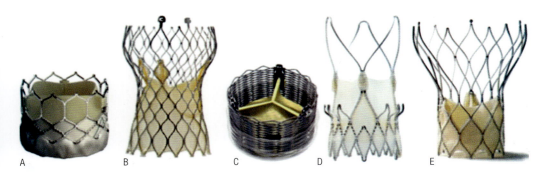

Figura 111.8. Próteses aórticas disponíveis para implante percutâneo: (A) Bioprótese SAPIEN 3® (Edwards Lifesciences, Irvine,Califórnia). (B) Bioprótese Corevalve Evolut R® (Medtronic Inc., Minneapolis, MN, USA). (C) Bioprótese Lotus® (Boston Scientific). (D) Bioprótese Acurate neo® (Boston Scientific). (E) Bioprótese Portico (St. Jude).

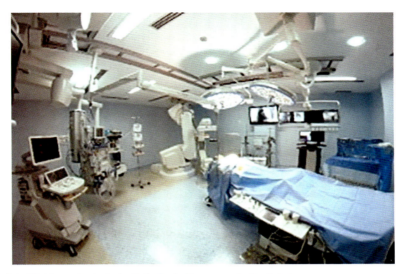

Figura 117.1. Sala híbrida equipada do Instituto Dante Pazzanese de Cardiologia.

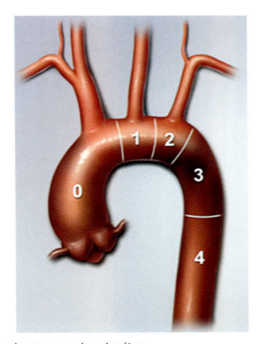

Figura 117.2. Divisão de zonas de ancoragem de endoprótese.

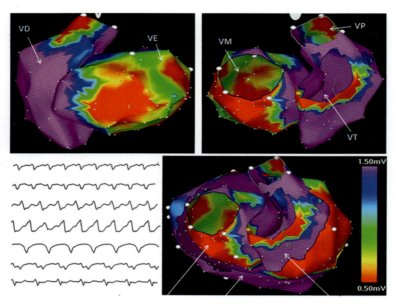

Figura 117.3. Sistema de mapeamento eletroanatômico endocárdico tridimensional.